AF392705

TRAITÉ PRATIQUE
DES MALADIES DES ENFANTS
DU PREMIER AGE

PAR

Le Dr G. VARIOT

Médecin de l'Hospice des Enfants-Assistés
et de l'Hôpital Notre-Dame du Perpétuel-Secours.
Chef des services de l'Institut de Puériculture
Président-fondateur du Dispensaire Goutte de lait de Belleville.

AVEC LA COLLABORATION DE MM.

le Dr PIRONNEAU	EMILE GRANDJEAN
Ancien Interne des Hôpitaux.	Interne à l'Hospice des Enfants-Assistés.

FORMULAIRE DE THÉRAPEUTIQUE INFANTILE

Par M. PIERRE LAVIALLE

Docteur ès-sciences
Professeur à la Faculté de Pharmacie de Strasbourg.

Avec 88 figures dans le texte

PARIS

LIBRAIRIE OCTAVE DOIN

GASTON DOIN, ÉDITEUR

8, PLACE DE L'ODÉON, 8

—

1921

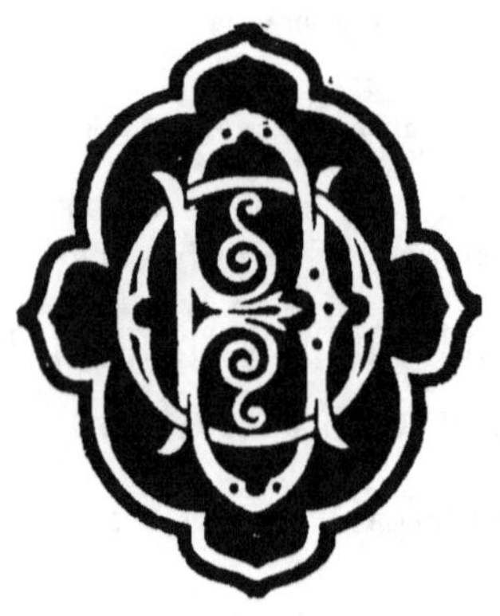

TRAITÉ PRATIQUE
DES MALADIES DES ENFANTS
DU PREMIER AGE

TRAITÉ PRATIQUE
DES MALADIES DES ENFANTS DU PREMIER AGE

PAR

Le Dr G. VARIOT

Médecin de l'Hospice des Enfants-Assistés
et de l'Hôpital Notre-Dame du Perpétuel-Secours.
Chef des services de l'Institut de Puériculture
Président-fondateur du Dispensaire Goutte de lait de Belleville.

AVEC LA COLLABORATION DE MM.

le Dr PIRONNEAU	EMILE GRANDJEAN
Ancien Interne des Hôpitaux.	Interne à l'Hospice des Enfants-Assistés.

FORMULAIRE DE THÉRAPEUTIQUE INFANTILE

Par M. PIERRE LAVIALLE

Docteur ès-sciences
Professeur à la Faculté de Pharmacie de Strasbourg.

Avec 88 figures dans le texte

PARIS

LIBRAIRIE OCTAVE DOIN

GASTON DOIN, ÉDITEUR

8, PLACE DE L'ODÉON, 8

1921

DÉDICACE

CE LIVRE EST DÉDIÉ A LA MÉMOIRE
DE MES DEUX FILS MORTS POUR LA FRANCE :

GASTON VARIOT
Médecin de la Marine de 2ᵉ classe
CHEVALIER DE LA LÉGION D'HONNEUR

EMPORTÉ LE 16 SEPTEMBRE 1918, A L'AGE DE 24 ANS,
PAR L'ÉPIDÉMIE DE GRIPPE PESTILENTIELLE
QUI SÉVISSAIT A L'HÔPITAL MARITIME DE BREST,

HENRI VARIOT
Adjudant Pilote-Aviateur

QUATRE FOIS CITÉ A L'ORDRE DE L'ARMÉE,
MÉDAILLÉ MILITAIRE,
TUÉ EN COMBAT AÉRIEN LE 19 JANVIER 1918, A TAHURE.

AVANT-PROPOS

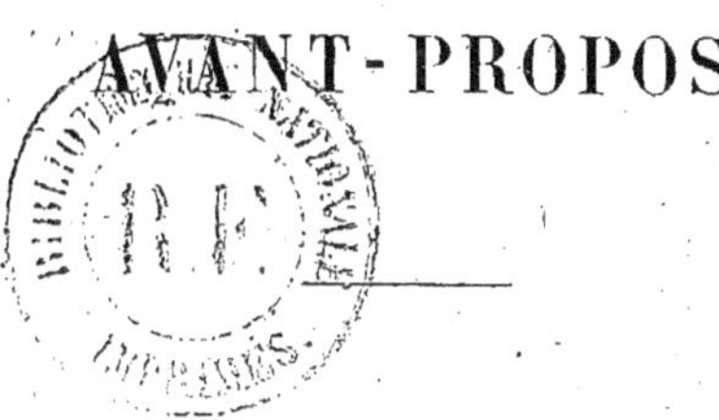

Les lecteurs de ce « Traité pratique des maladies des Enfants du premier âge » voudront bien considérer qu'il est une résultante de l'expérience que j'ai acquise, et des recherches que j'ai poursuivies durant plus de trente ans dans les hôpitaux d'enfants de Paris, ainsi qu'à la « Goutte de lait de Belleville » et à l'Institut de Puériculture de l'hospice des Enfants-Assistés.

En 1883, j'étais déjà attaché, comme chef de Clinique adjoint de la Faculté, à l'hospice des Enfants-Assistés, puis comme chef de Clinique titulaire de 1885 à 1887 à l'hôpital des Enfants-Malades. J'avais été extrêmement frappé pendant mon clinicat des ravages de la contagion dans nos hôpitaux d'enfants ; il n'existait pas alors de services d'isolement pour les maladies infectieuses.

Aussi dès que je fus nommé médecin des hôpitaux, au concours de 1889, je sollicitai du Ministre de l'Intérieur une mission pour aller étudier en Angleterre l'organisation des hôpitaux d'enfants.

Dans mon rapport sur l'hospitalisation des enfants à Londres (1), je formulai des conclusions sur la nécessité de réformer nos vieux établissements hospitaliers devenus insalubres, et d'assurer l'isolement des contagieux dans des pavillons spéciaux.

Le Conseil municipal de Paris et l'administration de l'Assistance publique, à cette époque, s'inspirèrent de mon rapport pour décider la désaffectation de l'ancien hôpital Trousseau et la construction de deux nouveaux centres hospitaliers mieux adaptés aux besoins de l'hygiène moderne. Le nom de Trousseau fut conservé à l'un de ces établissements ; l'autre reçut le nom de Bretonneau.

En 1893 étant médecin-chef de service de l'hôpital Hérold, provisoirement affecté aux maladies chroniques, j'obtins du Conseil municipal la transformation de cet établissement en un hôpital spécial pour les enfants des quartiers populeux de Belleville et de la Villette.

(1) *Gazette Médicale de Paris*, 1890.

Les progrès de la pédiâtrie, on ne doit pas l'oublier, ont toujours été subordonnés à l'organisation et au fonctionnement des hôpitaux spéciaux. Si l'étude des maladies des enfants était plus avancée en France que dans les autres pays, au commencement du siècle dernier, c'est que le premier grand hôpital pour enfants a été ouvert à Paris en 1802 (1).

De 1894 à 1896, je fus chargé du service de la diphtérie nouvellement créé à l'ancien hôpital Trousseau et j'ai pu approfondir sur environ 3.000 enfants les effets thérapeutiques du sérum antitoxique. — De 1896 à 1900, je dirigeai dans ce même établissement un service de médecine infantile générale.

En 1900, je passai à l'hôpital des Enfants-Malades où je suis resté jusqu'en 1908. C'est alors que me fut confiée la direction du service médical de l'hospice des Enfants-Assistés. Près de 2.000 nouveau-nés y sont abandonnés chaque année à la charité publique. La morbidité est grande parmi tous ces petits malheureux qui fournissent un champ d'observation inépuisable.

Mais, dès 1892, j'avais orienté spécialement mon activité vers l'hygiène infantile et la médecine du premier âge, en fondant avec des donations volontaires le « dispensaire et goutte de lait de Belleville ». J'y organisai une grande distribution de lait stérilisé contrôlée médicalement. Ce fut un prototype qui a été imité en France et plus tard dans le monde entier. En 25 ans, nous avons fait distribuer à prix réduit plus d'un million de litres de lait à dix mille nourrissons environ, qui recevaient l'allaitement artificiel ou l'allaitement mixte.

En 1905, avec MM. Brunon (de Rouen) et Léon Dufour (de Fécamp), nous avons organisé le premier congrès international « des Gouttes de Lait » qui se réunit à Paris à l'Institut Pasteur et qui fut suivi de celui de Bruxelles en 1907 et d'autres encore. Ces congrès ont donné une forte impulsion à l'étude de l'hygiène et de l'alimentation infantiles.

En 1910, la ville de Paris, sur ma proposition, fonda dans mon service de l'hospice des Enfants-Assistés un « Institut de Puériculture ». Les nourriceries et les laboratoires dont nous disposions furent utilisés pour l'enseignement ; une salle de cours fut aménagée. Le programme de l'Institut était divisé en deux sections : 1° conférences et exercices techniques destinés aux étudiants et aux médecins ; 2° cours de puériculture vulgarisée pour les dames et les jeunes filles. Une Goutte de lait sur le modèle de celle de Belleville fut annexée à cet Institut, et les consultations données aux mères servirent à l'éducation des auditrices des cours. — Malgré une opposition violente du directeur de l'Assistance publique, M. Mesureur, l'Institut de Puériculture fonctionna avec succès jusqu'à la guerre.

(1) C'était l'hôpital de l'Enfant Jésus, aujourd'hui hôpital des Enfants-Malades, rue de Sèvres.

Durant cinq années l'enseignement technique dut être interrompu, car tous les étudiants et les médecins étaient mobilisés aux armées ; les cours de vulgarisation pour les dames et les jeunes filles furent continués et très suivis (1).

En 1913, deux ans après l'ouverture de l'Institut de Puériculture de l'hospice des Enfants-Assistés, l'Université demanda la création de plusieurs chaires officielles d'hygiène et de médecine du premier âge dans les Facultés de Médecine.

Ces chaires furent créées en 1914.

Étant donnée ma participation au mouvement progressif de l'hygiène infantile, encouragé d'ailleurs par de nombreux médecins qui avaient profité de mon enseignement, je décidai de poser ma candidature à la chaire nouvelle de la Faculté de Paris.

L'Association des étudiants en médecine adressa même une lettre ouverte à M. Barthou, alors Ministre de l'Instruction publique, l'invitant en termes non équivoques à porter son choix sur moi. — Au commencement de 1914 je fis valoir mes titres auprès du nouveau ministre de l'Instruction publique, M. Augagneur, qui, avant d'entrer dans la politique, avait été agrégé de la Faculté de médecine de Lyon. — Je crus devoir lui faire observer que l'installation de la chaire nouvelle dans les locaux et avec le personnel de l'Institut de Puériculture ne serait pas onéreuse pour le budget de l'Etat, puisque la ville de Paris avait accordé des crédits pour les assistants, pour les laboratoires et qu'elle était disposée à compléter ces crédits, s'il y avait lieu.

M. Augagneur, en présence de M. Chauveau, sénateur de la Côte-d'Or et de M. Eugène Chanal, député de l'Ain, me déclara que ma nomination à la chaire de la Faculté lui paraissait impossible, car je n'étais pas agrégé. Ma compétence était hors de cause.

Quoi qu'il en soit, j'ai été très touché des témoignages d'estime qui m'ont été donnés à l'occasion de cette candidature et je resterai toujours fier de la sympathie qui m'a été manifestée par la jeunesse médicale.

Tels sont les divers milieux où ont été recueillis mes documents et mes observations ; telles sont les circonstances dans lesquelles a été conçu et élaboré cet ouvrage.

Arrivant au terme de ma carrière dans les hôpitaux, je n'ai d'autre ambition que d'être utile aux étudiants et aux médecins en leur présentant un tableau clair et concis de nos connaissances en hygiène et en médecine infantiles et en vulgarisant les progrès rapides accomplis ces derniers temps dans cette branche de la pédiâtrie.

---

(1) Cet Institut de Puériculture, le premier fondé en France, a ouvert une voie nouvelle, pour l'enseignement technique et la grande vulgarisation de l'hygiène infantile. Il a fonctionné, sous ma direction, avec une grande activité jusqu'en 1921, époque à laquelle j'ai été atteint par la limite d'âge. Mon intention était de transmettre ce centre nouveau d'enseignement à mes collègues des hôpitaux de Paris: mais la Faculté de médecine se le fit attribuer pour y transporter sa chaire de médecine du premier âge.

Puisse notre traité contribuer à sauver la vie des enfants du premier âge si précieuse dans notre pays qui vient d'être ravagé par la barbarie germanique.

Nous avons perdu, hélas ! la fleur de notre jeunesse : la victoire nous a coûté les plus lourds sacrifices. — Travaillons à combler les vides cruels que la guerre a creusés parmi nous, pour que la France reprenne le rang qu'elle s'est montrée digne d'occuper dans le monde.

Dr G. VARIOT,
Médecin Chef de service de l'Hospice des Enfants-Assistés.

PRÉFACE

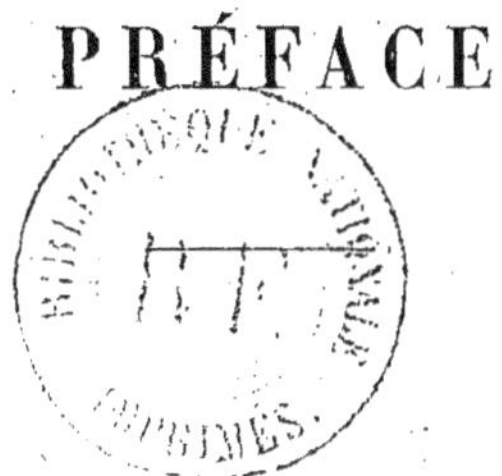

Il y aura bientôt un siècle que Billard a publié son « Traité des maladies des nouveau-nés et des enfants à la mamelle » (1828) : il en avait recueilli les principaux documents étant interne dans le service de Baron à l'hospice des Enfants-Assistés. Cet ouvrage marque une étape importante dans la spécialisation médicale : c'était un tableau fidèle des connaissances encore bien restreintes à cette époque sur un sujet nouveau.

Depuis lors, bien des travaux sur la pathologie du premier âge sont sortis de ce grand hospice dont je dirige aujourd'hui les services médicaux : je citerai particulièrement les belles recherches anatomiques et cliniques de Parrot sur l'athrepsie et sur la syphilis héréditaire.

En publiant ce « Traité pratique des maladies des enfants du premier âge », je ne fais que continuer les traditions de la pédiâtrie française.

Il convient tout d'abord de justifier le titre de ce livre et de circonscrire en même temps les limites du sujet que nous allons exposer. On se demandera peut-être pourquoi, j'ai cru devoir embrasser tout le premier âge qui se prolonge jusqu'à deux ans, et non me borner, comme on l'a fait déjà, à l'étude des maladies du nourrisson. — Ce terme s'applique aux enfants de 0 à 1 an, non sevrés en général ; pour la commodité des statistiques on calcule la *mortalité infantile* seulement jusqu'à un an révolu.

Mais il n'est pas difficile d'établir que c'est là une subdivision arbitraire de la première enfance. Dans la classe populaire et surtout dans les milieux hospitaliers, rien n'est plus commun que de rencontrer des enfants âgés de 15, 18 et même 20 mois et qui n'ont pas encore atteint le poids et la taille qu'ils devraient avoir à un an. Allons-nous éliminer, de notre cadre tous ces enfants retardés dans leur accroissement ? Cependant, tout les rapproche des nourrissons, bien qu'ils aient dépassé la première année. Je me suis attaché à démontrer que ces *atrophiques* et ces *hypotrophiques* ont réellement, au point de vue anatomique et physiologique, l'*âge de leur taille*. Leur accroissement, si on parvient à le régulariser, se fait proportionnellement à leur taille et non à leur âge. La suractivité nutritive est un trait commun capital de l'atrophique avec le nourrisson au-dessous de un an.

Si l'on considère en outre la résistance vitale des *atrophiques*, on voit qu'elle est diminuée et qu'ils réagissent aux diverses infections suivant le degré de leur développement. Un grand nombre d'entre eux sont emportés par des maladies auxquelles ils auraient eu plus de chances de survivre, si leur accroissement eût été normal.

On peut préciser par des chiffres que plus les enfants sont petits, plus ils meurent. M. Maurel a calculé qu'on perdait en France 638 enfants *par jour* en moyenne dans le deuxième mois de la vie, 490 dans le troisième, 311 dans les quatrième, cinquième et sixième mois ; de six mois à un an, il ne meurt plus que 188 enfants par jour. Cette décroissance de la mortalité est continue dans la seconde année relativement à la première. En 1890, en France, la mortalité pour 1.000, de 0 à 1 an, était de 167 ; elle n'était que de 49 pour la seconde année.

On a dit très justement que la croissance était une force qui dominait toute la pathologie de l'enfance : nous le voyons bien pour les atrophiques et les hypotrophiques qui, dans le cours de la deuxième année, payent le même tribut à la mort que les nourrissons de 0 à 1 an, sous l'influence des mêmes agents morbifiques. C'est là, croyons-nous, une raison capitale pour ne pas respecter, dans l'étude des maladies infantiles, les bornes posées par les statisticiens, lorsqu'ils calculent la *mortalité infantile* de 0 à 1 an, et pour étendre nos descriptions jusqu'à 2 ans, c'est-à-dire au terme de la première enfance.

Mais en admettant même que la croissance de l'enfant de un an à deux ait été normale, serait-on autorisé, au point de vue pathologique, à le distinguer entièrement du nourrisson ? Les troubles de la dentition sont loin d'être rares après un an, les accidents du sevrage en rapport avec une alimentation défectueuse, les diarrhées plus ou moins graves sont encore très communes. Le scorbut infantile ne se manifeste souvent que dans la seconde année. L'hyperexcitabilité du système nerveux, la vulnérabilité de la plupart des organes, et surtout des voies respiratoires restent presque aussi grandes dans la seconde année de la vie que dans la première.

Dans ce *Traité pratique*, j'ai choisi une méthode d'exposition différant notablement de celle aujourd'hui employée dans la plupart des livres de pathologie. J'ai abrégé, autant que possible, les descriptions générales un peu sèches et abstraites, qu'on a l'habitude d'entrecouper avec des citations de noms d'auteurs, la plupart étrangers.

L'étudiant et le médecin ont besoin d'acquérir d'abord de solides notions techniques, avant de se charger la mémoire d'une érudition qui n'est pas indispensable. Je me bornerai donc à rappeler les noms des hommes illustres qui ont créé des types morbides ou qui ont fait réaliser de grands progrès à la pédiâtrie.

Pour les détails de la bibliographie on peut se reporter aux compendiums spéciaux ou aux encyclopédies médicales.

Je reviens simplement aux anciennes méthodes didactiques des maîtres français, tels que Billard, Rilliet et Barthez, Henri Roger, Bouchut, etc., qui illustraient leurs descriptions par des faits démonstratifs bien choisis, ou par des observations originales qui méritaient d'être enregistrées. La lecture d'un fait typique anime un exposé parfois sec et monotone ; ainsi compris l'enseignement de la pathologie se rapproche de celui de la clinique et se grave mieux dans l'esprit.

L'Hygiène infantile constitue le prélude nécessaire d'un traité des maladies du premier âge : c'est en quelque sorte l'introduction à l'étude des affections gastro-intestinales et des dystrophies les plus communes, telles que l'atrophie, le rachitisme, etc., qui ne sont bien souvent que la conséquence de fautes contre l'hygiène.

Dans la première partie de notre ouvrage, j'ai donc cru devoir résumer d'une manière claire et précise, nos connaissances essentielles sur l'hygiène des nourrissons et particulièrement sur l'allaitement au sein et sur l'élevage au biberon.

Morgan Rotch (de Boston), l'un des premiers, en 1890, présenta un tableau complet de l'hygiène infantile comme préambule de son Traité des Maladies des Enfants.

Depuis 1892, c'est-à-dire depuis la fondation des gouttes de lait et des consultations de nourrissons, cette branche de l'hygiène a pris en France un essor très rapide. — Nous avons étudié avec grand soin la ration des nourrissons au point de vue quantitatif et qualitatif, et l'on a cherché à modifier le lait de vache pour rapprocher sa composition de celle du lait de femme et pour le rendre plus assimilable.

Nous avons maintenant toute une gamme de laits adaptés à la capacité digestive variable des nourrissons : les laits stérilisés par l'ébullition, par le chauffage prolongé dans des appareils stérilisateurs, les laits surchauffés à 108° qui rendent la caséine plus facile à utiliser, les laits homogénéisés dans lesquels la graisse est émulsionnée, prédigérée en quelque sorte, les laits condensés, les laits *hypersucrés*, etc.

Les cures faites par l'emploi judicieux et méthodique de ces divers laits, sans autres médicaments, constituent une véritable révolution dans la thérapeutique des affections du tube digestif. Il faut que les étudiants et les médecins connaissent bien tous les progrès admirables réalisés dans cette direction : ils les trouveront, j'espère, convenablement exposés dans notre ouvrage.

Comme suite naturelle à l'hygiène infantile, la seconde partie est consacrée à l'étude des maladies du tube digestif qui tiennent une place prépondérante dans la pathologie du premier âge. On y trouvera relatées, avec quelques détails, nos recherches personnelles sur l'*atrophie* et l'*hypotrophie* infantiles ; sur la pédiométrie, sur la dissociation de la croissance pondérale et staturale, sur le rôle de l'hypoalimentation dans le processus hypotrophique, sur les vomissements par hypoalimentation. J'ai donné aussi quelques développements à nos observations radiographiques dans la dilatation atonique de l'estomac, et sur l'aérocolie prédominante dans l'ectasie abdominale des nourrissons.

Pour les autres parties de notre ouvrage, nous avons adopté la classification habituelle des maladies par appareil. Les fièvres éruptives et les maladies infectieuses sont l'objet d'un chapitre spécial.

Nous avons cru devoir donner une large place aux affections congénitales. Il est nécessaire de faire de fréquentes incursions dans le domaine de la tératologie pour décrire les troubles morbides en rapport avec des malformations diverses. Quelquefois par les progrès du développement la malformation organique peut s'atténuer et même disparaître, mais le plus souvent les lésions congénitales sont incurables permettant une survie plus ou moins longue. Si la mortalité infantile est si élevée dans les premiers mois après la naissance, c'est que bon nombre d'enfants étant mal formés, ne sont pas nés viables, à proprement parler ; ils attendaient de naître pour mourir.

Dans les diverses parties de ce traité, j'ai donné des développements un peu étendus à quelques entités morbides nouvelles que je me suis efforcé de bien individualiser. — Je citerai spécialement dans le système circulatoire la *cyanose congénitale paroxystique*, dont nous avons pu déterminer les caractères anatomiques et cliniques. Nous signalerons aussi la description des *cyanoses congénitales sans souffle* et la *microsphygmie permanente* constituée par un spasme artériel associé à la débilité mentale et souvent à d'autres troubles nutritifs.

Parmi les maladies de l'appareil respiratoire, on voudra bien remarquer nos recherches nouvelles sur les divers types de *stridor laryngé*, sur les applications des rayons X, à la détermination des adénopathies trachéo-bronchiques, sur *le spasme laryngé d'origine pulmonaire*.

Dans les maladies du système nerveux, l' « Hémispasme labié congénital » que j'ai distingué le premier de la paralysie faciale des nouveaunés est dû à une malformation de la musculature de la lèvre inférieure.

Nous avons consacré un chapitre spécial aux diverses variétés du nanisme et aux troubles permanents de la croissance, en insistant sur la *Progeria* décrite par Gilford et inconnue en France jusqu'à l'observation que nous avons publiée sous le titre de « Nanisme type sénile ». Nous avons décrit en 1919 la *peau sénile congénitale* bien distincte de la *Progeria*. Dans un autre chapitre, nous avons exposé les dystrophies crâniennes et spécialement la trépanation congénitale et l'acrocéphalie.

On trouvera dans ce traité la récapitulation de mon enseignement soit oral, soit écrit, pendant ma longue carrière dans les hôpitaux de Paris. Les étudiants et les médecins, qui m'ont fait l'honneur de suivre mes conférences hebdomadaires d'*hygiène et de clinique infantiles* de 1902 à 1914, reconnaîtront les idées que je leur ai exposées, et, dans les observations intercalées dans notre livre, les types morbides que je sélectionnais pour les leur présenter. Un bon nombre de ces faits ont été publiés antérieurement soit dans les bulletins des Sociétés savantes, soit dans la *Clinique infantile*, la revue bimensuelle que j'ai dirigée de 1902 à 1914. J'ai remanié, condensé et coordonné des observations et des leçons qui avaient paru dans cette revue et dont la substance m'a servi pour certains exposés didactiques.

Pendant toute ma carrière, suivant les traditions des médecins des hôpitaux de Paris, j'ai constamment cherché à faire bénéficier le corps médical de mon expérience, et les salles de mes services ont toujours été largement ouvertes à ceux qui s'intéressaient à l'hygiène du premier âge.

Je suis donc en droit de regretter que la Faculté de Médecine, dominée par de mesquines idées de monopole dans l'enseignement n'ait pas cru, pendant plus de vingt ans, devoir laisser aux étudiants la liberté d'aller s'instruire pendant leur stage hospitalier chez les maîtres de leur choix, au lieu d'encombrer les cliniques officielles qui ne, pouvaient suffire à leur tâche. — Si l'on veut que la Médecine Française recommence de rayonner dans le monde entier, comme elle l'a fait au siècle dernier, c'est un devoir de se servir de toutes les ressources des hôpitaux de Paris pour l'éducation pratique des étudiants. Dans ce but, il faut que l'enseignement libre des médecins et des chirurgiens des hôpitaux soit encouragé et respecté, puisqu'il complète et stimule heureusement l'enseignement officiel. Il est donc profondément regrettable de voir la Faculté de médecine s'emparer des services hospitaliers les mieux organisés, comme elle vient de le faire pour « l'Institut de Puériculture » que j'avais fondé aux Enfants-Assistés, et que j'espérais pouvoir transmettre à mes collègues des hôpitaux. « Lorsque l'Université sera devenue toute puissante, a dit Émile Faguet, elle s'acheminera vers la nullité ».

Nous devons espérer aussi que la Faculté se décidera à assurer plus largement et plus équitablement le recrutement des professeurs officiels, entravé par la barrière surannée de l'agrégation.

Il me suffira de rappeler ici les mouvements de révolte du corps médical en 1907 et en 1910 contre les abus du favoritisme commis par les jurys d'agrégation. Les scènes déplorables de tumulte et de répression brutale par la police, qui se sont produites dans l'enceinte même de la Faculté de Paris, ne doivent pas se renouveler.

Il me reste une dette de reconnaissance à payer à mes nombreux collaborateurs dans la lourde tâche que j'ai assumée en publiant cet ouvrage. En fait, tous les internes qui se sont succédé dans mes divers services hospitaliers ont été pour moi des aides précieux. Mes assistants et mes chefs de laboratoire de l'hospice des Enfants-Assistés ont bien voulu me prêter leur concours pour la rédaction de certains chapitres. Mon premier assistant, M. Grenet, médecin des hôpitaux, a mis au point la description des *stomatites*. M. Zuber a résumé la bactériologie du lait. M. Guy, chef du laboratoire de Chimie, a condensé nos connaissances des plus récentes, sur la question si complexe des laits et spécialement les laits modifiés dans l'alimentation infantile. La plupart de nos recherches de radiographie ont été faites antérieurement avec M. Barret, chef du laboratoire de radiologie de l'hospice.

MM. les Docteurs Marcel Ferrand, Le Marc'Hadour, Bouquier, Fayolle, Cailliau, Longevialle, Houzel, Dumoutet ont bien voulu aussi me prêter leur concours.

Parmi mes collaborateurs, il en est trois qui tiennent une place à part : MM. Grandjean, Pironneau et Lavialle.

Les deux premiers, tous deux internes, avant la guerre, dans mon service des Enfants-Assistés, ont mis en œuvre, sous ma direction, un grand nombre de documents dès longtemps préparés, et m'ont permis de terminer assez rapidement cet ouvrage, malgré mes multiples occupations professionnelles.

Grandjean était l'un de mes internes en 1914 ; lorsque la guerre éclata il avait déjà achevé la rédaction des chapitres sur les maladies de la peau, du foie et des reins. En faisant son devoir comme médecin de régiment, il fut atteint d'un éclat d'obus dans le poumon et mourut des suites d'un pyopneumothorax à l'hôpital de Montdidier au commencement de 1915.

Tous ceux qui l'ont connu, ont apprécié ses qualités morales et intellectuelles qui le plaçaient dans les premiers rangs de sa génération. Esprit clair et méthodique, clinicien pénétrant et consciencieux, caractère modeste et sympathique, il donnait les plus belles espérances, lorsqu'une mort glorieuse est venue l'atteindre en pleine jeunesse.

Puisse son nom inscrit en tête de cet ouvrage ne pas tomber dans l'oubli ; il a bien servi la médecine et la France dans sa courte carrière.

Plus heureux que Grandjean, mais non moins exposé, Pironneau, après une brillante campagne militaire, est venu reprendre en 1919 son affectueuse col'aboration commencée en 1912. Au commencement de 1919 il a dû fournir un grand effort pour mener à bien notre tâche commune.

M. Pierre Lavialle, professeur agrégé à l'Université de Paris et actuellement délégué à la Faculté des Sciences de Strasbourg, a bien voulu se charger du formulaire de thérapeutique infantile. Il a établi d'une manière précise la posologie des principaux médicaments dans le premier âge. Les médecins lui sauront gré de ce travail consciencieux. M. Lavialle, lorsqu'il était chef du laboratoire de chimie à l'Institut de Puériculture, a déjà collaboré avec moi pour la publication de la «*Puériculture pratique* ».

Dr G. VARIOT.

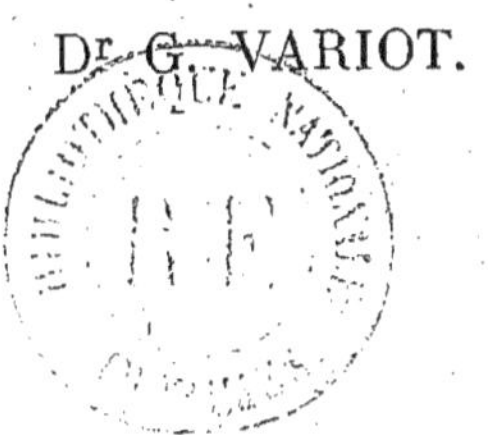

TRAITÉ PRATIQUE
DES MALADIES DES ENFANTS .
DU PREMIER AGE

INTRODUCTION

L'EXAMEN DES ENFANTS DU PREMIER AGE
PAR LES METHODES CLINIQUES
ET DE LABORATOIRE

Pour procéder à l'examen médical des enfants du premier âge, nous recourons, comme pour les adultes, soit aux méthodes cliniques, soit aux méthodes de laboratoire.

. Les méthodes cliniques, les plus anciennes, sont loin d'être négligeables ; elles n'exigent qu'un outillage très simple et un peu d'habitude et d'exercice.

L'étudiant novice qui se trouve en présence d'un nourrisson est fort embarrassé ; il n'a aucun renseignement direct à espérer et est obligé d'attendre tout de la mère pour connaitre les antécédents morbides de l'enfant. Or les mères sont souvent imbues de préjugés, d'idées fausses ; au lieu de répondre simplement à l'interrogatoire du médecin, elles se perdent dans des interprétations bizarres et parfois on est réduit à l'examen objectif de l'enfant pour se former une opinion sur son état. C'est ce qui nous arrive tous les jours à l'hospice des Enfants-Assistés, où l'on abandonne les nouveau-nés, à bureau ouvert, sans qu'on soit en droit d'exiger des mères aucun renseignement ni sur leur passé ni même sur leur date de naissance.

Comme ces enfants abandonnés doivent être confiés à des nourrices au sein à la campagne, nous devons donc procéder à un examen très rigoureux, pour séparer les sains de ceux qui sont malades et surtout pour éviter les contaminations par hérédo-syphilis durant l'allaitement. Or les manifestations de la

syphilis sont souvent difficiles à dépister dans les premières semaines qui suivent la naissance, quand même la maladie n'est pas tout à fait latente.

Malgré ces difficultés inhérentes à l'âge des petits patients ou à leur condition
sociale, nous ne sommes pas dépourvus de moyens d'investigation pour constater l'état fonctionnel des principaux organes ; mais il faut savoir « faire parler
le bébé » ; il faut lui arracher ses secrets organiques, si l'on peut ainsi dire.

I. Méthodes cliniques

Les principales méthodes *cliniques* dont nous disposons sont les suivantes :
1° *l'inspection* ; 2° *la mensuration par la balance et la toise* ; 3° *la palpation* ;
4° *la percussion* ; 5° *l'auscultation*.

Nous allons passer en revue sommairement les résultats fournis par ces
diverses méthodes, qui, toutes, ont leur intérêt.

L'Inspection.

Le nourrisson doit être *examiné entièrement nu*. Il faut donc le faire dévêtir
autant que possible dans une pièce bien chauffée, ou devant un feu de cheminée,
dans la crainte qu'il ne se refroidisse. On doit tenir l'enfant dans la main gauche
sur le dos d'abord, puis le retourner sur le ventre ; pendant ce temps on se sert
de la main droite pour lui ouvrir la bouche au besoin, lui étendre les membres,
écarter les fesses, etc. On embrasse ainsi d'un coup d'œil tout le petit être
qu'on a sous les yeux en le retournant sous ses diverses faces.

Par cette première inspection, on pourra faire des observations très importantes. On jugera de prime abord s'il est bien ou mal développé, débile ou non,
et on appréciera même avec de l'habitude son degré de débilité, on verra s'il
a un *facies* bien coloré, normal, si, au contraire, il est pâle, amaigri, s'il a l'air
sain ou malade. La plupart des malformations congénitales extérieures sautent
aux yeux quand on regarde ainsi le nourrisson nu ; après ce premier coup d'œil,
il faudra procéder à une inspection à la fois détaillée et rapide des diverses
parties du corps.

L'examen de la tête montrera si le crâne est bien ou mal conformé, le degré
d'ossification des fontanelles, s'il y a microcéphalie ou hydrocéphalie ; s'il
existe des saillies anormales : ostéophytes, céphalématomes, etc. ; au visage
on verra si les yeux sont atteints d'ophtalmie, si le nez est ou non déformé, s'il
y a du coryza, du jetage nasal, etc.

La bouche devra fixer toute l'attention ; bien souvent en effet, c'est à son
pourtour, ou sur le bord libre des lèvres qu'on voit apparaître les manifestations
les plus précoces de l'hérédo-syphilis, des érosions, fissures plus ou moins profondes, surtout aux commissures.

Pendant que l'on manie l'enfant, il est assez habituel qu'il pousse des cris
et qu'il ouvre largement la bouche ; on en profitera pour regarder s'il existe
ou non du muguet, des ulcérations sur la voûte palatine, dans la région ptéry-
goïdienne ; on découvrira au besoin la voûte palatine avec un abaisse-langue.

Lors des cris, la contraction des muscles du visage permet de se rendre compte
s'il existe de la paralysie faciale, de l'hémispasme labié congénital, etc. On reconnaîtra tout de suite s'il y a ou non des éruptions sur la peau du visage et
le cuir chevelu ; si la figure a son embonpoint normal, ou si, au contraire, le
facies est celui d'un atrophique ou d'un athrepsique : la pâleur de certains
nourrissons anémiques est très frappante.

Les médecins du siècle dernier attachaient une grande importance à l'étude
des caractères du cri. Billard, en particulier, en distinguait plusieurs formes et
variétés.

- Il peut être « incomplet ou imparfait, pénible, étouffé, aigu, perçant, grave
ou sonore, voilé, chevrotant, court ou fréquent, entrecoupé et singultueux ».
Sans entrer dans ces distinctions minutieuses, on reconnaît que l'enfant qui
a un bon « cri » dès les premiers instants après la naissance est un enfant vigoureux, — que le débile a au contraire un petit cri grêle et étouffé. — Plus tard,
au cours des états morbides, la force du cri donnera des indications sur la résistance de l'enfant : le cri s'affaiblit et s'éteint dans le cours du choléra infantile,
de l'athrepsie, à la période ultime des broncho-pneumonies, etc.

Le cri est violent et incessant, nuit et jour, chez l'enfant hypoalimenté ; il
est très répété au cours de l'hérédo-syphilis et des processus d'encéphalo-
méningite ; il peut devenir rauque et éteint en cas de laryngite ou de diphtérie.

En somme, le cri lorsqu'il est anormal dans son intensité et sa fréquence est
une plainte révélatrice d'une souffrance ou d'un processus morbide et le médecin, en s'aidant des autres moyens d'investigation, s'efforcera d'en déterminer
la cause.

En inspectant le tronc, on se rendra compte des proportions réciproques du
thorax et de l'abdomen ; dans les cas d'*ectasie abdominale*, il y a de l'élargissement des flancs, de l'éventration au niveau de la ligne blanche entre les muscles
droits et de la projection des côtes en dehors ; mais il s'agit plutôt dans ces
cas d'enfants âgés de plusieurs mois, qui ont été mal alimentés ; les nodosités
du chapelet rachitique coexistent ou non avec cet état. Chez les nouveau-nés,
on remarque, les premiers jours après la naissance, le cordon ombilical encore
en place ou la cicatrice en voie de formation, les ulcérations qui peuvent se
produire ; on notera un gonflement presque constant des glandes mammaires,
d'où on pourra faire sourdre quelques gouttes de lait à partir du 8e jour surtout
aussi bien chez les garçons que chez les filles. — Il y a même parfois un engorgement douloureux de ces glandes. Dans les premiers jours suivant la naissance,
on voit que toute la peau du corps est uniformément rouge, ce qui tient à une
hyperglobulie physiologique, après la section du cordon. Chez un bon nombre
de nourrissons, cette teinte rouge de la peau fait place à une teinte ictérique qui
est expliquée maintenant par l'hémolyse des globules rouges en excès après
la naissance de l'enfant.

Il est assez commun d'observer chez les nouveau-nés une forte desquamation
épidermique du tronc par grands lambeaux ; cette desquamation semble due
à la macération de l'épiderme dans l'amnios et n'a pas de signification. Dans les
cas de malformation congénitale du cœur, la teinte bleue des téguments est

tout de suite apparente ; les hernies inguinales ou ombilicales plus communes chez les enfants débiles, le spina bifida, la tache bleue mongolique, assez fréquente, ou les autres malformations de la peau ne peuvent guère échapper lorsqu'on fait une inspection attentive du tronc.

La région périnéale et fessière mérite d'être examinée avec le plus grand soin, car elle est le siège d'éruptions variées dont l'interprétation n'est pas toujours aisée.

A côté des érythèmes fessiers simples, gagnant la face postérieure des cuisses et des jambes, et dus généralement au contact prolongé des urines et des matières fécales chez les enfants mal tenus, il existe des érythèmes érosifs, papulo-érosifs, *syphiloïdes*, comme on les a appelés et qui doivent être distingués des manifestations syphilitiques qui peuvent apparaître autour de l'anus et de la vulve, et qui ont ordinairement un caractère condylomateux. C'est par erreur que Parrot avait fait rentrer tous les érythèmes papulo-érosifs, lenticulaires, etc., dans le cadre de l'hérédo-syphilis ; ils peuvent coexister avec cette tare congénitale, mais ils se rencontrent dans bien d'autres circonstances.

Il est commun, au cours des érythèmes simples, surtout chez les enfants mal tenus et mal emmaillotés, de relever des érosions et même des ulcérations sur les malléoles et aux talons. Ce sont là des lésions locales banales dues au frottement de la peau ramollie par le processus érythémateux et la macération contre des linges humides.

Lors de l'inspection du tronc, les éruptions cutanées ne peuvent être méconnues : érythème, érysipèle, roséoles, papules, vésicules, bulles, etc. Il en est de même de l'œdème *a frigore* qui se produit au visage et aux membres, même sur le tronc chez les nouveau-nés exposés au froid.

L'examen des membres permet de s'assurer s'ils sont bien ou mal conformés, s'il existe ou non des déformations en rapport avec la syphilis, le rachitisme, s'il y a ou non de l'impotence musculaire, de la paralysie obstétricale des membres supérieurs, due à des lésions des racines du plexus brachial, de la pseudo-paralysie imputable à la syphilis.

Telles sont les constatations précieuses qu'on pourra faire si on a appris à regarder méthodiquement un nourrisson nu.

LA MENSURATION PAR LA BALANCE ET LA TOISE.

Ce sont là des procédés d'examen tout à fait scientifiques par leur précision, mais cliniques par leur simplicité.

L'emploi méthodique de la balance et de la toise nous permettra de dire tout de suite si un nourrisson est normal ou non dans son développement. Au-dessous de 2 kilogrammes 500, nous classons les nouveau-nés parmi les débiles : mais la débilité peut être bien plus accentuée, descendre parfois jusqu'à 1.000 gr. ; ce sont la balance et la toise qui nous fixeront sur le degré de la débilité.

De même, la balance et la toise sont indispensables pour établir le degré d'atrophie ou d'hypotrophie d'un nourrisson, par rapport à un nourrisson sain du même âge. La dissociation de la croissance pondérale et staturale habituelle dans l'atrophie, et consistant dans un retard plus accentué du poids que de la taille, relativement à la normale, est indiquée par ces mensurations.

Toutes les indispositions et toutes les maladies du nourrisson font baisser plus ou moins le poids ; on peut apprécier dans une certaine mesure la gravité d'une diarrhée par la perte du poids. La taille reste immuable.

On sait que la pédiométrie régulière est nécessaire pour suivre les progrès de la croissance, dresser des courbes, etc.

Un autre procédé de mensuration exact et pratique s'applique aussi bien à la tête qu'au thorax et à l'abdomen : il consiste dans l'emploi du ruban métrique pour enregistrer le périmètre crânien, la circonférence du thorax et de l'abdomen. — On peut juger ainsi du développement relatif de ces parties et de leur mode d'accroissement, par comparaison avec la normale.

La palpation.

Cette méthode, un peu ancienne, peut être encore fort utile. En palpant le crâne on se rend compte du mode d'ossification des os, de l'étendue des sutures et des fontanelles, s'il existe ou non du crânio-tabes, de l'hydrocéphalie, de la plagiocéphalie, on note l'aspect natiforme ou les autres dysostoses crâniennes congénitales ou acquises.

La palpation du thorax peut révéler notamment le frémissement cataire dans certaines cardiopathies congénitales ; elle fait sentir directement les malformations claviculaires, les nodosités chondrocostales ; dans l'abdomen, le foie est souvent perceptible par son bord inférieur, qui déborde les côtes. Il est très important de bien palper au-dessous des fausses côtes gauches, pour rechercher les hypertrophies spléniques qui ont parfois une haute signification dans la syphilis.

Le palper abdominal révèle l'ascite et les diverses tumeurs solides et liquides qui peuvent dépendre du tube digestif ou des autres organes.

La Percussion et l'Auscultation.

Ces méthodes appliquées spécialement au thorax ne fournissent pas à beaucoup près, chez le nourrisson, des résultats aussi démonstratifs que chez l'adulte et il est fort heureux qu'elles puissent être complétées par la radiologie.

Le thorax a des dimensions si exiguës chez le nouveau-né, qu'il est bien difficile, par la percussion, de déceler d'autres lésions que les densifications très étendues, massives du parenchyme, ou les épanchements pleuraux. — Les broncho-pneumonies, même bilatérales, ne donnent que peu ou pas de signes, non plus que les lésions circonscrites ni les adénopathies médiastines. — La percussion du cœur offre également de grandes difficultés. — Elle permet cependant de limiter le bord inférieur du foie, les épanchements ascitiques, etc.

L'auscultation, elle aussi, est très infidèle dans les premiers mois de la vie surtout ; l'autopsie montre fréquemment de grandes lésions et même des cavernes méconnues pendant la vie par une oreille exercée. L'emploi du stéthoscope peut être indispensable à cause de la difficulté d'appliquer directement l'oreille sur les diverses régions du thorax si exiguës dans le premier âge.

Il est vraisemblable que la capacité très réduite de l'appareil respiratoire, lé peu de développement des muscles inspirateurs, la faible quantité d'air qui pénètre dans les poumons expliquent le peu de résonance des bruits morbides.

Pour l'auscultation des poumons aussi bien que pour celle du cœur, on est ordinairement fort gêné par l'agitation et par les cris de l'enfant.

Lorsque l'enfant est calme, la rapidité des battements du cœur 120 à 160 n'empêche pas la perception des bruits de souffle quand ils existent. Le pouls radial normalement petit devient parfois imperceptible si les extrémités de l'enfant se refroidissent, sans doute à cause d'un spasme artériel intense.

On sait combien les nouveau-nés, surtout les débiles, se refroidissent vite ; il suffit de les dévêtir et de les laisser nus pendant quelques minutes, pour que, par suite de leur rayonnement calorique, leur température centrale baisse de 1º à 2º.

L'extrême rapidité du pouls empêche de l'utiliser pour la recherche de la fièvre dans le premier âge. Le thermomètre donne des indications bien plus précises et plus aisées à interpréter.

Nous allons passer en revue maintenant l'exposé sommaire des résultats des méthodes de laboratoire.

II. Méthodes de laboratoire.

La Bactériologie.

Les applications de la bactériologie à la clinique de la première enfance sont très fréquentes, surtout si l'on envisage la syphilis et la tuberculose. La recherche du tréponème à l'ultra-microscope ou par les méthodes colorantes s'impose dans tous les cas douteux d'hérédo-syphilis très nombreux dans notre hospice ; la réaction de fixation peut être classée à côté des procédés bactériologiques ; elle est fort compliquée et ne donne pas des résultats constants, tandis que la présence du spirochète semble avoir une valeur diagnostique à peu près absolue.

La recherche du bacille tuberculeux peut être faite dans l'expectoration des jeunes enfants, obtenue en provoquant la toux à l'aide d'un abaisse-langue poussé doucement jusqu'au fond du pharynx. La bouche étant grande ouverte, on voit le crachat projeté derrière l'épiglotte par la toux et au moment de sa sortie du larynx on le recueille avec un petit tampon de coton hydrophile. Ces crachats peuvent être étalés sur des lamelles et colorés et l'on y trouvera les bacilles tuberculeux ou d'autres microbes, le pneumocoque, s'il s'agit d'une pneumonie, etc.

La diphtérie est rare chez le nourrisson, mais si on la soupçonne, on devra ensemencer le mucus pharyngien sur gélose et examiner la culture le lendemain pour y découvrir le bacille de Lœffler.

La cuti-réaction à la tuberculine doit être classée parmi les procédés bacté-riologiques d'exploration. Cette méthode ne paraît pas avoir donné tous les résultats qu'on en attendait et des opinions contradictoires ont été émises sur la valeur de la cuti-réaction.

Le plus grand nombre des observateurs, et nous nous rangeons avec eux, MM. Barbier, Dufour, Tixier et Paisseau, ont révoqué en doute la fidélité de cette réaction. MM. Tixier et Paisseau, dans leurs recherches, ont trouvé la cuti-réaction en défaut dans 40 p. 100 des cas chez le nourrisson, autant dire une fois sur deux. Comme notre collègue, M. Dufour, nous avons fait plusieurs autopsies où cette méthode nous aurait induit en erreur si nous avions porté un diagnostic ferme en nous appuyant sur elle.

La bactériologie a aussi des applications très importantes pour l'étude du lait, non seulement dans la mélitococcie (fièvre de Malte spéciale à la chèvre), mais pour la recherche des ferments lactiques, des divers saprophytes et des germes pathogènes, qui peuvent exister dans le lait destiné à l'élevage artificiel. Il est fréquent qu'on fasse appel au laboratoire de bactériologie de l'hospice pour étudier la flore intestinale dans les divers processus gastro-intestinaux et dans les diverses infections.

LA CYTOLOGIE.

L'examen cytologique des humeurs peut nous être d'un grand secours aussi fréquemment chez le nourrisson que chez l'adulte : MM. Grenet, Lenoble, etc., ont établi par l'examen microscopique les formules spéciales aux diverses variétés d'anémie de la première enfance, aussi bien que dans l'hypotrophie, le rachitisme.

On a prouvé dans ces dernières années que l'ictère du nouveau-né était dû à un processus hémolytique, et que la teinte des téguments était due à la métamorphose de l'hémoglobine des hématies, qui se détruisaient en grande quantité après la naissance, ainsi que l'ont démontré les numérations globulaires.

L'examen du liquide des cavités séreuses à l'état pathologique et spécialement du liquide céphalo-rachidien obtenu par la ponction lombaire fournit des renseignements d'une haute valeur pour le diagnostic.

La lymphocytose est la règle dans la méningite tuberculeuse ; la polynucléose est très évidente dans la méningite cérébro-spinale.

Le microscope permet aussi de découvrir les hématies dans les divers épanchements et spécialement dans les cas d'hémorrhagie méningée ; il sert aussi à étudier les sédiments dans l'urine après centrifugation.

Il est peu commun qu'on ait l'occasion de faire des biopsies pour poser un diagnostic chez le nourrisson. Cependant, on peut être obligé de recourir a cette exploration chez quelques enfants suspects de syphilis : les éléments éruptifs périvulvaires et péri-anaux font songer à l'hérédo-syphilis et cependant la structure de ces excroissances cutanées est banale, sans prédominance des éléments néo-formés autour des vaisseaux sanguins, ainsi que l'a noté M. Ferrand dans ses recherches histologiques sur les érythèmes des nourrissons syphilitiques. C'est aussi le microscope, qui seul peut déceler les parasites dans certaines affections cutanées. Ces exemples suffisent à montrer les renseignements que nous pouvons attendre de la cytologie.

Examen calorimétrique.

Ai-je besoin de rappeler les immenses services que rend le thermomètre dans la médecine pratique du premier âge ? Cet instrument doit être mis dans les mains de toutes les mères pour qu'elles puissent déceler les indispositions de leurs enfants et faire appel au médecin. Mais il y a plus ; le moment ne nous paraît pas éloigné où la méthode calorimétrique directe passera dans la pratique, à cause de sa simplicité et de sa grande précision.

Pour fixer la ration alimentaire d'un nourrisson, dont le développement est anormal, qu'il soit débile ou atrophique, il est très utile d'être fixé sur son rayonnement calorifique. Il y a des enfants hyperrayonnants dont il faut forcer la ration alimentaire, si l'on veut qu'ils s'accroissent. En enregistrant exactement avec un instrument convenable le nombre de calories rayonnées par l'enfant dans un temps déterminé, on obtient de précieuses indications pour déterminer la ration lactée en vingt-quatre heures. Au lieu d'agir empiriquement, on a ainsi une base vraiment scientifique pour calculer cette ration. A l'aide du calorimètre de M. d'Arsonval modifié, nous avons poursuivi, avec M. Lavialle, une série de recherches qui nous permettent de dire que l'examen calorimétrique est une méthode pratique, qui permet d'apprécier les variations de la ration lactée en rapport avec les retards et les troubles de la croissance chez les nourrissons atrophiques.

Examens chimiques.

Les applications de la chimie à l'étude des enfants du premier âge sont de premier ordre. L'analyse exacte des divers laits naturels ou modifiés, le dosage des *ingesta* et des *excreta* permettent seuls de se rendre compte de l'utilisation physiologique des aliments. Il est inutile d'insister sur ce sujet. Tout service bien organisé d'enfants du premier âge doit avoir comme annexe un laboratoire de chimie et plus spécialement un laboratoire pour l'étude des laits et des modifications très diverses qu'on doit leur faire subir pour les rendre plus assimilables.

III. Les applications de la radiologie.

Les applications de la radiologie à l'étude des lésions organiques, d'ordre médical ou chirurgical, sont innombrables et incessantes chez l'adulte et ont beaucoup progressé depuis plus de vingt-cinq ans. Il n'en est pas de même chez l'enfant du premier âge ; à part quelques travaux spéciaux en France et à l'étranger, on peut dire que cette méthode d'investigation a été peu employée. Morgan Rotch, de Boston, a cependant publié un intéressant atlas contenant de belles radiographies relatives surtout à des enfants du deuxième âge et spécialement aux maladies du système osseux (1). Il n'y a qu'un nombre limité de planches dans cet ouvrage concernant le nourrisson, le scorbut infantile, etc.

D'après les renseignements qui nous ont été fournis par un étudiant distin-

(1) *The diagnosis of diseases in early life by the Rœntgen method.*

gué de l'Université d'Edimbourg, M. Disney Cran, et par un des élèves de M. Paulesco, à Bukarest, M. Burileano, l'examen méthodique des nourrissons par la radioscopie et la radiographie n'était encore guère pratiqué, ni en Ecosse, ni en Roumanie, avant la guerre.

Il nous sera permis de rappeler que, depuis 1898, d'abord avec M. Chicotot, à l'ancien hôpital Trousseau, nous avons appliqué les rayons X au diagnostic de la pneumonie (1) et de la broncho-pneumonie infantiles (2), que nous avons essayé de limiter l'aire du cœur par cette méthode, à l'état normal et pathologique (3) et le déplacement du cœur dans le décubitus latéral droit et gauche, etc. Ces recherches sont parmi les premières publiées en France sur ce sujet.

Depuis 1902, soit à l'hôpital des Enfants-Malades, soit à l'hospice des Enfants-Assistés, avec le Dr Barret, aujourd'hui chef du laboratoire de radiologie de l'hospice des Enfants-Assistés, nous avons étudié avec les rayons X, la cause du *cornage bronchitique expiratoire* des nourrissons, les adénopathies trachéo-bronchiques tuberculeuses, les lésions ganglio-pulmonaires et les localisations thoraciques dans l'hypotrophie d'origine tuberculeuse. Enfin, nous avons approfondi avec MM. Barret et Lavialle, le mécanisme physiologique de l'ectasie abdominale des nourrissons (gros ventre avec aérocolie) et aussi celui de la dilatation gastrique, coïncidant parfois avec l'hypoalimentation.

Dans ces dernières années quelques médecins français sont entrés dans cette voie nouvelle d'exploration ; je citerai plus spécialement MM. Ribadeau-Dumas et Albert Weil, Tixier.

D'une manière générale, cette nouvelle méthode est extrêmement utile; car elle donne des résultats en même temps très précis et très rapides qui permettent d'apprécier, pour ainsi dire instantanément, l'état normal ou anormal des organes. On peut dévoiler en un clin d'œil des lésions organiques qui auraient échappé à nos anciennes méthodes cliniques : inspection, palpation, percussion, auscultation, etc., ou qui n'auraient pu être découvertes qu'après des examens longs et laborieux chez des enfants du premier âge.

Placé devant l'écran fluorescent, le nourrisson est encore mieux traversé que l'adulte, car son corps a moins d'épaisseur ; les contrastes des ombres et des clartés sont très marqués, surtout dans l'abdomen à cause des gaz qui sont habituellement contenus dans l'estomac et dans le gros intestin ; je ne parle pas du squelette, qui est aussi visible que chez l'adulte, tout au moins dans les parties ossifiées. On embrasse d'un coup d'œil d'ensemble sur l'écran les proportions réciproques du thorax et de l'abdomen et les modifications dans la silhouette et dans les rapports des organes thoraciques et abdominaux, de même qu'à l'œil nu, on voit la configuration et la forme extérieure de tout le tronc.

Habituellement, nous faisons d'abord l'examen radioscopique et c'est seulement lorsque nous avons remarqué des détails anormaux qui nous paraissent

---

(1) *Le diagnostic de la pneumonee franche chez l'enfant par la radioscopie*, par MM. VARIOT et CHICOTOT (Société des hôpitaux, 1899).

(2) *Le diagnostic différentiel de la pneumonie franche et de la broncho-pneumonie*, par MM. VARIOT et CHICOTOT (Société des hôpitaux, 1899).

(3) *Une méthode de mensuration de l'aire du cœur par la radiographie* (note présentée à l'Académie des Sciences, par J. MAREY, juin 1898).

devoir être fixés et précisés, que nous procédons à la radio-photographie. De cette manière, il nous est possible de passer en revue deux fois par semaine, et rapidement, la plupart des nourrissons qui se succèdent dans notre service hospitalier. Cette méthode est donc devenue pour nous aussi familière que les anciennes méthodes cliniques.

L'examen radioscopique est aisé, grâce au dispositif très simple imaginé par mon collaborateur, le Dr Barret. L'enfant est couché tout emmaillotté sur une planchette où il est fixé par des lacs ; deux crochets permettent de suspendre verticalement la planchette à une corde devant l'écran. Cette situation n'a rien d'incommode pour le bébé qui peut très bien, ainsi, boire au biberon. Il est bon d'immobiliser les bras sur les côtés du tronc avec des épingles de nourrice. Ainsi fixé sur sa planchette verticale, le bébé peut être vu sur l'écran, de face et de dos, si on le retourne, de profil, incliné latéralement ou d'avant en arrière. Ces multiples explorations peuvent être faites en quelques instants et permettent de se rendre un compte exact de l'état des organes et de s'assurer s'il y a lieu ou non de conserver le souvenir du cas par une radiographie instantanée.

Pendant les années 1903 et 1904, j'ai appliqué cette méthode à l'étude rigou-reuse de l'hypotrophie infantile et au diagnostic différentiel de cette dystro-phie, jusqu'alors mal connue, avec le rachitisme.

L'hypotrophie consiste essentiellement dans un retard de l'accroissement. Or, en examinant le squelette de la main et l'apparition des points d'ossifica-tion complémentaires, sur de bonnes radiographies exécutées par M. Contre-moulins, radiologue de l'hôpital Necker, je suis arrivé à cette notion très simple, que le développement du squelette d'un enfant retardé dans sa croissance est en rapport avec sa taille et non avec son âge : en d'autres termes que les enfants ont *l'âge de leur taille*. C'est habituellement lorsque les enfants ont 76 ou 77 cen-timètres de taille, c'est-à-dire vers l'âge de dix-huit mois, qu'on voit apparaître sur les radiographies les premiers rudiments des points d'ossification complé-mentaires, aux extrémités inférieures des métacarpiens et aux extrémités supé-rieures des premières phalanges. Or, tout enfant qui n'a pas encore atteint la taille de 77 centimètres, quel que soit son âge, dix-huit mois, deux ou trois ans même, tout enfant hypotrophique, dis-je, n'aura pas de points complémentaires dans les épiphyses métacarpiennes et phalangiennes. Ces recherches contrôlées sur plus d'une centaine d'enfants du premier âge m'ont permis d'asseoir sur des bases solides la notion de l'hypotrophie infantile.

J'ai aussi fixé les caractères de l'hypotrophie associée ou non au rachitisme, en confrontant les observations radiographiques avec les indications fournies par la toise et la balance. L'aspect radiographique est grandement modifié au cours du rachitisme, dans les épiphyses ; pour le radius, en particulier, l'élar-gissement de l'épiphyse inférieure donne un caractère cupuliforme à la zone ossifiée, tandis que dans l'hypotrophie simple, la ligne de démarcation de l'os d'avec le cartilage épiphysaire est rectiligne et très nette.

Le processus d'hypotrophie est une des manifestations communes de l'évo-lution tuberculeuse chez le nourrisson, dans les premières années ; mais il n'est pas, habituellement, associé au rachitisme dans ces circonstances. M. Tixier a contrôlé et confirmé mes recherches à ce sujet.

Voyons maintenant les indications fournies par la radiologie pour les organes intra-thoraciques du nourrisson. Un des plus beaux progrès réalisés par cette méthode dans ces dernières années est relatif au thymus, dont l'exploration était considérée comme très difficile par les cliniciens. Les troubles causés par le développement anormal ou la persistance de cet organe, étaient l'objet de discussions sans issue, jusqu'aux travaux de Hochsinger, qui démontra que cette glande intercepte les rayons X d'une façon très spéciale et qui fixa les caractères de l'ombre thymique débordant le pédicule du cœur. Il faut bien distinguer l'opacité du thymus de celle produite par la dilatation temporaire des troncs veineux brachio-céphaliques durant l'expiration forcée, lorsque les enfants crient ; cette ombre vasculaire a des alternatives de rétraction et d'élargissement que ne donne pas le thymus.

Mais les rayons X ne servent pas seulement au diagnostic de l'hypertrophie thymique; ils ont été utilisés avec succès pour le traitement. Nous citerons spécialement les intéressantes publications, en France, d'Albert Weil qui est parvenu, par des irradiations bien réglées, à obtenir une régression assez rapide du thymus dans plusieurs cas et une amélioration des troubles de compression, déterminés par le développement anormal de cet organe. M. Veau, qui avait pratiqué la thymectomie en cas d'hypertrophie, a déclaré que cette opération devenait inutile, le plus souvent, depuis l'emploi des irradiations.

L'hypertrophie du thymus produit habituellement un bruit de cornage qui n'est pas toujours aisé à distinguer de celui du *stridor laryngé congénital* dû à une malformation du vestibule laryngien ; l'examen aux rayons X permet de trancher la difficulté, car l'ombre du thymus n'est pas élargie dans le stridor laryngé.

L'ombre radioscopique produite par les adénopathies trachéo-bronchiques, si fréquentes chez le nourrisson, lorsqu'elles siègent assez haut, a pu être confondue avec la silhouette du thymus hypertrophié ; mais, en général, les contours de l'adénopathie ne sont pas rectilignes, mais plutôt irréguliers et comme festonnés. Les glandes lymphatiques ont un développement inégal. Le plus souvent, l'ombre fournie par les adénopathies médiastines se projette sur le côté de l'oreillette droite, ou au-dessus du ventricule gauche ; son opacité et son étendue correspondent au degré de dégénérescence des ganglions qui peuvent empiéter sur la clarté du poumon, lorsque les glandes interbronchiques sont atteintes (1); d'ailleurs, le parenchyme pulmonaire, soit au sommet, soit aux bases ou à la partie moyenne, peut être envahi par le même processus tuberculeux et l'ombre ainsi produite se confond plus ou moins avec celle de ganglions qu'elle prolonge ; ce sont les formes dites ganglio-pulmonaires (Rilliet et Barthez) de tuberculose du nourrisson.

Dès 1904, j'avais contrôlé la coïncidence de ces ombres ganglionnaires médiastines avec le cornage *bronchitique expiratoire* du nourrisson, dont j'avais fixé les caractères. Plus tard, je poursuivis ces recherches radiographiques avec M. Barret et je pus constater à l'autopsie de plusieurs sujets, la réalité

(1) *Deux ans de cornage bronchitique expiratoire avec examen radioscopique*, par G. VARIOT (Bulletin de la Société de Pédiâtrie, 1904).

des indications fournies par les rayons X pour le diagnostic des adénopathies intrathoraciques.

Sur le cadavre, chez un enfant, après avoir retiré les poumons, je pratiquai une coupe verticale et transversale, passant par la trachée, les maîtresses bronches, et le parenchyme pulmonaire adjacent et je retrouvai, exactement sur la coupe, des lésions tuberculeuses dont la topographie correspondait à la silhouette radioscopique constatée pendant la vie (1). Les doutes émis sur la valeur de cette méthode, pour le diagnostic de l'adénopathie, étaient levés par la confrontation de ces observations anatomiques et cliniques absolument démonstratives.

Si des hypertrophies ganglionnaires, trouvées à l'autopsie, ont pu passer inaperçues pendant la vie, c'est qu'elles étaient médianes, correspondant à la bifurcation de la trachée, et parce que l'ombre produite se superposait à celle du sternum et du rachis. En plaçant les sujets obliquement, il eut peut-être été possible de distinguer ces ombres médianes invisibles si on regardait les sujets de face ou de dos (2).

L'intérêt de ces constatations radiographiques est capital, car chez le nourrisson, la topographie des localisations tuberculeuses dans le thorax est extrêmement difficile à préciser. La capacité thoracique est tellement réduite, la ventilation pulmonaire est si faible, que l'exploration par la percussion et l'auscultation ne donnent que des signes incertains, ainsi que nous l'avons déjà spécifié, surtout si l'on tient compte des cris et de l'agitation incessante des bébés.

L'examen par les rayons X nous décèle très souvent des opacités connexes ou non avec les ganglions, siégeant dans une partie quelconque du poumon, correspondant à une lésion tuberculeuse. De là des hypotrophies inexpliquées jusque-là. En un clin d'œil, on découvre ainsi des lésions qui étaient classées jadis comme *tuberculoses latentes* du premier âge. Il va sans dire que l'on doit tenir compte des circonstances et de l'évolution clinique pour interpréter les ombres et les opacités siégeant dans les poumons, car elles indiquent simplement une densification du parenchyme. La pneumonie du nourrisson est peu commune, mais elle donne des ombres très opaques et bien limitées. Les pleurésies sont exceptionnelles et le liquide épanché donnera une obscurité tout à fait complète, avec mobilité du niveau supérieur.

La broncho-pneumonie, ainsi que nous l'avons établi avec Chicotot, sauf si elle est pseudo-lobaire, ne détermine qu'une diminution bilatérale uniforme de la clarté pulmonaire.

Le pneumo-thorax est aussi évident chez le nourrisson que chez l'adulte.

Examen du cœur du nourrisson.

La limite du cœur est parfaitement apparente en radiographie et rien n'est plus aisé que d'enregistrer la grandeur exacte et la forme de cet organe. Dans

______

(1) *Diagnostic de l'adénopathie trachéo-bronchitique chez les enfants, par la radiographie*, par G. Variot (Société des hôpitaux, 1907).

(2) Thèse de Bougarel, Paris, 1907. *Diagnostic de l'adénopathie trachéo-bronchique par le cornage bronchitique expiratoire et la radiographie.*

un cas, avec M. Violi, de Constantinople, qui était venu nous visiter à l'hôpital des Enfants-Malades, nous avons découvert ainsi à première vue une *dextrocardie* congénitale. L'aspect globuleux du cœur dans la maladie de Roger, l'élargissement du ventricule droit et de l'oreillette débordant à droite du rachis, sont bien visibles dans les cyanoses avec rétrécissement de l'artère pulmonaire et innoclusion du *septum* ventriculaire. La péricardite est extrêmement rare chez le nourrisson, mais elle n'échappera pas à l'examen radiographique ; l'extension de la zone correspondant à la silhouette du cœur et surtout l'aspect flou et indistinct de la limite de l'ombre sont très caractéristiques, comme chez l'adulte.

Exploration des organes abdominaux

Elle fournit des résultats non moins précieux que pour le thorax.

Les dimensions du foie et de la rate peuvent être précisées exactement, car les bords de ces organes se détachent très bien sur les chambres à air du gros intestin plus ou moins distendu par les gaz. Il est préférable, pour bien distinguer la silhouette de la rate, que l'estomac soit vide. La face convexe du foie tranche sur la clarté pulmonaire au-dessus du diaphragme dont la mobilité peut être étudiée et comparée d'un côté à l'autre.

L'examen radiographique de l'estomac est des plus faciles, et des plus démonstratifs. Je rappellerai les observations, déjà un peu anciennes, de MM. Leven et Barret sur le fonctionnement gastrique à l'état normal. L'aérophagie physiologique devient très apparente par cette méthode et les limites de l'estomac, plus ou moins distendu par le lait, sont bien visibles ; on peut encore en accentuer la netteté en ajoutant une pincée de bismuth au lait ingéré. Nous avons établi, par des observations multiples et précises, faites au laboratoire des Enfants-Assistés, que la dilatation de l'estomac des nourrissons pouvait être causée par l'hypoalimentation et l'atonie musculaire, contrairement aux idées, communément acceptées, qui attribuent toujours la dilatation à une suralimentation. L'exploration radiographique était indispensable pour faire des constatations indiscutables à ce sujet, car chez les hypoalimentés, *l'aérocolie* et le gros ventre sont ordinaires et il est impossible de fixer, par la palpation et la percussion, la limite exacte de la grande courbure de l'estomac et de la distinguer de celle du côlon transverse, dont la sonorité est très augmentée.

Il est une forme rare, mais très curieuse, d'ectasie gastrique, en connexion avec le rétrécissement congénital du pylore et dont la radiographie permet de préciser tous les caractères ; non seulement on voit sur l'écran la silhouette agrandie de l'organe, mais on suit aussi les ondes de contraction de la tunique musculaire hypertrophiée. C'est même là un excellent signe différentiel avec la dilatation simple sans obstacle pylorique. C'est aussi par cet examen que nous avons pu découvrir le premier cas, à notre connaissance, de médiospasme prolongé chez le nourrisson.

Plusieurs fois, chez des nourrissons vomisseurs, nous avons reconnu une ectasie gastrique, avec aérophagie, grande chambre à air au-dessus du niveau horizontal du liquide. Avec MM. Pâtureau-Miran et Barret, nous avons constaté au plus haut point les résultats de l'aérophagie chez un idiot myxœdémateux de quatre ans ; son estomac et son gros intestin étaient transformés en immenses chambres à air transparentes. Cet enfant, mis à la diète, avait avalé une quantité énorme d'air ; il s'était gonflé comme un pneumatique.

Je rappelle les traits principaux du travail que nous avons présenté à la Société des hôpitaux sur l'*ectasie abdominale* des nourrissons vulgairement nommée gros ventre.

Nous avons établi, avec MM. Barret et Lavialle, que la dilatation de l'abdomen avec éventration était due à une distension permanente du côlon par des gaz et non à un allongement de l'intestin, comme l'a cru M. Marfan. En quelques jours, en donnant à ces petits dilatés une ration forte, nous avons vu, avec M. Morancé, le périmètre abdominal se rétracter très notablement. La radiographie montre que la région des côlons, et surtout du transverse, vue de face ou de profil, est tout à fait claire et qu'il existe aussi, parfois, une dilatation simultanée de l'estomac. Contrairement à ce qu'on pourrait penser, le gros ventre n'est pas souvent en rapport avec la suralimentation et le gavage, mais bien plutôt, avec l'hypoalimentation qui produit une atonie permanente de l'estomac et du gros intestin et peut-être aussi des muscles de la sangle abdominale, qui se laissent forcer. M. Lavialle a analysé les gaz du côlon dans l'ectasie, et tout porte à croire qu'ils proviennent de l'air dégluti avec le lait et qui a traversé l'intestin grêle.

On doit donc considérer le gros ventre comme en rapport surtout avec l'*aérocolie* (1). Est-il besoin d'ajouter que les épanchements liquides dans l'abdomen, l'ascite en particulier, chez le nourrisson, sont bien visibles par la radiographie ? Nous nous en sommes assurés, avec M. Chicotot, dès 1900, à l'hôpital des Enfants-Malades.

En terminant, nous devons mentionner que l'on voit, d'un coup d'œil sur l'écran, les changements de proportion réciproques du thorax et de l'abdomen, séparés nettement par la cloison diaphragmatique. Dans le gros ventre, l'intestin distendu par les gaz, refoule le foie et l'estomac contre le diaphragme qui empiète ainsi sur la cavité thoracique, réduite de un tiers parfois dans le sens vertical. On conçoit que la capacité respiratoire puisse être, ainsi, considérablement diminuée et que, s'il survient une affection broncho-pulmonaire, les échanges gazeux sont troublés et le pronostic se trouve aggravé ; dans le rachitisme, outre la réduction verticale du thorax, on note souvent une déformation, avec affaissement costal.

De toutes le méthodes de laboratoire, pour explorer les nourrissons, la radiologie, la dernière venue, n'est pas celle qui nous fournit les indications les moins exactes et les moins nombreuses. Sans doute, la balance et la toise, la bactériologie, la cytologie, la chimie, etc., nous donnent des renseignements infiniment précieux ; mais depuis que, grâce aux rayons X, nous pouvons traverser le corps des nourrissons, notre œil pénètre dans un domaine qui lui était, jusque-là, fermé, et nous faisons des constatations qui ressemblent à celle d'une

____

(1) Voir : *L'Ectasie abdominale des nourrissons* (Thèse de GARDIES, Paris, 1912).

autopsie anticipée. Nous pouvons souvent dévoiler, par cette méthode, des lésions inaccessibles à nos autres procédés d'investigation.

La radiologie nous a donc déjà permis de pousser plus avant que par le passé l'étude des modifications des organes profondément situés et de faire de grands progrès dans la clinique du premier âge. Nous ne sommes qu'à l'aurore de ces recherches nouvelles qui nous permettent de présager beaucoup de l'avenir. C'est pourquoi nous avons cru devoir insister un peu longuement sur cette méthode au début de cet ouvrage.

CONSIDÉRATIONS SUR L'ANATOMIE ET LA PHYSIOLOGIE DU NOURRISSON

Aspect extérieur à la naissance. — L'enfant, à la naissance, conserve l'attitude fœtale, la tête fléchie en avant, les membres en demi-flexion. Cette tendance peut persister pendant plusieurs semaines, surtout chez les débiles et les prématurés.

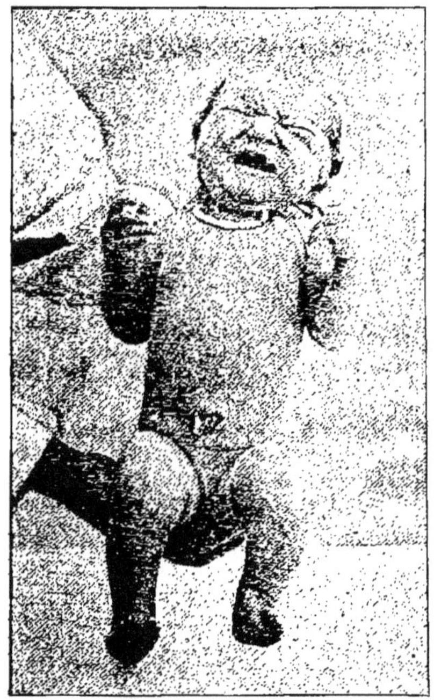

Fig. 1. — Type de nouveau-né normal. Age deux jours. Poids 3 k. 750. Taille 62,5.

La peau est recouverte d'un enduit gras, le vernix caseosa, résultant de la sécrétion des glandes sébacées à la fin de la vie intra-utérine ; il disparaît après lavage et laisse une coloration rosée ou rouge vif liée à la polyglobulie du sang pendant les premiers jours.

Cette sécrétion persiste dans certaines régions, surtout à la face, sur le front, sur le nez dont le petit pointillé blanc correspond aux orifices des glandes.

Dans les semaines qui suivent, la peau dont la fonction sudoripare est encore très pauvre, reste sèche, puis desquame par larges lambeaux.

Pendant les premiers jours, le visage est gras, comme bouffi, les yeux sont ouverts, mais la coloration de l'iris n'est pas encore distincte.

Le tronc paraît long par rapport aux membres ; le cordon ombilical, sectionné à la naissance, se flétrit, se mortifie et tombe du 4e au 6e jour.

Dès qu'il a vu le jour, l'enfant respire et pousse des cris ; à ce moment se produit une véritable révolution physiologique dans le mécanisme du poumon et de l'appareil cardiovasculaire, de même que dans son rayonnement thermique. Au lieu de recevoir l'oxygène par l'intermédiaire du placenta et du sang maternel, il le puise directement dans l'atmosphère par le jeu du thorax. A la température de 37° du milieu amniotique succède la température toujours beaucoup plus basse du milieu extérieur.

La tendance au refroidissement est accrue en raison de sa faible masse et de son rayonnement calorifique intense. Il n'est pas rare aux Enfants-Assistés qu'on apporte des prématurés qui ont été exposés au froid et dont la température est descendue à 30° ou 32°.

En général le nouveau-né reste assoupi pendant plusieurs heures, réclame peu de nourriture ; cependant, mis au sein d'une femme en pleine lactation, il boit assez bien. L'acte de la succion est rapidement coordonné ; avec les lèvres et les gencives, l'enfant serre et modèle le mamelon, en même temps que la langue, s'enroulant autour de lui, fait le vide.

Durant les deux premiers jours, le nouveau-né rend son méconium sous forme d'une matière noirâtre, visqueuse, inodore, formée de débris épithéliaux du tube digestif, de mucus, de cristaux d'hématoïdine, de cholestérine, de sels, de pigments biliaires à l'exception de l'urobiline.

La coloration noire du méconium disparaît après les premières prises de lait, époque du passage de la phase aseptique à la phase microbienne du milieu intestinal.

Le poids et la taille à la naissance. — A la naissance, l'enfant pèse en moyenne 3 k. 250, d'après les tables de Bouchaud ; 3 k. 150 d'après les nôtres et celles de diverses maternités. Le poids moyen est plus faible de 100 gr. environ chez les filles ; les nouveau-nés de 4 kilogs ne sont pas rares.

Au-dessous de 2 k. 500 commence pratiquement la débilité congénitale avec tous ses risques : abaissement de la température, refroidissement rapide dans l'espace de quelques heures, cyanose. C'est là un des plus importants facteurs de mortalité infantile. Mais il faut savoir que chez les enfants bien préservés contre ces dangers, le degré de vitalité, l'activité de croissance nutritive et l'intensité de l'accroissement ne sont pas rigoureusement proportionnels au poids de naissance..

La tête du nouveau-né. — La tête de l'enfant est grosse relativement à son corps.

Les proportions du crâne et de la face sont de 1 à 8 chez le nouveau-né au lieu de 1 à 2 chez l'adulte. A 2 ans, elles sont de 1 à 6, et à 5 ans de 1 à 4.

La circonférence crânienne dépasse jusqu'à un an le périmètre thoracique.

Naissance......	circonférence du crâne........	33 cm.
	—	thorax	32 —
Six semaines...	—	crâne........	38 —
	—	thorax	36 —
Cinq mois	—	crâne........	45 —
	—	thorax	42 —
Un an	—	crâne........	45 cm. 5
	—	thorax	47 —
Deux ans.....	—	crâne........	48 —
	—	thorax	51 —

(Rotch.)

Cette prédominance des dimensions initiales du crâne sur celles du thorax est liée au développement précoce et extrêmement rapide du cerveau.

Le crâne conserve pendant quelques jours la déformation déterminée par le passage à la filière pelvienne. La mollesse des os est telle que le décubitus dans une même position entraîne un aplatissement de la zone comprimée et une proéminence de la région opposée : cette production de la plagiocéphalie, suivant un type déterminé et permanent, explique les déformations ethniques propres à certaines peuplades.

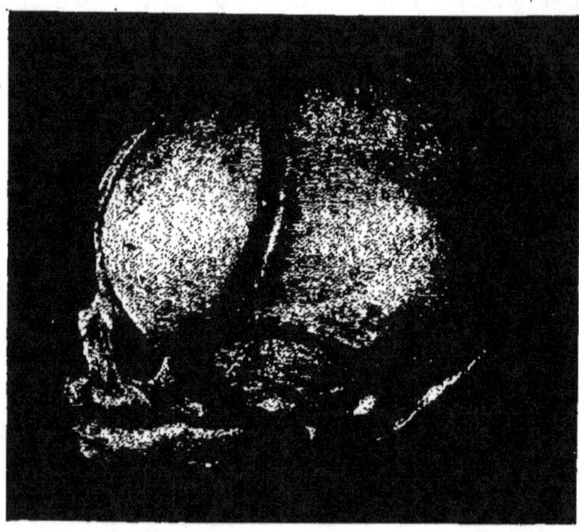

Fig. 2. — Vue de profil du crâne et de la face d'un nouveau-né.

Chez les nouveau-nés, atteints de crânio-tabes, cette plagiocéphalie est encore plus accusée.

Les os de la voûte crânienne sont unis par des sutures lâches, qui s'élargissent au niveau des fontanelles, au nombre de six, deux médianes et quatre latérales.

La fontanelle antérieure que limitent les deux moitiés de l'écaille du frontal et les deux pariétaux, a une longueur de 2 c. 7 dans le sens antéro-postérieur et de 1 c. 5 dans le sens transversal.

La fontanelle postérieure, entre l'occipital et les deux pariétaux, n'est souvent plus perceptible à la naissance, tant l'ossification est avancée. Parfois elle est masquée par un os wormien. Elle forme en général un petit espace triangulaire de 8 mm. d'avant en arrière sur 7 mm. transversalement.

L'ossification des os de la voûte crânienne a lieu dans le tissu fibreux préexistant, tandis que celle des os de la base passe par la période cartilagineuse avant l'apparition du processus ostéoblastique.

A mesure que le crâne s'ossifie les sutures se rétrécissent et obturent les fontanelles.

Normalement la fontanelle antérieure est complètement fermée à dix-huit mois environ et même plus tôt chez les beaux bébés ; mais nos observations sur un grand nombre d'enfants nous ont montré de très grandes différences dans la date d'oblitération en dehors même de toute dystrophie. D'une façon générale, dans les troubles de croissance, hypotrophie, rachitisme, dans l'hydrocéphalie, la fontanelle antérieure reste plus ou moins ouverte et dépressible ; dans le rachitisme spécialement, son étendue permet presque à elle seule de préjuger des autres déformations dans les os longs et dans les épiphyses.

Le poids du cerveau est en moyenne :

à la naissance de .... 380 gr.
à 1 mois .... 463 gr.
à 1 an .... 944 gr.
à 2 ans.................... 1.025 gr.
à 4 ans.................... 1.330 gr.

donc à quatre ans le poids du cerveau ne diffère que peu de celui qu'il atteindra à 25 ans ; c'est cette activité d'accroissement qui prédispose probablement cet organe à l'envahissement fréquent par les processus morbides et surtout par le bacille tuberculeux.

Le mode de nutrition et d'accroissement des centres nerveux est tel qu'ils peuvent se développer indépendamment du reste de l'organisme, dans les anormalités de la croissance ; nous avons insisté sur la fréquence de ce fait chez les hypotrophiques et les rachitiques.

ORGANES DES SENS

Le développement des organes des sens chez le nourrisson est parallèle à celui du cerveau.

Vue. — A la naissance, le regard est vague et atone; la perception visuelle manque, mais les réflexes lumineux existent déjà. Vers le deuxième mois, l'enfant fixe les objets et semble en prendre connaissance.

Ouïe. — La membrane du tympan présente tout d'abord une direction oblique et non horizontale.

La caisse est remplie de mucus qui disparaît dans la suite ; au 3e mois, l'enfant réagit aux excitations auditives.

La trompe d'Eustache est très courte ; sa brièveté explique la fréquence relative des otites consécutives aux affections rhinopharingées chez le nourrisson.

L'étroitesse des fosses nasales, le peu d'ampleur des méats limités par la muqueuse des cornets, enfin l'hypertrophie fréquente de végétations adénoïdes sont cause facile de coryza et de gêne de la déglutition.

L'inclinaison très marquée de la voûte palatine et du voile rend l'examen du pharynx presque impossible ; il faut déprimer énergiquement la base de la langue pour rendre cette exploration possible. La langue constitue dès cette époque un puissant appareil de succion ; il ne faut pas accepter le rôle excessif attribué, dans la difficulté de la tétée chez certains nouveau-nés, à la brièveté du frein sublingual.

La colonne vertébrale. — Le rachis est extrêmement souple ; cette laxité permet des incurvations considérables dans les deux sens. Elle tient à l'élasticité des fibro-cartilages et à ce que les points osseux n'occupent encore que le centre des corps vertébraux et les arcs latéraux.

Les courbures normales ne sont pas encore dessinées. Chez les petits rachitiques, il se produit parfois une cyphose dorso-lombaire qui peut à première vue en imposer pour une cyphose pottique.

La moelle présente un accroissement en longueur moins rapide que la colonne vertébrale ; aussi l'extrémité inférieure répond-elle à la naissance au niveau de la première vertèbre lombaire.

Le cou. — Le cou paraît court par suite de la position élevée du sternum et aussi de l'abondance à ce niveau du tissu adipeux. L'os hyoïde répond à peu près au niveau de l'axis tandis que chez l'adulte il est au niveau de la 4e cervicale.

La glotte est étroite ; sa longueur de 3 millimètres explique la facile production du spasme glottique. La trachée s'étend en hauteur de la 5e cervicale à la 3e dorsale ; l'étroitesse et la faible résistance des anneaux cartilagineux prédisposent à la production de bruits de cornage quand la trachée est comprimée par un thymus volumineux ou des ganglions hypertrophiés.

Le thorax. — Le thorax est exigu chez le nouveau-né ; avant qu'il n'ait respiré, le diamètre transversal n'est que deux fois plus grand que le diamètre antéropostérieur, tandis que chez l'adulte, il est trois fois plus grand.

Le nombre des respirations par minute est de 30 à 50; il tombe à 30 ou 35 à un an ; chez l'adulte 16 à 18.

Le rôle primordial du diaphragme dans la respiration du nourrisson explique les troubles observés à la suite des déformations thoraciques chez les rachitiques.

Le thymus. — Lorsqu'on a enlevé le plastron sterno costal chez le nouveau-né, le thymus apparaît, en forme de pyramide quadrangulaire, composée de 2 lobes réunis par un isthme intermédiaire. Son poids est de 2 à 6 gr. à la naissance, en moyenne de 5 gr. dans les deux premières années.

Il présente une portion rétrosternale et une portion cervicale, celle-ci appliquée au devant de la trachée entre latéralement au contact des gros vaisseaux et des pneumogastriques. Sa portion rétrosternale repose sur la veine cave inférieure, l'aorte ascendante et la portion initiale du tronc brachiocéphalique artériel.

Cet organe s'atrophie secondairement ; vers 10 ou 12 ans, il n'est représenté que par des vestiges de tissu fibrograisseux.

Le cœur. — Le cœur s'étend en hauteur de la 5e à la 8e dorsale ; la pointe est à peu près au niveau du mamelon.

Il est enveloppé par le péricarde et caché par les poumons et le thymus.

La différence d'épaisseur des ventricules est faible chez le nouveau-né, en raison de la réduction de la circulation pulmonaire pendant la vie intra-utérine.

Les battements du cœur sont très accélérés, 120 à 150 par minute ; ils tombent de 100 à 120 après la première année.

L'examen du cœur, très difficile chez les nourrissons en raison de leur agitation et de leurs cris, doit être contrôlé par la radioscopie et la radiographie qui donnent des renseignements très précieux, surtout dans les épanchements péricardiques.

Le sang. — Le nouveau-né normal présente une teinte rouge de la peau en rapport avec une polyglobulie temporaire et une élévation connexe du taux de l'hémoglobine.

La destruction d'un grand nombre de globules dans les premiers jours de la vie provoque un léger degré d'ictère, qu'il ne faut pas considérer comme un phénomène pathologique, mais bien comme un travail physiologique que peuvent accentuer certaines circonstances, telles que la débilité congénitale et la réfrigération. Cet ictère rentre donc dans la catégorie des ictères dits hémolytiques.

Les recherches de M. Marcel Ferrand dans notre service lui ont permis de fixer ainsi les caractères du sang.

Globules rouges : de 5 à 6 millions ; minimum : 5.131.000 ; maximum : 6.750.000.

L'hyperglobulie atteint son degré le plus élevé les 2e et 3e jours, puis baisse rapidement jusqu'au 6e jour ; elle atteint ensuite lentement le taux normal.

Leucocytes. — L'hyperleucocytose est de règle ; d'après Hayem, le nombre des globules blancs serait de 18.000 pendant les deux premiers jours, au 3e jour il serait de 6.000 et se relèverait dans la nuit de 7.000 à 9.000, comme moyenne, dans nos cas, 10.000. La formule leucocytaire est inversée, les mononucléaires l'emportent en nombre sur les polynucléaires.

Oxyhémoglobine. — La proportion est plus forte que chez l'adulte ; elle dépasse 14 à 16 % à la naissance et n'est ramenée que vers le 12e jour au taux de 14 %.

On rencontre fréquemment quelques hématies nucléées, même à l'état normal.

La résistance globulaire est faible surtout pendant les 2 premiers jours. Cette fragilité rend compte de la production de l'ictère hémolytique.

Les caractères du sang du nouveau-né ictérique sont les suivants : diminution de la résistance globulaire opposée à l'augmentation notée dans l'ictère par rétention (Vaquez et Ribierre) ; présence d'hématies granuleuses, présence de globules rouges anormaux.

La température. — La température sitôt après la naissance est de 37o2 et même 37o8 ; nous l'avons souvent vu descendre à 35o chez des débiles et 32o chez des prématurés.

On sait que les couveuses sont indispensables pour protéger ces nouveaunés contre le froid.

Les poumons. — Le rôle fonctionnel des poumons ne commence qu'à la naissance ; leur consistance change par la pénétration de l'air dans les bronches et les alvéoles et par l'envahissement des vaisseaux capillaires par le sang du ventricule droit.

L'importance du volume et de la consistanc du parenchyme pulmonaire est primordiale pour le médecin légiste ; sa perméabilité est un fait essentiel dans la docimasie pulmonaire ; les alvéoles se dilatent progressivement et le revêtement éphithélial cubique, initial, prend graduellement son caractère définitif d'endothélium.

Le nombre des mouvements respiratoires qui est d'abord de 30 à 40 par minute, diminue pour tomber de 16 à 18 chez l'adulte. Sa variation est d'une grosse valeur diagnostique qui supplée à l'insuffisance des données de l'auscultation dans les affections respiratoires.

M. Weiss, professeur à la Faculté de Médecine de Strasbourg, a étudié les échanges respiratoires chez le nouveau-né et voici quelques-uns des résultats qu'il a obtenus.

Des analyses de gaz faites, il déduisait la quantité totale d'oxygène absorbé et d'acide carbonique éliminé pendant le séjour de l'enfant dans la chambre d'épreuve, puis il rapportait ces quantités à l'heure et au kilogramme d'enfant. Ce sont les nombres ainsi obtenus qui sont consignés dans la table I ci-dessous.

I.   Bon Etat.

Nᵒˢ	AGE	Poids	CO²	O	Q		REMARQUES
1	5ᵉ jour.	3.120	0,960	1,067	0,90	22°........	Vient de téter. Cris fréquents.
2	—	—	0,887	0,935	0,95	22°5......	Cris fréquents.
3	—	—	0,975	1,023	0,95	23°5......	Cris fréquents.
4	—	—	1,064	1,248	0,90	24°........	Cris fréquents.
5	8ᵉ jour.	3.370	0,922	0,971	0,95	21°........	Tétée il y a 2 h. 30. Cris fréquents.
6	—	—	0,884	0,912	0,97	21°5......	Vient de téter.
7	—	—	0,556	0,598	0,93	21°5......	Repos complet.

A première vue, on constate que, rapportés au même poids, les échanges respiratoires sont notablement supérieurs chez le nourrisson à ce qu'ils sont chez l'adulte. Il résulte, en effet, des nombreuses mesures effectuées sur l'homme, que l'acide carbonique éliminé en moyenne dans les vingt-quatre heures est d'environ 0.250 par kilogramme et par heure. Ce chiffre tombe à 0,160 pendant les périodes de sommeil.

Chez le nouveau-né, cette élimination d'acide carbonique peut être deux, trois ou même quatre fois plus considérable ; il en est de même de l'absorption d'oxygène.

L'abdomen. — Cette région est la plus volumineuse du corps, surtout dans les premiers temps.

Le foie occupe chez le fœtus plus de moitié de la cavité abdominale ; il se rétracte considérablement dans le cours de la première année.

Les rapports de la rate et de la grosse tubérosité gastrique sont les mêmes qu'aux autres âges de la vie.

L'estomac. — Les données de l'examen radioscopique ont modifié les notions classiques sur sa situation et sa forme ; il était admis d'après les nécropsies que l'estomac du nourrisson est petit, vertical, sans cul de sac et que chez l'adulte il devient horizontal et affecte la forme d'une cornemuse. Leven et Barret ont montré que pendant la vie, l'estomac est horizontal ; il est globuleux, la ligne inférieure concave en haut, la zone supérieure cachée en partie par le foie est très transparente.

L'évaluation de la capacité gastrique pratiquée sur le cadavre ne peut donner que des indications approximatives, en raison de la perte d'élasticité des fibres musculaires sous l'influence de la rigidité post-mortem.

Il faut donc se baser sur l'évaluation totale du lait ingéré en 24 heures ; en divisant cette quantité par le nombre des tétées, on obtient une moyenne qui représente la distension habituelle du récipient gastrique à chaque prise. Sans doute, n'est-ce là qu'un chiffre approximatif, mais que contrôle la radioscopie.

Nous avons montré que, pendant les premières semaines, il existe une relation proportionnelle entre la capacité gastrique et la taille de l'enfant.

Les moyennes établies par Morgan Rotch (de Boston) sur 340 nourrissons élevés artificiellement répondent aux chiffres suivants pour les divers âges :

Capacité à la naissance		30 gr.
—	4 semaines	70 gr.
—	8 —	96 gr.
—	12 —	118 gr.
—	16 —	137 gr.
—	20 —	158 gr.
—	6 mois	171 gr.
—	7 —	185 gr.
—	8 —	208 gr.
—	9 —	226 gr.

Nos recherches sur la ration des nourrissons au sein nous ont fourni des résultats très voisins.

Nous verrons au cours de ce livre les services rendus par la radioscopie dans l'appréciation de la fonction gastrique.

L'intestin grêle. — La longueur de l'intestin grêle est en moyenne de 2 mètres à la naissance pour la majorité des auteurs. Elle atteint 5 mètres à l'âge de 3 ans.

Le gros intestin. — Le caecum est en position plus haute que chez l'adulte et n'occupe sa position définitive qu'après un ou deux ans.

Nous aurons l'occasion de montrer plus loin que l'ectasie abdominale des nourrissons est liée à la présence d'air dans le gros intestin (aérocolie) et que c'est là un symptôme fréquemment observé sous l'influence de l'hypoalimentation.

Le foie. — C'est un organe volumineux et fort actif chez le nouveau-né. La sécrétion de la bile est très abondante, de 300 à 500 gr. en 24 heures ; son rôle comme chez l'adulte est de saponifier les graisses pour les rendre absorbables.

Muller, puis Gilbert, ont établi que chez le nouveau-né il n'y a pas de stercobiline et pas de chromogène, que cette réduction du pigment biliaire n'apparaît que peu à peu ; durant cette première phase la bilirubine traverse l'intestin sans être réduite ; elle peut seulement y subir une oxydation.

L'apparition de la réduction d'après Triboulet serait plus précoce et plus brusque chez l'enfant au biberon que chez l'enfant au sein.

M. Triboulet a modifié la méthode de Schmidt pour rechercher les pigments biliaires dans l'intestin (solution de sublimé acétique). La présence de la stercobiline se traduit par une réaction rose et la bilirubine devient verte dans cette réaction.

Ce sont là des moyens d'exploration très simples qui renseignent sur le fonctionnement de l'appareil biliaire et sur l'utilisation du lait.

Lorsque les nouveau-nés apportent en naissant un ictère biliaire très foncé et permanent on peut supposer une obstruction congénitale des voies biliaires par malformation.

Les reins. — Les reins occupent à la naissance leur situation définitive. La quantité d'urine éliminée est d'environ 100 gr. par kilog. d'enfant.

L'urine est très claire pendant les premiers jours, plus pâle chez le nourrisson au biberon.

La densité du 5e au 30e jour est de 1.003 à 1.004, 1.011 à 5 mois. La réaction est neutre ou faiblement acide.

Le taux de l'urée éliminée par kilog. et par heure est d'environ 0, gr. 40 à 1 gr. chez l'enfant nourri au lait de vache, 0,28 à 0,30 chez l'enfant au sein (Michel). Sa décomposition en carbonate d'ammoniaque explique l'odeur ammoniacale de l'urine dans l'allaitement au lait animal, surtout quand il est surchauffé.

L'élimination très abondante d'acide urique dans les premiers jours donne lieu à des dépôts uratiques dans les tubes excréteurs du rein ; on les trouve dans la majorité des autopsies pratiquées chez des enfants morts de deux à dix jours.

La quantité des phosphates éliminés est plus abondante dans l'allaitement artificiel en raison de la plus grande teneur du lait animal en phosphates.

La quantité des chlorures urinaires ne répond pas, chez le nourrisson qui ne boit que du lait, à la quantité de chlorures ingérée ; elle diminue dans les états pathologiques ou dans le cas de stagnation de poids.

On trouve enfin des acides aminés dans l'urine, plus abondants chez l'enfant au biberon.

Les membres. — Les membres sont courts à la naissance par rapport au tronc. Ils présentent un épais pannicule adipeux. On peut dire que tous les nouveau-nés sont micromèles.

Chez les débiles, les membres sont grêles, tant par suite du faible développement des muscles que de celui du squelette.

La micromélie atteint son maximum dans l'achondroplasie, le myxœdème et certaines dysplasies osseuses qualifiées à tort de rachitisme congénital.

La peau. — Nous avons vu que la peau, très colorée les premiers jours par suite de l'hyperglobulie, pâlissait ensuite, que la sécrétion sébacée abondante à la naissance entraînait une exfoliation de l'épiderme tandis que la sécrétion sudorale était encore très faible.

Plus tard celle-ci s'établit de façon très active, surtout à la tête ; les petits dyspeptiques transpirent abondamment.

Les cheveux sont clairsemés, ailleurs très abondants à la naissance ; chez les enfants laissés constamment dans leur berceau, les cheveux de la région occipito pariétale tombent ; nous avons désigné cette perte temporaire du nom de pseudo-alopécie après avoir vérifié histologiquement qu'il n'y avait aucune altération du follicule pileux. Des érythèmes et même des eschares peuvent apparaître à ce niveau dans les états cachectiques.

La sécrétion sébacée très active du cuir chevelu donne lieu à un enduit épais et concret, appelé populairement le chapeau ; on doit par le lavage quotidien en éviter la formation qui ne peut qu'entraîner une irritation du cuir chevelu.

La peau des cuisses et de la région fessière est, chez les enfants mal tenus, le siège d'éruptions, érythème, eczématisation, lichénification et aussi d'éléments papulo érosifs qui doivent être soigneusement différenciés des éléments très semblables liés à la syphilis héréditaire.

Le pannicule adipeux est très développé chez le nouveau-né normal. C'est un organe défensif dont le rôle est de diminuer la radiation calorique si intense en rapport avec la grande surface cutanée. Sauf les prématurés et les débiles qui en sont habituellement dépourvus, tous les enfants ont une bonne couche de graisse à la naissance. On doit aussi considérer ce pannicule comme une réserve alimentaire ; bien des nouveau-nés qui ont pâti ont brûlé leur graisse. Chez les cétacés qui vivent dans les eaux glacées, cet organe prend un grand développement.

APERÇU GÉNÉRAL

DE L'HYGIÈNE INFANTILE

GLANDES MAMMAIRES ET SÉCRÉTION LACTÉE

Ce n'est qu'à la puberté et chez les jeunes filles seulement que les glandes mammaires achèvent leur développement : on observe quelquefois chez les garçons un gonflement des seins analogue à celui qui est constant dans le sexe féminin ; mais cet engorgement est peu durable. La sécrétion du lait se prépare pendant la grossesse ; déjà on peut faire sourdre par la pression des bouts de sein quelques gouttes de *colostrum*.

La forme et le volume des seins ne sont pas en rapport constant avec l'activité sécrétoire de la glande ; il n'est pas rare de rencontrer des femmes qui ont les seins peu développés, atteintes de micromastie, qui sont de bonnes nourrices et qui élèvent heureusement sept à huit enfants (1). Inversement des seins volumineux dans lesquels le tissu adipeux est prédominant ne donnent que peu de lait. Il est bien difficile de pronostiquer à l'avance, d'après l'aspect extérieur de l'appareil de la lactation, si des jeunes mères seront de bonnes nourrices. L'hérédité doit être prise en considération ; les mères qui ont pu allaiter leurs enfants engendrent habituellement des filles qui leur ressemblent, mais il y a aussi des races dans lesquelles l'agalactie se transmet héréditairement.

Il en est de même pour la conformation défectueuse des mamelons, pour la rétraction en particulier qui se retrouve dans certaines familles et devient un obstacle sérieux à l'allaitement.

Pour ce qui est de la morphologie des seins, nous avons établi avec M. Lassablière par des observations faites sur plus de 400 nourrices venues de diverses

---

(1) La micromastie chez certaines nourrices, par M. VARIOT, *Journal de Lucas Championnière*, 1913.

régions de la France à l'hospice des Enfants-Assistés, qu'il y en a eu 202 chez lesquelles le sein gauche était le plus volumineux, 87 chez lesquelles le sein droit l'emportait sur le gauche et 111 où les deux seins paraissaient égaux. La prédominance du sein gauche est donc de plus de 50 pour 100. Il ressort de notre statistique que la symétrie des seins n'est pas la règle anatomique et que au contraire 72 fois sur 100 il y a asymétrie. Sur 52 jeunes filles examinées par Mme Pilliet-Edwards, à notre demande, 28 fois on a noté une prédominance du sein gauche et 10 fois seulement du sein droit.

Pendant la lactation le sein gauche est ordinairement le plus développé, car c'est celui que les nourrices donnent le premier et dont la sécrétion est plus souvent sollicitée qu'à droite. C'est l'inverse que nous avons remarqué chez les femmes gauchères. L'asymétrie devient énorme lorsque l'allaitement, pour une cause quelconque, est unilatéral. Il semble y avoir hypertrophie compensatrice dans la glande qui sécrète. Nous avons rencontré plusieurs nourrices qui ne donnaient qu'un seul sein et qui avaient de beaux enfants ; nous les acceptions alors pour les pupilles de la Seine.

Lorsque la glande mammaire devient prédominante *à droite*, durant l'allaitement, c'est que des accidents locaux douloureux, plus ou moins longs, fissures, crevasses, lymphangites, abcès, etc., ont entravé la succion du côté gauche ; et les femmes montrent des cicatrices au sein gauche, confirmant objectivement leur dire. Dans ces derniers temps, en interrogeant les nourrices qui passent, chaque année, au nombre de 1200 à 1.500 à la crèche de l'hospice des Enfants-Assistés, j'ai pu fixer plus exactement les causes les plus fréquentes de l'hypertrophie relative de la glande mammaire à droite. Ces femmes, arrivant des agences départementales, ont un engorgement lacté physiologique, puisque depuis douze à vingt-quatre heures elles ont cessé de donner le sein à leur enfant. Je les fais dévêtir jusqu'à la ceinture et d'un coup d'œil, je puis apprécier le volume réciproque des seins, la conformation du thorax, l'aspect de la peau, etc. Cet examen d'ensemble est indispensable pour s'assurer de l'état des organes et de la santé des nourrices auxquelles on va confier un enfant abandonné par les parents. La dissymétrie des seins apparaît immédiatement pour peu qu'elle soit accentuée, tantôt à droite, tantôt à gauche.

Lorsque le sein le plus développé est le droit, je recherche s'il n'y a pas de cicatrices ou de traces de mammite ancienne à gauche, qui ait fait perdre l'habitude normale de faire téter le nourrisson de ce côté, je m'informe si la femme n'est pas gauchère ; enfin, je demande de quel côté est placé le berceau de l'enfant par rapport au lit de la nourrice.

Dans la grande majorité des cas d'hypertrophie du sein droit, le berceau est placé à droite du lit.

Lorsque l'enfant crie la nuit, ce qui arrive souvent, car on ne règle guère les tétées à la campagne, la mère le prend dans son berceau et le fait boire à droite sans déranger son mari, couché à gauche.

Cette sollicitation plus fréquente de la sécrétion du sein droit par la succion dans ces circonstances produit l'hypertrophie de la glande du côté droit. J'ai vérifié ce fait, maintes fois.

Lorsque je remarque une asymétrie notable des seins au profit du sein droit, je conseille à la nourrice qui va faire un second allaitement, de changer son berceau de côté, si cela lui est possible.

Si au contraire le sein gauche est plus développé, fait habituel, j'engage la nourrice à faire toujours téter le sein droit le premier. Il y a tout avantage à cette pratique puisque, ainsi que nous l'avons observé, la *galactorrhée* physiologique est ordinairement plus forte dans le sein le moins volumineux.

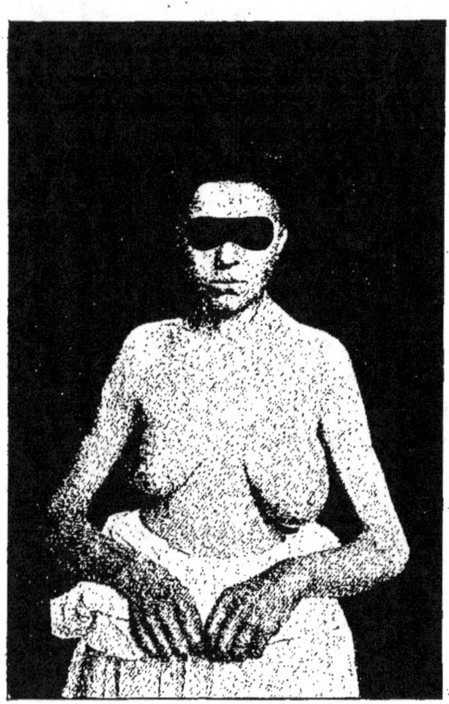

Fig. 3. — Asymétrie des seins.
Jeune nourrice de 21 ans ayant nourri un seul enfant. Grande prédominance du sein gauche.

Nous avons établi aussi que l'asymétrie des seins, outre les inconvénients esthétiques, qui ne sont pas négligeables, peut, lorsquelle est très prononcée, modifier notablement la composition relative du lait d'un côté à l'autre (1).

Les observations que nous venons de relater montrent qu'il est facile de remédier à cette inégalité fonctionnelle des glandes mammaires, en répartissant plus également la succion, c'est-à-dire les tétées des deux côtés.

Nous allons passer en revue les conditions principales qui modifient la sécrétion du lait : 1º au point de vue quantitatif ; 2º au point de vue qualitatif.

Le rôle de la succion est capital pour exciter la sécrétion lactée ; plus les seins sont sollicités par les nourrissons, plus active est la formation du lait. Il n'est pas rare de voir une femme bien constituée nourrir à la fois deux jumeaux. — Nous avons vu fréquemment dans notre nourricerie Parrot des nourrices sédentaires allaiter à la fois deux ou trois enfants débiles. Budin à la Maternité est parvenu à faire donner à certaines nourrices jusqu'à trois litres par jour. — Si au contraire on espace les tétées, comme on le fait dans certains allaitements mixtes, la sécrétion du lait se ralentit. C'est bien à tort que la plupart des mères s'imaginent qu'en laissant reposer leurs seins, elles auront plus de lait à la tétée suivante. Les nourrices de la campagne qui ne veulent pas perdre leur lait recourent parfois à des petits chiens pour se faire téter. Désormeaux conseillait jadis cette pratique. Nous avons reçu d'un médecin militaire une lettre nous disant que les Tonkinoises se servent des petits porcs pour faire monter leur lait. Comme exemple de ces moyens populaires et très justifiés

(1) De la différence de volume des seins chez la femme à l'état physiologique, Thèse de la Faculté de Paris, 1908, par le Dr Paul LEMUET.

pour conserver et activer la sécrétion lactée, nous rappellerons le cas d'une nourrice du Pas-de-Calais qui se servait très habilement d'une pipe en terre à long tuyau comme d'un tire-lait. Toutes ces pratiques sont préférables à la succion des seins par des matrones ou par d'autres personnes qui peuvent ainsi parfois contaminer les nourrices.

Un grand nombre de circonstances peuvent modifier l'activité sécrétoire des glandes mammaires : nous cite- rons spécialement l'alimentation, (nous y reviendrons au chapitre des nourrices), le surmenage, les troubles divers qui peuvent surgir dans la santé, la menstruation qui font sou- vent baisser le lait temporairement ; les émotions morales, les chagrins, les deuils qui peuvent couper le lait, comme on le dit dans le peuple. C'est ce que nous avons observé bien sou- vent pendant cette terrible guerre. Chez les primipares la lactation s'é- tablit plus lentement que chez les autres et est souvent moins active qu'aux grossesses ultérieures. — Dès les premiers mois la sécrétion se ra- lentit dans l'après-midi et telle nour- rice qui est suffisante dans la matinée ne l'est plus à la fin de la journée ; c'est ce que nous avons proposé d'ap- peler l'*hypogalactie vespérale* qui est

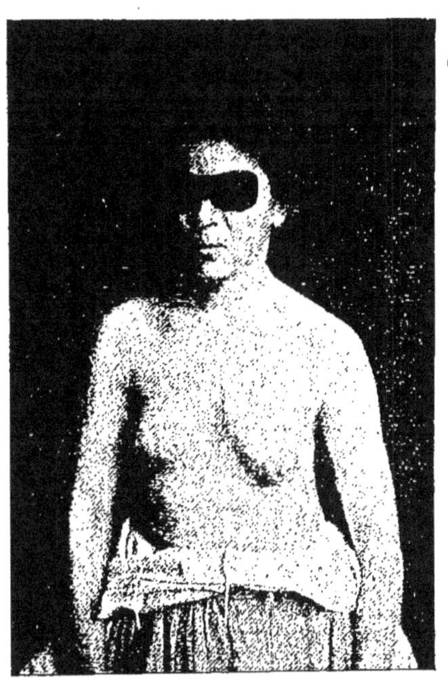

Fig. 4. — Asymétrie des seins chez une jeune fille de 17 ans atteinte de scoliose.

très habituelle surtout chez les femmes des villes. Nous verrons que ces consta- tations ont une importance capitale pour régler l'allaitement mixte.

Engorgement lacté. — Troubles de la sécrétion. — Lorsque l'allaitement est suspendu pendant un jour ou plus, les seins s'engorgent.

La peau qui les recouvre se tend, les veines sous cutanées deviennent plus apparentes, les contours des seins forment un rebord saillant souvent irrégulier ; on voit se dessiner les lobules périphériques de la glande surtout dans la région axillaire. Il arrive même que chez les femmes un peu âgées, de 34 à 45 ans, chez lesquelles le pannicule adipeux fait défaut, on distingue une lobulation générale des glandes au travers de la peau amincie. Quelquefois la peau prend· une teinte rosée à la surface des seins, comme s'il y avait un début de lymphan- gite. L'engorgement lacté, surtout après 24 heures, produit une sensation de pesanteur pénible ; les seins deviennent très sensibles même à la pression légère. Les nourrices poussent parfois des cris lorsqu'on tente d'extraire un peu de lait ; elles prennent de grandes précautions pour ne pas se heurter les seins en ôtant leur corset ou leur chemise. Il n'est pas rare que le lait s'écoule sponta- nément par l'un ou l'autre sein ; certaines femmes sont obligées de le traire pour diminuer la tension dont elles souffrent. Nous avons remarqué que dans les asymétries des seins qui sont si habituelles, c'est dans le sein le moins développé que la galactorrhée est le plus prononcée. Nombre de fois par une pression même douloureuse sur le sein le plus volumineux et le plus tendu, nous n'avons fait sourdre que peu de lait, tandis que l'autre sein très réduit dans son volume et flasque laissait écouler son contenu goutte à goutte ; nous n'avons aucune explication plausible de ce fait paradoxal (1). Ces troubles temporaires de la sécrétion lactée ne paraissent pas retentir sur les autres fonctions de l'organisme et disparaissent en 24 heures si les femmes redonnent le sein. Cependant on a relevé dans ces circonstances un certain degré de lactosurie. Une petite quantité de lactose sécrétée est donc résorbée et passe dans le sang et l'urine, ainsi que l'avait constaté Claude Bernard. *A priori* on pourrait supposer que les principes fixes devraient se condenser dans le lait présécrété, stagnant dans l'appareil excréteur de la glande et que le sérum devrait être le premier résorbé par les vaisseaux sanguins et lymphatiques. Il n'en est rien ; la pauvreté en beurre est le caractère essentiel que nous avons relevé dans l'engorgement lacté physiologique. Toujours le premier lait extrait au succi-pompe est plus clair; il a même souvent un aspect séreux, bleuté, semblable au petit lait, qui peut faire deviner sa faible teneur en matières grasses ; au fur et à mesure qu'on avance dans la traite, le lait prend une coloration blanche plus opaque qui devient tout à fait normale pour les derniers prélèvements.

Nous avons demandé à notre collaborateur M. Lavialle de vouloir bien procéder à l'analyse chimique de quelques spécimens de ces laits recueillis dans des seins engorgés. Voici les résultats d'une de ces analyses :

PRÉLÈVEMENTS	VOLUME DU LAIT RECUEILLI	POIDS DU BEURRE RAPPORTÉ AU LITRE grammes.
1	10 cc	11
2	10	17
3	12	20
4	10	25,5
5	10	26,5
6	10	32

En résumé l'engorgement lacté se traduit au point de vue de la composition chimique du lait par un abaissement très notable de la proportion du beurre, abaissement qui peut aller jusqu'à 2,9 p. 1000 pour les premiers centimètres cubes recueillis. La proportion du beurre s'accroît pour devenir normale à la fin de la traite. Les proportions des autres corps contenus dans le lait ne paraissent pas subir de variations très notables (2). M. Lavialle a contrôlé en outre la présence du lactose dans l'urine des nourrices pendant la suspension temporaire de l'allaitement ; il a trouvé jusqu'à 1 gr. 75 par litre de lactose chez une nourrice.

(1) Voir *Clinique infantile*, 1910. la galactorrhée durant l'allaitement dans ses rapports avec l'asymétrie des seins. Les troubles fonctionnels causés par l'engorgement lacté des nourrices par G. VARIOT, *Clinique infantile*, 1910.

(2) Variations de la composition du lait dans l'engorgement des seins par M. DE LANASCOL, Thèse de Paris, 1911.

·Mécanisme physiologique de la sécrétion du lait.

Il nous paraît superflu d'entrer ici dans des détails sur les modifications histologiques de l'épithélium sécréteur des acini de la glande mammaire aux diverses phases de la sécrétion lactée. Les vaisseaux capillaires sanguins prennent un grand développement pendant la période de lactation et les transformations cellulaires qui aboutissent à la formation du lait sont extrêmement actives. Bien que les histologistes ne soient pas entièrement d'accord sur toutes les modifications des cellules glandulaires, il paraît établi par les recherches de Simon et de Kieffer, etc. que les cellules sécrétantes passeraient par deux stades : un stade d'élaboration de certains composants du lait, la cellule augmente de hauteur ; et un stade d'excrétion pendant lequel les cellules expulsent dans la lumière glandulaire leur produit de sécrétion, entraînant un sacrifice partiel du corps cellulaire (1).

Aucune des substances du lait ne préexiste dans le plasma sanguin. Paul Bert a vainement tenté d'isoler dans la glande mammaire une substance lactosagène préexistante au lactose, comme Cl. Bernard avait extrait du foie le glycogène d'où dérive le glycose. La cellule glandulaire produit de toutes pièces la graisse du beurre aux dépens des substances qu'elle prélève dans le sang ; mais elle ne s'incorpore pas directement les graisses provenant de l'alimentation. La caséine non plus ne préexiste pas dans les albuminoïdes du sang.

De nombreux travaux des physiologistes ont établi que l'influence du système nerveux s'exerce pour la sécrétion du lait, comme pour la sécrétion des autres glandes : la succion détermine un réflexe vaso-moteur qui active considérablement la sécrétion. Enfin c'est un fait très connu que chez la femme les perturbations psychiques, les émotions, etc., retentissent gravement sur les fonctions des glandes mammaires.

De l'élimination des médicaments et des poisons par le lait.

Un grand nombre de recherches ont été faites sur l'élimination des substances médicamenteuses et toxiques par le lait de femme : mais on n'est pas encore très fixé sur les proportions dans lesquelles ces substances sont éliminées par la glande mammaire. — Le mercure s'élimine par le lait, mais cette élimination est des plus faibles d'après les expériences faites sur la vache. Cependant on a pensé à soigner des nourrissons hérédo-syphilitiques en faisant ingérer des préparations mercurielles à la nourrice. Ce serait une erreur de compter sur l'efficacité d'une telle médication ; le traitement dans l'hérédo-syphilis, vu la gravité des accidents et des lésions, doit être actif et plus rapide.

Même remarque pour l'iodure de potassium. Le fer et ses composés se retrouveraient plus constamment dans le lait des femmes qui prennent des préparations ferrugineuses. Il en serait de même de l'arsenic : Labourdette a même préparé un lait arséniqué. On a aussi retrouvé dans le lait le bismuth, l'acide borique après l'administration du sous-nitrate de bismuth et du borax. Le

---

(1) Voir, pour plus de détails, *Traité d'Hygiène infantile* par le Dr VARIOT, 1911.

carbonate, le bicarbonate de soude, de même que le chlorure de sodium passent rapidement dans le lait. L'alcool passe avec une extrême facilité dans le lait et peut déterminer des accidents nerveux très redoutables chez les enfants allaités par des nourrices intempérantes. Il en est de même de l'éther et du chloroforme qui sont très volatils. Le chloral chez les nourrices ne passerait en quantité notable dans le lait que si elles prenaient des doses supérieures à 2 ou 3 grammes.

L'opium et la morphine administrés à dose thérapeutique ne passeraient pas dans le lait. D'après Fehling, on peut sans inconvénient pour l'enfant, faire des injections de 1 à 2 centigr. de morphine à la nourrice. — D'ailleurs nous avons contribué à établir nous-même que la codéine était mieux supportée chez les enfants du premier âge qu'on ne le croyait jadis (1). MM. Lesage et Triboulet ont vu aussi plus tard que la morphine était bien tolérée par les enfants. La belladone et ses préparations passent en quantité notable dans le lait.

La quinine n'a été retrouvée qu'à très faible dose, quelques milligrammes, dans le lait des nourrices qui en avaient absorbé 1 gr. et plus.

Il en est de même de l'antipyrine et du salicylate de soude. Néanmoins on ne devra administrer qu'avec prudence les substances médicamenteuses aux mères nourrices, car si à la suite le lait n'est pas vraiment toxique, sa sécrétion pourra être modifiée défavorablement. Tel n'est pas cependant l'avis de tous les observateurs.

Les *galactogènes* divers qui ont été vantés pour activer la sécrétion lactée sont loin d'être aussi efficaces qu'on a pu le croire.

M. Plauchu (de Lyon) a pris des nourrices en équilibre, en quelque sorte à leur maximum de rendement et il leur a donné toute la série des galactogènes les plus usités : les résultats ont été négatifs et il ne s'est produit aucune augmentation nouvelle de sécrétion.

Dans une deuxième série d'expériences, cet observateur a essayé la plupart des médicaments ayant la réputation d'agir défavorablement sur la sécrétion lactée (opiacés, arsenic, laudanum, etc.), la plupart donnés à doses thérapeutiques et pendant plusieurs jours, et il arrive à cette conclusion que les médicaments n'ont aucune influence sur la sécrétion lactée.

Celle-ci dépend uniquement de l'épuisement journalier du sein, de l'hypersuccion. Ces conclusions sont basées sur plus de 250 observations recueillies dans son service de la nourricerie Raymond. On a eu recours aussi à la Franklinisation, c'est-à-dire à l'électricité statique pour stimuler la sécrétion lactée, mais les résultats sont très incertains.

LE LAIT DE FEMME

Le lait est le liquide sécrété par les glandes mammaires après l'accouchement.

____

(1) Voir la *diphtérie* et la *sérumthérapie*, par G. VARIOT, 1899. L'emploi de la codéine dans le traitement du spasme laryngé.

Comme nous le verrons au cours de ce présent chapitre, pour connaître vraiment à un moment donné le lait d'une femme, il faudrait par des traites successives et réglées comme des tétées, vider complètement les deux seins au tire-lait ou au succi-pompe de Rohan, pendant 24 heures, réunir ces différents prélèvements, et en faire une étude d'ensemble. Cette étude comparée à une autre faite sur un lait différent recueilli dans les mêmes conditions permettrait de tirer des conclusions précises. Malheureusement les documents que nous avons sur le lait, loin d'avoir été recueillis dans des conditions aussi comparables que possible, paraissent souvent contradictoires et les conclusions qu'on en tire, incertaines.

Nous prendrons comme type le lait ainsi recueilli chez une femme le 20e jour environ après l'accouchement.

Le lait est un liquide opaque, d'un blanc pur en général, mais quelquefois plus ou moins jaunâtre, ou plus ou moins bleu, de saveur douce, d'une odeur spéciale plus ou moins intense.

Sa réaction est légèrement acide lorsqu'on emploie la phénol-phtaléine comme indicateur, et sa densité est voisine de 1031 à + 15°.

Examiné au microscope entre lame et lamelle, sans dessiccation, il apparaît comme constitué par des globules (*globules du lait*) de 2 à 10 μ de diamètre, en suspension dans un liquide lactescent (*lactoplasma*). Lorsqu'on applique plus fortement la lamelle sur la lame, l'œil restant à l'objectif, ces globules s'étalent régulièrement et reprennent leur forme primitive lorsque la pression diminue ; mais ils ne prennent pas une forme irrégulière qui indiquerait la rupture et par conséquent la présence d'une membrane d'enveloppe. Il y a environ 5 millions de globules par millimètre cube de lait.

I. — COMPOSITION CHIMIQUE

Eau et extrait sec. — Un litre de lait par évaporation de son eau et dessiccation à l'étuve à + 105° laisse un résidu appelé extrait sec pesant 124 gr. en moyenne. Cet extrait sec représente à la fois les globules du lait et les matières suivantes en dissolution ou en suspension dans le lacto-plasma.

Gaz. — Les gaz qui étaient en dissolution dans le lacto-plasma ont évidemment disparu pendant la dessiccation du lait. C'est par une autre méthode que Gautrelet a montré qu'un litre de lait en renferme 212 centimètres cubes. Ces gaz sont l'oxygène, l'acide carbonique et l'azote.

Sels. — L'incinération de l'extrait sec fournit environ 2 gr. de *cendres*, c'est-à-dire 2 gr. de matières minérales : chlorures et phosphates de soude, de potasse, de chaux et de magnésie ; retenons surtout qu'il y a 1 milligr. environ de fer par litre de lait et 0 gr. 44 de chaux.

Mais ces cendres ne représentent pas les sels tels qu'ils existent dans le lait : ainsi l'acide phosphorique qu'elles renferment (0 gr. 50 d'anhydride phosphorique environ) provient entièrement, comme nous le verrons, de composés organiques que l'incinération a détruits ; d'autre part, l'acide citrique (0 gr. 3 à 0 gr. 7 par litre de lait sous forme de sels) n'est pas révélé par l'analyse des cendres parce qu'il a été aussi détruit.

Aux proportions respectives de fer et d'acide citrique du lait de femme, est due *la réaction d'Umikoff* caractérisrique : 5 centimètres cubes de ce lait, chauffé pendant 20 minutes au bain-marie à 60° avec 2 cc. 5 d'une solution au $\frac{1}{10}$ d'ammoniaque, prennent une coloration rose violacée.

Lactose. — Le lactose est un hydrate de carbone composé ternaire, formé de carbone, hydrogène et oxygène C'est un sucre de saveur à peine douceâtre, cristallisable, blanc, soluble dans l'eau, dédoublable par hydrolyse acide ou diastasique en glucose et galactose.

$$\text{lactose} + \text{eau} = \text{glucose} + \text{galactose}$$

Le lactose en solution dévie à droite le plan de la lumière polarisée ; il est donc dextrogyre.

C'est un sucre réducteur de la liqueur de Fehling comme le glucose, et qui formé lui aussi avec la phényl-hydrazine une osazone caractéristique.

Ces trois caractères servent à l'identifier et à le doser dans le lait, qui renferme en moyenne 70 gr. de lactose anhydre par litre.

Ce sucre est infermentescible sous l'influence de la levure de bière.

Le lactose se forme dans la mamelle au dépens du glucose que lui apporte le plasma sanguin (avec l'eau et les sels que nous avons vus plus haut), ce glucose du plasma sanguin provenant de l'hydrolyse des réserves de glycogène de l'organisme. En effet, l'extirpation des glandes mammaires chez une femelle en lactation fait apparaître chez elle de la glycosurie. Dans l'urine de la femme enceinte, à la fin de la grossesse, se trouve très fréquemment du glucose, qui, dans les jours suivant l'accouchement, est remplacé par du lactose; ce lactose persiste plus ou moins longtemps dans les urines des nourrices, ou réapparaît quelquefois, par exemple dans les cas de rétention lactée.

Dans la glande mammaire le glucose est transformé en son isomère le galactose, et par soudure de molécule à molécule ces deux sucres donnent une molécule de lactose avec perte d'eau.

$$\text{galactose} + \text{glucose} = \text{lactose} + \text{eau.}$$

Matières protéiques ou albuminoïdes. — Ce sont des matières essentiellement azotées, composées de carbone, hydrogène, oxygène, soufre et azote ; quelques-unes renferment aussi du phosphore. Le plus souvent dans les résultats d'analyse elles sont dénommées en bloc et improprement caséine totale ; leur teneur globale par litre est de 12 gr. environ.

Les unes ne renferment pas de phosphore dans leur molécule et sont coagulables par la chaleur : ce sont la *lactalbumine* et la *lactoglobuline*, ayant tous les caractères généraux des albumines et globulines, et en particulier et respectivement des caractères très voisins sinon identiques à ceux de la sérumalbumine et de la sérumglobuline; leur origine serait ainsi expliquée. La lactalbumine et la lactoglobuline dont la teneur moyenne est de 5 gr. par litre, c'est-à-dire un peu moins de la moitié de la caséine totale, peuvent atteindre en certain cas une proportion supérieure à cette moitié.

Les autres matières protéiques renferment du phosphore et ne sont pas coagulables par la chaleur : ce sont la *caséine* et l'*opalisine*.

La caséine, presque insoluble dans l'eau, est soluble dans les alcalis étendus, dans les solutions aqueuses de terres alcalines, dans les solutions de sels alcalins. Dans le lait, il existe donc du caséinate alcalin (appelé quelquefois caséinogène), et du caséinate calcique, qui s'y trouvent d'ailleurs à l'état de solution colloïdale, et sous forme de fines granulations en suspension.

La solution alcaline est lévogyre $[\alpha]_D = -83°$.

L'acide acétique ne précipite pas facilement la caséine de ses solutions ; il faut employer une assez grande quantité d'acide. Lorsqu'on le fait agir sur du lait de femme, la caséine se précipite en flocons légers ne s'agrégeant pas entre eux et ne se rétractant pas. Tous les acides et en particulier l'acide lactique précipitent la caséine de ses solutions.

Par digestion pepsique, l'édifice moléculaire de la caséine est disloqué en matières plus simples, et il reste un résidu, appelé *paranucléine*. Celle-ci renferme la totalité du phosphore de la caséine : sur les 0 gr 50 d'anhydride phosphorique trouvés à l'incinération de l'extrait sec d'un litre de lait, 0 gr. 160 proviennent de cette paranucléine. Cette paranucléine renferme de plus un hydrate de carbone ; ce qui explique que la caséine donne la coloration violette caractéristique (avec l'acide sulfurique concentré et un composé phénolique).

La caséine n'existe que dans le lait ; c'est donc la matière albuminoïde caractéristique de ce liquide . Elle est vraisemblablement formée dans la mamelle, mais aucune preuve directe jusque maintenant n'en a été fournie.

L'opalisine, matière protéique phosphorée, non constamment retrouvée, n'est probablement qu'un terme de passage entre la caséine typique et les substances plus simples qui proviennent de sa dislocation.

Toutes ces matières protéiques, en solution ou en suspension dans le lactoplasma, constituent probablement par leur condensation autour des globules de lait une zone de protection mal définie et non une véritable membrane à ces globules.

Matières grasses. — Dans les résultats d'analyse du lait, elles sont désignées sous le nom de *beurre*, avec une teneur moyenne de 40 gr. par litre.

En réalité ce beurre est composé de matières grasses neutres et de matières grasses phosphorées ou lécithines.

Les *matières grasses neutres*, substances ternaires constituées de carbone hydrogène et oxygène, sont des éthers de la glycérine et des acides gras, en particulier des acides butyrique, myristique, palmitique, stéarique et oléique. D'après Lebedeff, le beurre du lait de femme est composé moitié d'oléine, moitié de palmitine et de myristine avec un peu de stéarine et des traces de butyrine.

Ce sont elles qui constituent les globules du lait, qui pour cette raison s'appellent aussi *globules gras*. A la surface d'un verre de lait de femme, ces globules gras se rassemblent au bout d'un certain temps en une couche de *crème* de couleur blanc jeunâtre.

Les matières grasses du lait proviennent des graisses alimentaires et des hydrates de carbone du milieu intérieur.

Les *matières grasses phosphorées* ou *lécithines*, sont des matières plus complexes; dans leur édifice moléculaire se trouve entre autres substances nouvelles une molécule d'acide phosphorique.

Le « beurre » du lait de femme renferme environ 1 gr. 6 de lécithine par litre, qui lors de l'incinération fournit 0 gr. 150 d'anhydride phosphorique (les cendres renferment environ 0 gr. 50 d'anhydride phosphorique).

Matières extractives. — On rencontre dans le lait de l'urée, de la créatine, de la cholestérine, etc.

Parmi celles-ci on désigne sous le nom de *nucléones* l'acide phosphocarnique et ses dérivés ferrugineux (ou *carniferrines*). Il en existe de 1 à 2 gr. par litre de lait, fournissant à l'incinération 0 gr. 195 d'anhydride phosphorique.

II. LES DIASTASES DU LAIT DE FEMME.

Dans le lait ont été découvertes une amylase, une lipase, un ferment dédoublant le salol, une péroxydase, etc.

Mais les conditions dans lesquelles ont été faites les expériences ne permettent pas de conclure d'une façon certaine ; ces diastases ont été trouvées en certains cas et pas en d'autres. Peut-être les microbes ont ils joué un rôle dans l'apparition des réactions caractéristiques.

III. LA VALEUR ÉNERGÉTIQUE DU LAIT DE FEMME.

Les matières constitutives du lait ne représentent pas seulement une certaine masse d'éléments chimiques associés sous les formes d'hydrates de carbone, de matières protéiques et de graisses, elles représentent aussi une certaine quantité d'*énergie chimique potentielle*. — En même temps que, par combustion dans l'oxygène, les hydrates de carbone et les graisses se transforment en anhydride carbonique et eau, et les matières protéiques en anhydride carbonique, eau et azote, l'énergie chimique effectuant ce travail de transformation, se transforme en *énergie calorifique*, mesurable en calories.

Ce qui peut se résumer dans le tableau suivant :

COMBUSTION DE 1 GRAMME	DÉGAGE EN CALORIES
Graisses	9,4
Hydrates de carbone	4,1
Matières protéiques	4,9

Nous pouvons donc écrire en prenant les moyennes données au cours de ce chapitre :

Valeur énergétique d'un litre de lait de femme.

Beurre .... $9^c,4 \times 40 = 376^c$
Lactose .... $4^c,1 \times 70 = 287^c$
Matières protéiques........... $4^c,9 \times 12 = \underline{\quad 58^c,8}$
$721^c,8$

Cette valeur énergétique correspond donc à 700 calories environ.

IV. Variations dans la composition du lait.

Le lait de femme est loin de présenter constamment la composition du lait type que nous connaissons maintenant dans ses grandes lignes, car de nombreuses conditions interviennent pour la modifier ; nous allons les étudier sucessivement une à une, quoique en général elles n'agissent pas isolément.

1º Suivant la race. — Par analogie avec ce qui se passe chez les animaux, la race doit jouer probablement un rôle ; mais nous ne connaissons pas d'étude systématique faite à ce point de vue.

2º Suivant les individus. — Pour des raisons encore inexpliquées, il y a de bonnes et de mauvaises nourrices. On a remarqué que souvent ce sont là des *caractères familiaux*.

L'*âge* de la femme n'a aucune importance pour la composition chimique du lait, comme on le verra par le tableau suivant dû à Szilasi, emprunté à Hugounenq :

AGE DE LA FEMME (ANNÉES)	AGE DU LAIT (JOURS)	DENSITÉ DU LAIT	RÉSIDU SEC $^o/_{oo}$	MAT. ALBUMINOÏDES $^o/_{oo}$	MAT. GRASSES $^o/_{oo}$	SUCRE DE LAIT $^o/_{oo}$	SELS MINÉRAUX $^o/_{oo}$
18	63	1031	104,4	13,7	19,2	69,5	2,0
21	14	1034	126,9	20,5	38,6	65,9	1,9
22	14	1033	115,9	19,0	27,2	67,4	2,3
23	14	1035	121,3	19,7	30,6	69,6	1,4
24	12	1034	119,1	17,6	24,1	75,7	1,7
25	20	1032	134,5	19,9	41,3	71,4	1,9
26	14	1029	125,5	18,5	41,3	64,8	1,9
28	24	1035	116,6	21,0	23,0	68,1	2,3
30	244	1033	98,1	12,6	10,0	73,5	2,0
32	15	1035	118,6	15,5	25,8	75,6	1,7
34	50	»	132,1	18,4	36,6	74,6	2,5
36	17	1032	121,4	18,5	32,4	68,9	1,6
40	14	1034	121,1	20,6	30,6	69,0	1,9

Guiraud a montré que le nombre des *grossesses antérieures* ne modifie pas sensiblement la composition du lait, mais agit sur sa quantité, qui en général augmente d'une lactation à l'autre.

3º Pour une même lactation.

Suivant les conditions de la traite. — Le *choix du sein* a une grande importance. L'asymétrie des seins, qui nous le savons est très fréquente, n'est pas seulement morphologique; nous retrouvons aussi des différences importantes dans le lait qu'ils sécrètent.

Les variations portent surtout sur les graisses, le lactose et la caséine. De ces éléments, c'est la graisse qui paraît être le plus influencée par l'atrophie du sein. Dès que l'asymétrie se révèle nettement sans même qu'elle soit très accentuée, le lait du sein le plus petit contient beaucoup plus de beurre. Dans certains cas il peut contenir jusqu'à 59,61, 93 et 120 gr. de beurre par litre.

Le lactose, quoique moins modifié dans l'ensemble, paraît cependant modifié dans le lait du sein le plus petit : 65, 62, 57, 50 gr. par litre.

Dans un cas il est descendu jusqu'à 40 gr.

Quant à la caséine, elle est légèrement augmentée dans le sein atrophié, mais sans l'être d'une façon anormale, sauf dans un cas : 45 gr. par litre.

Pendant la traite, tandis que la quantité du beurre augmente du commencement à la fin de la traite, la caséine et le lactose restent en proportions à peu près constantes.

	1re PORTION	2e PORTION	3e PORTION
Eau	892,9	880,5	860,8
Mat. albuminoïdes	10,0	8,75	9,37
Graisses	27,0	38,9	61,6
Sucre	56,5	59,5	54,7
Sels	2,6	2,6	2,4

Suivant l'*heure de la traite*, le lait est plus riche en beurre : c'est généralement le cas pour celui qui est recueilli au milieu de la journée ou quelquefois le soir.

Enfin la *fréquence des traites* intervient aussi. Lorsqu'elles sont très espacées, se produisent les troubles fonctionnels connus de l'engorgement lacté, auxquels correspond un abaissement notable de la proportion du beurre par rapport à un lait normal. Du commencement à la fin de la traite, le beurre augmente en quantité en même temps que s'accroît l'opacité du lait (1).

SUIVANT LES CONDITIONS PHYSIOLOGIQUES DE LA NOURRICE. — *L'âge du lait.* — Avant l'accouchement la glande mammaire sécrète en très petite quantité un liquide épais, blanc jaunâtre, qui devient de plus en plus abondant après l'accouchement, mais en perdant peu à peu ses caractères. Ce liquide est le *colostrum.*

A l'examen microscopique, on y découvre, à côté des globules du lait, en suspension dans le lactoplasma, des croissants qui sont des débris nucléaires, des leucocytes et des corpuscules du colostrum, macrophages de 20 μ environ de diamètre chargés de globules graisseux qui leur donnent un aspect granuleux.

La composition chimique du colostrum est différente aussi de celle du lait, comme on peut s'en convaincre par le tableau suivant où nous donnons les

(1) VARIOT, Les troubles fonctionnels de l'engorgement lacté, *In Clinique infantile*, 1910, p. 385.

résultats d'analyses effectuées par Lajoux, comparativement à la composition moyenne du lait.

	COLOSTRUM (PAR LITRE)	LAIT (PAR LITRE)
DENSITÉ	(1035 environ)	1031
Extrait sec	de 107 gr. à 189 gr.	124 gr.
Beurre	— 14 » à 85 »	40 »
Lactose	— 40 » à 67 »	70 »
Mat. protéiques	— 39 à 89 »	12 »
Cendres	— 2,5 à 5,8	2 »

Le colostrum est donc moins riche en beurre et en lactose que le lait, mais il est plus riche en cendres et en matières protéiques. Parmi celles-ci, les albuminoïdes coagulables sont en plus grande quantité que la caséine, ce qui explique que le colostrum soit coagulable à l'ébullition.

De jour en jour, les quantités de beurre et de lactose augmentent, tandis que diminue celle des matières protéiques, et vers le 18e jour après l'accouchement le liquide sécrété par la mamelle n'est plus du colostrum, mais du lait.

Quelquefois, lorsque les seins à sécrétion abondante sont incomplètement vidés par le nourrisson, ou lorsque l'allaitement est temporairement suspendu, le lait perd ses caractères normaux, et revient à cet état colostral.

A partir donc du 18e jour après la naissance de l'enfant, la sécrétion est définitivement régularisée ; quel que soit l'*âge du lait*, sa composition chimique ne varie plus que dans de très faibles limites, comme nous l'indique le tableau de Szilasi, cité précédemment.

Menstruation. grossesse. — Lorsque la nourrice a ses règles ou devient enceinte, la sécrétion lactée est souvent moins abondante.

Souvent aussi apparaissent alors diarrhée ou eczéma chez le nourrisson, sans qu'il soit possible de trouver un changement notable dans la composition chimique du lait absorbé par l'enfant à ce moment.

Alimentation. — Les bonnes nourrices campagnardes ont surtout une alimentation végétarienne et liquide (pain, soupes, légumes, etc.).

Cette alimentation a certainement une action sur la quantité du lait sécrété, comme le prouvent toutes les expériences faites à ce sujet sur les femelles de mammifères. Mais peut-on en donnant tel ou tel aliment à la nourrice augmenter la teneur de son lait en matières correspondantes ? La constance du poids de l'extrait sec, diminué du beurre, prouve que l'alimentation n'a que très peu d'action sur lui ; il est en de même pour les sels dont le poids ne varie que très faiblement ; quant au beurre, on a constaté bien plus de variations dans la nature de ses constituants que dans son poids total.

Donc une femme est une bonne nourrice ou ne l'est pas ; de ce caractère, elle a hérité en général, et elle le transmettra à ses filles, quelle que soit l'alimentation utilisée.

Travail. — D'après quelques auteurs, le travail diminuerait tous les principes fixes du lait, et augmenterait au contraire la proportion du beurre.

Système nerveux. — Des troubles digestifs apparaissent quelquefois chez les nourrissons, lors de troubles psychiques ou d'émotions de leur nourrice. L'analyse chimique des laits incriminés n'a rien révélé.

SUIVANT LES CONDITIONS PATHOLOGIQUES DE LA NOURRICE. — *Maladies de la mamelle.* — Dans les cas d'engorgement, d'inflammation,de suppuration de la mamelle, l'examen microscopique du lait pourra révéler la présence, à côté des globules du lait, de globules du pus (polynucléaires et mononucléaires) et de microbes (pneumocoques, streptocoques, staphylocoques, b. de Koch., etc.).

Maladies générales. — Que ces maladies soient aiguës ou chroniques, elles peuvent avoir un retentissement sur la richesse du lait en microbes pathogènes. (Voir chapitre sur la Bactériologie du lait.)

Elles modifient aussi la composition du lait comme l'indique le tableau suivant emprunté à la *Chimie Biologique* d'A. Gautier :

	ÉTAT PHYSIOLOGIQUE	MALADIES AIGÜES	MALADIES CHRONIQUES
Eau	889,1	884,9	885,8
Résidu fixe	110,9	115,1	114,2
Caséine et extractif	39,2	50,4	37,1
Sucre	43,6	33,1	43,4
Beurre	26,7	29,9	32,6
Sels	1,38	7,5	5,0

Enfin des *anticorps* peuvent apparaître dans le lait, tel l'anticorps syphilitique, qui permettra de faire avec ce liquide la réaction de Wassermann, comme on la ferait avec le sérum sanguin.

SUIVANT DES CONDITIONS INDÉTERMINÉES. — Certains laits deviennent nuisibles pour les enfants sans qu'il soit possible de déterminer quelles substances sont apparues dans le lait de la mère, et sous quelle influence ces substances sont apparues : c'est donc un problème qui reste entièrement à résoudre.

V. CONCLUSIONS POUR L'EXAMEN D'UN LAIT DE FEMME

De cette étude du lait de femme, nous pouvons tirer des conclusions utiles à connaître lorsque se posent dans la pratique médicale les deux questions suivantes :

Quelle nourrice choisir pour un enfant ?

Pourquoi cet enfant, nourri au sein, ne profite-t-il pas ?

Le lait à analyser. — Nous souvenant des conditions idéales dans lesquelles nous nous étions placés pour étudier la lait-type, et des multiples conditions réelles qui font varier la composition du lait, nous recueillerons à l'aide d'un tire-lait, chez telle nourrice, placée dans les conditions habituelles de sa vie :

1° dans les deux seins ;

2º des quantités égales de lait, au commencement, au milieu et à la fin de la tétée (en épuisant complètement le sein) ;

3º le matin, au milieu de la journée et le soir.

Tous ces échantillons seront soigneusement mélangés en un seul liquide à analyser.

Interprétation des résultats. — Lorsque les résultats de l'analyse chimique nous seront donnés, il faudra savoir les interpréter, car le lait est un liquide bien incomplètement connu.

« En effet sans vouloir nier que les grandes variations des principes nutritifs
« du lait de femme ne puissent retentir sur le tube digestif de l'enfant, dans
« quelques circonstances, je dois dire que les analyses chimiques du lait ne
« m'ont pas renseigné utilement dans un grand nombre de cas où les enfants
« utilisaient mal le lait de leur mère, avaient des vomissements incoercibles
« par exemple, étaient dans un état d'atrophie avancée. Presque toujours la
« proportion des principes fixes était normale ou voisine de la normale dans ces
« cas où le lait maternel cependant paraissait toxique. D'autre part j'ai vu des
« nourrissons eczémateux dont les mères avaient un lait trop gras, 6 à 7 % ;
« mais j'en ai rencontré d'autres qui n'avaient aucune éruption cutanée, et
« qui tétaient des laits aussi riches en beurre, et d'autres qui tétaient des laits
« normaux comme composition et qui étaient néanmoins eczémateux...
« Les substances qui rendent le lait des mères nuisibles pour les enfants
« sont encore indéterminées jusqu'à présent dans le plus grand nombre des cas.
« Les réactifs de l'analyse chimique du lait à ce point de vue sont moins sen-
« sibles que ne l'est le nourrisson lui-même. S'il est bien avéré qu'un enfant
« ne prospère pas au sein d'une nourrice, il ne faudra pas s'obstiner à l'y laisser
« parce que la composition de son lait décelée par l'analyse est normale en
« apparence (1). »

TECHNIQUE DE L'ALLAITEMENT AU SEIN

L'allaitement au sein qui est instinctif est cependant loin d'être pratiqué normalement comme il devrait l'être ; bien des fautes sont commises par les mères inexpérimentées et, il faut bien l'avouer aussi, mal conseillées par les médecins. — Des erreurs graves sur la ration quantitative des nourrissons, comme nous allons le voir, ont été propagées par Budin et son école et nous commençons seulement à réagir contre la doctrine de l'hypoalimentation qui détermine si habituellement des troubles et des retards dans la croissance physiologique.

Tout d'abord il faut rappeler que le lait de femme est surtout nécessaire dans les premiers mois qui suivent la naissance : il est parfaitement adapté aux fonctions gastro-intestinales du nouveau-né ; après trois ou quatre mois, le tube digestif devient apte à utiliser plus aisément le lait des animaux, sur-tout s'il est modifié par la stérilisation prolongée, la surchauffe à 108º ou l'homo-généisation.

(1) VARIOT, *Traité d'Hygiène infantile*, Paris 1910, p. 141.

La plupart des nourrissons qui ne tolèrent pas l'allaitement artificiel meurent dans les trois premiers mois.

La montée du premier lait se fait parfois attendre 48 heures et plus chez les primipares surtout ; les mères ne devront pas se décourager cependant ; elles devront mettre le bébé au sein régulièrement toutes les 2 heures : il pétrira et modèlera les bouts de sein ; la succion est le meilleur stimulant de la sécrétion du lait.

L'asepsie la plus rigoureuse des mamelons est indispensable pour éviter les crevasses, les lymphangites ; on devra les savonner avant l'accouchement et les premiers jours, après chaque tétée, on lavera le bout de sein avec un tampon de coton hydrophile imprégné d'une solution antiseptique, eau boriquée, eau bouillie alcoolisée, etc. On ne devra pas laisser suçoter les enfants trop longtemps ; le ramollissement de l'épiderme favorise la production des fissures. Les déjections ne prendront la coloration jaune d'or que lorsque l'enfant aura fini de rendre son méconium, c'est-à-dire après deux ou trois jours. Il n'est pas rare que dans les premiers jours, pendant qu'ils absorbent le colostrum les nourrissons aient des selles un peu liquides et qu'un érythème périanal apparaisse. Les lavages devront être faits avec de l'eau bouillie amidonnée et le poudrage avec du talc de Venise. Quelques cuillerées à café d'eau de riz avant les tétées suffisent à arrêter les déjections un peu liquides.

Voici un tableau emprunté à MM. Michel et Perret qui montre les variations très rapides de la capacité gastrique dans les premiers jours après la naissance(1) :

```
1er jour, rien ou presque rien.
2e  —  160 grammes, soit  15 à 20 grammes par tétée.
3e  —  285      —         25 à 30      —
4e  —  360      —         35 à 40      —
5e  —  430      —         40 à 45      —
6e  —  470      —         45 à 50      —
7e  —  490      —         45 à 50      —
8e  —  500      —         45 à 50      —
9e  —  515      —         50 à 55      —
10e —  540      —         50 à 55      —
```

J'ai fait récemment à la nourricerie des Enfants-Assistés des observations précises, pour décider quelle était la part réciproque des nourrissons et de la mère dans la perte du poids enregistrée ordinairement dans les trois ou quatre premiers jours qui suivent la naissance.

Plusieurs nourrissons normaux arrivant le deuxième jour ont été mis au sein de nourrices en pleine lactation ; les uns ont pris tout de suite d'assez fortes rations de lait, 40 à 50 grammes, et ont fait des accroissements de poids de 20 à 30 grammes par jour ; d'autres, avec des rations peu différentes, ont eu des stagnations de poids de trois ou quatre jours, d'autres enfin ont perdu notablement de leur poids. Nous avons même vu des débiles et des enfants nouveau-nés mis au biberon gagner du poids dès les premiers jours.

(1) *Ration alimentaire des nourrissons au sein et au biberon.* Rapport au 2ᵉ Congrès international des gouttes de lait, par MM. Michel et Perret.

Il semble résulter de ces premières observations que la part à faire à la mère dans la chute initiale de poids est prépondérante. On a noté depuis bien long-temps que les enfants ne regagnaient pas le poids de naissance avant une semaine le plus souvent. Mais j'ai étudié avec un de mes élèves M. Lascoux (voir le ch. Croissance) la dissociation de la croissance pondérale et staturale pendant cette courte période. La taille s'accroît de deux centimètres environ pendant la stagnation initiale de poids. Le travail de nutrition dans les épiphyses est continu.

Les intervalles des tétées. — En raison de la faible capacité gastrique des nouveau-nés, ils devront être mis au sein toutes les 2 heures pendant la première quinzaine. huit à neuf fois en 24 heures, puis toutes les deux heures et demie. La digestion du lait est extrêmement rapide. MM. Barret et Leven, par des observations radioscopiques très précises, ont reconnu qu'en moins de deux heures le lait contenu dans l'estomac du nouveau-né a déjà subi la chymification gastrique et est évacué dans le duodénum. C'est donc à tort qu'on a voulu espacer les tétées toutes les trois heures et même toutes les quatre heures (communication d'un médecin allemand au 2e Congrès International des gouttes de lait à Bruxelles). Il faut remarquer qu'à l'état physiologique la quantité de lait ingéré varie très notablement d'une tétée à l'autre, souvent d'un quart, parfois même d'un tiers aussi bien chez le nourrisson normal que le débile, et ces variations n'ont aucun inconvénient sérieux, contrairement à ce qu'ont pensé les accoucheurs. La capacité gastrique est élastique aussi bien pour l'in-gestion du lait que pour son utilisation physiologique.

Sur des nourrissons normaux dont nous avons fait peser toutes les tétées nuit et jour à la nourricerie Parrot, pendant des mois et même pendant une année (1), nous avons pu relever que les quantités de lait absorbées varient d'un jour à l'autre de 50 à 100 gr. et plus ; il va sans dire que ces variations sont bien plus fortes chez les enfants souffrants, au moment de la dentition, etc.

Le tableau ci-dessous exprime les variations approximatives de la capacité gastrique suivant l'âge :

1re semaine........	30 gr. à 40 gr.
2e —	45 gr. à 60 gr.
3e —	60 gr.
4e à 8e semaine....	75 à 90 gr.
2e mois	100 gr.
3e —	120 gr.
4e, 5e et 6e mois...	135 à 160 gr.
7e à 12e mois......	180 à 200 gr.

A partir de trois mois les tétées pourront être espacées toutes les 2 heures et demie ou toutes les trois heures, suivant l'activité sécrétoire des glandes mammaires.

Ration quantitative. — Le résultat de notre longue expérience est qu'on doit laisser les enfants au sein téter suivant leur appétit.

(1) Voir *Traité d'Hygiène infantile* par le Dr VARIOT, p. 152 et suivantes.

Depuis une quinzaine d'années les accoucheurs français ont pris le parti de rationner aussi rigoureusement les nourrissons au sein, que ceux au biberon ; ils ont imposé des règles très strictes, non seulement pour les intervalles des tétées, ce qui est utile, mais pour fixer les quantités de lait qui doivent être ingérées à chaque fois. La crainte, disons même l'obsession de la suralimentation, leur a fait généraliser l'emploi de la balance, aussi bien pour les bonnes que pour les mauvaises nourrices, pour les bébés débiles ou malades, aussi bien que pour les normaux. — Les mères qui suivent docilement les conseils de leur accoucheur pèsent leur nourrisson avant et après chaque tétée pour ne pas dépasser la quantité de lait qui a été pr scrite, aussi exactement que s'il s'agissait d'un médicament.

Beaucoup de jeunes femmes qui sont bonnes nourrices, en sont à se préoccuper si leur bébé a pris 10 ou 15 grammes de plus qu'il n'aurait dû ; d'autres se désolent s'il n'atteint pas le chiffre qui a été fixé, elles ont peur de n'avoir pas assez de lait et la balance qui ne devrait être qu'un appareil de contrôle, devient un instrument de supplice pour bien des mères dont la lactation est ainsi troublée.

Les accoucheurs et les élèves de Budin sont certainement tombés dans une erreur dont les conséquences ont été graves lorsqu'ils ont admis que la ration de lait qui devait être fournie à un nourrisson devait être de 100 gr. par kilo de son poids, soit un dixième environ du poids total en lait.

Cette règle simpliste enseignée dans les maternités aux étudiants et aux sage-femmes a été facilement retenue et son application a causé bien souvent les troubles de l'hypoalimentation.

Les observations et les pesées directes faites sur les nourrissons normaux allaités au sein, corroborées par les recherches calorimétriques des expérimentateurs ont démontré que la ration quantitative pour les premiers mois doit être d'environ un sixième du poids en lait et non un dixième. Cet écart énorme entre la ration physiologique et celle admise par les accoucheurs explique bien la rapidité des troubles causés par l'hypolimentation et sur lesquels nous devrons nous étendre au chapitre de l'Atrophie infantile.

Cette erreur a des conséquences plus funestes encore chez les enfants atrophiques déjà retardés dans leur accroissement, car on réduit leur ration dans des proportions excessives, alors qu'ils ont besoin d'une forte ration, comme nous le verrons plus loin, pour regagner ce qu'ils ont perdu. La ration proposée par MM. Budin et Maurel est à peine suffisante comme *ration d'entretien ;* les enfants restent en stagnation de poids, ils s'accroissent en longueur, mais leur dissociation de croissance pondérale et staturale est constamment révélée par le pédiomètre ; il faut ajouter au moins 100 à 150 gr. par jour de lait pour la *ration d'accroissement* pour que la croissance s'effectue normalement.

Il est probable que les accoucheurs ont confondu les troubles de la suralimentation ou peut-être ceux causés par des laits toxiques, avec ceux de l'hypoalimentation. Quoi qu'il en soit, jamais nous n'avons observé les accidents sérieux qu'ils signalent chez les enfants au sein qui ont de bonnes nourrices et dont la ration quantitative n'est pas réglée rigoureusement.

A la nourricerie Parrot, nous disposons de quinze nourrices sédentaires qui donnent le sein aux enfants débiles, placés en couveuse, s'il y a lieu, et même à des enfants de poids normal, mais hors d'état d'être envoyés à la campagne à cause d'affections diverses : ophtalmie, érythèmes, etc.

Lorsque j'ai pris la direction du service médical de l'hospice dépositaire, j'ai respecté les habitudes traditionnelles, depuis Parrot, Hutinel, etc., et n'ai rien changé à la technique de l'allaitement au sein.

Chaque nourrisson, qu'il soit débile ou normal, est mis au sein d'une nourrice, 8 fois en 24 heures ; 6 fois le jour et 2 fois la nuit ; *on le laisse boire à sa soif* et il tète les deux seins si un seul ne lui suffit pas. Chaque tétée, nuit et jour, est pesée et enregistrée sur nos feuilles (ce contrôle est nécessaire pour des nourrices mercenaires dans un établissement hospitalier) ; nous additionnons la quantité de lait absorbée quotidiennement. Sur les mêmes feuilles, les variations de poids quotidiennes de l'enfant sont relevées, de même que les variations de la taille tous les quatre jours. Il est impossible, je crois, de faire un contrôle plus régulier et plus méthodique de l'allaitement au sein et les accidents dyspeptiques, les troubles de l'accroissement ne peuvent nous échapper s'ils surgissent.

Cependant, il est très rare que nous observions chez les nourrissons qui prennent le sein à volonté en quelque sorte, des accidents digestifs et des retards de la croissance, ou même des stagnations de poids. Il est vrai que nos quinze nourrices sédentaires ont une lactation abondante, elles élèvent souvent deux enfants simultanément, et leur lait est de qualité satisfaisante.

Je rappelle que les nourrices au sein de la campagne que j'ai examinées à l'Hospice au nombre de 5 à 6.000 ne perdent que 4,5 pour cent de leurs propres enfants dans la première année. Cette mortalité extrêmement basse, chez des nourrissons mal réglés, et même suralimentés avec du bon lait, on peut le présumer, démontre péremptoirement que les craintes de la suralimentation au sein, si elles ne sont pas chimériques, sont au moins très exagérées.

Inconvénients graves de l'unilatéralité des tétées. — Nous avons remarqué souvent qu'une des causes les plus habituelles qui déterminent les troubles de l'hypoalimentation, la stagnation de poids, et en particulier les vomissements, c'est l'*unilatéralité* des tétées au sein.

Les accoucheurs et les sage-femmes, toujours dominés par la crainte de la suralimentation, ne manquent guère de recommander aux mères de ne donner le sein que d'un seul côté.

Ce conseil, qui peut être bon pendant quelques semaines, lorsque la capacité gastrique du nourrisson est réduite, ou encore pour les nourrices qui ont une lactation très abondante, ce conseil, dis-je, donné une fois pour toutes, devient tout à fait néfaste pour bon nombre de femmes, après deux mois..Combien de fois il m'a suffi de faire mettre l'enfant aux deux seins successivement pour obtenir un bon accroissement de poids chez un nourrisson qui ne trouvait pas dans une seule mamelle de quoi se sustenter à chaque tétée ! J'ai même fait cesser ainsi les vomissements par hypoalimentation. L'unilatéralité des tétées chez les femmes dont les seins sont peu développés, a comme conséquence la diminution plus ou moins rapide de la sécrétion lactée, qui n'est plus provoquée que par des succions trop espacées.

Il n'est pas rare cependant, comme nous l'avons déjà indiqué au chapitre de la sécrétion du lait, de rencontrer des nourrices qui sont capables d'élever entièrement un nourrisson avec un seul sein.

L'observation ci-dessous en est un bel exemple.

Il s'agit d'une femme mariée à un ouvrier bijoutier parisien, de trente-cinq ans, parisienne elle-même, de deux ans plus jeune, d'une taille et d'une corpulence moyennes ; elle ne paraît pas fatiguée par ses huit grossesses. On constate que le sein gauche avec lequel elle n'allaite pas, est cependant un peu plus développé que le droit, mais le mamelon en est mal conformé, sans relief. Le premier enfant ne pouvant téter facilement à gauche, malgré l'interposition d'un bout de sein artificiel, la mère ne lui a plus donné que le sein droit et a continué de même pour les sept autres. Six ont tété jusqu'à dix-neuf mois, deux autres ont été sevrés à quatorze, en raison d'une nouvelle grossesse. Aucun incident pendant l'allaitement ; tous se sont bien développés : l'aînée n'a marché qu'à vingt mois, mais les autres à onze mois. A noter que tous ont eu leur première dent à quatorze mois, seulement, et que leur dentition a subi un retard correspondant.

Ils sont actuellement tous les huit vivants et toujours en parfaite santé.

Le contrôle de l'allaitement au sein. — Les abus de la balance. — Il est donc bien établi que l'estomac n'est pas un réceptacle rigide et qu'il est inutile, pour l'allaitement au sein tout au moins, de graduer avec une rigueur absolue la quantité de lait qui doit être absorbée à chaque tétée. La musculature gastrique est souple et extensible et l'appareil glandulaire gastro-intestinal suffit à chymifier des rations de lait plus ou moins fortes suivant l'appétit de l'enfant.

Telle est la conclusion que nous croyons devoir tirer d'une foule de faits observés sans parti pris, et qui nous ramène à l'allaitement naturel au sein, tel que le pratiquent les nourrices de la campagne, qui ne perdent qu'un nombre infime de leurs enfants, pourvu qu'elles aient du lait.

Est-ce à dire que nous proscrivions l'emploi de la balance dans le contrôle de l'allaitement au sein ?

Certes non. N'ai-je pas d'ailleurs proposé moi-même un instrument nouveau pour suivre la croissance, *le pèse et toise-bébé ?* Mais lorsqu'une jeune mère est bien portante, lorsque sa sécrétion lactée est régulière, lorsque son enfant est normal et tète bien, il est vraiment inutile de le mettre sur le plateau de la balance avant et après chaque tétée.

Qu'on prenne le poids de l'enfant une à deux fois par semaine, à la même heure pour dresser sa courbe de croissance, et cela suffira.

Les pesées quotidiennes n'ont pas de valeur réelle ; il peut y avoir des oscillations dont les mères s'inquiètent à tort ; c'est le bilan total à la fin d'une semaine, qui seul doit être pris en considération.

L'usage méthodique de la balance doit commencer lorsque l'enfant ne s'accroît pas ou diminue : une stagnation de poids de une à deux semaines n'est pas sans inconvénient, contrairement à ce qu'a dit Budin.

Les pesées des tétées montreront que le lait a baissé le plus souvent ; d'autres fois, elles décèleront un excès de sécrétion et par suite la suralimentation, mais bien plus souvent, c'est plutôt la qualité du lait qui sera défectueuse que sa quantité.

La balance doit être pour les jeunes mères un instrument qu'elles pourront manier comme le thermomètre, surtout lorsque leur enfant sera malade, c'est-à-dire s'il a des troubles dyspeptiques et s'il ne s'accroît pas.

Il y a quelques années encore, on faisait circuler des litres de solution antiseptique dans le vagin des nouvelles accouchées ; maintenant, on permet à la nature de faire son œuvre, on compte sur les propriétés bactéricides des humeurs et les choses n'en vont pas plus mal.

Le moment est venu aussi d'en finir avec les abus de la balance dans le contrôle de l'allaitement et de laisser les mères donner librement le sein ou même les deux seins à intervalles réguliers. Le bon sens nous dit que le lait doit être absorbé comme un aliment et non pesé comme un médicament.

D'ailleurs, avec les pesées hebdomadaires il est possible de dresser des courbes bien suffisantes pour suivre la croissance de l'enfant. Nous ne saurions trop recommander de faire aussi le contrôle de la croissance par la toise. La confrontation des résultats fournis par la balance avec la mesure de la taille est très utile et révèle souvent des irrégularités dans l'accroissement qu'on ne soupçonnerait pas sans l'emploi de la toise.

La dissociation de la croissance pondérale et staturale est très commune chez les nourrissons hypoalimentés ; leur poids est inférieur à celui qui correspond normalement à la taille. C'est là une raison de soupçonner l'hypoalimentation et de forcer la ration. Inversement si le poids est trop élevé par rapport à la taille, il peut être indiqué d'abréger ou d'espacer les tétées. Il suffit de se reporter aux tables de croissance pour s'assurer si l'harmonie pondérale et staturale est conservée.

Nous croyons devoir signaler quelques variétés dans la croissance du premier âge. Ce ne sont pas les enfants qui ont le plus fort poids de naissance qui se développent le plus rapidement. On voit des bébés nés avec un poids faible avoir une nutrition très active et s'élever en courbe ascendante très rapide. Chez certains enfants très robustes, nés de parents sains et de taille élevée, il est fréquent de constater une anticipation de croissance qui peut correspondre à plusieurs mois. C'est un phénomène physiologique qui n'a rien d'inquiétant et qui ne doit pas faire réduire la ration.

Il est habituel pour le contrôle de la croissance, aussi bien dans les familles que dans les gouttes de lait, qu'on se contente de la balance qui fournit des indications précises. Mais ces indications sont trop souvent incomplètes surtout pour les enfants anormaux dont la croissance est retardée.

Utilisation de la toise pour fixer la ration alimentaire. — La ration alimentaire d'un nourrisson est subordonnée à la radiation calorique par la surface cutanée ; cette radiation varie d'ailleurs suivant la température ambiante et surtout suivant les saisons. Un grand nombre de recherches ont été faites sur ce sujet. Nous-même avons repris ces recherches avec nos Chefs de laboratoire, MM. Lassablière pour les enfants normaux et Lavialle pour les débiles.

Voici les conclusions pratiques auxquelles nous étions arrivés avec M. Lassablière.

Le tableau ci-dessous dressé par M. Lassablière reproduit le chiffre des calories ingérées par kilogr. du poids de plusieurs enfants de deux mois à la nourricerie Parrot.

Mois	Calories ingérées par décimètre carré	Calories ingérées par centimètre de la taille	Colories ingérées par kilog.
3........	27	12	161
4........	22	12	138
5........	20	12	120
6........	19	12	103
7........	17	11	101
8........	17	11	98
9........	16	11	86

L'utilité de la toise pour fixer la ration du nourrisson ressort directement du tableau précédent. En effet si on se basait sur la notion du poids pour évaluer la ration, on voit que le nombre des calories rapporté au kilogramme varierait au cours des différents mois dans de très fortes proportions ; par suite il serait très compliqué dans la pratique de calculer la ration à donner à un enfant d'après son poids, contrairement aux idées simplistes répandues à tort sur ce point. Au contraire la notion de surface et surtout la notion de la taille fournit des données d'une remarquable précision, car le rapport des calories et, par suite, du lait ingéré par centimètre de taille est presque constant pour chacun des mois de la première année de la vie.

Grâce à la toise il semble donc possible de calculer la ration nécessaire à un nourrisson, quel que soit son âge, du moins à partir du 2e mois.

En effet, si on établit le rapport de la quantité en grammes de lait ingéré, par centimètre de la taille, on a le coefficient suivant qui est sensiblement le même pour chacun des mois :

Ration en grammes par centimètre de la taille.

	Quantité de lait ingéré par jour	Taille en centimètres	Quantité de lait par centimètre de taille
3e mois........	950	55	17
4e —	999	59	16
5e —	994	60	16
6e —	1.024	63	16
7e —	1.010	65	15
8e —	1.025	66	15
9e —	1.003	67	15

Ces chiffres sont un peu élevés car la majorité des enfants observés par nous sont plus ou moins débiles et absorbent de très fortes rations.

D'après des observation nombreuses poursuivies depuis mes premières recherches avec M. Lassablière, j'admets que le chiffre de la ration d'un nourrisson normal peut être obtenu approximativement en multipliant le chiffre exprimant la taille par le coefficient 14. Je ne saurais trop recommander cette méthode simple et pratique pour calculer la ration du nourrisson.

Allaitement mixte. — Le plus grand nombre des mères nourrices, dans toutes les classes de la société, dans les villes plus encore que dans les campagnes, voient leur lait baisser après trois ou quatre mois, et sont obligées de s'aider de la bouteille pour compléter l'alimentation de leur bébé. C'est l'allaitement mixte, extrêmement répandu, et qui donne des résultats excellents lorsqu'il est bien fait.

Mais les mères ont besoin d'être conseillées dans ces circonstances, car elles commettent bien des fautes.

La plupart, croyant à tort que le repos des glandes est nécessaire pour que la sécrétion devienne plus abondante, suppriment une tétée sur deux, c'est l'allaitement mixte alternant. La conséquence ordinaire est que les seins n'étant plus sollicités par la succion à intervalles assez rapprochés, la sécrétion est au contraire ralentie, et la quantité de lait fournie par la mère au nourisson diminue rapidement.

D'autres fois les mères ne donnent qu'un seul sein et le biberon par-dessus. Cette unilatéralité des tétées n'est pas faite non plus pour activer la sécrétion, puisque chaque sein n'est sollicité que toutes les 5 ou 6 heures.

Certaines femmes donnent le biberon avant de donner le sein, et le nourrisson, repu, refuse de tirer un lait dont la montée s'est déjà ralentie.

Bien peu, surtout dans le peuple, savent se servir de la balance pour compléter exactement la ration déficiente que donne la mère.

Pour réglementer l'allaitement mixte, surtout à ses débuts, il est une considération dominante qui n'a pas été mise en lumière dans les ouvrages de puériculture. Le volumineux travail de M. le Dr Henri de Rothschild sur l'allaitement mixte n'en fait pas mention, non plus que Budin dans son livre du « *Nourrisson* ». Je veux parler de la diminution physiologique de la sécrétion lactée chez les mères nourrices à la fin de la journée, qui se manifeste dès les premiers mois et qui se prononce de plus en plus. Je propose pour fixer les idées de désigner ce phénomène sous le nom d'*hypogalactie vespérale*.

Les mères qui pèsent toutes leurs tétées s'aperçoivent bien vite qu'elles ont moins de lait l'après-midi.

Dans le peuple, où l'usage de la balance est peu répandu, les femmes remarquent bien que la montée de leur lait est ralentie l'après-midi, parce que leur enfant, après avoir pris le sein, crie et reste grognon.

A la consultation de la Goutte de Lait de Belleville et à l'Institut de Puériculture des Enfants Assistés, nous ne voyons généralement les femmes que le matin. Bien souvent, constatant qu'un nourrisson au sein de sa mère, sans présenter de troubles apparents, restait en stagnation de poids ou même avait diminué, je faisais peser la tétée de la mère. La quantité de lait absorbée par le bébé aux deux seins me paraissait normale, par exemple 120 grammes à trois mois. Partant de cette donnée, je disais aux mères : vous avez assez de lait, il ne faut pas donner le biberon. Mais l'arrêt de l'accroissement continuant, il fallait bien admettre que la quantité de lait de la mère était insuffisante.

C'est dans ces circonstances que j'eus la pensée de faire revenir les femmes dans l'après-midi pour peser leurs tétées par rapport à celles du matin. Je m'assurai bien vite ainsi, dans un grand nombre de cas, que les nourrices bonnes le matin ne l'étaient plus dans l'après-midi ; et je conclus que l'*hypogalactie vespérale* devait fournir les indications les plus précises pour réglementer l'allaitement mixte. Peu importe au point de vue pratique la cause qui détermine cet abaissement si habituel de la sécrétion lactée chez les nourrices à la fin de la journée. Il paraît vraisemblable que l'exercice musculaire prolongé et un certain degré de fatigue interviennent dans ce phénomène (1) ; l'influence de la digestion s'exerce peut-être aussi sur la sécrétion de la mamelle.

Quoi qu'il en soit, lorsque l'hypogalactie vespérale sera dûment constatée, il faudra compléter la ration, après avoir fait vider les deux seins, en tenant compte de l'âge et de la taille de l'enfant. On ne se contentera pas de dire à la mère : « Vous n'avez plus assez de lait, il faut compléter vos tétées avec du bon lait stérilisé. » Elle se croirait obligée de donner le biberon après chaque tétée. On commencera par ne faire compléter que les tétées de l'après-midi en expliquant que ces suppléments, nécessaires le soir, ne le sont plus le matin

L'hypogalactie vespérale est extrêmement habituelle ; elle n'est qu'ébauchée chez les nourrices de la campagne robustes ; elle est plus fréquente chez les les nourrices médiocres.

L'allaitement mixte devient habituellement nécessaire et de bonne heure lorsque les mères ont des enfants jumeaux. Cependant il n'est pas rare de voir la sécrétion lactée assez active pour suffire dans ces cas. C'est ce que j'ai pu observer chez Mme Ch., qui a été interne dans mon service ; en étudiant son carnet de poids, j'ai pu faire des constatations intéressantes sur les causes de la variation quotidienne des tétées.

Il paraît bien difficile de fixer exactement le rôle de la mère, d'une part, et celui du nourrisson, d'autre part, dans ces variations si importantes des tétées à l'état physiologique. Il va sans dire que si la mère est souffrante la sécrétion lactée diminuera, et que l'appétit du bébé sera troublé, s'il est indisposé ou malade. Mais dans les phases normales de l'allaitement, il nous est très difficile de déterminer si l'inégalité des tétées se rapporte toujours à l'activité variable de la sécrétion lactée, ou si au contraire elle dépend de l'appétit plus ou moins prononcé du bébé. On a remarqué que, lorsque l'intervalle des tétées est prolongé, le nourrisson est plus glouton et la quantité de lait absorbée plus forte. C'est ce qui se produit habituellement pour la tétée du matin.

Cependant d'après des observations très rigoureuses faites par Mme Ch., sur l'allaitement au sein de ses deux petits garçons jumeaux, il est permis de conclure que le rôle des nourrices est capital dans l'inégalité des tétées qui est réglée surtout par les variations de la sécrétion lactée aux diverses heures de la journée.

Mme Ch. a eu le bonheur de pouvoir nourrir entièrement au sein pendant

____

(1) Il est à remarquer que les tétées nocturnes des nourrices pendant le repos complet sont plus abondantes que les diurnes, d'après les pesées faites à notre nourricerie Parrot.

plus de six mois ses deux enfants jumeaux, et elle a pesé méthodiquement toutes les tétées après leur avoir donné à chacun un sein. Voici le résumé des observations, tel qu'il m'a été communiqué par elle.

« Les deux jumeaux prennent de fortes tétées aux mêmes heures ; les tétées faibles coïncident généralement.

La quantité de lait prise à chaque tétée par les deux bébés est sensiblement la même : variations de 5 à 20 grammes. La quantité dans les 24 heures est très voisine chez les deux bébés.

La quantité de lait varie parfois du simple au double, souvent d'un tiers d'une tétée à l'autre.

Les tétées fortes ont lieu le matin à 6 heures et à 10 heures.

Les tétées faibles sont à partir de midi à 3 heures et à 6 heures. »

Je relève dans les documents de Mme Ch. quelques chiffres qui montrent bien les variations simultanées des chiffres d'une tétée du matin à une tétée de l'après-midi.

7 février :

Louis......... à 10 h. matin, 175^g à 8 h. soir, 105^g
André.......   —   160^g —   100^g

23 mars :

Louis........ à 10 h. matin, 190^g à 8 h. soir, 130^g
André........   —   180^g —   160^g

15 juillet :

Louis........ à 10 h. matin, 230^g à 8 h. soir, 160^g
André.......   —   220^g —   160^g

Ces chiffres sont très démonstratifs et ne doivent laisser aucun doute sur le rôle prédominant de la nourrice dans l'inégalité des tétées.

Il est donc permis de conclure de ces faits que la capacité digestive des nourrissons aux diverses heures de la journée varie peu, et que nous devons faire abstraction pour l'allaitement artificiel de ces variations des tétées au sein, quelque importantes qu'elles paraissent au premier abord. On pourrait se demander lorsqu'on cherche à copier la nature, en préparant la ration qualitative et quantitative de l'enfant au biberon, s'il ne serait pas préférable de donner des prises de lait plus fortes dans la matinée que dans la soirée en se rapprochant autant que possible de l'allaitement au sein. En ce cas, il faudrait renoncer aux graduations uniformes des biberons en rapport avec l'âge, telles que je les ai proposées pour éviter l'hypoalimentation, bien plus fréquente que la suralimentation. Mais l'analyse précise des facteurs intervenant dans l'inégalité des tétées au sein nous permet d'écarter toute crainte à ce sujet. La graduation physiologique des biberons, fixant les rations en rapport avec les variations de la capacité gastrique suivant l'âge des nourrissons, doit être conservée. Elle est appelée à rendre de grands services dans l'avenir. La plupart des femmes ignorent complètement de quelle ration de lait on doit charger

le biberon, suivant l'âge et le développement du nourrisson, et les indications
inscrites sur le verre seront consultées utilement par elles. J'ai fait imprimer
pour les éleveuses des Enfants-Assistés, dans les agences départementales,
de petits placards qu'elles peuvent accrocher dans leur chaumière, et qui reproduisent les chiffres des rations gravées sur le verre de mon biberon gradué et
qu'elles peuvent avoir sous les yeux.

Nous devons rappeler qu'on est obligé de recourir à l'allaitement mixte dans
les pouponneries lorsqu'on veut y conserver les enfants pendant longtemps.
Les conditions d'insalubrité résultant de l'accumulation des bébés dans des
locaux restreints sont telles qu'ils ne peuvent prospérer à l'allaitement artificiel. L'allaitement exclusif au sein, même dans ces conditions défectueuses,
permet d'obtenir un accroissement à peu près normal : je m'en suis assuré à
la nourricerie Parrot pendant dix ans ; mais tous les enfants mis exclusivement
au biberon finissent tôt ou tard par péricliter. En introduisant dans l'alimentation de ces enfants moitié au moins de lait de femme on obtient des résultats
à peu près satisfaisants.

C'est l'allaitement alternant une tétée au sein sur deux qui est pratique dans
ces cas ; mais il n'a pas d'inconvénients pour la sécrétion lactée des nourrices
qui est toujours sollicitée régulièrement par la succion toutes les deux ou trois
heures. L'allaitement alternant, obligatoire pour les femmes qui sont obligées
de quitter leur domicile, a comme contre-coup l'espacement des tétées et le
ralentissement habituel de la montée du lait. Il est rare qu'avec ce mode d'allaitement mixte les mères conservent longtemps leur lait. Il est bien préférable
de pratiquer l'allaitement mixte rigoureux et de compléter les tétées aux deux
seins avec un biberon chargé de bon lait de vache, stérilisé ou homogénéisé ;
la ration supplémentaire sera calculée d'après les données fournies par la balance
et plus forte habituellement l'après-midi que dans la matinée.

En terminant je signalerai que l'allaitement mixte peut devenir avantageux
ou même nécessaire dans des circonstances spéciales et qui n'ont pas été bien
fixées jusqu'à présent.

1° J'ai eu l'occasion de recontrer plusieurs fois des femmes, bonnes nourrices en apparence, dont les enfants se développaient assez bien, quoiqu'ils
eussent des déjections habituellement vertes, sans diarrhée à proprement
parler. Il m'a suffi de remplacer trois ou même deux tétées de la mère par des
biberons de lait stérilisé pour obtenir des selles jaunes et d'apparence tout à fait
normale. Dès que l'on cessait le biberon, les selles redevenaient vertes. Dans
un cas de ce genre que j'ai fait relater dans la *Clinique infantile*, après avoir
donné trois puis deux biberons, je suis arrivé par tâtonnement à régulariser
les déjections en ne donnant qu'un seul biberon par jour.

Tout récemment, j'ai rencontré à la Goutte de Lait de l'Institut de Puériculture une femme évacuée de Lille, dont le nourrisson était à peu près normal
sauf un érythème fessier assez marqué. Cet enfant âgé de six mois avait des
selles vertes et fréquentes dès sa naissance. La mère semblait être une bonne
nourrice et ne donnait que le sein. Elle m'apporta des déjections qui étaient
d'un vert épinard. Je donnai le conseil de faire prendre deux biberons chargés
de lait condensé sucré Gallia ; après quatre jours la mère revint tout heureuse

de nous annoncer que les déjections de son enfant étaient devenues tout à fait
jaunes. Depuis lors, les selles ont gardé un caractère normal avec un seul biberon substitué à une tétée au sein.

L'accroissement pondéral s'est accéléré. Je ne donne aucune interprétation
des faits de ce genre, je me borne à les enregistrer pour le moment en rappelant
qu'autrefois nous employions contre ces troubles les antiseptiques de l'intestin,
y compris le calomel, sans aucun succès d'ailleurs.

2º J'ai rencontré assez souvent des nourrices qui, sans maladie ni indisposition
apparente, avec une sécrétion lactée normale comme quantité, se plaignaient
que leur bébé eût une diarrhée plus ou moins tenace, avec déjections glaireuses
et verdâtres. Plusieurs fois j'ai réussi à guérir ces diarrhées en donnant une
cuillerée d'eau de riz avant les tétées et en substituant deux ou trois biberons
aux tétées de la mère.

On parvient donc ainsi à utiliser partiellement des laits de femme qui sont
cependant défectueux et qui ne permettraient pas l'élevage du nourrisson sans
ce mélange.

3º Nombre de fois j'ai recouru aussi avec succès à l'allaitement mixte chez
des nourrissons élevés exclusivement au sein par leur mère et qui étaient
atteints d'eczéma plus ou moins généralisé. Habituellement, ces petits eczémateux ont aussi des troubles intestinaux simultanés, imputables au lait qu'ils
absorbent. En effet, il suffit souvent de substituer deux ou trois prises de lait
au biberon aux tétées au sein pour obtenir une régularisation des fonctions
intestinales et une amélioration dans les lésions éruptives qui s'éteignent
plus ou moins vite sans qu'on soit obligé de recourir à des topiques locaux.

Je dois dire que les succès dans le traitement de l'eczéma infantile par les
mutations lactées ont été obtenus par l'usage du lait Lepelletier homogénéisé
additionné d'une petite quantité de citrate de soude.

L'ALLAITEMENT DES DÉBILES

Nous considérons comme acquis que l'enfant prématuré ou débile, avec
un faible poids ne peut être élevé qu'avec du lait de femme. L'élevage
artificiel ne donne presque jamais de succès lorsqu'il est pratiqué dès la
naissance chez des enfants au-dessous de 2 kilos.

Nous avons pu faire une série d'observations nouvelles à la nourricerie Parrot
sur l'allaitement au sein des prématurés qui sont conservés en couveuse
jusqu'à ce que leur température approche de la normale, et nous allons les rapporter sommairement pour compléter les notions antérieures que nous avons
indiquées sur ce sujet (1).

Le contrôle de l'allaitement des nombreux débiles qui passent à la nourricerie
Parrot est fait avec une grande rigueur.

Non seulement ces enfants sont pesés tous les jours, à la même heure, toisés
tous les cinq jours, mais encore nuit et jour le poids de toutes les tétées est

(1) Contribution à la ration quantitative des nourrissons débiles, par M. G. VARIOT (*Clinique infantile*, 1911).

enregistré par la surveillante : les chiffres de chaque tétée sont inscrits sur des feuilles *ad hoc* et sur des courbes qui sont vues chaque jour par le médecin.

Nous avons ainsi une source inépuisable de renseignements pour étudier dans tous ses détails la ration des débiles.

Lorsque ces enfants ont la musculature des lèvres et de la bouche trop faible pour tenir le bout de sein, les nourrices font couler leur lait dans une petite cuillère ou même se traient directement dans la bouche du bébé. Le débile survit généralement, s'il n'a pas été trop refroidi avant son transport à l'hospice dépositaire, et s'il n'a pas de lésion viscérale due à la réfrigération.

Si ces enfants en ont la force, on les laisse boire au sein, *à leur appétit*, et ils absorbent ainsi des quantités de lait considérables relativement à leur poids ; les accoucheurs de la Maternité, et spécialement Budin, ont bien relevé ce fait que les débiles ont besoin d'au moins 1/5 de leur poids de lait de femme pour s'accroître et pour lutter contre leur rayonnement calorifique. Nous avons noté maintes fois depuis trois ans que ce chiffre de 1/5 peut être dépassé sans inconvénient et qu'il atteint même 1/4 pendant les phases d'accroissement plus rapide.

L'estomac n'est point surchargé par cette forte quantité de lait; c'est à peine si, de temps à autre, quelques grammes sont régurgités ; d'autre part, nous nous sommes assuré, avec M. Lavialle, ainsi que nous l'avons publié antérieurement dans la *Clinique infantile*, que toutes les substances nutritives du lait sont presque intégralement utilisées par les débiles, et que les résidus intestinaux sont plutôt inférieurs à ce qu'on observe chez les enfants normaux.

La grande majorité de nos débiles ainsi mis au sein de bonnes nourrices et *buvant à volonté*, se développent très bien, même ceux dont la débilité est forte et que nous sommes obligés de conserver en couveuse.

En somme, nous ne réglementons pas, à proprement parler, les tétées de nos débiles, nous les laissons satisfaire leur appétence gastrique instinctive du lait et l'accroissement correspondant n'en est pas moins satisfaisant. Nous publions ci-dessous deux de nos nombreux tableaux concernant des enfants ayant un degré variable de débilité, comme on le verra en consultant leur poids et leur taille, et il nous eut été facile de multiplier ces exemples.

On a enregistré dans ces tableaux la quantité de lait ingérée de cinq en cinq jours, la moyenne des quantités prises durant les 5 jours, la moyenne des tétées. Si l'on se reporte au tableau II, par exemple, concernant un grand débile, on reconnaîtra que rien n'est plus variable que la quantité de lait absorbée à chaque tétée : elle peut varier de 1/4, 1/3, et quelquefois même 1/2. Vainement, on chercherait à expliquer ces caprices de l'appétit du nourrisson ; ces variations n'obéissent à aucune règle apparente ; lorsque les intervalles des tétées sont réguliers, on ne doit pas chercher dans les heures de la journée la cause des tétées *maxima* et *minima*.

I. — M... Pierre, débile, conjonctivite, muguet.

Nombre des jours depuis l'entrée	Quantité moyenne de lait absorbé en 24 heures durant les 5 jours	Quantité totale de lait absorbé en une journée, de 5 en 5 jours	Moyenne de la quantité de lait par tétée	Quantités extrêmes de lait absorbé suivant les tétées	Poids	Taille	Rapport de la quantité de lait absorbé au poids de corps	Nombre de tétées
1re		530	66	40-90 8 7 (1)	2.380	47	1/4,5	8 tétées
	572							
5e		620	88	60-120 1 6	2.500	48	1/4	7 tétées
	642							
10e		650	93	80-110 8 1	2.620	49	1/4	»
	712							
15e		750	107	90-130 1.4 6	2.800	50	1/3,7	»
	742							
20e		740	106	100 - 120 1.2.4.5 8	3.000	51	1/4	»
	812							
25e		910	130	120 - 150 2.3.4.5 1	3.250	51	1/3,5	»
	846							
30e		720	103	100-130 7 1.4	3.150	51,5	1/4,7	»
	842							
35e		770	110	90-130 7 2.4	3.570	52	1/4,6	»
	746							
40e		800	114	100-140 4.5 6	3.680	52	1/4,6	»
	834							
45e		820	117	100-140 4.7 1	3.730	52,5	1/4,5	»
	855							
50e		855	122	100-150 3.5 2	3.940	53	1/4,6	»
	854							
55e		920	131	120-160 1.4 6	4.060	53,2	1/4,4	»
	860							
60e		770	110	90-140 8 5	4.190	53,5	1/5,4	«

II. — G... André, muguet, mise en couveuse.

Nombre des jours depuis l'entrée	Quantité moyenne de lait absorbé en 24 heures durant les 5 jours	Quantité totale de lait absorbé en une journée, de 5 en 5 jours	Moyenne de la quantité de lait par tétée	Quantités extrêmes de lait absorbé suivant les tétées	Poids	Taille	Rapport de la quantité de lait absorbé au poids de corps	Nombre de tétées
1re		320	40	40	1.800	41,5	1/5,6	8 tétées
	479							
5e		520	65	40-80 6 2.8	1.930	42,5	1/3,7	»
	520							
10e		535	67	60 - 85 1.2.3.4.5 8	1.920	42,5	1/3,6	»
	578							
15e		580	83	60-100 2 6	1.960	43,5	1/3,3	7 tétées
	572							
20e		625	89	80-110 4.7 5.6	1.970	43,5	1/3,1	»
	665							
25e		665	95	80-115 1 2	2.090	44	1/3,1	»
	741							
30e		735	105	70-130 5 2	2.250	44,6	1/3	»
	759							
35e		850	120	100-150 5 7	2.470	45,6	1/2,9	»

(1) Les chiffres les plus petits indiquent l'ordre des tétées dans la journée ; les plus grands la quantité variable de lait.

Ces constatations positives viennent donc corroborer ce que nous avons dit relativement aux craintes actuelles de la suralimentation dans l'allaitement au sein, même pour les débiles; à moins qu'un enfant ne soit atteint de troubles dyspeptiques, fait rare, mieux vaut le laisser téter librement, à intervalles réguliers, que de limiter ses tétées. Même pour les petits vomisseurs, nous avons démontré que, généralement, il était préférable de leur donner des rations normales que de réduire leur alimentation.

Cependant, nous sommes obligés de conserver la réglementation quantitative rigoureuse des repas pour l'allaitement artificiel; les conditions d'absorption du lait au biberon ne sont pas les mêmes que dans l'allaitement au sein. Le nourrisson boit trop vite et a tendance à prendre à la tétine plus qu'il ne lui faut, car il n'a pas la sensation d'être repu. De plus, le lait qu'il absorbe n'est pas identique au lait de femme, et les troubles dyspeptiques sont bien plus à craindre.

Nous verrons au chapitre consacré à la débilité congénitale que, malgré nos efforts pour assurer la survie de ces enfants, les résultats obtenus sont très inconstants, que la croissance est retardée et l'hypotrophie permanente assez commune, et enfin que les troubles nerveux graves ne sont pas rares en rapport avec des malformations irrémédiables du cerveau et de la moelle.

L'ALLAITEMENT DES NOURRISSONS ATROPHIQUES

Les enfants devenus atrophiques, c'est-à-dire retardés dans leur croissance pondérale et staturale par hypoalimentation au sein ou au biberon ou par suite d'autres circonstances, se rapprochent à certains égards des enfants débiles, et en général ont besoin aussi d'une forte ration relativement à leur poids. Mon ancien externe, le docteur Saint-Albin (1), a constaté que la majorité de ces enfants rayonnent plus de calorique que les normaux, ce qui s'explique par la perte de leur pannicule adipeux : nous l'avons constaté dans un travail ultérieur que nous avons fait avec mon collaborateur, M. Lavialle, à l'aide du calorimètre de M. d'Arsonval modifié. Si l'on met au sein ces enfants atrophiques, il faudra les laisser boire à volonté comme des débiles. On ne devra pas se préoccuper s'ils rejettent tout ou partie des tétées. Ces accidents sont communs chez les atrophiques qui ont des vomissements spasmodiques à la suite de l'hypoalimentation prolongée. Cette intolérance gastrique cède plus ou moins vite et ne doit pas faire réduire la ration, qui ne l'a déjà été que trop depuis un temps variable. L'emploi du citrate de soude avant les tétées est alors avantageux (Voir le chap. *Atrophie infantile*).

OBSTACLES A L'ALIMENTATION AU SEIN

1° *Incapacité physique des mères. Troubles de la sécrétion lactée.* L'agalactie complète et héréditaire n'est heureusement pas commune ; néanmoins, j'ai vu plusieurs mères chez lesquelles les glandes mammaires étaient atrophiées

(1) Etude sur la calorimétrie des enfants atrophiques par Emmanuel DE SAINT-ALBIN (Thèse de Paris, 1904).

et qui étaient obligées d'élever tous leurs enfants au biberon. Ces femmes nous disaient que leurs mères n'avaient pas eu non plus de lait et qu'elles-mêmes avaient été nourries artificiellement.

L'hérédité joue un grand rôle dans le développement fonctionnel des seins. Les femmes de race noire sont habituellement bonnes nourrices, élèvent un grand nombre d'enfants et ont des glandes mammaires hypertrophiées et les seins pendants. Inversement, les femmes blanches, de race Anglo-Saxonne qui ont l'habitude de ne donner le sein que quelques mois et qui s'aident très vite de la bouteille, ont les seins aplatis et les glandes peu développées. D'après notre expérience, en examinant des milliers de nourrices à l'hospice des Enfants-Assistés, ce sont les femmes du Nord et du Pas-de-Calais, celles du Nivernais et du Morvan, celles de la Bretagne et de la Sarthe qui ont la sécrétion lactée la plus active et les glandes mammaires les mieux conformées. L'obstacle à l'allaitement peut provenir d'un défaut dans l'appareil excréteur et les bouts de sein peuvent être totalement rétractés. J'ai vu une femme chez laquelle les deux mamelons sont complètement rentrés comme s'ils étaient tirés par une bride. Elle est accouchée à la Maternité de la Charité, et M. Maygrier a vainement essayé de lui faire donner le sein, de lui extraire son lait avec un tire-lait, etc.

Elle a dû élever sa petite fille au biberon. Chose bien curieuse, cette enfant, âgée de trois mois, a la même malformation des mamelons que sa mère. On aperçoit une petite cupule à loger un plomb de chasse, à la place même où devrait saillir le bout de sein. L'aréole n'est pas encore colorée ni apparente.

Les crevasses, les fissures, les ulcérations du mamelon deviennent parfois si douloureuses que les mères sont obligées de renoncer à l'allaitement. J'ai observé récemment une jeune femme désireuse de nourrir son petit garçon ; mais elle eut des érosions presque circulaires autour du mamelon et elle poussait des cris chaque fois qu'elle donnait le sein. Il arrive que les nourrissons serrent si fortement les bouts de sein avec leurs petites gencives, qu'ils déterminent des accidents locaux intolérables. L'éruption dentaire prématurée rend parfois l'allaitement impossible.

Les cicatrices à la suite de brûlures produisent des rétractions cutanées, oblitèrent les canaux galactophores et peuvent tarir complètement la sécrétion lactée (1).

Les galactophorites, les lymphangites, les abcès du sein sont des accidents très fréquents qui imposent le biberon bon gré mal gré quand ils sont bilatéraux. L'eczéma chronique du mamelon et de l'aréole produit une induration de la peau qui aboutit à l'occlusion des canaux galactophores.

J'ai vu un bon nombre de nourrissons devenir *atrophiques* au sein de leurs mères, bien que la santé générale de ces dernières fût satisfaisante. Tantôt la sécrétion était simplement insuffisante en quantité ; il fallait ajouter quelques biberons au lait de la mère et l'accroissement de l'enfant devenait normal ; d'autres fois, le lait de la mère m'a paru être toxique ; il est rejeté presque tout de suite après la tétée et l'enfant dépérit. Ces troubles dans la valeur nutritive du lait peuvent n'être que temporaires, mais ils durent parfois des mois et

____

(1) Voir pour plus de détails sur ce sujet : *Traité d'Hygiène infantile*, p. 180 et suivantes.

entravent complètement l'allaitement. L'un des externes de mon service, M. Jégourel, dans sa thèse inaugurale, a cité bon nombre d'observations dans lesquelles le lait des mères était vraiment nuisible aux nourrissons (1).

Il a recherché les causes de ces qualités anormales du lait, mais elles sont probablement complexes. Quelques accoucheurs ont avancé que l'excès de beurre dans le lait, le rendait lourd et indigeste ; d'autres ont incriminé l'excès de caséine, de substance protéique. Morgan Rotch (de Boston) en dosant les principes fixes du lait, lorsque les nourrissons ne prospéraient pas, a souvent trouvé que la proportion des albuminoïdes atteignait 4 0/0 et plus. De mon côté, j'ai fait analyser chimiquement des laits que les enfants ne parvenaient pas à utiliser ; je n'ai obtenu aucun résultat constant, et je suis porté à croire que les substances qui rendent le lait des femmes nuisible, sont encore à découvrir. Il est possible que ce soient des toxines en quantité très minime qui n'ont pas été isolées jusqu'à présent (voir le chapitre sur le lait de femme).

Il arrive que des femmes, en apparence bonnes nourrices, aient un lait inutilisable pour leur enfant, comme dans le cas suivant observé par nous à la Goutte de Lait de Belleville. Il s'agissait d'une primipare ayant accouché d'un petit garçon dont le poids de naissance était de moins de cinq livres. Cette femme paraît très saine ; il en est de même de son mari. Les seins sont fortement développés, ils étaient gorgés de lait, lorsqu'on m'apporta l'enfant pour la première fois à Belleville. A l'âge de trois mois, ce nourrisson ne pesait que 5 livres 100 gr ; dans ce laps de temps, il avait subsisté seulement, puisqu'il avait à peine gagné 200 grammes. Néanmoins, ce bébé avait l'œil vif, prenait bien le sein, ne rejetait pas le lait après les tétées, n'avait pas de diarrhée ; parfois les déjections étaient verdâtres. L'analyse chimique du lait fut présentée par la mère ; elle donnait des proportions normales dans les principes fixes, beurre et caséine, etc. Je crus d'abord que ce retard considérable dans l'accroissement était dû à un mauvais réglage des tétées, et pendant huit jours, je conseillai de bien régler les intervalles toutes les 2 heures 1/2 ; je fis même ajouter une petite prise de citrate de soude avant chaque tétée. La pesée, après une semaine, démontra que l'enfant restait à peu près stationnaire ; il avait perdu 10 gr.

Je fis donner 40 gr. de lait stérilisé Gallia coupé d'un tiers d'eau bouillie et additionné de sucre et je fis suspendre les tétées ; dans la semaine qui suivit, l'enfant augmenta de 330 gr. La mère, devant ce résultat, refusa de continuer à donner le sein et l'enfant fut élevé artificiellement. A part une petite crise de diarrhée qui ne dura que trois jours, l'élevage s'est poursuivi normalement ; l'enfant pesait plus de 9 livres lorsque nous l'avons perdu de vue le 15 juillet.

Les faits de ce genre sont d'une interprétation fort difficile ; ils prouvent que la balance doit être le guide souverain dans l'allaitement maternel. Si, après deux ou trois mois, le lait d'une femme n'a pas suffi à faire croître un nourrisson, il faut évidemment changer ce lait, s'il est suffisant comme quantité.

Les modifications physiologiques et pathologiques de l'appareil génital retentissent souvent sur la sécrétion lactée. Il est commun de voir les enfants présenter des troubles gastro-intestinaux si les mères ou les nourrices sont réglées ; mais ces troubles légers en général ne sont pas une contre-indication

(1) L'Atrophie pondérale des nourrissons au sein (Thèse de Paris, 1903).

à l'allaitement maternel ; le lait reprend bien vite ses qualités nutritives normales.

C'est un préjugé populaire que les mères doivent cesser d'allaiter dès qu'elles deviennent enceintes. Notre expérience médicale ne vient pas confirmer directement cette opinion un peu simpliste. Au début de la grossesse et pendant le processus de la formation de l'embryon, la fluxion utérine diminue par contrecoup la sécrétion lactée, quand elle ne la tarit pas tout à fait. Le lait ne deviendrait donc pas nuisible comme on le croit généralement dans ces conditions particulières, mais plutôt insuffisant comme quantité. Si les mères s'obstinent alors à ne donner que le sein, il n'est pas surprenant de voir le nourrisson dépérir. Dans le cours des métrites ou des autres infections de l'appareil génital, il n'est pas rare que le lait devienne insuffisant ou même toxique. M. Jégourel en a cité plusieurs exemples dans son travail.

Les troubles graves dans la santé des femmes, quels qu'ils soient, constituent un obstacle souvent absolu à l'allaitement maternel. On ne devra pas laisser nourrir les jeunes mères dont l'état de nutrition est mauvais, qui sont atteintes d'anémie suspecte ou de dystrophies graves. La tuberculose pulmonaire, même à la période initiale, est une contre-indication formelle. Non seulement, l'allaitement donnerait un coup de fouet à la maladie de la mère, mais encore l'enfant courrait les plus grands risques de contamination.

Lorsqu'une femme est atteinte de cardiopathie confirmée, l'aphorisme de Peter est toujours à rappeler : « Jeune fille, pas de mariage, femme, pas d'enfants, mère, pas d'allaitement ». Pour l'albuminurie, en dehors des cardiopathies, il semble difficile de fixer une règle univoque. Certains accoucheurs laissent les albuminuriques allaiter ; mais il est évident que dans les cas graves, il est impossible de continuer l'allaitement au sein.

Toutes les maladies aiguës infectieuses n'agissent pas de la même manière sur le lait : la grippe grave, la fièvre typhoïde contre-indiquent absolument l'allaitement maternel ; mais les maladies à évolution courte, telles que la pneumonie, la rougeole, la scarlatine, ne troublent pas d'une manière durable, permanente même, la sécrétion lactée. Il est bien difficile de formuler des règles générales en pareille matière, les infections légères qui ne touchent l'organisme que localement ou superficiellement ne doivent que faire suspendre l'allaitement temporairement ; il n'en est pas de même pour les infections plus profondes qui laissent des séquelles, dont la convalescence est laborieuse. Le nervosisme des mères ne doit pas être pris trop au sérieux par le médecin comme obstacle à l'allaitement ; mais l'hyperémotivité, les chocs nerveux graves, ainsi que nous l'avons indiqué, troublent la sécrétion lactée. Les psychopathies graves, l'épilepsie sont une contre-indication formelle.

La syphilis, si l'état de la mère reste satisfaisant, ne doit pas entraver l'allaitement. Les intoxications professionnelles constituent des obstacles parfois absolus à l'allaitement. Mon ami le Dr Dufour de Fécamp a montré que les femmes qui préparent la morue, respirant dans une atmosphère fétide, sont de mauvaises nourrices. Il en est de même pour les ouvrières employées dans les manufactures de tabac. Dans les parfumeries les femmes qui manient l'alcool et les essences peuvent avoir un lait toxique, comme celles qui ont des habitudes d'intempérance. L'alcool, nous l'avons vu, passe très vite dans le lait.

Obstacles à l'allaitement au sein venant de l'enfant. — Il est excessivement rare que le nouveau-né refuse de prendre un sein normal dans les premiers jours qui suivent la naissance, s'il n'a aucune malformation buccale ou autre. J'ai cependant vu le cas se produire deux fois.

Je fus appelé au bout de huit jours, parce que ces enfants repoussaient obstinément le sein de leur mère ; chose singulière, ils prenaient bien le biberon.

Pour l'un de ces enfants, on recourut à la nourrice, mais on ne put parvenir à vaincre la répugnance pour le lait de femme. — A l'Institut de Puériculture, j'ai rencontré un enfant porteur d'un eczéma prédominant aux fesses et qui, après deux mois, refusait le sein de sa mère, mais consentait à prendre le sein de l'une de nos nourrices. Tout nous porte à considérer les laits eczématigènes comme toxiques, car l'eczéma coïncide souvent avec des selles vertes et liquides qui redeviennent normales si on donne au nourrisson un lait stérilisé de bonne qualité. Il est possible que certains enfants aient une répugnance instinctive pour le sein dont la sécrétion doit leur être nuisible.

C'est à tort que l'on a cru pendant longtemps que le frein de la langue, lorsqu'il est un peu court, peut gêner la succion. Il y a longtemps que l'on a renoncé à la section du filet. Ce préjugé, comme on l'a bien montré, n'est pas spécial à la France, il est mondial.

La musculature des lèvres lorsqu'elle est trop faible, comme chez les grands débiles, ne permet pas l'extraction du lait pendant les premières semaines; il faut traire le lait à la main ou au succi-pompe pour le donner à la cuillère ou au biberon. L'hémispasme labié congénital, la paralysie faciale obstétricale ne gênent pas en général la succion, mais le bec de lièvre et surtout la perforation congénitale du voile du palais constituent un obstacle absolu; le biberon s'impose alors. De même les végétations adénoïdes précoces, comme nous l'avons établi avec M. Le Marc Hadour, peuvent empêcher les bébés de téter à cause de l'obstruction nasale ; les interventions opératoires peuvent s'imposer dès les premiers mois. Chez tous ces nourrissons l'allaitement artificiel devient obligatoire. Le lait s'échappe beaucoup plus aisément de la tétine que du bout de sein de la mère. Il est très exceptionel que les dents incisives, sorties dès les premiers mois, puissent gêner sérieusement les tétées.

Obstacles à l'allaitement d'ordre social. — Ce n'est pas ici le lieu de s'étendre sur ce sujet qui n'est pas malheureusement du ressort médical. L'allaitement artificiel n'est que trop souvent la conséquence du paupérisme. Pour qu'une mère puisse nourrir son enfant, il faut d'abord qu'elle reste à son foyer et qu'elle ait de quoi subsister. Le surmenage et l'alimentation insuffisante ne favorisent guère la sécrétion du lait.

Toutes les institutions créées pour faciliter l'allaitement dans la classe ouvrière ont leurs avangages et leur utilité. Les Gouttes de Lait, les Mutualités maternelles, les Refuges pour filles-mères, les restaurants gratuits pour nourrices, les Crèches d'usine ne peuvent qu'atténuer un état de choses lamentable, relevant des inégalités sociales actuelles. Dans certaines régions de le France où sévit l'industrie nourricière, les femmes vont vendre leur lait dans des familles riches et abandonnent leur propre enfant pour être nourri au biberon par une éleveuse. La conséquence de ce commerce honteux du lait de femme est une mortalité très élevée des enfants appartenant aux nourrices professionnelles. L'industrie nourricière n'existe pas en Angleterre et dans les pays de race Anglo-Saxonne ; cependant ces pays se surpeuplent, pendant que la France se dépeuple.

Parmi les femmes qui cherchent à se placer comme nourrices sur lieu, un grand nombre sont des filles-mères abandonnées, obligées de gagner leur vie et celle de leur enfant. Il est bien certain que ces infortunées sont insuffisamment secourues, que les sommes données par l'Assistance Publique sont dérisoires, surtout par le temps de vie chère comme celui que nous traversons ; j'ajoute qu'elles sont mal protégées, que la loi de la recherche de la paternité est mal appliquée et peu connue d'ailleurs, et qu'il reste beaucoup à faire pour défendre la vie des enfants illégitimes qui périssent en grand nombre : leur mortalité est triple de celle des enfants légitimes. Il est à espérer que l'introduction prochaine du suffrage des femmes dans nos institutions politiques améliorera la situation déplorable dans laquelle se débattent les filles-mères avec leurs enfants.

LA NOURRICE MERCENAIRE

L'emploi de la nourrice sur lieu que l'on prend à gages pour nourrir un enfant qui n'est pas le sien est très habituel dans les pays de race latine et est inconnu, comme nous l'avons déjà indiqué, parmi les nations de race Anglo-Saxonne qui sont cependant très prolifiques.

Dans ces vingt dernières années le nombre des nourrices mercenaires a beaucoup baissé à Paris : de 4,255 en 1900, il est tombé à 2,303 en 1907, d'après les statistiques de la Préfecture de police. Ce brusque changement dans les mœurs doit être expliqué : 1° par la promulgation de la loi Roussel, qui interdit aux femmes de se placer comme nourrices sur lieu avant que leur propre enfant ait atteint l'âge de sept mois ; 2° par les progrès admirables dans l'allaitement artificiel dus à la stérilisation et aux modifications du lait de vache ; 3° par la campagne très heureuse faite par M. Brieux contre l'industrie nourricière dans la belle pièce de théâtre « Les Remplaçantes », etc.

Pendant toute cette longue guerre les nourrices sont devenues introuvables ; sans doute la natalité a été très abaissée dans les campagnes, mais les allocations militaires largement distribuées déterminent les femmes de la campagne à rester chez elles. C'est ce qui est arrivé spécialement pour les nourrices des Enfants-Assistés de la Seine qui, avant la guerre, venaient des diverses agences départementales chercher les nourrissons abandonnés pour leur donner le sein. D'ailleurs, il s'agissait toujours dans ces circonstances d'un second allaitement ; suivant les prescriptions de la loi Roussel, leur propre enfant était âgé de sept mois révolus en général. En 1919 le nombre des nourrices qui consentent à élever les pupilles de la Seine est devenu infime ; je n'inspecte plus que 12 à 15 nourrices chaque mois au lieu de 150 à 200 pendant les années qui ont précédé la guerre. Cette suppression brusque de l'allaitement au sein dans les diverses agences départementales des Enfants-Assistés a eu un contre-coup très fâcheux : la mortalité qui n'était que de 15 pour cent pour la première année, s'est élevée jusqu'à 39 pour cent pour les nourrissons âgés de moins de trois mois. Ce triste résultat n'a rien de surprenant quand on connaît l'ignorance des éleveuses et les préjugés grossiers qui règnent parmi elles pour faire l'allaitement artificiel J'ai remarqué bien souvent que les bonnes nourrices qui ne perdaient pas de bébés au sein étaient de mauvaises éleveuses ; elles ignorent tout de l'art qui consiste à préparer la ration qualitative avec le lait de vache ; elles ne savent que donner le sein instinctivement.

Examen de la nourrice. — C'est à tort que l'on se contente pour juger de la qualité d'une nourrice de presser sur les bouts de sein et de faire sourdre quelques gouttes de lait dans une cuillère. Ce lait paraît souvent clair, bleuté et on jugerait mal de sa qualité si l'on se fiait à cette exploration superficielle. Toutes les fois que les nourrices n'ont pas donné le sein depuis 12 à 24 heures, les seins s'engorgent et leur lait se modifie (voir le chapitre de la Sécrétion du lait). Si l'on veut bien apprécier l'aspect du lait en vue d'une analyse sérieuse, il faut d'abord faire vider les seins engorgés soit par un nourrisson, soit par un succi-pompe ; puis deux ou trois heures après faire des prélèvements de lait à *chacun* des seins, au début, au milieu et à la fin de la tétée où le lait est ordinairement plus gras et plus épais. C'est ce mélange des laits ainsi prélevés qui servira pour faire l'analyse chimique précise.

Je fais toujours dévêtir le buste des nourrices pour voir d'un coup d'œil la forme et le volume des glandes, la conformation des mamelons : le lait a été préalablement tiré au succi-pompe et je puis voir l'aspect et l'abondance de la sécrétion ; il y a cependant des femmes qui par suite du voyage ont leur sécrétion troublée et ralentie.

Par l'inspection du thorax, je juge de l'état de la peau, je découvre les éruptions s'il en existe, j'apprécie le degré d'embonpoint et de robustesse de la femme. Je puis explorer les poumons et le cœur par la percussion et l'auscultation. Nul n'ignore que si les nourrissons sont capables de contaminer les nourrices, le contraire aussi est possible. On inspectera la bouche pour s'assurer qu'il n'y a pas de plaques muqueuses sur les lèvres et le pharynx.

Si l'auscultation révèle des signes positifs dans les sommets, la nourrice sera impitoyablement refusée. La dentition, autant que cela est possible à la campagne, doit être en bon état.

On n'attachera pas une importance excessive aux cicatrices d'adénite cervicale remontant à l'enfance, si l'état général est bon. Le goître peu prononcé ne doit pas être considéré comme rédhibitoire si le premier nourrisson a prospéré. La grande asymétrie des seins et même l'unilatéralité de la sécrétion lactée ne doivent pas faire repousser une nourrice si son nourrisson est normal.

Un bon nombre de nourrices sont réglées, mais la sécrétion lactée n'est ralentie que passagèrement pendant les époques ; quelquefois cependant les bébés ont un peu de diarrhée, surtout lors de la première réapparition des règles. J'ai fait un relevé statistique de la proportion des nourrices réglées qui nous arrivaient avec des laits de sept mois à l'hospice dépositaire. Sur 329 de ces femmes, 21,27 % avaient vu reparaître leurs règles. Il s'agit de nourrices ayant une bonne lactation.

Il ne faudra pas non plus, ainsi que nous l'avons déjà spécifié, attacher trop d'importance à l'ancienneté du lait. Les nouveau-nés s'accommodent très bien d'un lait de sept mois. L'inconvénient le plus sérieux dans ce cas, c'est qu'on peut craindre que la sécrétion lactée ne persiste pas suffisamment pour assurer un allaitement prolongé.

L'alimentation des nourrices. — Pour subvenir à la sécrétion lactée, la nourrice doit recevoir une nourriture abondante. Notre illustre maître M. Armand Gautier conseille la ration quotidienne suivante pour les nourrices (1).

	Poids.	Albuminoïdes.	Graisses.	Hydrate de carbone.
Pain	600 gr.	50	5,1	300
Viande	400 gr.	80	28	2
Légumineuses ..	100 gr.	23	2	59
Pommes de terre	150 gr	2,4	0,5	30
Beurre	65 gr.	»	60	»
Bière (1 lit. 1/2) ..	»	7	»	20

Les femmes de la campagne qui ont beaucoup de lait ont une alimentation très simple dans laquelle la soupe et le laitage entrent pour une bonne part.

En somme, comme l'a dit judicieusement A. Gautier, le régime des nourrices doit être surveillé, mais non transformé en nature et quantité.

On composera les repas avec des viandes diverses, du poisson, des cervelles, des aliments gras variés, des amylacés tels que pommes de terre, pain, riz, légumes en grains, pois verts et secs, lentilles, haricots, etc., des laitages, fromages, des compotes de fruits : en somme une alimentation ordinaire. On défendra les viandes faisandées, le gibier, les poissons de mer non frais, les crustacés, la charcuterie, les légumes verts et surtout le chou, les épinards, le cresson, la salade, l'oseille, qui donnent fréquemment des selles vertes aux nourrissons, en les rendant temporairement dyspeptiques, comme nous l'avons constaté à la nourricerie Parrot.

Les épices, les condiments, les fromages de haut goût, sont également défendus. Comme boissons, les nourrices useront abondamment d'eau coupée d'un peu de vin ou de cidre ou mieux d'une bière très légère, mais sans que les quantités ingérées dépassent 1 litre à 1 litre et demi par jour. L'alcool et les liqueurs leur sont formellement interdits. On se souviendra enfin que le lait lui-même constitue le meilleur galactogène.

Le thé et le café seront permis, mais en petites quantités.

Le pain dans l'alimentation des nourrices. — Je crois devoir appeler l'attention des médecins sur la nécessité de recommander spécialement le pain dans l'alimentation des femmes qui veulent nourrir. M. A. Gautier conseille d'en donner 600 grammes par jour. Cette quantité est même insuffisante pour les femmes de la campagne qui vivent surtout de soupe au pain et aux légumes et qui ont cependant beaucoup de lait. Toutes les bonnes nourrices parisiennes que j'ai

(1) *L'Alimentation et les régimes*, par A. GAUTIER.

rencontrées étaient des mangeuses de pain. On a parlé du lait comme galactogène, je conseillerai plus volontiers la pain. Je pense que si la plupart des femmes du monde sont de médiocres nourrices, c'est que la plupart d'entre elles dédaignent le pain et qu'elles préfèrent des aliments plus raffinés. On oublie trop que le pain est un aliment de premier ordre, riche en phosphates, qui, avec un peu de lait ou de graisse, suffit à l'entretien de la vie.

Rappelons enfin que les femmes anglaises n'ont pas une sécrétion lactée très abondante ni surtout durable et qu'elles donnent très tôt la bouteille à leur bébé. Or le pain n'entre que pour une quantité infime dans l'alimentation en Angleterre.

Il faut que les mères sachent qu'elles doivent vivre comme les femmes de la campagne si elles veulent être bonnes nourrices comme elles ; il faut qu'elles soient *panivores*. J'ai fait changer dernièrement le régime des nourrices sédentaires (9 nourrices) à la nourricerie Parrot ; j'ai fait donner des *soupes au pain* trois fois par jour. La quantité du lait a augmenté en moyenne d'environ 100 gr. par jour et plus pour chaque nourrice (1).

Les indications de la nourrice. — Il est probable que dans l'avenir l'emploi des nourrices se restreindra de plus en plus. Si un nouveau-né est normal, on doit tenter d'abord l'allaitement artificiel, lorsque la mère est incapable d'allaiter. Ce n'est que dans les cas rares d'intolérance absolue pour les divers laits de vache, stérilisés, surchauffés, homogénéisés ou hypersucrés, qu'on recourra à la nourrice. De même les grands débiles qui naissent avec un poids inférieur à deux kilos ne peuvent être élevés qu'au lait de femme. On n'oubliera jamais que pour une bonne nourrice mercenaire il y en a dix mauvaises et qu'il est rare que la même femme à gage commence et termine un allaitement dans une famille.

ALLAITEMENT ARTIFICIEL
LE LAIT DES ANIMAUX (2)

Dans ce chapitre, nous ne nous occuperons que des laits d'animaux domestiques, habituellement utilisés pour l'alimentation des nourrissons.

Voici la composition moyenne de ces laits, comparativement à celle du lait de femme étudié précédemment :

LAIT DE	FEMME	VACHE (*)	CHÈVRE	ANESSE
Densité à + 15°.......	1031	1033	1030	1033
Extrait sec total	124 gr.	130	142	107
Beurre	40	40	48	15
Lactose	70	50	45	62
Caséine	12	34	42	25
Cendres	2 gr.	6	7	5

(*) *Composition moyenne fixée par le Conseil d'hygiène de la Seine.*

(1) *La soupe et le pain comme galactogènes*, par MM. VARIOT et MALET Société de pédiâtrie 1919.
(2) Ce chapitre substantiel sur la composition chimique du lait des animaux, ainsi que celui sur les laits modifiés, est dû à la collaboration de M. le D^r GUY, Chef du laboratoire de Chimie à l'Institut de Puériculture.

Nous voyons que les laits de vache et de chèvre diffèrent du lait de femme par leur moindre teneur en lactose, et par leur plus grande teneur en caséine et en cendres ; le lait d'ânesse en diffère par sa moindre teneur en beurre, et sa plus grande teneur en caséine et en cendres.

La vache étant l'animal domestique producteur de lait de beaucoup le plus répandu, nous pousserons plus loin la comparaison des laits de femme et de vache au point de vue de leur composition chimique.

Quant au *lait de chèvre*, il ne mérite pas une étude chimique plus approfondie pour le sujet qui nous préoccupe, car nous verrons au chapitre des « *Expériences cliniques sur l'emploi du lait de chèvre dans l'alimentation des nourrissons* » que ce lait est d'un emploi dangereux.

« Le *lait d'ânesse* est essentiellement un lait maigre (Duclaux), c'est-à-dire
» pauvre en matériaux solides et particulièrement en graisses et en matières
» albuminoïdes. A ce point de vue, il se sépare bien davantage des autres laits
» (vache, chèvre) qu'il ne se rapproche du lait de femme comme on a coutume
» de le dire. D'ailleurs le taux du beurre peut être encore beaucoup plus faible
» que ne le signalent les analyses antérieures. Michel a eu l'occasion d'examiner
» des échantillons contenant de 3 à 6 grammes de beurre par litre. Le lait
» d'ânesse constitue donc un lait insuffisant, biologiquement, pour répondre aux
» besoins énergétiques du nourrisson.

» Il y a plus : on s'accorde pour reconnaître que le lait d'ânesse fermente très
» vite. D'autre part c'est un lait qui supporte mal l'ébullition, et à plus forte
» raison la stérilisation, ce qui rend son emploi très limité. Les marchands pré-
» tendent que sa traite est effectuée avec toute l'asepsie désirable, mais il y a
» lieu de croire que cette asepsie est rarement réalisée, et en tout cas qu'elle
» est insuffisante pour donner une grande sécurité.

» L'étude des conditions mêmes de la production du lait d'ânesse montre
» combien son emploi peut être limité. La quantité peu élevée de lait obtenue
» (1 à 2 litres par jour dès le second mois), la nécessité de laisser téter l'ânon
» partiellement pour exciter la sécrétion, ne permettent de livrer ce lait qu'à
» un prix fort élevé (5 à 8 francs le litre à Paris) hors de proportion avec sa
» valeur alimentaire » (1).

Le lait de vache. — L'étude que nous avons faite du lait de femme, (étude qui renferme toutes les connaissances essentielles pour le médecin à ce sujet), nous dispensera de faire une étude aussi approfondie du lait de vache. C'est en se plaçant encore dans les conditions idéales que nous avons données que nous verrons que les deux laits se ressemblent par un très grand nombre de carac-tères : ceux par lesquels ils diffèrent l'un de l'autre ont déjà été indiqués en partie dans le tableau au début de ce chapitre. Nous allons insister sur quelques autres caractères différentiels qu'il est absolument nécessaire de connaître lorsqu'on doit diriger l'allaitement artificiel des nourrissons.

Le lait de vache est de saveur un peu moins douce que le lait de femme.

(1) G. Variot, *Traité d'Hygiène infantile* (Paris, 1910, in-4°), p. 239.

Au microscope entre les gros globules de lait nous voyons de très petites *granulations* de phosphate de chaux. Par le repos, ces granulations se rassemblent en une couche blanchâtre au fond d'un verre de lait conservé aseptiquement.

I. Composition chimique.

Sels. — La première différence essentielle porte sur les *cendres* : 2 gr. par litre pour l'un, 6 gr. pour l'autre. Dans ces cendres nous notons surtout :

	FEMME	VACHE
Chaux (CaO).....................	0 gr. 44	1 gr. 6
Anhydride phosphorique (P^2O^5)........	0 gr. 50	2 gr.

Cet anhydride phosphorique provient entièrement de la destruction par incinération de substances organiques phosphorées dans le lait de femme, tandis que dans le lait de vache il provient par moitié environ des phosphates minéraux (de chaux ou de magnésie) d'une part, et de ces mêmes substances organiques phosphorées d'autre part.

L'acide citrique est d'une teneur différente par litre de lait de vache (1 gr. à 1 gr. 5) et de lait de femme (0 gr. 3 à 0 gr. 7) : par la réaction d'Umikoff, le lait se colore en gris brun.

Lactose. — Identique au lactose du lait de femme (Denigès).

Pendant toute la durée de la lactation, le lactose est retrouvé dans les urines de la vache.

Matières protéiques. — Par rapport à la « caséine totale » les *matières protéiques coagulables* sont en beaucoup plus petite quantité (3 gr. par litre) dans le lait de vache que dans le lait de femme (5 gr. par litre).

La *caséine*, en solution alcaline, a un pouvoir rotatoire lévogyre (-110° à -113°). Dans le lait, elle est précipitée très facilement par l'acide acétique en un magma épais, blanc, rétractile, entraînant les globules gras. L'acide lactique produirait le même précipité. Enfin la paranucléine de cette caséine semble renfermer une moindre proportion d'hydrate de carbone que la paranucléine de la caséine humaine.

Nous voyons donc que soit quantitativement, soit qualitativement, les laits de femme et de vache diffèrent beaucoup l'un de l'autre au point de vue de leurs albuminoïdes.

Matières grasses. — A la surface du lait contenu dans un verre, elles se rassemblent, par le repos, en une couche de crème d'une couleur plus jaunâtre que les couches inférieures du lait. Elles sont constituées par des proportions différentes d'éthers glycériques. Le beurre du lait de vache est composé d'un tiers d'oléine, et de deux tiers environ de palmitine et de stéarine, avec un peu de butyrine, et des traces de glycérides inférieurs.

Il y a 1 gramme environ de lécithine par litre.

II. Les diastases du lait de vache.

Une oxydase existant dans le lait de vache et détruite par la chaleur permet de distinguer le lait cru du lait chauffé au-dessus de + 80°. Il suffit pour cela de mélanger dans un tube des quantités égales de lait et de solution de gaïacol à 1 % et d'ajouter une goutte d'eau oxygénée : une coloration *saumon* ou *rouge grenat* caractérise le lait cru.

III. La valeur énergétique du lait de vache.

Pour la calculer nous prendrons le lait dont la composition moyenne a été fixée par le Conseil d'hygiène de la Seine.

```
Beurre........................  9 c. 4 × 40 =   376 c.
Lactose.......................  4 c. 1 × 50 =   205 c.
Mat. protéiques...............  4 c. 9 × 34 =   166 c. 6
                                               ─────────
                                               747 c. 6
```

Elle correspond donc à 750 calories environ.

De l'étude comparative des laits moyens de la femme et de la vache, nous conclurons donc que s'ils possèdent une valeur énergétique à peu près équivalente , les matières qui les constituent, — au moins celles que nous connaissons — diffèrent beaucoup les unes des autres qualitativement et quantitativement. A priori nous pouvons donc penser qu'ils ne peuvent pas se remplacer exactement l'un par l'autre dans l'alimentation du nourrisson humain

Variations de la composition du lait de vache.

En étudiant le lait de femme, nous avons vu quelles sont les causes qui font varier la composition du lait. Ces causes agissent de la même façon chez la vache ; nous n'y reviendrons pas. Nous insisterons cependant sur quelques points mal élucidés à l'occasion du lait de femme, parce qu'en ce cas les observations étaient inexistantes ou les expériences difficiles à exécuter. Ce que nous dirons rentrera donc dans le cadre général que nous avons tracé, et le complètera.

La race a une grande importance surtout pour la quantité journalière de lait. On distingue des *races beurrières* (Normandes, Suisses), à lait plus gras que les Charolaises et les Bretonnes.
Voici un tableau établi par Gautrelet qui montre la supériorité des vaches normandes sur les autres races :

%	NORMANDE	JERSIAISE	CHAROLAISE	MORVANDELLE	SUISSE	BRETONNE
Matières grasses.	5,11	6,10	3,72	3,61	4,66	3,71
Lactose	5,85	4,85	5,85	4,62	4,94	5,01
Mat. azotées	3,40	3,92	3,5	2,85	3,10	2,90
Mat. minérales..	0,77	0,82	0,66	0,53	0,56	0,60

Parturitions antérieures. L'âge. — L'activité de la glande mammaire augmenterait avec l'âge, depuis le premier vélage, qui a lieu à deux ans et demi, jusqu'au sixième, c'est-à-dire jusqu'à huit ou neuf ans. A partir de ce moment elle décline (Lindet).

Fréquence des traites. — En multipliant le nombre des traites, on favorise par une gymnastique fonctionnelle la production des globules butyreux.

Age du lait. — Colostrum.

	COLOSTRUM (PAR LITRE)	LAIT MOYEN (PAR LITRE)
Densité	1.050 environ	1.033
Extrait sec	de 190 à 330 gr.	130
Beurre....................	de 20 à 93 gr.	40
Lactose	de 16 à 29 gr.	50
Caséine vraie.............	de 30 à 40 gr. } 150-190	31 } 34
Alb. coagulables	de 120 à 150 gr.	3
Cendres..................	de 9 à 12 gr.	6

Comme on le voit dans le colostrum la quantité d'albuminoïdes coagulables est environ 4 fois plus grande que la quantité de caséine ; c'est probablement la raison pour laquelle le lait de vache n'est pas utilisable immédiatement après le vélage.

Alimentation. — Une alimentation liquide peut augmenter la quantité de lait sécrété, sans augmenter la quantité journalière de l'extrait sec : le lait est ainsi plus dilué. D'après Cornevin, lorsque l'eau est surtout donnée chaude, la vache peut fournir jusqu'à 1 litre 1/2 de lait en plus. L'herbe fraîche produirait le même effet.

L'emploi des pulpes, des drèches, de certaines tourteaux, des navets, des feuilles d'artichaut et des aliments fermentés ou avariés pour la nourriture de vaches détermine une variation dans la composition de leur lait ; cette variation est surtout mise en évidence par les vomissements, les diarrhées subites et rebelles qui vont en s'aggravant, et que présentent les enfants nourris avec ce lait.

Maladies des mamelles. — Dans la *mammite tuberculeuse,* le lait sécrété est moins acide que le lait normal. D'autre part, il renferme de moins en moins de principes caractéristiques (caséine, lactose, graisses) et se rapproche de plus en plus de la constitution du sérum sanguin : l'épithélium des acini qui est un filtre électif et un organe de fabrication spécialisé ne fonctionne plus.

Dans les *autres mammites,* le lait est en général plus acide que le lait normal, par transformation du lactose en acide lactique. En certains cas, les microbes agissent en même temps sur les matières azotées pour donner de l'ammoniaque, qui neutralise une partie de l'acide lactique formé : le lait en ce cas semble moins acide.

Conclusions.

1° *Comment choisir le lait de vache pour l'alimentation d'un enfant ?*
Les variations de causes physiologiques dans la composition du lait de vache conduisent à l'idée qu'il ne faut pas utiliser le lait d'une traite ou d'une portion d'une traite, mais le lait provenant de toutes les traites d'une journée. C'est la seule manière d'avoir un lait moyen et de composition à peu près constante.

Si l'on peut faire exécuter une analyse du lait moyen fourni par une seule vache, on aura ainsi des renseignements nets pour établir les coupages, car la composition du lait varie beaucoup d'une vache à l'autre. Aussi vaudra-t-il mieux utiliser le lait moyen fourni par toutes les vaches d'une étable.

2° *Comment choisir les vaches laitières ?*
Nous reproduisons à ce sujet les conclusions du Professeur Moussu, d'Alfort.
Pour ce qui concerne la production du lait alimentaire, il serait indispensable:
1° De n'utiliser que des laitières en excellent état de santé ;
2° De faire connaître que le lait des vaches laitières peut troubler l'état de santé des enfants ou des malades : *a)* lorsqu'il est recueilli durant les huit jours qui suivent l'accouchement ; *b)* lorsqu'il est recueilli durant les trente jours environ qui précèdent un vélage ; *c)* lorsqu'il est recueilli durant la période des chaleurs ;
3° D'interdire pour la production du lait alimentaire (surtout du lait pour enfants et malades) l'emploi des pulpes, des drèches, de certains tourteaux, et des aliments fermentés ou avariés, de quelque nature qu'ils soient ;
4° D'interdire temporairement la vente du lait pour usage alimentaire dans tous les cas d'épizootie aphteuse ou de maladie générale grave, ou d'ordonner, dans ces circonstances, la stérilisation obligatoire du lait ;
5° D'éliminer de façon formelle de l'industrie laitière, en vue de la production du lait alimentaire, toute bête atteinte de maladie des mamelles ;
6° De laisser systématiquement de côté, dans le même but, toute bête classée comme tuberculeuse, même par le seul fait d'une réaction positive nette à la tuberculine.

(Causes pouvant rendre le lait non alimentaire. — *Revue Belge de la Tuberculose*, mai-juin 1912).

BACTÉRIOLOGIE DU LAIT (1)

Aucun aliment n'est plus exposé que le lait à des souillures multiples soit au moment de la traite, soit dans les manipulations consécutives, et comme il constitue un milieu de culture excellent, la rapidité avec laquelle les micro-organismes s'y développent est considérable et rien n'est plus difficile que d'obtenir un *lait aseptique*. Dans un lait trait devant nous dans les meilleures conditions de propreté, après lavage à l'eau bouillie des trayons de l'animal

(1) Ce résumé succinct de la bactériologie du lait est dû à la collaboration du Dr ZUBER, Chef de laboratoire à l'Hospice des Enfants-Assistés.

et des mains de l'opérateur, nous avons constaté une demi-heure après la traite la présence de 500 bactéries par centimètre cube. De même Behring dans des échantillons d'un lait considéré comme trait aseptiquement, trouva 910 à 6.864 bactéries par centimètre cube, 6 heures après la traite. Les laits de provenances diverses, considérés comme aseptiques, livrés par l'industrie laitière pour l'alimentation des nourrissons au lait cru, que nous avons examinés renfermaient tous, 8 à 9 heures après la traite, malgré la conservation au froid, de 50.000 à 100.000 bactéries par cc. Les chiffres classiques de Miquel montrent avec quelle rapidité les microorganismes pullulent dans le lait : au nombre de 9.000 par cc. 2 heures après la traite, les bactéries s'élèvent à 120.000 après 9 heures, 5.600.000 après 27 heures. La cause qui favorise le plus cette multiplication est la chaleur, et Miquel a montré que si dans un lait examiné 15 heures après la traite, on trouve 100.000 germes lorsque le lait a été maintenu à 15°, on en trouve 165 millions lorsqu'il est maintenu à 35°. La conservation du lait à basse température, par la glace s'impose donc.

Les microbes qui peuvent être rencontrés dans le lait constituent deux groupes :

1° Les *microbes saprophytes*, agents banaux de la souillure du lait, empruntés au milieu extérieur et qui par leur développement dans le lait le corrompent, le putréfient et peuvent lui communiquer ainsi des propriétés plus ou moins nocives pour l'enfant, sans être eux-mêmes directement pathogènes.

2° Les *microbes pathogènes*, agents spécifiques d'infections connues, de l'homme et des animaux, qui altèrent peu la composition du lait, mais en font un redoutable agent de transmission des maladies infectieuses.

Microbes Saprophytes.

De nombreuses espèces de microbes saprophytes ont été isolées dans le lait, mais on peut les classer en deux groupes principaux : les uns agissent sur le lactose pour le transformer en acide lactique, qui en acidifiant le milieu y coagule la caséine, ce sont les *ferments lactiques* ; les autres agissent directement sur la caséine et la coagulent à l'aide de diastases sécrétées par eux, le milieu restant ou devenant alcalin, ce sont les *ferments de la caséine*. Cette division n'a rien d'absolu, car un certain nombre de ferments du premier groupe ont une action mixte à la fois sur le lactose et sur la caséine.

I. FERMENTATION LACTIQUE.

Abandonné à lui-même, le lait cru subit une modification précoce, toujours semblable à elle-même, c'est la fermentation lactique. La réaction devient nettement acide, et le liquide prend une saveur aigrelette, puis il se coagule, il « tourne » en un temps qui varie de 1 à 4 jours suivant la température. Ce phénomène est dû à l'acidification du lait par transformation du lactose en acide lactique, qui précipite la caséine comme le font tous les acides. Il se produit dès que l'acide est en quantité suffisante, 7 à 8 pour 1000 ; mais le chauffage du lait permet la coagulation avec une acidité moindre, et révèle ainsi souvent une fermentation lactique latente en faisant tourner un lait d'apparence normale. La fermentation lactique s'accompagne de dégagement d'acide carbonique. Elle cesse lorsqu'il s'est produit 16 à 20 gr. d'acide lactique par litre.

Pasteur a montré dès 1857 que la fermentation lactique est due à un germe vivant et il a décrit sous le nom de *ferment lactique*, de *vibrion lactique* un cocco-bacille, immobile, dont les éléments sont soit isolés, soit bout à bout, deux à deux ou en chaînettes. On a reconnu depuis qu'il n'y a pas *un* mais *des* ferments lactiques, susceptibles de transformer la lactose, parmi lesquels il faut considérer comme ferments lactiques *vrais* ceux qui transforment en acide lactique la totalité de la molécule de lactose, sans donner d'autres produits de fermentation. Ce sont eux les agents de la fermentation spontanée normale du lait. Groupés par certains auteurs sous le nom de *Streptocoques du lait*, auxquels appartiendrait le ferment de Pasteur et qui comprennent des variétés diverses par les caractères morphologiques et biologiques, en particulier l'*Entérocoque*, ils sont au contraire, par d'autres auteurs (Mazé), considérés comme un groupe de cocco-bacilles et de bacilles. Le *b. acidi paralactici* de Kosaï serait un des plus importants des bacilles lactiques vrais.

A côté d'eux, d'autres microbes que l'on rencontre d'une façon à peu près constante dans le lait en décomposition, surtout en été, le *b. Coli* et le *b. lactis aerogenes* ont une action puissante sur le lactose, mais ils ne doivent pas être considérés comme les ferments lactiques normaux (Mazé) ; le second en particulier donne, outre l'acide lactique, des acides acétique, formique, et des composés cétoniques dont l'action n'est pas inoffensive. Ils pourraient de plus donner des substances plus ou moins toxiques aux dépens des matières azotées du lait.

La fermentation lactique normale joue un rôle considérable et des plus utiles dans l'industrie laitière ; c'est aux ferments lactiques que la crème, le beurre doivent leur bouquet ; ils jouent un rôle important dans « l'affinage » des fromages; par l'acidification du milieu ils empêchent la pullulation des microbes qui putréfient le lait en attaquant la caséine et qui ont besoin d'un milieu alcalin pour se développer. Ce sont donc des microbes protecteurs du lait que la laiterie s'efforce empiriquement de favoriser. Ils ne sont pas dangereux pour l'organisme humain, et les bons effets des laits caillés dans l'alimentation des peuples et dans la diététique en témoignent. Dans le Képhir, le Koumys, le Yoghourt, le Leben existent des transformations dues à des ferments lactiques vrais. Le lait fermenté spontanément de nos pays pour la préparation du babeurre est une culture de Streptocoques du lait. Il a pu être donné impunément même cru aux enfants.

II. Ferment de la Caséine.

Appartenant surtout aux groupes très répandu dans la nature des *bacilles Subtilis*, des *b. Mesentericus*, des *Tyrothrix* de Duclaux, microbes très vivaces, pourvus de spores, ces ferments existent plus ou moins abondants dans tout lait, et leur action commence en même temps que la fermentation lactique, mais pour être arrêtée par l'acidification du milieu et ne reprendre que plus tard. Ils agissent directement sur la caséine en la coagulant à l'aide de produits solubles analogues à la présure, puis en la peptonisant à l'aide d'un ferment analogue à la trypsine, la *caséase* de Duclaux. Les produits ultérieurs de transformation de la matière albuminoïde du lait sous l'influence de ces agents protéolytiques et peptolytiques sont vraisemblablement dangereux et toxiques, mais ce rôle n'a pu encore être définitivement établi par l'expérimentation. Quoi qu'il en soit, ces microbes du genre Subtilis sont un grand danger pour la conservation du lait, surtout en été où ils pullulent rapidement et peuvent résister à la stérilisation même à 110°, grâce à leurs spores. Celles-ci peuvent germer à 50° si on ne refroidit pas brusquement le lait après stérilisation. La pasteurisation ou l'ébullition simple qui ne détruisent que les ferments lactiques favorisent la pullulation des Subtilis. Il en est de même de l'adjonction d'alcalins conservateurs du lait qui suppriment l'acidité.

A côté des Subtilis et Mesentericus, il faut signaler comme ferments de la caséine le *b. butyricus* de Hueppe, puis des anaérobies stricts le *b. putrificus* de Bienstock, le *b. perfringens* de Veillon et Zuber, l'un agissant uniquement sur la caséine, l'autre ayant une action trypto-butyrique. Duclaux a décrit des *Tyrothrix* les uns aérobies, les autres anaérobies, qui, après avoir transformé la caséine en une peptone, *la Caséone*, continuent la désintégration de la substance albuminoïde jusqu'aux produits tels que leucine, tyrosine, urée et carbonate d'ammoniaque, acides de la série grasse, etc. Cette action est complétée par celle d'une moisissure l'*oïdium lactis*.

III. — FERMENTATION BUTYRIQUE.

Dérivant de la fermentation lactique lorsque celle-ci est achevée, par transformation de l'acide lactique, la production d'acide butyrique donne au lait l'odeur de beurre rance. Elle est sous la dépendance d'un bacille anaérobie décrit par Pasteur le *b. butyricus*, qu'on identifie actuellement au *b. amylobacter* de Trecul et van Tieghem, et au *Clostridium butyricum* de Prasmowski.

IV. — FERMENTATION ALCOOLIQUE.

Comme l'a montré Duclaux, si les levures du vin et de la bière n'agissent pas sur le lactose, il n'en existe pas moins une petite levure le *Saccharomycès lactis* d'Adametz qui transforme en alcool et acide carbonique le sucre de lait. Dans le Képhir à côté du *Dispora Caucasica*, bacille lactique, existe une levure qui donne une légère fermentation du glucose provenant du dédoublement du lactose en glucose et galactose par le dispora. D'après Duclaux le *Tyrothrix Claviformis* peut aussi donner de l'alcool aux dépens du lactose.

V. — AUTRES ALTÉRATIONS BACTÉRIENNES DU LAIT.

Laits filants ou visqueux. — Sous l'influence de microbes variés, *Coccus* de Schmidt-Mülheim, *Actinobacter* de Duclaux, *B. lactis pituitosi* de Loeffler, *b. lactis viscosi* de Adametz, etc., le lait peut subir une transformation qui le rend filant puis visqueux.

Laits amers. — Une variété de Proteus décrite par Weigmann le *b. du lait amer*, un *microccus* décrit par Cohn, peuvent donner ce goût au lait cru. Le *Subtilis*, le *Mesentericus* et la *Tyrothrix geniculatus* de Duclaux donnent de l'amertume au lait cuit, c'est-à-dire après disparition des ferments lactiques.

Laits savonneux. — D'autres bactéries étudiées par Weigmann donnent au lait un goût savonneux.

Laits colorés. — Enfin il est curieux de constater parfois à la surface ou dans l'épaisseur des laits conservés pour l'écrémage, l'apparition de colorations nettes se transmettant d'un lait à l'autre, par conséquent d'origine microbienne et dus aux pigments sécrétés par les microbes. Ces laits peuvent être toxiques pour les nourrissons (Mosler et Zundel).

Le *lait bleu* est dû au *b. Cyncyanus* de Ehr ; le *lait rouge* doit sa coloration soit à une levure le *Saccharomyces ruber*, soit au *micrococcus prodigiosus*, soit au *b. lactis erythrogenes* de Hueppe, soit à la *sarcine rose*. Enfin le *lait jaune* doit son altération au *b. Synxanthus*.

Microbes pathogènes.

Leur présence dans le lait peut avoir une double origine : soit une maladie infectieuse de l'animal transmissible à l'homme, maladie avec localisation à la mamelle ou infection généralisée, soit une souillure accidentelle du lait.

Des *microbes pyogènes*, staphylococcus pyogenes aureus, Streptococcus pyogènes, peuvent se rencontrer dans le lait. De même que le lait purulent des femmes atteintes de galactophorite peut donner des accidents gastro-intestinaux ou septicémiques au nourrisson (Damourette), de même le lait des vaches atteintes de *mammite suppurée contagieuse à Streptocoques* (Nocard) doit être considéré comme dangereux.

Le *bacillus enteritidis de Gaertner* peut se rencontrer dans le lait de vaches atteintes d'une mammite due à ce germe (Delépine, Fischer).

La *fièvre aphteuse des bovidés* se transmet par le lait, lorsque celui-ci a été souillé par les ulcérations développées sur les trayons (Nocard). L'agent en serait, d'après Loeffer, un microbe invisible traversant les filtres. Il détermine la stomatite aphteuse chez l'enfant.

Le *cocus meli tensis*, agent de la fièvre de Malte, peut se rencontrer dans le lait des chèvres dans les régions méditerranéennes, lait qui consommé cru transmet la maladie (1).

Enfin le *bacille de la tuberculose* existe dans le lait des vaches atteintes de tuberculose des bovidés ou pommelière, qu'elles présentent ou non des lésions apparentes des mamelles. Malgré l'assertion de Koch en 1901, il est démontré

---

(1) Sous l'inspiration du Dr Variot, une circulaire relative au lait de chèvre a été adressée par l'Administration de l'Assistance publique aux médecins des agences départementales d'Enfants assistés de la Seine.

Elle est basée :

1° Sur sa valeur nutritive inférieure à celle du lait de vache.

2° Sur la fréquence relative de la fièvre de Malte qui peut être contractée par l'ingestion de ce lait

aujourd'hui que le bacille tuberculeux bovin et le bacille humain ne sont que deux variétés d'une même espèce, et que le lait d'une vache phtisique est dangereux pour l'enfant.

La contamination accidentelle du lait par le *bacille typhique* est actuellement bien établie par de nombreux faits. Il s'agit presque toujours d'épidémies survenant exclusivement dans la clientèle d'une laiterie, d'une ferme où s'est produit un cas de fièvre typhoïde tandis que des fautes graves de propreté ont permis la souillure des vases destinés au lait. (Faits de Dubief à Kremlin-Bicêtre, de Gibert et Loir au Havre).

Le mouillage du lait peut être très dangereux comme l'ont montré Trillat et Fouassin ; ils ont reconnu qu'une eau ne renfermant que très peu de bacilles d'Éberth, et inoffensive en apparence, fournit une culture abondante et rapide de ce microbe lorsqu'on l'additionne de lait, milieu très favorable.

Le *bacille de la dipthérie* cultive assez bien dans le lait. Au cours d'une épidémie dans une école, Eyre obtint des cultures virulentes pour le cobaye avec le lait que consomment les enfants et qui avait été souillé accidentellement. De même du lait souillé par une eau renfermant du *bacille du choléra asiatique* détermina une épidémie à Calcutta à bord d'un navire. La *scarlatine* aurait pu être transmise par le lait.

La plupart des microbes pathogènes conservent leur vitalité plus ou moins longtemps dans le lait et ses produits. Heim a vu que le vibrion cholérique vit 6 jours dans le lait non stérilisé, 4 semaines dans le lait stérilisé qui n'est pas acidifié par la pullulation des saprophytes ; le b. d'Éberth vit 35 jours dans le lait cru, 21 dans le beurre, et jusqu'à 4 mois dans le lait stérilisé. Enfin le b. de Koch vit 10 jours dans le lait, 30 jours dans le beurre.

ASEPSIE ET MÉTHODES DE STÉRILISATION DU LAIT

Nous savons avec quelle rapidité se multiplient les germes saprophytes et pathogènes dans le lait, qui forme un excellent milieu de culture par les multiples matières organiques qui le constituent.

L'expérience montre que ces germes et les matières organiques transformées par ceux-ci sont un grand danger dans l'allaitement artificiel du nourrisson.

Si l'on excepte les conduits galactophores, on voit que le lait contenu dans l'appareil de la glande mammaire est dépourvu de germes. Pasteur a pu ainsi, dès ses premières recherches, recueillir aseptiquement un lait qui se conservait plusieurs mois.

Tels sont les faits qui ont conduit à la recherche de méthodes soit pour avoir un lait cru, stérile dès la traite, soit pour stériliser un lait.

Lait cru stérile.

Traite aseptique. — Le lait étant dépourvu de germes dans la glande mammaire, il semblerait que la *traite aseptique* permît d'obtenir un lait stérile. Il suffirait, comme Smester l'a proposé, qu'après avoir nettoyé les vaches au savon, lavé les pis à l'eau tiède, puis à l'eau boriquée, le trayeur dont les mains ont été également aseptisées, disposât un seau émaillé stérilisé couvert, sous le pis de la vache. Le couvercle enlevé, il prendrait de chaque main un trayon de telle manière que jamais ses mains ne touchent au lait qui tombe ainsi directement dans le seau émaillé. Aussitôt après la traite, le récipient serait recouvert. Avec ces précautions on recueille un lait presque aseptique. Néanmoins sa conservation n'est pas de longue durée. C'est tout au plus si au bout de trois ou quatre jours, en moyenne, ce lait ainsi recueilli serait encore utilisable. Quelques soins de propreté que l'on prenne, il est pour ainsi dire impossible dans la pratique d'arriver à une asepsie parfaite, soit de l'animal, soit de l'opérateur.

Méthodes industrielles. — Dans les établissements du type *lactarium*, les vaches laitières sont choisies et soignées d'une manière irréprochable, le personnel est instruit dans toutes les pratiques de l'asepsie, les locaux et le matériel sont stérilisables.

La traite est faite aseptiquement soit manuellement, soit mécaniquement. Le lait aussitôt refroidi au voisinage de 0° est embouteillé directement dans des flacons stérilisés de 100 à 150 gr., et à fermeture inviolable. Ces flacons sont conservés et livrés entourés de glace.

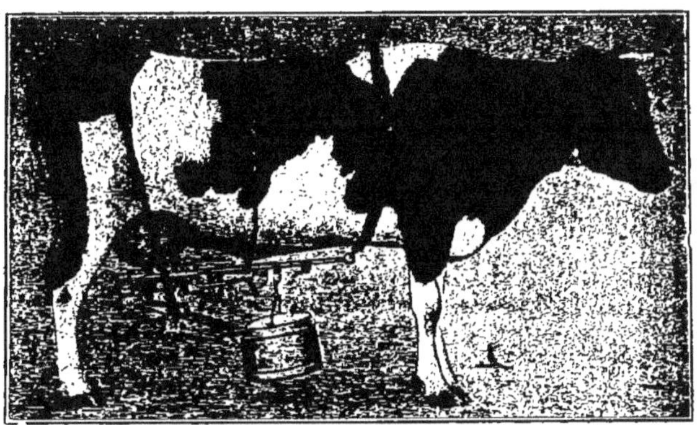

Fig. 5. — La traite aseptique en Suède, d'après M. LAVIALLE.

Malgré tous ces soins, ce lait, dit aseptique, est très altérable, et doit être utilisé rapidement. D'autre part, il est d'un prix relativement élevé, ce qui ne peut surprendre, vu l'extrême difficulté de le récolter.

Dans un chapitre spécial, nous donnons plus loin les résultats d'expériences cliniques sur l'emploi du lait cru dans l'alimentation des nourrissons. Ces résultats sont peu encourageants.

LAITS STÉRILISÉS

Pratiquement tout lait sera considéré comme septique, et il le sera d'autant moins qu'on prendra plus de précautions lors de la traite et des manipulations consécutives. Néanmoins il sera toujours plus prudent de le stériliser.

1° Séparer les germes du lait.

Les microbes, constituant des corps étrangers, on a eu l'idée de les séparer du lait, par les méthodes habituellement employées pour séparer les mélanges de liquides et de solides, c'est-à-dire la filtration et la centrifugation.

A. — FILTRATION.

Seibert a proposé la filtration du lait sur du coton hydrophile stérilisé et imbibé avec de l'eau stérile. Il espérait qu'ainsi tous les éléments du lait passeraient à travers le filtre avec leur valeur isotonique et que le lait serait néanmoins débarrassé de ses impuretés.

Ce procédé est tout à fait insuffisant, car il n'arrête pas les microbes.

L'emploi de la filtration reste limité dans la ferme tout de suite après la traite pour arrêter, sur un tamis grossier, les impuretés (corps étrangers, fétus de paille), qui ont souillé le lait recueilli sans précaution.

B. — CENTRIFUGATION.

En réalité, la quantité de microbes restant dans le lait est considérable ; ce procédé est donc lui aussi insuffisant, et il n'est plus guère employé que pour l'écrémage du lait.

2° Gêner le développement des germes ou mieux les tuer.

A. — PROCÉDÉS CHIMIQUES.

Gaz sous pression dans le lait. — L'anhydride carbonique, l'oxygène introduits sous pression dans le lait conservé dans des bouteilles en verre très résistantes retardent les fermentations microbiennes.

Mais ce lait oxygéné, étant scorbutigène, a été abandonné. Il avait le goût et la couleur du lait frais.

Eau oxygénée. — Quand le lait est additionné d'une quantité d'eau oxygénée ne dépassant pas 0 gr. 06 de H_2O_2 pour 100, au bout de 6 à 8 heures, suivant la proportion d'eau oxygénée employée, celle-ci est décomposée en eau et oxygène qui se dégage, de telle sorte qu'il ne reste plus rien dans le lait.

Cette décomposition se produit sous l'influence d'une diastase du lait (Sarthou).

Pour des quantités d'eau oxygénée spérieure : 0.15 %, la disparition de l'eau oxygénée devient très lente et peut même ne plus pouvoir se faire d'une façon complète.

Le meilleur mode opératoire consiste à additionner le lait d'eau oxygénée le plus tôt possible après la traite, abandonner ensuite ce lait dans un endroit frais à 14 ou 15° pendant 8 à 10 heures pour permettre la décomposition de l'eau oxygénée et ne le livrer à la consommation qu'au bout de ce laps de temps.

Ainsi traité, le lait ne présente au goût et à l'odorat aucune différence avec le lait frais ordinaire ; soumis à l'action de la présure, il se coagule exactement dans le même temps que ce dernier.

Le lait traité par l'eau oxygénée dans les conditions indiquées plus haut n'est pas stérilisé, mais se conserve, sans subir d'altération, beaucoup plus longtemps que le lait ordinaire. Ce n'est qu'au bout de 48 heures, à la température de 10 à 20°, le lait étant conservé librement à l'air, que l'on peut constater un commencement de fermentation ave cproduction d'acide lactique. (Adolphe Renard. — 1902.)

Dans ces dernières années, à part la tentative du Dr Debout portant sur 57 enfants avec 14 % de mortalité due aux affections du tube digestif, aucune statistique probante n'a été produite, que nous sachions, sur les avantages de ce lait.

Les autres matières chimiques que nous allons signaler ont toutes, à côté de leur pouvoir antiseptique plus ou moins puissant, la propriété commune, une fois introduites dans le lait, de s'y conserver intactes. C'est par là qu'elles sont dangereuses pour le nourrisson.

L'acide salicylique et l'**acide borique** sont très fréquemment employés.

Les **chromates alcalins** en poudre jaune soluble, retardent et même peuvent arrêter complètement la fermentation lactique. Ils présentent du reste encore un autre avantage pour les marchands, car ils rehaussent la couleur jaune du lait lorsque celui-ci a été écrémé, mouillé, ou qu'il est de qualité inférieure. On fait ainsi passer un produit médiocre ou mauvais pour un produit de grande valeur.

Formol (ou **formaldéhyde**). — L'action antiseptique du formol a été découverte par M. Trillat (Académie des Sciences, 3 mai 1892).

Si on ajoute au lait 6/10.000 de formol, sa conservation est parfaite ; il ne coagule plus si on l'ensemence avec du ferment lactique.

Mais ce procédé — d'après M. Trillat lui-même — présente deux inconvénients : le premier est de rendre la caséine plus ou moins insoluble, par conséquent le lait moins digestible ; le deuxième repose sur cette observation qu'il existe toujours de la formaldéhyde libre dans un lait conservé avec cet antiseptique et qu'il en résulte un danger pour le fonctionnement de la muqueuse gastrique — surtout dans le cas de l'alimentation des jeunes nourrissons.

Ces observations tout à fait rigoureuses viennent confirmer toutes nos opinions sur l'altérabilité si grande des principes nutritifs du lait sous l'influence des réactifs chimiques, même des substances qui paraîtraient inoffensives au premier abord, telles que l'oxygène. Les modifications les plus légères des laits peuvent avoir un contre-coup fâcheux dans l'allaitement artificiel. Aussi l'Académie de Médecine a-t-elle avec raison déclaré que les procédés de conservation par addition de substances chimiques doivent être rejetés.

B. — PROCÉDÉS PHYSIQUES.

a. Les essais de stérilisation basés sur l'action de l'*électricité*, de la *radioactivité* de certaines substances, des *rayons ultra-violets*, n'ont pas encore donné de résultats appréciables.

b. *Variations de la température* (*action du froid ou de la chaleur*).

α) *Le froid*. — La réfrigération est un moyen très coûteux qui ne fait, en somme, que retarder la corruption du lait en gênant le développement des bactéries.

Refroidissement du lait. — Il est certain que l'emploi des wagons frigorifiques et des vases entourés de glace ou d'un mélange réfrigérant, pour le transport du lait en chemin de fer, permet à ce liquide d'arriver en ville avant que les ferments aient pu acidifier le lait. C'est un procédé employé couramment pour l'approvisionnement des grandes villes.

Dans les fermes, les laiteries et les logements particuliers, placer les récipients de lait dans un seau rempli d'eau très froide constitue une simple précaution facile à prendre et dont l'efficacité, quoique très relative, n'en est pas moins réelle.

Congélation du lait. — En Danemark et en Suède, le lait recueilli dans les fermes est, après pasteurisation, congelé à une température de — 10° centig. Les blocs de lait congelé sont placés dans des barils en sapin bien étanches et d'une contenance à peu près double du volume des blocs. On remplit l'espace vide, entre les glaçons et les parois, avec du lait stérilisé et l'on ferme hermétiquement les barils. Ceux-ci étant parfaitement remplis et rafraîchis par le bloc glacé qui fond avec une extrême lenteur, les chocs et les cahots du transport ne peuvent produire un barattage suffisant pour transformer la crème en beurre ; on peut conserver le lait ainsi préparé pendant au moins 20 jours, ce qui permet son transport en pays éloignés.

Ce moyen de conservation est excellent à condition d'être employé pour des laits sains, recueillis aseptiquement ; car le froid ne tue pas les microbes, il les engourdit seulement et n'empêche pas certains d'entre eux (d'Arsonval) d'émettre en quantité infime les diastases qui s'accumulent.

La présence de ces diastases, au réchauffement des glaçons, surtout s'il se fait brusquement, détermine la coagulation. Un lait mis en glaçon et porté, quinze jours après, à une température de 15°, ne se coagule pas, mais, réchauffé dans de l'eau bouillante, se prend rapidement en grumeaux.

Après vingt-cinq jours, que le réchauffement soit lent ou brusque, le lait se coagule toujours. La quantité des diastases produites y est devenue très importante. La congélation présente l'inconvénient de séparer les divers éléments du lait. Le glaçon retient, en petite quantité, des couches de caséine graisseuse qui lui donnent un aspect feuilleté dans sa partie externe. Le chapeau que la pression de la congélation a fait déborder, contient surtout des graisses ; et le centre, du lactose surmontant la caséine et les sels.

Cette division des différents éléments du lait lui nuit beaucoup : après son réchauffement, même presque immédiatement, le mélange est rendu difficilement homogène et la qualité, comme la conservation du lait, s'en ressentent. Décongelé, il se conserve beaucoup moins longtemps que le lait simplement réfrigéré.

On en conclut que l'emploi de la congélation ne peut se prolonger longtemps et que partout où le refroidisement seul sera possible, il vaudra toujours mieux l'employer.

β) *La chaleur*. — Suivant que le lait est chauffé à la pression atmosphérique, c'est-à-dire à l'air libre, ou à une pression supérieure à la pression atmosphérique, il entre en ébullition à une température de plus en plus élevée.

L'ébullition.

Lorsque du lait est chauffé à l'air libre, il monte et s'enlève vers 83°, d'après Gautrelet, mais il n'a pas bouilli. Une *peau*, de constitution encore mal connue, se forme à sa surface ; on devra la briser pour continuer le chauffage et maintenir pendant vingt minutes l'ébullition du lait destiné aux nourrissons ; cette ébullition prolongée produit une concentration du lait.

Lorsque le lait est ainsi bouilli, aussitôt après la traite pour être consommé dans la journée, il est privé des ferments lactiques et des microbes pathogènes qui pourraient venir de la vache. Mais les spores des ferments de la caséine ne sont pas détruits et le lait simplement bouilli ne peut être conservé longtemps. L'ébullition est donc une mesure nécessaire, mais elle ne suffit pas pour assurer la parfaite innocuité du lait. D'autre part il a subi des modifications qui sont les mêmes que celles du lait stérilisé à 100°.

Si l'on ne fait bouillir le lait que 10, 15 ou 20 heures après la traite, comme cela se fait souvent dans les grandes villes, c'est alors une pratique insuffisante, surtout pendant l'été, et elle n'empêche pas le développement des gastro-entérites. De plus, les ferments lactiques ayant transformé une grande partie du lactose en acide lactique, celui-ci avec l'aide de la chaleur coagule plus facilement la caséine : le lait « tourne » pendant l'ébullition. C'est pour éviter cet inconvénient que les laitiers sans scrupule ajoutent à leur lait du bicarbonate de soude qui masque, en la neutralisant, l'acidité de ce lait trop vieux.

Comme il n'existe pas de lait pur, quelle que soit sa provenance, et quelle que soit la saison, il ne faut jamais manquer de se conformer à ce précepte, surtout lorsqu'il s'agit des enfants : « le lait doit toujours être bouilli ».

La pasteurisation.

C'est la méthode employée avec succès par Pasteur pour la conservation des bières et des vins.

Le lait est porté rapidement à la pression atmosphérique à +70°-75° pendant cinq minutes, puis refroidi rapidement à +2°, pour éviter la multiplication des microbes qui ne manquerait pas de se produire entre +30° et +40°, si on laissait le lait se refroidir lentement.

Les laits pasteurisés ne renferment plus guère que des spores et presque toujours les ferments lactiques en sont absents ; leur conservation est assurée pendant vingt-quatre heures.

Le dispositif pour sa réalisation étant assez compliqué, cette méthode ne peut être qu'industrielle ; surtout en lui adjoignant le transport avec réfrigération pendant la saison chaude, elle permet d'approvisionner chaque jour les grandes villes en lait ; mais le *lait pasteurisé ne doit pas être considéré comme un lait stérilisé*.

Le chauffage au bain-marie (stérilisation à domicile). — Ici, comme par la méthode d'ébullition, le lait est encore chauffé, sous la pression atmosphérique, à une température voisine de + 100°; mais comme il est réparti avant le chauffage dans de petits flacons qui serviront de biberons, il ne risquera pas d'être contaminé lors de la préparation de ceux-ci.

On emploie de petites bouteilles graduées de contenance variable suivant l'âge de l'enfant et dont chacune contient la quantité de lait nécessaire pour une tétée. On place un obturateur automatique (1) sur le goulot de chacune des bouteilles que l'on dispose dans un porte-bouteilles placé lui-même dans une marmite ou *bain-marie fermé*. Le niveau de l'eau du bain-marie atteint à peu près celui du lait dans les flacons remplis eux-mêmes aux deux tiers seulement. La marmite, garnie de son couvercle, est placée sur un fourneau et la température de l'eau du bain-marie est élevée jusqu'à l'ébullition que l'on maintient pendant quarante minutes. Les gaz s'échappent des flacons pendant l'ébullition en soulevant les disques obturateurs : le lait atteint la température de + 98° environ.

Lorsqu'on a retiré le porte-bouteilles du bain-marie, on laisse refroidir lentement : la vapeur dégagée par le lait qui s'est substituée à l'air, chassé par le chauffage, du tiers supérieur du flacon, se condense par refroidissement et, par suite de ce vide, l'on voit les obturateurs sous l'influence de la pression atmosphérique se déprimer peu à peu à leur centre en s'appliquant fortement sur les goulots.

Lorsque la dépression du disque est complète, on place les bouteilles dans un endroit frais en ayant bien soin de ne pas toucher aux bouchons. Quand on veut donner à téter, on fait tiédir une bouteille dans l'eau chaude et on applique une tétine sur le goulot de la bouteille qu'on ne découvre de son bouchon qu'à ce moment précis. De cette façon la bouteille forme biberon sans qu'il y ait besoin d'aucun transvasement.

Ce chauffage au bain-marie tue les microbes du lait mais non les spores : ce lait devra donc être utilisé dans la journée en été, au plus tard dans les deux jours en hiver. D'autre part, ces spores résistantes peuvent appartenir à des espèces microbiennes très dangereuses : aussi faudra-t-il toujours choisir le lait de bonne qualité, s'enquérir de sa provenance, et ne jamais en faire la stérilisation tardive, même en hiver.

Ce chauffage du lait y produit aussi des altérations chimiques : à 60°, après 30 minutes, on constate la destruction de 14 p. 100 de lécithine; à 90°-95°, la perte est de 18 p. 100 ; elle s'élève à 30 p. 100 si la température monte à 105°-

(1) Le modèle le plus simple et le plus pratique est un disque en caoutchouc à pyramide plongeant dans le goulot.

Pour supprimer l'emploi des bouteilles rodées et pouvoir se servir de flacons à meilleur marché, Budin a fait construire de petits capuchons en caoutchouc extensible dont on coiffe à frottement le goulot de la bouteille. Lorsque le chauffage est commencé, le bouchon se gonfle et l'air s'échappe par une petite ouverture latérale correspondant au ras du goulot. Par le refroidissement, le bouchon se déprime et la petite ouverture s'applique sur le verre.

On a proposé dans le même but l'emploi d'un tampon d'ouate stérilisée qu'on enlève au moment de placer le bout de sein de caoutchouc : ce mode de bouchage suffisant pour les laboratoires, ne l'est pas dans les biberonneries. Lorsqu'on transporte les flacons à distance, le lait agité dans les flacons vient mouiller les tampons de coton et le bouchage n'est rien moins que parfait.

110° (nous atteindrons cette température dans la stérilisation par surchauffe). Les nucléones, les diastases et même les citrates sont altérés ou détruits par l'ébullition (Hugounenq).

Le surchauffage à l'autoclave (stérilisation industrielle). — Dans ces conditions comme on opère à une pression supérieure à la pression atmosphérique, on peut atteindre des températures plus élevées que 100° ; on pourra donc détruire absolument tous les microbes et toutes les spores du lait, et réaliser ainsi une stérilisation absolue.

Pratiquement on n'élève pas la température au-dessus de 108 à 110° pendant 45 minutes environ, car on produirait des modifications trop importantes dans la composition du lait : vers 130° par exemple, le lactose se caramélise et donne des acides qui coagulent la caséine.

Immédiatement après la traite, qui doit être faite dans des conditions d'asepsie aussi rigoureuse que possible, le lait, amené à la laiterie, est le plus souvent filtré pour être débarrassé des impuretés qu'il peut contenir. Immédiatement après, il est soumis, ordinairement, à un premier chauffage jusqu'au voisinage de l'ébullition, que l'on n'atteint pas cependant. Ce premier chauffage, qui est opéré à l'air libre, a pour but de désoxygéner le lait.

Ce premier temps de désoxygénation terminé, le lait, refroidi, est mis en bouteilles, et les bouteilles, bouchées ou non, sont placées dans des appareils spéciaux où le lait se trouve soumis au surchauffage. L'appareil le plus courant n'est autre qu'un autoclave dans lequel le lait est chauffé sous pression de vapeur. En règle générale, la température atteinte varie entre 105 et 110°, et la durée de l'opération est d'environ 45 minutes. Mais ces règles générales qui varient d'ailleurs avec les compagnies varient aussi suivant la saison. Plus la saison est chaude, plus la température à laquelle le lait est soumis doit être élevée, plus la durée de l'opération doit être prolongée.

Certains industriels ne se contentent pas de porter une fois le lait à la température de 110, ils renouvellent l'opération jusqu'à 3 fois à 12 heures d'intervalle ; ils réalisent ainsi une stérilisation par surchauffage discontinu qui, certainement, doit être absolue, mais qui ne paraît pas présenter d'avantages sérieux et qui peut même, semble-t-il, avoir certains inconvénients sur la constitution du lait.

Si le surchauffage détruit les germes du lait, le bouchage qui empêche le réensemencement du liquide a donc une grande importance. Le bouchage au liège paraffiné paraît être à la fois le plus pratique et le plus sûr : les bouteilles de lait sont introduites bouchées dans l'autoclave, le bouchon se trouve stérilisé en même temps que le lait, et au sortir de l'appareil le goulot des bouteilles est plongé dans un bain de paraffine qui empêche l'introduction d'air septique à l'intérieur.

Le temps, le degré de chauffage et le mode de bouchage sont donc les seuls points sur lesquels, dans les grandes lignes, diffèrent tous les procédés industriels.

Modifications du lait consécutives au surchauffage. — Tous les microbes et toutes les spores étant détruits, le lait, ainsi préparé, peut se conserver indéfiniment sans subir de fermentation si le bouchage reste parfait.

Les seules modifications que l'on voit se produire sous l'influence du temps sont celles que l'on observe avec le lait cru, recueilli aseptiquement et abandonné au repos : au bout de 8 à 15 jours, il perd son homogénéité, la crème surnage et certains sels se précipitent. Il semble cependant que la désémulsion des graisses soit un peu plus prononcée lorsque les laits ont été soumis à l'action de la chaleur, et il est fréquent de les voir surnager à la surface du liquide sous forme de blocs compacts et peu appétissants. Si l'on agite le liquide, l'émulsion se reforme dans les premiers temps; mais, plus tard, il est difficile de la reproduire complètement. Cet inconvénient des laits surchauffés n'est pas le seul qu'ils présentent ; ils ont assez souvent une coloration jaune brunâtre rappelant la teinte du café au lait et un mauvais goût. Ces modifications macroscopiques, que les divers tours de main des industriels ont pour but d'éviter, donnent aux laits surchauffés un aspect souvent désagréable qui les fait repousser par certaines personnes.

Nous connaissons déjà quelques-unes des modifications que les recherches chimiques ont permis de constater dans la constitution du lait soumis au chauffage. Elles sont accrues par le surchauffage ; elles peuvent se résumer en quelques mots : destruction des ferments, diminution des gaz en dissolution, évaporation des substances aromatiques, modifications de la caséine, destruction des lécithines, réduction de 1 gramme à 0 gr. 50 de l'acide citrique dissous, réduction de un tiers de phosphates solubles. On le voit, ces modifications sont réelles et portent principalement sur les aliments plastiques.

Mais sont-elles assez importantes pour réduire sensiblement sa valeur nutritive ? La modification de la caséine est favorable car sa digestibilité s'en trouve accrue. Nous verrons à propos du lait de vache cru que, sous l'influence du suc gastrique, la caséine de ce lait se prend en masses compactes qui emprisonnent les globules butyreux ; que le coagulum ainsi formé se laisse difficilement pénétrer par les sucs digestifs et qu'il en résulte un retard sensible des phénomènes de la digestion. Or il est démontré aujourd'hui que la chaleur modifie si heureusement la caséine du lait de vache que sous l'action du suc gastrique elle se prend en flocons fins et granuleux, qui se rapprochent sensiblement de ceux que donne le lait de femme dans les mêmes conditions.

D'autre part les excellents résultats obtenus dans la pratique par l'allaitement au lait surchauffé à 108° amènent à cette conclusion que, si le surchauffage diminue quelque peu la valeur nutritive de ce liquide, par contre, il le modifie si favorablement à d'autres points de vue, qu'il doit en faire un aliment supérieur au lait cru de vache.

Quand on l'emploie il faut donner le conseil de goûter chaque bouteille de lait avant de charger le biberon des enfants, quoique avec les laits industriels Gallia et Lepelletier, on trouve à peine une bouteille gâtée sur 1.000.

La stérilisation de ces laits n'est pas pratiquement compromise par le débouchage, si l'on prend la précaution de replacer le bouchon de liège dans le col de la bouteille après la prise de lait, et si l'on tient la bouteille au frais. D'ailleurs

ces laits surchauffés sont aussi livrés par les industriels dans des flacons de
100, 125, 150 gr., qui ne doivent servir que pour une tétée.

LAITS MODIFIÉS.

Nous appelons lait modifié tout lait qui n'a pas sa constitution normale, que
cette modification ait été spontanée, ou provoquée soit dans un but scientifique, médical, soit dans un but lucratif (falsification).

Parmi les laits modifiés, nous ne nous occuperons que de ceux qui, à tort ou
à raison, ont été utilisés dans l'alimentation du nourrisson.

Pour simplifier cette étude nous réunirons dans le même groupe les laits dont
le même constituant a subi la principale modification.

I. Modification de la quantité d'eau.

1° **Laits mouillés.** — Certains laitiers pour augmenter leur gain ajoutent de
l'eau au lait ; cette eau est souvent septique. Il y a donc là un double danger :
un litre de lait renferme une quantité moindre d'extrait sec, c'est-à-dire de
matières nutritives pour l'enfant, et des germes pathogènes et saprophytes.
Nous n'insisterons pas sur cette modification qui est courante, quoique dépistée
par le service de répression des fraudes.

2° **Lait coupé.** — Lorsque le mouillage du lait de vache, trois fois plus riche
en caséine que le lait de femme, est fait méthodiquement suivant les indications
des puériculteurs, il prend le nom de coupage du lait. Il en sera parlé avec
détails dans le chapitre de l'allaitement artificiel.

3° **Laits condensés.** — Ces laits sont obtenus par l'évaporation d'une quantité
plus ou moins grande d'eau du lait naturel, ou du lait plus ou moins écrémé.

A. Lait condensé sucré.— Le lait venant de la ferme est d'abord chauffé au
bain-marie à + 94°, additionné de sucre raffiné en poudre dans la proportion
de 12 à 13 kilos par hectolitre, puis introduit dans un appareil à cuire dans le
vide. Dans ces conditions il entre rapidement en ébullition à basse température ;
on arrête l'évaporation lorsque le liquide sirupeux a la consistance d'une bouillie
épaisse qu'on introduit, après refroidissement, dans des boîtes en fer-blanc.

Ce produit est de couleur blanchâtre, tirant légèrement sur le jaune, entièrement homogène et onctueux, se conservant très bien sans stérilisation préalable (1).

Dissous dans quatre ou cinq fois son volume d'eau tiède, il donne un liquide
analogue au lait frais et ne contenant aucun grumeau. La crème remonte lentement à la surface et la caséine n'a pas changé son état.

B. Lait condensé non sucré. — La méthode est à peu près semblable à la
précédente sauf l'addition de sucre, et le produit obtenu est plus aqueux que

---

(1) La forte proportion de sucre qu'il contient assure sa conservation en s'opposant à la pullulation
des germes comme dans les sirops pharmaceutiques et les confitures.

le lait condensé sucré. Une fois introduit dans des boîtes en fer-blanc et fermées hermétiquement, il faut les stériliser de préférence dans un bain-marie autoclave porté à la température de + 120°. Les boîtes stérilisées se conservent indéfiniment (Sidersky).

COMPOSITION CHIMIQUE DES LAITS CONDENSÉS.

| | LAIT CONDENSÉ SUCRÉ | | | | LAIT CONDENSÉ PUR | |
| | LAIT NON ÉCRÉMÉ | | | LAIT | LAIT | LAIT |
	NESTLÉ	ANGLO-SUISSE	AMÉRICAIN	ÉCRÉMÉ	NON ÉCRÉMÉ	ÉCRÉMÉ
Eau	24,62	24,65	28,02	28,94	61,46	68,62
Matières azotées ...	10,09	11,10	8,06	12,71	11,17	12,43
Matières grasses ...	11,39	9,55	9,58	2,63	11,42	0,26
Lactose	11,70	11,48	12,89	13,99	13,96	15,73
Saccharose	40,20	41,22	39,92	39,49	—	—
Matières minérales .	2	2	1,53	2,24	1,99	2,96
	100	100	100	100	100	100
Echantillons analysés	5	18	29	7	52	4

4° **Laits en poudre**. — Le lait en poudre ou lait desséché devrait être du lait intégral et pur privé seulement de son eau ; mais ce lait se conserve mal, comme nous le verrons plus loin.

Le lait en poudre est presque toujours du *lait écrémé* en vue de la fabrication du beurre, et dont le résidu primitivement employé pour l'alimentation des jeunes animaux fut plus tard desséché pour être vendu à un meilleur prix aux pâtissiers, boulangers, confiseurs.

A. Fabrication. — Parmi les procédés employés pour dessécher le lait, complet ou écrémé, il en est deux qui sont intéressants à connaître au moins dans leur principe.

a. Dans le *procédé Just Hatmaker*, le lait est étalé à la surface de 2 cylindres portés par chauffage à la vapeur à une température supérieure à + 100°, et tournant l'un en face de l'autre comme les cylindres d'un laminoir. Le lait desséché adhère sous forme de pellicule à leur surface, dont il est détaché par des couteaux. Cette pellicule est ensuite pulvérisée. A la loupe, cette poudre de lait se présentera sous l'aspect de fines lamelles.

b. Dans le *procédé Bévenot et Lenepveu*, le lait est pulvérisé en brouillard dans une chambre à courant d'air chaud (70°-75°), qui entraîne la vapeur d'eau formée ; la poudre de lait tombe sur la glace constituant la sole de la chambre A la loupe, cette poudre de lait apparaît sous l'aspect de grains sphériques.

B. La *Composition chimique* centésimale du lait desséché varie considérablement suivant qu'il a été fabriqué avec des laits entiers, demi-écrémés ou totalement écrémés. Les analyses ci-dessous peuvent servir de type de la constitution des différentes poudres commerciales :

		LAIT ENTIER	LAIT DEMI-GRAS	LAIT MAIGRE	EXTRAIT SEC DU LAIT MOYEN
Eau................	%	8,54	6,30	8,54	0
Graisses	»	25,98	15,80	1,33	30,76
Lactose	»	42,15	37,46	50,24	38,45
Matières azotées........	»	22,95	33,11	32,71	26,14
Cendres	»	5,38	7,34	7,80	4,61
		(*Teichert*)	(*Lindet*)	(*Teichert*).	

La soustraction du beurre retentit forcément sur les teneurs relatives du lactose et des matières azotées et c'est la teneur en graisse, qui est surtout importante à considérer lorsqu'on voudra se rendre compte de la valeur alimentaire et de la valeur marchande d'une poudre de lait.

Les nombres portés dans la dernière colonne indiquent la composition de 100 gr. d'extrait sec du lait pur ordinaire, adopté comme moyenne par le Conseil d'hygiène.

Cet extrait sec par définition ne renferme pas d'eau, tandis que les poudres commerciales très hygroscopiques en renferment des quantités variables suivant le mode et l'ancienneté de leur fabrication.

C. Emploi. — Le lait desséché récemment fabriqué a une odeur de pâtisserie fine. Peu à peu cette odeur devient suifeuse, désagréable, par saponification et oxydation de ses matières grasses constitutives. C'est pour cela que le lait entier, plus altérable que le lait écrémé, doit être renouvelé plus souvent et devient ainsi plus coûteux.

L'eau tiède le dissout en grande partie. Le résidu insoluble est surtout important avec les poudres préparées à haute température ; celle-ci a en effet insolubilisé les sels solubles de calcium du lait d'origine, ainsi que ses matières albuminoïdes. En outre la dissolution obtenue n'est pas aussi stable et homogène que le lait : peu à peu le beurre, dont l'émulsion naturelle a été détruite par la chaleur, se rassemble en gouttes huileuses à la surface.

Aseptique lorsqu'il a été préparé à une haute température, le lait desséché s'hydrate et s'infecte néanmoins dès l'ouverture de la boîte qui le renferme.

L'emploi du lait en poudre nous a donné des résultats défavorables dans l'élevage des nourissons, ainsi qu'on le verra au chapitre des expériences sur les laits.

II. MODIFICATIONS PORTANT SUR LES MATIÈRES SALINES.

1° **Lait décalcifié** (par le citrate de soude). — Il a été préconisé par Wright et Poynton dans la dyspepsie des nourrissons causée, d'après lui, par l'indigestibilité du coagulum massif du lait de vache formé dans l'estomac. Le lait de vache citraté donne en effet sous l'influence du suc gastrique (ou de la pepsine) un coagulum rappelant le coagulum du lait de femme.

2º Laits surphosphatés. — On a essayé d'augmenter la teneur du lait en acide phosphorique, en administrant à des vaches une dose quotidienne énorme de phosphate de chaux (80 gr.); mais si le tube digestif des vaches absorbe ces phosphates, ils ne sont pas éliminés par le lait. Ces tentatives sont donc illusoires.

III. MODIFICATIONS PORTANT SUR LES HYDRATES DE CARBONE.

1º Fermentations du lactose.

A. **Laits aigris par fermentation lactique.** — Nous savons que dans du lait abandonné à lui-même, lorsque la température est élevée, les ferments lactiques transforment rapidement le lactose en acide lactique, par hydratation :

$$\text{Lactose} + \text{eau} = \text{acide lactique.}$$
$$(1\ mol.)\quad (1\ mol.)\quad (4\ molécules.)$$

Lorsque la quantité d'acide lactique formé atteint 7 à 8 grammes par litre, le lait caille même à la température ordinaire (précipitation de sa caséine) ; à la température d'ébullition, la moitié de cette quantité d'acide suffit. Cette précipitation ne se produit pas si l'acide lactique est neutralisé par du bicarbonate de soude ; d'autre part, la fermentation lactique est ralentie, et même empêchée par le bicarbonate de soude, d'où l'emploi de ce sel comme antifermentescible dans l'industrie laitière ; mais comme il présente le grand danger, en neutralisant ou en alcalinisant le lait, de permettre le développement des ferments de la caséine, ce procédé doit être absolument rejeté, surtout lorsqu'il s'agit de lait destiné à des nourrissons.

Le *yogourt* ou *yohouri* est un lait aigri, riche en acide lactique surtout, préparé à l'aide de ferments lactiques sélectionnés.

B. **Laits alcoolisés par fermentations alcooliques.** — Le *Képhir* est un lait mousseux, crémeux, dans lequel le lactose a subi à la fois la fermentation lactique et la fermentation alcoolique. Il est obtenu par l'action de grains de Képhir (levure et bacille) sur du lait de vache.

Le *Koumys* est aussi un lait où ont été produites les fermentations lactiques et alcooliques du lactose. Le Koumys vrai provient du lait de jument ; on prépare aussi du Koumys avec du lait de vache.

2º Adjonction d'un autre sucre.

Lorsque dans l'élevage artificiel on est obligé de pratiquer des coupages du lait de vache avec de l'eau, pour diminuer la quantité surabondante de caséine, on abaisse dans la même proportion le taux du beurre et du lactose. Pour compenser plastiquement et énergétiquement ces deux dernières substances, il est utile d'ajouter au lait dilué, une certaine quantité de sucre.

A. Le choix du sucre (1). — Étant donné que le *lactose* est le sucre normal du

(1) Extrait de Variot. Le sucre dans l'alimentation infantile. (Conférence faite le 15 novembre 1917 à la Réouverture annuelle des cours de l'Institut de Puériculture.)

lait, il était naturel que l'on songeât à l'utiliser. Soxhlet (de Munich), en 1893, préconisa une solution lactosée qui devait être ajoutée, en quantité déterminée, dans le lait préparé pour les nourrissons. M. Marfan (en 1896) vantait, à l'exemple du savant allemand, l'emploi du lactose dans l'allaitement artificiel. « En fait, disait-il, l'observation apprend qu'en sucrant avec du lactose, on obtient des résultats bien supérieurs à ceux que donne le saccharose ou sucre ordinaire. »

Mais on revint bientôt de cet engouement. On s'aperçut que l'emploi du lactose avait de sérieux inconvénients et que la plupart des nourrissons qui en absorbaient régulièrement étaient sujets à la diarrhée.

D'autre part, le lactose vendu dans le commerce, extrait par cristallisation du petit lait qui a fermenté, n'offre pas des garanties de pureté absolue. Toujours est-il qu'on renonça au lactose pour le sucrage des biberons et que M. Marfan lui-même, en 1903, déclara que la solution lactosée de Soxhlet, qu'il avait adoptée d'abord, produit des troubles digestifs et ne tarde pas à déterminer la diarrhée.

Ces fluctuations d'opinion montrent que la vogue dont a joui le lactose, d'abord en Allemagne, puis en France, a été bien fugitive.

Le lactose a des propriétés laxatives parce qu'il fermente dans le tube digestif et se transforme en acide lactique qui exerce une action irritante sur la muqueuse intestinale. M. Lavialle, et d'autres chimistes, ont retrouvé de l'acide lactique dans les déjections des enfants prenant du lait lactosé. A la rigueur, le lactose pourrait être employé comme médicament chez les nourrissons sujets à la constipation, il suffit parfois de doses minimes pour qu'il ait une action purgative. Il faut donc rayer le lactose de l'usage habituel pour préparer la ration des bébés.

Le lactose est incomparablement inférieur au saccharose, ou sucre ordinaire que l'on se procure aisément à l'état de pureté puisqu'il est cristallisé et facile à conserver. Le prix du lactose ne peut entrer en ligne de compte pour compenser ses inconvénients ; avant la guerre, il coûtait au moins le double du sucre ordinaire.

Le *maltose* qui provient de l'action de l'acide sulfurique dilué ou des diastases de l'orge germé sur l'amidon est un sucre, à bon marché. Transformé en glucose dans l'économie, il est employé couramment pour l'élevage des nourrissons par les Allemands ; mais si l'on en juge par le taux élevé de leur mortalité infantile (20 % environ avant la guerre), les résultats étaient défavorables. Ce sucre ne mérite pas d'être employé en France.

Le *glycose*, ou sucre de raisin, qui se retrouve dans la plupart des fruits, ne paraît pas utilisable dans l'allaitement artificiel ; cet aliment doit être réservé pour le sevrage. Avec mon ancien chef de laboratoire, M. Lavialle, nous avons fait un essai sur un bébé de la nourricerie Parrot ; les rations de lait étaient sucrées avec du glycose très pur. Mais au bout de peu de temps, les déjections devinrent irrégulières et verdâtres, des érythèmes apparurent à la peau, l'accroissement pondéral et statural n'était pas satisfaisant et nous dûmes revenir au saccharose.

Mon expérience de 25 ans, soit à la goutte de lait de Belleville, soit à l'Institut de Puériculture, soit dans la clientèle privée, sur plus de 25.000 nourrissons dont j'ai contrôlé l'élevage, est absolument favorable à l'emploi du *saccharose* ; il ne présente que des avantages, il est absolument digne de la faveur dont il jouit de temps immémorial aussi bien parmi les médecins que dans le public.

Le saccharose ou sucre cristallisé est extrait du jus de betterave ou de canne à sucre. Il est débarrassé des produits caramélisés et des mélasses par les opérations du raffinage. On le décolore par la filtration à travers des couches de charbon animal. (Le sucre roux, renferme toutes ces impuretés et notamment des sels de soude et de potasse qui ont une action purgative.)

Le saccharose est facile à manier et à conserver, soit en morceaux, soit en poudre. Il est très pur, très soluble dans l'eau, jusqu'à 180 parties % d'eau.

B. La quantité du sucre employé.

Le sucrage dans l'allaitement artificiel nous apparaît comme indispensable ; il sera fait suivant les indications données au chapitre de l'allaitement artificiel.

Laits hypersucrés (par le saccharose). — L'hypersucrage, c'est-à-dire l'addition de quantités importantes de sucre au lait, jusqu'à 10 %, peut être indiqué chez certains nourrissons.

En 1913, nous avons présenté avec M. Lavialle nos recherches sur ce sujet au Congrès international des sciences médicales de Londres ; nous avons établi que, dans un bon nombre de cas, les dyspepsies des nourrissons, avec vomissements incoercibles, ne cédant à aucune autre médication, pouvaient être guéries assez vite par l'emploi méthodique en solution du lait condensé sucré Gallia, (contenant 10 % de sucre). Cette quantité de sucre nous a paru optima pour les effets que nous recherchions.

Ensuite nous avons utilisé aussi le lait que nous avons appelé *lait hypersucre.*

Ce dernier peut être obtenu en additionnant le lait ordinaire de 10 à 12 % de sucre en poudre, ce qui donne 10 à 12 grammes de sucre pour une tétée de 100 gr., mais le lait ainsi obtenu n'a pas des propriétés antiémétiques aussi constantes que le lait hypersucré à chaud.

Pour l'obtenir, on l'additionne d'abord de sucre dans cette proportion puis on le porte à l'ébullition dans un appareil de Soxhlet ou on le soumet pendant trois quarts d'heure dans une autoclave à la température de 108° C.

Enfin, M. Lécuyer a réussi industriellement l'hypersucrage du lait homogénéisé et surchauffé, ce qui assure la stérilité et une plus longue conservation du lait. Nous avons fourni des indications à la maison Lepelletier pour la fabrication du lait hypersucré qu'elle livre au commerce et qui donne d'excellentes résultats chez les nourrissons atrophiques.

L'aspect de la caséine, dans le lait hypersucré à chaud, aussi bien que dans le lait condensé, est tout à fait différent de celui de la caséine du lait cru ordinaire. Le *coagulum* de la caséine hypersucrée est diffluent presque autant que celui du lait de femme. Il y a manifestement, du fait de l'hypersucrage, une action chimique sur les albuminoïdes du lait, action favorable à la digestion.

D'autre part il nous a paru que les déjections avec le lait hypersucré et stérilisé à 108° pendant trois quarts d'heure étaient parfois plus liquides et plus fréquentes qu'avec le lait condensé (trois à quatre selles par jour) ; l'hyper-sucrage du lait à froid nous a paru produire des effets laxatifs plus marqués encore et même de la diarrhée avec érythème fessier léger dans quelques cas.

Nos recherches chimiques ont établi que les propriétés eupeptiques et anti-émétiques des laits hypersucrés sont dues au sucre libre, et non à une combinaison du sucre avec la caséine ou avec un des autres éléments constitutifs du lait, sous l'action de la surchauffe ; mais ce sucre libre peut manquer. En effet, le lait hypersucré préparé avec un bon lait, au sein duquel s'est établie normalement avant le chauffage à 108°, par ensemencement au contact de l'air, la fermentation lactique, contient bien des matières sucrées libres ; mais le sucre n'est pas intact, dans sa totalité au moins, et sa transformation en sucre interverti (glucose et lévulose à parties égales au miel artificiel), est d'autant plus importante que la fermentation lactique a été plus avancée (Lavialle).

IV. MODIFICATIONS PORTANT SUR LA CASÉINE.

1º Laits décaséinés.

Lait maternisé de Gaertner. — Le lait refroidi aussitôt après la traite est coupé d'un égal volume d'eau, ce qui réduit de moitié le taux de ses constituants, de la caséine en particulier, par litre. Ce mélange est centrifugé. Dans les récipients à centrifugation, on ne recueille ensuite que la moitié supérieure du volume du liquide, c'est-à-dire celle qui renferme toute la crème : le lait obtenu a donc à peu près la composition chimique du lait de femme, il lui manque seulement quelques grammes de sucre ; on obtient la correction en ajoutant 15 à 20 grammes de lactose par litre.

Ce lait est finalement mis en bouteilles, puis stérilisé à + 105° pendant 25 minutes.

On a remarqué que cette modification du lait produisait le scorbut ; aussi a-t-il été délaissé.

Lait maternisé de Dufour (de Fécamp). — Procédé utilisable à domicile. La quantité de lait nécessaire pour une journée est laissée au repos pendant 4 heures dans un flacon stérile et fermé. Ensuite on soutire le tiers inférieur du lait, ce qui diminue d'un tiers la quantité de matières albuminoïdes et de sels, les matières grasses n'étant pas atteintes puisqu'elles forment la crème à la partie supérieure du lait. On remplace le tiers de lait retiré par un égal volume d'eau lactosée à 35 p. 1.000, et on ajoute 1 gramme de chlorure de sodium.

Après agitation, ce lait est stérilisé en petits flacons au bain-marie bouillant, suivant la méthode que nous connaissons.

2º Laits à caséine transformée.

A. Par la chaleur.

Laits surchauffés à + 108°. — Ces laits ne sont pas seulement stérilisés ; ils ont aussi subi par le fait de la surchauffe de profondes modifications portant surtout sur leur caséine (voir page 99, Laits surchauffés), rendue plus digestible.

B. **Par les ferments digestifs (peptonisés).**

Lait pancréatiné de Budin et Michel. — Dans ce lait, de préparation délicate, la caséine est peptonisée, avant sa stérilisation, par une macération aqueuse de pancréas de veau.

Lait humanisé de Backhaus. — Le lait écrémé à la centrifugeuse est soumis, pendant 25 minutes, à la température de 35° à l'action d'un mélange de trypsine pancréatique et de présure. La moitié de la caséine de ce lait débeurré se précipite, le reste est digéré et dissous. A ce petit lait débeurré, décaséiné et peptonisé on ajoute une quantité de crème pour en avoir 35 grammes par litre, et 15 à 20 grammes de lactose. Le produit obtenu est mis ensuite en bouteilles et stérilisé à + 105° pendant vingt-cinq minutes. Le scorbut infantile a été relevé fréquemment après l'usage de ce lait qui est d'ailleurs abandonné en France.

Lait modifié par le lab ferment. Lait pegniné. — La pegnine est un mélange de lab-ferment et de lactose dans la proportion de 35 à 40 %. C'est une poudre blanche, sans odeur, facilement soluble dans le lait.

Mélangée au lait de vache pur, bouilli et refroidi à 37°, la pegnine, dans la proportion de 10 grammes par litre, amène en 4 minutes la coagulation du lait. Ce lait, agité pour briser le coagulum, est introduit dans les biberons.

Le liquide arrive tout divisé dans l'estomac, où le ferment intimement mélangé au lait, peut continuer son action.

3° **Lait décaséiné et peptonisé.**

Petit lait. — On donne ce nom au liquide résiduel de la fabrication du fromage : c'est en réalité du lactosérum dont nous connaissons la composition, mais plus ou moins aigri suivant les précautions prises.

V. Modifications portant sur les matières grasses.

1° **Modification de l'état physique des globules gras.**

Laits homogénéisés et surchauffés. — « L'homogénéisation ou fixage du lait » est une simple opération mécanique, qui consiste à émulsionner la matière » grasse de ce liquide en gouttelettes de 1 à 3 μ. de diamètre, de façon à détruire » la force ascensionnelle des globules gras qu'il renferme et d'empêcher leur » réunion, c'est-à-dire la formation de la crème. » (Chevalier).

L'homogénéisation est un procédé français qui fut surtout étudié par Gaulin, par Jullien-Bonnet et modifié par E. Lecuyer. Elle est obtenue par différents appareils ; dans les uns, les globules gras sont écrasés par le passage du lait à travers des orifices capillaires et par son frottement sous pression entre deux plans, dans les autres par compression du lait entre deux plateaux tournant très rapidement l'un contre l'autre. Des détails de technique gardés secrets permettent d'obtenir une émulsion plus ou moins fine de la matière grasse et d'éviter son altération, son oxydation et l'acidification du liquide pendant l'opération.

« Lorsqu'on coagule soit avec de la présure, soit avec de l'acide chlorhydrique » un lait homogénéisé, on voit se former un coagulum léger, poreux, friable, » facilement perméable aux sucs digestifs, laissant rapidement exsuder le » sérum, totalement différent comme constitution du caillot compact et homo- » gène obtenu dans les mêmes conditions avec les autres laits frais ou stérilisés » et se rapprochant beaucoup du caillot du lait de femme. »

« Les molécules de caséine insolubilisée sont entourées d'une mince couche de » matière grasse qui empêche leur réunion et détermine la formation de ce » caillot pulvérulent. »

« Cette modification du caillot doit donc favoriser l'action du suc gastrique » sur la caséine et faciliter dans une notable proportion l'action ultérieure des » sucs intestinaux ; d'autre part les globules graisseux sont déjà émulsionnés » et sont susceptibles d'être en partie absorbés dans cet état par les chylifères ; » en tout cas, leur saponification s'effectue beaucoup plus facilement et le » travail de la digestion intestinale est considérablement diminuée. » (Chevalier).

Le lait homogénéisé Lepelletier soigneusement embouteillé dans des flacons de capacités différentes, bouchés au liège et capsulés, est un lait que nous employons couramment comme nous le verrons dans le chapitre de l'allaite- ment artificiel. Stérilisé à 108°, il ne s'altère pas même après un long temps, reste homogène, et ne se baratte pas, malgré le transport (1).

2° Diminution de la quantité de beurre.

Lait écrémé. — L'écrémage du lait, trop fréquent dans l'industrie laitière, est poursuivi par le service de répression des fraudes. Il en diminue considé- rablement la valeur nutritive, surtout lorsqu'il est associé au mouillage du lait.

On sait que certains industriels et commerçants peu consciencieux ont eu l'idée de remplacer dans le lait écrémé, le beurre enlevé, par des huiles végétales à bas prix, que l'on émulsionne ensuite à la turbine.

Il y a notamment « le beurre de coco » que l'on mélange avec de la crème fraîche, puis que l'on mêle au lait sortant du pis de la vache avec addition d'un peu de bicarbonate de soude pour faciliter l'émulsion et la conservation.

Cette pratique n'est pas dangereuse, du moins en ce qui concerne les adultes : mais, lorsque l'on achète du lait, vendu sous le nom de lait, on voudrait bien acheter la sécrétion lactée fournie par les vaches. Les consommateurs sont dans leur droit strict en l'exigeant et tout ce que l'on fait en vue de les protéger est bien fait.

M. le Dr Quesneville a indiqué un procédé pour extraire et mettre en évi- dence la matière grasse frauduleusement ajoutée au lait. Cela donnait lieu jusqu'à présent à des investigations difficiles et compliquées.

Certains nourrissons se trouvent bien du lait partiellement écrémé, dans lequel la crème est remplacée par du sucre.

Lait débeurré ou babeurre. — Le lait abandonné pendant vingt-quatre heures

(1) G. VARIOT et CHEVALIER. Communications au IIe Congrès International des Gouttes de Lait. Bruxelles. 1907.

à la température de 18 à 20°, s'aigrit légèrement ; il est ensuite baratté pour en séparer le beurre vendu dans le commerce. Le résidu est du lait débeurré ou babeurre, liquide opalescent, aigrelet, contenant peu de matières grasses et jusqu'à 6 ou 9 grammes d'acide lactique par litre.

VI. MODIFICATION DU LAIT PAR LA MÉTHODE AMÉRICAINE.

(Les « Milk Laboratories »)

Le lait, particulièrement bien choisi et recueilli, est centrifugé pour en séparer complètement le beurre.

À l'aide de cette crème, de ce lait débeurré et d'une solution de sucre de lait, on prépare, sur l'ordonnance du médecin, des mélanges variables suivant l'âge du nourrisson.

Ces milk Laboratories sont en somme de véritables pharmacies, dans lesquelles on dose les principes fixes du lait avec la même exactitude que s'il s'agissait de substances médicamenteuses. Le médecin envoie sa prescription au laboratoire, comme nous envoyons nos ordonnances aux pharmaciens ; dans ces laboratoires, on fait « la synthèse artificielle d'un aliment naturel ». On trouvera dans le Traité des Maladies des Enfants de Morgan Rotch les détails sur cette méthode.

TECHNIQUE DE L'ALLAITEMENT ARTIFICIEL.

Les progrès que nous avons réalisés, ces trente dernières années, dans la technique de l'allaitement artificiel sont admirables. Nous les devons d'abord à l'emploi méthodique de la stérilisation qui nous permet de détruire dans le lait les saprophytes qui le font fermenter et aussi les germes pathogènes. Jamais avant la révolution bienfaisante de la stérilisation, nous n'aurions pensé à organiser de grandes distributions de lait pour les nourrissons, comme nous le faisons dans nos « gouttes de lait ».

Lorsque j'étais Chef de Clinique adjoint de Parrot, en 1883, dans le même hospice des Enfants-Assistés dont je dirige maintenant le service médical, on considérait un nourrisson dyspeptique comme perdu si on ne pouvait lui donner une nourrice au sein: on confondait d'ailleurs, à cette époque, l'atrophie infantile et l'athrepsie qui est son degré ultime. — Aujourd'hui en sachant bien manier nos diverses gammes de lait de vache, stérilisés ou modifiés, non seulement nous pouvons entreprendre avec sécurité l'élevage d'un nouveau-né normal, mais nous parvenons à restaurer des atrophiques, hypoalimentés le plus souvent, dont l'état semble grave. Le biberon ne doit plus être considéré comme un instrument meurtrier, lorsqu'il est chargé de bon lait et en quantité proportionné à la capacité gastrique du nourrisson variable suivant son âge. — Pour bien diriger un allaitement, il est essentiel de connaître 1° la ration qualitative, 2° la ration quantitative qui conviennent à l'enfant.

RATION QUALITATIVE. CHOIX DU LAIT.

LAIT D'ANESSE ET LAIT DE CHÈVRE.

C'est bien à tort que les instructions sur l'allaitement élaborées par l'Académie de Médecine recommandent indistinctement le lait d'ânesse, le lait de chèvre et le lait de vache. Sans revenir en détail sur ce que nous avons dit plus haut de la composition du lait d'ânesse et du lait de chèvre, nous ne pouvons que dissuader les médecins de recourir à ces laits qui ne leur donneront que des mécomptes. Le lait d'ânesse qui est très léger et très pauvre en beurre peut être utilisé accidentellement chez des nourrissons dyspeptiques qui n'utiliseraient pas bien le lait de vache, ou chez des débiles, lorsqu'on n'a pas de nourrice sous la main ; mais la valeur alibile de ce lait est très faible et l'on ne peut espérer poursuivre heureusement un allaitement dans ces conditions. Après quelques semaines, si le lait de vache n'est pas toléré on doit recourir à la nourrice.

Quant au lait de chèvre, je dois dire aussi que je n'en ai *jamais* vu de bons effets. D'ailleurs Parrot et Tarnier et la plupart des médecins français n'en ont pas été satisfaits. Presque tous les enfants que j'ai pu observer après un élevage au lait de chèvre étaient atrophiques, quand ils n'étaient pas rachitiques, et il suffisait de leur donner du bon lait de vache stérilisé pour activer et régulariser leur accroissement. En mai et juin 1914, avec mon interne Mme Chatelain et avec M. le Dr Guy, j'ai de nouveau étudié avec grand soin les effets du lait de chèvre sur des nouveau-nés normaux que j'ai conservés un certain temps à la section des éleveuses de la nourricerie Parrot. Le lait venait de deux chèvres, bien nourries et bien soignées à la vacherie de notre pouponnière annexe de Chatillon-sous-Bagneux. (Voir chapitre des expériences sur le lait de chèvre.).

Aucun de nos enfants n'a pu utiliser ce lait ; les déjections devenaient verdâtres et fétides, l'estomac était intolérant, et après huit à dix jours, au lieu d'avoir pris du poids, ces nouveau-nés avaient perdu de 100 à 350 gr. Tous les résultats étaient si peu satisfaisants, que j'ai dû faire interrompre cette expérience cinq à douze jours après l'avoir commencée. Plusieurs des enfants qui avaient pris du lait de chèvre, même remis au sein, d'une nourrice étaient incapables d'utiliser tout de suite le lait de femme. Ils paraissaient comme intoxiqués, ils refusaient de boire et gardaient des vomissements fort inquiétants et une diarrhée fétide. Nous avons dû recourir aux bains chauds et aux injections de sérum artificiel.

Cet essai tout à fait malheureux m'a confirmé dans les idées que je me suis formées depuis longtemps sur l'impossibilité d'élever à Paris les enfants du premier âge avec du lait de chèvre. — Cela est d'autant plus fâcheux que la chèvre est un animal lactifère peu coûteux, aisé à nourrir et très maniable.

J'ai ouï dire que, dans certaines régions montagneuses de l'Espagne et dans les îles Ionniennes, les enfants seraient alimentés assez souvent par des chèvres. Je n'ai pu contrôler ces faits, mais peut-être alors la composition du lait ne serait pas la même que dans nos climats. Si l'on est réduit à employer le lait de chèvre, on ne le fera que temporairement et pour les nourrissons ayant dépassé quatre ou cinq mois. On ne devra pas oublier que la chèvre est sujette à la fièvre de Malte.

LES LAITS DE VACHE

Le lait cru.

C'est une croyance très répandue dans le public, aussi bien que parmi les médecins, que le lait de vache cru, *nature*, de bonne qualité serait le meilleur pour l'élevage artificiel. On pense à tort que l'action de la chaleur, en détruisant certains ferments vivants, pourrait nuire à la valeur nutritive du lait.

Cependant les résultats obtenus par les observateurs qui ont voulu manier le lait cru et spécialement par mon collègue M. Triboulet, n'avaient pas été satisfaisants. J'ai entrepris toute une série d'expériences sur ce sujet avec M. Lavialle et avec mon interne M. Lorenz Monod, sur les nouveau-nés de la nourricerie Parrot, (voir le chapitre des expériences cliniques sur le lait de vache pour les détails). Dans nos 18 premières observations nous avons relevé 15 insuccès, dont 5 décès, en maniant à dose convenable le lait *cru pur*, parfaitement aseptique : nous n'avons eu que trois fois une utilisation satisfaisante de ce lait sans troubles digestifs. Les résultats ont été un peu meilleurs dans une autre série d'essais sur huit enfants, en coupant le lait cru d'un quart d'eau bouillie et en additionnant chaque biberon de 4 gr. de sucre.

Néanmoins des nourrissons témoins qui recevaient des laits surchauffés à 108° ou homogénéisés, avaient des accroissements de poids plus rapides et plus réguliers.

La conclusion de cette longue expérience, poursuivie dans les conditions les plus rigoureuses, c'est que les nourrissons, au-dessous de quatre mois, sont incapables d'utiliser le lait de vache cru, le plus ordinairement. Comment s'en étonner, le lait élaboré dans la mamelle des vaches a été adapté par la nature au tube digestif des veaux, et non à celui de l'enfant. Pour qu'il devienne facilement assimilable et digestible pour le nouveau-né, le lait de vache doit être *modifié*, et l'action de la chaleur bien loin de lui être nuisible, à cet égard, le rend au contraire plus apte à être chymifié, ainsi que nous allons le voir spécialement pour les laits surchauffés à 108° et pour les laits homogénéisés préparés industriellement.

Si pour un nourrisson de quatre mois, ou au-dessus, qui ne tolère pas les laits stérilisés ou surchauffés, on voulait employer le lait de vache cru, il faudrait d'abord s'assurer que l'animal qui le fournit est parfaitement sain, qu'il a subi l'épreuve de la tuberculine, que son alimentation est bien appropriée et que la traite est rigoureusement aseptique. — Ce n'est que dans un *lactarium* bien organisé et consciencieusement dirigé, qu'on peut se procurer de tels laits à Paris. A la campagne, il sera relativement plus aisé de se procurer du lait cru pur, qui offre de sérieuses garanties, surtout si l'on a une vache saine à sa disposition.

Lait pasteurisé.

La pasteurisation est un procédé qui, ainsi que nous l'avons indiqué, peut retarder temporairement la fermentation du lait pour faciliter son transport, mais qui ne détruit pas les spores des microbes pathogènes et notamment le coli-bacille. Nous ne saurions en recommander l'emploi ; d'ailleurs ce chauffage à 80°, comme l'ébullition, détruit les ferments organiques du lait, les enzymes auxquels on attribuait à tort une grande importance dans la valeur alibile du lait. Dans tous les cas les laits qui auraient été pasteurisés, doivent être portés à 100° avant qu'on ne les donne au nourrisson.

Lait bouilli.

L'ébullition simple pourvu qu'elle soit prolongée pendant 20 minutes suffit à stériliser pratiquement le lait ; il est indispensable que le lait bouilli pour nourrisson soit pur et frais et soit consommé dans les 24 heures.

Lait stérilisé à 100° pendant 40 minutes.

Le lait stérilisé pendant 40 minutes est extrêmement employé dans les familles, en France aussi bien qu'à l'étranger. Cette méthode de stérilisation est vraiment efficace et pratique et rend d'immenses services.

Il faut naturellement stériliser toujours du lait de provenance sûre et bien frais. Le chauffage ainsi prolongé à 100° modifie un peu la caséine et semble la rendre plus digestible pour le nourrisson que du lait simplement bouilli. Dans les « gouttes de lait » la complication du lavage et de la préparation des flacons rend cette méthode moins pratique que la distribution des laits stérilisés industriellement.

Laits stérilisés industriellement.

Lait surchauffé à 108°. — Depuis 26 ans nous avons manié sur une grande échelle le lait surchauffé à 108° à l'étuve durant 40 minutes environ (marque Gallia), soit à la goutte de lait de Belleville, soit à l'Institut de Puériculture de l'hospice des Enfants-Assistés.

Dès 1904 notre éminent maître M. Armand Gautier a bien voulu présenter à l'Académie des Sciences les résultats extrêmement satisfaisants de douze années de notre pratique à la « goutte de lait » de Belleville.

Voici les conclusions de cette communication.

1. Le lait stérilisé à 108° conserve toute sa valeur nutritive. Il n'est inférieur ni au lait pasteurisé à 80°, ni à celui qui a été simplement chauffé à 100° à l'appareil de Soxhlet.

2. La destruction, par la chaleur, des enzymes, la légère altération du lactose, la précipitation très douteuse du citrate de chaux ou l'altération des lécithines n'influent pas de façon sensible sur son assimilabilité.

Jamais un cas de scorbut infantile n'a été observé par nous au dispensaire. Toutes les critiques ou craintes théoriques restent sans portée devant cette longue pratique, le nourrisson étant évidemment le meilleur indicateur de la valeur alibile du lait.

3. Grâce à ce lait, nous avons pu élever non seulement les enfants apportés

sains, mais aussi les atrophiques retardés dans leur développement par suite de troubles gastro-intestinaux.

4. Le rachitisme ne s'est pas développé chez ces enfants. L'ossification n'est troublée que dans les cas de suralimentation ou si l'on recourt trop tôt aux conserves et mixtures farineuses.

5. Sur 3.000 nourrissons de toute venue, de la classe la plus pauvre, 3 ou 4 pour 100 environ se sont montrés incapables d'utiliser le lait stérilisé.

6. La constipation et l'anémie ne sont pas rares chez les nourrissons élevés par cette méthode. Par contre, les diarrhées estivales sont fort atténuées dans leur gravité.

Depuis lors notre expérience s'est encore étendue et nous avons maintenant fait distribuer plus d'un million de litres de ce lait à plus de dix mille enfants, et cependant notre opinion très favorable sur la valeur du lait surchauffé n'a pas varié. Ce lait embouteillé dans des flacons de un demi-litre est bouché au liège et à la paraffine; il se conserve parfaitement pendant des mois; le nombre des bouteilles gâtées est infime, sauf pendant les grandes chaleurs. Il se transporte aisément et il est impossible de le mouiller et de le frauder, à cause du bouchage hermétique.

Dans les gouttes de lait on peut distribuer à peu de frais de grandes quantités de lait surchauffé; on évite ainsi les embarras de la préparation et du lavage des biberons.

Il nous paraît vraisemblable que la surchauffe modifie la caséine, la peptonise partiellement et rend ainsi le lait de vache plus digestible, même pour les nouveau-nés (1).

On ne saurait trop recommander à Paris et dans les grandes villes, où l'adduction du lait frais et pur n'est pas sans difficultés, l'emploi du lait stérilisé industriellement de la marque Gallia. De tels progrès dans l'industrie ont leur contre-coup dans l'allaitement et ont une véritable portée sociale. Ce que nous disons s'applique aussi au lait surchauffé à 108° et homogénéisé que nous manions méthodiquement depuis quatorze ans.

Laits condensés non sucrés.

Nous ne saurions recommander l'usage de ces laits, dont un grand nombre sont de marque américaine. La valeur alibile de ces laits est modifiée par la surchauffe à 120° qu'ils doivent subir et qui détruit les *vitamines*. Le scorbut, et surtout le rachitisme, peuvent suivre l'usage prolongé de ces laits.

Lait homogénéisé et surchauffé à 108°.

Pour les nouveaux-nés spécialement, pour les débiles et les atrophiques auxquels on ne peut fournir de lait de femme, le lait surchauffé qui a subi l'homogénéisation rendra de très grands services.

(1) Voir l'*allaitement artificiel des nourrissons par le lait stérilisé*, par le Dr Emile MAUCHAMP (Thèse de Paris, 1899), in 8° de 660 pages. Ce beau travail a été fait, sous notre inspiration, à la Goutte de lait de Belleville : il fait grand honneur à ce jeune et vaillant médecin colonial qui a été assassiné à Marrakech, au Maroc, en 1907, à l'instigation de l'agent allemand Holtzmann.

Nous en avons manié plus de cent mille litres avec des résultats extrêmement satisfaisants (marque Lepelletier).

L'homogénéité durable, la grande légèreté du coagulum, la syntonisation de la caséine, la *mannitisation* abondante de la matière grasse au cours de la digestion, la division très avancée des globules butyreux, l'excitation de la sécrétion gastrique, le passage plus rapide à travers le pylore, l'utilisation plus complète des éléments plastiques, en particulier de la matière grasse, enfin les excellents résultats obtenus par nous-mêmes sur des milliers de nourrissons débiles, atrophiques, hypotrophiques et rachitiques, justifient pleinement son emploi raisonné et surveillé, son maintien parmi les meilleurs modes d'alimentation des enfants et font, de ce produit, un agent thérapeutique des plus précieux, pouvant parfois, et dans une certaine mesure suppléer le lait maternel (1).

Cependant l'emploi prolongé de ce lait n'est pas sans inconvénients et il est indéniable qu'il est capable de déterminer des accidents bénins de scorbut infantile. Il est donc indispensable de bien fixer les indications et les contrindications de ce lait et de savoir quand il peut devenir nuisible au nourrisson. C'est généralement après six mois d'usage exclusif de ce lait qu'on voit surgir les premières manifestations du scorbut : je crois être parvenu à les éviter en ajoutant méthodiquement du citrate de soude, en solution, à ce lait à la dose de 2 gr. par litre.

Nous avons établi pour la première fois les rapports de l'homogénéisation du lait avec le scorbut dans une communication à la Société de Pédiâtrie en 1907 (2). Les cas de scorbut dus au lait homogénéisé sont généralement très atténués ; ils guérissent en huit ou quinze jours. J'ai pu guérir plusieurs cas en substituant le lait surchauffé Gallia au lait homogénéisé.

Laits hypersucrés.

Nous croyons devoir insister sur les recherches personnelles que nous avons faites à ce sujet.

Chez certains nourrissons dyspeptiques atteints de vomissements rebelles ou même incoercibles, nous avons obtenu des effets curatifs rapides en employant du lait contenant 10 p. 100 de sucre. Nos premiers essais ont eu lieu avec le lait condensé sucré de la marque Gallia, dissous dans l'eau bouillie. Pour obtenir un lait au taux de 10 p. 100 de sucre, il faut faire dissoudre 300 gr. de ce lait condensé dans 1.200 gr. d'eau bouillie.

Ultérieurement, M. Lécuyer, directeur de la maison Lepelletier, est parvenu à fabriquer du lait surchauffé homogénéisé hypersucré à 10 p. 100 et embouteillé dans des flacons de un demi-litre : ce lait, bouché au liège paraffiné, se conserve très bien.

C'est en maniant ces deux variétés de lait hypersucré que nous avons poursuivi des recherches méthodiques avec M. Lavialle, sur les petits vomisseurs atrophiques.

Les résultats nous ont paru assez satisfaisants pour que nous demandions

(1) Variot et Lavialle, communication au Congrès de laiterie de Stockolm, 1911.
(2) Voir la discussion à la Société médicale des hôpitaux, en 1908.

à M. Armand Gautier de vouloir bien les présenter à l'Académie des Sciences (1).
Voici nos premières conclusions sur ce sujet jusque-là inexploré.

Le sucrage suivi de la concentration à 50°, ou le sucrage accompagné de l'homogénéisation et de la surchauffe, conservent au lait ses qualités alimentaires et lui confèrent des propriétés nouvelles, qui en font un véritable médicament dans les dyspepsies accompagnées de vomissements, chez les nourrissons.

Les vomissements qui accompagnent très fréquemment les dyspepsies des nourrissons, ont le plus souvent été brusquement arrêtés par l'usage du lait condensé sucré. Cette propriété thérapeutique n'est pas le fait de la condensation, puisqu'on ne la retrouve pas dans le lait condensé non sucré.

La valeur énergétique du lait est augmentée de moitié par l'addition de 10 p. 100 de sucre. Le lait Lepelletier hypersucré devra donc être coupé d'un tiers d'eau pour charger le biberon. Les résultats les plus remarquables ont été obtenus chez les hypoalimentés atrophiques. L'accroissement de poids dans ces circonstances est extrêmement rapide : 300 à 400 gr. par semaine.

Le lait hypersucré, pour le dire en passant, a été employé avec succès, depuis notre première communication, dans certaines dyspepsies douloureuses chez l'adulte. Nous avons pu faire nous-même à l'hôpital du Perpétuel-Secours avec M. Buriléano, toute une série d'observations qui démontrent que des dyspepsies douloureuses, même anciennes, des gastralgies ulcéreuses ont pu être améliorées et apaisées par le lait hypersucré. Cet aliment énergétique a une action analgésique indéniable sur la muqueuse gastrique. Ces faits ont été contrôlés par notre regretté collègue Mathieu.

Il nous paraît superflu d'insister sur l'importance capitale des progrès réalisés dans l'allaitement artificiel par les méthodes françaises de modification du lait, consistant dans la surchauffe, dans l'homogénéisation et dans l'hypersucrage. Ces laits qui sont si bien utilisés par les nourrissons débiles ou atrophiques, surtout par les hypoalimentés si nombreux, semblent être prédigérés par la surchauffe et l'homogénéisation. La caséine est certainement modifiée par la surchauffe et rendue plus assimilable que dans le lait cru ou simplement bouilli ; d'autre part le beurre est émulsionné par l'homogénéisation. Cette prédigestion des substances alimentaires du lait par des procédés purement physiques est certainement préférable à la prédigestion chimique de certains laits étrangers qui jouissaient en France avant la guerre d'une vogue imméritée. Ces laits étaient souvent scorbutigènes.

Laits médicamenteux.

Nous signalerons brièvement des laits dans lesquels on incorpore des médicaments et qui ont leur utilité.

En premier lieu, le lait additionné de citrate de soude. Ce sel a une action eupeptique et anti-émétique (voir le chapitre vomissements du nourrisson) que nous avons bien mise en lumière. En ajoutant à chaque biberon une cuillérée à soupe de solution de citrate de soude de 5 gr. pour 300 gr. d'eau distillée, on parvient souvent à faire tolérer le lait de vache par des nourrissons qui ont du

(1) Note présentée à l'Académie des Sciences par MM. Variot et Lavialle, 21 novembre 1913.

spasme gastrique. Il est probable que le citrate de soude agit en solubilisant la caséine qui ne peut que difficilement être chymifiée. On peut prolonger pendant des mois l'usage du lait citraté. Le citrate de soude, qui existe normalement dans le lait, n'est pas toxique ; c'est un médicament très efficace et très précieux dans la première enfance.

Lorsque le citrate de soude échoue contre les intolérances gastriques des nourrissons, on peut obtenir de bons résultats du lait *pegniné*. La pegnine pharmaceutique est un mélange de lab-ferment et de sucre de lait dans la proportion de 35 à 40 pour cent. On doit faire bouillir ce lait avant d'ajouter la pegnine qui agit le mieux vers 37°.

Lait pancréatiné. — On a obtenu de bons résultats chez quelques nourrissons dyspeptiques en faisant prédigérer le lait à l'étuve avec les ferments pancréatiques (Budin et Michel).

Le Babeurre, de temps immémorial, a joui d'une certaine vogue; il était déjà conseillé par Rosen de Rosenstein dans le traitement de certaines diarrhées. C'est le « lait de beurre » fermenté et riche en acide lactique. Les médecins hollandais et en particulier M. Grauboom, en ont montré les bons effets ces dernières années. Les indications de ce lait fermenté, de même que celles du Képhir, du Koumys ne sont pas précisées chez le nourrisson jusqu'à présent.

Les laits en poudre desséchés.

Nous avons entrepris à l'Institut de Puériculture une série d'expériences sur la valeur nutritive du lait desséché par la méthode d'Hatmaker. On sait que la dessiccation et la conservation de ce lait ne peuvent être obtenues qu'après l'écrémage partiel qui prive le lait d'une bonne partie de son beurre. Sans revenir longuement sur ce sujet, nous rappellerons que nos essais n'ont pas été heureux et que nous n'avons pas cru pouvoir continuer nos observations sans faire courir de grands risques aux enfants. La valeur alibile de ces laits, malgré les déclarations de quelques médecins, nous semble des plus douteuses, et nous n'en conseillerions l'emploi que faute d'autre lait, pendant de longues traversées. (Voir plus loin les expériences sur le lait en poudre.)

Laits condensés.

Cette terrible guerre, pendant laquelle nous avons eu à Paris une véritable disette de lait, nous a obligé de recourir aux laits condensés qui nous venaient surtout de l'étranger. Les laits condensés sucrés, et en particulier le lait condensé de la marque Gallia, nous ont rendu des services inappréciables, lorsque les laits frais n'arrivaient à Paris qu'en faible quantité. Nous avons distribué une grande quantité de ce lait soit à la goutte de lait de Belleville, soit à l'Institut de Puériculture à des milliers de nourrissons. D'une manière générale, nous avons été très satisfaits des laits condensés sucrés ; la croissance était normale, le rachitisme rare et léger; le scorbut infantile n'est pas apparu une seule fois.

Nous avons voulu essayer aussi les laits condensés non sucrés, presque tous de marque américaine ; mais nous y avons bien vite renoncé. La préparation de ces laits ne nous a pas toujours paru soignée, et le scellement des boîtes laissait parfois à désirer. Nous avons noté le rachitisme après l'emploi de ces laits condensés non sucrés.

Farines lactées.

Il faut que les médecins se tiennent en garde contre ces produits dont l'emploi n'est pas sans danger, quand on veut les substituer au lait. Les fabricants recommandent à tort de préparer cet aliment en dissolvant la poudre dans de l'eau et de ne pas y ajouter de lait. Nous avons remarqué, maintes fois, que la farine lactée maniée exclusivement, au moment du sevrage, déterminait rapidement des lésions rachitiques dans le squelette : chapelet costal, tuméfactions des épiphyses radiales et tibiales, etc.; la panade au pain, seule, a une action rachitisante qui approche de la farine lactée. Il serait très désirable que du lait naturel soit ajouté à la poudre de la farine lactée, peut-être ainsi pourrait-on en atténuer les inconvénients, je ne crains pas même de dire, les dangers quant à la production éventuelle du rachitisme ?

Du coupage du lait.

Le procédé le plus simple pour modifier ou materniser le lait de vache, c'est-à-dire pour rapprocher sa composition de celle du lait de femme, est de le couper d'eau pour abaisser le taux de la caséine ; mais en procédant ainsi, on abaisse dans des proportions égales le taux des autres substances qui constituent le lait. Les médecins français, de tout temps, se sont efforcés de réduire les coupages pour que le nourrisson puisse utiliser autant que possible les principes normaux du lait naturel.

Dans son *Traité de l'athrepsie* (1879), mon maître Parrot s'exprime en ces termes : « J'estime que, dans le plus grand nombre des cas, le lait de vache doit être donné pur et que, lorsqu'on le coupe, l'eau ne doit entrer dans le mélange que pour un tiers. »

Déjà, Parrot s'oppose aux idées que Biedert avait exposées en 1874 (1) sur les dangers de la caséine du lait de vache dans l'allaitement artificiel et sur la nécessité des mouillages très étendus.

Néanmoins, l'opinion de Biedert a prévalu en Allemagne et dans beaucoup d'autres pays.

Quoi qu'il puisse y avoir d'exagéré dans la doctrine allemande, il n'est pas douteux, comme nous l'avons établi, que le lait cru pur est mal utilisé par le nourrisson et il est vraisemblable que l'excès de quantité de caséine intervient pour rendre ce lait indigestible, outre que la nature même de la caséine du lait de vache est bien différente de celle du lait de la femme. La surchauffe à 108°, ainsi que nous l'avons vu, est très utile pour transformer et peptoniser la caséine

____

(1) *Arch. für Path. anat. und Phys.*, t. IX, p. 353 et 379.

dans le lait de vache qui est ainsi mieux utilisé par l'enfant après cette modification.

TABLEAU DES COUPAGES, D'APRÈS BIEDERT.

	LAIT	EAU	SUCRE
2e-3e semaine	1 partie.	3 parties.	5-6 %
4e semaine-2e mois.....	1 —	2 —	5-6 %
2e-4e mois	1 —	1 —	5-6 %
4e-6e mois	2 —	1 —	5-6 %
6e-8e mois	3 —	1 —	5-6 %
8e-12e mois		du lait pur.	

On donne 150 à 200 cc. pour chaque kilo du poids.

Les coupages excessifs du lait : deux tiers d'eau et un tiers de lait, jusqu'à deux mois, adoptés encore par les médecins allemands, ne sont nullement nécessaires. D'après notre expérience sur une multitude de nourrissons depuis plus de 25 ans à la goutte de lait de Belleville et à l'Institut de Puériculture, nous pouvons affirmer que le coupage du bon lait stérilisé avec un tiers d'eau est parfaitement supporté par les nourrissons dans les trois premiers mois de la vie. A partir de 4 ou 5 mois, nos laits surchauffés ou homogenéisés sont très bien utilisés purs et sucrés.

Il est préférable de manier des mélanges lactés qui se rapprochent par leur valeur calorigène du lait de femme, qui soient isodynames exactement à la valeur calorigène du lait de femme. Cependant, si l'on prépare simultanément un grand nombre de rations comme nous le faisons à la biberonnerie des Enfants-Assistés, on pourra obtenir l'*isodynamie* des coupages par ces calculs simples que j'ai prié M. Lassablière de faire. On peut admettre que le lait de femme fournit de 680 à 690 calories par litre, soit 700 en chiffres ronds, et que le lait de vache en fournit 780 environ quand il est de bonne provenance. Envisageons deux cas :

1º Le coupage au 1/3 ;
2º Le coupage au 1/4.

(Nous prendrons comme unité un biberon de 100 grammes. Il sera facile par suite d'appliquer les données suivantes à d'autres biberons de capacités différentes.)

1º *Coupage au tiers*. — Il doit y avoir les deux tiers de lait de vache, soit 66 grammes donnant :

$$\frac{78 \times 66}{100} = 51 \text{ calories.}$$

Il manquerait donc en calories (par rapport à un enfant élevé au sein) : 70 — 51 = 19 calories.

Ce sont ces 19 calories que l'addition de sucre doit fournir.

Pour 19 calories il faut, en sucre ordinaire ou saccharose :

$$\frac{1 \times 19}{3,96} = 5 \text{ grammes de sucre.}$$

Dans la pratique, il sera inutile de peser ces 5 grammes de sucre, car les morceaux de sucre ordinaires (marque Say, n° 100) pèsent assez exactement en moyenne 5 grammes.

Ainsi pour le coupage au tiers, on ajoutera à 66 grammes de bon lait de vache (lait Gallia par exemple, ou lait Lepelletier) 33 grammes ou centimètres cubes d'eau contenant un morceau de sucre ordinaire de 5 grammes.

On pourra se servir aussi avantageusement de solutions de sirop de sucre préparées à l'avance, dont la formule sera naturellement :

Solution A $\begin{cases} \text{Sucre} \dots\dots\dots\dots\dots\dots 150 \text{ grammes.} \\ \text{Eau bouillie} \dots\dots\dots\dots \text{Q. S. pour 1.000 centimètres cubes.} \end{cases}$

On ajoutera donc pour un biberon de 100 grammes, aux 66 grammes de lait, 34 grammes de la solution A prescrite, soit deux bonnes cuillerées à soupe.

2° *Coupage au quart.* — Dans un biberon de 100 grammes, il y aura les trois quarts, soit 75 grammes de lait donnant :

$$\frac{78 \times 75}{100} = 58 \text{ calories.}$$

Il manquerait donc, par rapport à 100 grammes de lait de femme : 70 — 58, soit 12 calories.

Pour obtenir ces 12 calories en saccharose, il faut :

$$\frac{1 \times 12}{3,95} = 3 \text{ grammes de sucre.}$$

Ainsi dans un biberon de 100 grammes il faudra ajouter aux 75 grammes de lait : 25 grammes d'eau bouillie contenant 3 grammes de sucre, ou, ce qui sera plus simple, on ajoutera à chaque biberon 25 centimètres cubes de la solution B suivante :

Solution B $\begin{cases} \text{Sucre} \dots\dots\dots\dots\dots\dots 120 \text{ centimètres cubes.} \\ \text{Eau bouillie} \dots\dots\dots\dots \text{Q. S. pour 1.000 centimètres cubes.} \end{cases}$

Le sucrage est donc nécessaire pour rétablir l'isodynamie du lait de vache coupé d'eau de manière à la rapprocher du lait de femme quant à sa valeur énergétique.

Le sucrage du lait.

Le seul sucre qui soit vraiment pratique dans l'allaitement artificiel est le saccharose, le sucre ordinaire cristallisé. C'est une substance alimentaire très pure, très peu altérable et très maniable ; son prix est peu élevé.

On peut l'employer soit sous forme de poudre de sucre ; une demi-cuillerée à café ou une cuillerée à café, selon l'âge, 2 à 4 gr. dans chaque biberon. Le sirop de sucre saturé contient 180 de sucre p. 100 d'eau ; il peut être aussi utilisé à la dose de une demi à une cuillerée à café. L'avantage de la poudre et du sirop de sucre est qu'ils fondent instantanément dans le lait, tandis que les fragments du sucre plus ou moins volumineux sont plus longs à se dissoudre.

Quand la croissance d'un enfant est un peu lente, ou retardée, on se trouve bien de forcer la quantité du sucre dans le biberon : nous avons obtenu des résultats excellents du lait condensé et du lait hypersucré dans l'hypotrophie infantile (voir laits hypersucrés). Il est donc prouvé par l'expérience que les ferments digestifs du nourrisson transforment le saccharose de manière à le rendre très bien utilisable.

Actuellement en France, tous les médecins sont d'accord pour reconnaître que le meilleur sucre pour l'élevage artificiel est le saccharose, le sucre ordinaire. C'est celui que j'ai toujours manié à la goutte de lait de Belleville depuis 25 ans et j'en ai été tellement satisfait que je n'ai jamais recouru à un autre.

Il a quelques années le *lactose* a joui d'une grande vogue.

Depuis lors tout le monde a reconnu, aussi bien en France qu'à l'étranger, que le lactose était le plus souvent mal supporté par le nourrisson, que la diarrhée était fréquemment la conséquence de l'adjonction du lactose au lait.

Le doyen des pédiâtres américains, Jacobi, dont l'autorité en hygiène infantile est incontestée, critique avec vivacité, à ce propos, les théoriciens qui veulent faire prévaloir leurs idées, sur celles qui résultent de l'observation directe et qui, seules, doivent être acceptées dans la pratique.

La ration quantitative.

Le réglage de la ration quantitative, inutile généralement dans l'allaitement au sein, devient nécessaire dans l'élevage artificiel.

On ne saurait trop insister sur la différence fondamentale des conditions mécaniques entre la tétée au sein et la prise de lait au biberon.

Il faut, surtout dans les premières semaines, pour que le lait monte dans les seins, que le bébé fasse un effort de succion plus ou moins prolongé, et même quand la tétée s'achève, la sécrétion lactée devenant moins abondante, il y a une sorte de fatigue physiologique de l'appareil de la succion qui ne se produit pas avec le biberon ; le lait alors arrive presque toujours trop vite dans la bouche et l'enfant, même après avoir pris une forte ration, n'a pas la sensation d'être repu. Il pousse des cris quand on lui enlève le biberon et cependant il a bien assez pris. Maintes fois je me suis assuré de ce fait sur un enfant dont j'ai surveillé quotidiennement l'élevage artificiel. Il buvait avec gloutonnerie et après avoir vidé la bouteille chargée convenablement pour son âge, il criait comme s'il n'avait pas assez. Son accroissement était par jour de 30 à 40 grammes ; il était bien certain que sa ration était suffisante. Presque toujours les enfants boivent trop facilement et trop vite au biberon, et l'on voit combien sont chimériques les craintes des gens du peuple qui s'imaginent que les enfants s'épuisent en tirant sur la tétine.

On ne saurait trop recommander de faire boire lentement les enfants à la bouteille, de tenir la bouteille à la main pendant dix minutes au moins, d'avoir des tétines à trous fins et souvent renouvelées. Le biberon aura été tiédi à 35 ou 40° au bain-marie, ou sera conservé à cette température avec une enveloppe en liège ou en feutre si le bébé boit au dehors.

C'est faute d'observer ces précautions méticuleuses, à cause du personnel insuffisant des berceuses, que l'on voit si souvent l'alimentation artificielle échouer dans les crèches et dans les pouponnières.

Après trois ou quatre mois, si l'on manie des laits de très bonne qualité et aseptiques, on peut laisser le bébé boire à son appétit. Mais dans les premiers mois, il ne serait pas prudent d'agir ainsi, l'estomac du nouveau-né est incapable de chymifier des rations trop fortes de lait de vache ; bien vite il devient intolérant ; les vomissements surgissent et cette dyspepsie initiale est parfois difficile à guérir.

On devra donc donner au nourrisson la ration moyenne qu'il est capable d'utiliser en s'appuyant d'une part sur les observations directes des quantités de lait absorbées en 24 heures par un beau nourrisson au sein, d'autre part sur les conclusions des recherches sur la thermogenèse des nourrissons et sur leur radiation calorique.

Il faut bien s'assurer de la pureté du lait que l'on manie, car le lait mouillé frauduleusement a une valeur nutritive bien moindre que le lait pur ; c'est ce que nous avons pu trop souvent vérifier pendant la guerre, alors que le lait était devenu très rare et d'un prix élevé à Paris.

C'est une erreur très répandue, qu'on doit calculer la ration de lait d'un enfant d'après son poids ; mais le poids est variable : en quelques jours un enfant malade peut perdre 500 grammes, un kilogramme même de son poids ; d'autre part, les enfants retardés dans leur développement, les atrophiques ont un très faible poids, et nous verrons plus loin que l'on commettrait une *grossière erreur* si l'on partait de leur poids pour fixer leur ration ; en agissant ainsi on les réduirait au dernier degré de l'inanition.

Le poids d'un nourrisson étant un élément si instable ne peut servir de base constante pour le calcul de la ration. Chez l'enfant normal dont le poids et la taille sont bien harmoniques, on peut à la rigueur évaluer la ration quotidienne totale de lait d'après le poids ; elle correspond à environ un sixième du poids de l'enfant les premiers mois, et environ un septième du poids après trois mois. Par exemple, un enfant du poids normal de 4 kg. 500 devrait absorber 750 gr. de lait en vingt-quatre heures, ce qui représente le sixième de son poids.

La méthode la plus précise pour calculer la ration du nourrisson, qu'il soit d'ailleurs normal ou anormal dans son développement, consiste à prendre la taille comme base d'évaluation. Je rappelle que nous avons proposé, lors de nos recherches avec M. Lassablière, de multiplier le chiffre de la taille par le coefficient fixe 14 pour obtenir la ration. Cette méthode n'est valable qu'après le premier mois de la vie, car dans les premières semaines la capacité de l'estomac varie très vite et il est bien difficile d'adopter une règle fixe pour cette première période ; il faut suivre simplement les variations physiologiques de l'estomac d'après le tableau que nous avons inscrit sur notre biberon gradué.

La graduation des tétées. Le biberon gradué.

L'allaitement direct au pis des animaux a été justement délaissé. Il ne suffit pas de connaître la ration quantitative globale variable suivant l'âge et la taille du nourrisson, il faut encore la fragmenter selon la capacité physiologique de l'estomac pour éviter que cet organe ne soit surchargé, forcé en quelque sorte surtout dans les premiers mois. On a conseillé jadis, lorsque le biberon était

considéré comme un instrument meurtrier, d'élever les enfants au verre. Ce
mode d'alimentation est par trop éloigné des conditions d'absorption du lait
au sein, le nourrisson boit trop vite, ses sécrétions buccales ne sont pas solli-
citées, il avale de l'air et la digestion gastrique devient anormale.

Force est donc de recourir au biberon et à la tétine. Il est inutile d'insister
sur l'asepsie indispensable de cet instrument. En France, une loi proscrit le
biberon à tube. Le contrôle légal devrait être rigoureux, car il n'est pas rare
de voir des bouteilles portant une graduation inexacte sur le verre. Cependant,
c'est d'après cette graduation qu'on fixe le chiffre de la ration qui varie suivant
l'âge et aussi suivant les prescriptions médicales. Un nourrisson avec une
bouteille mal graduée peut recevoir facilement 150 gr. en plus ou en moins de
la quantité qui lui convient en 24 heures.

J'ai reconnu il y a plus de 20 ans à la Goutte de lait de Belleville, la nécessité
d'inscrire sur le verre de biberons la quantité de lait
variant avec l'âge des nourrissons. Les mères ignorant
complètement ces notions d'hygiène, la lecture des chiffres
du biberon suffit à les leur rappeler.

La figure ci-jointe représente le biberon gradué, suivant
l'âge, auquel je me suis arrêté après bien des tâtonne-
ments et des essais. En calculant la ration d'après la
taille des nourrissons, les chiffres obtenus se rapprochent
beaucoup de ceux qui sont inscrits sur cette bouteille.
J'avais fait fabriquer d'abord un biberon d'essai gradué
suivant le poids ; mais j'y ai bien vite renoncé, en remarquant que le poids des nourrissons était un indice
trompeur et que les atrophiques en particulier recevaient
ainsi des rations beaucoup trop faibles.

En 1900 le biberon gradué a été présenté à
l'Académie de Médecine par mon regretté collègue
Sevestre qui lui a consacré un intéressant rapport.

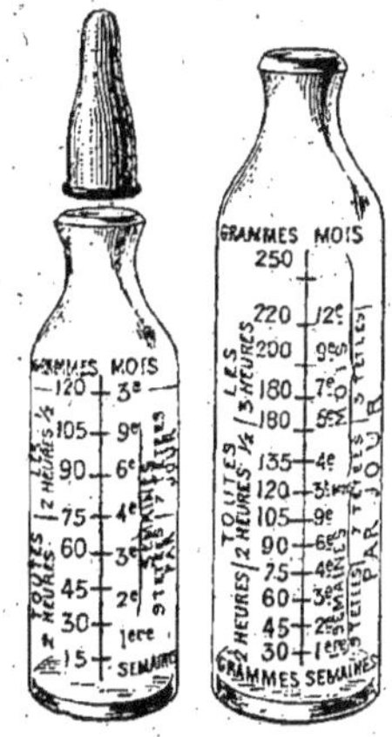

Fig. 6. — Biberon gradué
du Dr VARIOT.
Petit et grand modèle.

Le tableau ci-dessous reproduit les chiffres moyens de la capacité gastrique
variant avec l'âge chez les enfants normaux ; c'est celui auquel je me suis arrêté
et que j'ai fait inscrire sur le verre de mon biberon gradué.

1re semaine	30 gr.	Lait 2/3, eau 1/3
2e —	45 gr.	et sucre.
3e —	60 gr.	
4e —	75 gr.	
6e —	90 gr.	
9e —	105 gr.	Lait 3/4, eau 1/4.
3e mois	120 gr.	
4e —	135 gr.	
5e —	160 gr.	Lait pur.
7e —	180 gr.	
9e au 12e mois	200 gr. à 220 gr.	

On y a ajouté sur les côtés les intervalles des tétées : toutes les deux heures,
toutes les deux heures et demie, toutes les trois heures, et le nombre des tétées,

celles-ci devant être plus espacées et plus rares à mesure que l'enfant avance en âge, et, dans les derniers modèles, les proportions des coupages eau et lait.

Nous nous sommes assuré par l'expérience de plusieurs années, sur des milliers de nourrissons, qu'un tel instrument mis entre les mains des mères ne peut avoir que des avantages, et n'a pas d'inconvénients sérieux.

De plus, ce biberon nous a permis de fragmenter commodément les bouteilles de 1/2 litre de lait stérilisé industriellement, que nous manions à la goutte lait de Belleville. La mère ou la nourrice a donc ainsi une indication exacte pour charger le biberon. Le tableau inscrit sur le verre est, si l'on veut me permettre une comparaison vulgaire, analogue à un patron qui servirait à tailler le vêtement d'un enfant.

Il y a quelques différences dans la taille des enfants du même âge, mais à quelques centimètres près, le patron servira toujours pour faire la coupe. De même, le biberon gradué physiologiquement permettra de fournir au nourrisson la ration de lait convenable, à quelques grammes près, pour chaque tétée.

La tétine.

Sur le col du biberon, vient s'adapter une tétine qui, elle aussi, doit pouvoir être parfaitement aseptique. La tétine doit être en caoutchouc souple et résistant, s'adapter très bien au goulot, et pouvoir se retourner en doigt de gant pour être nettoyée complètement. Il est préférable de ne pas se servir de tétines à soupape, à cause de la difficulté du nettoyage ; la soupape constitue une complication inutile ; une simple piqûre de sangsue suffit à permettre l'accès de l'air. La tétine doit être percée de plusieurs petits trous très fins à son extrémité. Elle doit toujours être lavée à l'eau bouillie, et conservée dans l'eau bouillie ou dans l'eau boriquée. Elle doit être changée assez souvent, dès que, sous l'influence de l'ébullition, le caoutchouc a perdu sa souplesse et que la tétine ne s'adapte plus exactement au biberon.

La substance avec laquelle est fabriquée la tétine a une très grande importance. La tétine doit être en caoutchouc pur ; le meilleur est fourni par la *feuille anglaise*, c'est-à-dire le caoutchouc crêpé, obtenu en sciant des blocs de résine de caoutchouc. La composition de la tétine est assez importante pour avoir motivé, de la part de M. le D\u02b3 Doisy, un projet de loi voté à la Chambre, proscrivant les tétines en caoutchouc impur et visant particulièrement la tétine en « factice » ou feuille allemande, dangereuse camelote d'outre-Rhin, obtenue par un mélange de caoutchouc, d'huile de lin et de tétrachlorure de carbone et vulcanisé à froid. Ces tétines en factice, colorées avec du cinabre, vulcanisées au chlorure de soufre, mettent en liberté, sous l'influence des graisses, de l'acide chlorhydrique qui agit sur le cinabre et donne du sublimé corrosif soluble partiellement dans le lait, d'où la toxicité possible de ces tétines, étudiée par M. Lütz, dans un rapport présenté à l'Académie de médecine.

C'est le « factice » qui est également très souvent employé dans la fabrication des succettes. Ces petits instruments de forme variée sont aussi dangereux qu'inutiles. Ils peuvent, en dehors des dangers dus au caoutchouc impur, être la source de troubles gastriques, car les nourrissons avalent ainsi de l'air et deviennent aérophages. L'enfant qui a sa ration convenable ne crie pas, il n'a pas besoin de sucette.

LA DIGESTION DU LAIT.

Nous étudierons successivement la digestion gastrique et la digestion intestinale.

I. DIGESTION GASTRIQUE.

1° Lorsque le lait se trouve dans l'estomac du nouveau-né, un phénomène domine tous les autres : c'est la *coagulation du lait.*

Nous ne nous attarderons pas à chercher si la diastase active du suc gastrique est un *lab-ferment* comme le soutiennent la plupart des auteurs, ou tout simplement la pepsine comme l'a dit Pawlow. Cette distinction n'a pour nous aucun intérêt, pas plus d'ailleurs que la distinction du lab-ferment et du prolab-ferment.

Dans l'estomac, sous l'influence du suc gastrique, le lait se coagule ; des matières constitutives du lait que nous connaissons, celle qui est coagulée est une des matières protéiques, la caséine. En se coagulant, elle englobe la plus grande partie des globules gras, et forme une masse compacte, blanche, élastique et cassante lorsqu'il s'agit du lait de vache. En se rétractant, ce coagulum laisse sourdre un liquide transparent appelé *lactosérum.*

La caséine par le suc gastrique a été dédoublée en. 10 % d'une matière protéique plus simple, restant en solution dans le lactosérum et appelée *lactosérumprotéose* et 90 % d'une matière protéique appelé *paracaséine* ou *caséogène.* Tandis que le caséinate de chaux est soluble, comme nous l'avons vu en étudiant le lait, le paracaséinate de chaux ne l'est pas : c'est lui qui sous le nom de *caséum* constitue le coagulum dont nous avons parlé tout à l'heure.

Un certain nombre de conditions favorisent ou retardent la coagulation du lait. C'est ainsi que le suc gastrique n'exerce son action coagulante qu'entre 20° et 45°, la température optima étant 38°.

De même la coagulation se produit beaucoup plus rapidement en milieu acidifié, surtout par l'acide chlorhydrique ; et la présence de cet acide a été précisément constatée dans le suc gastrique du nouveau-né.

La coagulation est différente suivant que le lait appartient à tel ou tel animal ; nous connaissons le caséum du lait de vache, celui du lait de femme est peu abondant, très poreux, à peine rétractile ; celui du lait de chèvre, comme nous le verrons plus tard, est volumineux, massif, rétractile. Ces aspects sont en rapport d'une part avec la nature des caséines différentes, et d'autre part avec la richesse différente de ces laits en sels de calcium.

Les sels de calcium en effet activent la vitesse de coagulation du lait (Arthus).

2° Le contenu gastrique est donc constitué d'un coagulum, nageant plus ou moins, dans le liquide formé par le lactosérum et le suc gastrique acidifié par l'acide chlorhydrique normal.

La pepsine attaque le caséum et le liquéfie partiellement en libérant les globules gras comme elle attaque la lactoglobuline, la lactalbumine du lactosérum. Toutes ces matières protéiques sont ainsi transformées partiellement en syntonines, albumoses et peptones, acides aminés (leucine, tyrosine etc.), composés ammoniacaux.

Ces transformations sont plus rapides si l'on a affaire à du lait de femme. C'est ainsi qu'une demi-heure après le repas, chez un enfant nourri au sein, le chyme est presque complètement liquide et filtre facilement, alors que celui d'un enfant nourri au lait de vache contient encore des caillots de caséine au bout de trois quarts d'heure.

Mentionnons l'existence hypothétique de certains ferments (lactase, lipase, etc...), du suc gastrique, mais la digestion du lactose et du beurre, en solution ou en suspension dans le liquide gastrique, sera décrite, à sa place véritable, lors de la digestion intestinale.

II. Digestion intestinale.

1° L'évacuation de l'estomac se fait par jets successifs, et le *chyme stomacal* à réaction acide se transforme en chyme à réaction alcaline, en arrivant dans l'intestin. A ce moment il comprend les éléments suivants :

a. De l'eau en petite quantité ;

b. Des matières protéiques ; de la caséine non modifiée, des syntonines, albumoses et peptones ;

c. Du lactose ;

d. De la graisse non modifiée, se présentant en suspension dans l'eau, ou incorporée dans des petits caillots de caséine ;

e. Différentes substances : composés chlorés et ammoniacaux, acides gras, acides aminés et des gaz.

2° Pendant le cours de la traversée intestinale, ces substances subissent de *multiples transformations* sous l'influence de la bile, du suc pancréatique et du suc intestinal.

Sous l'action de la trypsine (suc pancréatique), rendue active par l'entéro-kinase (suc intestinal), et de l'érepsine (suc intestinal), la caséine coagulée est liquéfiée, puis transformée finalement en substances cristallisables et abiurétiques absorbables ; la même transformation s'opère pour les *syntonines*, *albumoses* et *peptones* ; l'action de la pepsine est ainsi continuée et complétée.

Le *lactose* dont une très faible partie seulement a été absorbée dans l'estomac, se transforme dans l'intestin sous l'influence de la lactase (suc intestinal), en galactose et en dextrose, corps directement absorbables. Une petite partie subit la fermentation lactique sous l'influence des microbes intestinaux.

Le *beurre* subit dans l'intestin deux séries de transformations : sous l'action du suc pancréatique renforcée par celle de la bile, il est émulsionné et dédoublé en *acides gras* et glycérine. Les acides gras par réaction sur les bases du contenu intestinal deviennent des *savons*. Une partie de la graisse émulsionnée est absorbée par les lymphatiques chylifères des villosités ; quant au beurre saponifié, il traverse l'épithélium intestinal et passe dans le sang.

3° Toutes ces transformations s'opèrent plus rapidement chez le nourrisson nourri au sein, que chez celui qui est nourri au lait de vache. Le lait de femme est presque totalement digéré dans le duodénum, et son absorption s'opère (surtout pour les matières albuminoïdes) dans la partie supérieure de l'intestin grêle. Aussi la *putréfaction* intestinale est-elle pour ainsi dire nulle chez le nouveau-né nourri au sein, tandis qu'elle est plus marquée chez l'enfant nourri au lait de vache : elle atteint alors son maximum dans le gros intestin.

**

La *durée de la traversée* du tube digestif chez les nourrissons au sein âgés de 9 à 30 jours a été déterminée par Chahuet : du carmin ingéré avec le lait apparaissait dans les selles, en moyenne 2 heures 1/2 après l'ingestion et s'éliminait pendant 8 heures ; chez un enfant de 2 ans, nourri au lait stérilisé, le carmin est apparu au bout de 4 heures et s'est éliminé pendant 9 heures.

LES FÈCES DU NOURRISSON.

Les fèces comprennent des gaz et des matières solides.

Les *gaz*, très peu abondants dans les fèces du nourrisson nourri au sein et en état de santé, le sont beaucoup plus dans celles du nourrisson allaité artilement : sauf l'azote et l'oxygène, qui sont surtout déglutis pendant la tétée, les autres gaz (hydrogène, méthane ou gaz des marais, hydrogène sulfuré, acide carbonique), proviennent de fermentations intestinales.

Les *matières solides* sont constituées pour une partie par les résidus de la digestion, c'est-à-dire les matières constitutives du lait non transformées par les sucs digestifs, et par leur produits de transformation non absorbés par la muqueuse intestinale. Mais la plus grande partie est constituée par les produits, plus ou moins altérés, des sécrétions digestives (mucosités, bile, sucs pancréatique et intestinal, etc...), par les substances qui s'éliminent au niveau de la muqueuse, par la desquamation épithéliale, etc... (Hugounenq).

Ce sont surtout les matières solides qui intéressent le médecin. Leur étude chimique à l'état physiologique et à l'état pathologique est excessivement complexe, et sans insister sur la technique des recherches, nous n'en donnerons que les résultats en nous plaçant à un point de vue pratique. D'autre part, ces matières solides, surtout organiques, dans la température propice du tube digestif du nourrisson, constituent un excellent milieu de culture microbienne : la Flore intestinale sera l'objet d'un chapitre spécial annexé à l'étude des diarrhées.

I. COMMENT SE PRÉSENTENT LES FÈCES AUX YEUX DU MÉDECIN (1) ?

1º **Selles de méconium du nouveau-né.** — Le nombre de ces selles est de une, deux ou trois ; leur aspect visqueux, gluant ; leur consistance épaisse et cohérente ; leur couleur vert brun, sauf à l'extrémité de la première où l'on constate

(1) Cet exposé est la réproduction pour la plus grande partie des étiquettes explicatives des *moulages de garde-robes de nourrissons*, exécutés dans le service des Enfants-Assistés, par M. JUMELIN, et édités par la maison Tramond-Rouppert sous le nom de COLLECTION COPROLOGIQUE DU Dʳ RENÉ GAULTIER (*Traité d'Hygiène infantile* du Dʳ VARIOT, page 414).

habituellement un bouchon muqueux de coloration grisâtre ; leur odeur est presque nulle ; leur réaction acide (1) ; et leur quantité de 80 grammes environ pendant les deux ou trois premiers jours par selles de 5, 15 et 30 grammes.

2º Selles normales du nourrisson au sein. — Leur nombre est de une à trois par jour. Leur aspect homogène, leur consistance demi-molle, leur couleur jaune d'or, jaune de genêt ; leur odeur aigrelette, nullement fécaloïde, de petit lait ou de savon ; leur réaction acide ; leur quantité pendant le premier mois de 15 grammes de selles humides va en augmentant jusqu'à 80 grammes environ dans les mois suivants.

3º Selles normales d'enfant élevé au lait stérilisé par les soins domestiques. — Leur nombre est de une à trois par jour. Leur aspect et leur consistance sont ceux d'une pâte molle, bien liée ; leur couleur jaune d'œuf ne devient pas verte après exposition à l'air comme les selles de lait de femme, mais prend une teinte grisâtre ; leur odeur, à peine fétide, devient parfois ammoniacale ; leur réaction est alcaline ; leur quantité est plus abondante que celle d'un enfant au sein, car l'utilisation du lait de vache est, comme nous le verrons, moindre que celle du lait de femme.

4º Selles normales d'enfant élevé au lait stérilisé industriellement. — Leur nombre est de une à deux par jour ; leur aspect celui d'une pâte molle, pas très liée, parsemée de petits grumeaux de caséine ; leur couleur est jaune pâle un peu grisâtre ; leur odeur ammoniacale ; leur réaction alcaline ; leur quantité plus considérable que celles d'un enfant au sein.

5º Selles constipées de l'enfant nourri au lait stérilisé. — Selles rares, peu fréquentes, de consistance pâteuse, avec des petits grumeaux de caséine, de coloration jaune pâle, un peu grisâtre ; d'odeur ammoniacale et de réaction alcaline ; plus abondante qu'une selle normale.

6º Selles d'entéro-colite glaireuse (forme bénigne). — Leur nombre est de trois à quinze par jour, leur consistance liquide, leur aspect glaireux, contenant des grumeaux de lait non digérés avec des traînées grises, des filaments muqueux ; leur couleur gris jaune avec une faible teinte verdâtre ; leur odeur fétide ; leur réaction acide ; leur quantité plus abondante que celle d'une selle normale.

7º Selles vertes panachées de gastro-entérite catarrhale (forme bilieuse légère). — Leur nombre est de quatre à dix par jour ; leur consistance demi-molle ; leur aspect d'herbes cuites hâchées avec ou sans parties jaunes (selles panachées) et grumeaux de lait non digérés ; leur couleur verte est due à la bilirubine (2) ; leur odeur est fétide ; leur quantité plus abondante que celle d'une selle normale, car il y a dans ce cas une utilisation très défectueuse

---

(1) Délayer des fèces fraîches, liquides ou solides, dans de l'eau distillée pour en bien mélanger toutes les parties.

Ce liquide colore le papier de tournesol neutre (violet) en rouge quand il est acide, en bleu quand il est alcalin.

(2) L'adjonction d'une goutte d'acide nitrique sur la couche provoque l'augmentation de la teinte verte, suivie de la teinte violette et rose caractéristique (Réaction de GMELIN).

8° **Selles blanches de dyspepsie gastro-intestinale chronique**. — Leur nombre est très réduit, une à peine par jour ; de consistance pâteuse, leur aspect est celui du mastic de vitrier ; leur couleur est blanche ; leur odeur sensiblement fétide est celle du fromage pourri ; leur réaction est acide ; leur quantité plus abondante que normalement.

9° **Selles sanglantes de l'entérite folliculaire dysentériforme**. — En dehors des selles franchement sanglantes, melœna des nouveau-nés, dans certaines variétés d'entérite folliculaire à type dysentériforme, chez des enfants recevant de mauvais laits, après une constipation préalable, il n'est pas rare de rencontrer des selles plus fréquentes, peu abondantes, formées de matières muqueuses, mousseuses ou visqueuses contenant des stries sanguinolentes et des travées gris jaunâtre formées de pus, matières fécales teintées de sang d'un jaune pâle visqueux, d'odeur putride, de réaction alcaline.

10° **Selles de choléra infantile**. — Nombre considérable, huit à dix par jour et même davantage ; leur aspect est caractéristique : ce sont des selles liquides, incolores, inodores, semblables à de l'eau de riz ; ou encore elles ont l'aspect d'une eau légèrement teintée par du jaune d'œuf avec ou sans grains riziformes.

II. Précisions apportées par les [examens de laboratoire aux constatations précédentes : — Renseignements que le médecin peut en tirer.

1° Il est quelquefois utile de faire doser **l'acidité des fèces**, acidité constatée très facilement, comme nous le savons, avec le papier de tournesol.

Nous avons vu aussi que chez les nourrisson à fonctions digestives normales, elle dépend du régime alimentaire ; chez les autres elle est modifiée soit par un défaut ou une exagération de motricité, soit par un trouble des sécrétions biliaires et pancréatiques.

2° **Le rapport du poids des substances sèches au poids des substances fraîches** permet d'établir d'une façon rigoureuse le degré de constipation ou de diarrhée de l'enfant.

3° **La recherche du sang** (par la réaction de Weber par exemple) permettra de reconnaître sa présence dans les gardes-robes de coloration douteuse.

4° **La recherche des pigments biliaires** permettra de savoir si les selles vertes sont colorées par la bile ou par des produits microbiens (diarrhée verte).

Nous demanderons la confirmation de la *réaction de Gmelin* (par l'acide nitrique) que nous avons réalisée sur la couche de l'enfant, par la *réaction de Triboulet* ou *réaction du sublimé acétique*.

A. Technique (1). — Il faut prendre un peu de selle fraîche, expulsée spontanément, ou à l'aide d'un petit lavage. On introduit dans un tube à essai ordi-

____
(1) Triboulet, *Clinique infantile*, mars 1909.

naire, gros comme une demi noisette de la matière, qu'on dilue dans 15 cc. d'eau distillée, puis on ajoute 8 à 10 gouttes de la solution suivante contenue dans un flacon compte-gouttes :

Eau .... 100 cc.
Sublimé .... 3 gr. 50
Acide acétique ...., 1 cc.

Il ne faut pas filtrer, car avec le réactif, il se fait par précipitation une séparation d'un dépôt et du liquide, et il est très important de pouvoir comparer les deux détails : le dépôt et le liquide.

En 5 minutes dans les cas accentués, en moins d'une heure dans la majorité des cas on obtient une coloration définitive, conservable d'ailleurs, pendant des semaines et la séparation en deux couches.

B. RÉSULTATS.—Suivant le degré de transformation naturelle des pigments dans les voies biliaires, suivant l'action complémentaire favorable, nulle, ou contraire du tractus épithélial digestif, on obtient avec le réactif des *colorations* variables du dépôt et du liquide, et soit un *trouble*, soit un état *clair*, transparent de ce liquide.

a. *Colorations.* — Répondant à des variations très nombreuses du pigment biliaire, les couleurs obtenues peuvent pour la facilité de la description être ramenées à quatre types principaux.

α. *Rose*, rouge, lilas, violacée, présence de stercobiline (modification normale du pigment biliaire) : *état bilio intestinal normal.*

β. *Vert* (bilirubine oxydée), très franche quand couleur très verte ; atténuée quand gris vert, blanc vert, etc.

Le premier cas est *normal* chez les enfants au sein, très jeunes (2 à 4 mois environ) ; le deuxième cas est *anormal* et se voit surtout chez les nourrissons malades, au sein ou au biberon.

γ. *Jaune.* Jaune vert, quasi-biliverdine jaune pâle, terne (terme biliaire non défini chimiquement, mais indice de *fonction biliaire anormale dans les états infectieux).*

δ. *Blanc*, blanc gris, blanc vert, etc... (acholie pigmentaire), fait anormal très grave chez les nourrissons dystrophiques.

b. *État du liquide.* — Le liquide qui surmonte le dépôt peut être ou tout à fait clair, ou tout à fait trouble, ou seulement à demi-trouble et clair.

Ce trouble appartient à des mucus intestinal dilué : c'est la révélation d'un phénomène fonctionnel *normal* ; ce trouble s'atténue pour disparaître dans les faits qui s'aggravent, et l'état *clair* est caractéristique de la réaction des *atrophiques.*

C. CONSÉQUENCES PRATIQUES.

a. *Sujets apyrétiques.* — La réaction normale pour le *plus grand nombre* des enfants au sein, et pour *tous* les nourrissons au biberon, est la *Réaction rose* de stercobiline, avec liquide lui-même rose, franchement *trouble.*

Chez les *atrophiques* la réaction est vert clair, vert gris, grise ou blanche, ou liquide clair dans les cas défavorables.

Dans les cas intermédiaires, les variations de la réaction permettent de suivre les fluctuations physiologiques du nourrisson, et en prévoir l'évolution.

b. *Sujets fébricitants.* — La réaction de la stercobiline (coloration rose, rouge, avec ses variantes) et le *trouble* persistant du liquide indiquent l'intégrité de fonctionnement du tube digestif, et par conséquent améliorent le pronostic.

Avec biliverdine, réaction jaune, réaction sans pigment (une de ces deux dernières d'emblée) et si avec l'absence de pigment nous constatons l'absence de trouble du liquide, le petit sujet est en grave danger.

5° **Examens bactériologique et parasitologique des fèces.** — (Voir chapitre Flore intestinale.)

III. Comparaison des ingesta et des excréta du nourrisson

Pour juger de la valeur d'un lait, rien ne vaut, comme nous l'avons déjà indiqué, l'examen direct (aspect général, taille, poids, etc.) de l'enfant nourri de ce lait. Dans le chapitre des expériences cliniques sur l'alimentation du nourrisson, nous verrons que nous avons eu constamment et surtout recours à cette méthode.

Mais souvent il est nécessaire, pour en comprendre les résultats, de demander au laboratoire d'établir le bilan des matières nutritives reçues par l'enfant dans sa ration quotidienne de lait, et de ces mêmes matières nutritives perdues pour l'enfant, puisqu'elles sont retrouvées dans ses fèces.

Ce bilan, établi pour un enfant normal, aidera donc à juger la valeur nutritive d'un lait, son utilisation ; et pour un lait connu, donnant de bons résultats chez d'autres enfants, il aidera à comprendre en quoi le pouvoir digestif de tel nourrisson examiné est défectueux. Ce sont là deux questions qui se posent à chaque instant dans l'élevage des nourrissons.

1° Etablissement du bilan nutritif.

A. Comment établir le bilan ?

a. *Limites de l'essai.*

α. Donner le matin, à la première tétée, une cuillerée à café de la mixture suivante :

<pre>
          Charbon médicinal ....   6 gr.
          Sucre...................... . 6 gr.
          Eau bouillante ....   Q. S. pour 60 cc.
</pre>

Commencer à recueillir les matières dès l'apparition du charbon. (Eviter le mélange des urines qui fausseraient les résultats de l'analyse). Continuer à les recueillir toute la journée et toute la nuit. Le lendemain à la première tétée, donner une nouvelle cuillerée à café de la mixture et cesser de recueillir les matières lorsque le charbon réapparaît. Tous ces échantillons sont rassemblés dans un récipient de verre à large ouverture et fermé.

β. Faire la somme des prises de lait pendant ces 24 heures, et mettre de côté un quart de litre du lait employé (ce lait sera moyen et recueilli comme nous l'avons indiqué s'il s'agit de lait de femme).

b. Fèces, échantillons et renseignements seront envoyés au laboratoire.

B. Résultats.

a. *Utilisation d'un lait en général.*

Si l'on tient compte que les fèces contiennent beaucoup de substances qui ne proviennent pas du lait, on conclura que l'utilisation de celui-ci est encore plus parfaite qu'on aurait été tenté de le supposer. Les nombres donnés ci-dessous comme moyennes se rapportent à 100 gr. de la matière correspondante dans le lait.

UTILISATION	LAIT DE FEMME	LAIT DE VACHE
Extrait sec	96,1 %	92,9 %
Graisses	96,35 %	90,6 %
Matières azotées	93,60 %	94,3 %
Lactose	100 %	100 %
Sels minéraux	78,26 %	65,5 %
	(MICHEL)	(MICHEL.)

Nous voyons que l'utilisation des sels minéraux est moins parfaite pour le lait de vache que pour le lait de femme ; mais nous savons la différence dans la teneur en phosphore organique de ces deux laits.

b. *Utilisation des matières grasses.*

D'après R. Gaultier, à l'état physiologique normal l'utilisation pour 100 des graisses est indiquée par le rapport :

$$\frac{\text{Quantité des graisses excrétées}}{\text{Quantité des graisses ingérées}} = \frac{95}{100} \text{ à } \frac{96}{100} \text{ ou } 95 \text{ à } 96 \%$$

D'autre part les 4 à 5 % de graisse non absorbée se répartissent suivant le rapport :

$$\frac{\text{Graisses dédoublées (acides gras et savons)}}{\text{Graisses non absorbées}} = \frac{75}{100} \text{ ou } 75 \%.$$

Dans les cas pathologiques, l'étude de ces rapports établis en faisant le bilan des ingesta et des excréta offre un grand intérêt pour l'exploration du tube digestif, comme on peut s'en rendre compte par le tableau suivant :

UTILISATION DES GRAISSES	GRAISSES DÉDOUBLÉES	INDICATION DE :
Diminuée (73 % environ)	Encore considérable (66 % environ)	Trouble d'absorption intestinale
Diminuée	» 33 % environ	Absence de bile
Faible	Infime	Absence de suc pancréatique

Ces conclusions se comprennent aisément si l'on veut bien se reporter à ce que nous avons dit de la digestion intestinale du lait.

2° **Examen microscopique des fèces**. — Cet examen permet d'apprécier la nature des aliments non utilisés ; mais comme l'analyse chimique permet de connaître à la fois la nature et la quantité de ces aliments, l'examen microscopique à ce point de vue perd de son intérêt.

THERMOMÉTRIE ET CALORIMÉTRIE DU NOURRISSON

Lavoisier (1777) a démontré que les phénomènes de la vie sont liés à des actes chimiques qui mettent de la chaleur en liberté. Toutes les recherches faites à ce sujet depuis cette époque n'ont fait qu'apporter plus de précision à cette notion.

Chez les animaux à sang chaud en général, et chez l'homme en particulier, les réactions chimiques ont une intensité considérable ; aussi leur température dépasse-t-elle de beaucoup celle du milieu dans lequel ils vivent ordinairement.

De plus, chez les animaux à sang chaud, il s'établit un équilibre remarquable entre les pertes et les recettes de chaleur, de telle sorte que leur température reste à peu près constante, quelles que soient les variations du milieu extérieur.

Nous nous occuperons successivement de la température du nourrisson, et de l'équilibre entre ses pertes et ses recettes en chaleur. Ces connaissances sont utiles pour établir par exemple quelle doit être sa ration alimentaire.

THERMOMÉTRIE.

La température du nourrisson est, comme chez l'adulte, mesurée avec un thermomètre, et exprimée en degrés centigrades.

Température du nourrisson. — Tous les observateurs ont constaté que si l'on mesure les températures du nouveau-né et de l'utérus maternel aussitôt après l'expulsion fœtale, celle de l'enfant est de quelques dixièmes de degré supérieure à celle de l'utérus.

Après quelques oscillations, qui sont surtout imputables aux conditions extérieures, la température du nourrisson reste fixée au bout de quelques jours au voisinage de 36°3 d'après la plupart des cliniciens. De nombreuses observations précises faites à la nourricerie des Enfants-Assistés nous ont permis de dresser le tableau suivant :

Température du nourrisson pendant les 30 premiers jours.

Jours	1 jour.	2 jours.	3 jours.	4 jours.	9 jours.	10 jours.	12 jours.	30ᵉ jour.
Température rectale	35°7	36°	36°2	36°2	36°4	36°6	36°7	36°7
Nombre d'observations.	XI	XX	XVII	XV	XIV	VIII	XVII	VIII

Température du nourrisson de 1 mois à 10 mois.

AGE	1 MOIS	2 MOIS	3 MOIS	DE 4 A 10 MOIS
Température rectale..	37°	37°1	37°2	37°3
Nombre d'observations	V	III	V	IX

VARIATIONS DE LA TEMPÉRATURE DU NOURRISSON

Froid extérieur.

Ch. Richet a fait remarquer que les mammifères nouveau-nés et les hibernants sont incapables de se maintenir à leur température normale quand la température extérieure s'abaisse notablement et que, à ce point de vue, ils se distinguent des animaux adultes qui sont homéothermes ou à température fixe.

A la naissance, la température de l'enfant passant de l'utérus maternel dans l'air extérieur tombe en quelques minutes de 37°6 à 36°, puis 35°5, puis 35°2 ; mais elle remonte dès que l'enfant a été réchauffé puis enveloppé dans ses langes. Chez les prématurés, la tendance au refroidissement est encore plus accentuée : leur température peut tomber à 32° et même moins, et l'enveloppement dans les langes n'est pas suffisant le plus souvent pour les réchauffer : une couveuse devient nécessaire.

Alimentation.

C'est un des facteurs les plus importants. Le plus souvent, après la tétée, la température s'abaisse, puis elle remonte et est alors plus élevée (de 0°2 à 0°8) qu'avant la tétée.

Chez certains hypotrophiques, il y a des poussées d'hyperthermie (de 39° à 40°) au moment même où ils commencent enfin à utiliser le lait et à prospérer (Variot et Baudrand).

Variations nyctémérales.

En général le maximum thermique est vers 5 heures du soir ; jusque vers 8 heures la température reste en plateau et le minimum est à 2 heures du matin.

Les *saisons*, les *climats*, les *vêtements* contribuent aussi aux variations de la température.

CALORIMÉTRIE.

1° Chaleur perdue par l'enfant.

Le nombre qui la représente, est la somme des chaleurs dégagées par la surface de la peau et par la surface de l'épithélium pulmonaire. Les auteurs ont donné le nom de partage thermique au rapport entre ces deux quantités.

A. — Mesure de la chaleur perdue.

La mesure de la quantité de chaleur produite par un nourrisson se fait à l'aide d'un *calorimètre* dont les modèles sont très différents. Ces quantités de chaleur s'expriment en calories. Les résultats que nous donnons sont pour la plupart extraits d'un mémoire communiqué à la Société médicale des Hôpitaux le 29 mars 1912 (1).

(1) Etude du rayonnement calorifique chez les nourrissons dans ses rapports avec l'alimentation et l'accroissement, spécialement chez les atrophiques et les débiles, par Variot et Lavialle. (Dans Clinique Infantile, 1° et 15 avril 1912).

Un corps quelconque organisé ou non, dont la température est supérieure à celle des corps environnants, échauffe ces corps et se refroidit, si une source ne maintient pas stable sa température. Si les corps sont à distance, ils sont échauffés par rayonnement, s'ils sont au contact du corps chaud, ils sont échauf-

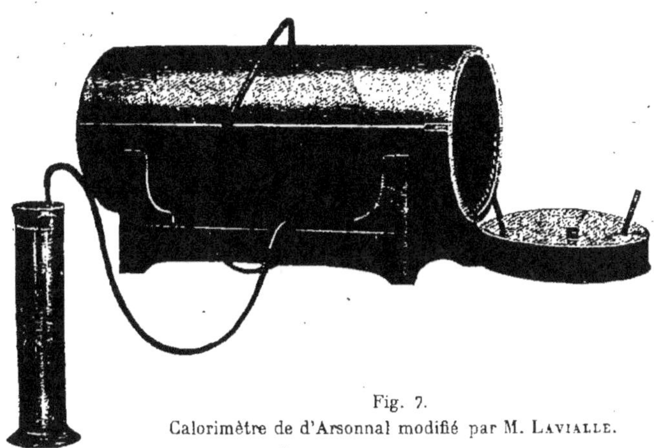

Fig. 7.
Calorimètre de d'Arsonnal modifié par M. LAVIALLE.

fés par conductibilité. Les corps chauds plongés dans l'air, échauffent cet air, qui se dilate et diminue de densité. Il s'ensuit qu'autour de ces corps se trouve une colonne gazeuse, animée d'un mouvement d'ascension d'autant plus rapide, que l'échauffement a été plus considérable ; c'est la déperdition de calorique par convection.

L'appareil le plus parfait sera donc celui qui mesurera à la fois, la chaleur rayonnante et la chaleur due à la perte par convection, l'*être vivant restant dans les conditions de la vie normale*. C'est ce que nous avons essayé de réaliser dans nos expériences.

Pour déterminer la surface cutanée, Roussy a donné un procédé qui consiste à ramener la surface totale du corps à celle d'un cylindre. Il détermine de très nombreux périmètres (tête, cou, thorax, abdomen, cuisse, genou, mollet, cheville, etc.) de façon à connaître les dimensions des parties les plus saillantes et les plus déclives. Il en prend la moyenne et multiplie par la hauteur totale du corps ; hauteur qui est déterminée en suivant toutes les saillies et toutes les dépressions de la face dorsale et de la face ventrale, et en divisant par 2 le chiffre obtenu. La surface des bras est évaluée à part, d'une façon analogue.

Comparée aux autres méthodes pour la détermination de la surface cutanée, celle de Roussy est beaucoup plus rapide et assez exacte. C'est elle qui nous a fourni tous les nombres exprimant les surfaces.

Les prises de lait régulièrement espacées dans la journée, sont pesées et totalisées jour et nuit sur une feuille spéciale. La quantité de lait absorbé est ainsi connue d'une façon exacte, aussi bien pour les enfants au sein qui tètent à volonté, que pour les enfants au biberon.

Nous donnons dans le tableau suivant quelques-uns des résultats obtenus avec des enfants normaux.

Nom	Âge	Poids	Taille	Surface en décimètres carrés	Rayonnement total par heure	Ray. total p. 24 h.	Ray. kilo et heure	Ray. kilo et 24 h.	Ray. décim. carré et heure	Ray. décim. carré et 24 heures	Proportion de lait absorbé	Valeur calorigène du lait absorbé	Valeur calorigène de 1/10 de lait (1)	Croissance
P. C.	18 jours au biberon	4 k. 300	0,54	22,3	15,4	370	3,5	86	0,68	16,50	1/7 à 1/6	480	322	normale
C.	5 mois au sein	5 k. 800	0,60	29,45	20	486	3,4	83	0,68	16	1/7	600	480	normale
B. E.	5 m. 1/2 au biberon	7 k. 000	0,60	30,57	22	528	3,1	75	0,72	17,3	1/7	765	525	normale
B. B.	11 mois au biberon	7 k. 900	0,68	33,68	26	624	3,3	78	0,77	18,6	1/7	840	592	normale
C. D.	11 m. 1/2 au sein	8 k. 500	0,69	36	27	648	3,1	74	0,75	18	1/7	900	595	normale
A. L.	12 mois au biberon	9 k.	0,70	35	27	648	3,0	72	0,72	18	1/8 à 1/7	900	630	normale

B. — **Variations de la chaleur perdue.**

Avec le poids et la taille.

Le tableau précédent montre d'une façon très nette que, chez les enfants normaux, la perte totale de chaleur par rayonnement et convection, augmente avec le poids, comme du reste avec la taille. Mais cette perte rapportée au kilo et aux 24 heures diminue au contraire à mesure que le poids s'élève.

Nos chiffres sont assez voisins de ceux de Bonniot, qui donne 2,5 à 3 calories par kilo et par heure pour les normaux.

Avec la surface.

Quant au rayonnement par unité de surface, il paraît être indépendant du poids et de la taille, car alors que le rayonnement total a presque doublé de 1 mois à un an, la perte de calorique par décimètre carré n'a pas bien sensiblement changé.

Richet ayant comparé les données calorimétriques fournies par des animaux de tailles différentes, avait déjà montré que l'unité de surface rayonne sensiblement la même quantité de chaleur.

En effet, la surface des êtres vivants s'accroît relativement à leur poids, au fur et à mesure que ce poids diminue. Si l'on considère une sphère pesant 10 kilogrammes par exemple, cent autres petites sphères pesant chacune

____
(1) La ration quotidienne de lait préconisée par Maurel est du 1/10 du poids total du nourrisson.

100 grammes, et si l'on calcule la surface de chacune de ces sphères, on peut constater que pour un même poids de substance globale, les cent petites sphères ont une surface beaucoup plus grande que la sphère de 10 kilos. Si nous supposons ces sphères portées et maintenues à une température déterminée, et si nous mesurons le rayonnement, nous trouverons que le rapport entre les deux valeurs obtenues est précisément celui qui existe entre les surfaces des sphères.

Dès lors, il était à prévoir que les enfants placés dans les mêmes conditions vis-à-vis du milieu extérieur, perdraient un nombre de calories en rapport avec leur surface.

Avec l'élévation de la température extérieure.

Le tableau qui suit donne une idée très nette des différences causées par l'élévation de la température extérieure. Les précédents résultats ont été obtenu à une température extérieure de 10°, les suivants correspondent à une température extérieure de 20°.

Noms	Ray. total par heure	Ray. total p. 24 h.	Ray. kilo et heure	Rav. kilo et 24 h.	Valeur calorigène de 1/10 de lait
L. R.	8	192	2,35	56,4	255
A. J.	8,35	200	2,00	48	290

Avec l'atrophie de l'enfant.

Le rayonnement est considérablement accru, non seulement par rapport à un enfant normal du même âge, mais même par rapport à un enfant normal du même poids.

Les chiffres qui suivent ont été obtenus à une température extérieure de 10°.

Noms	Age en mois	Poids	Surface en décimètres carrés	Rayonnement total par heure	Ray. total p. 24 h.	Ray. kilo et heure	Ray. kilo et 24 h.	Ray. décim, carré et heure	Ray. décim. carré et 24 heures	Valeur calorigène du lait absorbé	Valeur calorigène de 1/10 de lait	Croissance
L. L.	3	2 k. 720	18, 14	16, 25	390	6, 0	144	0,87	21	270	204	Maigrit
F. M.	4	3 k. 710	19, 72	12	288	3, 5	85	0,50	15	360	255	S'accroît lentement
F. P.	5	4 k. 250	22, 23	19	456	4, 5	108	0,79	20,7	630	318	S'accroît lentement
M. J.	5	3 k. 900	23	16	384	4, 1	98	0,70	16,6	450	293	S'accroît lentement
R. L.	6	2 k. 860	19, 18	14,5	350	5	120	0,75	18,2	400	200	S'accroît lentement
F. E.	7	3 k. 740	20, 40	17, 81	427	4, 76	114	0,87	21	510	280	S'accroît

Ce tableau contient à la fois les nombres les plus forts, les nombres les plus faibles, et quelques-uns des nombres intermédiaires contenus dans nos 35 observations d'atrophiques.

Avec la débilité de l'enfant.

Noms	Age	Poids	Taille	Surface en décimètres carrés	Rayonnement total par heure	Ray. total p. 24 h.	Ray. kilo et heure	Ray. kilo et 24 h.	Ray. décim. carré et heure	Ray. décim. carré et 24 heures	Valeur calorigène du lait absorbé	Valeur calorigène de 1/10 de lait	Croissance
L. A.	1 mois	2 k. 280	0,50	16,29	15,6	375	6,84	164,00	0,95	23	390	160	Stationnaire
R. J.	20 jours	2 k. 000	0,44	14,14	8,00	192	4,00	96,00	0,60	14	250	140	S'accroît de 20 gram. par jour
A.	18 jours	2 k. 620	0,47	6,76	10,00	240	4,00	96,00	0,60	14,3	442	183	Id.
B. A.	16 jours	2 k. 250	0,47	14,50	9,00	216	4,1	99,00	0,62	14,8	90	169	Stationnaire (dans une couveuse) (1)
L.	1 mois	2 k. 520	0,45	16,00	10,50	252	4,2	100,00	0,66	16	392	177	S'accroît de 20 gram. env. par j.
A. M.	15 jours	1 k. 500	0,42	10,00	6,00	144	4,00	96,00	0,60	14,4	140	105	Perd du poids
B. M.	23 jours	1 k. 780	0,42	10,20	9,00	216	5,20	127,00	0,87	21,00	270	124	Prend du poids
L.	22 jours	2 k. 470	0,47	16,00	9,75	234	4,00	97,00	0,58	14,00	287	173	Stationnaire
B. I.	1 mois	1 k. 380	0,41	9,70	6,25	150	4,50	108,00	0,62	5,00	154	97	Perd du poids
G. L.	25 jours	2 k. 100	0,48	16,00	10,50	252	5,00	120,00	0,62	15,00	322	147	Prend du poids

Ces chiffres sont des types pris parmi nos 49 observations de débiles. Leur intérêt se rapporte surtout aux valeurs du rayonnement rapportées au kilo, par heure ou par 24 heures. Ils montrent, sans que nous ayons besoin d'insister davantage, que la perte par rayonnement ou convection est, par rapport à l'unité de poids, inversement proportionnelle au poids global du corps.

L'énergie du rayonnement chez les débiles est due sans doute, en partie, à la faible épaisseur du panicule adipeux chez ces enfants. Nous avons comparé son épaisseur sur des préparations histologiques, chez un débile et chez un enfant normal ; les chiffres obtenus étaient entre eux, comme 1 est à 10.

2º Sources d'énergie.

La chaleur animale est la résultante des phénomènes d'oxydation, de réduction, d'hydrolyse, de déshydratation, qui se produisent dans l'intimité des tissus

(1) Cette observation montre clairement l'influence de la température extérieure sur le rayonnement. — Pour les autres, température extérieure 10º.

ou dans le tube digestif. Une partie, le septième environ, est produite dans le poumon, par l'oxydation de l'hémoglobine.

Berthelot la définit comme suit : La chaleur totale produite dans un temps donné par un être vivant, est la somme des quantités de chaleur, correspondant à la combustion, ou mieux à la série des transformations vitales des aliments ou des réserves consommés pendant le même temps.

Pendant la 1re année de la vie de l'enfant le lait est son principal aliment, et nous savons que ce liquide représente à la fois une certaine quantité de matériaux chimiques plastiques et une certaine somme d'énergie chimique potentielle : lorsque ces matières chimiques se sont transformées en leurs termes ultimes de combustion, l'énergie chimique potentielle s'est transformée en chaleur. Nous avons dit que le lait de femme représente 700 calories environ, et le lait de vache 750 par litre.

Tandis que les mutations de matières dans l'organisme aboutissent finalement à CO^2 et H^2O lorsqu'il s'agit des hydrates de carbone et des graisses, il n'en est plus de même lorsqu'il s'agit des matières protéiques : celles-ci s'arrêtant au terme urée, la quantité de chaleur dégagée par les albuminoïdes ainsi transformées est moindre que 4.c. 9 par gramme.

Les nombres que nous avons donnés pour la valeur calorigène du lait doivent donc être corrigés, quand il s'agit de sa valeur calorigène utile : pour le lait de femme elle est de 670 calories, et pour le lait de vache de 690 calories par litre.

Ainsi avec le lait de femme la quantité d'énergie utilisée est de 96 % environ, tandis qu'elle n'est que de 92 % environ avec le lait de vache.

Dans les tableaux précédents nous avons indiqué la valeur calorigène utile du lait absorbé, et celle correspondant à la ration au 1/10 de Maurel.

3° **Bilan des recettes et des dépenses d'énergie.**

A. La comparaison des recettes et des dépenses de chaleur nous permettra d'établir sur une base solide la ration du nourrisson, et nous permettra aussi de comprendre pourquoi telle ration proposée, par exemple celle de Maurel, est insuffisante.

Les observations ont été pour la plupart faites sur le 1er enfant indiqué dans le premier tableau donné. Cet enfant qui correspond au type normal, prend plus du 1/7 de son poids de lait, met en réserve 480-70 = 110 grandes calories, représentant environ 140 grammes de lait, qui servent à son accroissement, et qui représentent aussi les pertes fécales, urinaires, cutanées, ainsi que les autres dépenses d'énergie. L'enfant s'accroît en effet de 20 à 30 gr. environ par jour.

Le même enfant, examiné plusieurs fois dans les mêmes conditions, avant et une demi-heure après la tétée, a toujours fourni sensiblement le même résultat.

Il est aussi facile de constater que même chez les enfants normaux, et à plus forte raison chez les atrophiques et les débiles, la ration de 1/10 préconisée par Maurel et quelques accoucheurs, est absolument condamnable. Surtout en hiver et même en été elle est incapable d'assurer un accroissement normal. C'est ce qu'indiquent tous les tableaux donnés.

B. Il est possible de faire varier l'équilibre de ce bilan.

a) Variations dans les pertes de chaleur.

α) **Rôle du vêtement.**

La nature du vêtement et la façon dont il est placé ont une influence. Deux emmaillotages effectués par deux infirmières différentes, avec les mêmes langes, et à une heure environ d'intervalle, ont fourni une différence correspondant à plusieurs dizaines de grandes calories par 24 heures.

Le simple remplacement du lange de laine par un lange de coton, entraîne une perte supplémentaire de 75 calories par 24 heures, correspondant sensiblement à la valeur calorigène de 100 grammes au moins de lait.

Une bonne couverture de laine supplémentaire, économise environ 60 grandes calories, soit 85 gr. environ de lait.

Nous avons découvert complètement les jambes et les cuisses du même enfant dans notre appareil, et avons obtenu une perte totale qui correspond par jour à 528 cal. soit à 160 cal. de plus, soit à 220 gr. de lait de vache.

En répétant l'expérience, les bras étant complètement découverts et le reste du corps normalement vêtu, on constate une perte supplémentaire de 40 cal. environ par 24 heures, représentant la valeur calorifique de 50 gr. environ de lait de vache.

Enfin, nous avons cherché, toujours chez le même enfant en très bon état de santé, quelle pouvait être la part due à la tête dans le rayonnement total. Il va sans dire que le bonnet, même le bonnet le mieux fait et le mieux fourré, ne saurait supprimer le rayonnement d'une façon complète, mais il le diminue considérablement. Nous avons constaté, en effet, que le simple bonnet, couvrant les régions pariétale et occipitale de la tête, entraîne une économie de 50 calories, soit une économie d'environ 65 grammes de lait de vache par 24 heures.

β. **Pleurs et agitations.** — L'influence des pleurs et de l'agitation des enfants sur le rayonnement est remarquable. Nous avons pu observer des rayonnements supérieurs de moitié à ce qu'ils sont pour les enfants au repos.

γ. **Panicule adipeux.** — Un nourrisson qui s'est amaigri en quelques jours de 400 grammes, sans cesser de croître en longueur, a perdu une partie de son panicule adipeux. Avant son amaigrissement le rayonnement correspondait à une perte de 432 calories par 24 heures, cette valeur a été portée à 440 malgré la diminution de poids. Ceci était à prévoir, à cause de la faible conductibilité des matières grasses pour la chaleur. C'est en effet ce manchon protecteur, aidé par une nourriture abondante, qui permet aux mammifères marins, de maintenir leur température considérablement au-dessus de celle de l'eau.

b). Variations dans les recettes.

Dans le chapitre des laits modifiés, nous avons parlé des laits sucrés et hypersucrés de valeur énergétique plus grande que le lait normal, comme on le comprendra facilement, puisqu'ils sont plus riches en sucre.

4ᵉ Conclusions.

Nos travaux concordent avec la plupart des travaux précédents sur les mêmes sujets. Toutefois nous apportons des précisions nouvelles, nous apportons des chiffres qui se rapprochent beaucoup du chiffre global de calories perdues *réellement* en une journée par un nourrisson, et nous permettent de calculer sa ration d'entretien, l'utilisation de l'énergie étant sensiblement de 92 %, c'est-à-dire voisine de l'utilisation des aliments par l'intestin.

Nous disons que ces chiffres se *rapprochent* beaucoup du chiffre véritable. On ne peut prétendre en effet mesurer, d'une façon rigoureusement exacte, la perte en calorique dans toute l'étendue d'une journée, en maintenant minutieusement l'enfant dans les conditions de la vie normale. Nous avons placé les nourrissons dans notre appareil avec les vêtements ordinaires, mais en réalité ils passent la nuit et une grande partie de la journée dans un berceau, munis d'une couverture supplémentaire qui évite une perte. D'autre part, les nourrissons sont souvent dévêtus dans la journée, soit pour le bain, soit pour remplacer les couches, ce qui entraîne une déperdition supplémentaire considérable.

Il n'est donc pas possible de considérer comme absolus les chiffres que nous avons donnés; ils ne pourraient l'être que pour le moment et dans les conditions où a été faite la lecture. Le chiffre global de la perte de chaleur, dans une journée, présente une valeur se rapprochant d'autant plus de la perte réelle, que nous nous sommes davantage rapprochés des conditions normales de la vie de l'enfant.

Voyons maintenant les conséquences de nos recherches calorimétriques sur la détermination de la ration alimentaire des enfants normaux, des débiles et des atrophiques.

Disons tout de suite, que si quelques auteurs ont cru pouvoir indiquer des chiffres absolus, ils ont commis des erreurs, et des erreurs parfois dangereuses. La ration représentant en lait le 1/10 du poids du corps, est en général fausse, même pour les enfants normaux, et à plus forte raison pour les atrophiques et les débiles. Pour ces deux dernières catégories de nourrissons surtout, le 1/10 du poids en lait, correspond à une quantité d'énergie calorifique qui est toujours inférieure à celle qui est nécessaire pour le seul rayonnement, et parfois même inférieure à la moitié de cette quantité. D'ailleurs, les constatations cliniques sur la nécessité de suralimenter les débiles sont d'accord avec les données calorimétriques.

Si nous ajoutons à cela, les déchets fécaux, urinaires, l'énergie musculaire, et aussi l'accroissement physiologique nécessaire, nous aurons démontré que des enfants soumis à des rations aussi insuffisantes ne peuvent que rester en stagnation de poids, ou même dépérir. La fréquence des troubles dus à l'hypoalimentation des nourrissons est maintenant bien connue.

Les chiffres correspondant à la ration ne doivent être fixés, dans l'allaitement artificiel, qu'après une étude sérieuse des besoins de l'organisme. Cependant, nous avons pu déduire des nombreuses observations faites, à l'hospice des Enfants-Assistés et à la goutte de lait de Belleville, que la ration alimentaire la plus habituellement réclamée par les enfants normaux, varie entre le 1/6 et le 1/7 du poids, dans les premiers mois.

Pour ce qui est des atrophiques et surtout des débiles, ils ont absolument besoin pour s'accroître d'une ration très élevée correspondant au 1/5 et parfois même au 1/4 de leur poids. Nous nous sommes assurés de ces faits maintes fois à la Nourricerie Parrot, où sont élevés les nourrissons abandonnés à l'hospice.

Enfin ces pertes par rayonnement étant beaucoup plus grandes en hiver qu'en été, on doit tenir compte, dans le calcul de la ration, de la température extérieure, ainsi que l'ont noté les observateurs qui nous ont précédés, en particulier, M. Charles Richet.

EXPÉRIENCES CLINIQUES SUR L'EMPLOI DU LAIT DE VACHE CRU DU LAIT DE CHÈVRE ET DU LAIT DESSÉCHÉ

Le lait de vache.

Les modifications apportées dans la composition du lait, ainsi que la destruction de ses diastases par la surchauffe à + 108° sont considérés à tort, par certains médecins, comme nuisibles à la valeur nutritive du lait de vache. Dans les cas où l'allaitement au sein est impossible, ils voudraient remplacer le lait de femme cru par du lait de vache *cru*.

Pour savoir si cette substitution est possible, nous avons fait plusieurs séries d'expériences portant en tout sur 38 enfants à l'Institut de Puériculture des Enfants-Assistés.

****

Le 10 février 1914 nous avons présenté à la Société de Pédiâtrie un travail (1) que nous résumerons ici.

Lait employé. — Le lait cru, pour nos essais, nous a été fourni gracieusement par une grande compagnie laitière dont les vaches sont tuberculinées. Il était trait aseptiquement et était expédié à Paris dans de petites bouteilles à fermeture de canette, plongées dans des bassins avec un mélange de glace et de sciure de bois. Dans la journée il était conservé à la glacière. A plusieurs reprises, M. le Dʳ Zuber, chef du laboratoire de bactériologie, a fait des prélèvements de ce lait et a constaté que son asepsie était presque complète. D'autre part, M. Lavialle, chef du laboratoire de chimie, s'est assuré par des analyses répétées, que la teneur de ce lait cru en principes fixes était plutôt élevée.

Nous avons aussi employé pour quatre enfants le lait cru fourni par un lactarium bien connu et réputé. Chaque ration de lait cru pur ou coupé d'un tiers d'eau bouillie, suivant nos indications, était préparée à la nourricerie par les éleveuses ; les petites bouteilles n'étaient débouchées et sorties de la glacière qu'au moment même où l'on chargeait le biberon.

(1) Observations sur la valeur nutritive du lait cru, et sur l'influence du sucre pour l'utilisation physiologique du lait cru par le nourrisson, par MM. VARIOT et LORENZ-MONOD.

PREMIÈRE PARTIE

Lait cru pur. — Nos essais ont porté sur 18 nourrissons âgés de 16 jours à 19 mois.

Dans nos 18 observations, nous relevons 15 insuccès, dont 5 décès, et 3 utilisations convenables du lait cru pur.

INSUCCÈS. — 1° *Parmi les* 5 *décès*, l'un est survenu très rapidement (grande hypotrophie), après 5 jours de lait cru (alors que son accroissement avait été de 280 gr. au lait Lepelletier dans les trois premiers jours qui ont suivi son entrée).

OBS. XII. — Dr... (Henri), entre le 5 décembre (hypotrophique). Agé de 9 mois, pèse 4 k. 900, mesure 60 cm. Lait Lepelletier pendant 3 jours (8 biberons de 130 gr.) : gain 240 gr. Mis au lait cru, perd en 5 jours 230 gr. Le 5ᵉ jour, diarrhée, élévation subite de la température à 39°8, mort le soir même avec 41°7.
Durée lait cru : 5 jours = — 230 gr. Mort.

L'autre, nouveau-né, meurt après 10 jours de lait cru ; les deux autres (atrophie et grande hypotrophie), après un essai de 18 jours. Tous les quatre ont présenté des troubles intestinaux analogues très graves, semblant en rapport avec l'ingestion de lait cru : selles liquides, vertes, fétides, quelques vomissements, perte de poids rapide ; trois d'entre eux avec hyperthermie (40°, 41°, 41°7) et des foyers de broncho-pneumonie les derniers jours. Le dernier meurt 2 mois après un essai de 5 jours au lait cru (hypotrophie) :

OBS. XIII. — L... (Maurice), entre le 29 septembre (hypotrophique). Agé de 9 mois, pèse 4 k. 900, mesure 63 cm. Lait Lepelletier pendant 11 jours, s'accroît de 200 gr. Mis au lait cru ; vomissements dès le lendemain, perd en 5 jours 400 gr. Selles verdâtres, fièvre. On arrête après 5 jours, pour le mettre au lait condensé; traîne pendant deux mois, s'amaigrit de plus en plus, finit par mourir. Bien que l'examen radioscopique n'ait pas révélé de ganglions thoraciques, était très suspect de tuberculose.
Durée lait cru : 5 jours = — 400 gr. On arrête à cause de diarrhée.

2° *Des* 10 *autres enfants*, la plupart ont perdu du poids, les autres sont restés stationnaires ou se sont accrus, mais pour tous, on a été obligé d'interrompre l'essai dans un délai variant entre 3 et 18 jours à cause des troubles intestinaux graves qu'ils présentaient. Quelques-uns semblaient l'utiliser, pendant la première semaine, mais très rapidement les selles se modifiaient ; ils dépérissaient et l'on ne pouvait continuer sans danger. Par contre, si on remplaçait le lait cru par du lait homogénéisé et surchauffé Lepelletier (1) coupé d'un quart d'eau et additionné de sucre, immédiatement l'accroissement qui était arrêté se relevait de 40 à 60 grammes par jour, les déjections redevenaient homogènes, jaunes et non fétides, la taille mesurée tous les cinq jours s'allongeait parallèlement.

L'observation suivante, à ce point de vue, est caractéristique de la mauvaise utilisation du lait cru : pendant le premier mois de son séjour, il gagne 450 gr.

(1) Nous rappelons une fois encore que le lait Lepelletier est un lait industriel stérilisé à 108° et homogénéisé.

au lait Lepelletier ; le deuxième mois au lait cru, il ne s'accroît que de 30 gr. ;
le troisième mois, remis au lait Lepelletier, reprend 900 grammes.

OBS. VII. — Bl... (Lucien), entre le 7 septembre (abcès multiples, atrophique). Agé de
3 mois 1/4, pèse 3 k. 600, mesure 56 cm. Mis d'abord au lait Lepelletier (7 biberons
de 90gr., 100gr., puis 120gr.), pendant un mois, gain = 450gr. 1 cm. 1/2. Mis ensuite au lait
cru, âgé de 4 mois 1/4 (7 biberons, 120 gr.), s'accroît de 300 gr. les treize premiers jours,
mais bientôt, selles blanchâtres, fétides, puis vertes, eau de riz, perd 300gr. Amélioration :
on en profite, pour le remettre au lait cru : il ne s'accroît que de 30 gr. en huit jours. On
arrête alors définitivement le lait cru. On le remet au lait Lepelletier, au bout d'un mois,
il a repris 900 gr., et le mois suivant au lait condensé sucré, 750 gr.
   Durée lait cru : 1 mois, = + 30 gr.

SUCCÈS. — Trois seulement ont paru utiliser le lait cru. L'essai a pu être continué pendant 1 mois avec des accroissements moyens de 15 à 30 grammes
par jour, comme on le voit par l'observation suivante.

OBS. V. — G... (Victor), entre le 26 septembre au pavillon Pasteur (entérite, diarrhée verte).
Agé de 4 mois, pèse 3 k. 400, mesure 56 cm. (atrophique). Mis quelques jours à l'eau de
riz et au lait Gallia, les selles s'améliorent : gagne 540 gr. en quinze jours. Mis alors au lait
cru (8 biberons de 90 gr., puis 100) ; reste d'abord stationnaire, quelques vomissements.
Selles blanchâtres. Au bout d'une dizaine de jours, l'assimilation semble meilleure, il s'accroît
alors progressivement, si bien qu'on le rend à sa mère un mois après, ayant gagné près
d'un kilo, depuis qu'il est au lait cru, et 2 centimètres.
   Durée lait cru : 1 mois = + 900 gr.

EXAMENS COPROLOGIQUES. — Tous ces insuccès avec le lait cru pur semblent
expliqués par une dyspepsie gastro-intestinale, avec fétidité remarquable des
déjections, qui sont grumeleuses, mélangées de vert et très anormales.

Les analyses chimiques montrant l'utilisation des principes du lait cru, n'ont
pas permis de tirer des conclusions précises.

<h2 style="text-align:center">DEUXIÈME PARTIE</h2>

La deuxième partie de ce travail porte sur l'influence du sucrage pour l'utilisation physiologique du lait cru par le nourrisson.

A. **Lait cru pur sucré.** — Après avoir donné d'abord le lait cru pur pendant
plusieurs jours à quelques nourrissons avec des résultats peu satisfaisants,
comme dans les cas mentionnés plus haut, nous avons fait ajouter à ce lait cru
pur une cuillerée à café de sirop de sucre du Codex dosé à 180 grammes de
sucre pour 100 ; donc chaque cuillerée à café contient environ 3 gr. 5 de sucre.
La quantité de sucre ajoutée ainsi à huit biberons (sans changer les rations
quantitatives qui étaient en général de 80 à 90 par biberon), en 24 heures, est
d'environ 28 à 30 grammes par jour.

Nous avons expérimenté sur quatre nourrissons âgés de 16 jours à 2 mois 1/2.

Nous pouvons conclure que le sucre ajouté au lait cru a semblé en favoriser
plus ou moins l'utilisation. L'effet du sucrage est par exemple manifeste dans
l'observation suivante, mais on a remarqué l'effet fâcheux de l'ingestion du
lait cru pur, même sucré, sur le développement du squelette.

OBS. XXII. — L... (Georges), entre le 19 décembre (atrophique). Agé de 2 mois, pèse
3 kil., mesure 51 cm. Dès son entrée, on a sucré son lait cru (une cuillerée à café). En

10 jours, il s'accroît de 400 gr. (40 gr. par jour), au bout d'un mois a gagné 1 k. 070, en 1 mois 1/2, 1 k. 450 et 5 c. C'est donc là un fort bel accroissement. Mais nous avons vu évoluer parallèlement, sous nos yeux, des lésions du squelette se traduisant par un craniotabes très prononcé, et un chapelet costal manifeste, fait fort digne d'attention chez un enfant aussi jeune.

B. **Lait cru coupé et sucré.** — Nous avons enfin alimenté cinq nourrissons âgés de 12 jours à 6 mois d'abord au lait cru mouillé d'un tiers d'eau, auquel nous avons ajouté une cuillerée à café, par ration, de sirop de sucre.

Nous avons constaté, comme dans notre première série d'essais, l'utilisation défectueuse par les nourrissons du lait cru, meilleur cependant quand il est mouillé d'un tiers d'eau, puisque nous n'avons pas eu cette fois de décès ; de plus, l'effet du sucrage sur ce lait coupé favorise encore ici l'accroissement rapide d'une façon évidente. Par contre, nous pouvons voir comment l'emploi de ce lait cru, même coupé et sucré, occasionne au bout d'un temps relativement court (un et deux mois au plus), un trouble profond dans l'ossification du squelette, malgré un accroissement pondéral très rapide.

OBS. XXIV. — T... (Victor), entre le 28 novembre. Agé de 2 mois, pèse 3 kil. 700, et mesure 56 cm., légèrement atrophique. Mis au lait cru coupé, s'accroît en 14 jours de 370 gr. On ajoute une cuillerée à café de sirop de sucre, s'accroît dès lors en 14 jours, de 680 gr. Au bout d'un mois 1/2 a gagné 1 k. 450, et 7 cm. Donc accroissement exceptionnellement rapide. L'enfant a de l'embonpoint, le teint coloré, mais nous avons vu évoluer des lésions osseuses, craniotabes marqué et chapelet costal extrêmement prononcé. Ces lésions rachitiques évidentes ont eu une évolution rapide.

EXAMENS COPROLOGIQUES. — Dans cette seconde série d'expériences, nous n'avons pas observé de troubles intestinaux graves avec élévation thermique, mais seulement une fétidité très spéciale des selles qui étaient abondantes, parfois liquides et vertes. Cependant les examens chimique et bactériologique, n'ont permis d'y déceler rien d'anormal.

L'examen microscopique des selles, au point de vue bactériologique, a été fait par M. le Dr Zuber, chef du laboratoire de bactériologie, pour des enfants nourris au lait cru pur, au lait cru sucré, au lait cru coupé, au lait cru coupé et sucré. Dans tous les cas, l'aspect de la flore intestinale était caractérisée par la prédominance plus ou moins marquée des formes microbiennes décolorées par la méthode de Gram, c'est-à-dire des coli-bacilles. Les formes restant colorées au Gram étaient représentées par le bacillus Acidophilus de Moro, l'Enterocoque de Thiercelin, quelques Streptocoques. La présence des spirilles a été constatée surtout, mais non exclusivement, dans les selles des enfants nourris au lait cru pur.

*
* *

Du mois de février 1914 au mois d'août 1914, nous avons fait en collaboration avec Mme Chatelin d'autres recherches complémentaires.

Lait employé. — Nous avons employé les mêmes laits crus que dans nos expériences précédentes, et un lait recueilli par traite aseptique, dans les meilleures conditions, à la vacherie de l'Assistance publique de Chatillon.

Comme précédemment les enfants recevaient des rations de lait cru pur, de lait cru pur sucré, ou de lait cru coupé et sucré.

Ces laits étaient vérifiés par nos chefs de Laboratoire ; nos nouvelles expériences étaient donc en tout point comparables aux premières.

RÉSULTATS. — Sur 14 enfants, âgés de 3 jours à 2 mois 3/4, nous avons eu six décès. Dans 3 cas seulement l'emploi du lait cru n'a pas causé de graves troubles digestifs et a pu être prolongé. Dans un seul de ces cas, l'alimentation a pu se faire exclusivement au lait cru pendant 4 mois avec succès. Le seul inconvénient qui en résulta, fut la production de troubles rachitiques légers. Ces faits ne font donc que corroborer ceux que nous avions déjà établis.

Mais nous avons pu ajouter à nos constatations quelques nouvelles précisions.

1º Le lait cru peut être toxique.

A. *Tantôt il peut être immédiatement dangereux.* — Sa toxicité est telle que nous avons observé des cas de mort après l'emploi du lait cru pendant un temps minime bien que ce lait fut aseptique.

OBS. 5. — G... (René), né le 20 mars 1914. Entre à la nourricerie Parrot le 31 mars 1914 (âgé de 10 jours). Poids 3 k. 800. Taille 53 cm. On note seulement l'existence d'un érythème papulo-érosif inter-fessier.

Ration : 65 gr., puis 70 gr. de lait cru pur 8 fois par jour, du 31 mars au 6 avril.

Baisse de poids de 3 k. 800 à 3 k. 470 avec selles verdâtres liquides fréquentes. Le lait est sucré le 7 et le 8 avril : les troubles digestifs et l'amaigrissement continuant, on emploie le lait Gallia coupé d'eau de riz et on fait des injections de sérum.

Malgré cela, il meurt le 15 avril pesant 2 k. 870. (Le lait cru a été employé pendant 8 jours.)

B. *Tantôt la mort se produit plus tardivement.* — Les accidents sont si graves que l'enfant ne peut s'en remettre.

Malgré l'emploi du lait Lepelletier, du lait condensé, malgré l'essai d'alimentation au sein, il succombe de huit jours à trois semaines après l'essai du lait cru.

C. Dans les cas où le nourrisson se rétablit, *l'action nocive du lait cru se prolonge bien au delà de son emploi et nuit à la bonne utilisation des laits surchauffés et homogénéisés.*

OBS. 3. — P... (Madeleine), entre à la nourricerie Parrot le 11 mars 1914 à l'âge de 2 mois 3/4 (11 semaines), pesant 3 k. 800 et mesurant 54 cm. Enfant maigre ; en retard de croissance pondérale, mais sans trace de rachitisme (hypotrophie simple).

Ration : 90 gr. de lait cru, non coupé, non sucré, 8 fois dans les 24 heures. Accroissement les 2 premiers jours, mais selles verdâtres, fétides, mauvais aspect général. Du 5e au 6e jour l'enfant perd 200 gr., son teint se plombe, ses yeux s'excavent. Après une journée de repos à l'eau de riz, on donne du lait surchauffé Gallia coupé d'eau de riz, puis citraté. Les selles sont toujours fréquentes, liquides, verdâtres, fétides. L'enfant a des vomissements fréquents. Elle continue à maigrir avec des oscillations, et ne regagne son poids d'entrée que le 2 avril, c'est-à-dire 17 *jours après la cessation du lait cru.*

A partir du 2 avril avec le lait Gallia accroissement lent, irrégulier, mais continu. L'enfant part à la campagne le 18 mai pesant 5 k. 250. Elle a donc gagné 1.450 gr. en 68 jours. Moyenne par jour 21 gr. 50.

Durée de l'allaitement au lait cru : cinq jours.

Persistance des troubles : vingt-deux jours.

D. *L'intoxication due au lait cru se traduit cliniquement par une baisse rapide de poids, par un changement frappant de l'aspect de l'enfant, par une fétidité spéciale des selles, par des vomissements.*

a) Baisse de poids. — L'amaigrissement n'est pas immédiat. Les premiers jours, l'enfant semble supporter le lait cru et l'on peut même noter un léger accroissement qui fait espérer que le lait cru sera bien utilisé ; mais rapidement l'accroissement pondéral cesse, la courbe demeure en plateau puis soudain l'on\note une descente brusque de 100 à 200 gr. en 24 heures, baisse de poids qui se prolonge les jours suivants.

Ce n'est pas la balance seule qui doit guider l'appréciation de l'utilisation du lait cru. Nous avons été amenés à cesser l'emploi de ce lait même chez des nourrissons dont la courbe de croissance pondérale était ascendante. L'examen de l'état général du nourrisson, de son faciès et de ses selles est capital.

b) Aspect de l'enfant. — Les nourrissons alimentés au lait cru ont très rapidement un faciès terreux, des yeux cernés et ternes, des chairs flasques. La peau garde facilement le pli. Avant tout trouble digestif, cet air misérable attire l'attention.

c) Fétidité des selles. — Elle précède souvent leurs modifications de consistance et de couleur. Cette fétidité est extrêmement marquée, perceptible à distance, très facilement reconnaissable pour qui a senti une fois cette odeur nauséabonde. Rapidement les selles augmentent de fréquence, deviennent grumeleuses, verdâtres, liquides.

d) Les vomissements *sont plus tardifs. Lorsqu'ils existent, ils apparaissent le plus souvent immédiatement après la tétée qui est lente, pénible, le nourrisson refusant souvent le biberon dès qu'on a essayé de lui faire boire une gorgée.

2º Le lait cru coupé au 1/3 d'eau bouillie et sucré peut en certains cas être supporté par l'enfant.

A. Quelquefois le lait n'a pu être utilisé que pendant peu de temps.

Obs. 11. — B... (Joseph). Bel enfant de 10 jours, pèse 4 k. 140. Taille : 55 cm.

Lait cru coupé d'un tiers d'eau bouillie. 8 fois par jour. Au bout de 16 jours de ce régime (jusqu'au 19 avril), son poids s'accroît de 110 gr., soit une moyenne de 7 gr. par jour.

A partir du 20 avril, on ajoute une cuillerée à café de sirop de sucre dans chaque biberon. Au bout de 16 jours (le 6 mai), l'enfant pèse 4 k. 850 ; il a donc augmenté de 600 gr., soit une moyenne de 37 gr. 5 par jour.

On essaie alors de supprimer le sucre : quelques troubles digestifs avec amaigrissement s'ensuivent d'abord, puis l'enfant reprend et gagne journellement du poids ; mais il ne prend que 170 gr. en 21 jours, soit une moyenne de 8 gr. par jour.

Ultérieurement interviennent des troubles digestifs qui nécessitent le retour à l'alimentation sucrée avec succès d'abord, puis rechute, en sorte que l'on est obligé d'abandonner le lait cru et de donner à l'enfant du lait Lepelletier, qui est immédiatement utilisé.

B. Une seule fois nous avons pu faire un allaitement artificiel au lait cru pendant quatre mois.

Obs. 9. — V... (Charles), entre à la nourricerie Parrot le 13 février 1914. Bel enfant de 11 jours, pesant 4 k. 300, et mesurant 55 cm. Aucune tare ; pas de craniotabes, aucune lésion ni cutanée, ni muqueuse.

Reçoit d'abord du lait cru pur (55 gr., puis 65 et 75 gr., huit fois par jour) ; malgré quelques oscillations journalières, il l'utilise bien et augmente en moyenne de 20 gr. par jour.

A partir du 23 février, le lait est coupé au 1/3 et sucré suivant la méthode habituelle. Aussitôt les quelques troubles digestifs antérieurement observés disparus, l'accroissement commence : la courbe est franchement ascendante. Du 28 février au 1er avril l'enfant gagne 1.130 gr., c'est-à-dire une moyenne journalière de 35 gr.

A ce moment, on supprime le sucre et l'on élève la ration de lait de 10 gr. puis de 20 gr. par tétée. Malgré l'essai de compensation du sucre par une quantité plus grande de lait, l'accroissement s'arrête. En sept jours le poids de l'enfant est tombé de 5 k. 650 à 5 k. 600.

On rétablit alors la ration précédente (20 gr. de lait en moins, mais avec une cuillerée à café de sirop de sucre) et l'accroissement reprend aussi rapide que précédemment.

L'enfant sort le 10 juin 1914 pour être envoyé à la campagne : âgé de 4 mois, il pèse 8 kgr. et mesure 67 cm. Son élevage au lait cru a donc pu se poursuivre sans incident notable ; il n'en est résulté qu'un léger degré de rachitisme traduit par du craniotabes et l'existence d'un petit ressaut costal.

CONCLUSIONS

1° Le lait cru de vache peut être un aliment toxique pour le nourrisson.

2° Le coupage au 1/3 par de l'eau bouillie et l'adjonction de sucre peuvent diminuer sa toxicité et par conséquent le rendre en partie utilisable.

Néanmoins *l'utilisation du lait cru nous a paru bien inférieure à celle du lait homogénéisé. Même dans les cas favorables, l'accroissement n'a pas été aussi rapide au lait cru qu'avec nos laits surchauffés et surtout avec nos laits hypersucrés.*

Les atrophiques, spécialement, ne paraissent pas s'accommoder du lait cru pur.

D'autre part nous devons relever que chez les nourrissons où nous avons prolongé l'emploi du lait cru sucré, il existe des altérations du squelette, très marquées, indiquant un processus rachitique à évolution rapide et précoce, chapelet costal volumineux, craniotabes. Cependant, ces nourrissons ne sont âgés que de 3 ou 4 mois, âge où les lésions rachitiques sont peu communes.

Il paraît indéniable que le lait cru est intervenu dans la production du rachitisme, car on ne voit pas de semblables lésions chez les nourrissons du même âge élevés au lait surchauffé. Le sucre est également hors de cause, car nous avons suivi un grand nombre d'enfants au lait hypersucré qui ne sont pas devenus rachitiques.

Nous conclurons donc que dans les cas où l'allaitement au sein est impossible, nous ne pouvons pas remplacer le lait cru de femme par le lait cru de vache, même de très bonne qualité, dans l'allaitement artificiel des nourrissons au-dessous de six mois particulièrement.

Le lait de chèvre

En dehors de la facilité qu'on a de se procurer du lait de chèvre fraîchement trait, même dans les villes, on voyait dans la chèvre un animal de choix pour produire le lait destiné à l'allaitement artificiel, parce qu'elle était réfractaire à la tuberculose. Cependant des observations nombreuses (Moussu, Olt, Rabicaux, Leclerc et Deruelle) ont montré que la chèvre peut s'*infecter* au voisinage de sujets tuberculeux.

I

Quoique le lait de chèvre soit employé *avec succès*, paraît-il, dans certains pays de montagnes et spécialement dans les îles Ioniennes, en Espagne, etc., à Paris tout au moins *il n'a pas donné de bons résultats* (comme l'avait déjà constaté Tarnier).

« J'ai vu, soit à la Goutte de Lait de Belleville, soit à la consultation externe
« de l'hôpital des Enfants-Malades, un bon nombre de nourrissons élevés au
« lait de chèvre et revenant de la campagne en mauvais état, atrophiques et
« rachitiques ; le plus souvent on parvenait à les restaurer par l'administration
« méthodique du lait de vache stérilisé industriellement.

« A Paris j'ai vu succomber à la gastro-entérite, il y a quelques années, un
« enfant qui n'avait reçu que du lait de chèvre, soigneusement stérilisé à l'auto-
« clave, jusqu'à l'âge de sept mois. Le père de l'enfant était un pharmacien
« des hôpitaux, qui surveillait lui-même la nourriture de la chèvre et la stéri-
« lisation du lait.

« D'autre part, j'ai soigné avec mon confrère le Dr Cauchemez (de Neuilly)
« une petite fille élevée au lait de chèvre du Jardin d'Acclimatation à Paris. La
« chèvre avait été soigneusement sélectionnée, et était parfaitement surveillée
« pour son alimentation ; elle vivait librement dans un grand enclos. Néan-
« moins le résultat de cet allaitement artificiel fut si défectueux, que l'enfant ne
« pesait que 10 livres à l'âge de 11 mois. On donna du lait de vache du même
« Jardin d'Acclimatation à l'enfant et elle regagna très vite le terrain perdu (1). »

II. COMMENT EXPLIQUER CES INSUCCÈS ?

Le lait de chèvre, par sa composition, diffère beaucoup du lait de femme. La quantité élevée de matières albuminoïdes qu'il contient le rapproche plutôt du lait de vache, mais il est plus pauvre en lactose que ce dernier. (Voir page 82, *Le lait des animaux.*)

On a donc eu l'idée de sélectionner les races caprines et en prenant le lait de lactation ancienne ou de lactation nouvelle on serait arrivé à établir une gamme précise de produits à composition constante, moins riche en caséine que le lait d'ânesse, mais, en fin de compte, se rapprochant beaucoup du lait de femme (Barbellion).

(1) VARIOT, *Traité d'Hygiène infantile*, page 362.

Cependant, même en prenant du lait de chèvre sélectionnée, ce lait présente des différences fondamentales avec le lait de vache dans sa façon de se comporter à l'égard des ferments digestifs.

« *A*. En additionnant de présure des quantités égales de lait de vache et de » lait de chèvre présentant sensiblement la même teneur en caséine, nous » avons observé que le lait de chèvre se caséifiait plus rapidement et qu'il donnait » un caséum un peu plus dur et un peu plus rétracté que celui du lait de » vache.

» *B*. En faisant ensuite réagir, à la température de 40°, de la trypsine sur les » deux caséums, on n'observa pas de différence appréciable entre les deux diges- » tions ; toutefois, le caséum du lait de vache parut se peptoniser un peu plus » rapidement que celui du lait de chèvre.

» Ces particularités relatives à la production d'un caséum plus ou moins com- » pact sous l'action de la présure s'expliquent quand on compare la teneur miné- » rale des deux laits de chèvre et de vache. Le premier de ces laits est générale- » ment beaucoup plus riche en chaux que le second : ainsi, d'après Pagès, le » lait de chèvre contiendrait environ 2 grammes de chaux par litre, alors que » celui de vache n'en renfermerait guère en moyenne que 1 gr. 50 par litre. » C'est vraisemblablement pourquoi le lait de chèvre se caséifie plus rapidement » et donne un caséum un peu plus dur que le lait de vache. L'expérience » suivante nous a d'ailleurs paru vérifier cette hypothèse : dans trois » vases contenant, l'un du lait de chèvre, et les deux autres du lait de vache, » on a versé de la présure après avoir additionné l'un des deux échantillons de » lait de vache d'une petite quantité de chlorure de calcium : dans ces condi- » tions, on observe que le lait de vache calcique se coagulait aussi rapide- » ment, plus rapidement même que le lait de chèvre et donnait, comme lui, » un caséum fortement rétracté.

» Ces considérations relatives au rôle des matières minérales et, en parti- » culier, des sels de chaux, nous laissent supposer qu'il doit être bien difficile » de produire, par sélection et alimentation spéciale, un lait qui ne donnerait » pas de caséum dur et rétracté avec le ferment caséifiant de l'estomac. Si l'on » consulte, en effet, les différentes analyses de laits de chèvres (sélectionnées), » on voit que ces laits sont généralement plus minéralisés que le lait de vache.

» Ainsi ces expériences de digestion artificielle ne tendraient pas à prouver » que le lait de chèvre soit, sous le rapport de la digestibilité, supérieur au lait » de vache, et, encore moins, qu'il soit l'équivalent du lait de femme. Mais, » nous le répétons, l'étude comparative de l'utilisation des deux laits dans le » tube digestif du nourrisson, permettrait bien mieux que toute expérience, » *in vitro*, de trancher cette question de digestibilité (1). »

III

Nous avons essayé, en collaboration avec Mme Chatelin, d'élever quelques nourrissons avec des laits de chèvre pendant les mois de mars à juin 1914.

(1) Extrait d'un mémoire publié par M. Michel, dans l'*Hygiène de la viande et du lait*, 1910.

Ces expériences ont été poursuivies à la nourricerie Parrot de l'Hospice des Enfants-Assistés dans les mêmes conditions de milieu, de température, avec le même personnel expérimenté que nos essais précédents sur la valeur des laits stérilisés et du lait de vache pur et cru.

Cette nouvelle série de recherches nous a donné des résultats si néfastes (4 décès) que nous avons dû rapidement interrompre nos essais, qui n'ont ainsi porté que sur six nourrissons âgés de 4 jours à 3 semaines.

Comme nous voulions rechercher quelle est la *valeur pratique* du lait de chèvre tel qu'on peut l'utiliser couramment dans la campagne, nous n'avons pas choisi de chèvres de race spéciale. Nous avons pris deux chèvres quelconques en bon état, bien nourries, élevées au parc de l'Assistance Publique de Chatillon, et dont la traite a été faite de façon aussi aseptique que possible.

Composition moyenne des laits de chèvre
(utilisés en mai et juin 1914)

Extrait sec.	138
Beurre.	47
Lactose	47.
Caséine	36
Cendres.	6

Par nos expériences nous sommes arrivés aux constatations suivantes :

1º Le lait de chèvre pur et cru semble être toxique.

L'intoxication des enfants se traduit cliniquement par leur aspect terreux, leurs yeux cernés, leur teint plombé, des vomissements et des selles extrêmement fétides.

Cette intoxication persiste après la suppression du lait de chèvre : l'enfant continue à dépérir malgré l'emploi de laits stérilisés ou de lait de femme.

OBS. 1. — D... (Gabriel). Bel enfant âgé de 4 jours, sans tare héréditaire, sans aucune lésion cutanée, pesant 3 k. 420 et mesurant 51 cm. 8.

Reçoit pendant 5 jours 8 biberons de 45 gr. de lait de chèvre pur par 24 heures. Il a des selles fréquentes et fétides et baisse de poids.

Le 7e jour, on coupe le lait de chèvre d'un tiers d'eau bouillie et on ajoute une cuillerée à café de sucre en poudre à ses biberons. Le 8e jour, l'enfant ne pèse plus que 3 k. 050.

Mis à l'eau de riz, puis au lait Lepelletier, enfin au sein d'une nourrice, il ne se remonte pas et meurt au bout de 8 jours après de graves accidents intestinaux.

2º La valeur nutritive du lait n'est améliorée

A) Ni par l'ébullition

OBS. 4. — B... (Justin), entre à la nourricerie le 9 juin, âgé de 11 jours. Bel enfant de 3 k. 400 et mesurant 53 cm.

Ration : 40 gr. de lait de chèvre bouilli + 20 gr. d'eau + 1 cuillerée de sirop de sucre. L'enfant prend toutes ses rations, mais dès le lendemain présente des selles verdâtres (3 par jour) et commence à perdre du poids.

Le 11 juin, des vomissements apparaissent, la baisse de poids continue (3 k. 220).

Le 15, le lait de chèvre est supprimé ; l'enfant est mis à l'eau de riz ; on lui fait une injection de sérum.

Du 16 au 23, on essaie le lait Lepelletier, le sein ; on continue les injections de sérum : l'état va chaque jour en s'aggravant et l'enfant meurt le 23 pesant 2 k. 450.

B) Ni par la stérilisation au Soxhlet.

OBS. 5. — D... (Robert), âgé de 3 semaines et pesant 4 k. 000, paraît tout d'abord bien supporter le lait coupé et sucré. Mais au bout de 3 jours, les vomissements apparaissent.

Nous faisons ajouter une cuillerée à café de solution de citrate de soude à chaque biberon : les vomissements persistent et les selles verdissent. Le 8e jour l'enfant ne pèse plus que 3 k. 800.

Le lait de chèvre stérilisé coupé de moitié d'eau de riz ne donne pas de meilleur résultat : le 12e jour, l'enfant est tombé à 3 k. 550.

Après 2 jours d'eau de riz et de sérum, il prend du lait Lepelletier et se remet assez rapidement. Un mois après le début de notre expérience, il pèse 4 k. 200.

C) Ni par le sucrage.

Comme nous l'avons vu par les expériences précédentes.

3° Le lait de chèvre, très riche en chaux, n'est pas plus maniable lorsqu'il est citraté.

OBS. 6. — S... (Raymond), âgé de 10 jours, sans tare apparente, pesant 3 k. 500 et mesurant 50 cm. 4.

Ration : 40 gr. de lait de chèvre + 20 gr. de solution de citrate + une cuillerée de sirop de sucre. Après 8 jours d'essai, son poids baisse de 3 k. 500 à 3 k. 250, et l'enfant demeure si profondément intoxiqué que ni la diète à l'eau de riz, ni les injections de sérum, ni l'emploi du lait Lepelletier, ni l'essai de lait de femme ne parviennent à le remonter. Il meurt au bout de 3 semaines pesant 2 k. 450.

* *
*

Nos expériences nous conduisent donc à la même conclusion que les observations indiquées au début de ce chapitre :

Le lait de chèvre ne donne pas de bons résultats dans l'alimentation des nourrissons; il est mal toléré et mal utilisé surtout par les nouveau-nés.

Le lait desséché.

Lors de la 1re Conférence nationale des Gouttes de Lait à Fécamp (*Clinique Infantile* 1912, n° 12, p. 368), M. Porcher, de Lyon, proposa de substituer le lait desséché aux laits stérilisés dans les Crèches et dans les Gouttes de Lait.

1° Raisons données en faveur de l'emploi du lait desséché.

Il se basait sur les résultats obtenus à Paris (Aviragnet, Ribadeau-Dumas), à Lyon (Weil), et surtout à Gand par le Dr Mièle qui, pendant l'été meurtrier de 1911, n'eut, grâce à l'emploi du lait desséché, pas d'entérite ou de dyspepsie parmi les nourrissons des crèches où la mortalité fut de 34 pour 1,000 alors qu'elle était de 160 pour 1000 dans la ville.

La caséine de la poudre de lait a été modifiée pendant la dessiccation, et donne un caillot plus fin et par conséquent plus facilement attaquable que celui du lait de vache ordinaire par les sucs digestifs du nourrisson. Cette propriété expliquerait les résultats obtenus dans l'élevage des débiles.

Aseptique lorsqu'elle est préparée à haute température, la poudre de lait est difficilement polluée, parce que de sa fabrication à son utilisation elle est peu manipulée ; mais nous savons que dès l'ouverture de la boîte, cette poudre s'hydrate, et prend une odeur nauséabonde.

Fabriquée industriellement, pour utiliser le résidu du lait dont on a extrait le beurre, cette poudre est vendue à bas prix ; elle est en outre d'un emploi commode : « le lait sec, c'est la vache dans le placard ! » disait M. Porcher ; mais il ne faut pas oublier que cette vache le plus souvent ne fournit qu'un lait écrémé.

2° Expériences.

A) Pour avoir une opinion personnelle sur l'emploi du lait desséché dans l'alimentation, infantile, nous l'avons expérimenté rigoureusement sur 14 nourrissons de notre service des Enfants-Assistés.

La poudre de lait employée avait été obtenue par le procédé Hatmaker à l'aide d'un lait écrémé et desséché ; c'était donc la poudre vendue couramment dans le commerce. A l'aide d'eau bouillie, partiellement refroidie, et de saccharose (pour remplacer la graisse calorigène qui manquait), on constituait avec ce lait sec un mélange ayant les proportions normales de constituants et la valeur calorigène d'un litre de lait de femme.

Après ou avant une période où il était nourri exclusivement au lait desséché, chaque enfant était alimenté au lait Leeplletier surchauffé et homogénéisé. Pendant chacune de ces périodes, ces enfants étaient mesurés et pesés, et recevaient la ration alimentaire correspondant à leur taille et à leur poids.

B. Voici ce que nous avons constaté :

a) Les *déjections de ces nourrissons* n'avaient pas la belle couleur jaune d'or des selles d'enfants nourris au sein ; elles étaient de couleur jaune pâle, jaune et verte, verte. Ayant la consistance du mastic, ou plus ou moins liquides, elles dégageaient une odeur forte, très spéciale.

Bactériologiquement il y avait aussi de grandes différences : le bacillus bifidus de Tissier qui caractérise par sa prédominance la flore normale du nourrisson au sein avait presque complètement disparu, et les caractères microscopiques des selles dans les cas étudiés étaient ceux des dyspepsies gastro-intestinales chroniques des nourrissons. D'ailleurs les modifications chimiques du milieu intestinal avaient permis le développement d'espèces nombreuses et variées, dont quelques-unes anormales.

Par des analyses chimiques des déjections, nous avons recherché quelle était l'utilisation des éléments constituants du lait en poudre dans le tube digestif du nourrisson. Nous avons donné dans le tableau ci-dessous cette utilisation moyenne, comparativement à des expériences faites antérieurement sur des enfants nourris en d'autres conditions.

	NORMAUX ET DÉBILES AU SEIN	ATROPHIQUES AU SEIN	ATROPHIQUES AU BIBERON	EXPÉRIENCES AU LAIT DESSÉCHÉ.
Mat. azotées	95 %	98 %	98 %	84
Graisses	96	84	87	67
Cendres	87	87	72	51
Lactose	100	100	100	100

b) Croissance. — Enfin 6 sur 14 nourrissons, presque tous au-dessus de 5 mois, ont pu s'accroître pendant un et deux mois avec le lait sec, mais ils s'accroissaient moins cependant qu'avec le lait surchauffé, tandis que 8 ont été absolument incapables de l'utiliser et leur poids n'a cessé de s'abaisser. Donc ce que l'on a avancé sur la restauration possible des nourrissons débiles ou atrophiques par le lait sec nous a paru inexact.

D'autre part, plusieurs cas de diarrhée (8 sur 14) nous ont obligé d'interrompre temporairement ou définitivement l'emploi du lait sec.

Aucun essai n'ayant pu être prolongé suffisamment longtemps, nous ne pouvons dire si ce lait sec est scorbutigène ou non.

3° Conclusions.

Nous conclurons donc que bien loin d'être un progrès sur nos méthodes antérieures d'allaitement artificiel, cette modification du lait nous paraît plutôt nuisible à son utilisation physiologique. Sans nier que temporairement on ne puisse recourir au lait sec, surtout pour des enfants ayant dépassé 3 mois, lorsqu'on n'a pas de lait stérilisé sous la main, il paraît certain que le lait desséché, tout au moins suivant les méthodes actuelles, est inférieur aux autres laits stérilisés que nous manions couramment à Paris (1).

LA MORTALITÉ INFANTILE. INSTITUTIONS POUR LE CONTROLE DE L'ÉLEVAGE ET POUR LA PROTECTION DU PREMIER AGE.

La dépopulation de la France, surtout depuis cette guerre qui a fauché la fleur de notre jeunesse, est devenue un grave sujet de préoccupation. La mortalité infantile y contribue pour une part : mais c'est surtout le fléchissement continu de notre natalité qu'il faut incriminer. Le nombre des naissances, qui était de 945.000 en 1875 était tombé à 745.000 en 1913.

Notre pays constituait avant la guerre une exception monstrueuse parmi

(1) Consulter : J. CHEVALIER. Le lait desséché. (Clinique Infantile 1912, n° 16, p. 493 et n° 17, p. 519). — VARIOT, ZUBER, LAVIALLE, SEDILLOT. Essai sur la valeur alibile du lait desséché. (Clinique Infantile 1913, n° 2, p. 35 et n° 3, p. 68).

tous les autres ; tandis que pour 10.000 habitants il y avait en Allemagne 127 excédents de naissances sur les décès en 1913, 140 en Italie, etc., l'excédent des naissances en France n'était que de 15. La natalité s'abaisse, il est vrai, dans toute l'Europe, mais nulle part autant qu'en France. Pendant le cataclysme que nous venons de traverser, notre natalité a baissé de plus du tiers durant cinq années.

La mortalité infantile de 0 à 1 an avait été fortement réduite en France depuis vingt ans; de grands efforts ont été faits pour défendre la vie des nouveau-nés ; des institutions nouvelles de contrôle de l'élevage avaient été créées par les médecins ou par des philanthropes, et il n'est pas douteux que l'on ait réalisé ainsi de grands progrès dans l'hygiène et la médecine du premier âge. La mortalité infantile qui était de 135,5 pour 1000 naissances en 1906, était tombée à 106,1 pour 1000 en 1919. Les gains de vie ont été surtout obtenus par la réduction des décès par gastro-entérite qui entrent pour plus d'un tiers dans la mortalité globale.

C'est en 1892 que Budin a ouvert sa célèbre *Consultation de nourrissons*, annexée à la Maternité de la Charité de Paris. Il avait pour but de contrôler l'allaitement au sein des enfants nés dans sa Maternité ; il distribuait aussi des biberons de lait stérilisé pour l'allaitement mixte à quelques femmes, lorsque la lactation des mères était insuffisante.

La même année 1892, au mois de juillet, le Dr Variot, au dispensaire de Belleville pour enfants malades, organisait la première grande *distribution de lait stérilisé à prix réduit*, destinée surtout aux enfants élevés artificiellement et contrôlés médicalement. En 1894, le Dr Dufour (de Fécamp) fondait une œuvre spéciale, indépendante des maternités et des dispensaires, à laquelle il donnait le nom gracieux de « *Goutte de Lait* ». Telle a été l'origine de ces institutions nouvelles qui se sont propagées dans le monde entier avec une grande rapidité depuis 1900 surtout : ce sont le *Milk depot* des Anglais, les *Municipal milckuche* des Allemands, la *Gota de leche* des Espagnols, le *Dispensario per lattanti* des Italiens, etc. Nous n'avons pas à insister sur le fonctionnement des Gouttes de Lait et des Consultations de nourrissons dans cet ouvrage. La figure ci-jointe, d'après une toile de Jean Geoffroy, représente exactement les trois opérations essentielles d'une Goutte de Lait : 1° distribution du lait; 2° contrôle méthodique de la croissance par la balance ; 3° consultation médicale aux mères.

Des consultations de nourrissons ont été annexées à Paris aux *Mutualités maternelles* dont le développement est dû surtout à l'initiative de M. Poussineau. Les mères pauvres qui sont affiliées à ces mutualités reçoivent une indemnité qui leur permet de rester à leur domicile pendant un mois après leurs couches et de donner le sein pendant la période la plus dangereuse.

Le contrôle de l'élevage des nourrissons pauvres a été confié à Paris à des dames visiteuses, et à des dames déléguées qui se rendent au domicile des nourrissons pour les inspecter.

Nous rappellerons la loi célèbre de protection de l'enfance due à Théophile Roussel et qui impose un contrôle médical régulier de tous les nourrissons confiés à des nourrices ou à des éleveuses et qui sont séparés de leur famille. *La*

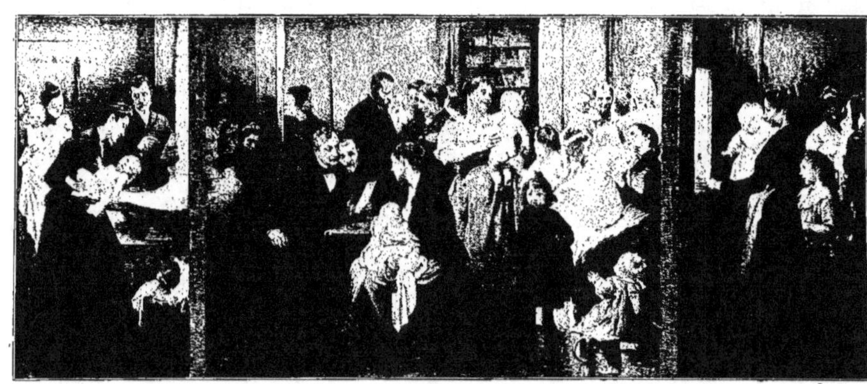

Fig. 8. — Triptyque de la Goutte de Lait par Jean Geoffroy.
Ce tableau a été acquis en 1903 par la Ville de Paris et exposé dans la grande crèche de l'Hospice des Enfants-Assistés.
Il représente la première Goutte de Lait fondée en 1892 au Dispensaire de Belleville, à Paris.

Ligue contre la mortalité infantile dirigée par M. Paul Strauss, a contribué ces dernières années à la vulgarisation de l'hygiène du premier âge.

Les *Crèches* ont été fondées par Marbeau à Paris pour remplacer les garderies insalubres des petits enfants du peuple déposés temporairement par leur mère obligée d'aller travailler au dehors. L'installation et le fonctionnement de ces établissements ont été notablement améliorés depuis dix ans ; mais on regrette néanmoins que dans la section des nourrissons, le nombre des berceuses qui doivent donner le biberon soit trop restreint et que la salubrité générale des locaux laisse souvent à désirer.

Les Crèches hospitalières qui fonctionnent dans les hôpitaux parisiens sont dans un état tout à fait fâcheux. Dès l'année 1900 je dénonçais vainement la mortalité effrayante qui sévissait à la crèche de l'hôpital des Enfants-Malades. En 1914, M. Triboulet, au nom de la Société de Pédiâtrie, formula encore les mêmes *desiderata* ; mais l'Administration de l'Assistance Publique fait la sourde oreille à ces réclamations trop justifiées du corps médical. Insalubrité des locaux, insuffisance numérique du personnel hospitalier, tout concourt à l'élévation de la mortalité parmi les nourrissons hospitalisés. Je n'ai pu encore obtenir la désaffectation de notre Pouponnière de Chatillon-sous-Bagneux ; la mortalité y atteint 80 % (1).

Les *Pouponnières* dans lesquelles les bébés sont élevés collectivement, comme dans un internat, ne peuvent fonctionner utilement qu'à grands frais, entretenues par des philanthropes opulents. On ne parvient pas à y nourrir artificiellement les bébés ; il est indispensable de recourir aux nourrices au sein ou tout au moins à l'allaitement mixte.

Toutes ces institutions et tous ces établissements doivent devenir des centres de vulgarisation de la puériculture. On reconnaît maintenant la nécessité d'apprendre l'art d'élever les petits enfants. Il me sera permis de rappeler que j'ai participé dans la mesure de mes forces à ce grand mouvement pour répandre l'hygiène infantile dans toutes les classes de la société. En 1905, avec M. Dufour (de Fécamp) et M. Brunon (de Rouen), nous avons organisé à Paris le premier Congrès international des Gouttes de Lait qui a été suivi d'autres.

Ces Congrès ont beaucoup contribué à diffuser les progrès de la puériculture parmi les médecins du monde entier et à vulgariser l'institution de la « Goutte de Lait » née en France.

Le premier Congrès International des Gouttes de Lait fut organisé à Paris sous la présidence de MM. Variot et Léon Dufour ; il siégea à l'Institut Pasteur et eut un grand rayonnement ; plus de 300 médecins et philanthropes de toutes les parties du monde avaient répondu à l'appel du Comité d'organisation. En 1907 se réunit à Bruxelles le IIe Congrès International des Gouttes de Lait. Les Allemands, qui s'étaient à peu près abstenus de se rendre au Congrès de Paris, vinrent en grand nombre à Bruxelles et, reconnaissant l'utilité de ce congrès spécialisé dans l'hygiène infantile et fondé par des Français, ils voulurent le transporter à Berlin pour la troisième session. Mais le titre de Goutte de Lait a une allure bien française qui précisait son origine :

(1) Cette pouponnière meurtrière a été enfin désaffectée en octobre 1919.

les médecins d'outre-Rhin décidèrent qu'il fallait changer le titre du Congrès et
le nommèrent : « Congrès de la protection de l'enfance du premier âge ».
Le tour était joué malgré l'opposition des médecins français moins nombreux
que les Allemands au Congrès de Bruxelles. Le 3e Congrès eut lieu à Berlin peu
de temps avant la guerre. Les docteurs Variot, Dufour (de Fécamp) et Brunon
(de Rouen), les fondateurs de ces congrès s'abstinrent d'y paraître. La France
y fut représentée par M. Marfan qui était resté étranger aux Congrès de Paris
et de Bruxelles.

En 1913, MM. Variot, Dufour et Brunon réunirent à Fécamp une Conférence

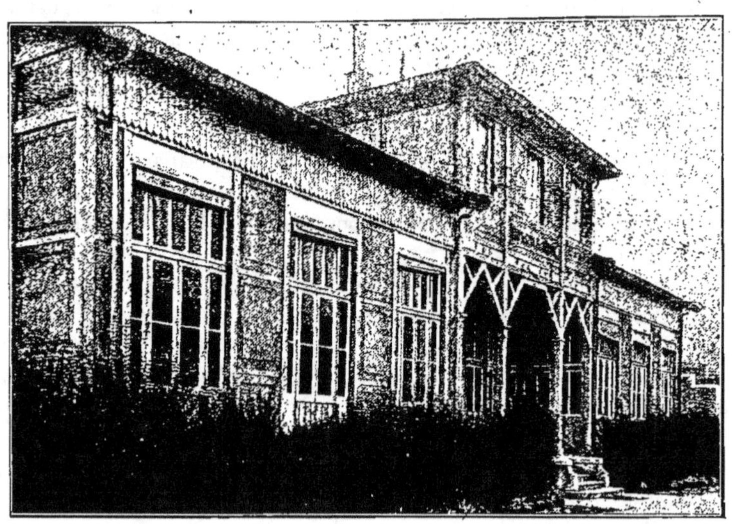

Fig. 9. — Le Pavillon Pasteur à l'Hospice des Enfants-Assistés.
C'est là qu'a été installé en 1911 le premier Institut de Puériculture
fondé par la Ville de Paris et le Département de la Seine.

nationale des Gouttes de Lait où se réunirent la plupart des médecins français
compétents en puériculture et qui vinrent discuter les nouvelles méthodes
d'alimentation infantile.

En mai 1919, la Croix Rouge américaine a fait à la Faculté de Médecine de
Paris un don de 300.000 dollars pour fonder un Institut de Puériculture, à la
condition qu'une somme complémentaire de un million soit recueillie en France
par souscription publique pour en assurer le fonctionnement. En adressant ma
souscription personnelle à M. le Doyen de la Faculté de Médecine, j'ai fait remarquer dans une lettre rendue publique que c'était au prix des plus grands efforts
que j'étais parvenu à faire fonder en 1910 l'Institut de Puériculture de l'hospice
des Enfants-Assistés par la ville de Paris. J'ajoutais : « Depuis 1911, malgré
des hostilités qui n'ont pu m'arrêter, l'Institut de Puériculture n'a pas cessé
de fonctionner avec un succès permanent. Seuls les cours techniques ont été
interrompus pendant la guerre, car tous les médecins étaient mobilisés aux
armées, mais la distribution gratuite du lait et la consultation aux mères ont
été très actives et les conférences aux Dames et aux jeunes filles ont eu lieu

en présence de 100 à 150 auditrices. Il est très honorable pour moi de penser que la Croix Rouge Américaine a offert les moyens d'étendre et de perpétuer un enseignement dont j'avais pressenti toute la portée, avant la guerre, dans notre pays qui se dépeuplait..... »

Il est à désirer que des Instituts de puériculture soient organisés dans toutes les grandes villes de France pour y former des Dames inspectrices du premier âge réellement compétentes. Jusqu'à présent, le service des Dames visiteuses de la Préfecture de police et de l'Assistance publique a été confié à des Dames qui ont plus de bonne volonté que d'instruction technique.

En Angleterre, les *lady inspectors* exercent un contrôle très sérieux sur les nourrissons dans les familles ouvrières. En Amérique, l'organisation des Dames visiteuses pour les bébés, encouragée par la Croix Rouge, a pris une immense extension. Pourquoi n'en serait-il pas de même en France où les mères sont encore si ignorantes en hygiène infantile ? J'ai proposé de rendre obligatoire l'inspection au domicile de toutes les mères par des Dames appointées spécialement pour cet objet. C'est pour former ce corps d'inspectrices du premier âge que les Instituts de Puériculture rendront des services inappréciables. — La repopulation de la France est plus que jamais à l'ordre du jour ; nous n'avons plus une vie à perdre dans le premier âge et l'inspection obligatoire à domicile me semble être la meilleure sauvegarde pour les nourrissons de toutes les classes de la société. Il n'y a pas que les mères pauvres qui soient ignorantes en hygiène infantile.

LA DENTITION ET LE SEVRAGE

C'est une période de transition considérée assez justement comme difficile à traverser pour les petits enfants. Les mères apportent souvent leur bébé au médecin deux ou trois mois après le sevrage, pâle, amaigri, grognon, avec des troubles digestifs plus ou moins accentués. « Mon bébé était très beau, tant qu'il a pris le sein, disent-elles, et c'est depuis que je ne le nourris plus qu'il ne grossit pas ».

A la consultation de la Goutte de Lait de Belleville ou de l'Institut de Puériculture des Enfants-Assistés, en suivant régulièrement l'élevage d'une multitude de nourrissons, je me suis assuré que la cause la plus commune des accidents du sevrage n'était pas, comme on le croit trop aisément, la percée des dents, mais plutôt l'alimentation défectueuse substituée au sein de la mère ou de la nourrice.

Les femmes dans la classe populaire croient à tort que lorsque leur lait se tarit, vers 10 à 12 mois généralement, c'est que leur enfant n'en a plus besoin et qu'on peut commencer à le faire manger comme tout le monde.

On met l'enfant à table dans sa petite chaise ; on lui donne sa bouillie faite avec un peu de lait, sa panade avec bien peu de beurre, par ce temps de guerre surtout ; on lui sert aussi de la soupe au pain et l'on est heureux de le voir déjà « manger comme tout le monde ».

Ce changement brusque de régime dans lequel des aliments convenant aux adultes mais non aux bébés sont substitués au lait dont il avait vécu uniquement pendant huit à dix mois, a les effets les plus fâcheux. Les organes digestifs à cet âge sont incapables de transformer les substances féculentes panifiables pour qu'elles puissent être absorbées et utilisées : les fonctions gastro-intestinales deviennent irrégulières ; s'il n'y a pas de diarrhée, les déjections prennent une couleur mastic et sont très fétides; l'enfant maigrit, pâlit, l'accroissement de la taille se ralentit ; bien plus, deux ou trois mois après la suppression du sein, on voit apparaître des nodosités sur le thorax et aux épiphyses, les manifestations du rachitisme sont habituelles. Heureux si l'on réforme à ce moment cette alimentation mal appropriée à la capacité digestive de l'enfant, sinon les déformations osseuses s'accusent, les os s'incurvent de même que la colonne vertébrale et des difformités parfois irréparables sont constituées.

Telle est l'origine habituelle du rachitisme : on a pu dire justement que c'était « une maladie d'alimentation » et cela est exact dans l'immense majorité des cas.

Il est bien aisé d'éviter les troubles légers ou graves du sevrage en continuant de donner à l'enfant l'aliment qui lui convient par excellence, *le lait* de vache qui contient, sous la forme la plus assimilable, toutes les substances nécessaires à sa nutrition et à son accroissement.

Il faut donc combattre énergiquement ce préjugé populaire qui consiste à croire que du moment où un enfant est sevré, il n'a plus besoin de lait.

Le sevrage d'un enfant au sein doit donc consister essentiellement dans la substitution lente et graduelle du lait de vache au lait de sa mère. Il va sans dire que le lait choisi sera de bonne qualité, bien bouilli ou stérilisé ; on utilisera aussi les laits stérilisés industriellement de bonne marque, surtout pendant l'été, si l'on veut éviter les diarrhées que déterminent les laits fermentés ou contaminés par des germes malsains : les bouillies avec les farines n'entreront que pour une faible part au début dans l'alimentation infantile, toutes seront claires et *faites au lait*.

Nous verrons plus loin quelles farines devront être préférées. Les enfants les plus vigoureux sont ceux qui prennent du lait pendant toute la période du sevrage.

La dentition. — Comme les troubles digestifs et nutritifs que je viens de signaler coïncident souvent avec l'éruption des dents, les mères ont tendance à les imputer à la dentition et ne s'en préoccupent pas d'abord. Il est vrai que l'évolution des germes dentaires cause parfois des accidents, mais généralement légers ; on voit même beaucoup d'enfants percer leurs dents sans qu'on s'en aperçoive. Ce sont les deux dents incisives médianes de la mâchoire inférieure qui sortent les premières vers six à huit mois, on les sent en passant le doigt sur la gencive. Quinze jours, un mois plus tard apparaissent les incisives médianes supérieures, puis quelques semaines après les dents incisives latérales, deux à chaque mâchoire. Les premières dents prémolaires se montrent dès le 12e mois. Quant aux dents canines dites vulgairement œillères dont l'éruption est plus laborieuse, en général, elles ne sortent que vers 15 mois. Vers 18 à

20 mois, les deuxièmes dents prémolaires viennent compléter en arrière la première dentition qui est composée de vingt dents. Vers deux ans un enfant normal a fini de percer ses dents. Ces premières dents sont caduques et commenceront de tomber vers 6 ou 7 ans pour faire place aux dents permanentes.

La dentition est habituellement retardée chez les enfants atrophiques dont l'accroissement est ralenti ou surtout lorsque le rachitisme vient compliquer le processus atrophique. Plus rarement on voit de beaux enfants qui n'ont pas encore de dents à douze ou quatorze mois, et ce retard dans la dentition est parfois héréditaire, il n'a pas d'inconvénients sérieux

Quelquefois l'éruption dentaire est anticipée ; on voit même des bébés qui apportent leurs premières dents en naissant. On a voulu voir là un présage d'organisation exceptionnelle. Louis XIV et Mirabeau seraient nés avec des dents. La vérité est que cette dentition trop précoce n'est nullement désirable. J'ai vu un bébé de deux mois qui déchirait le bout de sein de sa mère en tétant avec deux petites incisives qu'il portait à la mâchoire inférieure ; on est parfois obligé d'extraire ces productions ossiformes. D'autres fois il s'agit de vraies dents de constitution normale.

Voici deux observations présentées par M. le Dr Herpin, dentiste des Quinze-Vingt (1) et recueillies dans le service de M. le Professeur Bar, à la Clinique Tarnier et dans lesquelles on a noté la présence de dents à la naissance.

Dans le premier cas, une multipare, ne présentant pas d'antécédents pathologiques, après une grossesse marquée seulement par des vomissements, met au monde, le 29 décembre 1911, un enfant à terme présentant à la mâchoire inférieure, aux points correspondants aux incisives médianes, deux tubercules d'une hauteur de 2 millimètres environ, aplatis d'avant en arrière et recouverts par la muqueuse.

Le 2 janvier, le tubercule gauche laisse apercevoir une pointe dentifiée à travers la muqueuse perforée. Le 3 janvier, il en est de même à droite. Les deux tubercules sont mobiles sur le rebord alvéolaire. Le 6, les couronnes apparaissent tout entières. Le lendemain, celle de gauche est à peu près détachée et le 8, elle tombe découvrant le bulbe dentaire qui disparaît à son tour le lendemain ; le 17 janvier, chute de la deuxième couronne et de son bulbe.

La seconde observation a trait à une multipare sans antécédents pathologiques, qui met au monde une fille de 1.610 grammes, à peu près à terme. Cette enfant présente au niveau de la portion médiane du maxillaire inférieur, un peu à droite de la symphyse, une petite tumeur de 2 millimètres de hauteur et de largeur, aplatie d'avant en arrière, de consistance fibreuse, et recouverte par la muqueuse. Huit jours après, la muqueuse est perforée, et une portion de dent apparaît ; 4 jours plus tard, l'enfant quitte la clinique avec cette couronne affleurant toujours la gencive et présentant une mobilité caractéristique. Or, le premier enfant de cette femme, un prématuré de 7 mois, présentait la même anomalie, avec les mêmes caractères de mobilité ; cette couronne persista jusqu'à son décès, 7 semaines plus tard. Cette répétition de la même anomalie chez ces deux enfants semblerait indiquer qu'il s'agit d'un phénomène familial et il y a eu des observations de faits semblables nettement héréditaires. Il y a lieu de remarquer aussi qu'un des enfants pesait à sa naissance 1.610 gr., et que l'autre était un prématuré.

En tout cas, dans ces deux observations, il n'y avait aucune affection inflammatoire de la muqueuse buccale.

Assez souvent l'éruption dentaire est annoncée par une salivation abondante ; les gencives sont rouges, un peu gonflées et sensibles ; le bavoir des bébés n'est

(1) *Journal de Médecine de Paris*; 1911.

pas superflu pour les protéger contre l'écoulement de la salive sur le cou et jusque sur la peau du thorax, où il peut être une cause de refroidissement.

Lorsque les gencives sont irritées, les enfants y portent les doigts et sont un peu nerveux et grognons. On leur donne sans inconvénients des hochets en ivoire ou en celluloïde, des bâtons de guimauve pour se frotter les gencives.

Quelquefois le gonflement des gencives et la rougeur sont très marqués plusieurs jours avant la percée des dents. Les bébés sont agités, irritables ; ils peuvent avoir de petits mouvements fébriles, surtout s'il y a des érosions sur la muqueuse de la bouche. C'est alors que pour décongestionner la gencive et faciliter la percée des dents, il peut être avantageux de scarifier la muqueuse.

Sans qu'il y ait d'accidents locaux ni de troubles digestifs, on voit des bébés qui boivent difficilement ; ils refusent le sein ou laissent une partie de leur biberon ; ils ont une stagnation de poids qui peut durer plusieurs semaines. D'autres fois, sans cause apparente, l'enfant dont les fonctions gastriques étaient jusque-là régulières, vomit une ou plusieurs tétées. Un jour ou deux après on s'aperçoit qu'il a percé une dent. Chez d'autres enfants, même au sein, on note des selles diarrhéiques ou mal digérées, avec des grumeaux de lait, que les nourrices considèrent comme des *germes de dents*. On est obligé de réduire les tétées et d'administrer quelques biberons d'eau de riz. La diarrhée cesse habituellement avec l'éruption des dents. Il n'est pas rare non plus d'observer dans ces circonstances quelques éruptions, surtout dans la région fessière et sur la peau des cuisses, qui sont fugaces, comme la cause qui les détermine. Ces diarrhées cèdent aisément à la diète et à l'emploi de l'eau de riz.

Quelques bébés, bien que n'étant pas atteints de catarrhe bronchique ni de fièvre, peuvent avoir une toux assez tenace et que l'on a appelée la « toux des dents ». C'est là un trouble nerveux peu grave mais qui semble incontestable. Il n'en est pas de même des convulsions qui sont heureusement exceptionnelles, mais que l'on peut voir surgir chez des enfants de souche névropathique, ou qui présentent des phénomènes inflammatoires intenses des gencives ou de la muqueuse buccale.

Les accès de fièvre éphémère, sans détermination organique, sont très communs à l'époque de la dentition ; les centres régulateurs de la calorification semblent instables à cette période de la vie. On devra néanmoins explorer avec grand soin les organes pour rechercher si l'hyperthermie est essentielle ou non.

Le sevrage. — Le travail de la dentition indique un développement suffisant des organes digestifs, pour qu'on substitue d'autres aliments au lait de la mère, et pour qu'on ajoute avec précaution d'autres substances au lait de vache dans l'élevage artificiel (voir le chapitre de la digestion). On ne devra pas enlever du jour au lendemain le sein à l'enfant, sauf exception, et on remplacera graduellement les tétées au sein par une, puis deux, puis trois prises de lait au biberon. Par suite de la réduction des tétées, la sécrétion des glandes mammaires se ralentira et l'on évitera les engorgements lactés qui sont douloureux. On comprimera doucement les seins avec une couche de coton maintenue avec une bande et lorsque l'enfant ne tétera plus, le lait cessera d'être sécrété ; les purgatifs légers sont utiles à ce moment

On est quelquefois obligé d'enlever tout d'un coup le sein à des enfants qui ont été allaités jusqu'à 15 mois et plus et qui refusent obstinément d'absorber aucun autre lait. Comme la lactation de la mère est insuffisante à cet âge, la croissance est entravée, l'enfant dépérit et pour l'obliger à prendre du lait de vache en quantité suffisante et des bouillies, il est indispensable d'opérer le sevrage brusque. Après un jour ou deux de résistance, l'enfant accepte le lait de vache et reprend vite le poids et la taille qu'il devait avoir. On peut donner à volonté le lait au biberon ou à la cuillère, au moment du sevrage ; mais il n'est pas sans inconvénient de faire boire déjà les enfants au verre ; ils boivent trop vite, absorbent de l'air avec le lait et leur estomac, brusquement distendu, ne fonctionnera pas normalement.

Il n'est pas désirable que le sein soit donné plus de 10 à 12 mois, car on risque de voir les bébés refuser le lait de vache. Il n'en est pas ainsi si l'allaitement mixte a dû être commencé dès les premiers mois.

Le premier aliment employé de temps immémorial pour remplacer seulement le lait, c'est la bouillie. Au début toutes les bouillies seront faites au lait et ne contiendront qu'une petite quantité de farine : elles devront être claires. Pour faire gonfler l'amidon des farines et le rendre plus digestible, il faudra procéder ainsi : on délayera la farine, une cuillerée à café les premières fois, dans une petite quantité de lait pour former une pâte fluide qu'on rend homogène en l'agitant ; on fait bouillir le reste du lait et on le verse peu à peu sur la farine délayée en agitant constamment. On chauffe ensuite avec précaution jusqu'à ce que le mélange s'épaississe. Les farines qu'on emploiera de préférence pour faire les bouillies sont : la farine de froment, de bonne qualité, les farines d'avoine, de maïs, de seigle et de riz. On recourra plutôt aux farines d'avoine et de maïs qui sont légèrement laxatives, surtout chez les bébés nourris au lait stérilisé et qui peuvent être constipés. Au contraire, chez les enfants qui ont tendance à la diarrhée, on donnera plutôt des bouillies au riz, surtout l'été. On se trouve bien aussi des bouillies au lait et à la farine de manioc et au tapioca ordinaire. Vers un an, on tentera de faire accepter de la purée de pommes de terre dans du lait ; comme ce mets est un peu grenu, les bébés le recrachent avec persistance les premiers temps. En ajoutant une petite quantité de farine à la purée de pommes de terre, on la rend plus onctueuse et elle est mieux acceptée.

Cette gamme de farines fraîches ayant une bonne valeur nutritive est bien suffisante, et je ne saurais trop recommander de renoncer aux farines de conserve du commerce pour sevrer les bébés. Les farines lactées, les farines au chocolat, racahout et autres, sont particulièrement dangereuses. Elles constipent les enfants, les anémient et retardent leur croissance ; elles peuvent même causer le rachitisme. Ces farines de conserve, vendues généralement dans des boîtes de fer-blanc, ont souvent perdu leur valeur nutritive et l'on ne saurait trop s'élever contre la mode qui fait préférer ces aliments d'un prix élevé, aux farines fraîches et naturelles que j'ai énumérées plus haut et qui sont d'un prix très abordable pour tous (1).

(1) Inconvénients et dangers de l'emploi des farines de conserve et spécialement des farines au cacao dans l'alimentation infantile (Société Médicale des Hôpitaux, 1907) G. Variot.

Vers un an, on donnera deux bouillies claires au lait, l'une à dix heures, l'autre à cinq heures et 1.200 gr. de lait de vache en 24 heures, pur ou en bouillie. Voici le régime qui convient à un enfant de 18 mois :

Un litre de lait bouilli avec 50 gr. de sucre ;

Le matin, une bouillie d'avoine avec 250 gr. de lait ; à midi, une purée de pommes de terre au lait ou une au tapioca au lait ;

A 4 heures, tasse de lait, pâtisserie fraîche ;

Le soir, bouillie au lait et à la farine de froment ou de maïs.

De temps à autre, un potage le soir ou bouillon de poulet ou de bœuf, ou un bouillon maigre avec une purée claire de légumes, pommes de terre, carottes, petits pois écrasés.

Vers 18 mois, on peut commencer à donner un œuf à la coque bien frais tous les deux jours, en alternant avec deux cuillerées à soupe de jus de viande de bœuf dans de la purée de pommes de terre. C'est bien à tort que pendant longtemps les médecins français ont interdit la viande rouge aux enfants jusqu'à l'âge de trois ou quatre ans. La viande pulpée ou le jus de viande sont d'une digestibilité aussi aisée que les aliments féculents ou les autres albuminoïdes.

Si on observe des troubles digestifs chez des enfants qui absorbent de la viande, c'est qu'on n'a pas pris la précaution de la réduire en pulpe et de la passer au tamis métallique (cette préparation permet aussi d'éviter le tœnia), ou c'est qu'on n'a pas eu recours au jus de viande obtenu à la presse. Tout le monde a pu remarquer que les enfants dans la première année n'ont pas encore pris l'habitude de mastiquer les aliments ; ils absorbent d'un coup des fragments plus ou moins volumineux, qu'il s'agisse de viande ou de pain. On conçoit aisément que les indigestions ne sont pas rares dans ces circonstances.

On ne saurait donc trop recommander aux mères ou aux nurses de hacher très menu la viande ou de réduire en pulpe les albuminoïdes donnés à l'enfant. C'est une erreur médicale, qui a passé dans le public que la *phobie de l'entérite* produite par l'usage de la viande dans la deuxième année de la vie. J'ai restauré un très grand nombre d'atrophiques à la suite d'une alimentation défectueuse en leur faisant prendre régulièrement du jus de viande de bœuf préparé à la presse et délayé dans de la purée de pommes de terre au lait.

CROISSANCE PHYSIOLOGIQUE

Tout nouveau-né normal porte en lui une énergie de croissance qui lui permet dans un milieu favorable de s'accroître suivant une harmonie préétablie. S'il est impossible de mesurer directement cette énergie dont la nature, comme celle des grandes forces naturelles nous échappe, du moins pouvons-nous en évaluer les manifestations. Il existe pour cela une méthode réellement scientifique c'est : la pédiométrie.

LA PÉDIOMÉTRIE.

La pédiométrie est la seule méthode qui permette de mesurer et d'enregistrer les manifestations de la croissance chez l'enfant. C'est une section à part de l'anthropométrie ; elle peut s'appliquer, soit à la mensuration globale du corps, c'est la pédiométrie somatique, soit à la mensuration des organes, c'est la pédiométrie organique.

I. — PÉDIOMÉTRIE SOMATIQUE.

L'étude de l'accroissement en poids est depuis longtemps généralisée. Nathalis Guillot avait démontré le nécessité de l'emploi de la balance et il n'est pas une œuvre où l'on s'occupe des enfants du premier âge, goutte de lait, crèche, pouponnière... où l'on n'enregistre systématiquement les pesées des enfants. Pourquoi, puisque tous les auteurs sont d'accord pour admettre que la taille constitue avec le poids l'un des deux facteurs de la mesure de la croissance, ne pas employer le toisage au même titre que le pesage dans le contrôle du développement des nourrissons ?

Si la balance peut suffire à la rigueur pour suivre le développement d'un en-

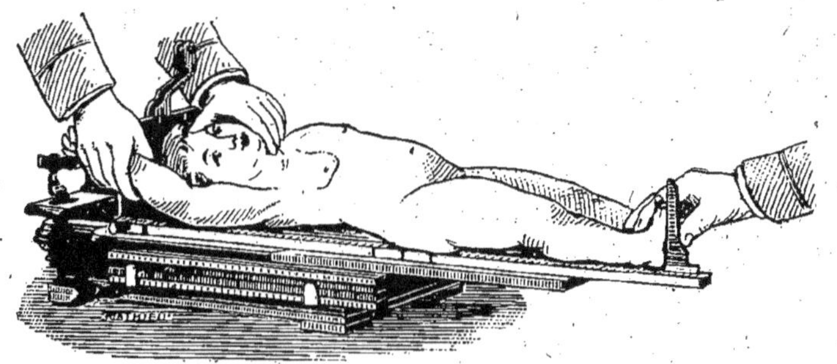

Fig. 10. — Pédiomètre du Dr Variot. Position horizontale de toise.

fant normal élevé au sein, elle est insuffisante au cours de l'allaitement artificiel et dans toutes les anormalités de la croissance. Les différences de poids peuvent tenir à l'épaisseur plus ou moins grande du panicule adipeux. L'accroissement de la taille, au contraire, est subordonné à la nutrition du squelette et au travail épiphysaire, comme on peut le constater d'une façon précise par la radiographie. La taille représente beaucoup mieux que le poids l'état du développement de l'enfant et, comme je le montrerai plus loin, *l'enfant a l'âge de sa taille,* principe capital dans l'élevage des nourrissons et dans la détermination de leur ration alimentaire.

J'ai fait construire pour toiser et peser avec le maximum d'exactitude les enfants deux instruments. L'un, le *Pédiomètre,* présenté à la Société de Pédiatrie en 1904, se compose d'une bascule d'une force de 100 kilos, avec plateau à rallonge, associée à une toise articulée, munie d'un curseur, dont le zéro répond au butoir de la bascule.

L'autre, réservé aux nourrissons jusqu'à deux ans, le *Pèse et Toise bébé,* présenté à la Société de Pédiatrie en 1909. C'est une balance dont un des plateaux est remplacé par une corbeille métallique à glissière graduée jusqu'à 75 centimètres, pourvue à chaque extrémité d'une lame verticale. La tête de l'enfant vient s'appliquer contre la lame fixe répondant au zéro de la toise. Cette lame est percée de deux ouvertures qui permettent de passer une mentonnière qui fixe la tête de l'enfant, tandis que le talon affleure la lame verticale de la glissière.

Il est facile avec un de ces deux instruments de prendre la taille de l'enfant couché ; il suffit qu'une personne fixe le vertex au zéro de la toise articulée, tandis qu'une seconde allonge la jambe de l'enfant et fait toucher le curseur au talon. Les causes d'erreur sont très faibles, on peut enregistrer de minimes accroissements. Le toisage devient aussi facile que le pesage. Avec une certaine habitude, on peut même évaluer la taille de l'enfant avec un ruban métrique. Sur des courbes graphiques que j'ai fait établir, le poids et la taille sont superposés et cependant distincts. On peut inscrire sur la même feuille chaque semaine le poids et la taille du nourrisson et comparer la marche de la croissance pondérale et staturale avec les courbes normales de poids et de taille. Le parallélisme ascendant des deux sera l'indice à peu près sûr d'un développement normal.

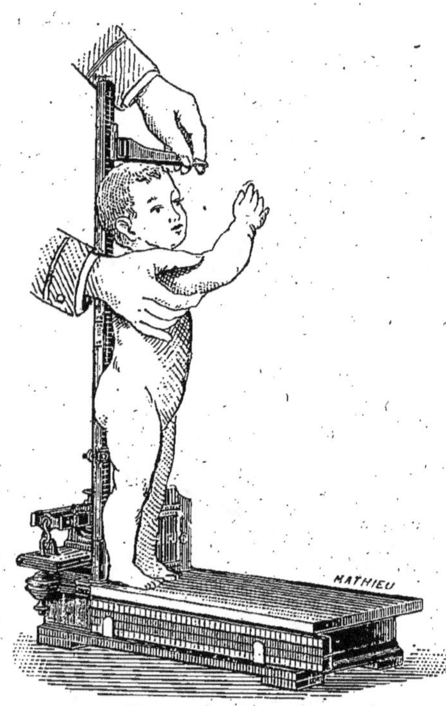

Fig. 11. — Pédiomètre.
Position verticale de la toise.

Aussi dans l'avenir tous les médecins qui sont aux prises avec les difficultés de l'allaitement artificiel, devront toiser les bébés, surtout quand on les leur présente pour la première fois, pour confronter leur taille avec celle indiquée par la table de croissance et juger ainsi si leur accroissement pondéral et statural s'éloigne plus ou moins de l'état normal. Dans certains cas particuliers, la pédiométrie peut être d'un utile secours lorsqu'il s'agit de fixer, comme cela m'arrive à l'hospice des Enfants-Assistés, l'âge des petits inconnus qui sont trouvés dans la rue, ou déposés par des personnes refusant de donner des renseignements sur les parents et sur la date de naissance de l'enfant. Si les enfants sont normaux, on arrive à une très grande approximation. Pour les atrophiques ou les hypotrophiques, le problème est plus complexe, mais avec une bonne expérience de la pédiométrie dans l'anormalité de la croissance et en faisant intervenir d'autres facteurs, la circonférence céphalique, par exemple, on arrive à approcher très près de la vérité.

C'est donc la confrontation du poids et de la taille avec la normale qui permet de se rendre compte de l'harmonie ou de la désharmonie pondérale et staturale que présente l'enfant et de l'état de sa croissance.

La croissance est une manifestation essentielle de la vie de l'enfant, dans les deux premières années de l'existence. Elle n'est à nulle autre période aussi considérable et cependant à la naissance cette énergie de croissance s'est déjà dégradée.

Le coefficient d'accroissement, rapport entre le poids total du corps et le poids dont il s'accroît dans l'unité de temps, est énorme pendant la vie intrautérine. Du troisième au quatrième mois l'accroisse-

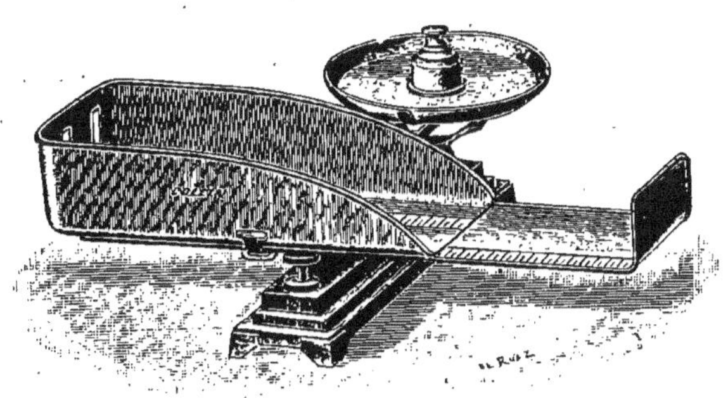

Fig. 12. — Pèse et toise bébé du Dr Variot.

ment en poids de l'embryon atteint 600 % et au 9e mois le fœtus prend 90 % de son poids.

Pendant la vie embryonnaire, période de construction des organes, cette énergie diminue rapidement, plus lentement pendant la vie fœtale. Dans l'ensemble, la courbe affecte la forme d'un segment d'hyperbole dont le point le plus bas serait la naissance. L'enfant est passé de deux dixièmes de millimètre, diamètre de l'ovule, à 3.130 grammes et 50 centimètres. On voit combien est puissante l'énergie créatrice de la cellule ovulaire.

Pendant les deux premières années, la croissance comparée à celle de la vie intra-utérine est moindre. Mais à ce moment la création anatomique est à peu près terminée complètement, et les conditions de vie sont absolument différentes. L'enfant est brusquement jeté dans le milieu extérieur, il ne va plus recevoir les substances nutritives qu'à chaque seconde lui apportait le sang maternel. Son seul aliment sera le « sang blanchi », comme l'appelait Jacques Guillemeau, et le lait devra désormais lui permettre de résister à la déperdition de chaleur et de s'accroître.

L'enfant pèse à la naissance 3.130 gr. en moyenne et mesure 49 centimètres 8.

Si dans les premiers jours qui suivent la naissance, on contrôle la courbe du poids, on voit que l'enfant perd 150, 200 grammes et plus. Il lui faut ensuite trois à quatre jours pour qu'il récupère son poids de naissance. Cette période initiale de la vie est donc perdue en général pour l'accroissement pondéral.

Il n'en est pas de même pour la croissance staturale : l'enfant gagne pendant ce même temps deux centimètres. C'est ce que j'ai appelé la *dissociation physiologique de la croissance pondérale et staturale* (Lascoux, thèse Paris 1908) qui indique l'autonomie de la nutrition du squelette.

Cette dissociation initiale est due bien plutôt à la sécrétion lactée un peu tardive et insuffisante dans les premiers jours qui suivent l'accouchement qu'au nouveau-né lui-même, puisqu'elle ne se produit pas toujours quand l'enfant est mis au sein d'une bonne nourrice dès la naissance.

TABLES DES CROISSANCES COMPARÉES

des Enfants élevés au sein et au biberon

Dressées par MM. VARIOT et FLINIAUX

POIDS ET TAILLE

A LA NAISSANCE

Garçons.. { Poids : 3.130 gr. / Taille : 49.8

Filles.... { Poids : 3.020 gr. / Taille : 49.3

Garçons et Filles réunis.

Poids moyen : 3.075 gr.

Taille moyenne : 49.5

ALLAITEMENT AU SEIN

	GARÇONS		FILLES	
	Poids.	Taille.	Poids.	Taille.
1 mois	3.600	53	3.580	53
2 mois	4.330	57.3	4.320	55.6
3 mois	5.030	59	4.960	58
4 mois	5.670	61.5	5.360	60.5
5 mois	6.180	63.2	6.140	62
6 mois	6.800	65.5	6.720	64
7 mois	7.100	66	7.050	65
8 mois	7.620	67	7.580	66
9 mois	8.220	68.2	8.000	68
10 mois	8.600	70	8.525	69.8
11 mois	8.800	70.7	8.750	70.5
12 mois	8.950	72	8.900	71.5

ALLAITEMENT MIXTE

	GARÇONS		FILLES	
	Poids.	Taille.	Poids.	Taille.
1 mois	3.690	53.6	3.500	53.2
2 mois	4.350	55.9	4.200	55.5
3 mois	4.925	58.7	4.845	57.5
4 mois	5.710	61.5	5.490	61
5 mois	6.450	62.5	6.000	62
6 mois	6.885	64.5	6.505	64
7 mois	7.420	66.9	6.910	66.2
8 mois	7.960	67.6	7.580	67.1
9 mois	8.300	69.3	7.995	68.2
10 mois	8.9 0	70.5	8.440	69.5
11 mois	9.100	71.2	8.970	70.9
12 mois	9.380	72.3	9.175	72.2

TABLE DE LA CROISSANCE GÉNÉRALE

(Enfants des deux sexes)

	Poids.	Taille.
1 mois	3.585	53
2 mois	4.275	56.2
3 mois	4.869	58.2
4 mois	5.557	60.9
5 mois	6.100	62.3
6 mois	6.600	64.2
7 mois	7.036	65.6
8 mois	7.550	66.5
9 mois	7.910	68
10 mois	8.415	69.3
11 mois	8.740	70.4
12 mois	9.000	71.7

ALLAITEMENT ARTIFICIEL (biberon)

	GARÇONS		FILLES	
	Poids	Taille.	Poids.	Taille.
1 mois	3.582	52.8	3.560	52.7
2 mois	4.290	56.6	4.160	56.5
3 mois	4.820	58.6	4.600	57.6
4 mois	5.760	61.2	5.350	60.5
5 mois	6.000	62.8	5.830	61.5
6 mois	6.880	64	6.800	63.5
7 mois	6.940	65.2	6.800	64.5
8 mois	7.370	66.5	7.200	66
9 mois	7.500	67.5	7.450	67
10 mois	8.000	68.2	7.945	68
11 mois	8.450	69.5	8.400	69.5
12 mois	8.810	71	8.780	71

TABLE DE CROISSANCE MOYENNE

	GARÇONS		FILLES	
	Poids.	Taille.	Poids.	Taille.
1 mois	3.624	53.1	3.547	52.9
2 mois	4.324	56.6	4.227	55.8
3 mois	4.925	58.7	4.802	57.7
4 mois	5.710	61.4	5.400	60.5
5 mois	6.210	62.8	5.990	61.8
6 mois	6.682	64.7	6.510	63.8
7 mois	7.153	66	6.920	65.2
8 mois	7.650	67	7.453	66
9 mois	8.007	68.3	7.815	67.7
10 mois	8.527	69.5	8.303	69.1
11 mois	8.783	70.4	8.700	70.3
12 mois	9.030	71.8	8.960	71.5

Le poids dont l'enfant s'accroît diminue progressivement : il est de 750 gr. environ le premier mois, de 250 au douzième et de 150 seulement au vingt-quatrième. Il en est de même de l'augmentation quotidienne qui, de 25 gr. le premier mois, tombe à 6 gr. le douzième et à 5 gr. le vingt-quatrième. A cinq mois, l'enfant a doublé son poids, il l'a triplé à douze et l'a quadruplé à vingt-quatre.

La taille s'accroît également beaucoup plus pendant les premiers mois :

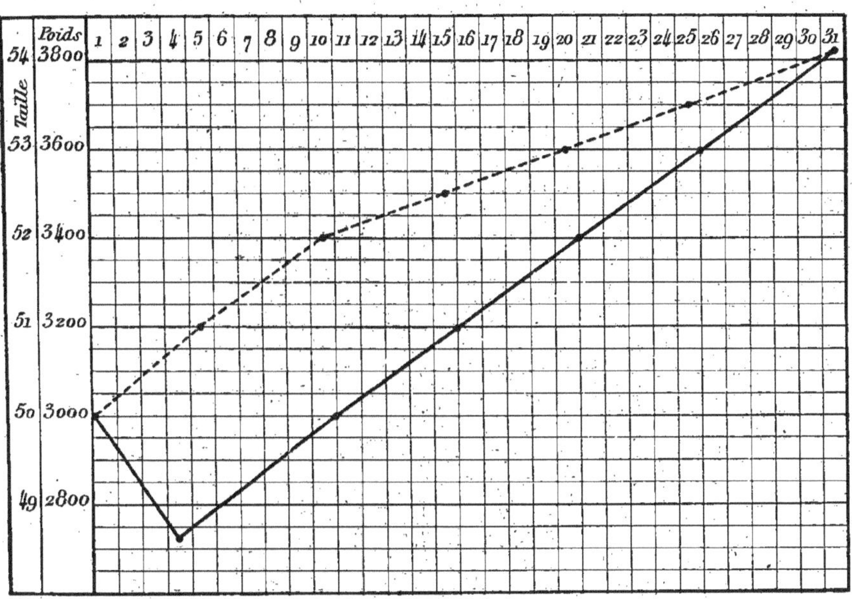

Fig. 13. — Graphique de la dissociation de la croissance pondérale et staturale
pendant le premier mois de la vie.

quatre centimètres pendant le premier mois et seulement un centimètre au douzième.

L'enfant croît dans la première année de vingt centimètres, de 10 environ dans la seconde.

Le poids correspondant au centimètre de taille passe de 62,5 à la naissance, à 125 gr. à un an.

Mais les accroissements en poids et en taille ne se font pas simultanément et uniformément

Buffon avait vu juste dans cette question de la croissance qui se fait par étapes séparées par des temps d'arrêt.

La taille et le poids n'augmentent que par poussées indépendantes, après des intervalles d'équilibre ou de croissance lente.

Quand le poids grandit la taille reste stationnaire et le maximum de croissance de la taille correspond au minimum d'augmentation du poids et vice-versa. C'est une dissociation physiologique de la croissance due à ce que les forces vitales ne travaillent pas à la fois dans les deux sens.

Les tables de croissance de 1 à 16 ans que j'ai publiées avec le Dr Chaumet

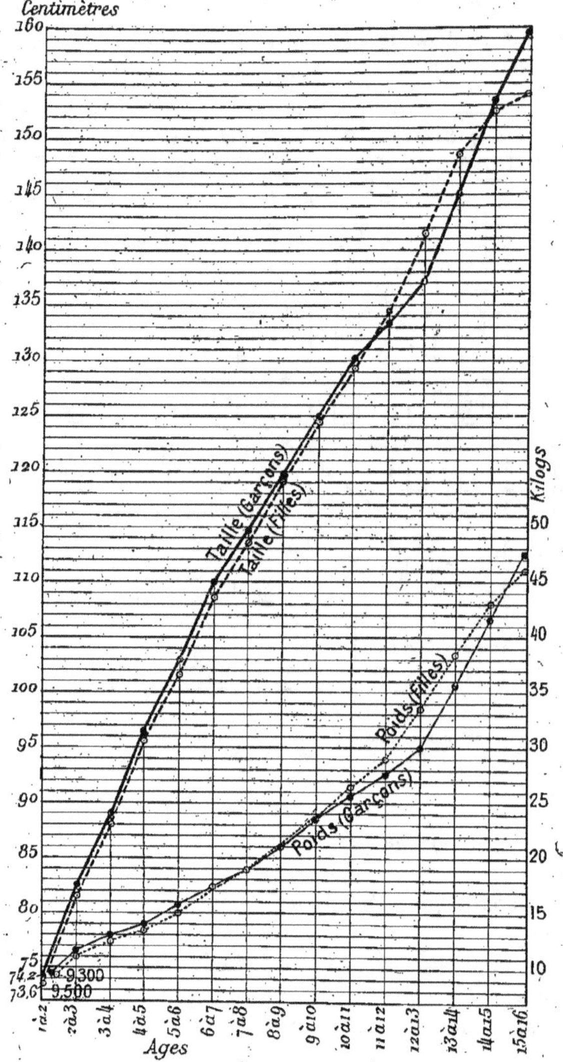

Fig. 14. — Graphique de l'accroissement pondéral et statural de 1 an à 14 ans, d'après les tables de VARIOT et CHAUMET.

montrent l'évolution générale de la croissance dans l'enfance, (Voir *Traité d'Hygiène infantile*, page 628.)

La taille jusqu'à quatre ans s'accroît assez vite; après cet âge, l'augmentation baisse chaque année pour atteindre son minimum à onze ans chez les garçons, à dix ans chez les filles ; puis l'augmentation reprend lentement pour être trèsmarquée de 13 à 15 ans chez les garçons et de 12 à 14 ans chez les filles. Elle retombe ensuite progressivement jusqu'à 25 ans. Entre trois et quatre ans l'enfant a atteint la moitié environ de la taille qu'il aura à l'âge adulte. Le poids présente un minimum d'accroissement un peu plus tôt que la taille : 10 ans chez les garçons, 9 ans chez les filles ; puis augmente pour atteindre son maximum de 14 à 16 ans chez les garçons, de 13 à 15 ans chez les filles.

Il existe donc à la puberté une crise de désharmonie pondérale et staturale précédée d'une période de croissance lente. Cette *dissociation physiologique pubérale* va s'atténuer progressivement.

La baisse des deux facteurs reprend rapide après la puberté, plus lentement ensuite jusqu'à 25 ans. Alors la soudure des épiphyses est faite, la stature ne croît plus, l'augmentation de poids cesse à peu près en même temps, exception faite pour la graisse qui n'est pas due à un phénomène physiologique de croissance. L'être humain est alors comparable à l'insecte parfait, il ne lui reste plus qu'à se reproduire pendant cette période de maturité sexuelle; puis il va tomber en sénescence et mourir.

L'homme, comme tous les animaux supérieurs, est un être à croissance lente et limitée. Tandis que certains insectes ont au contraire une croissance très rapide mais limitée, d'autres animaux, crustacés, reptiles, poissons, ont une croissance lente mais illimitée. Plus les animaux ont une croissance rapide, plus vite leur évolution est terminée. La durée de la vie serait égale à celle de la croissance multipliée par six. Mais l'homme fait exception à cette loi (Buffon), il ne meurt pas de sa mort naturelle, il est tué auparavant par l'action des causes extérieures.

La lenteur extrême du développement de l'homme, comparée aux autres animaux, semble en rapport avec la pauvreté du lait de femme en sels (Hugounenq).

J'ai pu avec le Dr Guy, contrôler, au Jardin d'Acclimatation de Paris, la croissance de deux lionceaux nés le 23 janvier 1914. Le 27 février, ils pesaient, le mâle, 1.980 gr., la femelle, 1.670 gr. ; le 22 mars, 4.600 et 3.950; le 26 avril, 9 kg. et 8 kg ; en moins de deux mois ils avaient quadruplé leur poids de naissance. Avec le Dr Lassablière, j'ai constaté la rapidité considérable du développement des chiens.

Comme l'a remarqué Buffon, la lenteur de la croissance est un facteur important dans la solidité des liens de famille et contribue à notre sociabilité instinctive.

Variations de la croissance. — Il semble bien que chaque nourrisson s'accroisse suivant une formule individuelle, mais que l'énergie de croissance ait, toutes choses égales d'ailleurs, une même intensité chez tous les nourrissons.

Il ne paraît pas que *la race* entraîne une perturbation spéciale de la croissance. Comme il n'existe pas d'élevage humain, il n'existe pas de race humaine qui, par une sélection et une alimentation spéciales, ait acquis une précocité jadis artificielle, comme les races bovines de Durham et ovine de Dislhey.

L'*hérédité* possède une action prépondérante; hérédité pathologique mise à part, l'enfant reflètera la vigueur de ses géniteurs. On sait aujourd'hui, que le repos de la mère dans les derniers temps de la grossesse a une heureuse influence sur le poids de l'enfant ; que l'enfant est d'autant plus gros que la mère est plus âgée et cela tant qu'elle n'a pas atteint 40 ans; qu'enfin le poids et la taille

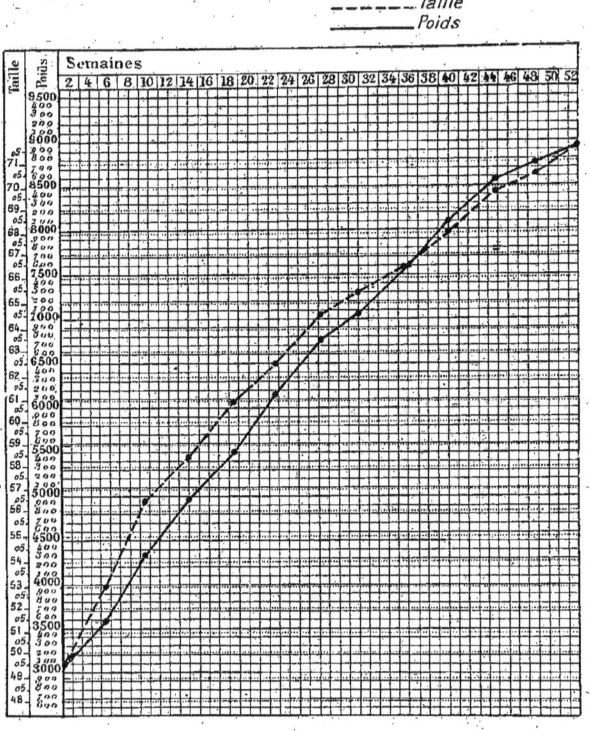

Fig. 15. — Graphique du poids et de la taille d'un nourrisson de 0 à un an d'après les tables de croissance de MM. Variot et Fliniaux:

de l'enfant sont généralement en rapport direct avec le poids et la taille de la mère et en représentent le 1 /19.

Le *milieu* est un facteur qui influe sur la croissance : les enfants de la classe aisée pèsent davantage que les enfants de la classe pauvre. Le milieu peut enfin permettre d'éviter les grandes causes de dissociation pathologique de la croissance: l'acurie, l'hypoalimentation, la toxialimentation. L'allaitement au sein le plus ordinairement donne de meilleurs résultats que l'allaitement mixte et surtout artificiel. Cela était surtout vrai jadis et c'est toujours la vérité si les nourrissons ne reçoivent au biberon qu'un lait de qualité défectueuse, non stérilisé, mouillé ou adultéré, s'ils sont hypoalimentés ou suralimentés; mais la gamme des laits que nous avons à notre disposition a permis de réaliser de tels progrès qu'un allaitement artificiel bien dirigé ne retarde aucunement la croissance, ainsi que l'établissent les dernières tables de croissance des nourrissons que nous avons établies avec le Dr Fliniaux.

Le *sexe* intervient également dans la croissance ; les filles à la naissance pèsent moins que les garçons. Cette infériorité jointe à celle de la taille persiste assez longtemps, ce n'est guère que entre 10 et 11 ans que la taille devient presque égale à celle des garçons pour être nettement supérieure à 11-12-13 ans. A partir de 14 ans les garçons deviennent supérieurs. Le poids est égal à 7 ans, puis supérieur ensuite jusqu'à 15 ans à celui des garçons. En somme, les filles croissent plus rapidement et arrivent à la puberté avant les garçons.

Le *climat*, les *saisons*, la *température* ont enfin une action manifeste sur la croissance. Buffon, et les observateurs suivants n'ont fait que le confirmer, avait remarqué les saisons favorables à la croissance. Pendant l'automne et l'hiver l'enfant accumule du poids, mais la taille reste stationnaire. Au printemps et au commencement de l'été, le poids demeure presque sans changement, mais l'enfant gagne en hauteur plusieurs centimètres.

Les *maladies*, certains *troubles de sécrétion des glandes vasculaires sanguines* peuvent modifier plus ou moins la croissance. Les poussées de taille pendant les maladies aiguës, l'accroissement en poids dans la convalescence sont bien connus, de même les altérations de la nutrition dues aux troubles de sécrétions du corps thyroïde et des parathyroïdes, du thymus, de l'hypophyse, des glandes génitales.

Telle est l'évolution générale de la croissance normale. Telles sont les principales causes qui peuvent intervenir pour la modifier. La durée de leur action, leur intensité ralentira, comprimera la force immanente de la croissance, produira des dissociations pathologiques, mais ne l'annihilera qu'exceptionnellement.

Dès que le milieu redeviendra favorable, que l'alimentation sera normale, la force ne trouvant plus d'entrave se manifestera, l'enfant regagnera la poids et la taille qui lui manquaient. Dans l'atrophie et l'hypotrophie infantiles, la montée nouvelle de la sève vitale retardée permet à l'organisme de se remettre en harmonie avec son âge, de rattraper le temps perdu. De même après un hiver très froid et très long, les bourgeons éclatent aux premiers jours de soleil, une végétation luxuriante couvre rapidement la terre, la nature par un effort intense se mettant en harmonie avec la saison.

II. — PÉDIOMÉTRIE ORGANIQUE.

Deux systèmes ont un développement qui est particulièrement intéressant à suivre : le nerveux et l'osseux.

Les lois d'évolution générale de la croissance s'appliquent à tous les organes : c'est ainsi que la croissance organique ne s'opère pas simultanément, elle n'est pas en rapport avec le rôle physiologique des organes et chacun d'entre eux a une croissance propre, une autonomie qui joue un grand rôle dans la localisation de divers processus pathologiques.

Encéphale. — Le poids de l'encéphale chez le nouveau-né est de 331 gr.,

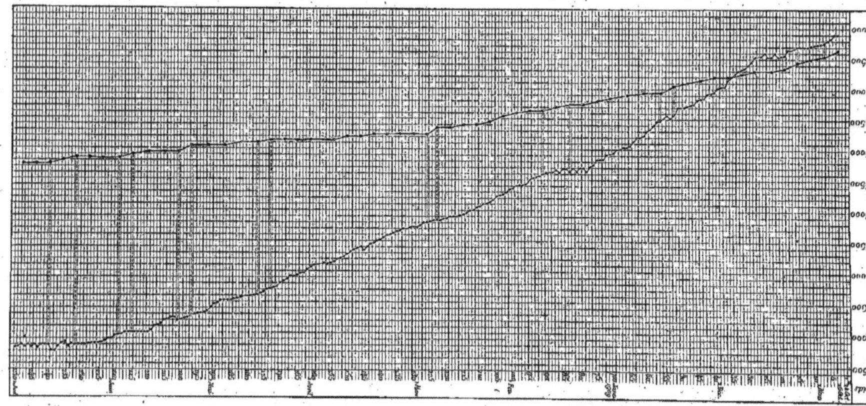

Fig. 16. — Courbes graphiques montrant l'accroissement pondéral et statural quotidien, enregistré tous les quatre jours
d'un enfant normal élevé au sein à la nourricerie PARROT.

supérieur au dixième du poids total, tandis que les autres viscères ont un poids qui est proportionnellement très inférieur. L'anticipation de croissance du système nerveux est déjà manifeste pendant la vie embryonnaire, le névraxe et les vésicules cérébrales étant les premières parties de l'embryon qui s'individualisent au dépens de l'ectoderme.

Pendant la période de croissance intensive des premiers mois, le cerveau se

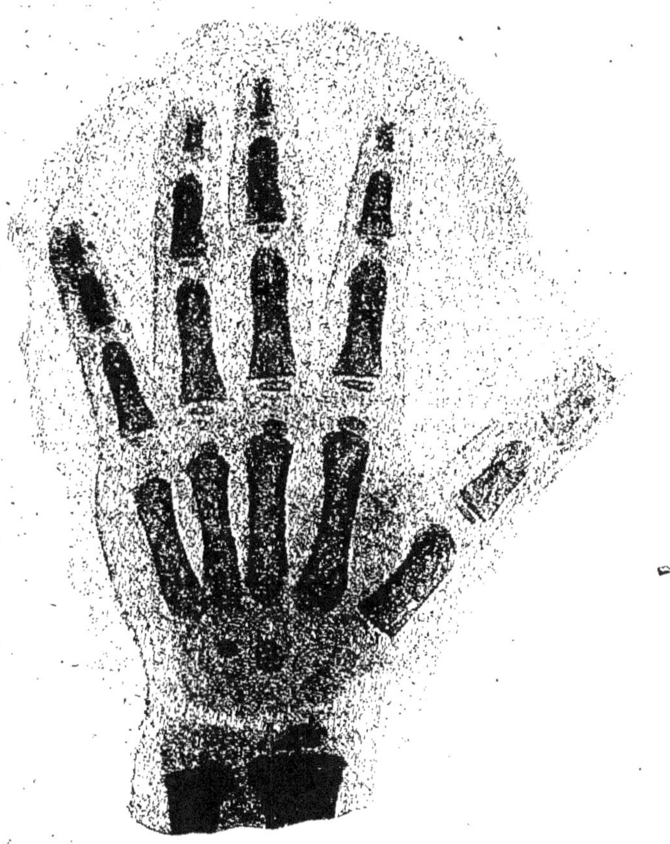

Fig. 17. — Radiographie de la main d'un enfant normal de trois ans. Poids 13 kilos. Taille 88 cent.

développe considérablement, puisqu'à un an son poids a triplé, sa croissance se ralentit ensuite cependant, à deux ans il pèse 1.025 gr., plus des deux tiers du poids maximum.

Ce développement du cerveau se poursuit même chez les hypotrophiques (Fayolle, thèse Paris, 1910), l'accroissement du cerveau n'étant pas touché, en général, par les processus pathologiques (Variot et Lassablière).

Squelette. — Le squelette suit une évolution semblable, et jouit aussi d'une autonomie particulière. Comme le système osseux est le régulateur de la taille, l'étude de son accroissement est très importante. L'anatomie seule permettait autrefois de fixer les divers stades du développement osseux. En 1907, j'entrepris par la radiographie, méthode beaucoup plus pratique, d'établir l'apparition des points d'ossification. Les divergences des anatomistes sur la date de ces points d'ossification montrent combien il était facile de passer à côté du point sur des coupes au scalpel ;

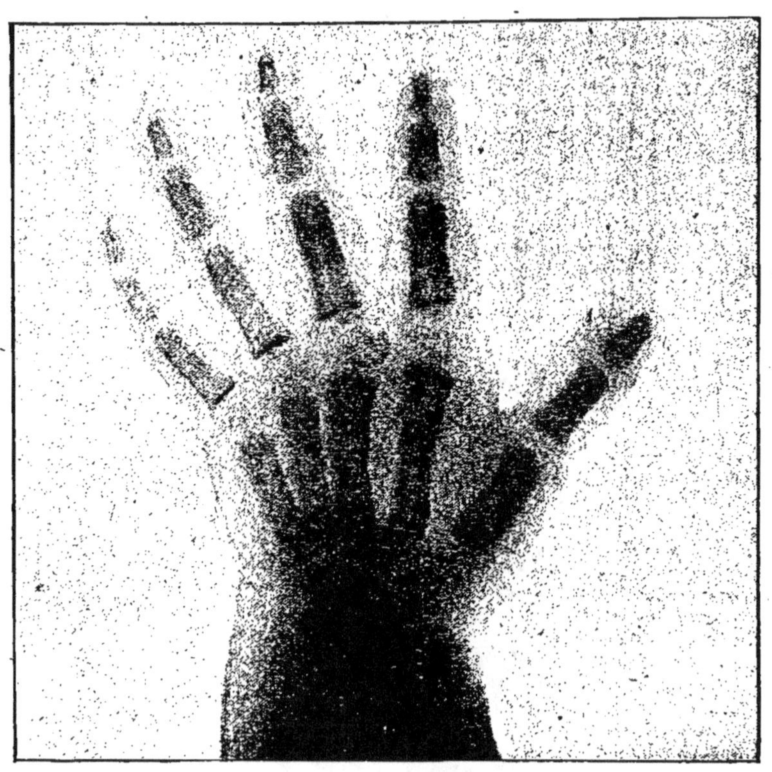

Fig. 18. — *Anticipation de croissance.*

Enfant H. Apparition anticipée des points d'ossification complémentaires dans les trois premières phalanges et dans les deux premiers métacarpiens chez un garçon de douze mois et demi. Taille 79 cent., poids 9 k. 500. — (Voir courbe page 178.)

seul, notre grand anatomiste Cruveillier s'était approché de la vérité. Il est plus facile de trouver, au besoin en s'aidant d'une loupe, la tache osseuse sur les radiographies, on la voit ainsi « in vivo ».

Il est classique de dire qu'un fœtus est à terme lorsqu'apparaît le point d'ossification du condyle interne du fémur (Béclard). De même, mes recherches radiologiques ont nettement établi qu'à l'état normal, c'est de 18 à 20 mois, lorsque la taille des enfants est de 75 à 77 centimètres, qu'on voit poindre l'ombre radioscopique des points d'ossification dans les cartilages épiphysaires des 2e, 3e et 4e premières phalanges et presque simultanément du 2e métacarpien.

A partir de 22 mois, avec une taille de 78 à 80 centimètres, la plupart des points complémentaires sont bien visibles dans les 2e, 3e, 4e et 5e premières phalanges et même dans la deuxième phalange du pouce, ainsi qu'aux 2e, 3e et 4e métacarpiens.

A deux ans, avec 81 centimètres de taille, les points sont visibles aux 2e, 3e, 4e, 5e premières phalanges et à la deuxième phalange du pouce et parfois même on aperçoit quelques points aux deuxièmes phalanges.

A trois ans, avec un développement normal et une taille de 88 à 90 centimètres, tous les points complémentaires des phalanges et des métacarpiens sont visibles. C'est dans le cours de cette troisième année qu'apparaissent les points des 2e et 3e rangées de phalanges et à la fin les points complémentaires du 1er métacarpien et de la 1re phalange du pouce. Le point complémentaire du premier métacarpien est parfois plus tardif.

Dans le carpe, les points d'ossification se montrent plus tard, excepté ceux du grand os et de l'unciforme qui sont visibles à la radiographie dès le quatrième mois.

En somme, tout enfant qui a 18 mois et 76 centimètres de taille, présente les points d'ossification normaux que j'ai signalés plus haut.

De même, tout enfant qui atteint 75 centimètres de taille avant l'âge de 18 mois, présente les points d'ossification qui correspondent à sa taille et non pas à son âge : il est en anticipation de croissance.

Enfin, comme on le verra plus loin, tout enfant hypotrophique dont l'âge réelle dépasse 18 mois, n'aura les points d'ossification précités que lorsqu'il anra atteint la taille correspondant à leur apparition, c'est-à-dire 76 centimètres.

L'enfant a donc l'âge de sa taille, c'est un fait fondamental, qui domine toute la physiologie normale et pathologique du système osseux. La détermination très précise des dates d'apparition des points d'ossification dans les divers segments du squelette de la main, à l'état physiologique est très importante, comme terme de comparaison, pour établir le degré de ralentissement de la croissance variable dans l'atrophie ou l'hypotrophie infantile.

III. Croissance segmentaire.

Le squelette s'accroît inégalement dans ses diverses parties ; le crâne diminue de volume par rapport à la face. A la naissance, sa circonférence est de 33 centimètres pour être à un an de 45 centimètres 5 et de 48 centimètres à deux ans. La tête est le quart de la hauteur totale, elle en est le 1/8 à l'âge adulte. Le thorax se développe assez rapidement : de circonférence de 32 centimètres à la naissance, il atteint 47 centimètres à un an et 51 centimètres à deux ans.

Des os des membres, c'est le fémur qui s'accroît le plus : 7 fois sa longueur primitive. Au membre supérieur, la croissance est plus lente et plus limitée.

IV. Croissance anatomique.

Pendant la vie embryonnaire et fœtale, tandis que les organes se forment et se développent, la croissance anatomique se fait par hyperplasie et différentiation des cellules.

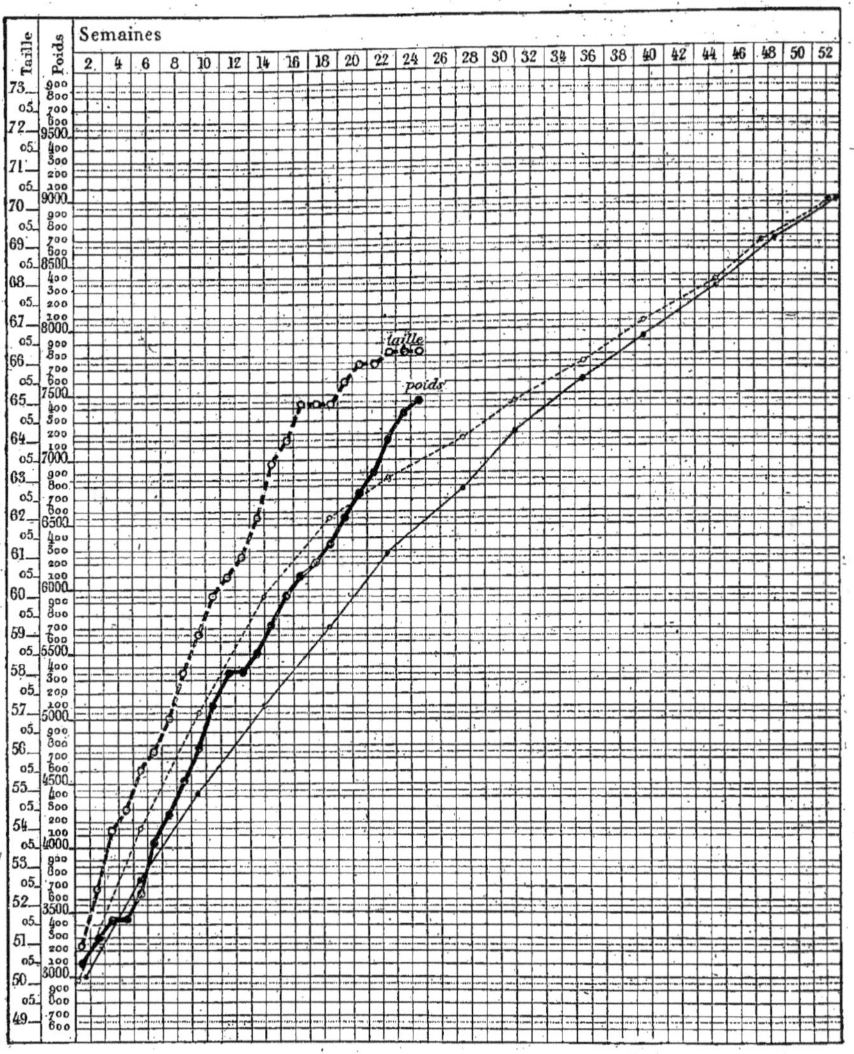

Fig. 19. — Enfant H. Anticipation de croissance pondérale et staturale.
Voir la radiographie de la main de ce même enfant ci-dessus (douze mois et demi).

L'intensité est telle que le nombre des cellules passerait de l'unité à 4.000 milliards environ, sans compter les cellules sanguines, 22.500 milliards.

De la naissance à l'âge adulte, c'est l'hypertrophie qui domine le processus d'accroissement, hypertrophie dans les trois dimensions : poids, volume, longueur. L'hyperplasie très ralentie n'existe que pour certains tissus : la peau, le tissu conjonctif, les systèmes vasculaire et digestif. Elle affecte deux variétés : l'hyperplasie par segmentation et formation d'éléments semblables et l'hyperplasie par création d'éléments différents : os naissant du périoste, du cartilage.

En terminant nous devons rappeler que le nourrisson doit lutter contre les pertes de calorique, maintenir constante la température de son corps et s'accroître. Ce but ne peut être atteint que grâce à la quantité relativement considérable de nourriture qu'il absorbe et surtout à la prédominance de l'assimilation sur la désassimilation, état spécial de la nutrition qui n'existe que pendant la période de croissance.

MALADIES DU TUBE DIGESTIF

LES STOMATIES [1]

Les inflammations de la bouche ont, chez les enfants, une fréquence toute particulière, mais variable aux différents âges. Avant l'éruption des premières dents, on n'observe guère, en dehors de la lésion connue sous le nom « d'aphtes de Bednar ou plaques ptérygoïdiennes de Parrot », que le muguet, très commun à cet âge, ce qui s'explique à la fois par les nombreux risques de contamination par l'intermédiaire des biberons, et par une circonstance physiologique particulière, la pauvreté de la sécrétion salivaire : en effet, la sécrétion salivaire ne s'établit d'une manière parfaite que vers le deuxième mois, et nous savons que la sécheresse de la bouche est très favorable au développement du muguet. Mais, une fois les premières dents sorties, les types de stomatite que l'on peut observer deviennent beaucoup plus nombreux : il y a là une porte ouverte aux infections et l'on voit des stomatites qui représentent un accident lié directement à la dentition (il s'agit en ce cas d'une auto-infection par les microbes de la bouche), ou bien qui résultent d'une autre cause, de la contagion en particulier, mais qui ne se seraient pas developpées si, du fait du travail dentaire, la muqueuse ne se trouvait en état de moindre résistance. Il y a là d'ailleurs une loi générale, et les stomatites sont fréquentes surtout à trois périodes de la vie : chez l'enfant de six mois à deux ans, au moment de la sortie des premières dents; chez l'enfant plus âgé, vers huit ans, au moment de la seconde dentition; et chez l'adulte, vers la vingtième année, au moment de l'éruption des dents de sagesse.

En dehors de ces causes d'ordre général, les stomatites relèvent de facteurs fort divers selon les cas : influence des agents microbiens, des irritations mécaniques, contagion, etc., variant pour chaque type clinique, ainsi que nous le

---

[1] Tout ce chapitre des Stomatites est dû à la collaboration de M. le Dr GRENET, médecin des hôpitaux alors qu'il était assistant dans notre service en 1914.

montrerons chemin faisant. Nous insisterons surtout sur les stomatites qui atteignent les nourrissons avec une fréquence particulière (1).

Nous décrirons d'abord les stomatites qui s'étendent à toute ou presque toute la muqueuse buccale (stomatite catarrhale, stomatites de dentition, muguet, aphtes, herpès, stomatite impétigineuse, stomatite ulcéreuse, noma), puis les lésions localisées de la bouche (plaques ptérygoïdiennes de Parrot, maladie de Riga, glossite exfoliatrice marginée). Cet ordre est purement arbitraire, mais nous paraît commode pour la description.

Stomatite catarrhale.

La stomatite catarrhale est le type le plus simple et le plus commun que l'on peut observer. Elle évolue souvent pour son propre compte ; mais souvent aussi elle ne constitue que le prélude d'une forme plus complexe : le début de toutes les stomatites se marque en effet par une période de catarrhe simple de la muqueuse.

Lorsque les accidents débutent, on remarque que l'enfant présente de la gêne de la succion ou de la mastication ; il a du mâchonnement, repousse le sein ou le biberon, au bout de quelques instants, en pleurant. Puis la salivation devient abondante ; l'haleine est forte ; la langue sale. La diarrhée est assez fréquente. Les ganglions sous-maxillaires sont engorgés.

A l'examen de la bouche, on constate une rougeur diffuse de la muqueuse, marquée surtout au niveau des joues, des gencives, de la face interne des lèvres, de la langue.

Très souvent, on remarque aussi la présence d'un enduit pultacé (stomatite érythémato-pultacée) principalement à la face interne des joues et sur les gencives, sous forme de petites taches isolées et circonscrites. Parfois, surtout dans les régions en contact avec les dents, se développent de petites érosions superficielles, et qui, chez les enfants cachectiques, peuvent être le point de départ d'une infection grave (noma) : pareil cas est heureusement fort rare.

En général, tout se borne là, et, sous l'influence de quelques soins hygiéniques, les symptômes disparaissent en cinq à huit jours. Il n'en est pas moins vrai, nous le répétons, que la stomatite catarrhale peut n'être que le début d'une forme plus grave.

Diagnostic. — Reconnaître le catarrhe buccal est chose aisée. Mais il peut exister comme signe prémonitoire de certaines maladies de l'enfance et se présente souvent alors sous un aspect un peu spécial.

Dans la phase prodromique des oreillons, on a signalé une stomatite et une angine érythémateuses (Catrin) ; mais elles sont rares chez les enfants. Par contre, en même temps que le gonflement parotidien, on constate très souvent (Guéneau et Mussy) de la congestion et de la tuméfaction de la muqueuse buccale, surtout au voisinage du canal de Sténon. Dans la même région, on

(1) Pour une description plus détaillée, voir *La pratique des maladies des enfants*, (J.-B. BAILLIÈRE et Fils), t. II, *Maladies de la bouche et des dents*, par H. GRENET et FARGI-FAJOLLE.

péut noter une véritable stomatite érythémato-pultacée (Comby). La tuméfaction des parotides, le trismus, permettent de rattacher aisément ces symptômes à leur véritable cause.

Dans la rougeole, avant l'éruption, il existe constamment une période de
catarrhe buccal. On constate d'ordinaire une rougeur diffuse, avec quelques
taches circonscrites sur le voile du palais ; et surtout, 24 ou 48 heures avant
l'exanthème cutané, on peut voir, dans un grand nombre de cas, apparaître,
à la face interne des joues, une série de petits points blancs bleuâtres, gros comme
une tête d'épingle, et constituant le *signe de Koplick*, qui est presque pathognomonique. Dans d'autres cas, le signe de Koplick fait défaut, mais on note
une stomatite érythémato-pultacée plus ou moins étendue et qui, sans être
aussi caractéristique, constitue pourtant un bon signe précoce de la rougeole,
surtout s'il existe en même temps du catarrhe oculo-nasal.

Nous ne nous étendrons pas sur l'exanthème bucco-pharyngien de la scarlatine, de l'érysipèle, etc. Il y a, en pareil cas, d'autres signes généraux qui permettent facilement le diagnostic.

Traitement. — Une bonne hygiène de la bouche, des lavages de la bouche
à l'eau boriquée ou à l'eau bouillie additionnée d'une petite quantité d'eau
oxygénée, constituent tout le traitement de la stomatite catarrhale. Il faut
également veiller au bon fonctionnement des voies digestives.

Stomatites de la dentition.

Bien que le travail de la dentition, ouvrant la porte aux infections, favorise,
ainsi que nous l'avons dit, le développement de toutes les stomatites, il convient de ranger dans un groupe à part les inflammations buccales qui sont liées
directement à l'éruption dentaire.

C'est le plus souvent entre le cinquième et le huitième mois que l'on remarque
que l'enfant mâchonne, bave d'une manière excessive, tette mal, dort mal, rage
et pousse de temps à autre des cris perçants. On constate alors que les gencives
sont devenues rouges, tuméfiées ; leur bord est plus large et plus plat.

Un peu plus tard, on voit, au point où se montrera la première dent, un soulèvement opalin, qui peut prendre une teinte ecchymotique ; au bout d'un temps
variable, la pointe de la dent sort ; et dès ce moment, le gonflement et la rougeur de la gencive disparaissent.

Tel est le cas le plus simple. Parfois, il se produit sur la gencive une petite
ulcération, précédant l'issue de la dent, et qui n'a aucune importance. Ou bien
encore, les phénomènes congestifs s'étendent à une grande étendue du bord
gingival, et même à la muqueuse de la face interne des joues.

Ces phénomènes s'accompagnent d'une salivation plus ou moins abondante.
Mais, ainsi que le remarque Bergeron, contrairement à ce que l'on observe dans
la plupart des autres stomatites, l'haleine reste sans odeur.

La stomatite de dentition peut se compliquer d'accidents à distance. Il
n'est plus question, aujourd'hui, de ranger, parmi les accidents de dentition,
la plupart des maladies qui peuvent atteindre le nourrisson. Mais, comme

l'écrivait Bergeron dans son bel article du dictionnaire Dechambre « de ce que, à tort, on attribue souvent au travail de dentition des phénomènes morbides auxquels il est complètement étranger, s'ensuit-il que l'évolution des premières dents soit complètement et absolument inoffensive ? Non certes, et nous allons montrer au contraire que la stomatite à laquelle elle donne lieu chez un assez grand nombre d'enfants, si elle n'est pas grave par elle-même, provoque souvent, par action réflexe, des accidents assez sérieux ». Nous ajouterons que ces acci-dents sont non seulement d'ordre réflexe, mais encore d'ordre infectieux.

Parmi les *accidents réflexes*, on peut signaler la toux quinteuse, parfois vio-lente, qui ne s'accompagne d'aucun râle de bronchite, et qui disparaît dès que la dent fait son apparition. Assez souvent l'auscultation révèle quelques râles sibilants disséminés dans toute la poitrine, et qui sont liés soit à une extension du processus inflammatoire de la bouche au larynx, à la trachée et aux bronches, soit à une hypersécrétion bronchique réflexe. Les convulsions liées directement à la dentition sont pour le moins exceptionnelles : lorsqu'elles se produisent à cette période, on doit rechercher, et l'on trouve presque toujours, une autre affection susceptible de les provoquer.

Les accidents d'ordre infectieux, liés à l'éruption des premières dents, sont fréquents, mais rarement graves. Il peut s'agir d'une infection locale (ulcérations buccales, aphtes, etc.), ou d'une infection à distance (troubles digestifs, diar-rhée, poussées fébriles) : beaucoup d'enfants font des accès de fièvre, accompagnés ou non de vomissements ou de diarrhée, chaque fois qu'ils percent une dent ; et il est impossible, en présence de coïncidences aussi fréquentes, de nier qu'il existe entre les deux phénomènes une relation de cause à effet. Ces acci-dents, qui restent ordinairement légers et passagers, s'expliquent par l'infection de la cavité péri-coronaire, l'exaltation de la virulence microbienne en cavité close, et la propagation secondaire aux tissus voisins (Capdepont).

Traitement. — Le traitement des stomatites de dentition est à peu près nul : il faut, pour éviter les accidents sérieux, tenir la bouche du nourrisson en bon état de propreté (lavage de la bouche à l'eau boriquée après chaque tétée). Les topiques (frictions de la gencive avec de la glycérine boriquée, avec une racine de guimauve) peuvent atténuer légèrement la douleur.

Une question se pose parfois : faut-il inciser la gencive tuméfiée et douloureuse ? En cas de phénomènes inflammatoires locaux un peu accentués, on peut le faire ; on ouvre ainsi la cavité péri-coronaire, on fait cesser la rétention, on diminue la douleur et l'on peut ainsi éviter les accidents à distance. Mais il faut se garder de l'incision systématique des gencives au niveau des dents qui vont faire éruption : elle serait inutile, et pourrait être une porte d'entrée à l'infection. L'incision n'est indiquée, nous le répétons, que si la gencive est très tuméfiée, très douloureuse, et surtout s'il s'agit de la fièvre témoignant de l'exaltation de la virulence microbienne dans la cavité péri-coronaire.

Muguet (Stomatite crémeuse).

Étiologie. — Le muguet, fréquent chez le nourrisson dès les premiers mois de la vie, devient plus rare au-dessus de deux ans. On l'observe surtout chez les enfants au biberon. C'est une affection contagieuse, transmise le plus souvent par le biberon, quelquefois par une nourrice donnant le sein à plusieurs enfants.

Le muguet survient quelquefois en dehors de tout trouble digestif important. Mais on doit dire que, d'une manière générale, les infections gastro-intestinales favorisent notablement son développement. Deux conditions d'ailleurs lui sont très propices : d'une part la sécheresse de la bouche (qui est presque normale jusqu'à l'âge de deux mois, la sécrétion salivaire ne s'établissant d'une manière régulière que vers cette époque), et d'autre part l'acidité de la salive. Ces deux causes se développent ou augmentent à l'occasion des désordres digestifs, quels qu'ils soient ; en outre l'acidité du milieu buccal est souvent causée par la fermentation du lait et la production d'acide lactique. Pauvreté de la sécrétion salivaire, troubles digestifs, fermentation du lait qui reste adhérent aux parois de la bouche, transmission des germes par le biberon ou quelquefois par le sein : toutes ces causes peuvent être réunies chez le nourrisson, et expliquent chez lui la fréquence du muguet.

Parasitologie. — Le parasite du muguet (oïdium albicans, saccharomyces albicans, endomyces albicans) a été décrit d'abord par Gruby, puis par Audry qui l'a rapproché des levures. Il se présente sous la forme de filaments (mycélium) et de cellules rondes (formes levures). On le rencontre, dans les produits pathologiques, sous trois aspects différents : association de filaments et de formes levures; formes levures sans mycélium; mycélium sans formes levures. Pour certains auteurs, le polymorphisme du muguet serait plus grand encore, et l'on pourrait observer des formes microbiennes, bacilles et cocci (M. et Mme Bourguignon).

Le mycélium est formé de filaments cylindriques ayant un aspect cloisonné (parce qu'il s'agit de cellules placées bout à bout) ; ces filaments se ramifient et s'intriquent en constituant un feutrage plus ou moins dense. Par l'une de leurs extrémités, ils adhèrent aux cellules épithéliales de la muqueuse sur laquelle ils se développent ; à leur extrémité libre, ils portent une ou deux cellules rondes : celles-ci, en réalité sphériques ou ovoïdes, ont été considérées par Robin comme des spores ; il semble qu'elles représentent des formes adultes (formes levures) se reproduisant le plus souvent par gemmation, mais pouvant aussi donner naissance à des filaments mycéliens (Grawitz, Linossier).

Les travaux de Linossier et Roux, Grawitz, Vuillemin, ont fait connaître comment se reproduit le muguet, à l'aide de formations exogènes (chronispores de Grawitz, chlamydospores de Linossier et Roux) et de formations endogènes (globules internes et arqués de Vuillemin). Nous ne pouvons insister longuement sur cette question.

Le muguet pousse sur les milieux usuels en cultures aérobies à une température de 20 à 40°, et tout spécialement sur la carotte. Il ne liquéfie pas la gélatine. Une légère alcalinité du milieu favorise son développement (Linossier et Roux) fait en apparence contraire à l'observation clinique qui montre que le muguet ne se développe chez l'homme que dans une bouche acide : en réalité une forte alcalinité du milieu buccal empêche la nutrition du parasite, la salive cessant, sous l'influence des alcalins, de transformer la lactose du lait en glucose qui, seul, est bien assimilé par le muguet.

L'inoculation sous-cutanée du muguet produit un abcès chez le lapin ; l'inoculation intra-péritonéale reste sans effet. L'inoculation intra-veineuse détermine une mycose généralisée avec envahissement constant des reins, et atteinte fréquente des centres nerveux, du foie, de l'intestin, des poumons.

Dans certains cas, l'animal inoculé avec une culture très virulente succombe sans présenter de lésions : il faut admettre qu'il s'agit alors d'une intoxication par les toxines du muguet (Concetti).

Roger a réussi à vacciner le lapin contre le muguet, et a vu que le sérum des animaux immunisés agglutine le parasite.

Anatomie pathologique. — Le muguet se développe principalement à la surface des muqueuses à épithélium pavimenteux, et au niveau de la bouche et de la langue. Il n'est pas rare sur le pharynx, et s'arrête à la limite séparant le pharynx des fosses nasales (là où cesse l'épithélium pavimenteux).

Le muguet de l'œsophage (Valleix) est rare ; le muguet de l'estomac (Parrot) est exceptionnel ; quant aux quelques observations de muguet intestinal, elles ne sont nullement démonstratives. Le muguet du larynx, fort rare, se localise au pourtour de la glotte et à l'ouverture des ventricules (Lelut, Parrot), région où l'épithélium est pavimenteux. Parrot a signalé le muguet pulmonaire.

En réalité, il n'y a lieu de s'occuper, en clinique, que du muguet buccal et lingual et accessoirement du muguet pharyngien.

Signalons toutefois les quelques cas exceptionnels de septicémie (Zenker, Ribbert, etc.) avec lésions encéphaliques et rénales (tubercules oïdiens), et les suppurations (Grasset, Brindeau).

Le muguet, se développant à la surface de la muqueuse, envoie ses prolongements entre les cellules épithéliales ; il est d'abord très adhérent, puis se détache plus facilement en même temps que l'épithélium desquame. La plaque de muguet est composée de filaments, de formes levures, et de cellules épithéliales ; on n'y trouve ni fibrine, ni leucocytes.

Symptômes. — Deux ou trois jours avant l'apparition des plaques de muguet, la muqueuse buccale prend une couleur rouge sombre débutant à la pointe de la langue et se généralisant peu à peu. La langue desquame, devient râpeuse ; la bouche est sèche et prend une réaction acide (Gubler). L'enfant tète mal, mâchonne, crie quand on lui introduit le doigt dans la bouche.

Puis, vers le troisième jour, on voit se développer, à la face dorsale de la langue, vers la pointe, de petits points d'un blanc nacré. Ils s'élargissent, se rejoignent et constituent de petites plaques mamelonnées qui envahissent les bords et la face inférieure de la langue, et s'étendent à la muqueuse des joues, des lèvres, de la voûte palatine, des gencives, etc.

A la langue, la plaque de muguet est plus adhérente que partout ailleurs ; mais au bout de quelques jours, à mesure qu'elle vieillit, elle se détache plus facilement, en même temps qu'elle devient plus épaisse et prend une couleur jaunâtre, puis brunâtre. La muqueuse sur laquelle elle repose est d'un rouge vif.

L'aspect du muguet varie un peu suivant les régions envahies. Au niveau de la langue, il peut rester sous forme de points isolés, ou bien constituer de grands placards finissant par engainer complètement l'organe. Aux joues, il occupe surtout le triangle correspondant à l'espace inter-maxillaire ; il peut y atteindre une grande épaisseur. A la voûte et au voile du palais, il constitue des plaques lisses, parfois circinées ; on a parfois attribué par erreur au muguet les ulcérations palatines symétriques connues sous le nom de plaques ptérygoïdiennes de Parrot ou aphtes de Bednar.

Par suite de l'envahissement de la bouche par le muguet, l'enfant éprouve une certaine difficulté de la succion : il tette mal, a du mâchonnement. Parfois, lorsque le pharynx est envahi, la déglutition devient un peu difficile. Mais en général, les troubles fonctionnels demeurent assez légers, et n'empêchent pas, par eux-mêmes, le nourrisson de s'alimenter d'une manière à peu près convenable.

Formes cliniques. — Valleix, qui a beaucoup insisté sur les phénomènes généraux accompagnant le muguet, décrit une forme *bénigne* et une *forme grave*. Dans le première, n'existent que quelques accidents digestifs passagers et sans gravité (diarrhée légère, érythème fessier). Dans le seconde, on observe des troubles gastro-intestinaux persistants, conduisant à l'athrepsie.

En réalité, les troubles digestifs, légers ou graves, préexistent au muguet et en favorisent le développement, mais ils ne sont pas sous sa dépendance directe. Ils causent le muguet, beaucoup plus qu'ils n'en sont la conséquence.

Certaines localisations anormales, et rares d'ailleurs, peuvent acquérir par elles-mêmes une certaine gravité. Qu'il nous suffise de mentionner : les angines aiguës (Teissier), accompagnées de dysphagie, de fièvre et de frissons, et se manifestant par de petites plaques blanches, formant une mince pellicule sur le voile du palais et les amygdales ; les accidents pulmonaires (Parrot, Birch-Hirschfeld, Guidi) ; les suppurations (parotidites).

Ce sont là des accidents exceptionnels. En pratique, chez le nourrisson surtout, il n'y a à compter qu'avec le *muguet buccal*. Celui-ci ne comporte, en lui-même, aucune gravité. Mais il atteint avec une certaine prédilection les enfants athrepsiques ou présentant un mauvais état général : aussi est-il souvent, malgré tout, un symptôme d'assez mauvais augure. Il n'en est pas moins vrai que, chez un sujet bien portant et contaminé accidentellement, il évolue comme une affection fort bénigne ; et il n'est nullement exceptionnel de voir de beaux nourrissons présenter quelques plaques de muguet, qui disparaissent facilement.

Diagnostic. — On pourrait prendre pour du muguet des grumeaux de lait restant déposés à la surface de la muqueuse ; mais ceux-ci sont plus limités et s'enlèvent facilement avec un pinceau, tandis que le muguet présente une adhérence plus marquée. D'ailleurs, la sécheresse et l'acidité de la bouche, la rougeur de la muqueuse, sont des signes qui, outre l'aspect des plaques, permettent de faire le diagnostic. En cas d'hésitation, l'examen microscopique lèverait tous les doutes.

Traitement. — Il existe un traitement préventif consistant en quelques soins d'hygiène : lavage des biberons et des tétines, lavage du mamelon avant la tétée, soins de propreté de la bouche.

Quand le muguet se développe, on traitera avant tout les troubles digestifs qui en ont favorisé le développement.

Localement, on alcalinisera le milieu buccal par des lavages avec un tampon d'ouate imbibé d'eau de Vichy, par l'emploi des collutoires au borax. On a préconisé les attouchements avec une solution faible d'oxycyanure de mercure. Hutinel a conseillé le lavage de l'estomac avec de l'eau de Vichy.

Aphtes. Stomatites aphteuse.

Sous le nom d'aphtes, on a confondu autrefois des affections très différentes telles que le muguet (aphta lactantium), les plaques ptérygoïdiennes de Parrot (aphtes de Bednar), et même des ulcérations plus ou moins étendues observées chez les enfants infectés (aphtes confluents de la bouche). En réalité, pour éviter toute confusion, il convient de décrire sous le nom d'aphtes des lésions spéciales de la bouche, « une affection *vésiculo-ulcéreuse* des parois buccales et bucco-pharyngiennes » (Rilliet et Barthez). Ces lésions peuvent d'ailleurs se rencontrer, avec les mêmes caractères objectifs, au cours d'une infection banale de la bouche (stomatite aphteuse), ou bien être la manifestation d'une maladie spécifique et contagieuse transmise par les bovidés atteints de cocotte ou de *fièvre aphteuse.* De même que la fausse membrane de la gorge n'appartient pas exclusivement à l'angine diphtérique, mais peut se présenter dans d'autres cas avec un aspect semblable, de même les aphtes se rencontrent dans des états bien différents quant à leur origine ; aussi doit-on leur donner une définition purement anatomique et clinique, et ne préjugeant en rien la nature de la maladie causale : « L'aphte est un élément éruptif, siégeant le plus souvent sur la muqueuse buccale ou sur la langue, constitué par une vésicule arrondie, de coloration jaunâtre, entourée d'une zone rouge, ayant un contenu jaunâtre et crémeux, s'ulcérant en donnant une ulcération plus profonde et plus rebelle que l'ulcération herpétique ».

Étiologie. — L'étiologie est différente suivant qu'il s'agit de stomatite aphteuse banale ou de fièvre aphteuse.

La stomatite aphteuse peut se voir à tout âge, aussi bien chez l'enfant que chez l'adulte ; elle n'est pas très fréquente chez le nourrisson et atteint plutôt des sujets de 5 à 10 ans. Elle se développe à l'occasion de troubles digestifs ; ou bien elle est la conséquence d'une *infection locale* de la bouche, propagée par les objets que suce l'enfant (hochets, débris de toutes sortes) : Moro insiste sur la fréquence des aphtes chez les enfants qui marchent à quatre pattes, et ramassent et sucent tout ce qui traîne par terre.

La *fièvre aphteuse spécifique,* que certains auteurs, tels que Comby et Leroux, croient assez fréquente, nous semble au contraire plutôt rare. Elle résulte d'une contagion par les vaches atteintes de la cocotte, contagion qui peut être transmise directement (elle atteint alors les sujets préposés à la traite des vaches) ou par l'intermédiaire du lait, et frappe alors surtout les nourrissons allaités au biberon, avec du lait non bouilli.

Le microbe de la fièvre aphteuse n'est pas encore connu. Il passerait à travers les filtres.

Anatomie pathologique. — L'aspect macroscopique des lésions sera décrit avec les symptômes. Les altérations histologiques atteignent d'abord les cellules de l'épithélium et du corps muqueux de Malpighi ; celles-ci se tuméfient et, entre elles, exsude un liquide séreux qui soulève l'épithélium en constituant la vésicule. Il semble que, contrairement à l'opinion de Billard, les glandes mucipares ne participent pas à la formation des aphtes (Damaschino).

Les lésions sont les mêmes dans la stomatite aphteuse banale et dans la fièvre aphteuse.

Symptômes. — Il convient de décrire séparément la stomatite aphteuse et et la fièvre aphteuse spécifique.

Stomatite aphteuse. — Le malade éprouve d'abord une sensation de sécheresse et de brûlure de la bouche ; le nourrisson crie quand on le met au sein ou quand on lui présente le biberon. Il présente des troubles digestifs (diarrhée, vomissements) qui le plus souvent préexistent à la stomatite, mais qui sont à leur tour entretenus par l'infection de la bouche.

Au bout de deux ou trois jours, apparaissent les aphtes. Ils peuvent être plus ou moins abondants ; en général, ils demeurent assez discrets ; mais toujours ils restent irrégulièrement disséminés et ne se groupent pas en bouquets, comme le font les vésicules d'herpès (Moizard et Grenet).

Ils occupent surtout la face interne des joues, les bords de la langue, la face interne des lèvres, parfois le voile du palais ; plus rarement, ils atteignent les amygdales (angine aphteuse). Au début, ce sont des vésicules arrondies, de couleur blanc-jaunâtre, formant une légère saillie à la surface de la muqueuse, et entourées d'une auréole inflammatoire d'un rouge vif ; leur paroi est épaisse et résistante.

Le stade vésiculeux est d'ailleurs fort court ; au bout de 24 heures, on ne constate plus que des ulcérations arrondies, à bords taillés à pic, assez profondes et très douloureuses. Plusieurs éléments peuvent se réunir ; l'ulcération a alors un contour polycyclique.

Les ulcérations se recouvrent bientôt elles-mêmes d'un exsudat jaunâtre et fibrineux, véritable petite fausse membrane.

La stomatite aphteuse s'accompagne d'une salivation abondante. Elle détermine un engorgement plus ou moins marqué des ganglions sous-maxillaires.

C'est une affection bénigne, guérissant en cinq à sept jours. Il arrive pourtant d'une manière exceptionnelle, il est vrai, que les lésions de la bouche ouvrent la porte à une infection générale avec accidents plus ou moins graves (urémie).

Fièvre aphteuse. — Quel que soit le mode de contamination, les premiers symptômes de la fièvre aphteuse spécifique se produisent après une incubation de trois à huit jours : salivation, troubles digestifs, fièvre oscillant entre 38° et 39°.

L'éruption survient le second ou le troisième jour ; elle occupe la muqueuse buccale (où elle se présente exactement avec les caractères décrits plus haut) ; quelquefois elle s'étend aux amygdales et, beaucoup plus rarement, aux mains et aux pieds (vésicules arrondies se recouvrant de croûtes qui tombent au bout de cinq à six jours, en laissant à leur suite des cicatrices indélébiles).

Les troubles gastro-intestinaux peuvent acquérir une assez grande intensité ; on a signalé quelques accidents graves (état typhoïde, urémie) : ils sont exceptionnels et la règle est que la maladie guérisse en huit à quinze jours.

Diagnostic. — Il est facile de reconnaître l'existence des aphtes ; l'herpès seul est d'un diagnostic difficile, si bien que, pour Comby, ce que l'on décrit sous le nom de stomatite aphteuse ne serait en réalité qu'une stomatite herpétique. Il semble pourtant (Moizard et Grenet) que les aphtes se distinguent de l'herpès par les caractères suivants : vésicules plus larges, de coloration plus jaune ; ulcérations plus profondes ; éléments éruptifs irrégulièrement disséminés et non groupés en bouquets ; absence d'éruption à la face cutanée des lèvres ou aux commissures de la bouche.

Quand les aphtes atteignent un enfant présentant antérieurement des troubles digestifs, ou bien un enfant qui est nourri exclusivement au sein ou au lait stérilisé, et qui par conséquent échappe à toute contamination par le lait, on peut admettre sans discussion le diagnostic de stomatite aphteuse banale. Au contraire, s'il consomme du lait de vache cru, il y a lieu de se demander s'il s'agit de fièvre aphteuse spécifique, et de procéder à une enquête sur l'origine du lait et l'état de santé des vaches dont il provient. Encore faudrait-il, pour avoir une certitude absolue, inoculer le contenu d'une vésicule à un bovidé, épreuve qui ne saurait rentrer dans la pratique. La fièvre aphteuse spécifique ne paraît d'ailleurs pas fréquente chez l'homme, et elle le sera de moins en moins, le lait stérilisé tendant à devenir d'un usage courant.

Traitement. — Les soins de propreté de la bouche, la bonne réglementation de l'alimentation, constituent la meilleure prophylaxie de la stomatite aphteuse banale.

Quand les aphtes se sont développés, il faut badigeonner la bouche avec des collutoires boratés, toucher les ulcérations avec de l'eau oxygénée ou de la teinture d'iode ; et surtout traiter les troubles digestifs concomitants.

Le traitement n'est pas différent dans la fièvre aphteuse.

Stomatite herpétique.

La stomatire herpétique se caractérise par un début brusque, avec fièvre élevée (40°). Au bout de deux ou trois jours, apparaissent, sur le voile du palais, à la face interne des joues, aux bords de la langue, des vésicules blanches, groupées en bouquets confluents. Elles s'ulcèrent bientôt ; les ulcérations sont douloureuses, se réunissent par groupes, et la perte de substance qui en résulte a des contours polycycliques. Les ulcérations se recouvrent de fausses membranes. Les ganglions sous-maxillaires sont un peu gros. Souvent une éruption d'herpès se produit en même temps, aux commissures labiales et aux ailes du nez. La guérison est constante, en sept à huit jours.

Nous avons indiqué plus haut les éléments qui, selon nous, permettent de distinguer les aphtes et l'herpès. Certains auteurs (Comby) tendent à identifier les deux affections.

Stomatite impétigneuse (Stomatite diphtéroïde)

Étiologie-Bactériologie. — La stomatite impétigineuse ou diphtéroïde coexiste presque toujours avec l'impétigo de la face, surtout impétigo aigu. Elle résulte soit de l'extension de proche en proche de l'impétigo facial aux muqueuses de la lèvre et de la bouche, soit d'une auto-inoculation, l'enfant portant ses doigts à sa bouche après les avoir promenés sur les lésions cutanées.

Considérée autrefois comme une infection staphylococcique (Sevestre et Gastou) on admet plutôt aujourd'hui (Ch. Leroux, Balzer et Griffon, Saboureau) que, comme l'impétigo cutané, la stomatite diphtéroïde reconnaît le streptocoque comme agent pathogène ; il ne semble pas d'ailleurs qu'il y ait lieu d'incriminer une variété spéciale de streptocoques.

Symptômes. — La stomatite impétigineuse reste toujours localisée à la face interne des lèvres et au sillon gingivo-labial. Quelquefois elle s'étend à la langue ; mais celle-ci n'est jamais prise d'une manière primitive.

D'ordinaire la maladie débute par la face interne de la lèvre inférieure, au niveau de laquelle apparaissent des ulcérations irrégulières, pouvant atteindre 1 centimètre de diamètre, et saignant facilement. Chacune d'entre elles se recouvre d'une fausse membrane fibrineuse, d'abord opaline, puis jaunâtre, adhérente à la muqueuse. Toute la cavité buccale est rouge. La mastication et la succion sont difficiles et douloureuses. La salivation est exagérée. Les ganglions sous-maxillaires présentent un léger engorgement.

Il n'est pas rare de voir un même placard d'impétigo, placé à cheval sur le bord de la lèvre, atteindre à la fois la peau et la muqueuse buccale.

L'état général n'est pas sensiblement altéré. La guérison est la règle, mais est très tardive en l'absence de traitement. Les complications (accidents laryngés légers, gangrène de la bouche) sont tout à fait exceptionnels.

Une forme particulière de stomatite impétigineuse est la *perlèche* (ou bridon), localisée à une commissure labiale ; elle ne s'observe d'ailleurs guère chez le nourrisson, et est assez particulière aux écoliers (elle se transmet surtout par les crayons ou porte-plumes que sucent plusieurs enfants).

Diagnostic. — Le diagnostic est d'ordinaire rendu facile par la coexistence de lésions impétigineuses sur la peau et dans la bouche. Quand, par exception, la peau est saine, on pourrait confondre la stomatite impétigineuse avec la diphtérie buccale (le nom de diphtéroïde donné à la stomatite impétigineuse suffit d'ailleurs à indiquer la ressemblance des lésions). Mais presque toujours la diphtérie buccale est secondaire à l'angine. Par contre lorsque, ce qui est rare, elle est primitive, elle simule de très près la stomatite impétigineuse. L'examen bactériologique est alors nécessaire pour trancher le diagnostic.

Traitement. — Attouchement des lésions avec de la teinture d'iode, ou avec une solution de bleu de méthylène à 1 pour 200. Traitement de l'impétigo cutané.

Stomatite ulcéreuse (Stomatite ulcéro-membraneuse).

La stomatite ulcéreuse ou ulcéro-membraneuse, confondue avec la diphtérie par Bretonneau, Guersant et Blache, mieux individualisée par Taupin qui la considérait encore comme une forme de gangrène de la bouche, a été décrite surtout par Bergeron, qui en a donné une description magistrale à tous points de vue, signalant même la présence de spirilles au niveau des ulcérations, et pouvant être ainsi considéré comme le précurseur des belles recherches de Vincent sur la symbiose fuso-spirillaire.

C'est, dit Bergeron, « une maladie spécifique, contagieuse et caractérisée à sa période d'état par des ulcérations de forme et d'étendue variables, qui peuvent se développer sur tous les points de la cavité buccale, mais qui ont pour siège de prédilection les gencives et la face interne des joues, et qu'accompagnent toujours une salivation abondante, une fétidité extrême de l'haleine, et un engorgement plus ou moins prononcé des ganglions sous-maxillaires ».

Étiologie. — La stomatite ulcéreuse peut atteindre les jeunes enfants. Cependant ce n'est pas une maladie fréquente chez le nourrisson; aussi, pour ne pas dépasser le cadre de ce traité, n'en donnerons-nous, malgré l'importance du sujet, qu'une description un peu brève. C'est plutôt en effet aux approches ou au moment de la seconde dentition, vers six à huit ans, qu'on l'observe le plus communément, et aussi chez les adultes à l'époque de l'éruption des dents de sagesse.

C'est une maladie assez rare dans la classe aisée, plus fréquente chez les pauvres : c'est dire l'influence qu'ont, sur son développement, les conditions hygiéniques défectueuses : malpropreté, misère physiologique, maladies débilitantes ou cachectisantes, encombrement.

Elle est contagieuse, le contage se faisant soit directement (par le baiser en particulier), soit indirectement (par l'intermédiaire des verres, fourchettes. etc). Un enfant atteint de stomatite ulcéreuse peut transmettre la maladie aussi bien sous la forme de stomatite ulcéreuse ou d'angine ulcéreuse de Vincent, ou réciproquement (Dopter, Moizard et Grenet) : c'est que l'angine de Vincent et la stomatite ulcéreuse ne représentent que deux localisations différentes d'une même infection.

La maladie peut être épidémique ; et Bergeron a relaté en effet d'assez nombreuses épidémies, sévissant surtout dans les armées en campagne (influence de l'encombrement et des mauvaises conditions de vie) ; aujourd'hui elle ne se présente plus guère que sous forme de cas sporadiques : les progrès de l'hygiène de la bouche, la meilleure surveillance de l'hygiène des casernes, la meilleure organisation des crèches et asiles, sont autant de raisons qui expliquent la disparition des épidémies de stomatite ulcéreuse.

Parfois la stomatite n'est pas transmise par contagion, et se développe spontanément. C'est que les agents pathogènes vivent en saprophytes dans la bouche, surtout au niveau des dents cariées ou recouvertes de tartre : une érosion banale de la bouche suffit alors à permettre l'envahissement de la muqueuse par ces germes.

Bactériologie. — La stomatite ulcéreuse, telle que l'a décrite Bergeron, est due à la symbiose fuso-spirillaire dont Vincent a montré le rôle pathogène dans l'angine ulcéreuse et dans d'autres processus sphacéliques (pourriture d'hôpital en particulier). Déjà Bergeron et Netter avaient signalé la présence des spirilles au niveau des ulcérations. La nature fuso-spirillaire de cette affection a été contestée, ou du moins on a prétendu que cette association microbienne ne tient que certains cas sous sa dépendance. En réalité, toutes les fois que l'on examine une stomatite primitivement et d'emblée ulcéreuse, et répondant à la description donnée par Bergeron, on peut être sûr d'y trouver des spirilles et des bacilles fusiformes (Moizard et H. Grenet). Cette opinion est d'ailleurs assez généralement admise aujourd'hui ; mais, il faut se garder de donner à toutes les ulcérations de la bouche le nom de stomatite ulcéreuse ou ulcéromembraneuse, qui n'appartient qu'à un type clinique bien différencié.

Anatomie pathologique. — La caractéristique anatomique de la stomatite ulcéreuse est une nécrose de la muqueuse. Les couches superficielles sont atteintes d'abord ; puis les altérations s'étendent peu à peu en profondeur, sans jamais dépasser le tissu cellulaire sous-muqueux, ce qui différencie la maladie du noma ou gangrène de la bouche. Il s'agit principalement d'un processus nécrosant. Quant à la membrane qui tapisse l'ulcération, ce n'est pas une véritable fausse membrane fibrineuse, mais seulement un enduit grisâtre et putrilagineux formé par des débris mortifiés de la muqueuse.

Symptômes. — Après une période d'incubation mal définie, mais qui semble pouvoir être évaluée à 2 ou 3 jours, apparaissent les premiers symptômes : anorexie, soif vive, sensation de chaleur désagréable. L'enfant s'alimente avec difficulté.

Puis on observe les deux symptômes capitaux : les ulcérations et la fétidité de l'haleine.

Aux points où apparaîtront les ulcérations, on peut voir, pendant 24 heures, des plaques jaunes circonscrites ; elles sont d'ailleurs inconstantes, et disparaissent rapidement pour faire place aux lésions nécrotiques.

Les *ulcérations* sont unilatérales, sauf quelques cas très rares. Elles siègent surtout aux lèvres, aux gencives, à la face interne des joues, à la langue. Elles sont d'abord superficielles et limitées, mais s'étendent rapidement en surface.

Elles ont une forme irrégulière, des bords tuméfiés, un fond recouvert d'un exsudat grisâtre et sanieux : cet exsudat se détache parfois sous forme de lambeaux, non fibrineux, qui se laissent écraser et dissocier facilement. Lorsqu'on les détache, le fond de l'ulcération apparaît sanguinolent. L'ulcération détruit en profondeur toute la muqueuse, mais se limite là et n'envahit pas les tissus sous-jacents. Autour des ulcérations, la muqueuse est rouge, fortement congestionnée. Il n'y a ni œdème, ni induration.

La *fétidité de l'haleine* est un autre signe caractéristique de la stomatite ulcéreuse : c'est une odeur pénétrante, *sui eneris*, rappelant un peu l'odeur de la stomatite mercurielle, beaucoup moins forte que celle du noma. Bergeron a bien insisté sur l'importance de cette odeur spéciale de l'haleine.

Les autres symptômes de la stomatite ulcéreuse ont beaucoup moins d'importance : engorgement des ganglions sous-maxillaires ; salivation abondante ; douleur locale plus ou moins vive selon les cas, déterminant rarement du trismus.

La fièvre reste modérée, oscille entre 37°5 et 39°, sans suivre aucune courbe régulière. Le pouls est un peu accéléré. L'état général est, d'ordinaire, assez touché ; les malades sont pâles, abattus, présentent assez souvent des vomissements ou de la diarrhée.

L'*évolution* de la stomatite ulcéreuse est fort variable suivant les cas : abandonnée à elle-même, elle traîne pendant des semaines ou des mois : sous l'influence d'un traitement convenable, elle guérit au contraire en huit ou quinze jours.

La maladie peut, malgré tous les soins, présenter une ou plusieurs *rechutes* : les rechutes sont ordinairement bénignes. On peut les attribuer à ce que les microorganismes continuent, après la guérison apparente, à végéter au niveau du tartre dentaire, et réinfectent facilement, à la moindre occasion, une muqueuse encore peu résistante. La guérison définitive n'est sûrement obtenue qu'après nettoyage complet des dents.

La stomatite ulcéreuse peut coexister avec l'angine ulcéreuse, fait déjà signalé par Bergeron. Stomatite ulcéreuse et angine ulcéreuse de Vincent ne sont en effet, nous le répétons, que deux localisations d'une même infection.

Il est rare que la maladie présente des complications de quelque importance. On a signalé pourtant le purpura, les éruptions polymorphes, les arthralgies, l'albuminurie, etc. Plus souvent, dans les formes traînantes, on observe quelques accidents locaux : déchaussement et chute des dents, nécrose du rebord alvéolaire, etc.

Quant au noma ou gangrène de la bouche, il est fort rare à la suite de la stomatite ulcéreuse ; il n'a été observé qu'exceptionnellement (Bergeron, Hénoch). Cliniquement, c'est une maladie bien différente, et l'on pourrait le considérer, lorsqu'il se produit, comme résultant d'une infection surajoutée. Telle était notre propre opinion. Mais des recherches récentes (Zuber) semblent montrer que, dans certains cas tout au moins, le noma est dû à la pénétration profonde des spirilles et des bacilles fusiformes. Il n'en est pas moins vrai que, en pratique la gangrène des tissus sous-jacents à la muqueuse ne se produit que très rarement à la suite de la stomatite ulcéreuse, et que, quelques réserves que l'on fasse sur sa véritable nature, le noma reste cliniquement une maladie bien distincte, tant par sa symptomatologie que par sa gravité.

Pronostic. — Malgré la possibilité de complications, la stomatite ulcéreuse est habituellement une maladie bénigne, mais qui, en l'absence de traitement, peut se prolonger longtemps et altérer sensiblement l'état général.

Diagnostic. — Le caractère des ulcérations, qui sont unilatérales et recouvertes d'un exsudat grisâtre, la fétidité de l'haleine, l'engorgement ganglionnaire, l'état général ordinairement médiocre, tels sont les principaux signes qui permettent d'ordinaire de faire rapidement le diagnostic. Il n'y a guère que la stomatite mercurielle qui présente quelques analogies avec la stomatite ulcéreuse : mais, outre qu'elle est rare chez les enfants, elle ne se produit que dans des circonstances qui permettent de la rattacher aisément à sa véritable cause.

Quant au noma, il se distingue de bonne heure de la stomatite ulcéreuse par la fétidité plus grande de l'haleine, et par l'œdème et l'induration de la joue au pourtour de l'ulcération. Ultérieurement, l'aggravation de l'état général, la nécrose des maxillaires, l'apparition de l'eschare à la peau, suppriment la possibilité même d'une hésitation. Mais le diagnostic doit être fait avant cette période.

Traitement. — Le chlorate de potasse donné en potion, et employé en solution étendue pour les lavages de la bouche, était, depuis Bergeron, le grand agent thérapeutique de la stomatite ulcéreuse. Depuis cet auteur, on a essayé avec succès l'application des topiques tels que la teinture d'iode, le bleu de méthylène à 1 p. 100. En réalité, le médicament spécifique de la stomatite ulcéreuse, fuso-spirillaire, est le salvarsan, qui, appliqué localement, fait disparaître rapidement les spirilles, et guérit les ulcérations en quelques jours (Achard et Flandin).

Noma (Gangrène de la bouche)

Le noma ou gangrène de la bouche est une maladie assez rare chez le nourrisson : c'est surtout de trois à cinq ans qu'on l'observe.

Étiologie. — Il succède parfois à une stomatite grave, à la stomatite ulcéreuse en particulier. Mais, le plus souvent, il survient au cours ou dans la convalescence d'une maladie infectieuse. La rougeole tient à cet égard le premier rang ; puis viennent la diphtérie, la fièvre typhoïde, les affections intestinales graves. Il est nécessaire d'ailleurs, pour que la gangrène se développe, qu'il existe au préalable une lésion, même très minime, de la muqueuse, lésion par laquelle pénètrent les germes : aussi doit-on faire une grande attention aux moindres érosions de la bouche, aux stomatites en apparence les plus bénignes, chez les enfants infectés, et principalement chez les rougeoleux.

Le noma est d'ailleurs maintenant une maladie rare, dont la décroissance est sans doute en rapport avec les progrès et l'hygiène buccale. C'est surtout chez les enfants mal tenus, chez les miséreux, qu'on peut l'observer; aussi le rencontrons-nous encore de temps à autre chez les Enfants du Dépôt des Enfants-Assistés.

Bactériologie. — La bactériologie du noma est mal connue. On a fait jouer un grand rôle aux microbes anaérobies ; ceux que l'on rencontre habituellement en pareil cas appartiennent à des espèces différentes (Costes, Galliard et Francillon, Moizard et Carrière-Montjosieu). La symbiose fuso-spirillaire de Vincent se trouve d'une manière constante au niveau de l'ulcération gangréneuse ; mais jusqu'alors, on admettait généralement qu'elle ne joue dans le développement de la maladie qu'un rôle secondaire, et l'on pensait que tout au plus elle exerce une certaine influence sur la marche envahissante de la maladie. C'est l'opinion que nous avions nous-même exposée. Il semble pourtant que, dans certains cas tout au moins, elle agit véritablement à titre d'agent pathogène. MM. Zuber et Petit l'ont retrouvée à l'état de pureté dans certains cas. Bien plus, sur les coupes, on peut mettre en évidence les spirilles et les bacilles fusiformes dans la profondeur des tissus, à distance de l'eschare ; les spirilles surtout s'avancent jusque dans la zone œdémateuse (Zuber).

Anatomie pathologique. — Les lésions consistent essentiellement en une eschare, débutant par la muqueuse de la face interne des joues, s'étendant en surface et en profondeur, perforant la joue d'une part, dénudant et nécrosant les maxillaires d'autre part.

Au niveau de l'eschare, tous les tissus sont détruits, et remplacés par une masse putrilagineuse d'odeur infecte. A distance, on constate un œdème du tissu cellulaire avec gonflement des cellules conjonctives. A la périphérie de la plaque gangréneuse, les vaisseaux sont thrombosés ; le tissu élastique des petites et moyennes artères est détruit (Rendu, Guignard). Les nerfs sont relativement respectés, la gaine de myéline étant seule détruite. On peut voir, à distance de l'eschare, des microbes, et en particulier des bacilles fusiformes et surtout des spirilles de Vincent (Zuber).

Symptômes. — Lorsqu'on examine la bouche dès le début de la maladie, on voit, à la face interne de la joue, ou de la lèvre inférieure, ou encore au niveau des gencives, une tache rouge violacée, qui se recouvre de phlyctènes. Celles-ci crèvent et laissent à leur place des ulcérations qui se réunissent en une seule. L'ulcération s'agrandit, saigne au moindre contact. Son fond est grisâtre, dégage une odeur infecte, de putréfaction, qui se communique à l'haleine du malade. La fétidité de l'haleine est en effet un des signes capitaux de la maladie ; elle est extrêmement intense, beaucoup plus pénétrante et plus horrible que celle de la stomatite ulcéreuse ; elle peut empester toute une salle d'hôpital.

Autour de l'ulcération, les tissus sont œdématiés ; la joue est tendue, a un aspect luisant. Elle n'est pas douloureuse à la pression ; mais quand on la palpe, on est frappé par l'induration extrêmement accentuée que l'on constate au niveau des lésions.

Les ganglions sous-maxillaires sont gros. La bouche reste entr'ouverte et laisse échapper une salive abondante, noirâtre et sanguinolente.

Les accidents s'aggravent rapidement. En deux ou trois jours, l'ulcération envahit les gencives, dénude le rebord alvéolaire, déchausse les dents, nécrose les maxillaires, s'étend à la voûte palatine.

Vers le quatrième ou cinquième jour, l'eschare apparaît à la peau de la joue, qui devient, à ce niveau, noire et sèche ; la plaque sphacélée peut atteindre la dimension d'une pièce de cinq francs. Elle est souvent entourée d'un cercle de petites phlyctènes.

Si le malade survit, l'eschare tombe, laissant une perte de substance souvent étendue. La guérison, qui est d'ailleurs très rare, n'est obtenue qu'au prix de mutilations importantes, et d'une cicatrice vicieuse déterminant une difformité plus ou moins accentuée de la face.

Le noma est peu douloureux. Les malades qui en sont atteints présentent souvent un état d'euphorie assez remarquable, jouant sur leur lit. Cependant, ils sont déprimés et somnolents par intermittences. La fièvre varie entre $38°5$ et $40°$. Rapidement le visage se plombe, les yeux s'excavent ; souvent s'établit une diarrhée profuse qui peut à elle seule hâter l'évolution fatale. Les bruits du cœur deviennent sourds et rapides, le pouls petit ; la respiration s'accélère, et le malade meurt, en moyenne entre le dixième et le quinzième jour, soit du fait de l'aggravation des phénomènes toxiques, soit emporté par une broncho-pneumonie terminale.

La guérison, nous l'avons dit, est rare, mais non impossible. Elle s'obtient par la limitation de l'eschare, qui tombe. La perte de substance se répare très lentement.

Le noma est presque toujours unilatéral.

Diagnostic. — Le diagnostic est facile : la fétidité de l'haleine, l'ulcération gangréneuse rapidement envahissante, l'œdème et l'induration de la joue, sont des signes qui ne peuvent guère laisser place au doute.

Traitement. — Les pointes de feu dans le foyer gangréneux, les injections d'eau oxygénée au pourtour de l'eschare, sont des moyens qui paraissent avoir quelquefois, mais rarement, permis d'obtenir la guérison. Étant donnée l'origine fuso-spirillaire probable de certains cas tout au moins, et sachant les bons effets de l'arséno-benzol contre cette infection, on devra faire des applications locales de salvarsan en poudre sur l'ulcération. D'autre part, les spirilles envahissant les tissus à distance, dans des points inaccessibles au traitement local, il semble indiqué de faire une ou plusieurs injections intra-veineuses ou intra-musculaires de salvarsan ou de néo-salvarsan. (Zuber et Petit).

Plaques ptérygoïdiennes de Parrot (Aphtes de Bednar)

Les plaques ptérygoïdiennes de Parrot, ou aphtes de Bednar, sont des lésions nécrotiques disposées symétriquement de chaque côté du raphé de la muqueuse palatine. Elles se développent exclusivement chez les nouveau-nés athrepsiques.

Elles n'ont par elles-mêmes aucune gravité, et disparaissent peu à peu à mesure que l'état général de l'enfant s'améliore. Au début, ces plaques sont légèrement saillantes et mamelonnées ; puis elles s'affaissent, laissant à leur place une ulcération à fond jaunâtre ; elles saignent facilement. On ne les observe guère que chez les enfants au sein (Parrot) ; et elles semblent déterminées par le frottement répété de la langue, au moment de la succion, contre les saillies des apophyses ptérygoïdes. Ce n'est que chez les débiles, présentant des tissus peu résistants, qu'un tel frottement peut provoquer ces lésions.

Subglossite diphtéroide

Etiologie. — Cette stomatite locale est constituée par une ulcération du frein de la langue. Elle s'observe surtout chez le nourrisson, mais seulement après l'éruption des premières dents (maximum de fréquence entre 6 et 18 mois).

Elle a été observée surtout dans les provinces de l'Italie méridionale ; elle atteint principalement les enfants de la classe pauvre. On l'a considérée (Riga, Pianese, etc.) comme une maladie infectieuse, et même contagieuse. Il semble bien établi aujourd'hui (Fede, Concetti, Broca) qu'elle relève simplement d'une cause locale (frottement répété de la langue contre les incisives médianes inférieures) et est en somme tout à fait analogue, comme mécanisme, à l'ulcération du frein de la langue dans la coqueluche.

Anatomie pathologique. — Au début, il s'agit d'une simple ulcération du frein, ulcération qui se recouvre d'une fausse membrane fibrineuse et au pourtour de laquelle la muqueuse enflammée réagit par une hyperplasie dermo-épithéliale (Letulle).

Symptômes. — Dans les cas les plus simples, on voit, au niveau du frein, une saillie papillomateuse, dure, légèrement exulcérée, et recouverte d'un exsudat pseudo-membraneux, très adhérent à la muqueuse. Les troubles généraux se résument à une certaine gêne de la succion.

Une forme plus intense se caractérise par une ulcération plus profonde, empiétant de chaque côté du frein, et développée sur une excroissance assez volumineuse, dure et végétante. En dehors de la difficulté de la succion, on observe quelquefois aussi un peu de diarrhée ou même des symptômes de gastro-entérite aiguë pouvant entraîner la mort. Il n'est pas impossible que, parfois, en pareil cas, l'ulcération sublinguale crée une porte d'entrée à l'infection ; mais le plus souvent la subglossite n'apparaît qu'a titre d'accident, insignifiant par lui-même, au cours des troubles digestifs.

Diagnostic. — Cette stomatite locale ne pourrait être confondue qu'avec l'ulcération du frein dans la coqueluche, qui se reconnaît aisément à ses autres symptômes.

Traitement. — En l'absence de traitement, la maladie dure indéfiniment. Guida a insisté sur ses relations avec le mauvais fonctionnement du sein chez la nourrice ; en effet il suffit quelquefois de supprimer les efforts exagérés de succion en sevrant l'enfant ou en lui donnant une bonne nourrice pour voir tout rentrer dans l'ordre.

En dehors de cette circonstance, on pourra pratiquer quelques attouche-ments à la teinture d'iode ; si les lésions sont rebelles, extraire l'incisive contre laquelle se produit le frottement. L'intervention chirurgicale (Fede, Brun, Broca), consistant en l'excision de l'ulcération, n'est qu'exceptionnellement nécessaire.

Glossite exfoliatrice marginée (Langue géographique)

La glossite exfoliatrice marginée est une affection atteignant surtout la pre-mière enfance, de dix mois à deux ans ; mais il n'est pas rare de l'observer jusqu'à la sixième année.

Elle atteint surtout les sujets débilités, atrophiques, cachectiques, hérédo-syphilitiques. Nous ne savons pas grand'chose d'ailleurs sur sa véritable nature ; et les opinions les plus diverses ont été soutenues. Pour Parrot il s'agirait de lésions hérédo-syphilitiques ; pour Besnier et de Molènes, d'une forme d'eczéma ; pour Unna d'une trophonévrose ; pour Gubler, d'une lésion parasitaire. Guinon et Comby la croient consécutive à l'irritation locale produite par la tétine chez les enfants nourris au biberon.

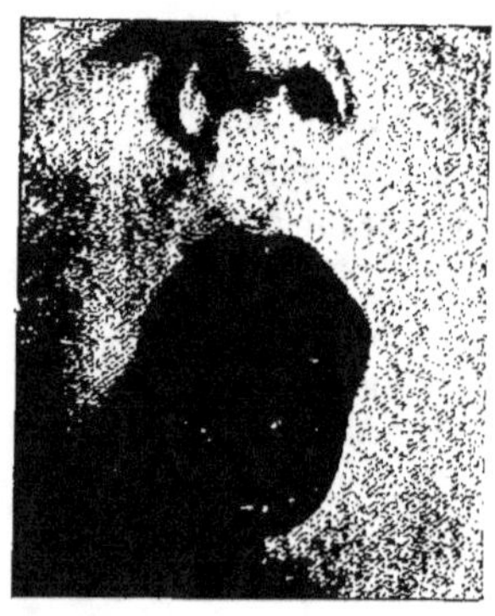

[Fig. 20. — Glossite marginée.

Symptômes. — La maladie est caractérisée par une desquamation linguale se produisant sous forme de plaques aberrantes et limitées par un bourrelet blanchâtre. Le début se fait par la pointe ou les bords de la langue. A ce niveau apparaît une petite tache blanchâtre, formant un léger relief, et qui s'étend vers le dos de la langue. Elle s'agrandit peu à peu, tout en restant toujours bien circonscrite ; elle desquame au centre ; tandis que les bords se relèvent en un bourrelet blanchâtre, formant autour d'elle une courbe plus ou moins régulière.

Presque toujours il existe des plaques multiples, qui tendent à se réunir aux éléments voisins. La langue se parsème de figures irrégulières rappelant l'aspect d'une carte de géographie.

On a décrit un *type géographique* (Bergeron) dans lequel la bordure des plaques forme une ligne dentelée, et une *forme à bords diffus* (Guinon) sans limites nettes.

En général il n'y a pas de troubles fonctionnels. Kaposi a pourtant décrit une glossodynie exfoliatrice.

La maladie dure longtemps, procédant par poussées successives. Elle tend à guérir spontanément entre deux et six ans. Elle ne comporte jamais aucune gravité.

Diagnostic. — Le diagnostic ne présente pas de difficulté. On ne pourrait, à la rigueur, confondre la glossite exfoliatrice marginée qu'avec les plaques muqueuses : mais la constatation d'autres signes de syphilis lève tous les doutes.

Traitement. — Il n'y a guère de traitement utile. Les lavages fréquents de la bouche, les collutoires à l'acide borique ou à l'acide lactique pourraient avoir une influence favorable.

MALADIES DU PHARYNX

On considère en général le pharynx du nourrisson comme peu vulnérable ; mais les processus inflammatoires y sont peut-être plus fréquents qu'on ne le croit ; il paraît bien certain que les abcès rétro-pharyngiens sont consécutifs à des pharyngites qui ont passé inaperçues. D'ailleurs on a peu l'habitude d'examiner le pharynx des bébés, à moins qu'on y soit invité par des troubles indiquant une obstruction nasale. Cette exploration est d'ailleurs malaisée ; il faut fortement abaisser la base de la langue pour apercevoir un peu le fond du pharynx qui vient s'appliquer normalement contre la base de la langue ; pour peu qu'on insiste dans cette manœuvre on provoque un vomissement de lait et il devient impossible de prolonger l'examen.

Après l'âge d'un an, les angines aiguës et chroniques ont une évolution assez analogue à celle qu'elles présentent dans la seconde enfance.

Nous allons passer en revue successivement :

1° Les angines aiguës qui peuvent être (a) érythémateuses, (b) exsudatives, (c) phlegmoneuses, (d) ulcéreuses ou gangréneuses.

2° Les angines chroniques et spécialement l'hypertrophie des amygdales.

3° Les abcès rétro-pharyngiens.

ANGINES ÉRYTHEMATEUSES

On désigne sous ce nom les pharyngites qui se révèlent par une rougeur plus ou moins intense de la muqueuse, mais dans lesquelles on n'aperçoit pas d'exsudats. La présence ou l'absence d'exsudats blancs ou grisâtres, au point de vue clinique, a la plus haute importance ; les membranes lorsqu'elles se superposent à la muqueuse évoquent tout de suite à l'esprit un processus extensif et en particulier l'idée de diphtérie. Il faut reconnaître d'ailleurs que le caractère érythémateux n'a rien d'absolument distinct, qu'une angine rouge aujourd'hui pourra demeurer membraneuse le lendemain et que l'examen de la gorge devra être pratiqué méthodiquement pour fixer la nature de la pharyngite.

ANGINES DES FIÈVRES ÉRUPTIVES ET DES MALADIES GÉNÉRALES

Le processus angineux n'est souvent qu'une localisation partielle des maladies infectieuses qui envahissent l'organisme.

Rougeole. — La précocité de l'angine de la rougeole précédant l'éruption cutanée peut fournir de sérieux indices pour présumer cette fièvre éruptive. La rougeur occupe non seulement le pharynx et les amygdales, mais aussi le palais et s'étend même sur la voûte palatine ; elle coïncide avec un catarrhe oculo-nasal et laryngo-trachéo-bronchique. L'angine initiale de la rougeole peut préparer le terrain au bacille de Lœffler, qui pullule très vite sur une muqueuse desquamée et vascularisée. Les épidémies de diphtérie sont très redoutables dans les pavillons d'isolement et peuvent imposer des injections préventives de sérum. Tout exsudat commençant au cours d'une pharyngite rubéolique devra être considéré comme très suspect et réclamera une culture bactériologique pour s'assurer s'il existe ou non du Lœffler.

Scarlatine. — L'angine de la scarlatine est aussi très précoce ; l'éruption cutanée la suit après douze à vingt-quatre heures. Tantôt elle est simplement érythémateuse et se traduit à l'examen objectif par une rougeur vive, luisante de la muqueuse, avec gonflement des amygdales et adénopathie cervicale plus ou moins marquée ; tantôt elle est aussi exsudative, dans plus d'un tiers des cas, et le diagnostic différentiel avec les angines de la diphtérie devient très épineux. Nous renvoyons à la description détaillée que nous avons tracée de ces angines au chapitre de la scarlatine.

Rubéole. — L'érythème pharyngé est à peu près constant dans la rubéole ; il s'accompagne d'adénopathies qui s'étendent bien au delà de la région cervicale.

Variole. Varicelle. — Dans ces fièvres éruptives, l'érythème est rarement accompagné par des éruptions vésiculeuses, discrètes dans la varicelle, parfois plus confluentes dans la variole. A la place des vésicules paraissent de petits exsudats circulaires sans tendance extensive.

Oreillons. — L'érythème pharyngé est à peu près constant, mais il évolue avec une grande bénignité.

Grippe. — Dans certaines épidémies de grippe, les angines érythémateuses sont très communes ; nous les avons vu prendre un caractère intense lorsqu'elles coexistent avec le faux croup.

Fièvre typhoïde. Érysipèle. — Le processus angineux se manifeste assez souvent au cours de ces deux infections surtout dans l'érysipèle serpigineux des nouveau-nés.

ANGINES ÉRYTHEMATO-EXSUDATIVES

La plupart des angines lorsqu'elles surviennent d'emblée ne gardent pas le caractère d'érythème simple ; on voit se superposer à l'érythème des exsudats d'aspect et de topographie variés qui correspondent à des types cliniques un peu spéciaux : (a) l'angine pultacée, (b) l'amygdalite lacunaire, (c) l'angine pséudo-diphtérique, (d) l'angine herpétique.

Toutes ces angines initiales ont une étiologie et une symptomatologie qui leur est à peu près commune. Mais il est encore bien difficile de fixer le rôle réciproque des microbes dans la pathogénie du processus. On trouve le streptocoque et le staphylocoque dans la plupart des exsudats pultacés et membraneux. Le pneumocoque a été constaté dans les angines exsudatives étendues du nourrisson (Menétrier) aussi bien que dans les angines herpétiques ; le coccus Brisou a été vu dans quelques cas exceptionnels (Martin), de même que le tétragène. Les champignons du muguet se rencontrent constamment dans le muguet du pharynx qui est loin d'être rare chez le nourrisson. Mais toute cette bactériologie est encore incertaine, surtout si on la compare à celle de la diphtérie qui a pris une précision tout à fait rigoureuse. Il n'est que juste de reconnaître que l'angine de Vincent qui peut revêtir une forme exsudative ou ulcéreuse, est bien en rapport avec les bacilles fusiformes et les spirilles. Mais cette affection est absolument exceptionnelle dans le premier âge. Un cas chez un enfant de 26 mois a été relaté par Athanasiu.

Cette flore bactérienne n'entre en activité sur la muqueuse pharyngée que lorsque l'organisme de l'enfant a été préparé, prédisposé par les circonstances ambiantes.

Le froid intense et surtout le froid humide dépriment beaucoup les jeunes enfants, de même que les troubles gastro-intestinaux, le travail de la dentition. Il n'est pas douteux que certaines angines aient un caractère contagieux ; les épidémies de famille sont très communes : on fait alors intervenir l'influence grippale qui sévit surtout au printemps et en automne.

Symptômes. — La plupart des angines aiguës sont fortement hyperthermisantes ; la fièvre s'élève très vite à 39°, 40° : elle peut être annoncée par des convulsions; le pouls est fort et rapide, la peau chaude, le visage est animé; l'enfant est abattu et grognon ; l'haleine exhale souvent une odeur acétonémique. La dysphagie est parfois si marquée que l'enfant refuse d'ouvrir la bouche pour boire, surtout dans le cas où il y a une adénopathie cervicale marquée. L'examen du pharynx est loin d'être facile surtout chez les enfants d'un an et plus ; ils serrent les dents et l'on peut être obligé chez les plus indociles de recourir à l'ouvre-bouche. On constate une rougeur plus ou moins vive et luisante du fond du pharynx et du voile du palais, les amygdales sont plus ou moins tuméfiées et débordent entre les piliers, la luette peut être œdémateuse. La pharyngite peut se borner à cette rougeur avec gonflement de la muqueuse. Sauf si ultérieurement doit se produire une inflammation phlegmoneuse du côté des amygdales, l'affection a une allure rapide et bénigne, la fièvre tombe après un ou deux jours et tout rentre dans l'ordre.

Mais très rarement sur la muqueuse il se produit une exsudation blanche ou grisâtre, tantôt circonscrite, tantôt plus étendue, siégeant plutôt sur les amygdales : il s'agit alors d'une angine pultacée. D'autres fois l'exsudat se montre sous forme de points dans les cryptes de l'amygdale : c'est l'angine cryptique ou lacunaire. Toutes les fois que l'exsudat déborde les amygdales, envahit les piliers, le bord du voile, ou le fond du pharynx, on doit songer à la diphtérie. Cependant dans des cas exceptionnels sans que le bacille de Lœf-fler soit présent, on assiste à l'extension des membranes. Sur 3.000 enfants que j'ai soignés en 1895 et en 1896 au pavillon de la diphtérie à l'ancien hôpital Trousseau, je n'ai rencontré que 2 p. 100 de cette variété d'angine qu'il est à peu près impossible de distinguer de la diphtérie par les seuls procédés d'inves-tigation clinique (1). Le tableau de la diphtérie peut être au complet dans ces cas, y compris la propagation laryngée, le croup, ainsi que je l'ai observé dans un cas. Dans la forme clinique dite herpétique, les exsudats sont constitués d'abord par des vésicules arrondies disséminées sur les amygdales, les piliers et même le fond du pharynx. Les exsudats blancs se fusionnent et forment des membranes à contours polycycliques. La signature de l'affection est donnée par la coexistence d'une éruption d'herpès sur les lèvres, la peau du visage, etc. Il ne faut pas oublier que les exsudats diphtériques débutent parfois aussi par des vésicules discrètes et il n'est pas rare de rencontrer du Lœffler dans des angines qui ont l'aspect herpétique de prime abord.

ANGINE PHLEGMONEUSE

On observe des amygdalites qui se terminent par suppuration, soit que le pus se collecte dans le parenchyme amygdalien lui-même, soit qu'il se forme en dehors de l'amygdale, constituant un abcès périamygdalien. L'af-fection débute par une angine érythémateuse avec fièvre, dysphagie. La région sous-maxillaire est très douloureuse ; les arcades dentaires ne peuvent s'écarter. On voit, si l'exploration est possible, une grosse proéminence de l'amygdale et on la sent avec le doigt introduit dans le pharynx. Au bout de quelques jours la fluctuation apparaît d'abord au niveau du pilier antérieur ; l'ouverture du pus a lieu soit spontanément, soit après incision. Des compli-cations septicémiques peuvent apparaître.

Nous verrons plus loin que la collection de pus dans le rétro-pharynx, l'abcès rétro-pharyngien, est bien plus commune chez le nourrisson que les abcès amygdaliens qui appartiennent surtout à la seconde enfance et qui peuvent d'ailleurs récidiver comme chez l'adulte.

ANGINES ULCÉREUSES ET GANGRÉNEUSES

Ces angines peuvent survenir au cours du noma et quelquefois dans la rou-geole. Dans la scarlatine, les gangrènes du pharynx coïncidant ou non avec des stomatites nécrosantes ne sont pas très rares, mais plutôt chez les enfants du deuxième âge. Dans mes recherches cliniques sur la scarlatine j'ai établi sur plus de 700 cas que le processus de nécrose, très superficiel généralement, était assez fréquent. Nous ne reviendrons pas sur l'angine de Vincent qui prend assez souvent un caractère destructif et sphacélique, parce qu'elle est vraiment exceptionnelle dans le premier âge.

(1) *La diphtérie et la sérumtherapie*, par G. VARIOT, p. 113.

COMPLICATIONS DES ANGINES AIGUES

Nous signalerons rapidement les complications locales ou générales qui peuvent se manifester à la suite des angines. L'otite moyenne, la mastoïdite, la laryngite, la bronchopneumonie, les adénites suppurées, les bubons surtout dans la scarlatine.

L'infection générale peut se traduire par des albuminuries avec néphrite, la méningite, la pleurésie, la péritonite, les paralysies, etc.

Diagnostic. — D'après les caractères objectifs fournis par l'examen du pharynx et d'après l'étude des symptômes coexistants, le diagnostic de la variété clinique d'angine aiguë pourra être porté. On ne doit pas oublier qu'au point de vue pratique, c'est surtout la question des angines exsudatives qui est épineuse. Les membranes qui apparaissent dans le pharynx sont-elles ou non diphtériques ? On devra recourir à l'examen bastériologique. Il importe d'être fixé au plus tôt pour appliquer le sérum antidiphtérique dans les cas incertains où l'aspect et la topographie des membranes ne permettraient pas de se prononcer ; il serait préférable dans le doute de faire une injection de sérum, d'autant que ce remède est bien toléré par les enfants très jeunes.

Traitement. — On abaissera la température, s'il y a lieu, par des bains tièdes, des suppositoires à la quinine ou des prises, de 10 à 20 centigr. selon l'âge, d'antipyrine ou d'acétanilide. On pratiquera des lavages fréquents de la bouche avec une poire en caoutchouc chargée de décoction de guimauve. Dans les cas d'angine ulcéreuse ou d'angine de Vincent on recourra aux attouchements avec le bleu de méthylène, en solution à 1 p. 100 ; on pourra aussi employer le permangonate de potasse en solution à 1 p. 1000, l'eau oxygénée. Dans ces derniers temps on a obtenu des succès dans les gangrènes du pharynx par l'emploi local du salvarsan.

ANGINES CHRONIQUES, TUBERCULOSE, SYPHILIS

Les localisations de la tuberculose chronique, et en particulier de la tuberculose ulcéreuse, sont presque inconnues dans le premier âge. Cependant on rencontre parfois des adénopathies cervicales fistuleuses chez des nourrissons semblant en corrélation avec un processus chronique initial dans le pharynx. Friedmann a publié des faits dans lesquels la tuberculose amygdalienne chez le nourrisson aurait été produite par l'ingestion d'un lait bacillifère. Chandeau a réalisé la tuberculose expérimentale du pharynx chez la vache en faisant absorber des aliments tuberculeux.

Dans la syphilis les processus ulcéreux ne sont pas rares. On a signalé dans l'hérédo-syphilis des ulcérations phagédéniques qui envahissent les diverses parties du pharynx ; plus souvent ce sont des gommes qui laissent à leur place des ulcères saniens, à bords décollés et plus ou moins étendus. Dans la syphilis acquise on peut observer des plaques muqueuses amygdaliennes et pharyngées, comme plus tard. Le traitement de ces manifestations de la syphilis se confond avec celui de la maladie elle-même. Les applications locales de salvarsan seraient indiquées dans les ulcères phagédéniques.

HYPERTROPHIE AMYGDALIENNE

Cette hypertrophie si commune dans le deuxième âge est tout à fait rare chez le nourrisson ; elle est même exceptionnelle dans les premiers mois de la vie, de un à deux ans cette hypertrophie commence à se manifester et elle coïncide assez souvent avec l'hypertrophie de l'amydale pharyngienne, avec les végétations adénoïdes. Lorsque les amygdales sont tuméfiées au point de s'accoler et d'encombrer le pharynx, il devient difficile de faire la part qui leur revient de celle qui appartient aux végétations dans les phénomènes d'obstruction nasale.

Etiologie. — L'hypertrophie des organes lymphoïdes du pharynx est parfois congénitale ; les enfants naissent avec des végétations adénoïdes et de grosses amygdales. Mais plus souvent l'obstruction nasale se produit chez des enfants prédisposés héréditairement dont les parents ont dû être opérés dans leur jeune âge pour des accidents analogues.

On a incriminé aussi le lymphatisme. Ces enfants sont sujets à des poussées de pharyngite, ont des fièvres rémittentes en rapport avec ces poussées qui exercent beaucoup la sagacité du clinicien, et dont on ne détermine la cause qu'en découvrant l'état anormal de l'appareil lymphoïde du pharynx.

Symptômes. — Ces symptômes se confondent assez souvent avec ceux des végétations adénoïdes dont le développement a pu être connexe.

La bouche est plus ou moins entr'ouverte ; le ronflement nasal nocturne est habituel ; la toux pharyngée est plus prononcée durant la nuit, la voix est nasonnée, dans les cas extrêmes. Par l'examen direct du pharynx on détermine exactement le degré de l'hypertrophie qui est ou non symétrique, l'aspect framboisé de la muqueuse, la profondeur des cryptes qui peuvent contenir des concrétions. On fixe en même temps la participation du pharynx au processus par l'hypertrophie des follicules du pharynx, et surtout par la constatation des végétations adénoïdes.

On a incriminé l'hypertrophie amygdalienne qui devient un foyer pour les germes infectieux dans le développement de maladies graves des voies respiratoires et des voies digestives; on a même signalé des scepticémies à point de départ amygdalien, là encore la symptomatologie des végétations adénoïdes et de l'amygdalite chronique se confondent.

Pronostic. — L'hypertrophie amygdalienne est due à une hyperplasie du tissu lymphatique dont la marche est très variable suivant l'état constitutionnel et aussi suivant les maladies qui assaillent l'enfant et qui déterminent des poussées congestives plus ou moins répétées et durables.

Le *traitement* général est celui du lymphatisme. Alimentation forte, huile de morue, climat marin, etc.

On peut tenter de faire rétracter le tissu adénoïdien par des badigeonnages à la teinture d'iode étendue, les solutions astringentes de tanin. Mais pour peu que le pharynx soit encombré, que la respiration nasale soit gênée, que des poussées de catarrhe nasal et bronchique se répètent avec des accès fébriles, il faudra intervenir chirurgicalement et pratiquer l'amygdalotomie, ou le morcellement, la cautérisation ponctuée du tissu hyperplasié.

ABCÈS RÉTRO-PHARYNGIENS

Ces abcès méritent d'être bien connus, car ils sont assez communs chez les nourrissons ; d'autre part leur évolution est parfois grave puisqu'ils peuvent déterminer la mort subite. Ces abcès peuvent siéger tantôt dans le tissu cellulaire rétro-pharyngien, tantôt sur les côtés du pharynx, ils sont dits alors latéro-pharyngiens. Nous citerons quelques observations qui éclairent sur la topographie de ces foyers purulents.

C'est à Flemming (de Dublin) que l'on doit la première description de ces abcès. Bokay (de Budapesth) et Gillette en France ont contribué à préciser nos connaissances sur ce sujet.

Nous mentionnerons seulement les abcès par congestion qui peuvent se montrer dans cette région à la suite d'un mal de Pott cervical, les abcès d'origine traumatique et les abcès métastatiques ; nous nous bornerons à décrire les abcès dits idiopathiques, de beaucoup les plus fréquents.

Etiologie. — D'après Bokay, sur 312 cas de ces derniers, 177 étaient sur des enfants de 0 à un an, 116 de 1 à 3 ans, 19 de 3 à 7 ans.

Ces abcès semblent plus communs l'hiver et en automne.

Le plus généralement les enfants atteints de cette affection étaient dans un état général mauvais antérieurement : lymphatiques, rachitiques ou de constitution faible.

Les maladies infectieuses, à l'exception de la scarlatine, ne paraissent pas avoir d'influence sur le développement de ces abcès ; la diphtérie en particulier est rarement en cause. Ces abcès sont assez souvent consécutifs aux rhinites, aux otites, aux angines et aux stomatites et leur développement s'explique par l'engorgement des ganglions lymphatiques dont la topographie anatomique a été bien fixée par Gillette.

Le 1er groupe de ces ganglions médians situés entre les muscles prévertébraux et le pharynx reçoit les lymphatiques de la muqueuse pituitaire et de l'arrière-pharynx. Le 2e groupe latéral est placé en dehors de l'amygdale, le long de la carotide et de la jugulaire, il reçoit les lymphatiques de l'amygdale et d'une partie de la muqueuse buccale. Les meilleurs observateurs admettent que les abcès rétro et latéro-pharyngiens sont le résultat d'une adénite causée par un processus infectieux dans le pharynx ou dans la bouche ; mais cette phase initiale de l'affection est généralement inaperçue.

ANATOMIE PATHOLOGIQUE

Köplik qui a étudié la bactériologie du pus de ces abcès a rencontré surtout des variétés de streptocoques associés une fois au bacillus lacté, aérogènes et d'autres fois à des staphylocoques.

Les abcès lorsqu'ils sont volumineux repoussent le larynx, la trachée et même s'y ouvrent. Il est rare que le pus se fasse jour du côté de la région parotidienne, au niveau de la joue. L'ouverture a lieu habituellement dans le pharynx.

Symptômes. — L'évolution de ces abcès est assez rapide. Ils peuvent se collecter en trois ou quatre jours, d'autres fois en une semaine, plus rarement en deux ou trois semaines. La dysphagie est le phénomène initial, les nourrissons refusent le sein ou le biberon ; il est rare que la déglutition reste facile.

La voix se couvre et les bruits laryngés s'accompagnent de bruits de gargouillement pharyngé.

La respiration est troublée ; il existe un bruit de cornage qui fait penser à un obstacle laryngien, on croit souvent que ces enfants sont atteints du croup.

L'inspiration est plus difficile dans le décubitus dorsal à cause des mucosités qui remplissent le pharynx ; elle devient alors stertoreuse. Lorsque l'enfant s'endort la respiration s'arrête, il est pris d'accès de suffocation. Il y a de la raideur des muscles du cou et souvent du torticolis qui immobilise la tête. On note une adénopathie sous-maxillaire qui est parfois très développée, surtout dans les abcès latéro-pharyngiens. On peut y percevoir une fluctuation profonde par le palper, lorsque le pus est collecté.

L'inspection du pharynx est très difficile à cause de l'indocilité de l'enfant, de la difficulté de lui ouvrir la bouche, et ainsi il ne donne pas souvent un résultat bien net. Cependant en se servant de l'ouvre-bouche, on peut voir parfois la paroi postérieure du pharynx très rouge refoulée , et bombant en avant.

C'est l'exploration digitale qui fournit le signe pathognomonique. Si l'enfant a des dents il faut se munir d'un protège doigt. On introduit l'index jusqu'au fond du pharynx et avec la pulpe on sent immédiatement une masse molle, élastique et fluctuante si le pus est déjà collecte en foyer, ou encore une résistance plus ou moins étendue, si l'abcès est en formation. Il est impossible de méconnaître cette sensation spéciale fournie par l'exploration digitale quand on l'a perçue une fois. On sent qu'au lieu du plan résistant du rachis il existe une masse plus ou moins tendue dont on peut délimiter les contours latéraux ; il n'est pas toujours possible de fixer la limite inférieure qui descend du côté du larynx. Il peut arriver que cette exploration détermine un accès de suffocation et même une syncope. Lorsque l'abcès est plutôt latéral, la fluctuation est perçue aussi distinctement que si la collection est médiane. On peut dans ce cas s'aider de l'autre main et refouler légèrement la région parotidienne et sous-maxillaire en même temps qu'on palpe avec l'extrémité digitale.

Si l'on n'intervient pas, les accidents de suffocation par suite de l'obstruction du vestibule laryngien peuvent emporter le malade. Quelquefois le pus fuse en arrière dans le médiastin. Les abcès rétro-pharyngiens ont une évolution plus lente en général que les latéro-pharyngiens et leur ouverture a lieu derrière le pilier postérieur du voile ; ils envoient des prolongements en arrière du pharynx et si l'on se contente d'inciser sur la ligne médiane on n'évacue pas toujours la collection principale.

Diagnostic. — Le tableau clinique de ces abcès est aisément reconnaissable pourvu qu'on l'ait vu une première fois. C'est l'exploration digitale qui fournira le signe pathagnomonique et qui permettra de distinguer ces abcès des divers bruits de cornage qui se passent dans le larynx, d'éliminer la diphtérie, etc.

Pronostic. — D'après la statistique de Bokay il serait assez favorable ; la mortalité ne serait que de 4 p. 100. Je suis tenté de croire que cet observateur est tombé sur des séries exceptionnellement favorables ; pendant mon séjour à l'ancien hôpital Trousseau j'ai vu avec mes internes succomber plusieurs enfants au moment de l'intervention opératoire ; je crois devoir rapporter plus loin leur histoire *in extenso*.

Le traitement est essentiellement chirurgical. L'incision de la paroi du pharynx peut être faite au bistouri ou au thermocautère après que l'orifice buccal est maintenu ouvert avec l'ouvre-bouche. On penche tout de suite la tête en avant pour éviter que le pus ne tombe dans les voies aériennes. Comme il est difficile de maintenir l'incision béante on a proposé d'aborder l'abcès par la peau en incisant sur les côtés du sterno-mastoïdien et en allant chercher le pus dans la profondeur. Il est alors aisé de drainer. Je me suis assuré plusieurs fois qu'après une incision médiane le pus en se reformant refoulait à nouveau le pharynx et que plusieurs jours de suite il fallait presser la collection avec l'index pour l'évacuer.

Lorsque la mort subite survient au cours de l'ouverture de ces abcès on en a cherché l'explication dans une brusque irruption du pus dans les voies aériennes. Les deux observations qui suivent et qui ont été recueillies par mes anciens internes MM. Piatot et Levrey, prouvent que le mécanisme de la mort subite dans ces circonstances est autre. Il s'agit plus vraisemblablement d'une inhibition bulbaire par suite d'une blessure du pharynx. Quoiqu'il en soit, il sera prudent, quand on procédera à l'incision d'un abcès rétro-pharyngien, d'avoir présente à l'esprit la possibilité de la mort subite.

Abcès rétro-pharyngien terminé par la mort subite au moment de l'incision (1).

Le nommé R... (Robert), âgé de 14 mois, entre le 20 juin 1895, pavillon des douteux (Service du Dr Variot), Hôpital Trousseau.

L'enfant n'a pas eu de maladies antérieures.

Depuis trois semaines, il ressent des malaises, prend moins bien le sein et manifeste de l'agitation, la nuit surtout.

Il entre à 2 heures du matin dans le service des douteux diphtériques et est placé dans la chambre de vapeurs ; il reçoit 10 cc. de sérum ; il a 38°8 de température.

A la visite du matin, l'enfant présente un cornage inspiratoire très bruyant, qui paraît bien être un cornage pharyngien ; ce cornage est très intense et cependant ne s'accompagne d'aucun tirage. Pas de cyanose notable, mais une pâleur très prononcée du visage : la dyspnée est marquée, la voix est nasillarde et faible.

L'enfant a le facies d'un rachitique ; la boîte crânienne n'est pas encore bien ossifiée ; la fontanelle antérieure est fibreuse ; les dernières côtes sont un peu incurvées en dedans.

L'examen des ganglions sous-maxillaires permet de reconnaître, à droite, une adénopathie molle assez marquée, et à gauche quelques ganglions plus durs, plus isolés, roulant sous le doigt.

En examinant la gorge de l'enfant, on constate une rougeur diffuse du voile du palais

---

(1) *Journal de Clinique et de Thérapeutique Infantile*, 1895, p. 541. — Observation publiée par M. PIATOT, Interne des Hôpitaux.

et de la luette, des piliers et des amygdales qui sont un peu hypertrophiées ; mais surtout une rougeur foncée du fond du pharynx. Pas de traces d'exsudats.

Lorsqu'on veut pratiquer le toucher de l'arrière-gorge, l'enfant est pris d'un spasme et la pâleur du visage augmente ; cette exploration cependant permet de constater une tumeur assez volumineuse, surtout proéminente dans le pharynx buccal et laryngien, faisant saillie sur la ligne médiane, molle et nettement fluctuante.

On présente à boire à l'enfant ; pour avaler une gorgée de lait, il est obligé de faire plusieurs mouvements de déglutition ; de plus, il régurgite un peu par le nez.

On porte le diagnostic d'abcès rétro-pharyngien volumineux et on décide l'ouverture de la collection par la voie buccale ; à midi, l'interne du service, après avoir placé l'ouvre-bouche, fait une ponction sur la ligne médiane à l'aide d'un bistouri dont la pointe seule est laissée libre. Il s'échappe un flot de pus jaune, verdâtre, bien lié, sans fétidité, dont la quantité peut être évaluée à trois cuillerées à bouche environ. L'examen bactériologique du pus n'a pas été fait. Aussitôt l'enfant, tenu sur les genoux de la surveillante, est placé la tête penchée en avant ; on lui fait un lavage boriqué à l'aide d'un irrigateur, sous une faible pression.

Après ces manœuvres, qui demandent moins de temps qu'il n'en faut pour les décrire, l'enfant se cyanose et cesse de respirer ; on ausculte le cœur, et l'on ne perçoit plus aucun battement ; on pratique alors la respiration artificielle, après avoir préalablement nettoyé le fond de la gorge avec des éponges montées ; on fait des tractions rythmées sur la langue ; on recourt à des injections d'éther et de caféine et on appilque des compresses chaudes sur le thorax de l'enfant. On continue pendant plus d'une demi-heure la respiration artificielle ; mais l'enfant ne peut être rappelé à la vie.

A l'autopsie, on trouve le foyer purulent à peu près complètement vidé, c'est une poche à parois assez résistantes : formée en avant par la paroi postérieure du pharynx, en arrière, par l'aponévrose prévertébrale, et latéralement par des adhérences reliant les deux parois. Cette poche s'étend en hauteur de la troisième vertèbre cervicale à la première dorsale, et en largeur d'une apophyse transverse à l'autre.

La poche est unique, sans diverticule ; sur la partie latérale gauche on voit un magma de pus concret qui, à première vue, pouvait en imposer pour un ganglion en dégénérescence caséeuse. Dans cette même région existe un volumineux ganglion dur et résistant à la coupe.

A l'ouverture des voies aériennes, on ne constate *aucune trace de pus*, ni dans la trachée, ni dans les bronches, pas d'œdème de la glotte.

Les poumons ne présentent pas de lésions importantes, seul le lobe inférieur du poumon gauche est splénisé.

Le cœur est en systole ; il ne présente aucune altération appréciable à la vue.

On a donné un trait de scie sur le rachis, mais on n'a constaté aucune altération des corps vertébraux pouvant expliquer l'origine de l'abcès.

Voici une autre observation de *mort subite, au moment de l'ouverture d'un abcès rétro-pharyngien*, recueillie par MM. Levrey et Ghika, mes internes à l'hôpital Trousseau.

Blanche G..., six mois, entrée le 9 décembre 1895, à 6 heures du soir.

Antécédents. — Parents bien portants ; quatre enfants en bonne santé ; a été élevée au sein par la mère, n'a jamais eu de maladies ; encore aucune dent.

Histoire clinique. — L'enfant souffrait de la gorge depuis une quinzaine de jours ; éprouvait une grande difficulté à avaler ; la dysphagie était surtout très marquée depuis deux jours, l'enfant refusait obstinément le sein. La dyspnée est assez vive, avec quelques petits accès de suffocation.

On avait pensé à du croup. L'enfant était pâle, respirait bruyamment, constamment la bouche entr'ouverte. A l'examen de la gorge, on constatait que la partie latérale droite du palais était projetée en avant et présentait une rougeur assez vive. La langue était sabburale: les amygdales n'étaient pas hypertrophiées et ne présentaient pas d'exsudats. En abaissant fortement la langue avec le doigt, on n'apercevait pas de tuméfaction pharyngienne. Le doigt introduit dans l'arrière-bouche permit de sentir, à droite de la ligne médiane, à la hauteur des cartilages arythénoïdes, une poche nettement fluctuante descendant assez bas, et dont l'extrémité inférieure ne pouvait être sentie avec le doigt.

Opération. — L'enfant, assis sur les genoux de l'infirmière, et le bistouri protégé avec du dia-chylon, sur l'index gauche comme conducteur, est enfoncé sur la ligne médiane, sur la partie la plus saillante de la tumeur. Un flot de pus s'échappe par le nez, par la bouche de l'enfant, dont on incline la tête en avant. On s'aperçoit que l'enfant ne fait pas de mouvements res-piratoires et que ses yeux restent fixes.

On essaie immédiatement la respiration artificielle et les tractions rythmées de la langue, mais on ne peut ranimer l'enfant Le pouls n'était plus perceptible dès le début des accidents ; on n'entendait pas non plus les bruits du cœur.

A l'autopsie, après l'incision des couches superficielles, on ouvre le larynx et la trachée laissés en place ; on prolonge l'incision jusque dans les bronches ; nulle part trace de pus ; la muqueuse était rougeâtre. Les poumons, enlevés, ne présentaient à leur surface aucune ecchymose ; ils paraissent sains, sans congestion, ni atélectasie, ni emphysème. Le ventri-cule gauche est arrêté en systole, tétanisé. Le ventricule droit est flasque, ne contenant pas de caillots.

L'examen de l'abcès montre qu'il siégeait sur la partie latérale droite de la face postérieure du pharynx ; il s'étendait jusqu'à la septième vertèbre cervicale, en bas, en haut jusqu'à la deuxième vertèbre.

Les rapports de l'abcès avec le paquet vasculo-nerveux ne sont que médiats ; il ne semble pas qu'il ait pu y avoir de compression. Les os, en contact, ruginés, ont paru sains. Le pus était nettement phlegmoneux.

Les faits de ce genre méritent d'être bien connus par les médecins qui sont appelés à ouvrir des abcès rétro-pharyngiens. On doit être prévenu que la ter-minaison fatale peut se produire dans ces conditions sans que la responsabilité de l'opérateur puisse être incriminée.

J'ai assisté à l'ouverture de l'abcès dans le cas relaté par mon interne M. Piatot. La syncope cardiaque et respiratoire a suivi la ponction de l'abcès immédiatement ; je me suis assuré en plaçant rapidement l'oreille sur le thorax de l'enfant que les battements du cœur étaient arrêtés, en même temps que les mouvements du thorax.

Les deux autopsies ont prouvé que l'irruption du pus dans les voies aériennes n'était pour rien dans la mort ; il faut bien admettre un choc nerveux et inhi-bant les noyaux bulbaires partant de la muqueuse pharyngée.

INDIGESTION. EMBARRAS GASTRIQUE SIMPLE

L'enfant qui a absorbé des aliments de façon trop gloutonne ou qui a ingéré des substances alimentaires que son estomac n'est pas encore capable de chymifier, est sujet à présenter des désordres gastro-intestinaux, couramment dénommés « indigestion, embarras gastrique simple ».

Le début est généralement brusque. Quelques heures après son repas, l'en-fant est pris de malaises, de nausées et de vomissements dans lesquels on retrouve les aliments mal digérés ; ces vomissements peuvent se répéter et devenir muqueux et bilieux ; il n'est pas rare de voir survenir peu après une diarrhée légère.

La température peut rester normale ou bien elle s'élève légèrement. La langue se recouvre d'un enduit saburral épais et l'appétit est très diminué. Le plus souvent, si on a soin de mettre l'enfant à la diète pendant 24 ou 48 heures les troubles digestifs s'apaisent ; on peut être seulement obligé de purger le petit malade. Il y aura avantage à lui donner pendant quelques jours 1 à 2 gr. de citrate de soude avant les prises de lait ou de bouillie lactée. L'alimentation pourra ensuite être reprise progressivement.

EMBARRAS GASTRIQUE FÉBRILE

L'embarras gastrique peut prendre un caractère plus intense et plus prolongé. et s'accompagner d'hyperthermie.

Étiologie. — C'est en général à l'occasion de l'ingestion d'aliments avariés, tels que viande, œufs, crèmes, parfois simplement c'est à l'occasion d'une grande fatigue ou d'un refroidissement que les premiers symptômes apparaissent. Dans d'autres cas la cause passe complètement inaperçue ; l'affection survient comme une maladie infectieuse primitive. Elle peut même revêtir dans des agglomérations d'enfants un caractère épidémique.

Symptomatologie. — Les vomissements alimentaires puis bilieux surviennent en premier lieu, ils sont parfois précédés d'une période d'inappétence et de fatigue, pendant laquelle l'enfant accuse de la céphalée ; la température s'élève rapidement et atteint 39°, 40°. La langue est saburrale, l'haleine mauvaise, la constipation précède la diarrhée peu abondante. Les urines rares, foncées, contiennent parfois de l'albumine. Le foie est augmenté de volume ; on peut noter un léger degré de subictère.

Les jours suivants, la fièvre persiste entre 38° et 39°, puis elle baisse progressivement.

L'affection dure habituellement une huitaine de jours, mais elle peut se prolonger pendant deux et trois semaines.

Pronostic. — Le pronostic est en général bénin ; l'enfant reste déprimé et ne se remet que lentement de cette intoxication digestive qui, jointe à la diète sévère durant la période fébrile, a déterminé un amaigrissement notable. Dans certains cas l'évolution n'est pas toujours aussi favorable ; des complications peuvent survenir. Ainsi observe-t-on exceptionnellement chez des enfants très nerveux des accidents convulsifs, du délire qui font craindre l'éclosion d'une méningite.

L'ictère peut survenir, affectant les caractères de l'ictère catarrhal avec décoloration des fèces.

Les complications côlitiques et appendiculaires sont plus rarement observées.

Diagnostic. — Le diagnostic de l'embarras gastrique fébrile est en général facile, surtout si on est renseigné sur la prédisposition antérieure de l'enfant aux troubles digestifs et sur les aliments défectueux qu'il aura absorbés. Cependant il ne faut pas oublier que toute maladie infectieuse aiguë peut débuter par des troubles gastro-intestinaux, surtout par des vomissements. On s'assurera donc qu'on ne se trouve pas en présence d'une pneumonie, d'une fièvre éruptive, etc.

On songera également à l'appendicite qui débute aussi par de la fièvre, des vomissements, des signes d'embarras gastrique. On explorera attentivement la sensibilité de la fosse iliaque droite.

On examinera les selles et on veillera sur l'élimination possible de lombrics.

Quand l'embarras gastrique se prolonge, on est en droit de redouter une fièvre typhoïde. On surveillera l'apparition des taches rosées, la tuméfaction de la rate. La séro-réaction de Widal tranchera le diagnostic. Les fièvres para-typhoïdes présentent une évolution clinique très voisine de celle de l'embarras gastrique. Ici encore le séro-diagnostic devra être pratiqué.

Il est enfin des cas où une granulie débute par des troubles digestifs ; les convulsions ne tardent pas à apparaître indiquant l'éclosion d'une méningite ; la ponction lombaire en montrant une lymphocytose abondante permet de différencier ces accidents de ceux observés dans les variétés très rares d'embarras gastrique fébrile qui s'accompagnent d'éclampsie.

Traitement. — Le traitement consistera au début en une diète hydrique sévère. Les purgatifs, principalement une cuillerée à café ou à dessert d'huile de ricin, trouvent leur application dès que les premiers accidents se sont apaisés.

Pendant l'évolution de l'affection, on prescrira de l'eau de riz. du lait écrémé, des potages légers, mais on ne reprendra l'alimentation habituelle que très progressivement quand les accidents fébriles ont complètement cessé.

DYSPEPSIE GASTRO-INTESTINALE DU SEVRAGE

A la fin de la première année ou dans les premiers mois de la deuxième année, l'enfant soumis à une alimentation autre que celle fournie par le lait présente fréquemment des troubles dyspeptiques gastro-intestinaux, liés soit à la réduction excessive ou à la suppression du lait, soit à l'ingestion de substances alimentaires que son estomac ne peut encore chymifier.

Ces troubles peuvent être légers et céder rapidement à un régime approprié ; ils peuvent être graves et retentir sur toute la nutrition, engendrer une anémie profonde, entraver l'accroissement pondéral et statural, créer l'hypotrophie et même le rachitisme.

Forme légère. — Dans les cas encore peu avancés, les accidents se bornent à quelques troubles dyspeptiques. L'appétit est irrégulier, la constipation alterne avec des débâcles de diarrhée glaireuse, l'abdomen est légèrement météorisé ; l'enfant maigrit, pâlit, les chairs sont flasques. Il est vite fatigué, est plus nerveux et plus grognon que d'habitude.

Forme grave. — Ces divers troubles peuvent revêtir un caractère d'intensité beaucoup plus accusée et sont plus tenaces. L'inappétence est absolue, les vomissements fréquents ; les selles sont rares, blanches, de couleur mastic, mal digérées, d'odeur putride ; la constipation est entrecoupée de crises de diarrhée liquide, mêlées de glaires et de mucus, qui donnent lieu à des coliques, parfois très vives. Le ventre est gros, flasque, dépressible, étalé sur les côtés comme le ventre de batracien ou tendu, météorisé, tympanique à la percussion. Si on examine ces enfants à l'écran radiologique, l'estomac apparaît dilaté, atone, contenant une quantité d'air anormale ; les côlons sont également distendus par les gaz. L'anémie est très accusée chez ces enfants ; les recherches de Lennhardt l'ont amené à cette conclusion que la formule hématologique est dans ces cas en tous points identique à celle qu'on observe dans la chlorose de la puberté : persistance du nombre des globules rouges avec diminution très marquée de l'hémoglobine, d'où résulte un abaissement considérable de la valeur globulaire ; on ne voit pas de globules rouges à noyau ; le nombre des hématoblastes est normal ou même un peu augmenté. Il est des formes où la pâleur et l'anémie coïncident avec un amaigrissement très marqué. Le système nerveux présente des troubles et, dans certains cas, on constate une dépression notable, le plus souvent on note une nervosité exaltée ; l'enfant est très irritable, son sommeil est interrompu de cauchemars, de cris ; on peut voir survenir des vomissements incoercibles et un état d'excitation qui peuvent faire croire à l'éclosion d'une méningite tuberculeuse. La température reste normale, ou bien la courbe en est irrégulière et entrecoupée de poussées hyperthermiques.

Du côté de l'appareil respiratoire on observe souvent des bronchites légères avec sibilances et une dyspnée qui peut même prendre un caractère asthmatiforme.

La peau est le siège fréquent de poussées urticariennes, d'éruptions papuleuses ou papulo-vésiculeuses. On note également du strophulus, de l'eczéma.

Les urines sont parfois légèrement albumineuses.

Quand un trouble si grave de la nutrition se prolonge, l'accroissement pondéral et statural est entravé.

Ces enfants perdent du poids, ils ne grandissent que très lentement, ils présentent un degré plus ou moins marqué d'hypotrophie.

Dans les formes plus sévères et plus prolongées encore, on voit survenir des manifestations évidentes de rachitisme ; on relève la présence de nodosités épiphysaires, du chapelet costal ; les incurvations diaphysaires peuvent se produire même chez des enfants maintenus constamment dans leur lit. Le processus du rachitisme se superpose à celui de l'hypotrophie.

DIAGNOSTIC ÉTIOLOGIQUE

Ces dyspepsies du sevrage sont essentiellement fonction d'erreurs d'alimentation. C'est par la connaissance exacte de ces erreurs que le médecin pourra combattre les accidents et instituer le régime adapté à l'état de ces malades.

D'une façon générale, la cause prédominante est la réduction excessive ou la suppression du lait dans l'alimentation de l'enfant à l'époque du sevrage et son remplacement par des farines de conserve ou des panades à l'eau ou des soupes.

Parmi les causes les plus fréquentes nous trouvons l'abus des farines de conserve dans la composition desquelles entre du cacao, racahout, phosphatine, etc. Les enfants quand ils ont pris goût à ces farines refusent tout autre aliment. On trouvera le détail de ces faits à l'étude des anémies du nourrisson.

Les farines de conserve, délayées dans de l'eau, les farines lactées notamment, privent l'enfant du lait qui doit rester l'aliment essentiel, et aboutissent à ces dyspepsies gastro-intestinales et au rachitisme. L'observation suivante en est un exemple frappant.

Au mois de février 1909, je fus appelé par le Dr Paul Bourgouin auprès d'un petit malade âgé de quinze mois.

Cet enfant avait été élevé au sein par sa mère de façon satisfaisante ; il avait fait ses premiers pas à treize mois. Le sein de la mère commençant à tarir, elle donna à cette date une ou deux bouillies de farine lactée préparée à l'eau : puis elle perdit tout à fait son lait et elle entreprit le sevrage en donnant tous les jours trois ou quatre cuillerées à café de farine lactée toujours à l'eau.

Après cinq semaines de ce régime, l'enfant, devenu très nerveux, refusait de marcher et fut pris à plusieurs reprises de crises avec perte de connaissance.

Après un bruit stridoreux très fort, les yeux se convulsaient, la figure devenait livide, les mouvements respiratoires s'arrêtaient et l'enfant tombait en résolution, laissant échapper ses urines. Ces crises effrayantes, pour lesquelles fut appelé le Dr Bourgouin, se reproduisaient deux ou trois fois dans la journée. Il s'agissait manifestement d'accidents de spasme de la glotte.

Lorsque je vis l'enfant, il était nerveux et grognon ; son teint était pâle ; il avait beaucoup maigri depuis le sevrage : « Mon enfant était beau tant que je lui ai donné le sein, il n'est plus le même » disait la mère. Je constatai des vestiges de rachitisme aux épiphyses radiales et costales.

D'après les renseignements fournis par la mère, je pensai à des accidents d'intoxication alimentaire en rapport avec la brusque substitution de la farine lactée à l'allaitement au sein et surtout avec la privation de lait depuis près de deux mois.

D'accord avec mon confrère, je supprimai entièrement la farine lactée ou toute autre farine de conserve.

Je conseillai de donner une purgation douce deux jours de suite avec du sirop de séné, un lavement bromuré et chloralé, dès le lendemain des prises de lait homogénéisé additionné de solution de citrate de soude, enfin de continuer l'alimentation lactée dominante avec de la purée de pomme de terre et des bouillies de farine d'avoine toujours préparées au lait.

J'ai appris depuis notre consultation que les accidents de spasme de la glotte avaient cédé dès le lendemain et que l'élevage de l'enfant se faisait normalement depuis la suppression de la farine lactée.

Les convulsions dans ce cas étaient manifestemment d'origine gastro-intestenale.

Dans la population pauvre, l'enfant reçoit de très bonne heure, en place de lait, de la panade à l'eau ou des bouillies épaisses de froment à l'eau, toutes substances que son estomac n'est pas capable de chymifier et qui subissent dans le tube digestif des modifications indéterminées, d'où résulte la formation de substances qui exercent une action élective sur le squelette.

Les enfants ainsi alimentés présentent plus ou moins vite les signes de la dyspepsie gastro-intestinale et deviennent des hypotrophiques et des rachitiques.

Avec M. Lassablière, nous avons cherché à reproduire expérimentalement sur un lot de quatre jeunes chiens d'une même portée les troubles analogues à ceux observés chez les enfants nourris avec la panade à l'eau.

Au bout de 3 mois de ce régime chez trois d'entre eux, le 4e servant de témoin étant nourri au lait, nous avons constaté que les chiens nourris à la panade à l'eau étaient très inférieurs comme poids et comme taille au chien témoin. L'inégalité et le retard d'accroissement pondéral dépassaient de beaucoup l'inégalité et le retard d'accroissement statural, ce qui réalise donc expérimentalement la dissociation de croissance.

L'insuffisance alimentaire de la panade a été prouvée par la mort d'un des jeunes chiens et le très mauvais état des deux autres. Il a suffi pour l'un de ces deux derniers d'ajouter du lait abondamment à la panade pour que sa croissance reprenne très activement. L'examen nécropsique des animaux morts a montré une dilatation gastro-intestinale considérable, une diminution de volume des os et leur notable déminéralisation. On voit par ces données cliniques et expérimentales les effets néfastes sur le tube digestif et sur toute la nutrition de la suppression du lait à l'époque du sevrage et de son remplacement par des substances alimentaires non adaptées à l'estomac de l'enfant.

Traitement. — Le traitement sera donc tout d'abord un traitement prophylactique qui consistera à maintenir le lait comme aliment essentiel dans la deuxième année. On y joindra des purées de pommes de terre au lait, des jaunes d'œufs, du jus de viande, des bouillies au lait.

Ce régime sera en même temps le régime curatif des désordres digestifs de la dyspepsie du sevrage.

On favorisera le fonctionnement gastro-intestinal en prescrivant la solution de citrate de soude à 10 p. 300, une cuillerée à soupe matin et soir, on combattra la constipation par des purgations légères.

AÉROPHAGIE. AÉROGASTRIE. AÉROCOLIE

Le terme d'aérophagie signifie que l'enfant déglutit de l'air. Quand cet air s'accumule dans l'estomac, on peut appeler ce phénomène : aérogastrie. Quand le gros intestin est distendu à son tour par l'air contenu entre la valvule de Bauhin et le sphincter anal, on dit qu'il y a aérocolie. A un léger degré, l'aérogastrie constitue un phénomène physiologique chez le nourrisson. En effet il est constant d'entendre pendant la tétée le bruit caractéristique de l'air dégluti en même temps que le lait. A la fin de la tétée, l'enfant se débarrasse de cet excès d'air ingéré par une éructation brève qu'accompagne souvent la régurgitation d'une gorgée de lait. M. Barret a montré qu'à l'écran radioscopique il était facile de saisir le mécanisme de production de cette aérophagie physiologique, de même que le mode d'évacuation de l'air dégluti. En effet, si on examine les premiers temps de la digestion gastrique, surtout en ajoutant au lait du biberon une petite quantité de bismuth, on voit l'estomac se remplir de liquide en même temps que se forme au-dessus de la nappe de lait une zône claire en demi-cercle, une chambre à air. Celle-ci d'abord assez vaste se réduit peu à peu. Puis quand l'ingestion est terminée, la zone claire disparaît brusquement, la zone bismuthée se contracte globalement comme une poire en caoutchouc remplie d'eau. Cette contraction coïncide avec l'éructation et souvent avec la régurgitation du lait. On voit parfois reparaître au-dessus de la nappe de liquide nettement transversale une zone claire, la chambre à air ; à ce moment, la tension gazeuse de cette poche s'équilibre avec la pression exercée par le liquide sur la paroi gastrique.

Mais dans certaines conditions, l'aérogastrie peut avoir une importance plus grande, elle s'accompagne de vomissements et aboutit à la dilatation temporaire ou plus ou moins prolongée de l'estomac.

On peut déjà se rendre compte du degré de distension gastrique par l'air dégluti en mesurant par la percussion l'étendue de l'espace de Traube, mais s'il y a, et le fait est fréquent, association à l'aérogastrie d'un certain degré d'aérocolie, la sonorité de l'estomac sur la paroi thoraco-abdominale se confond avec celle du gros intestin. Il est alors préférable de recourir à l'examen radiologique, seul procédé rationnel d'appréciation.

En effet on voit alors à l'écran se dessiner dans l'hypochondre gauche, sous la fine coupole de l'hémidiaphragme, une poche à air volumineuse, qui tranche par sa clarté avec la nappe de liquide qu'elle surplombe. Si on mobilise l'enfant soit en l'inclinant à droite ou à gauche, soit en imprimant au tronc des secousses, on voit le niveau de cette nappe obéir à l'inclinaison ou aux impulsions données. On apprécie du même coup le degré d'aérogastrie, l'étendue en largeur et en hauteur de la poche gastrique, ses rapports avec les organes voisins, foie, côlons, etc.

Le degré de l'aérogastrie est donc variable, il peut être parfois considérable comme nous le verrons dans l'observation de l'enfant S. L. et occuper toute la transversalité de l'étage abdominal supérieur.

Le mécanisme physiologique de l'aérogastrie prête à des interprétations diverses. M. Lesage distingue l'aérophagie par déglutition d'air et l'aérophagie par rétention d'air liée à un spasme du cardia qui s'opposerait à l'évacuation de la masse gazeuse par l'œsophage. A vrai dire on ne connaît pas toutes les conditions susceptibles de provoquer l'aérogastrie. Mais nous avons pu établir par des examens cliniques et radiologiques nombreux que la cause principale est l'hypoalimentation.

L'enfant qui pour une cause quelconque, qu'il soit au sein ou au biberon, absorbe une ration quotidienne de lait insuffisante pour les besoins de son organisme, cherche à tromper sa faim. Nous montrerons dans le tableau clinique du syndrome de l'hypoalimentation avec quelle ardeur l'inanitié suce ses doigts ; ce n'est pas seulement le pouce, mais les deux mains qu'il tette avidement. Dans ce mouvement, il déglutit de l'air, son estomac se distend et ce n'est pas une des moindres causes des vomissements, car la tension gazeuse élevée exalte la réflectivité de la musculature et favorise le rejet explosif du peu de lait ingéré.

Il en est de même de l'aérogastrie liée à l'emploi abusif des sucettes ou des tétines que les mères donnent à leurs enfants pour apaiser leurs cris. De la résulte une déglutition d'air tout à fait nocive pour l'estomac des bébés. Cette aérogastrie peut être temporaire et céder rapidement si on obvie à temps à l'erreur qui l'a provoquée. Mais si celle-ci se prolonge outre mesure, la distension de la poche gastrique devient permanente. Parallèlement, l'inanition entraîne la dénutrition et l'atonie musculaire qui ne se limite pas aux membres et au tronc, mais s'étent également aux tuniques contractiles du tube digestif. La tonicité gastrique s'épuise, devient insuffisante pour triompher de l'hypertension gazeuse. Ces deux facteurs, aérogastrie et atonie musculaire, entraînent à la longue la dilatation permanente de l'estomac. L'air accumulé s'échappe par le pylore, traverse l'intestin grêle et va distendre à son tour le gros intestin dont la paroi est elle-même atone : comme nous le verrons au chapitre spécial réservé à l'étude du gros ventre, l'aérocolie est alors fonction de l'aérophagie.

La meilleure preuve du rôle de l'hypoalimentation dans le déterminisme de l'aérogastrie est fournie par sa diminution progressive lorsqu'on rend à l'enfant les rations quantitatives et qualitatives de lait qui lui sont nécessaires. Ce retour de l'estomac à ses dimensions normales et la diminution des dimensions de la poche à air gastrique seront plus ou moins rapides suivant que la distension est plus ou moins accusée et que la paroi musculaire aura plus ou moins perdu de sa tonicité normale. Dans les formes simples sans ectasie gastrique, la guérison surviendra en quelques semaines avec une alimentation judicieuse et l'emploi antiémétique d'une solution de citrate de soude qui apaise l'excitabilité réflexe de l'estomac.

Dans les formes graves où l'aérogastrie se complique de déchéance de la musculature gastrique, la guérison est plus longue à obtenir et demande plusieurs mois ; il faut attirer l'attention des mères sur la nécessité de faire preuve de patience, de ne pas se laisser arrêter par les vomissements. Peu à peu, on verra les accidents s'atténuer et à mesure que l'enfant reprend du poids l'aérogastrie diminue de plus en plus. Il en est de même de l'aérocolie développée secondairement à l'aérogastrie.

L'observation suivante est un exemple de vomissements par hypoalimentation avec aérophagie ayant cédé à la mise à un régime alimentaire rationnel.

S... B... (1), fillette, née le 7 juin 1909, pesant 3 k. 700. Père bien portant, mère brightique. Deux autres fillettes bien portantes.

L'enfant est mis immédiatement au sein de la mère, mais au bout de trois semaines, on doit recourir à l'allaitement mixte, la mère devant reprendre ses occupations. Les seins ne tardent pas à se tarir ; l'allaitement artificiel au lait de vache stérilisé est définitivement institué. Mais l'enfant commence à vomir et dans l'espace d'un mois et demi, elle perd 300 grammes sur son poids de naissance. On lui donne du babeurre qu'elle refuse de prendre. Elle est mise au lait Lepelletier dans lequel on ajoute soit de la pepsine, soit du ferment lab. Malgré cela, l'enfant vomit ou régurgite toujours.

Le 5 août, c'est-à-dire à l'âge de deux mois, le poids n'est que de 3 k. 420. On la place alors en nourrice, mais bientôt elle présente une gastro-entérite et est traitée par des injec-

(1) Observations recueillies dans le service de M. Variot à l'hospice des Enfants-Assistés par le Dr Silvestre qui a soutenu en 1913, sa thèse inaugurale sur la *Seméiologie* et le *traitement* des vomissements du nourrisson, Thèse de Paris.

tions de plasma marin. Elle fait un séjour à la crèche de l'hôpital des Enfants malades où
bien qu'elle ait reçu du lait Gallia, elle tombe de 3 k. 270 à 2 k. 850. La mère reprend l'enfant
et lui donne de la bouillie Fanfan ; le poids remonte de 380 grammes.

Après une nouvelle crise de gastro-entérite, la mère met l'enfant au sein sur les conseils
de M. Pinard. Mais l'enfant refuse de le prendre. Le poids continue à baisser jusqu'à 2 k. 670
le 26 octobre.

Le 10 novembre, l'enfant est amenée au Dr Variot, pesant 2 k. 820 à cinq mois. Elle présente tout à fait le tableau clinique de l'athrepsie de Parrot : facies simiesque, ventre plutôt
rétracté comme dans l'inanition, ballonnement périnéal. L'examen radioscopique pratiqué
au laboratoire des Enfants-Assistés avec le Dr Barret montre que l'estomac est *distendu, et qu'il contient une grande quantité d'air en outre du liquide ingéré.* Néanmoins, la
tunique musculaire de cet organe se contracte fortement et brusquement, comme à
l'état physiologique, expulsant d'un coup l'air contenu et même une petite quantité de lait.

M. Variot prescrit une ration de 75 gr. de lait par prise, huit fois en 24 heures. On donne
d'abord ce que la nourrice peut donner au sein, soit 30 à 40 gr. et on complète avec le lait
homogénéisé Lepelletier additionné de 15 grammes de la solution de citrate de soude à
3 gr. p. 150.

On recommande à la mère de ne pas se préoccuper des vomissements et de faire prendre
les rations lentement dans un biberon muni d'une tétine à trous fins ; au cas où l'enfant
vomirait en grande partie la tétée, de donner la suivante sans attendre deux heures.

Au bout d'un mois l'enfant gagne un kilog. On augmente la ration progressivement à 90,
puis 105 grammes. En 6 semaines, l'enfant a gagné 2 kilogrammes. Les vomissements ont
presque disparu. L'aérophagie diminua progressivement et céda assez rapidement avec
les vomissements.

Parmi les variétés d'aérogastrie observée chez le nourrisson, en dehors de
l'hypoalimentation, nous devons attirer l'attention sur les cas où la déglutition
d'air pendant la tétée est liée à l'insuffisance de perméabilité nasale.

L'enfant qui a un coryza prolongé, ou dont le rhino-pharynx est encombré
de végétations abondantes, ne peut respirer par le nez pendant qu'il tette.
Il absorbe alors de l'air qui passe entre la commissure des lèvres et le sein de sa
nourrice ou la tétine et peut devenir aérophage.

Il est des cas où l'aérophagie survient chez des enfants très nerveux et qui
ont une hérédité névropathique chargée. Elle s'observe alors plus souvent dans le
deuxième âge mais peut être remarquée dès les premiers mois de la vie. Ces
sujets sont atteints d'un véritable tic pharyngien qui à chaque fois qu'il se
produit entraîne le passage d'une certaine quantité d'air dans l'estomac.
Dans un cas que nous avons observé chez une petite fille, l'aérophagie ne céda
qu'à un régime contenant le moins possible de liquide, mais constitué principalement de purée de pommes de terre assez épaisse. Chez un myxœdémateux
idiot que nous avait amené le Dr Patureau-Miran, l'aérophagie s'était développée
à l'occasion d'une diète prolongée à la suite d'une crise de diarrhée aiguë,
l'enfant présentait un tympanisme abdominal considérable, il suçait avidement ses doigts et gonflait son tube digestif comme on gonfle un pneumatique.
Nous vîmes cet enfant aux rayons X, il présentait une distension très forte
de l'estomac et de tout le tube digestif : les côlons notamment étaient très
dilatés par l'air. Tout l'abdomen, à l'exception du foie refoulé, était très
clair.

Diagnostic. — Le diagnostic de l'aérophagie est parfois délicat en dehors des données de la radiologie. Elle peut fort bien passer inaperçue. Il faut penser à ce facteur fréquent des vomissements dans le premier âge, quand ils présentent un caractère incoercible.

Traitement. — Le traitement est celui de la cause ; le plus souvent, ce sera celui de l'hypoalimentation. On fixera une ration en rapport avec la taille de l'enfant : on ne se laissera pas influencer par la ténacité des vomissements et on y suppléera en rapprochant les tétées. On recommandera l'emploi de la solution de citrate de soude à 5 p. 300. Peu à peu les vomissements céderont et l'aérogastrie s'apaisera simultanément.

ÉTUDE SÉMÉIOLOGIQUE DES VOMISSEMENTS

Pendant la première année de la vie, le vomissement est d'une fréquence et d'une banalité telles qu'il est parfois bien difficile d'en déterminer la cause.

A l'état normal, on voit couramment, à la fin de la tétée, dans l'allaitement au sein, plus souvent peut-être encore que dans l'allaitement au biberon, le nourrisson rejeter une gorgée de lait avec une brève éructation. C'est la simple régurgitation qui n'est annoncée par aucune réaction de douleur ou de malaise. L'enfant se débarrasse ainsi du surcroît de lait qu'il a ingéré. Le mécanisme de ce phénomène est fourni par l'examen radiologique, comme nous l'avons vu à l'étude de l'aérogastrie.

La régurgitation est assez commune ; on peut admettre qu'elle traduit peut-être une réplétion trop rapide ou trop forte de la cavité gastrique ; c'est une réaction physiologique de défense contre la surcharge.

Quand la régurgitation se reproduit à plusieurs reprises dans l'intervalle des tétées, on l'appelle vomiturition.

A un degré plus accusé, c'est le vomissement proprement dit. Ici les réactions de souffrance ou de malaise précèdent, accompagnent et parfois suivent le rejet du contenu gastrique : l'enfant pâlit, son expression traduit la sensation de nausée, le pouls est petit.

Les caractères du vomissement et du liquide rejeté doivent être notés soigneusement, car ils constituent des facteurs très importants pour poser le diagnostic de la cause.

Le vomissement est tantôt annoncé, tantôt inattendu et brutal ; l'enfant rejette sur ses vêtements le contenu de l'estomac ou le projette violemment ; les expressions classiques de vomissements « explosifs », vomissements « en fusée » en traduisent bien la brusquerie.

Leur moment d'apparition par rapport à la tétée précédente a une grande importance. Le vomissement se produit plus ou moins longtemps après la prise d'aliments. Il peut enfin être unique et traduire une intolérance gastrique passagère. Il peut au contraire se répéter plusieurs fois par jour et témoigner d'un trouble plus sérieux du fonctionnement digestif.

Le liquide rejeté est constitué soit par le lait précédemment ingéré, à peine modifié, soit par du mucus gastrique, soit par du lait partiellement coagulé, d'odeur aigrelette, ou par d'autres aliments plus ou moins modifiés.

On complétera l'analyse de ce trouble digestif par l'examen général de l'enfant ; on s'enquerra de l'appétit, du fonctionnement intestinal ; on saura ainsi s'il y a constipation ou diarrhée, s'accompagnant ou non de coliques. Les vomissements peuvent ne pas troubler l'état général de l'enfant ; mais par leur répétition, ils sont susceptibles d'entraîner un amaigrissement notable. Nous verrons par une étude détaillée des diverses variétés des vomissements la multiplicité des désordres généraux qui en sont la cause ou la conséquence.

PHYSIOLOGIE PATHOLOGIQUE

Le mécanisme du vomissement est complexe.

Magendie pensait que la contraction du diaphragme et des muscles abdominaux suffisait à provoquer le vomissement.

Cannon, se basant sur la radiologie, soutient qu'une forte contraction pylorique précède l'ouverture du cardia.

Arnozan a mis en évidence l'intervention active de l'œsophage dans lequel se produit une forte aspiration par la brusque contraction des muscles inspirateurs, la glotte étant fermée.

Il y a lieu d'admettre que toute la musculature de ces premiers segments du tractus digestif entre en jeu par incitation du centre bulbaire.

Nous allons passer en revue les vomissements dans les différents troubles du tube digestif, suralimentation, hypoalimentation, aérophagie, ceux liés à l'ingestion de laits toxiques, au pylorospasme congénital ou acquis, aux maladies péritonéales, au début ou au cours des maladies infectieuses, aux affections du système nerveux central.

VOMISSEMENTS PAR SURALIMENTATION

L'enfant qui absorbe au sein une trop grande quantité de lait se décharge par régurgitation du surcroît de liquide ingéré. Son organisme se défend donc de lui-même contre la suralimentation. Il est difficile d'admettre en effet que l'aliment idéal dans toutes ses qualités que constitue pour le nourrisson le lait de sa mère ou de sa nourrice soit susceptible, si ce lait est de composition normale et non toxique, de provoquer des vomissements graves ou répétés. Lorsque le lait des mères est toxique, la diarrhée peut alors coexister avec les vomissements. On peut se trouver bien dans ces circonstances de pratiquer l'allaitement mixte avec un lait de bonne qualité, homogénéisé ou surchauffé. Les vomissements s'espacent et peuvent disparaître.

Dans l'allaitement artificiel, les vomissements par suralimentation sont plus fréquents. Des mères peuvent négliger la réglementation des tétées, faire un coupage insuffisant pour l'âge de l'enfant ; des accidents dyspeptiques peuvent survenir. Le liquide rejeté contient des caillots épais de lait qui n'ont pas été digérés par le suc gastrique. Là encore, si seule la ration quantitative est en jeu, il suffira de bien la régler pour que les vomissements cèdent en peu de jours.

VOMISSEMENTS PAR HYPOALIMENTATION

L'enfant insuffisamment alimenté est sujet à la longue à présenter une hyper-réflectivité gastrique qui se traduit par des vomissements. Très souvent ces vomissements qui surviennent aussi bien chez les enfants élevés au sein que chez ceux au biberon, sont considérés comme dus à la suralimentation, d'autant plus qu'ils coexistent avec des selles glaireuses, brunes ou verdâtres, qui font croire à tort à des manifestations d'entérite. Cette confusion est des plus regret-tables, car, si on la commet on réduit la ration déjà trop faible de l'enfant alors qu'on devrait l'augmenter et le résultat est de déterminer un état d'amaigris-sement, de débilité, de pâleur extrême, en un mot l'atrophie infantile.

Depuis longtemps, Chossat, dans ses recherches expérimentales sur l'inanition, avait noté les vomissements et la diarrhée chez les animaux. En 1855, Farger, dans sa thèse de doctorat : « Du vomissement par inanition », avance que « le vomissement peut être le résultat d'une diète trop légère ou trop prolongée, d'une alimentation insuffisante par sa quantité ou ses qualités, qu'il y a, en un mot, vomissement par inanition ». Mais cet auteur ne vise pas le nourris-son dans sa description.

C'est Bouchaud qui le premier a montré l'importance du vomissement chez le nourrisson inanitié. Mais pour cet « auteur ces vomissements n'apparaissent que si l'enfant est au biberon. Rares au début, ils deviennent parfois si répétés que rien n'est plus supporté, alors il n'existe pas de diarrhée. Le lait vomi est ordinairement coagulé et très fréquemment mêlé avec de la bile jaune ou verte». Cette description est exacte pour les bébés au biberon, mais Bouchaud a méconnu les vomissements chez l'enfant hypoalimenté au sein que nous rencontrons peut-être plus fréquemment encore que chez ceux allaités artificiellement.

Nous sommes parvenus, croyons-nous, à bien mettre en lumière le rôle capital de l'hypoalimentation dans les vomissements des nourrissons. C'est là une notion paradoxale en apparence, mais qui correspond absolument à la réalité; le nourrisson hypoalimenté au sein ou au biberon, vomit comme le suralimenté.

Le vomissement suit de près la tétée ; il semble que lorsque l'enfant a quitté le sein ou le biberon il se produit une contraction brutale et totale de l'estomac, car le vomissement prend un caractère incoercible. Le liquide rejeté n'est autre que le lait ingéré dans la tétée précédente, peu ou pas modifié.

Nous rappelons que l'enfant hypoalimenté est un petit être amaigri, com-parable à un écorché. Dans le facies ridé de petit vieux, les yeux restent très vivants. Le cri est bien timbré et habituel; quand arrive l'heure de la tétée, il est plus violent encore. L'enfant se jette sur le sein ou sur le biberon avec avidité et le vide en un clin d'œil ; mais dix minutes ou un quart d'heure après, il rejette tout, ou partie de la tétée. De plus, l'enfant a des selles rares, glaireuses, semi-liquides, brun verdâtre.

Un tel tableau ne doit pas échapper au clinicien. S'il le méconnaît il croira lui aussi à l'entérite et rationnera l'enfant pour faire cesser ses vomissements et aggravera son état.

Par des examens radioscopiques très nombreux, nous avons pu mettre en évidence la part qui revient à l'aérophagie ou même à l'aérogastrie. L'enfant inanitié enfonce ses doigts dans la bouche et, en les suçant avidement pour tromper sa faim, il déglutit de l'air qui s'accumule dans l'estomac et exalte l'excitabilité réflexe de la musculature gastrique. (Voir le chapitre : aérophagie.)

VOMISSEMENTS DUS A L'INGESTION DE LAITS TOXIQUES OU ANORMAUX

Dans l'allaitement au sein, quand chez certains nourrissons atteints de vomissements rebelles on a essayé sans succès de modifier la ration quantitative, on est en droit de suspecter la présence dans le lait de substances toxiques de nature à provoquer à chaque absorption le réflexe du vomissement.

On sait que le lait de certaines femmes soumises à un surmenage excessif, à des émotions vives, ou encore au moment des règles possède des propriétés émétisantes qui imposent parfois la suspension temporaire ou partielle de l'allaitement. Il en est de même des maladies infectieuses survenant chez la nourrice.

Dans le même ordre d'idée se classent les vomissements liés à la modification notable dans la composition du lait des mères, surtout trop riches en beurre. C'est dans ces variétés cliniques qu'on voit survenir aussi des accidents divers, tels qu'un nervosisme extrême pouvant aller jusqu'aux convulsions, ou des manifestations cutanées, eczéma du visage, eczématides disséminées, érythèmes, etc. L'allaitement mixte ou les mutations lactées s'imposent souvent dans ces cas.

Au cours de l'allaitement artificiel on peut trouver de multiples causes de toxicité du lait ; soit que dans un but de conservation on y ait ajouté une substance chimique, soit que l'alimentation de la vache laitière comporte des drêches, des résidus industriels, des tourteaux ou autres substances données par l'éleveur dans le but d'avoir un fort rendement. C'est en général dans les deux ou trois jours, qui suivent l'absorption du lait toxique que les troubles digestifs apparaissent, se manifestent d'abord par des selles blanchâtres, glaireuses, mais non fétides, de l'érythème fessier, puis des vomissements fréquents, abondants, suivant immédiatement la prise de lait. Les phénomènes nerveux observés peuvent prendre le caractère de véritables convulsions. Toute fermentation du lait peut produire des vomissements. L'enfant à qui on a donné du lait « qui a tourné » le rejette ou le refuse. Les fermentations lactiques et butyriques ont les mêmes résultats.

Dans ces dernières années on a voulu étendre au domaine du nourrisson certaines conceptions, encore bien incertaines cependant, sur l'anaphylaxie alimentaire et par cette interprétation on a cherché à expliquer l'intolérance de l'enfant pour certains laits ou même pour tous les laits.

C est aller bien loin ; sans doute certains enfants montrent une répugnance invincible pour diverses variétés de laits plus ou moins modifiés dans leur composition, mais nous n'avons jamais rencontré de nourrissons qui n'arrivent pas à tolérer ou à utiliser tous les laits indistinctement. Après les laits de vache modifiés il faudra tenter le lait d'ânesse et le lait de femme qui est presque toujours supporté s'il est de bonne qualité. Les médecins allemands et, à leur suite, quelques médecins français, ont cherché à combattre l'intolérance gastrique des nourrissons par des injections sous-cutanées de lait de femme ou de lait de vache. J'ai contrôlé, dans nos Nourriceries des Enfants-Assistés, les résultats annoncés par M. Weil (de Lyon), et je n'ai obtenu que des résultats défavorables avec des accidents locaux assez pénibles consécutifs aux injections. (Voir Bulletin de la Société de Pédiâtrie : *Recherches sur les effets des injections sous-cutanées de lait chez les nourrissons*, par MM. Variot, Bouquier et Malet, novembre 1919.)

VOMISSEMENTS DANS LA STÉNOSE DU PYLORE ET PYLOROSPASME ESSENTIEL

Dans la sténose congénitale du pylore, le vomissement apparaît très rapidement après la naissance, le plus souvent. Il ne se montre parfois qu'après un mois. C'est un vomissement « explosif » de lait plus ou moins caillé et d'autant plus intense que la quantité de lait ingéré est plus grande. Le caractère brusque des vomissements est en lui-même un élément de diagnostic essentiel, mais il ne saurait suffire à lui seul. On sera aidé dans le diagnostic lorsqu'on percevra dans la région pylorique une tumeur lisse, allongée et des contractions péristaltiques visibles sous la paroi abdominale, allant de gauche à droite, du cardia vers le pylore. L'état général des enfants atteints de cette malformation est rapidement très mauvais. La radioscopie confirme le diagnostic en mettant en évidence le caractère extrêmement spasmodique des ondulations gastriques sans qu'il y ait évacuation du lait dans l'intestin grêle.

M. Lesage a décrit sous le nom de maladie spasmodique une maladie spéciale au nourrisson, quel-que soit son mode d'allaitement, qui présente beaucoup d'analogie avec la tumeur pylorique et peut être observée durant les cinq premiers mois de la vie. Le syndrome est le suivant : vomissements incoercibles, respectant en général les tétées du matin, s'accompagnant d'évacuation de bile, enfin vomissements électifs pour le lait, l'eau passant aisément. Les vomissements sont sujets à des périodes de répit ; pendant les crises, l'intestin est spasmodié, dur, rétracté, roulant sous le doigt. A un degré plus accusé, le spasme ne se borne pas aux muscles intestinaux, mais à ceux des membres.

Nous n'avons pas contrôlé cette maladie spasmodique, nous pensons que beaucoup de cas semblables appartiennent au domaine de l'hypoalimentation et sont justiciables d'une ration forte de lait de bonne qualité.

VOMISSEMENTS DANS LES MALADIES DU SYSTÈME NERVEUX

Certains vomissements peuvent reconnaître une cause névropathique. Ainsi en est-il lors de la dentition, sous l'influence des vers intestinaux. Dans les affections graves du système nerveux central, le vomissement est fréquent. Quelquefois précoce, il peut passer inaperçu à cause de sa banalité. L'enfant a quelquefois deux ou trois vomissements dans la journée et tout se borne là. D'autres fois au contraire, par sa répétition, par sa gravité, le vomissement attire l'attention des parents. Le caractère de ces vomissements est bien spécial. Il paraît indolore, survient subitement à l'occasion d'un changement de position de l'enfant, sans que rien ne l'annonce ; le lait est rejeté brutalement et à distance ; c'est le vomissement eu fusée bien connu.

Une telle constatation n'est pas sans inspirer de graves soupçons d'une affection du système nerveux central. Sa présence incitera à rechercher par un examen minutieux, les signes d'une lésion méningée ou cérébrale, tumeur, tuberculose, abcès du cerveau.

Lorsque le vomissement coexiste avec des douleurs vives de l'abdomen, du météorisme, il pourra indiquer une appendicite, une invagination intestinale, une péritonite, un étranglement herniaire, etc.

Nous nous bornerons en terminant à rappeler que toutes les maladies aiguës d'ordre local ou général donnent couramment lieu à leur début à un ou plusieurs vomissements. Angine, pneumonie, fièvres éruptives, maladies infectieuses suscitent ce trouble digestif qui ne prend sa signification qu'en suivant l'évolution des accidents. Il faut signaler spécialement la fréquence et la ténacité des vomissements qui suivent les quintes de coqueluche.

TRAITEMENT DES VOMISSEMENTS CHEZ LE NOURRISSON

Les vomissements sont une cause de dénutrition telle qu'il y a lieu de les combattre énergiquement. L'action eupeptique et antiémétique du citrate de soude en fait un médicament extrêmement précieux dans les dyspepsies infantiles et qu'on peut employer sans crainte car il est absolument inoffensif. En faisant ingérer au nourrisson du citrate de soude nous ne faisons que surajouter au lait une substance qui entre normalement dans sa composition chimique. On l'y trouve en effet à la dose de 1 gramme environ 0/00. Dès 1893, Wright attribuait à l'excès de sels de chaux du lait de vache l'indigestibilité du coagulum et en faisait un facteur important de dyspepsie du nourrisson, s'appuyant sur les expériences d'Arthus et Pagès qui avaient démontré que le lait de vache traité par les oxalates et les fluorures ne se coagulait plus par la présure parce que les sels de chaux avaient été précipités par l'addition de ces substances chimiques. Wright s'attacha à diminuer sa coagulabilité en diminuant les sels de chaux du lait, mais il employa pour cela le citrate de soude.

Poynton, en 1904, contrôla et vérifia les bons effets de la citratation du lait.

Dès cette même année 1904, je m'attachai avec le Dr Lazard à l'étude de cette substance dans les dyspepsies infantiles et constatai les propriétés antiémétiques du citrate de soude.

Nos recherches inspirèrent la thèse de Mlle Aïbinder faite dans le laboratoire du Pr Poucher. Il résulte de cette étude que le citrate de soude modifie la coagulation de la caséine en présence du suc gastrique, comme l'avaient bien vu les auteurs anglais, mais, contrairement à leur opinion, qui explique son action par la précipitation des sels de chaux, il n'y aurait pas en réalité précipitation, mais dissolution de ces sels. Cette solubilisation du calcium s'oppose à son action adjuvante pour la coagulation de la caséine. Pour Briot le citrate de soude retarde ou empêche la coagulation en augmentant la stabilité de la solution du phosphate de chaux. Or il est remarquable que toute cause qui supprime le phosphate de chaux du lait avant la coagulation empêche cette coagulation d'avoir lieu.

Quoi qu'il en soit, les vertus eupeptiques du citrate de soude constatées par Wright et Poynton et contrôlées par nous en France sont admises par tous. Mais à notre avis les propriétés antiémétiques de ce sel priment toutes les autres. Or on connaît les bons effets de la potion Rivière dans les vomissements ; cette potion met en présence dans l'estomac l'acide citrique et le bicarbonate de potasse, aboutissant à la formation de citrate de potasse avec dégagement d'acide carbonique. En reprenant le citrate de soude à la pharmacopée anglaise, nous sommes rentrés en possession d'un remède français. Nous n'avons cessé d'en constater les excellents effets antiémétiques.

Voici la formule de la solution type que nous employons :

> Eau distillée .... 300 gr.
> Citrate de soude .... 5 gr.

Nous prescrivons une cuillerée à soupe de cette solution, soit 0 gr. 25 centigrammes, avant chaque tétée au sein ou dans chaque biberon. On peut sans crainte s'il y a lieu dépasser cette dose, ce sel n'ayant aucune toxicité. Mais il faut avoir soin de recourir à des solutions fraîchement préparées, parce qu'elles ne se conservent pas longtemps.

L'emploi de comprimés pour préparer sur le moment même la solution est recommandé : comprimés de citro-sodine ou comprimés citriques et comprimés sodiques, que l'on fait dissoudre dans de l'eau bouillie. On peut aussi, dans les biberonneries, préparer à l'avance les solutions suivantes :

Solution pour coupage du lait au 1/3.

> Citrate de soude .... 10 gr.
> Sucre.................. 150 gr.
> Eau .... Q. S. p. 1.000 cc.

Pour un biberon de 90 gr., mettre 60 gr. de lait, et 30 gr. de la solution.
Solution pour coupage au 1/4.

> Citrate de soude .... 13 gr.
> Sucre.................. 120 gr.
> Eau .... Q. S. p. 1.000 cc.

Pour un biberon de 100 gr. mettre 75 gr. de lait et 25 gr. de la solution précédente.

Nous recourons également dans le traitement des vomissements rebelles à l'emploi du lab-ferment (pegnine), car tout porte à croire que la sécrétion du lab par les glandes gastriques est troublée dans certaines circonstances. Le citrate de soude, qui jouit de propriétés eupeptiques et antiémétiques si bien établies, a aussi des propriétés antiseptiques et s'oppose aux fermentations intestinales par la pullulation des saprophytes. J'ai prié MM. les Drs Zuber et Guy, Chefs de Laboratoire à l'Hospice des Enfants-Assistés, d'instituer des expériences sur la valeur bactéricide du citrate de soude, et je crois devoir publier la note précise qu'ils m'ont remise sur ce sujet :

L'étude de l'action du citrate de soude sur les cultures de b. coli et de proteus a donné les résultats suivants :

L'addition aux tubes de gelose ordinaire d'une certaine quantité d'une solution à saturation de citrate de soude empêche le développement du coli ou du proteus ensemencé à la surface de la gelose ou dans le liquide de condensation.

La solution de citrate de soude de la pharmacie des hôpitaux et celle des comprimés citrosodiques de Vaudin ont été employées toutes deux et avec les mêmes résultats. Ces deux solutions sont alcalines et ont la même alcalinité.

On peut se demander si l'action sur le développement des cultures est due à l'alcalinisation du milieu ? Il n'en est rien, car, en faisant les mêmes ensemencements de coli et de proteus sur des tubes de gelose ordinaire, on observe le même arrêt de développement des cultures en ajoutant soit une certaine quentité d'une solution titrée de soude, soit une certaine quantité d'une solution de citrate de soude représentant une alcalinité dix-huit fois moindre.

Le citrate de soude a donc une action qui n'est pas attribuable uniquement à son pouvoir alcalinisant.

Si on étudie comparativement l'action sur les cultures de coli des solutions à saturation de citrate de soude et celles de bicarbonate de soude, on obtient les résultats suivants :

La culture de coli sur gelose est arrêtée par l'addition d'une certaine quantité de solution de bicarbonate de soude.

Pour obtenir le même arrêt de la culture du coli sur gelose, il faut additionner le milieu d'une quantité de citrate de soude quatre fois plus élevée que lorsqu'on emploie la solution de bicarbonate de soude de même concentration.

Faisons remarquer que cette solution de citrate de soude était cinquante-sept fois moins alcaline que la solution de bicarbonate de soude.

TRAITEMENT DES VOMISSEMENTS REBELLES PAR LE LAIT HYPERSUCRÉ

Le lait condensé sucré présente des vertus antiémétiques puissantes.

C'est accidentellement en donnant à la Crèche Pasteur du lait condensé sucré à un enfant ayant des vomissements incoercibles, qui furent arrêtés, que l'idée nous vint de tenter l'administration systématique et régulière de ce lait chez d'autres nourrissons dyspeptiques et vomisseurs, et nous fûmes étonnés de voir disparaître presque constamment les vomissements du jour au lendemain.

Mais en substituant du lait ordinaire hypersucré et chauffé (et nous entendons par là du lait contenant 10 % de saccharose, quantité équivalente à celle contenue dans le lait condensé), les enfants continuent à ne pas vomir, à utiliser assez bien ce lait et à prendre du poids. Le lait hypersucré de la marque Lepelletier est surchauffé et homogénéisé; il contient 10 p. 100 de sucre de canne et nous donne de bons résultats.

OBSERVATIONS DE VOMISSEMENTS TRAITÉS AVEC SUCCÈS PAR LES LAITS CONDENSÉS SUCRÉS ET LES LAITS HYPERSUCRÉS A CHAUD (1).

Vomissements et convulsions. Amélioration par l'emploi du lait condensé.

Raoul J..., élevé au sein.

Trois enfants ont déjà été élevés au sein par la mère sans incident.

(1) Observations recueillies dans le service de M. Variot à l'Hospice des Enfant-Asssistées par les Dr Silvestre.

L'enfant présente un pemphigus apparu sur les fesses d'abord, puis sur les jambes et les pieds.

L'enfant vomit depuis la naissance et il présente des convulsions.

Le 7 octobre 1912. — On fait une ponction lombaire. L'examen du liquide céphalo-rachidien ne révèle rien d'anormal. On conseille la suppression du sein et on prescrit 7 biberons en 24 heures (60 grammes de lait Gallia, et 15 grammes d'eau citratée à 5 p. 300).

Age : 1 mois et demi. Poids : 3 kg. 550. Taille : 51 cm. 5.

Le 28 novembre. — Les convulsions ont cessé, mais les vomissements persistent. On prescrit du lait condensé sucré.

Les vomissements cessent brusquement, dès le lendemain, puis reparaissent, mais beaucoup moins fréquents au bout de quelques jours.

Le 9 janvier 1913. — Les vomissements recommencent. Ils sont toutefois plus irréguliers et moins abondants qu'autrefois.

Age : 4 mois et demi. Poids : 5 kg. 900. Taille : 58 centimètres 5.

Allaitement mixte. Vomissements depuis la naissance. Les vomissements cessent par l'emploi du lait condensé sucré et recommencent avec le lait condensé non sucré.

Simone D... Elevée à l'allaitement mixte, vomit depuis sa naissance, mais depuis quelques jours les vomissements sont plus fréquents.

Le 14 novembre 1912. — On prescrit du lait condensé sucré.

Age : 1 mois. Poids : 3 kg. 450. Taille : 52 cm.

Les vomissements cessent le lendemain.

Le 28 novembre. — Les vomissements reparaissent, mais la mère avait confié l'enfant à une autre personne.

Le 9 janvier 1913. — Lait condensé non sucré. Vomissements.

Le 16 janvier. — Lait condensé sucré. Les vomissements cessent.

Le 23 janvier. — On essaye de nouveau lait condensé non sucré. Les vomissements reparaissent.

Le 24 janvier. — Lait condensé sucré. Les vomissements cessent.

Le 30 janvier. — Les vomissements n'ont pas reparu.

Age : 4 mois et demi. Poids : 6 kg. 050. Taille : 60 cm. 5.

Vomissements au biberon dès la naissance. Le lait condensé sucré arrête les vomissements. Le lait hypersucré à chaud agit d'une façon analogue. Le lait condensé non sucré fait réapparaître les vomissements et le lait hypersucré à froid provoque vomissements et diarrhée.

Simone G... Allaitement artificiel. L'enfant vomit dès la naissance.

Le 14 novembre 1912. — On prescrit du lait condensé sucré.

Les vomissements cessent le lendemain.

Age : 4 mois. Poids : 4 kg. 400. Taille : 57 cm. 5.

Le 25 novembre. — On donne à l'enfant du lait Lepelletier : les vomissements recommencent.

Le lait condensé sucré les arrête de nouveau, puis on essaye successivement :

Le lait condensé non sucré : les vomissements recommencent.

Le lait Gallia hypersucré à froid : vomissements abondants et diarrhée.

Le lait Gallia hypersucré à chaud qui est bien toléré et arrête les vomissements ; les selles sont jaunes mais le poids reste stationnaire.

Un nouvel essai de lait hypersucré à froid provoque de nouveau des vomissements, survenant après chaque tétée, mais peu abondants.

L'enfant a une légère élévation thermique.

Le 20 mars 1913. — Age : 8 mois. Poids : 6 kg. 900. Taille : 64 cm. 5.

Dans touses ces observations, l'action antiémétique du lait hypersucré est évidente.

VOMISSEMENTS CYCLIQUES

Il est fréquent d'observer dès la deuxième année des vomissements qui prennent dans leur mode d'apparition et leur répétition de même que dans leur allure clinique des caractères spéciaux.

A des intervalles éloignés par des périodes de plusieurs semaines ou de plusieurs mois, l'enfant est pris d'un accès fébrile rapidement élevé avec des vomissements très violents. La température s'élève en quelques heures à 40°. L'enfant ne tolère aucun aliment et vomit plusieurs fois par jour du liquide clair ou bilieux. Si on a soin de se faire montrer le produit de ces vomissements, de même que si on sent en approchant de la bouche de l'enfant l'odeur de son haleine, on note de suite qu'elle rappelle celle du chloroforme ou celle de la pomme de reinette. Cette odeur est liée à l'acétone dont l'odeur est perceptible dans la chambre du petit malade.

L'intensité des vomissements et leur fréquence sont variables suivant les cas. Il en est où ils se répètent dix et quinze fois par jour. L'enfant est de ce fait vite épuisé, la déshydratation peut être telle qu'elle a favorisé l'éclosion de signes de tétanie. Le faciès est alors saisissant ; le nez est pincé, les yeux cernés et excavés, les lèvres rouges et sèches, la langue limoneuse au début est vite rôtie. Le ventre est rétracté, en bateau. Le pouls est rapide, petit, très dépressible. Par l'examen de l'abdomen, on note que le foie est petit, comme rétracté. On perçoit parfois une sensibilité douloureuse, légère dans la fosse iliaque droite qui a fait attribuer, à tort d'ailleurs, à un appendice chroniquement enflammé la production de cet état morbide.

La maladie dure quelques jours. Avec une diète sévère, les vomissements s'arrêtent, la fièvre baisse. Puis l'intolérance gastrique s'épuise ; on peut reprendre progressivement l'alimentation. On a attribué à de multiples causes les vomissements acétonémiques.

On a invoqué successivement la diathèse arthritique, la cholémie familiale, l'appendicite chronique. Cette dernière interprétation doit être retenue puisqu'elle entraîne une thérapeutique chirurgicale, mais elle est loin de concorder avec la majorité des faits. On a voulu y voir une manifestation morbide analogue à l'asthme et à la migraine. Si on s'attache surtout à étudier le passé des petits malades, on se rend compte que, dans la majorité des cas, il s'agit d'enfants ayant présenté antérieurement des troubles digestifs divers. Ce sont le plus souvent des enfants dont les fonctions intestinales sont paresseuses, dont l'exonération fécale est insuffisante. Les selles sont souvent fétides. L'alimentation est défectueuse ; il y a lieu notamment de signaler l'abus des farines de conserve ou un régime carné trop abondant.

Il faut bien connaître le caractère de ces vomissements périodiques, leur début brutal, les signes de déshydratation qui les accompagnent et peuvent donner à l'enfant l'aspect du faciès péritonéal. Aussi doit-on soigneusemen examiner dans pareilles circonstances la région appendiculaire, les anneaux inguinaux, s'assurer de la date des dernières selles pour savoir distinguer du tableau des vomissements cycliques, celui de l'appendicite aiguë, de l'étranglement herniaire, de l'invagination intestinale. On explorera soigneusement le thorax, car une pneumonie peut débuter par des vomissements. On ne laissera pas également échapper le début d'une méningite aiguë.

Le traitement, consistera tout d'abord à observer une diète absolue. Dès que les vomissements tendront à s'apaiser, on fera boire de l'eau sucrée par petites gorgées. On combattra l'adynamie et la déshydratation si elles sont accusées par des injections de sérum artificiel.

Dans l'intervalle des accès, on préviendra leur retour par une alimentation judicieuse. On évitera de donner trop fréquemment des œufs ou de la viande, on veillera à ce que celle-ci soit finement hachée. On surveillera les selles de l'enfant et on donnera des purgatifs légers au cas de constipation. Le citrate de soude ajouté au lait trouvera ici son application utile, car ce médicament a une action antiseptique certaine sur le tube digestif.

LA DILATATION DE L'ESTOMAC

La dilatation de l'estomac depuis fort longtemps décrite chez l'adulte n'a été étudiée que depuis peu chez l'enfant et surtout chez le nourrisson.

Moncoroo (de Rio Janeiro) en 1883 la déclare aussi fréquente à cet âge que plus tard et incrimine surtout une tare organique profonde, syphilis héréditaire, malaria, rachitisme, agissant par relâchement des tuniques du tube digestif.

L'année suivante, M. Comby, étendant au premier âge les idées émises jadis par M. Bouchard, met en premier plan, dans l'étiologie, l'alimentation trop abondante ou prématurée habituelle dans la classe ouvrière. La surabondance des aliments (mélanges lactés, décoctions putressibles, lait insuffisamment nutritif pris en quantité exagérée) est capable de forcer l'estomac et de provoquer la dilatation.

Cette opinion sur le mécanisme de la dilatation gastrique a été acceptée par la plupart des pédiâtres et est exposée dans tous les ouvrages classiques. A l'encontre de Moncoroo et de Comby, Malibran insiste sur la rareté de la dilatation d'estomac chez le nourrisson, s'appuyant sur ses contrôles d'autopsie et sur le fait que Parrot ne l'a jamais observée.

Quelques observations de Blache concernent des nourrissons voraces et suralimentés ou affaiblis par une longue maladie. Cet auteur attribue la distension stomacale à des fermentations gazeuses avec perte d'élasticité de la musculature gastrique.

Cependant il est une autre cause de l'ectasie gastrique chez le nourrisson que nous sommes parvenus à bien mettre en lumière : c'est l'hypoalimentation.

Nous avons bien établi que les vomissements du nourrisson, que l'on attribuait généralement à la suralimentation, pouvaient aussi être causés par l'hypoalimentation. Cette notion nouvelle a été contrôlée aussi bien à l'étranger qu'en France. Les observations que nous rapportons plus loin tendent à démontrer que l'hypoalimentation peut aussi déterminer la dilatation de l'estomac chez le nourrisson.

Dès la fin de 1909, nous avons rencontré des nourrissons hypoalimentés chez lesquels la capacité gastrique, explorée par la radioscopie, nous a paru considérablement augmentée.

Depuis lors, en pratiquant l'examen radioscopique méthodique des nourrissons à l'Hospice des Enfants-Assistés, nous avons constaté la dilatation de l'estomac, plus ou moins accentuée, chez un certain nombre d'enfants qui présentaient des troubles bien évidents produits par l'hypoalimentation, et spécialement les vomissements répétés à chaque tétée.

PROCÉDÉS DE DÉTERMINATION DE L'ECTASIE GASTRIQUE

Il est extrêmement difficile, pour ne pas dire impossible, de déterminer exactement les limites de l'estomac sur le nourrisson vivant par nos anciennes méthodes de palpation et de percussion ; la contiguïté de l'estomac et du côlon transverse n'autorise aucune affirmation. La présence de gaz et de liquide dans ce segment du gros intestin, sa distension exagérée (aérocolie), suffisent à produire un bruit de clapotage qui ne se distingue pas de celui provoqué par l'ingestion d'une petite quantité de liquide dans l'estomac.

Il est moins difficile d'apprécier l'ectasie gastrique sur la table d'autopsie. La fermentation putride qui suit la mort est de nature à modifier le volume de l'organe.

Le seul moyen rationnel et scientifique d'affirmer la dilatation de l'estomac chez le nourrisson est l'examen radioscopique. L'enfant fixé sur une planchette est présenté debout et de face devant l'écran, et les contours de l'estomac se délimitent aisément pour peu qu'il renferme une certaine quantité de lait, la grande courbure surtout apparaît nettement par contraste avec le côlon très clair distendu par les gaz surtout dans l'examen de profil. On voit aussi très bien jusqu'où le liquide descend, la forme de l'estomac, les dimensions de la chambre à air, la contraction physiologique qui succède à la tétée, le moment de son apparition.

C'est grâce à ce moyen d'exploration que nous avons constaté que l'ectasie abdominale attribuée par la plupart des pédiâtres à la dilatation de la poche gastrique reconnaissait pour cause principale, dans l'immense majorité des cas, la distension gazeuse du gros intestin et que l'estomac et l'intestin grêle n'entraient en jeu que partiellement pour expliquer cette déformation. Sur le nombre considérable d'enfants soumis au contrôle radiologique, nous n'avons noté la dilatation gastrique que dans un petit nombre de cas. Nous sommes loin de la proportion de 80 % citée par M. Comby.

DILATATION DE L'ESTOMAC ET HYPOALIMENTATION

Tous les faits que nous avons étudiés concernent des enfants présentant le syndrome de l'hypoalimentation et arrivés sous cette influence à une phase avancée de l'hypotrophie ou de l'atrophie (1).

(1) VARIOT et BARRET, *Société médicale des hôpitaux de Paris*, octobre 1912.

Les deux observations suivantes en sont des exemples typiques.

Obs. 1. — Enfant 8 semaines. Poids : 2 kg. 725 à l'arrivée. Né avec un poids normal. Élevé d'abord au sein de sa mère, il vomissait chaque tétée. On le met au biberon. Depuis une quinzaine, d'après les renseignements fournis, il était soigné par un médecin des hôpitaux d'enfants et considéré par lui comme atteint d'une hypertrophie congénitale du pylore. On avait réduit la ration au biberon à 20 gr. par prise.

Les vomissements étaient incoercibles à chaque tétée ; le visage était pâle, les yeux enfoncés, le front ridé ; la peau du front était plissée. C'était le faciès de l'athrepsie.

Le cri était presque éteint, les mouvements étaient faibles et lents. Cependant les déjections très peu abondantes avaient une coloration jaune au dire de la mère.

L'état général était des plus graves. Nous décidons de donner une ration proportionnée à l'âge de l'enfant, et nous pratiquons l'examen radioscopique.

L'estomac, ne contenant qu'une petite quantité de lait, apparut considérablement dilaté ; en inclinant l'enfant à droite et à gauche, on voyait le niveau supérieur de la nappe du liquide de l'estomac se déplacer d'un côté à l'autre de l'abdomen.

La chambre à air était très grande. Nous réservâmes le diagnostic d'hypertrophie congénitale du pylore, car on ne voyait aucune contraction péristaltique de la paroi gastrique, comme dans les cas où il y a un obstacle pylorique permanent.

Dès le lendemain, avec une ration de 75 gr. de lait Lepelletier homogénéisé additionné de 15 gr. de solution de citrate de soude à 5 p. 300, les vomissements diminuent beaucoup : en 4 jours, ils étaient presque arrêtés.

L'enfant dormait constamment après les tétées, ses déjections étaient assez bien colorées, mais il ne commença à prendre du poids qu'après une semaine.

Par la suite, la mère, ayant repris l'enfant, nous fit savoir que l'amélioration persistait, les vomissements se firent de plus en plus rares et cessèrent ; il reprit du poids : 1 k. 600 en trois mois. Une coqueluche survenue entre temps n'entrave pas son accroissement.

Obs. 2. — Enfant B..., 9 mois ; élevé d'abord au sein, rejette tout son lait. La mère a consulté 9 médecins, et a finalement mis l'enfant au biberon.

17 mars. — Présente le tableau de la grande hypotrophie par hypoalimentation. Poids : 4 k. 450. Taille : 61 cm. 5 ; il lui manque près de la moitié du poids normal à son âge.

Visage pâle, peau plissée, a constamment les doigts et les mains dans la bouche, avale les biberons avec avidité pour les rejeter presque aussitôt après. Pas de diarrhée, plutôt constipé. Membres grêles ; ventre mou, un peu volumineux.

Est mis au lait condensé sucré Gallia, 3 cuillerées à café pour 90 gr. d'eau bouillie. 6 rations le jour, 2 la nuit. Arrêt brusque des vomissements. Prend 110 gr. en 24 heures, 100 gr. le jour suivant. Examen radioscopique avec le Dr Barret : transparence thoracique normale, ni adénopathie trachéobronchique, ni foyer pulmonaire opaque ; donc pas de tuberculose pouvant expliquer l'hypotrophie.

Mais l'estomac qui contient une grande quantité d'air est très dilaté ; en inclinant l'enfant, on voit le liquide osciller depuis la grosse tubérosité jusque sous le bord du foie ; une radiophotographie après injection de bismuth montre cette dilatation et indique de plus une grande aérocolie, le colon distendu par les gaz est marqué par de larges zones claires.

L'enfant rendu à sa mère après prescription de rations de lait condensé sucré Gallia continue à s'améliorer et à prendre du poids.

Une tentative, à notre insu, avec du lait condensé non sucré entraîne l'arrêt d'accroissement et le retour des vomissements qui persistent avec une diminution pendant une journée de la ration par la mère (2 cuillerées à café au lieu de 3 de lait condensé).

5 avril. — (19e jour du traitement), un nouvel examen radioscopique montre que l'estomac s'est beaucoup rétracté.

1er mai. — Substitution au lait condensé sucré de lait homogénéisé Lepelletier hypersucré à chaud à 10 p. 100. L'enfant ne rejette plus de lait, mais seulement un peu de mucus.

21 mai. — État des plus satisfaisants (1).

(1) VARIOT, *Bulletin de la Société de Pédiatrie*, 1913.

Nous avons observé ainsi plusieurs cas semblables soigneusement recueillis
dans la thèse de notre élève le Dr Lacau Saint-Guily (1).

On retrouve donc chez ces enfants tous les signes capitaux de l'hypotrophie
ou de l'atrophie liée à l'hypoalimentation : arrêt d'accroissement pondéral et
statural, vomissements violents et répétés, pâleur, anémie, ectasie abdominale avec aérocôlie, gracilité des membres, cri strident, etc., etc.

A l'examen radioscopique, on constate les caractères suivants : au lieu de présenter comme normalement une forme globuleuse, petite et rétractée sous le
diaphragme, l'estomac apparaît augmenté de volume, la grande courbure est
abaissée au-dessous du pylore. Fait-on boire un peu de lait à l'enfant, on voit
une large nappe sombre s'étendre presque d'un côté à l'autre de la cavité
abdominale. En inclinant sur le côté la planche qui porte le sujet, on imprime
à la masse liquide un clapotis qui en précise les limites. Au-dessus d'elle, la
chambre à air, anormalement volumineuse, tranche par sa clarté. Dans les cas
les moins accusés, la contraction physiologique qui débarrasse l'estomac de
l'air en excès, se fait normalement quoique un peu retardée et s'accompagne
même d'une légère régurgitation de lait.

Dans les formes invétérées, la chambre à air reste volumineuse, la contraction
ne se fait pas. Il est à présumer que tous les nourrissons hypoalimentés sont
plus ou moins aérophages et que l'accumulation de l'air intervient pour dilater
l'estomac. Mais l'aérophagie n'est qu'un incident d'une importance variable ;
la cause même de la dilatation réside dans l'hypoalimentation, dans la quantité insuffisante d'aliments ingérés. La nutrition générale est alors profondément troublée par l'insuffisance de l'assimilation et des échanges moléculaires.
Le tissu musculaire du tube digestif, un des premiers, souffre dans l'inanition
et perd sa tonicité.

Les anciennes et fameuses expériences de Chossat l'ont bien démontré.
Chez l'animal mort d'inanition, le tube digestif perd la moitié de son poids
normal. Les muscles de l'estomac qui pesaient 8 gr. en moyenne ne pèsent
plus que 2 gr. 10 au moment de la mort par inanition.

Il n'est donc pas surprenant d'observer le relâchement de la paroi musculaire gastrique dans des conditions plus ou moins analogues chez l'homme.
Depuis bien longtemps Trousseau l'avait signalé chez les convalescents de
fièvre typhoïde qui vomissaient et avaient de la diarrhée. Le meilleur moyen
de combattre ces accidents, disait-il, « était d'insister sur une alimentation
solide ». Mais c'est surtout dans les travaux de Mathieu et Roux sur l'inanition
des dyspeptiques et des nerveux qu'on retrouve la confirmation des données
expérimentales de Chossat. Ces auteurs montrent l'amincissement de la musculature de l'estomac sous l'influence d'une alimentation insuffisante, l'atonie
et la dilatation avec retard d'évacuation qui s'en suivent, enfin le retour de
l'estomac à ses dimensions normales par un régime riche. Chez le nourrisson, la
même explication doit être admise ; l'atonie gastro-intestinale relève d'une
nutrition ralentie de l'appareil musculaire par l'hypoalimentation.

Évolution. — La restauration des fonctions gastriques nous a paru plus

(1) Lacau St-Guily. Dilatation ou distension de l'estomac chez le nourrisson hypoalimenté
Th. Paris, 1913.

rapide chez le nourrisson que chez l'adulte. En quelques jours, nous avons vu parfois l'estomac reprendre sa tonicité, lorsque les fonctions digestives n'avaient pas été troublées depuis longtemps ; de même que la distension gazeuse du côlon diminue très vite avec une alimentation convenable chez les hypoalimentés.

Rien n'est plus aisé que de suivre, en répétant les examens radioscopiques, les modifications de la capacité gastrique à quelques jours d'intervalle après avoir fait boire l'enfant.

Lorsque les troubles digestifs sont invétérés, la dilatation gastrique persiste un temps variable correspondant à la débilité générale de l'organisme. Il n'est pas rare de voir des nourrissons succomber avant que leurs fonctions digestives aient pu être régularisées.

En général les dilatations gastriques nous ont paru temporaires, curables par des rations de bon lait proportionnées à l'âge de l'enfant, et ne pas aggraver le pronostic des états dyspeptiques ; la tonicité de la paroi musculaire se rétablit assez vite, en quelques semaines lorsque l'alimentation est bien réglée et lorsque la nutrition générale redevient normale.

DILATATION DE L'ESTOMAC ET SURALIMENTATION

Si dans certaines circonstances, des auteurs ont estimé devoir, soit par la clinique, soit par les examens nécropsiques, attribuer à la suralimentation la cause de la dilatation gastrique, nous estimons que ces faits constituent l'exception. Dans notre grand service de l'Hospice des Enfants-Assistés, et à la Goutte de lait de Belleville où un nombre considérable de nourrissons nous sont amenés, nous ne voyons que des cas rares où la suralimentation nous a paru devoir entraîner des troubles sérieux. Quand l'enfant au sein d'une nourrice trop riche ingère une quantité excessive de lait, la régurgitation qui suit la tétée rétablit l'équilibre gastrique ou la dose qu'il absorbe à la tétée suivante est notablement moindre. Ce qui est vrai pour l'allaitement au sein l'est également pour l'allaitement artificiel pratiqué avec du lait de bonne qualité. Les troubles digestifs, vomissements et diarrhées plus ou moins rebelles sont bien plus souvent dus à l'insuffisance de la ration qualitative (mouillage, adultérations diverses) qu'à l'excès de la ration quantitative de lait de vache. Il en est de même pour l'ectasie gastrique.

DILATATION DE L'ESTOMAC ET STÉNOSE PYLORIQUE

Le tableau clinique dans la grande dilatation de l'estomac et celui observé dans l'hypertrophie congénitale du pylore présentent beaucoup de points communs. On retrouve dans l'un et l'autre cas les mêmes vomissements, la constipation, la dénutrition grave des sujets; c'est surtout par l'examen radiologique qu'on établira la distinction; l'hypertrophie pylorique détermine en plus de la dilatation gastrique, des ondulations péristaltiques qui s'observent avec toute leur netteté; elles manquent totalement dans la dilatation de l'estomac par hypoalimentation.

Traitement. — Étant admis que la dilatation de l'estomac reconnaît pour cause dans la grande majorité des cas l'hypoalimentation, le traitement sera celui du syndrome tel que nous l'avons décrit. On donnera une ration forte de lait en rapport avec l'âge de l'enfant.

L'emploi de la solution de citrate de soude à 5 p. 300 trouve aussi son emploi.

Nous recommandons tout spécialement l'usage du lait stérilisé hypersucré Lepelletier, dont nous avons vu les excellents effets dans la cure des vomissements rebelles et de l'atrophie infantile.

LES DYSPEPSIES GASTRO-INTESTINALES
ET LES TOXI-INFECTIONS

Les dyspepsies habituelles dans le premier âge peuvent être causées par un défaut de la ration alimentaire quantitative et être la conséquence de l'hypoalimentation et de la suralimentation.

Nous étudierons d'abord ces troubles, puis nous décrirons les toxi-infections gastro-intestinales dont les causes et le mécanisme physiologique ne sont pas encore bien élucidés.

LA SURALIMENTATION ET L'HYPOALIMENTATION

1° Troubles causés par la suralimentation. — C'est surtout Budin et son école qui ont insisté sur les troubles produits chez le nourrisson par la suralimentation. Dans les règles que cet accoucheur formule pour l'allaitement au sein, il laisse déjà entrevoir ses opinions sur la suralimentation et ses dangers.

« L'enfant prend trop de lait, dit-il ; on le voit d'abord augmenter de poids d'une façon anormale, puis sa courbe s'arrête et bientôt elle descend ; les garde-robes sont plus fréquentes, elles deviennent liquides, mélangées de grumeaux blancs, enfin verdâtres ou complètement vertes.

« L'enfant a des régurgitations, c'est-à-dire qu'il rejette du lait très peu temps après la tétée ; l'estomac momentanément fermé au niveau du pylore et surdistendu se contracte, un flot de liquide remontant par l'œsophage s'échappe par la bouche. Après quelques temps ce ne sont plus des régurgitations, mais de véritables vomissements qui surviennent, 20, 30 ou 40 minutes après la tétée ; le lait au contact du suc gastrique a subi des modifications, il sort plus ou moins coagulé et dégageant une odeur aigre...

« Si la balance démontre que l'enfant prend trop de lait, et parfois en deux et trois minutes, il en absorbe jusqu'à 140 et 150 grammes, on diminuera la durée de ses tétées, on ne le laissera que cinq minutes, quatre, trois et quelquefois même deux minutes seulement au sein. Bientôt tous ces accidents disparaîtront, diarrhée, vomissement, régurgitation, et l'enfant augmentera de poids. »

Tel est le tableau que Budin a tracé de la suralimentation des enfants au sein, tableau bien rarement réalisé lorsque le lait des femmes est de bonne qualité.

C'est d'ailleurs à propos de l'allaitement artificiel que Budin a précisé encore la doctrine de la suralimentation et qu'il a posé des règles pour éviter des accidents qui seraient redoutables. Il s'exprime ainsi :

« Les quantités de lait que nous avons indiquées et qui sont fréquemment données dans les premiers mois de la vie sont trop considérables ; de là la diarrhée et les troubles digestifs graves souvent observés dans l'allaitement artificiel.

« Pour les enfants âgés de cinq à six mois ou mieux pesant 6 à 7 kilogs, nous prescrivons : 100 gr. environ par kilog. de leur poids d'un lait pur, stérilisé, qui contient de 37 à 38 grammes de beurre et nos résultats sont bons. Nous reviendrons sur une remarque que nous avons déjà faite : on a toujours tendance à donner trop de lait aux nourrissons : nous même, au début nous en laissions prendre une quantité trop considérable. Or, je l'ai déjà dit et je ne saurais trop insister sur ce point : l'enfant qui ne prend pas assez de lait peut ne pas augmenter, il peut même diminuer, mais il n'a pas de troubles digestifs ; dès qu'on lui donne plus de lait, on atteint la ration voulue.

« Telle est l'idée qui nous dirige : nous aimons donc mieux ne pas donner suffisamment pendant quelques jours, même pendant une semaine ou deux, que donner trop ; cette quantité, une fois déterminée, nous ne l'augmentons que s'il nous est absolument prouvé qu'il faut le faire. » (1)

Il y a lieu de faire les plus expresses réserves sur les préceptes formulés par Budin. Il ne faut jamais entraver la croissance d'un nourrisson ; aucune idée préconçue ne doit prévaloir contre la nature. Budin a commis une erreur grave lorsqu'il a déclaré que l'enfant qui ne recevait pas une ration suffisante, n'avait pas de troubles digestifs ; il a méconnu les vomissements causés par l'hypoalimentation qui sont cependant si fréquents.

L'enfant suralimenté au sein a des régurgitations abondantes qui peuvent être précédées de cris et d'agitation en rapport avec la distension agstrique : il présente des déjections fréquentes, liquides, jaunes ou panachées de vert au nombre de cinq à six par jour ; les fesses, la racine des cuisses, sont le siège d'un érythème érosif ou papulo-érosif.

De semblables faits s'observent en cas de lactation très abondante, sans réglage des tétées. Malgré ces perturbations, il n'est pas rare de voir ces enfants devenir polysarciques, présenter un poids beaucoup trop élevé pour leur taille, être très sujets à des érythèmes. Mais cette polysarcie n'est pas toujours fonction d'abondance de lait ; elle peut reconnaître pour seule cause la surcharge du lait en beurre.

Il faut éviter d'attribuer à la suralimentation les troubles digestifs imputables à une composition anormale du lait où à la présence de substances toxiques.

Dans l'allaitement au biberon, le tableau de la suralimentation diffère peu de celui observé dans l'allaitement au sein. Il est difficile bien souvent de faire la part de ce qui revient à la quantité de lait absorbé et de ce qui revient à sa qualité. Les vomissements peuvent devenir très habituels et même incoercibles; la dilatation gastrique s'en suit. La diarrhée peut être assez abondante. Les troubles déterminés par la suralimentation sont moins fréquents et moins

____

(1) Voir Budin : « Le Nourrisson ».

graves que ne le croyait Budin. On confond très habituellement, comme nous le verrons plus loin, les réactions gastro-intestinales dues à l'hypoalimentation ou à la toxicité du lait avec les manifestations cliniques de la suralimentation. Cette confusion a les plus fâcheux effets dans la pratique.

Il est plus rare de constater la polysarcie chez les nourrissons suralimentés au biberon, sauf le cas où ils ont reçu des laits hypersucrés. Une ration de sucre trop abondante peut aboutir au développement de l'obésité. L'observation suivante en est un exemple saisissant.

Elle a été recueillie par M. Roudinesco, notre interne à l'hospice des Enfants assistés et montre les *troubles successifs causés par l'hypoalimentation et la suralimentation* chez le même nourrisson.

Il s'agit d'un petit garçon qui, à l'âge de 2 mois et demi, nous a été amené par la mère à la consultation de l'hôpital des Enfants-Assistés, le 20 octobre 1909, pour des vomissements, et parce qu'*il ne venait pas*. Quoique né à terme, avec un poids de naissance de 3 kg. 300, il ne pesait à 2 mois et demi, que 2 kg. 800. Sa taille était de 51 centimètres.

Cet enfant présentait l'aspect typique de l'inanité : amaigrissement très accusé, pas de pannicule adipeux, l'abdomen rétracté; différant cependant du type classique de l'athrepsique de Parrot. En effet, il avait le regard très vif, il poussait des cris incessants et portait instinctivement ses doigts à la bouche.

L'interrogation de la mère nous a appris, d'ailleurs, que cet enfant recevait depuis plus d'un mois une ration très insuffisante, c'est-à-dire : 8 biberons de 35 grammes de lait ordinaire, additionnés de 35 grammes d'eau.

Il ne présentait, d'ailleurs, aucun signe d'entérite grave ; les selles étaient rares et grumeleuses.

M. Variot lui fixa une ration en rapport avec l'âge et la taille, 75 grammes de lait Lepelletier additionné de 15 grammes d'une solution de citrate de soude et d'une cuillerée à café de sucre en poudre par biberon. Sous l'influence de ce régime, nous avons pu suivre l'accroissement extrêmement rapide en poids et en taille de cet enfant, comme le prouve le tableau suivant :

		kil.	cent.
Le 20	octobre 1909	2,800	51
— 23	— —	3,200	»
— 26	— —	3,400	52
— 2	novembre 1909	3,570	53
— 8	— —	4 »	»
— 15	— —	4,300	54,2
— 22	— —	4,500	55,2
— 30	— —	4,850	56,2
— 10	décembre 1909	5,250	57,2
— 13	— —	5,400	57,4
— 27	— —	5,750	59
— 6	janvier 1910	6,140	59,5
— 8	— —	6,140	»
— 10	— —	6,200	»
— 31	— —	6,900	60,4

La ration a été portée successivement à 90, à 110, puis à 120 grammes de lait Gallia par biberon. La mère a donné du lait pur, sur nos indications, mais a augmenté sans nous en informer, la quantité de sucre ; de sorte que l'enfant prenait, à l'âge de 6 mois, 8 biberons de 120 grammes de lait Gallia, plus 15 gr. de la solution de citrate, plus 2 cuillerées à café de sucre en poudre, soit environ 60 grammes de sucre par jour. Les effets de cette suralimentation se firent bientôt sentir. L'enfant est devenu obèse et mafflu et a présenté à deux reprises des crises de diarrhée qui ont nécessité la diète à l'eau de riz et qui n'ont pas eu d'autre suite. Dans les huit dernières semaines de ce régime, nous relevons un accroissement excessif de poids, 1 kg. 650, accroissement qui est en disproportion avec celui de le taille, qui n'a été que de 3 cm. C'est là un exemple de *dissociation inverse* de la croissance tout à fait exceptionnelle.

Cette observation est doublement intéressante, puisque l'enfant qui en est l'objet présente successivement, et d'une manière bien évidente, les troubles dus à l'inanition d'abord, et ensuite à la suralimentation par un excès d'hydrates de carbone.

Une des conséquences fréquentes de la suralimentation au biberon est le rachitisme floride. On observe l'association à un degré accusé d'obésité, de la tuméfaction des épiphyses, des nodosités costales, une conformation spéciale du crâne dont la fontanelle est lente à se fermer ; la poussée dentaire est notablement retardée. Ces enfants sont sujets aux diarrhées que suivent des pertes de poids parfois considérables ; les érythèmes fessiers, l'eczéma sont fréquents ; en apparence très beaux et même primés dans des concours de bébés, ils n'offrent qu'une médiocre résistance aux infections aiguës.

Le traitement des troubles imputables à la suralimentation consiste dans le simple retour à la ration physiologique et au réglage des tétées pour les enfants au sein.

Dans l'allaitement au biberon, on fixera la ration normale de l'enfant en se basant sur la taille et non sur le poids. On assurera le coupage du lait dans les proportions voulues par l'âge du bébé. On prescrira l'usage de la solution de citrate de soude à 5 p. 300, par cuillerée à café avant chaque prise de lait.

2° **Les troubles causés par l'hypoalimentation. L'inanition, l'atrophie.** — Les règles par trop strictes posées par Budin furent encore exagérées par ses élèves et pour éviter la suralimentation on tomba dans l'hypoalimentation.

Maurel (de Toulouse) par ses recherches de calorimétrie donna une apparence de rigueur scientifique à la ration calculée à 100 gr. par kilog. d'enfant. « Grâce à mes travaux, dit Maurel, et à ceux de M. Budin, je vois le dosage de l'alimentation basé sur le poids et inspiré par la loi que j'ai posée (100 gr. de lait par kilog. de nourrisson) qui a l'avantage d'être facile à retenir, se répandre de plus en plus. » Il n'est que trop vrai que cette loi fausse a été enseignée et retenue dans les maternités grâce à sa simplicité schématique, et que les correctifs apportés par leurs auteurs à cet aphorisme de cent grammes de lait par kilo n'ont pas été propagés comme ils devaient l'être. Budin avait très bien distingué la ration d'entretien destinée à subvenir aux besoins nutritifs généraux du nourrisson de la ration d'accroissement qui est indispensable pour le développement plastique et l'augmentation de poids. Il avait bien vu que cette dernière est faible par rapport à la première. Par exemple pour un nourrisson au sein de deux mois la ration d'entretien atteindra 600 grammes et la ration d'accroissement sera à peine de 80 à 100 grammes. Mais, par crainte de la suralimentation, Budin a toujours voulu se tenir trop près de la ration d'entretien, puisqu'il a été jusqu'à dire qu'il n'y avait pas grand inconvénient à laisser un enfant en stagnation de poids pendant une semaine ou deux. Il recommande de tâtonner comme si un excès même léger de lait pouvait être dangereux et comme si la teneur du lait en principes fixes n'était pas très variable pour le lait de femme aussi bien que pour le lait des animaux et comme si la radiation calorique ne variait pas avec la température ambiante. Voilà l'erreur fondamentale qui a été amplifiée encore par les innombrables disciples du célèbre accoucheur.

La valeur énergétique du lait de vache étant très voisine de celle du lait de femme (700 calories environ pour un litre de lait de femme contre 760 calories pour un litre de lait de vache), on a généralisé pour l'allaitement au sein les préceptes posés par Budin et Maurel pour l'allaitement artificiel. L'application de la formule simpliste de 100 gr. de lait par kilo d'enfant, soit 1/10 du poids, a fait un grand nombre de victimes parmi les nourrissons au sein qui ont présenté des troubles d'hypoalimentation. Or cette ration de 100 gr. par kilo suffit à peine à la ration d'entretien, comme il ressort de nos expériences calorimétriques faites avec M. Lavialle, (Voir ce chapitre à l'*Hygiène infantile*).

Une autre erreur très grave est venue s'ajouter à celle créée et entretenue par les principes des accoucheurs. Les troubles causés par la suralimentation et ceux de l'hypoalimentation ont été et sont trop fréquemment confondus. Les réeotions morbides du tube digestif sont analogues dans les ceux cas.

LES TROUBLES DIGESTIFS CHEZ LES ENFANTS HYPOALIMENTÉS

Je crois être parvenu à faire accepter cette notion clinique que l'enfant hypoalimenté est sujet à des vomissements fréquents et répétés, auxquels j'ai donné le nom de vomissements par hypoalimentation et que, de plus, il a des déjections liquides, plus ou moins répétées, brun-verdâtres, glaireuses, que les mères ne manquent pas d'imputer à l'entérite. C'est là une notion nouvelle, capitale en hygiène infantile. Les vomissements par hypoalimentation sont assez fréquents, aussi bien chez les enfants nourris au sein, quand la sécrétion lactée est insuffisante ou quand ils sont mal réglés, que chez ceux nourris au biberon et qui ne reçoivent pas la quantité de lait qui leur convient.

Les vomissements. — Ces vomissements ont certains caractères que nous avons mentionnés au chapitre des vomissements qui aident à reconnaître leur origine. Ils surviennent peu de temps après la tétée et semblent incoercibles. Le lait rejeté n'est que peu modifié, il n'a subi qu'une chymification partielle et ne présente ni grumeaux, ni odeur aigre. Loin de calmer l'irritabilité gastrique de l'enfant, ils semblent l'augmenter.

Fausse constipation — Un dès troubles qui accompagnent le plus souvent ces vomissements par hypoalimentation est une sorte de fausse constipation. Quand il s'agit de bébés au sein, les mères et les nourrices s'inquiètent de ne pas leur voir rendre de matières dans leurs couches et souvent elles recourent à des lavements ou à des sirops purgatifs pour activer les fonctions intestinales alors qu'il suffirait pour cela d'accroître la ration alimentaire. Les déjections peu abondantes ont souvent un aspect brun, verdâtre, glaireux et bilieux qui s'explique par la faible quantité de lait qui traverse le tube digestif puisqu'une partie seulement du lait ingéré dans l'estomac franchit le pylore et le duodenum. On ne manque guère d'attribuer cet aspect verdâtre et glaireux des selles à l'entérite, de même que les vomissements à la suralimentation. Et cependant quand on fixe convenablement la ration, les déjections reprennent presque tout de suite leur aspect, leur consistance et leur coloration normales ; simultanément les vomissements s'atténuent et s'arrêtent très vite. Une autre conséquence de l'inanition est, suivant le degré, la stagnation ou la perte de poids. Les mères se désespèrent de ne pas voir leur enfant s'accroître et poursuivies par le spectre de la suralimentation, par la crainte des vomissements, elles réduisent les tétées ou la quantité de lait de chaque biberon. La dénutrition ne fait que s'aggraver.

Il me serait aisé de citer un grand nombre de faits où j'ai découvert les troubles de l'hypoalimentation alors qu'on se croyait en présence d'une gastro-entérite tenace et grave. Je me bornerai à citer quelques exemples typiques.

Il me souvient que l'un de me anciens élèves, un interne distingué des hôpitaux, vint me trouver, désolé parce que son enfant, âgé d'un mois environ, nourri au sein par la mère, n'avait pas augmenté de poids depuis sa naissance, avait des selles fréquentes et glaireuses, de l'érythème fessier, quelques vomissements, poussait des cris incessants surtout la nuit. On se demandait si le lait de la mère, femme jeune et vigoureuse, était de bonne qualité, et si on ne serait pas obligé de recourir à une nourrice. Je constatai que la mère avait du lait en abondance et normal en apparence, que l'enfant était bien conformé, il pesait 3 kil. 500 environ, gardant son poids de naissance à un mois, comme je l'ai dit. On me montra des couches avec des matières liquides verdâtres et glaireuses (1).

En interrogeant la mère, j'appris que, suivant les conseils des accoucheurs, on avait sévèrement rationné le nouveau-né. On lui donnait 350 gr. par 24 heures, il était placé sur la balance avant et après chaque tétée, et lorsqu'il avait absorbé 60 gr. environ, on le retirait du sein, bien qu'il poussât des cris violents.

Je conseillai d'être moins parcimonieux dans la ration, de donner tout de suite 500 gr. en 24 heures, et d'augmenter rapidement à 6 et à 800 gr. Le résultat fut immédiat, les selles se colorèrent normalement, les vomissements cessèrent, l'enfant devint plus calme, dormit la nuit et gagna 30 à 40 gr. de poids par jour. A six mois la mère me ramena son bébé qui était l'un des plus beaux que l'on pût voir.

Dans une famille très opulente du quartier des Champs-Élysées, je fus appelé en consultation pour un petit garçon de six semaines, élevé au sein par une belle nourrice italienne, et qui, néanmoins, ne gagnait pas de poids ; il pesait 3 k. 600, comme en naissant. Cet enfant avait été condamné par l'accoucheur de la famille à la ration de 100 gr. par kilo d'enfant et c'était pitié que de voir cet enfant vigoureux, et bien constitué, inanitié devant une nourrice dont les seins étaient gorgés de lait. On était d'ailleurs impitoyable ; il prenait 360 gr. de lait en 24 heures, plutôt moins que plus. Je conseillai à la mère de donner une plus forte ration et je ne lui cachai pas que je considérais son enfant comme hypoalimenté. Mais cette dame était fort troublée pour choisir entre

____

(1) Voir Filliozat, De l'insuffisance de l'alimentation chez le nourrisson (Thèse de Paris, 1909).

l'opinion de son accoucheur et la mienne. « Voyez comme ces selles sont vilaines, brunes, si j'alimente mon enfant cela augmentera son entérite. » Je répondis qu'on avait essayé assez longtemps la ration faible de lait, que l'on pouvait bien tenter l'autre système, le mien, puisque le premier n'avait pas réussi. J'ai appris qu'après quelques tiraillements on s'était décidé à forcer la ration et qu'on s'en était trouvé fort bien, que l'enfant avait commencé de prospérer. Cette stagnation de poids, ces selles anormales étaient dues et entretenues par l'hypoalimentation.

Nous reproduisons ici quelques observations qui montrent la fréquence et l'intensité des vomissements chez les nourrissons inanitiés.

Vomissements par hypoalimentation chez un enfant au sein (1)

On m'apporte dans mon cabinet l'enfant d'un étudiant en médecine, M. F..., âgé de 30 jours et pesant 2 kg. 600, alors que le poids de naissance était de 3 kg. 200. Le père et la mère sont bien portants ; il y a déjà un autre enfant de 6 ans bien développé.

La mère, paraissant assez bonne nourrice, donna le sein exclusivement. Mais, après deux à trois semaines, on s'aperçut que l'enfant ne prospérait pas et perdait du poids.; il était criard, vomissait assez fréquemment après les tétées et avait des déjections brunâtres et glaireuses.

Comme ses selles n'indiquaient pas une chymification normale, on réduisit plutôt le temps de chaque tétée. Mon ami, le Dr Martinet, conseilla au père de venir me trouver surtout à cause de l'intolérance gastrique de ce bébé qui vomissait et qui avait perdu en 30 jours 600 grammes sur son poids de naissance. Après avoir examiné l'enfant, je ne découpris rien autre chose que des troubles imputables à l'*hypoalimentation*. Comme je craignais que le lait maternel ne fût émétisant, comme cela n'est pas rare, je conseillai de suspendre temporairement l'allaitement au sein et de tenter l'alimentation au lait Gallia (stérilisé industriellement à 108°), 45 gr. à chaque tétée, toutes les deux heures, avec une cuillerée à soupe de la sollution suivante dans le biberon :

Eau distillée .... 300 grammes
Citraté de soude 5   —

plus une pincée de sucre en poudre. D'abord huit tétées, puis neuf tétées en 24 heures. Les vomissements s'arrêtèrent immédiatement, et l'enfant, en quatre jours, gagna 160 gr.

Je permis à la mère de recommencer l'allaitement mixte, en donnant le sein une fois d'abord sur trois, puis sur deux tétées. En pesant l'enfant avant et après qu'on le mettait au sein on reconnut qu'il ne prenait que 40 à 50 grammes et parfois moins ; je conseillai de compléter les tétées jusqu'à 60 grammes.

Dès lors, tous les troubles fonctionnels disparurent très vite, les vomissements aussi bien que la coloration brunâtre des déjections ; l'enfant fut moins criard, le sommeil revint. En trois semaines, l'enfant a passé de 2 kg. 600 à 3 kg. 300 ; il gagne régulièrement 30 à 35 gr. par jour à l'allaitement mixte au lait Gallia.

La quantité de lait (lait maternel et lait Gallia), calculée exactement par le père à chaque tétée et totalisée dans les 24 heures, excède un peu 1/7 du poids de l'enfant ; cette quantité est non seulement bien tolérée mais bien utilisée puisque ce bébé s'accroît très rapidement, à la grande satisfaction de ses parents.

Le père, voyant son enfant *vomir* avec des *selles brunes et glaireuses*, le croyait suralimenté, et avait fait réduire les tétées, pensant à tort que l'on devait diminuer la ration en présence de ces troubles digestifs apparents. Un mois après ma première consultation, j'ai revu ce bébé dont la courbe ascensionnelle est tout à fait rapide. L'élevage de cet enfant prenant le sein de sa mère et une ration complémentaire de lait Gallia a été fort naturel.

(1) Etude clinique et thérapeutique des vomissements du nourrisson, par le Dr Raymond FRANÇOIS (*Thèse de Paris*, 1907).

Vomissements par hypoalimentation au biberon.

Le Dr Braunberger me fit appeler en consultation au commencement de décembre 1906, pour le petit enfant d'un capitaine, âgé de 28 jours. La mère, une Parisienne nerveuse, avait tenté de le nourrir au sein pendant quinze jours ; mais surveillé à la balance, son poids n'augmentait pas. Avant de recourir à la nourrice mercenaire, on fit une tentative d'allaitement artificiel au lait Gallia ; et, comme l'enfant pesait 3 kg. 500, on donna des ordres à la religieuse pour qu'il reçût dans les 24 heures, 350 gr. de lait, plus 150 gr. d'eau pour couper le lait.

La stagnation de poids continuait après 12 jours, aussi bien après l'allaitement artificiel qu'avec le sein de la mère.

Je fus appelé dans ces circonstances. Le bébé avait, à 50 grammes près, son poids de naissance ; il était maigre, criard, remuant, semblait très vif.

Lorsqu'on lui mettait le doigt dans la bouche, il le suçait avec une grande force. Il avait en outre des *vomissements* et les déjections étaient glaireuses, de couleur foncée et même verdâtres parfois.

Je reconnus chez ce bébé les troubles de l'hypoalimentation en rapport avec l'ingestion d'une quantité insuffisante de lait ; et d'accord avec M. Braunberger, j'augmentai progressivement la ration, en quatre jours, de 350 à 500 gr. en 24 heures.

Je fis donner des tétées toutes les 2 h. 1/2, de 75 gr. de lait Gallia (le même que l'on avait déjà employé) ; 6, puis 7 par jour, avec une cuillerée à soupe de la solution de citrate de soude à 5 p. 300, et une demi-cuillerée à café de saccharose.

J'ai reçu, quinze jours après notre consultation, une lettre du Dr Braunberger, m'informant que les choses s'étaient passées comme je l'avais prévu et que la courbe d'accroissement du bébé était très normale depuis que j'avais changé la ration alimentaire de telle manière que le poids du lait Gallia consommé correspondait à peu près à 1/7 du poids de l'enfant.

Depuis lors j'ai rencontré un grand nombre de nourrissons vomisseurs qui étaient des hypoalimentés. La fixation d'une ration graduellement croissante de lait, avec addition de citrate de soude, arrêtait rapidement les vomissements et était suivie d'un accroissement normal de poids.

J'ai en ce moment plusieurs nourrissons hypoalimentés dans mon service des Enfants-Assistés, ils gagnent rapidement du poids avec une ration convenable.

Voici une dernière observation très typique.

Vomissements par hypoalimentation au sein de la mère guéris par l'allaitement mixte.

Dans ce cas, l'allaitement mixte a suffi pour arrêter les vomissements incoercibles.

Père et mère jeunes et bien portants. Petite fille première née, du poids de 5 livres à la naissance. Elevée entièrement au sein de sa mère. Dès les premiers jours, les vomissements sont assez fréquents, une fois sur deux tétées ; plus tard, ils se rapprochent et deviennent incessants.

Cette enfant nous fut amenée dans notre cabinet, le 20 mars 1906, à l'âge de 2 mois, pesant 2 kg. 800.

Je prescrivis la solution de citrate de soude, une cuillerée avant chaque tétée, et en trois jours les vomissements furent arrêtés à peu près complètement.

Mais l'enfant n'augmentait pas de poids ; je fis peser les tétées au sein, je constatai que la quantité de lait à chaque tétée était insuffisante : je fis compléter jusqu'à 60 et 75 gr. les tétées avec du lait stérilisé.

Les vomissements ne reparurent pas, et l'accroissement se poursuivit normalement.

La lactation de la mère diminuant, on donna graduellement quatre prises de lait stérilisé, et trois tétées au sein, chacune de 50 à 70 gr., qui furent complétées par un peu de lait stérilisé.

Le 20 *juin*, le poids de l'enfant était de 5 kg. 420, et de 5 kg. 500 le 28 juin. La dernière semaine a été très chaude et il y a eu quelques selles diarrhéiques.

La mère donne trois fois le sein par jour, mais l'enfant ne prend que 50 gr. à chaque tétée ; l'allaitement est complété par du lait stérilisé industriellement.

J'ai l'espoir que la notion que j'ai introduite en hygiène infantile des *vomissements par hypoalimentation* se répandra rapidement dans le corps médical et qu'à l'avenir on cessera de voir, dans tous les petits vomisseurs, des suralimentés.

Si l'on s'obstine dans ces circonstances à réduire la ration alimentaire en attendant qu'on ait des déjections d'apparence normale, si l'on persiste à donner des bouillons de légumes, qui ne sont nullement nutritifs, sous prétexte de combattre la gastro-entérite, on imposera aux malheureux nourrissons le supplice de la faim et on produira un amaigrissement squelettique comme je l'ai vu trop souvent.

Il faut que l'on sache bien que les réactions gastro-intestinales de l'hypoalimentation sont fort semblables à celles de la suralimentation et que dans les deux cas le vomissement, c'est-à-dire le spasme gastrique peut survenir. Les vomissements par l'hypoalimentation méritent d'être connus par le praticien aussi bien que ceux de la suralimentation. Avant de réduire la ration d'un nourrisson vomisseur, il faudra toujours s'enquérir avec précision de la ration qu'il absorbe et ne pas conclure, sans renseignements et sans réflexion, qu'il a été suralimenté.

L'insuffisance prolongée de la ration a comme conséquence des troubles profonds de la nutrition et un arrêt plus ou moins complet de l'accroissement.

J'ai pu fixer dans un grand nombre de cas les caractères cliniques du nourrisson inanitié ; on n'eût pas manqué jadis de le classer parmi les athrepsiques. C'est un atrophique retardé plus ou moins dans sa croissance staturale et pondérale, *extrêmement amaigri*, chez lequel on distingue, non seulement les saillies osseuses, mais aussi les masses musculaires comme sur un petit écorché. Il n'y a plus de panicules adipeux, la peau se plisse aisément, le teint est pâle et mat, les orbites sont creusés, mais l'œil reste vif. L'inanitié porte les doigts à sa bouche comme s'il était affamé ; mais il n'a pas tout à fait le faciès simiesque de l'athrepsique cachectique de Parrot. L'inanitié est nerveux, il pousse des cris nuit et jour ; avant qu'arrive l'heure de la tétée, il trouble toute la maison. Il se jette avec avidité sur le biberon qu'il vide en un clin d'œil ; mais dix minutes ou un quart d'heure après, il rejette tout ou partie de la tétée. Il en est même qui ont des vomissements incoercibles. En général, les selles sont peu fréquentes, deux ou une en vingt-quatre heures, liquides, glaireuses, brun verdâtre.

Comme ces enfants vomissent et ont des déjections anormales, on les considère comme atteints de gastro-entérite et incapables d'utiliser la ration alimentaire quelque réduite qu'elle soit. On conseille de diminuer la ration, on va jusqu'à supprimer le lait, à donner des bouillons de légumes, à imposer la diète hydrique et plus on réduit les aliments, plus on aggrave les accidents, plus les vomissements deviennent répétés, plus les selles sont anormales, plus l'enfant est agité et criard. La ration étant insuffisante pour entretenir la calorification, la température s'abaisse à 35° et même à 34°. Le poids de ces enfants est stagnant pendant tout le temps qu'ils sont hypoalimentés avec tendance à l'abaissement.

Le pronostic de cet état qui peut paraître alarmant si l'on n'est pas fixé sur la cause des accidents est presque toujours favorable quand on a dépisté l'hypoalimentation, et quand on a rendu à l'enfant soit au sein, soit au biberon la ration qui lui convient ; des mères fort inquiètes sont émerveillées de la rapidité avec laquelle les enfants s'améliorent ; non seulement ils se calment, leur selles se régularisent, les vomissements s'arrêtent, surtout si l'on ajoute au lait une petite quantité de citrate de soude pour calmer la contraction spasmodique de l'estomac, mais du jour au lendemain la calorification se règle, la température remonte à 37°. L'accroissement quotidien est de 50 et même de 100 grammes les premiers jours. En une semaine j'ai vu des nourrissons hypoalimentés reprendre 500 grammes de poids, l'accroissement statural est naturellement plus lent, mais normal néanmoins.

Il arrive parfois que les nourrissons auxquels on a prescrit des rations physiologiques de lait continuent de vomir une partie de ce qu'ils ingèrent. Il n'y a pas lieu pour cela de diminuer la ration, car si l'on persévère on voit néanmoins l'enfant augmenter de poids et les vomissements s'atténuer peu à peu. Ils ne cèdent parfois complètement qu'après plusieurs semaines comme si le spasme gastrique ne s'apaisait que lentement.

Donc, toutes les fois qu'on se trouvera en présence d'un nourrisson vomisseur, il ne faudra pas s'empresser de conclure sans contrôle, comme on le fait trop généralement, qu'il est suralimenté.

Nous avons vu surtout jusqu'à présent les méfaits de l'hypoalimentation liée à une restriction abusive dans les rations de lait données à l'enafnt.

Le même syndrome peut reconnaître des causes diverses aboutissant aux mêmes résultats.

HYPOALIMENTATION ET ALLAITEMENT AU SEIN

Ces causes doivent être étudiées dans l'allaitement au sein et dans l'allaitement artificiel.

Hypogalactie. — Certaines mères ont une sécrétion lactée insuffisante. Elles présentent parfois des seins opulents et croient à leur richesse et cependant si on pratique la pesée de l'enfant, avant et après la tétée, on se rend compte qu'il n'augmente pas ou seulement très peu de poids. C'est pourquoi il est nécessaire de palper soigneusement le sein et de rechercher la fermeté caractéristique du parenchyme sécrétoire qui se différencie bien des lobules graisseux.

Lés deux observations suivantes mettent ce fait en évidence.

1° C... Paul, né le 3 février 1912, pesant 3 k. 420, nous est présenté le 22 février par sa mère qui nous dit que l'enfant ne prend pas bien le sein, qu'il crie sans cesse entre les tétées ; on constate en effet par la pesée, qu'il ne prend que 40 gr. de lait aux deux seins pendant vingt-cinq minutes. L'hypogalactie de la mère est manifeste, malgré une apparence favo-rable. On institue alors le régime mixte, bien vite remplacé par le régime au lait stérilisé, car au bout de quatre mois la mère ne donne plus que 20 grammes aux deux seins pendant une demi-heure.

2° D... Yvonne, née le 30 avril, poids de naissance inconnu, est amenée à la consultation de la Goutte de lait.

Le 2 juillet 1912, sa mère nous dit que l'enfant crie continuellement et ne se développe pas ; la pesée à ce moment nous montre un poids de 2 kg. 860 au lieu de 4 kg. 700, poids moyen à cet âge ; la taille est de 50 cm. 5 (au lieu de 57 cm.) ; c'est donc une hypotrophie très marquée, on fait l'épreuve de la tétée ; l'enfant a pris 40 grammes aux deux seins pen-dant 20 minutes. On prescrit alors le régime mixte en faisant compléter les tétées par des biberons. Après six mois, allaitement au biberon exclusif.

Dès les premiers jours l'enfant s'accrut rapidement : 140 grammes en deux jours, 490 gr. en vingt jours. A 10 mois l'enfant pesait 8 kg. 100 et mesurait 68 cm., chiffres très satis-faisants.

L'hypogalactie peut être passagère et traduire un retard de la montée laiteuse : il faut quelquefois plusieurs semaines pour que la sécrétion s'établisse défini-tivement.

Causes diverses. — Nous ne ferons que mentionner ici, car on les trouvera exposées en détail au chapitre des obstacles à l'allaitement maternel, toute une série de causes d'hypoalimentation qui, si elles ne sont pas corrigées ou combattues, entraveront tant qu'elles persisteront le développement normal de l'enfant : ce sont l'insuffisance de développement de la glande, ou *micro-mastie*, la rétraction des mamelons imposant parfois l'usage du tire-lait, les crevasses, les fissures, les ulcérations parfois si douloureuses des mamelons au point que les mères sont obligées de renoncer à l'allaitement.

UNILATÉRALITÉ DES TÉTÉES

L'hypoalimentation peut tenir au seul fait que la mère ne donne qu'un seul sein à chaque tétée, alors que la tétée des deux seins assure une ration suffi-sante. C'est une erreur grave que de conseiller à toutes les mères de ne donner qu'un seul sein à chaque tétée. Nous insisterons encore sur ce point.

L'enfant J... Blanche, née le 27 octobre 1912, pèse 2 kg. 500 ; les renseignements apprennent que l'enfant est mise à un seul sein, la mère se croyant bonne nourrice ; or, le 16 décembre, l'enfant ne pèse que 3 kg. 600 (au lieu de 4 kg. 500, poids moyen) ; ta taille est en retard de 4 centimètres. L'épreuve de la tétée montre que l'enfant prend 80 grammes de lait aux deux seins en dix minutes ; il semble donc que l'allaitement unilatéral soit insuffisant ; on recommande de donner les deux seins à chaque tétée. Le 3 janvier, l'enfant prend 100 gr. par chaque tétée en dix minutes, l'allaitement au sein s'est bien poursuivi. En cinq mois le poids normal était atteint.

La plupart des mères, surtout dans les villes, sont obligées de donner les deux seins coup sur coup, car la lactation n'est pas assez abondante d'un seul côté pour suffire à l'alimentation de l'enfant. L'unilatéralité des tétées est une cause commune d'hypoalimentation.

La mauvaise santé de la mère à la suite d'une infection aiguë ou chronique, dans certaines conditions de paupérisme, retentit sur la sécrétion lactée qui devient vite insuffisante. Il en est de même du nervosisme entretenu par les fatigues exagérées de la vie mondaine ou au contraire par les chagrins.

L'enfant qui présente la brièveté du frein de la langue dénommée vulgairement le filet est bien rarement gêné dans la succion. On peut cependant être obligé de donner un coup de ciseau pour libérer la langue. Très rarement certains bébés refusent le sein et si on ne les nourrit pas à la cuillère ou au biberon, on les voit rapidement présenter le syndrome de l'inanition. Il en est de même des cas de malformation grave de la bouche, des lèvres (bec-de-lièvre, perforation de la voûte) et des cas de végétations adénoïdes par trop développées.

HYPOALIMENTATION ET ALLAITEMENT AU BIBERON

Dans l'allaitement artificiel l'hypoalimentation provient soit de la restriction abusive des rations fixées à l'enfant, soit d'une composition défectueuse du lait, soit d'erreurs de technique dans le coupage et le sucrage.

Nous ne reviendrons pas sur la première de ces causes ; nous l'avons amplement développée en tête de ce chapitre.

Le lait peut avoir des qualités nutritives insuffisantes. Malgré les mesures légales édictées, il ne présente pas toujours au moment de la vente sa composition primitive. Les difficultés du ravitaillement dans les grandes villes ont multiplié les fraudes du lait pendant les cinq années de guerre et encore aujourd'hui. Le mouillage, l'écrémage, l'insuffisance de beurre réduisent la proportions des substances alimentaires contenues dans le lait et qui sont nécessaires au développement de l'enfant.

Le coupage exagéré intervient comme cause fréquente d'hypoalimentation. Le lait pur est en effet difficilement toléré pendant les premiers mois, parce qu'il est trop riche en graisse et en caséine ; il faut alors le couper pour le rendre facilement supportable à l'estomac de l'enfant, mais dans la classe populaire non éduquée, la proportion d'eau de coupage est souvent exagérée. Les mères remplacent l'eau par des infusions de plantes, de mauve, de pavot, d'eau de mouron, de maïs, d'orge, d'eau pannée qui peuvent être fermentescibles ou nuisibles.

Il en est de même à la suite des troubles digestifs aigus, quand la mère redoutant les crises diarrhéiques reprend l'alimentation, la dose de lait est souvent si minime que l'enfant marche à grands pas vers l'atrophie.

R... François, né le 9 septembre 1912, poids de naissance 2 kg. 500, est mis en nourrice, présente des vomissements, de la diarrhée : on lui fait prendre des biberons coupés de moitié d'eau de Vichy ; le 16 décembre, il pèse 2 kg. 550 et mesure 51 cm. Mis en observation au Pavillon Pasteur, l'enfant présente des selles vertes et quelques vomissements ; on le met à la ration habituelle de lait Lepelletier. Le 30 décembre, il est rendu à sa famille pesant 2 kg. 970 et mesurant 52 cm. 5. Depuis, l'enfant n'a cessé de s'accroître. Cinq mois après, il pesait 5 kg. 600 et mesurait 62 cm.

Beaucoup de femmes du peuple coupent le lait de vache par moitié avec de l'eau de Vals. Cet usage prolongé des alcalins est nuisible.

CONFUSION DES TROUBLES CAUSÉS PAR L'HYPOALIMENTATION ET LA SURALIMENTATION

Les dangers de la suralimentation avaient été très exagérés par les accoucheurs, comme nous venons de le voir : cela est prouvé par la très faible mortalité des enfants nourris au sein par les nourrices de la campagne, qui ne sont soumises cependant à aucune réglementation pour les tétées, et qui ne perdent que 4 % environ de leurs propres enfants dans la première année.

De même pour les nourrissons au biberon, depuis 27 ans, dans notre grande Goutte de lait de Belleville, où nous avons toujours 500 enfants contrôlés simultanément, et où nous avons élevé plus de 10.000 enfants, j'ai pu m'assurer par une multitude d'observations, que la suralimentation avec du lait stérilisé ou surchauffé de bonne qualité, n'était pas aussi redoutable qu'on le croit généralement.

Cependant, nous distribuons le lait surchauffé Gallia ou le lait homogénéisé Lepelletier dans des bouteilles de un demi-litre : nous ne préparons pas chaque ration dans des paniers de Soxhlet, comme on le fait dans les consultations de nourrissons ; nous nous contentons de délivrer aux mères ou aux éleveuses, des biberons qui portent une graduation physiologique sur le verre, et nous leur donnons, à chaque consultation hebdomadaire, des instructions verbales pour la ration de leur enfant, pour le coupage, le sucrage, etc. Les femmes à Paris sont fort dociles et exécutent bien nos conseils : toutes savent répondre quand on les interroge, quelle est la ration quantitative que prend leur enfant.

Nous faisons varier les rations quand il y a lieu, nous diminuons le coupage à l'eau, nous augmentons le sucrage, etc., et nous sommes obéis en général.

Dans ce milieu populaire, nous manions des laits surchauffés qui viennent des départements, et nous obtenons des résultats satisfaisants par cette méthode, même lorsque nous entreprenons l'élevage d'enfants plus ou moins atrophiques.

La plupart de ceux qu'on nous apporte à la Goutte de lait de Belleville, sont en mauvais état, atteints de vomissements, de diarrhée, ont reçu du lait en quantité insuffisante, ou du lait de mauvaise qualité, des mixtures malsaines, des farines lactées dès les premiers mois : « ils ne viennent pas », nous disent les mères, et c'est pourquoi on les amène.

Bien peu de beaux enfants, soit au sein, soit au biberon, nous sont présentés. Et cependant dans cette population infantile d'atrophiques initialement, lorsque nous avons donné du bon lait surchauffé, lorsque nos conseils pour la ration plutôt forte, le coupage et le sucrage sont suivis, ce qui est la règle, nous obtenons très rapidement des accroissements de poids, une véritable restauration des fonctions digestives et de la nutrition. Les atrophiques se rapprochent des débiles, en ce que leur rayonnement calorifique est intensifié, à cause de leur amaigrissement ; ils utilisent bien des fortes rations, et dès les premières semaines, nous voyons céder les troubles digestifs qu'ils présentaient, les vomissements en particulier.

Si ces troubles digestifs, si l'intolérance gastrique étaient dus à la suralimentation, bien loin de s'atténuer, ou de disparaître avec de fortes rations, avec des aliments énergétiques. tels que le lait hypersucré.ils seraient exagérés ;

or, dans l'immense majorité des cas, les enfants atrophiques se comportent comme des hypoalimentés ; ils prennent 250, 300 et même 400 gr. de poids dans la première semaine ; ils se hâtent pour ainsi dire de profiter de l'alimentation plus riche que celle qui leur était fournie trop parcimonieusement suivant des règles défectueuses.

A cet égard les observations innombrables que j'ai faites avec mes collaborateurs à la Goutte de Lait de Belleville, les Drs Lazard et Roger, depuis nombre d'années ne peuvent pas laisser de doute.

A la section des éleveuses au biberon organisée, sur ma demande, à la nourricerie de l'hospice des Enfants-Assistés, j'ai vu bien souvent des nourrissons de trois ou quatre mois, atrophiques, laisser dans leur biberon une certaine quantité de la ration de lait hypersucré que j'avais fixée, ils avaient bu à leur appétit et cependant ils ne rejetaient rien de leur tétée. Tant il est vrai, que les enfants après les premiers mois, peuvent être capables de se régler au biberon comme ils le font au sein, sans qu'on voit surgir les troubles qu'on attribue à la suralimentation.

Il est donc certain que les vomissements et la diarrhée qu'on ne manque guère d'attribuer à la suralimentation peuvent être dus à l'hypoalimentation aussi bien au sein qu'au biberon et que l'on mettrait un terme à ces accidents en rendant au nourrisson la ration normale qu'il est capable d'utiliser.

Par des recherches longues et nombreuses poursuivies avec mes collaborateurs, le Dr Barret, M. Lavialle, M. Morancé, etc., je me suis attaché à montrer que l'un des stigmates considérés comme caractéristiques de la suralimentation, le gros ventre, que j'ai proposé de dénommer « ectasie abdominale » était souvent la suite de l'hypoalimentation et coïncidait avec une atrophie plus ou moins forte.

Nos études radiographiques et cliniques sur plus d'une centaine de nourrissons aux Enfants-Assistés, tendent à démontrer que la dilatation prédominante du colon, coexistant ou non avec une dilatation gastrique est due à une véritable aérocolie et que cette distension gazeuse diminue rapidement lorsque des enfants reprennent une ration suffisante de lait (Voir le chapitre de l'*Ectasie abdominale*).

La dilatation gastrique, imputée uniquement à la suralimentation, s'observe souvent dans l'hypoalimentation.

Conclusions. — Après cet exposé on est en droit de conclure qu'il est temps de réagir contre les excès de la doctrine de la suralimentation dont les effets en hygiène infantile ont été déplorables.

Après mon expérience de vingt-cinq années sur des milliers d'enfants et dans des milieux divers, à la Goutte de Lait de Belleville, à la Consultation externe de l'hôpital des Enfants malades, à l'Institut de Puériculture des Enfants-Assistés, dans la clientèle, j'ai reconnu que les accidents dus à la suralimentation sont incomparablement moins fréquents et moins graves que ceux dus à l'hypoalimentation et c'est le cas de répéter l'adage bien connu : « *souvent la peur d'un mal nous conduit dans un pire* ».

Beaucoup de médecins dont l'instruction en hygiène a été faite dans les maternités sont imbus des idées encore régnantes sur la suralimentation, et seront peut-être surpris des notions nouvelles qui sont pour moi conformes à la réalité.

Déjà cependant le résultat de mes recherches sur les vomissements et sur les autres troubles causés par l'hypoalimentation a été accepté par quelques hommes compétents : MM. Bar, Merklen à Paris, M. Concetti à Rome, etc., mais je considère comme un devoir de les vulgariser encore, car la doctrine fausse de la suralimentation n'a que trop de partisans. La confusion des troubles produits par l'hypo et là suralimentation a des effets funestes chez un grand nombre de nourrissons, en retard dans leur accroissement pondéral et statural; leur résistance vitale amoindrie en fait une proie facile pour les infections du premier âge.

L'ATROPHIE INFANTILE

L'atrophie infantile est un syndrome très commun consistant en un trouble général de la nutrition qui se manifeste surtout par un retard plus ou moins prolongé ou même par un arrêt de l'accroissement du poids et de la taille. Avec la balance et la toise on peut mesurer approximativement la gravité du processus en comparant le poids et la taille du nourrisson atrophique avec ceux d'un enfant normal de même âge.

L'atrophie est la conséquence de la plupart des troubles gastro-intestinaux qui surviennent dans le premier âge; l'atrophie infantile comme l'hypotrophie est la conséquence de l'hypoalimentation qui retarde l'accroissement : mais elle peut se rapporter aussi à des tares héréditaires, à la débilité congénitale, à l'hérédo-syphilis, à des malformations, à la tuberculose, etc., etc.

L'atrophie infantile n'est pas rare chez le nourrisson au sein, contrairement à ce que l'on pense généralement, du fait de la défectuosité dans la quantité ou la qualité du lait, mais elle est infiniment plus commune chez ceux qui sont alimentés artificiellement et qui manquent de soins.

Le terme d'atrophie infantile était tombé dans l'oubli en France, lorsque je l'ai restauré en 1898. Il était couramment employé à la fin du xviiie siècle, et au commencement du xixe chez nous, et avait été admis par les pédiâtres étrangers (1).

Parrot, sous le terme d'*athrepsie*, avait englobé tous les troubles légers ou graves du fonctionnement du tube digestif des nourrissons. Tout en rendant justice aux efforts de l'illustre Parrot pour faire progresser au point de vue anatomique et clinique l'étude des maladies du tube digestif dans son bel ouvrage sur l' « *athrepsie* », nous devons convenir qu'il a commis une erreur de systématisation en faisant rentrer dans un cadre par trop artificiel des entités morbides absolument distinctes. Le choléra infantile était pour lui l'athrepsie foudroyante. Les gastro-entérites aiguës ou subaiguës constituaient le premier ou deuxième degré de l'athrepsie.

(1) Le traitement de l'Atrophie infantile par l'emploi méthodique du lait stérilisé (*Bulletins de la Société médicale des Hôpitaux de Paris*, 1898).

La plupart des matériaux recueillis par Parrot sont de premier ordre, pris chacun isolément ; mais nous devons bien avouer que la manière dont leur auteur les a systématisés est défectueuse.

Je préfère au terme athrepsie, celui d'atrophie parce qu'il me paraît plus souple, et plus compréhensif. L'athrepsie n'est pour nous qu'une des formes de l'atrophie. A côté des athrepsiques de Parrot ayant des lésions irréparables du tube digestif, arrivant au dernier degré de l'amaigrissement et de la consomption et présentant le facies simiesque, il y a toute une catégorie de nourrissons ayant pâti, dont la croissance est très retardée, mais que l'on peut encore restaurer en choisissant et en réglementant bien leur alimentation, soit au sein, soit même au biberon.

Nous aurons surtout en vue dans ce chapitre l'atrophie d'origine gastro-intestinale la plus commune ; nous étudierons ailleurs les atrophies en rapport avec la débilité congénitale, avec l'hérédité morbide, la tuberculose, etc.

Causes de l'atrophie des enfants élevés au sein. — Il est beaucoup moins rare qu'on ne le pense de rencontrer des enfants élevés au sein par des mères soigneuses et dont le développement est plus ou moins ralenti.

Les causes en sont variées.

L'*hypoalimentation* est la plus fréquente. Nous en rappellerons les multiples facteurs : unilatéralité des tétées, micromastie, hypogalactie, rationnement par crainte exagérée de la suralimentation, mauvaise santé de la nourrice, en un mot toutes les causes susceptibles de troubler la lactation.

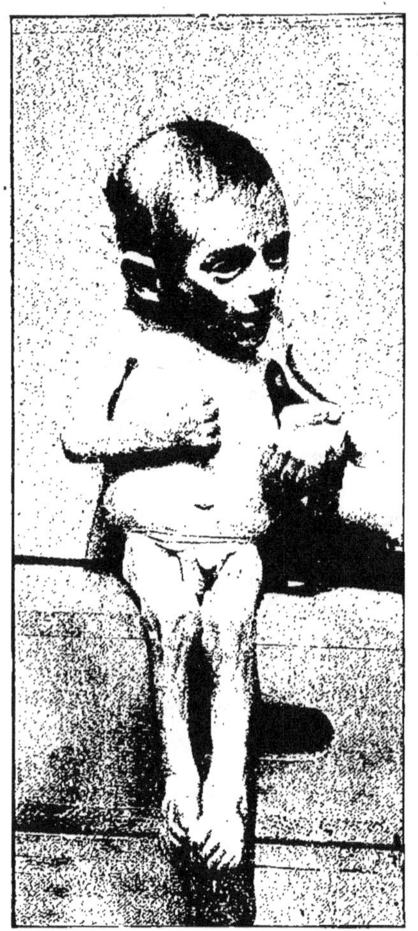

Fig. 21. — Enfant athrepsique. (Type Parrot).

La suralimentation chez les enfants élevés au sein de femmes ayant une sécrétion lactée anormalement abondante et qui n'ont pas été convenablement réglés dans les heures de tétée, de même la présence dans certains laits de femme d'une quantité excessive de beurre sont susceptibles de provoquer des vomissements fréquents et des diarrhées rebelles. L'atrophie peut en être la conséquence. Ces causes sont rares dans l'allaitement au sein.

Les laits peuvent devenir temporairement toxiques chez certaines femmes du fait du retour des règles, d'une maladie en incubation, de surmenage, parfois aussi pour des causes qui nous échappent.

L'examen montre que l'aspect extérieur du lait est normal, et cependant l'enfant est incapable de l'utiliser, il a des vomissements et de la diarrhée. En voici un exemple :

L'enfant B... Marthe, 3 mois, née le 18 septembre 1908. La mère âgée de 28 ans a eu quatre enfants, les deux premiers ont été élevés au biberon, un troisième est mort de gastro-entérite. Elle a voulu élever au sein la petite Marthe. Elle est bien portante, mais cependant elle est réglée, les seins sont bien gonflés, la sécrétion régulière. Depuis sa naissance, l'enfant n'a pas pris d'autre lait que le lait maternel, mais dès les premiers jours, elle a commencé à vomir et à présenter des selles liquides, vertes, fréquentes. Au commencement de décembre, les vomissements sont incessants et se produisent à chaque tétée, cinq à six selles glaireuses, vert épinard. Le poids de l'enfant est, le 4 décembre, de 2 kg. 700, le 18 décembre, à l'âge de trois mois, de 2 kg. 690.

Etant donné que l'enfant n'a pas pris de poids depuis sa naissance, nous décidons la mère à renoncer à l'allaitement au sein. Nous recourons au lait Lepelletier homogénéisé ; les vomissements et la diarrhée cessent en quelques jours, les déjections se régularisent et prennent un aspect à peu près normal. L'accroissement pondéral est rapide. Le 19 janvier, l'enfant pesait 3 kg. 680, le 19 février 3 kg. 870 et le 19 mars 4 kg. 350.

Causes de l'atrophie des enfants au biberon. — Des circonstances sans nombre tenant en général à notre vie sociale, tendent à soustraire le nouveau-né à son milieu normal, à le priver du sein et souvent en même temps des soins maternels.

Les mères ignorent elles-mêmes trop souvent les règles de l'allaitement artificiel ; elles achètent des laits mouillés ou adultérés ou toxiques par addition de substances conservatrices. Elles ne savent pas les principes du coupage, du sucrage, laissent le lait dans des locaux exposés aux mouches ou voisins des water-closets ou simplement surchauffés par un fourneau de cuisine. Les récipients où le lait est conservé ne sont pas nettoyés suffisamment. En un mot la ration alimentaire est déficiente au point de vue qualitatif et quantitatif. Si dans l'impossibilité d'élever elles-mêmes leur enfant, ces malheureuses femmes les confient à des soins mercenaires à la campagne loin de leur surveillance, elles risquent trop souvent de s'adresser à une éleveuse médiocre. Dans les campagnes, le lait est de bonne qualité, mais le premier soin est de le dénaturer avec des mixtures fermentescibles plus ou moins malsaines : décoction de gruau, de son, eau panée, eau de mouron, infusion de mauves et même décoction de pavots pour calmer les coliques.

Les conséquences de ces lamentables erreurs ne tardent pas à se faire sentir : des vomissements surviennent, une diarrhée rebelle s'installe, le poids diminue de jour en jour, l'état atrophique est constitué.

Les mêmes faits s'observent couramment dans les crèches des grandes villes où les enfants passent leurs journées tandis que les mères travaillent. Le personnel des berceuses est insuffisant pour donner les biberons. Les locaux sont souvent insalubres, insuffisamment aérés. Les notions rigoureuses d'hygiène y sont trop souvent méconnues.

Lorsque les enfants ont des troubles gastro-intestinaux plus ou moins graves et lorsqu'ils ne s'accroissent pas, les mères ne manquent pas d'incriminer l'entérite et les médecins partagent quelquefois cette erreur.

Fréquemment il s'agit, hélas ! de tout autre chose : nous en avons eu la preuve bien des fois en hospitalisant pendant une semaine ou deux à la Crèche Pasteur de l'hospice des Enfants-Assistés des nourrissons atrophiques arrivés parfois à un degré d'amaigrissement squelettique.

Dès que ces enfants recoivent régulièrement des mains de notre excellent personnel les rations de bon lait qui leur conviennent, ils font des accroissements de poids impressionnants et rapides, 300 ou 400 grammes la première semaine, 200 à 300 grammes la seconde et la croissance continue normalement, tant que l'enfant est soigné dans notre crèche. Nous le rendons à la mère en bon état, nous fournissons gratuitement le même lait que celui manié dans notre service hospitalier, nous donnons les instructions les plus détaillées pour charger les biberons, couper et sucrer le lait, etc... Après huit jours, quelquefois moins, le nourrisson nous est rapporté avec une perte de poids de 200 à 300 grammes, quelquefois plus ; tout le gain que nous avions réalisé est perdu. Souvent nous avons repris ces enfants une deuxième fois, ils recommencent de nouveau à s'accroître lorsqu'ils sont soignés par nos infirmières. Nous avons donc la démonstration absolue que les malheureuses mères ne suivent pas nos conseils, ne donnent pas les prises de lait comme elles doivent le faire, qu'elles sont, en un mot, incapables d'élever leur enfant par négligence ou manque d'intelligence ou indocilité. Ces nourrissons souffrent d'une maladie trop commune et encore innommée ; j'ai proposé pour la désigner le néologisme d' « acurie » (de *a*, privatif et *cura*, soin).

Mécanisme physiologique de l'atrophie infantile. — On ne saurait trop se pénétrer de cette idée que le plus souvent la cause essentielle de l'atrophie réside dans l'insuffisance de la ration alimentaire qualitative et quantitative.

On a voulu faire intervenir dans l'atrophie simple, sans maladie manifeste, une débilité fonctionnelle de la muqueuse et de l'épithélium intestinal ; le travail fourni pour digérer le lait de vache ne pouvant plus être réalisé, il résulterait de ce surmenage physiologique la stagnation ou la diminution de poids du nourrisson dans l'allaitement artificiel. C'est là une idée théorique de même que celle d'Escherich qui a proposé d'expliquer l'atrophie de l'enfant nourri au lait de vache par la privation des ferments du lait de femme nécessaires pour activer les processus d'assimilation. On a émis également l'opinion que le lait de vache stérilisé par la chaleur était privé des ferments ou *enzymes* qui seraient indispensables à sa digestion totale. Ce sont là des conceptions *a priori* en contradiction avec les résultats très satisfaisants que nous obtenons habituellement en maniant les laits surchauffés à 108° pour l'élevage artificiel des nourrissons. Nous avons vu, d'autre part, (voir l'étude du lait cru) que le lait cru de vache était en général mal utilisé par le nouveau-né et il est bien établi maintenant que les *vitamines* du lait résistent à la chaleur jusqu'à 120°.

L'influence des poisons d'origine intestinale sur le développement de l'atrophie ne paraît pas douteuse. Les médecins français ont étudié expérimentalement l'influence des substances toxiques élaborées dans l'intestin des enfants sur la production du processus atrophique chez les animaux en voie de développement.

Les expériences de MM. Haushalter et Spillmann (de Nancy) en 1900, celles de Charrin et Le Play en 1904 ont pu réaliser un véritable nanisme par les injections sous-cutanées d'extrait de matières intestinales chez de jeunes lapins. Il y a tout lieu d'admettre que la résorption lente de ces poisons, dans le cours des gastro-entérites chroniques, contribue à entraver la nutrition et à ralentir, sinon à arrêter l'accroissement des enfants en poids et en taille.

Notre collaborateur, M. Lavialle, a poursuivi chez les nourrissons atrophiques des recherches pratiques par comparaison avec les nourrissons normaux et les débiles, sur la digestion et l'absorption des matériaux alimentaires ; elles nous permettent de comprendre l'amaigrissement habituel aux atrophiques ; ses conclusions aboutissent à montrer que tandis que l'utilisation de l'azote est presque complète (98 %), celle du lactose parfait (100 %), le taux d'assimilation des matières grasses est très diminué ; les chiffres varient entre 80, et 90 %. Il en est de même des sels minéraux (72 %). Lavialle cherche à résoudre ce problème en apparence paradoxal et émet, sous toutes réserves d'ailleurs, l'hypothèse qu'on peut envisager les atrophiques comme des êtres distincts des autres seulement par un manque de matières plastiques et aptes à puiser dans le milieu extérieur les matériaux qui leur sont nécessaires pour se placer dans les conditions d'un bon équilibre vital. Or, leur squelette a acquis une longueur au moins voisine de la normale, il leur manque donc peu de matières minérales, il leur manque surtout des matières protéiques et de l'eau. Il semble naturel d'admettre que l'intestin retire des aliments soumis à son activité la presque totalité de l'azote et qu'il abandonne comme inutiles ou peu propices de fortes proportions de matières grasses.

Ces constatations positives indiquent des troubles dans l'utilisation physiologique des graisses et sont probablement en rapport avec des lésions temporaires du tube digestif.

ÉTUDE DE L'ATROPHIE INFANTILE PAR LA BALANCE, LA TOISE ET LA RADIOGRAPHIE

Je crois devoir résumer ici mes recherches personnelles sur ce sujet.

La *balance*, la toise et la radiographie du squelette permettent de suivre avec une précision scientifique aussi bien l'évolution de la croissance normale que celle de ses anormalités.

Grâce à ces moyens, on peut évaluer avec certitude les arrêts, les retards de développement de l'organisme infantile, fixer son degré d'atrophie ou d'hypotrophie en comparant le poids et la taille de l'enfant à ceux du même âge sur les tables de croissance.

La balance permet de déterminer la baisse de poids des anormaux relativement aux enfants sains du même âge, et j'avais d'abord proposé le terme d'atrophie pondérale en 1898 pour désigner le retard d'accroissement en poids des enfants atrophiques.

Mais en continuant méthodiquement mes investigations sur les moyens de mesurer exactement le degré des processus d'atrophie correspondant au retard réel du développement, je m'aperçus bientôt que la balance ne me donnait que

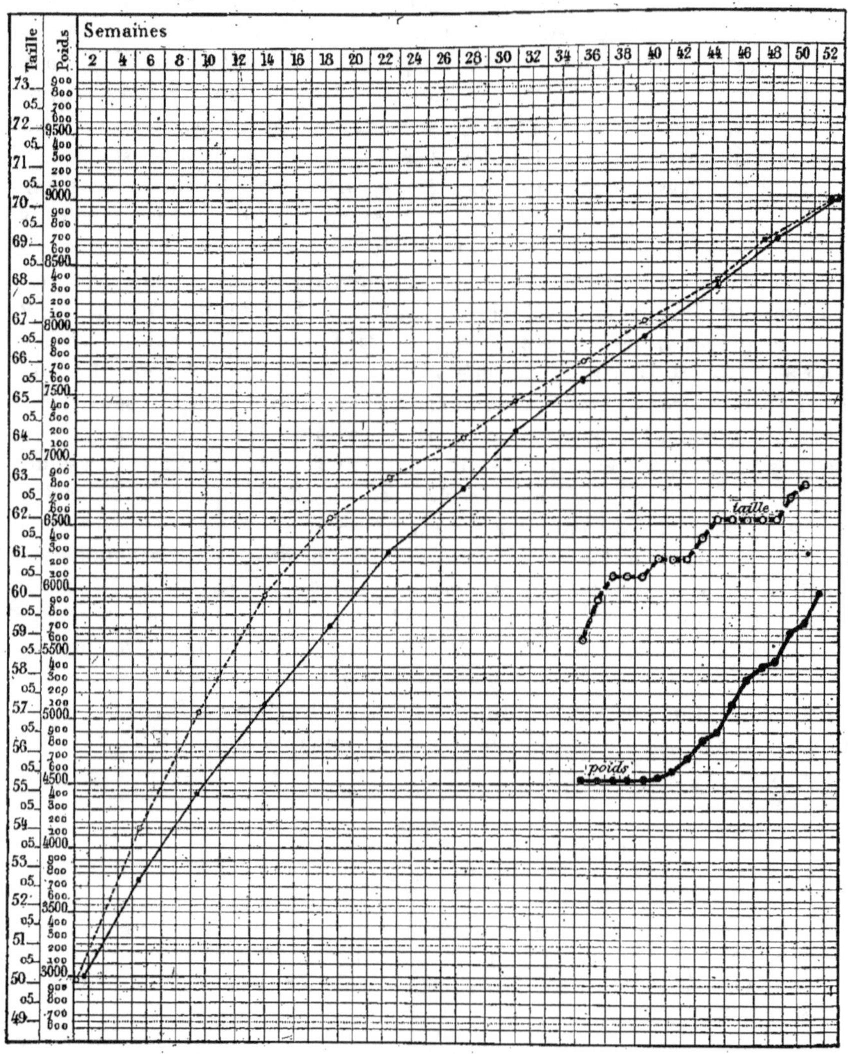

Fig. 22. — Dissociation de croissance pondérale et staturale chez un nourrisson atrophique mis au sein. Stagnation du poids durant six semaines. Accroissement de la taille.

des indications approximatives et parfois même tout à fait inexactes. Des fluctuations de poids considérables se produisent souvent très vite chez le nourrisson, au cours des diverses affections aiguës et plus fréquemment encore au cours des gastro-entérites subaiguës ou chroniques.

Le panicule adipeux diminue ou disparaît, l'amaigrissement survient, et le poids de l'enfant extrêmement diminué, si on le confronte avec le poids normal des tables de croissance, donnerait une idée fausse sur le développement réel.

Dès lors je me suis décidé à manier méthodiquement la toise au même titre que la balance, à enregistrer la taille du nourrisson aussi bien que son poids et

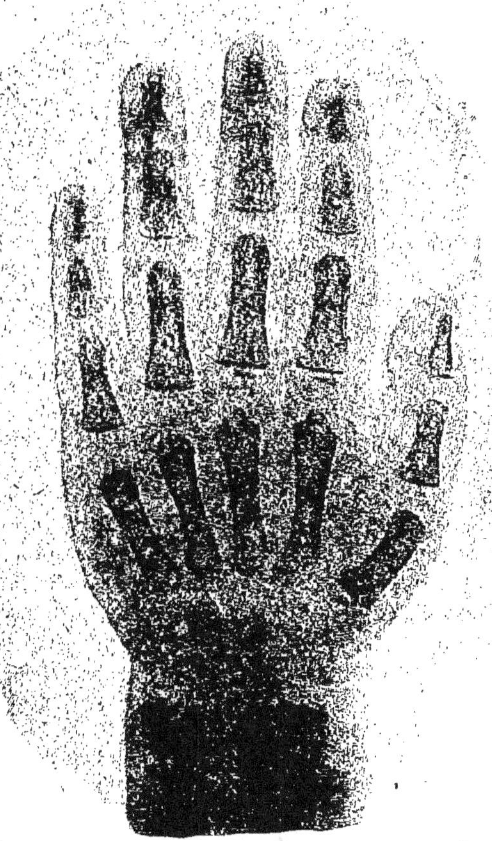

Fig. 23. — Radio de la main d'une fille âgée de 5 ans moins un mois atteinte d'hypotrophie d'origine gastro-intestinale sans rachitisme. Taille 78. Poids 9 kilos. Les points épiphysaires métacarpiens et phalangiens correspondent à l'état normal chez un enfant de deux ans.

à confronter les mesures de longueur et de volume. Pour appliquer ces méthodes, j'ai fait fabriquer deux instruments que j'ai décrits au chapitre de la croissance normale, le pédiomètre, le pèse et toise-bébé.

Cette confrontation du poids et de la taille dans l'atrophie infantile m'a conduit à la notion de la dissociation de la croissance pondérale et staturale. Il n'y a plus chez l'atrophique la même harmonie préétablie du poids et de la taille que chez l'enfant normal. C'est bien la meilleure preuve que la balance ne peut, à elle seule, fournir des renseignements complets.

Mais les deux facteurs de la croissance ne sont pas également atteints par le processus d'atrophie ou d'hypotrophie.

Le poids est par rapport à la normale beaucoup plus abaissé que la taille et

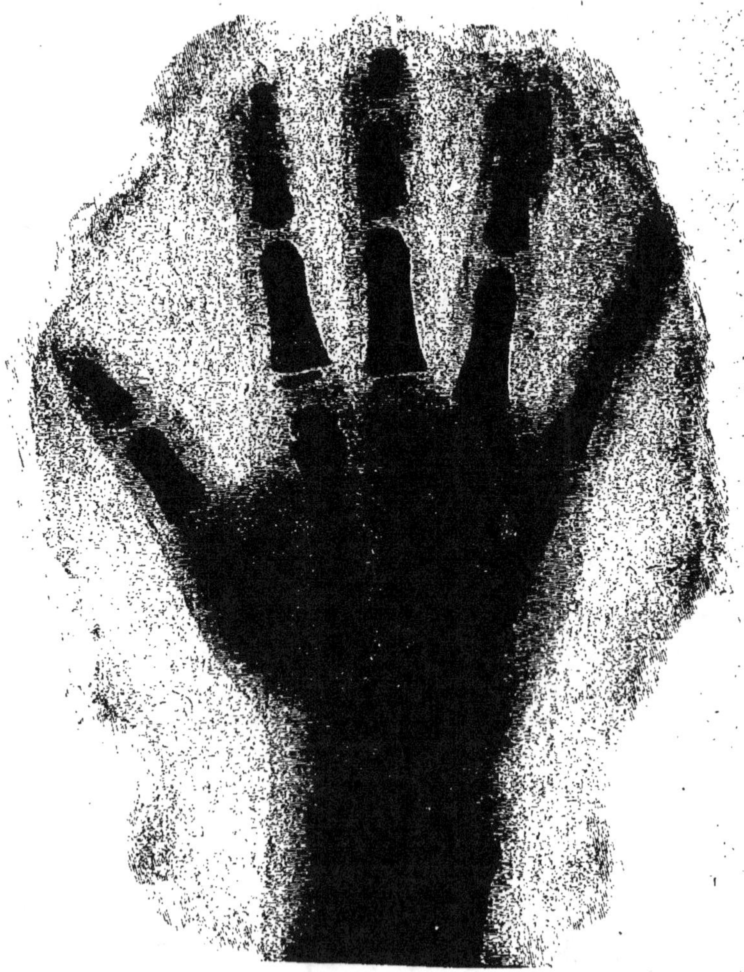

Fig. 24. — Radiographie de la main d'une enfant de 4 ans. (Comparer avec la radiographie de l'enfant ci-dessus âgée de cinq ans atteinte d'hypotrophie simple)

cela se comprend car le poids varie sous des influences morbides multiples, la taille, elle, est immuable, c'est le squelette qui la règle.

C'est donc la taille qui est le vrai *criterium* de l'accroissement : l'autonomie du développement du squelette et sa constitution, font qu'il ne subit pas les mêmes variations que le poids. La taille représente l'âge réel de l'enfant :

inversement *l'enfant a l'âge de sa taille*, axiome capital que confirme la radiographie et qui doit servir à fixer la ration que doit recevoir l'enfant.

La dissociation de croissance dans l'atrophie est un phénomène assez constant pour qu'on puisse, étant donné l'âge et le poids d'un enfant atrophique, en induire la taille qui doit être, dans le cours de la première année, de deux mois environ en avancé sur le poids. On peut ainsi calculer approximativement après coup le retard de la taille, si elle n'avait pas été enregistrée avant : soit un enfant âgé de six mois, qui pèserait seulement 4 kilos, on peut admettre comme probable que sa taille serait d'environ 60 cent.; le retard d'accroissement de la taille étant inférieur au retard du poids de 2 mois environ.

La croissance pondérale des atrophiques et des hypotrophiques est donc très retardée, mais la croissance staturale l'est habituellement moins.

On peut retarder à volonté la croissance des animaux en les privant de lait, et en les alimentant les premières semaines avec de la panade à l'eau ainsi que nous l'avons indiqué au Chapitre de « La Croissance physiologique ». .

Sur les jeunes chiens d'une même portée, en hypoalimentant certains d'entre eux, tandis que d'autres recevaient une alimentation normale, nous avons pu reproduire l'atrophie pondérale et staturale. Les uns étaient superbes, tandis que les autres étaient malingres et chétifs. Ils le restèrent jusqu'au moment où, plus âgés, le lait étant devenu un facteur moins essentiel de leur développement, ils purent trouver dans l'alimentation ordinaire (soupes grasses), une ration alimentaire convenable qui leur permit de rattraper à peu près complètement le temps perdu. Voir : « Atrophie expérimentale des jeunes chiens privés de lait et nourris à la panade» (*Traité d'Hygiène infantile*, p. 525).

Lorsque le processus d'atrophie persiste dans la deuxième ou la troisième année et même au delà, que les enfants sont devenus des petits hypotrophiques, les deux facteurs de la croissance continuent de subir une évolution semblable à celle qu'ils présentaient dans l'atrophie. La dissociation pathologique est toujours aussi marquée, le poids est plus en retard que la taille. La désharmonie pondérale et staturale s'accentue parfois, mais la taille est beaucoup plus près de la normale des tables de croissance que le poids.

L'examen des enfants qui entrent à l'hospice dépositaire et qui sont soumis à une pédiométrie méthodique confirme chaque jour ces notions d'atrophie pondérale et staturale. La croissance staturale de ces enfants, qui appartiennent à la classe pauvre de Paris, n'est pas sensiblement diminuée puisqu'elle atteint 81 cm. au 24e mois. On admet en général que la taille moyenne d'un enfant de 2 ans est de 81 à 82 cm. Quetelet même dans ses tables célèbres n'a fixé la taille à cet âge qu'à 791 mm. pour les garçons et 781 mm. pour les filles. Mais, par contre Quetelet a constaté qu'à 2 ans la moyenne de poids est de 11 kg. ; Odier admet 11 kg. 430 ; les élèves de Budin 11 kg. 500. Or, si à 24 mois, nous avons relevé 81 cm., nous notons seulement un poids moyen correspondant de 9 kg. 910, soit plus de 1 kg. jusqu'à 1 kg. 500 de moins que les auteurs précédents. Cette désharmonie est due à l'absence presque complète du panicule adipeux qui existe à peu près constamment chez des enfants bien nourris. Mais il ne faut pas croire que ce retard d'accroissement ait une importance considérable pour la taille et le poids futurs de l'enfant, comme je l'avais cru moi-même il y a quelques années et comme l'à récemment encore soutenu M. Wallich.

Car quand on suit les enfants pendant plusieurs années, on voit que ce processus d'hypotrophie cesse vers l'âge de 4 ou 5 ans et qu'il est impossible dans la majorité des cas de retrouver les vestiges de l'hypotrophie qui ne semble pas avoir une influence définitive sur le développement ultérieur.

L'âge indiqué par la taille est toujours plus près de l'âge réel de l'enfant que l'âge correspondant au poids chez l'hypotrophique, comme chez le petit atrophique. La méthode radiophotographique que j'ai employée dès 1904 vient confirmer rigoureusement ce principe.

L'étude radiographique permet de faire des constatations qui fixent le développement du squelette de l'enfant normal et des hypotrophiques et montre le retard d'apparition des points complémentaires d'ossification. L'ossification marche avec la taille et non avec l'âge de

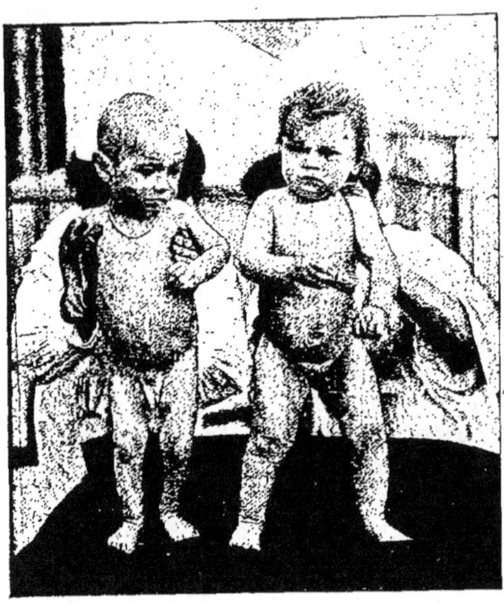

Fig. 25. — Hypotrophie simple. Age deux ans. Poids 7 k. 100. Taille 72.

Enfant normal. Age 14 mois. Poids 9 k. 150. Taille 73.

l'enfant, comme je l'ai établi au chapitre de la croissance normale. L'enfant a l'âge de sa taille, c'est là une donnée scientifique sur laquelle je ne saurais trop insister.

Pour les études approfondies que j'ai poursuivies sur l'ossification chez les hypotrophiques, je dois de sincères remerciements à M. Contremoulins, directeur du laboratoire de radiologie de l'hôpital Necker qui, avec son talent bien connu, a exécuté sur ma demande un grand nombre de radiophotographies des mains spécialement.

L'examen radiographique du squelette des hypotrophiques permet de constater, en comparant les résultats à ceux des enfants normaux :

1º Que le tissu osseux des diaphyses est plus spongieux, moins calcifié et par suite intercepte moins les rayons X que chez les enfants normaux du même âge ;

2º Les points d'ossification dans les cartilages épiphysaires sont retardés dans leur apparition et l'on peut fixer avec précision la durée de ce retard ;

3º Les points complémentaires n'apparaîtront que lorsque l'hypotrophique aura atteint la taille qui correspond à leur apparition chez l'enfant normal.

En somme bien que le développement du squelette montre un ralentissement moindre que ne semblerait l'indiquer la faiblesse du poids, néanmoins l'insuffisance du processus d'ossification des épiphyses explique bien la réduction de la taille chez les enfants hypotrophiques.

La radiographie est une excellente méthode analytique pour nous permettre

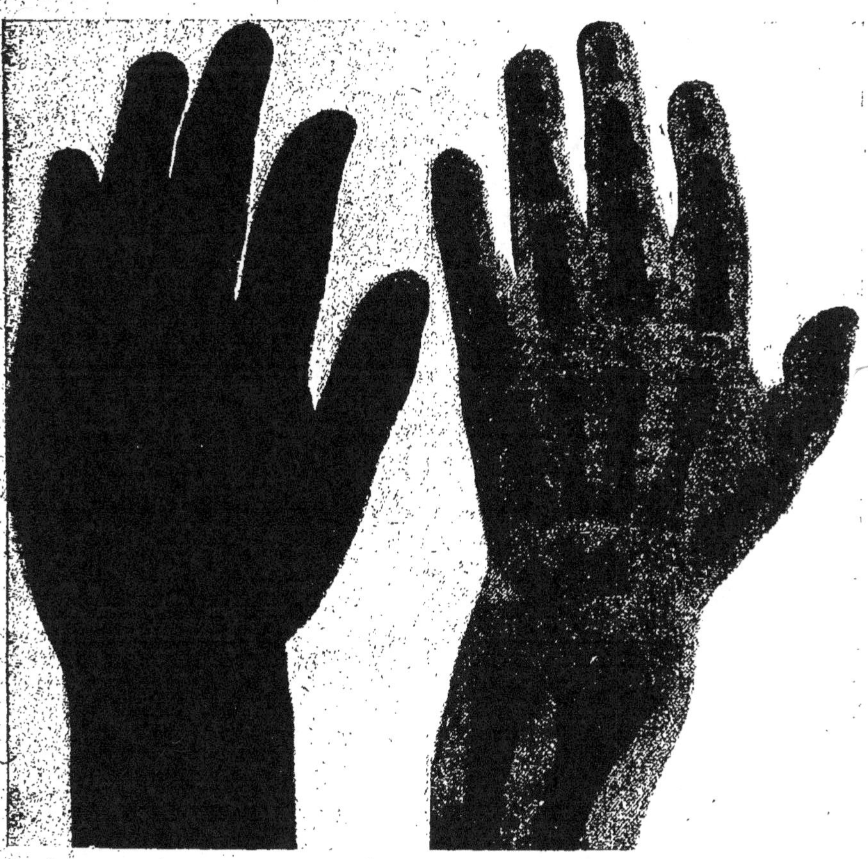

<table>
<tr><td>1</td><td>2</td></tr>
<tr><td>Fig. 26. — Radiographie de la main d'un enfant normal de deux ans</td><td>Main d'un enfant hypotrophique âgé de trois ans moins trois mois avec un léger rachitisme. L'ossification des points épiphysaires est à peine aussi avancée que chez l'enfant normal de deux ans. Poids 6 k. 500. Taille 73 cent.</td></tr>
</table>

de saisir « *in vivo* » les modifications et les altérations des os au cours de l'atrophie et de l'hypotrophie infantile (voir Ier Congrès international des Gouttes de lait, 1905, atrophie et hypotrophie infantiles et pour plus amples détails, Traité d'Hygiène infantile, Variot, pages 670 et suivantes).

Le processus d'atrophie et d'hypotrophie peut être combiné au processus de rachitisme, mais il présente alors des caractères tout à fait spéciaux (voir rachitisme).

LÉSIONS OBSERVÉES DANS L'ATROPHIE INFANTILE

Ces lésions se confondent avec celles des diverses variétés de gastro-entérite dont l'atrophie est la conséquence. Pour ce qui est de l'athrepsie, les observations anatomiques faites par Parrot conservent toute leur valeur.

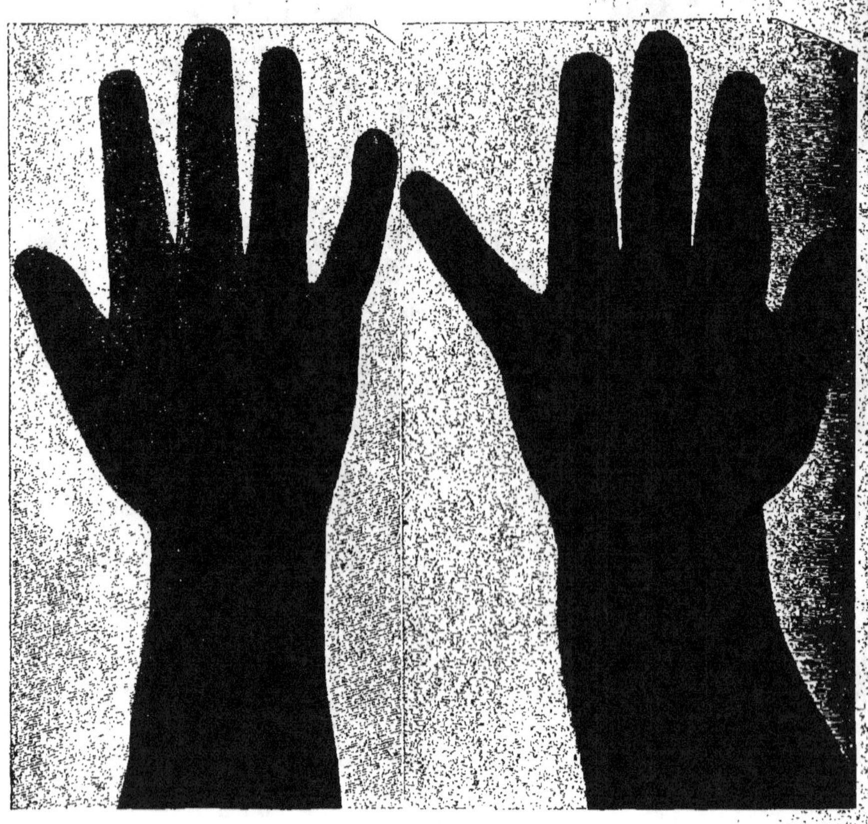

Fig. 27. — Retard de l'ossification dans l'hypotrophie.
1. Lucienne G., 16 mois, 4.k. 500. | 2. Nourrisson normal 4 mois.
Le degré de l'ossification est à peu égal dans les deux cas.

Nous avons observé nous-même des lésions du tube digestif prédominant dans la muqueuse gastrique ; l'intestin semble moins altéré. Nous avons décrit avec M. Cailliau des lésions très importantes de la fibre cardiaque consistant dans un processus de vacuolisation tout à fait spécial (voir : les myocardites). Nous avons reconnu que les modifications histologiques des os correspondaient à un simple ralentissement de la croissance ; les trabécules osseuses sont plus espacées, la moelle osseuse plus abondante, mais il n'existe aucun processus épiphysaire semblable à celui observé dans le rachitisme.

MODIFICATIONS DU SANG

M. Lenoble (1) a étudié les réactions sanguines dans l'atrophie infantile.

Dans un cas d'atrophie typique, « l'anémie était médiocre, la réaction hématoblastique intense. Il existait une leucocytose atténuée, mais réelle. La transsudation du sérum avait subi un notable retard ; ce sérum était dépigmenté. L'équilibre leucocytaire était rompu au profit des lymphocytes notablement augmentés de nombre au détriment de toutes les autres variétés cellulaires très fortement diminuées, à l'exception des éosinophiles. Du reste on ne constatait pas la présence de cellules blanches de la moelle et les hématies avaient toutes les apparences de la normale ». Dans un autre cas où l'atrophie était combinée au rachitisme, M. Lenoble a relevé des modifications différentes du sang. « Les altérations sanguines étaient plus profondes ; le sang pur présentait un réticulum, l'anémie du premier degré intéressait surtout les globules rouges. La réaction hématoblastique était encore notable, mais il y avait une légère leucopénie par rapport à ce que l'on rencontre à cet âge. Ici encore la séparation du cruor subit un retard appréciable. La lymphocytose était dominante, mais se compliquait d'une éosinophilie légère, accompagnée de l'apparition de rares myélocytes neutro et éosinophiles, alors que les globules rouges conservaient leurs caractères normaux sans poïkilocytose, sans polychromatophilie. Évidemment la complexité de la formule sanguine dans ce dernier cas résultait de l'association de signes nouveaux ressortissant au rachitisme combiné avec le syndrome hypotrophique. Elle établit une transition naturelle entre le type clinique de Variot et le rachitisme. »

Plus loin, M. Lenoble ajoute: «On se rendra compte encore que l'action des toxines gastro-intestinales a surtout pour effet d'adultérer le milieu sanguin. La réaction des organes hématoblastiques est relativement légère, ne donne pas lieu au passage dans le sang d'éléments anormaux ; la réaction myéloïde est ici latente, reste confinée dans les appareils sanguins-formateurs, et principalement dans la moelle osseuse. En outre, ce sont surtout les éléments de la série blanche qui sont en voie de prolifération; le nombre des hématies nucléées reste relativement médiocre et ne présente aucun des caractères qui traduisent l'irritation profonde des centres myéloïdes, leurs noyaux ne sont pas en état de mitose ou de bourgeonnement.

Luzer arrive à peu près aux mêmes conclusions lorsque, étudiant les anémies simples par diarrhée infantile, il conclut que lorsque le sang ne renferme pas de cellules rouges en circulation, les organes hématopoïétiques n'en renferment pas, ou du moins il n'en existe que dans des proportions très faibles. »

MODIFICATIONS DES MUSCLES DANS L'ATROPHIE INFANTILE

M. Marcel Ferrand, au laboratoire de l'Hospice des Enfants-Assistés, a poursuivi sur ma demande des recherches sur les modifications des muscles chez les atrophiques et dans une quinzaine d'observations, il a relevé une diminution très notable du diamètre des faisceaux musculaires.

(1) Lenoble. *Archives de Médecine expérimentale*, tomes XIX et XX.

M. le Dr Cailliau, chef du laboratoire d'histologie à l'Hôpital du Perpétuel Secours, sur ma demande a bien voulu pratiquer des examens histologiques de l'estomac, de l'intestin et du système osseux chez ces atrophiques : je crois devoir publier ces documents qui établissent que les lésions de la muqueuse digestive jouent un rôle capital dans le processus de l'atrophie grave.

LES LÉSIONS DE LA MUQUEUSE GASTRIQUE DANS L'ATROPHIE INFANTILE (1)

Nous reproduisons les conclusions du travail de M. Cailliau. Dans certains cas, les estomacs présentaient des dimensions normales ; la muqueuse, mamelonnée, offrait au niveau du grand cul-de-sac et du pylore de petites éminences arrondies ou irrégulières, indiquant l'épaississement de la muqueuse et le développement exagéré des glandes. D'autres fois des plis épais traversent la surface de la muqueuse suivant le grand diamètre du viscère; dans ce cas les parois de l'estomac paraissent plus épaisses que normalement.

Plus souvent la muqueuse est lisse, sans plis ni sillons, les parois de l'estomac semblent diminuer d'épaisseur ; la muqueuse est réduite dans sa hauteur. Cet aspect correspond à l'atrophie de la muqueuse avec lésions interstitielles.

Nous n'avons observé ni l'injection de la muqueuse, ni son ulcération ; elle présente généralement une teinte grisâtre.

Lésions histologiques. — Ce sont des lésions hyperplasiques et inflammatoires.

L'épithélium de revêtement de la muqueuse est tuméfié, granuleux, les noyaux sont multipliés, l'épithélium qui tapisse l'orifice des glandes est normal, parfois exfolié.

Dans les glandes, les deux variétés d'éléments cellulaires, cellules principales et cellules bordantes, sont susceptibles de lésions variées. Les cellules principales sont parfois hyperplasiées, réparties sur plusieurs assises, oblitérant par leur prolifération la lumière glandulaire ; leur volume est accru, elles perdent leur forme cylindrique, deviennent polymorphes et présentent des contours indistincts. Leur protoplasme est trouble, granuleux, leurs noyaux sont clairs et en caryokinèse.

Les cellules bordantes peuvent être hyperplasiées et multipliées, surtout au niveau du cul-de-sac des glandes ; leurs contours sont anguleux, leur protoplasma granuleux, leurs noyaux multipliés ; elles fixent fortement les colorants. Chez certains sujets, il y a une hyperplasie des glandes qui est des plus accusée et elles apparaissent disposées en de nombreuses assises ou irrégulièrement réparties, entourées de cellules rondes embryonnaires. Cette hyperplasie est localisée; elle est visible à l'œil nu, s'accompagnant d'état bourgeonnant de l'épithélium de revêtement de la muqueuse et offre l'aspect de l'adénome ; les

(1) Les lésions histologiques de la muqueuse digestive sont très superficielles ou même nulles chez des nourrissons atteints d'atrophie légère à la suite de l'hypoalimentation et qui succombent à une affection intercurrente. Nous avons contrôlé ce fait dans plusieurs cas. Cette intégrité relative de la muqueuse nous explique bien la restauration rapide de cette catégorie d'atrophiques, lorsqu'on leur rend une ration convenable. L'absorption et l'assimilation ne sont pas troublées.

cellules glandulaires néoformées ne diffèrent pas comme structure des autres éléments de la glande.

Le tissu conjonctif interglandulaire est souvent hyperplasié et l'on voit une sclérose jeune composée surtout de cellules rondes et de rares fibroblastes infiltrés entre les éléments glandulaires, traversant parfois la muscularis mucosœ et formant des infiltrations diffuses en nappe ou des amas lymphoïdes muqueux ou sous-muqueux.

Par place on voit une sclérose interglandulaire succéder à la sclérose embryonnaire et étouffer progressivement les glandes qui n'offrent plus des lésions d'hyperplasie, mais des lésions dégénératives ou atrophiques.

Lésions dégénératives. — Parfois les cellules principales présentent une vacuolisation du protoplasme creusé d'espaces vésiculeux. Souvent elles paraissent nécrosées, quelquefois elles ont complètement disparu. Leur protoplasma est finement granuleux ou homogène ; parfois les contours cellulaires sont anguleux, souvent les dimensions sont réduites et la cellule ressemble à un élément lymphoïde (cellules atypiques de Hayem).

Les cellules bordantes sont souvent creusées de vacuoles périnucléaires, arrondies, régulières, parfois confluentes. Comme les cellules principales, elles sont granuleuses et leurs contours sont irréguliers et anguleux.

Des détritus granuleux encombrent la lumière des glandes ainsi altérées. Une seule fois nous avons vu les cellules principales présenter un aspect translucide, tandis que le tissu conjonctif interglandulaire était augmenté.

Une hyperplasie notable du tissu conjonctif accompagne ces lésions dégénératives ; c'est une sclérose interglandulaire et sous-glandulaire, sclérose embryonnaire parfois, mais plus souvent adulte avec de nombreuses cellules fixes.

Ces lésions interstitielles et dégénératives semblent correspondre à une phase plus avancée des lésions ; elles aboutissent à l'atrophie des glandes.

Lésions atrophiques. — Chez de grands athrepsiques on voit, en effet, une disparition presque totale des éléments glandulaires. La muqueuse très diminuée de hauteur repose sur une trame scléreuse infiltrée d'amas lymphoïdes, et étranglant les tubes glandulaires souvent méconnaissables ; les cellules bordantes semblent disparaître les dernières dans cette sclérose.

Par places la muqueuse plus réduite encore, n'est plus festonnée à sa surface, elle est lisse, l'épithélium de revêtement a disparu ; on ne trouve que des vestiges de glandes, quelques cellules bordantes éparses au sein du tissu scléreux. Parfois même la muqueuse est réduite à une simple couche de tissu cellulaire, dépourvue de tout élément glandulaire, sus-jacente à la muscularis mucosœ ; tandis que la sclérose de la sous-muqueuse et des espaces interglandulaires donne l'impression d'une véritable cirrhose gastrique. Les estomacs des sujets tuberculeux semblent présenter un aspect particulier ; une infiltration très abondante envahit les espaces interglandulaires, les glandes sont très atrophiées et semblent interrompues et segmentées par cette infiltration qui gagne souvent les espaces sous-glandulaires. En outre, l'épithélium de revêtement de la muqueuse a disparu, remplacé soit par une infiltration lymphoïde diffuse, soit par une sclérose adulte.

On retrouve fréquemment dans l'atrophie tuberculeuse, les hyperplasies glandulaires adénomateuses décrites plus haut.

L'examen des régions peptique et pylorique ne nous a pas permis de constater la transformation des glandes pyloriques en glandes peptiques. De même nous n'avons pas rencontré les lésions qui caractérisent pour Hayem la gastrite hyperpeptique (les glandes peptiques dans cette variété histologique étant exclusivement composées de cellules bordantes). Mais nous avons souvent observé un processus atypique analogue à celui décrit chez l'adulte par Hayem où les régions peptiques et pyloriques ne comprennent que des éléments atypiques. Les vaisseaux, les nerfs, les muscles sont normaux. La celluleuse est toujours très épaissie et forme une bande fibreuse. Nous n'avons observé l'atrophie de la musculaire que dans quelques cas d'athrepsie très accusée.

En résumé les estomacs des nourrissons hypotrophiques présentent des lésions d'hyperplasie glandulaire avec sclérose embryonnaire dans les cas d'hypotrophie moyenne.

Dans les cas plus avancés, on observe surtout des lésions dégénératives avec sclérose adulte. Enfin l'atrophie de la muqueuse avec cirrhose gastrique semble correspondre aux cas d'athrépsie extrême.

Tous les sujets, au nombre de 38 que nous avons examinés, étaient des enfants au biberon, atrophiques ou hypotrophiques ; leur poids et leur taille étaient toujours très inférieurs à la normale. L'âge de ces nourrissons variait de deux à quinze mois.

Beaucoup d'entre eux présentaient des vomissements rebelles que l'on n'a pas réussi à apaiser même par des rations bien calculées, par l'emploi du citrate de soude et du lait hypersucré. Quelques-uns présentaient des vomissements aqueux ou bilieux.

Les selles étaient liquides et jaunâtres ; souvent elles étaient mélangées de vert ou franchement verdâtres. Parfois ces selles étaient blanchâtres, mélangées de grumeaux.

Voici les résultats des examens sur l'intestin des hypotrophiques.

Les coupes pratiquées sur les différents segments du tube digestif révèlent les lésions suivantes.

L'*atrophie* et l'*hypertrophie* peuvent l'une et l'autre se rencontrer sur les tuniques et sur les glandes.

A. L'*atrophie* des glandes est assez rare. Toutefois on peut voir parfois des glandes de Lieberkühn de dimensions réduites, noyées dans des amas de cellules rondes ; les plaques de Peyer et les follicules clos sont, dans ce cas, hypertrophiés. Les glandes comprennent des cellules épithéliales plus basses, raccourcies, l'épithélium de revêtement intestinal est semblablement diminué de hauteur.

Ces atrophies glandulaires s'observent sur les glandes du grêle, du cœcum, du côlon ascendant.

Les glandes de Brünner du duodénum sont toujours intactes.

Cette atrophie des glandes revêt parfois un caractère spécial sur le côlon ;

l'épithélium glandulaire de revêtement n'est pas détruit, mais il est extrêmement réduit comme s'il avait été abrasé, les cellules qui le composent sont aplaties, tandis que l'épithélium glandulaire manque totalement, les glandes ayant tout à fait disparu.

Ces cas ont été observés chez de grands athrepsiques.

Ces lésions atrophiques des glandes, des différents segments de l'intestin s'accompagnent toujours de néoformations prolifératives d'épithéliums glandulaires *dans la sous-muqueuse ;* ce sont des glandes de nouvelle formation. Leur apparition s'accompagne d'une prolifération du tissu conjonctif voisin. Elles manquent toujours dans les grandes atrophies glandulaires du gros intestin ci-dessus décrites chez les athrepsiques.

Sur les intestins dont les glandes sont atrophiées, on observe souvent la dilatation en entonnoir des glandes de Lieberkühn, due à une prolifération des cellules glandulaires dont les noyaux sont surabondants et tassés les uns sur les autres, tandis que le goulot de ces glandes, comprimé par des amas leucocytaires, tend à s'oblitérer et à former de véritables kystes glandulaires.

B. L'*atrophie de la musculeuse* s'observe surtout sur la tunique musculaire externe. Elle est assez fréquente. Les faisceaux musculaires de cette tunique sont dans ce cas amincis, hypoplasiés, réduits à quelques éléments grêles. Ils manquent totalement par place, mais ne subissent jamais aucune dégénérescence ; la fibre musculaire présente les lésions habituelles de régression cellulaire (multiplication des noyaux, réduction du diamètre transversal, état granuleux, aspect moniliforme).

C. Concuremment avec ces atrophies glandulaires et musculaires, on voit souvent une *augmentation* notable de la *celluleuse* et du tissu *interstitiel* avec épaississement des parois vasculaires.

Ces désordres chez les hypotrophiques diffèrent des lésions décrites par Nothnagel dans les entérites chroniques ; cet auteur distingue une forme hypertrophique (développement du tissu musculaire et du tissu interstitiel) et une forme atrophique (atrophie des glandes et intégrité de la musculeuse et de la celluleuse).

D. Les lésions *dégénératives* manquent généralement, aussi bien dans la muqueuse que dans la sous-muqueuse et la musculeuse. L'atrophie de la musculeuse ne revêt jamais le type d'atrophie pigmentaire brune. Nous n'avons observé ni la dégénérescence vitreuse citée par Heubner, ni la dégénérescence muqueuse citée par Baginsky. Deux fois seulement nous avons noté l'hypertrophie folliculeuse avec nécrose centrale du follicule.

Souvent nous avons constaté l'augmentation de nombre des cellules caliciformes glandulaires dans le duodénum et le grêle et ces cas semblent correspondre à l'état mucoïde signalé par Marfan et Bernard. En employant la technique indiquée par ces auteurs, nous n'avons jamais pu trouver les différences de coloration qu'ils mentionnent entre les cellules caliciformes normales et les globes réfringents décrits par eux au cours de ces états pathologiques.

E. Dans quelques cas on rencontre des *lésions inflammatoires*, les plaques de Peyer, par place, et les follicules clos sont tuméfiés et les espaces périfolliculaires infiltrés de cellules rondes ; les vaisseaux lymphatiques de la musculeuse et de la séreuse participent à l'inflammation, dans ces cas rares, et renferment de nombreux éléments cellulaires.

LÉSIONS HISTOLOGIQUES DES OS DANS L'ATROPHIE INFANTILE (1)

Les constatations histologiques démontrent que les modifications de l'os sont tout à fait distinctes de celles du rachitisme. Le processus d'ossification présente des différences notables chez le nourrisson normal, et chez le nourrisson hypotrophique. La coupe longitudinale d'un os long permet d'étudier à la fois l'*ossification cartilagineuse* et *périostée* d'une part, les *travées* et la *moelle* de l'os complètement développé d'autre part.

OSSIFICATION CARTILAGINEUSE

Les coupes examinées sous le microscope depuis la zone de cartilage hyalin jusqu'au tissu osseux, nous montrent les détails histologiques suivants :

1º La zone de *cartilage hyalin* n'a subi aucune modification.

2º La zone de *cartilage sérié* est normale, c'est-à-dire qu'elle présente des cellules cartilagineuses multipliées, aplaties de haut en bas et empilées par colonnes les unes au-dessus des autres.

3º La *zone de cartilage hypertrophié* ou calcifié est composée comme chez le sujet normal de cellules cartilagineuses sériées, séparées par des cloisons, doublées de taille et présentant des noyaux clairs et un protoplasme vacuolaire. Mais, chez le sujet hypotrophique, les cellules cartilagineuses hypertrophiées sont moins volumineuses, et toute cette couche est moins épaisse que sur l'os normal.

4º La *zone ossiforme*, chez le normal, comprend des capsules cartilagineuses *closes* entourant les cellules hypertrophiées et des capsules *ouvertes* que viennent remplir les éléments de la moelle et les capillaires ossificateurs dilatés. Chez l'hypotrophique la plupart des capsules sont closes. On voit moins de formations en boyaux résultant de l'éventration des capsules par les vaisseaux. Contrairement à ce que l'on observe dans le rachitisme, cette zone ossiforme n'est pas irrégulièrement épaissie par l'augmentation de nombre des capsules. Aussi la zone de rivulation de Broca est-elle régulière et rectiligne.

Si l'on examine le système vasculaire, on voit que chez l'hypotrophique les *vaisseaux de nutrition* de Renaut sont d'abondance normale et cheminent régulièrement entre les travées qui séparent les capsules cartilagineuses sériées. Mais les vaisseaux *ostéoformateurs* qui normalement pénètrent dans les cavités des capsules cartilagineuses et sont les agents essentiels de l'ossification, sont rares et grêles chez l'hypotrophique, mais ils ne manquent pas totalement comme chez le rachitique. Ce fait explique le retard de l'ossification.

En outre ces vaisseaux dans leur passage au sein du tissu cartilagineux, ne

---

(1) Toutes ces recherches contrôlées par nous ont été exécutées par M. le Dr CAILLIAU.

sont accompagnés que par un nombre relativement restreint d'ostéoblastes.

Enfin contrairement à ce que l'on voit dans le rachitisme, ces vaisseaux ne sont pas engainés par du tissu conjonctif (embryonnaire, muqueux ou fibreux).

5° *Zone d'ossification*. — Tandis que dans l'os normal on voit dans cette zone de nombreux ostéoblastes (issus des éléments cartilagineux revenus à l'état embryonnaire ou venus avec les vaisseaux de la moelle), s'appliquer à la surface des travées directrices et s'y inclure peu à peu par l'apposition de la substance préosseuse, dans l'os des hypotrophiques, les ostéoblastes sont en nombre assez restreint, et ils restent souvent libres et mélangés aux éléments de la moelle osseuse qui accompagnent les vaisseaux, et dont ils sont faciles à distinguer par leur configuration allongée plus ou moins anguleuse.

Il y aurait donc un retard de sécrétion de la substance préosseuse qui n'emmure pas les ostéoblastes.

6° Le *tissu osseux* qui fait suite à la zone précédente présente des espaces médullaires larges et des travées osseuses grêles.

OSSIFICATION PÉRIOSTÉE

Dans ce mode d'ossification (différent du précédent par ce fait que les travées directrices sont des fibres conjonctives et que les ostéoblastes proviennent de la prolifération des cellules fixes), on trouve sur l'os normal les alvéoles formées par les travées directrices abondamment remplies par les ostéoblastes, les capillaires et les éléments de la moelle. Sur l'os des hypotrophiques, les ostéoblastes sont rares, les capillaires grêles et ce mode d'ossification paraît plus ralenti encore que l'ossification erchondrale.

TISSU OSSEUX

Ce tissu présente chez les nourrissons hypotrophiques des espaces médullaires larges et des travées osseuses grêles.

1° **Travées osseuses.** — Elles sont à la fois réduites en longueur et en épaisseur. Tandis que sur l'os normal, les ostéoblastes situés à l'entour des travées et non englobés encore, sont rangés en couche continue, parfois même en plusieurs couches le long de la travée, sur les os des hypotrophiques ces ostéoblastes appliqués sur la travée sont espacés, plus rares, et ne forment ni une couche continue, ni plusieurs couches superposées. Mais beaucoup d'entre eux restent libres parmi les éléments de la moelle osseuse, dont ils accroissent le nombre. En outre, dans l'os normal on voit quelques lacunes de Howship, le long des travées, lacunes occupées par des myéloplaxes, qui joueraient un rôle dans la résorption normale de l'os pendant la croissance. Chez les sujets hypotrophiques, ces lacunes sont plus nombreuses et la résorption osseuse paraît assez notable.

2° **Moelle osseuse.** — Elle présente chez les hypotrophiques une augmentation notable de ses éléments cellulaires.

Les vésicules adipeuses sont rares, mais elles ne sont pas remplacées comme dans le rachitisme par un réticulum conjonctif développé autour des artères.

Les ostéoblastes sont plus rares que dans l'os normal. Les myélocytes neutrophiles et les Mastzellen sont très nombreux. Les cellules géantes, mégacaryocytes et myéloplaxes, sont très abondantes. Ces derniers sont nombreux dans les lacunes de Howship.

Nous avons observé de nombreux îlots de lymphocytes et quelques hématies nucléées, à noyaux multilobés caractéristiques des formes d'irritation d'après Dominici.

Mais nous n'avons remarqué ni la prédominance des polynucléaires, ni la présence de plasmazellen, ni l'hypertrophie des cellules fixes, ni la tuméfaction des endothéliums vasculaires. Ces faits sont suffisants pour affirmer l'absence de toute réaction inflammatoire de la moelle osseuse dans l'hypotrophie, et apportent une nouvelle différence d'avec le rachitisme.

DIFFÉRENCES DES TROUBLES D'OSSIFICATION DANS L'ATROPHIE ET LE RACHITISME

Comme dans le rachitisme, il y a bien augmentation du processus normal de résorption osseuse, mais c'est le seul fait qui soit commun aux deux processus.

En effet d'importantes différences les séparent. L'apparition d'un tissu spongoïde, développé aux dépens de la moelle osseuse et du périoste, et troublant la calcification de l'os, l'épaississement de la zone de prolifération du cartilage portant sur les traînées sériaires de cellules hypertrophiées, la production de cavités médullaires vasculaires pénétrant très irrégulièrement de la moelle osseuse dans le cartilage et détruisant la régularité de la zone de rivulation de Broca, sont autant de caractères propres au rachitisme et manquant dans l'hypotrophie.

Les modifications que subissent les vaisseaux du tissu chondroïde et spongoïde diffèrent aussi de ce qu'on voit dans l'atrophie. Renaut a bien montré dans le rachitisme le développement très accusé des vaisseaux de nutrition et l'absence complète des vaisseaux ostéoformateurs ; les vaisseaux de nutrition cheminent entre les amas capsulaires sans les pénétrer, et ils ne sont accompagnés d'aucun ostéoblaste, mais engainés par du tissu conjonctif embryonnaire ou adulte. Nous avons vu que les caractères de la vascularisation étaient très différents chez l'atrophique.

L'étude de la moelle osseuse apporte une autre différence.

Dans le rachitisme, en effet, les vésicules adipeuses de la moelle sont remplacées par un tissu conjonctif développé surtout autour des vaisseaux.

Les hématies nucléées (normoblastes et mégaloblastes surtout) sont nombreuses, beaucoup d'entre elles présentent des noyaux irréguliers, multilobés, déformés (formes d'irritation de Dominici).

Les myélocytes neutrophiles et basophiles sont plus nombreux et plus volumineux que dans la moelle normale, et ils présentent des figures de caryokinèse. On rencontre des myélocytes embryonnaires et des mégacaryocytes altérés dont les noyaux sont en pycnose. Des îlots abondants de tissu lymphoïde, la présence de nombreux polynucléaires neutrophiles, de myélocytes éosinophiles, de plasmazellen, de macrophages, la tuméfaction des endothéliums vasculaires, l'hypertrophie des cellules fixes, sont autant de signes caractérisant un état inflammatoire très net, bien différent de ce que l'on observe dans la moelle osseuse des atrophiques. Ces lésions sont bien différentes de ce que nous avons décrit plus haut dans l'atrophie.

ÉVOLUTION
DES DIVERSES FORMES DE L'ATROPHIE INFANTILE

Formes légères. — 1º DANS L'ALLAITEMENT AU SEIN. Quand un enfant, élevé au sein de sa mère ou d'une nourrice, a été soit hypoalimenté pendant quelques semaines, soit entravé dans ses fonctions digestives par l'absorption d'un lait toxique, soit même suralimenté, soit enfin qu'il ait gravement pâti par une hygiène déplorable due à la misère du milieu social dans lequel il vit depuis sa naissance, cet enfant est frappé dans sa force d'accroissement. A une première phase d'amaigrissement simple où seul son poids est touché, succède une phase plus grave, où l'accroissement statural est troublé à son tour. Dès ce moment le syndrome de l'atrophie avec ses deux facteurs, pondéral et statural, est constitué. Mais suivant que le retard de développement répond à des causes légères et temporaires ou graves et permanentes, son degré variera avec l'intensité de la cause déterminante. Dans les formes encore peu accusées, il suffira par une enquête serrée d'apprécier les rations quantitatives données à chaque tétée et la valeur qualitative du lait. On examinera soigneusement la mère ou la nourrice pour juger de son état de santé; on saura suspecter la toxicité ou la composition anormale du lait par la présence chez le nourrisson d'éruptions cutanées et de troubles digestifs. Muni de ces données fournies par une enquête minutieuse, on s'attachera à combattre la cause de cette atrophie commençante, à redresser les erreurs de technique dans l'alimentation. Le résultat se fera sentir rapidement. L'enfant remis dans de bonnes conditions de nourriture et d'hygiène reprendra vite du poids ; son accroissement statural se fera aussi normalement.

2º **Dans l'allaitement artificiel.** — Si l'enfant est au biberon, par la même analyse des rations quantitatives et qualitatives du lait, on reconnaîtra aisément la cause de l'atrophie. Une alimentation judicieuse faite de lait stérilisé et de bonne qualité, coupé et sucré selon les règles, donné à des heures régulières, sera suivie de la reprise normale du développement.

Il y a lieu de remarquer que tant qu'ils ne sont qu'à une phase peu avancée de l'atrophie, alors qu'ils ne présentent pas encore de troubles gastro-intestinaux graves, ces enfants possèdent un pouvoir d'assimilation intensif. Ils prennent dans les premiers temps jusqu'à 60 et 100 grammes de poids par jour; dans la suite l'accroissement pondéral se poursuit de façon moins intense.

mais régulière et continue. De même l'accroissement statural retrouve toute son activité.

Formes graves. — Quand les erreurs dans la technique de l'allaitement se sont prolongées outre mesure, quand l'enfant a été pendant plusieurs mois hypoalimenté ou mal alimenté, l'atrophie atteint un degré beaucoup plus grave surtout chez l'enfant au biberon. La nutrition est troublée, le nourrisson présente une extrême maigreur, le panicule adipeux a fondu, la peau garde les plis que lui imprime la pression entre le pouce et l'index ; le faciès est émacié, ridé comme celui d'un petit vieux ; le teint est pâle ; certaines régions, la région fessière surtout, sont le siège de lésions irritatives, notamment d'érythème papuleux post-érosif qui pour des yeux non avertis font poser trop hâtivement le diagnostic de lésions syphilitiques. Cet enfant est sujet à des vomissements rebelles parfois incoërcibles. C'est le tableau du grand inanitié que nous avons longuement étudié dans un chapitre antérieur. Et pourtant en interrogeant la mère on apprend qu'il est venu au monde, pesant un poids normal ; à l'âge de 5, 6, 10 mois, il pèse à peine son poids de naissance, parfois même moins ; la taille est restée celle d'un enfant de deux à trois mois.

Mais dans ce tableau de grande misère organique, on note pourtant que le regard est vif, le cri vigoureux. Ces deux signes sont à retenir, car ils permettent déjà de poser un pronostic favorable.

Le devoir du médecin est alors, pour mener à bien le traitement, de donner aux mères les conseils les plus précis, mais aussi les plus impérieux sur les rations quantitatives. Avec le lait stérilisé de bonne qualité, coupé et sucré dans les proportions voulues, additionné de la solution eupeptique de citrate de soude, en recommandant de ne pas se laisser arrêter dans les premiers temps par les vomissements qui céderont à la longue, en prescrivant tous les soins d'hygiène, d'aération, en stimulant enfin toute l'énergie et toute la patience des mères, on peut arriver à des cures merveilleuses. Certes, dans les formes graves, qui s'accompagnent de lésions des glandes de l'estomac et à un moindre degré de l'épithélium intestinal, ce n'est pas dès les premiers jours qu'on verra toujours la reprise d'accroissement se faire. Il peut y avoir pendant un temps variant de plusieurs jours à plusieurs semaines une stagnation de poids. Cependant, durant ce délai, les vomissements se calment, les selles se régularisent, le bébé n'a plus le cri incessant des premiers temps ; la patience et la continuité des soins trouvent bientôt leur récompense car on va voir enfin l'enfant reprendre du poids, la peau et les muqueuses se colorer, le visage se remplir ; les membres deviennent moins grêles, l'enfant est moins nerveux ; son sommeil est meilleur. On sent qu'il veut revivre. Quand on voit les résultats qui peuvent être obtenus par le réglage de la ration qualitative et quantitative, on se rend compte du même coup de l'erreur de Parrot et des accoucheurs qui admettent que seul le sein d'une nourrice peut sauver ces enfants. L'allaitement par la nourrice mercenaire est devenu de nos jours, un allaitement de luxe ; plus que jamais le médecin doit donc savoir tout ce qu'on peut obtenir du maniement des diverses variétés de lait de vache pour combattre l'atrophie grave et du même coup la mortalité infantile.

Atrophies rebelles. — Mais si des résultats aussi satisfaisants peuvent être obtenus, est-on en droit de dire qu'ils peuvent l'être toujours ? L'évolution ne confirme pas cette espérance dans tous les cas. Il est en effet des variétés d'atrophiques qui ne « bougent » pas avec le traitement ; ces bébés restent stationnaires, malgré tous les soins, quelle que soit la qualité du lait, même au sein d'une nourrice. De semblables faits peuvent être liés à une altération grave du tube digestif, à une véritable cachexie gastro-intestinale. Le plus souvent il s'agit de sujets frappés dès leur développement in utero par une débilité du germe qui entrave définitivement chez eux toute force d'accroissement. C'est l' « atrophia primitiva » des auteurs italiens Fede, Concetti, etc. C'est la grande débilité congénitale avec l'hérédité : tuberculose, syphilis, alcoolisme. Ces cas sont ceux qui grèvent le plus lourdement les statistiques de mortalité infantile. Le plus souvent ces enfants, privés de toute résistance, meurent dès les premières semaines de la vie. Parfois avec des soins minutieux, arrive-t-on à les maintenir pendant quelques mois, mais de tels efforts peuvent rester vains. Les infections de toutes sortes trouvent sur un tel terrain un développement facile, infections cutanées, pyodermites, abcès du cuir chevelu, infections broncho-pulmonaires, cachexie. Ce sont ces variétés cliniques qui aboutissent finalement à la phase ultime de l'atrophie, dont rien ne saurait mieux donner une idée que la description magistrale donnée par Parrot de l'athrepsie.

L'ATHREPSIE

Nous croyons devoir résumer ici les remarquables recherches de notre maître Parrot sur l'athrepsie. Ces descriptions consciencieuses n'ont pas vieilli et peuvent toujours être lues avec profit.

Les troubles nutritifs et les lésions des athrepsiques ont été décrits par Parrot d'une façon si précise, si complète qu'il n'est pas inutile de les rappeler très succinctement. L'une des lésions le mieux étudiée par cet auteur est le muguet, et il décrit successivement cette affection avec les altérations histologiques qu'elle détermine spécialement dans l'œsophage, l'estomac, tout le tractus intestinal, et les voies respiratoires.

« Ce qu'il y a de plus saisissant, c'est l'habitus extérieur de l'athrepsié. La marque imprimée par la maladie sur la face et le corps tout entier est si profonde et si caractéristique, qu'il n'est pas possible de la méconnaître. L'amaigrissement est considérable et présente ici quelque chose de tout spécial, car la destruction porte encore plus sur les liquides que sur les solides. Tout l'organisme souffre d'aridité, et l'on peut dire que les tissus sont à sec.

« De là un ensemble de symptômes que la main et l'œil font aisément constater. Les chairs ont une consistance spéciale ; quand on les comprime, on croirait toucher du suif figé ou du bois. Il en résulte une grande rigidité des membres, qui restent dans une immobilité complète, comme il arrive dans le tétanos. Chez d'autres sujets où les parties molles ont conservé plus de souplesse, la peau forme des plis nombreux. Cela est surtout apparent à la face où il ne reste plus que le squelette, couvert d'un tégument ridé.

Alors l'agrandissement de la bouche, la saillie des maxillaires, l'excavation des orbites, donnent à la physionomie de ces petits moribonds quelque chose de simien. D'autres fois leur face ridée rappelle celles de certains vieillards, la maladie ayant fait en quelques jours l'office d'une longue suite d'années. Le crâne lui-même subit de notables modifications ; la fontanelle se déprime, et le long des sutures apparaissent des saillies dues au chevauchement des pièces osseuses qui s'y rencontrent. Autour de l'orifice buccal et des yeux, la peau prend une teinte bleuâtre. Les paupières, imparfaitement closes, laissent voir le globe oculaire amoindri, avec la cornée sèche et dépolie, et la conjonctive injectée. Les cris que pousse l'enfant sont moins fréquents que dans la précédente période, mais à l'anxiété qu'ils expriment, on peut toujours les reconnaître, et en les appelant cris de détresse, je crois les avoir justement qualifiés.

« Les centres nerveux qui n'avaient pas encore participé, du moins en apparence, au processus morbide, entrent en scène, et c'est par les symptômes auxquels donne naissance le trouble de leurs fonctions, que semble devoir être caractérisé le stade terminal de l'athrepsie. La plus habituelle de ces manifestations, car elle manque rarement, est une atrésie très marquée des pupilles, indice d'un état comateux plus ou moins profond ; elle s'accompagne souvent de strabisme divergent. Quelques malades sont atteints de convulsions ayant ceci de particulier qu'elles sont peu apparentes, souvent partielles, et que la tonicité y domine. Elles viennent, de temps en temps, rompre l'engourdissement comateux, et n'existent sans lui que d'une manière tout à fait exceptionnelle.

« Quand les choses sont arrivées là, la vie peut cesser d'un moment à l'autre. Le cri va s'affaiblissant, et finit par s'éteindre ; les bruits et les battements du cœur deviennent imperceptibles ; les mouvements respiratoires s'éloignent de plus en plus, et l'on assiste ainsi à l'anéantissement successif des grandes fonctions avant que la mort soit générale. Aussi, quand elle survient, il peut arriver qu'on la méconnaisse : car d'une part, les derniers troubles morbides ont atteint si profondément l'organisme et y ont laissé subsister si peu de vie, que la disparition totale de celle-ci se fait parfois sans secousse, et d'ailleurs, les marques de la mort font souvent défaut, la peau restant livide, au lieu d'être envahie par la pâleur subite et persistante, et les membres conservant leur roideur ligneuse, au lieu de tomber dans cette flaccidité complète qui suit le dernier soupir (1) ».

LÉSIONS ANATOMO-PATHOLOGIQUES DE L'ATHREPSIE

MUGUET DE L'ŒSOPHAGE

Le muguet dans l'athrepsie d'après Parrot peut envahir entièrement l'œsophage ; il n'en occupe le plus souvent que les deux tiers ou les trois quarts inférieurs. Il se présente sous l'aspect de petits grains au milieu desquels sont disséminés quelques tubes de mycelium, et des cellules épithéliales désorientées de leur direction normale.

Tantôt ces grains plus confluents forment des plaques elliptiques, allongées

(1) L'Athrepsie : Parrot, 1874.

suivant l'axe du viscère, alternativement saillantes et déprimées, adhérentes au tissu sous-jacent, d'une couleur variable du blanc pâle au gris jaune. Dans les intervalles respectés la muqueuse est rouge et tuméfiée.

Lorsque toute l'étendue de l'œsophage est envahie, la plaque parasitaire est très épaisse et sous un filet d'eau elle se décompose en feuillets longitudinaux, donnant l'aspect de l'écorce d'érable. Parfois c'est une bouillie plus ou moins compacte, entraînée partiellement par l'eau, blanc-grisâtre ou brun-noirâtre.

Sous la plaque parasitaire, la muqueuse œsophagienne est rouge vif, parfois légèrement érodée ou ulcérée.

Au microscope, on voit que la saillie formée par le parasite sur la muqueuse, s'étend en profondeur jusqu'à la musculeuse. Cette saillie présente une dépression centrale déchiquetée qui résulte du ramollissement des parties les plus anciennement envahies.

Un grossissement plus fort montre la disparition de l'épithélium et des saillies papillaires. C'est sur le derme muqueux et sur la tunique fibreuse que le parasite est incrusté. Les noyaux cellulaires sont proliférés. Tout le derme apparaît disloqué, et offre un enchevêtrement de noyaux, cellules, fibres musculaires et élastiques, spores et mycelium. Plus profondément, près de la musculeuse, les tubes sont moins nombreux, et ils respectent cette tunique.

Toutes les régions envahies présentent une prolifération intense du tissu conjonctif surtout autour des vaisseaux dont la lumière est partiellement effacée.

Dans certains cas d'infection très envahissante, les muscles et la tunique fibreuse elle-même participent au travail d'hyperplasie.

MUGUET DE L'ESTOMAC

A l'ouverture du viscère, après avoir lavé ou légèrement raclé la muqueuse couverte d'un mucus épais et adhérent, on peut voir des grains isolés ou agminés, les plus volumineux atteignant les dimensions d'un grain de millet, les plus petits n'étant visibles qu'à la loupe. Ces derniers sont acuminés, les plus volumineux sont ombiliqués, tous offrent une teinte jaune cire.

Ils siègent de préférence sur la face postérieure de l'estomac au voisinage des courbures, surtout près du cardia et sur la petite courbure. Ils adhèrent intimement à la paroi, et la muqueuse qui les entoure a sa teinte grise normale, parfois elle est rose ou violette.

Au microscope, une de ces saillies *dissociée* dans une solution de soude montre des filaments mycéliens tubuleux et des spores caractéristiques de l'oïdium albicans ; ils sont environnés de cellules épithéliales, de noyaux, de granulations protéiques et grasses.

Les coupes des saillies ombiliquées montrent une muqueuse normale sous la saillie, tandis qu'autour de la saillie, cette tunique est doublée de hauteur. Les culs-de-sac glandulaires sont très distendus, la sous-muqueuse est épaissie, la tunique fibreuse est opaque sur la moitié de sa hauteur, les vaisseaux correspondants sont thrombosés, ceux du voisinage sont vides.

A l'aide d'un grossissement plus fort, on constate l'altération de la muqueuse.

Les glandes sont détruites dans leur portion superficielle, les éléments du muguet se sont substitués au tissu glandulaire et à côté d'eux on peut voir des corpuscules sporiformes très petits que l'on retrouve toujours abondamment chez les athrepsiés à la surface des voies digestives et respiratoires. Les culs-de-sac glandulaires surdistendus sont bourrés de spores, mais les tubes mycéliens manquent. Les espaces interglandulaires sont envahis semblablement. Les spores sont plus rares dans la sous-muqueuse où l'on retrouve les tubes mycéliens qui pénètrent presque perpendiculairement jusque dans la celluleuse. On retrouve ces tubes dans les vaisseaux ; mais ils ne pénètrent pas la musculeuse.

Les noyaux du tissu conjonctif ont proliféré.

Les éléments cryptogamiques en envahissant, comprimant et dissociant les tissus peuvent, dans certains cas, préparer leur ramollissement, faciliter l'action destructive du suc gastrique, et provoquer des ulcères étendus. Leur pénétration dans les vaisseaux qu'ils peuvent oblitérer sont susceptibles encore d'entraîner des lésions analogues. Ces lésions destructives de la muqueuse gastrique si bien précisées par Parrot nous expliquent l'incurabilité de l'atrophie parvenue à ce degré.

MUGUET DE L'INTESTIN

De toutes les régions du tube intestinal, le cœcum paraît être le plus favorable au développement du muguet, à cause des conditions d'acidité nécessaires à sa végétation. Mais on a pu l'observer sur le duodénum, sur les plaques de Peyer et à la surface du gros intestin (côlon descendant et rectum).

Ses caractères sont ceux du muguet gastrique, le parasite s'étale en plaques d'une couleur marron ou forme de petits mamelons moins proéminents qu'à l'œsophage et constitués par une accumulation de spores et de tubes mycéliens.

MUGUET DES VOIES RESPIRATOIRES

La glotte est le siège de prédilection de l'invasion parasitaire, et serait même la localisation exclusive dans l'arbre respiratoire. La végétation affecte surtout les deux cordes vocales inférieures, où elle forme un ou plusieurs petits amas arrondis, ou allongés suivant le grand axe de l'orifice. Plus rarement la confluence de ces amas forme une plaque sur chaque corde vocale. L'adhérence à la muqueuse est moindre que dans le muguet gastrique. Autour des végétations, la muqueuse est injectée, mais non ulcérée.

Au microscope on constate que ces amas parasitaires adhèrent à la muqueuse sur un point, et en sont séparés partout ailleurs. Dans la végétation on distingue des granulations sporiformes qui forment une gangue dans laquelle sont plongés les éléments du muguet, tubes et spores, et des fragments épithéliaux que la végétation du parasite a séparés de leur couche originelle. Au point de contact des masses mycéliennes, la couche épithéliale est épaissie, les noyaux multipliés, les spores abondants et les tubes pénétrant dans le derme ont déterminé autour d'eux une irritation des cellules plasmatiques dont les noyaux se sont multipliés surtout au voisinage du corps muqueux. On conçoit que la glotte revêtue d'une épithélium pavimenteux soit la région où se localise de préférence le processus, car le reste des voies aériennes est revêtu d'un épithélium cylindrique à cils vibratils, qui empêche les spores de se fixer et de germer. L'invasion parasitaire peut d'ailleurs empiéter sur la muqueuse voisine, mais ne s'y fixe pas primitivement.

MUGUET PULMONAIRE

Parrot rapporte le cas d'un athrepsique atteint de muguet buccal et œsophagien et dont le sommet du poumon droit présentait une masse indurée, jaunâtre, légèrement saillante sous la plèvre saine, de la grosseur d'une cerise. L'examen microscopique montra des amas mycéliens et les spores de l'oïdium albicans. Cette localisation du muguet est exceptionnelle.

LÉSIONS DE L'ESTOMAC

Les gastropathies revêtent deux formes principales dans l'athrepsie, la forme *ulcéreuse* et la forme *diphtéroïde*.

La **gastropathie ulcéreuse**, la plus fréquente, se présente sous *deux aspects différents* suivant qu'on l'observe chez les enfants nés dans des conditions normales ou chez les avortons atteints d'œdème et d'ictère.

I. La *première variété* est la plus commune ; elle se traduit extérieurement sur le viscère par des taches brunes, bleuâtres correspondant aux ulcères. A l'incision stomacale on trouve la muqueuse recouverte d'une épaisse couche de mucus grisâtre, adhérente, parsemée de taches sepia ou noirâtres, circonscrites et déchiquetées, parfois confluentes et larges, offrant l'aspect du marc de café, de la suie délayée.

Cette couche de mucus enlevée laisse voir des dépressions cupuliformes, des ulcérations circulaires de dimensions très variables, dont la profondeur atteint 1 millimètre environ, présentant des bords déprimés ou taillés à pic, un fond grisâtre. Elles sont entourées d'une muqueuse normale ou rosée.

A côté de ces ulcérations on peut voir des ecchymoses rouges, circulaires ou irrégulières, peu nombreuses et superficielles correspondant à des hémorragies.

Les ulcérations occupent surtout la face antérieure, la grande courbure, la région pylorique, parfois les deux faces du viscère.

A l'*examen histologique*, l'ulcération apparaît comme une échancrure semilunaire, à fond régulier dont les bords sont peu saillants. Dans les ulcérations peu profondes, les glandes ne sont détruites que dans leur partie superficielle, les veines qui les entourent sont congestionnées, les noyaux du tissu conjonctif multipliés. Dans les ulcérations profondes les glandes ont disparu, et au fond de l'ulcère, on distingue la tunique fibreuse dont les éléments plasmatiques sont multipliés.

Parfois les glandes reposent sur un réseau noirâtre de grosses veines et la congestion vasculaire considérable comprime les glandes voisines qui disparaissent. Jamais ces vaisseaux congestionnés n'atteignent la surface libre de la muqueuse. Par place on observe des amas d'hématies extravasées dans le tissu interglandulaire.

Cet état congestif des veines n'existe qu'au voisinage de l'ulcération, et on peut parfois constater la présence de thromboses anciennes.

II. Une *deuxième variété* de gastrite ulcéreuse s'observe sur des athrepsiés nés avant terme, atteints d'œdèmes et présentant une coloration subictérique jaune abricot de la peau.

Sur la face interne de l'estomac on voit de petites plaques lenticulaires, ne dépassant pas un millimètre de diamètre, jaune foncé ou citron, légèrement déprimées à leur centre ou franchement ulcérées. Le fond de l'ulcère est jaune. La muqueuse est très injectée, et les ulcérations sont entourées d'une zone rougeâtre. Les plaques jaunes paraissent correspondre au premier degré de l'ulcération. Cette teinte jaune est due à la présence dans les vaisseaux d'hématies altérées à contours peu nets, de granulations moléculaires, de cristaux d'origine hématique offrant l'aspect de groupes d'aiguilles très fines ou d'apparence rhomboïdale. Ces lésions sont celles de l'œdème des nouveau-nés.

III. Une *troisième variété* de gastropathie ulcéreuse comporte, au lieu d'érosions très petites et nombreuses, une ou deux ulcérations seulement, plus étendues et plus profondes, à bords plus saillants et congestionnés. Elles n'offrent rien de spécial au point de vue histologique.

Ces ulcérations n'ont pas, comme on l'a soutenu, une origine glandulaire. Elles paraissent relever d'un processus irritatif, comme en témoigne la prolifération des noyaux du tissu conjonctif ; parfois elles paraissent être une conséquence d'une oblitération vasculaire. L'altération du sang, l'action irritante du lait imparfaitement digéré, la déchéance vitale qui expose tous les tissus aux actions destructives, et en particulier à celle du suc gastrique, telles sont les causes pathogéniques vraisemblables de ces lésions.

La gastropathie diphtéroïde ou pseudo-membraneuse. — Moins fréquente que la forme ulcéreuse, elle est caractérisée par la présence sur la muqueuse gastrique d'un exsudat particulier dont l'aspect variable permet de distinguer plusieurs types.

Dans une *première variété* l'exsudat rappelle les fausses membranes de la diphtérie. Il se localise surtout aux faces et semble respecter les orifices et les courbures. Il forme de petits amas circonscrits, ou s'étend en larges plaques. Il est blanc sale, souvent teinté de jaune, rarement il est hémorragique. Il est très adhérent et d'une consistance assez grande. La muqueuse est peu modifiée par lui, tout au plus est-elle légèrement congestionnée, et parfois épaissie. Les autres tuniques sont respectées.

Une *deuxième variété* comporte un exsudat moins compact, moins adhérent, verdâtre, et rappelant les fausses membranes du péricarde enflammé. Il est velouté à sa surface, floconneux, couvert de très petits filaments. Il occupe une grande étendue de la paroi et son épaisseur est très variable suivant les régions.

Sous lui, la muqueuse est rouge violacée, et épaissie. Elle forme des plis nombreux, reliés entre eux par la fausse membrane qui les couvre sans pénétrer dans les anfractuosités.

La paroi gastrique congestionnée est très épaissie, la capacité en est même diminuée.

A l'examen histologique, on peut distinguer trois variétés de lésions.

Dans la *première variété* l'épaisseur de la muqueuse est accrue. Les glandes sont altérées dans le tiers supérieur où elles s'évasent en entonnoir, doublant ou triplant leur volume ; elles sont opaques et remplies de cellules épithéliales en dégénérescence granulo-graisseuse. D'autres glandes apparaissent atrophiées par suite de la compression par les glandes dilatées. L'exsudat occupe le tiers de l'épaisseur de la muqueuse, par place sa surface est inégale et déchiquetée. Il forme plusieurs assises dont la plus profonde, qui correspond aux orifices glandulaires, montre des cellules polyédriques granulo-graisseuses semblables à celles que renferment les glandes dilatées et en outre un réseau de longues fibrilles dont les mailles sont occupées par une substance grenue et les cellules granulo-graisseuses décrites. Fibrilles et cellules manquent, ou sont rares à la partie superficielle de l'exsudat.

Il s'agit bien là d'une inflammation catarrhale de la muqueuse gastrique.

Une *deuxième variété histologique* montre non seulement des lésions de la muqueuse, mais aussi de la fibreuse. Celle-ci est épaissie, présente des artères vides, des veines engorgées. Elle est très infiltrée de leucocytes surtout autour des vaisseaux. Les fibres musculaires de la muqueuse sont tuméfiées, troubles, granuleuses. Les glandes sont lésées comme dans le type précédent, les grosses veines sont ectasiées. L'exsudat est identique. En résumé au catarrhe glandulaire de la variété précédente s'ajoute un état congestif avec infiltration leucocytaire.

La *troisième variété histologique* correspond aux cas décrits plus haut, où la paroi gastrique est couverte de plis et d'anfractuosités. Chaque pli est constitué au centre par la tunique cellulo-vasculaire, à la périphérie par la muqueuse qui le revêt complètement.

Les glandes ont leur épaisseur normale. Toutefois quelques-unes sont minces avec un renflement à leur sommet et un élargissement à leur base. Les cellules plasmatiques sont proliférées. Les vaisseaux très dilatés sont bourrés d'hématies et de leucocytes.

Les saillies de la paroi gastrique sont dues à la tunique fibreuse. A leur niveau on constate une congestion veineuse intense, les vaisseaux prenant l'aspect de massues, isolées ou réunies en groupe de 2 ou 3. Ces vaisseaux sont tellement nombreux et dilatés par place, qu'ils peuvent masquer les glandes.

L'exsudat n'existe qu'au point culminant des saillies. Il est constitué d'éléments disparates, globules rouges réunis en masses compactes, tassés les uns sur les autres, ou présentant leurs caractères habituels, leucocytes, débris d'épithélium glandulaires, spores et tubes mycéliens.

La congestion des veines interglandulaires est la lésion principale, tandis que le catarrhe manque, c'est elle qui provoque la formation des plis et l'exsudat hémorrhagique, tandis que dans les variétés précédentes c'est l'inflammation catarrhale qui constitue tout le processus morbide.

LÉSIONS DE L'INTESTIN

Cet organe est très exceptionnellement lésé dans l'athrepsie. La teinte et l'épaisseur sont normales. Souvent quelques follicules clos sont hypertrophiés dans le côlon. Parfois la muqueuse de l'intestin grêle est injectée et épaissie, sa surface offre un aspect velouté.

Exceptionnellement on peut rencontrer des entéropathies ulcéreuses et diphtéroïdes analogues aux lésions stomacales ci-dessus décrites.

Dans un premier cas l'auteur a vu sur le gros intestin des follicules clos, tuméfiés et saillants, rouge foncé et présentant à leur centre une ulcération gris-brunâtre. La muqueuse épaissie formait des plis saillants couverts d'un exsudat identique à celui des gastropathies diphtéroïdes. Le grêle était peu lésé.

Dans un deuxième cas, le gros intestin était, au voisinage de la valvule, plissé, tuméfié, couvert d'un exsudat grisâtre et de saillies déprimées à leur centre, mais non ulcérées. Le grêle était respecté. Dans les deux cas la muqueuse gastrique offrait des lésions identiques.

LÉSIONS DU FOIE

Le parenchyme est marron foncé, parfois violacé et gorgé de sang. La dégénérescence graisseuse des cellules a pu être observée dans des cas à marche rapide. Mais dans les formes très chroniques toute la matière grasse a disparu.

LÉSIONS DES POUMONS

Les altérations pulmonaires qui semblent sous la dépendance immédiate de l'athrepsie sont la stéatose pulmonaire, l'emphysème et le ramollissement consécutif à la thrombose de l'artère pulmonaire.

La *stéatose pulmonaire* est constante ; on la rencontre à la région postérieure des lobes supérieurs sous l'aspect de petites taches blanches ou blanc jaunâtre. Un fragment de ce parenchyme placé entre deux lames montre au microscope des cellules de l'épithélium alvéolaire contenant quelques granulations graisseuses, d'autres farcies de vésicules adipeuses. La quantité de graisse ainsi accumulée dans le poumon peut égaler les dix-huit centièmes du poids total de la matière sèche (Parrot et Dusart).

L'emphysème alvéolaire accompagne le plus souvent la stéatose et sa principale cause est la dyspnée athrepsique.

Le *ramollissement du poumon* est toujours consécutif à une thrombose de l'artère pulmonaire ou de l'une de ses branches. Au niveau du point malade, le parenchyme est emphysémateux, ramolli, de couleur sepia, œdémateux, laissant écouler à la pression une sérosité écumeuse. La lésion est rare et peut se compliquer de gangrène.

LÉSIONS DES REINS

Parmi ces lésions la *stéatose* du rein est la plus fréquente. On peut la reconnaître à l'œil nu : le viscère extrait de la cavité abdominale et débarrassé de sa capsule fibreuse est rénitent, et couvert de petits cercles grisâtres séparés par des intervalles roses ou violacés.

A la coupe, la substance corticale est augmentée, et fait bourrelet autour des pyramides ; elle est friable et tranche par sa teinte grisâtre ou jaune sur les pyramides teintées en rouge. Le rein est généralement congestionné.

Au microscope, les glomérules de Malpighi sont injectés. Les tubes contournés sont opaques, grisâtres ; ils sont remplis de granulations graisseuses, de véritables gouttes d'huile qui accumulées dans leur lumière peuvent les déformer et masquer leurs éléments épithéliaux. Leurs dimensions transversales sont augmentées, et ils présentent une ectasie segmentaire, circonscrite de leur calibre, d'où leur apparence variqueuse par place.

A côté de ces gros tubes ectasiés dont les éléments sont stéatosés, on rencontre d'autres tubuli de calibre plus petit dont les éléments épithéliaux sont intacts.

A la pyramide, la lésion est plus discrète et les tubes ne sont pas déformés, et la graisse s'y rencontre sous l'aspect de poussière fine ou de gouttelettes peu volumineuses.

Le processus suivant lequel s'établit cette stéatose est le suivant : les premières granulations graisseuses apparaissent dans les cellules des tubuli autour du noyau, qu'elles arrivent à masquer. Peu à peu elles deviennent plus grosses, plus nombreuses, remplissent les cellules, les distendent et les déforment. Quand l'épithélium est très gros son volume peut être doublé et même triplé, le tube est obstrué, sa paroi se distend et son diamètre est augmenté.

Ce mécanisme fait comprendre les lésions relevées à l'œil nu, les petits cercles de la surface du rein et la saillie en bourrelet de la couche corticale autour des pyramides sur la coupe du viscère.

La *thrombose des veines rénales* peut s'observer au cours de l'athrepsie. Elle est souvent bilatérale. Le rein est augmenté de volume, il est dur et élastique, la capsule fibreuse est très tendue. Le poids du viscère est augmenté. On voit à sa surface des taches de couleur lie de vin foncée, tantôt circonscrites (10 à 15 mm. de diamètre), tantôt plus larges.

A la coupe, certaines pyramides sont augmentées de volume, et offrent une teinte lie de vin, presque noire ; la teinte la plus foncée occupe la base de la pyramide et va décroissant vers la papille.

La substance corticale offre une coloration qui varie du gris au jaune feuille morte, elle est sillonnée de stries violettes au niveau des pyramides fortement teintées.

En outre on voit sur la coupe de nombreuses veinules remplies par des coagulations grises, jaune cuir, rosées ou noires. Ces coagulations ne semblent pas dépasser les branches visibles à l'œil nu. Dans les grosses branches et dans la veine rénale elle-même, le thrombus est gris, gris rosé avec des plaques noires ou violacées plus ou moins larges. Il n'y a aucune adhérence entre le thrombus et la paroi veineuse qui est souple, d'épaisseur normale, lisse et luisante sur sa face interne.

L'étendue du thrombus dans la veine rénale est variable ; quand elle est obstruée sur toute sa longueur il est rare que la veine cave elle-même ne soit pas envahie. Le plus souvent la lésion rénale est double.

A l'examen histologique, les tubes des deux substances sont stéatosés à un faible degré. La lésion est égale des deux côtés, même lorsque la thrombose n'est pas bilatérale. La stase sanguine très accusée dans les vaisseaux de la pyramide explique leur teinte violacée. Ce qui frappe le plus, c'est un état d'apoplexie interstitielle dans la pyramide, disposée en foyers occupant la limite des substances corticale et médullaire, et en rapport avec des veines oblitérées. En ces points on voit des taches composées de globules rouges tassés les uns sur les autres, et de distance en distance on voit des travées irrégulières comportant encore quelques éléments épithéliaux déformés de tubes urinifères aplatis, dissociés par le sang, entourés également de gros cristaux jaunâtres et de débris d'hématies.

Ces hémorragies interstitielles du rein sont toujours en relation avec la thrombose des veines de petit calibre ; mais cette thrombose peut exister sans hémorragies. Notons que ces cas s'accompagnent toujours de congestion intense de la substance corticale, de stéatose de l'épithélium tubulaire, tandis que les artères sont saines.

Ces lésions congestives des reins s'accompagnent souvent *d'hémorragies des capsules surrénales*. Les capsules sont hypertrophiées, leur consistance est molle, elles sont noires ou violacées, remplies par du sang. Elles peuvent se rompre, et le sang s'épanche dans le voisinage.

L'*infarctus uratique* est une lésion fréquente du rein des athrepsiques : sur la coupe du viscère, on voit dans la région pyramidale des aigrettes jaunes d'or, qui, des papilles, vont s'épanouissant vers la périphérie, formant des rayons suivant la direction des tubes de Bellini.

Les papilles serrées entre deux doigts laissent sourdre une matière comparée à du pollen délayé dans de l'eau, et constituée par des granulations fines. On peut la trouver accumulée dans les calices, le bassinet, le bas-fond de la vessie, l'urèthre.

Au microscope, les tubes de Bellini contiennent des masses opaques, brun noir, offrant l'apparence de cylindres irréguliers, fracturés et dont les tronçons formeraient une ligne brisée. Les tubes peuvent ne renfermer que très peu de ces cylindres, parfois ils en sont tellement bourrés, qu'ils subissent une véritable dilatation variqueuse qui masque l'épithélium. Cette matière opaque n'envahit jamais l'intérieur des cellules. Examinée à un plus fort grossissement, elle paraît constituée par l'agglomération de sphérules régulières inégales, opaques, d'une teinte sépia. Du centre de chaque sphérule partent des rayons foncés qui atteignent la surface.

Ces sphérules s'agglomèrent dans les tubes et y forment de véritables stalactites. Ecrasées entre deux lames de verre elles se résolvent en granulations amorphes et opaques d'urate de soude.

Parrot considère ces infarctus uratiques comme une conséquence habituelle de l'athrepsie, et ajoute qu'ils indiquent nettement l'insuffisance des combustions chez les sujets qui en sont atteints.

Nous avons tenu à résumer les longues et patientes recherches de notre maître Parrot sur les organes des athrepsiques. Elles ont été poursuivies dans ce même hospice des Enfants-Assistés, où ont été recueillis la plupart des documents de ce nouveau traité.

DIFFÉRENCES CLINIQUES DE L'ATROPHIE
ET DE L'ATHREPSIE

Il faut bien reconnaître que l'aspect extérieur d'un nourrisson, son amaigrissement, sa pâleur, son faciès même ne nous permettent pas de décider si l'on se trouve en présence de troubles temporaires causés par l'inanition, ou par une gastro-entérite de moyenne intensité, s'il s'agit d'un état atrophique curable ou au contraire si l'on a affaire à une athrepsie vraie, à une cachexie marastique en rapport avec une gastro-entérite chronique avec lésions rebelles. C'est surtout par l'évolution des troubles digestifs que le pronostic sera posé. En règle générale, l'observation clinique nous apprend que le processus d'atrophie est d'autant moins grave que l'enfant utilise mieux et plus vite le lait qu'on lui donne, que ce soit du lait de femme ou du lait de vache.

Dans la grande majorité des cas, l'athrepsique du type Parrot, avec le faciès simien, ayant perdu la moitié ou plus du poids qu'il devrait avoir à son âge, ne peut plus être restauré, quels que soient les aliments qu'on lui fournisse, lait de femme, lait d'ânesse, lait de vache cru, stérilisé, etc. Il est très avide, il boit rapidement, mais il rend très vite aussi des déjections grisâtres, blanchâtres, fétides, dans lesquelles on retrouve une bonne partie des principes alimentaires du lait non digéré. Dans ces circonstances toute la muqueuse du tube digestif est plus ou moins profondément altérée; les glandes annexes, pancréas, foie, etc., ne déversent plus une sécrétion assez active pour permettre la chymification, la peptonisation des aliments. Néanmoins l'athrepsique peut encore subsister un temps assez long, parfois des mois, mais sans s'accroître en poids. Au contraire, il perd très lentement 10 à 15 grammes par jour, il s'amaigrit quoi qu'on fasse. Cependant si on mesure la taille des athrepsiques, on voit qu'elle augmente ; ils gagnent parfois deux à trois centimètres pendant qu'ils s'amaigrissent progressivement, tant est grande l'indépendance de nutrition du tissu osseux.

La courbe pondérale peut présenter un plateau qui dure parfois des mois ; tant que le plateau reste horizontal on peut conserver l'espoir de triompher de l'état atrophique, mais si la courbe s'abaisse lentement, c'est la confirmation de l'état athrepsique irréparable. Il ne faut pas se hâter de porter un pronostic trop sombre, car ces stagnations de poids peuvent céder chez les nourrissons qui ont été longuement hypoalimentés, lorsqu'ils reçoivent une ration convenable : au point de vue clinique Parrot ne distinguait pas les grandes atrophiques hypoalimentées des vrais athrepsiques.

L'HYPOTROPHIE

Dès 1904 nous avons séparé de l'atrophie infantile dans les premiers mois de la vie le processus atrophique qui se prolonge dans la seconde et même dans la troisième année. Nous avons proposé d'abord de désigner ce trouble de la croissance sous le nom d'*atrophie infantile prolongée*. Le terme d'*hypotrophie* plus court et très exact nous a semblé préférable et nous l'avons adopté.

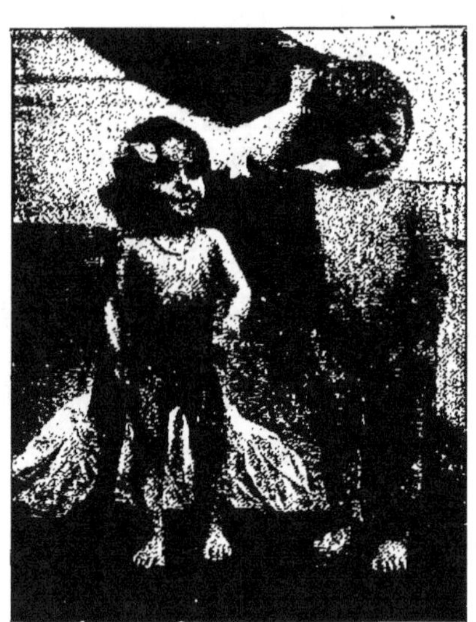

Fig. 28.— Hypotrophie
simple sans rachi-
tisme. Poids 6 kg. 900,
taille 71 cm., âge
22 mois.

Enfant normal,
poids 11 kg. 700,
taille 80 cm.,
âge 23 mois.

Comme dans l'atrophie du premier âge l'accroissement en poids et en taille est plus ou moins ralenti relativement aux enfants normaux, et de même aussi l'apparition des points complémentaires d'ossification dans les épiphyses est retardée comme l'indique la radiographie. Il est vrai de dire aussi des hypotrophiques qu'ils ont l'âge de leur taille.

Le processus d'hypotrophie peut donc être mesuré exactement comme celui de l'atrophie par la balance et la toise ; on doit aussi en fixer le degré en comparant le poids et la taille de l'enfant aux tables de croissance des enfants normaux du même âge.

L'hypotrophie est souvent combinée au rachitisme, car les mêmes aliments défectueux produisent ces deux dystrophies, mais l'hypotrophie peut être pure, parfaitement distincte du rachitisme. Il n'est pas rare de rencontrer l'hypotrophie comme l'atrophie associée à la tuberculose.

Les causes qui déterminent l'hypotrophie sont à peu près les mêmes que celles de l'atrophie : mais leur action étant plus prolongée, leur effet est plus durable.

Les fautes d'alimentation sont les mêmes que dans la première année ; de plus interviennent celles si nombreuses relevées au moment du sevrage. Les préjugés régnant dans la classe ouvrière soumettent l'enfant d'un an à un régime alimentaire varié où le lait ne figure que pour une faible part, mais qui se compose de soupes au pain, aux légumes, de panades à l'eau, etc. Les fonctions digestives non suffisantes à l'élaboration de tels aliments sont rapidement troublées, l'assimilation en est défectueuse, l'accroissement du squelette est entravé de ce fait. Ces enfants ont à l'âge de 18 mois, de 2 ou

3 ans et plus, la taille d'enfants de 6 à 12 mois, le poids de 5 à 10 mois. Il est extrêmement curieux de voir ces petits êtres chétifs, malingres, posséder cependant, comme nous l'avons vu au chapitre de la croissance anormale, l'intégrité habituelle du développement du cerveau.

En restituant à ces enfants le milieu nutritif normal qui leur a toujours fait défaut, c'est-à-dire en leur donnant par exemple un litre de lait surchauffé par jour avec des bouillies d'avoine, de froment, des purées de pommes de terre au lait, additionnées de 2 à 3 cuillerées à soupe de jus de viande ou d'un jaune d'œuf, nous voyons ces enfants regagner plus ou moins vite le poids et la taille qu'ils devraient avoir.

Si cette alimentation lactée prédominante est continuée assez longtemps, il ne reste rien de l'état hypotrophique après un laps de temps variable ; ce serait une erreur de croire que le retard d'accroissement de poids et de taille laisse des vestiges permanents dans la seconde enfance et jusque dans l'âge adulte.

Mais s'il existe une tare héréditaire telle que la syphilis, si l'hypotrophique est porteur de lésions tuberculeuses viscérales ou ganglionnaires, si les lésions rachitiques coexistantes sont avancées, la cure alimentaire sera inefficace et la stagnation de poids permanente, quoi qu'on fasse.

Nous reproduisons ici quelques observations d'hypotrophie simple. On trouvera aux chapitres de la tuberculose et du rachitisme une description des hypotrophies qui évoluent en connexion avec ces maladies.

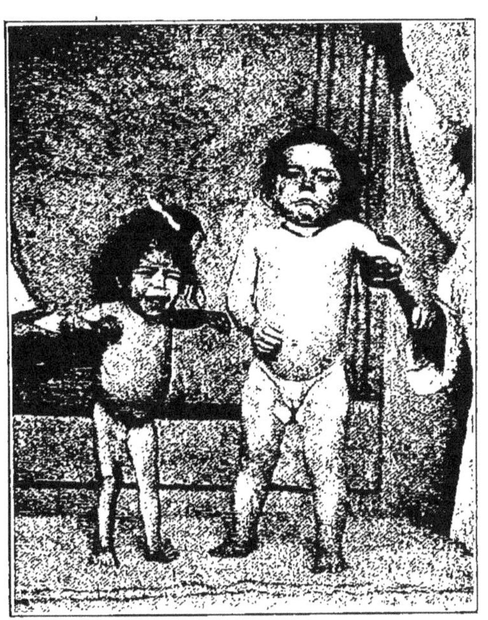

1
Fig. 29. — Grande hypo-
trophie, âge 16 mois 1/2,
poids 4 k. 300, taille 60 c.
A pu être restaurée. 2
Enfant normal,
âge 14 mois,
poids 9 kg. 600,
taille 74 cm.

Voici l'histoire clinique d'un cas de grande hypotrophie gastro-intestinale traitée avec succès par le régime alimentaire (1).

Petite fille, 16 mois. Poids : 4 kg. 150. Taille : 60 cm. 5 ; elle a donc le poids d'un enfant de sept semaines et la taille d'un enfant de 3 mois environ.

L'interrogatoire apprend que l'enfant est née à terme, pesant environ 6 livres. Elle se développa mal pendant les premiers mois et présenta des troubles digestifs. Pour y remédier on crut bien faire en diminuant progressivement les tétées : on supprima même le lait pendant quinze jours et on le remplaça par de l'eau de tilleul. Au bout de six mois, l'enfant

(1) Observation prise par M. Roudinesco, interne à l'Hospice des Enfants - Assistés, *Clinique infantile*, 1909.

n'avait pour ainsi dire pas augmenté de poids depuis sa naissance. On la confie alors à une nourrice au sein. Mais aucune amélioration n'a été observée pendant les dix mois qu'elle y fut laissée ; la nourrice avait peu de lait et allaitait en même temps son propre enfant. C'est dans ces circonstances que l'enfant fut apportée à la consultation des Enfants-Assistés. Nous n'avons relevé aucune tare héréditaire, chez l'enfant aucun stigmate de syphilis. Par la percussion et par l'auscultation, nous n'avons point constaté de signes de tuberculose pulmonaire ni ganglionnaire.

Comme traitement, M. Variot se contenta de régler l'alimentation avec le lait stérilisé. L'enfant a reçu dès le premier jour 8 biberons de 110 grammes de lait Gallia surchauffé à 108°, additionné de 15 grammes de la solution de citrate de soude à 5 p. 300 et a été laissée pendant un mois à la même ration.

L'accroissement a été régulier et progressif dès les premiers jours du traitement, comme nous le prouve le tableau des pesées et des mensurations dont nous extrayons les poids et les tailles ci-dessous :

A l'arrivée :	Poids	Taille
Le 28 Juin 1909	4 kg. 150	60 cm. 6
— 5 Juillet	4 kg. 420	»
— 12 —	4 kg. 750	»
— 19 —	4 kg. 850	61 cm. 5
— 26 —	5 kg. 040	»
— 2 Août	5 kg. 300	62 cm. 5
— 9 —	5 kg. 380	»
— 16 —	5 kg. 230	»
— 23 —	5 kg.	»
— 30 —	5 kg. 300	»
— 6 Septembre	5 kg. 505	63 cm. 5
— 13 —	5 kg. 950	»
— 20 —	6 kg.	64 cm. 5
— 27 —	6 kg. 420	»
— 4 Octobre	6 kg. 620	65 cm.

L'enfant a donc gagné pendant trois mois de traitement, en poids 2 kg. 470 et 4 cm. 4 de taille ; elle a de plus 6 dents. Néanmoins, elle a contracté la rougeole fin Juillet, ce qui explique la déperdition de poids entre le 2 et le 23 Août.

Au cours de ce traitement, nous avons en outre relevé trois poussées d'hyperthermie inexpliquées par l'état des organes et qui semblent en rapport avec des accroissements très rapides de poids. La première survint le 6 Août, dura huit jours ; elle a atteint 40°2.

La deuxième est survenue le 15 Septembre toujours après une période d'accroissement rapide (1 kg. en trois semaines). Elle a atteint 39°4 et a duré deux jours.

Enfin, une troisième crise thermique a été notée entre le 1er et le 6 Octobre, après une augmentation de poids de 650 gr. en quinze jours. Ces poussées d'hyperthermie en rapport avec des accroissements rapides chez les hypotrophiques ont été notées assez souvent par MM. Variot et Baudrand.

L'enfant a été alimentée pendant toute la durée de cette cure avec le lait Gallia.

La ration a été un peu augmentée après le premier mois de traitement (135 gr. de lait par biberon + 15 gr. de la solution sucrée de citrate de soude). Vers la fin du troisième mois, on lui donna de plus une purée de pommes de terre au lait et du jus de viande un jour, un jaune d'œuf l'autre jour.

Le résultat immédiat très heureux de l'élevage de cette enfant ayant atteint un si haut degré d'hypotrophie démontre :

1° Que nous étions en présence d'une hypotrophie d'origine gastro-intestinale et que l'enfant avait été inanitiée pendant de longs mois, d'où son retard énorme de croissance pondérale et staturale.

2º Que, même dans ces circonstances, sans recourir au lait de femme, en maniant les laits surchauffés et en alimentant convenablement les grands hypotrophiques, on peut conserver l'espoir de leur faire regagner le terrain qu'ils avaient perdu dans leur accroissement.

L'observation suivante met en évidence l'histoire clinique d'une grande hypotrophie gastro-intestinale guérie par une alimentation appropriée et que nous avons observée ces derniers temps au pavillon Pasteur.

L'enfant R. Marie-Louise entre dans le service du Dr Variot le 15 février 1919. Cette enfant pesait à sa naissance, le 21 août 1917, 3 kg. 500 et était bien conformée. Elle a été élevée au biberon jusqu'ici. A son entrée elle pèse 5 kg. 500, sa taille est de 65 cm. 5, c'est-à-dire qu'à l'âge de 18 mois, elle a le poids d'un enfant de 4 mois et la taille d'un enfant de 7 mois. Sa physionomie est cependant celle d'un enfant plus âgé : son intelligence paraît être celle d'un enfant de son âge, quoique le crâne ait subi un retard dans le développement : la circonférence cranienne étant de 46 cm, c'est-à-dire celle d'un enfant d'un an.

Cette enfant, qui paraît avoir souffert en nourrice, a le teint pâle ; ses membres amaigris et grêles contrastent avec le ventre volumineux et étalé.

Les fonctions digestives sont très troublées : il n'y a pas de vomissements, mais les selles, de la consistance du mastic, sont décolorées, blanchâtres et ont une odeur extraordinairement fétide. La réaction de Triboulet montre néanmoins qu'il existe encore des pigments biliaires. Le poumon et le cœur ont un fonctionnement normal ; le foie et la rate ne sont pas perceptibles.

Dès son entrée, l'enfant est mise à une nourriture appropriée : on lui donne 6 fois 200 gr. de lait préparé avec du lait condensé Gallia.

La première semaine l'enfant a pris 500 gr. de poids, mais sa taille ne change pas. La 2e semaine le poids et la taille restent stationnaires. Le 9 mars le poids est de 6 kg. 350, la taille de 66 cm. 5, mais les selles demeurant décolorées et fétides on ajoute à l'alimentation une cuillerée à soupe de jus d'orange.

Le 16 mars : poids 6 kg. 350, taille 67 cm.

Le 24 mars : poids 6 kg. 600, taille 67 cm. 5.

A partir de cette époque on complète l'alimentation avec une purée de pommes de terre et un potage à la farine de maïs.

Le 7 avril le poids est de 7 kg., la taille de 68 cm. C'est depuis cette date que les selles *mastic se recolorent et perdent leur fétidité*. Il a fallu près de trois mois pour la restauration des fonctions digestives.

	Poids	Taille
Le 13 avril	7 kg. 200	68 cm. 6
— 21 —	7 kg.	69 cm.
— 28 —	7 kg. 300	69 cm. 3
— 5 mai	7 kg. 400	69 cm. 5
— 12 —	7 kg. 450	69 cm. 5
— 19 —	7 kg. 700	70 cm.
— 26 —	7 kg. 520	70 cm. 2
— 2 juin	7 kg. 770	70 cm. 5

L'état général s'est considérablement amélioré, le teint est rose. Les membres ont pris un volume et une force satisfaisants. La dentition est de 16 dents. Les fonctions digestives sont normales, mais le ventre, quoique diminué, conserve un volume légèrement supérieur à la normale. Tout porte à croire que l'élevage sera poursuivi normalement.

TRAITEMENT DE L'ATROPHIE
ET DE L'HYPOTROPHIE INFANTILES

Le traitement de l'atrophie infantile ne nécessite pas de médication spéciale, il consiste : 1° dans le choix du lait à utiliser ; 2° dans la fixation de la ration quantitative.

Celui de l'hypotrophie comportera les mêmes indications plus le choix des aliments qui peuvent être prescrits dans la seconde année de la vie. Il comporte également certaines règles d'hygiène générale et l'emploi de médications adjuvantes destinées à stimuler la croissance de l'enfant.

Quand il s'agit d'un enfant atrophique élevé au sein de sa mère, la tâche est le plus souvent aisée, si la lactation n'est pas compromise gravement du fait d'un mauvais état général ou d'une insuffisance d'activité sécrétrice déjà trop ancienne. Assurons à la mère une lactation normale, laissons l'enfant téter à volonté le sein de sa mère. Complétons au besoin la ration par l'allaitement mixte.

Dans l'allaitement artificiel, il faut une connaissance approfondie du maniement de la gamme des laits pour entreprendre de diriger la cure d'un grand atrophique.

1° **Choix du lait.** — Nous utilisons dans la pratique courante le lait surchauffé à 108°, le lait homogénéisé et surchauffé, le lait hypersucré.

Le surchauffage du lait à 108°, loin de nuire à la valeur alibile du lait de vache, modifie la caséine de manière à la rendre plus digestible pour le nourrisson et l'homogénéisation, en émulsionnant les globules butyreux, est une sorte de prédigestion qui facilite l'utilisation de ce lait par les bébés les plus débiles et les plus atrophiques, comme nous l'avons établi dans notre communication en 1907, au IIe Congrès international des Gouttes de lait à Bruxelles.

Pour la cure des grands atrophiques, ces laits peuvent être employés purs, si les enfants ont atteint six mois, ils doivent être coupés d'un quart d'eau et additionnés d'un peu de sucre ordinaire, au-dessous de cet âge. Lorsque les atrophiques sont des vomisseurs, fait fréquent, nous ajoutons à chaque biberon une cuillerée à soupe de la solution de citrate de soude à 5 gr. p. 300 gr. d'eau. Si l'intolérance persiste malgré le citrate de soude, nous obtenons parfois la sédation gastrique en recourant au lait hypersucré à 10 pour 100.

Au début du traitement nous utilisons de préférence le lait homogénéisé en raison de sa facile digestibilité, puis nous alternons le lait homogénéisé et le lait surchauffé, et lorsque le processus d'assimilation semble régularisé, nous donnons le lait simplement surchauffé.

Il est de toute nécessité de bien graduer la ration quantitative qui sera donnée très régulièrement au nourrisson atrophique, dans un biberon parfaitement aseptique muni d'une tétine à trous fins pour que l'absorption du lait ne soit pas trop rapide. On ne tiendra aucun compte du poids réduit et anormal de l'atrophique pour régler sa ration ; si on s'inspirait de la loi des 100 gr. de lait par kilog. d'enfant, l'échec de la cure serait certain.

L'atrophique a besoin d'une ration forte comme le débile, aussi bien pour suffire aux besoins de sa calorification que pour subvenir à l'accroissement de son organisme. On ne devra pas se laisser effrayer par les vomissements si l'estomac est intolérant soit par suite de la suralimentation, soit aussi par suite de l'hypoalimentation ; le spasme gastrique survient aussi bien dans un cas que dans l'autre et diminue ou cède avec une ration convenable.

On fixera la ration en tenant compte surtout de l'âge de l'enfant ; or les variations de la capacité gastrique du nourrisson et la quantité quotidienne du lait qu'il doit consommer sont bien connues. Nous avons eu nous-même l'honneur de présenter à l'Académie de Médecine un biberon gradué, sur le verre duquel sont inscrits les chiffres de la ration suivant les semaines et les mois dans la première année. On pourra tenir compte aussi de la taille de l'enfant pour fixer la ration, car on se rend compte par l'observation des atrophiques que leur accroissement est essentiellement proportionnel à leur taille.

Comme nous l'avons indiqué au chapitre de l'hypoalimentation, l'utilisation des laits homogénéisés est presque immédiate et le poids commence d'augmenter de même que la taille dès les premiers jours du traitement ; c'est ce qu'on observe chez les grands atrophiques qui ont été surtout inanitiés. Chez ceux qui sont en proie à un processus de gastro-entérite plus ou moins ancien et qui offrent tous les caractères extérieurs de l'athrepsique de Parrot, on note habituellement une véritable stagnation de poids qui dure une ou plusieurs semaines et qui semble correspondre à la période de restauration lente des lésions de la muqueuse digestive et des glandes annexes.

Tant que le plateau de la courbe reste horizontal, on ne doit pas perdre courage, j'ai vu plusieurs grands atrophiques ne recommencer d'assimiler qu'après trois, quatre et même cinq semaines et plus. Si la courbe de poids s'abaisse lentement, c'est qu'on se trouve en présence de lésions irréparables du tube digestif et le plus souvent l'état athrepsique irrémédiable se complique d'infections secondaires : pneumonie, bronchopneumonie, infections cutanées, otitiques, etc.

Quand l'enfant a 9 à 10 mois, nous ajoutons au lait deux fois par jour une cuillerée à café de farine fraîche (maïs, avoine, orge) ou nous donnons un tapioca au lait. A 11 mois, l'enfant prend une à deux cuillerées à soupe d'une purée légère de pommes de terre. Nous donnons également à cet âge un jaune d'œuf alternant tous les deux jours avec une cuillerée à soupe de jus de viande.

Mais la cure de l'atrophique et de l'hypotrophique ne portera pas seulement sur l'alimentation. On recommandera aux mères d'aérer beaucoup les enfants. En hiver on évitera l'usage de la voiture en raison de la très grande radiation calorique et on fera porter le nourrisson sur les bras. Dans la bonne saison l'enfant devra être promené pendant deux heures le matin, quatre heures le soir.

L'hygiène de la peau sera également rigoureusement observée. Nous avons vu que ces atrophiques étaient sujets aux infections cutanées ; on veillera de près sur ces complications redoutables.

On comprend toute l'importance de la cure des atrophiques qui demande beaucoup de surveillance et de patience, de la part du médecin et des mères. Il ne faut jamais perdre courage tant qu'aucune confirmation clinique ou radiologique n'a autorisé à suspecter l'origine tuberculeuse de l'atrophie ou n'a démontré une tare indélébile.

Nous avons vu en étudiant le traitement des vomissements rebelles les excellents effets antiémétiques retirés de l'hypersucrage du lait. L'application de cette méthode nous a permis de nous rendre compte du même coup chez de nombreux enfants devenus atrophiques, non seulement de l'arrêt des vomissements et de la régularisation des fonctions digestives, mais encore de l'accroissement du poids, qui variait de 30 à 50 gr. par jour dès la première semaine. Il nous a cependant paru que pour quelques nourrissons, l'accroissement pondéral était proportionnellement plus rapide que l'accroissement statural.

Nous avons montré que le lait condensé sucré pouvait être remplacé par le lait ordinaire hypersucré à 10 % et chauffé, mais nous avons obtenu les plus beaux succès avec le lait hypersucré industriel Lepelletier.

Obs. 1. — Hypotrophie due à l'hypoalimentation avec dilatation de l'estomac chez un nourrisson traité avec succès par le lait hypersucré (1).

D... L., née à terme, le 20 juillet 1913. Jusqu'à l'âge de 3 mois, prend le sein maternel et aurait été bien portante.

En fin octobre, présente, pour la première fois, de la diarrhée verte, fétide et des vomissements qui ne cèdent pas sous l'influence du citrate de soude. L'enfant pèse à cette date 3 kg. 550. Après une amélioration passagère, les vomissements reparaissent. On constate que la mère ne donne que 30 gr. de lait par tétée. L'amaigrissement s'accuse. On supprime le sein et on le remplace par quatre biberons de 150 gr. de lait non sucré et quatre de bouillons de légumes.

Les vomissements persistant, on diminue la quantité de lait jusqu'à 50 gr. par biberon. L'amaigrissement s'accuse ; la mère essaye diverses farines. L'état s'aggravant, l'enfant est amenée le 6 mars 1914 aux Enfants-Assistés.

Agée alors de 7 mois et demi, elle pèse 3 kg. et mesure 58 cm. ; la température rectale est de 35°8. L'amaigrissement est extrême ; la peau garde le pli ; la tête ballotte sans résistance. L'abdomen est météorisé et volumineux. Cependant, nous sommes en présence d'une hypotrophie simple par hypoalimentation. L'enfant ne tousse pas, ne présente aucune adénopathie ; les parents sont bien portants.

L'examen radioscopique ne montre aucune adénopathie médiastine ; par contre, elle met en évidence une énorme dilatation gastrique, le bas-fond atteint le niveau des épines iliaques, au-dessus du liquide se développe une vaste poche à air. Le côlon très distendu par les gaz se place au-dessous et en avant de l'estomac.

Les selles, moulées et dures, contiennent surtout du bifidus.

Ces examens nous confirment dans le diagnostic d'hypoalimentation. Nous donnons d'emblée une ration quotidienne forte, 8 biberons de 75 gr. de lait citraté.

Le 7 mars, l'enfant a pris 100 gr. de poids ; la température est remontée à 37°2 ; elle continue à vomir. On force la ration à 90 gr. plus 15 gr. de la solution de citrate.

Le 11 mars, le poids est de 3 kg. 300 ; mais les vomissements persistent ; nous remplaçons le lait Lepelletier homogénéisé par le lait Lepelletier hypersucré.

Le 25 mars, le poids est de 3 kg. 800 ; la taille de 58 cm. L'aspect de l'enfant est complètement modifié. Elle rit et joue volontiers ; elle maintient sa tête droite. Les vomissements ont notablement diminué.

On essaie le lait condensé sucré : 960 gr. en 24 heures.

(1) Grandjean, *Société de Pédiatrie*, 7 Janvier 1914.

Le 3 avril, l'enfant pèse 4 kg. 110 ; sa taille est de 59 cm. En 28 jours, elle a gagné 1 kg. 110 et grandi de 1 cm. Son aspect, sans être floride, est celui d'un enfant en bonne voie d'accroissement.

Obs. 2. — P... Jean, né le 15 septembre 1913 ; poids de naissance, 2 kg. 550. Part en nourrice au sein à la campagne à l'âge de 15 jours pesant 3 kg.

Le 15 février 1914, la mère va le voir et le trouve en si lamentable état qu'elle le ramène à Paris.

Le 15 février, il nous est apporté, pesant à 5 mois 2 kg. 800 et mesurant 53 cm. 5, extrêmement amaigri, poussant sans cesse des cris, le ventre météorisé. Vomissements incessants. Pas de signes de tuberculose, mais à l'examen radiologique une grande dilatation gastrique avec aérocolie. Il s'agit bien d'une atrophie par hypoalimentation. On prescrit 8 biberons de 60 gr. de lait Lepelletier plus 15 gr. de la solution citratée à 5 p. 300.

Le 23 février : Poids : 3 kg. 220. Taille : 54 cm., mais les vomissements persistant, on met l'enfant au lait condensé sucré : 8 biberons de 80 gr. d'eau bouillie et deux cuillerées à café de lait.

2 mars : 3 kg. 640. Taille : 55 cm.

On remplace le lait condensé sucré par le lait Lepelletier hypersucré : 75 gr. plus 15 gr. de la solution citratée.

10 mars : 3 kg. 830. Taille : 55 cm. 5.

On donne 80 gr. + 15 gr.

15 mars : 3 kg. 980. Taille : 56 cm.

23 mars : 4 kg. 190. Taille : 56 cm. 5.

30 mars : 4 kg. 270. Taille : 57 cm.

7 avril : 4 kg. 700. Taille : 58 cm.

Aux rayons, l'estomac est rétracté. L'enfant ne vomit plus et s'accroît bien.

Ces faits établissent la transition entre l'atrophie du premier âge et l'hypotrophie.

L'ECTASIE ABDOMINALE, LE GROS VENTRE
ET L'AÉROCOLIE DES NOURRISSONS

Il est assez habituel de classer le gros ventre, l'ectasie abdominale comme nous avons proposé de le nommer, parmi les troubles causés par la suralimentation.

L'ingestion d'une quantité exagérée de lait, ou le gavage avec des aliments peu assimilables, panades, bouillies, soupes, pomme de terre ont été incriminés comme cause ordinaire de l'éventration et de la distension du gros intestin par des gaz. On admettait aussi que l'estomac était dilaté et participait au gros ventre. M. Marfan avait cru pouvoir conclure de ses recherches sur ce sujet que le gros ventre des nourrissons était dû à un allongement du tube digestif. Nous verrons plus loin ce qu'il faut penser de cette opinion.

Il suffit, pour constater l'éventration habituelle dans l'ectasie abdominale, de dévêtir les enfants, de les étendre sur les genoux de leur mère ; ils ne manquent guère de pousser des cris et de chercher à se redresser. On voit alors la paroi abdominale au-dessus de l'ombilic sur le trajet de la ligne blanche, jusqu'a l'appendice xyphoïde, se soulever en formant un demi-cylindre appliqué par sa face plane sur le ventre. Si l'on introduit les doigts dans cet espace dépressible, on sent de chaque côté les muscles droits.

Dans une autopsie faite à l'ancien hôpital Trousseau, j'ai pu vérifier directement que la distension de la ligne blanche chez le nourrisson se faisait par le même mécanisme anatomique que chez la femme enceinte. Le dessin ci-joint

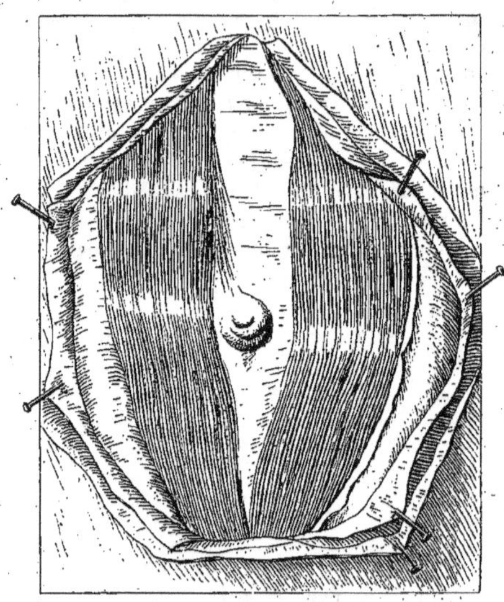

Fig. 30. — Dissection des muscles dans un cas d'éventration chez un nourrisson.

exécuté par un de mes externes, M. Leroy, d'après une photographie de la pièce disséquée, donne une idée exacte de la lésion.

C'est surtout au-dessus de l'ombilic que la ligne blanche est le plus élargie et que l'écartement des muscles droits est au *maximum*. Entre le bord externe des muscles droits et les muscles obliques, les tissus fibreux aponévrotiques sont apparents aussi (1), et l'élargissement de la ligne blanche est apercevable, même au-dessous de l'ombilic. Toutes ces lésions ont une origine mécanique évidente ; la paroi abdominale est trop étroite pour recouvrir son contenu, c'est-à-dire le tube digestif météorisé et les autres organes ; les muscles résistent par leur tonicité à l'effort excentrique des viscères. Mais le tissu fibreux de la ligne blanche et des aponévroses cède, comme si une traction continue était exercée sur lui.

On peut voir l'éventration persister malgré que le régime soit réglé sévèrement pendant un an et plus, et on en retrouve encore des vestiges à trois et quatre ans. Au delà de cet âge, la ligne blanche se rapproche de l'état normal.

Nous avons étudié plus d'une centaine de nourrissons atteints d'ectasie abdominale avec MM. Barret et Lavialle (2) et nous avons bien fixé l'état du gros intestin dans nos recherches prolongées pendant plus de deux années. Tous les nourrissons étaient examinés méthodiquement aux rayons X.

A l'examen de face, dans les formes communes de l'ectasie, on voit une sorte de cadre clair encerclant l'intestin grêle plus sombre. C'est la lumière du côlon transverse qui est la plus large. Ces images claires sont dues aux gaz qui distendent le gros intestin. A l'examen de profil on voit surtout une large tache claire correspondant au côlon transverse dilaté ; cette tache claire a tendance à s'insinuer entre la paroi abdominale et l'estomac, surtout s'il est vide.

La chambre à air de l'estomac est d'une étendue variable suivant la quantité de gaz déglutie avec le lait par le nourrisson. Mais la dilatation gastrique est

(1) Note sur l'éventration des jeunes enfants (*Journal de Clinique et de Thérapeutique infantiles*, 1895).

(2) *Recherches sur les diverses formes cliniques de l'Ectasie abdominale des nourrissons par l'exploration radiologique et l'analyse chimique* par MM. VARIOT, BARRET et LAVIALLE (Bull. Sociétés Hôpitaux de Paris., 1911).

momentanée, sauf quelques cas rares que nous avons déjà étudiés (voir : dilatation de l'estomac). L'air est chassé par la musculature de l'estomac après quelques minutes. Dans des cas de grande atrophie l'intestin grêle, comme le gros intestin, est parfois distendu par les gaz.

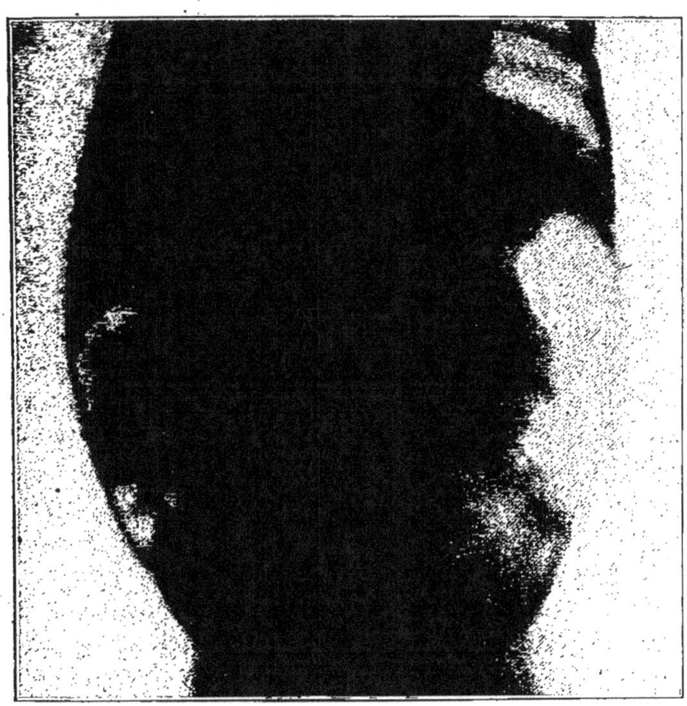

Fig. 31. — Ectasie avec grande aérocolie chez un nourrisson de 4 mois et demi.

Mon collaborateur, M. Lavialle, a analysé les gaz contenus dans le gros intestin ; il a constaté qu'ils étaient constitués presque exclusivement par de l'azote contenant parfois de l'oxygène. Tout porte à croire que ces gaz proviennent de l'air dégluti avec le lait.

Composition chimique des gaz intestinaux. — Voici quelques détails sur la composition chimique des gaz intestinaux comparativement à celle des gaz recueillis chez les nourrissons normaux.

Chez ceux-ci, nous n'avons trouvé ni anhydride carbonique, ni hydrogène sulfuré, ni oxygène ; ils étaient formés par de l'azote pur.

Dans l'ectasie, sans infection intestinale, on trouve également de l'azote avec une très petite quantité d'oxygène. — Dans les cas d'infection, la présence d'acide carbonique et d'hydrogène traduit la fermentation butyrique.

Nous avons soumis quelques nourrissons à une alimentation mixte de lait et de féculents ; ce régime ne nous a pas donné de modifications dans nos résultats.

Quelle est l'origine de ces gaz ? l'azote en a sans doute plusieurs. On sait que la fermen-

(1) *Clinique infantile*, 1911.

tation pepsique ne donne jamais de gaz surtout à cause de l'action microbicide du suc gastrique. Mais si l'acidité de ce suc vient à diminuer ou à disparaître, les fermentations lactique, butyrique et putride apparaissent. Ces deux dernières sont des sources de dégagement gazeux.

Le suc intestinal ne s'oppose pas énergiquement, comme le suc gastrique, à la pullulation des bactéries ; il s'en suit que la stase intestinale est accompagnée de fermentations parmi lesquelles figure la fermentation putride. Or cette dernière dégage de l'azote quoique en minime proportion.

Etant donnée la composition chimique des gaz recueillis dans le gros intestin et presque entièrement constitués par de l'azote et une petite quantité d'oxygène, on doit envisager l'origine atmosphérique possible de ces gaz.

L'aérophagie n'est pas rare chez les nourrissons hypoalimentés, nous avons

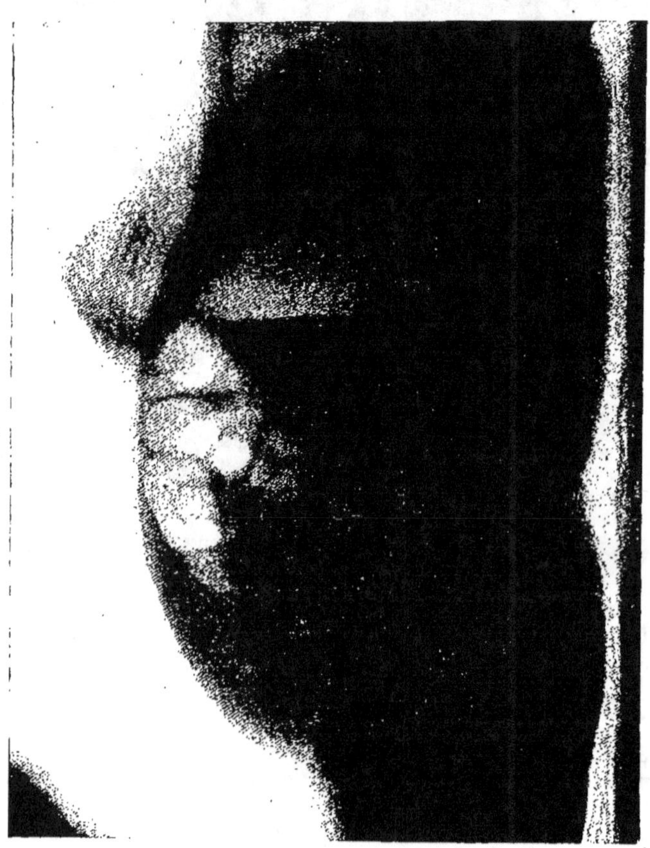

Fig. 32.— Ectasie des côlons vue de profil chez un nourrisson de 26 jours.
On voit l'aérogastrie en même temps que l'aérocolie.

pu nous en assurer par nos études radiographiques, et l'aérocolie que l'on constate est en rapport avec cette aérophagie, d'ailleurs il existe un certain degré d'hypotonie du gros intestin qui explique la distension gazeuse permanente.

Obs. 1. — Jeanne F..., née le 30 janvier 1911, abandonnée à l'Hospice des Enfants-Assistés à l'âge de 26 jours, poids : 3 kg. 500, taille : 53 cm. 7, nettement hypoalimentée, présente à un degré notable une déformation de l'abdomen semblable au « ventre de batracien » avec élargissement et étalement des parties latérales dans la région des muscles obliques et transverses. Lorsque l'enfant tente de se redresser, la contraction des muscles droits refoulant la masse intestinale fait saillir la région sus-ombilicale de la ligne blanche comme dans une éventration et les régions latérales de l'abdomen prennent l'apparence de deux gros boudins.

Ni hypertrophie du foie, ni hypertrophie de la rate, mais hypersonorité de tout le gros intestin. — Le thorax semble légèrement élargi à sa base par refoulement des fausses côtes.

Les membres paraissent de ce fait un peu grêles ; le panicule adipeux est peu développé.

À l'examen à l'écran, après ingestion d'un peu de lait, l'estomac paraît légèrement dilaté ; une chambre à air assez grande surplombe la nappe liquide. — Le foie déborde un peu les fausses côtes.

Les côlons, ascendant, transverse et descendant, dans l'examen de face, apparaissent comme des taches claires de près de deux travers de doigt de largeur dont l'ensemble forme un fer à cheval.

Dans l'examen de profil, la lumière très claire du côlon transverse indique une dilatation assez forte ; il commence d'ailleurs à s'insinuer entre la paroi abdominale et la face antérieure de l'estomac.

La zone médiane, encadrée par les côlons dilatés, correspondant à l'intestin grêle, est assez obscure.

Etant donnée cette distension gazeuse manifeste du gros intestin, on pouvait supposer a priori que le corps de l'enfant plongé dans l'eau devait pouvoir flotter à la surface. Nous avons confirmé le fait.

Cette enfant, chez laquelle la dissociation de croissance pondérale et staturale nous faisait présumer une hypoalimentation, a été mise au sein d'une nourrice sédentaire et a gagné 160 gr. en six jours.

La circonférence de l'abdomen a diminué de plus de 2 centimètres pendant ce laps de temps et les zones claires côliques observées à la radiographie ont beaucoup diminué.

C'est un cas d'ectasie abdominale au 1er degré, en rapport avec l'aérophagie et l'aérocolie chez un hypoalimenté.

Obs. 2. — Germaine V..., née le 10 mai 1910, est abandonnée le 12 février 1911 à l'Hospice des Enfants-Assistés à l'âge de 9 mois. Poids : 4 kg. 350. Taille : 58 cm. 4. Cette grande hypotrophie coexiste avec une ectasie abdominale très accusée.

Le thorax s'évase largement, l'abdomen au niveau de la ligne blanche sus-ombilicale et au niveau des flancs présente une véritable éventration, qui atteint son maximum quand elle se redresse pour s'assoir.

Au travers de la paroi abdominale amaigrie, on aperçoit les contours du gros intestin.

Sonorité exagérée sur tout le trajet des côlons. Membres grêles. Thorax amaigri.

À l'examen radioscopique, de face, on voit une lumière de plus de deux travers de doigt correspondant au cæcum et au côlon ascendant, partiellement masqué par le foie, se continuant avec le côlon transverse qui paraît très clair et se terminant par le côlon descendant dont la moindre clarté traduit une moindre distension gazeuse. — Le foie est hypertrophié. L'intestin grêle fait une tache sombre qu'encercle le fer à cheval côlique.

Dans l'examen de profil, la lumière arrondie et large du côlon transverse est en contact avec la paroi abdominale et recouvre entièrement l'estomac.

Mise à une ration de 120 grammes de lait Lepelletier coupé d'un quart de la solution de citrate de soude avec sirop de sucre, 8 fois en 24 heures, l'enfant gagne en dix jours 450 gr. et en 4 semaines 850 grammes.

Certainement, cette enfant avait été hypoalimentée antérieurement à son admission, car si l'ectasie abdominale avait été liée chez elle à la suralimentation, elle eût été incapable d'utiliser immédiatement pour ainsi dire de pareilles rations lactées.

Ce cas peut être considéré comme un type pur d'ectasie entièrement constituée.

Dans un autre type, l'ectasie au lieu de rappeler le ventre de batracien, se rapproche plutôt de la forme d'un baril. C'est la variété thoraco-abdominale.

F... Henri, 8 mois. Poids : 4 kg. 700. Taille : 58 cm. 4. Donc très hypotrophique.
Grand amaigrissement. Ectasie abdominale très accusée avec dilatation de la partie inférieure de la cage thoracique au niveau de laquelle elle atteint son maximum.
Abdomen volumineux et mou. Éventration de la ligne blanche, mais peu marquée au niveau des obliques.
A l'examen radioscopique, l'estomac ne paraît pas dilaté, mais le côlon transverse est très distendu par les gaz ; le foie un peu gros lui-même semble refoulé excentriquement par le coude du côlon. Les côlons ascendant et descendant ne se distinguent guère de la zone sombre de l'intestin grêle.

Cette variété d'ectasie circonscrite au côlon transverse est moins commune que la précédente (1).

Avec mon interne M. Morancé j'ai poursuivi ultérieurement des recherches cliniques sur ce sujet (2) et nous avons suivi pendant quelques semaines et même quelques mois, des enfants ayant un gros ventre ; ils ont reçu une bonne alimentation avec des rations assez fortes de lait stérilisé, sauf un qui a été mis au sein, et leur tour de ventre a été soigneusement mesuré avec un ruban métrique. Les mensurations ont été faites par le même observateur au point du ventre qui est ordinairement le plus saillant chez l'enfant, à un travers de doigt environ au-dessus de l'ombilic, l'enfant étant couché sur les genoux de la nourrice, les membres inférieurs légèrement fléchis.

Il est important que les mensurations soient faites toujours d'une façon identique, les positions différentes de l'enfant ou une pression très grande du ruban métrique pouvant donner des variations de 1 ou 2 centimètres.

On a décrit plusieurs sortes de gros ventres, et M. Marfan, dans plusieurs mémoires, d'abord dans la *Revue mensuelle des Maladies de l'enfance* en 1895 et dans la *Semaine médicale* du 10 février 1896, — puis plus récemment dans les *Archives de médecine des enfants*, de 1911 ; — a distingué deux formes d'intumescence abdominale : le gros ventre tympanique qui serait assez rare, et le gros ventre flasque, forme habituelle. Dans cette dernière forme, l'ectasie abdominale serait en rapport avec l'allongement de l'intestin, et se rencontrerait surtout chez des rachitiques. Il nous a paru que chez nos sujets l'ectasie abdominale avec aérocolie revêtait l'un ou l'autre aspect : le ventre était parfois assez dur et tendu chez les sujets ayant conservé une bonne sangle musculo-aponévrotique abdominale ; il était assez flasque chez les enfants qui présentent cette éventration médiane avec saillies verticales dans les flancs, qui constitue le ventre à triple saillie caractéristique d'un affaiblissement de la paroi abdominale. Mais dans les deux cas, la sonorité était très marquée dans la région des côlons et, à la radioscopie, on voyait très bien les zones claires de l'aérocolie.

Quelquefois cependant on rencontre des enfants à gros ventre flasque, opaque aux rayons X et peu sonore à la percussion : ces enfants qui ont sans doute de l'inertie intestinale et un encombrement stercoral des divers segments

(1) *Clinique infantile*, 1911.
(2) *Bulletin de la Société de Pédiatrie*, 1913.

de l'intestin sont en général plus âgés, ayant dépassé un an et ils ont des manifestations nettes de rachitisme. Mais dans cette étude nous avons spécialement en vue des nourrissons proprement dits, des enfants de la première année, le plus souvent âgés de 6 à 10 mois ; le plus âgé avait un peu moins d'un an à l'entrée.

Voici deux observations enregistrées par M. Morancé établissant que l'ectasie abdominale diminue très rapidement si l'on fournit aux nourrissons une ration convenable.

Obs. 1. — Leg... (André), né le 7 février 1912.
Enfant venu à la crèche des Enfants-Assistés, le 16 mars 1912, âgé de 1 mois et 9 jours.
Poids : 2.800 grammes ; taille : 49 cm. 2.
C'est un enfant amaigri, ses côtes sont saillantes, son aspect est celui d'un petit affamé ; il crie vigoureusement. Outre son amaigrissement, on remarque immédiatement que son ventre est gros, élargi, il est moyennement tendu, sonore à la percussion et l'on voit sous la mince paroi de l'abdomen se dessiner le côlon transverse.
Le tour de ventre mesuré à 1 travers de doigt au-dessus de l'ombilic est de 34 cm. On examine le jour même l'enfant à la radioscopie et l'on voit beaucoup d'air dans l'abdomen, surtout au niveau du côlon transverse.
L'enfant est *mis au sein* d'une bonne nourrice, il prend 650 gr. de lait environ par jour, près de un quart de son poids. Deux jours après son entrée, le 18 mars, le périmètre sus-ombilical n'est plus que de 30 centimètres ; il a donc en deux jours diminué de quatre centimètres avec une forte ration de lait donnée au sein.
Depuis le périmètre du ventre se maintient environ à 30 cm. et l'enfant s'accroît normalement.

Obs. 2. — Rob... (Germaine), née le 4 juillet 1911.
Entre à la Nourricerie Parrot le 22 mars 1912, âgée de 8 mois 1/2.
Poids : 4.500 grammes. Taille : 57 cm.
Elle a donc le poids et la taille de deux mois seulement.
Son ventre est gros, étalé, à triple saillie ; il est mou et dépressible, sonore seulement dans les flancs.
Le périmètre sus-ombilical est de 43 cm.
L'enfant est mis au lait Lepelletier : biberon de 120 gr., il prend environ 750 gr. de lait par jour.
Le périmètre sus-ombilical tombe en un seul jour (du 22 au 23 mars) de 43 cm. à 36 cm. 5, soit une diminution très rapide de 6 cm. 1/2. Accroissement de poids normal.
La radioscopie le 23 mars montre un ventre peu transparent.

Ces variations rapides du périmètre de l'abdomen chez des enfants hypoalimentés sont bien en faveur d'une aérocolie, qui cède à une bonne ration alimentaire.
Les nourrissons atteints d'ectasie abdominale que nous avons étudiés avec M. Morancé étaient en général des atrophiques au biberon avec dissociation de la croissance pondérale et staturale qui est un bon signe d'hypoalimentation. Ils utilisaient bien tout de suite les rations fortes, et généralement leur ventre se rétractait, leur aérocolie diminuait. En mettant ces nourrissons au sein, au bout de quelques semaines l'abdomen était redevenu normal. Dans un certain nombre de cas l'aérocolie ne disparaît pas complètement, il faut penser sans doute que malgré l'augmentation des rations alimentaires, l'aérophagie n'est pas supprimée entièrement ; ces enfants ne déglutissent plus d'air spontané-

ment pour distendre leur estomac vide, mais ils sont nourris au biberon et de ce fait, comme nous l'avons déjà fait remarquer, ils déglutissent probablement de l'air, d'autant qu'il est très difficile, pour ne pas dire impossible, d'obtenir que les biberons soient très bien donnés dans nos crèches hospitalières. De plus on comprend que l'hypotonie acquise du côlon se prolonge malgré le changement d'alimentation. Enfin, il faut remarquer que les variations de la circonférence abdominale peuvent se faire rapidement, presque d'un jour à l'autre ; on ne peut guère s'expliquer ces diminutions rapides de l'ectasie abdominale dans l'hypothèse d'une modification anatomique, telle que l'augmentation de longueur du tube intestinal ; la cause du gros ventre chez ces nourrissons paraît donc bien résider dans une distension gazeuse de l'intestin et en particulier du gros intestin. L'explication du gros ventre fournie par M. Marfan, si elle est exacte, ne s'applique qu'à des cas exceptionnels.

LES TOXI-INFECTIONS GASTRO-INTESTINALES

Nous groupons sous ce titre les troubles gastro-intestinaux aigus si fréquents, d'intensité variable, qui surviennent chez les nourrissons surtout dans la saison chaude. Il s'en faut que nous connaissions avec précision les causes et le mécanisme physiologique de ces toxi-infections. Nous avons préféré pour les désigner revenir à l'ancienne dénomination de diarrhées qui ne préjuge rien de leur nature. Le terme de gastro-entérite dont on se sert habituellement tendrait à faire croire que ces manifestations catarrhales sont d'origine inflammatoire. Or, nous savons que les lésions de la muqueuse digestive dans ces circonstances sont généralement hors de proportion avec la gravité des accidents. Dans les diarrhées les plus sévères, dans le choléra infantile en particulier, on est étonné de ne trouver à l'autopsie que des altérations superficielles qui semblent indiquer la prédominance des phénomènes d'intoxication dans l'évolution du processus morbide (1).

(1) *La flore intestinale du nourrisson à l'état normal et pathologique.*
La bactériologie de l'intestin du nourrisson est assez bien connue depuis les recherches d'ESCHERICH (1885) et surtout de TISSIER (1900).
Stérile pendant les 10 à 20 premières heures après la naissance, le contenu du tube digestif ne tarde pas à s'infecter progressivement, et cela avant toute alimentation, par les microorganismes de l'air qui pénètrent par la bouche.
A la *phase aseptique* du début, succède une *phase d'infection croissante*, correspondant à l'expulsion du méconium, et précédant l'apparition de la selle jaune d'or, non fétide qui est la selle de lait. Les microorganismes qu'on rencontre à cette période sont des plus variés : d'abord staphylocoque blanc bactérium Coli ; puis des anaérobies, le bacillus perfringens, le bacille III de Rodella, le cocco-bacillus perfoetens de Tissier, puis le bacillus lactis aérogenes, l'entérocoque, le B. Mesentericus, le B. Acidophilus, enfin un bacille anaérobie, le *bacillus bifidus de Tissier.* Du 2ᵉ au 3ᵉ jour, cette phase d'infection croissante fait place à *une phase de transformation de la flore*, qui est radicale chez l'enfant au sein, et se traduit par une simplification complète : le B. bifidus pullule si abondamment que les autres espèces disparaissent devant lui, de telle sorte qu'à partir de ce moment la flore intestinale d'un *enfant exclusivement et régulièrement alimenté au sein* prend l'aspect d'un culture presque pure de ce bacille anaérobie strict. Les examens directs de frottis de selles sur lames colorées par la méthode de Gram avec recoloration par la liqueur de Ziehl diluée, montrent en abondance ces diplo-bacilles à extrémités effilées, disposés en amas, côte à côte en palissade, et gardant bien la coloration par le Gram ; à côté d'eux par-

LES DIARRHEES CHEZ LES NOURRISSONS AU SEIN

Le terme de diarrhée que nous croyons devoir adopter ne préjuge rien sur l'état anatomique des organes digestifs ; tandis que celui d'entérite, habituel-

fois quelques rares entérocoques également colorés au Gram, et des rares bacilles du genre Coli, décolorés au Gram, et colorés en rose par le Ziehl.

Cet aspect microscopique, si caractéristique de la selle de l'enfant normal au sein, reste invariable et constant pendant toute la durée de l'allaitement ; son type uniforme et simple répond à l'alimentation et à la digestion physiologique du nourrisson. Mais que cette digestion soit troublée par l'administration d'une dose de calomel, soit par un lavage intestinal, soit aussi par l'ingestion d'un aliment moins bien digéré que le lait de femme, cette flore se modifie, les B. bifidus diminuent de nombre et présentent des formes altérées, les B. Coli et les Cocci augmentent de nombre. Le retour au sein fait reparaître l'aspect normal.

Si le nourrisson est mis à l'*allaitement mixte*, la flore intestinale perd son aspect simple pour se rapprocher plus ou moins de celle de l'enfant au biberon qui diffère complètement de la flore physiologique du lait de femme. Chez le nourrisson *au biberon*, en effet, après la phase d'asepsie on observera une phase d'infection croissante très prolongée, qui n'est pas suivie d'une transformation uniforme de la flore. Caractérisée au contraire par son aspect très polymorphe, celle-ci est constituée par les espèces microbiennes les plus variées : à côté du bifidus qui n'a plus qu'un rôle très effacé, on rencontre le B. coli commun en abondance, l'entérocoque, le B. acidophilus de Moro, le B. exilis de Tissier, plus rarement le staphylocoque blanc, des sarcines, la levure blanche, le B. lactis aerogenes, et parfois le bacillus III de Rodella et le B. coli (variété typhimorphe). Aucune de ces espèces ne prédomine nettement, et d'ailleurs l'aspect polymicrobien des selles peut varier d'un enfant à l'autre, et même chez le même enfant, d'une selle à l'autre. Il n'y a chez l'enfant au lait de vache aucune fixité absolue dans la constitution de la flore. Ces caractères appartiennent aussi bien aux nourrissons élevés au lait stérilisé qu'à ceux au lait ordinaire.

A l'état pathologique, au cours des diarrhées, qu'elles soient produites par l'administration d'un purgatif comme le calomel, qu'elles répondent à ce qu'on appelle les entérites infectieuses, ou qu'elles surviennent au cours des dyspepsies gastro-intestinales aiguës ou chroniques, la bactériologie du contenu intestinal subit des modifications. Aussi bien chez l'enfant au sein que chez l'enfant au biberon, l'altération se caractérise par la raréfaction, la disparition même, des formes bacillaires gardant le Gram, en particulier du B. bifidus et la multiplication des cocci, et des coccobacilles perdant le Gram comme le coli. De plus, comme l'a bien montré TISSIER on voit toujours apparaître des *espèces nouvelles* qui n'existaient pas dans les selles de l'enfant à l'état normal ; ce sont le diplococcus griseus liquéfaciens, le coccobacillus anaerobius perforens, chez l'enfant au sein, le B. Mesentericus, le B. coli (typhimorphe) le B. perfringens, le staphylococcus parvulus de Veillon et Zuber, le B. III de Rodella, des spirilles, etc., chez l'enfant au biberon. Dans ce dernier cas la flore est des plus variées, et toutes les espèces existantes n'ont pu être isolées en culture.

Cependant dans certains cas, une espèce semble prédominer, ce qui a permis de décrire des diarrhées à coli-bacilles, à streptocoques, à bacillus perfringens, à bacille pyogène, à bacillus acidophilus, etc. Mais cette prédominance dans les fèces diarrhéiques d'une espèce comme le coli, le streptocoque ou d'autres, qui sont des hôtes normaux de l'intestin et présentent parfois une virulence plus grande pour les animaux de laboratoire dans les selles normales que dans les selles pathologiques, ne semble pas suffisante pour attribuer à cette espèce le rôle pathogène principal dans cette diarrhée. Il n'en est pas de même lorsqu'on peut isoler dans les matières du nourrisson des bactéries pathogènes nettement spécifiques, comme le bacille d'Eberth, on le bacille de la dysenterie.

Récemment le rôle du bacillus Proteus a été tout particulièrement incriminé par M. Mentchnikoff dans la pathogénie des diarrhées aiguës et suraiguës du nourrisson. N'existant que rarement dans les matières fécales du nourrisson normal, sa présence presque constante et sa grande virulence pour le chimpanzé et le jeune lapin en feraient l'agent spécifique des infections intestinales graves d'origine exogène chez le nourrisson.

Étudiant le groupement des espèces microbiennes dans les divers segments du tube digestif, et constatant la prédominance des aérobies dans le duodénum et le jéjunum, où la flore est d'ailleurs pauvre, et la prédominance des anaérobies stricts dans la flore riche des parties terminales de l'intestin, NOBECOURT et RIVET admettent deux types de modifications diarrhéiques de cette flore. L'une *aérobie* correspond aux diarrhées liquides très abondantes, peu fétides, contenant peu de détritus alimentaires ; elle est caractérisée par la multiplication des germes aérobies et anaérobies facultatifs des segments supérieurs et leur substitution dans les selles à la flore anaérobie du gros intestin qui n'a pu se développer par suite de la rapide évacuation des selles. L'autre *anaérobie* se voit dans les selles fétides, peu abondantes, plus consistantes des entérites subaiguës ou chroniques, avec débris alimentaires mal digérés, altérés ; ces résidus alimentaires anormaux permettent la prolifération des germes anaérobies stricts, protéolytiques, le B. bifidus ne pouvant plus se développer dans ce milieu digestif anormal, et la production de fermentations putrides et toxiques dont RODELLA a montré l'importance dans les entérites des nourrissons.

Ces aspects si variés de la flore intestinale dans les diarrhées peuvent être modifiés par les régimes

lement associé à celui de gastrite, *gastro-entérite* des nourrissons, correspond à des lésions phlegmasiques de la muqueuse digestive. A dire vrai, les altérations de cette muqueuse, visibles, soit à l'œil nu, soit au microscope, ont été surtout étudiées et approfondies dans les diarrhées chroniques ; et les belles descriptions histologiques de Parrot que nous avons résumées plus haut, nous montrent jusqu'où les observateurs consciencieux ont poussé leurs recherches dans cette direction.

Dans les diarrhées aiguës, à marche rapide, le processus catarrhal, comme on l'a appelé, ne produit pas de modifications aussi importantes ni durables dans la muqueuse digestive ; et déjà Rilliet et Barthez avaient noté que des enfants qui avaient succombé à des diarrhées suraiguës, telles que le choléra infantile, ne présentaient pas à l'autopsie de lésions visibles à l'œil nu où seulement des modications très légères de la muqueuse.

Dans ces derniers temps, l'étude clinique, étiologique et thérapeutique des diarrhées survenant chez les nourrissons au sein, nous a bien démontré que la part à faire dans leur production à la gastro-entérite, devait être singulièrement restreinte, que leur évolution et surtout luer guérison rapide, par de simples changements dans la quantité ou dans la qualité du lait, démontraient que les *ingesta* étaient en cause bien plutôt que des lésions phlegmasiques des voies digestives. Trop longtemps on s'est contenté de dire, en présence des diarrhées du bébé au sein, il a de l'entérite et, partant de cette donnée fausse, de le médicamenter avec force antiseptiques, tels que calomel, béthol, naphtol, tannin, acide lactique, etc., espérant modifier ainsi un état inflammatoire de la muqueuse digestive.

Nos observations patientes sur un très grand nombre de bébés nous portent à admettre que la conception simpliste de la gastro-entérite n'est pas exacte dans la généralité des cas, et qu'au point de vue thérapeutique, elle est nuisible ; car si l'on se contente d'essayer un traitement local topique de l'entérite, on méconnaît la cause réelle des accidents, et souvent par un traitement intempestif et par une diète trop prolongée on aggrave les accidents au lieu de les guérir.

Les nombreuses investigations bactériologiques sur la flore intestinale avaient pu faire espérer que l'on trouverait les microbes pathogènes dans les

diététiques, et même ramenés au type normal (Guillemot et Mlle Szczawinska, Nobecourt et Rivet, Giliberti et Centola), ce qui semble démontrer que les variations de la flore dépendent autant des modifications primordiales du milieu intestinal, qu'elles ne le modifient elles-mêmes.

En résumé, la signification des variations de la flore intestinale des nourrissons, quelle que soit son importance, ne doit pas être exagérée. La flore simple de l'enfant au sein, caractérisée par la prédominance absolue du B. bifidus, correspond-elle comme le veut Tissier à une action empêchante exercée par ce microbe sur la pullulation des autres germes, ou ne signifie-t-elle pas plutôt que ce microorganisme trouve dans les régions terminales de l'intestin un milieu favorable à sa pullulation, parce qu'il est constitué par les résidus d'une digestion parfaite ? La facilité avec laquelle certains aliments ont pu faire reparaître cette flore physiologique dans un intestin infecté est en faveur de cette dernière manière de voir. Quoi qu'il en soit, la présence du B. bifidus dans les selles d'un nourrisson est le témoignage d'une bonne digestion et les régimes doivent viser à obtenir une flore riche en bifidus.

Dans les états pathologiques si l'examen microscopique des selles et leur étude par les cultures permettent rarement la détermination d'une espèce microbienne nettement pathogène, on peut néanmoins apprécier par leur moyen d'après la prédominance de certaines espèces l'importance des résidus digestifs, soit des matières albuminoïdes, soit des matières amylacées ou sucrées.

(*Note communiquée par M. le Dr Zuber, chef du laboratoire de bactériologie de l'hospice des Enfants Assistés.*)

diarrhées des nourrissons ; mais tous les cliniciens sont à peu près d'accord pour admettre que, parmi les innombrables micro-organismes qui peuplent le tube digestif, il a été impossible de sélectionner ceux qui interviennent pour déterminer les flux intestinaux. — Les travaux du Pr Escherich sur le bacillus coli n'ont pas eu de conséquence pratique bien importante, non plus que les curieuses recherches de Tissier sur la flore intestinale comparée des nourrissons au sein et de ceux au biberon.

Force est donc de recourir à nos anciennes méthodes cliniques d'observation pour catégoriser les diarrhées, et pour en fixer les causes, d'après l'évolution et les caractères distinctifs.

De la notion étiologique découlent des déductions thérapeutiques aussi simples qu'efficaces.

En principe, sauf des malformations rares des divers segments du tube digestif et des glandes annexes, on doit admettre que le nouveau-né est prêt à utiliser le lait de sa mère ou de sa nourrice ; en cas de diarrhée on devra toujours incriminer le milieu ambiant ou la qualité ou la quantité défectueuse du lait plutôt que l'inaptitude de l'enfant à se nourrir. Cela est vrai, même pour les débiles nés avec un faible poids : l'expérience montre que, dans l'immense majorité des cas, ce n'est pas le nourrisson qui à tort, qu'on me passe l'expression, mais qu'on se trouve en présence de facteurs extérieurs à lui, qui troublent ses fonctions gastro-intestinales.

A. — Diarrhées en rapport avec des facteurs extérieurs
au nourrisson

a) *Diarrhées estivales.* — L'enfant au sein n'est pas à l'abri des diarrhées saisonnières, et sans qu'il survienne rien d'anormal dans la santé de la mère, ni dans la sécrétion lactée qui reste stérile, il est très fréquent de voir apparaître la diarrhée surtout dans les mois de juillet et août. Ces diarrhées sont habituellement bénignes ; il est très exceptionnel qu'elles acquièrent le degré de gravité qui se manifeste parfois chez les enfants qui ont reçu au biberon des prises de mauvais lait.

Ordinairement, les diarrhées estivales au sein ne consistent que dans des déjections plus ou moins liquides et fréquentes, qui verdissent après coup ; il est peu commun que des vomissements se superposent à la diarrhée, et le choléra infantile, vrai, est absolument exceptionnel dans ces circonstances.

Il suffit pour guérir ces diarrhées, soit d'espacer les tétées et d'en réduire la durée, soit d'interposer une prise d'eau de riz entre deux tétées, soit dans les formes les plus sérieuses, de mettre l'enfant un jour à la diète hydrique ou à l'eau de riz. On reprend les tétées en les espaçant dès le lendemain. Il faut tenir les enfants au frais et les baigner. Nous connaissons mal le mode d'action de l'hyperthermie extérieure sur les jeunes organismes ; nous en constatons simplement les effets ; les flux intestinaux surgissent pendant les chaleurs et cela sous toutes les latitudes, aussi bien en Europe que dans le Nouveau-Monde. La mortalité infantile par diarrhée s'élève toujours beaucoup pendant les mois de juillet, août et septembre et surtout pendant les années très chaudes, comme celle de 1911, par exemple.

On a prétendu que, sous l'influence de la chaleur, seule, les saprophytes qui peuplent l'intestin devenaient virulents. C'est une hypothèse plausible, mais non prouvée. On a pensé que, la ration absorbée par les nourrissons qui ne sont pas rigoureusement contrôlés, était trop élevée, vu la diminution de la radiation calorique, influencée par l'hyperthermie extérieure ; de là, des résidus intestinaux et une certaine irritation par surcharge des voies digestives. Enfin, dans cet ordre d'idée, on a prétendu, en s'appuyant sur quelques expériences faites sur des animaux enveloppés d'étoffes, que les flux intestinaux pourraient bien avoir comme origine une vêture peu appropriée à la température ambiante. Quoi qu'il en soit, on a renoncé à l'ancienne pharmacopée si compliquée pour combattre ces diarrhées estivales ; on se contente de la diète hydrique ou de l'emploi de l'eau de riz (deux cuillerées de riz bouillies dans un litre d'eau), pour remplacer le sein pendant un jour ou deux, suivant la gravité des cas ; on donne aussi des lavages intestinaux, avec une poire en caoutchouc, chargée d'eau bouillie ; s'il y a grande perte de liquide, on fait des injections massives de plasma marin de Quinton ou de sérum artificiel. Nous avons renoncé à l'opium et à ses composés, au bismuth, aux astringents, etc., dans ces circonstances, car ils paraissent peu utiles dans les flux intestinaux aigus.

b. *Diarrhées causées par la suralimentation.* — Les accoucheurs ont bien noté que les enfants mal réglés, qui tétaient trop souvent ou trop longtemps, des seins à sécrétion très active, pouvaient être atteints de diarrhée. Cette remarque est parfaitement exacte ; mais la suralimentation offre de bien plus graves inconvénients dans l'allaitement artificiel, surtout si le lait n'est pas d'excellente qualité et n'est pas bien stérilisé. Il faut reconnaître que l'on a beaucoup grossi les périls de la suralimentation au sein et que la réglementation peu judicieuse des tétées proposée par Maurel et adoptée par Budin, pour éviter la suralimentation, a eu des conséquences très fâcheuses ; de ces rations insuffisantes datent les troubles de l'hypoalimentation qui étaient inconnus de nos devanciers. Une preuve indéniable du peu de fréquence et de gravité des accidents produits par la suralimentation chez les enfants au sein, résulte de la statistique que nous avons dressée à la crèche des Enfants-Assistés, sur plusieurs milliers de nourrices venant des départements de diverses régions de la France. Or, ces nourrices qui sont des femmes d'ouvriers, sans instruction, sans guide hygiénique, donnent à boire, nuit et jour, sans compter, à leurs enfants et cependant elles n'en perdent que 4,5 % dans le cours de la première année. Cette mortalité infantile très basse, démontre que les craintes des accoucheurs pour la suralimentation sont fort exagérées, car presque tous les enfants de nos nourrices ont été plus ou moins suralimentés. Dans ces circonstances, pour arrêter la diarrhée, il suffira de régler l'enfant, de l'empêcher de téter la nuit, d'être rigoureux pour les intervalles des tétées et de ne pas le laisser trop longtemps au sein. (Voir le chapitre de la suralimentation.)

c) *Diarrhées par hypoalimentation.* — J'ai vu bien souvent des enfants au sein, qui ne tétaient pas suffisamment, soit que leur mère n'ait pas assez de lait, soit plutôt qu'on leur ait imposé à tort une ration de famine, hypoalimentés dans les deux cas, avoir des déjections liquides, brun-verdâtre et glaireuses, pseudo-entéritiques, suivant l'expression employée par M. Merklen dans ces circonstances et qui est conforme aux idées régnantes sur l'entérite. Il est vrai que ces déjections diarrhéiques ne sont pas très multiples, ce qui n'est pas surprenant, vu la faible quantité des *ingesta*. Il suffira de reconnaître les caractères de l'hypoalimentation que je me suis attaché à bien fixer, y compris les vomissements, la maigreur, l'hypotrophie, la dissociation de la croissance pondérale et staturale, etc., pour remédier à cette diarrhée qui cède du jour au lendemain, lorsqu'on donne au bébé une ration quantitative et qualitative convenable.

d) *Diarrhées par modifications des substances alimentaires du lait : beurre, caséine.* — Depuis bien longtemps Rosen avait indiqué que les nourrissons supportaient mal les laits trop gras. Il est commun que les nourrissons dans les premiers jours qui suivent la naissance aient un peu de diarrhée et on a attribué ce fait à la richesse en beurre du *colostrum.*

Budin et Michel ont fait des observations probantes à ce sujet ; ils ont vu que les débiles auxquels on faisait prendre seulement la fin de la tétée des nourrices, qui, on le sait, est plus riche en beurre, avaient la diarrhée.

Ils ont dosé plusieurs fois le beurre dans des laits trop riches dont l'ingestion donnait la diarrhée ; ils ont noté jusqu'à 80 % de substance grasse, au lieu de 35,5 à 40. Il est indiqué dans les cas de ce genre, si l'on veut utiliser le lait de la mère, de faire l'allaitement mixte avec un lait maigre, celui d'ânesse par exemple. On a proposé aussi d'employer le lait écrémé.

On a relevé depuis longtemps, que les laits trop gras pouvaient causer en même temps la diarrhée et l'eczéma infantile ; mais nous verrons que les laits eczématigènes ne sont pas toujours, tant s'en faut, des laits trop riches en beurre ; leur toxicité est de cause indéterminée.

On a incriminé la caséine dans la production de la diarrhée et de la dyspepsie des nourrissons. Morgan Rotch (de Boston), a fait sur ce sujet des analyses indiquant que l'excès de substance albuminoïde peut troubler les fonctions digestives et l'accroissement. Mais il s'agit là de faits peu communs, et je pense, d'accord avec Morquio (de Montevidéo) et avec d'autres, que les nourrissons au sein ont une souplesse d'adaptation des organes digestifs qui leur permet d'utiliser les laits de femme de composition assez variée, si l'on considère le taux relatif des substances alimentaires qu'ils contiennent.

e) *Diarrhée due à la toxicité des laits de femme.* — Les cas dans lesquels le lait des mères, produisant la diarrhée avec vomissements associés, semble être toxique pour les nourrissons, ne sont pas rares. Etant donné que ces laits sont le plus souvent normaux, quant à la composition des principes fixes, nous en sommes réduits aux hypothèses pour expliquer leur nocivité.

Bien souvent, j'ai rencontré des femmes saines en apparence, qui avaient nourri leur nourrisson exclusivement au sein, pendant deux, trois mois et plus ; durant ce temps, les enfants ne cessaient d'avoir de la diarrhée plus ou moins bilieuse et étaient plus ou moins atrophiques. La simple substitution du lait surchauffé, en ration suffisante, au lait défectueux des mères, suffisait à restaurer ces nourrissons qu'on élevait ensuite en courbe ascendante en les sevrant du sein.

Maintes fois, j'ai fait pratiquer l'analyse du lait des femmes, dans ces circonstances, sans rien remarquer d'anormal dans la composition.

Dans ces derniers temps, M. Lavialle, chef du laboratoire de chimie de l'Institut de Puériculture, en étudiant le lait de certaines femmes, dont les nourrissons avaient simultanément de la diarrhée et de l'eczéma, avait cru trouver la réaction des leucomaïnes de M. Armand Gautier. Mais la suite de ses observations à ce sujet ne lui a pas paru probante.

On ne peut guère expliquer que par une toxicité indéterminée du lait, les diarrhées des nourrissons survenant lorsque les mères ont subi des chocs nerveux, ont eu de grandes émotions, du chagrin, etc. Même remarque pour les femmes dont les enfants au sein ont en même temps de la diarrhée et des poussées d'eczéma plus ou moins généralisé, sans qu'on trouve d'excès de beurre par l'analyse du lait. Pendant l'année 1918, lors des bombardements de Paris par avions, nous avons observé la diarrhée fréquente chez les nourrissons dont les mères avaient dû se réfugier dans les caves.

Il est très habituel que l'on arrive à guérir rapidement ces diarrhées, en substituant partiellement du lait de vache surchauffé ou homogénéisé au lait de femme, et cela sans autre médication que l'emploi d'une solution titrée de citrate de soude pour couper le lait du biberon. D'autres fois, j'ai été obligé de supprimer entièrement le sein et de faire une mutation lactée complète, pour obtenir la guérison de la diarrhée et la reprise de l'accroissement du nourrisson.

Selles vertes et liquides chez un nourrisson exclusivement au sein.
Légère toxicité du lait de la mère disparaissant par l'allaitement mixte.

L'enfant, Madeleine L..., âgée de 5 semaines pesant 4 kg. 150, et mesurant 54 cm. 5 de taille, est amenée par sa mère à la consultation de la Goutte de lait de l'hospice des Enfants-Assistés, le 3 octobre 1912, parce que depuis huit jours environ, elle présente des selles abondantes (6 à 7 par jour), liquides, mousseuses et totalement vertes.

L'enfant étant nourrie au sein, on interroge la mère. Celle-ci paraît d'ailleurs assez bien portante, n'a pas revu ses règles depuis son accouchement et déclare qu'elle a trois autres enfants, en bonne santé ; deux ont été complètement nourris par elle et n'ont présenté à aucun moment de troubles digestifs, ni de selles de couleur verte.

Je fais prélever du lait pour en faire l'analyse chimique et conseille l'allaitement mixte en remplaçant deux tétées au sein par deux biberons de 60 gr. de lait Gallia et 15 gr. de la solution de citrate de soude à 5 gr. pour 300 d'eau.

Nous ne revoyons plus l'enfant jusqu'au 21 octobre : à cette date, sa mère le ramène à la Goutte de lait. Elle a rigoureusement suivi, dit-elle, les prescriptions pour l'allaitement mixte, et cependant les selles de son enfant, quoique légèrement modifiées, quant au nombre (il n'y en a que 3 dans la journée au lieu de 6), restent toujours aussi franchement *vertes* et un peu liquides.

Bien que l'examen du lait, pratiqué par M. Lavialle, n'ait rien décelé d'anormal dans sa composition, pour s'assurer si le lait de la mère est bien la cause des accidents, je fais supprimer complètement le sein pendant 48 heures et le remplace par des biberons chargés de lait (Gallia).

Dès le lendemain, les selles sont réduites à 2 dans la journée, deviennent beaucoup plus consistantes et ont une coloration franchement jaune tout à fait normale. Après 48 heures on rend le sein à l'enfant, en conseillant l'allaitement mixte, à raison de 3 biberons par jour, contenant 85 gr. de lait et 15 gr. d'eau. L'enfant est revue chaque jour jusqu'au 30 octobre et ses selles, grâce à l'allaitement mixte, ont une coloration et une consistance normales.

Au 30 décembre, l'enfant que nous avions perdue de vue depuis un mois, nous revient avec des selles franchement vertes et liquides. La mère, croyant son enfant guérie, l'avait remise exclusivement au sein. Le résultat ne s'était pas fait attendre ; cela équivalait à une nouvelle expérience. On recommande de nouveau l'allaitement mixte avec 3 biberons de lait Gallia. Dès le lendemain, les selles redeviennent jaunes et consistantes. M. Zuber, chef du laboratoire de bactériologie à l'hospice, pratique un examen bactériologique des dernières selles vertes : la culture a fourni du *coli* ordinaire, *non chromogène*.

Il est digne de remarque, que l'enfant qui pesait 3.670 grammes à la naissance, s'est accrue d'une façon à peu près normale, malrgé ces troubles digestifs, avec modification si apparente des selles, puisqu'à 5 mois elle pèse 6.400 gr. et mesure 64 cm. de taille.

En résumé, bien que deux autres enfants, déjà nourris par la mère, n'aient pas présenté de troubles digestifs, bien que l'examen du lait, dans le cas présent, n'ait rien montré d'anormal dans sa composition, les selles vertes observées d'une manière persistante chez le troisième nourrisson, lorsqu'il était exclusivement au sein, semblaient bien dues à une modification du lait de la mère. Quelle est cette modification du lait qui produit ces troubles de dyspepsie intestinale, avec polycholie et mise en liberté des pigments biliaires ? Nous l'ignorons et l'analyse chimique ne nous apprend rien à cet égard. Ce qui est bien certain, c'est que l'introduction du lait surchauffé dans l'alimentation de l'enfant pour remplacer partiellement l'allaitement au sein suffit à régulariser les fonctions biliaires et intestinales.

Maintes fois, chez d'autres enfants au sein qui ont des selles glaireuses, mélangées ou même vertes, *coexistant avec de l'eczéma plus ou moins généralisé*, on peut aussi améliorer les fonctions gastro-intestinales, obtenir des selles d'aspect normal, en même temps que l'éruption eczémateuse diminue, en conseillant l'allaitement mixte. La *mutation partielle* du lait suffit souvent dans ces circonstances pour obtenir la guérison de tous les accidents.

f) Diarrhées par toxicité du lait à la suite d'infections diverses chez la mère. — Tous les médecins ont rencontré des femmes dont le lait très bon pendant des mois avait permis d'élever heureusement un enfant ; et soudainement à la suite d'une infection aiguë, même légère, telle qu'une grippe, si le lait de ces femmes s'altère, le nourrisson est pris de diarrhée, de vomissements et perd un demi-kilo de son poids et plus en quelques jours. Le simple bon sens indique le traitement et fait suspendre tout au moins temporairement l'allaitement au sein ; tout rentre ainsi dans l'ordre si l'on manie convenablement du bon lait stérilisé.

La plupart des infections aiguës, chez les femmes qui allaitent, peuvent avoir des conséquences semblables ; mais il faut faire une place à part aux métrites et aux mammites. Rien n'est plus commun que la diarrhée chez le nourrisson qui tète un sein atteint de mammite et de galactophorite.

D'autre part, les métrites post-puerpérales même atténuées, si fréquentes, semblent bien capables de rendre le lait toxique. Il n'est même pas rare de voir le nourrisson pris de diarrhée ou de vomissements au moment du retour de couche. Nous venons d'observer avec M. Delèstre un bébé de sept semaines qui, après avoir prospéré durant cinq semaines au sein de sa mère, a été pris de diarrhée et de vomissements incoercibles pendant tout le temps qu'a duré le retour des règles ; les déjections deviennent parfois liquides et vertes : si l'enfant est eczémateux, une poussée cutanée coïncide avec le flux intestinal.

Assez souvent, lorsque les nourrices sont réglées, on voit les déjections liquides ou vertes chez le bébé, à chaque période menstruelle et une stagnation du poids. Les accidents peuvent même survenir au moment des époques, sans que le flux menstruel se montre.

L'allaitement mixte ou même la mutation lactée complète, s'impose dans la plupart de ces cas qui ne sont pas justiciables d'une autre thérapeutique.

g) *Diarrhées causées par les intoxications alimentaires des nourrices.* — Il est bien avéré que les conserves alimentaires, la charcuterie en particulier, peuvent troubler la sécrétion lactée, de même que les mets épicés et certains légumes, tels que les choux, les épinards qui produisent très habituellement la diarrhée verte temporaire.

Les accidents peuvent être plus graves si les nourrices sont intoxiquées par les boissons alcooliques. Aux troubles gastro-intestinaux se joignent alors assez souvent des phénomènes éclamptiques : dans la plupart de ces faits on peut admettre avec probabilité que les troubles survenant chez le nourrisson sont produits par des substances toxiques ou des toxines qui sont éliminées par la sécrétion de la glande mammaire. Les phénomènes réactionnels du tube digestif seraient dus à l'ingestion de ces laits.

Lorsqu'on se trouve en présence d'une diarrhée infantile, il faut remonter à la notion étiologique ; dès que l'on en connaît la cause, la guérison devient aisée. Il faudra donc conduire l'enquête clinique, suivant la direction générale que nous avons tracée et être bien pénétré de l'idée que la *toxicité du lait de femme,* dans des conditions variées, n'est pas rare.

Sauf les cas peu communs qu'il nous reste à spécifier, le *nourrisson devra presque toujours être mis hors de cause.* A la notion stérile de gastro-entérite comme déterminant la diarrhée, doit être substituée l'idée féconde et bien plus exacte d'intoxication par le lait ; au lieu d'administrer au nourrisson des médicaments mal supportés d'ailleurs quand ils n'aggravent pas son état, il est bien préférable de savoir manier les diverses *gammes* de lait dont nous disposons, soit pour l'allaitement mixte, soit pour l'allaitement artificiel, et il est essentiel aussi de bien connaître la ration quantitative qui convient à chaque âge. Les cures de diarrhée les plus simples et les plus élégantes seront faites sans aucun médicament. N'est-ce pas une preuve indirecte que le processus phlegmasique de la gastro-entérite, généralisé outre mesure, n'intervient que rarement dans les diarrhées au sein ?

B. — Diarrhées en rapport avec des troubles morbides imputables au nourrisson

Diarrhées de dentition. — Il n'est pas douteux que certains nourrissons soient sujets à la diarrhée au moment de l'éruption dentaire. Les troubles gastro-intestinaux à cette époque ne sont pas constants, mais fréquents cependant ; ils avaient été exagérés par les anciens médecins. On voit des enfants qui avant chaque éruption de dents ont de la diarrhée pendant quelques jours, cette diarrhée, avec ou sans vomissements s'arrête après que la dent a percé la gencive. Coïncidant avec cette diarrhée temporaire et peu grave on voit survenir des érythèmes au visage et surtout aux fesses et sur les cuisses ; ces éruptions sont aussi fugaces que la diarrhée.

Les formes légères de la diarrhée de dentition sont-elles dues à un réflexe partant des follicules dentaires en évolution et qui par le trijumeau se réfléchit sur le nerf pneumogastrique ?

Quelquefois la diarrhée plus sérieuse coïncide avec de la gingivite, de la stomatite et une petite infection buccale. La diarrhée que l'on note en connexion avec le muguet buccal est aussi due à une irritation locale du tube digestif. On ne s'étonnera pas de voir surgir un catarrhe intestinal plus ou moins intense chez les nourrissons en proie à des infections graves.

Bien qu'ils soient relativement immunisés contre la plupart des maladies éruptives, ils n'échappent pas toujours à la rougeole, à la scarlatine, à la pneumonie et surtout aux broncho-pneumonies. La diarrhée fait partie du cortège symptomatique de ces infections qu'elle contribue à aggraver.

Je mentionnerai en terminant, que l'on a voulu faire une part à l'hérédité dans certaines dyspepsies infantiles dont la diarrhée peut être une manifestation. Il est bien certain que l'hérédité est une force qui ne perd jamais ses droits et qu'elle s'exerce aussi bien sur le tube digestif que sur les autres organes. C'est en ce sens que l'on doit tenir compte des observations faites par M. Guinon pour des cas d'hérédité dyspeptique. Mais il s'agit là de faits peu communs et je conclurai définitivement que, sauf pour les diarrhées liées à la dentition ou aux processus infectieux, on ne devra mettre en cause le nourrisson lui-même que si l'on a bien écarté tous les facteurs relatifs à l'ambiance et spécialement au lait ingéré dont la qualité est plus souvent défectueuse qu'on ne l'admettait autrefois. En résumé la notion de toxicité s'impose dans la pathogénie des diarrhées au sein aussi bien que dans celle des diarrhées au biberon que nous allons étudier.

LES DIARRHÉES DES NOURRISSONS
SOUMIS A L'ALLAITEMENT ARTIFICIEL ET LEURS CAUSES [1]

Parmi les diarrhées de l'enfant au sein, la majorité relève des ingesta et non du nourrisson lui-même. Nous allons montrer qu'il en est de même des diarrhées survenant chez les nourrissons soumis à l'allaitement artificiel. Ici, les causes sont beaucoup plus nombreuses : en plus du caractère hétérogène de cette alimentation et qui exige une série de modifications pour la rendre apte à subir les étapes de la digestion de l'enfant, il existe entre le moment où le lait abandonne les canaux galactophores du pis de l'animal et celui où il entre au contact des glandes digestives du nourrisson, un temps prolongé pendant lequel il est exposé à de multiples facteurs de contamination et d'altération.

[1] Voir *Essai de classification étiologique des diarrhées infantiles* par le Dr Pierre PIRONNEAU (Thèse de Paris, 1912).

Nous allons passer en revue les causes des diarrhées dues à l'alimentation d'une part et à l'état pathologique du nourrisson d'autre part.

La diarrhée est pour l'enfant comme pour l'adulte une réaction plus ou moins intense d'intoxication. De même que l'organisme humain qui a ingéré une substance toxique, d'ordre chimique ou microbienne, réagit par des vomissements et de la diarrhée, de même le nourrisson auquel on impose une nourriture altérée réagira suivant un mode semblable. Cliniquement le tableau est le même : vomissements, diarrhée, amaigrissement, troubles nerveux, éruptions cutanées de tout ordre. Secondairement, pourront survenir des troubles d'ordre microbien ; il semble que sous le coup de cette intoxication aiguë ou lente, le microbisme général s'exalte, aboutissant à l'apparition de broncho-pneumonies, infections cutanées, etc., qui ne sont que des complications plus ou moins tardives.

Le mécanisme de cette intoxication reconnaît des modes multiples : ou bien il s'agit d'une intoxication tenant au mode irrationnel d'allaitement (suralimentation, hypoalimentation ou fautes de coupage), c'est une variété de l'auto-intoxication ; ou bien l'intoxication est liée à la présence dans le lait de substances chimiques ajoutées dans un but de conservation (formol, eau oxygénée, etc.), ou bien le lait subit depuis la traite, ou depuis l'heure de la stérilisation, des causes d'adultération tenant au milieu dans lequel il est exposé.

On pourrait classifier ces diarrhées au biberon dans l'ordre suivant :

Diarrhée par toxicité du lait dans le milieu digestif, sous l'influence des fautes de rationnement.

Diarrhée par toxicité des laits par addition à cet aliment de produits chimiques dans un but de conservation.

Diarrhée par toxicité des laits due au nourrissage des vaches à l'aide de substances toxiques ou fermentescibles.

Diarrhée par toxicité des laits liée à la fermentation dans des milieux infectés : diarrhées estivales, diarrhées des crèches et autres milieux insalubres.

Etudiant ensuite les diarrhées dues à un état pathologique du nourrisson, nous distinguerons :

Les diarrhées des maladies infectieuses ;

Les diarrhées de dentition ;

Les diarrhées chez les enfants dyspeptiques.

I. — DIARRHÉES PAR SURALIMENTATION AU LAIT ANIMAL.

Si on envisage ces troubles digestifs, on voit qu'ils sont caractérisés principalement par une modification permanente des selles ; leur aspect granuleux où il est possible de déceler les grumeaux de caséine et de beurre non attaqués par les ferments digestifs, leur nombre plus élevé, leur odeur souvent fétide constituent leur principal caractère. Quant à la véritable diarrhée, elle n'est qu'un épisode aigu au cours de cette évolution. Celle-ci, essentiellement subaiguë ou chronique, aboutit si le régime n'est pas rectifié à l'atrophie pondérale et staturale. Mais pour faire le procès de la suralimentation cause de ces troubles dyspeptiques, il ne faut admettre sous ce titre que les accidents où, seule, la ration alimentaire peut être invoquée.

La suralimentation du nourrisson peut être provoquée soit par la quantité excessive du lait donné à chaque tétée, soit par le rapprochement exagéré des tétées, soit par la composition défectueuse des éléments constitutifs du lait.

Le rapprochement des tétées est le facteur principal des troubles de suralimentation au lait de vache. Les femmes de la classe ouvrière attribuent trop facilement les cris de l'enfant à la sensation de faim et donnent le biberon sans règle ; la surcharge gastrique entraîne passagèrement un certain degré d'hypersthénie de défense à laquelle succèdent des dyspepsies de fermentation et tout le cortège des désordres intestinaux secondaires.

L'excès de coupage est un facteur important, il est couramment pratiqué avec moitié d'eau et le lait acheté à bas prix est souvent déjà mouillé. C'est donc une mixture lactée avec 2/3 ou 3/4 d'eau qui est donnée au bébé. Celui-ci buvant au biberon plus facilement qu'au sein puisqu'il n'est pas obligé de faire d'efforts de succion et que les trous des tétines sont souvent trop larges, absorbe très vite une quantité excessive de liquide. Il distend outre mesure son estomac, celui-ci devient intolérant ; il rejette tout ou partie de son contenu. Dans ces circonstances très communes, c'est, on le voit, plutôt une surcharge volumétrique de l'estomac qu'une vraie suralimentation qui est le point de départ des accidents dyspeptiques.

On a fait jouer un rôle important à la caséine dans les troubles dyspeptiques causés par le lait de vache. Il ne paraît pas douteux que pour les nouveau-nés surtout, la caséine du lait de vache cru et pur ne soit nuisible, et nous avons insisté sur ce point au chapitre où nous avons traité de l'emploi du *lait cru* dans l'allaitement et sur ses inconvénients.

Les procédés de stérilisation moderne par la surchauffe à 108° ont rendu la caséine plus digestible. La chaleur modifie la caséine du lait de vache et aboutit à la production de flocons fins et granuleux sous l'influence du suc gastrique, le rapprochant ainsi des caractères de ceux du lait de femme. Chavanne dans sa thèse (Paris-1893) avait observé le fait sous l'influence de la simple stérilisation à 100° pendant trois quarts d'heure. Desmoulière dans des analyses faites sur notre demande en a signalé le caractère plus accusé encore par l'usage de la surchauffe à 108°. Cet auteur a pu constater ainsi la coagulation très lente du lait en masse homogène et la formation de flocons excessivement petits.

Ce procédé est donc d'une application extrêmement précieuse puisqu'il permet de diminuer le degré de coupage et d'éviter la surcharge de liquide en même temps qu'il augmente l'assimilation.

Le beurre que nous avons vu incriminer dans certaines diarrhées au sein l'est également dans les cas de diarrhée au biberon. Cependant les analyses ne notent pas une proportion notablement plus élevée dans le lait animal que dans le lait de femme. Il ne semble donc devoir être nocif que dans les cas de gavage certain.

L'homogénéisation du lait facilite beaucoup, on le sait, la digestibilité du lait.

Le rôle du lactose a été incriminé à tort comme facteur de diarrhée au cours de l'allaitement au lait de vache. En effet, sa petite proportion (50 0/00 au lieu de 63 chez la femme) n'explique pas cette nocivité ; les modifications susceptibles d'être incriminées comme facteurs de diarrhée ne portent qu'exceptionnellement sur le lactose. Est-on en droit de conclure à son danger du fait de sa présence dans les selles des nourrissons atteints de diarrhée verte ; non, son existence ou celle de son dérivé, l'acide lactique, paraît résulter de la rapidité de la traversée intestinale.

Il n'en est pas de même des cas où le lactose est utilisé comme substance sucrante additionnée au lait. En Allemagne, Escherich, Prechtl ont observé de la fièvre et de la diarrhée à la suite d'ingestion de laits ainsi sucrés. Son emploi a été proscrit depuis longtemps en France en raison de la constatation de ces phénomènes.

La pathogénie des désordres intestinaux est une des questions les plus complexes de la pathologie infantile. Sous la dénomination générale d'auto-intoxication, les auteurs ont exposé des théories diverses : toxicité des matières fécales, toxicité des humeurs de l'organisme, toxicité urinaire (intoxication acide, intoxication ammoniacale). Chacune de ces théories a le tort de vouloir être exclusive et nous sortirions de notre cadre en insistant sur ce point.

Il faut savoir se borner à la notion étiologique qui suffit à rectifier l'erreur commise et à préserver l'enfant de ses méfaits. Nous avons vu que l'industrie permettait de corriger les inconvénients que présente par sa composition le lait de vache ; on peut désormais le considérer sinon comme un aliment parfait, en tout cas bien utilisable.

II. DIARRHÉES DUES A L'HYPOALIMENTATION

Aux accidents intestinaux provoqués par la suralimentation, il est nécessaire de comparer ceux que peut déterminer à la longue l'hypoalimentation.

Nous avons vu, à l'étude des diarrhées des nourrissons au sein, que l'hypoalimentation pouvait s'accompagner d'élimination de selles glaireuses, verdâtres, plus ou moins diarrhéiques.

Le même phénomène se voit également dans l'allaitement au biberon. C'est toujours à la suite d'une réglementation trop sévère dans la quantité de lait prescrite que l'enfant présente les premiers troubles, stagnation de poids ou amaigrissement et plus tard vomissements. La tendance à voir, dans ces accidents, l'indice de suralimentation aboutit à la prescription d'une ration encore plus réduite, le syndrome se complète alors, la constipation cède la place à des déjections diarrhéiques (voir pour les détails le chapitre de l'hypoalimentation).

Divers facteurs pourront être relevés dans l'étiologie de ces fausses diarrhées de l'enfant hypoalimenté au biberon. Ce sont soit un coupage excessif où le lait est en quantité minime, soit un écrémage exagéré dans la crainte de la surcharge graisseuse, soit le plus souvent une ration quantitative insuffisante portant sur chaque prise de lait.

Diarrhée par absorption des laits conservés chimiquement.

Tous les laits conservés par l'addition de substances chimiques, de conservatifs, sont toxiques pour le nourrisson et peuvent causer des diarrhées. Nous signalerons spécialement le formol qui, proposé par Behring pour stériliser le lait cru, est très dangereux à des doses infinitésimales. Cette substance est nécrosante pour les épithéliums gastriques.

Diarrhées dues à une mauvaise alimentation de la vache laitière.

Ces diarrhées sont en connexion avec l'alimentation des vaches laitières qui reçoivent certaines substances utilisées en raison de leurs propriétés galactagogues ou en raison des avantages économiques qu'elles présentent. L'emploi des résidus industriels est, en effet, un facteur grave d'altération toxique du lait. Les drèches de brasserie, certains tourteaux, les feuilles de betteraves, les pulpes, etc., donnent un lait abondant, mais qui ne doit pas être employé pour les nourrissons sans appréhension.

Les troubles digestifs apparaissent deux ou trois jours après le début de l'alimentation ; l'enfant présente une rougeur aux fesses qui va en s'accentuant ; les selles deviennent plus fréquentes, d'abord trois à quatre par jour, bientôt sept à huit ; elles sont blanchâtres, glaireuses, mais non fétides. Pas de ballonnement du ventre ni de flatulence.

Ensuite apparaissent des vomissements fréquents et abondants, suivant immédiatement la prise du lait. L'enfant, dont la face est très pâle, présente une accélération de la respiration (60 à 70 respirations par minute) ; son cœur bat tumultueusement ; puis il tombe dans un sommeil profond.

L'état général est altéré ; la nutrition se fait mal ; le poids reste stationnaire.

L'enfant s'amaigrit ; les chairs sont flasques ; la fontanelle antérieure se déprime.

Pas de fièvre ; les urines sont concentrées, tachent le linge et ont une mauvaise odeur.

La soif est plus vive. L'enfant est somnolent. Tous ces troubles s'amendent du jour au lendemain si on change de lait. Des accidents éclamptiques peuvent surgir.

Diarrhées par ingestion de laits fermentés, diarrhées estivales.

Il nous reste à étudier les diarrhées liées à des processus de fermentation du lait. Ce chapitre que nous avons réservé à la fin de la longue liste des causes de diarrhées du nourrisson nous paraît être celui dont relève la grande majorité des accidents intestinaux du premier âge.

Ces processus de fermentation des laits sont liés à une insuffisance de préservation, aux différents stades par lequel passe le lait depuis la traite jusqu'à son absorption par le nourrisson.

Si l'on excepte les conduits galactophores, on voit que le lait contenu dans l'appareil de la glande mammaire est dépourvu de germes. Pasteur a pu ainsi, dès les premières recherches, recueillir aseptiquement un lait qui se conservait plusieurs mois. Mais la traite aseptique offre les plus grandes difficultés, nous l'avons établi. Le lait devient, en été surtout, un véritable bouillon de culture pour les saprophytes qui y pullulent et nous avons la preuve certaine que ces fermentations déterminent une toxicité du lait très dangereuse pour le nourrisson, puisque les diarrhées estivales peuvent être extrêmement atténuées par l'emploi méthodique des laits stérilisés et surtout des laits surchauffés à 108°, sur place peu de temps après la traite.

Nous n'insisterons pas sur le tableau clinique bien connu du choléra infantile qui représente la forme la plus grave des diarrhées d'été. Les accidents éclatent souvent tout d'un coup après une ou plusieurs prises de lait toxique ; d'autres fois l'enfant était atteint d'une diarrhée légère depuis plusieurs jours.

Celle-ci s'aggrave, les déjections liquides d'abord vertes, deviennent ensuite jaunâtres et enfin blanchâtres, ressemblant à de l'eau albumineuse, exhalant une odeur fade et nauséabonde. Les vomissements sont fréquents et incoercibles ; l'eau elle-même est rejetée, cependant la soif est vive, à cause de la déshydratation rapide des tissus.

Le facies s'altère très rapidement ; le teint se plombe ; les yeux se cernent et s'enfoncent dans les orbites, les cornées deviennent ternes, le nez se pince, les extrémités se refroidissent et se cyanosent parfois. Le pouls est imperceptible. Après une phase de grande agitation, avec cris incessants, l'enfant tombe dans le collapsus. Son état n'est pas sans analogie avec ce que l'on voit dans le choléra asiatique, et la mort peut survenir en 24 ou 48 heures. Généralement la période de réaction succède à l'algidité, la température s'élève, les vomissements et la diarrhée s'apaisent, et la guérison peut survenir à moins qu'il ne surgisse des complications infectieuses du côté du poumon ou d'autres organes. Il n'est pas rare que les enfants qui échappent à la phase réactionnelle tombent dans une torpeur extrême avec fixité du regard qui rappelle le *facies* méningitique ; on a fait intervenir l'azotémie pour expliquer ces troubles. Le diagnostic différentiel avec la méningite tuberculeuse peut être épineux et impose la ponction lombaire, si l'on n'a pas été bien renseigné sur les accidents antérieurs.

Bénignité spéciale des diarrhées chez les enfants nourris au lait surchauffé.

J'ai étudié avec le Dr Paul Roger, sur des milliers de nourrissons nourris au *lait surchauffé* à la Goutte de Lait de Belleville, les caractères spéciaux des diarrhées lorsqu'elles surviennent quoique le lait ingéré soit bien stérile. Les nourrissons au sein n'échappent pas non plus entièrement aux diarrhées estivales. Quel est le mécanisme de ces diarrhées ? On n'est pas encore bien fixé à cet égard. Comme le lait des enfants nourris au sein est parfaitement stérile et comme sa composition varie peu, il est bien probable que les gastro-entérites survenant dans ces circonstances tiennent à des modifications dans les fonctions digestives des nourrissons. On a dit qu'il s'agissait de l'exaltation de la virulence de certains microorganismes de la flore gastro-intestinale. Mais, nous connaissons encore bien mal le rôle des innombrables microbes qui peuplent l'intestin. D'ailleurs le lait stérilisé industriellement, surchauffé à 108°, que nous manions dans nos Gouttes de lait de Paris est aussi privé de germes que le lait de femme ; néanmoins les nourrissons qui l'absorbent au biberon sont cependant beaucoup plus sujets à la diarrhée pendant les chaleurs que pendant les froids. L'élévation anormale de la température atmosphérique agit donc certainement sur l'état fonctionnel du tube digestif des enfants ; s'ils ingèrent alors un lait fermenté ou toxique, il y a de grands risques de les voir succomber au choléra infantile. Mais laissons cette question théorique, encore en suspens, et tenons-nous sur le terrain pratique.

Nous avons relevé spécialement pendant les mois de juin, juillet et août 1904, la proportion des enfants atteints de diarrhée parmi ceux qui fréquentent notre Goutte de lait de Belleville, fixé les caractères cliniques de ces gastro-entérites, et calculé la mortalité imputable à cette cause pendant ce laps de temps.

Le nombre de ces enfants se répartit ainsi :

Nombre total : 274.

Au-dessous de un an : 197 :

    Au sein 69
    Au biberon........................... 82
    Mixte 46

Au-dessus de un an : 77 :

    Au sein............................. 6
    Au biberon.......................... 56
    Mixte 15

Sur ce nombre total de 274 enfants en surveillance et fréquentant notre Goutte de lait pendant les trois mois de juin, juillet et août 1904, nous avons relevé sur les fiches d'inspection hebdomadaire 109 diarrhées, dont 73 chez des enfants au-dessous de 1 an.

Nombre total des diarrhées : 109.

Au sein : 20 :

    Légères 16
    Plus ou moins graves............... 3
    Avec vomissements.................. 1

Au biberon : 76 :

    Diarrhées légères.................... 53
    Plus ou moins graves............... 11
    Avec vomissements................. 12

Mixte : 13 :

    Légères 12
    Avec vomissements................. 1

Durant les mois de juin, juillet et août 1904, nous avons eu un total global de 11 décès sur les 274 enfants en observation :

Décès : 11 :

    Par broncho-pneumonie 4
    Par méningite 2
    Par convulsions 1
    Par diarrhée 4

Ce pourcentage de décès paraîtra peut-être un peu élevé pendant ces trois mois d'été ; mais nous devons rappeler pour ceux qui l'ignorent que la **plupart** des enfants apportés à la Goutte de lait sont en mauvais état, à leur arrivée, plus ou moins atrophiques et que nous faisons en somme l'élevage d'une majorité de nourrissons dont l'allaitement artificiel a été mal pratiqué d'abord. Cette population infantile est radicalement différente de celle qui constitue les consultations de nourrissons dans les maternités ; les enfants au sein sont là très prédominants comme nombre et leur surveillance est commencée et poursuivie dès la naissance. On ne doit donc pas comparer la mortalité, ni même la morbidité dans des milieux si distincts.

Néanmoins nous voyons que la mortalité par diarrhée n'est que de 4 pour 274 ; en analysant cette mortalité globale on reconnaîtra même qu'elle ne nous est que partiellement imputable ; deux des enfants qui ont succombé étaient très atrophiques, un autre nous a été apporté avec sa diarrhée et est mort 6 jours après ; il ne fréquentait pas la Goutte de lait auparavant.

Nous n'hésitons pas à attribuer ce chiffre très bas de la mortalité chez nos nourrissons, à l'usage exclusif et méthodique du lait stérilisé industriellement. Le lait que nous manions à Belleville est recueilli en Normandie, pays d'herbages, stérilisé par surchauffe à 108°, parfaitement bouché au liège paraffiné dans des récipients de 1/2 litre de capacité.

En rebouchant les bouteilles après les prélèvements de lait pour chaque tétée, nous n'avons jamais remarqué que la stérilisation fût pratiquement compromise. Chaque femme a un biberon gradué suivant l'âge de l'enfant, qui lui sert de guide pour mesurer les quantités de lait convenables et des conseils précis sont donnés pour les rations alimentaires.

On a distribué en 1904, à la Goutte de lait de Belleville, 36.550 bouteilles de 1/2 litre, soit 18.225 litres depuis le 15 mai jusqu'à la fin d'août (1).

Les années suivantes nous avons vérifié sur une plus grande échelle ces données cliniques. Presque jamais nous n'avons vu les diarrhées estivales chez nos enfants au biberon s'accompagner de phénomènes d'algidité ni de collapsus comme dans le choléra infantile. — Dans les diarrhées du lait stérilisé, le facies de l'enfant reste bon, l'œil est vif, la circulation périphérique est normale; malgré le flux intestinal qui peut être abondant, répété, l'état général n'apparaît pas comme grave. D'ailleurs les accidents s'arrêtent très vite avec la diète hydrique ou par l'emploi de l'eau de riz.

L'un des grands avantages de ce traitement est la simplicité : la plupart des mères avaient déjà mis leur nourrisson *à l'eau,* comme elles disent, avant même de les apporter à la Goutte de lait. Il est exceptionnel que les diarrhées dans ces circonstances prennent une allure traînante et tenace ; en quelques jours les fonctions gastro-intestinales reprenaient leur cours normal. Nous recommandions avec sévérité d'éviter la suralimentation pendant ce temps.

Un excellent procédé pour apprécier l'importance de la diarrhée, et pour en suivre la durée, est de relever les variations de poids sur les fiches hebdomadaires. Si nous remarquons un fort abaissement du poids d'une pesée à l'autre,

____

(1) Voir la communication sur ce sujet par M. Paul ROGER au Congrès international des Gouttes de Lait 1905.

c'est que la diarrhée a été forte, qu'il y a eu des selles vertes, que les vomissements ont accompagné la diarrhée, etc. Si, au contraire, nous notons une perte de poids légère, c'est que le flux intestinal a été fugace.

Un bon nombre de nos enfants au biberon, malgré la diarrhée, ne perdaient pas de poids ; ils restaient stationnaires pendaot une quinzaine de jours ; quelques autres continuaient d'augmenter et de s'accroître en poids malgré des déjections liquides assez fréquentes. Ces derniers nourrissons se rapprochaient des enfants au sein chez lesquels la diarrhée estivale fait baisser très peu le poids en général.

Par ce caractère les diarrhées en rapport avec le lait stérilisé se rapprochent donc des diarrhées des enfants au sein, et elles en ont généralement l'évolution rapide et la bénignité.

En se reportant aux chiffres relatés plus haut, on voit que la proportion des diarrhées est la suivante, d'après les divers modes d'allaitement :

    20 diarrhées pour   75 enfants au sein.
    76   —   138   —   au biberon.
    13   —   61   —   à l'allaitement mixte.

Les enfants au biberon ont donc eu des troubles intestinaux dans la proportion de la moitié environ ; tandis qu'un tiers à peine des enfants au sein ont été atteints.

La stérilisation du lait a, nous pouvons l'affirmer, complètement modifié l'évolution et la gravité des diarrhées estivales. Jadis les enfants au biberon payaient un large tribut à la gastro-entérite pendant les chaleurs, et mouraient en grand nombre emportés par le choléra infantile, parce qu'ils ingéraient des laits fermentés et altérés sous l'influence de la haute température extérieure. La mortalité était énorme surtout dans les grandes villes où l'adduction du lait est si difficile.

Nous ne pouvons pas éviter les diarrhées estivales aux enfants nourris au lait stérilisé ; mais nous ne connaissons pas non plus le moyen de prémunir les nourrissons au sein.

Ce qui est essentiel, c'est qu'en faisant usage de lait parfaitement stérile, nous ayons atténué les diarrhées estivales au point de les rendre tout à fait bénignes. L'emploi méthodique du lait stérilisé a fait baisser des deux tiers la mortalité infantile par gastro-entérite, dans les statistiques de la ville Paris.

Diarrhée imputable à l'état organique de l'enfant

Ces troubles du tube digestif sont incomparablement moins nombreux que ceux causés par les *ingesta* ou par l'état atmosphérique, d'ailleurs il est toujours difficile de faire la part qui revient à l'enfant et celle qui doit être attribuée au lait pour expliquer les accidents.

Au cours de la dentition la prédisposition aux catarrhes intestinaux est grande, mais il faut être bien sûr de manier un lait stérile de bonne qualité, avant de mettre l'éruption dentaire en cause.

De même certains enfants atteints de dyspepsie ancienne, avec des lésions gastro-intestinales acquises, indéniab'es, ont des diarrhées tenaces avec ou sans vomissements, dont la guérison peut être fort difficile et exigera absolument l'emploi du lait de femme. Les enfants atteints de débilité congénitale sont dans le même cas, ils contractent très vite des diarrhées, même avec nos laits surchauffés et homogénéisés, si on ne leur donne pas le sein.

Les pharyngites aiguës et chroniques, les adénoïdites, le muguet déterminent aussi des diarrhées d'intensité et de durée variables.

Dans le cours des maladies générales ou infectieuses, la diarrhée n'est qu'un épiphénomène qui peut prendre cependant un caractère menaçant. C'est ce qu'on voit surtout dans la rougeole, ou la scarlatine, plus rarement dans la coqueluche ou dans les affections broncho-pulmonaires.

La diarrhée est assez habituelle et fort tenace au cours de la tuberculose ou de l'hérédo-syphilis.

Il est extrêmement important dans ces circonstances de remonter au facteur étiologique pour établir le pronostic et le traitement de ces diarrhées secondaires.

LA CONTAGIOSITÉ DE LA DIARRHÉE DES NOURRISSONS

L'étude du caractère épidémique des diarrhées estivales n'est plus à faire. Tout le monde connaît les hécatombes qui dévastent les agglomérations infantiles pendant la saison chaude. Toutes les causes se trouvent réunies pour en favoriser la trop rapide extension ; l'élévation de température exalte la virulence des germes microbiens, les meilleurs laits deviennent en quelques heures de redoutables bouillons de culture ; même les enfants au sein, bien que mieux protégés, n'échappent pas aux effets de l'excessive chaleur ; la flore intestinale acquiert probablement un pouvoir pathogène moins redoutable sans doute, mais très manifeste.

Dans ces circonstances, il est difficile ou même impossible de faire, dans la diffusion épidémique, la part de la contagion. Les cas de diarrhée chez les nourrissons nourris au sein et les cas sporadiques au biberon nous montrent que l'influence atmosphérique suffit à provoquer les troubles digestifs.

Il n'en est plus de même des faits plus rares sans doute, mais plus démonstratifs qui s'observent en dehors de la saison chaude dans les salles d'hôpital ou dans les crèches.

Nous avons pu en observer un exemple typique en février 1914 à la Nourricerie Parrot de l'hospice des Enfants-Assistés dans la section des éleveuses au biberon récemment organisée

Dans une salle spéciale, de vaste cubage, bien éclairée, six berceaux reçoivent des nourrissons élevés à l'allaitement artificiel. Deux infirmières assurent les soins nécessaires aux six enfants ; l'intelligence et le dévouement de ce personnel instruit sous la direction d'une surveillante expérimentée donnent toutes les garanties désirables. La même certitude ne peut être obtenue pour le service de veille ; nous ne saurions assurer que les prescriptions rigoureuses d'asepsie sont respectées comme dans le service de jour. C'est dans ce milieu que nous avons pu observer les faits indubitables de contagion de la diarrhée des nourrissons que nous allons relater.

Obs. 1. — L'enfant J... Robert, 11 jours, pesant 3 kg. 400, mesurant 50 cm., est admis à la nourricerie Parrot, section des éleveuses, le 13 février 1914.

Il est aussitôt soumis à l'allaitement au lait cru, recueilli par traite aseptique, coupé au tiers, non sucré ; l'enfant perd du poids : 240 gr. en six jours. L'addition du sucre ne triomphe pas de cette déperdition qui s'accuse par la suite ; les selles deviennent verdâtres, grumeleuses, puis diarrhéiques.

Le 21, des vomissements surviennent, s'accompagnant de déjections liquides, blanchâtres, fétides ; en quelques heures, l'état général est celui du choléra infantile.

La thérapeutique reste vaine. L'enfant meurt le 24 février, foudroyé par une intoxication si rapide que la température ne s'est pas élevée un seul jour.

L'autopsie faite par M. Cailliau ne révéla pas de lésions notables à l'œil nu dans le tractus digestif ; les coupes microscopiques de l'estomac et de l'intestin montrent une muqueuse normale.

Obs. 2. — L'enfant M... Paulette, entrée le 10 janvier à la nourricerie Parrot, à l'âge de 12 jours, occupe un berceau dans la même rangée de trois.

Après un mois d'allaitement infructueux au lait cru, ce nourrisson utilise bien une alimentation au lait condensé sucré et son accroissement était très satisfaisant, quand le jour même de la mort de son voisin, il présente des selles vertes, la température s'élève ; en 4 jours, la perte de poids est de 370 gr. Diète à l'eau de riz, sérum artificiel, reprise graduelle de l'alimentation en cinq jours ; l'enfant a repris depuis cette époque un accroissement normal.

Obs. 3. — L'enfant B... Robert, entré le 28 janvier 1914 à la nourricerie Parrot, à l'âge de 2 mois, occupe le berceau le plus rapproché de celui de l'Obs. 1.

Soumis depuis le premier jour à l'allaitement par le lait condensé sucré, il s'était accru très rapidement : 1.180 gr. en un mois.

Le 23 février, veille du jour où mourait l'enfant de l'observation 1, il est pris d'accidents diarrhéiques subits, moins graves que chez le précédent, mais perd 300 gr. en trois jours.

Même traitement que chez le précédent, guérison et régularisation des fonctions gastro-intestinales, en 5 jours.

L'examen des fèces chez ces deux enfants, pratiqué par M. le Dr Zuber, chef de laboratoire à l'hospice, n'a révélé aucune modification bien nette de la flore intestinale et spécialement aucune prédominance d'un microorganisme tel que le proteus ou autre.

On ne peut vraiment attribuer au hasard cette succession de trois cas de diarrhée survenant au mois de février chez des enfants occupant des berceaux immédiatement voisins. La diarrhée n'a pas atteint les trois enfants de l'autre rangée de berceaux dans la même salle : il est vrai que ces enfants recevaient les soins d'une autre infirmière. La maladie a eu une évolution mortelle chez le premier enfant qui prenait du lait cru, aseptique coupé d'un tiers d'eau. La diarrhée intense chez les deux autres enfants, a cédé assez vite à la diète à l'eau de riz, avec injections de sérum, aux bains chauds, etc. Il est bien vraisemblable qu'il s'agit là d'un exemple de contagion de berceau à berceau engendrée par un premier cas de diarrhée toxique.

Des faits plus ou moins semblables ont été signalés antérieurement. M. Lesage en a observé à plusieurs reprises et en a cherché l'explication bactériologique. Dans une première épidémie (1887), il a relevé la présence d'un microbe coliforme *chromogène vert* dans les selles et le retrouva dans le lait que buvaient les enfants. Un enfant *infecté* était entré dans la crèche et avait infecté les autres enfants.

Le même auteur fit une observation analogue en 1912. « Le début de ces petites épidémies de salles, dit-il, est *toujours* dû à l'entrée d'un enfant infecté.

J'ai cherché le moyen de contagion. Ces cas relevant de microbes coliformes des plus virulents, j'ai retrouvé les mêmes microbes dans le lait stérilisé *débouché* que prenaient les enfants. On laissait par mégarde les bouteilles débouchées pendant quelques heures. »

Escherich a observé des cas de gastro-entérite contagieuse, à bacille pyocyanique. On en retrouve également signalés par Finkelstein, Schultz, Nobécourt. Généralement, ce sont de petites épidémies de salle ou de crèche.

Le mécanisme exact de la contagion reste encore à élucider ; le lait sert sans aucun doute de véhicule aux germes pathogènes, mais il n'est pas seul en cause. Le simple contact par les berceuses qui ont procédé au change, ont touché aux déjections, n'ont pas pris la précaution de se laver les mains, doit être parfois incriminé.

Les recherches des bactériologistes sur la flore intestinale ne permettent pas d'affirmer le rôle certain de telle ou telle variété microbienne parmi celles que l'on trouve dans les fèces.

Cependant les travaux de Mentchnikoff faits à l'Institut Pasteur sur les diarrhées infantiles, sans nous fournir de preuves péremptoires sur leur origine bactériologique, constituent un pas en avant dans l'étude de la contagion.

Mentchnikoff et ses élèves tendent à attribuer un rôle essentiel au proteus dont l'exaltation de virulence serait favorisée par les symbioses microbiennes. Sur 218 cas de gastro-entérite, ce bacille a été rencontré 204 fois, alors que chez l'enfant normal, il existait une fois sur trois. L'ingestion d'une culture par l'anthropoïde provoque fréquemment la mort rapide avec collapsus. Les enfants porteurs de germe le véhiculent, au même titre que les adultes et les animaux dont les excréments contiennent du proteus. Les mouches le transportent à leur tour et contaminent les aliments. Ces constatations imposent donc un rigorisme absolu dans l'hygiène des locaux et du personnel spécial aux agglomérations infantiles.

Les recherches bactériologiques et expérimentales de Bertrand et de Berthelot aboutissent aux mêmes conclusions et font espérer la possibilité d'une vaccination curative ou peut-être préventive du nourrisson contre les infections aiguës gastro-intestinales.

TRAITEMENT DES DIARRHÉES INFANTILES. LA DIÈTE HYDRIQUE ET L'EAU DE RIZ, LES BOUILLONS DE LÉGUMES

La thérapeutique des diarrhées infantiles s'est simplifiée très heureusement depuis qu'on a bien compris qu'elles étaient généralement des réactions gastro-intestinales nécessaires pour débarrasser l'organisme de substances toxiques indéterminées résultant de l'ingestion de laits fermentés ou altérés.

La diète hydrique simple qui consiste à ne faire ingérer à l'enfant, pendant 24 heures et plus, que de l'eau bouillie en supprimant complètement le lait, s'impose dans les diarrhées sérieuses et surtout dans les diarrhées au biberon. On pourra se contenter dans les diarrhées au sein de supprimer une tétée sur deux et de la remplacer par un biberon d'eau bouillie.

Je ne saurais trop recommander l'emploi de l'eau de riz dans le traitement des diarrhées infantiles : la décoction de riz a des vertus sédatives indéniables sur les catarrhes intestinaux, qu'elle doit peut-être à la qualité spéciale de l'amidon du riz. Nous savons d'ailleurs que même chez l'adulte, l'usage du riz modère les flux intestinaux les plus rebelles. Le riz nous apparaît plutôt comme un précieux médicament que comme un aliment dans ces circonstances. On pourra user de la diète à l'eau de riz comme de la diète hydrique, et rapidement on reviendra à l'usage du lait coupé de moitié, puis d'un quart d'eau de riz tant que les fonctions intestinales seront instables.

On a fait un singulier abus des bouillons de légumes frais ou secs dans le traitement des diarrhées, en leur attribuant une valeur alimentaire qu'ils n'ont pas. Bien des mères prolongent l'usage du bouillon de légumes pendant des semaines, après les diarrhées, par crainte de reprendre l'alimentation lactée ; elles espèrent pouvoir nourrir leurs enfants au bouillon de légumes. La conséquence est que l'enfant est inanitié, s'amaigrit et ne s'accroît plus. Il faut qu'on sache bien que le bouillon de légumes n'a pas de valeur nutritive ; à cet égard il est inférieur à l'eau de riz.

D'après des analyses faites sur ma demande par M. Chevalier, préparateur au laboratoire de pharmacologie de la Faculté, le bouillon de légumes (*formule de M. Méry*) contient pour un litre :

Matières organiques totales	4 gr. 50
Matières azotées.............................	0 gr. 705
Sels minéraux	7 gr. 80

Il n'y a donc, en réalité dans cette décoction, qu'une proportion extrêmement réduite de substances organiques, et ce serait une grave erreur d'admettre qu'il peut être *nourrissant*.

C'est cependant ce que croient volontiers les mères et même aussi certains médecins.

J'ai vu dans la clientèle plusieurs enfants inanitiés par l'usage prolongé de ce bouillon de légumes considéré à tort comme un aliment : dans un cas, un enfant de neuf mois était hypoalimenté au point que chaque soir sa température s'abaissait à 35,5 : il prenait cependant un litre de bouillon de légumes frais.

Il suffit de lui rendre une quantité convenable de lait stérilisé pour que la température se régularisât.

Voici, encore d'après M. Chevalier, quelle est la teneur de l'eau de riz en principes fixes.

Eau de riz.

Eau de riz avec 50 grammes de riz par litre d'eau additionnée de 4 grammes de sel.

Extrait sec à 100° après filtration sur une étamine, 8 à 17 grammes par litre très variable suivant la qualité du riz et suivant la manière dont on le fait cuire. Les riz glacés fournissent un extrait plus important.

Par filtration sur papier Chardin.

Extrait à 100°, 3,60 environ ; une partie du chlorure de sodium reste fixée sur le riz.

L'extrait est constitué en grande partie par de l'amidon hydraté ou partiellement solubilisé. Il ne contient qu'une très faible quantité de matières azotées et de sels.

Lorsqu'un enfant est atteint d'une diarrhée intense, nous supprimons entièrement le lait et nous remplaçons les tétées par des prises d'eau de riz ; nous faisons donner en outre des lavements matin et soir avec une poire en caoutchouc chargée d'eau de riz. Depuis longtemps nous avons renoncé à faire pénétrer profondément des sondes en gomme dans l'S iliaque et dans le côlon ; la muqueuse de ces régions est très vascularisée au cours des entérites graves, et le contact des sondes pourrait être offensif.

TRAITEMENT DES DIARRHÉES ESTIVALES

Diarrhées graves.

Cette forme de gastro-entérite est très rare chez les enfants au sein, rare chez les enfants élevés au lait stérilisé.

Le lait stérilisé industriellement de bonne qualité, dans les grandes villes comme Paris, est le meilleur moyen prophylactique pour éviter les diarrhées graves ; le lait stérilisé tardivement avec les appareils de Soxhlet peut déjà être fermenté ou sophistiqué, additionné de *conservatifs*, et des gastro-entérites très graves et même fatales suivent souvent son ingestion. Les laits de crèmerie non bouillis et non stérilisés sont extrêmement dangereux.

Un enfant qui a depuis un ou deux jours, des selles profuses avec tendance au refroidissement des extrémités, pâleur du visage, yeux enfoncés, etc., doit être mis à la diète hydrique absolue pendant 24 heures au moins. Une cuillerée d'eau bouillie toutes les 1/2 heures suffit ; une plus grande quantité serait rejetée dans les premiers moments. On donnera à l'enfant des bains à 37°, répétés toutes les 2 h. 1/2, on l'enveloppera chaudement ; si le pouls est filiforme on injectera 50 à 100 gr. de sérum artificiel physiologique en deux ou trois fois. On lavera l'intestin toutes les 3 heures avec une poire en caoutchouc chargée d'eau bouillie. Les solutions antiseptiques mêmes faibles, telles que l'eau boriquée, sont trop irritantes pour la muqueuse du gros intestin, qui est très congestionné.

Dans les cas extrêmes, on recourra aux injections hypodermiques, d'huile camphrée ou de quelques gouttes d'éther sulfurique. Les opiacés, dans ces formes graves et dépressives, chez les nourrissons, ne doivent être maniés qu'avec d'infinies précautions et à des doses minimes. Une ou deux gouttes de laudanum de Sydenham en lavement par exemple.

Après 24 heures on pourra remplacer l'eau bouillie par de l'eau de riz (faire bouillir deux cuillerées de riz dans un litre d'eau) par prises de 40 à 60 gr. suivant la tolérance gastrique. On réitérera au besoin les injections de sérum artificiel, ou de plasma marin.

En 48 heures, les troubles gastro-intestinaux sont en général apaisés ; on ajoutera une cuillerée de lait à trois cuillerées d'eau de riz et le lendemain deux cuillerées de lait à trois cuillerées d'eau de riz toutes les 3 heures. En 5 ou 6 jours on reviendra progressivement aux doses physiologiques de lait coupé d'eau de riz ou pur qui conviennent à l'enfant.

Ce traitement très simple est en général suffisant, même dans les formes graves de diarrhée estivale ; mais si les selles restaient fréquentes on recourrait aux potions de sous-nitrate de bismuth, 2 à 3 gr. pour 100 gr. de julep gommeux ou d'acide lactique, 1 à 2 gr. pour 100 gr. d'eau distillée, avec 20 gr. de sirop de grande consoude.

Le tanin à l'alcool, même à dose faible, 0 gr. 50 centigr. à 1 gr. p. 100 n'est pas toujours bien supporté par l'estomac des nourrissons ; il peut être utile dans certains cas. La décoction blanche de Sydenham, si elle n'est pas fraîchement préparée, a de graves inconvénients ; la mie de pain qu'on y incorpore fermente, et l'ingestion de cette mixture aggrave le mal au lieu de l'atténuer.

On a renoncé aux antiseptiques de l'intestin ; naphtol, bethol, etc., qui sont offensifs pour la muqueuse.

LA REPRISE DE L'ALIMENTATION A LA SUITE DES DIARRHÉES

Quand un nourrisson a été victime d'une diarrhée violente ayant abouti à une dénutrition accusée, beaucoup de médecins hésitent à le nourrir à nouveau. Il est une période de tâtonnement où ils redoutent, à l'occasion del'ingestion des aliments, de susciter un réveil des troubles intestinaux. Cette conception est basée sur une erreur de compréhension du symptôme diarrhée. L'idée obsédante de l'entérite entraîne avec elle la croyance à des lésions inflammatoires de la muqueuse intestinale. Or, la diarrhée n'est qu'un phénomène réactionnel de défense, c'est un flux séreux suscité par la pullulation de germes putrides ou par des substances toxiques. Le jour où la diarrhée a cessé ou se borne à quelques évacuations liquides légères, on est en droit d'estimer que l'intoxication digestive a cédé, ou que les germes nocifs ont été expulsés. Or à cette date l'enfant a maigri, a perdu plusieurs centaines de grammes de poids, son facies est pâle, les chairs sont flasques, la dépression est plus ou moins accusée. Pour réparer la perte de liquide de l'organisme le nourrisson absorbe avidement le contenu des biberons ou tête gloutonnement le sein de la nourrice. Il faut modérer son appétit les jours qui suivent, mais il est inutile de prolonger la diète hydrique et l'usage du bouillon de légumes pendant des semaines. Sous l'influence de l'absorption prolongée du bouillon de légumes, on peut voir survenir de l'œdème, voire même de l'anasarque et des accidents éclamptiques.

Il est toujours mauvais de laisser l'enfant à une diète trop longue. La nature a ses exigences contre lesquelles on n'a pas le droit d'aller.

La conduite à tenir pour la reprise de l'alimentation après une diarrhée aiguë sera donc la suivante. Après s'être assuré de la cessation ou de la diminution très accusée du flux intestinal et de la disparition de la fièvre, on passera *progressivement en quelques jours et non en quelques semaines* de la diète hydrique à l'alimentation lactée normale. Les biberons d'eau sucrée ou d'eau de riz seront coupés d'une quantité progressive de lait stérilisé, de préférence de lait surchauffé et homogénéisé. Le coupage se fera d'abord au quart, puis à moitié, puis aux deux tiers de lait et l'on réduira ainsi dans le biberon la quantité d'eau de riz. On continuera l'addition de citrate de soude dont on connaît le pouvoir eupeptique et antifermentescible. On surveillera le nombre, le caractère, l'odeur des déjections. Si l'enfant est au sein, on alternera tout d'abord le biberon d'eau de riz et les tétées ou bien on divisera chaque repas en une demi-tétée et un demi-biberon. Peu à peu, on diminuera le nombre des biberons et dans un laps de temps de 4 à 5 jours on reviendra à l'alimentation exclusivement lactée. Si la diarrhée est survenue chez un enfant soumis à un régime mixte de lait, de farines, d'œufs, ou supprimera les œufs pendant quelques jours et on agira pour le reste de l'alimentation comme nous l'avons recommandé pour l'enfant exclusivement au lait.

Ainsi, soumis à ce régime, en peu de jours, l'enfant reprend du poids, il est plus gai, moins nerveux, ses couleurs reviennent, les chairs reprennent leur fermeté, les selles retrouvent leur consistance semi-liquides. L'accroissement suit son cours normal.

Il faut donc éviter par crainte d'accidents intestinaux de laisser un enfant s'épuiser par l'inanition au lendemain d'une période d'intoxication digestive qui l'a déjà déprimé ; on se laissera guider non pas par des idées préconçues, mais par le simple bon sens pour lui permettre de retrouver l'équilibre organique un instant perdu.

ULCÈRE DE L'ESTOMAC ET DU DUODÉNUM

Il est fréquent de rencontrer sur la muqueuse stomacale ou duodénale de nourrissons athrepsiques ou de nouveau-nés morts d'hémorragies gastro-intestinales, de petites ulcérations de la dimension d'une lentille ou d'un grain de mil, multiples et superficielles. Il s'agit : soit d'érosions hémorragiques à bords plus ou moins irréguliers, à fond noirâtre accompagnées le plus souvent de points ecchymotiques ; — soit de petites ulcérations de gastrite folliculaire ; — soit d'ulcérations plus profondes et plus étendues recouvertes de fausses membranes diphtéroïdes.

Mais l'*ulcus* proprement dit qui constitue chez l'adulte une entité morbide bien définie, est exceptionnel dans le premier âge. Brinton ne l'aurait observé que deux fois avant dix ans ; Rokitansky ne l'a pas rencontré avant quatorze ans. Il est cependant connu depuis assez longtemps et on en trouve un certain nombre d'observations dans la littérature médicale française et étrangère.

Anatomie pathologique. — L'ulcère rond siège soit sur l'estomac, soit sur la première portion du duodénum, au-dessus de l'ampoule de Vater, souvent à quelques millimètres de la valvule pylorique. La localisation duodénale est la plus fréquente.

La forme est arrondie ou ovalaire, les dimensions varient de celles d'une lentille à celle d'une pièce de 50 centimes. Les bords sont réguliers, taillés à pic, souples, rarement épaissis, quelquefois saillants et arrondis. Le fond est constitué par la musculeuse ou la séreuse, ou un organe voisin. Il peut exister des adhérences qui en cas de perforation limiteront l'infection péritonéale.

En dehors de l'ulcère la muqueuse stomacale ou duodénale ne présente pas de lésions.

Pathogénie. — On retrouve les mêmes théories que chez l'adulte. Il semble cependant qu'il faille attribuer un rôle important aux infections et aux toxémies, ainsi qu'aux fautes d'hygiène alimentaire entraînant des troubles généraux de la nutrition (atrophie, athrepsie) et des troubles locaux par lésions de la muqueuse au contact d'aliments irritants.

Etude clinique. — Si chez l'adulte, le tableau clinique de l'ulcus est assez précis, il n'en va pas de même chez le nourrisson, Chez ce dernier en effet des phénomènes subjectifs importants comme la douleur sont difficiles à apprécier, et des symptômes capitaux comme les hématémèses et le melœna peuvent être absents. De plus en raison de l'exceptionnelle rareté de cette affection dans le jeune âge, on n'y pense pas, et l'ulcus est souvent une trouvaille d'autopsie.

En étudiant les observations qui ont été publiées, on peut distinguer plusieurs formes cliniques.

1° Formes gastriques. — Dans certains cas on a le tableau de la *sténose pylorique*. Torday (1906) rapporte l'histoire d'un enfant de huit mois, athrepsique et rachitique nourri au biberon, et sur les antécédents duquel on n'avait aucun renseignement. Cet enfant avait des vomissements après chaque tétée, une demi-heure ou un quart d'heure après environ. Ces vomissements persistèrent malgré tous les traitements employés. Après le vomissement l'estomac n'était pas vide, mais renfermait encore 50 à 70 centimètres cubes de liquide hyperacide. L'enfant était constipé, et on ne trouva jamais de sang ni dans les selles, ni dans les matières vomies.

L'abdomen, très amaigri, se bombait à la région épigastrique et l'on constatait très nettement à ce niveau des mouvements péristaltiques.

Le dépérissement fut progressif et l'enfant mourut deux mois après son entrée à l'hôpital.

On trouva à l'autopsie à 5 mm. au-dessous du pylore un ulcère duodénal.

De ce cas, il faut rapprocher celui du Dr Finny (1908) concernant un enfant d'un mois et demi, élevé au biberon, présentant des vomissements, de la diarrhée verte, des contractions péristaltiques de l'estomac et du melœna, et qui mourut dans le collapsus à l'âge de 2 mois et demi.

Parfois l'ulcus se traduit par des *hématémèses et des douleurs épigastriques*. Cutler observa en 1904 un enfant de deux ans qui quelques mois auparavant avait une inflammation d'intestin (?). Depuis il avait toujours été un peu pâle et moins fort, et sa mère avait remarqué que le matin sa figure et son oreiller étaient tachés de sang. De plus la semaine précédente il avait eu de violentes douleurs épigastriques et deux heures après ces douleurs, une hématémèse (une tasse à thé environ). La douleur siégeait au-dessus et à droite de l'ombilic. L'enfant était nerveux, mais bien développé, ses selles étaient régulières, sa langue propre. Ces accidents disparurent progressivement sous l'influence de la diète et de la réglementation de son alimentation.

Parfois on n'observe que des hématémèses, ou même seulement des vomissements alimentaires, avec atrophie plus ou moins marquée. Triboulet cite le cas d'un enfant d'un mois atrophique avec érythème fessier et muguet, pesant 3 kg. 620, élevé au biberon et vomissant depuis sa naissance. A l'autopsie on trouvait deux ulcérations lenticulaires de la région sous-pylorique.

2° **Formes gastro-intestinales.** — La symptomatologie est ici plus complète.

Dans l'observation de Vanderpoel Andriaci, il s'agit d'un enfant de dix mois né d'une mère alcoolique, élevé à l'allaitement mixte, et à qui on avait donné prématurément des aliments solides. Cet enfant poussait des cris incessants, avait des selles fréquentes, des vomissements ; il était très amaigri. Bientôt survinrent des hématémèses et du melæna qui entraînèrent la mort. A l'autopsie on trouvait sur le duodénum, juste au-dessous du pylore, un ulcère de 1 à 2 cm. de diamètre.

Gallas eut l'occasion d'observer un ulcère duodénal juxta-pylorique, chez une enfant de 4 mois. Cette enfant très atrophique pesant 3 kg. 270 avait été élevée au biberon en nourrice. Elle vomissait depuis sa naissance et avait de la diarrhée. Le lendemain de son entrée à l'hôpital, elle eut du mœlena, et elle mourut deux jours après en hypothermie.

3° **Formes latentes.** — Dans ces formes l'enfant présente uniquement de l'atrophie, plus ou moins marquée, pouvant aller jusqu'à l'athrepsie ; à aucun moment on ne constate de vomissements ni de mœlena. Témoin l'observation suivante que relate M. Triboulet d'un garçon de deux mois et demi nourri au sein pendant les dix premiers jours, puis au biberon (lait bouilli coupé d'eau bouillie). Il est amené à l'hôpital le 28 mars 1911 pour amaigrissement. Son poids est de 3 kg. 100 et sa température de 36°4. Malgré la diète hydrique, il a de la diarrhée : trois ou quatre selles jaunes et vertes par jour. La température baisse (36°, 35°8) et l'enfant meurt dans le collapsus deux jours après son entrée. A l'autopsie on trouva un ulcère duodénal arrondi, de la dimension d'une pièce de 50 centimes. Les capsules surrénales surtout la droite étaient hémorragiques, le pancréas était petit, le foie violacé, la bile hématique de coloration faible. Rien d'anormal au niveau des autres organes.

4° **Formes se traduisant par une complication.** — Dans certains cas l'ulcus se traduit brusquement par une *hémorragie* ou une *perforation* qui entraînent rapidement la mort.

A l'autopsie de nouveau-nés ayant présenté des hématémèses et du melæna, on trouve quelquefois un ulcère de l'estomac ou du duodénum. (Voir *hémorragies gastro-intestinales des nouveau-nés.*) L'ulcère peut même avoir perforé complètement les tuniques de l'estomac ; mais chez le nouveau-né, les symptômes de réaction péritonéale sont complètement masqués par l'hémorragie.

Chez le nourrisson, un ulcère resté latent jusque-là peut se révéler brusquement par une *hémorragie*. Kuttner rapporte le cas d'un enfant d'un mois qui, après avoir présenté pendant quelques jours des vomissements et de la diarrhée, eut brusquement le 30° jour une hémorragie intestinale abondante, de sang frais rouge clair et mourut au bout de 3 heures. A la partie supérieure du duodénum on trouva un ulcère de 5 mm. de diamètre. — La *péritonite par perforation* existe chez le nourrisson ; elle peut être généralisée ou localisée, rester latente ou se révéler par quelques symptômes.

Ribadeau-Dumas et Levi-Fraenkel publient l'observation d'un enfant de 6 mois qui fut apporté à l'hôpital en pleine agonie. L'enfant nourri au sein et au biberon avait été bien portant jusque-là. Brusquement la veille, il avait eu un vomissement représentant la tétée qu'il venait de prendre ; dans la suite il refusa le sein, pâlit, resta immobile dans son berceau, sans même jeter un cri. A l'examen on trouvait l'enfant cyanosé, avec une respiration courte et inégale. L'abdomen ballonné présentait de la submatité dans les régions iliaques et hypo-gastriques. Rien à l'auscultation. La mort survint en quelques minutes. A l'autopsie on trouva une péritonite généralisée avec un ulcère perforant de la première portion du duodénum. L'enfant n'avait jamais eu ni hématémèse, ni melæna et la péritonite a été la première manifestation de l'ulcère.

Rapprochons de ce fait l'observation suivante d'un enfant de deux ans et demi rapportée par Colgan (1892). Cet enfant bien portant jusque-là fut pris brusquement de convulsions, avec température élevée (41°7), pouls rapide (150) plein, tendu, respiration stertoreuse, évacuation involontaire d'urines et de matières. Pas de vomissements, aucune douleur. Ces phénomènes faisaient penser à une méningite, une pneumonie ou un début de scarlatine. Les convulsions furent facilement arrêtées ; mais elles ne tardèrent pas à se reproduire, limitées apparemment au diaphragme. La mort survint à minuit et à l'autopsie on trouvait un ulcère perforant de la face postérieure de l'estomac près du cardia, avec péritonite consécutive.

Cade rapporte l'histoire d'un enfant de deux mois, hérédo-syphilitique douteux, élevé d'abord au sein, puis au biberon, qui depuis un mois présentait des vomissements et de la diarrhée jaune sans caractères spéciaux. L'avant veille de sa mort les vomissements devinrent plus fréquents, verdâtres ; en même temps le ballonnement du ventre, le facies grippé abdominal, pouvaient faire penser à une complication péritonéale. On ne trouva jamais de sang, ni dans les selles, ni dans les matières vomies.

A l'autopsie on constatait l'existence d'une péritonite localisée à l'arrière-cavité des épiploons, secondaire à un ulcère perforant de la région pylorique, du diamètre d'une pièce de 50 centimes.

Diagnostic. — Les quelques observations que nous venons de résumer montrent que le diagnostic est extrêmement délicat et que souvent, pour ne pas dire toujours, l'ulcère de l'estomac ou du duodénum dans le premier âge est une trouvaille d'autopsie.

Il arrive que l'enfant ne présente que des symptômes de dyspepsie banale avec atrophie plus ou moins marquée ; il s'éteint progressivement dans le marasme ou est emporté brusquement par une hémorragie ou par une péritonite foudroyante qui laissent à peine le temps de soupçonner la cause de ces accidents.

Parfois l'ulcus simule le tableau de la sténose hypertrophique ou de la sténose spasmodique du pylore ; ou il entraîne des accidents aigus qui font penser à une méningite, à un début de maladie infectieuse ou à un empoisonnement.

Nous avons vu que *les hématémèses* et le *melæna* qui sont des symptômes capitaux peuvent faire défaut. Lorsqu'ils existent ils peuvent être dus à d'autres causes que l'ulcus.

Il faudra d'abord éliminer les *fausses hématémèses* et le *faux melæna* (crevasses du sein de la nourrice, plaies de la bouche). Il y a quelque temps nous fûmes appelé en consultation par M. Lepage pour un enfant de trois mois atrophique qui avait présenté brusquement des hématémèses. A un premier examen du sein de la nourrice on n'avait rien vu d'anormal. La radiographie ne révéla pas non plus la présence d'aucun corps étranger dans l'estomac ni dans l'intestin. L'enfant fut mis à la diète, les hématémèses cessèrent. Cependant la nourrice avait donné le sein à un autre bébé qui présenta le lendemain des hématémèses. A un examen plus minutieux de la nourrice on constatait l'existence d'une petite gerçure du sein qui était masquée dans un pli du mamelon.

Il faudra aussi éliminer les maladies hémorragipares ; — les troubles circulatoires pouvant provoquer la congestion des capillaires de l'estomac ou de l'intestin et entraîner la production d'hémorragies ; — les corps étrangers des voies digestives (radiographie).

Enfin le melæna peut être dû à une invagination intestinale, à un polype du rectum, à la dysenterie.

En cas de phénomènes péritonéaux le diagnostic est à faire avec la péritonite appendiculaire, la péritonite pneumococcique, mais il est la plupart du temps impossible.

Pronostic. — Le pronostic est très grave et la mort est la terminaison habituelle de l'ulcus qui présente dans le jeune âge une évolution particulièrement rapide.

Traitement. — Le traitement est purement symptomatique : diète, **réglementation** sévère de l'alimentation ; mais il est presque toujours illusoire.

LA CONSTIPATION DES NOURRISSONS ET SON TRAITEMENT

Il faut distinguer deux variétés absolument distinctes de la constipation chez les nourrissons :

1º Celle qui est liée à des malformations congénitales du tube digestif telles que le rétrécissement congénital du pylore avec spasme de l'anneau musculaire, à des atrésies diverses de l'intestin grêle et du gros intestin, à des flexuosités anormales de l'S iliaque, etc. — Ces dernières anomalies du tube digestif peuvent entraîner la stase et même l'arrêt complet des matières intestinales ; la constipation, dans ces circonstances, peut être un accident fort grave et justiciable même d'une intervention opératoire ; elle est heureusement peu commune, mais il faut y songer lorsqu'on voit la constipation être opiniâtre dès les premiers jours qui suivent la naissance. (Voir maladie de Hirschprung.)

La variété tout à fait habituelle de la constipation chez le nourrisson, paraît être plutôt en rapport avec la valeur nutritive spéciale du lait absorbé, et aussi avec une faiblesse de la tunique musculaire, une inertie relative de l'intestin. C'est vraiment un trouble fonctionnel désespérant par sa ténacité, avec lequel le praticien peut se trouver aux prises et qu'il doit savoir combattre par des procédés multiples et inoffensifs.

La constipation habituelle des nourrissons au sein n'est presque jamais grave lorsque les mères ou les nourrices ont assez de lait. On voit des enfants au sein constipés pendant toute la durée de l'allaitement, ayant des selles un peu fermes, au lieu de déjections demi-liquides ; ils peuvent se développer normalement.

LA FAUSSE CONSTIPATION DU NOURRISSON

On rencontre fréquemment des nourrissons au sein ayant une simple paresse du gros intestin et que les mères considèrent comme des constipés. Cependant leurs déjections qu'on est obligé de provoquer par des suppositoires ou des lavements n'ont pas une consistance dure ; elles ont une coloration et un aspect normal. Je propose de nommer ce léger trouble fonctionnel : « *fausse consti-pation du nourrisson* ».

Parfois ces enfants continuent de s'accroître normalement ; la lactation des mères paraît régulière, mais plus souvent la ration alimentaire paraît être légèrement insuffisante et l'on peut s'en apercevoir surtout si l'on pèse les tétées l'après-midi qui sont plus ou moins réduites. D'autre part la croissance peut être un peu ralentie dans ces conditions. Presque toujours il m'a suffi pour régulariser les fonctions intestinales ou bien de compléter au biberon une à deux tétées dans l'après-midi, ou même simplement de remplacer une des tétées faibles du soir par un biberon de bon lait stérilisé. L'efficacité constante de cet allaitement mixte vient donc corroborer l'opinion que la fausse constipation est en rapport avec une légère déficience de la ration. On se gardera bien de donner aux nourrissons des médicaments purgatifs comme le réclament la plupart des mères, d'autant que certains sirops à la mode pour les bébés contiennent des substances drastiques et que la constipation vraie peut suivre l'usage intempestif de ces substances. Il suffira d'administrer de temps à autre aux nourrissons dont l'intestin semble réellement paresseux une cuillerée à café de sirop de folioles de séné du codex. Les émodines du séné exercent une action stimulante sur la musculature du tube digestif et ne présentent pas les inconvénients des purgatifs salins ou drastiques dont on abuse trop souvent dans la première enfance.

Lorsque l'enfant est au sein d'une nourrice mercenaire et que la constipation est opiniâtre, on se demande s'il n'y aurait pas lieu de changer la nourrice : avant de prendre cette détermination, il faudra examiner les conditions dans lesquelles l'enfant s'accroît. Si l'augmentation de poids est normale, si l'état général est bon, il est bien aléatoire de sacrifier une nourrice mercenaire à peu près bonne, pour tomber sur une autre qui sera peut-être mauvaise.

On luttera contre la constipation par les moyens que nous indiquerons plus loin et on surveillera de près le développement du nourrisson. Les enfants constipés, qu'ils soient au sein ou au biberon, sont plus sujets aux éruptions cutanées que les autres ; en outre, coïncidence bizarre, les mères ou les nourrices ont souvent l'intestin paresseux lorsque le nourrisson est constipé.

La constipation est un accident très ordinaire dans l'allaitement artificiel, surtout lorsqu'on manie le lait stérilisé et spécialement le lait stérilisé industriellement du commerce.

Les matières intestinales s'accumulent dans l'S iliaque, sont comme pâteuses, sèches et volumineuses, et leur évacuation difficile peut être même fort laborieuse. C'est surtout dans ces circonstances que le gros intestin peut être irrité par la stagnation des matières et qu'on voit survenir de temps à autre des attaques d'entérite avec expulsion de glaires sanguinolentes ; parfois même, des fissures anales fort douloureuses se produisent. Il faut donc surveiller de près les fonctions des nourrissons qui reçoivent du lait stérilisé.

On a dit que l'excès de substances protéiques, de caséine dans le lait de vache, était la cause de la constipation : d'autres font jouer un rôle prédominant à la teneur élevée de ce lait en sels calcaires ; d'où le conseil de mouiller le lait pour éviter la constipation ; on a proposé d'ajouter au lait de la décoction d'orge, de la décoction de farine d'avoine qui est une farine grasse ; mais le mouillage du lait ne suffit pas habituellement à vaincre la constipation (1).

L'addition d'une cuillerée à café de miel, dans un ou deux biberons dans la journée, réussit mieux, mais temporairement.

Pour combattre la constipation des enfants soit au sein, soit au biberon, il faut donc recourir à des moyens artificiels, et comme le trouble fonctionnel est long et opiniâtre, il est bon que le praticien ait à sa disposition toute une gamme de procédés divers qu'il appliquera suivant les cas.

Beaucoup de jeunes mères nourrices se contentent, pour faciliter les évacuations quotidiennes, d'introduire dans l'anus un petit suppositoire au beurre de cacao, ou même seulement un petit fragment de savon; ces contacts, légèrement irritants, provoquent la contraction de l'intestin.

Ces moyens populaires n'ont pas d'inconvénients.

On obtient des résultats plus constants, en poussant dans le rectum un petit lavement d'un demi-verre de décoction de guimauve avec une cuillerée à café de glycérine ou d'huile d'amandes douces.

L'instrument le plus commode pour donner ce lavement, est la poire en caoutchouc munie d'une canule *en caoutchouc :* les canules en os, maniées maladroitement, peuvent déchirer les plis de la muqueuse anale.

Quant aux médicaments laxatifs qu'on administrera par la bouche, voici ceux qui méritent la préférence.

1° La rhubarbe et ses préparations ;

2° La magnésie anglaise ;

3° La manne ;

5° L'huile de ricin ;

6° Le calomel.

Cette petite liste n'épuise pas, nous le savons, la série des purgatifs et des

(1) Chez les nourrissons qui sont élevés au lait surchauffé, on évite souvent la constipation en ajoutant au lait du citrate de soude suivant les règles que j'ai fixées.

Au moment du sevrage les bouillies à la farine d'avoine ont une valeur laxative fort utile.

laxatifs ; mais, maniée à propos chez les nourrissons constipés, ils rendront les plus grands services.

1° La rhubarbe, a dit Bouchardat, est le purgatif par excellence des enfants ; il n'a pas d'inconvénients sérieux, manié à doses convenables. La préparation la plus employée est le sirop de chicorée, ou plus exactement, le sirop de rhubarbe composé dans lequel entrent, outre la rhubarbe, la chicorée, le fumeterre et diverses autres herbes (une à trois cuillerées à café par jour).

La bière de Sydenham, qui est obtenue avec 10 grammes de rhubarbe concassée, qu'on fait macérer dans 1.000 grammes de bière, peut être utilisée ; c'est le pendant contre la constipation, de la décoction blanche contre la diarrhée des jeunes enfants.

La rhubarbe constitue la base de la plupart des purgatifs usités dans la première enfance et des spécialités pharmaceutiques.

2° La magnésie anglaise, autrement dite calcinée, décarbonatée, etc., est parfaitement supportée par les enfants. Son seul inconvénient est d'être pulvérulente : on fait préparer un mélange de parties égales de poudre de sucre et de magnésie, 20 grammes de chaque, et une cuillerée à café de cette poudre est mêlée à deux ou trois cuillerées de lait. L'effet laxatif est à peu près constant. On incorporait autrefois pour les enfants la magnésie dans le chocolat de Dorvault.

3° La manne en larmes, peut être très utile à la dose de 10 à 20 grammes, fondue dans du lait chaud. La saveur de cette substance plaît généralement aux enfants.

2° L'huile de ricin sera surtout employée dans les crises de constipation un peu fortes ; il suffira généralement de donner une cuillerée à café mêlée à une cuillerée àdessert d'huile d'amandes douces. On a tenté aussi de donner l'huile de foie de morue comme laxatif ; mais les nourrissons de l'acceptent pas volontiers.

5° Le calomel. Nous recourons beaucoup moins au calomel qu'on ne le faisait autrefois dans la thérapeutique infantile. C'est une substance fort active et qu'il ne faut manier qu'avec précaution chez le nourrisson dont les organes digestifs sont si délicats.

Le calomel, outre ses propriétés purgatives, joue un rôle antiseptique incontestable ; il pourra donc avoir ses indications surtout dans les constipations qui peuvent suivre les diarrhées dues à la gastro-entérite.

Les doses varieront suivant l'âge du nourrisson, de cinq à quinze centigrammes. On recommande toujours chez l'adulte de ne pas donner d'aliments salés pour éviter la transformation du protochlorure de mercure en bichlorure ; ce conseil est superflu chez l'enfant qui ne prend que du lait peu riche, on le sait, en chlorure de sodium. Le calomel sera donné soit enrobé dans du miel, soit mêlé à du lait sucré.

LES INVAGINATIONS DE L'INTESTIN

Les invaginations intestinales sont des accidents un peu spéciaux aux nourrissons et aux enfants du premier âge. Ils y sont prédisposés par le péristaltisme intestinal plus prononcé à cette période de la vie que plus tard. Il est commun à l'autopsie des enfants au-dessous de deux ans de découvrir des invaginations de l'intestin qui se sont produites, soit pendant l'agonie, soit peut-être après la mort. Ces invaginations, résultat des contractions péristaltiques ultimes de l'intestin, sont faciles à distinguer : il n'y a ni adhérence des anses intestinales invaginées, ni changement de coloration indiquant une vascularisation pathologique et en tirant légèrement sur le bout supérieur de l'intestin (il s'agit souvent de l'intestin grêle) l'invagination apparente disparaît. Le mécanisme de l'invagination morbide ne diffère pas du précédent ; il y a dans les deux cas pénétration d'un segment intestinal dans l'autre.

Etiologie. — D'après une statistique récente (1), sur 100 cas d'invagination chez l'enfant, 68 sont avant un an et 7 de 1 à 2 ans. Les garçons seraient plus souvent atteints que les filles dans la proportion de 70 sur 100.

C'est souvent au cours de gastro-entérite, d'irritation de la muqueuse intestinale, chez les nourrissons au biberon qu'on voit survenir l'invagination. La tuberculose intestinale, les polypes de l'intestin, les amas de vers intestinaux peuvent être l'origine du processus : on a noté aussi que le diverticule de Meckel pouvait être le point de départ du refoulement de l'intestin.

Siège et variétés. — De beaucoup les plus communes sont les invaginations iléo-cæcales, l'iléon pénétrant dans le cœcum par la valvule de Bauhin, 82 p. 100 avant un an, l'iléon peut remonter jusque dans le côlon 11 fois sur 100 ; les variétés entériques proprement dites sont très rares dans le premier âge d'après la statistique précitée.

La laxité particulière jusqu'à deux ans des ligaments péritonéaux du cœcum expliquerait la fréquence relative des invaginations iléo-cæcales dans le premier âge. La pénétration des segments de l'intestin l'un dans l'autre forme trois cylindres, comme dans un tube dont les parois s'adosseraient au segment extérieur, moyen et intérieur. Le collier est constitué par le repli d'union des cylindres extérieur et moyen ; la tête de l'invagination est due au repli du cylindre moyen et intérieur. Presque constamment l'invagination est descendante ; l'ascension des segments invaginés est exceptionnelle.

La longueur des invaginations iléo-coliques ou coliques peut être assez grande pour que le bourrelet vienne saillir à l'anus. A ce degré les cylindres intestinaux adhérents et congestionnés forment tumeur et la cavité intestinale en amont est distendue par des gaz ou des matières suivant l'obstruction plus ou moins prononcée au niveau de l'invagination.

Dans les formes aiguës, presque les seules qu'on observe chez les nourrissons, il y a inflammation des feuillets du péritoine dans les segments emboîtés, exsudation plastique créant des adhérences plus ou moins fortes et parfois agglutinant fortement les anses qu'on ne décolle que difficilement lors de l'intervention opératoire.

Il n'est pas rare que le collier étrangle les segments sous-jacents dès le deuxième ou le troisième jour, parfois plus tard ; il peut se produire une gan-

(1) Grisel. Revue d'Orthopédie 1905. *Occlusion intestinale aiguë.*

grène partielle ou totale des segments invaginés. La guérison spontanée peut survenir si le cylindre sphacélé s'élimine après que des adhérences ont eu le temps de se produire au niveau du collier, sinon une péritonite mortelle par perforation se déclare. Les phénomènes de sphacèle sont si rapides en général que l'opération ne doit pas être différée lorsque le diagnostic a pu être posé d'une manière ferme.

L'invagination chronique est absolument exceptionnelle dans le premier âge.

Symptomatologie. — Les accidents surviennent brusquement chez un nourrisson jusque-là très normal. Cris incessants, agitation, facies abdominal, pouls imperceptible. La palpation de l'abdomen est très douloureuse, mais possible dans la majorité des cas. On perçoit une tumeur plus ou moins ferme, allongée, siégeant dans la région iléo-colique, mobile en général, mate à la percussion et bien indépendante de la paroi.

Les vomissements sont précoces et rebelles, tantôt bilieux, ou muqueux, quelquefois fécaloïdes, ils sont en rapport avec l'obstruction intestinale plus ou moins complète.

Habituellement il y a du sang dans les déjections soit pur, soit mêlé à du mucus ou aux matières intestinales ; ce sang est très abondant en cas d'élimination d'un segment intestinal par sphacèle.

La circulation des matières intestinales est parfois entièrement supprimée ; d'autres fois des gaz et des matières liquides peuvent traverser les segments invaginés.

Le toucher rectal permet souvent de constater une tumeur molle et dépressible correspondant à la masse perçue au travers de la paroi abdominale.

L'état général de l'enfant est d'emblée très grave ; le facies est péritonitique : le collapsus peut arriver très vite chez les nourrissons et la marche des accidents est alors foudroyante. L'évolution peut durer une semaine et plus dans certains cas.

Diagnostic. — Des signes d'obstruction intestinale survenant brusquement chez le nourrisson, sauf le cas de hernie étranglée ou de rétrécissements congénitaux du tube digestif, doivent faire songer à l'invagination.

La constatation d'une tumeur par le palper abdominal et par le toucher rectal, la présence du sang dans les déjections seront des indications précieuses.

L'emploi des lavements au bismuth et l'examen aux rayons X permettront de fixer le siège précis de l'obstruction due à l'invagination.

Le diagnostic différentiel avec l'appendicite avec forte réaction périappendiculaire peut être fort difficile, mais l'appendicite du nourrisson est très exceptionnelle.

Des tumeurs produites par la dégénérescence caséeuse des ganglions mésentériques coexistant avec des vomissements incoercibles pourraient induire en erreur. Il faudrait s'informer avec soin de l'état antérieur de l'abdomen dans ces circonstances.

Enfin les *copromes* du gros intestin avec trouble de la circulation intestinale et vomissements répétés peuvent faire songer à une invagination. Au palper les tumeurs de ce genre sont plus dures, plus pâteuses que les masses dues à l'invagination, les copromes s'observent surtout chez les nourrissons élevés au lait surchauffé dont l'action constipante est bien connue. Des lavements purgatifs feront évacuer le gros intestin.

Traitement. — Il est rare qu'on obtienne la guérison par des moyens médicaux dans l'invagination. Quelquefois des lavements tièdes de 1/2 à un litre ont pu provoquer la réduction de l'intestin, mais on ne doit pas plus compter sur ces procédés que sur l'électricité, l'injection de solutions gazeuses dans l'intestin, etc.

Le traitement chirurgical s'impose ; il a d'autant plus de chance de succès qu'il est plus précoce. La laparotomie peut réussir même chez le nourrisson. D'après les statistiques les plus favorables, 63 p. 100 des enfants opérés dans le premier jour ont guéri.

Invagination intestinale et signes d'occlusion : élimination d'un segment d'intestin de dix centimètres, persistance d'un rétrécissement intestinal.

Petit garçon de 17 mois, d'un développement normal, a été pris il y a deux mois de phénomènes brusques d'occlusion intestinale avec ballonnement du ventre, arrêt des gaz et des matières, vomissements incoercibles. — Le diagnostic de la cause des accidents ne fut posé que dix jours après le début, au dire de la mère, lorsqu'un segment intestinal brunâtre et putrilagineux fut éliminé. — La circulation des matières intestinales et des gaz fut alors rétablie mais incomplètement. L'obstruction se reproduit par crises, le ventre se ballonne et les anses intestinales se dessinent sous la peau de l'abdomen. L'alimentation est difficile. L'enfant me fut présenté deux mois après le début des accidents, très amaigri et très pâle, rejetant une bonne partie des bouillies ingérées, ayant cependant des déjections, mais irrégulièrement. Le développement considérable de l'abdomen avec des anses très dilatées dont les mouvements péristaltiques se dessinaient sous la peau me firent penser à un rétrécissement consécutif à l'élimination du segment intestinal sphacélé.

Je conseillai un examen radiographique en vue d'une intervention opératoire ; mais je n'ai pas revu l'enfant.

APPENDICITE

L'appendicite paraît assez rare dans les premières années. Néanmoins MM. Kirmisson et Guimbellot (1) ont relevé dans la littérature médicale 26 observations d'appendicite chez des enfants de moins de deux ans. Chez le nourrisson au-dessous de un an cette affection est absolument exceptionnelle, je n'en ai pas observé un seul cas ni pendant la vie ni à l'autopsie. Nous empruntons à l'excellente monographie de M. Perrin (2) les notions cliniques suivantes :

Etiologie. — Les enfants atteints d'appendicite ont été surtout des enfants alimentés avec le lait de vache, les bouillies, les farines lactées, les œufs ; on ne retrouve pas de cas où l'alimentation carnée ait pu être incriminée. Presque

(1). Revue de chirurgie 1906.
(2) Journal de médecine 1912.

toujours on relève dans le passé des malades une constipation opiniâtre ou des infections digestives à répétition. L'ingestion de corps étrangers, de même que le rôle des parasites intestinaux ne semblent pas devoir être mis en cause.

L'infection peut aussi se faire par voie sanguine ; ainsi trouve-t-on parfois l'appendicite survenant au cours de la convalescence d'une mastoïdite, d'une bronchopneumonie, d'une coqueluche, d'une rougeole.

Anatomie pathologique. — Les lésions de l'appendicite du jeune âge sont toujours très graves, soit spontanément, soit du fait de purgation intempestive, l'appendicite évolue le plus souvent vers la péritonite diffuse avec ou sans abcès ; la cavité pelvienne est souvent envahie par la suppuration. Il s'agit fréquemment de lésions gangréneuses avec perforation de l'organe. On trouve dans quelques cas des calculs stercoraux dans la lumière du canal.

Etude clinique. — L'aspect clinique est essentiellement polymorphe. Un enfant constipé, ne souffrant pas cependant de l'abdomen est pris de vomissements. On administre lavements et purgatifs, 5 à 6 jours après les douleurs apparaissent ; l'appendicite évolue insidieusement sous le masque de la gastro-entérite, le ventre se météorise, la fièvre s'allume, la péritonite s'installe ; les vomissements porracés surviennent ; l'enfant meurt sans qu'on ait diagnostiqué l'appendicite. Ailleurs après une phase de constipation prolongée, la fièvre monte brusquement à 40°, le pouls est très rapide ; les phénomènes péritonéaux surviennent eu quelques heures.

Ailleurs enfin l'évolution est latente pendant plusieurs semaines ; on croit tout d'abord à une indigestion ; 15 jours plus tard, l'enfant est brusquement pris de vomissements bilieux, abondants, il est abattu et pâle ; les douleurs abdominales n'apparaissent que tardivement ; l'appendicite évolue.

Les débuts immédiats par de violentes douleurs dans la fosse iliaque sont beaucoup plus rares à cet âge.

En résumé, l'enfant, dans une période de constipation, est pris tout à coup de vomissements alimentaires et bilieux, les douleurs abdominales ne surviennent que le lendemain et les jours suivants.

Evolution. — L'évolution est extrêmement rapide. En moins de 48 heures la péritonite se diffuse, l'appendice est gangréné et perforé. La broncho-pneumonie complique souvent ce tableau déjà si sévère. — Le pronostic reste donc très grave.

Diagnostic. — On conçoit que le diagnostic soit fort difficile dans le tout jeune âge en raison de l'absence de renseignements donnés par le malade et des cris qui s'opposent à la palpation. Il faut tenir grand compte du faciès de l'enfant qui prend vite les caractères bien connus du faciès péritonéal. Les chirurgiens conseillent beaucoup le toucher rectal qui fait sentir de l'empâtement, des cordons d'adhérence ou une collection bombant dans le pelvis.

Mais le diagnostic posé à cette phase est déjà trop tardif. Il faut apporter une grande attention dans l'examen de ces enfants qui sont constipés de façon tenace, qui se mettent à vomir fréquemment et sans cause apparente : on devra explorer soigneusement la fosse iliaque.

L'invagination intestinale peut ressembler beaucoup à l'appendicite, mais dans l'invagination il n'y a pas ordinairement de fièvre au début ; de plus on peut sentir dans la fosse iliaque le boudin d'invagination et le mobiliser ; on surveillera surtout l'évacuation des mucosités intestinales par l'anus.

La hernie étranglée sera reconnue par l'examen systématique des anneaux inguinaux, cruraux et de l'ombilic. On songera aussi à la péritonite pneumococcique, chez les petites filles à la péritonite à gonocoques, suite de vulvite, d'un pronostic beaucoup moins grave. Enfin on évitera de confondre les accidents douloureux avec ceux parfois semblables du début de la pneumonie avec le point de côté abdominal commun chez les petits enfants.

Traitement. — La gravité du pronostic impose l'intervention chirurgicale d'urgence, sans attendre le refroidissement des lésions inflammatoires. D'excellents résultats ont été obtenus dans les opérations précoces.

PROLAPSUS DU RECTUM

La chute du rectum ou prolapsus est un accident commun dans le premier âge ; il devient bien plus rare après deux ans.

Généralement le prolapsus est constitué seulement par la tunique muqueuse du rectum qui vient faire hernie en quelque sorte à l'anus.

Plus rarement toute la paroi du rectum, tunique musculaire et tunique muqueuse, se renverse et forme une saillie livide avec un orifice central. — Enfin on peut voir une invagination du rectum apparaître à l'anus.

Etiologie. — Le prolapsus rectal paraît dû, d'après Giraldès, à une laxité spéciale du tissu sous-muqueux rectal chez le jeune enfant. Il suffit pour le produire d'une constipation opiniâtre, comme dans l'alimentation artificielle avec certains laits stérilisés.

Mais bien plus souvent la chute du rectum survient chez des enfants débiles, affaiblis, dont la tonicité musculaire est abaissée. Le sphincter musculaire de l'anus se laisse alors aisément forcer par les efforts de la défécation, de la toux, etc.

Dans la coqueluche cet accident est très fréquent et cesse lorsque les quintes ont disparu.

Symptômes. — Le prolapsus apparaît comme une tumeur plus ou moins arrondie, rouge, mollasse, avec son centre perforé ; il a souvent le volume d'un petit œuf.

Tantôt il se réduit spontanément lorsque les efforts expulsifs de la sangle abdominale ont cessé ; tantôt on le fait rentrer par une pression douce, exercée sur la masse que l'on refoule dans l'anus. Quelquefois la tumeur reste irréductible et la muqueuse se congestionne fortement, s'excorie et s'enflamme. Il est rare qu'avec des manœuvres convenables on ne puisse faire rentrer la muqueuse.

Diagnostic. — En général évident vu les circonstances dans lesquelles le prolapsus apparaît. Un polype muqueux, volumineux pourrait en imposer pour une chute du rectum. Mais l'orifice central manque dans le polype. Les invaginations intestinales qui peuvent saillir à l'anus sont bien rarement latentes jusqu'à ce degré.

Traitement. — Il faudra régler l'alimentation pour éviter la constipation. La farine d'avoine, le lait frais, le miel seront recommandés.

On donnera, s'il est besoin, du sirop de séné du Codex, une cuillerée à dessert, de la magnésie anglaise, une cuillère à café chaque jour, pour faire contracter régulièrement l'intestin. Pour réduire ce prolapsus on le refoulera doucement dans l'anus avec une compresse vaselinée, puis on maintiendra la réduction avec un bandage en T. Des bains de siège avec la décoction d'écorce de chêne sont fort utiles. Le traitement chirurgical s'imposera dans certains cas rebelles.

POLYPES DU RECTUM

Ces petites tumeurs pédiculées se développent sur la muqueuse du rectum et peuvent se manifester chez les nourrissons, dès l'âge de trois mois, mais ils sont plus communs dans le cours de la seconde et de la troisième année. Ce sont des adénomes muqueux dont le développement est lent, et la pédiculation progressive ; il est bien probable que leur genèse remonte généralement au premier âge. — Sans être communs, les polypes rectaux ne sont pas aussi exceptionnels que l'a prétendu Bokay. Les cliniciens français sont familiers avec les accidents causés par ces petites tumeurs d'allure bénigne. Dès qu'un enfant du premier âge rend avec les déjections du sang rouge, sans trouble fonctionnel apparent, on songe à l'existence possible d'un polype.

Anatomie et histologie pathologique. — Leur volume n'excède pas en général celui d'une noisette, ils sont souvent plus petits et rarement gros comme une noix ou un œuf. — Leur surface est bourgeonnante et rougeâtre, et leur consistance est molle. Ils sont appendus à la muqueuse rectale, par un pédicule de un à plusieurs centimètres qui leur laisse une certaine mobilité et qui leur permet de descendre souvent à l'anus.

Les polypes constituent un type d'adénome bénin développé au dépens de la couche muqueuse. Les glandes de Lieberkühn, à cellules caliciformes séparées par des trabécules de tissu conjonctif vasculaire, forment la totalité de la masse sur des coupes microscopiques. Le tissu conjonctif se condense dans le pédicule.

Symptômes. — La phase initiale du développement des polypes est latente. Ce sont seulement les hémorragies rectales se répétant avec les déjections qui décèlent leur existence. — Le plus souvent les rectorrhagies ne se reproduisent qu'à intervalles : le sang rendu, franchement rouge, est étalé sur les matières fécales. Il y a parfois un peu de ténesme on de gêne à l'anus si la tumeur est volumineuse.

Lorsque les hémorragies sont abondantes, il peut s'ensuivre de l'anémie.

Le polype peut s'éliminer seul, le pédicule peut se rompre lors d'une défécation. Il est rare que par sa présence ou son poids, il produise de la réctite ou du prolapsus.

Diagnostic. — Lorsque des hémorragies sont inexpliquées dans le premier âge, on doit pratiquer le toucher rectal, mais le polype peut échapper à cette exploration, soit qu'il remonte trop haut, soit par cause de son faible volume. On le recherchera avec le spéculum. En donnant un lavement on aura des chances de le faire apparaître à l'anus lorsque le contenu du rectum sera expulsé. Le traitement consiste dans l'ablation. Il est souvent possible de déchirer le pédicule avec l'ongle de l'index.

VERS INTESTINAUX

Ces parasites rares dans la première année sont absolument exceptionnels dans le cours des six premiers mois ; ils deviennent plus communs dans la deuxième année. Les mères sont toujours promptes à incriminer les vers pour expliquer les accidents variés et surtout les troubles nerveux qui surgissent chez leurs enfants, ces craintes sont sans fondement quand il s'agit des nourrissons au sein.

OXYURES

Ce sont de petits vers blancs, ronds, minces et effilés à leurs extrémités. Les femelles ont une longueur de 9 à 12 millimètres, et les mâles 2 à 5 millimètres. La copulation a lieu dans l'intestin grêle ; les mâles meurent et les femelles fécondées descendent dans le côlon, puis dans le rectum en déposant sur leur passage un grand nombre d'œufs. Les femelles sortent au pourtour de l'anus, pondent dans les plis de la région périanale. Les enfants en se grattant, emportent ces œufs sous les ongles et avec leurs doigts, et comme ils portent constamment leur main à la bouche, ils ingèrent une grande quantité d'œufs dont la triple cuticule est attaquée par le suc gastrique. Les embryons sont mis en liberté et après plusieurs mues arrivent à l'état adulte.

Les œufs résistent à la sécheresse et peuvent rester attachés sur divers objets, sur les feuilles de légumes. Les enfants peuvent se contaminer réciproquement avec leurs mains : on signale aussi de petites épidémies survenues dans les crèches.

Les oxyures peuvent être extrêmement abondants, et on les voit remuer en grand nombre dans les déjections fraîchement rendues. On les rencontre quelquefois chez les nourrissons, plus souvent après un an. Ils ne déterminent pas de troubles généraux ; mais leur action locale, irritative sur la région anale et vulvaire, peut causer des éruptions eczématiformes avec suintement, les démangeaisons de l'onanisme précoce, de l'irritabilité nerveuse.

TÆNIAS

L'enfant qui est allaité par sa mère ne risque pas le tænia. On cite cependant quelques cas très exceptionnels ; deux d'entre eux concernaient des enfants de cinq jours. Dans le cas d'Armor, une analyse circonstanciée démontra qu'on avait à faire à des articles mûrs de tenia solium ; la mère de l'enfant avait aussi le tenia. Certaines variétés de tænia, tels que le tænia canina, le dipylidium caninum sont véhiculés par le chien ; on comprend que quelques cas de contamination aient été signalés. Dans le cours de la deuxième année les enfants qui reçoivent de la viande de bœuf crue peuvent gagner le tænia mediocannellata.

LOMBRICS

L'ascaride lombricoïde peut s'observer chez le nourrisson. L'enfant qu'on laisse se traîner par terre porte ses doigts sales à la bouche et peut très bien ingérer des œufs ou de petits ascarides. L'ascaris ressemble au ver de terre, mais il est plus pâle ; sa longueur ne dépasse pas habituellement 25 centimètres, la bouche est munie de 3 papilles. L'extrémité postérieure est recourbée chez le mâle et munie d'un double spicule résistant ; chez la femelle plus grosse et plus longue que le mâle, l'extrémité postérieure est droite; l'orifice génital est sur la ligne du ventre au côté antérieur du corps.

L'œuf entouré d'une coque résistante se développe une fois digéré par l'estomac de l'homme ou de l'animal.

Les ascarides siègent surtout dans l'intestin grêle, ils n'entraînent que très exceptionnellement des lésions de la muqueuse intestinale ; par contre ils déterminent des troubles nerveux réflexes pouvant être très violents, se traduire par des convulsions et en imposer pour des symptômes de méningite tuberculeuse.

Certains enfants présentent une anémie accusée ; la présence d'une notable éosinophilie sanguine devra faire suspecter la présence de vers intestinaux.

Il est rare, mais le fait a été observé, que les lombrics en se groupant forment un bouchon tel qu'il entraîne des accidents d'occlusion intestinale.

Les chirurgiens d'enfants s'accordent à reconnaître la rareté des vers dans la lumière de l'appendice au cours de l'ablation de cet organe enflammé.

Nous relatons une observation montrant, en plus de la présence des lombrics dans le foie, le développement d'une tuberculose latente; on y verra que l'emploi de la tuberculine en injection sous-cutanée comme moyen de diagnostic, n'est pas sans danger.

Plus graves sont les accidents de migration des lombrics. Ils peuvent traverser la paroi intestinale et former des abcès vermineux. Plus souvent ils sont rejetés par un vomissement ou par l'anus.

Un cas de lombricose des voies biliaires intrahépatiques (résumé) (1).

Examen de foie prélevé à l'autopsie de l'enfant Yvonne B..., 2 ans 1/2.

Sur la coupe du lobe droit et à moitié de l'épaisseur environ, on voit deux tronçons de lombrics qui sortent du parenchyme comme deux tuyaux de pipe accolés parallèlement. Ces lombrics sont manifestement logés dans un canal biliaire qu'ils ont fortement dilaté.

Lors de l'autopsie, on trouva une douzaine de lombrics dans l'intestin grêle. Il n'est pas douteux que les vers n'aient cheminé à travers l'ampoule de Vater et le cholédoque pour remonter jusqu'au sein de parenchyme hépatique.

Ce même foie présente des lésions manifestes coexistantes : ce sont des masses tuberculeuses de la grosseur d'un marron que l'on voit au niveau de la surface convexe ; à la coupe ces tubercules apparaissent caséeux et ramollis.

Pendant la vie de l'enfant, la tuberculose latente avait paru probable à cause de l'atrophie marastique arrivée au dernier degré. A deux ans et demi, le poids était de 6 kg. 800, le visage très pâle, les téguments flasques.

Malgré tous nos efforts pour bien l'alimenter, l'enfant perdit encore 500 grammes dans une semaine.

L'exploration la plus minutieuse du thorax et de l'abdomen ne permettait pas de localiser les lésions tuberculeuses suspectes.

C'est dans ces conditions que je fis pratiquer une injection hypodermique de un demi-milligramme de tuberculine de l'Institut Pasteur ; l'apyrexie était complète depuis plusieurs jours ; la température s'éleva à 39°, et l'enfant succomba 48 heures après l'injection.

La migration dans le pancréas a été signalée. Il est fréquent de noter l'expulsion fréquente et spontanée des lombrics lors des maladies fébriles aiguës.

Traitement. — Pour les oxyures, chez les tout petits enfants, on se bornera aux lavements répétés ; on a recommandé l'eau fortement sucrée ou salée (une cuillerée à soupe de sel par verre d'eau).

L'huile d'amandes douces, l'huile camphrée détruisent les oxyures.

Chez les enfants plus âgés, on pourra recourir aux vermifuges. On évitera l'emploi de l'extrait de fougère mâle, de la peltiérine, de la santonine, facilement toxiques dans le premier âge ; on recommandera de préférence la poudre de semen contra 0 gr. 50 à 2 gr. en 3 jours, suivi d'un purgatif. On attachera les mains de l'enfant la nuit pour éviter les lésions de grattage de l'anus et de la vulve. Contre le tænia la semence de courges peut être efficace.

IMPERFORATION DE L'ANUS

Les imperforations de l'anus ne sont pas bien rares. Lorsque la peau seule recouvre l'orifice, l'intervention opératoire est très efficace ; mais il arrive que les oblitérations de l'intestin siègent plus haut ; elles sont alors irrémédiables. On a vu aussi des malformations multiples coexister : imperforation de l'anus et de l'œsophage (Eustache).

On s'aperçoit assez vite après la naissance de l'imperforation de l'anus par ce fait que l'enfant ne rend pas son méconium et refuse de téter.

(1) *Bull. de Soc. de Pédiâtrie*, 14 janvier 1902, G. VARIOT.

HÉMORROÏDES ET ÉTAT HÉMORROIDAIRE (1)

L'*état hémorroïdaire* traduit les modifications variqueuses des veines ano-rectales non perceptibles normalement : c'est un état anatomique qui précède l'état clinique. Pour le mettre en évidence, il faut user d'un artifice et provoquer les conditions qui augmentent la pression et la gêne de la circulation veineuse générale. C'est la principale cause étiologique et pathogénique des *hémorroïdes* que, nous définissons les modifications variqueuses des veines ano-rectales perceptibles cliniquement, traduites par l'existence d'un bourrelet ou d'une petite tumeur, au pourtour de l'anus, au niveau de la ligne sphinctérienne, ou au-dessus à l'intérieur du rectum.

Pour examiner l'anus d'un enfant au point de vue qui nous occupe, il faut placer ce dernier sur le dos, la tête un peu en contrebas, et relever les jambes aussi loin que possible contre la paroi abdominale. La position basse gêne la circulation pulmonaire, l'élévation des jambes les vide de leur sang qui va causer de la pléthore abdominale, et la compression de la paroi antérieure du ventre va refouler encore ce sang, augmentant encore la gêne de la circulation pulmonaire. En écartant les fesses, et en tendant la peau de la région anale, on voit alors les veines s'injecter au maximum et donner par leur turgescence la valeur de leur état anatomique. L'état hémorroïdaire non perceptible cliniquement dans les conditions normales le devient alors, et nous pouvons suivre, en examinant un grand nombre de cas, toute la gamme qui sépare la dilatation simple de l'hémorroïde constituée.

Au début ce n'est qu'un fuseau allongé, puis cela devient une ampoule et les figures que présentent les dilatations peuvent s'intriquer au point de figurer la disposition érectile, ou même angiomateuse, comme l'a décrite Reinbach (2).

Les conditions que nous avons cherché à créer pour déceler l'hémorroïde naissante sont aussi celles que nous rencontrons dans l'étiologie du symptôme. Toute gêne circulatoire est capable de la créer : les maladies de l'appareil respiratoire, la tuberculose pulmonaire, la pneumonie, la broncho-pneumonie, la coqueluche en restreignant la petite circulation amènent de la pléthore dans la grande. — La constipation, souvent causée par un état spasmodique du gros intestin avec dilatation de l'estomac et congestion hépatique, oppose un obstacle mécanique au cours normal du sang veineux. Les affections du tissu adénoïdien fréquentes chez l'enfant, ne sont pas sans avoir un retentissement sur le tissu de même nature de l'intestin : l'entérite, l'appendicite peuvent comporter les mêmes conséquences. La péritonite tuberculeuse, les tumeurs, souvent du bassin ou du rein, gênent au même titre la circulation de retour ou provoquent une irritation des viscères qui agissent dans le même sens.

C'est donc chez l'enfant déjà malade que nous avons le plus de chances de rencontrer les hémorroïdes. Si nous voulons établir une statistique ou un pour-

(1) Cette description est due à la collaboration de notre ancien externe, M. le Dʳ Houzel qui a consacré sa thèse inaugurale à ce sujet, d'après nos conseils.

(2) P. Reinbach, Les hémorroïdes chez l'enfant et l'affection hémorroïdaire en général. *Allg. méd. Central Zeitung*, 1902.

centage, les résultats seront bien différents suivant que nous aurons opéré à l'hôpital (4 cas sur 400 enfants examinés ou 1 %) ou à l'école (1 cas sur 650 enfants).

En dehors de ces causes, il existe une prédisposition très nette qui fait que, aussi bien chez l'enfant que chez l'adulte, la vulnérabilité hémorroïdaire est héréditaire et familiale. Il existe un cas d'hémorroïdes constatées chez le nouveau-né, et nous avons cité ailleurs (1) le cas de 2 frères atteints avant l'âge de 12 ans, et l'exemple d'une famille où 3 générations successives ont été atteintes avant la puberté. C'est dans ces circonstances que les hémorroïdes sont déjà visibles chez le nourrisson.

Cette faiblesse des veines étant établie, l'hémorroïde aiguë se constituera, à la faveur d'une irritation et d'une infection. Dans la première catégorie nous trouvons les oxyures vermiculaires, la diarrhée ou la dysenterie, l'insuffisance des soins de propreté, les blessures par des serviettes hygiéniques improvisées, enfin les corps étrangers du rectum : scybales avec polypes du rectum qu'il ne faut pas confondre avec une hémorroïde, mais qui peuvent exister avec elle et la causer.

L'infection déterminera le petit point de phlébite localisée, chronique avec poussées aiguës, qui caractérise l'hémorroïde et ses crises douloureuses.

L'enfant qui jusque-là était simplement un constipé se plaint d'une sensation de cuisson dans la région de l'anus, en même temps qu'il éprouve des démangeaisons insupportables ; il est fatigué, ses reins lui font mal, on le voit se plaindre de coliques violentes et de pesanteur au périnée ; les urines sont chaudes, la miction est douloureuse.

Pendant la crise, les symptômes subjectifs augmentent d'intensité, tandis que se créent les symptômes objectifs. Après une selle douloureuse, la maman s'aperçoit que les matières ont entraîné du sang avec elles ou après elles. Entre chaque selle, le malade se plaint d'épreintes qui parfois peuvent être accompagnées d'évacuations alvines indiquant la participation de la muqueuse rectale.

A l'examen de la région, on peut constater des contractions spasmodiques du sphincter : une petite tumeur sombre, de la grosseur d'un pois à celle d'une fève est maintenant apparente ou bien le toucher la révèle au-dessus du sphincter. Les hémorroïdes internes, plus rares chez l'enfant restent souvent invisibles ou ne sont révélées que par un prolapsus, ou par leur procidence pendant la défécation. Traitée, une crise peut durer 4 ou 5 jours, puis tout rentre dans l'ordre et l'enfant paraît guéri.

Le diagnostic positif est le même que chez l'adulte. Mais nous devrons pour le diagnostic différentiel penser au prolapsus, à l'abcès de la marge de l'anus, aux plaques muqueuses. Les fissures à l'anus et les polypes du rectum peuvent en imposer pour des hémorroïdes internes.

Le pronostic est assez bénin, car il peut fréquemment qu'arrivé à un certain âge les crises disparaissent complètement pour ne se révéler à nouveau qu'à l'époque où elles font d'ordinaire leur première apparition.

Le traitement, comme chez l'adulte, se composera d'un traitement hygié-

(1) Houzel. Les hémorroïdes et l'état hémorroïdaire chez l'enfant. *Thèse, Paris*, 1903.

nique, diététique, et symptomatique. Beaucoup moins souvent que chez
l'adulte, on est obligé de recourir à la cure radicale. Le plus souvent, le traitement causal peut faire cesser le symptôme, et l'on s'inspirera de l'étiologie
pour l'établir.

EXCROISSANCES ANALES CONGÉNITALES

Il existe parfois au voisinage de l'anus, une petite tumeur, unique, médiane,
datant de la naissance et qui est constituée de tissu parfaitement sain. Généralement elle n'est associée à aucune autre condition morbide pouvant l'avoir
produite : on ne constate pas de fissure ; il n'existe pas de signes de syphilis,
ni de maladie contagieuse et l'excision donne issue à très peu de sang, la tumeur
paraissant constituée de tissu fibro graisseux.

Dans un cas, cité par F. Victor Milard (1), il existait un rétrécissement
anal, et l'auteur en conclut que ce sont des difformités congénitales.

Les excroissances semblent résulter d'une soudure vicieuse des deux moitiés
du corps sur le raphé médian, comme on pourrait en observer en n'affrontant
pas exactement les bords d'une suture.

Elles semblent n'avoir aucun rapport avec les tumeurs hémorroïdaires,
mais sont susceptibles toutefois de complications. Nous en avons rencontré
dernièrement un cas chez un adulte : l'excroissance formant avec la peau un
pli où le tégument s'était excorié dans la marche.

LES PÉRITONITES

Chez le nourrisson les péritonites sont assez rares ; il semble que la grande
séreuse abdominale jouisse comme la plèvre d'une immunité relative.

Il y a lieu de distinguer comme chez l'adulte, dans le premier âge,
les péritonites non tuberculeuses, qui sont le plus souvent aiguës, et la péritonite tuberculeuse qui est le plus souvent chronique.

I. PÉRITONITES AIGUES

Etiologie. — Les péritonites aiguës peuvent se rencontrer *chez le nouveau-né*.
Quelques auteurs (Billard, Virchow) ont observé, à l'autopsie d'enfants n'ayant
vécu que quelques heures, des péritonites *congénitales* ou *fœtales* : dans certains
cas même les lésions étaient assez anciennes pour avoir provoqué la formation
d'adhérences . L'infection du péritoine est alors d'origine maternelle, et due
le plus souvent au pneumocoque ou au streptocoque.

D'autres fois la péritonite se développe seulement dans les premiers jours
de la vie extra-utérine ; elle peut alors relever de causes diverses parmi lesquelles
il faut faire jouer le principal rôle aux *infections ombilicales*, à la *phlébite du
cordon*. Ce sont en général des péritonites à streptocoques.

Chez le nourrisson, divers facteurs étiologiques interviennent. Mentionnons
seulement les *plaies pénétrantes de l'abdomen, accidentelles* ou *chirurgicales*, qui

(1) *The Lancet*, 1er juin 1907.

n'ont rien de spécial dans le jeune âge ; la *perforation d'un ulcère de l'estomac* ou du *duodénum* qui est exceptionnelle comme ces ulcères eux-mêmes. On a observé des péritonites secondaires à la perforation d'*ulcérations intestinales*, (tuberculose, dysenterie, fièvre typhoïde), ou même secondaires à des *ulcérations* de l'intestin sans perforation proprement dite ; mais ces faits sont très rares.

D'autres fois la péritonite est consécutive à l'infection d'organes voisins : *appendicite*, infection des voies biliaires ou des voies urinaires, vulvo-vaginite gonococcique, étranglement herniaire, occlusion intestinale.

Enfin la péritonite peut apparaître au cours d'une infection générale, d'une *septicémie* à staphylocoques, à streptocoques, à pneumocoques. Les péritonites pneumococciques ont été observées dans le premier âge, chez un nouveau-né, dès les premières semaines, chez un nourrisson de trois mois. Elles sont le plus souvent primitives, l'infection du péritoine se faisant par la voie sanguine, la voie intestinale ou la voie vulvo-vaginale (ce qui expliquerait leur plus grande fréquence chez les petites filles) ; plus rarement elles sont secondaires à une localisation pulmonaire ou pleurale du pneumocoque, la propagation se faisant alors par les lymphatiques ou par la voie sanguine.

Anatomie pathologique. — A l'autopsie d'un nourrisson mort de péritonite aiguë, on constate d'abord la présence dans l'abdomen d'une quantité variable de liquide séro-purulent ou purulent, rarement hémorragique, de coloration brunâtre, grisâtre, ou verdâtre, souvent fétide, mélangé quelquefois à des gaz, à des matières fécales, à de la bile. Ce liquide peut être libre dans l'abdomen, mais il est le plus souvent cloisonné en loges de nombre et de dimensions variables.

Les anses intestinales, météorisées, parcourues d'arborisations vasculaires, sont plus ou moins agglutinées entre elles et avec les organes voisins par des exsudats fibrino-purulents, qui, si l'évolution a été suffisamment prolongée, peuvent s'être transformés en adhérences fibreuses.

Signalons la coexistence possible de lésions des divers organes : *périhépatites, périsplénite, pleurésie, péricardite, méningites*, etc.

Symptômes. — Dans le premier âge le syndrome péritonéal est assez mal caractérisé. Dans certains cas même, la péritonite aiguë peut rester absolument *latente*, surtout dans les premiers jours de la vie, et constitue seulement une trouvaille d'autopsie.

Le plus souvent l'infection du péritoine se traduit par un ensemble de symptômes différant sensiblement de ce qu'on observe en pareil cas dans la seconde enfance.

Le *début* peut être brusque avec une élévation de température à 39°5, 40° par des vomissements de lait caillé ou de bile, une diarrhée abondante et fétide. — D'autres fois il est plus insidieux ; l'enfant présente seulement de l'agitation, pousse des cris, refuse de prendre le sein ou le biberon. Parfois il prend régulièrement ses tétées, ne vomit pas ; seule, une suppression anormale des selles attire l'attention de la mère.

Une constipation opiniâtre vient remplacer la diarrhée du début, sauf dans les formes suraiguës où la diarrhée peut persister jusqu'à la fin. Les vomissements s'accentuent. Ils présentent souvent une coloration vert poracé.

L'abdomen qui est d'abord rétracté, ne tarde pas à se météoriser ; il est dur, douloureux à la palpation. Sous la peau qui peut être rouge, œdématiée, on voit se dessiner une circulation veineuse collatérale assez développée. Souvent il existe de l'œdème du scrotum et une hydrocèle qui siège en général du côté droit. A la percussion on trouve parfois une légère submatité dans les parties déclives.

La température de l'enfant est relativement peu élevée, mais cependant son état général est profondément atteint ; le pouls est petit, rapide, les yeux cernés, enfoncés dans les orbites ; les lèvres sèches, collées sur les gencives ; l'amaigrissement marqué, contrastant avec le météorisme de l'abdomen.

L'*évolution* est habituellement rapide. La mort survient au bout de cinq ou six jours, dans l'hypothermie et le collapsus.

Dans les *formes suraiguës*, le syndrome péritonéal est à peine ébauché ; l'enfant tombe dans le collapsus ; la mort survient en 36 ou 48 heures. Dans les *péritonites pneumococciques*, l'évolution peut être plus lente. C'est dans ces cas en effet que l'on observe les péritonites localisées, surtout dans la région ombilicale. L'ouverture spontanée ou chirurgicale de la collection est suivie parfois de guérison ; d'ailleurs cette variété de péritonite est bien exceptionnelle chez le nourrisson

Le *pronostic* est donc presque toujours fatal. Il est encore aggravé par l'apparition possible de complications telles que broncho-pneumonies, pleurésies, péricardites, méningites, etc., en rapport avec une infection généralisée.

Diagnostic. — Dans le premier âge le diagnostic doit être fait surtout avec les affections suivantes :

1º La *gastro-entérite grave*, le *choléra infantile*, qui peut avoir avec la péritonite quelques traits communs, tels que le faciès, les vomissements, la diarrhée (notamment au début), la fièvre ; mais dans ces cas l'abdomen reste souple, indolore, parfois affaissé.

2º Dans l'*invagination intestinale* le ballonnement du ventre, les vomissements peuvent en imposer pour une péritonite, mais la production de selles sanglantes, la perception du boudin d'invagination soit par la palpation des fosses iliaques, soit par le toucher rectal lèveront les doutes.

3º Le début brutal de la péritonite pneumococcique peut faire penser à une *occlusion aiguë*, à une *appendicite ;* mais la diarrhée à peu près constante au début de la péritonite pneumococcique est exceptionnelle dans l'appendicite.

Traitement. — Aussitôt que les premiers signes de péritonite apparaissent, le petit malade sera mis à la diète absolue, on l'immobilisera de façon aussi complète que possible, et on appliquera sur le ventre une large vessie de glace. Mais sans tarder, il faut discuter l'opportunité d'une *intervention opératoire*. Celle-ci est inutile dans les péritonites aiguës des nouveau-nés qui sont toujours mortelles, et dans les péritonites gonococciques qui guérissent souvent médicalement. Dans la péritonite pneumococcique, il n'y a pas lieu de trop se hâter, il vaut mieux attendre qu'une collection purulente se soit formée. Par contre dans les péritonites par perforation, ou les péritonites appendiculaires, l'intervention précoce est la seule chance de guérison encore qu'elle soit bien précaire.

II. Péritonites tuberculeuses

Pendant longtemps on englobа sous le terme générique de « *carreau* » les diverses formes de la tuberculose abdominale du nourrisson. Le démembrement de ce complexus morbide commencé par Guersant s'est achevé de nos jours ; actuellement le terme de *carreau* tend à être rejeté, l'aspect clinique du carreau est ordinairement réalisé par l'association de l'entérite tuberculeuse avec la tuberculose des ganglions mésentériques ; la péritonite tuberculeuse peut s'y adjoindre, mais elle peut évoluer isolément.

C'est de cette dernière seulement que nous nous occuperons.

Son histoire anatomique et clinique chez le nourrisson est loin d'être encore complète.

Dans sa forme bien individualisée la péritonite tuberculeuse est rare dans les deux premières années de la vie. A cet âge la tuberculose brûle pour ainsi dire les étapes, elle prend d'emblée une forme aiguë généralisée ou granulique. On trouve à l'autopsie des granulations disséminées dans tous les organes ; la péritonite dans ces cas qui sont les plus fréquents n'a pas d'individualité ; elle ne constitue qu'une des manifestations de la granulie. La granulie péritonéale est fréquente.

Pour qu'elle présente une physionomie anatomique et clinique bien tranchée, il faut que les lésions aient eu le temps d'évoluer plus longtemps, que des adhérences entre les anses intestinales aient pu se former. Ces formes sont rares dans le premier âge.

Pathogénie. — Nous rappellerons seulement que le péritoine peut être envahi : 1° par propagation d'un foyer tuberculeux de voisinage (tuberculose de l'intestin, des ganglions mésentériques, des organes génitaux) ; 2° par voie lymphatique (tuberculose intra-thoracique, pulmonaire ou pleurale, ou pour certains auteurs, pénétration facile du bacille à travers la muqueuse intestinale sans que celle-ci soit lésée) ; 3° par voie sanguine ; ce mode d'infection réalise surtout la granulie ; mais il pourrait intervenir dans la production de certaines péritonites chroniques.

Anatomie pathologique. — Voici quelques particularités anatomiques du premier âge.

C'est d'abord la tendance habituelle des lésions tuberculeuses à la *caséification :* les formes fibreuse et ascitique pure sont très rares.

Suivant l'intensité du processus les altérations anatomiques seront plus ou moins diffuses. Le début peut se faire en divers points, sur le feuillet pariétal ou au niveau des replis viscéraux (mésentère, épiploon). Il ne tarde pas à se produire des coalescences, entre le péritoine et les viscères abdominaux, l'intestin notamment.

Des foyers se collectent, qui peuvent rester en communication avec la grande cavité, ou s'enkyster complètement, surtout autour de la région ombilicale. Le contenu de ces foyers est constitué par du pus mal lié, granuleux, ou par une sérosité louche ; parfois il est séro-fibrineux.

Les *lésions de l'intestin* sont assez constantes ; elles consistent en granulations, tubercules, ulcérations, perforations, celles-ci se produisant généralement dans des foyers enkystés, limités par des adhérences préétablies. Simultanément on relève des lésions caséeuses dans les ganglions mésentériques et la participation de ces derniers organes au complexus tuberculeux constitue la *phtisie abdominale*. Il faut également signaler la présence de lésions caséeuses dans les *organes génitaux* des deux sexes : tuberculose de la trompe, des ovaires, de l'utérus, ulcère tuberculeux du vagin, tuberculose du testicule. Il est difficile de dire si dans ces cas l'infection du péritoine est primitive ou secondaire ; peut-être y a-t-il infection concomitante par voie sanguine. Habituellement enfin on trouve des altérations diffusées aux autres organes : granulations ou tubercules dans le foie, la rate, les reins, les poumons ; les ganglions médiastinaux, etc.

Parfois la maladie se cantonne au péritoine et respecte les viscères thoraciques et abdominaux.

La chronicité et l'évolution lente ne sont pas dans les allures habituelles de la péritonite tuberculeuse dans le premier âge — d'où la rareté de la dégénérescence amyloïde des organes.

Symptômes. — La tuberculose péritonéale peut revêtir plusieurs formes cliniques. Nous décrirons d'abord la forme la mieux caractérisée.

Le *début* se fait en général par des phénomènes douloureux, se traduisant seulement par une expression intermittente de souffrance sur le visage du petit malade, et par de la flexion des cuisses sur l'abdomen. Les troubles digestifs sont fréquents. L'enfant a un appétit irrégulier, des vomissements, des alternatives de constipation et de diarrhée. En même temps l'abdomen augmente progressivement de volume.

A la période d'état, c'est cette tuméfaction abdominale qui attire immédiatement l'attention ; sous les téguments qui paraissent amincis on voit courir des veines superficielles dilatées. La palpation est généralement peu douloureuse, et permet dans certains cas de percevoir une sensation de flot (flot latéral, flot lombo-abdominal décrits par Bard). L'ascite est habituellement cloisonnée, les zones de matité ne se déplacent pas suivant les changements de position du petit malade. Si l'épanchement est modéré, on pourra percevoir une sorte d'empâtement diffus ; mais il n'y a pas habituellement de gâteaux circonscrits du ventre, et sur le trajet des lymphatiques, de petits noyaux durs, roulant sous le doigt, qui seraient des ganglions tuberculeux.

Un écoulement vulvaire purulent a été noté parfois ; cependant cet écoulement pourrait être produit par une ulcération tuberculeuse des grandes lèvres, sans que pour cela le péritoine fût atteint.

Dans certains cas, on peut constater la présence d'une fistule ombilicale.

Il ne faut pas négliger de pratiquer le *toucher rectal* qui peut révéler l'existence de lésions péri-utérines, prostatiques ou vésiculaires.

Le *foie* et la *rate* sont souvent augmentés de volume. En dehors de ces symptômes abdominaux, on peut constater d'autres manifestations tuberculeuses : des ganglions cervicaux, axillaires, inguinaux, des écoulements d'oreille, de petites gommes sous-cutanées, des lésions pulmonaires ou ganglio-pulmonaires révélées surtout par la radioscopie. La fièvre peut être absente, mais le plus souvent il existe un état subfébrile. Les symptômes généraux sont marqués. La nutrition de ces enfants est profondément troublée, tant à cause de l'évolution du processus tuberculeux, que de la *diarrhée* qui est fréquente et qui paraît relever des lésions intestinales concomittantes. L'hypotrophie, l'amaigrissement sont extrêmes, la peau est flétrie, le teint plombé, les yeux excavés.

Evolution et pronostic. — Un caractère important de la péritonite tuberculeuse du premier âge, c'est sa marche relativement rapide. Il est exceptionnel qu'elle soit isolée, et qu'elle ne s'accompagne pas à un moment donné d'une ou de plusieurs autres localisations importantes.

On a bien signalé quelques rares cas de guérison, surtout dans les formes ascitiques ; mais la *mort* est la terminaison presque fatale. Elle survient au bout de quelques mois, ou même de quelques semaines, soit dans le marasme, soit par méningite terminale, soit par infection secondaire à détermination broncho-pulmonaire.

Autres formes cliniques. — A côté de cette forme nettement caractérisée, il en est d'autres dans lesquelles la symptomatologie est des plus frustes. Il y a quelques années (Soc. de Pédiâtrie 1909), MM. L. Tixier et J. Troisier fils rapportaient l'observation d'un nourrisson de dix mois, rachitique, présentant depuis un mois environ des vomissements verts et un amaigrissement notable. L'abdomen était très augmenté de volume, avec circulation collatérale marquée, le foie un peu gros. La palpation n'était nullement douloureuse ; les selles étaient absolument normales ; seule la courbe irrégulière de la température permettait de soupçonner la tuberculose péritonéale, diagnostic qui fut d'ailleurs vérifié à l'autopsie. On a vu dans d'autres cas la péritonite évoluer sans aucun trouble digestif, ni vomissements, ni diarrhée, ni constipation, mais seulement un amaigrissement notable et un *tympanisme chronique* de l'abdomen, sans ascite.

Il faut savoir aussi que chez le nourrisson, l'*ascite chronique* peut ne pas se révéler aux moyens ordinaires d'exploration, et rester latente, comme en témoigne l'observation suivante rapportée par MM. Variot et Chicotot à la Société de Pédiâtrie en 1900. Il s'agissait d'un nourrisson de huit mois, allaité artificiellement, très amaigri, et présentant un *météorisme énorme de tout l'abdomen*. La cause de ce météorisme resta inconnue, mais ce qu'il y a de certain, c'est qu'il n'y avait pas d'obstruction intestinale. En plaçant l'enfant devant l'écran fluorescent, on découvrit un petit épanchement liquide qui s'accumulait dans le bassin dans la position verticale. La limite supérieure de cette ascite était marquée par une ligne horizontale n'atteignant pas les crêtes iliaques, et tranchant nettement sur le reste de l'abdomen qui était bien traversé à cause du météorisme. En secouant l'enfant on voyait la surface du liquide onduler ; en penchant l'enfant à droite ou à gauche, le niveau du liquide s'inclinait suivant les lois de la pesanteur. Cet épanchement minime était absolument masqué par le météorisme dans le décubitus dorsal, et il aurait passé inaperçu sans l'examen radioscopique.

Malgré l'absence de vomissements et d'élévation de la température, M. Variot porta le diagnostic de péritonite, diagnostic qui ne fut pas vérifié anatomiquement, l'autopsie n'ayant pu être pratiquée.

Diagnostic. — Le diagnostic, on le conçoit, peut dans certaines circonstances présenter de sérieuses difficultés.

Le symptôme dominant chez ces petits malades, c'est *l'augmentation de volume de l'abdomen*.

Mais les causes de *gros ventre* chez les nourrissons sont nombreuses.

1º Si la palpation révèle un empâtement diffus, avec des zones d'indurarion, des gâteaux ; si l'on a des signes d'ascite enkystée, ou mobile, avec circulation collatérale, état subfébrile, atteinte profonde de l'état général, le diagnostic peut être posé.

2º Lorsque le *tympanisme abdominal* résume avec l'amaigrissement toute la symptomatologie, le diagnostic peut devenir très délicat. Il est à faire alors avec le gros ventre des nourrissons atteints de *dyspepsie gastro-intestinale ancienne*, le gros ventre des *rachitiques*, ou celui des *hypoalimentés*, avec dilatation gastrique et *aérocolie*. On ne pourra guère s'appuyer sur l'amaigrissement, ni sur les troubles digestifs qui peuvent exister dans tous les cas ; la courbe thermique fournira quelques éléments importants ; mais c'est surtout l'évolution qui tranchera la question. Les troubles s'amélioreront en effet s'ils sont en rapport avec l'hypoalimentation. Ils persisteront au contraire et s'aggraveront, quel que soit le régime institué, s'ils sont l'indice de l'évolution d'un processus tuberculeux.

La *dilatation congénitale des côlons* ou maladie de Hirschprung, peut donner une symptomatologie à peu près semblable ; mais dans ces cas c'est surtout le gros intestin qui participe à l'augmentation de volume du ventre. L'erreur est cependant facile car la maladie d'Hirschprung a été observée parfois chez des sujets tuberculeux.

3º Le diagnostic peut se poser avec les *péritonites non tuberculeuses :* appendiculaires, pneumococciques, gonococciques, surtout s'il survient des accidents aigus simulant une appendicite ou une crise d'occlusion intestinale aiguë.

4º Il faudra éliminer les *cirrhoses spléno-hépatiques*, hérédo-syphilitiques qui peuvent s'accompagner d'ascite. Dans ces cas on peut constater à la radiographie que le foie et la rate sont volumineux.

5º Exceptionnellement des *tumeurs abdominales* peuvent prêter à confusion et être prises pour des masses tuberculeuses ou des gâteaux péritonéaux : sarcomes du rein ou de l'intestin ; hydronéphrose, kyste congénital du rein. Mais dans la péritonite, l'empâtement et les signes de tumeur sont plus diffus, la matité se déplace avec les mouvements de l'enfant ; de plus la courbe thermique et les signes concomitants seront pris en considération.

6º Si les troubles digestifs, la diarrhée notamment sont très marqués, coïncidant avec un météorisme très accentué, il faudra penser à l'association des lésions intestinales aux lésions péritonéales.

7º Quant à la tuberculose des ganglions *mésentériques*, elle est d'ordinaire la conséquence de la tuberculose intestinale qu'elle vient compliquer. Cependant elle peut se présenter à l'état isolé sous la forme de tumeur lobulée, perceptible sous la paroi amincie et flasque de l'abdomen, prédominant à droite au niveau de l'angle iléo-cœcal. Lorsque les ganglions sont de petit volume ils échappent à la palpation pendant la vie. La tuberculose mésentérique avancée cause un amaigrissement progressif par suite de l'impossibilité de l'absorption des aliments chymifiés. On recourra au besoin aux différents procédés de laboratoire : examen cytologique du liquide retiré par ponction, recherche du bacille dans ce liquide ou dans les selles, soit directement, soit par cultures ou inoculations. On pratiquera la *cuti-réaction* qui présente une certaine valeur chez le nourrisson. Il ne faudra pas négliger la *radioscopie*. Nous avons vu que dans un cas elle avait révélé une *ascite* latente, de plus elle peut montrer des lésions pulmonaires ou ganglio-pulmonaires, dont la coexistence avec les troubles abdominaux est importante.

Traitement. — Le traitement est presque exclusivement médical. On prescrira le repos au lit, un séjour à la campagne ou au bord de la mer ; l'héliothérapie. L'alimentation sera substantielle ; on recourra spécialement au jus de viande au lait hypersucré, aux potages au riz en cas de diarrhée. On fera de la révulsion sur l'abdomen à l'aide de teinture d'iode et de compresse d'eau salée et d'emplâtre de Vigo. On pourra pratiquer des applications répétées de collodion élastique qui détermineront une compression légère et l'immobilisation de l'abdomen.

Enfin il faudra instituer le traitement symptomatique des vomissements, de la diarrhée, recourir au citrate de soude, ou tanin, etc.

Dans les formes ascitiques on pourra recourir à la ponction évacuatrice. Quant à la laparotomie on ne peut la conseiller qu'avec d'expresses réserves dans le premier âge.

LES CORPS ÉTRANGERS DES VOIES DIGESTIVES

L'ingestion de corps étrangers est extrêmement commune chez les enfants du premier âge ; dès qu'ils peuvent se servir de leurs petites mains, ils portent à la bouche tous les objets indistinctement et peuvent les avaler.

Lorsqu'on commence à donner des biscuits ou de la croûte de pain au moment du sevrage, il n'est pas rare que les bébés, voulant déglutir un bol alimentaire trop volumineux qui n'a pas été mastiqué et ramolli, aient une obstruction du pharynx : l'épiglotte se ferme, l'air n'entre plus dans les voies aériennes, la cyanose du visage indique une menace d'asphyxie, et il faut se hâter d'introduire le doigt au fond du pharynx pour retirer le bloc de pâte qui s'est arrêté à l'entrée des voies aériennes. Pareil accident peut se produire avec d'autres corps étrangers assez volumineux, métalliques, osseux ou de nature extrêmement variée qui bloquent en quelque sorte le pharynx. Il faut signaler surtout les bonbons et les arêtes de poisson, et on a pu observer dans ces circonstances la mort subite par asphyxie, si l'enfant n'est pas secouru immédiatement ou s'il ne parvient pas à se débarrasser par les mouvements réactionnels de contraction des muscles du pharynx et par des efforts de vomissement.

La vigilance des mères doit donc être en éveil, surtout à l'époque où les enfants commencent à marcher ; ils s'emparent de tout ce qu'ils trouvent par terre ou ailleurs, des broches, des boucles d'oreille, des petites pièces de monnaie, des grains de verroterie, des fragments d'os ou de jouets, et ils les déglutissent en un clin d'œil. Tantôt, ces objets peu volumineux passent directement dans l'estomac et sans y séjourner traversent le tractus digestif pour être rendus par l'anus après 24 ou 48 heures. — Mais il n'est pas rare que les corps étrangers s'enclavent dans le pharynx ou dans l'œsophage ; ils ne restent dans la cavité gastrique que lorsqu'ils sont trop volumineux pour franchir le pylore ; quelquefois, s'ils sont allongés, comme les tubes d'O'Dwyer ou les grandes broches métalliques, ils peuvent s'arrêter dans le duodénum sans franchir l'angle de la 2e et de la 3e portion. Quand ils ont atteint l'intestin grêle, ils pénètrent assez facilement dans le gros intestin pour être éliminés. Les corps métalliques, surtout les pièces de monnaie, ne traversent pas toujours le sphincter anal sans difficulté, des érosions et de petites hémorragies peuvent s'ensuivre.

La symptomatologie et le diagnostic des corps étrangers ont été extrêmement simplifiés par l'introduction des rayons X dans la clinique infantile ; ce progrès est d'autant plus précieux que les renseignements pour les enfants du premier âge sont souvent incomplets ou même erronés. Dès qu'un enfant sera suspecté d'avoir dégluti un corps étranger, il sera placé devant l'écran fluorescent et très rapidement on reconnaîtra la nature, le volume et surtout la topographie de ce corps.

Les indications opératoires seront également fournies par cet examen spécial que rien ne peut remplacer.

Un des points où les corps étrangers se fixent le plus souvent, surtout les pièces de monnaie, c'est l'union du pharynx avec la première partie de l'œsophage ; d'autres fois ils restent enclavés dans ce canal où ils déterminent un processus d'ulcération et des désordres secondaires dans le médiastin.

Voici un cas que j'ai observé à l'hôpital Trousseau en 1897 avec mon interne M. Coyon et dans lequel le corps étranger métallique serait resté enclavé dans l'œsophage pendant une année entière.

Le 22 octobre 1896, un enfant de dix mois environ, nourri au sein par sa mère, fut pris soudainement d'efforts de vomissements violents et répétés, le visage était turgescent, la mère supposa qu'il avait avalé quelque chose, mais sans savoir exactement quoi, il n'y avait dans le berceau qu'un hochet en osier avec lequel l'enfant jouait. L'enfant rejeta un peu de lait les jours suivants tout en continuant de s'alimenter au sein. Mais dès lors il fut impossible d'administrer à l'enfant aucun autre aliment que le lait, les bouillies de tapioca qu'on avait commencé de donner étaient rejetées immédiatement. La mère alla consulter dans plusieurs hôpitaux, on lui dit à l'Hôtel-Dieu que son enfant était tuberculeux, ailleurs qu'il avait un spasme de l'œsophage. Lorsque le sein de la mère se tarit, elle alimenta l'enfant exclusivement au lait bouilli qu'il utilisa bien car son développement est satisfaisant, quoiqu'il n'ait jamais pu déglutir ni bouillies, ni autres aliments solides. Ce n'est qu'à 20 mois qu'on put faire absorber des potages très clairs au tapioca.

En novembre 1897 le corps étranger fut rejeté dans un effort de vomissement très intense. Il consistait dans une lame métallique en zinc vernissé à la surface, dont les quatre angles repliés étaient comblés par des détritus concrets, ressemblant à du plâtre. La lame métallique à l'épaisseur d'une forte carte de visite et a deux centimètres environ dans son plus grand diamètre, elle provenait certainement du hochet en osier dont elle s'était échappée. Dès lors l'enfant put prendre des bouillies plus consistantes et la guérison spontanée fut définitive. — Il n'est pas douteux que le corps étranger ne fût pas resté latent si l'enfant avait été examiné aux rayons X. Cette observation montre bien l'extrême tolérance de l'œsophage et son adaptation pour le passage des liquides, malgré son obstruction partielle.

Voici un fait dans lequel il semble que le corps étranger ait séjourné quelques jours dans l'estomac.

Nous avons rencontré à la Goutte de Lait de Belleville le 16 avril 1894 un nourrisson de neuf mois qui avait avalé une pièce de 1 pfennig en cuivre toute neuve. Cet enfant qui était jumeau élevé au sein n'était pas sujet à vomir et son développement était normal. A partir du jour où il déglutit la pièce de monnaie, il vomit toutes ses tétées et devint criard et agité. — Le 18 avril nous prescrivîmes du calomel, une solution de bicarbonate de soude avant les tétées et engageâmes la mère à bien examiner les déjections de l'enfant.

Jusqu'au 5 mai les vomissements continuent, les vomissements sont incoercibles ; le bébé dépérit beaucoup. Le 9 mai la mère nous rapporte l'enfant qui, la veille, a rendu le pfennig dans les matières, en poussant des cris. Les vomissements ont cessé le 5 mai, il est probable que le corps étranger avait dû franchir le pylore : la pièce qui était neuve quand elle fut avalée est un peu foncée ; elle a séjourné plus de trois semaines dans les voies digestives et presque tout le temps dans l'estomac vraisemblablement.

Tout porte à croire qu'il s'agissait chez cet enfant de vomissements causés par l'intoxication cuivrique ; le suc gastrique dissolvant peu à peu la pièce de métal. Même après qu'il eut cessé de vomir le bébé resta faible et languissant pendant quelque temps.

Nous avons observé un cas analogue avec M. Ch. Rémy, dans lequel il s'agissait de l'ingestion d'un bloc métallique d'imprimerie avec des vomissements liés à la dissolution du plomb. (Voir intoxication saturnine).

Les accidents gastriques causés par les corps étrangers métalliques, bien que d'ordre mécanique, peuvent être sérieux, ainsi que le prouve le fait suivant recueilli à notre Goutte de Lait de Belleville par le Dr Lazard.

Hématémèses et melæna causés par l'ingestion de fragments de paille de fer chez un petit garçon de 14 mois (1).

Il s'agit d'un petit garçon dont le développement à l'allaitement mixte a été très normal ; il a commencé de marcher depuis un mois environ.

Le mardi 3 octobre, à 5 heures du soir, le petit R. a été pris de vomissements de sang très rouge avec quelques caillots (environ un verre, dit la mère ?). Néanmoins, l'enfant était gai et n'avait pas cessé de jouer. Nouveau vomissement de sang, mais noir, cette fois, le mercredi matin, à 6 heures.

A 6 h. 1/2 du matin, encore un vomissement fétide de sang noir, mêlé avec du lait qu'il avait absorbé. L'enfant n'est pas très incommodé et ne paraît pas souffrir. On appelle en hâte le Dr Lazard, qui prescrit des boissons glacées et une potion avec 1 gramme de tanin à l'alcool.

Le mercredi 4 octobre, une selle noire comme du goudron.

Le jeudi, après avoir pris une petite cuillerée d'huile de ricin, l'enfant rend trois selles demi-liquides et noires.

Le vendredi, à la consultation de la Goutte de Lait, l'enfant nous est rapporté. Il est très pâle et très affaibli ; il ne peut plus marcher; il se tient à peine debout: la teinte cireuse du visage est celle qui suit les grandes hémorragies.

La mère, ce même jour, nous apporte dans un papier, plusieurs petits fragments de paille de fer qu'elle a recueillis en lavant et en examinant les déjections de son enfant. Dès sa première inspection, le Dr Lazard avait soupçonné la présence d'un corps étranger dans l'estomac et avait conseillé à la mère de rechercher très attentivement dans les matières fécales s'il ne passait rien d'anormal. Les matières furent filtrées sur un linge très fin, après avoir été délayées dans l'eau et il resta sur le filtre cinq ou six fragments de paille de fer de un à trois centimètres de longueur. Ces fragments, quoique minces et légers, sont nettement coupants.

A partir du jeudi 5 octobre, l'enfant ne rejeta plus de sang mais il resta faible et maussade pendant plusieurs jours ; il rejetait le lait le matin, il avait de l'inappétence ; son anémie était très forte.

On conseilla du jus de viande de bœuf crue, qui fut bien supporté, du sirop d'iodure de fer et après une quinzaine, l'enfant nous fut rapporté à la Goutte de Lait en meilleur état, les joues plus colorées, ayant repris son entrain et ses forces.

La mère, qui est une ménagère soigneuse, passe elle-même le parquet de sa salle à manger à la paille de fer toutes les semaines ; elle ne doute pas que son enfant, en se traînant, n'ait ramassé les fragments de paille de fer avec ses petites mains et ne les ait avalés.

Cette explication nous paraît tout à fait plausible ; d'autant plus que nous avons eu sous les yeux le *corpus delicti*, c'est-à-dire les fragments de paille de fer recueillis dans les déjections.

Les *stercoromes* qui siègent surtout dans le gros intestin des enfants du premier âge, doivent être considérés comme de véritables corps étrangers capables d'obstruer plus ou moins complètement le tractus digestif et de produire à la longue des lésions irritatives dans la muqueuse.

(1) Société de Pédiâtrie, novembre 1905.

Dans certaines formes de constipation très opiniâtres surtout en rapport avec l'emploi des laits surchauffés à 108° ou avec l'usage des farines de conserve, des farines de riz, on voit survenir des troubles qui peuvent aller jusqu'à l'occlusion intestinale, avec ballonnement de l'abdomen, vomissements, etc. Lorsque les stercoromes sont anciens ils peuvent constituer de véritables entérolithes. Nous avons eu l'occasion d'observer plusieurs fois des enfants présentant des accidents qui pouvaient faire songer à une invagination intestinale, d'autant plus qu'une tumeur circonscrite dans la région iliaque gauche coexistait avec les phénomènes d'obstruction intestinale. L'emploi de purgatifs et de lavements répétés faisait céder rapidement des troubles qui semblaient alarmants au premier abord.

Traitement. — On ne saurait trop insister sur l'importance de la radiologie aussi bien pour le traitement que pour le diagnostic des corps étrangers des voies digestives. La plupart de ces corps sont immédiatement apparents devant l'écran : on peut ainsi fixer non seulement leur forme, leur volume, mais aussi leur topographie exacte, leur mobilité et surtout leurs migrations.

Tout en ne reculant pas devant les interventions opératoires indispensables, il faut compter aussi sur l'élimination naturelle de ces corps qui après des temps d'arrêt variables finissent par traverser spontanément tout le tractus digestif. On procédera à des examens radiologiques réitérés qui permettront de suivre les corps dans leur stagnation ou dans leur cheminement. — Les purgatifs doux tels que le séné qui provoque la contraction des tuniques musculaires pourront être utiles : l'emploi des vomitifs est rarement indiqué. — Ce sont surtout les troubles fonctionnels d'obstruction partielle ou totale du tube digestif, ou les accidents toxiques qui détermineront l'intervention opératoire plus ou moins précoce, souvent périlleuse chez les enfants du premier âge surtout (1).

GÉNÉRALITÉS SUR LES PROCESSUS PATHOLOGIQUES
INTRA-UTÉRINS ET SUR LES MALFORMATIONS CONGÉNITALES

Avant d'entrer dans le détail des affections congénitales du tube digestif, il nous paraît utile de jeter un coup d'œil d'ensemble sur le mécanisme des

---

(1) L'extrême tolérance du tube digestif pour les corps étrangers chez l'adulte aussi bien que chez l'enfant permet de comprendre les exercices de certains acrobates qui s'introduisent dans la bouche et dans l'œsophage des sabres, des couteaux émoussés de 40 à 50 centimètres de longueur qui descendent jusque dans l'estomac. J'ai pu observer dans le détail les manœuvres de l'un de ces hommes et il m'a appris que ce n'était qu'après un long apprentissage qu'il parvenait à avaler sans danger tous ces instruments. Avant de faire pénétrer les lames dans l'œsophage il faut obtenir une insensibilité à peu près complète du pharynx ; on y arrive en enfonçant une cuillère au contact du pharynx jusqu'à ce que tout réflexe soit disparu. — Il faut des exercices quotidiens pendant des semaines et des mois avec la cuillère avant qu'on tente d'introduire des lames plus ou moins longues. On sait que certains bateleurs dit *hommes autruches*, avalent toute espèce de corps étrangers même des fragments de verre, qui séjournent plus ou moins longtemps dans l'estomac.

« *Les avaleurs de sabres* » par G. VARIOT. *Revue scientifique* 1895 et Journal de Clinique et de Thérapeutique infantiles même année.

malformations chez l'embryon et le fœtus. Les divers agents morbides qui peuvent troubler le développement embryonnaire n'ont pas seulement comme aboutissant des monstruosités incompatibles avec la survie en dehors de l'utérus ; bon nombre de malformations organiques interviennent dans les maladies du premier âge et il est nécessaire, sans entrer dans des détails tératologiques superflus pour le praticien, de passer en revue les manifestations pathologiques congénitales les plus communes.

Billard en avait compris toute l'importance lorsqu'il s'exprime ainsi : « Les annales de l'art nous offrent aujourd'hui un assez grand nombre de preuves qui attestent que l'enfant pendant la vie intra-utérine a éprouvé des affections dont il n'apporte que trop souvent en naissant les funestes résultats... Les enfants peuvent naître sains, malades, convalescents ou entièrement guéris d'une ancienne maladie... on conçoit combien il est nécessaire pour le médecin de pouvoir saisir les signes extérieurs de ces maladies congénitales, afin d'en suspendre les progrès si cela est possible (1). »

De nombreuses recherches ont été faites par les biologistes pour expliquer les phénomènes tératologiques. En France Dareste est parvenu à produire expérimentalement des monstruosités en faisant intervenir divers agents physiques, chaleur, choc mécanique, électricité sur des œufs de poule pendant leur incubation ; mais les travaux expérimentaux de Féré dans cette direction ont des applications cliniques plus immédiates. En faisant pénétrer à travers la coquille des œufs, des substances toxiques très variées, Féré est arrivé à produire des malformations très diverses. Les agents toxiques ou microbiens employés par cet expérimentateur étaient surtout l'alcool, la morphine, la strychnine, la nicotine et diverses toxines microbiennes. On doit conclure des expériences de cet auteur que les mêmes substances capables de produire les troubles morbides dans l'organisme entièrement développé, font apparaître des monstruosités pendant les premières phases de la vie de l'embryon. Sa fonction essentielle, étant de croître et de se modeler, est entravée par l'action des poisons ; le mode de réaction habituelle de l'embryon est la malformation. Plus tard, à la période fœtale, des lésions organiques plus ou moins profondes pourront évoluer sous l'influence des agents toxiques ou morbifiques, mais le modelage étant terminé, la malformation pourra manquer.

Féré tira une autre conclusion de ses belles recherches, c'est que l'influence mécanique sur le développement des difformités congénitales serait bien moindre que ne l'admettait Dareste ; il a pu déterminer de multiples malformations, des amputations congénitales etc., alors que l'amnios restait normal et bien séparé de l'embryon, et il incrimine plutôt des troubles de la nutrition. La multiplicité des malformations coexistantes donne certains cas, amputations congénitales, syndactylie, pied-bot, spina bifida, hydrocéphalie, etc., ne peuvent guère s'expliquer par une action mécanique de l'amnios s'exerçant sur toutes les parties de l'embryon simultanément ; ces faits sont d'une interprétation plus facile en admettant une perturbation de la nutrition de l'embryon qui aboutit à un modelage défectueux des diverses parties du corps en voie de développement.

(1) BILLARD, *Introduction au traité des maladies des Enfants à la mamelle*, p. 7, 3ᵉ édition, 1837.

Malformations du système nerveux. — Nous signalerons parmi les plus communes, compatibles avec la survie, l'hydrocéphalie et la microcéphalie. Cette dernière peut être en rapport avec une soudure anticipée des sutures et une ossification très précoce des fontanelles. Le faible développement du crâne est généralement en connexion avec une malformation encéphalique plus ou moins prononcée, porencéphalie, dégénérescence kystique, microgyrie et atrophie des circonvolutions, parfois sclérose corticale ayant évolué durant la vie fœtale. Toutes ces lésions congénitales ont comme manifestation clinique commune le syndrome de Little et rien n'est plus difficile que de préciser le processus anatomique en cause dans chaque cas.

Les troubles psychiques, l'idiotie coïncidant si souvent avec ces malformations corticales, ne peuvent être appréciés que dans les derniers mois de la première année ; ils sont parfois plus précoces et sont compliqués de crises convulsives.— L'*anencéphalie hydrencéphalique* si bien décrite par Cruveilhier, au point de vue anatomique, n'est pas très rare ; elle consiste dans une accumulation de sérosité transparente à la place même que devraient occuper les hémisphères cérébraux. Elle passe souvent inaperçue durant la vie car il n'y a pas de déformation cranienne qui l'annonce. Dans ces derniers temps on est parvenu à la déceler par l'examen de la transparence cranienne avec une forte source lumineuse.

On rencontre parfois des méningocèles circonscrits et des pertes de substance du crâne surtout dans la région pariétale. Les grands céphalocèles sont des monstruosités incompatibles avec la vie.

Du côté de la colonne vertébrale. — Le spina bifida est commun, il est dû au défaut de coalescence des lames mésodermiques qui devraient envelopper le névraxe ; on note aussi plus rarement des incurvations congénitales du rachis, des cyphoses, des anomalies dans le nombre des vertèbres, des côtes etc.

De la face.—La difformité la plus commune est le bec-de-lièvre qui peut être simple ou double, intéresser ou non la voûte palatine; il constitue la gueule-de-loup en ce cas. Cette malformation se rapporte à un défaut de soudure des bourgeons maxillaires qui n'arrivent pas au contact du bourgeon incisif médian, pendant le développement embryonnaire du visage. Signalons encore comme capable de troubler l'allaitement, la macroglossie ou hypertrophie congénitale de la langue due à une malformation du tissu lymphatique de cet organe, parfois aussi à des ectasies des vaisseaux sanguins, à de véritables *nævi vasculaires*. Notons aussi l'atrophie congénitale de l'orbiculaire de la lèvre inférieure ayant comme résultat l'hémispasme labié.

Dans la région cervicale, il n'est pas rare de rencontrer des fistules ou des kystes, vestiges de la soudure défectueuse des fentes branchiales.

Signalons les malformations de l'œsophage avec imperforation, sur lesquelles nous reviendrons plus tard.

Les malformations du larynx compatibles avec la vie et spécialement les lésions congénitales de l'épiglotte et des replis ary-épiglottiques coexistant avec le *stridor laryngé*. Ces lésions vont s'atténuant avec les progrès du développement comme le stridor lui-même. — Le torticolis congénital est dû parfois à des anomalies musculaires.

Le développement anormal du thorax peut porter sur le squelette et sur les muscles. — L'absence partielle ou totale de la clavicule a été décrite depuis longtemps. M. Pierre Marie a bien noté que cette absence pouvait coexister avec un trouble de l'ossification crânienne (dysostose cléido-cranienne).

Parmi les anomalies de l'omoplate une des plus frappantes est l'élévation congénitale de cet os le plus souvent unilatérale et siégeant à gauche.

Les anomalies costales consistent le plus souvent dans des côtes surnuméraires de la région cervicale ou lombaire. La présence de ces côtes passe moins souvent inaperçue depuis l'usage des rayons X.

Parmi les malformations musculaires du thorax l'absence complète des deux muscles pectoraux est la plus commune ; nous avons eu l'occasion d'en observer plusieurs cas ; c'est surtout dans le deuxième âge, lorsque le panicule adipeux est moins épais que cette atrophie congénitale devient très apparente.

La cloison du diaphragme peut être incomplète congénitalement et l'on rencontre exceptionnellement des hernies du tube digestif occupant une partie du thorax : côlon, estomac et intestin grêle ; les erreurs de diagnostic dues à cette malformation peuvent être graves ; des opérations pour empyème ont été pratiquées à tort. L'examen radioscopique du tube digestif après ingestion de bismuth permet de reconnaître aisément le tractus digestif hernié dans le thorax.

La fissure congénitale du sternum peut s'accompagner d'ectopie du cœur.

Les anomalies des glandes mammaires sont variées. Il peut y avoir absence complète de glande, d'aréole et de mamelon ; cette difformité est plus souvent unilatérale. L'hypoplastie de la mamelle ou micromastie est bien plus commune ; elle est parfois associée à une malformation congénitale des muscles pectoraux. — L'*athélie* est l'absence isolée du mamelon.

La polymastie, c'est-à-dire la présence de glandes surnuméraires complètes avec canaux excréteurs du mamelon, ayant un fonctionnement individuel distinct de celui de la glande principale, est plutôt exceptionnelle.

Je n'en ai rencontré qu'un seul cas après avoir examiné des milliers de nourrices. Il est plus fréquent de trouver des rudiments de glande mammaire sans mamelon dans la région voisine de l'aisselle. La polymastie serait plus habituelle chez les Japonaises.

Les malformations du cœur sont assez communes et jouent un grand rôle dans la pathologie infantile ; elles seront décrites avec détails au point de vue anatomique et clinique au chapitre des cardiopathies.

PAROI ABDOMINALE ET VISCÈRES QU'ELLE CONTIENT

Parmi les anomalies les plus fréquentes dues à un développement défectueux de la paroi abdominale, nous signalerons les hernies ombilicales et inguino-scrotales ; elles se rencontrent fréquemment chez les enfants nés débiles et sont dues à une laxité des tissus qui limitent les anneaux.

La hernie congénitale de la vessie est bien plus rare. Parmi les malformations du tube digestif que tout clinicien doit connaître, mentionnons la sténose congénitale du pylore, les diverticules de l'intestin qui peuvent troubler la circulation des matières intestinales, les sténoses congénitales de l'intestin et l'ectasie colique connue sous le nom de maladie de Hirschprung.

Du côté de l'appareil hépatique les malformations des voies biliaires et en particulier du cholédoque s'opposent au libre cours de la bile et ont pour conséquence des ictères persistants et très intenses dont la terminaison fatale est habituelle dans les premiers mois.

Les anomalies des reins sont variées. Parmi les plus communes le rein en fer à cheval, l'asymétrie rénale, le rein unilatéral, etc. ; elles restent latentes si elles n'entraînent pas de trouble fonctionnel. La dégénérescence kystique du rein déjà apparente à la naissance remonterait à la période fœtale.

Les malformations de l'uretère peuvent entraîner de l'incontinence d'urine lorsque l'uretère s'abouche en dehors de la vessie, dans le vagin par exemple.

Je mentionnerai seulement les malformations du penis épi et hypospadias, et les difformités des organes génitaux connus sous le nom d'hermaphrodisme.

Les ectopies testiculaires méritent d'être bien connues, car si elles sont bilatérales, elles entraînent des troubles graves du développement et les manifestations de l'eunuchisme à l'époque de la puberté. Les ectopies iliaques et lombaires non seulement s'opposent à la spermatogenèse, mais elles suppriment aussi toute sécrétion interne ; il n'en est pas de même de l'ectopie inguinale. Dans ce dernier cas l'ectopie est justiciable de l'orchidopexie et si le sperme du sujet est privé de germes les attributs de la virilité se montrent néanmoins en raison de la persistance de la sécrétion interne.

La sténose congénitale du rectum et de l'anus est fort rare, il n'en est pas de même de l'imperforation qui est justiciable d'une intervention opératoire très prompte après la naissance.

MALFORMATIONS DES MEMBRES ET DE LA PEAU

Nous ne nous étendrons pas sur les nombreuses anomalies des membres et des extrémités et qui résultent soit d'un trouble initial dans le modelage embryonnaire du bourgeon mésodermique destiné à la formation de chaque membre, soit d'une compression ou même d'une section de ce bourgeon par l'amnios ou par un repli de cette membrane.

On désigne sous le nom d'ectromélie ou d'amélie les cas dans lesquels les membres sont réduits à des moignons, ou manquent même entièrement. L'hémimélie consiste dans la suppression du segment distal du membre comme par une amputation congénitale. Enfin dans la phocomélie les segments des membres sont extraordinairement réduits dans leur longueur, bien qu'il existe des rudiments de fémur et de tibia, d'humérus et de radius, mais les pieds et les mains sont plus ou moins bien conservés, et s'insèrent en quelque sorte sur un court pédicule.

Les malformations des mains et des pieds sont fort nombreuses, nous ne citerons que la syndactilie, soudure des doigts et la polydactylie, multiplication anormale des doigts et des orteils. Toutes ces malformations des extrémités sont héréditaires.

L'hétérotaxie ou la transposition des viscères doit être signalée, elle consiste dans un déplacement des organes tel que ceux qui doivent occuper normalement le côté droit du corps sont placés à gauche et réciproquement. On a écrit plaisamment de ces bizarres anomalies :

> « *La nature peu sage et sans doute en débauche*
> *Plaça le foie du côté gauche*
> *Et de même vice-versa*
> *Le cœur à la droite plaça.* »

Cette transposition des viscères s'exerce sur tous les organes : l'estomac, la rate, etc., et aussi sur les gros vaisseaux. Elle passe souvent inaperçue, car elle peut ne pas entraîner de troubles fonctionnels surtout chez les bébés. Nous avons découvert accidentellement une inversion du cœur et des autres organes en plaçant un bébé devant l'écran radioscopique. La dextrocardie acquise de l'enfance à la suite de pleurites, de médiastinites, etc., se distingue tout de suite de la dextrocardie congénitale, car il n'y a pas simultanément de transposition du foie ni des autres viscères.

Les malformations de la peau sont loin d'être rares : outre les nævi vasculaires ou pigmentaires extrêmement communs à la naissance, certaines lésions cutanées telles que l'ichthyose congénitale, certaines hypertrychoses, ou au contraire certaines alopécies ont commencé d'évoluer durant la vie embryonnaire ou fœtale. Nous verrons au chapitre de la dermatologie s'il y a lieu ou non de faire une part à l'imagination, aux troubles psychiques dans la production des impressions maternelles, ou si au contraire ces difformités cutanées ne sont pas plutôt en rapport avec des dermites fœtales dont elles ne seraient que le reliquat.

Nous ne pouvons que mentionner ici quelques-uns des nombreux états morbides qui constituent la pathologie du fœtus et dont l'évolution deviendra manifeste après la naissance. L'hérédité, ainsi que nous le verrons, intervient souvent dans la transmission des maladies des générateurs. C'est ce que l'on constate dans l'hérédo-syphilis, dans l'alcoolisme, etc., et bien plus rarement pour des infections aiguës transmises par la mère au fœtus, telles que la variole, la rougeole, la scarlatine, la malaria, et même la tuberculose.

Il n'est pas rare que des troubles locaux ou généraux soient déterminés pendant l'accouchement lui-même. C'est ainsi que les nouveau-nés atteints d'érysipèle ou d'ophtalmie ont été contaminés au passage par les gonocoques ou les streptocoques maternels : les traumatismes obstétricaux causent des lésions diverses, la paralysie faciale, le céphalématome, etc., et parfois des lésions fort graves, telles que les hémorragies méningées, les encéphalites traumatiques qui peuvent être suivies du syndrome de Little, les paralysies radiculaires, etc.

La pathologie fœtale est loin d'appartenir entièrement à l'obstétrique, elle doit être connue tout au moins dans ses grandes lignes par le médecin qui étudie les maladies du premier âge. — La débilité congénitale que nous rencontrons si fréquemment est la résultante d'un trouble de la nutrition du fœtus dont les causes sont très complexes ; la débilité est le prototype des états morbides du fœtus qui continuent d'évoluer après la naissance et dont la guérison est si laborieuse. Les facteurs morbides héréditaires intervenant dans ces circonstances sont d'ailleurs multiples : tuberculose, syphilis, intoxications alcoolique, saturnine, etc.

AFFECTIONS CONGÉNITALES DU TUBE DIGESTIF

Nous allons passer en revue l'étude des affections du tube digestif qui ont leur origine dans des malformations préexistantes siégeant dans les divers segments.

Bec-de-lièvre. — Le bec-de-lièvre est une malformation congénitale caractérisée par la présence anormale d'une fente du bord de la lèvre supérieure à laquelle peuvent se surajouter la division du bord alvéolaire, celle de la voûte et du voile du palais en totalité. Cette malformation résulte de l'absence de coalescence des bourgeons qui, pendant le cours de la vie embryonnaire, aboutissent à la formation de la face.

Cette anomalie du développement existe soit isolée, soit associée à d'autres malformations. On conçoit aisément qu'elle constitue un trouble grave à l'allaitement de l'enfant qui ne peut qu'à grand'peine prendre le sein ou la tétine du biberon et impose l'allaitement à la cuiller. De tels enfants sont le plus souvent des débiles dont l'élevage est déjà plus difficile que celui des enfants normaux, et qui exigent des soins minutieux. Nous avons vu dans une famille l'hérédité directe d'un bec de lièvre de la mère à l'enfant. Dans les cas graves, où la malformation porte sur tout le massif osseux du maxillaire supérieur, la survie est bien menacée. Ces sujets sont exposés aux troubles de déglutition et aux infections broncho-pulmonaires.

Néanmoins avec beaucoup de volonté et de patience, on peut voir des nourrissons atteints de cette malformation s'élever normalement.

Voici l'observation d'un nourrisson très atrophique atteint de division de la voûte palatine élevé heureusement au biberon et primé dans un concours de bébés.

L'enfant Robert A..., est né le 3 septembre 1911, avant terme, à 8 mois ; son poids de naissance n'a pu être fixé.

L'enfant ne pouvant téter sa mère, on fut obligé de lui donner le biberon dès sa naissance. Il avait beaucoup de difficultés à prendre la tétine et une grande quantité de lait refluait par le nez. Après un mois, on tente l'allaitement par une nourrice, mais l'enfant ne prend pas mieux le sein qu'il n'a pris la tétine. On essaie ensuite de nourrir l'enfant à la cuillère, l'enfant paraît boire un peu mieux.

L'enfant nous est alors amené à la Goutte de Lait de l'Institut de Puériculture des Enfants-Assistés le 30 novembre 1911, par sa grand'mère, qui veut se charger de l'élevage. A trois mois, il ne pèse que 2 kg. 750 et mesure 51 cm. de taille.

On constate une division du voile du palais et de la voûte palatine, ce qui explique les grandes difficultés éprouvées dans les différentes variétés d'allaitement tentées successivement.

On fait reprendre le biberon qui est donné 7 fois par jour avec 70 gr. de lait Lepelletier, et 15 gr. de solution de citrate de soude. On recommande à la grand'mère de faire boire l'enfant assis et non étendu.

L'enfant continue à rejeter par le nez une bonne partie du lait et présente en même temps quelques vomissements. Malgré cela, il absorbe cependant une certaine quantité de lait puisqu'en 8 jours, il prend 80 gr. de poids et prend 1/2 cm. de taille.

L'accroissement du poids et de la taille se poursuit du reste très régulièrement, puisqu'au 28 décembre, l'enfant pèse 3 kg. 400 et mesure 52 cm. 5. Les poids et taille sont respectivement : au 25 janvier 1912 : 3 kg. 900 gr. et 55 cm. ; au 29 février : 4 kg. 300 et 57 cm. ; au 28 mars : 5 kg. 050 et 58 cm. ; au 25 avril : 5 kg. 650 et 59 cm. 5 ; au 23 mai : 6 kg. 300 et 61 cm. 5 ; au 27 juin : 7 kg. 400 et 63 cm.

Cet accroissement, bien que lent est continu et régulier, malgré le reflux du lait par le nez qui va s'atténuant, et vers le mois de juillet, l'enfant garde tout le lait qu'il prend au biberon.

On emmène alors l'enfant à la campagne. Nous ne le revoyons plus que le 3 octobre 1912, âgé de 13 mois, pesant 9 kg. 850 et mesurant 71 cm. 5 de taille. C'est un bel enfant, bien portant, qui boit très bien et ne vomit plus du tout.

La dernière visite nous est faite le 30 janvier 1913 : l'enfant pèse 11 kg. 500 et mesure 76 cm. de taille. La fissure palatine persiste, mais tend à se refermer un peu. L'enfant, en tout cas, se nourrit très bien avec des bouillies, du lait, des œufs, quelques purées de pommes de terre. Il a maintenant 14 dents.

Malgré son atrophie initiale, malgré sa fissure palatine, ayant entraîné de grandes difficultés dans l'élevage, l'enfant est devenu très normal.

La grand'mère nous a annoncé avec fierté qu'au Concours des bébés, en décembre dernier, il avait obtenu un diplôme d'honneur (1).

J'ai observé au mois de mars 1920 un nouveau-né atteint de la variété extrêmement rare de bec-de-lièvre dit commissurale. La fente de la commissure, à gauche, était au moins de deux centimètres plus longue qu'à droite. L'enfant ne pouvait que difficilement sucer la tétine du biberon ; la grand'mère était obligée de rapprocher avec les doigts les deux lèvres pour faciliter la tétée. J'adressai ce cas à mon collègue M. Ombrédanne, qui l'opéra séance tenante. Les chirurgiens tendent actuellement à opérer les becs-de-lièvre dès les premiers mois.

Dans certains cas, la malformation buccale peut se compliquer d'autres malformations plus profondes, portant sur les organes voisins, tels que la trompe d'Eustache.

L'observation suivante concerne un enfant soigné dans notre service de l'hôpital des Enfants Malades et qui atteint de division congénitale du voile du palais présentait un écoulement de lait par l'oreille.

Louise M..., 3 mois, née à terme, pesant 7 livres environ, présentait à la naissance une soudure partielle du bord libre des gencives au niveau de la région des premières molaires, qui ne lui permettait pas d'ouvrir suffisamment la bouche pour prendre le sein. Cette enfant était de plus atteinte d'une fissure complète du voile du palais, longue d'un centimètre et demi, large d'un demi-centimètre en arrière.

A l'âge de deux mois et demi, l'écoulement de lait par l'oreille a commencé à se produire. A chaque tétée, il passe environ, par la caisse du tympan, une demi-cuillerée à café de lait; dans l'intervalle des tétées, il se fait un magma épais de lait crémeux et de pus qui ferme le conduit auditif. L'examen au microscope montre les globules typiques du lait et dans le magma concret beaucoup de polynucléaires avec des chaînettes de streptocoques.

L'examen otoscopique pratiqué par le Dr Le Marc'Hadour révèle une destruction totale du tympan, la disparition du marteau. La rhinoscopie est impraticable, mais la division du voile permet de voir un bourrelet tubaire volumineux.

L'idée d'une malformation congénitale de la caisse fut éliminée du fait qu'il n'y avait

(1) FLOQUET, *Clinique infantile*, 1912.

aucun arrêt de développement complet, du côté de la fente branchiale, tandis que les malformations de la caisse s'accompagnent d'habitude soit d'imperforation tubaire, soit de malformation du pavillon.

Le diagnostic du Dr Le Marc'Hadour fut donc « otite moyenne, destructive avec béance anormale de la trompe d'Eustache ».

C'était la béance de la trompe qui, jointe à la perforation du tympan, expliquait l'issue du lait par l'oreille dans la déglutition.

Nous avons pu faire ultérieurement l'autopsie de cet enfant, nous avons constaté que le pavillon et le calibre de la trompe d'Eustache étaient plus larges que du côté opposé. Il s'agissait vraisemblablement d'une malformation congénitale de la trompe qui facilitait l'arrivée du lait jusque dans la caisse.

LA MACROGLOSSIE

La macroglossie, *lingua vituli*, est une affection ordinairement congénitale.

L'hypertrophie de la langue apparente à la naissance, ne fait que s'accroître et gêne beaucoup la déglutition et la phonation. La bouche est toujours ouverte par la langue procidante et la salive s'écoule par les commissures. — Le développement des dents et de la mâchoire inférieure est entravé.

Etiologie, pathogénie. — Cette affection très rare a été classée par Virchow et Billroth parmi les angiomes lymphatiques ; elle est donc à rapprocher des éléphantiasis congénitaux siégeant aux membres. — A un moindre degré l'hypertrophie de la langue est commune dans le myxœdème, et elle est aussi très précoce. On a prétendu à tort que la tuméfaction de la langue était due à une hypertrophie vraie du tissu musculaire. Les observations histologiques ont montré qu'il s'agissait généralement d'une lésion consistant dans une ectasie du système lymphatique de l'organe. On a rencontré parfois des macroglossies imputables à des tumeurs érectiles sanguines de la langue (De Larabrie).

Dans un cas personnel et dont nous relatons plus loin l'observation clinique, nous avons constaté les lésions histologiques suivantes.

Epaississement de la muqueuse linguale, grande hypertrophie des papilles et des colonnes épithéliales qui les séparent. Kératinisation de l'épithélium.

Evidement du tissu des papilles remplies de matière grenue et de quelques leucocytes.

Dans la zone conjonctive sous-muqueuse le tissu a un aspect réticulé, de minces travées de tissu conjonctif circonscrivent de grandes lacunes tapissées de cellules plates ; dans les lacunes même substance granuleuse que dans les papilles.

Dans la zone profonde les fibres musculaires sont englobées dans une gangue fibreuse prédominante sur le muscle. On y rencontre encore des fentes lymphatiques moins larges que dans les zones superficielles. L'évolution de cette singulière affection est progressive en général. Tous les traitements médicaux sont impuissants pour la guérir. Il faut recourir à l'intervention chirurgicale.

Voici l'observation clinique d'un cas bien typique publiée antérieurement par nous (1).

Au mois d'avril 1880, j'eus l'occasion de voir en Bourgogne le jeune B... âgé de 3 ans environ. Cet enfant avait la langue procidente hors de la bouche de 2 à 3 centimètres au moins. Sur la demande des parents, je fis opérer l'enfant par mon maître M. Gosselin à l'hôpital de la Charité à Paris.

Cette malformation était apparue aux parents très peu de temps après la naissance ; cependant la succion du biberon ne lui fut jamais difficile.

A un an, la langue était déjà très augmentée de volume et débordait au dehors quand la bouche était entr'ouverte, mais l'enfant pouvait la faire rentrer complètement et la contenir en rapprochant les mâchoires. L'alimentation n'était pas troublée de ce fait.

A deux ans, la langue s'échappait constamment entre les deux lèvres et ne rentrait qu'avec la plus grande difficulté dans la bouche.

Vers cette époque, elle commença dans toute son étendue à se tuméfier, par poussées, à intervalles plus ou moins rapprochés. Elle devenait alors très rouge, livide, luisante, comme du foie de bœuf selon l'expression des parents, embarrassant la déglutition et la phonation.

Les joues, tout le plancher de la bouche, participaient au gonflement qui durait quelques jours et diminuait graduellement.

A la suite de ces poussées, serait survenu un certain engorgement ganglionnaire qui ne céda que tardivement aux applications de coton iodé.

A l'âge de 3 ans, la procidence est énorme ; la langue déborde de 2 centimètres et demi ; la partie procidente est très élargie et épaissie ; la muqueuse est recouverte de croûtes noirâtres, fendillées et présente de petites excoriations disséminées. Quelques mouvements en avant et en arrière sont possibles, au cours desquels on voit un sillon peu profond répondant à la pression des incisives, la partie non procidente est proportionnellement moins développée ; la muqueuse est saine à ce niveau. Les incisives inférieures sont très légèrement inclinées en dehors, le maxillaire inférieur est lui-même un peu déjeté en bas ; toute la région sus-hyoïdienne est beaucoup plus bombée qu'à l'ordinaire. Les ganglions sous-maxillaires sont un peu engorgés.

L'articulation des mots est encore suffisamment comprise par l'entourage ; la mastication, contrairement à ce qu'on pourrait croire, n'est pas trop gênée, même pour le pain et la viande. La déglutition est normale.

M. Gosselin fit une ligature au niveau du sillon de séparation des parties non procidente et procidente et réséqua cette dernière.

Les suites furent très douloureuses surtout pendant les 24 premières heures. Le septième jour la portion sphacélée et le fil de ligature tombèrent, sans qu'il y ait hémorragie sérieuse.

A ce moment la déglutition et l'articulation des mots sont devenues très difficiles.

Dix jours après l'opération, le moignon lingual se tuméfia rapidement ; les

______

(1) *Recherches anatomiques sur un cas de macroglossie. Prolongement hypertrophique congénital de la langue*, par G. VARIOT, Interne des hôpitaux (Journal de l'Anatomie et de la Physiologie 1880).
Ce mémoire contient une planche avec cinq dessins histologiques des préparations de ce cas de macroglossie, et une description assez étendue des lésions.

joues, le plancher de la bouche s'infiltrèrent, la température s'éleva, ou craignit un phlegmon du cou, mais les symptômes s'amendèrent après des scarifications de la langue.

En moins d'un mois, il y eut une notable amélioration, l'enfant est dans un état très satisfaisant. Le moignon lingual, un peu irrégulier, est cicatrisé et ne fait plus saillie entre les lèvres qui restent au contact, grâce à un appareil soulevant le maxillaire inférieur.

Nous avons revu ce garçon à l'âge de 20 ans ; le moignon de la langue un peu irrégulier est collé au plancher de la bouche.

L'articulation des sons est gênée ; néanmoins on parvient à les comprendre. Le développement général de ce jeune homme est satisfaisant.

LANGUE PLICATURÉE SYMÉTRIQUE DE FOURNIER DITE LANGUE SCROTALE

La langue scrotale est une malformation congénitale caractérisée par la présence d'une multiplicité des sillons plus ou moins profonds de la muqueuse linguale rappelant par son ensemble l'aspect de la peau du scrotum. Elle est encore dénommée : langue montagneuse, plicaturée, fissurale, cérébriforme, etc.

Etiologie. — C'est une malformation relativement rare, affectant parfois un caractère héréditaire et familial et qui peut coexister avec d'autres anomalies des dents, de la lèvre, du massif osseux facial, parfois même avec un certain degré de débilité mentale et un arrêt de développement général.

Symptomatologie. — L'aspect de la langue affecte deux types principaux auxquels se rattachent des types de transition.

La langue scrotale foliacée se caractérise par un sillon médian, s'étendant de la base à la pointe, divisant l'organe en deux moitiés symétriques. Ce sillon est profond comme on peut le voir en déplissant la langue avec une compresse de gaze. Des deux bords partent disposés comme les nervures d'une feuille des sillons obliques qui aboutissent ou presque au sillon médian.

La langue cérébriforme présente un aspect apparemment moins schématique, mais en la déplissant on se rend compte qu'il existe également un sillon médian mais interrompu par places ; les sillons secondaires sont sinueux et non rectilignes.

Quelle que soit la forme, les sillons secondaires sont toujours symétriques.

Comme l'a bien indiqué Fournier, la langue scrotale est une langue essentiellement sèche. En général elle n'est pas douloureuse, mais elle peut le devenir du fait des lésions inflammatoires auxquelles elle prédispose. De plus il existe toujours un certain degré de macroglossie qui peut gêner la parole. L'hypertrophie papillaire est constante. Cette conformation de la muqueuse expose aux diverses glossites ; les sillons sont le réceptacle de débris alimentaires et de germes septiques qui entretiennent un état irritatif. La glossite exfoliatrice marginée est fréquemment observée. Plus tard en cas de syphilis, les lésions secondaires se développeront aisément.

Diagnostic. — On pourrait confondre les sillons de la langue scrotale avec les fissures ou rhagades spécifiques. Mais quand on déplisse la langue scrotale, on se rend compte que la muqueuse les tapisse entièrement. Au contraire les lésions syphilitiques érodent la muqueuse. De plus elles n'ont aucune symétrie et s'accompagnent d'induration sous-jacente. Quand il y a glossite subaiguë ou chronique, le diagnostic peut être plus délicat.

Le lymphangiome congénital de la langue se reconnaît à l'augmentation générale du volume de l'organe, à son aspect granuleux, à la présence de petites saillies blanchâtres ou rose pâle ou violacées formant des îlots plus ou moins volumineux.

Pathogénie. — La pathogénie est très discutée. On a voulu y voir une manifestation d'hérédo-syphilis. Cette opinion est contestée par beaucoup d'auteurs.

Vidal, Brocq voient dans la multiplicité des sillons une exagération des plis normaux.

Bianchini attribue cette conformation à un développement inégal dans le sens de la longueur.

Payenneville (1) à qui nous devons une étude d'ensemble très complète de la question émet l'opinion qu'il y a un défaut de parallélisme entre le développement de la muqueuse et celui de la musculature, en particulier le lingual supérieur.

Traitement. — En raison de la prédisposition aux complications inflammatoires, le traitement consistera essentiellement en soins hygiéniques de la langue et de la bouche.

LES ULCÉRATIONS MÉDIANES DE LA VOUTE PALATINE ET LES KYSTES ÉPIDERMIQUES

Voici une observation typique recueillie par M. Amaudrut, interne dans mon service.

R.... (Raymond), né le 12 avril 1913, est abandonné à l'hospice des Enfants-Assistés, le 23 avril. Lors de l'inspection initiale habituelle, c'est un bel enfant pesant 3.700 grammes et mesurant 53 cm. Il ne présentait rien d'anormal ni sur la peau ni sur les muqueuses. Il est confié à une nourrice au sein le lendemain.

Elle nous le rapporte le 4 mai, parce qu'il présente une ulcération palatine que le médecin qui a examiné l'enfant considère comme suspecte et probablement imputable à l'hérédo-syphilis. L'enfant pèse 3.800 grammes.

On constate au niveau de la voûte palatine, sur le raphé médian, à 5 ou 6 mm. en avant du raphé transversal qui marque l'union de la voûte osseuse et de la voûte membraneuse, une petite ulcération, ovalaire, presque fissuraire, à grand axe antéro postérieur, mesurant 5 mm. de longueur sur 2 de largeur.

Les bords de cette petite ulcération sont nets, limités par un petit liséré épidermique

(1) Th., Paris, 1906.

blanchâtre ; son fond est gris-jaunâtre. La muqueuse environnante est légèrement congestionnée. Cette ulcération est superficielle et l'on peut s'assurer à l'aide d'un stylet qu'elle n'atteint pas l'os sous-jacent.

L'examen de la bouche et du pharynx ne révèle aucune lésion semblable : la muqueuse buccale n'est ni sèche, ni enflammée ; la langue est humide.

L'enfant ne présente par ailleurs rien d'anormal. Il n'y a pas de fissures labiales, pas de coryza, pas d'éruption cutanée. La rate, comme l'a montré l'examen radioscopique, est petite, le foie n'est pas augmenté de volume.

Cette ulcération est apparue, d'après la nourrice, quatre jours après son départ de l'hospice. Elle n'a jamais entraîné de troubles de la succion.

L'enfant est mis à l'allaitement artificiel et on fait localement des applications de bleu de méthylène à 1 pour 200. Le 13 mai, l'ulcération est complètement cicatrisée. L'enfant s'accroît bien. On le renvoie à la campagne guéri.

Il s'agissait donc d'une ulcération bénigne et non d'une plaque muqueuse syphilitique, comme on a pu le croire.

Les ulcérations secondaires aux aphtes et à l'herpès sont douloureuses, arrondies et succèdent aux plaques et aux vésicules d'herpès dont les caractères sont très nets, et dont on peut souvent retrouver des éléments en certains points de la bouche. Les ulcérations sont d'ailleurs circulaires, multiples.

Le siège même de la lésion que nous avons observée permet d'éliminer les plaques ptérygoïdiennés de Parrot. Disons en passant que les kystes et l'ulcé-ration médiane de la voûte palatine paraissent relever d'un processus du même ordre.

Les ulcérations buccales de l'hérédo-syphilis affectent le plus fréquemment les lèvres sous forme de fissures ou d'érosions, et bien plus rarement les gencives et les autres points de la muqueuse buccale. En tous les cas, en admettant la nature syphilitique de cette lésion, elle n'aurait pas guéri en sept jours sans aucun traitement spécifique. Elle se serait, au contraire, abandonnée à elle-même, considérablement augmentée.

Le siège spécial de cette ulcération, d'après Parrot (1), est important pour le diagnostic. A ce niveau, en effet, peuvent exister assez souvent des kystes épidermiques étudiés surtout par Guyon et Thierry (2). L'étude de ces auteurs est restée classique.

Les kystes épidermiques se rencontrent avec une certaine fréquence dans la bouche des fœtus et des nourrissons. Ils commencent à apparaître au cinquième mois de la vie intra-utérine et augmentent de fréquence à mesure que l'on se rapproche du neuvième mois. Guyon et Thierry les ont rencontrés dans 66 % des fœtus de 7 mois ; 76 % de 8 mois et 85 % de 9 mois.

Pendant les cinq ou six premières semaines on les rencontre presque aussi fréquemment qu'à la naissance. Dès le commencement du troisième mois on ne les observe que très rarement. Sur 200 enfants de 2 mois à 2 ans, ces auteurs n'en ont trouvé que 7 portant de ces kystes.

Ils se rencontrent toujours aux mêmes points et Guyon et Thierry ont établi la statistique suivante, portant sur 433 cas.

(1) PARROT, *L'Athrepsie*, p. 45.

(2) GUYON et THIERRY, *Arch. de Phys. norm. et Path.*, 1869.

Ils siégeaient :

    A la voûte palatine seulement .... 248 fois
    Sur le rebord alvéolaire seulement................ 20 —
    Dans ces deux régions à la fois................... 76 —

Au niveau de la voûte palatine on les rencontre :

    Sur le raphé médian........................... 165 fois
    L'entrecroisement des deux raphés............... 99 —
    Groupés irrégulièrement au niveau de cet entrecrois-
       sement...................................... 57 —
    Sur le raphé transversal...................... 45 —
    Sur la voûte en dehors du raphé............... 49 —
    Sur le voile du palais........................ 9 —
    Sur le voile et sur la voûte au niveau du raphé...... 6 —

Ces petits kystes ont généralement la taille d'une tête d'épingle, ou d'un grain de millet. Ils ont une teinte blanchâtre, sont situés dans l'épaisseur de la muqueuse buccale et forment, sous elle, un relief plus ou moins accusé, ordinairement arrondi, dans quelques cas figurant une plaque, une traînée plus ou moins étendue.

Leur structure est simple : leur paroi comprend deux couches, une externe conjonctive, une interne formée par un épithélium pavimenteux stratifié.

Ils contiennent une matière demi molle blanchâtre, semblable à de la matière sébacée.

Pour Guyon et Thierry, ces kystes proviendraient de glandes sébacées anormales arrêtées dans leur développement.

Ces kystes disparaissent probablement d'une façon spontanée, par résorption; dans deux cas, Guyon et Thierry ont pu constater la déhiscence du kyste.

Quoi qu'il en soit, ces kystes dont l'importance est utile à connaître, forment en des points toujours les mêmes, des saillies qui soulèvent la muqueuse buccale et l'on sait combien elle est peu extensible au niveau de la voûte palatine. Elle est donc en ces points, assez amincie, et peut être troublée dans sa nutrition

La voûte palatine, au point où siégeait notre ulcération, est en outre, pendant la succion, soumise à des pressions énergiques, par le frottement du bout de sein ou de la tétine.

Si l'on ajoute à cela que la bouche de l'enfant peut être bien facilement le siège de petites infections, on comprendra que ces trois causes agissant simultanément — point de moindre résistance de la muqueuse, pressions et frottements répétés, infection — il puisse se développer au niveau de ces kystes épidermiques des ulcérations du type de celle dont nous avons plus haut rapporté l'observation.

Elles sont peu communes, il est vrai, mais méritent cependant d'être connues, car leur diagnostic en est facile, et l'on devra y penser chaque fois que l'on se trouvera en présence d'ulcérations palatines, médianes et ovalaires.

MALFORMATIONS DE L'ŒSOPHAGE. IMPERFORATIONS.
RÉTRÉCISSEMENTS

L'imperforation de l'œsophage n'est pas très exceptionnelle, on conçoit qu'elle oppose un obstacle absolu à l'alimentation ; le lait est presque aussitôt rejeté qu'ingéré et la mort par inanition est fatale. J'ai eu l'occasion avec mon regretté collègue Villemin d'observer dans la clientèle un cas de ce genre. L'enfant avait trois jours : la relation du fait a été donnée dans les bulletins de la Société de Pédiâtrie en 1906 par M. Villemin qui avait tenté une intervention opératoire ; nous extrayons de cette relation les détails suivants :

Les accidents remontaient à la naissance.

« L'enfant rendait par régurgitation tout le lait qu'il prenait avidement ; la sonde s'arrêtait à douze centimètres du bord gingival supérieur.

Sans rééditer les divers symptômes par lesquels se traduit ce vice de conformation, qu'il suffise de dire que les accès de suffocation avec cyanose inquiétante étaient assez fréquents pour permettre de conclure à une communication avec les voies aériennes. Du reste, dans les 50 cas environ que contient la littérature médicale, on rapporte 14 communications de ce genre avec abouchement au niveau de la bifurcation de la trachée, et 30 fois au-dessus. Le cathétérisme nous permit de vérifier la parfaite exactitude du diagnostic posé par le Dr Variot. Les accès de suffocation étaient devenus très fréquents, l'enfant était cyanosé et dans un état grave. Sans avoir recours à l'anesthésie trop dangereuse dans ces circonstances, nous fîmes la gastrostomie séance tenante pour parer aux accidents d'inanition et gagner du temps.

A la suite de l'intervention, on put observer un double phénomène : d'abord une émission continue de gaz par l'orifice stomacal, ensuite après chaque tentative d'alimentation, une expulsion par la bouche de lait spumeux, mélangé d'air, sans accès de suffocation d'ailleurs. Aussi, le lait injecté dans l'estomac n'y faisait-il qu'un séjour insuffisant, passant en petite quantité dans les voies aériennes, expulsé en grande partie à travers la bouche gastrique par l'air que l'enfant faisait pénétrer dans l'estomac en fermant sa glotte presque à chaque expiration.

Devant l'amaigrissement progressif et la diminution rapide des forces que les lavements alimentaires étaient impuissants à enrayer, je fus appelé par le Dr Levasseur et pratiquai l'alimentation par l'intestin grêle en portant directement avec une sonde le lait dans le duodénum. Malgré tous nos efforts, l'enfant succomba sept jours pleins après sa naissance.

Le père comprenant l'intérêt scientifique qui s'attachait à l'observation de ce vice de conformation, en somme assez rare, consentit à l'autopsie. Les pièces sont conformes à la description des cas les plus fréquents, c'est-à-dire ceux où existent un bout œsophagien supérieur de 4 centimètres de long, terminé en ampoule, un bout inférieur de petit calibre s'abouchant dans la trachée à un centimètre et demi environ au-dessus de la bifurcation bronchique. L'enfant n'était porteur d'aucun autre vice de conformation. »

RÉTRÉCISSEMENT DE L'ŒSOPHAGE

Si au lieu d'une imperforation complète, il existe seulement un rétrécissement de l'œsophage, on peut le traiter avec succès par la dilatation progressive en s'aidant de l'œsophagoscope. Le cas suivant relaté dans *The Lancet* en 1912, par MM. Rutherford, Morison et Hamilton-Drummond est très encourageant.

« Le sujet de cette note, vu pour la première fois en août 1911, était un garçon blond, âgé de 3 ans, extrêmement émacié. Il était le seul enfant de parents d'âge mur, et depuis l'âge de 3 mois, il avait de la difficulté à avaler. Durant les trois derniers mois, il était devenu bien plus malade, vomissant chaque chose, presque immédiatement après qu'il l'avait absorbée. L'enfant était vorace, criant toujours la faim, et quand on lui donnait une assiettée de purée, il en mangeait quelques cuillerées, en «vomissait» la plus grande partie presque tout de suite, et immédiatement recommençait à manger. Cela continuait jusqu'à la fin de son repas. Sa faim n'était apaisée que pour un moment, et bientôt il en réclamait davantage. Les « vomissements » étaient occasionnés aussi bien par les liquides que par les solides. Il pesait 9 kg. 700. Une radiographie (avec une bouillie de bismuth) montrait un rétrécissement de l'œsophage au niveau du bord supérieur de la dixième vertèbre dorsale.

Le 20 août 1911, on administra un anesthésique général et on fit une tentative pour passer une sonde molle dans l'estomac. Il est peu probable qu'elle y arriva, mais qu'elle y soit arrivée ou non, comme l'enfant revenait dans la salle peu après il retira la sonde en reprenant ses sens. Il continuait à perdre du poids malgré ses efforts pour manger et les lavements qu'il conservait bien.

Le 2 septembre la gastrotomie fut faite par le Professeur Morison d'après la méthode de Kader Senn et contrairement à ce que l'on pensait, l'estomac n'était pas atrophié et put aisément être amené dans l'incision ; on inséra une sonde anglaise nº 10 à travers le pylore, dans le duodénum comme M. Morison le fait toujours en exécutant la gastrotomie. Le 7 octobre une tentative fut faite pour introduire une sonde à uretère à travers le rétrécissement par en-dessous à l'aide d'un cystoscope à travers l'ouverture de la gastrotomie. Cela toutefois fut sans succès en deux occasions, et des tentatives ultérieures de traitement à la bougie sous un anesthésique, et la tentative de déglutition d'un fil ne réussit pas davantage. L'état de l'enfant s'améliora d'une manière continue et rapide, et le 31 octobre il fut rendu à ses parents, pesant 14 kg. 450. »

Ultérieurement on parvint à passer des bougies dilatatrices à l'aide de l'œsophagoscope et l'enfant put s'alimenter par la bouche.

LA STÉNOSE HYPERTROPHIQUE DU PYLORE

L'attention a été attirée en France, depuis quelques années, sur une variété singulière d'hypertrophie congénitale du sphincter pylorique chez les nourrissons, caractérisée cliniquement par des vomissements incoercibles, une constipation opiniâtre, un amaigrissement extrême, se terminant souvent par la mort, si l'on n'intervient pas chirurgicalement.

Historique. — C'est à MM. Dufour et Fredet qu'est due en France la première observation de cette maladie, guérie heureusement par l'intervention opératoire (1908). Quelques faits semblables ont été signalés et publiés, notamment par MM. Guillemot, Ribadeau-Dumas, Châtelin et Morancé, internes dans le service de M. Variot, par MM. Grenet et Veau, etc., etc. Les publications anglaises et allemandes sur ce sujet sont beaucoup plus nombreuses et déjà anciennes.

Beardsley (1788), Williamson (1841), Daroworsky (1842), relatent les premiers cas.

Hirschprung (1887) apporte deux observations avec examen anatomique et met en évidence l'hypertrophie circulaire des fibres musculaires de la couche circulaire. Il est suivi dans cette voie par un grand nombre d'auteurs : Pédeu, Henschel, Pitt, Cautley, Thomson (d'Edimbourg), etc. Cependant, la lumière n'est pas encore entièrement faite sur ce sujet ; car à côté de faits bien typiques, corroborés par l'autopsie, il en est d'autres très voisins cliniquement et dont l'évolution infirmerait la nature organique de l'affection.

Pfaundler (1898) a pu nier l'existence d'une lésion musculaire initiale et congénitale et ne voit dans le syndrome pylorique que l'effet d'une contraction spasmodique en opposition avec le relâchement de tout le reste de l'organe.

La fréquence de la sténose hypertrophique du pylore paraît plus grande dans la race anglo-saxonne ; le nombre de cas observés dans la race latine et particulièrement en France est relativement restreint. Peut-être aussi considère-t-on comme atteints de rétrécissement congénital du pylore des nourrissons qui présentent des vomissements incoercibles, sans que la cause des vomissements ait été éclairée par l'examen nécroscopique ?

Etude clinique. — C'est en général de la deuxième à la quatrième semaine que les premiers signes se précisent ; on peut, néanmoins, relever dès les premiers jours de la vie certains troubles dyspeptiques : régurgitations, vomissements vrais, diarrhée.

Ailleurs les troubles gastriques sont plus tardifs à se manifester ; ils apparaissent à l'occasion d'une modification du régime alimentaire, d'un changement de nourrice, de la substitution du lait de vache au lait de femme, etc., etc.

Le vomissement est le premier et principal symptôme du mal ; le lait est habituellement rejeté brusquement. On a dit que le vomissement est « explosif » ; c'est le fait le plus fréquent. Cependant, on voit des nourrissons qui vomissent d'une manière un peu continue, mais non d'un seul jet.

Le vomissement paraît être douloureux, car l'enfant s'agite, crie, pâlit, les yeux s'excavent ; il survient habituellement dans la demi-heure qui suit la tétée.

Le lait rejeté est caillé, riche en grumeaux, ne dégage pas d'odeur aigre, comme dans les vomissements tardifs ; de plus, il n'est jamais mélangé de bile, mais il peut être coloré de stries sanguinolentes. L'examen chimique décèle, en général, un degré variable d'hyperchlorhydrie.

La constipation est opiniâtre ; trois et quatre jours se passent parfois sans selles ; elles sont constituées par du mucus verdâtre, colorées par la bile ou de matière poisseuse, brun sombre : cette rareté et le peu d'abondance des déjections est un bon signe de l'imperméabilité pylorique.

Les urines sont également rares. Sous l'influence des vomissements répétés, que rien ne parvient à apaiser, ni le lait de femme, ni le citrate de soude, la perte de poids et l'amaigrissement sont extrêmement rapides et prononcés. L'enfant prend l'aspect d'un vrai athrepsique ; il saisit avidement le sein ou le biberon ; mais presque aussitôt après la tétée il se tortille, se replie sur lui-même, ses traits se contractent, il pousse des cris, et il ne semble soulagé que lorsqu'il s'est débarrassé du contenu de l'estomac.

Au bout de peu de temps, le panicule adipeux a disparu, le thorax est décharné, les membres sont grêles ; l'abdomen est rétracté. Si l'on examine attentivement la paroi abdominale et surtout l'épigastre et l'hypochondre gauche, on voit qu'ils sont le siège d'ondulations péristaltiques, qui se dessinent au travers de la paroi amincie ; ces ondulations ont lieu de gauche à droite ; la main appliquée à plat sur cette région perçoit des soulèvements lents, correspondant aux mouvements de contraction très prononcés de la paroi gastrique.

Dans les périodes de repos, lorsque l'estomac est à moitié rempli, on peut noter le clapotage et fixer ainsi la limite inférieure de l'estomac, le plus souvent très abaissée.

C'est également à cette période d'amaigrissement que, dans les cas typiques, il est possible de percevoir à droite de la ligne médiane, dans la région sous-hépatique et par une palpation douce, une petite tumeur cylindrique, très dure, de la grosseur du petit doigt. Mais il ne faut pas trop compter sur ce signe qu'on ne perçoit que rarement.

L'évolution est rapide.

A des périodes d'accalmie trompeuse, pouvant durer quelques heures, même une journée, succèdent des crises de vomissements de plus en plus rapprochées ; l'enfant, toujours affamé, s'épuise ; la respiration s'accélère, le cri est éteint ; la température s'abaisse ; la mort survient, annoncée parfois par des crises convulsives, semblables à celles de la tétanie.

La contraction exagérée de toutes les tuniques de l'estomac pour forcer le passage du sphincter rétréci par l'hypertrophie musculaire est visible, nous l'avons dit, sous la peau de l'abdomen : elle devient bien plus manifeste par l'examen aux rayons X.

Les signes fournis par la radioscopie gastrique dans ces circonstances ont une valeur de premier ordre, ainsi que nous avons pu nous en convaincre au laboratoire de l'Hospice des Enfants-Assistés.

L'examen doit être pratiqué de préférence après ingestion d'un lait bismuthé (2 à 3 gr. de salicylate ou de carbonate de bismuth dans un biberon de lait). La grande dilatation gastrique apparaît alors très nettement, la courbure inférieure est abaissée ; pendant le repos, l'ombre projetée affecte la forme d'une poche arrondie, allongée même dans le sens vertical, ou bien l'augmentation de volume porte surtout sur le grand axe transversal.

Du côté du duodénum, quelques taches noires peuvent être perçues, révélant le passage d'une petite quantité du liquide bismuthé. Mais le pylore reste généralement fermé, car l'estomac conserve pendant plusieurs heures le lait ingéré ou ne l'évacue que par les vomissements. Les ondulations péristaltiques se révèlent à l'écran avec toute leur netteté.

L'image radiographique que nous reproduisons ici supplée à toute description ; elle concerne un enfant mort de sténose hypertrophique du pylore, vérifiée à l'autopsie.

Nous attachons une telle importance à l'examen radioscopique dans le diagnostic de l'hypertrophie congénitale du pylore, que nous ne conseillerions jamais une intervention opératoire sans qu'on ait placé le nourrisson devant l'écran.

Il est des cas spontanément curables : Hill, Villougby, Gardner en citent plusieurs exemples. Ce sont des observations étiquetées « spasme pylorique avec rétrécissement congénital guéri sans opération ».

En analysant de près les faits, on est en droit de se demander si les enfants ne sont pas atteints d'intolérance gastrique dépendant de la suralimentation ou même de l'hypoalimentation au biberon et cédant à un réglage rationnel des tétées ou à l'emploi de lait de meilleure qualité.

On pourrait tenter l'emploi du lait hypersucré, dont la valeur anti-émétique est remarquable pour triompher de ces vomissements incoercibles.

Anatomie pathologique. — On trouvera dans l'observation complète que nous relatons plus loin les lésions typiques de la sténose hypertrophique.

Diagnostic. — La rareté de cette affection et la multiplicité des causes capables de produire les vomissements incoercibles des nourrissons rendent le diagnostic des plus épineux. C'est après avoir éliminé toutes les causes habituelles d'intolérance gastrique qu'on devra songer à l'hypertrophie congénitale du pylore. L'apparition des contractions de l'estomac sous la paroi abdominale, devra mettre en éveil. La radioscopie qui permet de voir si bien les contractions ondulatoires a une grande valeur. Thomson (d'Edimbourg) considère ces contractions chez un bébé de quelques semaines comme un signe pathognomonique de sténose. La découverte d'une tumeur pylorique à la palpation est très inconstante,

On a eu recours à l'absorption de poudres colorantes : charbon ou carmin, pour explorer le degré de perméabilité de l'orifice pylorique ; l'apparition de ces poudres après un temps variable fournirait des indications. Mais il y a des sténoses serrées, dans lesquelles le spasme est modéré par périodes et dans lesquelles une partie du liquide coloré passe dans l'intestin. L'expérience n'est pas toujours concluante.

Donc, dans la majorité des cas, le diagnostic de sténose pylorique reste un diagnostic réservé et ne sera ferme qu'après un examen minutieux, une observation prolongée et l'application de toutes les méthodes thérapeutiques capables d'arrêter les vomissements des nourrissons qui ne se rattachent pas à une lésion organique du pylore.

Il faudra rechercher par des enquêtes soigneuses, si les vomissements incoercibles en apparence, ne sont pas dus à des fautes dans la fixation de la ration alimentaire quantitative ou qualitative, surtout chez les nourrissons au biberon.

Trop ou trop peu de lait produit, on le sait, des réactions gastriques semblables. On est encore peu familiarisé avec les vomissements rebelles de l'hypoalimentation, soit au sein, soit au biberon, dont nous avons fixé les caractères. Les vomissements même les plus invétérés, cèdent parfois très vite à l'ingestion des laits hypersucrés et les faits dont nous avons été témoins, ces temps derniers, à la Goutte de Lait de l'Institut de Puériculture, sont absolument démonstratifs.

Très trompeurs sont les cas des nourrissons qui vomissent parce qu'ils absorbent un lait toxique, tant au sein qu'au biberon. La nervosité, le surmenage des mères, la menstruation, les maladies ou l'alimentation défectueuse chez les nourrices causent des vomissements parfois rebelles chez les nourrissons.

Les laits contenant des conservatifs chimiques, du formol, etc., les laits provenant de vaches alimentées avec des drèches, déterminent les mêmes effets.

Le simple changement de lait fera cesser plus ou moins vite les vomissements et l'enfant reprendra rapidement son accroissement normal.

L'aérophagie associée le plus souvent à l'hypoalimentation, quelquefois au spasme du cardia, entre probablement aussi en ligne de compte pour causer les vomissements.

Les tuniques gastriques surdistendues par l'air peuvent se contracter brusquement et rejeter tout le contenu de l'organe. On peut être induit en erreur en présence de vomissements explosifs, par leur analogie avec ceux observés dans les états méningés (hémorragie, pie-mérite). Mais le doute ne peut persister longtemps, le vomissement n'étant ici qu'un épiphénomène surajouté à la série des désordres nerveux dont le tableau clinique ne pourra échapper à des observateurs en éveil.

Il existe des cas de gastrite spasmodique, avec épaississement des parois. L'estomac tout entier participe à la production des troubles dyspeptiques, ainsi que nous le montrons plus loin par l'étude des cas d'hypertrophie diffuse congénitale de l'estomac. Pfaundler attribue à une sorte de spasme permanent tous les cas de sténose pylorique ; pour cet auteur, l'épaississement musculaire serait dû à une contraction exagérée des fibres pyloriques et céderait sous le poids d'un courant d'eau. La sténose congénitale vraie du pylore constatée à l'autopsie ne permet pas d'accepter cette opinion. D'autre part Parker, dans un remarquable mémoire, où il a étudié au microscope la musculature du pylore chez un bon nombre de nourrissons normaux ou malades, affirme avoir trouvé deux cas d'hypertrophie indubitable du pylore, dans lesquels il n'y avait eu aucun symptôme gastrique pendant la vie pouvant suggérer l'idée d'une sténose (1). Il y aurait donc des cas latents pendant la vie de sténose congénitale.

Dans les cas de sténose congénitale du pylore vraie, l'intervention chirurgicale peut sauver la vie de l'enfant.

Traitement. — Diverses méthodes ont été proposées : pylorectomie, jéjunotomie, divulsion du pylore.

La pyloroplastie reste la meilleure opération et a donné d'heureux résultats

---

(1) PARKER et MACKEY. (*The Lancet*, 13 août 1910 et *Clinique infantile*, 15 septembre 1910). Ces auteurs, à l'autopsie d'un enfant mort de sténose pylorique congénitale, ont noté que la couche circulaire dans le sphincter mesure plus du double du volume normal, tandis que la couche longitudinale était dans les limites physiologiques.

Poursuivant leurs recherches, ces auteurs enregistrèrent sur 24 pylores de nouveau-nés des variations très notables dans l'épaisseur des sphincters. Ils constatèrent *deux cas d'hypertrophie indubitable* du pylore qui n'avaient donné lieu pendant la vie à aucun symptôme gastrique.

Le premier cas concernait un bébé mort à six mois d'une oblitération congénitale des voies biliaires, mais qui n'avait jamais vomi jusqu'à une semaine avant sa mort. Le pylore mesurait un diamètre d'un tiers de pouce.

Dans le second cas qui concernait un bébé mort à sept mois de bronchopneumonie et qui n'avait jamais présenté de symptôme gastrique, le pylore mesurait :

Diamètre total	12 mm. 1	
Épaisseur de la paroi	3 —	3
muscle circulaire	2 —	1
— longitudinal	0 —	4

Il y avait excès de tissu fibreux entre les fibres musculaires.

Se basant sur ces observations, MM. PARKER et MACKEY émirent l'opinion que les accidents graves attribués à la sténose pylorique ne dépendaient pas de l'hypertrophie musculaire proprement dite, mais du spasme créé par la prédominance des fibres circulaires sur les fibres longitudinales.

en France, à Dufour et Fredet. En Angleterre, les succès de cette méthode ne se comptent plus. Au cas où les tissus sont trop résistants, on peut lui préférer la gastro-entérostomie.

L'intervention chirurgicale sera exclusivement réservée aux cas indubitables.

Dans tous les autres, on se bornera aux méthodes thérapeutiques médicales, et on recourra à l'emploi du citrate de soude, de la pepsine ; les repas seront donnés nombreux et peu abondants ; si l'âge de l'enfant le permet, des bouillies farineuses pourront aider à triompher du spasme. Il faudra tenter l'usage du lait hypersucré.

Enfin, les toniques, les injections de sérum, l'huile camphrée serviront à stimuler l'état général.

Nous relatons in-extenso une observation typique de sténose du pylore relevée

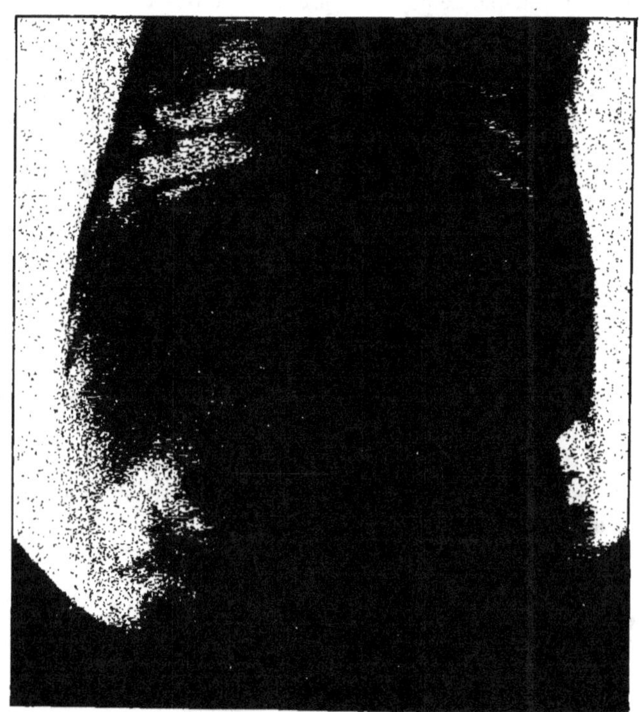

Fig. 33. — Contractions spasmodiques de la paroi gastrique
dans un cas de sténose congénitale du pylore.

par M. Chatelin, interne à l'hospice des Enfants-Assistés dans le service de M. Variot.

Un cas de sténose hypertrophique du pylore chez un nourrisson.
Radiographie — Autopsie.

OBSERVATION. — Edmond M..., né le 20 février 1911.

A. H. — Père et mère bien portants, un autre enfant de 6 ans 1/2 bien portant.

A. P. — L'enfant est né à terme, le 20 février 1911, il pesait 6 livres 1/2, l'accouchement fut normal.

L'enfant n'a rien pris, pendant les deux premiers jours. Puis il a été mis au sein de la mère (un seul sein à chaque tétée ; 7 fois par jour).

Il buvait bien, et n'avait que de légères régurgitations après la tétée.

Au bout de quatre à cinq jours, c'est-à-dire au commencement de la deuxième semaine, l'enfant s'est mis à vomir tantôt après la tétée, tantôt une heure ou deux après plusieurs tétées. A la fin de la deuxième semaine, et à cause des vomissements, un médecin a institué l'alimentation mixte, pendant 48 heures, puis exclusivement le biberon, 7 biberons de chacun 40 gr. de lait ordinaire non bouilli et 20 gr. d'eau bouillie d'abord ; puis de 15 gr. de lait et 45 gr. d'eau.

Les vomissements ont persisté et très rapidement, en moins de huit jours, ont pris les caractères qu'ils présentent actuellement.

On a laissé l'enfant au biberon pendant six jours, pendant ce temps, il a eu quelques selles diarrhéiques 3 à 4 fois par jour ; puis on l'a mis exclusivement à l'eau pendant 48 heures, l'enfant a vomi l'eau aussi bien que le lait, et, la mère a remarqué que 20 heures après la suppression du lait, et le remplacement par l'eau, l'enfant vomissait encore des caillots de lait mélangés à l'eau.

Le petit malade avait alors 4 semaines. On consulta un autre médecin qui ordonna : 7 biberons de chacun 40 gr. lait Lepelletier et 10 gr. solution citratée.

L'enfant se remit à vomir comme auparavant. Il est à noter qu'à chaque changement de régime les vomissements étaient beaucoup moins marqués pendant 24 heures environ.

E. A. — Le petit malade était depuis trois jours au lait Lepelletier, lorsqu'il fut apporté à la consultation externe des Enfants-Assistés, le vendredi 17 mars (Service du Dr Variot), sur les conseils de son médecin, le Dr Thomas.

C'est un enfant très amaigri, il a près de 5 semaines, et ne pèse que 2 kg. 700. Malgré cet amaigrissement l'enfant paraît très vivant et crie avec énergie, il se jette avec avidité sur le biberon, mais, au bout de quelques gorgées, il cesse de boire, et c'est avec lenteur qu'il finit la tétée.

On ne constate à ce premier examen, ni tension de l'épigastre, ni ondes péristaltiques. Rien d'anormal au cœur, ni au poumon.

On remet l'enfant au sein de sa mère, trois fois le sein, quatre fois le biberon (biberon de 50 gr. lait Lepelletier, 10 gr. de solution citratée).

L'enfant continue à vomir, peut-être un peu moins.

Lundi 20 : P. = 2 kg. 730.

L'enfant entre au pavillon Pasteur.

Les *vomissements* présentent, depuis près de 3 semaines, le même caractère. Ce sont des vomissements brusques, en fusée, survenant soit au milieu même de la tétée, soit aussitôt après, soit 1 h. 1/2 à 2 heures après. Le vomissement est très abondant, et le liquide est rejeté brusquement au loin, à 50 et 60 centimètres, souvent le vomissement est plus abondant que la quantité de lait ingérée, et la mère en avait déjà fait la remarque. Ils ne sont jamais, et n'ont jamais été colorés en jaune, mais se présentent sous l'aspect de coagulum plus ou moins dense, mélangé de mucosités. Ces vomissements surviennent à peu près à toutes les tétées, ils étaient, au dire de la mère, plus habituels, dans le début, à la fin de la journée qu'au commencement. Aussitôt après l'enfant se remet à téter vigoureusement, mais comme on l'a déjà fait remarquer, cette avidité est plus apparente que réelle. Au bout de quelques instants, l'enfant boit avec beaucoup moins d'énergie.

Il est à noter qu'il existe un certain degré d'aérophagie au début de la tétée.

Mouvements péristaltiques. — Lorsqu'on examine l'enfant pendant qu'il boit ; on constate l'existence d'ondes péristaltiques très nettes, très intenses, progressant de la gauche vers la droite et passant au niveau de l'ombilic. Ces ondes péristaltiques existent, non seulement après la tétée, mais 1 heure ou 2 après.

Les mouvements péristaltiques, du moins ceux qui surviennent après la tétée, s'accompagnent de cris perçants. L'enfant s'agite et plie les bras et les jambes.

Les *selles* sont rares et d'aspect brunâtre, semi-liquide, l'enfant n'en a qu'une par 24 heures, il n'est pas nécessaire de le changer souvent, il n'urine qu'une ou deux fois par jour, et l'urine est normale.

La *palpation de l'abdomen* montre un intestin petit, très peu distendu et permet de reconnaître dans l'hypochondre droit, à certains moments, en particulier au moment des ondes péristaltiques l'existence d'un petit cylindre dur, sur le flanc droit de la colonne vertébrale. Ce petit cylindre très résistant, de la grosseur du petit doigt, se déplace légèrement par la palpation.

L'examen des autres organes ne présente rien d'anormal.

Le jour même de son entrée, l'enfant est mis au lait Lepelletier exclusivement : 7 biberons de chacun 50 gr. lait Lepelletier et 10 gr. solution citratée.

Les vomissements persistent ainsi que les contractions péristaltiques.

Le *mardi* 21. P. = 2 kg. 740. Vomissements persistants. L'enfant est tubé le mardi soir à 9 heures, il avait pris un biberon de 60 grammes à 5 heures du soir, et en avait rejeté aussitôt environ la moitié. On retire par la sonde environ 20 cm³ de liquide.

Pendant la nuit l'enfant ne vomit plus.

Mercredi 22. Le biberon (10 h. 1/2) est vomi partiellement.

L'enfant est vu à l'écran radioscopique à 11 heures du matin.

La dernière tétée a eu lieu à 10 heures du matin.

On lui fait prendre 20 grammes de lait, avec une cuiller à café de bismuth.

Cet examen radioscopique montre un estomac très distendu, contenant approximativement 200 à 300 grammes de lait.

L'estomac est très dilaté en largeur et en hauteur. Les ondes péristaltiques sont très visibles, la poche à air est peu développée (1 travers de doigt 1/2). De profil, on constate la même dilatation, et la même stase. Le côlon est refoulé en bas. Tous les traitements tentés pour rétablir la tolérance gastrique sont inutiles, l'enfant succombe le 4 avril.

Autopsie. — Pratiquée 24 heures après la mort. Le tissu adipeux a presque complètement disparu.

Cerveau : poids 425 grammes, normal. _

Thorax. Thymus : 1 gramme.

Cœur : normal, 27 grammes.

Poumons absolument normaux, rose pâle, sans trace de congestion, pas d'adénopathie.

Abdomen : intestin très météorisé.

Foie : poids 90 grammes. Uniformément congestionné, sans dégénérescence graisseuse appréciable macroscopiquement.

Reins et surrénales d'aspect normal. Poids des reins, 13 grammes.

Rate : 4 grammes.

Estomac dilaté : contient environ 220 grammes de lait, a les dimensions de l'estomac d'un enfant d'un an environ.

On est immédiatement frappé par l'existence au niveau de la région pylorique d'un cylindre épais très dur, de consistance cartilagineuse, de la grosseur du petit doigt, long de 2 centimètres environ.

L'estomac incisé en suivant la grande courbure jusqu'au voisinage du pylore, on constate l'épaississement plus marqué vers l'orifice pylorique qu'au niveau du fond de l'estomac. L'orifice pylorique, du côté de l'estomac, présente un aspect rappelant celui du museau de tanche, suivant la comparaison classique ; il existe un bourrelet circulaire faisant saillie, dans la cavité gastrique, et par l'orifice situé au centre, on peut faire pénétrer un stylet ordinaire ; mais non une sonde cannelée. Le calibre du pertuis pylorique est d'environ 1 mm. 1/2 à 2 mm. environ.

Du côté du duodénum, la tumeur se termine brusquement, formant là aussi un bourrelet circulaire saillant, au centre duquel on aperçoit la lumière du canal pylorique.

Le pylore incisé sur sa face antérieure, on constate que le rétrécissement siège sur une longueur de 1 cm. 8.

La paroi est très épaisse : 8 mm. dont 6 pour la musculaire et 2 pour la muqueuse.

Le canal est tapissé par la muqueuse épaissie formant deux ou trois replis longitudinaux volumineux. Un fragment est prélevé dans l'axe, pour l'examen histologique.

La paroi de l'estomac est également épaisse, mais à un bien moindre degré, dans le voisinage de la région pylorique; il n'existe aucune ulcération en aucun point.

Examen histologique. — 1° Tumeur pylorique (fragment comprenant toute la longueur de la tumeur, et 3 mm. environ de la paroi duodénale), la tumeur est entièrement formée par du tissu musculaire, répond au sphincter pylorique, mais s'étend également dans la région pylorique du côté de l'estomac; les faisceaux musculaires sont augmentés de nombre et de volume, et il ne semble pas qu'il existe aucune autre lésion, cette hypertrophie porte presque exclusivement sur les fibres circulaires.

Pas de modifications notables du côté de la muqueuse.

Il n'existe en aucun point de lésions inflammatoires appréciables.

2° Fragment prélevé à 1 centimètre environ de l'orifice pylorique sur la grande courbure.

On constate également à ce niveau une hypertrophie notable de la musculature, 2 fois plus épaisse qu'à l'état normal.

Un fragment prélevé dans la région du cardia est de structure normale.

Nous croyons devoir rapprocher des cas de sténose congénitale du pylore bien avérés l'observation suivante, qui démontre que certains troubles spasmodiques de l'estomac du nourrisson peuvent s'atténuer à la longue, et que l'on ne doit pas se hâter de recourir à l'intervention opératoire.

Vomissements incoercibles avec stase gastrique initiale ; contractions spasmodiques persistantes des parois de l'estomac constatées à la radiographie. Amélioration des accidents.

D. Jean, né le 31 janvier 1920, est amené le 6 avril à l'Institut de Puériculture et hospitalisé à la Crèche Pasteur.

Il aurait présenté au dire de la mère des vomissements incoercibles qui auraient débuté peu après sa naissance. Il a été nourri au biberon. Son poids est alors de 3 kg. 600 et sa taille de 51,5 : il est très notablement atrophique. — On lui donne une ration de 80 gr. de lait Lepelletier homogénéisé, plus 15 gr. de solution citratée (huit fois par jour).

Les vomissements se produisent presque tout de suite après chaque tétée ; ils ont lieu en jet et sont si violents que le lait est parfois projeté sur le berceau voisin.

Pendant trois semaines les vomissements se reproduisent avec ce caractère spasmodique et cependant, l'enfant s'accroît en poids, comme le montre le relevé suivant :

	POIDS	TAILLE
6 avril..........................	3 kg. 600	51 cm. 5
12 — ....:	3 kg. 760	52 cm.
19 —	3 kg. 860	53 cm.
26 —	3 kg. 950	53 cm. 5

Pendant cette période, l'enfant fut examiné plusieurs fois à la radiographie, par le Docteur Barret et le Docteur Bouquier.

L'estomac était considérablement distendu par le lait qui s'évacuait lentement par le pylore ; de plus, on voyait se dessiner sur la grande courbure des ondes de contraction assez profondes ; ces apparences firent penser à une sténose congénitale du pylore avec stase gastrique.

Cependant, les vomissements s'atténuèrent après la troisième semaine ; ils devinrent plus espacés ; quelques tétées étaient conservées entièrement ; les vomissements ont lieu toujours en fusée quand ils se produisent.

Après cinq semaines, les vomissements manquèrent pendant deux ou trois jours ; mais lorsqu'ils survenaient, ils étaient encore très abondants et en jet. de lait déjà coagulé.

Pas de diarrhée, ni de constipation ; déjections de couleur naturelle.

	POIDS	TAILLE
3 mai.........................	4 kg. 180	54 cm. 2
7 juin.........................	4 kg. 880	58 cm.

L'enfant est alors âgé de quatre mois.

Il a donc pris 1280 gr. de poids et 6 cm. 5 de taille, depuis son entrée à la Crèche Pasteur. Son aspect est assez bon.

Le 8 juin, l'enfant est réexaminé à la radiographie une heure et demie après la tétée, à laquelle on a ajouté une cuillerée de lait bismuthé. MM. Variot et Barret constatent que l'estomac ne présente plus aucune distension comparable avec la stase du début ; le lait bismuthé a déjà passé partiellement dans l'intestin grêle.

La grande courbure, en dehors de la région pylorique, montre une dépression profonde comme si l'estomac était biloculaire ; mais il ne s'agit pas d'un médiospasme gastrique permanent ; car, après quelques minutes, on voit la dépression de la grande courbure diminuer, puis s'atténuer au point qu'elle disparaît à peu près complètement. Il ne paraît guère douteux qu'il s'agisse d'un spasme local de la paroi gastrique persistant, peut-être en rapport avec une contraction spasmodique du pylore.

La disparition de la dilatation gastrique ne permet pas de considérer ces troubles comme liés à une sténose congénitale vraie du pylore qui déterminerait des accidents permanents. Nous croyons plutôt être en présence d'accidents gastriques spasmodiques qui s'atténuent spontanément avec les progrès du développement.

HYPERTROPHIE DIFFUSE CONGÉNITALE DES PAROIS GASTRIQUES. VOMISSEMENTS INCOERCIBLES

Il faut rapprocher au point de vue symptomatique cette lésion gastrique rare de la sténose congénitale. Mais il s'agit d'un processus anatomique tout à fait distinct ainsi que l'établissent les deux observations que nous rapportons ci-dessous.

I. Vomissements incoercibles mortels datant de la naissance. — Rétraction de l'estomac avec hypertrophie générale des parois musculaires

André H... est né à terme ; c'est le cinquième enfant d'une famille où quatre autres sont vivants et respectivement âgés de 11, 8, 6 et 2 ans 1/2. Le père est mort d'une pneumonie, la mère aurait souffert d'une salpingite.

L'enfant a reçu le biberon dès la naissance et les vomissements se sont produits dès les premiers jours. Il nous fut amené pour ces vomissements à l'âge de un mois à la Goutte de lait de Belleville. Vainement je conseillai de réduire les rations de lait Gallia en ajoutant des prises de citrate de soude ; les vomissements continuèrent ; les selles étaient peu abondantes, moulées, avec une coloration mastic. Nous tentâmes aussi l'emploi du lait homogénéisé, mais sans succès ; l'intolérance gastrique était complète, la stagnation de poids continuait, l'amaigrissement était très marqué.

J'hospitalisai l'enfant, salle Damaschino, dans mon service aux Enfants-Malades, le 16 novembre 1907.

Il est âgé de 2 mois et demi :
Poids : 2 kg. 975. — Normal, 5 kg. environ.
Taille : 53 centimètres. — Normal : 57 centimètres.
On lui donne toutes les vingt-quatre heures huit tétées de lait Gallia de 60 grammes chacune, additionnée d'une cuillerée à soupe de la solution de citrate de soude à 5 gr. p. 300 gr. D'abord les vomissements s'apaisent un peu, l'enfant passe de 2 kg. 975, le 10, à 3 kg. 150 le 14 novembre. Mais dès le 18 novembre, le poids était retombé à 2 kg. 900 ; nous avons donné du lait homogénéisé Lepelletier citraté, mais ce lait était rejeté comme le lait Gallia.

Le 22 novembre, le poids était descendu à 2 kg. 830, les vomissements se produisaient à chaque tétée, très peu de temps après l'ingestion du lait, sans être même coagulé.

Je prescrivis pendant quarante-huit heures une petite cuillerée à café avant chaque tétée d'une solution faible de bromure de potassium.

Je recourus en dernier lieu au lait d'ânesse, qui fut rejeté comme les autres ; il est vrai de dire que l'enfant était devenu très faible à ce moment : il ne pesait plus que 2 kg. 750. Le lait de femme seul ne fut pas essayé, faute de nourrices hospitalières.

Le 18 novembre, je fis l'exploration de la perméabilité pylorique en ajoutant un peu de poudre de charbon au lait ; la poudre de charbon se retrouva dans les matières fécales dures et peu abondantes.

En présence de ces vomissements incoercibles datant de la naissance, il était difficile de ne pas penser à un rétrécissement congénital du pylore ; mais, vu la tension habituelle de la paroi abdominale à cause des cris, on ne pouvait pratiquer aucune palpation efficace. Le ventre était plutôt rétracté et rien ne faisait présumer une dilatation gastrique.

Néanmoins, devant l'insuccès de toutes les médications, je demandai à mon collègue M. Broca de bien vouloir faire une laparotomie exploratrice et une pyloroplastie s'il y avait lieu. Malgré le mauvais état de l'enfant, M. Broca y consentit ; il ne trouva pas d'épaississement anormal dans la région pylorique et referma l'abdomen. L'enfant succomba le même jour, 27 novembre, à 4 heures.

A l'autopsie, le 28 novembre, on constate que l'estomac est très réduit dans sa capacité cadavérique : 30 centimètres environ ; il semble celui d'un nouveau-né. Il y a un épaississement très marqué de la paroi gastrique, qui est ferme, dans toute l'étendue de l'organe. La musculeuse semble être spécialement hypertrophiée ; cela apparaît sur des coupes microscopiques faites par M. Ferrand, interne aux Enfants-Assistés. Le pylore ne paraît pas spécialement intéressé par l'épaississement.

II. Hypertrophie diffuse de la paroi musculaire de l'estomac
sans dilatation avec vomissements incoercibles

L'enfant D..., né le 31 mars 1918, entre le 2 mai dans le service de M. le Dr Variot à l'Institut de Puériculture de l'hospice des Enfants-Assistés pour vomissements incoercibles.

Cet enfant né à terme et mis au sein de sa mère exclusivement aurait prospéré normalement pendant les 15 premiers jours et n'aurait pas eu de troubles digestifs jusque-là. Au bout de ce temps les vomissements ont fait leur apparition et résisté depuis cette époque aux nombreuses médications instituées par le médecin traitant (citrate de soude, belladone, bromure, etc...).

A son entrée, cet enfant, pâle, le visage vieillot, est dans un état d'amaigrissement extrême. Son poids est de 2 kg. 200, sa taille étant de 49 cm. 5. Il semble conserver néanmoins un peu de force car son cri est fort et il tète bien. Pour s'assurer que ces vomissements ne sont pas en rapport avec un lait défectueux de la mère, on supprime momentanément le sein que l'on remplace par du lait condensé Gallia citraté, puis au bout de 2 à 3 jours, les vomissements ne s'arrêtant pas, on lui redonne le sein de sa mère 2 fois par jour, les 6 autres prises étant de lait Lepelletier hypersucré précédées d'une cuillerée à café de solution de citrate : ces mutations lactées n'eurent aucune influence sur les vomissements.

Les tétées se font bien et assez rapidement, mais au fur et à mesure de la déglutition on voit se dessiner sous la paroi abdominale très amaigrie, la forme de l'estomac qui n'est pas descendu et dont la grande courbure située au-dessus et à gauche de l'ombilic est nettement visible à jour frisant, la palpation à ce moment rencontre une certaine résistance, mais on ne constate ni à la vue, ni à la main, d'ondulation péristaltique. Brusquement, l'estomac se contracte en même temps que le vomissement se produit. Ces vomissements qui, les premiers jours, avaient tendance à se produire en jet quoique de peu de force, ne tardent pas au bout de quelque temps à n'être que de simples régurgitations. Ils se produisent parfois au milieu de la tétée, parfois au bout d'une demi-heure et plus, mais ils sont presque constants. Sur 8 prises il n'y a pas plus d'une ou deux que l'enfant parvient à garder. Mais il faut remarquer que ces vomissements ne sont jamais totaux malgré leur abondance et on doit admettre qu'il passe chaque fois une notable partie de lait dans le duodénum puisque l'enfant n'a jamais présenté de constipation, les selles étant même abondantes et assez bien digérées, de coloration et de consistance à peu près normales. Cette perméabilité du pylore fut en outre reconnue à la radiographie pratiquée à l'hôpital Cochin qui permit de constater le passage, quoique retardé, du bismuth dans l'intestin.

La perméabilité du pylore et le mauvais état général nous fit repousser l'intervention, d'autant plus que la situation si elle ne s'améliorait pas n'empirait pas non plus, l'enfant, après des oscillations de poids, étant parvenu à gagner 180 gr. Mais il présenta des manifestations de pyodermie du côté de la face et de l'abdomen, le 27, il présentait de l'œdème de la face et des extrémités, le 28, sa température s'élevait à 38º8, et le 29 il mourait. Pendant tous les 27 jours qu'il passa à l'hôpital, il n'avait présenté aucune élévation de température, mais plutôt une tendance à l'hypothermie.

Autopsie. — À l'ouverture de l'abdomen, l'estomac, bien en place, n'est pas dilaté. Il est plutôt petit, ne dépasse guère le volume de l'estomac d'un nouveau-né. Sa consistance est ferme uniformément, mais un peu plus au niveau du pylore. Sa coloration extérieure est rose pâle. Ses faisceaux musculaires, notamment la cravate de Suisse, se dessinent avec une netteté particulière.

Incisé suivant la grande courbure, l'estomac présente une muqueuse pâle, plissée, sans vascularisation, ni lésion apparente. Mais la musculeuse présente une hypertrophie diffuse et uniforme : l'épaisseur de la paroi stomacale est d'environ 3 millimètres (après séjour dans le formol). Le pylore participe également à l'hypertrophie : son épaisseur atteint environ 4 millimètres, mais il reste très perméable. L'extrémité duodénale du pylore présente un repli très prononcé dépassant le niveau de la muqueuse duodénale d'environ 2 millimètres. Le duodénum et les autres portions de l'intestin sont normaux.

Rien de spécial dans les autres organes.

On doit rapprocher ce fait du précédent que nous avons publié dans le Bulletin de la Société de Pédiâtrie en 1908. Etant donné la diffusion des processus hypertrophiques portant sur toute la musculature de l'estomac, aussi bien les parois que la région pylorique, il faut penser que l'on pourrait être en présence d'une malformation congénitale de l'organe plus ou moins analogue à ce que l'on observe dans les cas de mégacôlon, alors que la dilatation avec hypertrophie du gros intestin est primitive, non provoquée par un repli muqueux ou par une bride extérieure comprimant le tube digestif. Cette hypothèse permettrait de comprendre la gravité des accidents qui semblent avoir une évolution fatale quels que soient les moyens employés pour les entraver. Il est bien certain que les faits de ce genre qui, au point de vue symptomatique, semblent se rapprocher des cas de sténose pylorique congénitale, doivent en être différenciés. La caractéristique des lésions gastriques secondaires dans la sténose congénitale pylorique consiste dans une dilatation en général considérable de l'organe avec hypertrophie plus ou moins marquée des parois : cette dilatation manque dans les deux observations superposables que nous relatons. L'examen radiographique est indispensable pour établir le diagnostic différentiel avec la sténose.

LE MÉDIOSPASME GASTRIQUE

Le cas unique jusqu'à présent que nous allons rapporter et que nous avons présenté à la Société de Pédiâtrie, semble bien établir dans le premier âge l'existence du médiospasme gastrique qui a été observé d'abord et décrit chez l'adulte. Ce trouble fonctionnel si apparent par l'examen radiologique semble évoluer d'une manière favorable puisqu'il a permis la survie et la guérison apparente tout au moins chez l'enfant dont nous relatons l'observation complète.

C'est là un point encore inexploré dans le cadre des spasmes gastriques de l'enfance.

Médiospasme gastrique prolongé chez un nourrisson. — Examens radiologiques réitérés pendant la première année de la vie, et à l'âge de quatre ans et sept mois. — Pseudo-biloculation de l'estomac (1).

J'ai eu l'occasion de faire des observations cliniques et radiologiques sur un nourrisson atteint vraisemblablement de *médiospasme gastrique* prolongé. C'est le premier fait de ce genre que nous ayons rencontré à l'Hospice des Enfants-Assistés où nous pratiquons méthodiquement l'examen radiologique des enfants présentant des troubles digestifs.

L'enfant René S... est né le 17 août 1914 ; il a été admis au pavillon Pasteur, à la crèche de l'Institut de Puériculture le 14 décembre 1914, après son abandon par les parents: Il est dans un état d'atrophie marqué ; il ne pèse que 4 kg. 100 au moment de son admission sa taille est de 59 cm. Il présente des éruptions disséminées sur la peau prédominantes à la région fessière.

On lui donne une ration de lait homogénéisé Lepelletier additionnée de citrate de soude proportionnée à son âge ; mais il boit difficilement et il vomit assez fréquemment, rejetant tout le contenu gastrique en fusée peu de temps après qu'il a vidé le biberon.

Ces vomissements sont d'ailleurs irréguliers, il garde parfois deux ou trois biberons de suite. La constipation est assez forte et on est obligé d'administrer régulièrement une cuillerée à dessert de sirop de séné du Codex.

Pendant la mobilisation aux armées du chef de notre laboratoire de radiologie le docteur Barret, M. Gaiffe a bien voulu consentir à faire fonctionner nos appareils et nous avons pu procéder à la fin de décembre à l'examen radioscopique du tube digestif de ce nourrisson. Nous avons été extrêmement frappés par un aspect biloculé de l'estomac qui semblait divisé en deux par une cloison partant de la partie moyenne de la grande courbure.

Il y avait dans cet estomac comme deux loges, l'une supérieure correspondant à la grosse tubérosité, l'autre inférieure à la région pylorique. La largeur transversale de l'estomac ainsi cloisonné était augmentée. Si l'on faisait ingérer du lait bismuthé à l'enfant devant l'écran, on voyait le liquide opaque s'arrêter d'abord dans la première poche, puis déborder par-dessus la cloison et tomber en cascade dans la poche pylorique plus déclive. — Il était d'ailleurs facile de faire refluer le liquide de la poche inférieure dans la poche supérieure et inversement en imprimant à l'enfant devant l'écran des mouvements de latéralité. Une notable quantité d'air était contenue dans chacune des poches.

Après plusieurs examens successifs pratiqués en décembre 1914 et janvier 1915 nous retrouvâmes toujours la même apparence bilobée de l'estomac et je pensai que nous étions en présence d'une malformation gastrique, d'une biloculation congénitale. Je présentai même l'enfant avec ce diagnostic à un chirurgien suisse de passage à Paris qui crut reconnaître comme moi les premières phases de l'estomac bilobé qu'on peut retrouver chez l'adulte.

(1) Société de Pédiatrie, juin 1919.

L'état général étant sérieux, je décidai de conserver ce nourrisson pour le suivre.

Voici d'ailleurs quelques chiffres relatifs à son poids et à sa taille pendant son séjour dans notre crèche.

20 décembre 1914	4 kg. 180	59 cm.
4 janvier 1915	4 kg. 290	60 cm.
2 février 1915	4 kg. 600	62 cm. 5

A ce moment l'enfant fait une poussée de broncho-pneumonie avec hyperthermie dont il se remet assez bien.

1er mars 1915	5 kg.	64 cm.

Le 8 mars éruption de rougeole et passage au pavillon d'isolement. Les troubles gastriques se sont un peu atténués, mais les vomissements à intervalle persistent.

5 avril	5 kg. 350	65 cm.

Le 3 mai l'enfant ayant fait une nouvelle poussée de broncho-pneumonie redescend à 5 kg., sa taille est de 66 cm. 5.

Durant ces premiers mois l'enfant fut présenté plusieurs fois devant l'écran fluorescent et toujours on retrouve l'aspect bilobé de l'estomac. Jamais il ne nous a paru que ce cloisonnement gastrique était dû à un refoulement par le côlon distendu par les gaz ; nous étions donc disposés à admettre une biloculation congénitale vraie et non une fausse biloculation par compression ou refoulement de l'organe.

Le 24 mai nouvelle poussée de broncho-pneumonie avec hyperthermie.

Le 5 juillet	6 kg.	67 cm. 5
Le 2 août	5 kg. 900	68 cm. 5 un peu de diarrhée.
Le 6 septembre	7 kg. 050	70 cm.

Dès lors on s'aperçoit que des gonflements rachitiques dans les articulations chondro-costale et dans les épiphyses radiale et tibiale se sont produits ; il y a une légère déformation thoracique et un peu de *genu valgum* bien que l'enfant n'ait jamais été mis sur ses pieds. — Ces lésions rachitiques s'accentuèrent encore les mois suivants bien qu'on ait prescrit du jus de viande et de la purée de pommes de terre, des bains salés, et qu'on donnât chaque jour un litre de lait condensé sucré Gallia.

A l'examen radiologique la cloison gastrique semble avoir un peu diminué ; la hauteur de la cascade par laquelle le liquide descendait d'une poche dans l'autre s'est réduite.

Le 4 octobre	7 kg. 760	71 cm.
Le 6 décembre	8 kg. 600	74 cm. 5
Le 3 janvier 1916	9 kg.	76 cm.

On commence à épaissir le lait avec des bouillies, les troubles dyspeptiques ont beaucoup diminué, les vomissements sont peu fréquents. A l'examen radioscopique là biloculation gastrique s'est relativement atténuée, néanmoins le segment pylorique de l'estomac est toujours abaissé.

6 mars 1916 .... 9 kg. 900 78 cm. 5

Les lésions rachitiques du squelette sont en voie de régression : les tuméfactions épiphysaires diminuent, les côtes et les os des jambes se redressent.

Le 1er mai .... 9 kg. 100 79 cm. 5
Le 12 juin .... 9 kg. 900 80 cm.

On commence à permettre la marche.

Le 7 avril .... 11 kg. 100 81 cm. 5
Le 12 octobre .... 12 kg. 180 84 cm.
Le 1er décembre .... 11 kg. 700 87 cm.

L'enfant est alors âgé d'environ 2 ans et demi, il marche bien, n'a plus de déformations rachitiques. Il s'alimente bien, les troubles gastriques fonctionnels ont disparu.

L'examen radiologique pratiqué les derniers temps permet de retrouver toujours une ébauche de biloculation apparente au niveau de la grande courbure. La région pylorique semble abaissée, mais la cloison qui subdivise l'estomac en deux poches semble beaucoup diminuée. J'étais disposé à attribuer aux progrès de la croissance organique cette atténuation de la biloculation que j'avais presque tendance à considérer comme une malformation curable.

Mais notre interprétation de ces phénomènes observés pendant plus de deux ans a dû changer lorsque nous avons pu réexaminer le même enfant au mois de mai 1919 à l'âge de 4 ans et neuf mois. Il avait été placé dans une agence départementale des Enfants-Assistés et nous avons pu le faire revenir à l'hospice dépositaire pour l'étudier à nouveau.

Son développement est normal ; il est en bon état, poids 16 kg. 200, taille 101 cm. 5, la première fois qu'il a été revu vers le 15 mai par notre chef de laboratoire, le docteur Barret, il présentait très nettement la biloculation gastrique que nous avons observée pendant le deux premières années de la vie. M. Barret qui n'avait pas été informé de nos constatations antérieures fut tenté de considérer cet aspect singulier de l'estomac comme une fausse biloculation due au refoulement de l'organe par le côlon qui était ce jour-là très distendu par les gaz, mais depuis lors j'ai eu l'occasion de revoir à deux reprises sur l'écran l'estomac de cet enfant le 25 mai et le 9 juin avec le Dr Barret. La première fois l'estomac contenant une certaine quantité de lait bismuthé nous apparut comme refoulé en masse à gauche par le gros intestin distendu par les gaz ; puis nous vîmes sur la grande courbure se produire sous nos yeux des encoches indiquant des ondes de contraction très fortes et qui se déplaçaient ; dans aucun cas ces ondes de contraction qui déprimaient la grande courbure n'étaient assez profondes pour rappeler la biloculation apparente initiale.

Lors du dernier examen nous pûmes voir que l'estomac d'une capacité un peu réduite avait plutôt une disposition verticale. Aucune dépression sur la grande courbure, la paroi gastrique est exactement appliquée sur le lait bismuthé, aucune poche à air. Pendant dix minutes le lait bismuthé ne franchit pas le pylore ; il semble que l'estomac soit dans un état de contraction spasmodique total avec occlusion de ses deux orifices.

Devant ces deux constatations successives montrant un état spasmodique permanent de la paroi gastrique chez cet enfant âgé maintenant de quatre ans et sept mois, nous sommes disposés d'accord avec M. Barret à considérer la fausse biloculation qu'a présentée l'estomac dans les premiers mois, comme liée à un médiospasme très prononcé qui a été s'atténuant peu à peu, bien que la tendance spasmodique persiste. Le médio-spasme gastrique est un trouble névropathique qui a été bien observé chez l'adulte par M. Beclère et par d'autres et qu'on a pu confondre avec la fausse biloculation due au refoulement de la paroi gastrique par le gros intestin météorisé.

Telle est l'interprétation que nous proposons de ce fait. A notre connaissance le médio spasme n'a pas encore été décrit chez le nourrisson.

MÉGADUODÉNUM CONGÉNITAL CHEZ LE NOURRISSON

L'enfant M... (Ernest), est né le 16 octobre 1915. Il a été nourri au sein de sa mère pendant deux mois et présenta des vomissements dès sa naissance.

Le père est réformé et serait atteint de tuberculose.

Il y aurait un autre enfant qui, à l'âge de 20 mois, ne marche pas encore.

La mère a suivi régulièrement la consultation de la Goutte de lait de l'Institut de Puériculture depuis la naissance de l'enfant. Le 11 décembre la taille est de 53. cm et le poids de 3 kg. 100 ; à ce moment nous hospitalisons l'enfant au pavillon Pasteur.

Comme les vomissements persistèrent abondants, et après chaque tétée, on prescrit le lait Lepelletier coupé d'eau de riz et additionné de citrate de soude.

Malgré cette alimentation, du 11 au 28 décembre, il n'y eut pas d'amélioration. L'enfant, qui avait d'abord passé de 3 kg. 100 à 3 kg. 340 du 11 au 19 décembre, reperdit complètement ce gain et tomba à 3. kg 140 le 27 décembre avec une taille de 53 cm. 5.

Devant cet insuccès de l'allaitement artificiel, on mit l'enfant au sein d'une nourrice de la nourricerie Parrot.

Son poids resta cependant stationnaire du 26 décembre au 1er janvier.

A partir de ce moment, l'enfant commença à utiliser le lait de femme et son poids passa de 3 kg. 180 le 2 janvier à 3 kg. 460 le 21 janvier.

Toutefois, il continua à rejeter une bonne partie du lait ingéré. Il fut alors remis au lait Lepelletier. Sa taille était de 55 cm.

Du 21 janvier au 2 février, le lait Lepelletier fut très bien utilisé ; cet enfant passa de 3 kg. 460 à 3 kg. 830. Taille 56 cm.

Du 3 février au 12 mars, le poids progresse de 3 kg. 840 à 4 kg. 600. Taille 59 cm. (Toujours lait Lepelletier.)

Du 14 mars au 12 avril, le poids passe de 4 kg. 600 à 5 kg. 050 avec une taille de 60 cm.

Quelques élévations thermiques se manifestent.

A partir du 12 avril, le poids reste stationnaire, jusqu'au 23 avril, date à laquelle il était encore de 5 kg. A cette époque la température s'élève pendant une huitaine de jours à 39°, 39° 5 dépassa même 40° et revient à 37° vers le 6 mai. Le poids est alors de 4 kg. 960 et la taille de 61 cm. 5.

L'hyperthermie revient et persiste avec des oscillations jusqu'au 17 juin. Puis la température s'éleva soudainement jusqu'à 41°2 et l'enfant succomba le 19 juin (poids : 3 kg. 800, taille : 62 cm.).

Cette hyperthermie, qui dura du 7 avril jusqu'au mois de juin, était déterminée par une pyodermite qui, après avoir débuté par le visage et le cuir chevelu, a gagné tout le corps.

Un très grand nombre de petits abcès se produisirent qui furent ouverts. Quelques-uns même restèrent fistuleux.

Durant tout son séjour dans la salle, l'enfant s'alimenta assez bien, buvait volontiers, mais rejetait constamment une bonne partie de ses tétées.

Nous avons pratiqué plusieurs fois l'examen radioscopique chez cet enfant :

On ne constata rien d'anormal du côté du thorax, ni du côté du cœur, mais après ingestion de lait bismuthé, l'estomac semblait conformé de manière défectueuse.

Près du pylore semblait exister une sorte de diverticule d'une profondeur d'environ 2 à 3 centimètres, séparé du reste de l'estomac par une encoche très marquée sur la silhouette radioscopique.

Devant l'écran, on essaya plusieurs fois, en penchant l'enfant dans le sens latéral, de faire refluer le lait bismuthé, accumulé dans le diverticule dans la grande cavité gastrique, lors-qu'elle était vide, mais on ne parvenait pas à faire déplacer le liquide du diverticule, contrairement à ce que nous avons eu l'occasion d'observer dans le cas de médiospasme gastrique ci-dessus relaté.

Comme conclusion de cette observation au point de vue clinique, il n'est pas douteux que dans ce cas l'emploi du lait de femme donna des résultats très satisfaisants, car après une stagnation de poids de quelques jours l'enfant mis au sein d'une nourrice s'accrut d'une manière très normale malgré la persistance des vomissements. Il est à noter aussi qu'après la restauration des fonctions de l'estomac par l'allaitement au sein pendant 3 semaines seulement, l'accroissement pondéral et statural continua à se faire pendant 2 mois assez bien au lait Lepelletier. Il ne s'arrêta que lorsque survint l'infection pyodermique.

C'est manifestement à cette infection qu'est due la mort et il est vraisemblable qu'elle eût été évitée, si l'allaitement au sein eût pu être continué.

L'*autopsie* nous fournit l'explication de l'image radioscopique. La petite cavité sacciforme séparée de la grande cavité gastrique, tel que cela se voit dans les estomacs biloculaires, était constituée en réalité par une dilatation très accentuée de la première portion du duodénum qui se continue avec la région pylorique dont l'anneau offrait un aspect normal séparant nettement l'estomac du duodénum. La circonférence de la partie dilatée après séjour dans la solution de formol atteignait 6 cent. Les deuxième et troisième portions du duodénum semblaient à peu près normales comme dimension. Mais l'intestin grêle en continuité avec la troisième portion du duodénum apparaît dilaté. A la mensuration on trouve l'intestin grêle d'une longueur de 3 mètres environ, tandis que le gros intestin ne mesure que 0 m. 45.

Dans la dernière portion du grêle le tractus intestinal est dilaté sur une longueur de 15 cm., sans qu'il soit possible de trouver une anomalie valvulaire ou autre susceptible d'en fournir l'explication.

On ne constate aucun épaississement de la paroi intestinale.

La muqueuse de l'estomac, du duodénum et de l'intestin ne présentait pas de lésion apparente.

Cette malformation du duodénum était probablement congénitale et semblait compatible avec une survie prolongée, si l'enfant eût été allaité dans des conditions normales. Cependant, MM. Guinon et Barret ont présenté à la Société de Pédiâtrie (juin 1920) le cas d'un nourrisson de trois semaines qui présentait, durant la vie, une ectasie duodénale visible aux rayons X, avec des vomissements incoercibles. Le chirurgien constata des brides comprimant l'intestin. L'enfant succomba après l'opération.

IMPERFORATION ET RÉTRÉCISSEMENT DU DUODÉNUM

Les cas d'imperforation sont très rares : on pourra présumer cette malformation chez les nouveau-nés qui rejettent complètement le lait et chez lesquels l'exploration à la sonde ne révélera pas d'obstruction de l'œsophage. Il peut y avoir seulement rétrécissement du duodénum comme dans le cas suivant publié en 1911 par M. Francis Roé dans *The Lancet*.

L'enfant ne vécut que quatre jours après avoir vomi et rejeté par l'anus des matières noires ; il mourut subitement.

Examen de la pièce. — La pièce comprend l'estomac et le duodénum de l'enfant, bourré de coton et fixé dans la situation la plus semblable à la forme de l'organe. Au premier abord, ce semble être un grand estomac avec une constriction très serrée à la jonction des 2/3 supérieurs et du 1/3 distal, l'abouchement de l'œsophage étant dans sa position normale et à l'autre extrémité un tube étroit sortant du milieu d'une extrémité en cæcum. A l'examen plus attentif, la portion étranglée est le pylore, car un anneau musculaire bien marqué large d'environ 1/2 pouce représente le sphincter pylorique. La partie dilatée au delà du pylore est le duodénum qui se dilate graduellement jusqu'à former un tube d'un pouce 1/2 de diamètre, puis se termine assez brusquement. La tumeur du duodénum est complètement bouchée à ce point et on ne peut trouver dans la muqueuse, ni fossette, ni enfoncement. De l'extérieur de ce cæcum, part un tube étroit, avec une paroi mince, du calibre d'environ 1/4 de pouce. La muqueuse du tube est irrégulièrement plissée. Il y a une très légère constriction extérieure à l'union des deux parties. En somme, l'apparence présentée par ce tube étroit sortant de la portion dilatée du duodénum ressemble à l'appendice sortant du cæcum.

Il semble que l'examen radiographique pourrait déceler les imperforations ou les rétrécissements du duodénum et permettre la survie par l'établissement d'une gastro-entérostomie.

LE RÉTRÉCISSEMENT CONGÉNITAL DE L'ILÉON

Le rétrécissement peut siéger assez bas sur le tractus digestif et ne permet guère la survie comme le montre le fait suivant recueilli par M. Le Blaye, interne dans mon service.

L'occlusion intestinale congénitale n'est pas une affection très rare chez le nouveau-né ; mais, dans ces cas, l'obstacle est, en général, bas placé ; il s'agit le plus souvent d'une malformation ano-rectale et il est exceptionnel d'observer des occlusions congénitales siégeant sur l'intestin grêle. C'est en raison de l'intérêt embryologique et tératologique qui s'attache à ces faits que nous reproduisons l'observation suivante :

M... Léon, né le 29 mai 1908, à terme, à la suite d'un accouchement normal, est présenté à la Goutte de lait de Belleville le 5 juin, pour des vomissements qui se répètent depuis la naissance. L'enfant est envoyé à l'hôpital des Enfants-Assistés où il est admis le même jour au pavillon Pasteur lit n° 3. Il pèse à ce moment 2 kg. 260 gr. et mesure 45 cm. Ce poids et cette taille indiquent un certain degré de débilité congénitale. L'inspection ne révèle aucune malformation extérieure : le ventre est proéminent ; il n'y a pas de hernie. Il existe un peu de cyanose des extrémités et des lèvres.

L'examen organique ne montre rien d'anormal ni du côté du poumon, ni du côté du cœur. L'abdomen au contraire est fortement tendu, météorisé ; le foie ne déborde pas le rebord costal ; la rate n'est pas perceptible. Les troubles fonctionnels consistent essentiellement : d'une part dans l'intolérance absolue pour les liquides ingérés ; d'autre part dans une constipation opiniâtre.

Les vomissements sont très fréquents, s'effectuent sans efforts ; ils offrent une coloration jaune, brunâtre et présentent très nettement l'odeur fécale. La constipation est absolue ; une selle a été obtenue quelques jours après la naissance à l'aide d'un lavement, mais il n'y a jamais eu de défécation spontanée.

Quelques heures après l'entrée du petit malade au Pavillon Pasteur, la perméabilité du rectum est explorée à l'aide d'une sonde molle qui pénètre sans difficulté et permet le lavage de l'intestin. Le liquide évacué entraîne une certaine quantité de méconium, mais aucune trace de matières fécales.

En raison de ces symptômes témoignant d'une occlusion de l'intestin, M. le Dr Variot émet l'hypothèse d'un rétrécissement congénital de l'intestin grêle.

Le 6 juin, les vomissements deviennent de plus en plus fréquents, la tendance au collapsus s'accentue, la température s'abaisse à 36°4, et la mort survient le soir, neuf jours après la naissance.

Autopsie. — A l'ouverture de l'abdomen on constate que l'intestin adhère à la paroi abdominale dans la région épigastrique seulement.

Il existe également des adhérences analogues avec la face inférieure du foie. Les unes et les autres sont facilement rompues, et paraissent récentes. La portion de l'intestin intéressé par ces adhérences est constituée par le cœcum et la partie initiale du gros intestin, le cœcum étant très haut situé, sous-hépatique, au milieu des anses grêles distendues. En suivant l'intestin grêle depuis le duodénum, on constate sa distension régulière jusqu'à la fin de l'iléon. En ce point, il s'engage sous le foie, et contourne le pylore, en même temps que son calibre diminue des deux tiers ; il n'y a pas de distension du gros intestin.

A l'ouverture de l'intestin, on constate l'existence d'un rétrécissement très marqué sur une longueur de 4 cm. 1/2, siégeant sur l'extrémité de l'iléon au voisinage immédiat du cœcum ; la largeur de l'intestin étalé n'est à ce niveau que de 10 à 12 millimètres, tandis qu'elle atteint 3 centimètres en amont. Les matières fécales ont néanmoins franchi le rétrécissement et remplissent le cœcum, mais les matières contenues dans le reste du gros intestin ont encore une teinte méconiale.

La muqueuse intestinale ne présente aucune lésion appréciable au niveau du rétrécissement, et les différentes tuniques ne paraissent pas notablement épaissies.

Il y avait donc dans ce cas, à la fois rétrécissement et aussi vice de position. Quant à la péritonite localisée observée à l'autopsie, il ne nous paraît pas douteux qu'elle se soit produite dans les derniers jours de la vie, et qu'elle soit par conséquent l'effet et non la cause de la malformation constatée. La situation haute du cœcum est d'interprétation embryologique facile, puisque c'est là une disposition embryonnaire dont la persistance peut être expliquée par un arrêt de développement ; il n'en est pas de même de l'enroulement de l'iléon autour du pylore, fait dont l'explication nous échappe.

Le siège des rétrécissements de l'intestin grêle est, on le sait, ordinairement situé au niveau du diverticule de Meckel persistant, mais tel n'est pas notre cas. — Les rétrécissements de l'iléon peuvent cependant siéger aussi à son extrémité cœcale — Ballantyne (1) mentionne ainsi l'existence de ces atrésies congénitales.

« L'iléon est manifestement un siège fréquent d'occlusion intestinale, fait qui trouve son explication dans la présence fréquente du diverticule de Meckel, et dans la traction qu'il peut exercer. Il est probable que la plupart des cas cités comme exemples d'occlusion congénitale de l'intestin grêle affectent l'iléon. Le siège de l'obstruction est fréquemment aussi le point où l'intestin grêle se continue avec le gros intestin. »

Toutefois, les explications pathogéniques qui attribuent ces rétrécissements à des péritonites fœtales, ou à un arrêt de développement des vaisseaux (Durante et Siron) ne nous ont pas paru applicables à l'observation que nous venons de relater, et dont l'interprétation demeure obscure.

Dilatation congénitale limitée à l'intestin grêle par brides fibreuses sans obstruction (2).

Cette observation a été recueillie par l'un de mes internes, M. Rousselot ; elle montre que le calibre de l'intestin grêle peut se distendre derrière des brides et simuler parfois le mégacôlon.

Leu... (Marcel), âgé de 2 mois, entré le 11 mai au pavillon Pasteur, dans le service de M. Variot à l'hospice des Enfants-Assistés.

Cet enfant, né à terme, pesait environ 3 kg. au moment de sa naissance. Il a toujours été élevé au biberon, et bien qu'il n'ait présenté ni diarrhée, ni vomissements, est, au moment où on l'amène, dans un état de profonde inanition.

Il présente une dissociation de croissance staturale et pondérale : sa taille étant de 54 cm. pour un poids de 2 kg. 950.

Son aspect est celui d'un athrepsique très amaigri ; il crie continuellement.

L'abdomen n'est pas particulièrement tendu, mais plutôt rétracté.

Cet enfant est mis au lait Lepelletier additionné de citrate de soude, et à un premier examen radioscopique, on constate que l'estomac est très dilaté avec une grande chambre à air. Le foie est difficile à apercevoir. Sa face antérieure est masquée par une grosse poche claire qui le refoule en arrière, et l'on n'en aperçoit qu'une petite languette qui se profile sur la face antérieure de l'estomac ; lorsqu'on l'examine de profil, il semble fortement refoulé en bas et en arrière.

M. Variot pensa à une malformation congénitale, portant sur un segment du tube digestif, probablement à un mégacôlon de Hirschprung.

D'abord, le petit malade présenta une augmentation de poids, atteignit 3 kg. 530 sans présenter ni vomissements, ni diarrhées. Les selles sont normales comme nombre, comme couleur, comme consistance.

Un second examen radioscopique pratiqué à huit jours d'intervalle du premier avec bismuth, ne fit que confirmer les premières constatations.

Les événements ne tardent pas à se précipiter ; le 21 mai, apparition de vomissements,

(1) *Antenatal Pathology by Ballantyne.*
(2) Présentation à la Société de Pédiatrie, octobre 1912.

deux à trois par jour, et le 1er juin, l'enfant meurt en hypothermie, après avoir présenté en trois jours, un amaigrissement rapide accompagné de vomissements et de diarrhée.

L'autopsie montra :

1° Les organes en place : — L'estomac est très dilaté.

A droite : refoulant complètement le foie dont on n'aperçoit qu'une petite languette, on voit une grosse anse intestinale dilatée et venant au contact de la vésicule biliaire qui la teinte.

Du bord mésentérique de son extrémité inférieure partent deux bandelettes fibreuses aboutissant l'une à la face antérieure de la paroi abdominale au voisinage de l'ombilic ; l'autre se perd dans le péritoine de la fosse iliaque. Ces deux bandelettes circonscrivent un angle aigu dans lequel s'engage une portion assez longue d'intestin grêle, mais cette portion est flasque et ne présente aucune trace de coudure ni de striction.

2° Après éviscération : — Grande brièveté de l'intestin grêle, mais le gros intestin est normal. Pas d'autres brides fibreuses, mais seulement quelques ganglions dans le mésentère. L'iléon est normal sur une longueur d'environ 0 m. 20 cm., puis au-dessus de l'angle formé par les deux tractus fibreux, on note une dilatation brusque ampulaire du volume d'une orange, se terminant un peu plus haut par un sillon transversal, au niveau duquel le tube digestif se rétrécit ; à ce niveau, la séreuse est légèrement enflammée ; au delà le segment intestinal redevient normal.

L'examen des autres organes n'a montré la présence d'aucune autre anomalie.

Malgré les brides qui comprimaient le calibre de l'intestin, il n'y eut jamais chez ce nourrisson de phénomènes d'obstruction à proprement parler. Bien plus, l'abdomen n'était pas très développé, et la dilatation circonscrite de l'intestin, interposée entre le foie et la paroi du ventre fut une trouvaille radioscopique. Néanmoins, les fonctions gastro-intestinales devaient être troublées, car le lait homogénisé ne put être utilisé, et l'enfant succomba assez vite.

La première idée qui vient à l'esprit en constatant une grosse poche gazeuse dans la région habituellement occupée par les côlons, fut qu'on se trouvait en présence d'un mégacôlon par malformation congénitale.

Les constatations à l'autopsie révélèrent une dilatation, siégeant sur l'intestin grêle, bien plus rare que le mégacôlon.

Le diagnostic précis pendant la vie, ne pouvait être posé.

DILATATION CONGÉNITALE DU COLON
MALADIE DE HIRSCHPRUNG

C'est une affection rare signalée pour la première fois par Hirschprung en 1890 et qui est liée à une malformation congénitale du gros intestin. Il semble bien y avoir deux formes de cette malformation : l'une due à une ectasie initiale du calibre des côlons ; l'autre en rapport avec la présence d'une valvule anormale qui détermine une gêne dans la circulation intestinale et une rétro-dilatation plus ou moins étendue.

Quoi qu'il en soit le mégacôlon se traduit par une distension de l'abdomen en rapport avec la dilatation permanente du côlon, une constipation extrêmement opiniâtre alternant avec de véritables débâcles.

Le météorisme peut atteindre d'énormes proportions ; on cite un cas de Furwick où la circonférence abdominale était de 67 cent. chez un enfant de 17 mois.

Par la palpation et le toucher rectal on constate la présence de tumeurs qui ne sont autres que des stercoromes.

L'abdomen passe par des alternatives d'ampliation et de resserrement considérables en rapport avec les périodes d'obstruction temporaire du gros intestin. Lorsque l'adomen est très distendu, on voit nettement le côlon se dessiner à travers la paroi, ainsi que les contractions péristaltiques. Après les débâcles, le ventre s'affaisse et l'on pourrait méconnaître la malformation.

Diagnostic. — Dans les cas d'ectasie abdominale très prononcée (voir ce chapitre) acquise fréquemment par suite de l'hypoalimentation, l'atonie du gros intestin peut avoir comme conséquence une aérocolie très forte qui pourrait faire songer au mégacôlon congénital. Mais cette aérocolie cède assez vite lorsqu'on donne au nourrisson une ration convenable.

Dans des cas de constipation très opiniâtre avec présence de stercoromes dans l'S iliaque, on peut voir apparaître une énorme dilatation du côlon chez certains nourrissons. Mais la distension colique disparaît par l'emploi d'un bon purgatif. En général, le mégacôlon se révèle dès les premiers mois de la vie.

Pour bien préciser la topographie et le degré du mégacôlon la radiographie est une méthode admirable d'investigation ; le bismuth permet de suivre exactement les contours et le calibre du gros intestin.

C'est cette méthode qui permettra de décider si la distension colique est en rapport avec une valvule, comme certains observateurs l'ont vu, ou avec une malformation générale du gros intestin portant sur toute sa longueur et sur son calibre. On a pratiqué dans ces cas des anastomoses colo-coliques, ou l'iléo-rectostomie.

Il semble bien probable que la malformation du côlon n'est pas toujours univoque. — Nous citons deux observations de l'une et l'autre forme.

Voici l'observation d'un enfant que j'ai rencontré dans mon service de l'hospice des Enfants-Assistés et qui a été étudié et suivi avec grand soin par M. Sorrel, prosecteur des hôpitaux. A plusieurs reprises j'ai examiné cet enfant avec le Dr Barret, chef au laboratoire de radiologie de l'hospice, M. Sorrel a publié ce cas dans la Clinique Infantile (1913).

Mégacôlon congénital (observation résumée) ayant son point de départ
dans l'S iliaque. Valvule inférieure.

Louis E..., 8 ans, né à terme, nourri au sein jusqu'à 11 mois, a toujours été atteint d'une constipation opiniâtre, n'a jamais été à la selle spontanément. De temps en temps, malgré tous les efforts, présente des phénomènes d'obstruction durant 8 à 10 jours dont la fin s'annonce par l'émission de grandes quantités de gaz.

A l'examen, en dehors d'une période de crise, il paraît un enfant bien développé et tout à fait normal. — Le ventre est ballonné assez uniformément, mais surtout à gauche. Pas de péristaltisme. La palpation rendue très difficile par la tension abdominale ne perçoit que la présence d'amas stercoraux dans la fosse iliaque gauche.

Après injection d'une bouillie bismuthée, l'examen radiologique pratiqué montre une énorme poche gazeuse refoulant fortement le diaphragme et masquant même à droite une partie de l'ombre hépatique. Le cæcum est entièrement garni de bismuth, sa forme et sa mobilité sont normales. Le côlon transverse est teinté par le bismuth tout au moins partiellement ; le côlon descendant très légèrement.

Huit jours après l'injection de bismuth, l'enfant n'a pas encore eu de selle . Le ballonnement du ventre est assez considérable, pas de douleurs, pas de mouvements péristaltiques. Le bismuth est accumulé dans la dernière partie du gros intestin. Au-dessus, même poche gazeuse qu'au premier jour.

14 jours après. — Des lavements ont évacué *partiellement* le bismuth, on en retrouve au même niveau surmonté de la poche gazeuse.

22 jours après. — Même image radioscopique, la poche gazeuse est un peu moins accusée.

Examen rectoscopique (Dr Bensaude). L'entrée de la poche est située en bas et un peu à gauche, masquée par une sorte de valvule occupant surtout la partie inférieure et droite de l'orifice au niveau de laquelle il y a des contractions spasmodiques. — La muqueuse est rouge à ce niveau. La limite supérieure ne peut être précisée ; elle intéressait très probablement la partie terminale du côlon transverse.

Par la suite, des massages abdominaux furent pratiqués ; l'enfant suivit à la campagne un régime alimentaire spécial. Grâce à ces soins, son état s'améliora notablement. — Il s'agissait donc d'un mégacôlon siégeant sur l'S iliaque surtout, mais intéressant également toute l'anse descendante.

Mégacôlon congénital total.

Le 19 avril 1916 entre dans notre service de l'Institut de Puériculture l'enfant M.T. (Pierre), né le 21 avril 1915, poids : 7 kg. 050 ; taille : 71 cm. ; température : 40°2, montant à 40°8 dans la soirée, moment où l'enfant meurt.

Les renseignements fournis et la soudaineté du début font penser que les accidents ultimes sont en rapport avec une pneumonie.

Dès la naissance, l'enfant avait le ventre fort. A l'âge d'un mois le Dr Baudrand, qui le vit à Antony, fut étonné de la distension énorme de l'abdomen, et remarqua que les anses intestinales étaient apparentes.

Comme l'enfant était alors un hypo-alimenté, on pensa d'abord à une ectasie abdominale simple ; il fut présenté un mois après au Dr Variot qui, d'après l'aspect de l'abdomen, porta le diagnostic probable de mégacôlon congénital.

On prescrit du lait hypersucré Lepelletier et du sirop de séné.

La constipation céda, la paroi abdominale s'affaissa considérablement et le développement physique fut assez satisfaisant durant quelques mois.

L'autopsie confirme en tous points le diagnostic porté pendant la vie. C'est bien d'une dilatation congénitale du côlon qu'il s'agit.

On aperçoit le côlon extrêmement dilaté et refoulant les autres viscères.

Le côlon transverse est surtout le siège d'une dilatation énorme, 14 cm. de circonférence. L'intestin grêle, ramassé en un petit paquet, est caché sous l'anse colique. Le cœcum, avec l'appendice, se trouve dans la fosse iliaque gauche. Le foie, considérablement aplati et n'occupant que le côté droit dans la cavité abdominale, est basculé et comme plaqué contre la paroi postérieure. Les poumons sont refoulés en haut, l'estomac en arrière. Il n'existe pas de rétrécissements de l'intestin, ni de flexuosités du côlon iliaque. L'examen attentif ne décèle aucune formation valvulaire dans le tractus allant de la valvule iliocæcale au rectum. Les parois coliques ne présentent ni bosselures, ni bandelettes musculaires longitudinales. Par contre, la paroi musculaire est épaissie et l'aspect de la muqueuse révèle des plaques de congestion surtout dans la région du côlon transverse. On trouva en outre des lésions de pneumonie franche.

L'évolution des accidents datant de la naissance, ainsi que l'aspect des viscères, nous conduisent à considérer ce cas comme un cas typique de maladie de Hirschprung.

Cet enfant avait été amélioré par l'usage régulier du sirop de séné qui faisait contracter le gros intestin et empêcha les crises d'obstruction. Il a succombé à une pneumonie intercurrente.

Voici une observation de mégacôlon opéré par M. Ombrédanne, après avoir été soumis à notre examen.

L'enfant D..., âgé de 5 ans a été vu à la consultation de l'hospice des Enfants-Assistés par le Dʳ Zuber le 2 juillet 1919, qui soupçonne l'existence d'un mégacôlon.

Le Dʳ Variot examine l'enfant et confirme le diagnostic.

L'enfant avait été conduit à l'hospice des Enfants-Assistés, parce que depuis deux jours il se plaignait de souffrir violemment du ventre et avait un arrêt des matières et des gaz. La veille, il avait eu un vomissement alimentaire.

L'enfant était un constipé habituel, mais s'il présentait de temps à autre du ballonnement du ventre, des douleurs associées à la constipation, jamais ces phénomènes n'avaient atteint une telle intensité, ils cédaient à un lavement. Le jeune malade conservait cependant un ventre volumineux.

A l'examen, l'enfant est pâle, se plaint de souffrir du ventre. L'abdomen est fortement distendu, il est dur ; la peau est sillonnée par des veines dilatées, des contractions péristaltiques de l'intestin, spontanées ou provoquées par des chocs légers de la paroi sont perceptibles à la vue et au palper.

M. Variot procède à l'examen radioscopique avec l'aide du Dʳ Bonniot radiologue des hôpitaux. Il constate que le côlon est très fortement dilaté dans toute son étendue ; l'examen de profil montre une transparence complète correspondant à cette distension. A la partie inférieure de l'abdomen on voit des zones opaques indiquant une petite quantité de liquide dans la cavité abdominale. Le foie était basculé en arrière et plaqué contre la région dorso-lombaire. Le diaphragme était fortement refoulé par l'intestin.

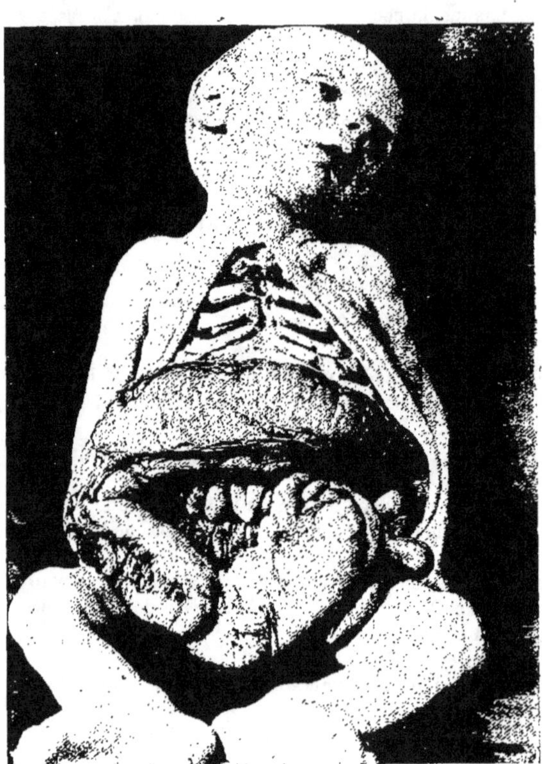

Fig. 34. — Mégacôlon congénital.
(Fig. communiquée par le prof. d'Espine, de Genève).

Le diagnostic de mégacôlon s'imposait. M. Variot conseilla l'intervention.

En présence des phénomènes d'obstruction intestinale, le Dʳ Ombrédanne, chirurgien de l'hospice, intervient le 5 juillet et fait une résection du côlon jusqu'à l'anse sigmoïde avec abouchement terminal iléo-sigmoïdien.

Le gros intestin est très augmenté dans toutes ses dimensions.

La longueur totale de la partie enlevée chirurgicalement est de 81 centimètres, du cæcum à l'origine de l'anse sigmoïde. La circonférence du cæcum est de 28 centimètres, celle du côlon transverse (maximum) est de 32 centimètres. La circonférence *maxima* à l'origine du côlon descendant, de 41 centimètres. L'intestin a conservé ses bosselures. Il y a de nombreux ganglions lymphatiques dans l'épaisseur du méso-côlon, surtout vers l'angle gauche.

Le contenu de la tumeur formé par des gaz et des matières dégage une odeur putride

Les parois du côlon sont très hypertrophiées et mesurent de 2 à 3 millimètres d'épaisseur. La muqueuse ne paraît pas altérée macroscopiquement. Il n'y a nulle part de valvule obstruant la lumière de l'intestin.

L'appendice paraît participer au processus d'hypertrophie. L'intervention a montré l'intestin grêle dilaté, enfin il existait une certaine quantité de liquide citrin dans la cavité péritonéale.

Trois jours après l'intervention la température de l'enfant est de 38°2, mais l'état des forces est satisfaisant. Pouls à 100, une selle dans la journée du 7. 48 heures après l'opération, on pouvait espérer une issue favorable. Cependant, cinq jours après l'enfant succombe au choc opératoire

LES MALADIES
DES VOIES RESPIRATOIRES

LES RHINITES [1]

Les rhinites ont une grande importance chez le nourrisson, tant par leur fréquence que par leur gravité.

Pour comprendre les accidents occasionnés par le coryza du nouveau-né, il faut rappeler quelques notions anatomiques.

Au moment de la naissance, et pendant les premiers mois de la vie, les narines sont très petites et les fosses nasales très étroites ; le peu de développement du maxillaire donne à la fente respiratoire des dimensions très restreintes.

Les choanes ont des dimensions verticales très réduites et viennent s'ouvrir dans un pharynx nasal, dont les dimensions exiguës sont encore diminuées par la saillie des muscles prévertébraux.

Tout cet ensemble de faits facilite l'obstruction des fosses nasales et nous aide à comprendre les accidents sérieux que peut entraîner un simple coryza.

Coryza aigu

Le coryza aigu est un accident qui se manifeste à une époque indéterminée du premier âge, il est dû aux mêmes causes que chez l'adulte : infection, refroidissement, entrée dans les fosses nasales de liquide irritant ; on a accusé de la sorte la pénétration de l'eau savonneuse, lors de la toilette de l'enfant.

Les agents microbiens sont les mêmes que chez l'adulte.

Symptômes. — Les allures du coryza aigu sont très variables ; dans les cas les plus fréquents, c'est un simple enchifrénement qui dure quelques jours avec sécrétion muco-purulente, filante, qui sort du nez de l'enfant ; la respiration est un peu sifflante, le sommeil assez agité ; mais dans d'autres cas, ce coryza

(1) Cet article et le suivant sont dus à la collaboration du Dᴿ Lᴇ Mᴀʀᴄ'Hᴀᴅᴏᴜʀ.

s'accompagne de phénomènes graves, qui simulent la bronchopneumonie et mettent en danger la vie du nourrisson.

Dans les cas sévères, la gêne respiratoire devient une véritable dyspnée qui s'accompagne d'une respiration nasale bruyante, ronflante. Des narines sort un liquide muco-purulent, véritable jetage qui irrite la lèvre supérieure et se concrète en croûtes qui obstruent encore davantage les narines.

L'enfant s'efforce de respirer en ouvrant la bouche, il y réussit encore quand il est éveillé, mais s'il dort, au bout de quelques instants, apparaît la dyspnée, l'enfant se cyanose, se réveille brusquement pour aspirer quelques bouffées d'air.

Ces paroxysmes, pendant le sommeil, viennent de ce que, quand le nouveau-né dort, la bouche est toujours fermée, la langue se colle contre le palais et s'appuie sur les bords du maxillaire ; il ne peut respirer que par le nez, toute obstruction nasale le condamne aux phénomènes asphyxiques.

Les réveils s'accompagnent d'une crise d'éternuement et de l'expulsion des mucosités qui obstruaient les fosses nasales ; le calme renaît, l'enfant se rendort, mais bientôt une nouvelle crise analogue éclate.

Ces troubles respiratoires s'aggravent souvent de spasme de la glotte, qui est dû soit à une laryngite par propagation, soit à l'irritation causée par la chute des mucosités entre les lèvres de la glotte.

Ces réveils et cette agitation incessantes fatiguent le nouveau-né au point de le conduire quelquefois au marasme.

Ce qui vient assombrir encore la situation, c'est que l'obstruction nasale entrave une autre fonction essentielle : la nutrition.

L'enfant prend le sein, fait quelques mouvements de succion, il asphyxie, le quitte pour respirer et après une série de tentatives aussi pénibles, se fatigue et finit par renoncer à ces essais infructueux.

Des crises de toux occasionnées par la chute de gouttes de lait dans le larynx viennent encore augmenter la lassitude et l'épuisement de l'enfant; un simple coryza peut ainsi entraîner une situation grave, parfois même un dénouement fatal, par marasme et dénutrition.

Complications. — Les complications du coryza du nouveau-né sont :

1º Les phénomènes d'infection généralisée.

On a décrit de véritables septicémies avec hyperthermie dans les coryza infectieux ;

2º Les complications auriculaires,

A la suite du coryza, les otites sont très fréquentes et peuvent entraîner des complications mastoïdiennes ;

3º Complications gastro-intestinales.

La déglutition des mucosités septiques donne naissance à des troubles dyspeptiques gastro-intestinaux ;

4º Complications broncho-pulmonaires.

Les complications broncho-pulmonaires sont les plus fréquentes dans le coryza ; elles vont de la simple laryngite à la bronchite et à la bronchopneumonie mortelle ;

5º Troubles nerveux.

La fatigue et l'irritation occasionnées par le coryza peuvent éveiller, chez les enfants de souche nerveuse, des troubles spasmodiques, des convulsions parfois graves.

A l'examen objectif, on constate le gonflement de la muqueuse des fosses nasales recouverte de muco-pus, que l'on voit descendre dans l'arrière-gorge, derrière le voile du palais.

Diagnostic. — Le diagnostic du coryza aigu doit être fait avec les autres causes d'obstruction nasale, coryza gonococcique, coryza syphilitique, végétations adénoïdes, imperforation des choanes.

Nous ferons ressortir les données différentielles en décrivant ces affections.

Pronostic. — Le pronostic du coryza aigu est sérieux, dans les formes graves, heureusement rares et qui peuvent entraîner des accidents mortels, il faut donc en présence de cette affection instituer un traitement.

Il faut : 1º chasser les mucosités qui obstruent les fosses nasales ; 2º en assurer l'antisepsie pour atténuer la virulence des agents pathogènes et empêcher les complications.

Il faut proscrire les lavages tout à fait irréalisables et dangereux chez le nourrisson et moucher l'enfant avec la poire de Politzer.

Quand le nez est bien débarrassé des mucosités, on instillera dans chaque narine quelques gouttes d'huile goménolée à 5 pour 100, de collargol au 1/50, d'électrargol au même titre ou même d'huile mentholée au 1/100, qui reste un excellent médicament.

CORYZA GONOCOCCIQUE

Le coryza du nouveau-né est quelquefois purulent d'emblée et se manifeste alors un ou deux jours après la naissance ; le nez de l'enfant s'est infecté pendant l'accouchement, au passage du vagin. Cette rhinite purulente est presque toujours gonococcique et coïncide généralement avec la conjonctivite purulente, soit par inoculation simultanée, soit par infection ascendante des voies lacrymales.

Les accoucheurs ont signalé une rhinite purulente, qui se manifeste dès la naissance et qui reconnaîtrait pour cause le séjour du fœtus dans l'amnios souillé, dans certains cas de rupture prématurée des membranes et d'infection de la poche des eaux.

Les symptômes sont les mêmes que ceux du coryza aigu dans ses formes les plus accentuées ; l'écoulement se manifeste dès le lendemain ou le surlendemain de la naissance ; il n'est pas filant et muco-purulent comme dans les rhinites catarrhales, mais c'est un pus crémeux, strié de sang.

Cette forme se montre quelquefois très atténuée, l'enfant présentant un très léger degré d'enchifrénement avec rougeur de la muqueuse et une gouttelette de pus au niveau des points lacrymaux.

Complications. — Le coryza blennorragique entraîne, lui aussi, de la gêne respiratoire et des troubles de nutrition. Son plus grand danger est la propagation de l'infection à la conjonctive et à l'oreille où il donne naissance à des otites moyennes suppurées graves.

L'irritation de la muqueuse nasale peut aller jusqu'aux ulcérations qui entraînent des synéchies qui gêneront ultérieurement la respiration de l'enfant.

Ce coryza s'éternise s'il est négligé et passe à la chronicité. Beaucoup d'auteurs pensent que l'ozène pourrait, dans certains cas, reconnaître cette origine. Moritz, Schmidt, comparent la rhinite atrophique à la transformation scléreuse de la muqueuse uréthrale.

Traitement. — Ici les petits lavages seront autorisés mais seulement sans pression et à la seringue de verre, ils seront pratiqués avec une solution salée isotonique et suivis d'attouchement au nitrate d'argent au 1/100. Ces attouchements devront être faits par une main exercée aux manœuvres rhinoscopiques et sous le contrôle de l'œil ; pratiqués à l'aveugle, ils entraîneraient des excoriations de la muqueuse, des cornets et de la cloison et ultérieurement des synéchies.

CORYZA SYPHILITIQUE

Il y a chez le nourrisson un autre coryza qui débute, non pas comme le précédent, immédiatement après la naissance, mais généralement au bout de 10 ou 15 jours : il est caractérisé par un jetage séro-sanguinolent, irritant pour la peau des narines et des lèvres, qui se fissurent et se couvrent de croûtelles. La muqueuse des fosses nasales est rouge, saignant au contact et baignant dans du pus.

Les troubles subjectifs sont assez discrets, un peu de gêne respiratoire, un peu de difficulté pour téter. L'état général de l'enfant est mauvais cependant, mais pour une autre cause, Il est malingre, au-dessous du poids normal, souvent atteint de diarrhée, son aspect est celui d'un petit vieux, ridé, la peau sèche ; des fissures anales, des éruptions cutanées, caractéristiques qui mettent un médecin averti immédiatement sur la voie.

Le coryza syphilitique est d'un diagnostic facile. Son pronostic se confond avec celui de l'affection dont il est une simple manifestation et il s'amende et guérit par le même traitement.

LES VÉGÉTATIONS ADÉNOIDES ET LES OTITES

Les végétations adénoïdes sont beaucoup plus fréquentes qu'on ne le croyait chez le nouveau-né et entraînent des conséquences sérieuses ; elles méritent toute l'attention du pédiâtre.

Ces végétations sont, ou bien nettement congénitales et les accidents commencent dès la naissance, ou bien elles apparaissent vers quatre ou cinq mois, à la suite d'un coryza prolongé qui entraîne des poussées d'adénoïdite et l'hypertrophie de l'amygdale pharyngée. Les troubles causés par les végétations sont :

1º *Troubles respiratoires.* — Comme dans le coryza, la gêne est surtout accusée quand l'enfant est couché et pendant le sommeil ; on ne voit pas comme dans cette affection l'inquiétude et les troubles asphyxiques, mais simplement du ronflement, de l'agitation nocturne et de fréquents réveils ; la chronicité de cette gêne entraîne de l'anémie par insuffisance respiratoire habituelle. Les petits adénoïdiens ont une pâleur caractéristique.

2° *Troubles de la nutrition.* — La fonction essentielle du nourrisson est de téter et de croître, tout ce qui l'entrave devient pour lui un danger vital. L'adénoïdien éprouve les plus grandes difficultés pour téter, à peine a-t-il saisi le sein ou la tétine du biberon, qu'il étouffe et qu'il lui faut l'abandonner pour respirer.

S'il s'agit de végétations congénitales, la situation peut devenir rapidement grave, l'enfant refusant de téter on se trouve réduit à tenter l'alimentation à la cuiller qui n'arrive à fournir au prix de grandes fatigues qu'une ration tout à fait insuffisante (1).

Les troubles gastro-intestinaux de l'hypo-alimentation, l'atrophie et le marasme, se succèdent fatalement.

S'il s'agit de végétations apparues vers cinq ou six mois, la balance constate tout à coup un arrêt dans l'accroissement de l'enfant, la courbe de poids descend et c'est alors la menace de cachexie, ou, ce qui est le plus fréquent, malgré toute la sollicitude avec laquelle on lutte contre la paresse de l'enfant qui tette mal, elle se maintient désespérément en plateau.

Dans certaines observations qui ont été publiées, les enfants sont restés stationnaires, pendant des périodes de cinq et six mois, depuis l'apparition de l'obstruction nasale jusqu'à celle de la libération opératoire, où l'on voit la courbe redevenir ascendante.

Il y a dans la lecture de ces courbes un enseignement d'une précision lumineuse qui permet de voir le trouble profond apporté à la nutrition par la présence des végétations et le bénéfice de l'intervention.

Depuis que l'hygiène infantile est devenue une science précise grâce aux mensurations et aux pesées, les végétations adénoïdes ont pris une grande place dans la pathologie du nourrisson. L'hypertrophie du tissu lymphoïde peut porter simultanément sur les amygdales, mais ce fait est plus habituel chez les enfants de un an à deux.

COMPLICATIONS

Les complications des végétations adénoïdes sont :

1° *Complications auriculaires.* — L'infection du pharynx de l'enfant entraîne des complications auriculaires, l'otite moyenne est très fréquente chez le nourrisson, elle est souvent chez lui d'une remarquable ténacité quand les végétations réinfectent continuellement la caisse, grâce à la largeur et à la brièveté de la trompe d'Eustache. Ces otites peuvent entraîner des complications mastoïdiennes et encéphaliques ; elles ne cessent souvent qu'après l'ablation des végétations adénoïdes.

(1) Influence des végétations adénoïdes sur les troubles digestifs et les retards de la croissance des nourrissons (Communication à la *Société de Pédiatrie*, 1905, par MM. Variot, Le Marc'Hadour et Paul Roger).

2º *Complications bronchopulmonaires.* — Les complications bronchopulmonaires sont extrêmement fréquentes chez les adénoïdiens, le moindre coryza devient chez eux adénoïdite, puis par propagation laryngite, bronchite et bronchopneumonie.

Il y a des enfants qu'il est impossible de sortir sans qu'ils s'enrhument tant que leur pharynx n'est pas débarrassé des végétations qui sont pour eux un perpétuel danger.

3º *Complications gastro-intestinales.* — Chez beaucoup de nouveau-nés, porteurs de végétations, se rencontrent des troubles gastro-intestinaux : vomissements, ballonnement du ventre, diarrhée fétide.

Le muco-pus, dégluti par les enfants, qui ne mouchent point, infecte le tube digestif.

Il est fréquent de voir des diarrhées fétides, et des troubles dyspeptiques qui ont résisté à toutes les diététiques, disparaître en quelques jours, presque en quelques heures, quand la curette à végétations a nettoyé le pharynx et joué ainsi le rôle du plus efficace des antiseptiques intestinaux.

4º *Complications septicémiques.* — Comme chez l'enfant plus âgé, les végétations adénoïdes peuvent donner lieu chez le nourrisson à des phénomènes d'infection généralisée caractérisée par de la température et des réactions ganglionnaires.

Quand un nourrisson fait des températures à grandes oscillations que l'examen de l'intestin et du poumon n'explique pas, il faut penser au pharynx nasal, aux végétations infectées.

On trouvera là bien souvent la clé de troubles inexplicables.

Diagnostic. — Le diagnostic des végétations doit être fait avec les autres causes d'obstruction nasale ; la gêne respiratoire est généralement moins accusée que dans le coryza et les végétations ne s'accompagnent pas de sécrétion comme les rhinites.

Une autre affection, rare heureusement, peut être confondue avec les végétations adénoïdes chez le nourrisson : c'est l'imperforation des choanes.

Chez certains enfants, les choanes sont fermées par une cloison osseuse ou membraneuse, qui s'oppose de façon absolue à la respiration par le nez, aussi quand cette malformation est bilatérale est-elle incompatible avec la vie ; unilatérale, elle entraîne une gêne considérable, mais qui permet cependant d'atteindre l'âge adulte.

Dans l'imperforation des choanes, on note les mêmes troubles que dans les végétations adénoïdes ; le diagnostic se fera avec la poire de Politzer, la douche d'air donnée par une narine ne sort dans ce cas ni par la narine opposée ni par la bouche. Un stylet boutonné conduit le long du plancher de chaque narine permet de reconnaître l'obstacle contre lequel il vient buter et confirme le diagnostic.

Enfin le diagnostic objectif est aujourd'hui réalisable pour le spécialiste expérimenté ; la rhinoscopie postérieure est impossible chez le nourrisson, le toucher est impraticable, mais après un badigeonnage des fosses nasales avec une solution d'adrénaline au 1/1000, la muqueuse se rétracte et permet d'apercevoir par la rhinoscopie antérieure le pharynx nasal et d'y reconnaître les végétations qui pendent en stalactites.

Dans les cas douteux, le diagnostic se confondra avec le traitement, la curette ramènera les végétations confirmant le diagnostic et guérissant les troubles constatés.

Traitement. — Quand le médecin a reconnu les symptômes de végétations, il doit prescrire immédiatement l'antisepsie des fosses nasales ; s'il s'agit d'une poussée d'adénoïdite aiguë, cette thérapeutique fera tout rentrer dans l'ordre en quelques jours ; si, au contraire, il y a des végétations confirmées, elle préparera le terrain pour l'intervention efficace.

L'intervention efficace est le curettage du pharynx du nourrisson et il ne faut pas hésiter à le pratiquer dès que la situation le commande ; le retard peut ici entraîner des conséquences fatales.

Le nourrisson supporte très bien ce petit traumatisme opératoire et l'inconvénient de la possibilité des récidives n'est pas à mettre en parallèle avec les bienfaits de l'intervention.

Il n'y a pas d'âge pour intervenir, il y a des indications.

OTITES DU NOURRISSON

L'oreille du nourrisson présente quelques particularités anatomiques qui donnent aux otites, à cette époque de la vie, une allure clinique spéciale.

Chez le nourrisson la portion osseuse du conduit existe à peine par suite du peu de développement de la partie horizontale du temporal et de l'apophyse mastoïde.

La membrane du tympan plus accessible par conséquent que chez l'adulte est presque horizontale ; la membrane se redresse peu à peu, par suite du développement du temporal, pour atteindre, vers un an, l'inclinaison à 45 degrés qu'elle présente chez l'adulte.

Cette membrane est moins transparente que chez l'adulte, à cause de l'épaisseur du revêtement épidermique, ce qui rend difficile la reconnaissance des points de repère habituels, saillie de la courte apophyse, manche du marteau, triangle lumineux.

La caisse du tympan et les osselets ont atteint leur entier développement, l'antre mastoïdien existe, mais il n'y a pas de cellules mastoïdiennes.

Le toit de la caisse est très mince, la suture pétro-squameuse n'est pas ossifiée ; il y a souvent là une déhiscence qui fait que la dure-mère est directement adossée à la muqueuse de la caisse.

La trompe d'Eustache ne présente pas de bourrelet tubaire, elle est plus courte et plus large que chez l'adulte. Le passage des liquides du pharynx dans la caisse est particulièrement facile ; l'isthme rétréci qui se trouve à l'union de la portion osseuse et cartilagineuse n'existe pas à cet âge.

Cette conformation a, comme on en peut préjuger, une importance extrême, en facilitant l'infection de la caisse.

Chez le fœtus à terme, l'oreille moyenne est remplie par un tissu muqueux extrêmement mou où sont plongés les osselets ; ce contenu gélatineux appelé coussinet gélatineux, (Trœltsch), magma gélatineux, bouchon gélatineux, etc., est formé par un tissu un peu analogue à la gélatine du cordon ombilical. C'est un tissu constitué par un réseau de cellules embryonnaires, c'est en somme la muqueuse de la caisse comme œdématiée qui la remplit jusqu'au contact de la membrane. Au moment de la naissance se produit ce qu'on appelle la maturation de l'oreille, dès les premières inspirations le tissu muqueux régresse, l'air entre dans la caisse qui prend l'allure et l'aspect de la caisse de l'adulte ; mais souvent sous des influences diverses dont les unes sont connues (état cachectique de l'enfant au moment de la naissance, débilité constitutionnelle), mais dont d'autres nous échappent, l'état fœtal persiste et l'oreille moyenne reste, pendant un temps variable, remplie de ce tissu muqueux, véritable tube de culture qui met l'oreille dans des conditions très favorables à l'infection.

Otite latente du nourrisson. — Si l'on pratique, systématiquement, lors des autopsies, l'examen de l'oreille moyenne d'enfants nouveau-nés morts d'affections diverses, on la trouve, dans un nombre considérable de cas, remplie de pus ; ce pourcentage, en consultant diverses statistiques, est le suivant : Kutschariantz a examiné l'oreille moyenne de 300 nouveau-nés morts à l'hospice de Moscou, il a trouvé vingt fois seulement l'état normal. Parrot, dès 1869, avait noté la grande fréquence du pus dans l'oreille du nouveau-né et dans ses leçons sur l'athrepsie, considérait que l'otite constituait l'un des facteurs étiologiques de ce syndrome.

Netter étudie la question après Zaufal, Brunner, Gellé, Urbantschitsch, de Trœltsch, etc. ; il a trouvé des lésions de l'oreille moyenne vingt fois sur vingt dans une série d'autopsies d'enfant de 0 à 2 ans.

L'exsudat contenait 13 fois du streptocoque, 6 fois du staphylocoque doré, 5 fois le pneumocoque ; par conséquent la flore microbienne des otites aiguës de l'adulte.

Veillard a repris cette intéressante question qu'il a étudiée en auriste et en anatomo-pathologiste ; son remarquable travail est venu éclairer cette question jusqu'alors assez obscure.

Dans une première catégorie de faits, il s'agit de nouveau-nés chez lesquels la maturation de l'oreille a été retardée et où le bouchon gélatineux, si fragile et si facile à infecter, l'a été pendant la période agonique.

Dans 30 % environ des cas autopsiés, chez les nourrissons ayant succombé à diverses maladies, on trouve du muco-pus dans la caisse ; si l'on pratique le lavage de cette caisse en apparence infectée, l'on constate que le revêtement muqueux est parfaitement sain, les osselets de même, la membrane du tympan intacte.

Il ne s'agit pas là de catarrhe muco-purulent de la caisse, mais de l'invasion de l'oreille moyenne par du muco-pus venant du pharynx qui y pénètre pendant les périodes ultimes de la maladie à laquelle a succombé l'enfant. Cette pénétration est facilitée par le décubitus qui fait que la trompe baigne dans le pus ; nous savons que la trompe est à cette époque de la vie large et courte par conséquent s'opposant mal à l'entrée des liquides.

Dans 40 % des autopsies pratiquées chez les nourrissons dans les crèches, on trouve une otite moyenne véritable avec muco-pus dans la caisse, réaction du côté de la muqueuse et du côté des osselets, granulations, fongosités, parfois ostéite des osselets, du promontoire, de l'antre mastoïdien ; la membrane du tympan est au contraire intacte dans la majorité des cas et cette résistance de la membrane dans ces otites leur impose une allure clinique particulière qui mérite à cette forme le nom d'otite latente des nouveau-nés.

Symptômes. — Cette otite latente est habituellement indolente, elle s'installe chez les nourrissons cachectiques ou malades et comme ni les cris de l'enfant ni l'écoulement, puisque la membrane ne cède pas, ne mettent sur la voie, le médecin pense rarement aux oreilles. L'élévation de température n'incite pas à les regarder puisqu'en général l'otite latente est une complication au cours d'une affection fébrile, gastro-intestinale ou d'une bronchopneumonie. Il faut donc penser à la possibilité de cette otite chez tout nourrisson malade depuis quelque temps et maintenu dans le décubitus dorsal.

Lorsque l'examen du pharynx fait constater la présence de muco-pus, on peut affirmer que l'oreille est infectée. Cette présomption pourra être contrôlée par l'examen otoscopique, mais il est difficile, dans ces cas, la membrane du tympan restant intacte comme nous l'avons dit et l'épaississement du revêtement cutané empêchant de voir le pus par transparence comme chez l'enfant plus âgé ou chez l'adulte. Dans les cas douteux, on est autorisé à faire une paracentèse exploratrice.

Complications. — Les complications bruyantes immédiates sont peu fréquentes ; parfois cependant la mastoïde se prend et le pus s'extériorise.

Les complications méningées sont très rares malgré le peu d'épaisseur du toit de la caisse et même la fréquente déhiscence de la suture pétro-squameuse sur laquelle nous avons appelé l'attention.

Les complications éloignées sont au contraire fréquentes; ou l'enfant succombe à l'affection dont l'otite est une complication, ou il survit ; dans ce cas, comme la membrane du tympan a résisté, le pus finit par se vider par la trompe, mais les lésions des osselets et de la muqueuse de revêtement laissent des traces indélébiles. Le plus grand nombre des surdimutités n'a pas d'autre origine qu'une otite latente, ayant laissé une diminution telle de l'audition que l'enfant reste étranger au monde extérieur.

Dans les cas moins sévères, ces otites latentes laissent après elles des membranes épaissies, de l'ankylose avec rétraction des osselets ; ces processus cicatriciels datant des premiers jours ou des premières semaines de l'enfance expliquent bien des surdités, dont l'interrogatoire ne retrouve plus la cause, le malade n'ayant gardé aucun souvenir de cette maladie du tout jeune âge et les parents l'ayant eux-mêmes le plus souvent ignorée. Il est facile de saisir tout l'intérêt qu'il y a, pour l'avenir de la fonction, à reconnaître et à soigner ces otites latentes, causes de désordres si graves.

Traitement. — Quand le diagnostic pourra être fait de façon certaine, il ne faudra point hésiter à faire l'ouverture de la membrane pour faciliter le drainage de la caisse, mais le plus souvent on ne pourra avoir qu'une présomption et le traitement sera surtout prophylactique.

Toute maladie du nourrisson qui entraîne l'infection du pharynx et le séjour au lit pouvant infecter la caisse, il faudra toujours pratiquer une antisepsie scrupuleuse du nez et de l'arrière-nez. Les mucosités nasales et rhinopharyngées seront chassées plusieurs fois par jour avec la poire de Politzer ; on instillera ensuite dans les fosses nasales quelques gouttes d'électrargol, d'huile goménolée ou mentholée.

Il ne faudra pas oublier le danger du décubitus prolongé qui facilite la pénétration des mucosités septiques dans la caisse. Le nourrisson malade ne sera jamais laissé toute une journée couché dans son berceau, il sera fréquemment changé de position, mis sur le côté, sur le ventre, debout dans son lit soutenu par des oreillers, et pris plusieurs fois par jour, sur les bras, on évitera ainsi la stagnation des mucosités dans le rhino-pharynx.

Otite aiguë du nourrisson. — A côté de cette otite latente en quelque sorte passive du nourrisson, il existe chez lui une otite aiguë très fréquente ; cette otite aiguë reconnaît pour agent pathogène comme chez l'adulte le streptocoque, le staphylocque et très souvent le pneumocoque.

Les coryzas si fréquents chez le nouveau-né, les infections aiguës du rhinopharynx, ensemencent avec une grande facilité l'oreille pour les raisons anatomiques que nous avons définies au chapitre précédent.

Ici la symptomatologie est bruyante, l'otite aiguë est douloureuse comme chez l'adulte ou chez l'enfant du second âge : l'enfant s'agite, pousse des cris, se réveille brusquement et manifeste sa souffrance. Ces phénomènes douloureux s'accompagnent de température souvent très élevée. Quand un nourrisson fait de la température et crie, que l'examen du tube digestif et de l'arbre bronchopulmonaire est négatif, allez systématiquement à l'oreille et vous trouverez l'explication des symptômes ; il s'agit d'une otite moyenne. Si vous méconnaissez cette règle de pédiatrie, au bout de quelques heures ou de quelques jours, le diagnostic s'imposera à vous par une tache sur l'oreiller et la présence de mucopus dans l'oreille.

Si plus avisé, vous avez pensé à l'otite, l'examen otoscopique vient vous confirmer dans votre diagnostic ; l'on voit une membrane du tympan rouge, bombant, faisant saillie, venant en quelque sorte au-devant de la paracentèse, qu'il faut faire immédiate. L'abcès ouvert, les phénomènes aigus disparaissent, la fièvre tombe à moins que le pharynx ne reste infecté, ce qui arrive souvent si l'enfant est porteur de végétations adénoïdes.

L'otite du nourrisson est souvent désespérante de longueur et cela pour deux raisons qu'il faut connaître. La première, c'est que chez lui, à cause de la faible adhérence du périoste à l'os, le pus décolle très souvent le segment postéro-supérieur du conduit, l'otite s'accompagne de périostite bénigne, mais qui s'éternise, si l'on néglige de prendre quelques précautions dans le traitement.

Quand on examine une oreille de nourrisson atteint d'otite, on aperçoit souvent un bourrelet rouge, qui vient en quelque sorte au-devant du spéculum ; c'est la peau et le périoste du conduit décollés ; si l'on soulève ce bourrelet on aperçoit profondément la membrane du tympan. Il faut panser l'otite dans ces cas avec une mèche de gaze qui refoule doucement la peau et le périoste, empêche le décollement et permet au drainage de se faire convenablement.

Voici un autre nourrisson qui a fait une otite ; la paracentèse a été pratiquée en temps convenable, le drainage se fait bien, cependant depuis des semaines l'écoulement ne tarit pas ; il a changé de nature, il n'est plus purulent comme au début, c'est du mucus filant, mais il remplit toujours le conduit. Dans ces cas rebelles, l'examen permet de constater la présence de végétations sécrétantes, l'enfant crache dans son oreille et le seul moyen de guérir ces écoulements est d'enlever les végétations qui l'entretiennent.

Chaque fois qu'une otite sans complication mastoïdienne n'est pas tarie au bout de 6 semaines, la curette est le seul remède.

Complications. — Les complications mastoïdiennes ne sont pas rares chez le nourrisson ; le pus s'extériorise rapidement sous le périoste à cause du peu de densité de l'os. Les complications méningées ne sont pas plus fréquentes que chez l'adulte malgré la minceur du toit de la caisse, et la déhiscence fréquente de la suture pétro-squameuse. Le passage à la chronicité est l'aboutissant fréquent des otites du nourrisson méconnues ou mal soignées ; la membrane du tympan ne se cicatrise pas, il reste une perforation avec suintement de la caisse.

Le nouveau-né est très prédisposé aux convulsions, il en fait, nous le savons, à propos des affections gastro-intestinales ou pulmonaires ; l'infection de l'oreille peut entraîner les mêmes réactions.

Le syndrome clinique est alors troublant : cris, température, convulsions, voilà de quoi penser à la méningite, le pus constaté dans l'oreille ne serait-il pas responsable d'une infection des méninges ? Il n'en est rien heureusement, il s'agit de convulsions réflexes, et la paracentèse en supprimant l'épine irritative fait tout rentrer dans le calme.

Traitement. — Le traitement des otites moyennes est simple, ouverture immédiate du tympan dès la constatation du pus, ouverture immédiate de l'antre s'il y a des symptômes mastoïdiens : le drainage est la seule et nécessaire indication. Dans la paracentèse chez le nourrisson, il faut se rappeler la possibilité du décollement du périoste et ouvrir toujours le segment antérieur de la membrane pour être sûr d'avoir drainé la caisse et non pas piqué la peau du conduit.

Nous n'avons pas à revenir sur la nécessité de la mèche ni du curettage du pharynx, nous devons insister cependant sur la nécessité de l'antisepsie du nez et du pharynx puisque nous savons combien la caisse est mal défendue à cet âge et avec quelle facilité le pus force la trompe d'Eustache.

Comme dans l'otite latente, il faudra moucher le nourrisson à la poire de Politzer, verser dans le nez les antiseptiques classiques, éviter le décubitus horizontal prolongé et prendre l'enfant plusieurs heures par jour sur les bras. Cette simple précaution est d'une importance sur laquelle nous devons insister ; en faisant une statistique sur la fréquence des otites au cours de la rougeole et de la scarlatine chez les nourrissons, nous avons constaté combien ces affections sont plus fréquentes en milieu hospitalier que dans la clientèle de ville ; parmi les facteurs qui expliquaient cette plus grande fréquence, le séjour prolongé des enfants au lit jouait nettement un rôle très important. Rappelons que si les otites de la rougole, communes dans la deuxième année, sont bénignes, celles de la scarlatine peuvent être graves et destructives.

FIÈVRE GANGLIONNAIRE

A la suite de travaux allemands, on a tenté d'individualiser sous le nom de fièvre ganglionnaire une maladie infectieuse bénigne qui serait caractérisée surtout par l'apparition d'un état fébrile suivi d'un engorgement ganglionnaire plus ou moins persistant dans la région cervicale.

Des travaux dans cette direction ont été publiés en France par MM. Comby, Moussous, etc...

Si l'on procède à l'analyse rigoureuse de ces cas qui peuvent se présenter chez les nourrissons surtout après six mois, aussi bien que chez les enfants du deuxième âge, on doit reconnaître qu'il est bien difficile de considérer comme une entité morbide distincte un syndrome dont l'origine paraît être dans le pharynx ou dans le cavum. Tous les auteurs sont d'accord pour dire que la bactériologie n'a pas relevé d'agent pathogène spécifique et qu'on a trouvé dans le pus des adénites quand elles arrivent à la suppuration des germes divers: streptocoque, pneumocoque, etc. Dans le plus grand nombre des cas, on a noté le début par des accidents de catarrhe pharyngé ou des amygdalites suivies de retentissement sur l'appareil ganglionnaire, de la région cervicale.

Lorsque le pharynx proprement dit ne paraît pas être le siège d'un catarrhe préexistant aux adénopathies, il n'est nullement prouvé que les réactions inflammatoires n'existent pas dans le cavum échappant à une inspection superficielle. Nous avons eu l'occasion bien souvent de constater des adénoïdites à répétition qui peuvent retentir sur la caisse et déterminer des otites moyennes.

La conclusion est que chez certains sujets lymphatiques on voit apparaître sous des influences banales des adénites prédominant dans la région cervicale, plus ou moins durables, quelquefois aiguës et aboutissant à la suppuration, d'autres fois se résolvant rapidement, mais ces adénites peuvent avoir une évolution plus lente et les engorgements ganglionnaires peuvent persister pendant des semaines et des mois.

Il s'agit donc là simplement d'infections fébriles à point de départ rétronasal ou pharyngien avec un contre-coup plus ou moins intense sur l'appareil ganglionnaire et quelquefois aussi sur d'autres organes à distance, le rein particulièrement. *Le Traitement* doit s'attaquer à la cause initiale des accidents ; il faudra soigner le pharynx, les végétations adénoïdes, les hypertrophies amygdaliennes, etc., et relever l'état général par des toniques, par le climat marin et par une alimentation animalisée.

CORNAGE LARYNGE VESTIBULAIRE CONGENITAL
STRIDOR LARYNGE

Le *cornage vestibulaire laryngé congénital* se caractérise par un bruit laryngé inspiratoire, sorte de gloussement ou de hoquet, sans gêne de la respiration, apparaissant à la naissance ou peu après et disparaissent spontanément en général de 1 à 3 ans. Ce bruit continu, mais sujet à des renforcements est dû à une malformation spéciale du vestibule du larynx dont les replis ary épiglottiques sont anormalement rapprochés : de là le nom de cornage vestibulaire proposé par M. Variot.

Historique. — Rilliet et Barthez ont déjà signalé cette affection.

Mais c'est Lees en 1883 qui donne la première autopsie ; il remarque : « que l'épiglotte est repliée fortement en dedans plus que cela n'est habituel chez les enfants. Les replis arythéno-épiglottiques sont très rapprochés ; en effet ils semblent en contact. Ils sont tout à fait minces et ne présentent pas d'œdème » (1).

En 1892, M. Thomson (Edinburgh Médical Journal) décrit un cas bien typique examiné au laryngoscope par le Dr Mac Bride : « l'épiglotte était repliée sur elle-même » mais il n'y eut pas contrôle nécroscopique.

En 1896, Redsflund (Münchener medicinische Wochenschrift) publia l'autopsie d'un enfant de 2 mois et demi qui présentait : « épiglotte repliée de telle sorte que les faces internes se touchent. Par ce fait l'entrée du larynx est réduite à une petite ouverture losangique ».

En 1896, M. Variot publia une première observation de respiration stridorienne du nouveau-né (Journal de Clinique et Thérapeutique infantiles).

L'enfant avait deux mois. Croyant à un spasme de la glotte, M. Variot fit tuber l'enfant par M. Bayeux alors interne dans son service à l'hôpital Trousseau. Le bruit anormal disparut avec le tubage et reparut dix minutes après que le tube fut enlevé.

C'est en juin 1898 que M. Variot présenta à la Société des Hôpitaux la première autopsie de stridor laryngé publiée en France chez un enfant de deux ans qui avait succombé dans son service de l'hôpital Trousseau.

« L'épiglotte est allongée, ses bords sont rapprochés de manière à former une gouttière assez étroite. Le fibro-cartilage de l'épiglotte, et la muqueuse qui la recouvre sont minces, souples et sains d'aspect. Les replis ary-épiglottiques au lieu de former un V ouvert en haut en partant du sommet des cartilages aryténoïdes, pour arriver à l'espace ary-arythénoïdien forment une simple fente de plus de un cent. de hauteur ; dans cette étendue les replis minces et souples sont en contact direct. La surface du repli est fine et les rides que l'on voit sur l'image sont dues au séjour de la pièce dans la solution de formol.

C'est à la suite de ces constatations que M. Variot proposa le nom de cornage vestibulaire congénital pour désigner le stridor laryngé ; il publie d'autres faits en collaboration avec MM. Le Marc'Hadour et Paul Roger.

(1) Transactions *Of the pathalogical Society of Landon*, 1883, t. XXXIV .

En 1901 le Dr Paul Bruder, élève de M. Variot, réunit dans une bonne monographie l'ensemble des travaux sur ce sujet (1) et en 1903 M. Mathieu de (Nancy) consacre sa thèse à ce sujet (2) ; il publie une nouvelle autopsie faite par M. Haushalter. MM. Triboulet et Harvier tout récemment ont également

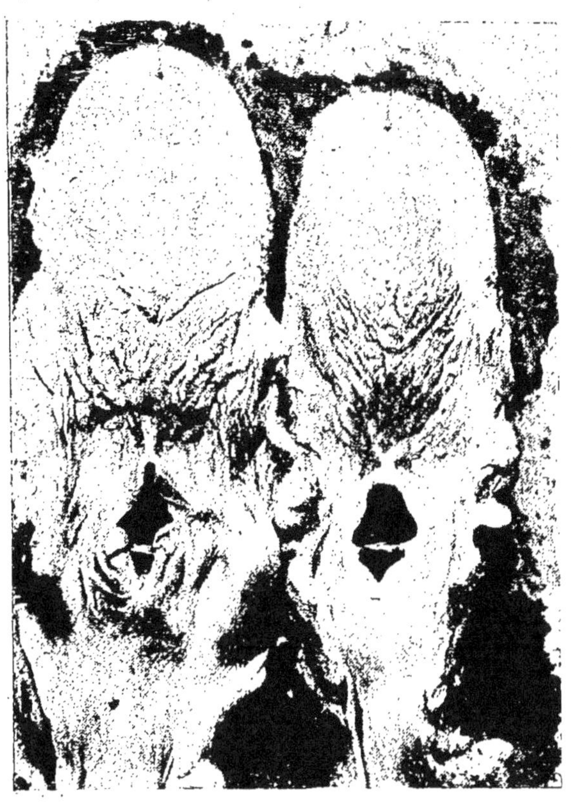

<table>
<tr><td align="center">1
Fg. 35. — Larynx dans un cas
de stridor congénital à 22 mois.
Les replis ary-épiglottiques sont
   écartés par le pavillon d'un
   tube d'O'Dwyer.</td><td align="center">2
Larynx sain du même âge
par comparaison.</td></tr>
</table>

observé un cas avec contrôle nécroscopique venant confirmer les premières constatations anatomiques.

Bokay en 1909 se rallie entièrement à l'opinion qui rattache le stridor à une malformation congénitale du larynx.

Nous empruntons à l'excellent travail du Dr Bruder la description symptomatique du stridor laryngé.

(1) *Contribution à l'étude du Stridor laryngé congénital des nourrissons* par le Dr Paul BRUDER (Thèse de Paris, 1901).

(2) *Le Stridor laryngé congénital, ou cornage vestibulaire congénital* par le Dr Pierre MATHIEU (Thèse de Nancy, 1903.

SYMPTOMATOLOGIE

Début. — Le début de l'affection a lieu, le plus souvent, immédiatementà la naissance ou très peu de temps après. Il peut être retardé jusqu'à la fin de la deuxième semaine, mais très rarement après cette époque. Sur 18 cas, observés par Sutherland et Lambert Lack, deux fois seulement le stridor apparut dans la troisième semaine, tous les autres cas furent observés avant cette époque. Dans les cinq observations de Thomson le début eut toujours lieu avant la deuxième semaine, trois fois immédiatement après la naissance, les deux autres dans la deuxième semaine. Sutherland et Lambert Lack pensent que dans les cas où le stridor ne fut observé qu'après huit jours, il est probable qu'il existait déjà un léger bruit respiratoire que l'on prenait pour le cri normal de l'enfant, jusqu'à ce que sa persistance et son augmentation, pendant les premières semaines de la vie, eussent attiré plus spécialement l'attention. Les quatre petits malades de M. Variot présentèrent le bruit inspiratoire dès leur naissance.

Caractère du stridor. — On a comparé le stridor au gloussement d'une poule, au hoquet, au sanglot, au coassement de la grenouille, au ronron d'un chat. En analysant attentivement le bruit entendu, on constate qu'il se compose de deux bruits : l'un grave, l'autre aigu. D'après Thomson, l'inspiration commence par un bruit de grognement et se termine par un bruit musical d'une tonalité aiguë.

Nous croyons que ce bruit inspiratoire musical analogue au gloussement d'une poule, au hoquet, est la caractéristique du stridor véritable. Dans les cinq observations de Thomson, dans tous les cas observés par M. Variot, le stridor avait toujours ce caractère musical et rappelait tout à fait le gloussement d'une poule, le hoquet.

Beaucoup plus rarement le bruit respiratoire a le caractère d'un grognement, d'un coassement, et nous pensons que souvent on a confondu avec le stridor un ronflement nasal dû à des végétations adénoïdes, ou un bruit de cornage trachéo-bronchique.

Souvent c'est lorsque le stridor diminue d'intensité qu'il prend ce caractère de grognement.

Dans un cas M. Variot constata au bout d'un an que le stridor, ayant diminué beaucoup d'intensité, avait perdu sa physionomie musicale primitive et ressemblait à un ronflement d'obstruction nasale.

L'expiration est généralement tout à fait silencieuse, quelquefois cependant, lorsque le stridor est intense, elle s'accompagne d'un court grognement, d'une ébauche de cri expiratoire.

Le stridor est continu, il persiste bien qu'atténué, pendant le sommeil et lorsque l'enfant tète. La bouche étant fermée par le mamelon, l'air qui entre par le nez suffit encore pour produire un bruit prononcé ; cependant, d'après Thomson, la tonalité serait dans ce cas quelque peu différente. Le stridor existe également lorsqu'on pince les narines de l'enfant.

Sutherland et Lambert Lack auraient observé aussi sa persistance durant le sommeil chloroformique.

Diverses circonstances peuvent faire varier l'intensité du stridor. Elle augmente sous l'influence de toutes les causes qui produisent une plus grande fréquence des mouvements respiratoires ; lorsque l'enfant est excité, contrarié, lorsqu'il a crié ou toussé violemment, lorsqu'il est transporté d'une chambre chaude dans une atmosphère froide, lorsqu'il est plongé dans un bain froid, lorsqu'il s'éveille, lorsqu'on lui chatouille le fond de la gorge, lorsqu'on le remue ou qu'on l'enlève de son lit.

Quand les mouvements respiratoires sont réguliers et de fréquence normale, le stridor diminue. C'est ce qu'on observe lorsque l'enfant dort ou bien lorsqu'il passe du froid au chaud.

Quelquefois même, dans les cas les plus accusés, il y a des périodes de rémission durant une minute ou plus pendant lesquelles le bruit est très modéré.

Thomson, Lambert Lack et Sutherland ont signalé des rémissions complètes et on peut observer une respiration tout à fait silencieuse au milieu des respirations bruyantes.

Lœri a constaté des modifications suivant la position du corps. Le stridor cessait quelquefois pendant une heure lorsqu'il couchait les enfants la tête plus basse que le reste du corps.

Le cri et la toux sont toujours absolument clairs et normaux, cependant Lœri et Thomson disent avoir observé la persistance du stridor lorsque l'enfant bâille.

Gêne respiratoire. — Dans le plus grand nombre des cas la gêne respiratoire est très modérée, mais dans les cas marqués, elle subit des paroxysmes survenant, soit pendant la nuit, soit au moment du réveil. Ces paroxysmes revêtent le caractère d'accès de suffocation très légers avec tirage, cyanose et stridor très prononcé. M. Variot a noté ce phénomène, Lambert Lack et Sutherland l'ont observé huit fois sur dix-huit. D'après ces derniers auteurs, la cyanose était persistante dans un cas qui se termina par la mort.

Thomson n'a jamais constaté de cyanose, mais ainsi que les auteurs précédents, il a vu à chaque inspiration une dépression sus-sternale et sus-claviculaire plus ou moins marquée suivant les cas, ainsi qu'une dépression de la région épigastrique et des espaces intercostaux.

Redsflund a noté un mouvement de descente du larynx à chaque inspiration.

Etat général. — Tous les auteurs s'accordent pour dire que le stridor, même quand il s'accompagne de gêne respiratoire avec tirage et cyanose passagère, n'influe aucunement sur la santé des enfants. Ils n'en paraissent nullement incommodés et sont pour la plupart bien développés physiquement et intellectuellement. On a noté chez quelques-uns une légère tendance aux bronchites, mais généralement l'auscultation ne laisse entendre que le retentissement du bruit laryngien. Parfois il existe un léger état dyspeptique.

Le rachitisme, les convulsions et le crânio-tabes n'ont été observés qu'à titre d'exception, ce qui différencie le stridor du laryngisme striduleux.

Voici une observation bien typique de cornage vestibulaire congénital recueillie par M. Morancé, interne dans notre service à l'hôpital des Enfants-Assistés.

Cornage vestibulaire congénital (1).

Paulette E..., née le 14 février 1911. A l'âge de 2 mois et demi est amenée à la consultation des Enfants-Assistés, parce qu'elle ne développe pas, bien qu'élevée au sein par sa mère.

Elle ne pèse que 4 kg. Soit le *poids de 1 mois*.

Elle mesure 55 cm.5 *Taille de 1 mois et demi environ*. Le poids de sa naissance était de 3 kg. 250.

Mais ce qui frappe aussitôt c'est le bruit que fait l'enfant en respirant.

C'est un bruit vibratoire assez intense, mais variable dans son intensité, continu, qui s'entend nettement de près et souvent à distance. Ce bruit est seulement *inspiratoire*, et prend souvent le caractère brusque du hoquet ; d'autres fois, c'est une sorte de ronflement. L'expiration est silencieuse.

En interrogeant la mère, dont c'est le premier enfant, et dont l'accouchement a été normal, on apprend que ce bruit existe depuis la naissance et a été constaté dès les premiers instants de la vie par la sage-femme ; il est allé progressivement en s'accroissant. Il persiste, mais moindre, pendant le sommeil ; il augmente pendant les tétées ; à ce moment l'enfant paraît souvent gêné et rejette le sein ; il n'y a pas de troubles digestifs, mais seulement un retard d'accroissement.

A l'examen de l'enfant on ne constate pas de tirage vrai, mais une forte contraction du diaphragme au moment de l'inspiration. La position de l'enfant, latérale ou ventrale, ne modifie pas les caractères de la respiration.

La palpation du cou ne donne aucun renseignement ; le toucher pharyngien montre l'absence de végétations, le thorax exploré par la palpation, la percussion et l'auscultation paraît normal ; le thymus ne peut être décelé à la percussion ni à la radioscopie.

A l'*examen radioscopique* on constate l'absence de ganglions trachéobronchiques, et l'ombre cardio-aortique est absolument normale, sans déformation ni élargissement du pédicule du cœur, ni du rachis.

Vu le jeune âge de l'enfant, l'examen laryngoscopique n'a pas été encore pratiqué.

En somme, il s'agit d'un cas typique de stridor laryngé congénital, en raison des caractères du bruit inspiratoire, et de l'absence des autres causes possibles (nasales ou thoraciques), de cornage.

Il faut remarquer que si la santé de l'enfant est peu touchée, il existe cependant une hypotrophie légère due, peut-être, aux difficultés de la respiration, qui entravent un peu les tétées.

MARCHE DE L'AFFECTION

Dans les cas marqués, le stridor augmente d'intensité pendant les deux ou trois premiers mois ; il reste stationnaire jusqu'au huitième mois, puis commence à diminuer et disparaît vers la fin de la deuxième année, quelquefois plus tôt, rarement plus tard. Le stridor cesse quelquefois déjà au bout d'un an.

Lorsque le stridor s'améliore, les rémissions deviennent plus longues, le bruit musical respiratoire est moins souvent entendu, le bruit de grognement, de ronflement persiste alors seul. Lorsque le stridor cesse d'être perceptible, il peut réapparaître sous l'influence de causes produisant de fortes inspirations, lorsque l'enfant pleure, quand il crie, quand il est agité.

Le stridor vrai peut cependant être causé par la présence de végétations adénoïdes qui agissent par action réflexe pour déterminer un spasme glottique spécial.

(1) *Clinique infantile*, 1911.

Diagnostic. — Le diagnostic du cornage vestibulaire congénital présente parfois de sérieuses difficultés. Quelques nourrissons apportent en naissant des végétations adénoïdes qui obstruent le pharynx et qui s'accompagnent d'un bruit de ronflement inspiratoire analogue au croassement stridoreux. — Il n'est pas toujours aisé de préciser d'où vient le bruit : d'ailleurs le rhino-pharynx et l'épiglotte dans le premier âge sont fort rapprochés. Mon regretté collègue Moizard m'a montré à l'hôpital des Enfants-Malades des cas où il était vraiment difficile de décider. Il faut faire ouvrir la bouche de l'enfant, le faire crier au besoin ; le bruit ne se produit plus lorsque l'air cesse de passer par les fosses nasales.

Stridor laryngé tardif causé par les végétations adénoïdes, et guéri par l'ablation des végétations. •

Roger R..., né le 21 février 1915. Premier né. — Père bien portant, mère âgée de 40 ans a fait une fausse couche il y a 4 ans. Elle a un grand nœvus vasculaire occupant le bras droit, l'épaule, le sein et le dos.

L'enfant est apporté le 27 décembre 1915 à cause d'un stridor très intense, surtout quand il dort. Le début de ce bruit, qui a été *crescendo*, remonte au mois d'août 1915. L'enfant avait environ cinq mois.

Il avait la bouche ouverte nuit et jour et le bruit stridoreux n'était pas dû à un ronflement pharyngé, mais manifestement à un spasme glottique ; il s'exagérait lorsque l'enfant était excité.

Les premiers temps de la vie, le cri était très faible.

Le bruit était tellement fort que la mère n'osait plus entrer dans les tramways.

Il avait été élevé au biberon dès la naissance, la mère n'ayant pas eu de lait.

Le 27 décembre, à 10 mois, ne pèse que 5 kg. 400, 65 cm. taille. Atrophie notable.

On constate par le toucher digital des végétations adénoïdes qui sont opérées le 29 décembre. Depuis lors le bruit a diminué d'intensité, au point que le 8 février le stridor ne s'entend qu'à de rares intervalles et il est devenu très faible. Depuis cinq jours on n'entend plus rien, sauf quatre petits bruits de hoquet aigu à très long intervalle. Le stridor, à proprement parler, a disparu.

13 janvier	5 kg. 850	65 cm.
25 —	6 kg.	67 cm.
8 février	6 kg. 250	67 cm.

L'enfant a deux dents depuis le 25 décembre, et le cri, qui était d'ailleurs peu sonore, s'est renforcé.

Le Dr Paul Roger a présenté une observation presque identique à la Société de Pédiâtrie.

Quelques nourrissons atteints de tuberculose ganglio-pulmonaire ont un cornage très fort dû à la compression des grosses bronches et qui a été confondu par un examen superficiel avec le cornage congénital. Les bruits dans les cas d'adénopathie trachéo-bronchique ne sont pas perceptibles dès la naissance, ils n'apparaissent qu'à six mois et plus ; en outre le bruit de cornage est *expiratoire* et non inspiratoire comme dans le stridor. Si l'on était vraiment embarrassé l'examen radiographique lèverait les doutes ; on voit des ombres hilaires et pulmonaires dans la tuberculose ganglio-pulmonaire qui font défaut dans le cornage vestibulaire.

Le diagnostic différentiel avec le cornage produit par l'hypertrophie du thymus est le plus épineux. Dans les deux cas le bruit stridoreux est inspiratoire ; mais tandis qu'il survient des accès de suffocation dans les tuméfactions du thymus, au point d'imposer le tubage d'urgence, la respiration n'est généralement pas gênée dans le cornage vestibulaire lié à la malformation laryngée. Là encore l'examen radiographique permettra à coup sûr un diagnostic ferme, car on est familier avec les ombres radioscopiques du thymus hypertrophié.

Exceptionnellement une paralysie d'une corde vocale peut s'accompagner d'un croassement inspiratoire rappelant le stridor ; j'ai observé avec le Dr Dreyfus un cas de ce genre chez un enfant nerveux âgé déjà de quelques années. La paralysie de la corde fut constatée par M. Lubet Barbon ; l'enfant guérit spontanément après quelques mois pendant un séjour dans la montagne.

Il faut rapprocher de ce stridor paralytique l'observation suivante, unique croyons-nous, que nous avons présentée à la Société des Hôpitaux (1).

Stridor laryngé congénital chez un nouveau-né
en rapport avec une anomalie des muscles du larynx. Autopsie.

Le cas de stridor dont je relate ci-dessous l'observation clinique et anatomique réalise une modalité de ce syndrome encore indéterminée jusqu'à présent, du moins à ma connaissance.

La malformation de beaucoup la plus commune relevée dans les autopsies porte sur les replis ary-épiglottiques qui arrivent presque au contact sur la ligne médiane et qui vibrent anormalement dans l'inspiration.

L'anomalie des muscles intrinsèques du larynx dans ce cas prouve que les lésions correspondant au stridor sont très différentes. M. John Thomson d'Edimbourg, dans son article si bien documenté, publié dans le *Traité des maladies de l'enfance*, de MM. Grancher et Comby, ne signale pas de fait semblable. Si de telles anomalies des muscles du larynx ont été constatées, elles doivent donc être d'une rareté exceptionnelle.

L'enfant P. Raymond, né le 23 décembre 1916, a été apporté le 8 février 1917 à la consultation du Dr Variot, à l'hospice des Enfants-Assistés, parce que depuis sa naissance il fait entendre un bruit laryngé très fort, une sorte de gloussement qui est perceptible à distance et qui attirait l'attention de toutes les personnes dans le tramway ; les parents habitent Rueil, près Paris.

Il était alors âgé de six semaines, premier-né de père et mère semblant sains ; la mère est de très petite taille, la grossesse avait été normale. L'enfant recevait le sein, mais il était très gêné pour téter et la lactation de la mère semblait peu abondante.

A l'âge de six semaines le poids était, le 8 février, de 3 kg. 050, la taille de 53 centimètres.

Le bruit stridoreux que produit l'enfant provient manifestement du larynx, est à peu près continu, sauf la nuit où il diminue et même cesse complètement.

C'est une sorte de gloussement exclusivement *inspiratoire* qui s'entend dans toutes les salles du pavillon Pasteur et qui se renforce lorsqu'on remue l'enfant, lorsqu'il tette au sein ou lorsqu'on lui fait prendre le biberon ; lorsqu'on le change et qu'il est irrité, les bruits se rapprochent, deviennent spasmodiques, un très fort tirage avec dépression de la paroi sterno-chondrale apparaît, le visage et les extrémités se cyanosent. Dès que l'enfant se calme, ce tirage et la cyanose disparaissent. Dans l'intervalle des crises, il n'y a aucune cyanose persistante.

La mère étant tombée malade et ayant perdu son lait nous a demandé d'hospitaliser son enfant au pavillon Pasteur et nous avons pu l'étudier pendant quelques jours.

L'enfant dort la bouche fermée, il n'a donc pas d'obstruction rétro-nasale.

____

(1) *Archives de médecine des enfants*, octobre 1917, G. VARIOT.

Le 14 février 1917, nous prions le Dr Bord, attaché comme laryngologiste à la consultation externe de l'hôpital des Enfants-Assistés, de vouloir bien pratiquer un examen du larynx de ce nouveau-né. Il ne relève rien d'anormal dans l'aspect du vestibule laryngien et de l'épiglotte et pense à un cornage en rapport avec une hypertrophie du thymus. Mais à l'examen radioscopique, le 16 février, nous ne remarquons aucune ombre anormale dans la région médiane et latérale suscardiaque ; cet examen aux rayons X a été réitéré le 23 février, veille de la mort de l'enfant, avec un résultat toujours négatif.

L'auscultation ne révèle rien de spécial dans la poitrine ni au cœur les premiers jours après l'hospitalisation, sauf un retentissement du bruit de gloussement inspiratoire ; le cri expiratoire était normal, la toux un peu faible.

Malgré les soins dont il fut entouré, l'enfant dépérit rapidement ; son poids, qui s'était élevé jusqu'à 3 kg. 320, tombe le 21 février à 2 kg. 700, le biberon est refusé.

La température monte à 39°6 ; la respiration devient un peu accélérée ; l'auscultation est négative, mais la radioscopie, la veille de la mort, a montré une inégale transparence des deux poumons.

Dans les derniers moments de la vie, le bruit stridoreux avait diminué d'intensité, était moins vibrant, mais s'entendait encore à distance. L'enfant meurt le 24 février dans le collapsus, son poids était réduit à 2 kg. 500.

Autopsie faite trente-six heures après la mort.

Plusieurs foyers assez étendus, mais bien distincts, de broncho-pneumonie occupent la partie supérieure du poumon droit. Le poumon gauche est exsangue et semble un peu emphysémateux.

Le thymus peu développé ne pèse que 2 grammes.

Larynx : L'ouverture du vestibule laryngien a une configuration normale, la conformation de l'épiglotte est régulière et les replis aryténo-épiglottiques ne présentent aucune anomalie, ni aucun rapprochement spécial. Le bruit de cornage, dans ce cas, ne semblait donc pas dû, comme dans les stridors décrits antérieurement, à une vibration des replis ary-épiglottiques anormalement développés et arrivant en contact dans une certaine étendue.

En examinant le larynx à l'état frais, après avoir incisé le cartilage cricoïde sur la ligne médiane, on remarque que toutes les parties offrent une gracilité spéciale. L'épiglotte est un peu amincie si on la compare avec celle d'un autre larynx normal provenant d'un enfant âgé de vingt-six jours seulement.

Les rubans vocaux supérieurs et surtout inférieurs, dans le larynx du *stridor*, sont comme aplatis et leur relief est bien moindre que sur le petit larynx type de vingt-six jours ; d'ailleurs, au compas d'épaisseur, les rubans vocaux inférieurs du stridor n'ont que 2 millimètres d'épaisseur, tandis que les rubans vocaux inférieurs ont 3 millimètres dans le larynx normal et semblent plus arrondis et renflés.

Ces différents aspects des rubans vocaux dans ces deux larynx correspondent vraisemblablement à des épaisseurs variables des muscles thyro-aryténoïdiens ; mais nous n'avons pas cru devoir procéder encore à la dissection de ces derniers muscles pour ne pas déformer la pièce avant sa présentation.

La longueur des rubans vocaux est de 4 millimètres et demi, égale des deux côtés, larynx sain ; 5 millimètres à gauche, 4 millimètres à droite, larynx stridoreux.

La coupe médiane indique que le cartilage cricoïde a sa conformation normale en arrière au niveau du chaton, de même que les cartilages aryténoïdes.

En détachant avec précaution la muqueuse en arrière, on met à nu les petits muscles aryaryténoïdiens qui sont bien visibles, et les fibres musculaires glosso-épiglottiques sont assez apparentes.

Le muscle crico-aryténoïdien postérieur, à gauche, a ses insertions et sa configuration normales ; néanmoins, il paraît un peu aminci comparé au même muscle sur le larynx type de vingt-six jours. On distingue nettement le rameau nerveux du récurrent qui se rend au crico-aryténoïdien postérieur gauche.

A droite, après l'enlèvement de la muqueuse, on ne distingue aucune fibre musculaire dans la région correspondant au crico-aryténoïdien postérieur ; on tombe d'emblée sur un périchondre nacré et dense. Le récurrent de ce côté a été aussi disséqué, mais il n'envoie aucun filet apparent dans la direction du muscle absent.

La dissection de cette pièce a été faite très soigneusement par Mlle Bagnko, attachée comme externe à mon service, et qui mérite des éloges pour son intelligence et pour sa dextérité manuelle.

En juin 1898, j'ai eu l'honneur de présenter à la Société médicale des hôpitaux le larynx d'un enfant atteint de stridor laryngé et qui avait succombé à l'âge de vingt-deux mois, dans mon service de l'hôpital Trousseau.

C'était la première pièce anatomique de ce genre présentée en France et venant corroborer la constatation par le médecin anglais Lees qui avait trouvé, à l'autopsie d'un cas de stridor congénital, un développement et un rapprochement anormal des replis aryténo-épiglottiques. M'appuyant sur cette conformation anatomique spéciale, j'ai même proposé le terme de *cornage vestibulaire* pour désigner le bruit de stridor en l'attribuant à une vibration inspiratoire des replis ary-épiglottiques anormalement rapprochés.

Mes opinions ont été exposées dans la thèse de mon ancien externe, le Dr Bruder, en 1900, qui fit une véritable monographie de cette singulière affection.

Depuis lors, le Dr Haushalter, de Nancy, inspira aussi une thèse à l'un de ses élèves où se trouve une reproduction d'un larynx, dont la conformation vestibulaire est à peu près identique à celle qui est représentée dans le *Journal de Clinique et de Thérapeutique infantiles* (numéro du 6 juin 1898).

Les résultats de cette nouvelle autopsie ne nous permettent plus d'admettre que les bruits de stridor laryngé inspiratoire correspondent à des malformations ou à des lésions univoques du larynx.

A côté des cas de stridor dans lesquels il y a une malformation portant sur le vestibule laryngien et les replis ary-épiglottiques, il faut faire une place pour les cas analogues à celui que nous venons de décrire où la malformation consiste essentiellement dans des anomalies musculaires du larynx.

Dans notre observation, il y a absence du muscle crico-aryténoïdien postérieur droit avec aplatissement des rubans vocaux et légère atrophie prédominante de la corde vocale droite. Le bruit de stridor se rapprocherait donc des bruits stridoreux observés quelquefois au cours des paralysies des cordes vocales : il mériterait donc le nom de stridor paralytique.

Eustache Smith et Robertson ont décrit des cas des stridor laryngé vrai imputables à des végétations adénoïdes rétro-nasales et qui cédaient après leur ablation, et attribuent le bruit stridoreux inspiratoire à une paralysie réflexe des muscle crico-aryténoïdien postérieurs. Nous avons observé nous-même un cas de ce genre avec le Dr Paul Roger (*Bulletin de la Société de Pédiâtrie*, 1907).

On pourra peut-être soupçonner l'origine paralytique du stridor congénital, par l'intensité plus grande des paroxysmes dyspnéiques avec cyanose qui ressemblent aux accès observés dans le stridor d'origine thymique, et par l'évolution fatale rapide de la maladie dans les premiers mois.

Le stridor lié à une malformation des replis évolue pendant des années, va diminuant progressivement avec le développement et guérit en général vers trois ou quatre ans.

De tels faits, s'ils nous éclairent sur les causes anatomiques diverses qui peuvent déterminer le bruit de stridor laryngé congénital, doivent rendre le clinicien très circonspect pour établir pendant la vie le diagnostic précis des lésions correspondantes. Quoi qu'il en soit l'examen radiographique permettra toujours de voir si le thymus hypertrophié est en cause ou non.

Des théories nombreuses ont été proposées sur la pathogénie du stridor. On peut les résumer ainsi avec M. Thomson (d'Edimbourg).

1° *Mécanique :* le stridor serait dû à une malformation congénitale à l'orifice supérieur du larynx (Lees, Redsfluud, Variot, Sutherland et Lack, etc.).

2° *Nerveuse* : *a*) parslysie du crico-aryténoïdien postérieur (Robertson).

b) Spasme glottique (Eustache Smith).

c) Action mal coordonnée des muscles respiratoires, spasme respiratoire choréiforme (analogue au bégaiement), distinct du spasme glottique (Thomson et Turner).

M. Moure a émis l'idée que le croassement à timbre bas peut dépendre de vibrations du voile du palais, mais c'est là une erreur, car le bruit se produit certainement dans le larynx. Actuellement la grande majorité des auteurs pensent que le bruit de stridor est lié à la malformation des replis et de l'épiglotte et le nom de *cornage vestibulaire congénital* correspondant à cette opinion peut être adopté.

d) Il existe aussi un stridor paralytique par malformation musculaire (Variot).

Pronostic. — Il n'a rien de grave en général ; le bruit va s'atténuant avec les progrès du développement ; à deux ou trois ans c'est à peine si l'on perçoit un ronflement intermittent. Il est probable que le modelage du larynx se parachève avec l'âge et que les replis ary-épiglottiques s'écartent peu à peu et cessent de vibrer dans l'inspiration.

Traitement. — Aucun calmant n'est efficace. On devra se contenter de donner des inhalations anodines de vapeurs médicamenteuses, telles que les vapeurs d'eucalyptus. On préviendra la famille que la maladie s'atténuera avec le temps et n'a pas de gravité le plus souvent.

[HYPERTROPHIE] DU THYMUS

Les accidents dus à l'hypertrophie du thymus sont heureusement rares. Ils ne méritent pas moins d'être bien connus.

Le thymus est une glande hémolymphatique en forme de pyramide quadrangulaire, à base inférieure, située en grande partie dans le médiastin antérieur, au devant du cœur et des gros vaisseaux. Par son extrémité supérieure, il s'engage dans la région cervicale, au-dessus du manubrium sternal et se trouve ainsi directement au devant de la trachée. C'est dans cet espace trop étroit, compris entre la colonne vertébrale et la poignée du sternum et dénommé « espace critique de Grawitz » que cet organe peut, au cas d'hypertrophie, donner lieu dans le premier âge aux désordres respiratoires les plus redoutables.

Développé aux dépens de la troisième fente branchiale, le thymus atteint son complet développement à la naissance et ne s'accroît que très lentement dans les quatre premières années de la vie ; ensuite son volume diminue progressivement par transformation de ses follicules lymphoïdes en tissu conjonctivo-adipeux.

De consistance assez ferme, maintenu dans une capsule fibreuse adhérente aux organes environnants et surtout au péricarde, il présente un poids extrêmement variable à la naissance, si on en juge par les moyennes données par les auteurs :

Haller	3 gr.
Testut	5 gr.
Sappey	6 à 8 gr.
Koelliker	15 à 25 gr.
Veau et Olivier	2 à 6 gr.
Ferrand	3 gr.

Ce poids peut augmenter de 2 gr. par année jusqu'à trois ans.

Historique. — La question de l'hypertrophie du thymus n'a guère éveillé les esprits avant le commencement du xixe siècle, époque où Allan Burns (1821) et Astley Cooper publièrent leurs premières observations.

Peu après, Kopp voulut étendre à l'excès le rôle de l'hypertrophie du thymus en groupant sous le nom d' « asthme thymique » une série de syndromes dyspnéiques auxquels l'avenir devait trouver des causes diverses. Aussi la réaction inverse suscitée en France par Hérard (1867) vint-elle ruiner la théorie déjà très fortement ébranlée de Kopp. Cependant pour Barthez (1853) « la maladie connue sous le nom d'asthme thymique n'est peut-être pas aussi chimérique que l'ont dit quelques pathologistes ». Cet auteur attribua à cette origine la série des symptômes suivants qu'il put observer chez son propre enfant à la naissance : « La bouffissure et la coloration violette bornées à la face et aux membres supérieurs ; l'augmentation ou la disparition de ce dernier phénomène suivant la position de l'enfant ; le stertor à l'inspiration et à l'expiration ; la suspension momentanée de la respiration ; l'inspiration sifflante, le hoquet ; la convulsion des yeux ».

Malgré cela ce n'est que beaucoup plus tard (1888) que deux observations médico-légales dues à Grawitz remirent en valeur le rôle de l'hypertrophie du thymus aboutissant à la sténose trachéale.

Paltauf (1889) décrit la diathèse dite « lymphaticothymique » caractérisée par une hyperplasie générale du système lymphoïde, mais ne veut voir dans le thymus qu'un des multiples organes atteints par ce trouble. On a parlé d'hyperthymisation : il semble que les récents travaux d'Abelous soient appelés à étayer cette théorie en révélant le pouvoir que possède le thymus en hyperfonctionnement de sécréter des poisons convulsivants.

Mais c'est surtout à l'enseignement tiré des observations chirurgicales (Veau, Olivier), de la radiologie et de la radiothérapie que nous devons la précision encore bien imparfaite cependant de nos connaissances sur le rôle de l'hypertrophie thymique dans la pathologie du premier âge.

Anatomie pathologique. — Etant donné la très grande variabilité de poids des thymus normaux, il n'est guère possible de fixer celui qui caractérise un thymus hypertrophié. Aussi doit-on se ranger à l'opinion très judicieuse de Veau quand il s'exprime en ces termes. « Pour le thymus comme pour tous les organes, le poids n'est pas tout ; la situation de la partie hypertrophiée prime le volume ». La consistance joue également un rôle essentiel.

La lésion anatomique le plus fréquemment observée est l'hyperplasie simple. Elle se caractérise par l'augmentation considérable du nombre des cellules qui en constituent le tissu fondamental et par la dilatation vasculaire amenant une congestion intense.

Cette hyperplasie prédomine sur les lymphocytes et sur les éléments de la série myéloïde : myélocytes neutrophiles, hématies nucléées, tandis qu'apparaissent des myélocytes non granuleux et des myélocytes éosinophiles, rarement rencontrés dans le thymus normal.

Dans quelques cas, beaucoup plus rares (Cruchet), la sclérose peut s'associer à l'hypertrophie et, du fait de l'augmentation de consistance, provoquer le déclenchement des troubles de compression.

D'autres causes très exceptionnelles sont susceptibles d'augmenter le volume de l'organe : tuberculose, syphilis, néoplasme, leucémie.

A l'autopsie des enfants ayant succombé à cette affection, on ne trouve guère de lésions autres que de congestion, de stase sanguine dans les organes voisins ; ce ne sont que lésions d'asphyxie.

Etude clinique. — L'hypertrophie du thymus se révèle par des signes de gêne respiratoire.

Dès les premières semaines de la vie, les parents sont frappés du fait que chaque mouvement respiratoire s'accompagne d'un bruit spécial. C'est le cornage ou stridor thymique dont l'analyse clinique révèle les caractères suivants : il s'observe *aux deux temps* de la respiration, mais il est surtout inspiratoire ; il s'exagère dans le sommeil, sous l'influence du décubitus dorsal, diminue parfois dans la position verticale et surtout dans l'inclinaison de la tête en avant. Signe essentiel : la voix reste indemne. Par contre l'enfant donne l'impression d'éprouver une gêne respiratoire : le tirage est constant et dans les cas intenses présente des caractères analogues à ceux observés dans le croup ; il se traduit donc par la dépression inspiratoire des creux sus-claviculaires, sus et sous-sternal. Parfois, remarque Barbier, et principalement chez des sujets nettement rachitiques, à la dépression sous-sternale se substitue un bombement de cette région, en même temps que les côtes inférieures se relèvent et qu'un sillon transversal se dessine au-dessous des mamelons. Dans ce mouvement, le sternum est projeté en avant.

Cornage et tirage sont continus, mais des accès paroxystiques sont susceptibles d'apparaître, au cours desquels la suffocation s'exagère, le visage se cyanose, l'angoisse est extrême et précède la mort prochaine.

Ces paroxysmes surviennent sans cause apparente ou sont provoqués ou exagérés par des influences diverses: ainsi agissent un mouvement d'hyperextension de la tête, un incident pathologique tel que maladie infectieuse, bronchite, toute cause de gêne respiratoire.

Le tubage reste sans effet ; il en est de même de la trachéotomie à moins qu'à la canule habituelle on ne substitue un tube de longue dimension. En dehors même des dangers immédiats que comportent ces accès, on est en droit de redouter des complications graves : bronchite, bronchopneumonie, congestion pulmonaire.

Le cornage peut manquer et être remplacé par de la dyspnée qui surviendra par accès intermittents ou sera continue avec des accès paroxystiques susceptibles d'entraîner la mort. Certains faits d'asphyxie mortelle d'enfants nouveau-nés relèvent de cette pathogénie.

Troubles circulatoires. — La circulation veineuse peut être gravement entravée par l'hypertrophie du thymus. Les symptômes sont alors : la teinte bleuâtre de la face, plus accusée au niveau des lèvres, la dilatation des veines superficielles, voire même la distension de la grande fontanelle. Ces troubles s'exagèrent au moment des accès de cornage ou de dyspnée paroxystique, sous l'influence du décubitus dorsal, de l'hyperextension de la tête. La mort survient par défaillance du myocarde, par congestion intense des centres nerveux, sous l'influence d'œdème pulmonaire aigu.

Les nombreux nerfs du cou semblent échapper à la compression : les théories qui ont voulu leur attribuer certains accidents laryngés, spasme glottique, cornage, la dyspnée, ne reposent sur aucune base suffisante.

Signes physiques. — Il paraît facile d'admettre que l'hypertrophie d'un organe possédant la situation superficielle du thymus soit susceptible de se révéler à l'examen physique. Cette recherche n'en reste pas moins fort délicate, car si le thymus est situé immédiatement en arrière du sternum, il est par contre adossé à la base du cœur et à un large pédicule vasculaire ; aussi vouloir distinguer sur le plastron sternocostal des zones de matité d'étendue différente répondant l'une au thymus hypertrophié, l'autre aux gros vaisseaux, nous semble difficile par la percussion ; exception doit être faite pour quelques cas de thymus large et dépassant anormalement les limites de la matité médiothoracique. Rappelons seulement que l'absence de matité ne suffirait pas à éliminer l'hypothèse d'une hypertrophie thymique ; nous avons vu que bien souvent la question du siège de la lésion et de la densité de l'organe primait celle de son volume.

L'inspection a permis de noter, dans certains cas, une saillie du manubrium sternal et même des deux premières côtes.

D'une plus grande valeur est, bien que très inconstante, la constatation d'une tuméfaction dans la fossette sus-sternale, pourvu qu'elle soit confirmée par la palpation. Cette tuméfaction est saillante dans l'expiration, au moment des cris principalement, et disparaît dans l'inspiration comme aspirée par l'ampliation thoracique.

L'auscultation ne fournit que peu de renseignements. On peut cependant entendre parfois un souffle de compression veineuse analogue à celui décrit par Smith dans l'adénopathie trachéobronchique. Encore faut-il pour le mettre en évidence pratiquer l'hyperextension de la tête.

Mécanisme des accidents liés à l'hypertrophie du thymus. — Le rôle de la compression directe de la trachée, entrevu primitivement par Allan Burns et Astley Cooper, puis invoqué à nouveau par Barthez, par Grawitz, trouve sa confirmation dans les examens nécropsiques et surtout dans les observations pratiquées au cours des interventions chirurgicales et à l'aide de l'examen trachéoscopique.

La compression des gros vaisseaux est moins prouvée. On a pu cependant observer un cas de compression aortique avec dilatation anévrysmale du ventricule gauche.

Des remarques analogues sont dues à Huysmans, à Deneke pour la compression des veines. Celle des nerfs reste beaucoup plus discutable, elle manque de contrôle anatomique.

Il faut enfin tenir compte du rôle signalé par Barbier, Fröhlich, de l'exiguïté excessive du détroit supérieur du thorax, surtout chez les enfants rachitiques ; une pareille malformation du squelette peut suffire à déterminer une compression trachéale par l'intermédiaire d'un thymus de moyen volume.

Formes cliniques. — La symptomatologie de l'hypertrophie thymique est sujette à des variations portant sur la modalité et l'intensité des troubles observés, surtout sur leur évolution.

Formes continues. — Ce sont les plus fréquentes. Elles se traduisent par de la dyspnée, du tirage et surtout du cornage ; leur intensité n'est pas toujours la même, mais les différentes causes occasionnelles : décubitus horizontal, agitation, déterminent toujours l'apparition de ces symptômes.

Formes intermittentes. — Par périodes espacées, surviennent des accès aigus, dans l'intervalle desquels l'enfant reste calme, respire librement. L'examen de la gorge, l'auscultation des poumons sont négatifs. Mais une cyanose légère de la face, surtout la recherche radiologique révèlent la présence d'un gros thymus.

Formes à accidents soudains et suraigus. — Ce sont des formes latentes. La respiration était normale, l'enfant s'accroissait bien, quand subitement un accès très grave se manifeste avec cornage, tirage, cyanose ; le danger est tel qu'on tente le tubage, le plus souvent sans succès, la trachéotomie avec introduction d'une canule longue ou si les circonstances le permettent : la thymectomie d'urgence.

Mais le pronostic n'en reste pas moins très grave.

La mort rapide, ou subite sont les deux modalités terminales des formes graves de l'hypertrophie thymique. Il est même des cas où, en l'absence de tout symptôme avertisseur, le diagnostic n'est possible que sur la table d'autopsie. De pareils faits peuvent survenir sans cause provocatrice apparente ; dans d'autres cas, ils sont occasionnés par une circonstance variable ; ainsi peut agir l'anesthésie générale. « Pendant la narcose, le sujet présente un tremblement analogue au frisson que détermine le froid ; la respiration est accélérée et superficielle, la face pâlit, le pouls est faible, la pupille est dilatée ; à un moment, la respiration s'arrête, puis le cœur ; rien ne ranime le patient ; à l'autopsie, on trouve un gros thymus. »

Mais cette mort subite peut encore survenir en dehors de toute cause anesthésique, on l'a signalée à l'occasion d'incision d'abcès rétropharyngiens, de l'examen de la gorge, d'hyperextension de la tête ; on a même soupçonné une injection de sérum anti diphtérique. Elle peut enfin survenir en dehors de toute cause provocatrice. Un accès de suffocation subit survient en pleine nuit, et détermine la mort.

On connaît même des faits où deux enfants de la même famille ont succombé de la même façon. Le cas s'est présenté notamment à quelques heures de distance chez des jumeaux rachitiques.

Formes symptomatiques. — La prédominance des phénomènes dyspnéiques avec cornage est la caractéristique habituelle de l'hypertrophie thymique. Elle peut jusqu'à un certain point être primée par l'intensité des troubles vasculaires : la cyanose de la face et des membres supérieurs avait frappé Barthez dans le cas de son propre enfant. Il s'y associe souvent une dilatation des veines du cou, de la turgescence des creux sus-claviculaires. Cette cyanose est légère et continue, mais au moment des crises elle peut revêtir une intensité redoutable. On est en droit de suspecter dans ces cas la présence d'une malformation congénitale du cœur.

M. Variot et Mme Châtelin ont observé un cas où à l'hypertrophie thymique s'associait une malformation cardiaque semblable à celle connue sous le nom de maladie de Roger.

Evolution. Pronostic. — On voit par ces faits combien peut être redoutable le développement anormal du volume du thymus chez l'enfant du premier âge. Mais il n'en faut pas conclure pour cela à un pronostic toujours aussi mauvais. Il ne faut pas oublier que cet organe subit au cours de la croissance une évolution qui aboutit à l'atrophie. Passé deux ans et demi à trois ans, les cas deviennent l'exception.

Diagnostic. — Les causes sont multiples qui chez le nourrisson sont susceptibles de se traduire par des phénomènes dyspnéiques aigus. Leur aspect clinique est souvent très semblable quelle que soit l'étiologie ; néanmoins une analyse minutieuse en présence d'un accès de tirage ou d'une dyspnée continue permet de limiter les hypothèses et autorise parfois un diagnostic précis. Le problème n'en reste pas moins fort complexe ; on comprendra alors toute l'importance du contrôle apporté par l'examen radiologique.

Les principales causes d'erreur sont les suivantes :

Formes continues. — Le cornage laryngé vestibulaire ou stridor laryngé congénital apparaît également dès la naissance ; il est surtout inspiratoire tandis que le cornage thymique est expiratoire aussi bien qu'inspiratoire ; il est exceptionnel d'assister à des accès de spasme et de tirage paroxystique au cours du stridor laryngé. Le timbre en est plus sonore, plus vibrant ; pendant le sommeil, le cornage persiste ; le décubitus dorsal, l'hyperextension forcée de la tête restent sans influence sur lui. Le tubage, par contre, le fait disparaître.

L'examen digital ou laryngoscopique montrera la malformation congénitale du larynx dans le stridor et qui affecte l'un des types suivants : l'épiglotte est repliée en dedans, ses bords rapprochés forment une gouttière étroite ; les replis aryténo-épiglottiques flasques, presque au contact, laissent une petite fente au passage de l'air. Dans un deuxième type, l'épiglotte est simplement enroulé sur elle-même, faisant ainsi une anche vibrante : les replis aryé-piglottiques se rapprochent en avant ; le bruit est produit par leur vibration au contact de l'air inspiré.

A partir du sixième mois environ, le stridor laryngé vestibulaire s'atténue, puis n'apparaît que par périodes et cesse après deux ans.

Le cornage adénoïdien présente un timbre moins musical et simule le ronfle-ment ; peu accusé dans la journée, il s'exagère dans le sommeil et cesse par l'occlusion des narines.

L'adénopathie trachéobronchique, dans les formes volumineuses, compri-mant une bronche et modifiant sa lumière, donne lieu à un bruit respiratoire anormal. J'ai fait remarquer que ce cornage était expiratoire surtout, et j'ai proposé de le dénommer « *cornage bronchitique expiratoire* » ; le caractère expira-toire est essentiel à noter.

On a signalé des cas excessivement rares de rétrécissement congénital de la trachée, d'angiôme, d'abcès prévertébral lié à un mal de Pott cervical, et fusant dans le médiastin, et qui peuvent donner lieu à du cornage.

Dans les formes cyanotiques, le diagnostic avec la cyanose congénitale simple ou paroxystique reste parfois très épineux. Le souffle peut manquer dans certaines formes. C'est surtout à ces variétés cliniques que s'appliquent les secours de la radiologie.

Formes aiguës d'emblée. — L'introduction d'un corps étranger dans les voies aériennes peut laisser errer le diagnostic si la notion anamnestique manque. On observe des phénomènes de suffocation, s'accompagnant de violents accès de toux, quelquefois de vomissements et de convulsions. On s'aidera surtout du fait que la dyspnée porte sur les deux temps de la respiration, la voix est rauque, la toux convulsive ; on peut entendre un bruit de grelottement dû au déplace-ment de l'objet. La radioscopie enfin lèvera les doutes.

Les papillomes du larynx se différencient par la présence presque constante de troubles de la voix.

L'œdème de la glotte s'accompagne le plus souvent d'autres phénomènes locaux ou généraux en rapport avec la cause (phlegmon de la gorge, néphrite scarlatineuse, etc....). Le croup d'emblée, rare à cet âge, modifie la voix qui devient rauque, puis éteinte.

C'est également par les caractères de la toux rauque et aboyante qu'on éliminera l'hypothèse de la laryngite striduleuse simple.

Le spasme de la glotte a longtemps et souvent été confondu avec la dyspnée thymique. Mais tandis que l'une présente un caractère chronique, l'autre est au contraire progressive, n'altère pas la voix et arrivée à son paroxysme déter-mine l'asphyxie. Dans certains cas, il peut y avoir association d'hypertro-phie thymique et de spasme glottique.

Diagnostic radiologique. — Il semblait au premier abord que la situation du thymus au devant de la masse épaisse du cœur et des vaisseaux ne dût pas permettre de le révéler à l'examen radiologique. Cependant les premiers travaux de Hochsinger, puis d'autres auteurs nous ont montré ce qu'on pouvait attendre de cette méthode.

Chez le jeune enfant, à l'état normal, l'ombre médiane au-dessus du cœur correspondant au sternum et à la colonne vertébrale, ne dépasse guère en lar-geur cette dernière.

Chez les nourrissons, sous l'influence des cris, des efforts, l'ombre médiane sus-cardiaque peut s'élargir par suite de la distension des vaisseaux veineux jugulaires et troncs veineux brachio-céphaliques.

L'hypertrophie du thymus donne lieu à une image radioscopique qui ne devra être admise que si la technique est parfaite. « Il faut coucher l'enfant bien horizontalement, placer l'ampoule sur la ligne médiane et établir un strict parallélisme entre la plaque, le sujet et l'ampoule ».

Dans ces conditions, l'hypertrophie thymique donne lieu à un élargissement de la **partie supérieure de l'ombre médiothoracique**, son intensité s'homogénéise avec celle de l'ombre cardiaque. En surface, elle dépasse les deux bords du sternum, mais a toujours tendance à prédominer à gauche, sa forme lui est bien particulière. En haut, elle se confond avec le bord supérieur du manubrium, en bas elle se continue avec l'ombre cardiaque, latéralement ses bords précis tranchent sur la clarté pulmonaire, à droite tantôt concave, tantôt rectiligne, tantôt convexe, à gauche le plus souvent convexe et rencontrant l'ombre cardiaque avec qui elle forme une encoche plus ou moins accusée. Suivant le degré d'accentuation de cette encoche et la forme du bord droit de l'ombre, l'image du thymus simule celle d'une brioche, d'un bonnet phrygien ou d'un parallélogramme à petite base supérieure lorsqu'elle recouvre entièrement l'ombre cardiaque.

C'est grâce à ces caractères radiologiques qu'il est possible d'éliminer les diverses affections simulant l'hypertrophie du thymus, d'une part celles qui ne donnent lieu à aucune image à l'écran (cornage adénoïdien, cornage laryngé vestibulaire, sténose trachéale congénitale, etc...), d'autre part, il est possible de différencier des lésions médiastinales qui ont leur représentation radiologique propre. Ainsi l'adénopathie trachéobronchique donne lieu à des ombres surajoutées à contours irréguliers d'étendue et d'intensité variables.

Avant qu'on ne pratique régulièrement l'examen radiographique du thorax des nourrissons, des erreurs de diagnostic ont pu être commises par des chirurgiens qui, croyant pratiquer des thymectomies, tombaient sur des ganglions caséeux. Des erreurs semblables ont été faites dans des cas de stridor.

Traitement. — L'emploi des rayons de Rœntgen qui a réalisé de si admirables progrès dans l'étude clinique des hypertrophies du thymus, n'est pas moins utile au point de vue curatif.

Friedlander, chez un garçon de 8 semaines, après douze applications de rayons X en un mois, a obtenu la disparition complète des troubles respiratoires (*Arch. of Pediatrics*, 1907). Guérison maintenue depuis deux ans.

L'avenir de cette méthode thérapeutique serait d'autant plus brillant qu'elle peut invoquer à son actif de récentes recherches expérimentales.

MM. Aubertin et Bordet (Soc. de biologie, 26 juin 1909), chez des chats et des lapins nouveau-nés, ont irradié le thymus. Après une séance d'intensité moyenne, ils ont trouvé une destruction notable des lymphocytes avec macrophagie des débris nucléaires. A doses fortes et répétées, on peut avoir une métaplasie de tissu thymique.

Depuis lors la radiothérapie est devenue courante en France et tous les radiologues traitent les hypertrophies thymiques par les irradiations bien réglées pour éviter les radiodermites. M. Veau qui avait proposé un ingénieux procédé pour pratiquer la thymectomie, y a renoncé en présence des excellents résultats de la radiothérapie obtenus avec notre collaborateur le Dr Barret au laboratoire de l'Hospice des Enfants-Assistés. J'ai observé plusieurs nour-rissons dont le thymus avait considérablement regressé après deux ou trois séances d'irradiation et les accès de suffocation avaient disparu du même coup.

Cependant je dois relater l'observation suivante dans laquelle une mort très rapide a suivi les irradiations.

Stridor avec crises paroxystiques dû à une hypertrophie du thymus chez un enfant de quatre mois. — Amélioration, puis mort rapide, après traitement par les rayons X (1).

L'enfant B. Robert, âgé de quatre mois et demi, entre à l'Hospice des Enfants-Assistés, pavillon Pasteur, le 21 février 1920, pour un bruit de stridor datant de quelques jours avec crises paroxystiques.

Cet enfant né à terme, le 9 octobre 1919, de mère éthylique et de père coxalgique ancien, était déjà venu à la consultation de l'Institut de Puériculture, dans la seconde quinzaine de janvier, pour un eczéma de la figure ; il était au sein.

Le Docteur Variot prescrivit l'allaitement mixte alternant trois biberons de lait Lepelletier homogénéisé et quatre tétées au sein. L'enfant était très amélioré de son eczéma, lorsque brusquement le lundi 17 février il est pris de suffocation avec toux aboyante, un médecin appelé fait transporter l'enfant à l'hôpital Bretonneau avec le dignostic de coqueluche et croup. On l'y garde trois jours en observation, et on le rend à la mère en lui disant de le ramener tous les dix jours pour radiothérapie. Le 21 février M. Variot admet dans son service l'enfant que la mère lui a ramené.

Le jeune Robert pèse à quatre mois et demi, le 21 février, 4 kg. 950 et mesure 57,2 ; il est donc sensiblement en retard de croissance. Il n'a pas de fièvre : 36°8 - 37. — Son eczéma a presque complètement disparu.

Le stridor qu'il présente, surtout inspiratoire, est continu, il persiste quoique atténué pendant le sommeil ; mais dès que l'enfant se réveille, il s'accentue pour devenir intense surtout si l'enfant est en colère.

Très nerveux, en effet, Robert s'excite lorsque l'on s'approche de son berceau ou que l'on insiste pour lui faire prendre le biberon.

Alors éclate une crise paroxystique de cornage, avec dyspnée, tirage sus et sous-sternal, cyanose, la crise dure quelques minutes, puis se termine assez brusquement ; l'enfant est alors pâle, très abattu, on entend à peine le cornage.

Le diagnostic d'asthme thymique est posé par M. Variot, qui élimine le stridor congénital du fait de l'apparition tardive, à quatre mois, des accidents.

La radiographie confirme entièrement le diagnostic clinique. En position directe, le thymus apparaît augmenté de volume et coiffant en la débordant, l'ombre cardiaque.

En position oblique, l'hypertrophie apparaît très nette.

D'accord avec M. Barret, Chef du laboratoire de radiologie, M. Variot décide de traiter l'enfant par les irradiations ; on pratique le samedi 29 une séance.

A la suite, et le lendemain dimanche, *le stridor cesse d'être continu ;* il existe seulement un très léger cornage inspiratoire lorsque l'enfant crie. Le lundi, le stridor a disparu presque complètement, l'enfant semble guéri de ces accidents menacants par les crises paroxystiques.

D'ailleurs, une nouvelle radiographie démontre que l'ombre thymique *s'est considérablement rétractée.*

Mais l'enfant a présenté, le lendemain de la séance de radiothérapie, une diarrhée peu fréquente (3 à 4 selles, mais très abondantes et très liquides) s'accompagnant d'une baisse de poids assez marquée, 5 kg. 250 le 27 février et 4 kg. 900 le 2 mars, et d'une ascension thermique oscillant entre 38° et 38°4.

(1) Observation recueillie par le Dr Bouquier assistant à l'Hôpital des Enfants-Assistés.

A partir du 2 mars, l'enfant continue d'avoir une diarrhée abondante. La poussée thermique intense dépasse deux jours de suite 40°7, puis la température redescend à 37°5 le 8, mais pour remonter aussitôt et atteindre 39°7 le soir de la mort, 21 h. 30.

Pendant cette période, pas de signes pulmonaires et pas de signes laryngés.

L'autopsie n'ayant pu être faite, il a été impossible d'être exactement renseigné sur la cause de la mort qui a suivi de si près la séance d'irradiation et la cessation très rapide des accidents de stridor.

L'ORNITHOLARYNX

Je crois devoir donner ce nom à une modification du larynx vraisemblablement congénitale, telle que l'enfant émette non seulement des sons vocaux, mais puisse véritablement siffler comme le font beaucoup d'oiseaux. Je n'ai vu qu'un seul cas de ce genre que j'ai fait étudier au laryngoscope par le Dr Glover. C'était un petit garçon de cinq ans très normalement conformé, qui avait la faculté de siffler la bouche grande ouverte au grand désespoir de ses parents. L'enfant sans avoir aucun instrument dans la bouche sifflait avec son larynx comme un oiseau.

En lui faisant écarter les arcades dentaires on voit pendant qu'il siffle que la langue est un peu retirée vers le pharynx et que la pointe s'enroule en haut, mais en restant à un centimètre de la voûte palatine : il est manifeste que le bruit de sifflet qui est parfaitement modulé et ne peut être confondu avec aucun autre se produit au niveau du larynx. Ce petit garçon a d'ailleurs l'oreille juste, il siffle très bien un air et ne peut siffler avec ses lèvres. La voix est bien timbrée. Où se passe le bruit ? M. Glover (1) en pratiquant l'examen du larynx a remarqué que, durant le sifflement, on voit très nettement l'enfant immobiliser autant qu'il est possible le squelette laryngo-trachéal par la contraction intensive des muscles du cou et une raideur très spéciale de la machoire inférieure. Tous les muscles de la buccination entrent très légèrement en jeu pour la modulation et les lèvres sont animées d'un jeu à peine visible correspondant à l'articulation des paroles de l'air sifflé.

Les cordes vocales se rapprochent beaucoup pour faire étouffoir comme dans la toux. Les bandes ventriculaires et l'épiglotte se replient aussi vers l'axe du larynx. « Il est donc difficile de préciser si le sifflement se passe au niveau de la glotte, ce qui est probable ou entre les replis ary-épiglottiques. M. Glover rapproche l'émission du sifflement de ce qui se passe dans la ventriloquie.

Il n'en est pas moins certain que le larynx doit avoir une conformation spéciale dans les cas de ce genre.

LES LARYNGITES AIGUES

Très rares avant un mois, elles deviennent plus communes à la fin de la première année et surtout au cours de la deuxième.

Le caractère essentiel de ces laryngites est d'être spasmodique ; le spasme

(1) *Clinique Infantile*, 1er janvier 1906.

associé des muscles du larynx et du diaphragme (phréno-glottique de Bouchut) se produit avec une extrême facilité au cours des inflammations simples ou membraneuses de la muqueuse laryngée dans le premier âge. L'hyperexcitabilité nerveuse du larynx est peut-être exagérée par l'étroitesse spéciale de la glotte dans le premier âge, mais elle se prolonge dans la deuxième enfance en s'atténuant, il est vrai.

LARYNGITE SPASMODIQUE.
FAUX CROUP. — LARYNGITE STRIDULEUSE DE GUERSANT.
ANGINE STRIDULEUSE DE BRETONNEAU

Toutes ces dénominations s'appliquent aux laryngites catarrhales qui sont en général bénignes, mais qui s'accompagnent d'un cortège symptomatique bruyant et alarmant pour les familles, la gravité apparente des accidents se rapporte tout entière à la superposition du spasme aux phénomènes du catarrhe laryngé.

Symptômes. — L'enfant qui dans la journée avait eu du coryza, du larmoiement, et une toux légèrement rauque avec conservation de la voix (toux rauque et voix claire), est pris soudainement au milieu de la nuit d'un véritable accès de suffocation. Il se recueille en proie à une grande angoisse et à une vive agitation, il pousse des cris et s'effraye, il porte sa main à sa gorge comme s'il était serré par un lien, comme s'il allait étouffer ; la face est rouge violacée ou livide, les yeux saillants et humides. L'inspiration est sifflante et s'entend à distance ; des accès de toux rauque, aboyante alternent avec cette menace d'asphyxie. Le pouls est accéléré, la peau chaude, la température ne dépasse guère 38°,5 à 39°.

L'accès de stridulisme est quelquefois unique, l'enfant se rendort, et tout est terminé ; généralement les crises se reproduisent dans la nuit et même les jours suivants. La guérison est la terminaison habituelle du faux croup qui est sujet à des retours offensifs. D'autres fois la suffocation prend un caractère continu et très menaçant, on se trouve an présence d'un faux croup grave.

Les médecins d'enfants du siècle dernier, Guersant et Bretonneau, Rilliet et Barthez avaient établi que la laryngite spasmodique était une affection, très distincte du croup membraneux, et que le spasme des muscles créait l'obstacle à la pénétration de l'air dans les voies aériennes, bien plus que la *phlogose* de la muqueuse laryngée. L'intermittence et la récidive des accès de suffocation étaient en rapport d'après eux avec la contraction spasmodique des muscles de la glotte. Ils avaient très justement considéré cette affection comme de nature catarrhale, à cause de l'action évidente du froid sur sa production, de l'association du coryza et de la bronchite légère, de ses fréquentes récidives, etc. On avait déjà remarqué à cette époque que le faux croup marquait parfois le début des fièvres éruptives et surtout de la rougeole.

C'est plus récemment que l'on a fixé les relations fréquentes de ces laryngites catarrhales avec les adénoïdites, les hypertrophies amygdaliennes, etc.

Anatomie et physiologie pathologique. — Bretonneau avait soupçonné que la lésion du faux croup consistait « dans une phlogose catarrhale dans une simple tuméfaction œdémateuse des replis du ventricule du larynx : tuméfaction qui produit une sorte d'*enchefrinement de la glotte* ».

Ces expressions imagées ne correspondent pas tout à fait à la réalité. « On sait maintenant, grâce aux observations directes faites sur l'adulte et sur de grands enfants au-dessus de six ans, que le siège de cette tuméfaction est dans la région sous-glottique, intra-cricoïdienne du larynx, bien plutôt encore qu'à la glotte.

« Cette localisation des lésions explique bien le faible degré de l'altération de la voix et la persistance de la sonorité de la toux dans certaines formes de cette affection. Mais d'où dépendent les accès de suffocation, le plus souvent nocturnes, présentés par les petits malades ? On les a attribué à une exagération passagère de la tuméfaction de la muqueuse. Cette explication est bien peu vraisemblable. Celle de Niemeyer, qui croyait ces accès dus à la sténose mécanique déterminée par l'accumulation du mucus au niveau de l'orifice glottique, est encore moins satisfaisante. En réalité, ces accès sont très probablement sous la dépendance de l'irritation de la muqueuse et l'on peut admettre que, s'ils se produisent de préférence la nuit, c'est que la congestion des parties augmente par le décubitus, c'est que la déclivité de la tête pendant le sommeil permet en certains cas à des mucosités nasales de gagner le pharynx et le larynx. Le spasme se produit parce que les mucosités, tombant sur les régions aryténoïdiennes, irritent en même temps la paroi postérieure du larynx et la région hypoglottique. Ainsi que cela existe dans la laryngite rubéolique, dans le croup lui-même, et ainsi que dans les laryngites traumatiques consécutives au tubage de la glotte, nous verrons les lésions laryngiennes, siégeant plus particulièrement dans la région sous-glottique du larynx, donner lieu très fréquemment au spasme de la glotte et le provoquer beaucoup plus aisément que celles qui siègent sur les cordes vocales ou sur les parties voisines. C'est là un fait d'observation, dont la réalité est certaine. De plus, Bidder, Nothnagel, et après eux Langlois et de Kervily, ont étudié dans leurs expériences sur l'excitation des extrémités des nerfs laryngés supérieurs, la question de l'irritabilité tussigène et spasmogène de la muqueuse laryngienne.

« D'après ces observations, lorsque l'excitation expérimentale porte sur la muqueuse de la paroi postérieure du larynx, qui est située immédiatement au-dessous de la glotte respiratoire, il se produit des contractions spasmodiques de la glotte, et, si l'on insiste, une occlusion tétanique de l'orifice.

« On comprend alors comment les lésions prononcées de la région hypoglottique peuvent entretenir cette tendance au spasme. L'air inspiré peut devenir pour la muqueuse enflammée une cause d'hyperesthésie continue (1). Et pour expliquer ce phénomène, il semble logique d'admettre que ce sont les fibres sensitives des nerfs laryngiens, qui entrent tout d'abord en jeu. »

____

(1) Variot et Glover, Article laryngites aiguës du Traité publié par MM. Grancher et Comby.

Diagnostic. — La soudaineté des accidents de suffocation après des prodromes de catarrhe nasal et bronchique légers, est un bon signe différentiel d'avec le croup : l'intermittence et le peu de durée des crises seront pris en considération, de même que l'apparition de la laryngite au début d'une fièvre éruptive, fait exceptionnel au-dessous de six mois.

On devra examiner avec le plus grand soin le pharynx de l'enfant, les amygdales, le voile du palais et rechercher s'il n'y a pas quelque exsudat membraneux ; on fera basculer la langue avec l'abaisse-langue pour apercevoir l'épiglotte, on examinera aussi les fosses nasales. Il sera prudent de pratiquer un ensemencement du mucus pharyngé et nasal pour s'assurer qu'il n'y a pas de bacilles de Lœffler. Le croup, surtout chez les sujets très jeunes, a pu rester latent et se révéler par des accès subits de spasme laryngien. Pour peu qu'il y ait doute on pratiquera une injection de sérum antidiphtérique. Les risques à courir du fait de l'inoculation ne sont rien auprès des avantages de la médication si l'on se trouve en présence d'une diphtérie anormale.

Les inhalations de vapeurs d'eau chaude ou de vapeurs de décoction d'eucalyptus ont une action sédative efficace sur l'hyperexcitabilité de l'appareil nerveux laryngé. On pourra recourir aussi au bromure à la dose de 0 gr. 50 cent. en 24 heures et à la codéine à la dose de un demi à 1 centigr. — Les injections de morphine à la dose de 1/3 ou de 1/2 centigr. ont été employées aussi avec succès coutre les accès de suffocation spasmodique.

FAUX CROUP GRAVE

Il est absolument impossible par l'étude la plus attentive des phénomènes de suffocation de distinguer le faux croup grave du vrai croup diphtérique.

Le spasme phréno-glottique a les mêmes caractères dans les deux cas, les dépressions cervicales et thoraciques sont également accentuées, le cornage est aussi bruyant, la gêne respiratoire, la cyanose sont aussi grandes, le pouls paradoxal est aussi fréquent, la nécessité de l'intervention opératoire est aussi urgente et il arrive souvent que l'on doit tuber les enfants en hâte (1).

« Dans ces variétés de laryngites, les symptômes, après quelques heures, au lieu de s'amender, ne font que s'aggraver, et à l'accès de suffocation primitif succède, d'une façon constante, un tirage permanent et régulier, très violent dans quelques cas. Le début s'opère de deux façons. Parfois l'évolution initiale de l'affection est celle d'une laryngite aiguë avec phénomènes fébriles, et les troubles spasmodiques de la respiration s'établissent lentement et vont en s'aggravant. D'autres fois, un accès de suffocation sans prodrome marque le commencement de la maladie. Cet accès se produit à la suite et à l'occasion d'un simple coryza avec larmoiement, d'un léger enrouement. Dans ces conditions, les phénomènes graves atteignent d'emblée leur maximum d'intensité. La dyspnée est permanente et continue, après l'accès de suffocation initial. L'examen de la gorge est négatif. La voix est normale, ou plus ou moins enrouée, ou éteinte ; et cette aphonie n'est que très passagère.

(1) Voir la *Diphtérie et la Sérumthérapie*, par G. VARIOT, p. 240.

La toux est particulière ; fréquente, quinteuse, rauque, aboyante avec une tonalité élevée. La respiration est pénible, accélérée. Le phénomène si caractéristique d'un obstacle laryngé, le tirage, existe presque toujours avec la même intensité que dans le croup. Le sifflement laryngo-trachéal s'entend au loin, témoignant de la difficulté de la respiration. L'irritabilité de l'enfant est portée à un haut degré et son anxiété est plus ou moins grande. L'auscultation permet de reconnaître une diminution du murmure vésiculaire en rapport avec l'obstacle laryngé. La température est à 37°,5, 38, 39 degrés et plus, surtout s'il y a complication thoracique (1) ».

La gravité dans la généralité des cas tient à l'association des lésions broncho-pulmonaires à la laryngite ; il est même impossible parfois de déterminer la part qui revient à la muqueuse laryngée et aux foyers de broncho-pneumonie pour déterminer les accidents de spasme phréno-glottique. (Voir plus loin spasme laryngé d'origine pulmonaire).

L'auscultation est d'ailleurs insuffisante, vu le spasme laryngé, l'agitation de l'enfant et sa faible capacité thoracique, pour renseigner sur l'étendue des lésions broncho-pulmonaires ; c'est surtout l'accélération des mouvements respiratoires et l'hyperthermie qui guideront pour évaluer le degré d'invasion des poumons.

Diagnostic. — L'aspect d'un enfant atteint de faux croup grave avec cornage, tirage, accès de suffocation, cyanose, etc., est impossible, même pour le clinicien le plus exercé, à distinguer d'un croup membraneux. C'est donc l'examen seul du pharynx et la constatation immédiate d'exsudats membraneux qui permettra de rapporter les accidents à la diphtérie. Les cultures bactériologiques qui révéleront ou non la présence du Lœffler sont indispensables dans ces circonstances pour le diagnostic d'avec le croup d'emblée.

D'ailleurs le faux croup grave dans le premier âge, lorsqu'il impose une intervention opératoire, est aussi grave que le croup membraneux diphtérique. J'ai relaté plusieurs observations cliniques avec autopsie chez des enfants de 1 an et au-dessous.

En voici une bien typique (2).

FAUX CROUP GRAVE DU PHARYNX. BRONCHO-PNEUMONIE MORT. AUTOPSIE

B..., Emile, âgé de 5 mois, entré le 16 novembre 1896 à l'hôpital Trousseau, service de la diphtérie.

Antécédents : L'enfant est nourri au biberon, il est malade depuis 4 jours. Traitement en ville. Un vomitif.

Le 16 novembre. — A l'entrée à 11 heures du matin, tirage en corset, l'enfant est pâle mais peu cyanosé, il y a de fortes dépressions latérales des fausses côtes, le pharynx ne présente pas de fausses membranes.

Auscultation avant le tubage : on ne peut pas entendre le murmure vésiculaire dans les poumons.

(1) Variot et Glover, *loc. cit.*
(2) *Dipthérie et sérumthérapie* par G. Variot; p. 227 et 246.

Tubage avec le tube d'un an ; on constate, en passant le tube, un spasme des cordes vocales qui fermaient l'orifice glottique.

Après le tubage, l'enfant respire, mais les dépressions du tirage persistent pendant quelques instants ; l'auscultation pratiquée après le tubage permet d'entendre le murmure vésiculaire.

La température a été de 37°2 le matin, et 37°6 le soir.

Injection de 10 cm3 de sérum le matin.

Le 17 novembre. — Examen bactériologique : pas de bacille de Lœffler.

Température : 40°. Auscultation : gros râles disséminés, mais souffle douteux à droite (l'enfant a toujours son tube).

A 10 heures et demie, l'enfant *rejette son tube*, après vingt et une heures de séjour, dans un accès de toux ; la respiration qui était peu fréquente quand le tube était en place, acquiert une fréquence de plus en plus grande : bientôt il y a 80 respirations à la minute, et il faut retuber l'enfant. Avant le tubage, on ausculte : le murmure vésiculaire est perçu sans modification à gauche, mais il y a un peu de souffle à droite, le cornage est assez intense.

Le tirage n'a plus les mêmes caractères que la veille : il y a bien des dépressions latérales sous les mamelons, mais le type de cette respiration semble être celui de la broncho-pneumonie.

Donc, à 11 heures du matin, *nouveau tubage*.

L'enfant prend des bains tièdes depuis le matin.

La journée se passe sans incident.

Température : 38°5 le soir.

L'enfant *rejette son tube* à 5 heures (six heures de séjour).

Il est *retubé à 7 heures*, avec un tube de 3 ans.

Le 18 novembre. — Mort à une heure du matin. Enucléation du tube après la mort (six heures de séjour).

L'autopsie est pratiquée le 19 novembre.

Pas de membrane laryngée, ni trachéale, ni pharyngée.

Exulcérations superficielles sur la partie latérale gauche du cricoïde. Aucune lésion des cordes vocales.

Poumon droit : Broncho-pneumonie hémorragique par îlots dans les trois lobes.

Poumon gauche : Lésions analogues dans le lobe inférieur, emphysème dans le supérieur.

La surface des deux poumons, surtout à gauche, est rosée à cause d'un emphysème marqué des lobules formant une couche emphysémateuse à la périphérie.

On trouvera plusieurs observations de ce genre dans notre ouvrage sur la diphtérie et la sérumthérapie auquel nous renvoyons. On y verra que le spasme laryngé et les complications broncho-pulmonaires sont aussi redoutables dans le faux croup que dans le croup vrai.

Traitement. — Les inhalations de vapeurs sont aussi fort utiles comme dans les formes légères. On pourra appliquer aussi des compresses très chaudes au devant du larynx, recourir à la sinapisation du thorax, aux ventouses.

On recourra à la codéine 1/2 à 1 centigr. en 24 heures et aux injections de morphine de 1/4 à 1/2 cent.

Pour calmer le spasme les préparations suivantes sont utiles :

Musc.........................	0 gr. 10
Bromure de potassium...............	1 gramme
Sirop de fleurs d'oranger............	} ãã 20 grammes
Eau distillée	}

par cuillerées à café toutes les demi heures.

Le soir on placera un suppositoire contenant :

Extrait de belladone ....   0 gr. 05
Glycérine solidifiée.....................   2 grammes

ou on donnera matin et soir V gouttes de :

Alcoolature de racine d'aconit ....} ââ 5 grammes
Teinture de belladone ....}

On augmentera tous les jours d'une goutte jusqu'à vingt : Rilliet et Barthez faisaient des frictions sur le cou avec la pommade suivante :

Axonge...............................} ââ 15 grammes
Onguent gris.........................}

On pourra donner chaque jour un bain tiède, en ajoutant à l'eau du bain :

Extrait de belladone.....................   1 gramme
Tilleul avec bractées....................   50 grammes
Eau bouillante ....   1 litre.

LARYNGITES TRAUMATIQUES. LARYNGITES ŒDEMATEUSES.

Ces affections sont très exceptionnelles chez le nourrisson. Nous avons observé plusieurs fois des érosions de la région cricoïdienne causées par le séjour prolongé des tubes (1). Lors de l'introduction ou de l'extraction des tubes, des traumatismes divers ont pu être produits, la muqueuse des replis ou des ventricules laryngiens a pu être déchirée et infectée ; d'où des laryngites phlegmoneuses redoutables. Signalons aussi des laryngites par extension d'un processus de voisinage au cours d'un érysipèle, d'un abcès rétro-pharyngien.

On peut dire que toutes les laryngites aiguës sont œdémateuses et en particulier les laryngites sous-glottiques, ainsi que nous l'avons spécifié plus haut ; mais la distinction pendant la vie de ces laryngites œdémateuses d'avec le faux croup semble impossible. Ces lésions sont des trouvailles d'autopsie surtout chez le nourrisson. Le syndrome œdème de la glotte non inflammatoire que l'on décrit chez l'adulte ne se rencontre pas dans le premier âge.

[CORPS ÉTRANGERS DES VOIES AÉRIENNES

Les accidents consécutifs à l'introduction de corps étrangers dans les voies aériennes sont très rares chez le nourrisson. On ne commencera guère à les observer qu'après l'âge d'un an.

Les corps étrangers peuvent siéger à tous les étages de l'arbre respiratoire, déterminant suivant les cas des symptômes différents.

(1) *Etude des ulcérations laryngées consécutives au tubage*, par M. Georges BAUDRAND, Thèse de Paris, 1897.

I. Corps étrangers des fosses nasales

Etiologie. — La nature de ces corps étrangers est des plus variables. Ce sont soit des corps inorganiques : perles, grains de chapelet, boutons de bottine, bouts de biberon, etc. ; soit des corps organiques : pois secs, haricots, fèves, grains de blé, etc., susceptibles de se gonfler sous l'influence de l'humidité.

L'introduction se fait habituellement par les narines ; elle peut se faire aussi par les orifices postérieurs des fosses nasales à la faveur d'un accès de toux, d'un éternuement, d'un effort de vomissement, surtout si l'enfant a de la paralysie des muscles du voile du palais ou du pharynx secondaire à une diphtérie.

Parfois les corps étrangers se forment sur place : ce sont les *rhinolithes* primitifs dont nous étudierons plus loin le mode de formation.

Anatomie pathologique. — Le *siège* des corps étrangers est variable. Introduits par la narine, ils glissent sur le plancher des fosses nasales et viennent s'enclaver dans les replis du cornet inférieur ; ils remontent rarement vers le méat moyen. Mais quand ils pénètrent par les orifices postérieurs, ils siègent généralement plus haut ; dirigés par le courant expiratoire, ils viennent s'enclaver dans le méat moyen.

Au contact du corps étranger, la muqueuse pituitaire réagit et présente des lésions d'inflammation chronique, elle est tuméfiée, rouge, ulcérée; elle devient le siège d'une suppuration fétide. On peut observer des déformations de la cloison ou des cornets.

Quant au corps étranger, il peut se ramollir, se gonfler et atteindre des dimensions considérables. De plus sous l'influence de la suppuration concomitante il s'imprègne peu à peu de sels calcaires qui se disposent en couches concentriques, et le transforment en un *rhinolithe* de forme et de dimensions variables, souvent hérissé d'aspérités qui le font ressembler à une branche de corail.

Dans le cas de rhinolithes primitifs qui sont exceptionnels, le noyau est constitué par un caillot sanguin, un détritus caséeux ou un peloton de mucus.

Symptômes. — Les symptômes fonctionnels qui accompagnent l'introduction d'un corps étranger dans les fosses nasales (chatouillement, éternuement, gêne respiratoire) s'atténuent généralement très vite, et le corps étranger peut être toléré pendant un temps assez long, quelquefois pendant des mois, sans attirer spécialement l'attention des parents. Les phénomènes douloureux sont inconstants et difficiles à apprécier dans le premier âge, et c'est en général la réaction de la muqueuse qui révèle la présence du corps étranger.

On voit en effet apparaître à une narine un écoulement d'abord séreux et transparent, qui devient bientôt séro-purulent, puis purulent et strié de sang, d'odeur souvent fétide. On note fréquemment des épistaxis légères. La peau des narines s'enflamme, se fissure et s'ulcère.

L'augmentation de volume du corps étranger, associée aux poussées congestives de la muqueuse, détermine progressivement une obstruction nasale qui entraîne chez le jeune enfant une gêne respiratoire assez marquée.

Evolution et pronostic. — La durée de ce coryza chronique est indéterminée. L'expulsion spontanée peut s'observer, mais elle est rare. Si l'on n'intervient pas, la suppuration devient de plus en plus fétide. Sous l'influence de l'augmentation de volume du corps étranger, les fosses nasales peuvent s'obstruer complètement. Enfin, des complications infectieuses sont à redouter : otites moyennes, sinusites, érysipèles, méningites, phlegmons.

Diagnostic. — Le diagnostic est à faire avec la *rhinite chronique hypertrophique* et la *rhinite chronique ozéneuse*. L'unilatéralité de l'écoulement est un des meilleurs caractères différentiels. L'examen rhinoscopique lèvera tous les doutes. Il faut éviter cependant de prendre pour un corps étranger, un *polype*, un *ostéome*, un *enchondrome*. Notons que les rhinolithes peuvent être décelés par la radiographie.

Traitement. — Le traitement consiste dans l'extraction du corps étranger. Si celui-ci est peu volumineux et siège dans la partie antérieure des fosses nasales, il suffira souvent de pratiquer un lavage méthodique par la narine saine. On pourra aussi tenter de l'extraire à l'aide de pinces spéciales. S'il est plus volumineux, on essayera de le broyer, ou bien l'on aura recours à la **chirurgie** : (voie nasale médiane, voie naso-génienne, voie palatine).

Si le corps étranger siège dans la partie postérieure des fosses nasales, on cherchera à le repousser dans le pharynx à l'aide d'un stylet ou bien on tentera de le saisir par le pharynx à l'aide d'un crochet au d'une pince recourbée. Après toutes ces manœuvres on pratiquera des vaporisations ou des irrigations antiseptiques des fosses nasales.

II. Corps étrangers du larynx de la trachée et des bronches

Les corps étrangers solides sont peu fréquents. Il n'en est pas de même des liquides qui pénètrent souvent dans le larynx et la première voie lorsque la déglutition est troublée et que l'épiglotte ne s'applique pas sur les replis ary-épiglottiques. Dans ces circonstances l'enfant est pris d'un accès de suffocation plus ou moins violent, mais qui cède très vite avec l'expulsion du liquide par la toux. — Ces accidents peuvent être beaucoup plus sérieux s'il s'agit de la pénétration de liquides ou de gaz irritants. Nous insisterons spécialement sur les corps étrangers solides. La nature de ces corps est extrêmement variable : aiguilles, clous, tubes à trachéotomie et à tubage, pépins de fruits, haricots, pois secs, etc. Signalons spécialement les larves, insectes et aussi les *ascarides* qui peuvent passer des voies digestives dans le larynx et la trachée.

La pénétration du corps étranger dans le larynx se fait à la faveur d'un mouvement d'inspiration brusque et intempestif : rire, accès de toux, se produisant au moment de la déglutition : entraîné par le courant aérien le corps étranger franchit l'ouverture sus-glottique et pénètre dans le larynx.

S'il est volumineux ou offre des aspérités, il s'arrête à ce niveau et s'enclave soit dans le vestibule, soit entre les cordes vocales, soit plus bas au niveau du cartilage cricoïde qui est la partie la moins dilatable du larynx.

S'il est moins volumineux et arrondi, il tombe dans la trachée, et peut arriver jusque dans les bronches. Il s'insinue plus souvent dans la bronche droite, dont le calibre est plus fort que celui de la bronche gauche et dont la direction continue plus directement la direction de la trachée.

Au contact des corps étrangers la muqueuse se tuméfie, s'ulcère. Dans les bronches ces lésions inflammatoires se propagent au parenchyme pulmonaire avoisinant et peuvent déterminer de l'emphysème, des abcès, de la gangrène. M. Claisse en introduisant après trachéotomie, dans les bronches de lapins, de petites étoiles métalliques, pourvues de piquants recourbés a pu provoquer la formation de *dilatations bronchiques*. Sous l'influence du corps étranger, il se produit des lésions segmentaires des bronches aboutissant à l'atrophie annulaire de l'armature élastique et musculaire, et par la suite ce segment de bronche, privé d'élasticité, se distendra progressivement sous l'influence de toute expiration forcée (toux, effort).

Symptômes. — L'introduction d'un corps étranger dans les voies aériennes provoque immédiatement un violent accès de suffocation accompagné d'accès de toux, de sensation d'angoisse, et peut être suivie de convulsions, de vomissements. La mort peut survenir subitement par spasme glottique et asphyxie. Parfois le corps étranger est rejeté ; mais souvent l'accoutumance s'établit ; les phénomènes dramatiques du début s'atténuent, il ne persiste qu'une dyspnée légère. Cette période de rémission, parfois très courte, peut durer des semaines et même des mois ; puis surviennent des phénomènes réactionnels qui sont variables suivant le siège du corps étranger.

1º **Corps étrangers du larynx.** — La période de rémission est ici très courte ; on observe fréquemment de nouveaux accès de suffocation. Dans leur intervalle il y a de la dyspnée à la fois inspiratoire et expiratoire, du cornage, du tirage, de la toux coqueluchoïde, la voix est rauque ou éteinte. Les lésions inflammatoires de la muqueuse viennent encore diminuer le calibre de l'organe, et les signes de rétrécissement laryngé s'accentuent progressivement. On peut aussi observer de la gêne de la déglutition.

La durée des accidents est indéterminée ; des accidents infectieux peuvent se produire et entraîner la mort ; ou bien le corps étranger peut être expulsé ou tomber dans la trachée.

2º **Les corps étrangers de la trachée** ont une symptomatologie particulière. Le malade qui était dans un état de tranquillité relatif présente subitement à l'occasion d'un effort de toux, d'un éclat de rire ou même d'un simple changement de position, un accès de suffocation avec stridor laryngé caractéristique. Ces accès se reproduisent irrégulièrement, et dans leur intervalle on peut noter à l'auscultation un bruit spécial de choc, de drapeau, de soupape. Ces symptômes s'expliquent par la mobilité du corps étranger qui dans ses mouvements de va-et-vient peut venir en contact de la région hypoglottique et provoquer du spasme laryngé.

Lorsque le corps étranger est immobilisé, on peut observer du tirage, du cornage, et même de la dysphagie.

3° **Corps étrangers des bronches.** — La période de tolérance peut être très longue ; le signe caractéristique est la suppression du murmure vésiculaire avec conservation de la sonorité dans une partie du poumon, dont l'étendue est variable suivant le calibre de la bronche oblitérée. Secondairement apparaissent des symptômes dus aux lésions inflammatoires qui se propagent de la muqueuse bronchique au parenchyme pulmonaire ou à la plèvre : bronchite fétide, dilatation bronchique, broncho-pneumonie, abcès du poumon, gangrène pulmonaire, pleurésie purulente. On a vu des corps étrangers être évacués à la faveur d'un abcès de la paroi.

Diagnostic. — Le diagnostic est à faire avec la *laryngite striduleuse*, le *spasme de la glotte*, les *polypes* du larynx. L'intermittence des accès de suffocation constitue un élément important du diagnostic. Les accidents infectieux secondaires simulent parfois la *tuberculose*.

La *radiographie*, la *laryngoscopie*, la *trachéo-bronchoscopie* sont indispensables et renseignent non seulement sur la présence d'un corps étranger, mais sur son siège et sa nature.

Pronostic. — Le pronostic est toujours grave tant par les accidents immédiats qui peuvent être mortels, que par les suites éloignées. Rappelons que l'introduction d'ascarides dans les voies aériennes de l'enfant peut déterminer une asphyxie amenant rapidement la mort.

Traitement. — Les traitements médicaux : administration d'un vomitif, suspension qui consiste à mettre l'enfant la tête en bas en percutant le thorax, doivent être abandonnés ; ils sont insuffisants et dangereux.

Le traitement est purement chirurgical et relève de la spécialité laryngologique. Ces interventions comportent un caractère de gravité assez grand : la mortalité serait de 1 pour 4.

L'intervention doit être précoce pour devancer les complications.

TRACHÉO-BRONCHITES

On sait le taux élevé de la mortalité infantile dans le premier âge, due aux affections de l'appareil respiratoire pendant la saison froide. Elles tiennent la deuxième place dans les statistiques aussitôt après les diarrhées. Or au début de ces affections, on note presque toujours la bronchite. Elle est soit primitive, soit secondaire à une infection de voisinage, ou à une infection générale. Mais elle est toujours favorisée par une cause essentielle : le refroidissement.

BRONCHITES AIGUES

BRONCHITES PRIMITIVES A FRIGORE

Dès sa naissance l'enfant est exposé aux effets du froid, du fait du passage du milieu intra-utérin au milieu extérieur. Par la suite, bien qu'à un moindre degré, il y reste très sensible. C'est à l'occasion d'un bain, du séjour prolongé dans une pièce mal chauffée, de l'absence de bonnet pendant la mauvaise saison que l'enfant se refroidit. Il nous faut insister tout spécialement sur l'abus de la petite voiture dans les promenades d'hiver. L'enfant bave, ou régurgite du lait sur sa brassière, entretient ainsi autour du cou une humidité permanente que le froid vient glacer. Cela suffit pour déterminer l'éclosion d'une bronchite.

L'enfant se met à tousser ; ce sont d'abord quelques accès isolés d'une toux sèche ; les jours suivants la toux est plus fréquente, hachée, les saccades successives de toux surviennent principalement à l'occasion des pleurs et prennent une tonalité et un rythme qui retiennent l'attention et peuvent faire croire à une quinte de coqueluche, mais l'accès se termine sans que se produise la reprise inspiratoire.

Ailleurs la toux prend un caractère stertoreux qui accompagne l'inspiration. Les mères disent que l'enfant a « la poitrine chargée ». A l'auscultation, dans les premières heures, les signes physiques font défaut et n'apparaissent que les jours suivants. On entend alors, dans le dos surtout de chaque côté de la colonne vertébrale, de gros ronchus et quelques râles sibilants. Ces signes varient d'un moment à l'autre suivant que la lumière des grosses bronches est obstruée ou non par des mucosités.

Les signes généraux sont habituellement peu marqués ; les enfants sont seulement un peu pâles, les chairs sont molles, l'appétit est diminué. La toux peut provoquer le vomissement. Il n'est pas rare de voir pendant cette période une stagnation, même une diminution de poids.

BRONCHITES ET DENTITION

La bronchite, à l'époque de la poussée dentaire, se rapproche beaucoup par ses caractères de celle que nous venons de décrire.

Chez un enfant qui depuis quelques jours est devenu plus nerveux, plus instable, dont le sommeil est entrecoupé de cris douloureux et qui mordille avec agacement tous les objets qu'il trouve à sa portée, il est fréquent de voir survenir quelques accès de toux, en même temps qu'un léger coryza ; à l'auscultation, la respiration est ronflante. Si on explore la bouche et les gencives, on constate de la rougeur, de la tuméfaction. Les jours suivants, apparaît le liséré opalin de la dent.

Evolution. — La bronchite aiguë simple sous ces formes, bronchite par le froid, bronchite de dentition, évolue normalement vers la guérison. La toux devient plus grasse. On entend de gros ronchus. Mais l'état général ne paraît plus influencé, l'enfant reprend des couleurs, joue comme à l'habitude. Il faut éviter pendant cette période de surcharger l'alimentation. Il n'est pas rare de noter à la fin de cette bronchite une petite débâcle de diarrhée muqueuse. Cette évolution spontanée vers la guérison n'est pas toujours aussi normale. Woillez a mis en évidence l'association fréquente de la congestion et de la bronchite. Dans ce cas, les signes fonctionnels et généraux prennent un caractère plus inquiétant, les signes physiques, comme l'a bien montré Cadet de Gassicourt, sont très variables dans leur intensité.

La température s'élève par oscillations irrégulières autour de 38, 39°, l'agitation est vive, la respiration est rapide, haletante ; le facies est pâle, les ailes du nez sont animées de battements. La toux est fréquente, pénible. A l'auscultation, ou bien on note une certaine obscurité respiratoire plus accusée d'un côté, des râles sous-crépitants moyens en avant et en arrière, plus nombreux et plus fins par place, ou bien ces signes physiques restent très peu accusés et font presque entièrement défaut, contrastant avec l'intensité des signes fonctionnels et généraux. Mais ce qui caractérise essentiellement cette congestion aiguë liée à la bronchite, c'est la brièveté de son évolution, car elle dure 48 heures à peine. Les phénomènes s'amendent rapidement, l'enfant continue sa bronchite comme dans la forme précédente ; il reste seulement plus longtemps déprimé.

BRONCHITES AVEC FAUX CROUP

Il est des cas où un accès de faux croup annonce le début d'une bronchite ; ces accidents sont rares dans la première année. Le caractère bien spécial de ce spasme glottique a été suffisamment étudié au chapitre des laryngites pour nous permettre de ne pas insister plus longtemps ici.

BRONCHITE DES MOYENNES ET DES FINES BRONCHES

La bronchite peut prendre d'emblée ou progressivement un caractère de plus haute gravité.

La toux est alors fréquente, sèche, pénible et déprimante. La respiration est très accélérée. Le facies est pâle, le teint grisâtre, les lèvres légèrement cyanosées. L'enfant ne peut rester assis longtemps sur son lit. Si on le place bien adossé sur son oreiller pour qu'il respire plus aisément, il se laisse aller sur le côté. La température est alors élevée et se maintient entre 39° et 40°. A l'auscultation, on note à côté de gros ronchus des râles humides, à petites bulles, l'ampliation respiratoire est très réduite, l'inspiration brève ; par place, c'est une petite pluie de râles fins, on est en droit de redouter la broncho-pneumonie prochaine ; l'absence de souffle et de zones de matité permet d'éliminer cette complication. C'est la bronchite des moyennes et des petites bronches, qui exige une thérapeutique plus énergique. Si la maladie se prolonge, la dyspnée devient intense, la cyanose apparaît. Le catarrhe a gagné les fines divisions de l'arbre aérien ; il a été le début de la bronchite capillaire qui ne se distingue guère de la broncho-pneumonie par sa gravité. Dans ces formes, l'intensité du processus local n'est pas seule en jeu : le facteur pronostic essentiel dépend de l'état de développement de l'enfant. S'il s'agit d'un nourrisson jusque-là bien constitué, robuste, on est en droit d'espérer la guérison, mais si cette bronchite survient chez un atrophique, le pronostic est pour une grande part subordonné au degré de l'atrophie.

Enfin la bronchite capillaire peut prendre d'emblée le caractère suraigu.

En quelques heures, l'enfant est pris d'une dyspnée violente, il se cyanose ; l'auscultation révèle dans les deux poumons une pluie de râles fins. La mort survient en deux ou trois jours. C'est le catarrhe suffocant, presque toujours mortel. Généralement dans ces cas les lésions ne sont pas purement des lésions de bronchite, il coexiste des petits foyers de pneumonie lobulaire disséminés ou de broncho-pneumonie pseudo-lobaire, surajoutés, comme nous le verrons en étudiant la broncho-pneumonie.

BRONCHITES A RÉPÉTITION ET BRONCHITES CHRONIQUES.
BRONCHITES ET ADÉNOIDITES

Les mères amènent souvent leurs enfants à la consultation du médecin parce qu'ils s'enrhument très fréquemment.

En pareil cas, il faut toujours, systématiquement, explorer la gorge et le cavum pharyngien. Par l'examen direct on peut voir quand on déprime la base de la langue sourdre sous le voile du palais un épais bouchon de muco-pus. Si on interroge les mères, on apprend que ces rhumes répétés sont presque toujours précédés d'un coryza qui ne tarit guère. L'exploration du cavum confirme les soupçons et révèle la présence d'un amas de végétations infectées. Seule l'ablation peut guérir ces malades et les mettre à l'abri d'une nouvelle crise.

BRONCHITES DES CACHECTIQUES, DES ADÉNOPATHIES MÉDIASTINES

Les bronchites à répétition s'observent souvent chez les enfants rachitiques. La déformation du thorax, parfois considérable, explique les difficultés de la circulation pulmonaire et la prédisposition aux infections bronchiques récidivantes.

Il en est de même des enfants atteints d'adénopathies médiastines tuberculeuses ou non. La rougeole, les affections pulmonaires aiguës, laissent à leur suite une hypertrophie phlegmasique des ganglions bronchiques qui favorise le retour des catarrhes. Le plus souvent les adénopathies sont d'origine tuberculeuse. Ces sujets présentent alors, en plus de la bronchite, des signes généraux révélateurs. L'amaigrissement, les poussées fébriles, les adénopathies cervicales, axillaires, inguinales, l'hypotrophie éveillent les soupçons du côté de la bacillose. On sait combien sont infidèles dans le premier âge les données de l'auscultation. Mais si on examine les petits malades à l'écran radioscopique, le diagnostic est confirmé par la découverte d'ombres hilaires anormales avec ou sans participation du parenchyme pulmonaire.

BRONCHITE DES ENFANTS ASTHMATIQUES

Chez des enfants indemnes de toute lésion ganglionnaire, nasale, pharyngienne, susceptible de l'expliquer, on voit survenir des bronchites qui par la dyspnée qui les accompagne rappellent la crise d'asthme essentiel. Ces enfants sont en général des nerveux, ayant une hérédité arthritique, plus sujets que d'autres aux manifestations eczémateuses, aux éruptions herpétiformes. Ils présentent à la percussion, uue sonorité exagérée, à l'auscultation une inspiration courte, une expiration prolongée : la poitrine est encombrée de râles sibilants donnant à l'oreille la sonorité du bruit de pigeonnier, aux bases des foyers de râles sous crépitants mobiles. Et cependant les phénomènes généraux sont peu accusés et ne traduisent pas une atteinte grave. Il semble bien qu'on soit en droit d'invoquer ici l'asthme essentiel pour expliquer ces variétés de bronchite qui se compliquent assez souvent de congestions pulmonaires fugaces et qui apparaissent dès les premiers mois de la vie. L'emphysème pulmonaire est très précoce dans ces circonstances.

BRONCHITES DANS LES MALADIES AIGUES DE L'APPAREIL RESPIRATOIRE ET LES MALADIES GÉNÉRALES

Même dans les maladies aiguës atteignant le parenchyme pulmonaire, comme la pneumonie, il est fréquent de voir s'associer une bronchite au moins des grosses bronches. La lésion primitive est rarement pure.

Dans la coqueluche, la rougeole, la phase bronchitique ne manque pas. Il y a toujours un catarrhe plus ou moins intense, susceptible de se compliquer d'infections secondaires graves. Dans la grippe épidémique la bronchite est au premier plan.

On trouvera dans la description de ces diverses affections la symptomatologie propre à la bronchite associée.

Bactériologie. — La bactériologie des bronchites est difficile à préciser, l'examen des crachats étant peu réalisable puisque l'enfant n'expectore pas. Néanmoins, il est possible de recueillir quelques mucosités en provoquant l'excitation directe de la toux en poussant une abaisse-langue au fond du pharynx et en recueillant le crachat au moment de son émission avec un tampon de coton au bout d'une pince. L'examen sur lame permet de se rendre compte qu'à part quelques variétés exceptionnelles, comme la bronchite pseudo-membraneuse diphtérique, on ne connaît guère de microbes spécifiques des bronchites. Par ordre de fréquence, les variétés rencontrées sont : le pneumocoque, le streptocoque, le staphylocoque, etc..., on rencontre très rarement le bacille tuberculeux dans l'expectoration du premier âge.

ANATOMIE PATHOLOGIQUE

BRONCHITES AIGUES

A l'autopsie d'un enfant mort de bronchite aiguë, on trouve des lésions inflammatoires étendues sur toute la longueur de l'arbre bronchique depuis le larynx jusque dans les alvéoles pulmonaires.

Après qu'on a incisé la trachée et les bronches, on trouve un exsudat visqueux ou très aéré, mousseux, ailleurs purulent, légèrement concret. La muqueuse est rouge, vascularisée, parfois œdématiée. Elle se détache facilement par lambeaux. A la loupe on voit des petites érosions, parfois des ulcérations.

A la coupe du poumon, on fait sourdre par la pression un liquide purulent par les canaux bronchiques, surtout quand on se rapproche de la base. On trouve en même temps des lésions d'emphysème, des zones affaissées d'atélectasie si les bronches capillaires sont intéressées. Enfin il peut y avoir participation du lobule pulmonaire et broncho-pneumonie.

Au microscope, on note tous les degrés de l'inflammation, la tuméfaction des cellules cylindriques, la chute des cils vibratiles, l'infiltration leucocytaire entre les cellules, la prolifération active des cellules profondes, l'oblitération des culs-de-sac glandulaires.

Les capillaires sanguins sont ectasiés. Le squelette conjonctif de la bronche n'est touché que dans les formes graves ou prolongées.

Les ganglions trachéo-bronchiques sont plus ou moins tuméfiés.

BRONCHITES CHRONIQUES

La muqueuse est épaissie, violacée, ardoisée par places. Les poumons ne s'affaissent guère à l'ouverture du thorax. A la coupe la lumière bronchique reste dilatée. On trouve souvent des lésions associées de broncho-pneumonie.

Au microscope, il y a une infiltration de cellules embryonnaires dans le derme muqueux et l'épithélium de revêtement est souvent desquamé sur ce tissu de bourgeons charnus assez épais; les anneaux cartilagineux sont lésés également. Autour de la bronche, il y a des lésions d'alvéolite chronique avec ou sans sclérose.

Traitement. — Le traitement des bronchites aiguës doit être très énergique quand on voit l'affection s'accompagner de signes fonctionnels et généraux accusés.

L'enfant doit être placé dans une chambre bien éclairée, bien aérée, la température y sera maintenue autour de 17° à 18°.

C'est surtout par les agents physiques qu'on combattra les phénomènes aigus, c'est-à-dire en alternant les enveloppements humides chauds ou tièdes suivant qu'il n'y a pas ou qu'il y a fièvre avec les cataplasmes et les enveloppements sinapisés. Les grands bains chauds calmeront utilement la nervosité de l'enfant. Il faut assurer une toilette soigneuse des cavités buccale et nasale. Toutes ces mesures ont pour but d'empêcher les infections secondaires. L'emploi des médicaments contre la toux sera très modéré ; on ne cherchera pas à l'arrêter complètement car elle est un moyen de défense utile, mais seulement à l'atténuer. On ne donnera la codéine à la dose de 1 à 2 centigr. que si la toux est fatigante ; on se bornera à de très petites doses de sirop de tolu.

Quand il y a encombrement bronchique et si l'état général de l'enfant le permet, on pourra recourir au sirop d'ipéca ; mais on évitera d'en réitérer l'emploi ; souvent des vomissements persistent chez les nourrissons à la suite de la médication émétisante. On maintiendra l'enfant dans une atmosphère de vapeurs d'eau ou de vapeurs d'eucalyptus. Les inhalations d'oxygène sont fort utiles pour calmer la dyspnée. On alimentera légèrement le petit malade et on veillera au bon fonctionnement des voies digestives.

DILATATION DES BRONCHES

La dilatation des bronches est une rareté dans le premier âge. Néanmoins des observations ont été publiées concernant des enfants de 11 mois, 18 mois, 19 mois, 2 ans. Barth, Barlow admettent même que l'ectasie bronchique peut être congénitale. La syphilis héréditaire est alors incriminée. C'est le plus souvent à la suite d'une bronchite chronique, d'une broncho-pneumonie prolongée que la maladie se développe. Plus rarement la pleurésie, la pneumonie, la tuberculose sont en cause. Comme maladies infectieuses, la rougeole et la coqueluche prédisposent à l'ectasie bronchique. Mais cette affection se développe aussi à la suite de la pénétration et du séjour prolongé de corps étrangers dans les voies aériennes. La majorité des observations concernent des faits de cet ordre.

Anatomie pathologique. — A l'autopsie on constate dans un ou plusieurs lobes des cavités multiples, rondes, lisses, très rapprochées communiquant entre elles, séparées par de minces cloisons. En disséquant chacune d'elles on s'aperçoit qu'elles représentent des segments de bronches anormalement dilatées. Elles contiennent un liquide épais, abondant et fétide. Autour de ces cavités, on note une condensation du parenchyme allant jusqu'à la sclérose. Il faut savoir distinguer ces dilatations bronchiques des cavernes tuberculeuses irrégulières, inégales, dont la paroi intérieure n'a pas l'aspect lisse de la dilatation, mais au contraire est anfractueux, et dans laquelle on voit l'ouverture de la bronche ou le canal bronchique, la traversant de part en part. On retrouve chez l'enfant les mêmes formes anatomiques de dilatation décrites chez l'adulte : dilatation moniliforme, dilatation cylindrique, dilatation ampullaire.

Les dilatations congénitales prendraient surtout la forme cylindrique, le plus souvent circonscrite à un segment du poumon, occupant parfois l'extrémité terminale des bronches sous la plèvre (bronchectasie capillaire de Rilliet et Barthez). Il faut distinguer ces lésions anatomiques des tumeurs adénokystiques, avec végétations épithéliales.

Symptômes. — L'affection est habituellement latente chez les nourrissons. Le début se confond avec l'évolution de la maladie causale. Mais vient un jour où l'enfant est un bronchitique chronique avec quintes de toux grasse et fréquente, aboutissant, chez l'enfant de 1 à 2 ans, à des vomiques de mucosités très abondantes, surtout au réveil. Certains jours ces mucosités ont une odeur spécialement fétide. Les signes physiques sont essentiellement variables avec le degré de vacuité ou de plénitude des cavités bronchiques. Ce sont ceux de la bronchite chronique ou des cavernes pulmonaires tout à fait latentes, on le sait, chez les nourrissons.

L'évolution est grave, plus ou moins rapide selon l'étendue des lésions. Celles-ci constituent une source d'infections continues, prédisposant aux complications pulmonaires intercurrentes et créant une cachexie progressive.

Andral, Rilliet et Barthez ont insisté cependant sur une forme de dilatation bronchique curable, consécutive aux broncho-pneumonies de la rougeole et de la coqueluche.

Le diagnostic peut être malaisé avec les affections pulmonaires donnant des signes cavitaires : les cavernes tuberculeuses ou gangréneuses, la pleurésie purulente interlobaire, le pyo-pneumothorax. On se basera surtout sur les données de l'évolution, les caractères de la maladie causale, l'examen microbiologique des mucosités rejetées. Mais c'est surtout par la radiologie qu'on reconnaîtra ces diverses affections qui donnent des ombres plus ou moins caractéristiques, dont l'interprétation n'est pas toujours aisée; les dilatations bronchiques n'apparaissent pas nettement sur l'écran ; il faut pour qu'elles deviennent distinctes qu'il y ait une ambiance de sclérose un peu étendue.

Le traitement sera surtout prophylactique pendant l'évolution de la maladie causale. Une fois l'affection constituée, on procédera à la désinfection des cavités par des inhalations balsamiques ; on en favorisera l'évacuation s'il y a lieu par des émétiques, on veillera surtout à mettre le malade dans un milieu très aéré et à remonter son état général. Le traitement dans les stations thermales sulfureuses est utile.

LA PNEUMONIE FRANCHE

La pneumonie franche est rare chez les nouveau-nés; elle devient un peu plus commune après six mois.

C'est à tort que l'on croit que chez les nourrissons les processus inflammatoires du poumon sont presque toujours liés à la broncho-pneumonie.

Cette opinion très répandue tient peut-être à ce qu'on distingue difficilement, à cette époque, la pneumonie franche de la broncho-pneumonie pseudolobaire.

Dans les premiers mois de la vie la pneumonie lobaire a presque toujours une évolution fatale, même si elle est unilatérale. Après six mois, elle devient un peu moins grave. Dans le cours de la deuxième année la guérison est habituelle chez les beaux enfants.

Etiologie. — Le froid chez le nourrisson comme chez le vieillard est le facteur principal : la brusque transition du milieu amniotique à l'air atmosphérique peut être redoutable pour les bébés, dans les jours qui suivent la naissance, surtout pour les débiles, dont le panicule adipeux est insuffisant à les protéger. Dans certaines régions, la Bretagne notamment, où les enfants reçoivent le baptême dans les jours qui suivent la naissance, le transport à l'église par un temps rigoureux peut être suivi d'une inflammation du parenchyme pulmonaire.

A l'hospice dépositaire des Enfants-Assistés, nous recevons fréquemment des nouveau-nés qui ont été exposés et abandonnés par un temps froid sur la voie publique, ou ailleurs, leur température centrale est abaissée à 32° et au-dessous. Souvent ils succombent sans qu'on parvienne à les réchauffer. A l'autopsie, nous avons maintes fois constaté des lésions typiques de pneumonie franche uni ou bilatérale.

L'habitude de promener les bébés dans des petites voitures l'hiver n'est pas sans inconvénients. Si l'enfant n'est pas bien enveloppé, si au moment de la dentition il laisse écouler sa salive abondamment, il peut se glacer et contracter une pneumonie. J'ai vu avec le Dr Rafinesque, un beau nouveau-né de quatre mois atteint de pneumonie, mourir trois jours après une promenade en petite voiture un jour de neige aux Champs-Elysées. La bonne avait oublié de mettre la boule d'eau chaude dans la voiture. En principe quand on sort les bébés l'hiver, il vaut mieux les porter à bras bien enveloppés dans leur manteau. La radiation calorique est ainsi plus réduite.

Les épidémies de pneumonie franche chez les bébés sont rares, contrairement à ce que l'on voit pour la broncho-pneumonie ; néanmoins les agglomérations dans les milieux insalubres contribuent à favoriser l'éclosion de la pneumonie. (Voir plus loin la relation d'une épidémie de pneumococcémie). C'est dans les crèches, les pouponnières, les garderies de poupons entassés que l'on a pu observer la contagion de la pneumonie.

Aux changements de saison et en particulier en mars et avril, les cas de pneumonie deviennent plus fréquents chez le nourrisson comme chez l'adulte.

La bactériologie n'a rien de spécial à cet âge. Le pneumocoque, hôte habituel des cavités buccale et pharyngée, est l'agent spécifique de la pneumonie franche. Les autres microbes, streptocoque, staphylocoque, etc..., n'interviennent que secondairement.

ANATOMIE PATHOLOGIQUE

La lésion anatomique revêt dans ses grands traits dans le premier âge quelques caractères qui lui sont propres.

La localisation du foyer pneumonique au sommet du poumon droit est assez commune. Viennent ensuite, par ordre de fréquence, les pneumonies de la base droite, du sommet gauche, des régions moyennes du poumon.

Voici un tableau de la topographie de la pneumonie chez l'enfant.

Sommet droit, 170 fois.

Base droite, 100 fois.

Sommet gauche, 47 fois.

Partie moyenne, 49 fois.

Partie postérieure, 32 fois (Rilliet et Barthez).

L'évolution anatomique n'aboutit que très rarement à l'hépatisation grise : la mort survient avant que la lésion ne passe à la suppuration. L'intensité du processus toxi-infectieux et la faible résistance de l'organisme du nouveau-né expliquent habituellement la mort.

Les réactions pleurales, avec exsudats purulents, s'observent dès les premiers mois, mais il est rare que le liquide purulent soit abondant. A la fin de la première année et surtout dans la deuxième l'évolution est plus longue ; des métastases pneumococciques peuvent se produire dans les divers organes : péricarde, méninges, péritoine, reins, etc.

La coupe du poumon atteint de pneumonie montre :

Macroscopiquement des lésions très analogues à celles qui ont été fixées par Laënnec à l'âge adulte.

Stade d'engouement. — Poumon violacé, crépitant sous le doigt, donnant à la pression un exsudat de sérosité rouge et spumeuse.

Stade d'hépatisation. — Un seul lobe est souvent atteint mais ce processus peut être plus étendu. Parfois les deux poumons sont intéressés simultanément. La coloration est livide, la consistance ferme, résistante, donne issue à du sang presque pur. Après lavage, l'aspect de la coupe est granuleux, un fragment du parenchyme prélevé tombe au fond de l'eau. L'insufflation ne peut distendre les alvéoles.

Les ganglions du hile correspondant au foyer sont engorgés.

Histologiquement, on note au stade d'engouement : une dilatation très accusée des capillaires : commencement de desquamation des endothéliums alvéolaires.

Au stade d'hépatisation rouge : une desquamation complète de l'alvéole dont la cavité est remplie de globules rouges, cellules endothéliales, leucocytes, emprisonnés dans une gangue de fibrine.

La double coloration violet de gentiane Gram montre de nombreux pneumocoques encapsulés.

ÉTUDE CLINIQUE

La pneumonie chez le nouveau-né, particulièrement à la suite des réfrigérations prolongées, se termine très rapidement par la mort; elle évolue en un jour ou deux.

La maladie peut se prolonger plus longtemps chez les nourrissons, après trois et surtout après six mois. Sa durée n'excède pas une semaine quand elle atteint ce laps de temps.

Nous prendrons comme type de notre description une pneumonie survenant vers le troisième ou quatrième mois de la vie.

Un nourrisson, élevé au sein de sa mère, jusque-là en excellente santé, est pris brusquement d'un accès de fièvre violent ; les convulsions initiales ne sont pas rares.

La température atteint d'emblée 39 à 40° ; l'enfant refuse le sein ou vomit le lait ; les selles sont presque toujours grumeleuses, glaireuses ou diarrhéiques. Les mouvements respiratoires s'accélèrent. Les signes physiques peuvent manquer complètement.

Au deuxième ou troisième jour, la dyspnée s'accentue, mais moins que dans la bronchopneumonie ; l'enfant est agité, l'inspiration est courte, pénible, les ailes du nez battent. Il est assez commun de voir que la pommette de l'une des joues, celle du côté malade, est fortement rougie.

Le pouls est accéléré à 160°.

La toux est rare, l'expectoration fait complètement défaut.

Les signes physiques sont à peu près exclusivement fournis par la percussion. Pour que cette méthode donne ce qu'on doit en attendre, il convient de prendre certaines précautions. La percussion sous-claviculaire peut donner des indications très précises, comme chez l'enfant du deuxième âge, mais à la condition que le nourrisson soit placé lui aussi, dans une position spéciale. Il doit être couché dans le décubitus dorsal, un coussin roulé sous la nuque, comme un billot et la tête un peu renversée. Les creux sous-claviculaires deviennent ainsi un peu saillants et aisés à percuter symétriquement.

Dans cette position, avec les deux bras collés au tronc et en pratiquant une percussion d'intensité égale sous les deux clavicules, on notera une différence de tonalité dans les régions homologues : cette tonalité est plus élevée du côté malade et s'observe aussi bien lorsque la pneumonie est à la base que lorsqu'elle siège au sommet. Nous ne saurions trop recommander cette manœuvre qui permet de soupçonner et même de déceler une pneumonie centrale, bien avant que les signes d'auscultation n'apparaissent.

D'ailleurs la capacité thoracique du nouveau-né est si réduite, la ventilation est si faible que les bruits anormaux, souffles tubaires, râles font souvent défaut.

Vers le troisième ou le quatrième jour de la maladie, les signes fournis par la percussion peuvent être bien plus évidents lorsque le processus pneumonique est devenu cortical ; la matité peut être tout à fait compacte à la base ou au sommet.

Les vibrations de la paroi s'exagèrent lors des cris de l'enfant; on constate aussi de la bronchophonie à l'auscultation et la présence du foyer pneumonique soufflant. C'est au sommet du poumon en avant, très souvent dans le creux axillaire, qu'il faut le rechercher, il faut alors soulever le bras du nourrisson pour l'ausculter.

La respiration, tout d'abord soufflante, fait place à un véritable souffle tubaire. Ce souffle peut être difficile d'abord à déceler tant il paraît lointain : il ne s'entend pas à chaque respiration, et *exige une auscultation prolongée :* purement expiratoire dans les premiers jours, il occupe ensuite les deux temps de la respiration. Les cris, les efforts de toux suivis d'une inspiration profonde, le mettent en évidence. On peut alors noter la présence de râles crépitants, à la fin de l'inspiration. On entend parfois des râles de bronchite à la base du poumon. Enfin, il arrive que les signes bilatéraux correspondent à une pneumonie double.

A ce moment, les signes généraux prennent leur maximum d'intensité ; la température se maintient très élevée, à 40°, quelquefois 41°, et au-dessus, en plateau, sans rémissions matinales, le pouls est très accéléré, les troubles digestifs persistent, les urines sont rares et parfois albumineuses.

L'agitation des premiers jours fait place à une dépression profonde, qu'entrecoupent des crises convulsives qui font redouter la complication d'un processus méningé aigu. La mort peut survenir au cours d'un de ces accès.

Lorsque le nourrisson est âgé de *six mois* et plus, les phénomènes cliniques se rapprochent de ceux décrits ci-dessus, mais l'évolution peut être plus longue et la guérison est d'autant plus fréquente que l'état général de l'enfant est meilleur, et que son développement est plus avancé. Il est à remarquer que les troubles fonctionnels, la dyspnée en particulier, sont souvent très modérés. L'accélération respiratoire n'est nullement comparable à ce qu'elle est dans les bronchopneumonies.

La température reste à 39° ou 40° pendant une semaine environ, parfois moins longtemps ; elle présente une légère dépression d'un degré, ou de quelques dixièmes, puis monte à un niveau plus élevé que la veille. C'est l'annonce de la défervescence prochaine. En effet le lendemain, la température matinale descend à 38° ou 37°, on note même souvent de l'hypothermie après la défervescence. L'enfant est moins agité et s'endort profondément.

Dans les jours qui suivent, le faciès peut rester pâle, le pouls très déprimé : des accidents de collapsus surviennent parfois, imposant des injections stimulantes.

Plus rarement la défervescence se fait en lysis, dans l'espace de trois à quatre jours.

Pendant cette période de résolution, les signes physiques persistent partiellement ; des râles humides succèdent aux souffles et aux râles crépitants, mais disparaissent en quelques jours.

Une crise urinaire, polyurie, décharge de phosphates, chlorures, urates est fréquente, mais d'une constatation bien difficile, vu la difficulté de recueillir les urines. La diarrhée survient aussi communément. La convalescence est d'une durée variable en rapport avec l'intensité et la durée du processus.

Pneumonie du nouveau-né, de l'athrepsique, de l'atrophique. — Chez les nouveau-nés comme chez les nourrissons athrepsiques, et chez les atrophiques le tableau clinique est très fruste. Bien souvent la pneumonie n'est alors qu'une trouvaille d'autopsie.

Si l'enfant dans les heures qui suivent la naissance est brutalement exposé au froid, sa température centrale descend jusqu'à 32° et même au-dessous ; la figure est rigide, comme momifiée ; les pommettes donnent la sensation d'un œdème dur, parcheminé. Le cri est éteint ; l'auscultation en raison de la faiblesse respiratoire, reste muette. On ne peut que soupçonner alors la présence d'une pneumonie qui est démontrée par l'examen nécroscopique. Ces enfants succombent en général sans qu'on puisse faire remonter leur température centrale.

Parrot avait déjà bien observé les faits de ce genre à l'hospice des Enfants-Assistés.

Marie-Louise V... nous est apportée le 5 mars 1909, âgée de 3 jours, a été soumise à un refroidissement si intense et si prolongé qu'elle paraît pour ainsi dire congelée. La figure est rigide comme momifiée. Les pommettes surtout donnent la sensation d'un œdème parcheminé. Le pannicule adipeux sous-cutané paraît solidifié. La température rectale est de 34°2.

Malgré tous les soins, l'enfant meurt dans la journée même.

A l'autopsie, le poumon gauche présente une pneumonie franche, typique, non pas des lésions de congestion, d'atélectasie, comme il est fréquent d'en observer chez les enfants, mais une véritable pneumonie lobaire avec hépatisation.

Des parcelles détachées du parenchyme tombent au fond de l'eau.

D'ailleurs, l'examen histologique pratiqué par M. Ferrand, chef du laboratoire, met en évidence les réseaux fibrineux dans les alvéoles et montre de nombreux pneumocoques.

Pneumonie fruste, rudimentaire, oscillante. — M. d'Espine a attiré l'attention sur une variété de pneumonie dite par lui « pneumonie *rudimentaire* », qui se

caractérise par la prédominance des phénomènes généraux, en opposition
avec l'état fruste des signes locaux.

L'agitation est intense et va même jusqu'aux convulsions ; les vomissements
sont rares; la toux manque sauf dans les derniers jours où l'on entend une toux
grasse. La durée n'est parfois que de un ou deux jours, plus habituellement
trois à cinq. La fièvre est continue et la défervescence suivie d'une hypothermie
prolongée, ou bien on note une courbe thermique avec de grandes oscillations
du matin au soir.

Les signes physiques se bornent à la diminution du murmure vésiculaire,
à la bronchophonie, le souffle n'est jamais tubaire et s'accompagne de gros
râles humides ; la percussion, plus importante, met en valeur la submatité
dont la limite inférieure reproduit celle du lobe supérieur du poumon, s'étend
d'arrière en avant et disparaît rapidement après la défervescence.

Il semble que cette variété clinique de pneumonie se rapproche beaucoup
des accidents décrits par Cadet de Gassicourt sous le nom de *congestion pul-*
monaire aiguë ou pneumonie abortive.

Pneumonie convulsive. — Les phénomènes pulmonaires peuvent ne pas attirer l'attention lorsque les réactions nerveuses déterminées par le pneumocoque
sont tout à fait au premier plan ; l'intensité des crises convulsives qui accompagnent le début de la pneumonie peut être extrême et très effrayante pour
les familles.

C'est surtout chez les enfants vigoureux, chez les nourrissons bien développés
et au-dessus d'un an que cette variété s'observe. Elle comporte un pronostic
réservé.

Rilliet et Barthez ont décrit la forme méningée et la forme éclamptique de la
pneumonie, on peut les rencontrer dans le premier âge. Dans la forme éclamptique, l'assoupissement et la fièvre précèdent les convulsions ; celles-ci sont
tantôt générales, épileptiformes, tantôt partielles : dans l'intervalle, l'enfant
garde sa connaissance, mais le regard est fixe, les mouvements sont saccadés,
tremblants.

Le coma succède à ces convulsions.

Dans la forme méningée, la raideur de la nuque et de la colonne vertébrale,
les contractures partielles ou générales des membres, des muscles de l'œil,
(strabisme), etc., peuvent égarer le diagnostic.

Dans ces formes où l'examen de l'enfant est rendu fort difficile par son agitation, et lorsque les lésions de l'appareil respiratoire sont masquées par les
réactions du système nerveux, l'examen radiographique devient extrêmement
important.

L'application des rayons X au diagnostic de la pneumonie franche des
jeunes enfants est déjà ancienne (1). Aucun mode d'exploration ne peut fournir
des indications aussi exactes sur la topographie de la densification du parenchyme pulmonaire, indications d'autant plus précieuses que nos anciennes
méthodes d'investigation peuvent être en défaut à cause de la situation cen-

____

(1) Le diagnostic de la pneumonie franche chez l'enfant par la radiographie, par MM. VARIOT et
CHICOTOT. (*Soc. Méd. des Hôpit.*, 1899). Ces recherches sont parmi les premières sur ce sujet.

trale de la lésion enveloppée par une épaisseur plus ou moins grande de paren-
chyme sain. Alors que la percussion peut laisser des doutes et que l'auscultation est muette, l'examen radiographique décèle avec netteté des opacités circonscrites plus ou moins étendues dont l'interprétation est aisée pour les observateurs exercés.

Il ne faudra donc pas hésiter, dans les cas douteux, à recourir aux rayons X soit à l'hôpital où il est facile de transporter le nourrisson au laboratoire, soit même en ville en se servant d'appareils spéciaux. A la période d'engouement nous avons vu cependant l'examen radioscopique impuissant à déceler la lésion initiale. MM. Weil et Mouriquand ont longuement insisté sur la silhouette plus ou moins triangulaire que peut affecter l'ombre de la pneumonie infantile, surtout lorsqu'elle prédomine dans la région de l'aisselle.

Pronostic. — Sa gravité est entièrement subordonnée à l'âge du nourrisson. Presque toujours mortelle avant six mois et chez les atrophiques, son évolution est plus favorable chez les beaux nourrissons et surtout dans la deuxième année.

Il n'y a pas lieu de s'étonner de l'extrême gravité des pneumonies franches chez les nouveau-nés ; c'est une loi bien connue que les maladies même les plus bénignes, telles que la rougeole, sont souvent mortelles dans le premier âge. La résistance vitale aux processus infectieux semble proportionnelle au développement.

L'examen bactériologique du sang dans la pneumonie de l'adulte montre que le pneumocoque peut être décelé dans les vaisseaux. Il en est sans doute de même chez le nourrisson. C'est ce qui nous explique les complications dites autrefois métastatiques.

La pneumonie peut frapper successivement les deux poumons. La pleurésie, toujours purulente, évolue parallèlement à l'hépatisation ou lui succède. L'examen radioscopique permettra de suivre avec une incomparable précision les phases des épanchements pleuraux. La percussion d'ailleurs fournit déjà de précieux renseignements pour découvrir les épanchements. Plus rares, sont les méningites, les endocardites, les ostéomyélites, les otites, les péritonites, qui sont communes dans la deuxième enfance.

On devra examiner soigneusement les urines dans la convalescence ; certaines albuminuries de l'enfance semblent se rattacher à une pneumonie du premier âge.

Diagnostic. — Le diagnostic de la pneumonie est presque toujours malaisé chez le nourrisson. Il est rare que les signes physiques et les troubles fonctionnels soient associés au complet. Ces derniers en particulier peuvent être atténués. La toux et la dyspnée peuvent manquer. Les signes physiques sont souvent nuls les premiers jours.

Chez les nouveau-nés il faudra compter sur les données de la percussion, et surtout de la radiographie. On ne saurait donc percuter avec trop de soin le thorax du nourrisson, en prenant les précautions que nous avons indiquées. Il est tout à fait exceptionnel que même en provoquant la toux par une excitation pharyngée on parvienne à recueillir un crachat rouillé dans lequel l'examen bactériologique révélera des pneumocoques. L'expectoration est nulle chez les jeunes enfants.

L'herpès labial qui se voit souvent dans le deuxième âge au cours de la pneumonie est très rare chez le nourrisson. Le diagnostic présentera parfois de grandes difficultés avec la broncho-pneumonie pseudo-lobaire uni ou bilatérale. La radiographie, dans ces circonstances, ne peut même pas lever les doutes. D'ailleurs, nous le savons, la broncho-pneumonie pseudo-lobaire extensive bilatérale est souvent causée par le pneumocoque.

Le début de la broncho-pneumonie est moins soudain en général ; l'extension est la règle ; la température est à grandes oscillations ; la respiration est plus rapide. Il y a des cas limite où il est vraiment impossible de se prononcer.

On a pu, chez des nourrissons, faute de renseignements sur les antécédents, confondre des lésions tuberculeuses ganglio-pulmonaires, très opaques à la radiographie, avec des pneumonies franches, lorsque la température était simultanément élevée.

La pleurésie purulente peut en imposer pour une pneumonie, il sera aisé de trancher le diagnostic par une ponction exploratrice. L'opacité de la pleurésie aux rayons X est toujours plus forte que celle d'une pneumonie.

La pleurésie interlobaire ordinairement purulente très rare chez le nourrisson devra être distinguée par l'évolution plus lente et par les caractères radiographiques.

C'est surtout dans les formes avec grandes réactions nerveuses convulsives que le diagnostic est incertain. Certaines méningites d'origine otique ou cérébro-spinales, certaines formes aiguës de méningite tuberculeuse débutent aussi par de grandes convulsions. Dans ces circonstances dramatiques, une percussion et une auscultation soigneuses permettront quelquefois de découvrir un foyer pneumonique. Le souffle est souvent très localisé, dans l'étendue d'une pièce de deux francs et peut être perçu dans le creux axillaire seulement. Une telle constatation dissipera instantanément bien des alarmes.

Dans ces états éclamptiques on procède à la radiographie du thorax ; s'il y a doute, la ponction lombaire fournira de précieux éléments pour le diagnostic différentiel.

Les fièvres éruptives sont rares chez le nourrisson, la période d'invasion de la scarlatine surtout peut débuter comme la pneumonie ; l'état de la bouche et du pharynx, l'examen de la peau permettront de reconnaître l'exanthème. Les rash survenant au cours de la pneumonie du nourrisson sont exceptionnels ; ils sont rubéoliformes généralement et peu durables.

Traitement. — Le traitement de la pneumonie devra consister essentiellement dans la révulsion sur le thorax, l'abaissement de la température centrale, s'il y a lieu, et la stimulation des forces par l'alimentation et les toniques.

La révulsion sera faite avec des enveloppements de tout le thorax répétés matin et soir avec des compresses de tarlatane imprégnées de bouillie de farine de moutarde fraîchement préparée.

On abaissera la température si elle atteint ou dépasse 39° avec des bains à 36° durant dix minutes, répétés toutes les trois heures.

On devra placer l'enfant dans une chambre spacieuse à grand cubage d'air et bien éclairée.

Les inhalations d'oxygène sont utiles, mais on ne pourra que vider des ballons d'oxygène sous les narines de l'enfant.

Contre les phénomènes convulsifs on recourra au bromure de potassium, au chloral à la dose de 0 gr. 50 en lavements, à la codéïne, en potion à la dose de un centigramme. Une injection de 1/4 ou un 1/2 centigr. de morphine peut calmer instantanément les convulsions.

Si l'état de dépression est menaçant on emploiera l'injection d'huile camphrée au dixième (un quart à nu demi-centimètre cube), répétée plusieurs fois dans les 24 heures.

Au besoin on pratiquerait une injection de sérum artificiel de 50 gr. On a préconisé l'emploi de l'adrénaline en solution à 1/1000, cinq à dix gouttes en injection, deux à trois gouttes dans du sérum artificiel en injection intra-musculaire. L'adrénaline paraît exercer une action constrictive sur les vaisseaux pulmonaires.

Le collargol en frictions, l'électrargol en injections, sont fréquemment usités dans les cas graves.

L'enfant doit être alimenté avec du lait de femme, le plus aisé à digérer, autant que possible ; sinon on recourra au lait surchauffé et homogénéisé ou hypersucré.

On pourra lui donner, dans la journée, quelques cuillerées à café de grog léger au cognac.

Même si l'enfant est alimenté au sein par une bonne nourrice, on ne devra pas s'étonner de voir les déjections glaireuses ou liquides les premiers jours ; la réapparition des selles jaunes, indiquant une digestion meilleure, est d'un pronostic favorable. On surveillera l'épanchement pleural, s'il ne se résorbe pas, pour l'évacuer sans tarder par la thoracentèse ou la tboracatomie.

LA PNEUMOCOCCÉMIE

L'infection généralisée par le pneumocoque est loin d'être rare dans le premier âge et elle passe souvent inaperçue, car les réactions du parenchyme pulmonaire peuvent être très réduites ne déterminant aucun symptôme pendant la vie.

La pullulation des microbes dans le sang est rapide et ils envahissent tous les organes ; on peut les retrouver en foyer dans les coupes microscopiques en employant les réactifs colorants convenables.

Les auteurs américains ont distingué plusieurs variétés de pneumocoques dont la virulence serait variable. M. Neobécourt a contrôlé ces recherches à Paris sur les nourrissons de la crèche de la maternité ; comme les infections pneumococciques ont un haut degré de contagiosité dans le premier âge, on a proposé, à titre prophylactique, des injections d'un sérum polyvalent antipneumococcique. Il semble que ce sérum a une valeur prophylactique, mais son efficacité thérapeutique n'est pas encore démontrée. — Comme exemple de la gravité des pneumococcémies et de leur contagiosité, je crois devoir relater l'épidémie suivante que j'ai observée aux Enfants-Assistés et dont j'ai pu fixer les caractères anatomiques et bactériologiques avec M. Cailliau (1).

Une épidémie de Pneumococcémie à la crèche du pavillon Pasteur
à l'Hospice des Enfants-Assistés.

Parmi les nourrissons hospitalisés à la Crèche du pavillon Pasteur, du 27 novembre 1919 au 1er janvier 1920, nous avons perdu coup sur coup six enfants qui ont succombé avec un hyperthermie atteignant 40° et plus et avec des troubles généraux à marche très rapide ; l'examen clinique et radioscopique des organes a été presque muet, sauf chez l'un des petits malades âgés de deux ans et demi (V. Oneste, obs. V).

La Crèche Pasteur est installée dans des conditions d'hygiène et de confort bien rares dans les hôpitaux parisiens, et depuis 13 ans que l'un de nous dirige le service médical de l'hospice des Enfants-Assistés, il n'a jamais observé d'épidémie semblable. La mortalité est très réduite dans cette Crèche hospitalière où nous réussissions habituellement à restaurer les enfants atrophiques et hypotrophiques qu'on nous confie.

Les locaux sont partagés en deux sections par une cloison qui n'atteint pas le plafond ; la première section contient six berceaux ; la seconde est subdivisée en quatre boxes vitrés. La salubrité générale (lumière, cubage d'air, pavé en grès-céramique, chauffage central) ne laisse rien à désirer. Le personnel qui donne les soins est très expérimenté et très dévoué.

L'épidémie a débuté par l'enfant P., grand hypotrophique de 7 mois, couché dans la salle commune de six berceaux (v. obs. I) ; il était en voie d'amélioration pour ses troubles nutritifs lorsqu'il fut pris des accidents avec hyperthermie qui l'emportèrent le 27 novembre. L'enfant R. P. (obs. III) mourut après quelques jours d'hyperthermie le 28 novembre. Puis l'enfant D. Rolland (obs. II) fut pris le 7 décembre et mourut le 15 de ce mois. Le 12 décembre ce fut le tour de l'enfant R. R. (obs. IV) qui mourut avec 42° le 22 décembre. L'enfant V. Oneste, âgé de deux ans et demi, placé dans un boxe et non dans la salle commune comme les autres (obs. V), fut pris de fièvre le 15 décembre et mourut le 27 avec 39°7 et des signes congestifs aux deux bases.

Enfin le dernier enfant de cette série funèbre, G. Yvette (obs. VI), commence à avoir de l'hyperthermie le 21 décembre et meurt le 1er janvier 1920.

Nous n'avons eu aucun renseignement précis sur les causes de la mort de ces nourrissons qui étaient emportés après une hyperthermie assez courte, ni par l'observation des troubles fonctionnels pendant la vie, ni par la constatation à l'œil nu des lésions à l'autopsie.

L'auscultation et même l'examen radioscopique du thorax et de l'abdomen étaient à peu près négatifs ; quant aux lésions pulmonaires, elles étaient très légères et très circonscrites, consistant dans quelques plaques congestives aux bases en arrière, comme on en rencontre très habituellement à l'autopsie des nourrissons qui sont emportés par des gastro-entérites. Cependant, pendant la vie, les réactions gastro-intestinales au cours de cette épidémie n'avaient rien d'anormal.

En considérant l'allure épidémique et contagieuse de ces affections hyperthermisantes nous pensâmes à une infection microbienne et l'un de nous (M. Cailliau) a fait des recherches histo-bactériologiques approfondies sur les organes, qui nous éclairent sur la nature des accidents et sur leur évolution.

Dans tous les cas on retrouve le pneumocoque localisé dans de petits foyers discrets dans la plupart des organes : reins, foie, cœur, poumons, capsules surrénales, et même méninges et peau dans un cas.

[1] Présentation à la Société de Pédiatrie, janvier 1920.

I

P. Hélène, âgée de 7 mois, est entrée à la Crèche Pasteur le 27 octobre 1919 avec des troubles digestifs (selles diarrhéiques, grumeleuses, blanchâtres) et un état d'hypotrophie très marqué; son poids atteint 3.k. 350, sa taille 58 centimètres. Cet enfant revenait de nourrice et avait fait un séjour de deux mois aux Enfants-Malades.

Cet état s'améliore sous l'influence du lait condensé et de l'eau de riz ; le poids atteint 3 k. 820 en 6 jours.

Le 4 novembre l'enfant fait une première ascension thermique à 38°6 ; la température atteint 39°4 les 6 et 7 novembre et retombe progressivement à 37° le 9. Pendant cette poussée fébrile la malade abattue, oppressée, vomissait ; son poids, est passé de 3 k. 820 à 3 k. 460.

L'examen radioscopique pratiqué est négatif. La fièvre tombée, la malade reprend son accroissement ; le 16 novembre elle pèse 4 k. 130, mais reste pâle ; une numération globulaire donne 4.750.000 globules rouges et 6.000 globules blancs. Le 17 novembre une nouvelle poussée thermique se déclare, la température atteint 38°, 38°6 le 18, et elle monte à 41° le 19. Cette forte fièvre baisse à 38° le 22 novembre pour subir quelques oscillations et remonter à 40°2 le 27 novembre ; à cette date l'enfant succombe.

Pendant cette dernière période, il a eu des vomissements, de la cyanose, de la diarrhée verte. La dyspnée est intense, mais l'auscultation ne révèle que des bouffées de râles à la base droite.

A l'*autopsie* on ne constate que des foyers congestifs très circonscrits aux bases des poumons : les ganglions trachéo-bronchiques sont tuméfiés d'un côté. On ne relève à l'œil nu dans les organes aucune lésion capable de provoquer la mort.

L'EXAMEN HISTO-BACTÉRIOLÓGIQUE a porté sur la plupart des viscères.

Pour les différents cas que nous avons étudiés nous avons suivi la *technique* suivante.

Les pièces prélevées hâtivement ont été fixées au formol à 10 % et incluses à la paraffine. Les préparations histologiques ont été colorées soit par l'hématoxyline acide et le picro-ponceau, soit par le carmin de Orth, soit par la méthode de Weigert pour la fibrine. Comme colorations bactériologiques, nous avons utilisé le Gram associé au brun de Bismarck, le bleu de méthylène au formol associé à la fuchsine phéniquée de Ziehl, la thionine phéniquée, violet de méthyle. Les capsules des pneumocoques ont été mises en évidence soit par la thionine phéniquée, soit par le Zieh dilué au 1/10 suivi de la méthode de Gram.

L'examen du *poumon* au grossissement de 200 diamètres montre par place des alvéoles dont la paroi amincie présente des capillaires dilatés, un endothélium desquamé, et dont la lumière renferme par place un exsudat fibrineux très rudimentaire avec des polynucléaires, des globules rouges, des cellules à poussières.

Le tissu conjonctif est infiltré par un œdème interstitiel abondant. les vaisseaux artériels, veineux et lymphatiques sont ectasiés et engorgés. Les petites et moyennes bronches sont hyperémiées. Ces lésions sont localisées en petits foyers très circonscrits.

L'examen à l'immersion révèle dans les coupes la présence des pneumocoques. Par le Gram on reconnaît la forme lancéolée, en flamme de bougie, entourée du halo capsulaire, se présentant généralement sous la forme dipocoque, deux éléments se touchant par leur partie effilée. Ces diplocoques se rencontrent soit isolés, soit groupés en chaînettes de 4, 6, 8 éléments, soit en amas serrés, paraissant fusionnés. Sur les individus isolés on distingue toujours le halo incolore et réfringent de la capsule qui entoure les cocci.

On les rencontre dans l'exsudat intra-alvéolaire mélangés aux leucocytes, aux hématies, aux cellules desquamées ; plus rarement dans les capillaires alvéolaires ou dans les gros vaisseaux du poumon, formant des thromboses microbiennes : ils occupent souvent les espaces lymphatiques du tissu conjonctif, on les trouve encore dans les cloisons interlobulaires.

Ces foyers de pneumocoques sont discrets et doivent être recherchés sur le champ du microscope.

L'*examen du rein* au grossissement de 200 diamètres montre des glomérules hypertrophiés, congestionnés, parfois hémorragiques, avec des anses glomérulaires dilatées, des capsules de Bowmann exfoliées, distendues, remplies parfois d'un exsudat albumineux. Les tubes contaminés et les branches ascendantes de Henlé présentent par place des cellules troubles ou granuleuses ou vacuolisées, leur lumière renferme assez souvent des cylindres. Les tubes excréteurs congestionnés sont parfois bourrés de cylindres hyalins ou hématiques. Les vaisseaux et capillaires sont ectasiés, le tissu conjonctif œdématié.

L'examen à l'immersion révèle la présence du pneumocoque dans les capillaires glomérulaires, où il suit les anses du peloton et apparaît en petits amas arrondis ou en chaînettes suivant le capillaire. Des amas microbiens se rencontrent dans les capillaires interstitiels péritubulaires, comprenant quelques éléments seulement, ou formant des îlots de cocci rassemblés, fusionnés ; parfois ils occupent des espaces lymphatiques du tissu conjonctif. A l'intérieur des gros vaisseaux on trouve souvent des diplocoques remplissant toute la lumière du conduit et formant des thromboses microbiennes parfois assez étendues. Dans la région pyramidale, on peut trouver des pneumocoques dans les *venæ rectæ*, entre les tubes de Bellini. Nous n'avons pas constaté leur passage à travers les parois glomérulaires, ni leur présence à l'intérieur des canalicules urinifères ou des tubuli.

L'*examen du foie* au faible grossissement montre une congestion marquée du viscère et des lésions dégénératives, stéatose périportale, tuméfaction, trouble des trabécules hépatiques qui prennent un aspect vitreux. Les gros vaisseaux et les capillaires sont ectasiés et engorgés. On remarque des infiltrations leucocytaires en îlots, composés de leucocytes et de débris cellulaires. Le tissu conjonctif est infiltré de cellules migratrices.

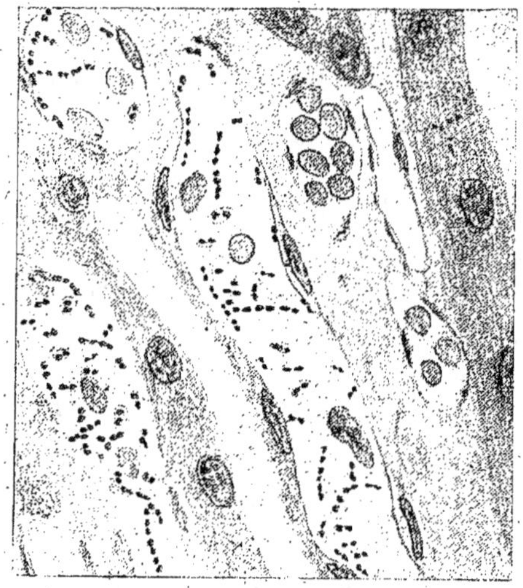

A l'immersion, on note la présence du pneumocoque dans les îlots leucocytaires, mélangés aux cellules lymphatiques et surtout dans les capillaires où ils forment de petites traînées, des amas irréguliers ou des groupes de 2, 4, 6 éléments seulement. Ils manquent dans les gros vaisseaux du foie.

L'*examen du myocarde* qui, au faible grossissement, montre des fibres assez souvent mal striées, troubles ou granuleuses, atteintes fréquemment de lésions avancées de dégénérescence vacuolaire, révèle à l'immersion la présence de petits îlots de diplocoques encapsulés dans les fentes lymphatiques, entre les fibres musculaires, dans les gros vaisseaux et dans les capillaires du tissu conjonctif.

Fig. 36.— Groupes de pneumocoques dans les espaces lymphatiques du myocarde (Pneumococcémie).

L'*intestin* dont le système glandulaire paraît intact, présente dans le collet de certaines glandes de Lieberkühn des colonies pures de pneumocoques en amas, tandis que dans les espaces interglandulaires on trouve des pneumocoques mêlés aux saprophytes ou autres cocci de la flore intestinale.

On les rencontre, de même, mélangés aux bactéries dans les espaces interglandulaires de la muqueuse de l'*estomac* et dans les capillaires de la celluleuse.

Les *capsules surrénales* sont normales, les vaisseaux des couches corticale et médullaire renferment souvent des pneumocoques.

L'examen de la *rate* est négatif. Les ganglions du médiastin et les ganglions mésentériques, dont la structure est bouleversée, ont des capillaires bourrés de pneumocoques.

II

D. Rolland, âgé de 11 mois, est entré à la Crèche Pasteur le 10 octobre 1919. C'est un petit hypotrophique pesant 3 k. 700 et mesurant 59 cm. 5. Du 10 octobre au 10 décembre l'enfant a présenté quatre poussées de température (38°4, 38°6) avec des vomissements et de la diarrhée. Ces troubles disparaissent en 2 à 3 jours. Pendant son séjour à la Crèche, l'enfant a augmenté graduellement de poids ; de 3 k. 700 il est passé à 5 k. 300. Il subit une diminution du 21 au 27 novembre pendant une période où il fut rendu à sa mère qui le ramena. Brusquement le 7 décembre il fait une élévation thermique à 38°4 ; puis après des oscillations, le 13, la température monte à 40°, le 14 à 41 et dépasse 42° le 15 décembre, jour où l'enfant a succombé.

Il a présenté pendant ces trois jours de la dyspnée, de l'abattement, de la cyanose, de l'inappétence, et l'exploration des poumons n'a révélé aucun signe net. La radioscopie est restée négative.

A l'*autopsie*, on constate une congestion très circonscrite des bases pulmonaires sans hépatisation. Les viscères ne présentent aucune lésion apparente à l'œil nu.

L'examen histologique du *poumon* dans les petites zones congestives montre, au faible grossissement, une dilatation des gros vaisseaux et des capillaires alvéolaires gorgés de polynucléaires et de globules rouges. La lumière des alvéoles ne renferme que des cellules endothéliales desquamées sans aucun réticulum fibrineux. A l'immersion on trouve cependant des pneumocoques non seulement dans les mucosités bronchiques, mais aussi dans les capillaires alvéolaires, dans les gros vaisseaux, dans le tissu conjonctif.

L'*examen du rein* laisse voir au faible grossissement des lésions congestives et dégénératives dans la région des tubes contournés et des branches de Henlé, sans cylindres, sans grosse réaction diapédétique.

Le pneumocoque est décelé, à l'immersion, dans la région excrétrice où il abonde surtout dans les capillaires et les gros vaisseaux de la pyramide. On ne le trouve pas dans la région corticale.

Le *foie*, sous un faible grossissement, apparaît congestionné, et en voie de dégénérescence graisseuse, les trabécules cellulaires sont granuleuses et chargées d'un pigment brunâtre.

A l'immersion, on rencontre le pneumocoque sous l'aspect de petites colonies peu nombreuses, mais se retrouvant sur toute l'étendue des coupes, siégeant sur les parois des capillaires et dans le tissu conjonctif des espaces portes. Les gros vaisseaux n'en renferment pas.

La *rate*, l'*intestin*, ne présentent rien d'anormal.

Les *ganglions* médiastinaux et mésentériques montrent des diplocoques encapsulés, dans un parenchyme bouleversé par la réaction inflammatoire.

Le *myocarde* peu lésé présente des capillaires et des espaces lymphatiques envahis par les pneumocoques.

Les *capsules surrénales* sont parcourues par de gros vaisseaux dilatés et bourrés de diplocoques encapsulés, dans la région fasciculée et dans l'enveloppe fibreuse. La zone réticulée présente de larges lacs sanguins, où se rencontrent de très nombreux pneumocoques mélangés aux éléments du sang.

III

René P., âgé de 3 mois, est admis à la Crèche Pasteur le 22 octobre 1919. C'est un hypotrophique vomisseur. Mis au lait Lepelletier et au citrate de soude, il présente, du 22 octobre au 16 novembre, un accroissement continu du poids (de 3 k. 250, il est passé à 3 k. 910) ; la taille s'est accrue d'un centimètre et demi (de 52 cm. 5, elle atteint 54 cm.). La température est restée oscillante autour de la normale pendant cette période. L'enfant est rendu à sa mère le 16 novembre. Le 20 novembre il rentre ; le poids est redescendu à 3 k. 500 et l'enfant vomit. A son entrée il fait une poussée thermique à 38° 6 et, malgré les soins (bains chauds, sérum), la fièvre persiste aux environs de 38°. Le 23 novembre elle atteint 40°8, tombe ensuite à 37°9, remonte à 39°8, et subit des oscillations décroissantes jusqu'à 36°6 le 26 novembre. L'examen radioscopique est négatif. La mort est survenue le 28 novembre après une ascension thermique à 39°8.

Le sujet n'a présenté comme symptômes pulmonaires qu'une dyspnée marquée et une respiration rapide et superficielle.

A l'*autopsie*, on constate une légère congestion dans les lames postérieures du poumon, sans hépatisation. On ne trouve aucune lésion apparente à l'œil nu dans les viscères.

L'examen des zones congestives du *poumon* au faible grossissement révèle une congestion active; les capillaires alvéolaires sont turgescents, les endothéliums tuméfiés et desquamés; l'exsudat fibrineux manque.

A l'immersion, le pneumocoque, assez rare, se rencontre dans les capillaires et les mucosités bronchiques.

Le *rein* congestionné, sans lésions dégénératives, récèle des pneumocoques en amas et en chaînettes dans les gros vaisseaux pyramidaux.

Le *foie* hypérémié, le myocarde, les ganglions trachéo-bronchiques, la rate ne paraissent pas envahis par le pneumocoque.

IV

R. Raymond, âgé de six mois, est hospitalisé le 10 décembre 1919 à la Crèche Pasteur. Il accuse une taille de 58 cm. 5 et un poids de 4 k. 600. Il présente un eczéma de la face composé d'éléments papulo-vésiculeux, suintant abondamment, localisé surtout sur le front derrière les oreilles, aux joues et aux commissures des lèvres et des yeux; le cuir chevelu et le reste du corps sont respectés. Les téguments de la face sont rouges, quelques vésicules laissent sourdre un liquide purulent.

Cet eczéma daterait de la naissance; l'enfant a été nourri au sein peu de temps.

Il est mis au lait Lepelletier et au citrate de soude. La température jusqu'au 12 décembre reste normale; à cette date elle monte à 38°4, atteint 39°6 le 13 et se maintient entre 39° et 39°6 du 12 au 18 décembre. Le 19 elle monte à 40°2, le 20 à 41°6. Du 20 au 22 décembre elle oscille entre 41° et 40°4. Le décès est survenu le 22 avec 41°2.

Pendant toute cette période fébrile, l'enfant a présenté de l'inappétence, des vomissements, un abattement profond, une grande dyspnée. L'auscultation ne révèle aucun signe pulmonaire. L'eczéma facial a subi une poussée au cours de la dernière période, les éléments vésiculeux sont plus nombreux, le suintement plus abondant, les paupières sont œdématiées.

A l'*autopsie*, on ne constate aucune lésion importante dans les organes mais quelques petits foyers congestifs dans les poumons.

L'examen du *poumon* montre l'hyperémie des cloisons alvéolaires infiltrées de cellules plasmatiques, parcourues par des capillaires ectasiés et revêtues d'endothéliums desquamés ou gonflés. Les alvéoles sont vides ou renferment des globules sanguins, des leucocytes, des éosinophiles, des mastzellen; notons l'absence de tout exsudat fibrineux. Malgré l'absence de pneumonie, le pneumocoque se rencontre dans les capillaires alvéolaires, dans le tissu conjonctif péribronchique et périalvéolaire.

Le *rein* est très congestionné (glomérules hypertrophiés, capillaires intertubulaires engorgés, vaisseaux pyramidaux dilatés); il présente des lésions dégénératives (ectasie des tubuli dont les épithélium sont aplatis, troubles ou granuleux, dont la lumière est obstruée de cylindres hyalins ou granuleux). Le tissu conjonctif est infiltré par l'hyperdiapédèse.

A l'immersion, on trouve peu de pneumocoques dans les capillaires corticaux, mais ils sont très abondants dans les gros vaisseaux dont ils obstruent la lumière par des thrombus assez étendus, surtout dans les *venæ rectæ* de la pyramide.

Le *foie* est presque totalement stéatosé et très engorgé. La diapédèse leucocytaire est très marquée et on trouve des nodules infectieux. Dans ces nodules, le fort grossissement montre le pneumocoque dans les veines centrales, dans les artères, les veines, les lymphatiques des espaces fortes, dans le tissu conjonctif de la capsule de Glisson, dans les capillaires du lobule, où ils sont répartis en chaînettes ou en groupes de 5 à 6 éléments.

La rate, l'intestin, le myocarde paraissent respectés. Les ganglions sont discrètement envahis.

V

V. Onest, âgé de 2 ans et 6 mois, est entré le 5 novembre 1919 à la Crèche Pasteur pour un eczéma généralisé à tout le corps, à la face et au cuir chevelu durant depuis sa naissance. Il a été nourri au sein.

A son entrée, il est mis au lait Lepelletier, aux purées de pommes de terre, au tapioca. L'eczéma s'améliore rapidement et ne persiste qu'au cuir chevelu et à la face. Ce sont des éléments vésiculeux assez volumineux, suintant, et donnant un liquide clair à la face, purulent au cuir chevelu ; ils procèdent par poussées.

Cet enfant, bien qu'isolé dans un boxe, dans une petite salle de la Crèche, a été contaminé.

Il a fait une ascension thermique à son entrée (39°5), puis la température est restée voisine de la normale jusqu'au 14 décembre où elle atteint 38° ; le 15 elle monte à 38°4, puis à 40°3, le 16. A partir de ce jour la fièvre a oscillé autour de 40° pour descendre à 39°7 le 27 décembre, jour du décès.

On a noté pendant ces 12 derniers jours de l'abattement, une soif vive, une dyspnée avec polypnée, du délire ; l'enfant ne connaissait plus personne.

L'eczéma de la face et du cuir chevelu a subi une recrudescence pendant ces poussées. L'auscultation reste négative, la percussion révèle de la submatité aux bases avec respiration soufflante les derniers jours.

A l'*autopsie*, on note des zones congestives, circonscrites aux bases pulmonaires sans autre lésion organique appréciable.

L'examen microscopique du *poumon* révèle un état congestif allant par place jusqu'à l'engouement ; les alvéoles hyperémiées et distendues présentent dans leur lumière quelques filaments fibrineux englobant des cellules lymphatiques, des globules rouges, des cellules endothéliales desquamées.

A l'immersion, le pneumocoque se rencontre soit à l'état isolé, soit en chaînettes courtes dans les capillaires des zones congestives, dans les espaces lymphatiques ou mélangé à l'exsudat alvéolaire.

Les *reins* sont intacts et malgré cette intégrité on trouve le pneumocoque en amas assez nombreux dans les pyramides et dans les capillaires péritubulaires. On le rencontre aussi en chaînette ou en éléments isolés dans le tissu conjonctif, dans la capsule fibreuse et même dans la lumière de quelques tubuli.

Le *foie* est légèrement stéatosé; le tissu conjonctif des espaces portes est le siège d'une infiltration leucocytaire diffuse ; on trouve des nodules infectieux sous la capsule de Glisson. Le pneumocoque se présente en chaînettes ou sous forme d'éléments isolés dans les branches portales et sus-hépatiques, dans les capillaires.

La rate, les ganglions, le myocarde, paraissent indemnes.

L'examen de la *peau* eczémateuse (cuir chevelu) montre une destruction de l'épiderme jusqu'aux papilles. Dans le derme très congestionné on trouve au milieu des globules de pus des staphylocoques en amas, des pneumocoques isolés ou en chaînettes.

Les *méninges* sont parcourues de vaisseaux très engorgés ; on trouve des colonies de pneumocoques dans les capillaires de la pie-mère, à la surface et même dans l'épaisseur des circonvolutions.

VI

G. Yvette, âgée de 2 mois, est admise au pavillon Pasteur le 10 décembre 1919. Cette enfant a été alimentée en partie au sein ; elle est suspectée de syphilis et présente du coryza, une déformation du nez en lorgnette et une éruption papuleuse sur les jambes. Elle pèse 4 k. 050 et mesure 53 cm. 5 à 2 mois. Mise au lait condensé, elle s'accroît régulièrement pendant 10 jours et atteint 4 k. 450 et 54 cm. 5. Le 21 décembre elle accuse de la fièvre, 39°4 ; elle atteint 40°8 le 24, et jusqu'à sa mort survenue le 1er janvier elle oscille entre 39° et 41°.

Pendant cette période elle présente une toux continuelle avec dyspnée violente et coryza ; les téguments sont à la fois blêmes et cyanotiques. Des convulsions apparaissent le 1er janvier ; l'enfant vomit, la dyspnée s'accroît, la toux devient aboyante, la température oscille entre 40°2 et 40°9. La malade succombe.

A l'*autopsie*, on trouve des lésions de granulie généralisée, les poumons sont envahis et très congestionnés, on trouve de la tuberculose miliaire dans le foie, la rate et les reins.

Le *poumon* montre sous le microscope des lésions de congestion active sans exsudat fibrineux et des lésions de granulie (tubercules miliaires à centre caséeux entouré de cellules géantes, de cellules épithélioïdes et embryonnaires).

La coloration des coupes par le Gram seul révèle la présence du pneumocoque qui est assez abondant ; tantôt les cocci sont isolés, tantôt en amas fusionnés, tantôt en chaînettes courtes. Par le Ziehl et le bleu formolé on peut voir sur le même champ microscopique les pneumocoques et le bacille de Koch.

Le *rein* est le siège d'une diapédèse intense ; les tubuli sont dilatés et comportent des épithéliums troubles ou vacuolisés, les gros vaisseaux et les capillaires sont engorgés.

A l'immersion, on trouve surtout le pneumocoque dans les capillaires péritubulaires et les gros vaisseaux pyramidaux.

Le *foie* congestionné et stéatosé présente une infiltration. leucocytaire énorme autour des espaces portes et des lésions de tuberculose miliaire hépatique. A l'immersion, le pneumcooque se rencontre le plus souvent en amas serrés, comme agglutinés dans les petits et les gros vaisseaux, plus rarement en chaînettes dans les capillaires. Le bacille de Koch est décelé dans les nodules tuberculeux.

La *rate* et les ganglions présentent les lésions classiques de la tuberculose ; on y trouve le bacille de Koch, mais non le pneumocoque. Le pancréas et les capsules surrénales paraissent indemnes.

En somme, parmi ces six observations, les quatre premières ont la même allure clinique et à peu près les mêmes lésions. Les deux dernières revêtent un aspect spécial : dans un cas (obs. V), la pneumococcémie s'accompagne de troubles méningés vraisemblablement attribuables aux pneumocoques qui ont été retrouvés dans la pie-mère ; dans un autre cas (obs. VI) la pneumococcémie est associée à la tuberculose granulique et les lésions des deux processus morbides se trouvent superposés.

Au point de vue histologique, nous remarquons que tous les cas étudiés présentent de la congestion active du poumon ; que cette congestion va chez quelques-uns jusqu'à l'engouement, mais que dans aucun cas elle n'atteint l'hépatisation. Nous remarquons aussi que dans plusieurs observations les lésions histologiques ont été minimes dans la plupart des viscères, malgré la présence indéniable du pneumocoque.

VII

Nous pouvons rapprocher de ces pneumococcémies du premier âge l'observation d'un enfant de 6 ans qui succomba à l'infirmerie de l'hospice en l'espace de trois jours avec des signes de pneumonie et de l'hématurie à la fin de décembre 1919. Le microscope révéla dans ce cas une pneumonie avec hépatisation et de très nombreux foyers pneumococciques non seulement dans les poumons, mais dans les reins, le foie, le myocarde, l'endocarde et les capsules surrénales. Les lésions histologiques des viscères étaient beaucoup plus importantes que dans la pneumococcémie du nourrisson et les foyers de pneumocoques étaient plus nombreux.

Pour que la technique employée ne puisse être incriminée, nous avons répété les examens bactériologiques sur des sujets indemnes d'infections à pneumocoques. Trois hérédo-syphilitiques, trois athrepsiques, un érysipélateux, et un sujet atteint de congestion pulmonaire stasique, soumis à ces examens n'ont montré aucun foyer pneumococcique. Un dernier témoin nous a été donné à la Crèche Pasteur : un enfant entré le 15 décembre 1919, pendant l'épidémie, sorti en bon état le 31 décembre, et ramené le 7 janvier dans le pavillon infecté, y succombe le 9 avec fièvre, convulsions, vomissements. L'examen des organes n'a révélé aucune localisation du penumocoque.

En résumé, le pneumocoque que nous avons retrouvé dans les organes de tous les nourrissons qui ont succombé pendant cette petite épidémie, se montre toujours sous l'un des aspects suivants :

1° Le diplocoque encapsulé isolé ou par groupe de 2 à 3 individus disposés sans ordre ; 2° les chaînettes de diplocoques comprenant 2, 3, 6 éléments disposés bout à bout, et rappelant assez le streptocoque de Bonome ; 3° les amas microbiens formés d'individus serrés, paraissant fusionnés, agglutinés.

Ce pneumocoque est localisé le plus souvent dans les capillaires, soit dans les gros vaisseaux où il forme des embolies, soit dans les espaces lymphatiques du tissu conjonctif.

Dans un seul cas (obs. V), nous l'avons rencontré dans la lumière des tubuli du rein, dans la partie superficielle du derme, dans l'épaisseur des circonvolutions, par conséquent dans l'intimité des tissus.

La nature des micro-organismes qui ont vraisemblablement déterminé cette épidémie n'a pu être établie que tardivement par les examens histo-bactériologiques des organes. Pour l'un des derniers enfants, M. le Dr Zuber, chef de laboratoire aux Enfants-Assistés, a tenté de faire une hémo-culture ; mais il n'est pas parvenu à recueillir une quantité suffisante de sang. Au point de vue bactériologique, nos constatations *post mortem* dans les organes ne nous permettent pas d'affirmer que nous soyons en présence d'une variété spéciale de pneumocoques, suivant les différenciations admises par les Américains et que M. Nobécourt a contrôlées dans son travail présenté, l'an dernier, à la Société médicale des hôpitaux. L'aspect morphologique ne peut renseigner à cet égard. Ce que nous pouvons affirmer, c'est qu'il s'agissait d'un pneumocoque exceptionnellement virulent, puisqu'il s'est propagé à tous les nourrissons de notre Crèche et que tous ont succombé.

Il convient, croyons-nous, d'appliquer le terme de Pneumococcémie à cette épidémie, car l'infection a bien été générale sans localisation prédominante dans les poumons qui n'offraient que des lésions circonscrites et peu avancées, sauf chez l'enfant âgé de 2 ans 1/2 (obs. V) et chez un autre enfant âgé de 6 ans (obs. VII). Nos nourrissons ont succombé à une septicémie pneumococcique, qui n'est pas sans analogie avec celle que l'on produit expérimentalement chez les souris.

On objectera peut-être à la constatation des pneumocoques par les recherches histo-bactériologiques que leur présence peut se rattacher au processus de putréfaction *post mortem* dans les organes. Mais les autopsies ont été faites peu de temps après la mort ; les foyers microbiens sont discrets ; d'autre part, nos préparations examinées par M. le Pr Vincent et par M. Zuber leur ont paru démonstratives. Enfin, l'absence complète de pneumocoques chez sept nourrissons témoins, morts dans d'autres nourriceries que la Crèche Pasteur, montre bien qu'on ne se trouve pas en présence de saprophytes banaux, qui pullulleraient après la mort aussi bien dans les tissus que dans les vaisseaux. Sur nos préparations les pneumocoques sont surtout contenus dans les vaisseaux.

Quoi qu'il en soit, nous croyons devoir tirer une conclusion pratique de cette épidémie de Pneumococcémie qui a ravagé notre petite Crèche Pasteur ; c'est que l'*isolement cellulaire* est indispensable dans les nourriceries où l'on est contraint d'accumuler les nourrissons. Quelles que soient les conditions apparentes de salubrité telles qu'elles sont réalisées au pavillon Pasteur, elles ne suffisent pas à nous défendre contre la contagion lorsque des infections semblables viennent à s'y développer. Je partage donc entièrement sur ce point les idées émises par M. Lesage et j'espère qu'elles seront appliquées lorsqu'on se décidera à reconstruire nos crèches hospitalières à Paris.

LA BRONCHO-PNEUMONIE

La broncho-pneumonie est très fréquente dans la première enfance ; elle est au premier rang dans les statistiques de morbidité et de mortalité infantiles, à côté des diarrhées estivales et de la débilité congénitale, principalement pendant la saison d'hiver.

Elle est la complication la plus habituelle et trop souvent fatale des états pathologiques graves observés chez le nourrisson ; elle est de moins en moins à redouter à mesure que l'enfant avance en âge.

Il est d'usage de diviser les broncho-pneumonies en formes primitives et formes secondaires, suivant qu'elles évoluent d'emblée par suite de bronchite aiguë idiopathique ou qu'elles traduisent la détermination pulmonaire d'une infection générale, rougeole, scarlatine, diphtérie, etc...

Cette classification, appliquée au premier âge, n'est pas à l'abri de la critique. Sans doute, le pronostic est moins sombre dans certaines formes dites primitives, mais il ne faudrait pas trop compter sur cette bénignité d'évolution pour justifier cette division.

Etiologie. — L'immunité relative des nourrissons à l'égard des maladies éruptives ne laisse pas aux broncho-pneumonies secondaires une si grande importance que dans le deuxième âge.

On ne peut refuser d'admettre que dans les deux premières années de la vie, le terrain joue le rôle primordial dans la fréquence et la gravité de la broncho-pneumonie.

Elle frappe le plus souvent, en effet, des organismes débilités, arrêtés dans leur accroissement pondéral et statural : prématurés, *hypotrophiques*, atrophiques, athrepsiques, rachitiques, plus rarement tuberculeux et syphilitiques ; le rôle de ces dystrophies est capital ; comme l'infection gastro-intestinale est à la base de la plupart de ces états on comprend qu'elle constitue un élément très important dans la pathogénie des infections broncho-pulmonaires. Sevestre, en individualisant les « broncho-pneumonies liées à des infections intestinales » visait surtout celles causées par certaines diarrhées aiguës ; beaucoup plus fréquentes nous ont paru celles qui évoluent au cours d'infections gastro-intestinales chroniques, ayant déjà gravement compromis l'accroissement et le développement normal des organes.

Les statistiques des crèches, des pouponnières sont probantes ; ces établissements reçoivent en effet une grande majorité de nourrissons débiles, prématurés, atrophiques ou hypotrophiques, affaiblis depuis leur naissance par des milieux privés d'air, de chaleur, de lumière, condamnés à une alimentation insuffisante, déréglée et défectueuse. Du jour où les exigences de la vie sociale obligent les mères à confier ces petits êtres chétifs aux crèches, aux pouponnières, où les locaux sont si souvent insalubres, la contagion fait ses ravages ; ce sont parfois des épidémies terribles de broncho-pneumonie qui dépeuplent les pouponnières des maternités ou les crèches hospitalières. Comment s'étonner de voir les enfants en bas âge victimes de conditions d'insalubrité créées par l'encombrement, quand on constate que les adultes eux-mêmes ne peuvent résister à l'entassement, dans des locaux d'un cubage insuffisant : c'est ce qui arrive trop fréquemment dans les casernements de soldats, dans les salles d'hôpitaux encombrées de brancards, etc.

Vouloir passer en revue toutes les affections du premier âge, susceptibles de se compliquer de broncho-pneumonie, équivaudrait presque à dresser une liste de tous les états pathologiques.

Il nous faut envisager : 1° les facteurs de prédisposition ; 2° les maladies déterminantes.

Le *froid* joue un rôle important ; il suffit, à lui seul, à déterminer l'éclosion d'une broncho-pneumonie, surtout dans les premières semaines. Le passage du milieu amniotique à l'air atmosphérique exige une régulation thermique nouvelle qui permet difficilement au nouveau-né de se défendre contre le refroidissement ; c'est donc là un facteur grave pour l'enfant même normal. Combien sera plus sensible le nourrisson venu au monde avec de la débilité congénitale, n'ayant ni son poids, ni sa taille, et dont le panicule adipeux même est impuissant à limiter le rayonnement calorifique.

L'enfant *rachitique* meurt souvent de broncho-pneumonie ; la déformation du squelette sterno-costal, la réduction de capacité de la cage thoracique, l'insuffisance de ventilation pulmonaire, jointes à la médiocrité des moyens de défense de l'organisme, expliquent la gravité habituelle de cette complication.

L'atrophie et l'hypotrophie d'origine gastro-intestinale, l'athrepsie, préparent l'éclosion.

Le tuberculeux, avec localisation ganglio-pulmonaire, ou simplement ganglionnaire, possède une réceptivité toute spéciale pour la pullulation des microbes banaux de l'infection bronchique, tant par suite de l'état congestif des voies aériennes que par les troubles de l'innervation pulmonaire.

C'est également par suite des troubles nutritifs préexistants que l'infection frappera les nourrissons, atteints de lésions du système nerveux initiales, maladie de Little, sclérose cérébrale, etc...

Parmi les maladies aiguës déterminantes, les fiévres éruptives, on doit le reconnaître, ne sont qu'au second plan, dans la classification étiologique des broncho-pneumonies du premier âge. Le nourrisson possède un degré très accusé d'immunité naturelle contre la plupart de ces infections. Quand il est frappé, les lésions observées ne sont pas toujours celles de la broncho-pneumonie, mais souvent des lésions de congestion diffuse, qui n'ont pas eu le temps d'évoluer.

La diphtérie est rare chez le nourrisson et la mort relève plus souvent des formes toxiques que des complications pulmonaires. Par contre, le *faux croup* grave se complique fréquemment de broncho-pneumonie mortelle.

Plus importantes sont les diverses suppurations, qu'elles siègent dans le rhino-pharynx, sous la forme d'adénoïdites aiguës ou d'abcès rétro-pharyngiens, ou qu'elles s'étendent aux différents territoires cutanés ; impétigo, eczéma impétiginisé, pyodermites, gommes staphylococciques, abcès du cuir chevelu ; toutes ces suppurations prennent une allure plus souvent chronique chez les sujets débilités, hypotrophiques, etc. Une mention doit être réservée dans cette étiologie aux suppurations de l'oreille moyenne et de la mastoïde. D'ailleurs, à côté des broncho-pneumonies secondaires aux infections médicales, bien d'autres accidents chirurgicaux jouent un rôle important.

Bactériologie. — La diversité des facteurs étiologiques que nous avons énumérés, laisse entrevoir la multiplicité des formes microbiennes qu'on peut observer au cours de la broncho-pneumonie. Cependant, de l'avis unanime des bactériologistes, le pneumocoque et le streptocoque seraient les espèces le plus habituellement reconnues ; viendraient ensuite le staphylocoque et le colibacille.

Les formes pures, pneumococciques, s'observent de préférence dans la classe aisée ; les formes associées, où le streptocoque prédomine, appartiendraient surtout aux agglomérations hospitalières, d'après Netter.

Mais il est encore impossible de discerner entre plusieurs espèces microbiennes laquelle joue le rôle pathogène essentiel ou le rôle adjuvant. Il en est des broncho-pneumonies comme des diarrhées infantiles ; une classification basée sur la bactériologie n'est pas encore établie.

Anatomie pathologique. — Le caractère anatomique essentiel de la broncho-pneumonie réside en ce qu'elle constitue une lésion diffuse de l'appareil respiratoire.

Exception faite pour les formes septicémiques, qui, en raison de leur caractère embolique, ne méritent pas de conserver le nom de broncho-pneumonie, le processus infectieux commence aux voies supérieures, larynx, trachée qu'il ne fait souvent qu'effleurer, et gagne successivement grosses bronches, petites bronches, bronches alvéolaires.

A cette dernière phase, seulement, le parenchyme pulmonaire, péribronchique, participe à la lésion ; c'est le stade broncho-pneumonique succédant au stade de bronchite simple. Tandis que la pneumonie est une maladie lobaire, frappant d'emblée le parenchyme, la broncho-pneumonie est une maladie d'abord bronchique puis lobulaire ; ce caractère évolutif est essentiel, à lui seul il explique la marche de la maladie.

Lésions macroscopiques. — Nous ne ferons que signaler les lésions purement inflammatoires des voies aériennes supérieures ; ce sont celles de la bronchite aiguë, celles du poumon se présentent à des degrés divers : bronchite capillaire, congestion et condensation du parenchyme pulmonaire, nodules inflammatoires, lobulaires, atélectasie, emphysème. Pour bien voir la topographie des lésions, il faut insuffler les poumons et l'on distingue les zones densifiées en rouge, des zones claires restées saines.

Les lésions de catarrhe congestif occupent soit la totalité des bronches, soit de préférence les divisions postérieures voisines des gouttières vertébrales : sectionnées aux ciseaux fins, aussi loin que possible, elles apparaissent gorgées de sérosité, puis de muco-pus d'autant plus épais et plus concret que l'on arrive aux bronches du plus petit calibre ; la muqueuse est de teinte rouge vif ou ardoisé, suivant l'ancienneté de la lésion. Une coupe du poumon met en évidence les plus petites bronchioles qui, par l'aspect blanchâtre du pus qui les obstrue, tranchent sur la coloration lie de vin du poumon environnant.

Des lésions de congestion sont liées à la stase dans les parties déclives : d'autres points d'aspect moins sombre traduisent la congestion active ; la cré-

pitation y persiste encore ; ainsi un fragment prélevé ne tombe pas au fond de
l'eau ; signe anatomique différentiel de la congestion simple avec l'hépatisation
vraie.

Les foyers nodulaires ou lobulaires, lésion typique de la broncho-pneumonie,
apparaissent soit par îlots séparés, soit réunis en amas de volume variable,
épais, durs, résistants, d'aspect mamelonné, en couronne autour d'une bronche
gorgée de pus, ou d'un noyau hémorragique.

Ces foyers sont disséminés dans le poumon ou se condensent en un ou plusieurs lobes de broncho-pneumonie pseudo-lobaire. Sur la surface de coupe,
ce parenchyme densifié apparaît d'un rouge brun, très différent de l'aspect
granité de la pneumonie franche. On aperçoit assez souvent des foyers hémorragiques qui parsèment la coupe.

Des foyers de suppuration, parfois très étendus, peuvent se produire et communiquer entre eux, aboutissent à la formation d'abcès, séparés par des fragments de parenchyme densifié. Cet aspect anatomique pourrait en imposer pour
des lésions de bronchectasie.

On note comme lésions secondaires, l'emphysème et l'atélectasie. L'emphysème se reconnaît à l'aspect blanchâtre anémié du tissu, à sa consistance molle
au toucher, à sa localisation principale au niveau des languettes pulmonaires
et des sommets ou bien à la périphérie des foyers congestifs (emphysème
vicariant). L'atélectasie qu'on a dénommée aussi l'état fœtal du poumon, se
traduit par la congestion du parenchyme, sans crépitation à la pression ; les
parois alvéolaires sont comme adhérentes, agglutinées ; un fragment de ce
tissu tombe au fond de l'eau.

Les ganglions de la chaîne trachéo-bronchique, principalement ceux situés
au voisinage du hile, réagissent habituellement aux infections broncho-pulmonaires ; ils sont tuméfiés, volumineux, rouges à la coupe. Parmi eux, il arrive
d'en découvrir un ou plusieurs présentant des lésions de caséification, sans
que le processus broncho-pulmonaire soit de nature tuberculeuse. Ce sont là des
lésions pré-existantes, indépendantes du processus aigu en activité secondairement.

Lésions histologiques. — Les lésions histologiques, caractéristiques de la
broncho-pneumonie, varient de l'inflammation simple à la suppuration : dilatation des capillaires allant jusqu'à l'hémorragie, infiltration leucocytaire
abondante dans l'alvéole, la paroi bronchique et le tissu conjonctif péribronchique ; desquamation épithéliale, parfois un léger réseau de fibrine, mais
n'ayant pas la densité du réseau de la pneumonie franche ; dans les zones
d'emphysème, amincissement et rupture des parois alvéolaires, disjonction des
fibres conjonctives et élastiques.

Etude clinique. — L'étude anatomique de la broncho-pneumonie nous a
montré le caractère extensif des lésions, leur bilatéralité, leur généralisation,
la multiplicité des foyers, les désordres secondaires ; toutes ces manifestations
se traduisent cliniquement par des troubles fonctionnels, des phénomènes généraux, des signes physiques et stéthoscopiques en rapport avec cette évolution,

à phases multiples et irrégulières, non cyclique. Le polymorphisme clinique de la broncho-pneumonie correspond aux variétés et à la complication extrême du processus anatomique. Si l'on se souvient que c'est le plus souvent une maladie dont l'évolution est influencée par son facteur étiologique, ou par le terrain, on comprendra encore mieux la variabilité fréquente de ses manifestations extérieures et même qu'elle peut rester latente plus ou moins longtemps.

Il paraît parfois impossible de préciser la date de début d'une broncho-pneumonie. Quand elle intervient au cours d'une bronchite simple, à peine peut-on fixer le jour où la maladie passe de la phase bronchique à la phase nodulaire. Seule, la notion précise de la température relevée depuis le début de la maladie, serait susceptible de faire soupçonner cette période de transition.

Donc, chez un enfant qui, depuis quelques jours, présente une toux successivement sèche, puis quinteuse, puis grasse, la fièvre s'allume et atteint en quelques heures, 39°, 40°, oscille irrégulièrement du matin au soir, de un à deux degrés ; le pouls s'accélère parallèlement à l'hyperthermie, la respiration est rapide, 50 à 80 par minute ; l'accélération du rythme respiratoire est en rapport avec la généralisation du processus, le visage est pâle ou légèrement cyanosé, il y a de l'abattement. La toux se modifie ; moins fréquente, elle devient quinteuse, sèche, est provoquée par les cris, les pleurs, prend un caractère saccadé et se termine parfois par un vomissement mêlé de crachats muqueux plus ou moins opaques. A part cette circonstance, l'expectoration est nulle. La dyspnée est progressivement croissante ; les ailes du nez se soulèvent à chaque inspiration ; celle-ci est brève ; l'expiration plus brève encore, s'accompagnant d'un petit gémissement plaintif ; c'est la dyspnée expultrice, comme on l'a nommée.

Pendant les premiers jours, les signes physiques ne concordent pas en général avec la symptomatologie fonctionnelle, ils manquent parfois pendant 24 heures et plus. La sonorité à la percussion est souvent diminuée aux bases ou au sommet. L'auscultation varie du jour au lendemain ; aux râles ronflants et sibilants de la bronchite, succèdent des râles humides diffus ou groupés par place ; puis la respiration devient soufflante ; quelques heures après c'est un véritable souffle, variant d'abord avec les inspirations irrégulières et incomplètes, plus net à l'occasion des grandes inspirations, des cris et des pleurs ; c'est un souffle expiratif, d'abord doux, puis à tonalité aiguë, entremêlé d'une pluie de râles fins. A dater de ce moment, il persiste, s'entend parfois à l'inspiration et à l'expiration, s'étend, se propage. De nouveaux foyers apparaissent à distance, traduisent l'envahissement de nouveaux territoires.

Chez les enfants de quelques semaines, chez les débiles notamment, les signes physiques manquent ou sont atténués ; l'insuffisance de la ventilation pulmonaire ne laisse pas l'oreille percevoir la modification des bruits normaux.

Contrairement à ce qu'on observe dans la pneumonie franche, l'examen radiographique ne donne que peu de renseignements ; en raison de leur diffusion, les lésions circonscrites du parenchyme séparées par des intervalles de parenchyme sain, ne produisent pas d'opacité bien nette, mais plutôt une vague diminution de la transparence pulmonaire habituelle.

Dans les jours suivants, la symptomatologie s'accuse ; la fièvre procédant toujours par poussées irrégulières, dépasse 40°, s'y maintient, s'abaisse à 39°, 38°, remonte à nouveau, signe révélateur des poussées congestives, ayant une mobilité très grande et que Cadet de Gassicourt a si bien caractérisées. La respiration devient de plus en plus fréquente ; le pouls incomptable fuit sous le doigt. La cyanose envahit le visage, les muqueuses, les extrémités ; l'enfant qui était d'abord agité, s'affaisse et perd son ressort nerveux. Le tirage déjà apparent les jours précédents, s'exagère, sous-sternal et sous-costal, puis sus-sternal et sus-claviculaire. Des accès de suffocation avec cyanose du visage et des extrémités surviennent de plus en plus rapprochés, après lesquels l'enfant reste profondément déprimé.

Dans les heures qui précèdent la mort, il survient dans certains cas, un spasme glottique intense, pouvant faire croire à un obstacle laryngé au point d'imposer le tubage ; en dehors de toute lésion propre au larynx, il se produit dans les muscles un spasme réflexe d'origine pulmonaire; c'est la convulsion interne de l'asphyxie croissante précédant parfois la mort de 24 heures et plus. *(On voit aussi se produire des phénomènes éclamptiques avec strabisme.* Secousses brusques des muscles du visage qui devient grimaçant. A ce moment, une dernière ascension thermique atteint 41°, 42 et parfois plus, ou bien, c'est l'hypothermie en quelques heures succédant à l'hyperthermie de la veille.

L'évolution de la broncho-pneumonie dure quelques jours, à deux ou trois semaines, parfois plus, entrecoupée de périodes de rémissions trompeuses et qui laissent l'enfant plus déprimé et sans résistance. Pendant ce temps, les autres fonctions sont plus ou moins compromises ; l'enfant ne s'alimente que peu, est sujet à de fréquentes débâcles diarrhéiques, aux vomissements.

Formes cliniques. — Mais il est quelques circonstances où la broncho-pneumonie n'est pas toujours aussi sévère surtout lorsqu'elle est sporadique et lorsqu'elle éclate à la suite d'un *simple refroidissement.*

A côté des formes véritablement abortives à évolution rapide et bénigne, il en est d'autres qui sont foudroyantes ; la mort peut survenir en vingt-quatre heures ou quarante-huit heures ; l'enfant présente de l'hyperthermie, une polypnée extrême et des phénomènes convulsifs.

Le plus souvent les manifestations broncho-pulmonaires durent plus longtemps ; la fièvre, avec des oscillations, persiste une semaine ou deux. Les signes physiques diminuent graduellement après la défervescence ; on note la persistance de foyers de râles tenaces aux bases avec respiration soufflante, et surtout dans la région interscapulaire, au inveau des *ganglions hypertrophiés.* La maladie peut même affecter une forme subaiguë, se prolonger pendant trois ou quatre semaines et plus, au point de faire craindre l'évolution d'un processus de tuberculose. Le diagnostic différentiel de ces formes plus fréquentes dans le deuxième âge est des plus épineux, ainsi que nous le spécifierons plus loin.

Bronchite capillaire. Catarrhe suffocant. — A côté de la brocho-pneumonie en foyers, procédant par poussées discontinues, il faut distinguer la « bronchite capillaire » ou « catarrhe suffocant ».

Elle débute habituellement par une ascension thermique à 40°, une dyspnée à 60 respirations et plus, une accélération du pouls telle qu'il devient incomptable.

La cyanose est précoce ; l'asphyxie s'accompagne souvent de phénomènes convulsifs. Le catarrhe suffocant, à évolution foudroyante n'est pas rare chez le nourrisson.

Dans cette forme, les signes physiques sont bilatéraux, mais sont loin d'être toujours en rapport avec les phénomènes généraux et les troubles fonctionnels. Dans toute l'étendue de la poitrine, on entend une pluie de râles fins ou un bruit de tempête qui ne coïncide pas ordinairement avec un souffle véritable. La température se maintient au-dessus de 40°. Le pronostic est des plus sérieux.

Forme pseudo-lobaire. — Cette variété présente une grande analogie clinique avec la pneumonie franche, d'ailleurs moins commune chez le nourrisson. Souvent même le diagnostic doit rester en suspens. Un ou deux lobes du poumon sont intéressés ; les lésions peuvent être bilatérales.

Le début est rapide, la phase bronchique très courte, les phénomènes généraux d'emblée très accusés. L'exploration du poumon révèle des zones de matité de siège variable, un souffle persistant en un point, plus rude que dans la simple congestion, un peu moins prononcé que le souffle tubaire ; dans le reste du poumon, coexistent des râles sous-crépitants. La température peut se maintenir en plateau; la défervescence est brusque comme dans la pneumonie au même âge, mais se fait parfois en lysis. Ces variétés de broncho-pneumonie peuvent évoluer d'une manière différente suivant le terrain qui commande le pronostic.

Nouveau-né. Débile. — La broncho-pneumonie du nouveau-né, principalement chez le débile, apparaît brutalement. A l'occasion d'un refroidissement survient un coryza léger ; l'enfant apparemment bien portant se cyanose en quelques heures, en une nuit ; les extrémités se refroidissent, le cri est éteint, le facies est plombé, les yeux vitreux ; la mort arrive très rapidement, en un ou deux jours, au cours de cette grande dépression, ou s'accompagne de quelques phénomènes convulsifs.

Les signes physiques font souvent défaut ; quelques râles disséminés ; un peu de souffle parfois ; le plus souvent du silence respiratoire.

A l'autopsie, on trouve des lésions de congestion diffuse des voies aériennes et du poumon, quelques rares noyaux plus ou moins indurés.

Athrepsie. Atrophie gastro-intestinale. — Chez les enfants athrepsiques, et dans l'hypotrophie grave d'origine gastro-intestinale les phénomènes sont plus insidieux ; la température ne s'élève que peu ou pas du tout ; l'hyperthermie n'apparaît qu'avec les phénomènes asphyxiques. Pas de grands symptômes fonctionnels, mais une perte de poids subite, une débâcle diarrhéique finale.

La forme de bronchite capillaire est plus commune chez des enfants jusque-là bien portants, surtout les obèses et les eczémateux : le froid est le facteur déter-

minant ordinaire ; elle se montre aussi comme complication, trop souvent
fatale des fièvres éruptives.

La broncho-pneumonie lobulaire, lente, serpigineuse, à poussées congestives,
appartient plutôt à la deuxième année ; elle complique la grippe, la coqueluche,
l'otite chronique, les suppurations du rhinopharynx, les grandes infections cutanées, les méningites aiguës, etc...

Pronostic. — Le pronostic est grave le plus souvent, mais subordonné surtout à l'âge, au terrain ; il est presque constamment fatal dans le premier mois ;
il varie suivant le caractère épidémique, le milieu, est beaucoup plus sombre
à l'hôpital qu'à la ville. Sur les tables de mortalité de la première enfance, cette
maladie tient à peu près le même rang que la débilité congénitale.

Diagnostic. — Le diagnostic des broncho-pneumonies est parfois très difficile,
surtout dans les premiers jours où les signes physiques de l'auscultation font
défaut. Les troubles du rythme respiratoire, l'accélération des mouvements
du thorax jointe à l'hyperthermie sont bien souvent les premiers *indices révélateurs*. Lorsque l'auscultation restera muette, il ne faudra pas compter sur
l'examen radiographique, sauf dans les formes pseudo-lobaires où l'on voit
des ombres très semblables à celles fournies par l'hépatisation de la pneumonie
franche. La radioscopie ne permet de voir le plus souvent qu'une atténuation
diffuse plus ou moins marquée de la clarté pulmonaire (1).

Le diagnostic des formes habituelles de la broncho-pneumonie diffuse, à râles
bilatéraux et foyers soufflants variables, avec la pneumonie franche est assez
aisé en général ; il en est de même de la bronchite capillaire. En effet la pneumonie du nourrisson est habituellement bien circonscrite, produit bien plus
d'élévation thermique que de réaction fonctionnelle du côté de l'appareil
respiratoire. La dyspnée est peu accusée dans la pneumonie ; on y trouve par
la percussion du côté hépatisé, une élévation de la tonalité dans la région sous-
claviculaire, qui est rare dans la broncho-pneumonie. De plus le souffle tubaire
est très limité et très intense, correspondant à la matité.

Dans les formes pseudo-lobaires le diagnostic différentiel avec la pneumonie
peut être fort difficile ; cependant celle-ci est plus souvent unilatérale et dans le
reste du parenchyme, on n'entend pas de râles diffus.

La bronchite capillaire a comme caractère essentiel la rapidité et l'intensité
des phénomènes de suffocation, qu'on n'observe jamais au même degré dans les
infections aiguës simples des bronches de moyen calibre.

Les crises de bronchite chez les petits asthmatiques rappellent un peu les
troubles respiratoires du catarrhe suffocant. Il conviendra donc de se renseigner
sur le passé pathologique de l'enfant et sur son hérédité.

Il est des formes de granulie qui évoluent avec bruit de tempête dans tout
l'arbre aérien et qui déterminent une cyanose intense ; on ne les distingue
des formes prolongées de bronchite capillaire que sur la table d'autopsie. Il en
est d'ailleurs ainsi de bon nombre de broncho-pneumonies subaiguës, survenant

---

(1) Variot et Chicotot. Diagnostic différentiel de la broncho-pneumonie par la radioscopie (*Bull.
Soc. Hôp.*, 1899).

après la coqueluche, la rougeole, etc. Pendant toute la durée de leur évolution qui peut être longue, ces broncho-pneumonies constituent un problème clinique insoluble. Il ne faut compter ni sur la courbe thermique qui est irrégulière dans les deux cas, ni sur les signes d'auscultation qui ne diffèrent pas dans les broncho-pneumonies simples ou tuberculeuses, ni même sur les résultats de la cuti-réaction. On doit dans ces circonstances chercher à provoquer l'expectoration en touchant l'arrière-pharynx avec un abaisse-langue ; on recueille les crachats, au moment de leur émission hors du larynx, avec un tampon de coton aseptique et on peut préparer des lamelles pour la recherche des bacilles de Koch.

La prédominance des adénopathies bronchiques contrôlée par la radiographie sera une présomption en faveur de la tuberculose. Mais il faut songer aussi à des processus mixtes : broncho-pneumonie subaiguë greffée sur des lésions tuberculeuses préexistantes dans le parenchyme.

Le diagnostic différentiel de la broncho-pneumonie avec les épanchements pleuraux ne peut être en question que dans les formes pseudo-lobaires. La matité est parfois assez compacte pour faire penser à un épanchement ; s'il y a doute, il faut procéder à une ponction exploratrice ; les épanchements enkystés ne sont pas rares dans ces circonstances et peuvent d'ailleurs se résorber. Les pleurésies sont bien peu fréquentes chez le nourrisson, même celles à pneumocoques, si souvent observées dans le deuxième âge.

Complications. — Les complications des broncho-pneumonies sont d'ordre local ou général.

Chez les enfants qui guérissent, il reste plus ou moins longtemps un certain degré d'emphysème ou de bronchectasie qui peuvent faire songer à la tuberculose.

Il est bien plus rare d'observer des abcès du poumon dont la symptomatologie est très obscure, quelquefois des péricardites de voisinage qui seront dévoilées par la radiographie plutôt que par l'auscultation. Au cours des broncho-pneumonies, on voit surgir parfois de vraies septicémies avec méningites, péritonites, néphrites ; certaines albuminuries reconnaissent cette origine.

Traitement. — Ce n'est pas le moment d'insister sur la prophylaxie des états morbides qui prédisposent à la broncho-pneumonie. Il ne faut jamais oublier que les nourrissons craignent beaucoup le froid et qu'on doit les protéger contre les intempéries.

Il sera toujours prudent d'isoler les petits malades aussi bien dans les familles que dans les salles d'hôpitaux. La contagion est toujours à craindre.

Lorsque la maladie est constituée, nous n'avons aucun moyen de lutter directement contre le processus qui a envahi les voies respiratoires. On placera toujours l'enfant dans une chambre à grand cubage d'air et facile à ventiler.

Contre les phénomènes congestifs, la révulsion à l'aide de farine de moutarde largement employée est fort utile. On imprégnera des compresses de tarlatane pliées en huit doubles, de bouillie de farine de moutarde fraîchement préparée et on enveloppera le thorax entier de l'enfant deux ou trois fois en vingt-quatre heures ; les enveloppements dureront de cinq à dix minutes, suivant la sensibilité de la peau et seront suivies d'un bain à 35° de huit à dix minutes. Dans les cas graves, l'enveloppement avec des draps trempés dans l'eau saturée de moutarde, rendra de grands services.

Les enveloppements dans des serviettes imbibées d'eau à la température de la salle, pourront être alternés avec les enveloppements sinapisés ou laissés à demeure. Les bains tièdes ou chauds sont mieux tolérés en général que les bains frais ou froids qui produisent un choc nerveux violent et sont parfois suivis de collapsus (Renaut, de Lyon),

L'enfant sera placé dans une salle bien éclairée ; la température n'y dépassera pas 18 à 20° ; des vapeurs humides émaneront d'un récipient d'eau maintenue à l'ébullition. On pourra ajouter à l'eau bouillante des feuilles d'eucalyptus. L'atmosphère saturée de vapeur d'eau est fort utile pour délayer les mucosités bronchiques, en faciliter l'expulsion et diminuer la toux.

Les inhalations d'oxygène en cas de cyanose, rendent grand service ; on s'est bien trouvé aussi des injections sous-cutanées de ce gaz.

Si l'enfant est déprimé, les injections sous-cutanées de sérum artificiel sont indiquées, on employait jadis les injections de caféine comme stimulant à la dose de cinq à dix centigrammes ; on recourt plus volontiers à des injections d'huile camphrée à 1/10, un quart à un demi-centimètre cube qu'on répète plusieurs fois en 24 heures.

On emploie aussi la solution d'adrénaline, cinq à dix gouttes par jour de la solution mère à 1/1000.

On donnera comme stimulants diffusibles quelques cuillerées à café de grog léger ou de champagne coupé d'eau bouillie.

Il faut laisser les enfants téter s'ils sont au sein, sinon on leur fournira des laits très digestibles, homogénéisés ou surchauffés, du lait d'ânesse.

Contre l'élément infectieux, il est parfois bon de recourir aux injections sous-cutanées ou intramusculaires d'électrargol, ou aux frictions de collargol. La convalescence sera soigneusement surveillée. On protégera les enfants contre le froid par des vêtements de laine ; on ne les fera sortir d'abord que par une température douce. En attendant on devra ventiler soigneusement la chambre du petit malade.

Les changements d'air surtout dans les climats tempérés seront très utiles pour rétablir dans leur intégrité les fonctions respiratoires.

Pour tarir l'hypersécrétion bronchique parfois assez tenace, les balsamiques, le tolu et la térébenthine, la terpine, etc., sont indiquées.

LE SPASME DE LA GLOTTE D'ORIGINE PULMONAIRE

A côté des spasmes de la glotte, dits essentiels, des nourrissons et des spasmes glottiques qui se manifestent dans le croup et les laryngites de l'enfance, il faut faire une place distincte au « spasme glottique d'origine pulmonaire ».

Cette variété de spasme a été décrite en France pour la première fois en 1897 par M. Variot alors qu'il était (1) chargé du grand service de la diphtérie à l'ancien hôpital Trousseau; il observa plusieurs fois dans les autopsies d'enfants atteints de broncho-pneumonie, qui avaient dû être tubés à cause de la suffocation imminente, que la muqueuse laryngée n'était le siège d'aucun processus inflammatoire, ni d'aucun exsudat membraneux diphtérique, tandis que les poumons présentaient des foyers plus ou moins confluents de broncho-pneumonie. Mais on devait se demander si ces accès de spasme qui n'étaient pas dus à une lésion laryngée n'avaient pas comme point de départ une compression des nerfs laryngés par les ganglions péri-trachéo-bronchiques tuméfiés antérieurement ou au cours du processus broncho-pulmonaire.

Je me suis bien assuré par des examens nécroscopiques que les ganglions du médiastin étaient indemnes et n'intervenaient pas dans l'hyperexcitation de l'appareil nerveux laryngé, et j'ai proposé le terme de « spasme glottique d'origine pulmonaire », pour désigner ce syndrome, qui n'avait pas été nettement différencié jusque-là.

Dans mon livre sur la diphtérie et la sérumthérapie, publié en 1898, j'ai consacré un chapitre entier à cette variété singulière de spasme du larynx (2) : « Lorsque les ganglions du médiastin, n'ont subi qu'un faible contre-coup du processus inflammatoire pulmonaire, force est d'admettre un spame laryngé *réflexe*, ayant son point de départ dans les lésions du parenchyme pulmonaire. C'est une sorte de convulsion interne, pour employer le vieux langage clinique, venant s'ajouter à la broncho-pneumonie. »

Tous ces faits ne laissent pas que d'être embarrassants lorsque l'on doit poser le diagnostic précis de croup et surtout de croup d'emblée.

Nous ne pouvons guère non plus distinguer à coup sûr ces accidents du faux croup grave. La présence ou l'absence du Lœffler dans la gorge est une forte présomption en faveur du croup ou, au contraire, en faveur du faux croup et du spasme laryngé simple. Voici deux observations cliniques avec autopsie, recueillies en 1897 par M. Ghika, interne dans le service de la diphtérie et que nous résumons brièvement.

Henri D..., âgé de 1 an, entre au pavillon des douteux le 29 juillet 1896, à 10 heures du soir. C'est un petit rachitique, qui depuis trois jours présente de la toux, de la fièvre, de la gêne respiratoire. Dans l'après-midi, il a été pris de phénomènes de suffocation si intense qu'on apporte l'enfant d'urgence à l'hôpital. Dès son arrivée, l'asphyxie paraît imminente et on pratique le tubage d'urgence. La dyspnée est d'abord soulagée, néanmoins la mort survient deux jours après.

A l'autopsie, on ne constate aucun vestige de diphtérie, ni dans le pharynx, ni dans le larynx. La muqueuse du larynx dans la région de l'épiglotte, des ventricules, des cordes vocales, paraît saine ; mais au niveau de l'anneau cricoïdien on relève une ulcération superficielle, correspondant exactement au ventre du tube, et n'intéressant que la muqueuse.

Foyers confluents de broncho-pneumonie dans les poumons. Les ganglions trachéo-bronchiques ne sont pas tuméfiés.

Voici une autre observation du même genre enregistrée en 1896 dans le service de la diphtérie à l'ancien hôpital Trousseau.

Il s'agit d'une petite fille de 17 mois, qui entre avec une forte dyspnée et un tirage latéral modéré. On trouve les signes d'une broncho-pneumonie double, du 5 au 7 septembre, les

(1) *Journal de clinique et de thérapeutique infantiles*, 1897.
(2) *La Diphtérie et la Sérumthérapie* chez Maloine 1898, p. 234-242.

troubles vont s'aggravant et le 7 à 8 heures du matin, on l'apporte au pavillon Bretonneau, avec un tirage intense. Le visage est pâle, les lèvres bleues, les yeux cernés, les ailes du nez battent. A chaque inspiration il se produit une forte dépression sus-sternale et sus-claviculaire et un tirage latéral saccadé ; l'épigastre se déprime peu ; les sterno-mastoïdiens se contractent d'une manière active. Le pouls se perçoit difficilement : l'enfant est moribond.

On tube l'enfant ; la respiration se régularise immédiatement, le tirage sus-sternal cesse, mais il persiste un peu de tirage latéral et les ailes du nez continuent de battre.

On constate à la percussion et à l'auscultation des signes bilatéraux de broncho-pneumonie. L'enfant meurt le 8 septembre à 5 heures du matin.

A l'autopsie pas de fausses membranes dans le pharynx, ni dans le larynx. La muqueuse laryngée est saine et il n'y a qu'une petite zone d'anémie sur le cricoïde, causée par la pression du tube. Les ganglions ne sont que peu tuméfiés et ne compriment pas les nerfs pneumogastriques. Il y a des lésions de broncho-pneumonie double. On conclut à l'origine réflexe broncho-pulmonaire des phénomènes de spasme glottique qui ont surgi à la fin de la maladie.

En 1898, M. Lamouroux, interne dans le service de M. Variot, a publié un fait analogue (1). Depuis lors, on a observé plusieurs fois à l'Hospice des Enfants-Assistés des spasmes glottiques réflexes, et en 1910 nous avons rapporté avec M. Pironneau dans la *Gazette des Hôpitaux* un cas de « *spasme glottique survenant au cours d'une broncho-pneumonie rubéolique mortelle* ».

Le 23 juin, Germaine A..., quatre ans et demi, est admise au pavillon des douteux de l'hospice des Enfants-Assistés ; à cette date de grandes oscillations thermiques, un catarrhe nasal et buccopharyngé ainsi que des râles diffus de bronchite nous font redouter l'éclosion de la rougeole ; en effet le 26, l'éruption apparaît ; le 28, des râles sous-crépitants disséminés avec prédominance au niveau des bases et ne s'accompagnant pas de souffle révèlent la présence d'une broncho-pneumonie ; le 29, les phénomènes généraux semblent devoir s'amender, la température baisse progressivement et le 30 n'atteint que 38 degrés, quand dans la matinée de ce jour, la surveillante note chez la petite malade l'apparition soudaine d'accès de toux coqueluchoïde en même temps que l'extinction de la voix non précédée de raucité. A quatre heures, le tirage survient ; cependant le pharynx et le voile du palais sont indemnes de fausses membranes. Néanmoins, l'ensemencement est pratiqué et 20 centimètres cubes de sérum sont injectés avant le résultat de l'examen bactériologique ; à six heures, le tirage s'accentue, exagérant les dépressions sus et sous-sternales. Une piqûre d'un demi-centigramme de morphine reste sans effet ; à onze heures, l'enfant est cyanosée, le facies exprime l'angoisse, le tirage est encore plus intense, nous pratiquons le tubage, l'accalmie est immédiate ; la respiration se régularise et la malade s'endort paisiblement. Au cours de cette manœuvre, l'enfant n'a rejeté aucune fausse membrane, mais chaque effort de toux donne issue à une grande quantité de pus.

Le lendemain matin, l'accalmie persiste ; on note encore une certaine accélération respiratoire en rapport avec les lésions de broncho-pneumonie, mais le tirage n'a pas reparu, l'examen des cultures ne montre pas de bacilles de Lœffler, mais des cocci sans caractère déterminé ; le 2 au matin, le tube est extrait, l'état reste stationnaire pendant les deux jours suivants, mais à cause des progrès de l'envahissement bronchique l'enfant succombe le 4 juillet sans avoir présenté de nouvelles crises de spasme glottique.

L'intérêt de cette observation réside entièrement dans l'apparition brutale au cours d'une broncho-pneumonie rubéolique du syndrome suivant : toux coqueluchoïde, extinction de la voix, tirage violent nécessitant le tubage et calmé aussitôt, sans phénomènes antérieurs de laryngite diphtérique ou inflammatoire simple.

Quelle pouvait être la pathogénie de ces signes subits ? M. Variot proposa de

(1) *Journal de clinique et de thérapeutique infantiles*, 1898.

rapprocher ce cas d'une série d'observations analogues qu'il avait antérieurement publiées sous le titre de « spasme glottique d'origine pulmonaire », l'absence de fausses membranes et de lésions catarrhales de la muqueuse laryngée, la faible réaction inflammatoire des ganglions du hile, l'avaient amené à attribuer cette variété d'accès de suffocation à un spasme glottique lié au processus de broncho-pneumonie.

L'autopsie pratiquée quelques heures seulement après la mort, est venue corroborer les observations antérieures à ce sujet.

Le pharynx nasal est rempli de pus ; le larynx est indemne, ni fausses membranes, ni rougeur, ni infiltration œdémateuse tant des cordes vocales que des étages sus et sous-glottiques ; le tube n'a provoqué aucune érosion ; un petit dépôt de pus concrété et non adhérent à la surface de la muqueuse de l'aile thyroïdienne droite montre des cocci divers, polymorphes ; aucun bacille de Lœffler, par contre, la trachée et les grosses bronches sont engorgées de pus et la muqueuse congestionnée présente une teinte livide ; des lésions de broncho-pneumonie et de congestion prédominante au niveau des bases, des sommets et des bords postérieurs des poumons alternent avec des zones d'emphysème très accusé. Les ganglions du hile sont à peine augmentés de volume, sauf un, pré-trachéo-bronchique droit, qui atteint la dimension d'une dragée, mais garde une grande mobilité, les récurrents suivis jusqu'à leur terminaison ne peuvent être comprimés par la légère adénopathie. Rien à signaler à l'examen des autres organes, sauf un degré déjà accusé de congestion hépatique avec placards sous-capsulaires de dégénérescence graisseuse.

Que faut-il conclure de cette autopsie ? Le larynx semble indemne, on ne peut incriminer ni œdème ni fausse membrane, ni même une érosion superficielle ; l'adénopathie paraît insuffisante pour provoquer une excitation ou une paralysie récurrentielle.

Tout porte donc à nous faire admettre qu'il s'agit là d'un spasme laryngé dû à une excitation réflexe dont le point de départ siégerait dans les lésions trachéales ou broncho-pulmonaires, ou d'une variété de convulsion analogue à celles constatées cliniquement et expérimentalement (1) au cours de l'asphyxie.

M. Comby, depuis, a consacré à ce sujet une intéressante revue publiée dans les *Archives de l'Enfance* (2), sous le titre « Broncho-pneumonie simulant le croup ». Il rappelle l'observation de MM. Variot et Pironneau, en 1910, mais il omet de signaler les recherches bien antérieures de M. Variot, puisqu'elles remontent à 1896.

M. Comby cite un passage extrait du *Traité des maladies de l'enfance*, qui montre qu'il ne s'est occupé de cette question qu'en 1904 : « Il me faut signaler en dernier lieu, écrit-il, une erreur que j'ai vu commettre quelquefois dans les hôpitaux d'enfants. Un jeune sujet est apporté à l'hôpital dans un état d'asphyxie avancée, il a du tirage, L'interne de garde est appelé. Il pense au croup et quelquefois il fait immédiatement le tubage ou la trachéotomie. Cependant l'enfant n'a pas la diphtérie comme la suite le montre ; il était atteint

---

(1) Charles RICHET FILS. *Arch. de méd. expérim.*, n° 3, 1910. p. 349.
(2) Juin 1914.

seulement d'une broncho-pneumonie suraiguë, d'un catarrhe suffocant... » (1).

A ce propos, M. Comby résume un récent travail du Dr Enrique Süner, professeur de Pédiâtrie à l'Université de Valladolid, sur « le pseudo-croup broncho-pneumonique ». Cet auteur a recueilli sur ce sujet six observations cliniques dont plusieurs suivies d'autopsie et il pose les conclusions suivantes :

« 1º Une première catégorie comprend les catarrhes suffocants ou broncho-pneumonies diffuses et subaiguës, sans participation laryngée ; il suffit en pareil cas, d'un peu d'attention pour éliminer le vrai croup ;

2º Une deuxième catégorie comprend les cas de broncho-pneumonie plus ou moins graves avec participation évidente du larynx, alors la distinction devient presque impossible et l'on comprend très bien qu'on soit rapidement conduit non seulement à faire des injections de sérum antidiphtérique, mais encore à pratiquer le tubage ou la trachéotomie.

Pourquoi le larynx prend-il ainsi au cours du processus broncho-pneumonique une part aussi importante ? Comment expliquer ces phénomènes de sténose laryngée que le tubage seul peut faire disparaître ou atténuer ? Il n'y a pas de fausse membrane, pas d'ulcération de la muqueuse, il n'y a pas d'œdème laryngé, pas d'abcès, pas d'obstacle visibles d'aucune sorte. En présence de ces constatations négatives faites à l'autopsie, on est bien obligé d'invoquer le spasme laryngé, le stridulisme qui, d'ailleurs, comme on le sait depuis longtemps, joue aussi son rôle dans le vrai croup et dès lors, il est permis de dire : certaines broncho-pneumonies des jeunes enfants survenant sans prodromes, ou à la suite de grippe, de rougeole, etc., s'accompagnent de phénomènes spasmodiques qui rendent l'asphyxie imminente. Devant un tableau clinique qui suggère l'idée de croup diphtérique, le médecin, tout en constatant les signes de la bronchite capillaire, ne peut éloigner le spectre de la diphtérie. Il fait des injections de sérum antidiphtérique, il pratique le tubage ou la trachéotomie. Ces interventions soulagent parfois le malade, mais passagèrement et la mort survient fatalement après des péripéties angoissantes. »

Ces conclusions de M. Süner confirment donc complètement nos observations et celles de nos élèves, relatées plus haut, les premières datant déjà de 1896. — Il est impossible d'être mieux d'accord avec lui aussi bien pour l'analyse clinique et anatomique des faits que pour leur interprétation. Le professeur de Valladolid s'est trouvé aux prises avec les mêmes difficultés de diagnostic que celles qui surgissent à Paris dans les services de diphtérie et qui ont été bien spécifiées antérieurement. Il est donc bien établi que « le *pseudo-croup broncho-pneumonique* » de M. Süner n'est autre chose que le « *spasme glottique d'origine pulmonaire* ».

LES ÉPANCHEMENTS PLEURAUX

La rareté des épanchements pleuraux dans le premier âge doit être opposée à la fréquence des affections aiguës du poumon.

(1) *Traité des maladies de l'enfance*, publié par MM. GRANCHER et COMBY, t. III, 1904.

Historique. — Ces épanchements sont cependant signalés dans les ouvrages des auteurs anciens (Morgagni) ; plus tard leur existence fut mise en doute, puis bien établie par Léger (1823), Billard, Valleix. Bricheteau (1846) décrit le premier cas de pleurésie purulente chez un enfant au sein ; mais le mémoire le plus important sur ce sujet est dû à Hervieux (1864), qui insiste sur le caractère presque toujours primitif des suppurations de la plèvre. Sevestre (1887), en décrit la symptomatologie et montre les difficultés du diagnostic. Depuis cette époque de nombreux cas sont signalés en France et à l'étranger.

Enfin, M. Netter a fait une étude complète sur la bactériologie des épanchements pleuraux.

Etiologie. — Les épanchements de la plèvre, chez le nourrisson, sont très habituellement suppurés.

Dans une statistique comparative suivant les différents âges, Netter et Israël montrent qu'il s'agit le plus souvent de pleurésies purulentes et donnent les pourcentages suivants.

> Sur 100 pleurésies de 0 à 5 ans, 51,7 sont purulentes.
> —   —   de 5 à 10 ans, 20,4   —   —
> —   —   de 10 à 15 ans, 20,4   —   —

Au-dessous de 1 an, la proportion beaucoup plus élevée, est de 63,6 p. 100.

Les auteurs s'accordent également à reconnaître que les lésions pulmonaires précèdent généralement l'épanchement. La pneumonie et la broncho-pneumonie sont au premier plan ; plus rarement interviennent la tuberculose et les autres affections de l'appareil respiratoire.

Cependant, les observations d'Hervieux concernent des pleurésies purulentes primitives, liées à l'infection ombilicale et à la septicémie puerpérale. Cette variété est plus rare aujourd'hui, les progrès de l'asepsie et de l'antisepsie ayant considérablement réduit la fréquence de ce mode d'infection.

Bactériologie. — Les microbes observés dans le pus y existent soit à l'état pur, soit associés. Pneumocoques et streptocoques sont le plus fréquemment en cause. Si le streptocoque prédomine, il envahit l'organisme fœtal par la voie placentaire pendant la phase de septicémie puerpérale. Chez l'enfant de quelques mois, le pneumocoque est plus commun, il se propage du parenchyme pulmonaire à la séreuse par simple voisinage ou par la voie lymphatique. Suivent également cette dernière voie, les germes développés au niveau des lésions cutanées (impétigo, suppurations diverses), ou ceux qui se disséminent au cours des affections aiguës ou chroniques de l'appareil digestif. Après le pneumocoque et le streptocoque, interviennent par ordre de fréquence dans les épanchements du nourrisson, le staphylocoque doré, le bacille de Koch, le colibacille, le bacille de Pfeiffer, les bacilles de la putréfaction.

Anatomie pathologique. — Les lésions présentent des caractères variables suivant l'espèce microbienne en cause :

Dans les pleurésies à streptocoques, les plus fréquemment primitives, la séreuse est tapissée de fausses membranes fibrineuses, peu épaisses ; l'enkyste-ment est exceptionnel, le liquide est séro-purulent, grumeleux, jaunâtre, riche en polynucléaires plus ou moins altérés ; les streptocoques y abondent soit en chaînettes, soit en diplocoques.

Dans les pleurésies à pneumocoques, presque toujours secondaires, l'épanche-ment est au contraire fréquemment enkysté, au sommet du poumon, dans l'interlobe ou dans la plèvre médiastine ; les membranes sont épaisses, jau-nâtres, fibrinopurulentes ; le liquide, d'abord séro-fibrineux, devient rapidement louche, puis verdâtre, épais, visqueux, riche en fibrine ; les polynucléaires sont plus ou moins altérés, les pneumocoques très nombreux.

On trouve, suivant les cas, comme lésions initiales : la pneumonie ou la bron-cho-pneumonie et parfois d'autres lésions secondaires, moins constantes : petits abcès du foie, de la rate, des reins, endocardite, péricardite, etc.

Symptomatologie. — La pleurésie purulente du nouveau-né passe le plus souvent inaperçue et n'est découverte qu'à l'autopsie. Le tableau clinique est celui d'une septicémie ; le facies est pâle, blafard, l'ictère fréquent, l'enfant est sujet à des accès de cyanose ; la déperdition de poids est considérable ; les réactions digestives sont parfois si accusées qu'elles seules peuvent retenir l'attention.

Chez le nourrisson, âgé de quelques mois, les signes pulmonaires prédominent. La toux, brève, sèche, fréquente, traduit l'irritation de la plèvre. La dyspnée est le symptôme principal : la respiration est courte et l'expiration est plain-tive ; les côtes peuvent être immobilisées du côté intéressé, mais non cons-tamment ; le tirage sous-sternal est parfois observé. La température reste rare-ment à la normale ; mais le plus souvent la fièvre apparaît avec de grandes oscillations ; la nature de la variété microbienne semble influer sur les carac-tères de la courbe thermique.

Mais ce sont là autant de symptômes communs à la pleurésie purulente et à la broncho-pneumonie, d'où des erreurs possibles ; on ne doit guère compter sur les signes fournis par l'auscultation ; ils ne rappellent en rien ceux rencon-trés dans la pleurésie de l'adulte. On peut voir cependant la dilatation unila-térale des veines superficielles, ou parfois la saillie des espaces intercostaux, l'œdème de la paroi. Il est rare qu'on perçoive l'abolition des vibrations vocales au moment des cris. L'auscultation est elle-même très infidèle, le souffle et l'égophonie font ordinairement défaut, la transmission de bruits respiratoires du poumon sain peut voiler l'abolition du murmure vésiculaire du côté malade ; on a même noté des signes pseudo-cavitaires.

La percussion est le meilleur des signes pour établir le diagnostic ; la ten-dance à ne pas user chez le nourrisson de ce moyen d'investigation nous explique pourquoi l'épanchement passe souvent inaperçu, surtout s'il est peu abondant ou enkysté. On pratiquera cette percussion avec douceur, bien symétriquement, on explorera soigneusement la région axillaire. La sensation de résistance au doigt, jointe à la matité compacte, qui sera perçue, donnera immédiatement l'idée d'un épanchement pleural. Même dans les pneumonies lobaires, la matité fournie par la densification du parenchyme n'est pas aussi accentuée.

Pleurésies partielles. — Les signes sont encore plus difficiles à dépister dans les épanchements très réduits ou enkystés : dans ces cas, la participation souvent prédominante des lésions pulmonaires voilera les signes de pleurésie. Ainsi la *pneumonie de la base* masquera la réaction de la plèvre sous forme d'un exsudat séro-purulent ; la ponction seule permettra de s'assurer s'il y a ou non du liquide dans une pleuro-pneumonie, comme chez l'enfant du deuxième âge. On découvrira plutôt l'épanchement quand il survient après la défervescence de la pneumonie ; la reprise des phénomènes généraux et de la dyspnée, les oscillations thermiques feront penser à la production secondaire d'un épanchement.

La *pleurésie interlobaire* passe souvent inaperçue, tant que l'épanchement reste circonscrit à la scissure ; la symptomatologie est alors facilement confondue avec celle de la broncho-pneumonie ou même de la pneumonie à laquelle elle succède ; mais elle peut envahir la grande cavité. Parfois sa présence ne se révèle que par une vomique.

Les *pleurésies diaphragmatique et médiastine* sont exceptionnelles et habituellement méconnues, si les nourrissons ne sont pas soumis à l'examen radiologique qui donne dans tous ces cas des renseignements d'une admirable précision, comme nous le verrons à propos du diagnostic.

Lorsque l'*épanchement est bilatéral*, ce qui n'est pas très rare, le tableau clinique est celui d'une septicémie grave ; la fièvre est très élevée, la dyspnée intense, les extrémités cyanosées : la perte de poids est considérable, le pronostic est des plus graves ; la guérison a pu cependant être observée dans quelques cas où l'empyème double a été fait chez des nourrissons.

Variétés bactériologiques. — La variété microbienne a son influence sur le tableau clinique ; quand il s'agit de pleurésies purulentes à pneumocoques, la courbe thermique affecte le type continu ou intermittent, mais elle est moins élevée que dans la pleurésie à streptocoques et ses oscillations sont de faible amplitude. Le streptocoque détermine des variations de plusieurs degrés du soir au matin. S'agit-il de lésions tuberculeuses, l'évolution est insidieuse, subaiguë ou chronique ; le bacille de Koch est rarement seul en jeu ; il y a presque toujours infection secondaire.

Evolution. — La pleurésie purulente du nourrisson non traitée à temps peut causer la mort par septicémie ou par asphyxie progressive. La vomique est rare ou passe inaperçue. Nous avons vu la vomique se produire dans un cas et l'épanchement s'évacuer assez rapidement d'après les constatations radiologiques. Les signes de pyo-pneumothorax peuvent apparaître après la vomique.

On peut noter quelquefois l'empyème spontané, qui constitue un moyen de guérison.

Chandler (de Londres), signale un cas de pleurésie à staphylocoques où le pus s'écoulait par une fistule bronchique ; la guérison fut obtenue par pleurotomie (1).

(1) *The Lancet*, 1912.

Il est cependant quelques cas où la guérison survient spontanément par simple résorption.

Pronostic. — Le pronostic n'en reste pas moins très réservé dans les deux premières années de la vie.

Diagnostic. — Nous avons montré l'insuffisance des signes physiques à cet âge, l'infidélité des signes d'auscultation, la difficulté de la percussion.

Aussi dans les cas douteux, doit-on recourir à la ponction et à l'examen radiologique.

La ponction sera pratiquée à l'aide d'une aiguille de gros calibre ; il faut pénétrer lentement dans la cavité thoracique, la nappe de pus étant souvent très mince : on est parfois obligé de réitérer les ponctions ; en tout cas on ne doit pas conclure d'une ponction blanche à l'absence d'épanchement.

La radioscopie donne des résultats aussi positifs que la ponction exploratrice. Un épanchement développé dans la grande cavité pleurale se révèle à l'écran par la présence d'une zone complètement obscure, s'étendant depuis le diaphragme jusqu'à une ligne bien visible marquant le niveau supérieur du liquide épanché ; le cul-de-sac costo-diaphragmatique cesse d'être visible : la limite supérieure de l'épanchement peut affecter la forme d'une parabole à concavité supérieure, ou très oblique en dehors et en bas. L'image des côtes est masquée par l'opacité du liquide, ce que l'on ne voit pas dans les densifications du parenchyme.

Le diaphragme est immobilisé du côté malade, de même que les côtes de l'hémithorax : la pleurésie siège-t-elle à droite, l'obscurité vient se confondre avec l'ombre hépatique ; siège-t-elle à gauche, elle se continue avec l'ombre du cœur qui est plus ou moins refoulé vers la droite.

Il n'est pas toujours facile de distinguer l'opacité d'un bloc pneumonique de celle produite par l'épanchement superposé.

Dans les collections purulentes de l'interlobe, l'examen, plus difficile, exige une position spéciale de l'ampoule, variable suivant que l'enfant est examiné de face ou de dos.

M. Béclère a montré la nécessité où l'on se trouve de pratiquer un éclairage oblique et latéral, en raison de la direction de la scissure interlobaire oblique en bas, en avant et en dehors. Dans l'examen en position ventrale, l'ampoule sera donc placée au niveau de la colonne cervicale ; dans l'examen en position dorsale, l'ampoule sera au niveau du creux épigastrique. Ainsi apparaîtra une zone d'ombre souvent très minime, suspendue entre deux bandes claires.

L'importance du radio-diagnostic est également de premier ordre pour le chirurgien, qui saura, au cas de collection enkystée, préciser le niveau de son incision et fixera la côte à réséquer. Le diagnostic différentiel étant hésitant dans bien des cas, l'examen radioscopique viendra compléter les signes fournis par la percussion, qui peuvent être très semblables dans la pleurésie purulente, la pneumonie et la broncho-pneumonie pseudo-lobaire, etc.

La broncho-pneumonie tuberculeuse s'accompagne de matité très semblable à celle de la pleurésie purulente ; mais elle est moins limitée, le souffle est plus constant, les râles humides ont un siège fixe.

Traitement. — Exception faite pour les petits épanchements secondaires à une lésion pulmonaire, le traitement doit être essentiellement chirurgical.

La simple ponction au trocart ne suffit pas ; en général, il faut recourir à la thoracotomie, suivie de résection costale et de drainage. Les partisans des grands lavages de la plèvre sont de plus en plus rares à l'heure actuelle. Nous estimons également qu'il n'est pas nécessaire de prolonger outre mesure, le drainage, sous peine d'entretenir une suppuration intarissable et de créer des fistules.

L'enfant sera soutenu pendant cette longue lutte, par une alimentation réparatrice, et l'emploi de toniques : huile camphrée à 1/10 (1 à 2 cc. par jour), potion de Todd, etc.

Le collargol en frictions, l'électrargol en injections sous-cutanées ou intramusculaires, sont employés usuellement.

PLEURÉSIES SÉREUSES

La pleurésie séreuse, aiguë, franche ne se rencontre qu'exceptionnellement dans le premier âge :

Elle peut donc être primitive, mais elle est généralement secondaire à une lésion pulmonaire ou à une maladie générale.

Le début peut être brusque, s'accompagnant d'hyperthermie, de toux légère avec dyspnée. Le souffle aigre, l'égophonie, l'abolition du murmure vésiculaire, la matité à la base du poumon, sont parfois observés surtout après la première année. Les épanchements au cours des maladies générales sont habituellement latents.

Dans les jours suivants, la température s'abaisse et se maintient avec de petites oscillations irrégulières autour de 38°.

Ce sont encore la percussion, la ponction exploratrice et la radioscopie qui fourniront les meilleurs signes de ces épanchements.

L'examen du liquide montre son caractère séro-fibrineux, et la présence de lymphocytes ; l'inoculation au cobaye peut être positive et indique la nature le plus souvent tuberculeuse de l'épanchement.

Des frottements persistent pendant un temps variable. La radiographie permet de reconnaître l'association fréquente de lésions ganglionnaires.

Le traitement est celui de la tuberculose du nourrisson.

PNEUMOTHORAX

Les observations de pneumothorax dans le premier âge sont tout à fait exceptionnelles. On les découvre à grand'peine dans les traités classiques. Rilliet et Barthez signalent deux cas dont l'un est diagnostiqué seulement sur la table d'autopsie : depuis l'introduction de la radiographie dans la clinique infantile ces faits sont devenus moins rares.

Voici une observation du service de M. Variot, qui peut être considérée comme typique (1).

F... (André), deux ans, est admis au Dépôt de l'hospice des Enfants-Assistés le 17 septembre 1912. Poids : 8 kilogrammes, taille : 78 centimètres.

Le 3 octobre. Il entre à la salle Archambaut pour bronchite généralisée. Température : 40 degrés. Il reste convalescent dans le service.

Le 4 novembre. Otite gauche. Température : 38 degrés.

Du 7 au 14 novembre, l'écoulement de l'oreille gauche persiste encore un peu. La température se maintient à 37°5 environ.

Du 14 au 19 novembre, nouvelle ascension de température avec écoulement de l'oreille droite.

Du 19 novembre au 9 décembre, nouvelle accalmie.

Du 9 au 16 décembre, l'enfant est atteint d'une *pneumonie du sommet droit*. Défervescence brusque au septième jour.

La défervescence se maintient deux jours seulement ; puis, après deux jours de grandes oscillations de 37 à 40 degrés, la température reste de nouveau en plateau au voisinage de 40 degrés pendant six jours.

L'enfant présente de la *matité au sommet droit* en arrière avec souffle, et *un foyer de densification à la base du poumon gauche avec souffles et râles*.

27 décembre, obscurité de la respiration de la moitié supérieure du poumon droit. Vomissements.

Du 27 décembre au 2 janvier, la température baisse progressivement, puis reste six jours vers 37°6.

Les signes de densification de la base gauche et de pneumonie du sommet droit ont disparu. Il reste de gros râles humides disséminés, surtout dans le poumon gauche, et des signes de bronchite surajoutés.

Le 8 janvier commence une série de grandes oscillations de 37°5 à 39°5 qui font penser à un épanchement purulent. L'enfant est pâle, présente de la dyspnée à type expiratoire avec petite toux sèche.

Mais les signes stéthoscopiques n'ont pas varié. Pas de souffle. Le poumon gauche, vers la base et sur la ligne axillaire, présente un peu de tympanisme à la percussion. On considère l'enfant comme atteint de broncho-pneumonie probablement tuberculeuse. On l'envoie à l'examen radioscopique le 15 janvier. Cet examen montre immédiatement, à la partie moyenne du thorax, à gauche, une grande tache très claire, s'étendant de la paroi thoracique au bord gauche du cœur, dans l'étendue de cinq espaces intercostaux ; toute la partie supérieure du poumon gauche refoulée est opaque. En bas, ligne horizontale de liquide occupant le cul-de-sac diaphragmatique ; ce liquide se déplace et le niveau change lorsqu'on incline l'enfant à droite ou à gauche ; dextrocardie de un travers de doigt.

Les jours suivants, l'examen clinique, guidé par l'examen radiographique, n'a permis de constater aucun signe net de pneumothorax, bien qu'on les ait tous recherchés systématiquement.

A peine une étroite zone de tympanisme dans l'aisselle gauche.

Il n'y a ni claudication thoracique ni inégalité de volume du thorax du côté gauche par rapport au côté droit.

Pas de souffle amphorique, mais de gros râles rappelant les gargouillements.

Pas de tintement métallique, pas de succussion hippocratique, pas de bruits d'airain.

22 janvier. Radioscopie. La dextrocardie est encore très manifeste.

La bulle d'air du pneumothorax paraît rétractée d'un tiers.

La partie correspondant au sommet du poumon droit est redevenue claire.

Cet enfant a été vu et examiné dans notre service par M. le Dr Galliard, médecin de Lariboisière, dont la compétence est spéciale sur ce sujet. Il n'a pas cons-

(1) *Pneumothorax latent décelé par la radiographie chez un enfant de deux ans*, par MM. G. VARIOT, BARRET et SÉDILLOT. (*Bulletin de la Société des Hôpitaux*, 1913, 24 janvier.)

taté plus que nous de signe vraiment net correspondant à ce pneumothorax indiscutable d'après la radiographie. On a émis l'idée d'une grande caverne, mais, outre que le siège en serait très insolite, la dextrocardie doit faire éliminer cette hypothèse.

Il est donc certain que ce pneumothorax serait demeuré latent si nous avions été réduits à nos anciens procédés d'exploration du thorax. C'est la radiologie qui nous a permis de poser ce diagnostic et qui permettra aussi de suivre l'évolution des accidents (1).

On trouve dans Rilliet et Barthez une observation très analogue de pneumothorax chez un enfant de quinze mois ; il n'y eut aucun signe physique caractéristique pendant la vie, sauf du tympanisme et de gros râles humides. Le pneumothorax fut une trouvaille d'autopsie.

Dans notre cas, l'enfant ne pèse que 8 kilogrammes et n'a qu'une taille de 78 centimètres ; il est notablement hypotrophique ; pour deux ans, son développement correspond à celui d'un enfant de dix-huit mois.

Il paraît donc certain que la faible capacité du thorax à cet âge ne permet pas de retrouver à l'auscultation les signes du pneumothorax qui sont si manifestes chez l'adulte et chez l'enfant du deuxième âge.

Nous avons fait radiographier par M. Maingot un cas de pneumothorax chez un nourrisson de six mois : les signes physiques manquaient aussi.

Du bruit de glou-glou provoqué dans certains cas de pneumothorax par les mouvements alternatifs de flexion et de redressement du thorax.

Nous avons décrit sous ce nom, dans la Revue de Médecine en 1881, alors que nous étions interne de Maurice Raynaud, un signe d'auscultation nouveau de nature à éclairer le diagnostic de certains cas de pneumothorax. La pathogénie en avait été conçue par notre maître comme liée au déplacement réciproque des liquides et des gaz contenus dans une plèvre présentant une disposition cloisonnée. Ce n'est que dans ces dernières années, plus de trente ans après la publication de notre mémoire, que nous avons pu élucider par l'autopsie, chez un enfant, le mécanisme physiologique du bruit de *glou-glou* pleural. Nous ne sachons pas que dans le premier âge ce signe ait été observé, mais le fait est susceptible de se présenter. Aussi nous croyons devoir, en raison de l'intérêt de ces observations, en donner un résumé succinct.

Il s'agissait dans notre première observation d'un homme de 34 ans présentant depuis deux ans environ des signes avérés de tuberculose pulmonaire. Un jour il ressentit un violent point de côté gauche, avec dyspnée intense qui l'amenèrent dans le service de Raynaud à l'hôpital de la Charité. A l'examen, le poumon gauche présentait une submatité dans ses deux tiers supérieurs, une matité absolue à la base, avec abolition complète des vibrations. Des craquements s'entendaient sur toute la surface de l'hémithorax sauf à la base, dans la zone de matité, où on notait un silence absolu. Maurice Raynaud suspecta la présence d'un pneumothorax chez un tuberculeux,

---

(1) Nous avons revu plusieurs fois ce pneumothorax aux rayons X ; la bulle d'air s'est résorbée rapidement : en quinze jours environ, elle avait disparu et le poumon avait repris sa place.

malgré l'absence des signes physiques habituels à cet épanchement aérien.

Or, le malade nous prévint un jour qu'il croyait avoir de l'eau dans le côté gauche, qu'il entendait un bruit spécial se produire dans sa poitrine lorsqu'il se baissait.

En faisant exécuter ce mouvement au sujet et en le faisant redresser brusquement, nous sentîmes à la palpation une sorte de frémissement, de glou-glou prolongé. A l'auscultation, dans la flexion à angle droit, on entendit une sorte de borborygme, deux ou trois grosses bulles éclatant comme dans une cavité close. Lorsque le redressement était brusque, on entendait quatre ou cinq grosses bulles, de mêmes caractères que les précédentes, se produisant à très court intervalle en simulant assez bien le bruit de glou-glou d'une bouteille qui se vide. Ces bulles s'espaçaient dans le redressement plus lent du tronc. Ce bruit persista pendant plusieurs mois et disparut en même temps que l'épanchement augmenta. Notre mémoire contenait un autre cas semblable concernant une femme qui avait évacué par vomique un épanchement pleural purulent. Pour interpréter ce bruit singulier de *glou-glou* pleural, distinct de celui de succussion, nous pensâmes avec Maurice Raynaud qu'il était vraisemblablement en rapport avec une pleurésie cloisonnée et que les bulles se produisaient lorsque le liquide passait d'une cavité dans l'autre. Mais ce n'était là qu'une hypothèse sans contrôle nécroscopique, d'antre part, nous n'avions pas en 1882 la radiographie à notre disposition pour étudier cette variété de pneumothorax. Nous avons pu, en 1912, par l'étude radioscopique d'un cas semblable chez un enfant et par l'autopsie, fixer définitivement la pathogénie du bruit de *glou-glou* pleural.

Bruit de glou-glou pleural chez un enfant de 8 ans. — Examen radiographique du thorax (Variot et Morancé) (1).

B. D..., Henriette, 8 ans et demi, envoyée de l'hospice d'Antony à l'hospice des Enfants Assistés parce qu'elle tousse et présente de la matité du côté gauche du thorax.

Antécédents héréditaires : apparemment tuberculeux.

Antécédents personnels : Rougeole à 3 ans. Tousse et maigrit depuis un an.

Examen à l'entrée le 9 janvier 1912. Poids : 17 kg. 700. Taille : 1 m. 13. Aspect souffreteux. Toux fréquente et quinteuse. Fièvre : 38°-39°.

Matité étendue de l'hémithorax gauche surtout à la région moyenne.

Sonorité et respiration normales à droite.

A gauche, affaiblissement total du murmure vésiculaire, sans souffle, râles sous-crépitants moyens au niveau de la matité. Retentissement de la toux. Ni égophonie, ni pectoriloquie. L'enfant est considérée comme tuberculeuse et traitée dans ce sens.

Evolution et examen radioscopique.

23 février. 1er examen. — Obscurité de tout l'hémithorax gauche, cœur un peu repoussé à droite. Cette constatation, l'évolution, et le fait qu'on entend encore la respiration font conclure à une réaction pleurale survenue sur un poumon tuberculeux.

12 mars. 2e examen. — Le sommet paraît plus clair ; la base surtout en dehors est moins sombre que le reste du champ pulmonaire. Une ponction exploratrice montre un poumon

(1) Bulletin de la Société de Pédiâtrie 1912.

dur sans liquide, sauf un peu de pus grumeleux, puisé assez profondément, ne contenant pas de microorganismes. Une seconde ponction révèle la présence d'une très mince couche de liquide superficielle, recouvrant un bloc pulmonaire densifié.

16 mars. 3e examen. — Même obscurité, mais au-dessous de l'épine de l'omoplate, à la partie externe du champ pulmonaire gauche existe un grand espace clair semi-lunaire, limité en bas par une ligne horizontale opaque. Cette ligne reste telle dans l'inclinaison latérale du tronc.

On recherche immédiatement les signes de pneumothorax : pas de bruits amphoriques, pas de bruit de succussion hippocratique. Nous recherchons le bruit de glou-glou pleural et le trouvons nettement.

Ce bruit persiste nettement dans les jours qui suivent. Pour le constater, il faut, appliquant l'oreille sur la poitrine en arrière, un peu au-dessous de l'épine de l'omoplate gauche, faire fléchir le tronc en avant à angle droit sur les cuisses puis le redresser brusquement. On entend alors deux grosses bulles qui se succèdent à une seconde d'intervalle à peu près et qui ne peuvent mieux se comparer qu'à celui d'un écoulement de liquide dans un goulot de bouteille ; on a la notion nette qu'il s'agit d'une collection hydroaérique. Mais ce bruit est faible et demande une certaine attention pour être entendu : il ne donne lieu à la palpation à aucune sensation tactile.

La percussion montre aussi le déplacement relatif des liquides et des gaz car, dans la station verticale, la matité est complète dans la partie moyenne du poumon ; quand l'enfant est courbée à angle droit, la zone où l'on perçoit le bruit hydroaérique est plus sonore que les parties voisines.

20 mars. Quatre radiographies prises dans les diverses positions confirment les données précédentes.

21 mars. — L'enfant a une vomique ; le bruit de glou-glou a disparu.

24 mars. — La radioscopie montre que l'espace clair avec niveau liquide a disparu.

Depuis cette époque, le bruit de glou-glou n'est plus perçu, mais les râles sous-crépitants prennent plus d'importance ; ils occupent un foyer plus élevé que celui de l'espace clair, ils prennent un caractère cavitaire qui fait admettre la possibilité d'existence d'une caverne.

Mêmes signes fonctionnels et généraux.

17 avril. — L'espace clair reparaît à l'écran, mais le 20 avril on ne le retrouve plus. L'épanchement d'air a été éphémère cette fois.

23 avril. État actuel. — Aspect cachectique, ventre douloureux et tendu, flancs et hypogastre submats, diarrhée fréquente. Soupçons de péritonite tuberculeuse.

Examen du thorax. — Vibrations perceptibles des deux côtés. Matité dans tout l'hémithorax gauche, un peu moins au sommet. En avant, bruit de pot fêlé et percussion douloureuse. A droite, percussion et auscultation normales. A gauche, diminution du murmure vésiculaire à la base ; sur le bord interne de l'omoplate, un foyer de râles humides et de petits gargouillements, pas de souffles caverneux. Mêmes signes en avant moins marqués.

Autopsie. — Au niveau de l'abdomen il existe de nombreuses adhérences entre les anses intestinales, l'épiploon et le mésentère sont épaissis, œdématiés et contiennent des masses caséeuses. Il y a un peu de liquide dans les parties déclives.

Au niveau du thorax : Le poumon gauche est très adhérent à la paroi costale et ne peut être détaché à la main. Sur toute sa face externe, il présente une coque résistante épaisse de 1 centimètre environ. Ses adhérences sont plus prononcées au niveau du bord postéro-inférieur. Après avoir libéré le poumon du sommet vers la base à l'aide du bistouri, on ouvre vers le sinus costo-diaphragmatique une collection purulente assez abondante. Après avoir vidé le pus et lavé la poche qui occupe toute la voûte du diaphragme sous un filet d'eau, on voit que du côté du diaphragme, elle est nettement limitée par une membrane molle d'aspect puriforme. La paroi supérieure paraît limitée par le tissu pulmonaire, infiltré de pus, caséeux et ramolli. Par places, il y a des anfractuosités dans le poumon et une sonde introduite de bas en haut pénètre de 8 à 10 centimètres Cette cavité sus-diaphragmatique contenait environ un demi-litre de pus.

Après section verticale du poumon, on constate au niveau de l'union des deux tiers inférieurs et du tiers supérieur, la présence d'une autre cavité de la grosseur d'une orange au-dessous du lobe supérieur. Cette cavité correspond nettement à l'espace interlobaire. C'est dans cette cavité que l'on a pénétré avec la sonde introduite dans la région diaphragmatique. Elle a refoulé le poumon qui ne paraît plus représenté à sa périphérie que par la coque fibreuse épaissie déjà signalée.

En haut, la limite de la cavité forme comme une voûte lisse qui correspond à une ligne se dirigeant obliquement en bas et en dehors en suivant la scissure interlobaire.

Le lobe inférieur du poumon, dont la plus grande partie ramollie est partiellement détruite, est réduit à un moignon appliqué contre la colonne vertébrale.

Par places dans le lobe inférieur, on aperçoit des dévisions bronchiques qui persistent après élimination du parenchyme ramolli.

Dans le tiers supérieur du poumon gauche, on note quelques noyaux caséeux ; ces dernières lésions se rencontrent également dans le poumon droit.

Conclusion. — Il semble donc que l'on se trouve en présence d'une sorte de pleurésie en sablier avec deux cavités distinctes et assez éloignées l'une de l'autre : une cavité sus-diaphragmatique et une interlobaire, réunies par un ou plusieurs trajets fistuleux à travers le parenchyme pulmonaire ramolli. L'explication du bruit du glou-glou résulterait du passage des gaz d'une cavité dans une autre. Ainsi se trouve réalisée anatomiquement l'hypothèse primitive que nous avions formulée avec Maurice Raynaud en 1881 sur la pleurésie cloisonnée causant ce singulier bruit d'auscultation.

Dans un cas très semblable au précédent, M. Jules Renault (1) a confirmé l'importance du bruit de glou-glou pleural pour mettre en évidence le pneumothorax latent. Il s'agissait dans la circonstance d'une fillette de 6 ans qui, à la suite d'une pneumonie *gauche*, eut une pleurésie pneumoccoccique. Cette pleurésie probablement interlobaire au début, ouverte secondairement et tardivement dans les bronches, s'est ensuite transformée en un pyopneumothorax de la grande cavité. L'étude du début de la maladie et l'interprétation des signes cliniques permirent déjà de poser le diagnostic avec une suffisante certitude ; en effet il suffisait de rapprocher la matité postérieure, les signes d'auscultation antérieurs et le bruit de pot fêlé pour affirmer l'existence d'un épanchement probablement purulent et abondant surmonté d'une cavité aérienne. Mais c'est le bruit de glou-glou provoqué par les mouvements du thorax qui confirma le diagnostic du pyopneumothorax.

Nous croyons à ce propos devoir relater sommairement des bruits d'auscultation très exceptionnels chez l'enfant et que nous avons eu l'occasion d'observer personnellement

Bruit de clapotis synchrone aux battements du cœur
dans une caverne pulmonaire chez un enfant (2).

B..., Charles, 7 ans, entre à l'infirmerie de l'hospice des Enfants-Assistés, toussant et expertorant des crachats jaunes, épais. En raison de son passé pulmonaire, on suspecte la tuberculose.

A l'inspection du thorax, dans le décubitus horizontal, la région latéro-costale gauche est aplatie, l'ampliation respiratoire diminuée ; la palpation fait sentir des frottements pleuraux saccadés, très rudes.

(1) J. RENAULT et P. P. LÉVY. *Pyopneumothorax et bruit de glou-glou pleural.* Bul. de Soc. de Pédiâtrie 15 octobre 1912.

(2) VARIOT et Paul PETIT. *Société de Pédiâtrie,* octobre 1911.

Le cœur a subi un déplacement remarquable ; la pointe bat dans l'aisselle gauche à 3 ou 4 centimètres en dehors du mamelon, un peu en avant de la ligne axillaire.

A la percussion, du côté gauche, la matité est absolue, avec résistance au doigt, perte de l'élasticité ; l'espace de Traube est très réduit, le sommet est submat.

A l'auscultation, à gauche et en arrière, surtout dans la moitié inférieure du poumon, souffle cavitaire, râles de gargouillement et frottements pleuraux. A certains moments, quand l'enfant arrête sa respiration, l'oreille perçoit un bruit de clapotis synchrone aux bruits du cœur. Ce bruit est limité au niveau de la pointe de l'omoplate ; son apparition et sa disparition varient d'un jour à l'autre, suivant les variations dans le contenu liquide de la caverne.

L'examen radiologique, pratiqué par M. Barret, montre une sinistro-cardie très accentuée et une opacité totale du poumon gauche sauf en deux points: le sinus costo-diaphragmatique gauche est clair, ainsi qu'une zone sus-cardiaque limitée entre l'omoplate, le cœur et le pédicule gauche.

De quelle lésion s'agit-il ? Est-ce une lésion tuberculeuse ? il n'y a cependant pas de bacilles de Koch dans les crachats, pas de fièvre ; le pouls bat à 74. S'agit-il d'une cavité consécutive à une pleurésie purulente avec sclérose très étendue et très intense du parenchyme ? Il y a analogie absolue avec l'aspect radiologique dans l'observation ci-dessous, même symphyse pleuro-péricardique qui fixe le cœur contre le parenchyme pulmonaire et permet à ses impulsions d'imprimer des mouvements au contenu d'une cavité pulmonaire, d'où les bruits du tic-tac et de clapotis produits par le brassage des gaz et des liquides.

Bruit de tic-tac perceptible à distance, synchrone aux battements du cœur chez une jeune fille atteinte de tuberculose pulmonaire avec excavation dans le poumon gauche (1).

Angélique P..., 22 ans, nous est adressée à l'hôpital du Perpétuel-Secours, par le Dr Perrot (de Levallois-Perret). A présenté depuis l'âge de douze ans des manifestations pulmonaires nombreuses : bronchites et pleurésie. Tousse depuis sans cesse.

A l'examen du thorax, léger affaissement de la paroi à gauche, au-dessous de la clavicule, au niveau des trois premiers espaces, légère ondulation en rapport avec les battements du cœur.

A la percussion, en avant, submatité au sommet, puis zone de matité dépassant largement la région précordiale ; en arrière, submatité au sommet, matité à la base. Pointe du cœur, dans le 4e espace, à 10 centimètres de la ligne médiane. Au-dessus d'elle, léger murmure systolique d'intensité variable.

A l'auscultation du poumon gauche, respiration rude, légèrement soufflante, quelques gargouillements à la toux ; mais surtout on perçoit distinctement un autre bruit à sonorité métallique, à maximum siégeant à la partie moyenne du bord interne de l'omoplate en arrière et du troisième espace intercostal en avant. Ce bruit est également perçu à distance, mais avec un timbre différent. Il rappelle le bruit de tic-tac d'une horloge, est synchrone aux battements du cœur. Ce bruit est très variable dans les heures de la journée. On ne l'entend pas lorsque la malade a des accès de palpitations, ou lorsqu'elle suspend complètement sa respiration. La pression du thorax le modifie. Enfin, ce bruit varie dans son rythme.

A l'examen radioscopique, on voit que les mouvements du diaphragme sont très inégaux ; il ne s'abaisse que peu à gauche. La plus grande partie du poumon principalement le sommet est obscur ; il ne reste une zone claire qu'au niveau du troisième espace intercostal (2).

Il paraît probable que ce bruit est produit par le passage de quelques bulles d'air au travers d'une couche de liquide contenu dans une excavation, d'où

(1) VARIOT et DUMONT, *Société Médicale des hôpitaux*, 7 avril 1911.

(2) M. Appert a présenté à la Société de Pédiatrie en 1920, un enfant chez lequel on constatait des bruits de clapotement synchrones aux pulsations cardiaques. Il s'agissait aussi de lésions siégeant à gauche. La radiographie se superposait exactement à celle reproduite par nous dans le Bulletin de la Société des Hôpitaux. Dans ces cas rares les lésions sont vraisemblablement identiques.

le retentissement de ces bulles. Le synchronisme s'expliquerait assez bien par le fait d'une symphyse pleuropéricardique, telle que les battements du cœur pourraient faire varier la pression de l'air de l'excavation, de sorte que le passage de l'air se fasse d'une bronche dans la cavité.

EMPHYSÈME INTERSTITIEL ET SOUS-CUTANÉ

Si l'emphysème vésiculaire est une lésion fréquente, presque constante au cours de la plupart des affections pulmonaires de l'enfant, l'emphysème interstitiel et sous-cutané est une complication rare ; il s'observe également dans les affections d'autres organes.

Etiologie. — *Origine laryngée et trachéo-digestive.* — On a pu en effet voir apparaître l'emphysème sous-cutané à la suite du tubage, de la trachéotomie, d'une contusion du larynx, de la pénétration de corps étrangers dans les voies aériennes, d'ulcérations laryngées diphtériques, de plaies de la plèvre et du poumon. Les Drs Veau et Duverger l'ont même signalé à la suite de l'introduction d'un panier de Græfe dans l'œsophage. Dans un cas une simple piqûre sous-cutanée de sérum a pu le provoquer.

Origine pulmonaire. — Mais ces cas sont exceptionnels et l'emphysème sous-cutané est le plus généralement d'origine pulmonaire.

C'est en premier lieu la tuberculose ganglio-pulmonaire qui, par différents mécanismes, peut déterminer cette complication. La communication entre les alvéoles et le médiastin a pu en effet s'établir par la rupture d'un pneumothorax, d'un tubercule sous-pleural, d'une caverne ou encore par l'ulcération d'une bronche par un ganglion cavitaire.

La coqueluche, la grippe compliquée généralement de broncho-pneumonie sont mentionnées dans certaines observations.

La pneumonie, les bronchites mêmes sont relevées dans quelques cas.

Mais c'est principalement au cours de la rougeole que semblable affection s'observe : surtout s'il y a association de broncho-pneumonie comme dans le cas que nous avons pu suivre à l'Hospice des Enfants-Assistés.

Obs. — L'enfant Petit, âgé de 14 mois, entre au Pavillon de la rougeole le 23 mars 1918 ; il pèse 7 kg. 700 et a une taille de 74 cm.

L'éruption est bien sortie, mais on remarque déjà une légère dyspnée que l'auscultation permet d'attribuer à un début de broncho-pneumonie. La température est de 39°. En somme, rougeole normale avec broncho-pneumonie.

Le 25 au matin, peu d'instants après l'application d'un sinapisme pendant laquelle l'enfant s'était violemment débattu, apparaît dans le creux susternal une boule œdémateuse qui augmente rapidement et gagne les régions voisines.

A 10 heures, lorsqu'il nous est présenté, l'enfant est étendu sur son lit, pâle, blafard même, mais non pas cyanosé. La tête légèrement renversée en arrière, les yeux clos, l'enfant respire rapidement la bouche grande ouverte, sans qu'il y ait réellement du tirage. Le creux susternal, les espaces sous et rétro-maxillaires ont disparu ; toute la région cervicale est comme œdématiée ; le cou a l'aspect presque proconsulaire. Par moments, le petit malade émet un cri qui paraît comme voilé et ressemble aux cris des ventriloques. Le pouls est rapide, la température toujours au voisinage de 40°.

Le 26, la bouffissure atteint le visage et la partie supérieure du thorax. A ce moment les paupières, les joues infiltrées et tendues faisaient ressembler l'enfant à un magot chinois. L'ouverture des yeux était impossible, la voix de plus en plus couverte. M. le Dr Variot examinant alors l'enfant constata une crépitation sous-cutanée profonde très nette et porta le diagnostic d'emphysème sous-cutané. L'aucultation faisait de plus percevoir une pluie de râles crépitants très fins éclatants sous l'oreille. Les bruits du cœur étaient assourdis, le pouls rapide. A la percussion la sonorité était normale par endroits, exagérée à d'autres.

Le 27, l'emphysème s'était encore étendu depuis le cuir chevelu jusqu'aux crêtes iliaques : tout le tissu cellulaire sous-cutané était infiltré ; l'enfant paraissait comme soufflé, c'était un véritable enfant baudruche. L'état général avait encore empiré, la température dépassait 40°.

Le 28, la bouffissure avait beaucoup diminué, les râles crépitants fins et superficiels étaient moins nombreux et permettaient de percevoir les râles plus gros et plus profonds de la broncho-pneumonie. L'état général était néanmoins toujours mauvais. En effet, la dyspnée augmentait, la température s'élevait et l'enfant succombait dans la nuit.

Autopsie. — A l'ouverture du thorax, les poumons diffèrent profondément entre eux. Tandis que le gauche, surtout le lobe inférieur, est violacé pourpre et présente toutes les lésions macroscopiques de la broncho-pneumonie, le poumon droit, surtout le sommet et les lames antérieures, de même que le sommet du poumon gauche sont le siège d'une boursouflure blanc rosée, donnant à la pression une sensation cotonneuse : ce sont des zones emphysémateuses. Dans toutes ces zones emphysémateuses, on remarque sous la plèvre viscérale la présence de bulles gazeuses. Ces bulles s'insinuent dans la gaine des vaisseaux hilaires et des bronches et parviennent ainsi au médiastin antérieur dont elles remplissent tout le tissu cellulo-adipeux, cachant entièrement le péricarde depuis le diaphragme jusqu'au manubrium sternal. De là elles s'infiltrent dans le tissu sous-cutané cervical.

Il est à remarquer que les vésicules gazeuses sous-pleurales se trouvent exclusivement à la périphérie des zones emphysémateuses : on n'en trouve aucune là où la broncho-pneumonie a envahi le lobe entier : ce qui incline à penser que la rupture se fait dans les cas analogues au niveau d'une alvéole distendue et non au niveau des noyaux de broncho-pneumonie.

C'est généralement devant des cas de ce genre que l'on se trouve, mais on a signalé certains emphysèmes sous-cutanés compliquant une rougeole sans association de broncho-pneumonie. Peut-être le noyau de broncho-pneumonie était-il minime et peu décelable ? Il n'y a pas eu en effet d'autopsie, la guérison ayant été obtenue dans toutes les observations.

Anatomie pathologique. — Nous n'aurons que peu de choses à ajouter à l'autopsie suivant l'observation rapportée plus haut.

Le point intéressant est de retrouver la perforation et de rechercher soit les lésions de broncho-pneumonie, de tuberculose ganglio-pulmonaire, soit encore les ulcérations bronchiques ou laryngées. Dans ce cas on pourra trouver de l'emphysème sous-cutané sans emphysème médiastinal, l'air fusant immédiatement dans les tissus lâches du cou. Si l'on constate des bulles gazeuses sous-pleurales dans une zone emphysémateuse, il est logique de penser que l'alvéole rompue est périphérique, sinon il faudra rechercher la rupture d'une vésicule profonde avec progression de l'air dans la ga ne des vaisseaux jusqu'au hile et au médiastin.

Symptomatologie. — Le signe capital et pathognomonique de l'emphysème sous-cutané est la crépitation neigeuse : celle-ci une fois constatée le diagnostic est fait. Mais est-il possible de l'établir alors que l'emphysème n'est que médiastinal ou même interlobulaire ? Laënnec attribuait à l'emphysème interlobulaire des râles secs à grosses bulles que d'autres auteurs n'ont pas retrouvés. Il en est de même des signes donnés par F. Müller : effacement des espaces intercostaux, disparition du choc cardiaque et de la matité, crépitation synchrone à la systole cardiaque perçue exclusivement dans la région précordiale.

Tout au plus pourra-t-on suspecter de l'emphysème médiastinal en présence d'une dyspnée hors de proportion avec les signes locaux et généraux. La cyanose signalée par quelques-uns manque souvent. La toux, dans certaines observations, est peut-être plus marquée que d'habitude : elle serait parfois incessante, aboyante jusqu'à s'accompagner d'aphonie. Toujours il sera difficile d'établir le diagnostic sur de tels signes qui se rencontrent dans un grand nombre d'affections pulmonaires chez l'enfant.

La radiographie a été employée avec avantage et a montré des champs pulmonaires plus clairs que normalement (Guinon). En général, le diagnostic est établi par l'apparition de la bouffissure au niveau du cou puis du visage. A ce moment, on pourrait confondre l'emphysème sous-cutané avec l'œdème, l'anasarque ; mais ces derniers gardent l'empreinte du doigt et sont beaucoup plus durs : surtout, ils ne donnent pas la crépitation gazeuse.

Pronostic. — L'emphysème sous-cutané ne comporterait pas un pronostic fâcheux s'il ne compliquait pas des affections déjà graves par elles-mêmes ; il est de mauvais augure dans les broncho-pneumonies de la rougeole et de la coqueluche et dans la tuberculose ganglio-pulmonaire : sur les 21 cas de H. Roger, 17 ont été mortels. Le pronostic est bien meilleur dans la pneumonie, la rougeole non compliquée où la guérison est la règle. Dans ce cas l'évolution de l'emphysème sous-cutané est courte, il disparaît peu à peu en huit ou dix jours. Il en en est de même dans la coqueluche.

Traitement. — Les ponctions capillaires avec aspirations n'ont donné que peu de résultats. Le traitement de la maladie causale est, en définitive, la seule thérapeutique à employer.

EMPHYSÈME VÉSICULAIRE

Définition. — L'emphysème vésiculaire ne constitue pas dans la première enfance une entité morbide définie : il n'existe qu'à titre d'épi-phénomène, de lésion surajoutée à une autre affection le plus généralement des voies respiratoires.

Mais s'il est toujours secondaire, l'emphysème vésiculaire infantile est-il toujours aigu ? Si dans la broncho-pneumonie, la diphtérie et certaines autres maladies évoluant rapidement il en est toujours ainsi, ne faudrait-il pas parler d'emphysème chronique lorsqu'il reste permanent à la suite de la coqueluche, de l'asthme, de l'adénopathie trachéo-bronchique ?

Quoi qu'il en soit, une remarque s'impose qui forme la distinction capitale entre l'emphysème de l'adulte et l'emphysème de l'enfant : c'est que chez ce dernier la distension vésiculaire est susceptible d'un retour ad integrum inconnu chez l'adulte.

Anatomie pathologique. — L'anatomie pathologique nous donne l'explication de ce fait. Chez l'enfant le tissu pulmonaire est doué d'une souplesse remarquable, la distension ne s'accompagne pas d'atrophie des parois alvéolaires ; les capillaires parfois rétrécis ne sont jamais oblitérés, les parois ne sont pas résorbées, enfin les fibres élastiques ne présentent aucune des lésions de dégénérescence qui constituent chez l'adulte la lésion essentielle. Ce n'est que dans les cas d'affections persistantes (coqueluche grave, dilatation des bronches, pneumonie chronique) que l'on pourrait faire un rapprochement avec le poumon emphysémateux adulte.

Macroscopiquement le poumon emphysémateux de l'enfant est boursouflé, augmenté de volume, sa crépitation est faible, sa coloration blanc rosé. Les lésions prédominent aux lames antérieures et aux sommets dans la majorité des cas. Elles tranchent nettement sur le parenchyme pulmonaire sain et surtout sur les lésions avec congestion et densification.

Etiologie et pathogénie. — L'emphysème vésiculaire se rencontre dans un grand nombre d'affections pulmonaires : mais sa pathogénie varie et doit être étudiée dans les divers cas envisagés.

1° *Dans les broncho-pneumonies.* — Sa constatation dans les autopsies d'enfants morts de broncho-pneumonie est habituelle, que la broncho-pneumonie soit pseudo-lobaire ou à foyers disséminés. Autour de la zone congestionnée, il y a toujours une zone emphysémateuse dont l'origine a été l'objet de nombreuses controverses.

Laënnec l'attribuait à l'obstruction bronchique. « Nous avons vu, dit Laënnec, « que dans le catarrhe sec les petits rameaux bronchiques sont souvent com- « plètement obstrués, soit par des crachats perlés ou nacrés, soit par le gon- « flement de leur membrane muqueuse ; or comme les muscles qui servent à « l'inspiration sont forts et nombreux, que l'expiration n'est produite que par « l'élasticité des parties et la faible contraction des muscles intercostaux, il « doit souvent arriver que dans l'inspiration l'air, après avoir forcé la résis- « tance que lui opposait la mucosité ou la tuméfaction de la membrane « muqueuse, ne peut la vaincre dans l'expiration et se trouve emprisonné par « un mécanisme analogue à celui de la crosse du fusil à vent. Les inspirations « les plus fortes ou au moins les plus fortes d'entre elles, amenant dans le « même lieu une nouvelle quantité d'air, produisent nécessairement la dilata- « tion des cellules aériennes auxquelles se rend la bronche oblitérée et pour « peu que l'accident soit durable, cette dilatation doit devenir un état fixe et « permanent ».

Cette théorie du « bouchon muqueux » n'est plus admise généralement : mais il faut convenir que ce mécanisme doit être encore accepté dans certains cas, principalement dans les bronchites membraneuses, en particulier la bronchite membraneuse diphtérique.

C'est actuellement la théorie de l'emphysème vicariant de Gairdner qui a le plus grand nombre de partisans. Pour cet auteur « l'emphysème « est une lésion complémentaire dans la partie saine d'un poumon malade. « Supposons, dit-il, une lésion d'atelectasie avec diminution du volume du « poumon. Il est clair que la force d'expansion dans l'inspiration agira « anormalement sur les lobes restant sains et attirera en eux l'air qui ne peut « entrer dans les parties oblitérées. Si cette force est assez puissante pour surmonter la résistance offerte par le tissu du poumon sain, il y aura obstruction « de la circulation capillaire et modification de structure, c'est-à-dire « emphysème ».

Remarquons toutefois que si mécaniquement cet emphysème est bien vicariant, physiologiquement il n'en est pas de même ; car l'expérience de Poiseuille prouve que dans un poumon insufflé et rendu artificiellement emphysémateux la circulation sanguine se fait 3 à 4 fois moins vite que dans un poumon normal. Ce fait nous explique l'asphyxie si fréquente dans les broncho-pneumonies : les noyaux de broncho-pneumonie déterminant de l'emphysème, les petits malades font des efforts pour inspirer, mais plus ils inspirent, plus ils distendent leurs alvéoles et plus l'asphyxie augmente : c'est un cercle vicieux dont l'aboutissant est souvent la mort.

Immédiatement après la diminution du champ respiratoire, il faut signaler parmi les facteurs étiologiques de l'emphysème infantile les sténoses des voies aériennes.

On voit surgir dans les broncho-pneumonies une complication peu fréquente, sur laquelle nous avons insisté. C'est le spasme glottique d'origine pulmonaire qui se produit par voie réflexe et détermine des phénomènes asphyxiques : dans toutes les autopsies de cas semblables, il a été constaté en effet un emphysème marqué des lames antérieures et souvent de tout un lobe de poumon.

2° *Sténoses des voies respiratoires.* — Leurs causes peuvent être multiples et classées en extrinsèques et intrinsèques.

a) *Causes intrinsèques.* — Parmi ces dernières il faut signaler par ordre de fréquence : la laryngite diphtérique, le faux croup grave, le spasme de la glotte et le stridor congénital par malformation laryngée.

Dans le croup, les membranes peuvent jouer le rôle de clapet que jouaient les mucosités bloquant les bronches dans la théorie de Laënnec ; il s'y surajoute des efforts respiratoires violents, de telle sorte qu'il est fréquent de constater à l'autopsie l'emphysème de tout un lobe ou même de tout un poumon.

Dans le faux croup grave l'emphysème doit également être attribué aux violents efforts respiratoires en même temps qu'à la broncho-pneumonie qui complique généralement cette affection.

b) *Causes extrinsèques.* — Les causes extrinsèques des sténoses des voies respiratoires sont les affections au cours desquelles il existe une compression des voies aériennes.

La plus fréquente est l'adénopathie trachéo-bronchique ; soit que celle-ci comprime la bronche de façon à ne point laisser pénétrer l'air dans un poumon et provoque de l'emphysème vicariant dans l'autre poumon, soit qu'elle permette la pénétration de l'air mais s'oppose à son expulsion comme dans les cas d'adénopathie trachéo-bronchique avec cornage expiratoire chez les nourrissons, que nous décrivons plus loin. L'hypertrophie du thymus pourra jouer un rôle analogue ainsi que toutes les médiastinites.

3° Le dernier mode de production de l'emphysème vésiculaire infantile est dû à la distension lente des alvéoles pulmonaires par la violence répétée des actes respiratoires.

C'est le cas surtout dans la coqueluche où les fibres élastiques alvéolaires sont soumises à une rude épreuve. Le seul point particulier dans ce cas est le prédominance des lésions aux sommets des poumons dans les lames antérieures.

Dans l'asthme infantile essentiel dont M. Comby a signalé quelques cas chez le nourrisson, l'emphysème vésiculaire pourra également être décelé.

Dans ces dernières affections l'emphysème évoluant progressivement a tendance à passer à l'état chronique et certains emphysémateux peuvent avec raison attribuer leur maladie à une coqueluche ou à un asthme datant du premier âge.

Symptomatologie. — De tout ce qui précède et de ce fait que l'emphysème vésiculaire est toujours coexistant avec d'autres affections pulmonaires, il est facile de conclure que la symptomatologie en est très réduite et aléatoire.

L'examen du thorax ne révèle rien chez le nourrisson. La percussion a permis dans certains cas de relever de l'hypersonorité au niveau des faces antérieures et des sommets, sonorité allant parfois jusqu'au tympanisme. L'auscultation ne décèle qu'une diminution du murmure vésiculaire difficile à constater au milieu des râles concomitants. Les bruits du cœur sont parfois assourdis. On devra y penser quand manifestement les lésions de bronchopneumonie ne correspondent pas à la cyanose et à l'asphyxie de l'enfant.

Evolution et pronostic. — Chez le petit enfant la maladie causale une fois vaincue, l'emphysème disparaît sans laisser aucune trace, aucun symptôme clinique du moins. Cependant à la suite de certaines coqueluches, des bronchites à répétition, de l'asthme, l'emphysème peut rester permanent et évoluer progressivemeut.

GANGRÈNE PULMONAIRE

La gangrène pulmonaire est exceptionnelle dans les deux premières années de la vie.

Les quelques cas signalés concernent des enfants ayant absorbé des corps étrangers ou des sujets arrivés à un état cachectique grave du fait d'une maladie longue. La rougeole est au premier rang parmi les affections qui se compliquent de gangrène. Des lésions de cet ordre s'observent chez quelques tuberculeux pulmonaires. Enfin les infections osseuses, les suppurations prolongées de la caisse du tympan et de la mastoïde exposent aux embolies pulmonaires septiques et aux lésions secondaires de gangrène.

A l'autopsie, on trouve alors au niveau des foyers du putrilage dans les zones de broncho-pneumonie ; dans les poches de pleurésie purulente des lambeaux de tissu sphacélé, d'odeur repoussante.

Cliniquement c'est par la gravité de l'état général, le degré de l'intoxication, surtout par la fétidité putride de l'haleine, qu'on soupçonnera l'apparition de cette complication. Le pronostic en est extrêmement grave.

Il faudra éviter d'attribuer à une gangrène pulmonaire l'odeur fétide provenant d'un noma de la bouche, ou même celle d'un abcès rétropharyngien.

Le traitement, à cette phase de la maladie, aura peu de chances de succès. — Les vaporisations dans la chambre de l'enfant des substances balsamiques, les inhalations d'oxygène seront associées à une médication tonique énergique.

LES ADÉNOPATHIES TRACHÉO-BRONCHIQUES

Ces adénopathies sont extrêmement communes dans le premier âge ; Laënnec avait déjà remarqué que dans l'appareil lymphatique du médiastin était la localisation la plus fréquente de la tuberculose.

Les ganglions du médiastin réagissent à toute infection aiguë ou chronique survenant dans leur territoire lymphatique, mais tandis que dans les infections aiguës leur durée ne dépasse guère celle de la maladie causale, dans les infections chroniques, dans la tuberculose surtout qui en est la variété la plus courante, elles évoluent pour leur propre compte et tant par leur action générale que par leur action locale, elles sont susceptibles de provoquer des accidents graves.

La tuberculose ganglionnaire du médiastin est rare dans les trois premiers mois de la vie. Par la suite elle devient de plus en plus fréquente à mesure que l'enfant avance en âge.

Les autres lésions ganglionnaires telles que lésions néoplasiques, lymphômes, lymphosarcomes sont tout à fait exceptionnelles.

Anatomie pathologique. — Dans les adénopathies non tuberculeuses les ganglions sont tuméfiés et leur tissu est rouge à la coupe, mais assez ferme ; la capsule conjonctive ambiante est épaissie ou infiltrée ; les organes voisins peuvent être comprimés et plus souvent refoulés ; il n'est pas rare que les nerfs pneumogastrique et récurrent soient englobés par les masses ganglionnaires d'un certain volume.

Les lésions dans l'adénopathie tuberculeuse coexistent souvent avec des foyers caséeux pulmonaires plus ou moins limités et même avec des petites cavernes qui sont le plus habituellement des trouvailles d'autopsie.

Il n'y a parfois qu'un ou deux petits ganglions de la grosseur d'un haricot, ou d'une dragée qui apparaissent caséifiés à la coupe, en partie ou en totalité. On trouve souvent un gros ganglion au-dessous de la bifurcation des bronches. Dans les formes graves, avec symptômes de compression, les ganglions entourant les maîtresses bronches et ceux interposés aux bronches de deuxième et de troisième ordre, sont infiltrés de matière tuberculeuse et forment des masses plus ou moins volumineuses. Le parenchyme adjacent au sommet et à la partie moyenne peut être aussi tuberculisé, c'est la forme ganglio-pulmonaire. Dans les cas de ce genre, si l'on pratique des coupes frontales des deux poumons et des ganglions adjacents, suivant le diamètre biacromial du thorax, on peut fixer la topographie et la limitation du processus tuberculeux et dans le médidiastin et dans le parenchyme pulmonaire. — Quant aux tubercules, ils présentent tous les degrés de l'évolution bacillaire.

Etude clinique. — Dans les deux premières années de la vie, la symptomatologie de l'adénopathie médiastine tuberculeuse n'a pas de caractères propres tant que son volume n'est pas de nature à modifier le calibre des voies respiratoires.

Jusque-là elle ne reste que soupçonnée soit du fait des bronchites à répétition et avec fièvre observées chez ces jeunes sujets, soit qu'elle traduise une irritation de voisinage sur les plexus nerveux médiastinaux, toux coqueluchoïde, accidents cardialgiques, soit, chose beaucoup plus rare, qu'elle donne lieu par compression de grosses veines ou des gros vaisseaux artériels à des souffles qui pourraient en imposer pour des souffles cardiaques.

Le plus habituellement c'est par l'atteinte portée à l'état général et le trouble de la croissance que cette manifestation tuberculeuse se laisse suspecter. Nous étudierons dans un chapitre spécial les caractères propres à l'hypotrophie tuberculeuse.

Mais quand elle a atteint un volume plus considérable, l'adénopathie peut comprimer la trachée ou les grosses bronches. Nous avons dès 1904 attiré l'attention de nos collègues de la Société de Pédiâtrie sur le caractère très spécial du bruit respiratoire anormal provoqué par cette compression. Nous l'avons défini par les termes de « cornage bronchitique expiratoire » tenant à en fixer à la fois le siège et le temps du cycle respiratoire qui lui sont propres.

Ce bruit de cornage est fort ; il s'entend souvent d'une pièce à l'autre, il a un timbre humide, il est très prédominant à l'expiration ; l'inspiration est souvent silencieuse. Il est ordinairement continu, parfois discontinu, il cesse dans les cris, enfin comme nous le verrons plus loin, il peut disparaître au cours des affections aiguës du thorax, pleurésie, broncho-pneumonie, peut-être par suite de l'insuffisance de ventilation pulmonaire. Le bruit se produit à l'expiration, probablement à cause de la rétraction élastique des poumons et de l'affaissement du thorax, permettant la compression de la trachée ou de la bronche très dépressible à cet âge. Dans l'inspiration au contraire, les masses ganglionnaires sont soulevées excentriquement et les voies aériennes deviennent libres.

La percussion révèle souvent de la submatité dans la région interscapulaire et de chaque côté du sternum, ou même une matité compacte et plus étendue s'il y a des lésions ganglio-pulmonaires.

L'auscultation permet de constater un souffle à la racine des bronches ou parfois de l'obscurité dans la zone du parenchyme correspondant à la bronche comprimée ; lorsque le cornage est fort, l'auscultation devient impossible.

On trouvera dans la thèse de notre élève Bougarel (1) de nombreuses observations. Nous reproduisons ici les premières sur lesquelles nous avons établi les caractères anatomo-cliniques du cornage bronchitique expiratoire.

Cornage bronchitique expiratoire des jeunes enfants, par MM. Variot et Bruder.

Octavie B..., 6 mois, est amenée par sa mère le 15 février pour un bruit respiratoire particulier.

La mère nous apprend qu'elle est accouchée à terme, après une grossesse normale, d'un enfant qui pesait 7 livres.

Nourri au sein par la mère, l'enfant est bien développée et pèse actuellement 14 livres.

A l'âge de 4 mois, elle a commencé à tousser et on observe de fréquentes quintes de toux apparaissant dès qu'on le remue.

C'est depuis cette époque que le bruit respiratoire, qui attire notre attention, est survenu. Ce bruit présente une tonalité aiguë et ne se fait entendre qu'au moment de l'expiration, il est continu, persistant pendant les tétées, mais cesse parfois pendant le sommeil.

Le thorax est légèrement bombé, la percussion décèle une sonorité légèrement exagérée à gauche, tandis que l'auscultation laisse entendre des râles ronflants et sibilants disséminés en avant et en arrière. Il n'y a ni tirage, ni accès de suffocation.

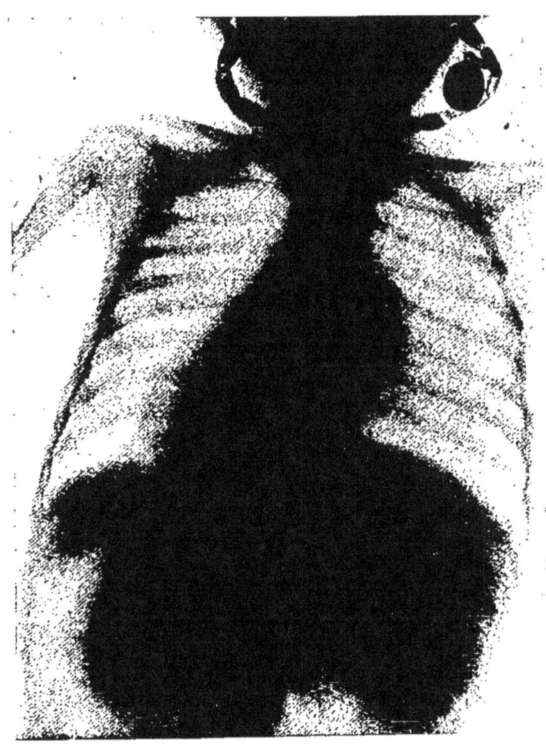

Fig. 37. — Grosse adénopathie trachéo-bronchique, ombre diffuse sur la partie latérale droite du cœur.

L'examen radioscopique pratiqué quelques jours plus tard montra à droite et un peu au-dessus du cœur une opacité correspondant à la région du hile du poumon ; nous pensons que cette opacité est due à une tuméfaction ganglion-

(1) Bougarel, *Etude radiographique sur l'adénophathie trachéo-bronchique chez l'enfant,* — Thèse Paris, 1907.

naire comprimant une grosse bronche et que la production du bruit du cornage est due à cette compression.

Nous avons communiqué à la Société de Pédiâtrie (1) deux nouveaux cas de cornage bronchitique expiratoire.

Obs. 1. — Petite fille âgée de 4 mois et demi, entrée à la crèche des Enfants-Malades le 26 février 1904, est observée jusqu'au 15 mars. C'est à l'âge de 3 mois que les accidents auraient débuté par une bronchite ; l'enfant était très belle jusque-là, elle aurait pesé 4 kg. 500 à la naissance. Depuis cette bronchite, la respiration est devenue difficile et bruyante, et le médecin diagnostiqua une laryngite.

L'enfant a une toux fréquente, quinteuse ; il y aurait eu quelques convulsions dans les membres avant qu'on apportât l'enfant à l'hôpital.

Le bruit de cornage est nettement expiratoire, l'inspiration est à peu près muette ; ce bruit est presque continuel, mais il est sujet à des renforcements surtout la nuit.

Le jour il cesse parfois peu de temps ; on n'entend plus le cornage lorsque l'enfant crie, la voix est très claire. L'état de la nutrition n'est pas satisfaisant ; en 20 jours, l'enfant a perdu 500 grammes.

L'examen radioscopique montre dans la moitié gauche du thorax au-dessus du cœur une zone opaque remontant jusqu'à la clavicule ; le bord gauche du cœur est un peu indistinct ; à droite il y a aussi une opacité anormale peu étendue à droite du médiastin. Le volume du cœur semble un peu augmenté. Ces opacités radioscopiques nous semblent dues à des hypertrophies des ganglions.

Obs. 2. — Le second nourrisson offrant ce même cornage expiratoire a été rencontré à la Goutte de Lait de Belleville le 10 mars 1903.

Le bruit avait fait penser, au médecin traitant, qu'il s'agissait d'une laryngite.

C'est un petit garçon de 6 mois et demi, entièrement au sein. Bien que le père fût tuberculeux, il était, paraît-il, très bien en naissant ; depuis trois mois l'enfant est atteint d'une toux opiniâtre et a cessé de grossir ; il ne pèse que 5 kg. 700 ; cependant la mère, bien portante, est bonne nourrice.

Malgré un séjour à l'hôpital Hérold, l'état de l'enfant ne s'améliore pas ; il tousse beaucoup, vomit fréquemment, dort mal, se réveille en sursaut avec une respiration bruyante.

Comme chez les deux autres nourrissons ci-dessus décrits, l'expiration est bruyante, l'inspiration est muette ; le cornage expiratoire disparaît si l'enfant crie.

L'examen radioscopique montre une opacité étendue au-dessus du bord gauche du cœur empiétant fortement sur la partie claire du parenchyme pulmonaire. Là encore, nous avons tout lieu de croire à une compression bronchitique par un amas ganglionnaire.

Voici une belle observation recueillie par M. Chatelin, interne dans notre service des Enfants-Assistés.

Adénopathie trachéo-bronchique avec cornage bronchitique expiratoire. — Examen radiographique. — Disparition du cornage et apparition d'une bronchopneumonie pseudo-lobaire mortelle. — Autopsie.

L'enfant Adrienne D..., âgée de 13 mois ; poids, 8 kg. 600 grammes ; taille, 66 cm., entre à l'infirmerie de l'hospice des Enfants-Assistés le 29 avril 1910, pour un impétigo du cuir chevelu d'origine parasitaire. On n'a sur elle aucun antécédent.

L'enfant est mise au traitement aussitôt son entrée, et dès le premier jour, on est frappé par l'existence chez la petite malade d'un bruit de cornage assez intense et continu. Un examen plus attentif permet de constater que ce cornage est surtout expiratoire ; l'inspiration n'est pas tout à fait normale, mais n'a pas ce caractère si spécial de ronronnement un

____

(1) *Bulletin de la Société de Pédiâtrie*, février 1904.

peu mouillé qui revient avec une grande régularité à l'expiration ; celle-ci reste d'ailleurs normale comme durée et il n'y a pas de tirage. Ce bruit de cornage se modifie peu dans la journée, mais il est sujet à des renforcements, surtout la nuit.

L'auscultation ne donne aucun renseignement, le bruit du cornage retentissant dans toute la poitrine. La percussion montre une sonorité normale partout, sauf dans la région hilaire droite, en arrière, où il existe un peu de submatité.

L'examen complet de l'enfant ne montre rien d'anormal ; le ventre est gros avec sonorité colique très marquée.

Le diagnostic d'adénopathie trachéo-bronchique avec cornage expiratoire fut porté par M. Variot.

Dans les jours qui suivent son entrée, la petite malade présente toujours le même cornage, avec quelques rémissions dans la journée. Deux vomissements rapidement calmés par l'eau citratée.

Le 7 avril, la température de l'enfant s'élève brusquement le matin à 39°5 et à 40°5 le soir. La petite malade est oppressée, elle tousse et l'on est frappé de la diminution très notable d'intensité du cornage expiratoire ; l'auscultation permet de constater dans la région du sommet droit des râles fins et nombreux, mais ces râles n'existent que dans la moitié supérieure du poumon droit, le reste des poumons présente une respiration normale

Le 8, aggravation de l'état général. Température entre 39° et 40°, dyspnée croissante avec battement des ailes du nez, respiration = 40 par minute. Le cornage expiratoire a totalement disparu, les deux bruits respiratoires sont accélérés, mais de timbre normal.

Une radiographie est pratiquée le même jour.

Le 9 et le 10, l'état s'aggrave, la dyspnée est croissante avec cyanose, la température très élevée et l'enfant meurt le 11 au matin.

Radiographie. — Sur la radiographie exécutée par M. Barret, on constate une opacité s'étendant sur tout le sommet jusqu'à la moitié environ du poumon droit ; cette opacité est due à la broncho-pneumonie pseudolobaire dont l'enfant est morte. Mais en dedans de cette ombre et plus foncée qu'elle, on constate à droite et un peu au-dessus du cœur une zone opaque à bords vaguement polycycliques s'étendant de la clavicule jusqu'au bord droit de l'ombre cardiaque et à peu près deux fois plus haute que large, on ne constate rien de pareil du côté gauche.

Autopsie. — Cavité thoracique, cœur normal.

Tout l'appareil respiratoire est enlevé en masse et placé dans du formol pour permettre une dissection ultérieure.

Thymus normal.

Rien d'anormal à signaler du côté des autres organes. Côlons très dilatés expliquant la distension abdominale que présentait l'enfant.

L'examen minutieux de l'appareil pulmonaire permet les constatations suivantes :

Larynx et trachée absolument normaux, la bronche droite suivie sur des coupes en séries perpendiculaires à son axe, est comprimée dans sa portion extra-pulmonaire et dans sa portion hilaire par une masse ganglionnaire caséifiée. Cette masse est composée de trois ganglions qui refoulent en avant et en haut la paroi fibreuse postérieure et inférieure de la bronche et dans le hile arrivent à en oblitérer complètement la lumière.

Il s'agit donc ici d'un cas très typique de cornage bronchitique expiratoire par adénopathie trachéo-bronchique confirmée par la radiographie et l'autopsie.

Cette observation présente un intérêt particulier du fait de la disparition du cornage coïncidant avec l'apparition d'une broncho-pneumonie.

Un cas analogue avait été publié par le Dr Variot dans la thèse de Bougarel, mais il s'agissait d'une pleurésie séro-fibrineuse au cours de laquelle le cornage expiratoire avait également disparu.

Comment expliquer l'apparition, puis la disparition de ce bruit de cornage ?

On sait quelle interprétation M. Variot a proposée de ce bruit expiratoire. Lorsque, dans l'expiration, le poumon revient sur lui-même, les bronches de l'enfant, très peu rigides, se laissent déprimer et rétrécir par les masses ganglionnaires péribronchiqués ; l'air expiratoire s'échappant par un conduit de calibre irrégulièrement réduit, produit le bruit de cornage caractéristique.

Dans le cas que nous venons d'étudier, la broncho-pneumonie avait supprimé fonctionnellement toute une partie du poumon droit, celle qui répondait précisément à la bronche la plus rétrécie, au niveau de laquelle, très vraisemblablement, se produisait le cornage. Par suite de la suppression fonctionnelle de cette partie du poumon lésé, la colonne d'air expiratoire qui s'échappait par la bronche était considérablement réduite, et son volume tout à fait insuffisant à produire le cornage.

Quelle que soit la valeur de cette interprétation, cette observation, en tout cas, montre une fois de plus l'importance du cornage bronchitique expiratoire dans le diagnostic de l'adénopathie trachéo-bronchique, en l'absence de tout autre signe clinique.

Diagnostic. — Le diagnostic de l'adénopathie tuberculeuse du médiastin dans le premier âge peut être des plus difficiles. Dans les cas de cornage bronchitique expiratoire, il faudra le distinguer par l'analyse précise de ses caractères du bruit anormal observé dans le stridor laryngé congénital et dans l'hypertrophie du thymus ; mais on se souviendra du caractère essentiellement prédominant à l'inspiration dans ces deux affections, donc bien différent du caractère expiratoire du cornage de l'adénopathie.

Il en est de même des végétations adénoïdes qui produisent un ronflement inspiratoire parfois très fort. Quand l'adénopathie se traduit par des signes d'ordre général ou c'est l'imprégnation tuberculeuse et non la lésion ganglionnaire qui marque son empreinte, elle doit comme nous le verrons plus loin, être dissociée des autres causes d'hypotrophie, et principalement de l'hypotrophie gastro-intestinale.

La clinique à elle seule suspecte la tuberculose, mais elle ne permet pas d'affirmer l'adénopathie. Seule la radiologie lève les doutes.

Dès 1907, nous avons montré à la Société Médicale des hôpitaux, toute la valeur des données radiologiques pour le diagnostic des adénopathies trachéo-bronchiques dans le premier âge. Cette méthode, disions-nous, à cette époque, est d'autant plus nécessaire que chez l'enfant tout petit qui ne se prête pas à des explorations méthodiques, les procédés courants d'examen, percussion et auscultation, restent négatifs, alors que les autopsies révèlent des masses ganglionnaires volumineuses et déjà caséifiées..... « Comment découvrir des ganglions caséeux ou même calcaires de la grosseur d'un haricot ou d'une noisette qui refoulent simplement le tissu cellulaire ambiant sans exercer de compression notable ni sur l'arbre aérien, ni sur les vaisseaux, ni même sur les nerfs? Les radiologues M. Béclère en particulier, ont montré des ganglions calcifiés parfaitement visibles dans le thorax à cause de leur infiltration calcaire donnant une ombre opaque très forte et nettement circonscrite ; ces ganglions, avant la radioscopie, n'étaient même pas soupçonnés chez les sujets qui en étaient porteurs..... Ces adénopathies volumineuses, mais tout à fait centrales, recouvertes par d'épaisses couches de parenchyme pulmonaire sain, peuvent être absolument méconnues par la percussion et l'auscultation pratiquées minutieusement ». Nous rapportions notamment l'observation d'un enfant de cinq ans que nous avions vu avec M. Foveau de Courmelles qui présentait des crises douloureuses ressemblant à l'angine de poitrine, remontant à plusieurs années et chez lequel la percussion et l'auscultation étaient restées muettes. Cependant une plaque radiographique montrait une masse opaque, large de 3 cm., haute de 5 cm., plaquée contre l'oreillette droite du cœur (1).

L'observation suivante est instructive au point de vue anatomo-clinique et radiologique.

Hypotrophie d'origine tuberculeuse, avec adénopathie trachéo-bronchique prédominante à droite, constatée à trois reprises pendant la vie par la radiographie et contrôlée par l'autopsie.

Renée X..., 8 mois, entre le 26 octobre 1906, dans notre service dans un état très précaire, amaigrissement considérable, dyspnée extrême avec cyanose de la face, refroidissement des extrémités, battement des ailes du nez.

A l'auscultation, bouffées de râles sous-crépitants disséminés dans les deux poumons.

En outre, de temps à autre, quintes coqueluchoïdes.

Quelques selles liquides vertes. T. : 39°8.

Les jours suivants, grâce à une thérapeutique appropriée, les signes physiques et généraux s'amendent, la diarrhée et les quintes persistent.

Dans les 2 mois qui suivirent, le traitement avec du bon lait, les soins réguliers permettent de remonter l'état général de l'enfant qui, de 3 kg. 950 le 27 octobre, monte à 4 kg. 600 le 13 décembre, avec alternative de périodes troublées et de périodes d'accalmie avec vomissements rares et selles normales.

Le 17 décembre. Brusque hyperthermie : 40°, correspondant à une poussée de bronchite avec râles muqueux. Retour à la normale au bout de 4 jours. Une poussée dentaire survient. Bref, l'enfant perd 220 gr. en 17 jours.

Du 1er au 12 janvier, excellente période, l'enfant est gaie, sourit à l'entourage, joue avec les objets qu'on lui donne, manifestant même une certaine intelligence. Dans ce délai, gain de poids : 500 gr.

Du 12 au 31 janvier, nouvelle période fébrile : 38°5-40°. Chute de poids (400 gr.). Apparition de bulles de pemphigus. Otite gauche.

Févrié. La température continue à osciller autour de 37°5-38°, avec des ascensions brusques à 39°-40° par intermittences durant quelques jours. — Malgré le mauvais état général, elle surmonte cette crise.

Au niveau des poumons quelques râles fugaces insignifiants. Pas de souffle, notamment dans la région du hîle. Pas d'obscurité nette à la percussion.

La radioscopie montre cependant nettement la présence dans le médiastin, en dehors et aussi un peu au-dessus de l'opacité cardiaque, de masses sombres arrondies, mal limitées, très prédominantes à droite et que nous considérons comme des ganglions tuberculeux hypertrophiés.

Dès lors, on renonce au diagnostic d'hypotrophie d'origine gastro-intestinale et on attribue le processus dystrophique à l'évolution de la tuberculose.

Mars. — L'état s'aggrave, l'enfant s'émacie, se cachectise, l'enfant meurt le 7 avril.

Autopsie. — Poumons : pas d'adhérences pleurales, pas de liquide dans la plèvre.

Les 2 poumons sont fortement congestionnés à leur face postérieure.

Au sommet gauche, petit tubercule non caséifié.

Au sommet droit, petit cavernule de la grosseur d'un pois.

Ganglions. — Ganglions multiples et volumineux entourant la bifurcation de la trachée et les deux bronches, enserrant les gros vaisseaux de la base du cou et le penumogastrique droit.

A la coupe, les ganglions volumineux sont très caséeux mais leur consistance est ferme.

(1) Forme cardialgique d'adénopathie trachéo-bronchique. Société de Pédiâtrie 1906.

Une coupe frontale est pratiquée passant par la trachée et les grosses bronches, intéressant le médiastin et les deux poumons.

Au-dessous de la bifurcation des bronches, il y a un véritable triangle caséeux remplissant l'espace libre, mais ne paraissant pas rétrécir le calibre des conduits aériens. Ces gros ganglions caséeux médians de même que les ganglions prétrachéaux ne pouvaient être vus, à la radioscopie ; ils étaient masqués par l'ombre du rachis.

Par contre, on voit sur la coupe verticale et transversale des deux poumons des amas caséeux compacts interposés entre les divisions bronchiques de deuxième et de troisième ordres, empiétant sur le parenchyme pulmonaire qu'ils refoulent. A droite la masse caséeuse, grande au moins comme une pièce de cinq francs, déborde en dehors le cœur qui est d'ailleurs très petit ; il est bien certain que cette masse était visible à la radioscopie.

La confrontation des lésions avec les signes radiologiques pendant la vie démontre la valeur de ces derniers.

L'examen frontal à l'écran ne peut montrer que les adénopathies latérales, mais ne renseigne pas sur les masses ganglionnaires médianes. Cependant comme l'a conseillé M. Béclère, si l'on explore obliquement les groupes ganglionnaires sous-bronchiques droits et gauches, on aura plus de facilité à percevoir des ombres et des opacités anormales surtout par comparaison avec des sujets sains.

Nous avons par la suite tenu à confirmer nos premières observations et en juin 1907 nous exposions à la Société de Pédiatrie nos recherches sur le contrôle de l'examen radioscopique par l'étude des lésions à l'autopsie dans l'adénopathie trachéo-bronchique des enfants. Il y a lieu en effet, chaque fois que les circonstances le permettent, de comparer l'image radiologique avec les constatations nécropsiques. Les ombres résultant de la silhouette des ganglions hypertrophiés ne sont pas toujours d'une constatation facile par la radioscopie seule ; la radiographie les enregistre d'une manière plus visible. Il est bien vraisemblable que le degré d'opacité des ganglions varie avec les diverses lésions anatomiques. M. Béclère a montré que des séries de ganglions calcifiés apparaissaient sur les côtés du rachis comme de petits projectiles, c'est-à-dire étaient représentés par des ombres foncées à contour assez net.

Depuis cette époque nous n'avons cessé de soumettre à l'examen radiologique avec M. Barret tous nos petits hypotrophiques suspects de tuberculose ganglionnaire, et nous avons acquis la conviction que ce sont surtout les adénopathies latérales un peu développées débordant le rachis ou le cœur qui sont révélées par cette méthode d'investigation.

Nos recherches et nos conclusions ont été confirmées par de multiples travaux. Les médecins en collaboration avec les radiologistes, (Ribadeau-Dumas et Weill, etc...) mettant à profit les perfectionnements apportés aux appareils, ont présenté des clichés très démonstratifs. Nous empruntons à MM. Ferrand et Chatelin les conclusions de leur travail sur les caractères distinctifs des principales ombres médiastines.

Les ombres sont plus ou moins volumineuses, arrondies, à contour polycyclique. L'opacité de l'ombre est souvent moindre à la périphérie du ganglion ou de la masse ganglionnaire, de plus l'opacité varie avec le degré de la lésion. Les ganglions calcifiés par exemple apparaissent semblables à de gros grains de plomb.

La disposition de ces ombres est également à retenir. Les masses juxtacardiaques remontent quelquefois très haut jusqu'à l'angle sterno-claviculaire et le plus souvent à droite. Fréquemment elles se continuent par des sortes de traînées « descendant parallèlement à un centimètre de distance de l'ombre du bord droit du cœur pour aller se confondre avec l'ombre diaphragmatique. » (Josserand et Roux). Presque toujours enfin, elles s'accompagnent d'ombres analogues, mais de siège absolument différent. Ces ombres sont bas situées dans le thorax et plus éloignées de la ligne médiane, à la hauteur des 7e, 8e, 9e arcs costaux. Elles sont plus petites que celles du hile et se réduisent souvent à des points obscurs, à des traînées d'ombres légères à contours irréguliers.

Cette ombre radiologique doit être distinguée de celle fournie par l'hypertrophie du thymus. Ici l'ombre est sensiblement médiane, surmonte l'ombre cardiaque et fait corps avec elle. Elle a la forme d'un trapèze ou d'un quadrilatère irrégulier à coins émoussés. Les contours sont nets, quelquefois rectilignes, le plus souvent légèrement incurvés. Ils peuvent être découpés par des encoches qui figurent probablement la lobulation de la glande, mais ils sont toujours formés par des arcs de cercle à grand rayon. Enfin l'ombre thymique est également intense et compacte, de même ton que l'ombre cardiaque.

Tels sont les caractères distinctifs de ces ombres quand elles sont typiques, mais si précis semblent-ils, ils n'en laissent pas moins parfois le diagnostic fort délicat, surtout dans les adénopathies hautes ou dans les cas d'hypertrophie ganglionnaire et d'hypertrophie thymique associées. En 1919 M. Armand Delille a présenté à la Société des Hôpitaux des observations avec autopsie confirmant entièrement nos recherches faites en 1907.

Pronostic. — La marche des adénopathies tuberculeuses est en général progressive et les enfants succombent, soit à la généralisation tuberculeuse, soit à une broncho-pneumonie intercurrente ; on voit parfois les adénopathies se rétracter et guérir par calcification. On a signalé aussi la guérison par vomiques. Les formes ganglio-pulmonaires de cette affection impliquent un pronostic plus sévère.

Traitement. — Il faut fortifier l'état général, recourir à l'huile de foie de morue, au jus de viande, administrer la solution iodo-iodurée, ainsi formulée :

Eau distillée	150	grammes
Iodure de potassium	15	—
Teinture d'iode	5	—
Sirop de gentiane	100	—

à la dose de deux à trois cuillerées à café par jour suivant l'âge.

On appliquera des emplâtres de Vigo répétés dans l'espace interscapulaire. On donnera des bains avec les eaux-mères de Salies-de-Béarn. On conseillera la cure marine l'été.

L'enfant devra recevoir le sein d'une bonne nourrice ; s'il est au biberon, le lait sera soigneusement stérilisé.

Pour les adénopathies non tuberculeuses consécutives aux affections aiguës ou subaiguës des voies respiratoires, les cures d'altitude seront utiles, spécialement dans les Pyrénées. Le thorax sera soigneusement protégé par de la flanelle et l'on évitera les changements brusques de température, les brumes et toutes les conditions qui peuvent ranimer les catarrhes broncho-pulmonaires.

MALADIES CONGÉNITALES DU CŒUR

Ces maladies liées à des malformations du cœur sont communes dans le premier âge et on en constate les signes dès la naissance : nous verrons que les lésions acquises de l'endocarde et du péricarde sont bien plus rares ; en effet, le rhumatisme qui les cause habituellement est exceptionnel jusqu'à deux ans.

Le cœur de l'embryon est d'abord constitué par un tube qui se replie pour ébaucher le ventricule et l'oreillette primitifs. — La portion veineuse du tube cardiaque, en connexion avec les veines omphalo-mésentériques, est séparée de la portion ventriculaire par un étranglement, le *canal auriculaire ;* un autre étranglement, le *détroit de Haller*, est interposé entre le bulbe aortique et le ventricule. — Dès la 7e semaine le bulbe aortique est déjà cloisonné pour donner naissance à l'aorte primitive et à l'artère pulmonaire. La cloison partant de la pointe du ventricule et qui doit le subdiviser serait achevée vers la 8e semaine.

Le cœur est donc d'abord mono-ventriculaire et mono-auriculaire. On signale quelques malformations de ce genre chez le fœtus, correspondant à cette phase initiale du développement cardiaque ; mais il est rare que cette lésion soit compatible avec la vie jusqu'à la naissance.

Presque toujours les cloisons ventriculaire et auriculaire existent mais incomplètes, il est vrai ; il y a inocclusion des *septa* ventriculaire ou auriculaire, ou des deux à la fois, par suite communication des cavités cardiaques droite et gauche. — Dans ces circonstances le sang rouge et le sang noir se mélangent, la circulation s'effectue anormalement et la conséquence habituelle est la cyanose congénitale.

Le mécanisme de la production des malformations du cœur et des gros vaisseaux qui en naissent est loin d'être élucidé. — Il est bien certain que les lésions les plus communes telles que le rétrécissement de l'artère pulmonaire, associé à une perforation interventriculaire, sont extrêmement précoces, puisqu'elles résultent d'un cloisonnement défectueux du bulbe aortique et d'un développement incomplet de la cloison interventriculaire. Il y a donc là un trouble inexpliqué dans le modelage initial du cœur de l'embryon, du même genre que dans les autres monstruosités.

Pour ce qui est de l'influence des affections cardiaques acquises des générateurs sur la production des malformations congénitales du cœur, les auteurs admettent en général qu'elle n'est pas démontrée. Cependant des faits tels que le suivant pourraient soulever quelques doutes à cet égard.

Cyanose liée à une malformation congénitale du cœur chez un enfant de onze ans et demi. Père mort d'une affection cardiaque rhumatismale. Mère vivante atteinte d'un rétrécissement initial (1).

Lucien F,.., 11 ans et demi, de taille et de développement moyens, présente tous les signes d'une cyanose congénitale caractérisée. L'examen du cœur décèle un frémissement cataire plus prononcé à la base et un souffle systolique très prolongé dans toute la région précordiale, qui s'atténue vers la pointe.

Le père est mort. A l'âge de 47 ans, il a été atteint d'hypertrophie cardiaque à la suite de rhumatisme. Il a succombé à une crise nouvelle de rhumatisme.

La mère est une femme délicate de 32 ans, pâle et un peu amaigrie, très sujette aux palpitations et aux essoufflements. On découvre à l'auscultation un murmure présystolique avec claquement systolique normal à la pointe et dédoublement du second bruit. Ces divers signes permettent d'affirmer la présence d'un rétrécissement mitral.

Il semble bien que Peacock, dans ses belles recherches sur les cardiopathies congénitales, ait fait jouer un rôle excessif aux troubles mécaniques pour les interpréter. D'après cet auteur un obstacle au niveau de l'orifice pulmonaire, pendant que la cloison du cœur est en voie de formation, donnera probablement lieu à l'hypertrophie et à la dilatation du ventricule droit, et à la persistance d'une petite communication interventriculaire. Les obstacles survenant à une période plus précoce, peuvent absolument arrêter la formation des cloisons de sorte que le ventricule ou l'oreillette resteront uniques (2).

La précocité et la simultanéité du cloisonnement du bulbe aortique et des ventricules portent à faire douter de cette ingénieuse théorie qui devient plus plausible pour comprendre l'inocclusion du trou de Botal pendant la vie fœtale, en empêchant l'accollement des deux parties de la cloison interauriculaire.

Les malformations valvulaires sont également dues à un défaut initial dans le développement des bourgeons qui doivent former les valvules.

Rappelons enfin que, dans quelques cas, les lésions congénitales du cœur ont pu être attribuées à des endocardites fœtales. Lancereaux a été jusqu'à admettre : « que la tératologie du cœur n'est autre que la pathologie de cet organe pendant la vie intra-utérine ».

VARIÉTÉS ANATOMIQUES DES MALFORMATIONS CARDIAQUES

Elles sont extraordinairement nombreuses ; il suffit pour s'en convaincre de consulter les ouvrages spéciaux publiés sur ce sujet et en particulier l'atlas de Peacock.

Les malformations peuvent porter sur le cœur lui-même et sur les vaisseaux

(1) *Journal de Clinique et de Thérapeutique infantiles*, 6 octobre 1898, par M. VARIOT.

(2) *Traité pratique des Maladies des enfants* par J. GOODHART, p. 537. Traduction française par MM. VARIOT et FOLLENFANT.

Voir aussi le remarquable article du professeur MOUSSOUS sur les Malformations cardiaques dans le compendium de GRANCHER et COMBY.

qui en partent : nous n'insisterons que sur celles qui permettent la survie. L'unité des ventricules et des oreillettes est très rare.

Dans la plupart des cas on relève une inocclusion du septum ventriculaire, avec ou sans persistance du trou de Botal.

La perforation interventriculaire peut être étroite sans rétrécissement de l'artère pulmonaire (maladie de Henri Roger).

Mais cette perforation est le plus souvent large ; on y introduit un ou plusieurs doigts : l'artère pulmonaire est plus ou moins rétrécie soit dans tout son calibre, soit à son orifice seulement. On a noté aussi des rétrécissements sous-infundibulaires.

Il peut arriver que l'épaisseur des deux ventricules soit égale dans le rétrécissement uniforme de l'artère pulmonaire avec inocclusion du septum ventriculaire (*cyanose sans souffle*).

La malformation congénitale la plus commune en connexion avec la cyanose pendant la vie et qui permet une survie longue, est l'association de la perforation interventriculaire avec le rétrécissement de l'artère pulmonaire avec ou sans persistance du trou de Botal et du canal artériel.

Le clinicien doit avoir cette malformation complexe toujours présente à l'esprit et ne pas se borner à évoquer simplement, comme on le faisait jadis, la persistance du trou de Botal pour expliquer la cyanose par le mélange des deux sangs dans les oreillettes.

La transposition complète des vaisseaux, l'aorte se détachant du ventricule droit et l'artère pulmonaire du ventricule gauche n'est pas très rare : mais la survie est courte.

Il est plus fréquent encore de voir l'aorte et l'artère pulmonaire naître simultanément du ventricule droit. Dans cette variété nous avons individualisé la cyanose paroxystique dont nous donnerons une description détaillée.

Les anomalies peuvent porter isolément sur les valvules du cœur, dans le rétrécissement mitral congénital par exemple, ou sur l'orifice de l'artère pulmonaire, ou sur le calibre même de l'aorte, et même sur les gros vaisseaux veineux, veines caves en particulier.

Moussous fait remarquer très justement qu'il est impossible de faire une classification méthodique de toutes les malformations cardiaques, tant elles sont complexes et variées ; elles constituent encore un véritable chaos.

Cependant si l'on envisage ces malformations dans leurs rapports avec l'étude clinique on peut les diviser en deux classes bien distinctes :

1º Les malformations avec cyanose ;

2º Les malformations sans cyanose.

LA CYANOSE

Les grandes cardiopathies congénitales ont comme manifestation habituelle la *cyanose*. Cadet de Gassicourt nous a laissé un tableau clinique fidèle de cet état morbide : « L'enfant, même au repos, même pendant le sommeil, a la face comme turgescente, d'un bleu violacé. La teinte cyanique, uniformément répandue, est surtout prononcée au nez et sur les lèvres, elle se voit même un peu effacée sur la voûte palatine et le voile du palais, la langue est aussi teintée. Les mains sont d'un bleu violet ; la cyanose s'y accuse plus fortement que partout ailleurs ». Les extrémités digitales sont ordinairement renflées en spatule ou en baguette de tambour.

La cyanose continue subit souvent des exacerbations par crises surtout sous l'influence des repas, des émotions, des cris, etc.

On admettait jadis que la cyanose était due au mélange des deux sangs, à cause de la communication des cavités cardiaques, mais on sait bien maintenant que, dans la maladie de Henri Roger, il n'y a pas cyanose parce que c'est le sang rouge qui passe dans le sang noir. Dans la cyanose paroxystique, la cyanose est tout à fait discontinue. Depuis que l'on a constaté que la cyanose coexiste avec une hyperglobulie qui peut aller jusqu'à 8 et 9.000.000 de globules par millimètre cube, on a tendance à attribuer l'état cyanique à cette modification spéciale du sang. C'est une opinion que je partage avec Pierre Marie, Vaquez, etc. L'hyperglobulie a été constatée d'abord par Tœnnissen sur une fille de 10 ans. C'est un phénomène capital... Il est vraisemblable que l'hémoglobine n'a qu'une affinité diminuée pour l'oxygène et qu'elle a subi des modifications qui la rapprochent de l'hémoglobine réduite dont la coloration est normalement noire. M. Pierre Marie considère l'hyperglobulie comme une manifestation de défense de l'organisme qui lutte contre l'insuffisance de l'hématose pulmonaire. Il s'appuie sur les observations de plusieurs physiologistes qui ont vu le nombre de globules rouges augmenter dans le sang de l'homme et des animaux au fur et à mesure que la densité de l'air diminue et que l'altitude des milieux habités devient plus grande.

Il semble bien que les manifestations tégumentaires de la cyanose sont réglées par la vascularisation et la vaso-dilatation normale des capillaires. Aux extrémités, aux doigts, aux orteils, les vaisseaux de la peau sont normalement dilatables ; on a même décrit des anastomoses directes entre les artères et les veines. Il en est de même dans la peau du nez, du pavillon des oreilles, etc. La peau des lèvres, les muqueuses buccale, conjonctivale sont richement irriguées et la coloration rouge du sang nous apparaît à travers les couches épithéliales transparentes. Sur le tronc et l'abdomen la cyanose se montre à peine.

Chez le cyanique, comme le sang circulant est noir, nous ne devons pas être surpris de voir une coloration foncée là où nous sommes accoutumés à trouver une coloration rouge. Sous l'influence du froid, des efforts, des cris, de la course, la peau du visage devient plus livide comme elle deviendrait plus rouge si le sang était normal. Lorsque la vaso-dilatation est localement troublée au niveau des plaques d'érythème, il apparaît des cyanoses circonscrites plus foncées. Chez le nouveau-né normal, dont tout le système capillaire est plus dilatable que celui de l'adulte, on voit lors des cris, non seulement la peau du visage, mais aussi la peau du thorax prendre une coloration rouge qui se dissipe lorsque l'enfant se calme. Ce phénomène est peut-être commandé par l'hyperglobulie normale après la naissance. — La cyanose pour cette raison est plus généralisée chez le nouveau-né que plus tard.

En somme l'état cyanique de la peau est dû surtout à l'hyperglobulie et à l'état spécial de l'hémoglobine qui paraît se rapprocher de l'hémoglobine réduite ; sa prédominance dans certaines régions est en rapport avec la disposition préexistante des réseaux vasculaires (1).

L'état cyanique permanent détermine une déformation spéciale des extrémités des doigts et des orteils qui se renflent en spatule. Ces déformations sont manifestement liées à la gêne de la circulation pulmonaire car on les observe dans les lésions chroniques des poumons, chez les enfants atteints de sclérose pulmonaire, d'ectasies bronchiques, etc., aussi bien que dans les lésions congénitales, avec rétrécissement de l'artère pulmonaire. On a pensé d'abord que l'élargissement des doigts tenait à une hypertrophie des phalanges (ostéite hypertrophiante) ; mais on reconnut par la radiographie que les os ne participaient pas au processus (Beclére, Variot et Chicotot) (2). J'ai vu dans des cas de cyanose typique, sur des radiophotographies, que l'hypertrophie si apparente des dernières phalanges des doigts et des orteils ne porte que sur les parties molles et que les phalangettes ont conservé leur volume et leur modelage normaux. Il est surprenant de constater que le tissu osseux irrigué par le même sang que celui qui circule dans le derme et les tissus sous-jacents ne participe en rien au processus hypertrophique qui déforme si notablement les extrémités digitales. Il est permis de présumer que l'ectasie capillaire d'où paraît dépendre l'hypertrophie des parties molles n'existe pas dans le périoste, ni dans le tissu osseux de la phalange.

La température des extrémités est abaissée à 28° ou 30°.

Les cyaniques sont sujets à la dyspnée au moindre effort et même à des accès de suffocation qui peuvent être suivis de syncope.

Leur cérébration est le plus souvent lente et ils présentent parfois des accès épileptiformes.

Ils ont souvent du gonflement du foie et de la rate. Enfin leur développement est généralement entravé. Chez les nouveau-nés refroidis, très débiles et qui s'alimentent mal, on voit survenir des accès de cyanose intermittents ne dépendant pas d'une malformation cardiaque. Il m'a paru que cette cyanose était d'ordre asphyxique ; les mouvements de la respiration, probablement sous une influence bulbaire, se ralentissent et s'espacent ; il y a de longues pauses respiratoires ; le pouls est également très ralenti pendant ces crises de cyanose.

ÉTUDE DES MALFORMATIONS CARDIAQUES AVEC CYANOSE

C'est là un des problèmes les plus ardus de la Clinique Infantile et bien que nous ayons fait quelques progrès en France dans cette direction, il faut bien reconnaître que nous sommes encore peu avancés. L'extraordinaire multiplicité morphologique des cardiopathies congénitales dont le symptôme essentiel et primordial est la cyanose, ne peut guère nous laisser espérer que nous

(1) *Sur l'indépendance des Malformations congénitales du cœur et de la cyanose*, par G. VARIOT. Journal de Clinique et de Thérapeutique infantiles, 1897.

(2) *Etude radiographique du squelette des mains chez un enfant atteint de cyanose*, par VARIOT et CHICOLAT. Bulletin de la Société de Pédiâtrie, 1899.

arrivions jamais à distinguer à coup sûr ces diverses malformations les unes des autres.

L'intérêt de ce diagnostic différentiel serait cependant très réel, ne fût-ce que pour établir le pronostic; car il est bien établi que certaines malformations ne sont pas compatibles avec une longue survie.

CYANOSE AVEC SOUFFLE

Lorsqu'on se trouve en présence d'une cyanose permanente bien typique chez un enfant du premier âge, on recherche s'il existe ou non un bruit anormal au cœur, un souffle, ce qui est le cas de beaucoup le plus fréquent.

Il est d'ailleurs difficile d'en fixer le foyer *maximum* vu la faible surface de la région précordiale. — La percussion montre que le ventricule et l'oreillette droite débordent le plus souvent à droite du sternum. Il est bon de corroborer par l'examen radioscopique ces investigations sur la forme et le volume du cœur. — Le plus souvent l'ombre radioscopique est élargie et la silhouette très différente de la normale correspond à une forme un peu globuleuse de l'organe.

Quelle conclusion tirer de ces constatations ? On ne peut que faire un diagnostic de probabilité : la malformation la plus commune étant le rétrécissement de l'artère pulmonaire avec perforation interventriculaire avec ou sans persistance du trou de Botal et du canal artériel, on devra penser d'abord à cette malformation. Mais il peut arriver qu'on se trouve en présence de lésions moins fréquentes qui s'accompagnent de cyanose et de signes à peu près identiques.

La cyanose avec *dilatation* (1) de l'artère pulmonaire se traduit par un tableau clinique impossible à distinguer de la cyanose avec rétrécissement. En voici une observation que j'ai recueillie en 1897, à l'hôpital Trousseau.

Il s'agit d'un petit garçon de 13 mois qui est mort subitement 5 jours après son entrée à l'hôpital. La sage-femme s'aperçut dès la naissance que les pieds et les mains étaient bleus. Bien qu'il ait reçu le sein, il n'avait à 13 mois que le poids et la taille d'un enfant de 6 mois. L'aspect de la cyanose était typique, les phalanges étaient renflées. On entendait très distinctement un souffle systolique bref prédominant à la base du cœur. Pendant la vie on porta le diagnostic probable de rétrécissement de l'artère pulmonaire avec inocclusion du *septum*.

A l'autopsie, le cœur, volumineux, mesurait de la base du ventricule droit à la pointe 8 cm. L'aorte se détachait du ventricule droit entre la valve gauche et la valve droite de la tricuspide ; incisée en largeur, elle mesurait 2 cm. 1/2. L'artère pulmonaire s'abouchait à droite de la valve droite de la tricuspide ; elle avait une longueur de 3 cm. Après incision, sa largeur était de 5 cm., le double de la circonférence de l'aorte. Le trou de Botal était oblitéré, mais il existait, près de la grande valve de la mitrale, une perforation dans la cloison interventriculaire où l'on pouvait introduire l'extrémité de l'index.

Dans cette observation la dilatation congénitale de l'artère pulmonaire s'accompagnait d'un souffle comme le rétrécissement : il paraît probable que ce souffle se produisait au niveau de la perforation interventriculaire.

Voici une autre observation recueillie par mon interne M. Sédillot dans mon service de l'hospice des Enfants-Assistés, et prouvant que la transposition de

(1) Un cas de cyanose avec dilatation de l'artère pulmonaire par G. VARIOT. *Journal de Clinique et de Thérapeutique infantiles*, octobre 1897.

l'aorte et de l'artère pulmonaire, avec persistance du canal artériel, se traduit par de la cyanose avec souffle dans la région précordiale.

G... B..., né le 30 avril 1912, abandonné à la nourricerie de l'hospice des Enfants-Assistés, le 17 mai. (Service de M. Variot.)

17 mai. — Température, 36° ; poids, 2 kg. 830 gr. Enfant élevé au biberon.

L'enfant présentait une cyanose très intense généralisée mais prédominante au niveau du cou, des lèvres, des paupières et des extrémités. Cette cyanose augmentait quand l'enfant buvait ou criait.

L'auscultation du cœur révéla un souffle systolique prédominant au foyer de l'artère pulmonaire, souffle bref, assez intense ne se propageant pas.

La radioscopie montra un cœur gros globuleux. L'ombre arrondie débordait largement à droite du sternum. Examen du sang, 5.200.000 hématies par mmc.

Evolution. — La température atteignit 37° le 22 juin, redescendit à 36° pendant huit jours, remonta à 37° et s'y maintint, sauf les quatre derniers jours où elle descendit à 35°5.

Le poids atteignit 2 kg. 990 le 2 juin, retomba à 2 kg. 520 en cinq jours. La température baissa alors parallèlement au poids.

Les signes sthétoscopiques n'ont pas varié. M. Variot porta le diagnostic probable de rétrécissement congénital de l'artère pulmonaire avec inocclusion du septum interventriculaire expliquant, ainsi à la fois le souffle et la cyanose.

7 juin. — L'enfant meurt après un abaissement rapide en cinq jours, du poids et de la température.

L'autopsie montra que :

L'aorte naît du ventricule droit et l'artère pulmonaire du ventricule gauche. Le calibre des deux vaisseaux est normal, de même leurs valvules sigmoïdes.

Le canal artériel est largement perméable (2 millim. environ). Le septum interventriculaire est normal, mais les deux oreillettes communiquent largement.

La paroi du ventricule droit (ventricule d'où part l'aorte) est notablement plus épaisse que celle du ventricule gauche d'où sort l'A. P., l'épaisseur du ventricule droit de 6 millim., celle du ventricule gauche de 4 millim. 5.

Il est vraisemblable de supposer que le souffle systolique perçu au foyer de l'artère pulmonaire était dû au reflux par le canal artériel du sang de l'aorte, dans le courant sanguin de l'artère pulmonaire. Dans ce vaisseau, la pression devait être moindre, par suite de la moindre épaisseur du myocarde à gauche. Dans cette hypothèse, le sens du courant dans le canal artériel aurait été inverse de ce qu'il est normalement pendant la vie fœtale.

Le diagnostic, posé, pendant la vie, comme le plus vraisemblable, vu la fréquence relative des malformations, à cause du souffle systolique coexistant avec la cyanose permanente et congénitale, avait été : rétrécissement de l'artère pulmonaire, avec inocclusion du septum ventriculaire.

L'autopsie a montré une transposition de l'aorte et de l'artère pulmonaire, lésion beaucoup plus rare, qu'on ne pouvait guère soupçonner.

La survie est généralement courte dans les cas de ce genre ; cet enfant a succombé à deux mois ; il en fut à peu près de même, chez un autre enfant, que nous avons observé avec mon ancien interne, M. Coyon.

Vu l'épaisseur du ventricule droit, plus grande que celle du gauche, nous pensons que la circulation du sang devait être *récurrentielle* dans le canal artériel persistant, car la pression devait être aussi plus grande dans l'aorte que dans l'artère pulmonaire. Le sens du courant sanguin était vraisemblablement l'inverse de ce qu'il est normalement, durant la vie fœtale (1).

Ces exemples suffisent pour montrer que dans la majorité des cas de cyanose avec souffle chez le nourrisson, on devra être extrêmement réservé pour porter un diagnostic précis sur la variété de la malformation. Dans le deuxième âge, le rétrécissement de l'artère pulmonaire en connexion avec la cyanose devient plus habituel, car la plupart des enfants cyaniques atteints d'autres malformations succombent dans la première ou la deuxième année.

LA CYANOSE CONGÉNITALE PAROXYSTIQUE

En 1904, M. Variot a décrit avec son interne, M. Sébilleau, sous le nom de « *cyanose congénitale paroxystique* », une malformation du cœur spéciale, dans laquelle la coloration cyanotique des téguments et des muqueuses n'apparaît que d'une manière intermittente et par crises. Cette cyanose paroxystique est en rapport avec des lésions bien déterminées et constantes qui, *diagnostiquées pendant la vie*, ont été retrouvées à l'autopsie. Voici le texte même de la première communication de MM. Variot et Sébilleau (2).

« Nous avons l'honneur d'appeler l'attention de la Société de Pédiâtrie sur une variété clinique de cyanose congénitale qui n'est pas rare puisque, en quelques mois, nous avons pu en observer trois exemples. Dans ces trois cas, il s'agissait d'enfants manifestement porteurs d'une malformation cardiaque, et chez lesquels survenaient, à intervalles, des crises de cyanose généralisée extrêmement fortes ; entre les crises, la coloration des téguments redevenait normale ou à peu près normale ; il était bien difficile, à première vue, à la seule inspection, de soupçonner une lésion congénitale du cœur.

Dans les descriptions classiques de la cyanose, on signale des renforcements, des paroxysmes et même des crises de cyanose provoquées par l'action du froid, apparaissant en rapport avec la digestion, se montrant sous l'influence des efforts, etc. Mais ces paroxysmes sont généralement très peu durables et, dans leur intervalle, l'état cyanique, la lividité des lèvres, etc., reste manifeste.

Au contraire, dans la variété clinique que nous avons en vue, les crises de cyanose sont au premier plan ; elles impriment à la maladie un cachet spécial par leur extrême intensité, par les troubles nerveux coexistants allant jusqu'à la perte de connaissance.

En dehors de l'état de crise, les enfants paraissent être presque normaux pour les parents comme pour le médecin. La coloration des téguments est à peine différente de ce qu'elle doit être ; les extrémités digitales sont très peu déformées et les manifestations fonctionnelles de la malformation cardiaque sont latentes.

(1) *Bulletin de la Société de Pédiâtrie*, 1912.
(2) *Bulletin de la Société de Pédiâtrie de Paris*, février 1904.

Nous proposons de donner à cette variété clinique le nom de *Cyanose congénitale paroxystique* pour bien mettre en lumière le rôle essentiel des crises. Nous avions d'abord adopté l'expression de cyanose congénitale intermittente, pour notre première observation publiée sans contrôle nécroscopique dans le Bulletin de la Société de 1903. Mais cette dénomination de cyanose intermittente a été appliquée déjà à des formes de cyanose dont les intervalles sont extrêmement espacés, dont l'origine est très obscure et qui ne paraissent pas forcément en rapport avec des malformations cardiaques.

Nous proposons donc définitivement le terme de *cyanose congénitale paroxystique*, comme plus rigoureux, car si l'état cyanique disparaît à peu près complètement dans l'intervalle des grandes crises, il est néanmoins habituel de voir la lividité s'ébaucher sous l'influence du moindre effort et en particulier des cris. »

Cet exposé était suivi de deux observations : l'une avec autopsie concernait un enfant de vingt et un mois ; l'autre, purement clinique, concernait un enfant de deux ans. Six mois plus tard, cette dernière enfant mourut ; l'autopsie confirma, comme elle l'avait fait pour le premier cas, l'origine congénitale de cette variété de cyanose.

M. Sébilleau consacra sa thèse inaugurale (1) à l'exposé des faits qu'il avait observés avec M. Variot et de quelques autres analogues.

Dans la suite, j'ai eu l'occasion de contrôler à plusieurs reprises dans mes travaux, l'exactitude des premières descriptions anatomiques et cliniques que j'avais tracées.

Etude clinique. — Le caractère paroxystique des accès de cyanose nous oblige à étudier les symptômes de cette affection dans l'intervalle des crises et pendant les crises.

I. — Tableau clinique dans l'intervalle des crises. — A première vue, le malade donne l'impression d'un enfant normal ; les téguments ne présentent pas la teinte bleu violacée, si spéciale à la cyanose congénitale.

Tout au plus note-t-on une coloration plus accusée de la partie sous-unguéale des doigts et des orteils et un léger renflement en massue de leurs extrémités. L'accroissement de l'enfant n'est guère troublé, contrairement à ce qu'on observe chez certains sujets atteints de cyanose permanente, cependant, le retard de la marche, le développement tardif du système dentaire semblent indiquer une croissance plus lente que chez un sujet normal. Ces enfants manquent d'entrain et de gaieté, mais l'intelligence reste indemne. Les fonctions digestives ne sont nullement troublées ; le foie, la rate, ne sont pas hypertrophiés.

L'élimination urinaire est parfaite. Pas de trouble de l'appareil respiratoire ; dans certains cas, on peut observer de la dyspnée d'effort.

Examen du cœur. — C'est la constatation des signes observés à l'auscultation qui fit songer à une malformation congénitale comme cause des accès de cyanose paroxystique.

(1) *Le cyanose congénitale paroxystique.* Thèse de Paris, 1904.

Ces signes d'auscultation sont aisés à percevoir dans l'intervalle des crises.

A la palpation, la pointe du cœur est abaissée. Au niveau du 3e espace intercostal gauche ou du tiers interne de la 3e côte, au contact du sternum, la main perçoit parfois un frémissement cataire.

La matité cardiaque dépasse notablement le bord droit du sternum.

L'auscultation révèle enfin un signe très important : un souffle, dont le maximum siège, comme le frémissement cataire, dans le 3e espace intercostal, ou au niveau du 3e cartilage sur le bord gauche du sternum ; mais il s'entend dans toute la surface avoisinante, et se propage en haut et à gauche vers la clavicule. Tantôt doux, filé, aspiratif, tantôt rude et vibrant, il est essentiellement systolique : ni la position du malade, ni les mouvements respiratoires n'influent sur ses caractères.

Le pouls est régulier, un peu rapide, bien frappé.

Un autre symptôme, fréquemment observé à l'état de repos, chez les sujets atteints de cyanose congénitale paroxystique, est la polyglobulie. Elle porte sur les hématies et les leucocytes. Une moyenne de 5 à 7 millions de globules rouges, une leucocytose moyenne de 12 à 16.000 globules blancs, sans modification de la formule leucocytaire.

II. — TABLEAU CLINIQUE PENDANT LA CRISE. — Quelques minutes avant que le paroxysme n'éclate, l'enfant semble à l'état normal. Tout à coup, soit à la suite d'une colère, soit à la suite d'un effort, d'une peur, soit sans cause apparente, il pousse un cri strident, ou une série de petits cris étouffés, puis la cyanose apparaît. Les oreilles, le pourtour des narines, les lèvres, les extrémités des doigts et des orteils deviennent violacés, presque noirâtres. La peau du corps et des membres est pâle, livide, comme empreinte d'un reflet bleuté. La respiration est bruyante, stertoreuse ; le cœur bat violemment dans la poitrine ; le pouls est rapide, parfois incomptable, si petit qu'il devient souvent imperceptible. Les yeux sont éteints, vitreux, convulsés. La perte de connaissance est complète. Une sueur abondante, glacée, couvre le corps de l'enfant, qui, le plus souvent, est en complète résolution musculaire, inerte, parfois cependant agité de légers mouvements convulsifs.

Après une durée plus ou moins longue, cet état cesse brusquement ; l'enfant recouvre sa connaissance, regarde de tous les côtés, un peu étonné ; la respiration redevient normale, les palpitations cessent, la cyanose disparaît.

La crise passée, il ne reste, pendant quelques heures, qu'un peu de lassitude, d'abattement.

Fait essentiel : pendant la crise, le souffle systolique cardiaque disparaît.

La température centrale, qui reste normale dans l'intervalle des accès, s'abaisse aux environs de 35°. Il en est de même de la température périphérique. La sensation de refroidissement de la peau suffit à révéler cette chute thermique.

Inversement, la polyglobulie notée à l'état de repos, manque pendant l'accès.

La durée de la crise est variable ; elle peut ne pas dépasser quelques minutes, comme elle peut se prolonger par accès subintrants pendant plusieurs heures et laisse à la suite l'enfant profondément déprimé. Mais, dans d'autres cas, les phénomènes asphyxiques sont tels que les petits malades ne résistent pas et meurent.

Anatomie pathologique. — Dans tous les cas où il m'a été permis de procéder à l'examen d'enfants morts de cyanose congénitale paroxystique j'ai retrouvé les mêmes malformations du cœur.

Hypertrophie et dilatation du ventricule droit. — L'aorte et l'artère pulmonaire se détachent toutes deux du ventricule droit.

Il y a un rétrécissement musculaire de l'infundibulum de l'artère pulmonaire, en forme de sphincter.

Le ventricule gauche atrophié communique avec le ventricule droit par une perforation du septum.

A l'ouverture de la cavité péricardique, le ventricule droit occupe la plus grande partie de la face antérieure du cœur. La pointe est entièrement formée à ses dépens. Le ventricule gauche n'est représenté sur cette face que par une étroite bandelette. L'oreillette gauche semble légèrement atrophiée.

L'artère pulmonaire nenaît pas en avant de l'aorte, mais à gauche et en arrière. Ces deux vaisseaux peuvent cependant conserver leurs rapports extérieurs.

A l'ouverture du cœur, on note les particularités suivantes :

L'oreillette droite est dilatée, ses parois épaissies ;

Les parois du ventricule droit sont notablement hypertrophiées ;

L'aorte naît toujours de

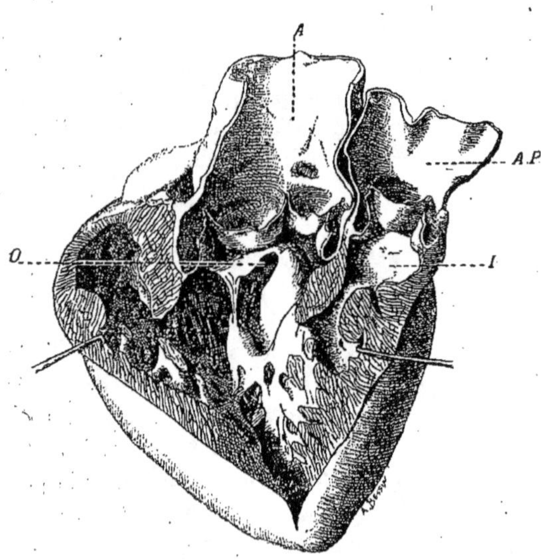

Fig. 38. — Ventricule droit dans la cyanose paroxystique.
L'aorte et l'artère pulmonaires émergeant du ventricule droit sont ouvertes.
(a) Perforation interventriculaire.
(1) Rétrécissement sous-infundibulaire.
A. Aorte.
AP. Artère pulmonaire.

la base du ventricule droit, son orifice est normal, de même que ses valvules.

La région de l'infundibulum de l'artère pulmonaire est le siège d'un notable rétrécissement, par épaississement des parois musculaires qui le bordent ; le maximum de la sténose porte sur la partie moyenne de l'infundibulum qui prend ainsi la forme d'un sablier.

L'orifice de l'*artère pulmonaire* et le calibre de l'artère sont notablement rétrécis par rapport aux dimensions normales. Mais ce rétrécissemnt n'est pas très prononcé.

Les valvules sigmoïdes sont souples et suffisantes.

L'oreillette gauche est peu développée et le trou de Botal peut persister.

Le ventricule gauche est très réduit dans son volume et son épaisseur.

..Enfin, un orifice creusé aux dépens de la partie membraneuse du septum fait communiquer les deux ventricules.

Il semble exister une sorte de chenal formé par l'orifice de communication d'une part, l'orifice aortique transposé dans le ventricule droit, d'autre part, et qui favorise peut-être le passage du sang artériel du ventricule gauche dans l'aorte.

Physiologie pathologique. — Le mécanisme pathogénique de l'accès paroxystique de la cyanose congénitale n'est pas définitivement élucidé.

Le physiologiste Jules Marey en 1904, examinant le cœur retiré à l'autopsie de l'enfant qui fit l'objet de ma première communication, remarqua la disposition singulière de l'infundibulum qui semble étranglé à sa partie moyenne, et proposa une ingénieuse interprétation de l'intermittence des crises de cyanose.

Ce rétrécissement de l'infundibulum en plein muscle cardiaque, pourrait jouer le rôle d'une sorte de sphincter, par conséquent, serait capable de se dilater et de se resserrer. Partant de ce fait, Marey émit l'hypothèse que, pendant les crises de cyanose, l'ondée sanguine pourrait être partiellement ou totalement entravée dans l'artère pulmonaire, par suite du resserrement spasmodique du sphincter infundibulaire. Ce spasme empêchant le sang veineux de se porter dans l'artère pulmonaire, arrêterait temporairement l'hématose et les échanges gazeux au niveau du poumon.

Tel serait, d'après Marey, le mécanisme de la crise de cyanose dont le caractère essentiel est d'être paroxystique et intermittente.

Diagnostic. — L'existence des crises paroxystiques de cyanose, la présence dans leur intervalle d'un souffle systolique cardiaque à caractères bien spéciaux, enfin, dans cette même période, l'augmentation permanente des globules rouges du sang, telle est la triade de symptômes primordiaux qui ont permis, en pareille circonstance, de porter le diagnostic de cette malformation cardiaque pendant la vie.

L'épilepsie peut simuler de très près l'accès de cyanose paroxystique ; il en est de même de certaines crises asphyxiques déterminées par la coqueluche, de celles observées sous l'influence du froid chez les grands débiles, mais toutes ces manifestations cliniques qui donnent lieu à des troubles de l'hématose ne pourront être confondues avec la malformation du cœur en question. En effet, dès que la crise sera apaisée, l'auscultation du cœur indiquera s'il existe ou non un souffle systolique permanent qui ne manque jamais dans la cyanose paroxystique.

On éliminera de même certaines crises d'asphyxie aiguë liées à l'hypertrophie du thymus, par l'examen radiologique qui révèle si bien les modifications de volume de cet organe.

Dans l'intervalle des paroxysmes cyanotiques, l'existence d'un souffle permanent, assez intense dans la région précordiale pourrait faire songer à la maladie de H. Roger. Mais le souffle systolique de la cyanose paroxystique est moins puissant, ses irradiations sont moins étendues ; d'ailleurs, dans ses formes typiques, la malformation décrite par Roger ne s'accompagne pas de cyanose, même intermittente ; c'est là un caractère clinique essentiel.

En somme, le diagnostic de cyanose paroxystique avec les lésions que nous avons spécifiées plus haut, peut être porté durant la vie. Lors de mes premières recherches avec M. Sébilleau, j'ai pu contrôler l'exactitude du diagnostic par l'autopsie de l'un des petits malades.

Plus tard, à l'hôpital des Enfants-Assistés, M. Variot, en s'appuyant sur les signes cliniques que nous avons décrits, a porté pendant la vie, le diagnostic ferme de cyanose paroxystique chez un petit garçon de 1 an. M. Marcel Ferrand a présenté les pièces anatomiques de cet enfant en février 1908, à la Société de Pédiâtrie et l'ensemble des lésions relevées dans les autopsies antérieures était au complet dans ce cas.

Cyanose congénitale paroxystique, diagnostic fait du vivant du malade, vérification à l'autopsie. (Variot et Ferrand) (1).

Enfant, 1 an. Depuis sa naissance, dit la mère, il est un peu pâle et a de temps en temps des « crises cardiaques » qui durent 7 à 8 heures, pendant lesquelles il devient violet. Les médecins, qui le soignèrent, constatèrent dès les premières semaines l'existence d'un « souffle cardiaque ».

C'est un enfant chétif, pesant 5 kg. 800, mesurant 66 cm. Il est pâle. Le visage, à part les lèvres un peu bleutées, n'offre pas l'aspect ordinaire de la cyanose congénitale ; les extrémités des doigts et des orteils seules sont très légèrement violacées.

Dans la région précordiale on note une légère voûssure, un frémissement cataire systolique et un souffle intense s'entendant dans toute la région, avec maximum dans le troisième espace intercostal gauche, près du sternum. Le pouls est régulier, un peu rapide. Les autres appareils paraissent normaux. M. Variot émet l'idée d'une cyanose congénitale paroxystique, attendant, pour confirmer son diagnostic, l'apparition d'une crise de cyanose qui ne tarda pas à se produire.

En effet, 4 jours après son entrée, le petit malade est pris dans la nuit brusquement et sans cause apparente d'une crise extrêmement violente. La face, les doigts, les orteils ont une coloration violacée intense. Le corps est livide. Le cœur bat violemment. Le souffle est plus marqué qu'à l'ordinaire. Le pouls est petit, très rapide, incomptable. La respiration est précipitée, bruyante, sans tirage ; le petit malade s'agite dans son lit, s'efforçant de respirer. La température en pleine crise descend à 34°6. Progressivement le calme revient, la dyspnée disparait, la coloration violacée s'atténue et le petit malade s'endort. La crise a duré 5 heures. Le lendemain l'aspect est à peu près celui des jours précédents, la pâleur semble un peu accentuée ; mais il n'y a pas de cyanose à proprement parler.

Pendant la durée de janvier, nous assistâmes à trois autres crises semblables ; la température s'abaissa chaque fois à 35°5. Puis le malade contracta une rougeole rapidement compliquée de broncho-pneumonie bilatérale qui l'emporta en quelques jours. Il mourut le 14 février.

A l'autopsie, nous trouvons un péricarde sain, un cœur volumineux, surtout à cause de l'hypertrophie du ventricule droit qui occupe la plus grande partie de la face antérieure de l'organe. Le cœur est ouvert ; le ventricule droit a ses parois épaissies (10 mm. en moyenne, 6 mm. au ventricule gauche). *De sa base naissent l'aorte et l'artère pulmonaire.* L'artère pulmonaire est rétrécie à son orifice (2 valvules sigmoïdes seulement, 12 mm. de circonférence) ; son calibre apparaît ensuite à peu près normal. Mais son *infundibulum* est fortement retréci par la présence d'une volumineuse colonne charnue, formant en avant de l'orifice du vaisseau, un véritable *rétrécissement musculaire.*

(1) *Bulletin de la Société de Pédiâtrie*, avril 1908.

L'aorte est dilatée ; son orifice large et suffisant présente trois valvules normales. Sa circonférence est de 45 mm.

La *communication interventriculaire* est large, dirigée de bas en haut, de gauche à droite,
et un peu d'avant en arrière de telle façon qu'une sonde introduite dans son trajet semble,
comme par une sorte de chenal, arriver directement dans l'aorte. Cette disposition explique
probablement le passage facile du sang du ventricule gauche dans le vaisseau aortique à
travers la paroi interventriculaire.

L'oreillette droite est dilatée, beaucoup plus volumineuse que l'oreillette gauche. L'orifice
auriculo-ventriculaire droit est muni de trois valvules normales. Le gauche est muni de deux
valves petites et dont le bord libre est un peu épaissi.

Le cœur gauche tout entier est notablement atrophié, par rapport au cœur droit. Aucun
vaisseau ne part du ventricule gauche. On ne trouve aucune trace de canal artériel.

Avec mes internes MM., Marc Leconte et Morancé, j'ai publié, ces dernières
années, plusieurs observations cliniques dont l'une avec examen radiologique
du cœur, montrant un développement anormal du ventricule droit.

Dans le chaos encore bien obscur des malformations cardiaques, la cyanose
paroxystique est donc une entité morbide aussi bien individualisée que la
maladie de Roger.

Le *pronostic* de cette malformation paraît assez sombre, car la plupart des
enfants observés jusqu'ici sont morts dans la première ou la deuxième année
de la vie. Ils succombent généralement dans une crise asphyxique : les mouvements respiratoires ne se rétablissent pas et le cœur s'arrête. Il semble donc
que les lésions qui caractérisent cette affection congénitale du cœur soient
incompatibles avec une survie bien longue ; il est vrai que le nombre des cas
publiés est encore restreint et peut-être retrouvera-t-on la maladie chez des
sujets plus âgés ?

Le traitement est purement symptomatique. On évitera toutes les excitations
qui pourraient provoquer des crises, on recourra aux inhalations d'oxygène et
aux manœuvres de respiration artificielle s'il y a lieu.

A l'appui de cette description d'un type nouveau de malformation cardiaque
dont les caractères cliniques et anatomiques paraissent désormais fixés, nous
croyons devoir reproduire quelques-unes des observations cliniques concordantes que nous avons publiées sur ce sujet à la Société de Pédiâtrie.

Jeanne M..., âgée de 21 mois, entre le 31 décembre 1903 à l'hôpital des Enfants-Malades,
salle Gillette, nᵒ 12 (1).

Les parents sont bien portants.

Huit enfants dont un mort à 2 ans de coqueluche compliquée de broncho-pneumonie. Des
sept vivants, les trois aînés se portent bien ; le quatrième a été soigné à Berck pour une
tumeur blanche du genou ; le cinquième est vigoureux ; le sixième est notre petit malade ;
le septième est âgé de quelques semaines.

Jeanne M..., est née à terme après une grossesse pénible (étouffements, enflure légère des
jambes, fatigue). Accouchement normal.

Elle a été élevée au sein par sa mère jusqu'à l'âge de 6 mois, puis nourrie ensuite au lait
de vache.

Première dent à 5 mois. A 12 ou 13 mois, l'enfant a commencé à se tenir debout ; elle a
pu, quelque temps après, marcher en s'aidant d'une chaise ; mais elle n'a jamais marché
seule. Vers l'âge de 16 mois a commencé à parler.

(1) *Bulletin de la Société de Pédiâtrie*, 1904, VARIOT et SÉBILLEAU.

Les parents nous amènent l'enfant à la consultation des Enfants-Malades, la croyant atteinte de convulsions. Dès sa naissance, le père nous dit qu'il a remarqué que de temps en temps, sa figure, ses pieds, ses mains devenaient bleus. A 5 mois, elle eut des crises fréquentes pendant lesquelles elle perdait connaissance, devenait livide et présentait quelques mouvements convulsifs légers. Ces crises duraient de dix minutes à un quart d'heure et revenaient tous les dix ou quinze jours.

Vers l'âge de 7 à 8 mois, ces crises se répétèrent tous les dix jours et durèrent plus longtemps : une demi-heure, une heure. Puis, peu à peu, elles se rapprochent tous les huit jours, puis tous les deux jours avec une durée de deux, quatre, cinq heures.

C'est en pleine crise que l'enfant nous fut apportée le 31 décembre. Nous la crûmes d'abord en état de mal épileptique. En effet elle n'a pas sa connaissance ; la respiration est stertoreuse et bruyante ; une écume abondante s'échappe des lèvres, la face est pâle, livide, comme bleutée, les lèvres, les narines, le pourtour des oreilles sont violacés ; les extrémités présentent une teinte cyanique très accusée. Pas de convulsions. Cette crise dura toute la journée et se termina vers 6 heures le soir.

Le lendemain, la petite malade jouait dans son lit. La teinte cyanique avait entièrement disparu. On aurait dit une enfant normale mais anémiée.

A l'auscultation des poumons, on entend en arrière quelques râles sibilants disséminés. La pointe du cœur bat dans le cinquième espace intercostal, à un centimètre en dehors et au-dessous du mamelon.

Le cœur vu à la radiographie est augmenté de volume. Le bord droit dépasse le bord droit du sternum d'un travers de doigt. La base diaphragmatique du triangle de projection du cœur mesure 7 centimètres 1/2.

Pas de frémissement cataire.

A l'auscultation, les bruits sont assez bien frappés à la pointe et à l'orifice tricuspidien. Mais, quand on applique l'oreille au milieu de la région précordiale, on perçoit nettement un souffle doux. Ce souffle coïncide avec le premier bruit du cœur qu'il couvre. Il se propage dans la région de la base, surtout vers la clavicule gauche.

Le pouls est rapide, régulier, donne 120 pulsations à la minute. Il se perçoit bien aux radiales et aux fémorales.

La petite malade s'alimente bien, digère bien, a des selles normales. Le foie et la rate ne sont pas hypertrophiés.

Le faciès est pâle, les yeux sont vifs, les lèvres roses, de teinte absolument normale. On ne note aucune difformité du côté des oreilles et du crâne. Les doigts sont très légèrement déformés, arrondis à leurs extrémités. Les ongles sont roses. Toutes ces constatations ont été faites le lendemain de la crise de cyanose, après une nuit tranquille.

Le tableau clinique change entièrement à l'état de crise durant le paroxysme. Les crises commencent habituellement vers 6 heures 1/2 du matin pour cesser vers 4 heures de l'après-midi. Cependant nous en avons vu durer jusqu'à 7 heures du soir.

La crise s'annonce par des cris, des gémissements plaintifs. Aussitôt que l'enfant commence à crier, la cyanose commence. Les cris durent un quart d'heure, puis elle ferme les yeux et semble être sans connaissance. Elle est couchée dans son lit, absolument inerte ; les yeux à demi clos sont ternes, comme sans vie ; le front, les joues sont pâles et en même temps livides, présentant comme une sorte de reflet bleuâtre ; les oreilles, le pourtour des narines, les lèvres sont violacées, presque noirâtres. Les extrémités sont absolument cyanosées.

Les extrémités sont froides au toucher.

La respiration est bruyante, stertoreuse, mais les mouvements respiratoires ne sont pas augmentés ; ils sont lents, réguliers. Nous les avons comptés au cours des crises ; ils sont en moyenne de 18 à 22 par minute.

Du côté du cœur, on note des phénomènes très importants : chaque fois que la malade est en crise, le souffle précordial dont nous avons parlé ci-dessus disparaît. Le cœur bat régulièrement et les bruits sont assez bien frappés.

Dans les artères, le pouls est impossible à trouver aux deux radiales. Il est à peine perceptible aux deux fémorales ; les battements, réguliers, sont très faibles.

Plusieurs fois, nous avons remarqué que la petite malade écumait pendant ses crises, qu'elle urinait sous elle. Elle n'a jamais présenté devant nous de convulsions. Néanmoins, cet état présentait une grande analogie avec le coma épileptique.

La crise cesse brusquement. Tout à coup, l'enfant semble reprendre vie et demande aussitôt à boire. La cyanose disparaît progressivement et, le lendemain, on la retrouve assez gaie dans son lit, mais toujours pâle.

Les crises furent fréquentes dans la première semaine de son entrée à l'hôpital ; elles se produisaient tous les deux ou trois jours. Depuis elles se sont espacées, n'ont apparu que tous les huit jours. Depuis le 22 janvier, les paroxysmes avaient cessé, quand, le 10 février, nous l'avons retrouvée le matin en pleine crise.

Entre l'état d'accalmie complète et l'état de crise aiguë, la malade est parfois plongée dans un état intermédiaire pendant lequel elle est légèrement cyanique ; elle est maussade, pleure lorsqu'on la touche, refuse tout aliment. Pendant ces heures de demi-crise, le souffle cardiaque persiste.

Nous avons plusieurs fois pratiqué la numération globulaire. Voici les résultats que nous avons obtenus :

1er Examen. — En dehors des paroxysmes, teinte normale des téguments.
    Globules rouges........................ 7.000.000
    Globules blancs........................ 14.000

2e Examen. — Idem :
    Globules rouges........................ 6.590.000
    Globules blancs........................ 18.000

3e Examen. — En pleine crise.
    Globules rouges........................ 6.030.000
    Globules blancs........................ 21.000

Enfin nous avons relevé soigneusement la température rectale et la température périphérique à l'état normal et en pleine crise. Pour enregistrer la température périphérique, nous avons placé le thermomètre dans la paume de la main, en ayant soin d'envelopper d'ouate la main pour empêcher autant que possible la déperdition de calorique par rayonnement.

Voici les résultats que nous avons obtenus :

1re Expérience. — En dehors des paroxysmes :
    T. rectale .... 37°3
    T. périphérique .... 35°7

2e Expérience. — Idem.
    T. rectale .... 37°
    T. périphérique............................ 35°6

3e Expérience. — Etat de crise.
    T. rectale .... 35°6
    T. périphérique............................ 26°6

4e Expérience. — Etat de crise prolongée peu de temps avant la mort.
    T. rectale .... 37°3
    T. périphérique............................ 37°3

Les trois dernières températures ont été prises pendant la crise qui a duré 36 heures et qui s'est terminée par la mort. Cette crise qui a commencé le 10 février, à 6 heures du matin, s'est en effet terminée le 11 à 8 heures du soir. La première observation thermométrique a été faite à 11 heures du matin, le 10 février. A ce moment, les extrémités étaient considérablement refroidies. La deuxième observation a été faite le 11 février vers 10 heures 1/2 du matin. A ce moment, contrairement à ce que nous avions constaté la veille, les extrémités étaient chaudes et la température rectale donnait 37°3, la température palmaire 37°3. Enfin la troisième observation a été prise le 11 février à 6 heures du soir.

Nous avons eu 33°3 dans la main et 35°3 dans le rectum.

L'enfant a succombé dans une de ses crises de cyanose, avec état comateux, plus longue et plus forte que les autres, sans incident spécial. Durant la vie, nous avons tenté, mais sans succès, de modifier l'évolution et la durée des crises paroxystiques, en administrant de petites doses de bromure, en donnant des bains à 37° et enfin en pratiquant des injections de sérum artificiel.

L'autopsie a été pratiquée le 13 février :

Appareil respiratoire. — Les plèvres sont saines, ne contiennent pas de liquide. Les poumons sont congestionnés, surtout à leur base.

Cœur. — Le péricarde ne présente aucune altération. Il contient une très petite quantité de liquide citrin qu'on peut évaluer à 10 grammes.

Le cœur occupe dans le thorax sa situation et sa direction normales. Il est augmenté de volume. La distance qui sépare le bord droit de l'oreillette droite de la pointe, mesurée au compas d'épaisseur, égale 7 cm. 1/2. Cette dimension est exactement la même que celle obtenue par le Dr Barret, pendant la vie, par l'examen radioscopique.

L'oreillette droite paraît plus ferme et plus développée que normalement.

Le ventricule droit est plus grand que le ventricule gauche.

Les rapports de l'aorte et de l'artère pulmonaire sont entièrement changés. L'artère pulmonaire ne naît pas en avant de l'aorte, mais à gauche et sur un plan postérieur. Elle apparaît petite, rétrécie sur tout son parcours.

Le diamètre vertical du cœur, de l'origine de l'aorte à la pointe, égale 52 millimètres.

Le diamètre transversal, mesuré d'un bord à l'autre au niveau de la partie supérieure des ventricules, donne 55 millimètres.

Le diamètre antéro-postérieur de l'extrémité supérieure du sillon interventriculaire antérieur à l'extrémité supérieure du sillon interventriculaire postérieur, mesure 42 mm.

La circonférence du cœur, prise à la base, donne 142 millimètres.

Cœur droit : Le ventricule droit est hypertrophié. En outre l'épaisseur de ses parois est augmentée : suivant les endroits elle atteint 9 à 10 millimètres.

De la base de ce ventricule se détachent les deux artères aorte et pulmonaire.

La circonféreuce de l'orifice aortique égale 37 millimètres. A 1 centimètre plus haut, la circonférence de l'aorte mesure 40 millimètres. Les valvules sigmoïdes aortiques sont saines.

A gauche de l'aorte, sur un plan horizontal un peu plus élevé, au fond d'un infundibulum étroit formant comme un petit canal creusé dans l'épaisseur du myocarde se détache l'artère pulmonaire. L'orifice possède une circonférence égale à 22 millimètres. Les valvules sigmoïdes ont leur bord libre légèrement épaissi et rosé, mais elles ne sont pas adhérentes entre elles. A cet orifice fait suite l'artère pulmonaire. Celle-ci est rétrécie dans toute sa longueur. Un peu avant sa bifurcation elle donne naissance au canal artériel qui, après avoir parcouru un trajet de 1 centimètre 1/2 va se jeter dans l'aorte. Le canal artéricl, d'une épaisseur de 1 millimètre environ, plus large au niveau de sa portion contiguë à l'artère pulmonaire qu'au niveau de sa portion contiguë à l'aorte, est perméable. En effet, par son orifice aortique, on peut introduire un fin stylet qui débouche dans l'artère pulmonaire.

L'orifice auriculo-ventriculaire paraît normal. La valvule tricuspide est saine.

Le ventricule droit communique avec le ventricule gauche par un orifice percé dans l'épaisseur de la cloison interventriculaire. Cet orifice est situé à la partie supérieure de la cloison. Il est ovalaire. Son grand diamètre dirigé de haut en bas et d'avant en arrière égale 10 à 11 millimètres ; son petit diamètre égale 5 millimètres. Ses bords sont lisses et unis.

L'oreillette droite paraît notablement dilatée. Dans cette oreillette s'ouvrent, à leur abouchement normal, les deux veines caves.

La cloison interauriculaire ne présente pas d'orifice de communication entre les deux oreillettes.

Cœur gauche. — Le ventricule gauche est petit, rétréci dans sa capacité. Aucun vaisseau ne part de ce ventricule. Ses parois ont une épaisseur moindre que celles du ventricule droit. Elles mésurent suivant les endroits de 6 à 8 millimètres.

L'orifice mitral a une circonférence de 40 millimètres. La valvule mitrale est saine. L'oreillette gauche paraît normale. Les quatre veines pulmonaires y débouchent.

Foie. — Rouge violacé. A la coupe, vaisseaux gorgés de sang. Poids 300 grammes.

Rate. — Normale. Poids 30 grammes.

Reins. — Se décortiquent facilement. Teinte livide à la surface aussi bien qu'à la coupe.

Encéphale. — La face externe des hémisphères cérébraux est livide, violacée. Les veines pie-mériennes sont gorgées de sang ainsi que les sinus de la dure-mère.

Toute la base de l'encéphale est vascularisée d'une manière extraordinaire ; sur les lobes inférieurs du cervelet, la teinte est même hémorrhagique.

A la coupe, on constate une vascularisation très marquée de la substance nerveuse.

La substance grise des circonvolutions a une couleur chair de bœuf à la coupe. Le centre ovale présente un piqueté vasculaire manifeste. Les plexus choroïdes sont gorgés de sang noir.

Pas de liquide dans les ventricules.

Cyanose congénitale paroxystique. — Émergence simultanée de l'aorte et de l'artère pulmonaire à la base du ventricule droit : rétrécissement de l'infundibulum : inocclusion du septum ventriculaire (1).

Thérèse B..., n'a rien présenté de spécial jusqu'à l'âge de dix mois ; à cette date, par crise, l'enfant « devenait toute bleue » ; ces crises étaient séparées par des intervalles, elles sont devenues plus fréquentes.

En dehors des crises, rien ne fait soupçonner qu'elle présente une malformation cardiaque. Elle est peu développée pour son âge (son poids est de 7 kg. 800 à deux ans) ; elle ne marche pas seule et présente quelques stigmates légers de rachitisme ; la coloration de la face est à peu près normale, un peu bleutée cependant lors des efforts et des cris. Les extrémités des doigts et des orteils sont légèrement renflées.

La pointe du cœur bat dans le 4e espace intercostal au niveau du mamelon. Le cœur bat normalement ; 92 pulsations par minute.

Pas de frémissement cataire.

A l'auscultation, on perçoit un souffle systolique très intense, à *maximum* sur le bord gauche du sternum, vers le 3e espace. Il s'entend aussi fort bien à la pointe et à la base, ne se propage pas dans l'aisselle, mais est très net dans le dos. On ne note aucun trouble viscéral ; mais quand l'enfant dort, elle est toujours assise sur son séant, le tronc penché en avant.

Les crises surviennent à l'occasion d'un effort ou spontanément. Tout à coup la petite malade s'agite, puis pousse des cris aigus qui annoncent l'accès de cyanose. Le front, les joues deviennent livides, le pourtour des narines, les oreilles, les lèvres sont violacées, les yeux sont ternes, le visage un peu tuméfié. Les extrémités sont froides. L'enfant, pendant toute la durée de la crise paraît perdre connaissance. Cependant, elle fait continuellement entendre des cris plaintifs. La respiration est stertoreuse et bruyante.

Le souffle du cœur persiste pendant la crise. Les bruits sont réguliers, mait accélérés, variant de 132 à 160 par minute. Le pouls est régulier, mais petit.

La durée de l'accès est d'environ 10 à 15 minutes ; la cyanose disparaît subitement. Pendant les premiers jours, les crises étaient très fréquentes, 2 à 3 en 24 heures ; elles se sont espacées ; depuis trois semaines, nous ne l'avons pas vu en crise véritable. Cette diminution coïncide avec une amélioration notable de l'état général. L'enfant a gagné 950 grammes en dix semaines.

La numération globulaire donne une moyenne, relativement peu élevée, de :

G. R. : 5.340.000.
G. B. :   12.000.

La température rectale moyenne est de 37°3.

(1) VARIOT et DUVAL. *Bulletin de la Société de Pédiâtrie*, juin 1904.

Malheureusement une rougeole grave survient qui enlève l'enfant rapidement.

L'autopsie montra qu'elle avait succombé à une tuberculose miliaire ; des ganglions caséeux entourent les bronches ; un bloc de ramollissement siège dans le poumon gauche.

A l'ouverture du péricarde s'écoule une petite quantité de sérosité citrine ; ni symphise, ni dépoli de la séreuse.

Le cœur est légèrement hypertrophié, surtout le ventricule droit, l'aorte et l'artère pulmonaire se détachent de ce dernier. L'oreillette droite est plus grande et sa paroi plus épaisse que l'oreillette gauche. Le ventricule droit est en même temps dilaté et hypertrophié ; l'épaisseur de la paroi est de 7 à 9 millimètres.

La circonférence de l'orifice aortique est d'environ 40 mm. ; les sigmoïdes sont normales.

En avant de l'aorte et un peu surélevée, naît l'artère pulmonaire qui se superpose à un infundibulum très étroit, formant un canal anfractueux, creusé dans le myocarde, long de 1 cm. 1/2 environ.

La circonférence de l'orifice de l'artère pulmonaire est de 24 mm. ; les valvules sigmoïdes au nombre de deux seulement. Au-dessus de l'orifice, la circonférence de l'artère s'élargit et passe à 30 mm.

Le canal artériel est complètement oblitéré et ne communique nullement avec l'aorte.

L'orifice auriculo-ventriculaire droit a une circonférence de 54 mm. ; sur la face interne des valves tricuspidiennes, très petites végétations rougeâtres d'endocardide récente.

Le ventricule droit communique avec le gauche par un orifice situé en haut du septum, à un centimètre à peine au-dessous des sigmoïdes aortiques ; le grand diamètre dirigé d'avant en arrière est de 11 mm. environ.

L'abouchement des veines dans les oreillettes est normal ; la cloison interauriculaire est bien fermée.

Le ventricule gauche a une capacité très réduite par rapport au ventricule droit ; l'épaisseur du myocarde n'excède pas 5 à 6 mm. L'orifice mitral a une circonférence de 54 mm. et présente également quelques végétations d'endocardite récente.

Nous croyons devoir relater encore l'observation suivante dans laquelle à défaut d'autopsie, nous avons pu faire l'examen radiographique.

Un cas de cyanose congénitale paroxystique avec examen radiographique du cœur (1).

Nous avons l'honneur de présenter à la Société médicale des Hôpitaux une observation nouvelle de la malformation cardiaque qui répond cliniquement au syndrome étudié par l'un de nous sous le nom de : « cyanose congénitale paroxystique ».

OBSERVATION. — Yvonne D..., âgée de deux mois et dix-huit jours, entre, le 12 mai 1920, à la crèche de l'Institut de Puériculture.

Les parents, âgés de vingt-huit et de trente et un ans, sont bien portants. C'est leur premier enfant ; la mère n'a pas eu de fausse couche. La grossesse a été troublée, vers deux mois et demi, par une affection indéterminée : après huit jours de constipation opiniâtre, la mère aurait eu des selles fréquentes et diarrhéiques, des hémorragies abondantes de sang rouge par le rectum et des douleurs abdominales vives ; ces symptômes ont, paraît-il, disparu en vingt-quatre heures, et la mère a gardé le lit cinq jours. Il est vraisemblable, en outre, que le placenta était anormalement inséré : à cinq mois et demi, d'assez importantes hémorragies utérines se sont produites ; au cours d'une de ces pertes, la mère a subi une vive émotion et a dû, pour fuir un incendie, se lever et descendre un escalier ; les hémorragies utérines se sont reproduites pendant les derniers mois de la grossesse.

L'accouchement s'est fait à terme. Il a été normal. L'enfant a crié de suite et n'était pas

(1) MM. VARIOT et LANTUÉJOUL, *Bulletins de la Société des Hôpitaux,* 1920.

cyanosée. Elle a été nourrie au sein et s'est bien développée. Au bout d'un mois, elle pesait, dit sa mère, 3 kil. 550. Puis, elle a présenté de la diarrhée, avec selles vertes, se produisant immédiatement après la prise du lait. A l'âge de deux mois, elle a été mise à l'allaitement mixte avec lait Lepelletier : les selles deviennent alors moins fréquentes et plus fermes.

Dès le premier mois, la mère remarque que l'enfant semble avoir une respiration difficile, qu'elle est facilement haletante et paraît très nerveuse. Vers l'âge d'un mois et demi, l'enfant

Fig. 39. — Cyanose congénitale paroxystique. Radiographie du cœur.

commence à présenter de petites crises courtes : elle refuse le sein, devient violacée, mais ne pousse pas de cris. Ces crises deviennent plus prolongées et plus violentes. Voici la description que donne la mère d'une de ces crises : l'enfant commence par refuser le sein ou le biberon ; puis, elle pousse des cris extrêmement violents en même temps qu'elle se cyanose de façon intense et totale : « tout le corps devient noir » ; les cris et la cyanose durent dix à quinze minutes, rarement davantage ; l'enfant tombe ensuite dans un assoupissement prolongé. Ces crises sont très irrégulières dans leur apparition : il y en aurait eu plusieurs dans la même journée, et, par contre, plusieurs jours, huit jours même, peuvent se passer sans crise. La dernière s'est produite le lundi 10 mai, à 4 heures du matin ; elle a été très violente et a duré une heure ; elle a été suivie d'un assoupissement très prolongé. La mère n'a pas remarqué de corrélation entre les tétées et l'apparition des crises.

L'enfant est amenée le 12 mai à la consultation de l'Institut de Puériculture. Elle est examinée par le Dr Variot, qui la fait admettre dans son service.

Elle pèse 3 kil. 700 et a une taille de 57 centimètres. Elle a un léger amaigrissement, mais ne présente aucune malformation extérieure. Le tronc, les membres, le crâne, sont bien constitués. La fontanelle est légèrement dépressible et un peu large. L'enfant paraît entendre et voir normalement. Elle serait un peu constipée, la mère la nourrit exclusivement au biberon, n'ayant plus de lait.

Le teint est tout à fait voisin de la normale.

Il est impossible de penser que l'enfant est atteinte de cyanose avec malformations cardiaques, les lèvres sont à peine violacées ; cette légère teinte s'exagère dès que l'enfant crie ou qu'on la prend dans les bras. Les ongles, de coloration habituellement normale, bleuissent alors légèrement. Les phalanges ne présentent aucune déformation.

Le pouls est faible et rapide. La respiration paraît gênée ; l'inspiration est brusque, se faisant en saccade ; l'expiration est plus prolongée ; il existe parfois de petites pauses respiratoires, mais sans rythme net ou régulier ; il n'y a pas de polypnée : 30 à 40 respirations par minute.

Un frémissement très léger peut être perçu par la palpation de la région précordiale. A l'auscultation, on entend un souffle systolique très intense, à timbre rude, occupant toute cette région sans qu'il puisse être plus exactement localisé. Il ne s'entend pas dans le dos.

La journée du 12, la nuit du 12 au 13 se passent sans incidents. Le 13 au matin, à 11 heures, une heure après la tétée, une petite crise de cyanose se déclare : l'enfant crie, agite les mains et la tête, l'inspiration est très brusque ; la cyanose est peu accentuée mais généralisée, elle est plus marquée au niveau des lèvres et au niveau des extrémités, surtout des ongles. L'enfant semble plus gênée dans le décubitus dorsal et calmée par la mise dans le décubitus latéral droit. La crise dure environ dix minutes.

Le 13 *mai* à 16 heures, l'enfant étant calme, un examen de sang est pratiqué par l'interne du service, M. Lantuéjoul.

Globules rouges : 6.800.000.

Pas d'anisocytose ni de poïkilocytose.

Globules blancs : 8.000.

Hémoglobine : 95 p. 100 (Tallqwist).

Valeur globulaire : 0,69.

Polynucléaires neutrophiles		52 p. 100
— éosinophiles		0,66 —
— basophiles		0,33 —
Mononucléaires —		47 —

Pas de globules rouges nucléés.

Jusqu'au 17 *mai*, l'enfant augmente de poids. Elle ne présente rien de particulier mais prend difficilement et très lentement le biberon. Elle pèse, le 17, 3 kilogr. 860. Sa taille est restée stationnaire à 57 centimètres.

Le 18 *mai*, elle a quelques selles diarrhéiques. Son poids commence à baisser.

Le 23 *mai*, la température, jusqu'alors normale, s'élève à 38°3.

Le 24 et le 25 *mai*, elle atteint 39°1 ; on remarque que l'enfant ne se cyanose plus quand elle crie, même au niveau des lèvres ou des ongles.

Le 26 *mai*, la température dépasse 40°.

Le 27 *mai*, au matin, l'enfant présente un ictère généralisé avec 40°4. Elle est emportée par ses parents, malgré l'avis des médecins. Son poids était tombé à 3 kilogr. 300.

Nous avons appris que l'enfant était morte le lendemain dans sa famille.

En présence de quelle malformation cardiaque nous sommes-nous trouvés ? La cyanose étant tout à fait discontinue, n'existant pas au repos, apparaissant légère et localisée au visage et aux extrémités quand l'enfant crie ou est pris dans les bras, devenant intense et généralisée par crises plus ou moins espacées, rapproche ce cas de ceux que nous avons décrits antérieurement sous le nom de « cyanose paroxystique » et que nous avons contrôlés par l'autopsie. Chez cet enfant, nous trouvons aussi un souffle systolique intense de la région précordiale et de la polyglobulie comme nous l'avons noté antérieurement avec M. Sébilleau (1).

(1) Variot et Sébilleau. *Société de Pédiatrie*, 1904.

Le diagnostic de la lésion cardiaque est encore confirmé par l'examen radiologique.

La silhouette du cœur apparaît comme très agrandie, surtout dans le diamètre transversal. La région de l'oreillette droite déborde très notablement
le rachis, mais surtout la région de la pointe apparaît comme globuleuse et
s'avance jusqu'à une faible distance de la paroi thoracique. Il nous paraît bien
vraisemblable que cette hypertrophie singulière du cœur correspond à la
malformation dont nous avons fixé les caractères cliniques et anatomiques.
Rappelons que, dans ces cas, on constate un développement prédominant du
ventricule droit d'où s'échappent simultanément l'aorte et l'artère pulmonaire ;
aucun vaisseau ne se dégage du ventricule gauche qui communique assez
largement au niveau du *septum* avec le ventricule droit; de plus il existe, dans
la région de l'infundibulum de l'artère pulmonaire, une sorte de sphincter
musculaire qui permet d'expliquer l'intermittence des paroxysmes de cyanose.
A défaut d'autopsie pour confirmer l'existence de cette malformation, déjà
diagnostiquée plusieurs fois du vivant des malades, le résultat de l'examen
radiographique est intéressant à noter.

LA CYANOSE CONGÉNITALE SANS SIGNES D'AUSCULTATION

Dans le groupe des cyanoses congénitales, il y a lieu de distinguer au point de
vue clinique une variété spéciale caractérisée par l'absence complète de souffle
et de signes d'auscultation. Dans les cas de ce genre, on constate habituellement à l'autopsie un rétrécissement *uniforme* de l'artère pulmonaire et une
égalité d'épaisseur tout à fait anormale dans le myocarde des ventricules droit
et gauche. Chez des nourrissons très jeunes, on a trouvé aussi d'autres malformations et spécialement l'absence de l'artère pulmonaire (d'Astros, Richardière) (1).

Nous avons appelé l'attention sur ces cardiopathies congénitales singulières (2). Notre élève Besson a consacré sa thèse inaugurale à l'exposé de ce
sujet (3).

Anatomie pathologique. — Les lésions caractéristiques portent sur le cœur
et sur l'artère pulmonaire.

Le *cœur* apparaît souvent plus gros et plus lourd que normalement ; son
hypertrophie est d'autant plus forte que la survie a été plus longue. Le ventricule droit n'est pas affaissé comme à l'ordinaire ; il a, au contraire, sensiblement le même aspect extérieur que le ventricule gauche. Si l'on incise les parois
des ventricules, on reconnaît que le myocarde offre une *épaisseur à peu près
égale* dans les deux ventricules. Les orifices et les valves auriculo-ventriculaires

(1) Société de Pédiatrie, février 1912, RICHARDIÈRE et HUBER.
(2) *Société Médicale des hôpitaux de Paris*, 1890. Un cas de cyanose sans souffle, par VARIOT
et GAMPÈRE.
(3) L. BESSON. *De la cyanose congenitale sans signe d'auscultation.* Thèse de Paris, 1902.

sont bien conformés. La *cloison interventriculaire présente une perte de subs-tance étendue*, située le plus souvent immédiatement au-dessous des valvules sigmoïdes ; on peut, en général, y introduire aisément l'index. Les oreillettes n'ont rien d'anormal ; dans deux cas, toutefois, on signale la persistance du trou de Botal, réduit d'ailleurs à un pertuis étroit.

L'*artère pulmonaire* est diminuée de calibre dans toute son étendue. Si, dans un cas, on signale, au niveau de l'infundibulum, une sorte d'anneau cicatriciel accompagné de petites végétations faisant saillie dans la cavité, dans tous les autres cas, l'artère pulmonaire est lisse, régulière, mais *uniformément et dans sa totalité rétrécie*, aussi bien à son orifice cardiaque qu'à sa bifurcation ; et même les branches de bifurcation ont un diamètre en rapport avec la circonfé-rence du tronc d'origine, c'est-à-dire qu'elles sont aussi rétrécies uniformément. Jamais il n'existe entre le calibre de l'orifice pulmonaire, et celui du tronc de l'artère les différences qu'on rencontre dans le véritable rétrécissement pul-monaire congénital ou acquis. Une large communication interventriculaire coïncidant avec un rétrécissement uniforme du calibre de l'artère pulmonaire, caractérisent anatomiquement la cyanose congénitale sans souffle. On a relevé aussi sur des nourrissons cyaniques très jeunes une absence complète de l'ar-tère pulmonaire, avec d'autres malformations cardiaques variées. On a ren-contré aussi des transpositions complètes de l'aorte et de l'artère pulmonaire. Mais ces malformations ne permettent après la naissance qu'une survie de quelques semaines ou de quelques mois.

Physiologie pathologique. — L'absence de bruits anormaux à l'auscultation s'explique par les lésions constatées.

Au niveau de la communication interventriculaire, pour qu'il se produise un souffle, il faut qu'il y ait inégalité de pression sanguine dans le cœur droit et gauche. C'est ainsi que s'établit un reflux de la cavité où la pression est la plus forte vers la cavité où elle est moins élevée. L'absence de souffle interventricu-laire traduit l'égalité de pression dans les ventricules. L'égalité d'épaisseur du myocarde dans les parois ventriculaires est la meilleure démonstration anato-mique de cette égalité de pression. Telle est l'explication que l'illustre physio-logiste Marey m'a proposée de ces cas et que j'ai adoptée.

Quant à l'absence de souffle au niveau de l'artère pulmonaire, elle s'explique par le rétrécissement uniformément étendu à tout le vaisseau. Un souffle est produit par la vibration d'une colonne sanguine qui trouve un orifice plus ou moins rétréci pour passer dans une partie plus large. Ici, l'artère étant unifor-mément rétrécie dans toute son étendue, il n'y a pas de rétrécissement circons-crit et le sang circule en proportion réduite, suivant le calibre de l'artère, mais sans entrer en vibration et par conséquent sans produire de souffle.

Dans le cas d'absence de l'artère pulmonaire ou de transposition des gros vaisseaux, il n'y a pas lieu de s'étonner de ne pas entendre de souffle.

Symptômes. — La cyanose congénitale sans souffle apparaît dès la nais-sance. En général, l'enfant est alors considéré comme né en état de mort apparente ; on recourt à la respiration artificielle, à l'insufflation, et c'est en constatant qu'il respire et que, pourtant, la couleur bleue des téguments persiste, qu'on pense à une malformation cardiaque.

Lorsque la cyanose est moins prononcée, il arrive qu'on ne la découvre que plus tard.

La *cyanose* constitue, en effet, le symptôme capital. Elle est généralisée an tégument cutané comme aux muqueuses, mais prédomine aux lèvres, aux conjonctives, au pavillon de l'oreille ; légère au repos, la teinte cyanique s'exagère, se généralise, devient presque noire, si l'enfant crie, ou fait un effort. Le refroidissement des extrémités est presque constant et coïncide avec l'acro-asphyxie, avec la déformation des doigts en « baguette de tambour ».

Les crises de suffocation, surtout à l'occasion des efforts, sont assez fréquentes. Si l'enfant est suffisamment grand, il peut se plaindre de palpitations.

L'examen du cœur, à l'auscultation, presque négatif, et l'absence de signes physiques, contraste, avec l'intensité des troubles fonctionnels. La région précordiale est quelquefois sensible à la pression. Dans quelques cas, il y a de l'éréthisme cardiaque et le choc systolique de la pointe semble plus fort, plus étendu que normalement, ce qui s'explique par l'hypertrophie du ventricule droit. La percussion montre en général une matité cardiaque qui déborde largement le bord droit du sternum. A l'auscultation, il n'y a aucun souffle, ni au foyer de l'artère pulmonaire, ni au foyer correspondant à la communication interventriculaire. La palpation ne révèle aucun *thrill* dans toute la région précordiale.

La tachycardie est fréquente.

La radioscopie et la radiographie n'ont pas été pratiquées dans les observations déjà anciennes de cyanose sans souffle. Il est vraisemblable qu'elles montreraient une ombre cardiaque élargie transversalement et débordant le sternum à droite, suivant les résultats fournis par la percussion.

Cette malformation congénitale retentit enfin sur le développement de l'enfant qui présente un retard plus ou moins prononcé de l'accroissement pondéral et statural.

Evolution et pronostic. — Le degré de gravité varie suivant la malformation qui cause la cyanose sans souffle.

La survie dépasse rarement quelques semaines à quelques mois dans les cas d'absence de l'artère pulmonaire et de transposition de l'aorte. La vie peut se prolonger jusqu'à 13 ans (Variot et Percheron) lorsque la perforation interventriculaire coexiste avec un rétrécissement uniforme de l'artère pulmonaire. L'enfant est alors seulement en état de moindre résistance : son poumon, insuffisamment irrigué, est un lieu d'appel pour la tuberculose et la broncho-pneumonie : la moindre infection devient grave, la rougeole est souvent fatale.

Diagnostic. — La constatation d'une cyanose avec ses caractères habituels dans les cardiopathies congénitales est un peu troublante au premier abord, lorsqu'on ne trouve au cœur, aucun signe anormal d'auscultation.

La cyanose congénitale sans souffle est rare, en effet, comparativement aux cyanoses dans lesquelles des bruits anormaux existent au foyer de l'artère pulmonaire ou au foyer correspondant à la perforation interventriculaire. Chez le nourrisson et surtout dans les premiers mois de la vie, il est à peu près impossible de porter à coup sûr le diagnostic anatomique des lésions en rapport avec la cyanose sans souffle : y a-t-il absence de l'artère pulmonaire, transposition des gros vaisseaux, ou rétrécissement pulmonaire, ou large perforation interventriculaire avec égalité d'épaisseur des ventricules ? il est impossible de se prononcer. Chez les enfants qui ont dépassé la première année, et surtout chez ceux qui sont plus âgés, on peut présumer avec une très grande probabilité l'égalité d'épaisseur des deux ventricules. La première autopsie faite par nous et Gampert en 1890, à l'hôpital Trousseau, concernait un enfant de quatre ans mort de méningite tuberculeuse.

MM. d'Astros et Audibert ont présenté récemment à la Commission médicale des Bouches-du-Rhône l'observation d'un nouveau-né atteint de cyanose permanente sans bruit de souffle.

Nous empruntons aux *Archives de médecine* de Paris le résumé de ce fait :

« Le diagnostic de malformation du cœur fut porté pendant la vie. L'enfant succomba à deux mois. L'autopsie fit constater les malformations cardiaques suivantes : communication interventriculaire ; aorte naissant à cheval sur les deux ventricules au niveau de la communication ; absence d'infundibulum et d'artère pulmonaire représentée par un cordon fibreux plein qui ne devient creux qu'à quelques millimètres du canal artériel persistant ; ventricule droit à cavité petite, mais à paroi égale à celle du ventricule gauche.

M. d'Astros insiste sur ce fait que l'absence du bruit de souffle n'est pas rare dans la maladie bleue. Sa présence paraît habituellement liée au rétrécissement de l'orifice pulmonaire. Et son absence paraît tenir à l'une des conditions suivantes : a) lorsque l'artère pulmonaire est *rétrécie*, non pas seulement à son origine mais dans *tout son calibre*, (ce sont les faits sur lesquels j'ai insisté); b) lorsque l'artère pulmonaire est *absente*. C'était le cas de l'observation précédente, et deux autres observations presque identiques viennent confirmer cette hypothèse.

Ces mêmes observations démontrent que l'orifice de communication interventriculaire n'est pas le siège du bruit de souffle. Cela tient à ce que, dans ces faits, les parois des deux ventricules étant d'épaisseur égale, la tension doit être égale dans les deux cavités, et que le sang n'est pas charrié de l'un des deux ventricules dans l'autre, mais simultanément des deux ventricules dans l'aorte. On comprend cependant que dans ces cas une diminution temporaire de pression dans l'un des deux ventricules peut occasionner le passage du sang de l'un des ventricules dans l'autre et par suite, des souffles temporaires. »

Le professeur Bèzy (de Toulouse) et son élève Lemerle ont décrit des faits semblables (1).

Traitement. — Le traitement de la cyanose sans souffle, comme celui des autres cardiopathies congénitales, se borne à surveiller l'hygiène et le développement dans le premier âge, à éviter aux enfants, lorsqu'ils sont grands, les fatigues et les efforts qui peuvent retentir sur le cœur.

(1) Des cyanoses sans signes d'auscultation. Thèse de Toulouse, 1903.

Les conditions de la circulation pulmonaire défectueuse et l'insuffisance de l'hématose prédisposent beaucoup ces malades à la tuberculose. Des précautions rigoureuses devront être prises pour éviter la contagion.

Nous croyons devoir reproduire *in extenso* la première observation dans laquelle nous avons relevé tous les caractères cliniques et anatomiques de la cyanose congénitale sans souffle.

Cyanose avec malformation congénitale du cœur, sans signes d'auscultation

La nommée Hélène S..., 5 ans et demi, entre le 9 septembre 1890, salle Blache, n° 9, dans le service du Dr Cadet de Gassicourt, suppléé par le Dr Variot.

Les renseignements sont les suivants : l'enfant est malade depuis quinze jours. Elle s'est plaint d'une céphalée intense, a eu à plusieurs reprises des vomissements, des convulsions.

Nous constatons le décubitus en chien de fusil, de l'inégalité pupillaire, une irrégularité très marquée du pouls, le phénomène de la raie méningitique. Plusieurs vomissements se sont produits depuis l'entrée.

Le moindre mouvement arrache des cris plaintifs à la petite malade ; signalons, comme particularité, une diarrhée persistante.

Dès notre premier examen, nous fûmes frappés de la teinte cyanique des téguments et des muqueuses, de la spatulation des doigts et des orteils. Au dire de la mère de l'enfant' cette cyanose et cette déformation des extrémités dataient de la naissance et s'accompagnait parfois de crises de suffocation.

L'enfant est peu développée pour son âge ; ses membres sont grêles. Le crâne est asymétrique ; les bosses pariétales sont extrêmement développées ; la bosse pariétale droite est plus développée que le gauche. Aspect natiforme en arrière.

A l'inverse de la région pariétale du crâne, le côté droit de la face est moins développé que le gauche.

La dentition est normale.

Au repos, la cyanose est très marquée aux pieds et aux mains ; plus intense aux doigts renflés en massue, avec incurvation des ongles.

A la face, la teinte cyanique est spécialement apparente aux lèvres, aux conjonctives, aux pavillons des oreilles.

Lorsque la petite fait un effort, pousse des cris, la cyanose s'accentue et s'étend, les téguments prennent une teinte livide presque noire.

La palpation de la région précordiale fait constater une impulsion forte de la pointe contre la paroi thoracique, mais sans aucun frémissement.

La percussion indique une légère augmentation de la matité, dans la zone du cœur.

A l'auscultation, les bruits du cœur examinés attentivement aux divers foyers, sont tout à fait nets, bien frappés ; les claquements ont un timbre un peu plus éclatant.

Plusieurs internes de l'hôpital Trousseau ont constaté, comme nous, l'absence complète de souffle.

Dans les poumons, pas de phénomènes stethoscopiques dignes d'être notés.

Durant cinq jours que cette enfant a été soumise à notre observation, les bruits du cœur n'ont pas changé de caractère.

La température a oscillé entre 37° et 38°5 et malgré le traitement ordinaire, en pareil cas, la petite malade a succombé le cinquième jour de son entrée, dans une crise de cyanose extrême.

Autopsie. — Nous mentionnerons sans nous y arrêter des lésions évidentes de méningite tuberculeuse, un épaississement énorme de la boîte cranienne qui mesure un centimètre environ dans les régions occipito-pariétales.

Le diploë a un aspect spongieux très anormal et après décalcification et examen microscopique, on y voit des canaux de Havers d'une dimension inusitée remplis partiellement de moelle embryonnaire.

Cependant les poumons splénisés aux bases ne semblent pas contenir de tubercules.

La teinte cyanique des téguments a persisté sur le cadavre ; les doigts sont presque noirs.

Le cœur occupe sa position normale dans le thorax, le péricarde est sain.

Le ventricule droit n'est pas affaissé comme à l'ordinaire, il a sensiblement le même aspect extérieur que le gauche.

Les oreillettes ne présentent extérieurement rien d'anormal.

Le volume total du cœur semble un peu plus grand qu'il n'est en général à cet âge.

De l'origine de l'aorte à la pointe du cœur, la face antérieure du ventricule mesure 65 mm. ; la face postérieure des ventricules, du sillon auriculoventriculaire à la pointe est de 5 cm. environ.

L'aorte se dégage derrière l'infundibulum du ventricule droit et dès son origine elle se dilate en une sorte de sinus prolongé jusqu'au tronc brachio-céphalique.

Immédiatement après l'origine de l'artère sous-clavière gauche, la circonférence de l'aorte, qui était de 6 centimètres au niveau du sinus, se réduit à 35 millimètres.

Les grands troncs artériels qui partent de la crosse sont dilatés comme la portion ascendante de l'aorte elle-même et leur dilatation est telle qu'ils se rapprochent comme calibre des dimensions des mêmes artères chez un adulte.

Par contre, l'artère pulmonaire se détache comme un petit cordon flasque de l'extrémité de l'infundibulum. Sa circonférence immédiatement au-dessus des valvules sigmoïdes n'est que de 15 millimètres. Elle n'excède guère le calibre d'une radiale d'adulte. Les deux branches de bifurcation sont réduites de dimensions, proportionnellement au tronc. La paroi de l'artère pulmonaire et de ses branches est d'une remarquable minceur.

Nous n'avons pas retrouvé de vestiges du canal artériel.

Lorsqu'on incise les parois des ventricules droit et gauche, on reconnaît que le myocarde, sain au premier examen, offre une *épaisseur a peu près égale dans les deux ventricules*, soit un peu moins de 1 centimètre.

Les valves mitrale et tricuspide sont bien conformées ainsi que les orifices auriculo-ventriculaires. La cloison interventriculaire offre une grande perte de substance immédiatement au-dessous des valvules sigmoïdes.

Cet orifice, qui établit une large communication entre le ventricule droit et le ventricule gauche est disposé de telle manière que l'aorte semble implantée simultanément sur la base des ventricules droit et gauche. Si la pièce n'est pas tiraillée, ce trou a une forme triangulaire à base tournée du côté des ventricules et à sommet tourné du côté de l'aorte. On y introduit facilement l'index.

Les valvules sigmoïdes, au nombre de 3, sont normales et suffisantes.

L'origine des artères coronaires et bronchiques se fait comme à l'ordinaire.

L'endartère et l'endocarde sont sains.

L'orifice pulmonaire est tout à fait mal formé. Ses proportions et son aspect, relativement à l'infundibulum, du ventricule droit, ne sont pas sans analogie avec l'orifice d'abouchement d'une trompe de Fallope dans la corne utérine. L'orifice n'a que 8 millimètres de circonférence.

Nous avons dit plus haut que le tronc de l'artère pulmonaire, immédiatement au-dessus de l'orifice, mesurait 15 millimètres. Les valvules sigmoïdes pulmonaires sont bien au nombre de trois, mais très minces et très transparentes.

Leur bord libre est à 5 millimètres au-dessus de l'orifice ; l'une de ces valves est placée sur un plan supérieur aux autres et présente une petite perte de substance à son bord libre.

Bien que la cloison interauriculaire semble normale au premier abord, il est facile de faire pénétrer dans le trou de Botal une grosse sonde cannelée.

Néanmoins les valves, qui ferment le trou de Botal, ont une disposition telle qu'elles devaient être accolées pendant la vie par la pression du sang et que vraisemblablement il n'y avait pas communication des oreillettes à l'état physiologique.

L'orifice et le calibre de la veine coronaire sont très dilatés.

Un cas de cyanose avec rétrécissement congénital de l'artère pulmonaire et perforation interventriculaire, sans bruit anormal perçu à l'auscultation du cœur (1).

M..., Charles, 15 mois, entre à l'hôpital Trousseau, salle Lugol, le 6 mars.

Antécédents héréditaires : Père, 25 ans, maigre, asthmatique.

Mère 22 ans, chétive, Pas d'autres enfants. Pas de fausses couches.

Antécédents personnels : A été très difficile à élever, mais n'a jamais eu de maladie.

A son entrée, cyanose surtout apparente dans l'effort, les cris, au niveau des lèvres et des mains ; doigts et orteils en baguettes de tambour ; extrémités refroidies.

Respiration accélérée.

Rapidité des battements cardiaques. Pas de bruits anormaux. Pas de souffle à aucun moment. Pas de thrill.

Atrophie très marquée ; ne pèse que 6 kg. 450 à 15 mois.

Meurt de la rougeole.

Autopsie. — Cœur : l'oreillette et l'auricule droite gorgées de sang font saillie en avant et cachent l'origine de l'aorte. L'auricule gauche, quoique très petite, en comparaison de la droite, arrive au contact du bord gauche de l'aorte et il semblerait au premier abord que l'artère pulmonaire fait défaut.

Cependant, en inclinant l'auricule à gauche, on aperçoit un cordon du volume d'un crayon, d'aspect fibreux, qui s'enfonce à gauche et en arrière de l'aorte : c'est l'artère pulmonaire, considérablement rétrécie, qui mesure exactement 7 millimètres de diamètre extérieur.

Le cœur mesure de la base des oreillettes à la pointe des ventricules 6 centimètres. La largeur au niveau de la base des ventricules est de 5 centimètres.

Ouverture du ventricule droit : on voit que l'infundibulum de l'artère pulmonaire est considérablement rétréci. De plus on aperçoit tout au fond du ventricule en un point qui répond à la partie supérieure de la cloison inter-ventriculaire un large orifice qui permet d'engager l'extrémité de l'auriculaire.

Entre les deux orifices du ventricule droit, les séparant l'un de l'autre, s'avance une sorte d'éperon.

La paroi du ventricule droit, très hypertrophiée, mesure en moyenne 5 millimètres d'épaisseur, mais par place elle atteint jusqu'à 7 millimètres.

L'infundibulum, aplati d'avant en arrière, ne mesure guère dans ce sens que 3 millimètres ; dans l'autre sens il en mesure 8. Sa longueur est de 12 à 13 millimètres.

Artère pulmonaire. — L'infundibulum aboutit à l'orifice de l'artère pulmonaire qui est le point le plus rétréci du vaisseau et ne mesure que 6 millimètres de diamètre antéropostérieur. Cet orifice ne présente que deux petites valvules, une droite et une gauche. Elles sont souples et paraissent suffisantes ; elles forment deux petits nids de pigeon de 4 millimètres de profondeur.

A partir de l'orifice, le tronc de l'artère pulmonaire va en se dilatant progressivement. Il atteint peu à peu son diamètre normal et après une longueur de 7 à 8 millimètres, se bifurque en ses deux branches dont le calibre est absolument normal.

Cœur gauche. — La paroi du ventricule gauche mesure 6 millimètres d'épaisseur. L'orifice auriculo-ventriculaire est normal, ainsi que les valvules.

Ces deux observations sont on le voit absolument concordantes et nous avons eu l'occasion d'en relater d'autres semblables une en particulier avec notre ancien interne, M. Percheron, dans les bulletins de la Société des Hôpitaux de Paris, 1903.

(1) Variot et Devé, *Société Médicale des hôpitaux*, 1899.

Cyanose congénitale avec malformation cardiaque : perforation interventriculaire, rétrécissement de l'artère pulmonaire et obturation incomplète du trou de Botal sans signes d'auscultation chez un garçon de treize ans et demi. Egalité d'épaisseur des ventricules (1).

J'ai l'honneur de présenter le cœur d'un garçon qui a succombé dans mon service aux suites d'une tuberculose à marche rapide. Il s'agit d'une forme clinique et anatomique d'une cyanose congénitale sans signes d'auscultation dont j'ai déjà rapporté 2 cas exactement superposables, l'un avec M. Gampère, l'autre avec M. Devé; les 2 observations sont insérées dans nos bulletins.

La mère de ce garçon est bien portante; le père, alcoolique, est mort subitement à 52 ans il y a un an. Trois autres enfants nés à terme et bien portants.

Elevé à l'allaitement mixte, n'avrait marché qu'à 18 mois.

La mère prétend ne s'être aperçue de la cyanose qu'à cette époque ? Depuis lors la cyanose a été plutôt en s'aggravant et la respiration était difficile au moindre effort.

A l'entrée, le 4 décembre 1902, salle Damaschino, l'enfant présente une coloration cyanique généralisée surtout prononcée au niveau des lèvres, des oreilles, des conjonctives et des extrémités. Les doigts et les orteils sont renflés en baguette de tambour. Dilatation des veines sous-cutanées de la partie supérieure du thorax. Toutes les muqueuses de la bouche ont une couleur aubergine. Au moindre effort la lividité et la dyspnée augmentent. Les pieds et les mains sont refroidis. Etat légèrement ichtyosique de la peau sur les membres et le tronc.

René F... tousse et crache depuis un mois. L'auscultation du poumon fait entendre des râles sous-crépitants au sommet droit en avant et surtout en arrière avec diminution du son à la percussion.

Examen du cœur. — La pointe bat dans le 5e espace, pas de voussure précordiale ni de frémissement cataire.

A l'auscultation, les bruits sont généralement un peu assourdis, mais n'ayant pas d'autre caractère anormal.

A la pointe, ébauche de bruit de galop qui s'est beaucoup accentué pendant les derniers temps de la vie. On a entendu parfois et à intervalle un court murmure qui n'avait pas le caractère d'un vrai souffle et qui prolongeait légèrement le premier bruit du cœur sur le bord gauche du sternum au-dessous de l'orifice pulmonaire. Ce bruit, tout à fait minime et très inconstant ne se propageait dans aucune direction. Numération globulaire 10.400.000 par millimètre cube.

Eclairé par les observations antérieures que j'avais faites, et malgré l'absence habituelle des bruits anormaux aux orifices du cœur je portais le diagnostic de rétrécissement avec malformation congénitale de l'artère pulmonaire, avec inocclusion du septum ventriculaire et égalité d'épaisseur des ventricules, et d'autre part j'attribuais à la tuberculose les signes d'auscultation du sommet droit.

Pendant son séjour poussée rhumatismale atteignant les 2 genoux du 20 au 28 janvier : le gonflement et la douleur cèdent à l'emploi du salicylate de soude ; durant ce temps aucun bruit anormal au cœur.

Pas de lymphocytose dans l'épanchement des synoviales.

La lésion tuberculeuse fait des progrès très rapides, se généralise au sommet gauche et des signes cavitaires apparaissent au sommet droit. A dater du 8 février, état subasystolique, le foie est gros et douloureux, l'auscultation révèle un bruit de galop intense, mais sans souffle.

Oligurie, dilatation des jugulaires, un peu d'ascite et d'épanchement dans la plèvre droite. Mort dans un état comateux le 17 février.

Autopsie. — *Cœur :* A l'ouverture du péricarde il s'écoule environ 100 gr. d'un liquide citrin.

(1) Bulletin de la Société des Hôpitaux 1903, Variot et Rercheron.

Le cœur est très volumineux, les 2 cavités remplies de caillots noirâtres, mous, sont très dilatées. L'infundibulum de l'artère pulmonaire est étroit mais présente sa forme habituelle en entonnoir sans coarctation limitée. Sur sa face postérieure se voit une plaque blanche, nacrée trangulaire. Sur sa face droite se voit une petite bande présentant le même aspect.

L'orifice de l'artère pulmonaire au niveau du bord valvulaire est considérablement rétréci. Sa circonférence ne mesure que 6 millimètres. Les trois valvules sigmoïdes au niveau de leur bord libre qui est épaissi et rigide, se continuent sans démarcation bien nette. Au-dessous, elles sont souples et mesurent 1 centimètre environ de profondeur.

L'artère pulmonaire est uniformément étroite et mesure 17 millimètres de circonférence ; elle est d'ailleurs parfaitement souple. Elle est plissée immédiatement au-dessus des valvules. De la branche gauche se détache un cordon fibreux qui la rattache à la crosse aortique. C'est le vestige du canal artériel. Au-dessous de la base de l'infundibulum et de l'origine de l'aorte, large orifice demi-circulaire répondant à la partie supérieure de la cloison interventriculaire et faisant communiquer les 2 ventricules.

Diamètre de la perforation : 2 cm. ½ environ. On y introduit aisément le pouce.

La paroi du ventricule droit, plus épaisse que normalement, mesure 7 millimètres.

La paroi du ventricule gauche présente exactement la même épaisseur : 7 millimètres : un peu plus seulement dans la partie supérieure au voisinage de la cloison. L'aorte mesure 30 millimètres de circonférence.

Le trou de Botal persiste, mais les 2 valves que l'on peut écarter aisément avec un stylet étaient sans doute accolées par la pression du sang dans les oreillettes durant la vie.

En résumé : Rétrécissement de l'orifice pulmonaire.

Rétrécissement uniforme de l'artère pulmonaire et de l'infundibulum.

Perforation interventriculaire.

Egalité d'épaisseur de la paroi des ventricules droit et gauche.

Inocclusion du Trou de Botal.

Plèvres. — La plèvre droite contenait près d'un litre d'un liquide citrin.

Adhérences, au niveau des lobes supérieurs des 2 poumons, très épaisses du côté droit.

Poumons. — Plusieurs grandes cavernes dans le lobe supérieur du poumon droit. Infiltration tuberculeuse généralisée dans toute l'étendue des 2 poumons.

Foie. — Enorme, s'affaisse peu après son ablation laissant écouler une grande quantité de sang noir poisseux.

Reins. — Très augmentés de volume, très congestionnés.

Rate. — Egalement très congestionnée.

Réflexion. — Le diagnostic de cette variété de malformation a été porté avec exactitude pendant la vie et il semble que l'absence de signes d'auscultation corresponde à une variété clinique bien déterminée de malformation cardiaque. Je rappelle que M. Marey consulté par moi sur cette singulière anomalie clinique d'un cœur perforé dans sa cloison et rétréci à l'artère pulmonaire sans qu'il apparaisse aucun souffle, m'a suggéré l'idée que l'égalité d'épaisseur des ventricules ne permettait pas de régurgitation du sang d'une cavité dans l'autre par la perforation : d'où le silence à cause de l'égalité de tension du sang dans les 2 cavités ventriculaires.

Quant à l'absence de souffle à l'artère pulmonaire, il est probable qu'elle se rattache à l'atrésie du calibre de l'artère sur tout son trajet.

Voici une observation de Cyanose sans souffle chez un nourrisson qui montre que l'auscultation ne peut donner aucun renseignement (1) à cette époque de la vie sur la nature des lésions.

Transposition artérielle. Cyanose congénitale sans souffle.

S..., Louis. P. : 3 kg. 450 ; T. : 47 cm. 4. Antécédents ignorés.

Cyanose très prononcée égale partout ; respiration un peu précipitée ; battements du

(1) VARIOT et MORANCÉ, *Société de Pédiatrie*, 20 octobre 1911.

cœur forts ; à l'auscultation, aucun bruit de souffle. — L'enfant présente par ailleurs un rétrécissement congénital de l'anus.

Mort à l'âge de 3 mois.

Autopsie. — Cœur volumineux.

Coupe. — *Cœur droit* :

Oreillette droite. — Rien d'anormal.

Ventricule droit. — Parois de 5 millimètres environ ; chambre auriculaire petite, présente de nombreux piliers. Chambre artérielle en avant de la précédente, communique avec elle par un orifice limité en haut par un gros pilier de troisième ordre qui monte vers les valvules sigmoïdes ; pas d'éperon de Wolf net, infundibulum court.

L'artère née du ventricule droit est l'aorte.

Cloison interventriculaire. — Orifice circulaire de 3 millimètres de diamètre un peu au-dessous de l'insertion de la tricuspide, faisant communiquer la chambre auriculaire du ventricule droit avec la chambre artérielle du ventricule gauche.

Cœur gauche :

Oreillette. — Reçoit à gauche une veine pulmonaire unique de 6 millimètres de large, à droite une grosse veine pulmonaire très courte.

Sur la cloison, le trou de Botal atteint 5 millimètres.

Auricule très développé. Orifice auriculo-ventriculaire normal.

Ventricule gauche. — Paroi de 1 centimètre d'épaisseur. Chambre auriculaire située à gauche, petite, limitée par les deux piliers antérieur et postérieur, et la grande valve mitrale, lisse, normale. Chambre artérielle, grande, communique avec le ventricule droit par un orifice rond, situé un peu en avant du pilier postérieur, à 5 millimètres au-dessous des sig-moïdes, amorcé par une gouttière postérieure qui passe sous le pilier postérieur et communique ainsi avec la chambre auriculaire.

Du ventricule gauche, naît l'artère pulmonaire. L'orifice sigmoïde est normal.

Gros vaisseaux. — L'aorte, née du ventricule droit, donne les coronaires, puis, en groupe les trois gros troncs habituels de la crosse, réunis, mais sans tronc commun ; puis on voit naître deux très grosses artères bronchiques et au même niveau l'aorte reçoit le canal artériel à parois épaisses, d'un diamètre de un à deux millimètres.

L'artère pulmonaire, née du ventricule gauche, présente des rapports sensiblement nor-maux, donne le canal artériel et se divise en deux branches d'aspect normal pour les deux poumons.

On voit donc qu'il existe deux circulations en cercles fermés sur eux-mêmes, une pulmonaire à sang rouge, une générale à sang noir.

Le sang rouge passe par trois voies : la perforation interventriculaire, le trou de Botal et le canal artériel.

Le sang noir passe dans la circulation pulmonaire par les artères bronchiques remarquablement développées.

LES AFFECTIONS CONGÉNITALES DU CŒUR SANS CYANOSE

(MALADIE DE HENRI ROGER).

La première de ces affections congénitales nous est fournie par un type morbide que Henri Roger a décrit sous le titre d'*inocclusion du septum ventriculaire sans rétrécissement de l'artère pulmonaire et sans cyanose*. Dans son mémoire célèbre, H. Roger individualisa cette variété bien spéciale de maladie congénitale du cœur qui mérite de porter son nom.

Etude clinique. — C'est seulement après avoir observé pendant plusieurs années une douzaine de cas que Roger put fixer les caractères cliniques et anatomiques de cette malformation cardiaque dont il présenta la description à l'Académie de Médecine de Paris. « ... Chez *des enfants, presque tous très jeunes*, je constatais un bruit de souffle d'une remarquable intensité, mais dont les autres caractères me semblaient insolites ; ce qui me surprenait, c'est que ce souffle était presque le seul signe d'une cardiopathie et qu'il ne coïncidait ni avec d'autres phénomènes physiques (sauf du *frémissement cataire*), ni avec des troubles fonctionnels, indicateurs d'une lésion des orifices ou encore moins d'une altération du sang.

Ce qui me surprenait au moins autant, lorsque j'avais occasion de suivre ces enfants, de les revoir et de les réausculter, à des intervalles plus ou moins éloignés, c'était de retrouver ce même souffle après des mois et des années avec des caractères identiques, sans aucune modification appréciable, sans coïncidence de nouveaux signes physiques, sans altération apparente de la santé générale, et toujours sans cyanose. »

Roger analyse avec une rare précision les caractères du souffle, « il est, en général, remarquablement *intense* ; son siège maximum n'est pas à la pointe du cœur (comme dans les altérations des orifices auriculo-ventriculaires), ni à la base, à droite (comme dans le rétrécissement de l'aorte), ni à la base à gauche (comme dans la sténose de l'artère pulmonaire), ce maximum est au tiers supérieur de la région précordiale et il est *médian* comme la cloison ventriculaire elle-même. *Unique* et très prolongé, il commence avec la systole et couvre toujours les deux bruits normaux, il remplace, ou plutôt il masque le tic-tac naturel partout inentendu. Il est *fixe*, sans propagation, dans les gros vaisseaux, tandis que cette propagation est souvent constatée pour les souffles pathologiques dépendant de la sténose des orifices artériels. Du point central où il est à son summum, il s'étend dans tous les sens également, il décroit dans tous, avec la même régularité, à mesure que l'oreille s'éloigne de ce centre. Le bruissement *coïncide* avec une large impulsion de la masse totale du cœur, *sans choc* très visible *de la pointe*, et avec un *frémissement cataire*, fort étendu, qui est avec lui en corrélation exacte. »

Roger insiste sur « l'innocuité prolongée « de cette affection. « Plusieurs de mes sujets, qu'il m'a été donné d'observer, j'ai pu les suivre pendant des périodes de 5, 12 et 15 ans, pas un seul n'a succombé prématurément ; et à part une prédisposition aux catarrhes pulmonaires, la santé générale n'a été compromise chez aucun du fait de la malformation cardiaque. « Même chez une de ces malades, femme de plus de cinquante ans, mère de quatre enfants, de santé parfaite, qui avait été auscultée peu de jours après sa naissance, par Guersant père, Roger retrouva le souffle révélateur de cette cardiopathie congénitale.

Diagnostic. — Le bruit caractéristique de la maladie de Roger est déjà parfaitement perceptible chez le nourrisson, si l'on vient à l'ausculter dans les premiers temps de la vie et le diagnostic différentiel ne peut guère se poser qu'avec un rétrécissement congénital de l'artère pulmonaire sans cyanose, mais l'irradiation du souffle est différente dans les deux cas. Le diagnostic différentiel peut être à peu près impossible dans le cas où le rétrécissement de l'artère pulmonaire est sub-infundibulaire comme dans l'observation avec autopsie que nous avons faite avec M. Buriléano et qui mérite d'être rapportée avec détails.

Rétrécissement congénital sub-infundibulaire de l'artère pulmonaire avec signes d'auscultation rappelant ceux observés dans l'inocclusion du septum inter-ventriculaire,

par MM. G. VARIOT et O. BURILÉANO (1)

La jeune Marie C..., âgée de quinze ans, entre à l'hôpital du Perpétuel-Secours à Levallois-Perret, le 15 juin 1915, pour une oppression dont elle aurait toujours souffert.

A part cette oppression exagérée au moindre effort, on ne trouve que deux angines légères dans ses antécédents personnels et rien d'important dans ses antécédents héréditaires. Elle n'avait pas de cyanose habituelle de la face et des extrémités.

A son entrée à l'hôpital la malade est très pâle, 'es muqueuses décolorées, les extrémités légèrement violacées.

Elle se plaint d'être essoufflée et présente une dyspnée intense.

Rien aux poumons ni aux autres organes, le cœur excepté.

Le cœur bat dans le 5ᵉ espace intercostal gauche, un peu en dedans du mamelon.

La matité cardiaque, augmentée, dépasse d'un travers de doigt le bord droit du sternum.

Dans toute la région précordiale, on sent un frémissement cataire systolique intense, à maximum d'intensité à la base. Ce frémissement a un caractère vibrant exceptionnel, rappelant un peu le thrill que l'on sent en palpant un anévrisme artério-veineux.

Au frémissement correspond, à l'auscultation, un souffle qui couvre le premier bruit et occupe complètement le petit silence. Ce souffle est dur, râpeux, très intense. Son maximum d'intensité est sur le bord gauche du sternum vers les 2ᵉ et 3ᵉ articulations chondro-sternales, mais l'intensité du bruit est telle qu'on ne parvient pas sans difficulté à topographier le foyer maximum. Il se propage dans toute la région précordiale, dans les vaisseaux du cou du côté gauche et dans la région interscapulaire.

Le pouls est régulier, mais très faible, mou et dépressible.

Le 27 juin, la malade est prise d'un violent point de côté, la température monte et, à l'auscultation, on trouve un foyer de râles crépitants à la base droite.

A partir de ce moment, la température oscille entre 38 et 40 degrés, des foyers de congestion apparaissent et disparaissent dans des points différents des deux poumons. L'expectoration est abondante, mousseuse et on y trouve de rares pneumocoques ; à l'examen microscopique, jamais de bacilles de Koch.

Le 22 août, la malade fait une éruption de taches purpuriques sur tout le corps, un double exsudat pleural et du liquide dans l'abdomen.

Le 28 août la malade succombe.

A l'autopsie, on trouve un exsudat hémorragique dans les deux plèvres, dans le péricarde et dans l'abdomen, un infarctus dans le lobe pulmonaire gauche et un noyau central d'hépatisation rouge dans le lobe moyen droit.

Le cœur gros, globuleux, a 25 centimètres de circonférence au niveau de la cloison auriculo-ventriculaire, dont 16 centimètres pour le cœur droit et 9 centimètres pour le cœur gauche.

La face antérieure du cœur est presque entièrement formée par le ventricule droit.

L'auricule gauche n'existe pas.

Le ventricule gauche est petit, ses parois ont à peine 6 mm. d'épaisseur. Les colonnes charnues et les cordages tendineux sont atrophiés. La cloison, légèrement convexe du côté du ventricule gauche, est moins musculaire dans toute son étendue, à la place de sa portion membraneuse on trouve une fossette à orifice elleptique profonde de 3 mm. Sur le bord

(1) *Bulletins de la Société des hôpitaux de Paris*, 1915.

postérieur de cette fossette il y a deux nodules sous-endocardiques, durs, scléreux, de consistance presque calcaire. De son extrémité antérieure part une bride scléreuse.

Les valvules auriculo-ventriculaires gauches, comme les valvules sigmoïdes de l'aorte,
sont libres et souples.

Le ventricule droit est très volumineux. Ses parois mesurent 18 millimètres d'épaisseur.
Les colonnes charnues sont extrêmement hypertrophiées, la paroi interne légèrement concave. A l'extrémité antéro-supérieure de cette paroi, on observe un orifice elliptique qui
laisse à peine pénétrer le bout du petit doigt.

Son grand diamètre, long de 8 millimètres, est dirigé obliquement de haut en bas et d'arrière en avant. L'extrémité antérieure de ce diamètre touche à la paroi antérieure ; à son extrémité postérieure s'insèrent les cordages tendineux de la valvule auriculo-ventriculaire
et il y avait sur ces cordages une végétation pédiculée, grosse comme un pois, rouge, molle,
friable, qui s'était très facilement détachée en la touchant.

Par cet orifice s'établit la communication entre le ventricule droit et l'infundibulum
de l'artère pulmonaire. En effet, si on pratique une incision de cette artère on aperçoit le
même orifice à la base de l'infundibulum à 15 millimètres au-dessous des valvules sigmoïdes
pulmonaires.

Les artères pulmonaire et aorte sont hypoplasiques ; la circonférence de la première est de
51 millimètres, et celle de la seconde de 43 millimètres ; rappelons que la capacité et l'épaisseur du ventricule gauche sont très amoindries.

A la base des valvules antérieure et interne sigmoïdes pulmonaires sur leurs bords et
dans leurs angles de conjonction il y a une masse de végétations sessiles, dures, rosées et
adhérentes, correspondant à un processus d'endocardite végétante récente.

En résumé, les lésions que l'on rencontre dans le cœur de cette jeune fille présentent un
caractère congénital ; elles consistent essentiellement dans un rétrécissement sub-infundibulaire creusé en plein myocarde. Cette atrésie a eu, comme conséquence, une hypertrophie
considérable du ventricule droit.

L'orifice proprement dit de l'artère pulmonaire et ses valvules étaient normalement conformés avant le processus d'endocardite ultime qui s'y est développé.

L'intérêt de cette observation anatomique et clinique réside d'une part dans sa rareté,
car les faits de ce genre sont exceptionnels ; d'autre part, dans la confusion presque fatale
que l'on pourra faire au point de vue clinique entre les signes correspondants à la maladie
de H. Roger et ceux du rétrécissement sub-infundibulaire.

Dans ces deux états morbides, cependant si différents, l'intensité du frémissement vibratoire à la palpation, le siège, la force et l'étendue du bruit rude, irradié dans la région précordiale, présente à peu près les mêmes caractères.

D'ailleurs, au point de vue topographique, le siège du rétrécissement sub-infundibulaire
est très rapproché de celui de la perforation inter-ventriculaire. Le calibre de l'orifice et ses
bords rigides permettent de bien comprendre l'intensité de vibration du sang projeté avec
force par le ventricule droit hypertrophié et dilaté en passant par une sorte de filière subin-
fundibulaire.

Au point de vue du diagnostic différentiel, on peut considérer que
l'endocardite chez le nourrisson est fort rare d'après la plupart des
cliniciens; d'ailleurs, elle ne se traduit par aucun signe physique perceptible à l'auscultation, les battements du cœur sont simplement accélérés
et irréguliers.

Dans l'endocardite des nourrissons, on observe des accès de cyanose et une
accélération irrégulière de la respiration qui manquent dans la maladie de
Roger, qu'on a pu nommer justement « la plus bénigne des cardiopathies congénitales », par son évolution et son pronostic.

L'absence de cyanose dans la maladie de Roger s'explique, d'une part, par
le fait que c'est le sang rouge qui reflue dans le sang noir à cause de la pression

plus forte du sang dans le ventricule gauche que dans le droit, d'autre part
par l'absence de rétrécissement de l'artère pulmonaire.

Anatomie pathologique. — Roger soupçonnait l'inocclusion du septum ventriculaire dans ces circonstances ; mais il n'en eut la confirmation qu'en pratiquant l'autopsie d'un enfant mort des suites d'un accident, sans avoir été
ausculté pendant la vie. « L'ouverture du cœur lui montra l'inocclusion de la
cloison interventriculaire à sa portion supérieure, sans sténose concomitante de
l'artère pulmonaire ; malgré le libre mélange des deux sangs qui avait dû
en résulter, ni la peau, ni les tissus n'avaient été colorés en bleu pendant la
vie. »

Ce fut la seule autopsie pratiquée par Roger ; mais elle devait suffire à
appuyer l'hypothèse qu'il avait conçue. La confirmation complète devait en
être donnée par la suite. En effet, en 1891, E. Dupré, alors interne de Legroux,
fit, le premier, connaître à la Société anatomique de Paris les résultats
de la nécropsie d'un enfant chez lequel le diagnostic de maladie de Roger
avait pu être affirmé pendant la vie. Depuis lors, de nombreuses observations
ont précisé les caractères anatomiques de cette affection congénitale du
cœur.

D'après Moussous, qui a confronté tous ces faits, les trois quarts des malformations partielles de la cloison ventriculaire sont constituées par l'absence de
la portion postérieure du septum antérieur et se caractérisent par une échancrure à rebord inférieur concave, lisse, mousse, arrondi. L'orifice de communication ainsi établi est en partie dissimulé à gauche par la valve aortique de la
mitrale, à droite par la valve antérieure de la tricuspide. On note enfin une
notable hypertrophie du ventricule droit.

On observe parfois des formes de maladie de Roger qui ne sont pas absolument pures et dans lesquelles la cyanose et le rétrécissement de l'artère pulmonaire viennent se superposer à un degré variable.

Ce sont là des formes de transition entre le type morbide de Roger et les
inocclusions du septum avec cyanose congénitale permanente. Il n'est pas rare
dans ces cas ou bien d'observer une très faible lividité permanente des muqueuses,
ou parfois des crises intermittentes de cyanose vraie. Cette cyanose apparaît
quelquefois tardivement.

Examen radiologique. — Les progrès de la radiologie nous aident aujourd'hui
à préciser le diagnostic de maladie de Roger dans les cas douteux. Dans un
travail récent, MM. Vaquez et Bordet ont bien montré la silhouette globuleuse du cœur développée également de part et d'autre de la ligne médio-ster-
nale. Cet aspect est dû surtout à l'hypertrophie du ventricule droit.

Traitement. — Cette cardiopathie peut rester bénigne, ne comporte pas
de traitement spécial. Roger a noté que ces enfants étaient plus sujets aux
catarrhes bronchitiques. Il faudra donc leur éviter les refroidissements, ainsi
que les efforts, et les soumettre à une alimentation riche pour stimuler leur
croissance.

MALFORMATIONS ORIFICIELLES DU COEUR ET DES GROS VAISSEAUX

Des malformations diverses siègeant sur les valvules et les orifices ou sur les gros vaisseaux, après leur émergence, peuvent exister sans déterminer de cyanose.

Le diagnostic de ces lésions est extrêmement difficile chez le nourrisson ; elles peuvent se traduire par des bruits de souffle qu'il est presque impossible de topographier exactement au foyer d'origine, vu les conditions de l'auscultation et la rapidité des bruits du cœur.

Lorsqu'on constate un souffle dans la région précordiale qui n'a pas les caractères d'intensité extraordinaire de celui qui caractérise la maladie de Henri Roger, on pense habituellement à un rétrécissement de l'artère pulmonaire ; mais un souffle se produisant dans le canal artériel ou à tout autre orifice du cœur sera bien malaisé à distinguer du souffle de l'orifice pulmonaire.

RÉTRÉCISSEMENT PULMONAIRE

Lorsque la lésion ne porte que sur l'orifice, dont les valves peuvent être soudées en dôme, sans que le calibre tout entier du vaisseau soit rétréci, la cyanose manque et les symptômes sont ceux des rétrécissements acquis. Le souffle systolique est très intense et s'irradie dans la région sous-claviculaire ; le frémissement cataire est des plus marqués.

Il est très exceptionnel que l'artère pulmonaire ait des valvules insuffisantes (Barié). Le rétrécissement peut être préartériel, siéger dans l'infundibulum lui-même ou même en dessous comme nous l'avons vu dans l'observation que nous avons relatée avec M. Buriléano (voir maladie de Roger) et dans les lésions propres à la cyanose paroxystique. M. Barié considère comme très difficile la distinction entre le rétrécissement pulmonaire congénital et le rétrécissement acquis lorsque la cyanose manque. — Quoi qu'il en soit, cette lésion prédispose singulièrement à la tuberculose pulmonaire.

Voici une observation qui nous semble devoir être rapportée à un rétrécissement congénital sans cyanose, mais avec hypotrophie extrêmement marquée.

Rétrécissement congénital de l'artère pulmonaire sans cyanose avec nanisme très prononcé (1).

Eugénie T..., 18 ans, mesure 1 m. 40, taille d'une enfant de 12 à 13 ans, pèse 37 kg. 200, l'état général est satisfaisant, malgré les troubles digestifs légers qui la font envoyer à notre consultation et qui cèdent vite à un traitement approprié. — Par contre, l'examen du cœur révèle les signes suivants. On note dans les deuxième et troisième espaces intercostaux

(1) VARIOT et L. MONOD, *Bulletin de la Société de Pédiâtrie*, décembre 1913.

gauches un faible soulèvement ondulatoire, en ce même point très circonscrit un très léger frémissement vibratoire systolique. La pointe bat dans le 5e espace en dehors du mamelon. Le cœur paraît augmenté de volume, surtout à la base au niveau des 2e et 3e côtes. L'auscultation révèle au foyer pulmonaire un souffle assez fort, à timbre rude, râpeux, rigoureusement systolique. Le maximum répond au niveau de la troisième articulation chondrocostale gauche. Ce souffle se propage en haut et à gauche vers la clavicule qu'il n'atteint pas. Le deuxième bruit pulmonaire est accentué. Aucun autre bruit anormal sauf un dédoublement intermittent du 2e bruit. Le pouls est régulier, plutôt petit. La pression artérielle au Pachon donne : Max. : 13 ; Min. : 9.

L'enfant ne présente aucune cyanose.

L'examen radiologique confirme notre diagnostic clinique de sténose de l'artère pulmonaire. A la base du cœur, le pédicule déformé est élargi transversalement. La ligne du bord gauche du cœur correspondant à la région de l'infundibulum est soulevée, formant un petit arc de cercle à grand rayon, à convexité gauche, ayant un aspect tout à fait spécial comme si la sténose siégeant à l'origine de l'artère avait déterminé une dilatation en amont. Au sommet de la systole ventriculaire, la région de l'infundibulum est animée de battements et soulevée rythmiquement. Le diagnostic clinique et radioscopique de rétrécissement pulmonaire a été confirmé par M. Vaquez.

On note, en outre, de chaque côté du cœur des ombres polycycliques indiquant des masses ganglionnaires surtout nombreuses au-dessus de l'oreillette droite, très probablement de nature tuberculeuse.

L'auscultation des poumons est négative.

L'état général n'autorise pas à incriminer la tuberculose dans la production de la lésion pulmonaire. Par contre sa nature congénitale est suffisamment établie par le degré de nanisme de cette enfant, comparable au nanisme beaucoup plus connu du rétrécissement mitral.

En dehors d'une légère atteinte de rhumatisme du genou droit, à l'âge de 17 ans, nous ne trouvons rien de pathologique dans le passé de cette fiille. Elle a eu une enfance normale jusqu'à l'âge de 15 ans, époque à laquelle les travaux pénibles ont produit de la dyspnée d'effort, des palpitations. Elle est sujette aux vertiges, à la céphalalgie, aux bourdonnements d'oreilles ; les mains sont froides et violettes, mais elle n'a jamais eu de crise de cyanose. Pendant les trois mois passés dans le service, elle ne s'est pas plaint de son cœur. (Observation résumée.)

DILATATION DE L'ARTÈRE PULMONAIRE AVEC CYANOSE

La dilatation plus ou moins marquée de l'artère pulmonaire relativement au calibre de l'aorte n'est pas rare dans les malformations complexes du cœur. Cette dilatation coexiste habituellement avec la cyanose et l'inocclusion du septum, mais elle ne s'accompagne d'aucun signe qui puisse permettre de la déceler pendant la vie ; il n'est guère possible dans ces circonstances d'attribuer une valeur diagnostique au souffle qui peut coexister. L'aspect de la silhouette radioscopique avec élargissement à gauche de l'ombre du pédicule du cœur la fera soupçonner.

LES ANOMALIES DU CANAL ARTÉRIEL.

Elles sont très communément associées aux autres malformations cardiaques ; on retrouve alors le canal artériel perméable, et l'on y introduit aisément un stylet, ou même une sonde cannelée. L'orifice d'abouchement dans l'aorte est généralement plus large que le calibre à son point de départ de l'artère pulmonaire. D'ailleurs on constate bien souvent à l'autopsie des nourrissons agés de plusieurs mois, n'ayant présenté aucun trouble cardiaque durant la vie, la perméabilité du canal artériel, le processus d'obturation semblant retardé. La persistance de ce canal, largement ouvert chez les adultes produit un bruit de souffle perceptible à l'auscultation, surtout en arrière dans la région interscapulaire (Potain et F. Franck), sans que l'on relève de phénomènes de cyanose, dans les cas où la lésion est simple.

L'intensité du souffle et la force du pouls varieront dans l'inspiration et l'expiration, en rapport avec le reflux du sang dans l'artère pulmonaire.

La malformation du canal artériel, lorsqu'il est très largement ouvert à la naissance, ne semble pas en général compatible avec une survie prolongée, même s'il n'y a pas d'autre lésion congénitale du cœur, pas de perforation interventriculaire, etc.

Je crois devoir relater les faits suivants que nous avons observés à l'hospice des Enfants-Assistés avec mon assistant, M. Bouquier. Ils contribueront a nous fixer sur la symptomatologie et sur l'évolution encore peu connues de cette malformation dans le premier âge.

Quatre cas de cyanose congénitale permanente chez des nouveau-nés avec large canal artériel. Mort rapide par asphyxie avec densification du parenchyme pulmonaire (1).

Nous avons étudié en 1920, quatre cas de cyanose chez des nouveau-nés qui se rapprochaient par leur aspect clinique, la cyanose étant généralisée et très prononcée et présentant des paroxysmes au moment des tétées au biberon. Dans aucun cas, on ne constata de souffle à l'auscultation, dans la région précordiale. Ces quatre enfants offraient un certain degré de débilité congénitale, leur poids variant de 2.250 à 2.750 grammes.

A l'examen radioscopique, deux de ces enfants présentaient un élargissement de l'aire cardiaque dans la région de l'oreillette droite qui débordait le rachis.

Trois de ces enfants sont morts dans les dix premiers jours, le quatrième à l'âge de quinze jours.

Dans les quatre cas, on a trouvé, à l'autopsié, un large canal artériel perméable et des lésions pulmonaires à peu près identiques consistant en une congestion avec densification notable de la plus grande partie du parenchyme pulmonaire. A la surface des poumons, il y avait des plaques d'emphysème cortical assez étendues, comme dans la mort par asphyxie.

OBSERVATION I. — R..., né le 11 décembre 1919, entré à l'hospice des Enfants-Assistés, le 19 au soir.

Poids : 2.750. Taille : 47,5. Température : 37°,1.

Complètement cyanosé, absorbe à peine 20 grammes par tétée et présente alors des accès de cyanose plus violents.

Le 20 *décembre*, au matin : 37°,9. Auscultation des poumons négative.

Cœur : bruits bien frappés, pas de souffle.

Examen radioscopique. — Champs pulmonaires légèrement voilés. Ombre cardiaque débordant le bord droit du sternum, dilatation notable de l'oreillette droite.

(1) VARIOT et BOUQUIER. *Bulletins de la Société médicale des Hôpitaux*, 1920, avec une figure.

Température vespérale : 37°,5.

Le 21 *décembre*, dyspnée et cyanose accentuées, mort à neuf heures.

Autopsie. — *Poumons* : Congestion pulmonaire avec densification généralisée aux deux poumons et occupant presque toute l'étendue du parenchyme, sauf des plaques d'emphysème cortical de 2 millimètres d'épaisseur, blanc rosé, tranchant sur l'aspect violacé du reste du poumon, surtout dans la région du lobe supérieur et du lobe moyen.

Cœur : Ventricule gauche un peu plus épais que le droit. Cloison interventriculaire intacte à la base ; seul existe, entre deux faisceaux musculaires, à la partie moyenne de la cloison, un très petit pertuis admettant à peine la pointe d'une sonde cannelée et ne ressemblant nullement à une communication interventriculaire par inocclusion du septum.

Oreillette droite hypertrophiée, cloison interauriculaire avec trou de Botal presque complètement obturé.

Gros vaisseaux : Artère pulmonaire : 26 millimètres de circonférence à sa partie moyenne, se trifurquant à son extrémité. Branche droite: 15 millimètres. Branche gauche: 12 millimètres. Canal artériel : 14 millimètres de circonférence et 12 millimètres de long ; volumineux, à calibre uniforme, complètement perméable, continue la direction du tronc de la pulmonaire, va se jeter dans l'aorte, en amont de son embouchure. L'aorte, qui a 17 millimètres de circonférence, dans sa partie ascendante, présente un rétrécissement que l'on a déjà constaté chez les prématurés et qui a 12 millimètres de circonférence ; en aval, le calibre redevient normal : 18 millimètres.

Pas de malformation des autres organes.

Examen histologique des poumons. — Apoplexie pulmonaire avec extravasat sanguin intra-alvéolaire sans microbes. Lésion complètement différente de celles qu'on rencontre dans la pneumonie franche des nouveau-nés, qui est fibrineuse.

Observation II. — C... (*R.*), né le 17 décembre 1919, entré à l'hospice le 21, à dix heures. Poids : 2.300. Taille : 46,5. Température : 37°.

Cyanose, état très grave, tète à peine 20 grammes.

Auscultation : rien aux poumons, bruits cardiaques irréguliers, pas de souffle.

Mort le même jour à 15 h. 45.

Autopsie. — *Poumons* : Plaques rosées d'emphysème moins étendues que dans le cas précédent. Reste des poumons très congestionné, densifié.

Cœur : Pas de communication interventriculaire, trou de Botal presque fermé.

Artère pulmonaire : circonférence : 25 millimètres. Branche droite : 12 millimètres. Branche gauche : 10 millimètres. Canal artériel : 10 millimètres de long, 15 de circonférence, large et uniformément perméable.

Continue le tronc de la pulmonaire, va se jeter dans l'aorte (24 millimètres de circonférence à l'orgine, 13 millimètres à son rétrécissement isthmique, 20 millimètres près l'embouchure du canal).

Pas de malformation des organes.

Observation III. — B... (*R.*), né le 16 décembre 1919, entré à l'hospice le 29 décembre. Poids : 2.250. Taille : 47. Température : 36°,6.

Cyanose très prononcée, alimentation très difficile.

Auscultation : pas de râles. Auscultation du cœur négative, pas de souffle, bruits assez nets.

Température vespérale : 36°. Mort à 22 heures.

Autopsie. — *Poumons* : densification pulmonaire très étendue, quelques plaques d'emphysème cortical.

Cœur : On ne constate pas de malformations intracardiaques, mais disposition des vaisseaux identique à celle des deux cas précédents. Volumineux canal artériel. Branches de la pulmonaire droite et gauche sensiblement réduites. Rétrécissement aortique isthmique marqué.

Observation IV. — J... (*C.*), né le 21 décembre 1919, entré le 30 décembre. Poids : 2.750. Taille : 48. Température : 37°,7.

Cyanose considérable, coryza muco-purulent, malgré cela succion assez bonne, 60 grammes environ par tétée.

Pas de signes pulmonaires. Pas de souffle cardiaque.

Radiascopie : ombre cardiaque débordant le bord du sternum.

Le 31 *décembre*, l'enfant a pris 50 grammes et pèse 2.800. Température : 38°,4, cyanose très marquée. Mort à 23 heures.

Autopsie. — Densification pulmonaire très marquée, coque, par places, d'emphysème vicariant.

Persistance d'un volumineux canal artériel avec rétrécissement aortique, sans malformation cardiaque.

En résumé, ces quatre enfants ont présenté un syndrome clinique identique : cyanose permanente. sans signes pulmonaires, lésion cardiaque silencieuse (cette absence de souffle s'expliquant peut-être par la largeur et l'uniformité du calibre du canal artériel), ombre cardiaque visible à la radioscopie, débordant le bord droit du sternum ; mort rapide par asphyxie qui ne peut s'expliquer par la débilité des enfants, ni par le refroidissement.

Pas de malformations organiques congénitales autres que la persistance d'un volumineux canal artériel s'accompagnant d'une densification pulmonaire qui histologiquement rappelle l'apoplexie.

Il semble que le large calibre du canal artériel ait joué un rôle important dans la courte survie de ces enfants.

Dans deux des cas dont nous venons de rapporter l'observation, le canal artériel présente 14 et 15 millimètres de circonférence ; les pulmonaires : droite, 12 à 15 millimètres ; gauche, 10 et 12 millimètres ; la longueur du canal est de 10 et 12 millimètres. Quelle que soit la durée de survie des enfants, qui va de cinq à quinze jours, dans les quatre cas, il est béant à la coupe, largement perméable et d'un calibre uniforme.

La diminution de circonférence de l'aorte au niveau du rétrécissement isthmique est respectivement de 7 et de 6 millimètres, comparée à la circonférence du vaisseau après l'abouchement du canal artériel.

Nous avons recherché sur plusieurs enfants débiles, d'un poids identique et d'une survie égale à celle des enfants cyanotiques, les dimensions des gros vaisseaux et du canal artériel.

En général, l'artère pulmonaire a une circonférence dépassant de 1 à 2 millimètres celle de l'artère pulmonaire des enfants cyanotiques. Les branches droite et gauche de la pulmonaire sont sensiblement plus développées. En moyenne, la somme de leur circonférence est égale sinon supérieure à la circonférence du tronc artériel. Quant au canal artériel, il est court, et, s'il semble à première vue assez large, il n'en est plus de même lorsqu'on le sectionne, sa lumière est presque complètement obstruée. Si sa circonférence atteint quelquefois 8 millimètres (4 millimètres chez un enfant de vingt-trois jours), il faut, pour la mesurer, déplisser complètement la tunique interne du vaisseau ; le processus d'oblitération a, en général, son point de départ au voisinage de l'orifice pulmonaire, le canal ayant une forme conique à sommet inférieur.

Dans les quatre cas que nous venons de voir succomber coup sur coup, la persistance d'un canal artériel aussi largement perméable semble incompatible avec la survie ; il est vraisemblable que lorsque le canal artériel perméable persiste jusqu'à l'âge adulte, son calibre doit être beaucoup moindre que chez les enfants que nous avons observés.

Quel a été le mécanisme de la mort chez ces enfants ? Nous ne pensons pas que la débilité congénitale puisse être incriminée, car nous voyons survivre habituellement des enfants atteints d'un degré de débilité plus accentué et dont les fonctions respiratoires s'effectuent normalement.

Deux des enfants étaient très débiles, mais tous les quatre ont essayé de lutter contre l'asphyxie, puisque nous avons trouvé sur leurs poumons des plaques d'emphysème cortical vicariant, ce qui indique une assez grande force des muscles inspirateurs.

Le processus congestif pulmonaire ne peut être expliqué par une infection à pneumocoques qui se rencontre quelquefois à cet âge (Parrot). Aucun des enfants n'a subi de réfrigération, leur température centrale était normale ; un seul a eu une hyperthermie légère ; mais surtout l'examen histologique du poumon a permis de constater que les alvéoles pulmonaires étaient bourrés de globules rouges comme si le parenchyme était le siège d'une véritable apoplexie, et il n'y avait pas de pneumocoques.

Il est impossible d'invoquer l'insuffisance de vascularisation des deux poumons, par suite de la réduction de calibre des branches de la pulmonaire, puisque, dans les cas de rétrécissement de l'artère pulmonaire, la quantité de sang qui arrive aux deux organes est encore moindre et permet cependant le déplissement des poumons et la survie.

Ne pourrait-on pas supposer dans ces cas de large perméabilité du canal que la rétrogradation du sang venant de l'aorte par le canal artériel dans l'artère pulmonaire a pu contribuer à augmenter la tension sanguine dans les vaisseaux du poumon et à déterminer cette congestion avec apoplexie que nous avons relevée dans les quatre cas ?

Nous croyons devoir faire remarquer, en terminant, que l'absence de souffle à l'auscultation dans ces malformations congénitales chez les nouveau-nés n'est point spéciale à la persistance du canal artériel, car on a déjà noté un bon nombre de malformations très variées qui n'ont permis qu'une survie courte, dans lesquelles aucun bruit anormal n'est noté du côté du cœur.

Voici une autre anomalie du canal artériel qui n'a permis qu'une survie de trois jours, et que j'ai observée avec mon interne M. Lantuéjoul.

Grande dilatation du canal artériel, s'abouchant largement dans l'aorte. Inocclusion ventriculaire. Mort le troisième jour de la vie. Teinte asphyxique de toute la peau sur le cadavre.

J... Marguerite, née le 15 juin 1920, est abandonnée le 16 au soir à l'Hospice des Enfants-Assistés et meurt le 17, à 10 heures 45.

Elle présente des malformations multiples : un bec de lièvre unilatéral droit, simple ; une dysgénésie du pavillon de l'oreille droite qui est informe ; trois petites brides cutanées unissant à droite les deux paupières. Le poids de l'enfant est 2 kg. 350 gr.; sa taille 44 cent.; sa température 36°,8. Elle n'a voulu boire ni au biberon ni à la cuillère. Elle a rendu son méconium.

Jusqu'à sa mort, elle est de teinte blanche, plutôt livide, sans accès de cyanose. Une heure après la mort, le cadavre offre une teinte livide, noire générale, comme dans l'asphyxie.

L'autopsie complète ne montre rien de particulier ni du côté des poumons, ni du côté du système nerveux, ni au niveau des autres organes. Seul le cœur présente d'importantes malformations.

Le canal artériel est très volumineux si bien que l'artère pulmonaire semble, par son intermédiaire, s'aboucher directement dans l'aorte. Les mensurations de la *circonférence* des vaisseaux ont donné les chiffres suivants :

Aorte, immédiatement avant les artères du cou :   18 mm.
  »   »   après »   »   14 »
  »   »   après avoir reçu le canal artériel : 18 »

Artère pulmonaire, avant sa bifurcation :   22 »
  »   »   après » »   17 »

Cette dimension est aussi celle de l'orifice du *canal artériel* dans l'artère pulmonaire.

 Orifice d'abouchement du canal dans l'aorte :   13 mm.
 Longueur du canal artériel ;   6 »

Branche de *bifurcation* droite de l'artère pulmonaire :   9 »
  »   »   gauche » »   10 »

En ouvrant le ventricule gauche on constate une perforation de la cloison, d'environ 5 mm. dans le sens antéro-postérieur et 7 mm. dans le sens vertical établissant une communication large entre les deux ventricules. L'épaisseur du myocarde dans le ventricule droit est de 8 mm. et à gauche de 10 mm. On aperçoit la vavulve tricuspide en regardant par le ventricule gauche.

Le trou de Botal était incomplètement fermé. Il était aisé de décoller les deux valves l'une de l'autre.

LE PROCESSUS D'OBLITÉRATION DU CANAL ARTÉRIEL.

Ce processus a été étudié par un grand nombre d'auteurs et cependant nous sommes loin encore d'être fixés sur son mécanisme intime. Nous avons procédé avec M. Cailliau à quelques recherches de contrôle sur ce sujet et nous allons les résumer brièvement :

Nous avons pu examiner, au point de vue microscopique, 74 canaux artériels provenant des autopsies de nouveau-nés ou d'autres enfants pratiquées à l'Hospice des Enfants-Assistés.

Le canal artériel se présente comme un cordon fibreux, cylindrique blanchâtre. Sa longueur n'atteint parfois que 4 mm., et peut aller jusqu'à 16 mm. ; elle est en général de 7 à 10 mm.

L'origine a lieu soit à la bifurcation de l'artère pulmonaire, soit sur la branche gauche.

Le point d'abouchement dans l'aorte se fait au dessous de la crosse aortique, à 3 ou 4 mm. en aval de l'artère sous-clavière gauche. — Nous avons vu deux fois cependant l'abouchement se produire dans la crosse, en amont de l'émergence du tronc bracchio-céphalique.

L'exploration du canal artériel au stylet chez des sujets âgés d'un jour à un mois montre que le plus souvent ce canal est encore perméable dans toute son étendue. Contrairement à ce que dit Longet, c'est à son origine à l'A. pulmonaire, que le canal commence à se rétrécir, à s'oblitérer et non à son abouchément dans l'aorte ; d'ailleurs il n'est pas rare que le calibre du canal soit plus rétréci au milieu de son calibre qu'à ses deux extrémités. Rien de variable comme l'époque de l'oblitération totale du canal, dont la perméabilité plus ou moins complète persiste jusqu'à six mois et plus; de six mois à un an l'oblitération est presque toujours achevée.

En incisant le canal suivant sa longueur on reconnaît qu'il est en général vide de sang ; une seule fois nous y avons constaté un thrombus, qui obstruait le calibre. La surface interne apparaît comme plissée.

Des saillies longitudinales inégales alternent avec des dépressions : elles

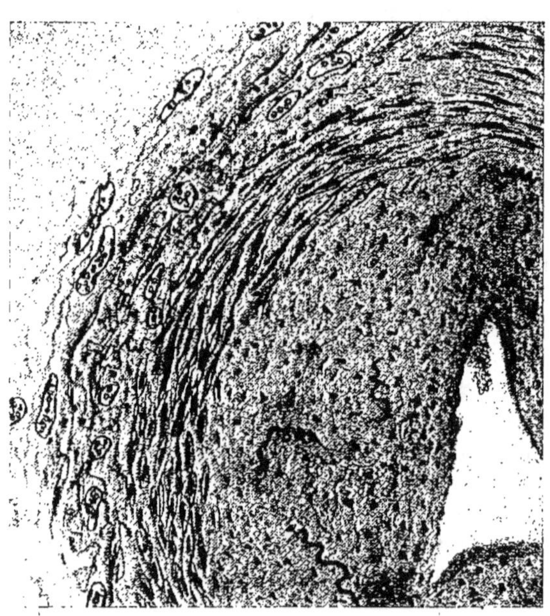

Fig. 40. — Coupe histologique du canal artériel en voie d'oblitération; âge, 8 jours. On voit que l'épaisse couche interne amorphe est parsemée d'éléments embryonnaires. En dehors on distingue les fibres musculaires lisses de la couche moyenne et l'adventice conjonctivo-vasculaire.

sont constituées par une substance molle que l'on considérait autrefois comme membraneuse. Vater supposait que l'occlusion du canal était due à une sorte de moëlle qui devenait plus tard fibreuse. Billard avait bien vu que les coupes perpendiculaires donnaient une surface circulaire percée d'un petit pertuis, comme une cassure de tuyau de pipe (1).

L'Étude histologique des coupes microscopiques soumises aux colorants convenables nous a permis d'analyser cette couche interne molle et épaisse doublant intérieurement la couche musculaire à fibres lisses disposées circulairement.

Une adventice conjonctive et vasculaire forme la paroi externe du canal.

Sur des fœtus de six et sept mois, on retrouve très distinctes les trois tuniques,

(1) Voir dans le livre de l'*Athrepsie* de PARROT l'historique complet des travaux sur l'oblitération du canal artériel.

et l'on voit bien que la lumière du canal est déjà singulièrement rétrécie par l'épaisissement de la tunique interne. On distingue les plis qui s'avancent comme des éperons vers la partie centrale du canal et forment une ligne sinueuse circulaire. — Dans les derniers temps de la vie fœtale et dans les deux premières semaines après la naissance, cette tunique interne, la plus épaisse des trois, apparaît constituée par une matière amorphe qui prend peu les colorants ; dans cette matière plus ou moins hyaline, ou distingue des globules brillants réfringents, comme de la graisse ; cependant les réactions histo-chimiques établissent que cette substance déposée en globules réfringents n'est pas de nature adipeuse. Il est certain que la couche amorphe n'est pas composée de fibrine. Elle est parsemée de quelques trabécules élastiques fortement colorées par l'orcéine ; c'est sans doute un rudiment de la lame élastique interne qui apparaît comme brisée et discontinue.

En suivant les progrès du processus d'oblitération après la naissance, on voit des éléments embryonnaires apparaître dans cette couche amorphe qui leur sert de *substratum* ; il semble bien que ces éléments embryonnaires pénètrent de dehors en dedans, venant de la couche conjonctivo-musculaire, et de dedans en dehors par le calibre du canal.

La zone moyenne de la couche interne est dépourvue d'éléments embryonnaires au moment de la naissance. Ce n'est que dans les semaines qui suivent qu'on distingue les cellules embryonnaires et les cellules fibro-plastiques qui ont envahi toute l'épaisseur de la couche amorphe. Sur des coupes d'enfants de un à deux mois, alors que la perméabilité du canal se réduit de plus en plus, on voit que toute la couche amorphe interne est parsemée dans toute son épaisseur de cellules fibro-plastiques de plus en plus serrées et se substituant graduellement à la substance hyaline, qui tend à disparaître. Il n'est pas douteux que le processus d'oblitération qui transforme le canal artériel en un cordon fibreux dense, ne soit dû à l'évolution des éléments embryonnaires qui envahissent plus ou moins vite la couche interne qui semble être composée d'une matière amorphe qui cède la place au tissu conjonctif embryonnaire. Les nombreuses préparations d'après lesquelles nous venons de faire cette description, ont été soumises à M. Prenant, professeur d'histologie à la Faculté de Paris ; il nous a déclaré n'être pas encore fixé sur la constitution de la couche amorphe qui joue un rôle transitoire si important dans l'occlusion du canal.

Ce serait une erreur de penser que l'évolution du processus d'oblitération s'opère très rapidement après la naissance ; en réalité elle commence dès la vie fœtale et, déjà à cette période, la couche amorphe interne se distingue, par sa grande épaisseur de l'endartère des grosses ou moyennes artères, de l'aorte en particulier, que l'on peut voir sur les mêmes coupes à côté du canal artériel. Cette couche interne si spéciale par sa constitution ne paraît pas avoir d'analogie dans les organes du système vasculaire après la naissance.

LÉSIONS CONGÉNITALES DE L'AORTE

Le rétrécissement peut porter sur la région de l'isthme et consiste dans une diminution assez étendue du calibre entre la sous-clavière et le canal artériel ;

d'autres fois c'est une coarctation brusque au niveau du canal artériel. Cette malformation se traduit aussi par un souffle intense à l'auscultation. Nous en avons présenté avec notre interne, M. Roudinesco un bel exemple à la Société de Pédiâtrie, en 1910. L'enfant avait dix ans lorsque nous l'avons étudié.

A l'âge de 2 ans et demi, à l'occasion d'une bronchite, il a été examiné par un médecin qui a reconnu une *lésion au cœur*. Il a été ensuite soigné à l'hôpital Laënnec par Merklen pour une *lésion cardiaque*.

A l'âge de 9 ans il a eu la coqueluche et, à la suite, une crise rhumatismale subaiguë polyarticulaire.

Chez ses ascendants nous relevons des cas de tuberculose pulmonaire dans la famille du père. Il a une sœur âgée de 8 ans bien portante.

Actuellement cet enfant présente peu de troubles fonctionnels. Il n'accuse ni douleurs ni palpitations. Nous avons toutefois remarqué qu'il a de l'essoufflement après un effort un peu prolongé, une course, etc.

A l'inspection de la région précordiale on ne reconnaît aucune voussure. Au niveau de la région cervicale on constate que les grosses artères se soulèvent avec force à chaque systole.

A la percussion la matité du cœur ne nous a pas paru augmentée. La matité aortique ne dépasse pas le bord droit du sternum.

La palpation reconnaît la pointe du cœur dans le 4e espace en dehors du mamelon. Il n'y a pas d'hypertrophie du cœur gauche.

En appliquant la main à plat sur le plastron sterno-costal on perçoit un frémissement cutané très marqué, étendu à toute la région précordiale. Ce frémissement à vibrations rudes est rigoureusement systolique et présente son maximum d'intensité au niveau du 4e espace intercostal droit et au niveau du creux sus-sternal. Il se propage le long des carotides et surtout du côté droit.

Dans le creux sus-sternal les battements de l'aorte se font sentir plus qu'à l'état normal. A l'auscultation du cœur on entend un souffle fort, vibrant et râpeux, à tonalité haute, étendu à toute la région précordiale. Comme le frémissement auquel il se superpose très exactement, il est rigoureusement systolique, et présente son maximum d'intensité au niveau du 1er espace intercostal droit sur le bord droit du sternum, un peu au-dessus du foyer des souffles aortiques.

Il rayonne de tous côtés, mais se propage surtout en haut, du côté des vaisseaux du cou et, notamment, le long de la carotide droite. On l'entend également à la pointe du cœur dans l'aisselle et dans la région dorsale gauche.

A l'examen du système artériel périphérique on trouve une inégalité très apparente des deux pouls, radiaux et carotidiens qui contraste avec un affaiblissement marqué du pouls des fémorales.

En effet si l'on prend en même temps les deux pouls radiaux, on constate que le droit est beaucoup plus fort que le gauche et qu'il en est de même pour la carotide droite dont les battements sont bien plus prononcés que ceux du côté opposé.

Ces différences ont été enregistrées par des tracés sphygmographiques.

Les pulsations des fémorales sont à peine perceptibles. Il n'y a aucun retard du pouls dans ces différentes artères.

L'interprétation de ces faits nous a paru assez difficile tout d'abord.

L'intensité et l'étendue du frémissement et du souffle systoliques nous ont fait croire un instant qu'il s'agissait d'une maladie de H. Roger. Mais le maximum d'intensité de ces deux phénomènes au niveau du foyer aortique et leur propagation du côté des vaisseaux du cou nous ont attiré l'attention plutôt du côté de l'aorte.

Nous écartons le diagnostic de rétrécissement de l'orifice aortique, à cause des caractères du pouls et de l'absence d'hypertrophie du cœur gauche.

L'aortite, par contre, doit être discutée dans le cas présent. En effet au palper, l'aorte paraît dilatée, mais l'examen radioscopique ne nous a pas confirmé cette impression. De plus le 2e bruit aortique est normal chez notre malade.

C'est le phénomène capital de l'inégalité des pouls qui nous a conduits à rapprocher ce cas de ceux décrits par M. Barié (1), sous le nom de *rétrécissement congénital de l'aorte*. Nous avons montré ce malade à M. Barié qui a confirmé notre diagnostic. Sur 91 cas réunis par cet auteur le rétrécissement siégeait toujours au niveau de la région dite isthme de l'aorte sur la portion descendante de ce vaisseau. « Cette affection, latente dans l'enfance, se traduit par ce fait capital du développement considérable des vaisseaux de la partie supérieure du corps dont les battements sont fort énergiques et contrastent avec la faible impulsion des artères des membres inférieurs... L'affection paraît due à une oblitération prématurée du canal artériel, qui, par son retrait, exerce une traction sur l'aorte et en empêche l'évolution physiologique. »

Faisons toutefois remarquer que chez notre malade, le rétrécissement paraît siéger sur la portion horizontale de l'aorte entre l'émergeance du tronc brachio-céphalique gauche. Ce siège seul peut expliquer la différence que nous constatons entre l'impulsion des artères du côté droit et celles du côté gauche au niveau de la partie supérieure du corps.

Chez les nouveau-nés débiles et surtout chez ceux qui ont un large canal artériel, ainsi que nous l'avons relevé dans le chapitre précédent, on trouve des rétrécissements qui sont latents au point de vue clinique.

MALFORMATIONS DE LA VALVULE MITRALE
ET DE LA TRICUSPIDE

Elles sont communes lorsqu'elles coexistent avec les lésions complexes qu'on rencontre dans la cyanose ; mais elles sont rares à l'état pur, c'est-à-dire indépendamment des autres malformations.

Le rétrécissement mitral congénital pur n'existe qu'exceptionnellement, la maladie que l'on a décrite sous ce nom serait plutôt due à un processus endocarditique très précoce. — Teissier (de Lyon) considère cette lésion comme devant rester latente dans le premier âge ; elle ne devient manifeste qu'au moment où le cœur acquiert un développement notable auquel ne peut participer l'orifice rétréci.

ECTOPIE CONGÉNITALE DU CŒUR

Cette malformation est extrêmement grave, elle ne permet pas la survie prolongée, comme on le verra par l'observation suivante que j'ai présentée à la Société de Pédiâtrie au nom des Drs Lagoutte, Briau et Bertrand (du Creusot) en 1910.

Nous venons d'avoir l'occasion d'observer un cas très remarquable d'ectopie cardiaque complète. Nous n'avons pu conserver le cadavre de l'enfant, mais nous avons pu en faire une photographie instantanée, avant sa mort : les mouvements extrêmement amples de l'organe ne permettaient pas d'autres moyens de photographie. Cette photographie authentifiera les dessins plus détaillés que nous envoyons à la Société. L'enfant est né le lundi, 14 février 1910 au matin et a vécu jusqu'au 16 au soir, soit une cinquantaine d'heures. C'est le premier né d'un jeune ouvrier, marié depuis dix mois. Aucun fait de monstruosité à noter dans les familles des deux ascendants.

L'accouchement fut facile. Dès qu'on eut nettoyé l'enfant on constata la présence d'une

(1) E. Barié, *Du rétrécissement congénital de l'aorte descendante*. Revue de Médecine, 1886.

tumeur rouge occupant tout le centre du thorax. Cette tumeur grossit immédiatement et fit un relief énorme au-dessous du menton. C'est à ce moment que l'on nous fit appeler. Nous constatâmes que cette tumeur rouge était le cœur, absolument nu, sans péricarde et complètement extériorisé jusqu'à la naissance des gros vaisseaux. Ceux-ci formaient un vaste pédicule plongeant dans le thorax. L'ouverture du thorax était fermée en haut et sur les côtés par de la peau amincie, en bas par une membrane translucide, formant une large éventration allant jusqu'à l'ombilic. Cette membrane était le péritoine sous lequel on apercevait le foie.

Le cœur oscillait sur ce pédicule s'érigeant perpendiculairement au thorax à chaque expiration et retombant un peu vers l'abdomen à chaque inspiration. Les systoles ventriculaires lui imposaient de rapides érections, auxquelles succédait un peu de flaccidité pendant la diastole.

La pointe se trouvait au sommet, un peu à droite. Vu du côté droit on voyait le ventricule droit cachant l'auricule et l'oreillette correspondantes. En le soulevant un peu on apercevait le paquet bleu des veines, formant une masse. Aucune trace de péricarde pariétal.

Du côté gauche se voyait le ventricule gauche, beaucoup plus rouge vif que le droit (un peu bleuté) : il était partagé en deux dômes par un sillon avec des vaisseaux, comme si sa paroi se laissait progressivement dilater. Au-dessous du ventricule, faisant grosse saillie, se trouvait l'auricule, cachant l'oreillette ; puis plongeant dans le thorax, très nettement séparées et très reconnaissables, l'artère pulmonaire en bas, l'aorte plus médiane et plus haute (par rapport à l'axe du corps).

Nous constatâmes bientôt sur le ventricule droit une érosion longitudinale, en forme de crevasse, qui nous sembla rapidement gagner en profondeur et nous pensâmes que le cœur allait céder à la pression et éclater. Une tentative de contension amena aussitôt des signes d'asphyxie. Nous laissâmes les choses évoluer (c'était 5 heures après la naissance).

Malgré nos prévisions il n'y eut pas de rupture et la mort survint par asphyxie progressive. Par l'orifice thoracique, serré autour des vaisseaux, nous vîmes sourdre un liquide jaunâtre peu abondant, comme une sorte de suppuration, et le cœur lui-même, revêtu d'un enduit séreux brillant pendant les premières 24 heures, se recouvrit ensuite d'une sorte de fausse membrane opaline et mince qui combla la crevasse.

Après la mort on enleva le cœur et les poumons, d'un bloc, avec le thymus. Le tout d'apparence normale. L'orifice du thorax était constitué par un triangle à angle supérieur atteignant le cou, ouvert de 80° environ. Les deux côtés étaient formés par deux rebords cartilagineux, constitués par les deux hémisternum divergents. La base était limitée par le péritoine à nu, qui formait ensuite un triangle opposé au premier, dont la pointe se confondait avec l'ombilic. En somme du manubrium du sternum à l'ombilic, vaste losange : la moitié supérieure, ouverte, laissait passer le cœur, la moitié inférieure fermée uniquement par le péritoine bombait sous la pression des viscères abdominaux. La cavité thoracique et la cavité abdominale étaient complètement séparées par un diaphragme complet, sauf en avant où il donnait insertion au péritoine nu.

MALADIES DU CŒUR ACQUISES. — PÉRICARDITES

La péricardite aiguë, d'après une statistique de Baginsky, serait assez fréquente puisque sur 66 cas de péricardite de 0 à 14 ans, il y aurait eu 20 cas de 0 à un an et le reste de 2 ans à 14.

Il est permis de révoquer en doute cette proportion qui résulte peut-être d'une série exceptionnelle, car nous savons bien que la péricardite rhumatismale la plus commune ne se rencontre guère avant deux ans et qu'elle est alors fréquemment associée à l'endocardite.

Cadet de Gassicourt, Sturges, etc., ont bien montré que la péricardite constitue le grand danger des cardiopathies du deuxième âge, car elle aboutit trop
souvent à la symphise. Or nous savons que le rhumatisme est inconnu chez le
nourrisson, que les fièvres éruptives et la plupart des infections sont peu communes chez lui. La plupart des cliniciens considèrent la péricardite du premier
âge comme très rare ; il est vrai qu'elle est habituellement une trouvaille
d'autopsie. En somme si l'on excepte les péricardites au cours des infections
du péritoine et de la plèvre, à la suite de plaies ombilicales septiques, après
l'accouchement, dans les maternités on peut dire que cette affection est très
exceptionnelle dans le premier âge et à peu près toujours méconnue.

Au laboratoire de radiographie de l'hospice des Enfants-Assistés où j'examine
systématiquement depuis sept années les nourrissons dont le diagnostic me
paraît embarrassant, je n'ai jamais pu porter le diagnostic de péricardite
devant l'écran fluorescent. Cependant nous connaissons bien les caractères
de l'ombre radioscopique de la péricardite dans le deuxième âge. Dans deux
autopsies en connexion avec une pleurésie purulente et une pneumonie, j'ai
noté dans le péricarde une mince couche de pus concret avec des fausses
membranes.

Symptômes. — Il faudra surtout rechercher la péricardite dans les infections
généralisées à streptocoques, dans les infections ombilicales puerpérales et
dans l'érysipèle des nouveau-nés, dans la pneumococcie généralisée, etc.

Si l'épanchement est abondant, on constatera une matité plus étendue que
normalement dans la région précordiale. Les frottements pourront être perçus
d'autant plus aisément que la paroi thoracique est plus mince. C'est la radiographie qui fournira les meilleurs signes, à moins qu'il n'y ait une pleurésie
coexistante, qui masquera la limite de l'ombre cardiaque.

Dans la péricardite, qui n'est pas rare chez les enfants plus âgés, l'ombre
radioscopique est élargie, et déborde très notablement le sternum à droite ;
les bords de la silhouette sont un peu flou et l'on distingue mal les mouvements
alternatifs de la systole et de la diastole qui sont si manifestes, lorsqu'il n'y a
pas de liquide dans le péricarde.

Le traitement consistera surtout dans les révulsifs, les inhalations d'oxygène ;
si par une ponction exploratrice avec l'aiguille de Pravaz, on retirait du pus
d'une péricardite dont l'épanchement serait abondant, d'après la radiographie
on pourrait procéder à la paracentèse du péricarde. — Le pronostic est des plus
graves.

PÉRICARDITE TUBERCULEUSE

Il n'est pas rare chez les enfants de un à deux ans, qui ont succombé à des
tuberculoses aiguës ou chroniques, de découvrir de nombreuses granulations
sur les deux feuillets de la séreuse ; la myocardite tuberculeuse a été aussi
observée dans ces circonstances. Outre ces granulations, on peut rencontrer
quelques fausses membranes plus ou moins anciennes et une petite quantité de
sérosité citrine ou louche. Mais ce n'est là qu'un incident dans l'évolution
de la granulie qui aura passé tout à fait inaperçu durant la vie.

Quant à la péricardite chronique et spécialement la symphyse tuberculeuse, elle est absolument exceptionnelle chez le nourrisson. Cerf (de Zurich) a signalé que, dans 43 autopsies, où cette lésion a été relevée, on ne l'a constatée que trois fois chez des enfants âgés de un an à deux.

ENDOCARDITE AIGUE

L'*endocardite aiguë* est peut-être encore plus rare que la péricardite, et pour les mêmes raisons, chez le nourrisson, car il échappe au rhumatisme et à la plupart des maladies infectieuses qui peuvent se répercuter sur l'endocarde.

Hématonodules. — Il est nécessaire de distinguer du processus des endocardites, les petits hématomes qu'on observe souvent chez les nouveau-nés sur le bord libre des valvules auriculo-ventriculaires.

Ces petites productions signalées par Bouchut et Labadie-Lagrave ont été décrites avec une grande précision par Parrot ; elles se présentent comme de petits nodules noirs ou d'un violet foncé, comparables à un petit caillot de sang ; elles ne dépassent guère le volume d'une tête d'épingle ; quelquefois cependant elles se groupent pour prendre un aspect polypiforme. Le plus souvent, c'est chez les nouveau-nés qu'on les rencontre, très rarement sur des enfants du deuxième âge. D'après les recherches histologiques de Darier, ces nodules seraient dus à de petits épanchements sanguins par suite de la rupture de quelques vaisseaux dans l'épaisseur des valves du cœur, peut être à cause de la tension spéciale des cordages après la naissance, lorsque les conditions de la circulation intra-cardiaque ont été modifiées.

On note aussi au bord libre des valves auriculo-ventriculaires des nouveau-nés, d'autres petits nodules, gros comme une tête d'épingle, arrondis, brillants ou d'un blond doré. On les nomme nodules d'Albini, mais ils avaient déjà été vus par Cruveilhier. Ce sont des productions en quelque sorte normales, qu'il ne faudrait pas considérer comme des vestiges d'endocardite valvulaire.

L'endocardite est vraiment exceptionnelle chez le nourrisson. Emmet Holt sur 1.000 autopsies d'enfants âgés de moins d'un an n'a pas rencontré de lésions de l'endocarde. Depuis huit ans que je dirige le grand service des Enfants-Assistés à Paris, sur plus de 1.200 autopsies de nourrissons parmi lesquels beaucoup de débiles, je n'ai rencontré qu'un seul cas relaté plus loin. On a signalé des endocardites fœtales et on aurait même établi le diagnostic pendant la vie intra-utérine. Dans un cas de Sutton, chez un fœtus de huit mois, les valvules aortiques et pulmonaires étaient le siège de végétations molles et la valvule mitrale était froncée. Goodhart prétend avoir observé plusieurs enfants âgés seulement de quelques mois chez lesquels les signes physiques étaient en faveur d'une insuffisance mitrale simple. — Il cite même le cas suivant : « Un garçon âgé de deux mois fut admis à l'Hôpital Evelina avec de la toux et une stomatite. C'était un enfant illégitime conduit par une domestique qui prétendit qu'il était malade depuis trois semaines. Il était très maigre et absolument moribond. La température était de 39°4. La respiration et le pouls ne pouvaient pas être comptés. On entendait un souffle systolique intense à la pointe du cœur qui se propageait dans tout le côté droit de la poitrine. Cet enfant mourut dans une convulsion peu de temps après son admission. »

A l'autopsie la valvule mitrale était épaissie et à sa surface, on observait des granulations inflammatoires, abondantes, uniformément distribuées autour de l'orifice et tout à fait suffisantes pour empêcher son occlusion complète (1).

Lemys a réuni sept cas au-dessous d'un an dont 5 avec autopsies. Comme étiologie on relevait l'eczéma, la stomatite, la rhinite, l'otorrhée et l'ostéomyélite.

A l'autopsie on notait les lésions de l'endocardite avec dilatation du cœur qui avait été méconnue pendant la vie. Aucun signe à l'auscultation, ce qui est en contradiction avec les constatations de Goodhart.

Le pouls était très accéléré par instants, ralenti à d'autres ; il y avait des accès de cyanose dès le début de la maladie et qui se répétaient. La respiration était très accélérée : 80 à 100 par minute sans aucun bruit anormal dans les poumons. La fièvre était atypique.

Le foie et la rate étaient tuméfiés de bonne heure ; l'albuminurie ne différait pas de ce que l'on voit dans les maladies fébriles du nourrisson. Le pronostic a été franchement mauvais : tous ces enfants ont succombé malgré l'emploi des stimulants : caféine, camphre, collargol, etc.

Voici une observation remarquable recueillie par notre regretté collaborateur Grandjean dans notre service des Enfants-Assistés en 1914.

Endocardite chez un nourrisson de 17 jours, au cours |d'une ostéomyélite du fémur (2).

Nouveau-né, 13 jours ; très bel enfant : poids : 3 kg. 600, taille : 53 cm. Enfant assisté admis le 12 juillet 1914.

13 juillet. — Aucune difformité apparente, le cordon est tombé. Il n'y a aucun suintement à ce niveau, pas d'adénopathie inguinale et cependant fièvre légère : 38°. Ne présente aucun autre trouble. Cependant le soir, température : 39°.

Le 14 juillet. — Est apparue au niveau de la cuisse droite une tuméfaction dure, profonde, avec œdème de la jambe et du pied. On incise la peau mais on doit aller jusqu'au fémur pour trouver du pus en abondance, pus mal lié, grumeleux, sans odeur. Contre ouverture, drainage.

Le 15 juillet. — Etat général très mauvais : tuméfaction du genou qui contient du pus en abondance. Culture pure de staphylocoque. Décollement du périoste de la diaphyse fémorale. Mort le même jour.

Autopsie. — Ostéomyélite de la diaphyse fémorale. Arthrite purulente du genou.

Grand météorisme abdominal, mais pas de péritonite ; foie augmenté de volume : 200 gr. (poids moyen : 129) sans foyer purulent.

Rate. — Apparemment saine.

Reins. — Normaux.

Poumons. — Nombreuses adhérences pleurales localisées au niveau de foyers de bronchopneumonie corticale. Lobe inférieur gauche hépatisé.

(1) J. GOODHART, *Maladies de l'enfance.* Traduction française par VARIOT et FOLLENFANT, page 526.
(2) GRANDJEAN, *Clinique infantile,* août 1914.

Cœur. — Vide de caillots, pèse 39 gr. L'ouverture du péricarde est difficile; nombreuses adhérences. Une cuillerée à soupe environ de pus dans la cavité péricardique.

Sur l'épicarde, nombreuses fausses membranes. A l'ouverture du cœur, cavités droites saines ; dans le cœur gauche, sur la petite valve de la mitrale, deux hématonodules et de plus des ulcérations congestives au pourtour de l'orifice auriculo-ventriculaire. Orifice aortique indemne.

L'endopéricardite n'a été qu'une des manifestations de l'infection qui avait déterminé l'ostéomyélite.

Elle est restée latente au point de vue clinique comme cela est habituel dans les cas de ce genre.

ENDOCARDITES TUBERCULEUSES

A côté des endocardites aiguës dues à des infections variées chez le nourrisson, nous devons signaler les endocardites tuberculeuses étudiées surtout par M. Barbier et sur lesquelles MM. Landouzy et Gougerot ont attiré spécialement l'attention dans ces derniers temps. Les lésions endocarditiques surviennent au cours d'une bacillémie, sans foyers tuberculeux apparents. Ce n'est que par l'inoculation de particules des valvules végétantes que l'on peut s'assurer de la nature tuberculeuse du processus, banal au premier abord, car tous les cobayes succombent à l'infection bacillaire.

MM. Landouzy et Gougerot croient que ces endocardites bacillaires, septicémiques, non folliculaires seraient plus fréquentes qu'on ne le pense chez les nourrissons et ils formulent ainsi leurs conclusions.

« Les endocardites bacillaires de nos bébés servent à éclairer la pathogénie de certaines cardiopathies datant de l'enfance. En effet, à côté des endocardites aiguës, arrêtées dans leur évolution par une bacillose rapidement mortelle, il en est d'autres qui ont le temps de devenir chroniques, lorsque s'apaise la poussée bacillémique qui les avait provoquées. Ces endocardites bacillaires aiguës semblent être à l'origine de maintes lésions valvulaires chroniques ; les dépôts fibrineux de la mitralite marginale du nourrisson s'organisent, les bords de la valvule se sclérosent et les angles valvulaires se soudent, l'orifice devient étroit, inextensible : un rétrécissement mitral se constitue qui pourra ne se révéler que de longues années plus tard, lorsque l'orifice sera devenu trop étroit pour le ventricule qui s'accroît. Souvent la poussée aiguë qui l'a provoquée est depuis longtemps oubliée, aussi admet-on la sténose mitrale héréditaire ou congénitale, et on donne comme argument que la cardiopathie remonte aux premiers mois de la vie. D'autres fois, on se souvient d'une maladie aiguë pulmonaire grave de la première enfance, mais cette infection est restée mal déterminée ; on a cru à une gastro-entérite, on n'a pas pensé à la bacillose, tant on est peu habitué à reconnaître dans ces poussées aiguës chez le nourrisson, une bacillose septicémique ; après guérison, on y songe encore moins, tant paraîtrait invraisemblable une bacillose aiguë qui guérit ; aussi, chez certains de ces bébés, l'origine bacillaire du rétrécissement mitral, séquelle d'endocardite bacillaire aiguë guérie, reste-t-elle méconnue . En réalité, maintes endocardites datant de la première enfance ou paraissant congénitales semblent être le reliquat de valvulites bacillaires oubliées ou méconnues. »

Jusqu'à présent les faits de ce genre publiés sont trop peu nombreux pour qu'on puisse accepter sans réserve l'opinion de MM. Landouzy et Gougerot.

LES MYOCARDITES

Dans le premier âge la myocardite constitue le plus souvent une trouvaille d'autopsie, soit parce que la lésion du muscle cardiaque ne se traduit que par des signes difficiles à apprécier et perdus dans le tableau symptomatique de l'infection causale aiguë, soit parce que, déterminée par un processus chronique, la myocardite évolue d'une façon latente.

La majorité d'ailleurs des myocardites notées chez l'enfant relèvent d'infections aiguës exceptionnelles avant l'âge de deux ans.

ÉTIOLOGIE

Nous rappelons que le nourrisson est réfractaire aux maladies contagieuses et l'immunité particulière dont il jouit à l'égard des fièvres éruptives. Rares sont donc les cas de myocardite scarlatineuse ; l'on a signalé cependant des morts subites vers le quatrième ou le cinquième jour, ou plus tardivement, pendant la convalescence de la scarlatine chez des enfants de 18 mois.

La diphtérie dans ses formes toxiques, avec infection générale, peut donner lieu à une dégénérescence du myocarde. L'on sait actuellement que la myocardite se développe souvent dans la convalescence d'une angine moyenne qui paraissait jusque-là suivre une marche régulière : les lésions sont produites par les poisons sécrétés par le bacille de Lœffler ; elles seraient analogues à celles que Charrin obtenait au niveau du myocarde, par l'injection expérimentale de cultures filtrées du bacille pyocyanique.

La myocardite typhique est également très rare. Elle a cependant été signalée et reconnaît la même pathogénie que chez l'adulte, tantôt due à l'action toxique des produits de sécrétion du bacille typhique, tantôt liée à l'action directe du bacille qui se retrouve dans les vaisseaux, et dans les fibres mêmes du myocarde. Elle survient le plus souvent dans la convalescence de la fièvre typhoïde. Parfois des symptômes de la maladie sont demeurés latents et l'enfant meurt subitement en pleine santé apparente. Vibert a rapporté en 1881 cinq cas de ce genre concernant des enfants de neuf jours, deux mois, cinq, six et neuf mois.

La myocardite s'observe dans tous les états infectieux : dans les érysipèles graves à caractère serpigineux, dans les septicémies des nouveau-nés dont la mère est atteinte d'infection puerpérale, dans les pyémies d'origine osseuse ou articulaire spécialement dans les ostéo-myélites ; la myocardite est alors secondaire à des lésions d'endocardite ulcéreuse.

On peut voir la myocardite survenir dans la convalescence de coqueluches traînantes ; une infection secondaire vient alors se greffer sur un myocarde fatigué par la distension mécanique. La même pathogénie explique les myocardites observées au cours des pneumonies chroniques.

Enfin les intoxications d'origine digestive peuvent se compliquer de myocardite ; c'est à ces intoxications par troubles gastro-intestinaux qu'il faut probablement attribuer la dégénérescence vacuolaire du myocarde que nous avons décrite avec M. Cailliau et que nous exposerons plus loin avec détails. La tuberculose du myocarde, admise par Laënnec, niée par Peter, ne serait pas rare d'après les recherches modernes. On cite 16 cas de 0 à un an, pour 14 cas de 1 à 15 ans. Elle peut revêtir la forme de gros tubercule, de tuberculose miliaire, ou de myocardite scléreuse. Elle est le plus souvent secondaire à une tuberculose des ganglions trachéo-bronchiques, ou a des lésions pulmonaires, pleurales ou pleuro-péricardiques. La syphilis héréditaire détermine des myocardites scléreuses ou scléro-gommeuses que l'on rencontre presque uniquement chez le nouveau-né. La survie est rare avec ces lésions. En résumé les myocardites aiguës ou chroniques sont surtout solidaires des infections aiguës, généralisées ou localisées, des infections chroniques : tuberculeuses et syphilitiques.

Symptômes. — La symptomatologie de la myocardite du premier âge est très difficile à préciser. La complication cardiaque est presque toujours latente. Très rarement elle se manifeste par des troubles apparents.

Tout au plus peut-on soupçonner la myocardite dans la diphtérie, lorsque, l'angine terminée, l'état général du petit malade demeure grave, lorsque l'enfant reste pâle, décoloré, adynamique, a des vomissements, présente de la diarrhée. Le pouls est alors petit, défaillant et même irrégulier et devra faire craindre la syncope et la mort subite fréquente en pareil cas. Dans les premiers mois de la vie, les lésions du myocarde sont presque toujours obscures ; la rapidité et l'instabilité du pouls sont telles qu'on ne peut tirer aucune indication symptomatique de son examen.

Chez les enfants qui ont dépassé la première année, les signes de l'insuffisance du myocarde seront perceptibles au cours des infections aiguës graves. En 1918 nous avons retrouvé chez quelques petits malades atteints de cette maladie pestilentielle, que l'on a nommée la grippe espagnole, les mêmes troubles initiaux du cœur et de la circulation périphérique que chez les adultes : le pouls mou, faible et rapide, indiquant une asthénie extrême du myocarde et un abaissement très prononcé de la tension artérielle, une cyanose permanente de la peau des extrémités et des muqueuses avec une dyspnée angoissante coïncidant avec des phénomènes de congestion pulmonaire diffuse.

Chez les petits typhiques, dans les formes graves de l'infection, les battements du cœur sont assourdis et le pouls est mou, dépressible et parfois irrégulier.

Il ne faut guère compter sur l'auscultation et la percussion du cœur chez les enfants du premier âge qui sont fort indociles en général pour établir le diagnostic des myocardites. Les renseignements fournis par l'examen radiologique sont beaucoup plus positifs. En suspendant comme nous avons l'habitude de le faire l'enfant attaché sur une planchette devant l'écran fluorescent, on inspecte d'un coup d'œil les organes intra-thoraciques.

Dans les myocardites infectieuses on pourra relever un élargissement de la silhouette radioscopique correspondant à une dilatation plus ou moins accentuée du cœur. Ces nouvelles méthodes d'investigation sont celles qui dans l'avenir fourniront les renseignements les plus précieux et la clinique infantile a beaucoup à en attendre dans ce champ encore bien peu exploré. — Il y plus de vingt ans qu'avec mon collaborateur M. Chicotot nous avons noté chez les enfants atteints d'atrophie infantile une hypertrophie apparente du cœur ; mais l'élargissement de la silhouette radioscopique de l'organe correspond peut-être à une dilatation liée aux altérations de la fibre cardiaque que nous allons décrire plus loin.

Diagnostic. — Avec une symptomatologie aussi fruste ou aussi incertaine, il sera bien difficile de poser avec certitude le diagnostic de myocardite chez le jeune enfant. Jusqu'à présent cette lésion est le plus souvent une trouvaille d'autopsie. — Grâce aux méthodes radiologiques qui se perfectionnent avec une grande rapidité, on peut espérer de sérieux progrès dans la symptomatologie des myocardites de la première enfance. Dès maintenant il est aisé de constater si le cœur est dilaté ou normal ; il suffira de comparer la silhouette radioscopique du malade avec celle d'un autre enfant normal du même âge, en attendant que l'on ait dressé des tables des variations de volume du cœur qui nous manquent encore dans le premier âge.

Anatomie pathologique. — Nous nous bornerons à des indications sommaires sur les lésions rencontrées dans les myocardites suppurées et dans les myocardites simples.

Au cours des infections pyohémiques, on trouve des petits abcès disséminés dans l'épaisseur du myocarde, surtout dans l'épaisseur des ventricules.

Dans les myocardites infectieuses on a décrit des altérations diverses de la fibre cardiaque consistant dans de la fragmentation, des dégénérescences granuleuses, graisseuses, vacuolaires, des hyperplasies et des réactions du tissu conjonctivo-vasculaire, avec infiltration leucocytaire. Le myocarde a perdu sa teinte rouge et sa fermeté, il est mou, jaunâtre, feuille morte, etc.

Les lésions de la myocardite chronique sont habituellement sous la dépendance de la tuberculose ou de la syphilis. Les gommes tuberculeuses intra-musculaires sont très rares, Les gommes syphilitiques sont bien plus communes ; elles peuvent être disséminées dans toutes les parties du myocarde et sont le point de départ d'un processus scléro-gommeux plus ou moins étendu.

LE PROCESSUS DE VACUOLISATION DES FIBRES MUSCULAIRES DU CŒUR
DANS LE COURS DE L'ATROPHIE ET DE L'HYPOTROPHIE INFANTILES (1).

Nous avons pratiqué des recherches histologiques portant sur les myocardes de 72 nourrissons atteints d'atrophie et d'hypotrophie infantiles.

Ces recherches nous ont permis de constater des lésions consistant essentiellement dans une VACUOLISATION spéciale des fibres du myocarde.

Nous allons chercher à préciser la description de ces lésions qui, jusqu'à présent, n'ont pas été signalées, à notre connaissance, chez les nourrissons. Nous proposons avec Renaut (de Lyon), de désigner sous le nom de

____

(1) Présentation à la _Société Médicale des Hôpitaux_, le 7 juin 1912, par MM. VARIOT et CAILLIAU. Les lésions histologiques du myocarde sont figurées dans ce mémoire.

processus de vacuolisation, une altération particulière de la fibre cardiaque, caractérisée par l'apparition de lacunes ou vacuoles dans son épaisseur. Nous avons vu le plus souvent ces vacuoles à la périphérie des noyaux.

Des altérations du même genre ont déjà été signalées dans le cœur chez l'adulte, au cours de diverses infections et spécialement dans la fièvre typhoïde et dans la diphtérie. Renaut (de Lyon), rapport sur les myocardites, (congrès de Lille, 1900, et ses élèves Mollard et Regand. — *Annales de l'Institut Pasteur*, 1897). Dès 1893, notre collègue, M. Dufour, a observé la dégénérescence vacuolaire chez un enfant de deux ans, mort dans la convalescence de la fièvre typhoïde.

Nos observations portent surtout sur des nourrissons atrophiques ou hypotrophiques ; or, dans ces cas si nombreux, le processus de vacuolisation semble avoir été méconnu. Parrot dans son bel ouvrage sur l'*Athrepsie* n'a pas étudié spécialement les lésions du cœur.

Étude histologique

Les fragments du myocarde que nous avons recueillis à l'hospice des Enfants-Assistés, ont été fixés dans le formol, le Muller-formol, dans le liquide osmié de Marchi, dans l'acide osmique à 1 p. 100, dans le sublimé acétique.

Les coupes ont été pratiquées à la paraffine.

Nous avons employé dans nos colorations le procédé de Van Giesen (hématoxyline et fuchsine picriquée), les divers carmins, les safranines picro-bleu et safranine picro-indigo carmin, la purpurine.

Nous avons recherché la graisse par les fixations osmiées ; le tissu élastique par l'orcéine.

Sur des *coupes transversales*, en général perpendiculaires à l'axe des fibres, on voit des espaces vides, vacuolaires où fait défaut la substance musculaire qui semble enlevée à l'emporte-pièce.

Ces vacuoles sont des cavités arrondies ou ovales à bords nettement découpés, plus ou moins confluentes sur le champ de coupe suivant les sujets, et suivant les régions du myocarde. Chacune d'elles forme un espace brillant au centre duquel la substance musculaire paraît avoir disparu.

Cependant, quand la vacuole semble récente et de petit volume, on peut voir à son intérieur des substances granuleuses, difficilement colorables.

Nous avions pensé d'abord à une dégénérescence graisseuse ; la vacuole n'est pas sans analogie avec une petite vésicule adipeuse ; mais les fixations osmiées et tous les autres réactifs de la graisse nous ont démontré qu'il n'en était rien.

Mais la vacuole n'a pas toujours cet aspect caractéristique ; au premier degré d'altération de la fibre myocardique, on voit, en effet, des taches arrondies, mal limitées, au niveau desquelles les réactifs employés ont un faible pouvoir colorant. Puis un fin granulé succède à la tache ; ces granulations disparaissent elles-mêmes tantôt partiellement, tantôt laissant une excavation qui paraît vide de toute substance contractile.

Les dimensions des vacuoles sont variables suivant les cas et suivant les fibres atteintes ; elles n'occupent qu'une faible partie de la surface de coupe de la fibre et sont le plus souvent en contact direct avec un noyau.

Mais il arrive aussi que ces vacuoles apparaissent plus larges, indépendantes du noyau occupant le tiers ou même la moitié de la circonférence de la fibre.

La topographie exacte de ces vacuoles dans la fibre myocardique ne peut être fixée que par l'examen de coupes suivant l'axe de ces fibres.

Le plus souvent, la vacuole siège près du noyau ou autour du noyau.

Tantôt elle entoure complètement le noyau qui semble libre, au sein de la vésicule, tantôt elle est accolée au noyau.

Par places, sur des coupes transversales, le noyau semble refoulé par la vacuole, incurvé et déprimé en croissant ; parfois, il semble étiré et allongé, grêle comme s'il avait perdu une partie de sa substance.

Rarement le noyau se creuse lui-même d'une vacuole centrale.

Notons que la vacuole, sur les coupes transversales, occupe tantôt le centre de la fibre, tantôt a une situation excentrique.

Bien qu'elles offrent l'apparence du vide sur la coupe, il est bien vraisemblable que, pendant la vie, ces vacuoles soient remplies d'un liquide qui a pu disparaître au cours de la fixation et du montage de la pièce.

Sur des coupes longitudinales, la vacuole apparaît le plus souvent sur les côtés du noyau où elle est souvent représentée par une fente transparente qui se prolonge au-delà du noyau et dans l'épaisseur de la fibre.

C'est dans la zone périnucléaire, dans cette partie de la fibre non différenciée en substance striée, qu'apparaît de préférence la vacuole.

Il semble qu'on observe une augmentation du sarcoplasme périnucléaire ; souvent entre deux noyaux voisins de la fibre, on voit disparaître la striation dans la région axiale et la zone sarcoplasmique s'étendre d'un noyau à l'autre.

Entre les noyaux, dans l'axe de la fibre, apparaissent parfois une ou plusieurs vacuoles disposées en séries longitudinales. Ces vacuoles internucléaires sont beaucoup moins communes que les vacuoles périnucléaires ; elles sont allongées en forme de fente étroite. Ici aussi, les vacuoles paraissent le plus souvent vides et on ne voit ni les taches, ni l'aspect granuleux qu'on rencontre sur les coupes transversales ; la substance contractile voisine, amoindrie par la perte de substance, perd en partie ses striations longitudinales et transversales.

Mais la partie périphérique de la fibre conserve sa striation même lorsque la vacuole est très volumineuse.

Comme sur les coupes transversales, nous avons rencontré des vacuoles situées à droite ou à gauche du noyau, d'autres englobant le noyau, d'autres accolées à un noyau déformé.

Notons que l'aspect allongé de la lésion, en coupe longitudinale, peut expliquer l'existence de vacuoles sans noyau qui correspondraient aux sections pratiquées au-dessus du noyau.

Parfois, à l'intérieur du noyau, près du nucléole apparaît une vacuole arrondie, paraissant vide ou remplie d'une substance homogène mal colorable ; le nucléole lui-même peut se vacuoliser. Une seule fois, nous avons vu le noyau entièrement transformé en une vacuole.

L'intensité du processus est des plus variables et nous avons vu des myocardes creusés de vacuoles peu nombreuses, ou présentant des taches et de simples lésions de désintégration de la substance musculaire, tandis que d'autres étaient littéralement criblés de lacunes.

Mais sur ces mêmes myocardes, où la plupart des fibres sont vacuolisées en coupe transversale, nous apercevons moins de vacuoles sur les coupes longitudinales, parce que la couche de sarcoplasme qui recouvre la vacuole axiale ou excentrique est assez épaisse pour en masquer l'aspect optique.

Tout le tissu myocardique, en général, est intéressé par la lésion, mais certaines régions sont plus particulièrement touchées : ce sont, par ordre de fréquence, la paroi ventriculaire gauche, les piliers des deux cœurs, la pointe et l'oreillette gauche.

La substance musculaire voisine est-elle modifiée du fait de l'apparition des vacuoles ?

Sur les myocardes examinés, nous avons souvent rencontré des fibres cardiaques hypertrophiées présentant tantôt un aspect trouble, hyalin ou légèrement grenu, tantôt offrant une striation longitudinale très accusée ou une striation irrégulière à courbe anormale, faits qui semblent indiquer une hyperplasie du sarcoplasme.

Dans quelques fibres, on remarque des fentes assez allongées pouvant simuler une division longitudinale de la fibre, comme on l'observe dans les amyotrophies des muscles striés périphériques et dans l'atrophie musculaire progressive.

En dehors de cette hypertrophie qui semble correspondre à un stade initial, il existe une atrophie manifeste de la fibre musculaire cardiaque.

Nous avons, en effet, repéré avec l'oculaire micrométrique, les dimensions transversales de la fibre et nous les avons trouvées très modifiées.

Tandis que chez l'enfant normal, âgé de 0 à 1 an, les dimensions varient de 15 à 20 μ ; chez les hypotrophiques, elles sont beaucoup plus faibles, dépassant rarement 10 μ et chez les grands atrophiques, elles varient de 5 à 8 μ.

Ajoutons que très souvent, nous avons observé sur nos coupes l'exagération de la striation longitudinale et qu'en aucun cas, nous n'avons noté la dégénérescence graisseuse.

Dans les recherches que nous avons faites sur certains muscles striés périphériques (diaphragme et couturier), nous n'avons constaté qu'une atrophie de la fibre jointe parfois à la dégénérescence de Zenker, mais nous n'y avons jamais rencontré le processus de vacuolisation (1). Les fibres lisses du pylore et de l'intestin grêle examinés par nous chez de grands hypotrophiques ne présentent pas non plus cette lésion.

Indépendamment des noyaux vacuolisés et des noyaux déformés par une vacuole extérieure, le noyau de la fibre cardiaque est très souvent modifié.

Tantôt, en effet, ces noyaux sont hypertrophiés, énormes, et leur aspect clair indique qu'ils ont perdu une partie de leur chromatine. Tantôt, ils sont multipliés aussi bien sur les fibres hypertrophiées que sur les fibres atrophiées, irrégulièrement distribuées ou disposées en séries linéaires. Leur forme est ovoïde ou aplatie ; les uns sont petits, ronds, foncés, d'autres volumineux,

---

(1) Le Dr FERRAND, ancien chef de laboratoire à l'Hospice des Enfants-Assistés, a décrit une atrophie très habituelle de la fibre dans les muscles périphériques au cours de l'atrophie et de l'hypotrophie infantiles. (Voir *Traité d'Hygiène infantile* du Dr VARIOT, p. 656 et 657.)

clairs, ovoïdes ou en croissant ; d'autres, enfin, étirés, allongés, ressemblent à des noyaux de cellules fibro-plastiques ou à des noyaux en bâtonnet de fibre musculaire lisse.

Dans le tissu *interstitiel* du myocarde, nous avons noté une multiplication des noyaux ; nous avons cru voir dans quelques cas des traînées graisseuses ou un simple élargissement des espaces interfasciculaires.

Dans certains cas, nous avons constaté une notable hyperplasie du tissu conjonctif.

Nous avons parfois observé des lésions artérielles caractérisées par de l'endo-périartérite, avec dégénérescence graisseuse de l'endothélium et accroissement notable du tissu conjonctif péri-artériel. Ce fait ne nous a pas paru très fréquent.

De cette description d'ensemble, nous pouvons détacher des *types* particuliers, car la lésion anatomique évolue, et on peut distinguer plusieurs degrés d'altération d'après cette évolution.

Dans un *premier degré*, les lésions sont discrètes : on constate une hypertrophie de certaines fibres musculaires atteignant 40 et 50 μ. Aucune fibre n'est atrophiée ; les noyaux musculaires sont un peu multipliés et hypertrophiés, les vacuoles sont rares et on observe plutôt des amas granuleux et des taches moins colorées dans l'épaisseur des fibres. Le sarcoplasme périnucléaire est hyperplasié. Le cœur est volumineux. Ce type répond aux lésions du cœur des nourrissons chez lesquels l'hypotrophie est peu accusée.

Dans un *deuxième degré*, la lésion est en pleine évolution ; on ne trouve plus de fibres hypertrophiées.

Le sarcoplasme périnucléaire est accru, l'atrophie très marquée, certaines fibres revêtant un aspect moniliforme.

Les noyaux sont proliférés et déformés.

Les vacuoles sont des plus nombreuses, très distinctes, occupant un très grand nombre de champs musculaires.

Le cœur a un volume supérieur à la normale.

Nous avons spécialement rencontré ce type dans un cas d'hypotrophie tuberculeuse, qui a servi de point de départ à nos recherches et dans un cas d'atrophie avancée avec granulie. Il répond aux lésions du cœur des nourrissons, en état d'hypotrophie très marquée avec retard de l'accroissement pondéral et statural accentué. Il ne paraît pas différer notablement des lésions observées dans les cas où l'atrophie et l'hypotrophie semblent dues à des troubles gastro-intestinaux.

Enfin, un *troisième degré* correspond au maximum des lésions du myocarde.

A l'atrophie de la fibre, s'ajoute un processus de vacuolisation généralisée à toute la substance contractile du cœur qui, dans ce cas, accuse une diminution de volume et de poids.

Un très beau cas de ce genre, nous a été donné par M. Richardière dans son service des Enfants-Malades. Le sujet en question pesait 2 kilogrammes à l'âge de trois mois. Ce sont, en effet, les atrophies marastiques, les atrepsiques de Parrot qui nous ont donné les dégénérescences cardiaques les plus accentuées.

Les types anatomiques que nous venons de décrire, nous montrent que les divers stades des lésions correspondent assez exactement au degré d'hypotrophie des enfants.

Peut-être les infections concomitantes y ont-elles ajouté leur influence.

Ceci nous amène à envisager le sujet lui-même, après avoir décrit la lésion.

Nos recherches ont porté sur 72 cas. Ces sujets étaient hypotrophiques à des degrés variés, depuis l'hypotrophie légère, jusqu'à l'atrophie la plus avancée.

L'âge des sujets variait de quelques jours à 3 ans : la plupart étaient des enfants de 3 à 7 mois.

Beaucoup d'entre eux étaient des atrophiques ayant succombé au cours de broncho-pneumonies, de diarrhées ou d'infections diverses.

Trois sujets étaient morts au cours de la diphtérie, deux au cours de la granulie. Cinq nourrissons étaient des hérédo-syphilitiques.

Un très beau cas correspondait au type décrit antérieurement par l'un de nous sous le nom d'hypotrophie tuberculeuse.

Aux différents degrés des lésions anatomiques ci-dessus indiqués correspondent *des types cliniques* bien tranchés.

En ce qui concerne les hypotrophies d'origine gastro-intestinale, nous avons constaté dans nos recherches les résultats suivants :

Les sujets de taille et de poids peu inférieurs à la normale, c'est-à-dire en *état d'hypotrophie peu marquée*, présentaient dans leurs myocardes des vacuoles peu nombreuses et quelques taches mal colorables dans le sarcoplasme.

Chez les enfants atteints de débilité simple, on ne constate pas de vacuoles dans le myocarde ; c'est seulement lorsque le développement est troublé, lorsque les nourrissons tombent dans un état marastique que la vacuolisation apparaît dans les fibres ; et encore ce processus est-il peu prononcé.

Chez les nourrissons dont l'*atrophie est assez intense*, les vacuoles sont toujours évidentes et très nombreuses, la fibre myocardique très atrophiée.

Chez les *grands atrophiques*, les vacuoles sont plus larges et des plus nombreuses sur les champs microscopiques où elles présentent un aspect brillant caractéristique ; l'atrophie de la fibre est des plus accusée.

Nous avons recherché si les infections surajoutées à l'hypotrophie modifiaient le processus de vacuolisation.

En règle générale, il semble que l'activité du processus soit augmenté par l'infection, mais d'une façon variable suivant la nature de l'agent.

Chez les diphtériques, le processus de vacuolisation très accusé semble surtout accompagné d'une dégénérescence très grande de la fibre qui est gonflée et granuleuse, mais n'a aucune tendance à l'atrophie. Dans la granulie, nous observons à peu près le même aspect.

L'hypotrophie tuberculeuse forme un type clinique spécial, mais dans lequel les lésions de vacuolisation n'ont rien de particulier ; l'atrophie de la fibre y est très marquée. Dans la syphilis héréditaire, la vacuolisation est très accusée et l'atrophie de la fibre très manifeste. Sans vouloir se prononcer sur l'origine et les diverses phases de cette altération qui paraît bien spéciale à la fibre cardiaque (nous ne l'avons retrouvée ni dans les muscles périphériques, ni dans les muscles à fibres lisses chez les enfants atrophiques), il est permis de supposer que le sarcoplasme de la fibre subit au voisinage des noyaux d'abord une altération qui aboutit ultérieurement à une résorption partielle dans ces régions.

Le mode de nutrition des atrophiques dans les cas les plus prononcés est tel qu'ils ne peuvent plus absorber les substances alimentaires. Il est donc plausible de supposer que le myocarde qui est en état continuel de contraction intermittente, ne pouvant se rénover pour faire face aux dépenses physiologiques, puise dans sa propre réserve.

D'une part, un grand nombre de fibres subissent une atrophie totale très marquée et d'autre part, le processus de vacuolisation apparaît par suite d'une résorption partielle locale.

C'est peut-être là une explication du processus de vacuolisation.

Ces vacuoles ne sont pas vides vraisemblablement pendant la vie ; elles doivent contenir un liquide sur les caractères duquel on ne peut se prononcer (1).

Vacuolisation des fibres du myocarde dans l'atrophie par hypoalimentation, chez les jeunes animaux privés de lait.

MM. Variot et Cailliau ont exposé à la Société de biologie leurs recherches sur ce sujet.

Ils ont essayé de reproduire expérimentalement cette lésion chez l'animal.

Ils ont fait trois expériences sur des chats avec deux animaux chaque fois pris à l'âge de quinze jours. L'un des chats servait de témoin et recevait du lait de vache, l'autre était alimenté exclusivement d'une bouillie composée de pain et d'eau, additionnée au début de l'expérience d'une faible quantité de lait : progressivement on a supprimé le lait. Lorsque les chats privés de lait étaient très débilités et paraissaient près de succomber, on leur rendait pendant deux ou trois jours une certaine quantité de lait ajoutée à la panade et ils étaient ainsi très vite renforcés.

Nous avons pu de cette façon conserver les chats privés de lait, les deux premiers durant trois mois environ, et le dernier jusqu'à quatre mois et demi.

Poids des animaux au début de l'expérience :

Exp. I. — Chat témoin, n° 1. Poids : 80 grammes ; taille : 18 centimètres. — Chat privé de lait, n° 1. Poids : 85 grammes ; taille : 18 centimètres.

Exp. II. — Chat témoin, n° 2. Poids : 84 grammes ; taille : 22 centimètres. — Chat privé de lait, n° 2. Poids : 78 grammes ; taille : 24 centimètres.

Exp. III. — Chat témoin, n° 3. Poids : 75 grammes : taille : 19 centimètres. — Chat privé de lait, n° 3. Poids : 75 grammes ; taille : 20 centimètres.

Au début des expériences les chats avaient été pesés et toisés de l'extrémité du museau à l'extrémité de la patte postérieure.

(1) M. Ménetrier dont la compétence en histologie pathologique est bien connue, nous a donné son avis autorisé sur l'intréprétation de nos préparations. Il ne saurait y avoir de doute, selon lui, sur l'existence des vacuoles qui ont été considérées à tort comme des artifices de préparation ou comme des vésicules adipeuses.

Sous l'influence de cette alimentation les chats soumis à la panade n'ont augmenté que très peu de poids et de taille. Aucun de ces sujets n'a présenté de déformations osseuses analogues à celles que l'on rencontre dans le rachitisme humain. Ces animaux étaient hypotrophiques et paraissaient simplement retardés dans leur développement. Le chat privé de lait n° 1 a succombé au bout de trois mois ; son poids atteignait 256 grammes, sa taille 29 centimètres. Le chat témoin n° 1 sacrifié pesait 680 grammes et mesurait 40 centimètres. Le chat privé de lait n° 3 a résisté trois mois et douze jours ; son poids était de 280 grammes, sa taille de 28 centimètres. Le chat témoin n° 3 sacrifié pesait 725 grammes et mesurait 36 centimètres. Le chat privé de lait n° 2 est mort après quatre mois et dix jours ; son poids était de 270 grammes, il mesurait 31 centimètres. Le chat témoin n° 2 sacrifié pesait 850 grammes et mesurait 46 centimètres.

Les cœurs des chats atrophiques étaient plus volumineux relativement au poids total que les cœurs des témoins.

Au microscope, sur des coupes perpendiculaires à la direction des fibres cardiaques, on voit autour des noyaux et au centre de la fibre des espaces clairs qui correspondent à des vacuoles et rappellent les altérations analogues que nous avions observées antérieurement dans les cœurs des enfants atrophiques. On relève aussi une diminution notable du diamètre des fibres du myocarde (3 μ au lieu de 6 μ la normale) chez les chats hypoalimentés et atrophiques.

La vacuolisation du myocarde que nous avons décrite au sujet des cœurs des nourrissons atrophiques est donc bien imputable au processus général d'atrophie, puisqu'en réalisant celle-ci expérimentalement chez les animaux on retrouve les mêmes altérations du muscle cardiaque. Toutefois il faut remarquer que les vacuoles dans ces expériences sont moins nombreuses et de plus petit volume que dans les cœurs des nourrissons atrophiques.

LE POULS ET LA TENSION ARTÉRIELLE CHEZ LE NOUVEAU-NÉ A L'ÉTAT NORMAL ET A L'ÉTAT PATHOLOGIQUE

M. Balard (de Bordeaux) a fait sur le pouls et la tension artérielle du nouveau-né d'intéressantes observations en recourant à la méthode de Pachon. Nous résumons ici ses conclusions.

Dans la minute même qui suit la naissance, le nombre des pulsations est toujours un peu inférieur à ce qu'il était pendant la vie intra-utérine. De 150 environ à la minute, il tombe à peu près à 100 entre la cinquième et la douzième heure pour remonter à 150 dès le second jour. Cette diminution de fréquence répond à l'abaissement de température constant qui peut atteindre 35°.

La pression artérielle n'est pas influencée par l'abaissement thermique. Elle ne subit chez le même sujet que de minimes variations ; la moyenne dans les premières heures est de : max. : 5 cm. 5 ; min. : 3 cm. 5. L'action des phénomènes respiratoires et digestifs ne peut être appréciée, les conditions d'expérience ne le permettent pas ; par contre les variations d'activité physique du nouveau-né créées par l'état de veille et le sommeil, par le repos et la tétée trouvent leur corollaire dans les variations du pouls et de la tension.

Le pouls augmente dans l'état de veille de 6 à 8 pulsations à la minute, de 15 à 20 lors de la tétée. La minima, constante dans l'état de veille, s'élève quelquefois d'un demi-centimètre au plus dans la tétée. La maxima au contraire s'élève dans les deux cas jusqu'à 1 cm. 5 au-dessus.

Les variations consécutives de la tension différentielle traduisent l'activité cardiaque du nouveau-né.

La pression s'élève dans la bronchite et la broncho-pneumonie parallèlement à la gravité de la maladie, s'abaisse quand survient la guérison. Des valeurs moyennes de tension au cours d'une broncho-pneumonie étendue indiquent un affaiblissement du cœur.

L'irritabilité nerveuse, les processus inflammatoires divers élèvent la tension. Mais celle-ci n'a pas de rapports bien définis avec la fièvre. Dans les affections aiguës et chroniques de l'appareil digestif, l'état de tension est fonction des pertes de l'organisme en eau et des réactions générales du sujet.

LA MICROSPHYGMIE PERMANENTE

Sous ce nom, on désigne un état spécial du pouls qui, d'une façon permanente et indépendamment de toute affection cardiaque, apparaît petit, filiforme et difficile à percevoir.

Historique. — Décrite pour la première fois par M. Variot en février 1898, la microsphygmie est retrouvée, peu après, par MM. Gastou et Emery; M. Variot, par de nouveaux cas, précise ses caractères cliniques (avril 1906), et enfin, il publie les résultats d'une autopsie (mai 1908) qui démontre qu'on se trouve en présence d'un angiospasme généralisé ; il constate ce syndrome, enfin, chez l'adulte (novembre 1913). MM. Bourneville, Richet fils et Saint-Girons étudient à leur tour la microsphygmie en 1908, et en retrouvent quatorze cas par l'examen systématique des enfants de la fondation Vallée à Bicêtre

Symptômes. — Trois symptômes caractérisent l'affection : la microsphygmie, la débilité mentale et l'ichthyose ; ce dernier signe, toutefois, peut faire défaut.

La *microsphygmie* est le symptôme constant, essentiel, frappant. Si on essaie de prendre le pouls du sujet, on ne le perçoit qu'avec la plus grande peine, quelquefois même on ne sent aucune ondulation. Le plus souvent, la pulsation est filiforme et on finit par la trouver quand on l'a recherchée pendant quelque temps. Il semble s'agir d'un « pouls préagonique » (Gastou et Emery). Pourtant, l'artère est assez résistante à la palpation ; sa paroi notablement épaissie, et elle roule sous le doigt.

La microsphygmie est *permanente*, mais *variable*. C'est ainsi que le pouls devient plus ample, quand il se produit de la vaso-dilatation et par exemple :

soit après inhalation de quelques gouttes de nitrite d'amyle, soit après ingestion d'extrait de gui, soit simplement pendant les journées chaudes de l'été ; de même, si l'enfant devient fébricitant, le pouls est mieux perceptible.

De plus, la microsphygmie est *généralisée* à presque tout le système artériel, mais *inégalement répartie*. Les pouls radiaux sont tous deux petits. Mais pourtant, presque toujours, l'un est plus facile à percevoir que l'autre. A la pédieuse, à la temporale, l'ondée sanguine est pour ainsi dire imperceptible ; aux carotides, à l'humérale, à la-fémorale, elle est sensible, mais bien plus faible que normalement. Bien souvent, par comparaison, à la même artère, au point symétrique, le pouls apparaît plus fort d'un côté que de l'autre.

L'*inscription au sphygmographe* est toujours très délicate, souvent extrêmement difficile, dans certains cas, absolument impossible. Quand on obtient un tracé, le crochet de la ligne d'ascension est à peine marqué.

La microsphygmie s'étend aussi bien aux artérioles qu'aux troncs artériels (Richet fils et Saint-Giron).

Cliniquement, d'ailleurs, ces troubles se traduisent par du refroidissement et de la cyanose des extrémités. Plus l'enfant est âgé et plus ces phénomènes sont évidents.

Au contraire, le système circulatoire central est normal.

La tension artérielle, mesurée avec un appareil à brassard (spygmo-signal Vaquez ou oscillomètre de Pachon) semble être sensiblement égale à celle des enfants de même âge : toutefois, les oscillations de l'aiguille sont de faible amplitude et leur interprétation souvent délicate. D'une façon générale, l'écart entre la tension maxima et la tension minima est faible.

Le *cœur* des microsphygmiques a des dimensions normales, petites même, comme le montrent la radioscopie et la percussion. La pointe bat dans le quatrième espace, en dedans de la ligne mamelonnaire. L'auscultation ne fait entendre aucun souffle orificiel, mais les bruits du cœur, réguliers et bien frappés, contrastent par leur force avec la faiblesse du pouls.

Le système veineux est normal. Le sang ne présente aucune anomalie, tant dans le taux de l'hémoglobine que dans le nombre et la qualité de ses éléments figurés.

L'*état mental* est au moins très inférieur et varie de l'imbécillité à l'idiotie la plus complète. Malgré qu'ils soient âgés de dix et douze ans, les enfants ne savent ni lire, ni écrire. Ils sont incapables de fixer leur attention. Leur mémoire est presque nulle, leur vocabulaire extrêmement restreint. Ils sont en général de caractère doux, enjoué presque ; ils rient volontiers et jouent aisément. Il en est d'autres qui sont turbulents et indisciplinés. La microsphygmie n'est d'ailleurs spéciale à aucun type d'idiotie et l'on peut rencontrer avec elle, le syndrome de Little, la microcéphalie, l'hydrocéphalie ; quelques malades présentent des attaques d'épilepsie ; les uns ont le type Aztèque, d'autres le type Mongolien.

L'*ichthyose* est le dernier élément de la triade symptomatique. Sur presque tout le corps ou seulement sur les jambes et les bras, la peau est sèche, rude au toucher, un peu écailleuse même ; les plis de flexion ont un tégument normal, mais au niveau des coudes et des genoux, l'aspect ichthyosique est plus net et la desquamation plus accentuée. Souvent l'ichthyose est légère, il y a seulement xérodermie et la peau, simplement sèche, présente une desquamation poudreuse.

Beaucoup de dermatologistes considèrent l'ichthyose comme une malformation de la peau. On pourrait donc rapprocher celle-ci des autres malformations et dystrophies qu'on a signalées chez les microsphygmiques et parmi elles le bec de lièvre, l'absence de luette, les malformations des organes génitaux externes, les pieds-bots, la scoliose, la camptodactylie, etc.

Enfin, le microsphygmique est souvent petit. Sa taille, selon Richet fils et Saint-Girons, est de dix à douze centimètres inférieure à celle des enfants de son âge. Il y a là, selon ces auteurs, un *nanisme microsphygmique*, comparable au nanisme mitral. L'enfant adapterait son développement au volume, ou plutôt à la capacité de ses artères, comme dans le rétrécissement mitral il adapte sa taille à la gêne de la circulation cardiaque. Tout récemment, nous-mêmes, nous avons observé un plus faible développement de la main droite d'un microsphygmique et celui-ci coïncidait avec un pouls plus faible à droite qu'à gauche ; dans ce cas, les extrémités des membres supérieurs semblaient bien s'être développées selon la capacité de leurs artères. Ajoutons encore que les pouls carotidiens, très petits, coïncidaient avec une microcéphalie.

Bien souvent, il n'existe pas de troubles dans les autres appareils. L'examen du système nerveux montre l'absence de troubles moteurs·sensitifs ou sensoriels.

Formes cliniques. — A côté de la forme complète, en quelque sorte synthétique, que nous avons décrite, il faut signaler les *formes incomplètes.*

La *forme sans ichthyose*, déjà signalée par Variot dans l'un de ses mémoires et sur laquelle ont spécialement insisté Richet fils et Saint-Girons, semble la plus fréquente. Beaucoup plus rare est la *forme sans débilité mentale* rapportée par M. Gastou et Emery.

Chez l'enfant au-dessous de dix ans, la microsphygmie est, en général, très prononcée et l'idiotie absolue. Chez l'enfant plus âgé, la microsphygmie est souvent moins marquée et l'idiotie moins complète.

Chez l'adulte, le tableau est analogue, mais un seul cas a été signalé ; l'ichthyose manquait.

Evolution. — La microsphygmie est vraisemblablement congénitale comme les malformations avec lesquelles elle coïncide ; l'enfant le plus jeune chez lequel elle a été constatée, était âgé de trois ans : elle passe donc inaperçue dans le premier âge, et comme on l'a retrouvée chez l'adulte, on doit supposer qu'elle dure pendant toute la vie.

La mort est déterminée par une affection intercurrente, souvent la tuberculose pulmonaire. Peut-être la microsphygmie, au niveau du poumon, favorise-t-elle l'évolution du bacille de Koch, de la même façon qu'agit le rétrécissement pulmonaire ?

Diagnostic. — Il est, en général, facile, après simple palpation du pouls de l'enfant.

L'*asthénie cardiaque* prêterait à confusion, si l'auscultation du cœur ne la faisait aisément éliminer.

Une *malformation artérielle*, absence de la radiale ou trajet anormal de l'artère, peut être cause d'erreur. Dans ce cas, il suffit de prendre la tension artérielle avec un appareil à brassard, et les oscillations apparaissent d'amplitude normale ; enfin, à l'épreuve du nitrite d'amyle, le pouls n'est pas perceptible.

On éliminera encore du syndrome de la microsphygmie permanente, la *petitesse du pouls avec hypotension chez les myxœdémateux ichthyosiques* (Vincent). L'aspect spécial du malade, le retard de l'apparition des points d'ossification à la radiographie, et surtout l'influence de l'ingestion de corps thyroïde sur l'amplitude du pouls, séparent nettement les deux variétés de microsphygmie.

Etiologie. — Les causes de la microsphygmie sont encore mal connues. Fréquente surtout chez l'enfant, elle se rencontre plutôt chez les filles que chez les garçons ; elle relève sans doute de causes diverses et on a pu incriminer la syphilis comme dans la plupart des malformations congénitales, la tuberculose ou une intoxication (alcoolisme ou saturnisme des générateurs), car on retrouve ces facteurs étiologiques parmi les antécédents héréditaires des malades.

Anatomie pathologique et pathogénie. — Deux autopsies de microsphygmiques ont été publiées. La mort était due à la tuberculose pulmonaire.

L'*examen des artères*, fait systématiquement après section longitudinale et étalement, a montré l'absence de lésions macroscopiques appréciables ; de plus, la mensuration au compas, faite au niveau de nombreuses artères, a mis en évidence que leur diamètre était normal. A l'examen histologique, aucune trace de périartérite ni d'endartérite ne s'est révélée (Darier et Variot).

On a signalé de plus une légère sclérose de la zone corticale des capsules surrénales, le faible développement des organes génitaux et l'agénésie presque complète du corps thyroïde, sans doute en rapport avec le mongolisme dans ce cas.

Comment interpréter la microsphygmie ? Primitivement, on a pensé à une *aplasie artérielle*, suite d'une artérite fœtale (Rendû). Mais les variations fréquentes du pouls des microsphygmiques, et surtout l'examen anatomique, a prouvé l'absence de lésions. On doit donc admettre un *angiospasme permanent*, c'est-à-dire un malfonctionnement de la tonicité physiologique des tuniques des artères.

Quant à l'origine même du spasme, on ne peut formuler qu'une série d'hypothèses et admettre, soit une excitation permanente des centres vaso-constricteurs, soit une paralysie des centres vaso-dilatateurs, soit une lésion du neurone sympathique périphérique.

D'après Richet fils et Saint-Girons, les formes incomplètes prouvent que les deux symptômes principaux ne dépendent pas l'un de l'autre, et la lésion cérébrale, l'idiotie ne peut pas plus créer la microsphygmie que celle-ci ne produit l'imbécillité. Ce seraient deux symptômes sous la dépendance d'un même facteur étiologique, sans être unis par un rapport causal (1).

---

(1) Richet fils et Saint-Giron, *Revue de Médecine*, 1908.

A notre avis, la microsphygmie est le phénomène capital dont dépendent tous les autres symptômes. Comment admettre, d'ailleurs, le nanisme microsphygmique et contester le retentissement sur l'encéphale de la diminution de la circulation crânienne ?

Nous avons reconnu directement la possibilité d'une microsphygmie localisée, en rapport avec une atrophie locale. La microsphygmie généralisée est inégalement répartie suivant les territoires vasculaires, et de même que nous avons vu les mains d'un microsphygmique inégalement développées, en corrélation avec un pouls inégalement microsphygmique à droite et à gauche, de même on peut admettre que les arrêts de développement dans les divers segments du corps correspondent aux degrés divers de la microsphygmie permanente.

Nous reproduisons *in extenso* la première observation de microsphygmie.

Microsphygmie permanente sans lésions cardiaques appréciables chez un enfant de 4 ans. — Refroidissement habituel des extrémités. — Ichthyose de la peau du tronc (1).

J'ai suivi pendant plus d'une année dans mon service à l'hôpital Trousseau un jeune garçon, P..., André, âgé aujourd'hui de 4 ans, qui présente des troubles très singuliers et très évidents de la circulation périphérique.

Lorsqu'on tâte le pouls radial de cet enfant, comme d'ordinaire, on ne perçoit aucun choc de l'ondée sanguine artérielle ; il faut chercher un instant, presser avec le pouce sur la région de l'artère pour sentir un soulèvement très faible, une ondulation filiforme habituellement. A droite, le pouls radial est encore plus difficilement perceptible qu'à gauche.

Si, par comparaison, on explore le pouls d'un enfant du même âge à la radiale, ce que j'ai fait bien souvent, on constate une différence considérable d'amplitude. Le pouls huméral du jeune P... n'offre guère plus de développement que le pouls radial d'un enfant sain.

Nous avons vainement essayé d'enregistrer le pouls radial de P... avec le sphygmographe à ressort de Marey ; mon interne, M. Coyon, n'a obtenu que très difficilement un tracé du pouls huméral avec cet instrument.

M. Comte, préparateur de M. Marey, n'a pu y arriver avec un appareil très délicat.

Depuis un an que cet enfant séjourne dans nos salles, il a été vu par un bon nombre de médecins qui ont tous été étonnés de la petitesse de son pouls.

Récemment, M. le Professeur Bard (de Lyon) a examiné avec nous notre petit malade ; il n'a pas découvert non plus de lésions cardiaques par l'exploration physique et il pense avec nous que ces troubles si prononcés de la circulation périphérique sont vraisemblablement en rapport avec une anomalie de développement du système artériel.

En attendant que nous soyons fixés sur la cause de ces troubles, je propose pour les désigner la dénomination de microsphygmie permanente qui correspond à des phénomènes cliniques indéniables. En effet, ce n'est pas seulement aux artères radiales que l'on note une diminution d'amplitude du pouls ; on la retrouve aussi aux artères pédieuses des deux côtés. Bien plus le soulèvement de la paroi aux grandes artères est très atténué : aux humérales, aux carotides, aux crurales, etc...

Nous avons cependant observé à plusieurs reprises quelques variations dans cette microsphygmie permanente.

L'enfant a eu quelques mouvements fébriles avec élévation de température, pendant son long séjour dans nos salles ; le pouls radial, sans prendre une grande ampleur, devenait alors bien plus aisément perceptible, en même temps que sa fréquence augmentait. Après la chute de la température, le pouls se ralentissait et reprenait ses caractères habituels. La teinture de digitale reste sans effet sur son amplitude. Le nombre des pulsations est de 76 à

(1) *Société Médicale des hôpitaux*, 11 février 1898, VARIOT.

80 le matin, avec une légère arythmie, caractérisée par un faux pas, toutes les dix ou douze pulsations. Pendant la période fébrile, il atteignait 120.

La respiration est ralentie et ne dépasse pas 16 mouvements par minute.

La température rectale est de 37º, la température axillaire, dans l'espace de 3 mois, atteignit rarement 36º, elle se maintint en moyenne à 35º5, descendit assez souvent à 35º.

L'enfant est gai, vif, s'alimente bien, même avec gloutonnerie.

Il existe un refroidissement presque continuel des extrémités. Les pieds et les mains sont froids ; la peau est plutôt pâle, sans cyanose. Les dernières phalanges ne sont pas déformées.

La peau des jambes est lisse comme vernissée, un peu marbrée.

Sur le tronc, spécialement sur le thorax et l'abdomen, dans l'espace interscapulaire, la peau est rugueuse et offre tous les caractères de l'ichthyose. Cet état remonterait à la naissance.

Le cœur paraît petit à la percussion, l'impulsion de la pointe est difficilement perceptible, mais à l'auscultation les bruits valvulaires sont bien frappés ; le premier bruit est un peu sourd à la pointe.

Cet enfant est né à terme, le septième enfant d'une famille dans laquelle deux autres sont vivants. Quatre sont morts en bas âge. André P... a été nourri au sein par sa mère jusqu'à 13 mois, à 7 mois il a percé ses premières dents, mais n'a marché qu'à 23 mois.

Il mesure à 4 ans 90 cm. (taille moyenne de 3 ans).

L'examen physique des organes thoraciques et abdominaux est négatif.

Il présente un tic, qui consiste en un léger clignement des paupières et un strabisme externe à droite. Il parle et bavarde avec ses petits camarades, mais son intelligence est peu développée, il refuse souvent de répondre aux questions qu'on lui pose, il est très malpropre et se souille constamment dans son lit.

L'état général de la nutrition est satisfaisant.

La numération des globules du sang donne : 5.600.000 globules rouges, 15.000 globules blancs. La capacité hémoglobique globulaire ne correspond qu'à 2.600.000.

Nous croyons devoir reproduire aussi cette observation de microsphygmie permanente, la première dans laquelle le contrôle nécroscopique ait été fait.

Un cas de microsphygmie permanente avec ichtyose et débilité mentale avec autopsie (1).

Fille, 11 ans, représente au complet le tableau clinique que j'ai décrit en 1898 ; c'est-à-dire : microsphygmie très marquée à toutes les artères périphériques, refroidissement habituel des pieds et des mains avec tendance à la cyanose ; absence de tout bruit anormal au cœur ; ichtyose très prononcée de la peau des membres ; débilité mentale.

Antécédents. — L'enfant est née à terme de parents apparemment bien portants (la mère est une femme de mœurs légères) : a été nourrie au sein, n'a marché qu'à 18 mois et n'a commencé de parler qu'à deux ans. Rougeole à 3 ans et demi.

Le père vient consulter parce que l'enfant est peu développée au point de vue intellectuel, et parce que la circulation du sang se fait mal surtout aux mains qui ont habituellement une teinte livide.

Le pouls radial est toujours petit et l'ondée sanguine paraît plus faible à gauche. Certains jours le pouls est filiforme, très difficile à trouver, alors le refroidissement des mains est très marqué avec une légère cyanose ; les doigts ne sont pas déformés.

Au sphygmographe de Marey, les pulsations sont régulières: 80 à 90 par minute ; la ligne d'ascension est très courte et suivie d'un petit plateau qui rappelle ce qu'on voit dans l'athérome. De temps à autre on a une intermittence du pouls.

Nous avons vainement tenté de reprendre d'autres tracés du pouls ; nous n'avons obtenu que des ondulations presque insensibles.

(1) *Société Médicale des hôpitaux*, 12 août 1906 et 7 mai 1908, G. VARIOT.

Aux pédieuses il faut chercher avec soin pour sentir une pulsation filiforme qui n'est même pas toujours perceptible.

Les battements sont un peu plus sensibles à la temporale et à la faciale.

A la carotide et à la crurale, ils sont aisément perçus mais l'expansion artérielle paraît néanmoins affaiblie.; de même à l'humérale.

En faisant rouler cette dernière artère sóus la pulpe des doigts, on constate qu'elle forme un cordon plus ferme que chez un autre enfant du même âge. — Il en est de même pour la pédieuse.

Aucune lésion apparente du cœur ne correspond à ces troubles de circulation artérielle. Son volume est normal ; le diamètre diaphragmatique à la radioscopie est de 9 cm. ; la pointe bat dans le 4e espace intercostal ; les bruits à la base et à la pointe sont bien frappés.

Le refroidissement des mains et des pieds est permanent mais avec des exacerbations. Au froid, les mains deviennent violettes mais reprennent au chaud leur couleur normale. Les pieds sont froids aussi, mais très peu cyanosés.

La cyanose ne se montre pas aux oreilles ni au nez ; la peau du visage est normale, mais toute la face semble un peu bouffie, surtout aux joues ; cette apparence soufflée est tout à fait hors de proportion avec l'embonpoint général. Le masque est sans expression.

Sur le tronc, sur les membres, la peau est sèche et rugueuse, mais c'est surtout à la face postérieure des bras et des avant-bras, à la face antérieure des cuisses et des jambes où elle est marbrée. Cette rudesse de la peau au toucher a été constatée par le père dès les premiers temps de la vie.

Le fonctionnement cérébral est tout à fait défectueux; à onze ans, l'enfant commence à peine à lire couramment et ne sait pas du tout compter; elle est incapable de nous dire les jours de la semaine. Son intelligence est à peine celle d'un enfant de 4 ans; son caractère est doux et enjoué. Jusqu'à ces derniers mois elle a uriné au lit.

La face est légèrement asymétrique. Pas de troubles moteurs; les réflexes sont normaux.

L'état général de la nutrition est assez bon; elle est légèrement en retard pour le développement de la taille et du poids.

11 ans.

Poids	25 kg.	Poids normal........	27 kg. 500
Taille	129 cm. 3	Taille normale.......	131 cm. 9

Rien à noter du côté des voies respiratoires ni des voies digestives. Le chiffre des hématies est normal. Les urines ne contiennent ni sucre ni albumine. — La température rectale est de 37°.

Cette enfant nous fut ramenée 18 mois plus tard, c'est-à-dire à l'âge de 12 ans et demi, dans notre service de l'hôpital des Enfants-Malades, avec des signes non douteux de tuberculose pulmonaire avancée.

Les bruits du cœur sont bien frappés et réguliers. Dans l'intervalle des accès fébriles, le pouls reste filiforme, à peine perceptible aux radiales ; il y a tendance au refroidissement des extrémités et à la lividité.

Durant les accès fébriles, à 38°5-39°, le pouls et les battements artériels deviennent plus amples, notamment dans les derniers temps de la vie où la fièvre est continue.

Aucune modification de l'état ichtyosique ne s'est produite, ni dans l'état cérébral.

L'enfant succomba le 21 novembre 1907.

A l'autopsie, on constata de grandes lésions ulcéreuses de tuberculose dans les deux poumons.

Reins normaux. Foie un peu gros.

Cœur de volume normal ; myocarde et valvules sains à l'examen à l'œil nu.

Nous avons examiné avec le plus grand soin le système artériel, sur l'aorte et les gros troncs, les diverses tuniques, y compris l'endartère, nous ont paru saines et normales. Nous avons contrôlé l'aspect extérieur et les mesures de la circonférence des principales artères avec l'aspect et les mesures chez deux enfants normaux de même âge.

Après avoir incisé les artères, les avoir étalées et fixées avec des épingles sur une plaque de liège dans des conditions identiques, M. Martingay, interne du service, les a mesurées au compas et a obtenu les chiffres suivants :

	A. Suzanne, 12 ans 1/2 (microsphygmique). Taille : 1 m. 34.	Fille : 13 ans. 1 m. 24.	Garçon : 13 ans. 1 m. 41.
Circonférence des artères en centimètres.		centimètres,	centimètres.
1 cm. au-dessus de leur origine. { artère pulmonaire....	6,8	5,8	6,5
{ aorte	5,3	5,2	5,4
Tronc brachiocéphalique à sa partie moyenne	2,1	2,3	2,6
A. sous-clavière droite..................	1,6	»	»
A. carotide primitive droite..............	1,6	»	»
A. sous-clavière gauche	1,6	1,8	1,8
A. cartoide primitive gauche	1,5	1,4	1,6
Aorte à l'émergence des premières artères intercostales	3,3	3,5	4
Aorte à l'émergence du tronc cœliaque....	3	2,8	3
Aorte, 1 cm. au-dessus de sa bifurcation.	2,2	1,9	2,2
A. iliaque primitive.....................	1,3	1,3	1,5
A. iliaque externe	0,8	0,9	1,2
A. fémorale	0,8	0,8	1

Cette mensuration comparative montre bien qu'il n'y a pas dans la microsphygmie de rétrécissement appréciable du calibre des artères et qu'on ne trouve pas la principale altération qui caractérise l'aplasie artérielle.

L'absence de lésions apparentes à l'œil nu doit faire éliminer l'hypothèse d'une artérite syphilitique généralisée.

La démonstration complète de l'intégrité structurale du système arteriel nous a été fournie par l'examen histologique de la pédieuse pratiquée par notre collègue et ami M. Darier. Ni dans l'endartère, ni dans la tunique musculaire, ni dans l'adventice, il n'y avait de lésions.

Ces constatations nous amènent donc à admettre que la microsphygmie permanente ne relève ni d'une malformation, ni de lésions du cœur ou du système artériel, mais qu'elle est la manifestation d'un angiospasme, d'une vaso-constriction périphérique, ayant un caractère permanent.

L'observation qui suit due à notre regretté collaborateur Grandjean représente le type qui a été surtout observé dans les asiles d'idiots par MM. Richet fils et Saint-Girons.

Microsphygmie permanente et microcéphalie avec débilité mentale (1).

L'enfant A. R..., âgé de 9 ans, entre à l'Infirmerie des Enfants-Assistés, service de M. le Dr Variot, le 4 mars 1914. Il a un aspect bien spécial.

Ce qui frappe en effet, c'est tout d'abord la microcéphalie, jointe à un air d'imbécillité bien caractérisée, c'est ensuite, si on essaie de percevoir son pouls radial, la difficulté de le sentir nettement.

A un examen plus complet, la tête apparaît mieux encore petite, surtout si on la compare aux mains ou aux pieds. Au compas de Bertillon, le diamètre bipariétal maximum est de 12 cm. 1, au lieu de 13,5 chez des enfants de même âge ; le diamètre fronto-occipital maximum est de 15,1 au lieu de 17 ; la circonférence du crâne passant immédiatement au-dessus du pavillon de l'oreille et de la racine du nez est de 43 cm. 5 au lieu de 52 environ. L'indice cranien, d'après ces mesures, est de 79.

(1) Présentation de l'enfant à la *Société de Pédiatrie*, le 10 mars 1914, par M. GRANDJEAN, Interne des hôpitaux.

A la radiographie, il existe un épaississement des parois osseuses, et il semble y avoir un élargissement de la selle turcique.

Vu de face, le massif facio-cranien semble également peu développé ; il affecte une forme ovale à grand axe vertical avec un aplatissement très marqué et symétrique vers le plan sagittal médian, dans la moitié supérieure. Le front est bas, les sourcils sont peu abondants, tandis que les cils, plus riches, protègent des yeux noirs assez grands. Le nez est très volumineux et busqué. La bouche, fréquemment entr'ouverte, laisse voir des dents irrégulières, mal plantées, quelques-unes en mauvais état, mais aucune n'a le type net de la dent de Hutchinson. La voûte du palais est très ogivale.

Vu de profil, le front apparaît fuyant, peu élevé ; toute la région frontale semble atrophiée dans son développement. Sur la ligne médiane, au niveau de la scissure métopique et à la partie antérieure de la scissure bi-pariétale, existe une crête mousse osseuse, surtout nette en avant. Le nez, en très forte saillie sur tout le visage, semble se prolonger en haut avec le front et en bas par son bord inférieur, avec la lèvre supérieure et le menton, tant ils sont en retrait. Les oreilles sont inégalement développées ; la gauche est sensiblement plus grande que la droite. L'hélix est incomplètement ourlé ; le lobule adhère en entier par son bord antérieur. Dans l'ensemble, l'enfant a l'aspect d'un véritable Aztèque.

L'examen du tronc ne montre rien de spécial, sauf un aplatissement latéral du thorax qui vient un peu faire saillie en avant.

Les organes génitaux sont normaux.

Les membres supérieurs sont bien développés, mais toutefois le côté gauche semble l'emporter sur le côté droit. Peu de différence au niveau du bras et de l'avant-bras, mais la main gauche est manifestement plus grosse que la droite. Au ruban métrique, au niveau de la tête des métacarpiens, on trouve 16 cm. à gauche et 15 cm. à droite. Ajoutons que l'enfant est gaucher.

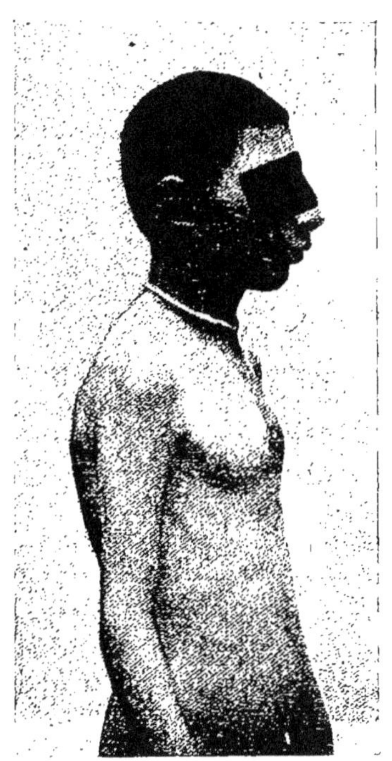

Fig. 41.
Microsphygmie avec microcéphalie.
(Cas de M. Grandjean).

Les membres inférieurs semblent également développés, sauf peut-être le mollet gauche, qui est plus gros que le droit. A la mensuration à 10 cm. de la pointe de la rotule, on a 22 cm. à droite et 23 cm. à gauche. Les pieds sont sensiblement égaux. L'enfant marche et court aisément.

Le pouls radial est très difficile à percevoir ; on le trouve plus aisément à gauche qu'à droite ; il est sujet à des variations d'un jour à l'autre, mais toujours la microsphygmie est indéniable et frappante, par comparaison avec un enfant de même âge. Les battements de l'humérale sont perceptibles aisément, bien que réduits. Il en est de même à la fémorale et aux carotides. Les pédieuses ne sont pas perceptibles. Les temporales battent à peine.

Contrastant avec la faiblesse du pouls, les bruits du cœur sont normaux et bien frappés. Aucun signe n'existe d'augmentation de volume du cœur.

L'examen du système nerveux montre l'absence de troubles moteurs, sensitifs et réflexes. Seul, l'état mental est très inférieur. L'enfant ne connaît que son prénom ; il a 9 ans et il ne sait pas même les lettres. Il semble comprendre ce qu'on lui dit, mais est incapable de s'exprimer. Il est encore à la phase aphasique du développement psychique. Son vocabulaire est presque nul. Il répond affirmativement à toutes les questions ; autrement, il est doux de caractère et même un peu craintif. Il rit et joue volontiers. Il ne souille ni son lit, ni ses vêtements.

Les téguments sont un peu secs, rugueux au toucher ; au niveau des genoux et des coudes, il y a une légère tendance à l'ichthyose.

Les extrémités n'ont pas présenté de troubles circulatoires : ni cyanose, ni refroidissement permanent.

L'appareil digestif, l'appareil respiratoire sont normaux. L'état général de l'enfant est excellent ; la température est aux environs de 37°. A son entrée, l'enfant pesait 21 kg. 800 et mesurait 123 cm., au lieu de 23 kg. 800 et 125 cm. à la table de croissance de MM. Variot et Chaumet. Il ne présente donc pas de nanisme microsphygmique.

On peut toujours se demander si les troubles circulatoires que nous venons de décrire, n'ont pas joué un certain rôle dans l'arrêt du développement de la tête et de la main droite ; constatons seulement que la main droite moins grande que la main gauche, a le pouls plus petit que du côté opposé.

Voici une observation unique jusqu'à présent chez l'adulte. (Résumé).

Un cas de microsphygmie permanente avec débilité mentale chez une femme de 37 ans.

Annette D..., habitant Levallois, entre à l'hôpital du Perpétuel-Secours en mai 1913 pour des troubles digestifs ; elle se plaint en outre d'une fatigue très grande.

C'est par hasard, en tâtant son pouls radial, qu'on s'aperçut qu'il était extrêmement petit ; cependant le cœur est absolument normal. Les artères radiales sont plus résistantes qu'à l'état normal et roulent sous le doigt ; le pouls est presque imperceptible, les battements des grosses artères sont très affaiblis ; on ne sent pas le pouls pédieux. Les extrémités sont froides et un peu livides ; la température axillaire n'a pas dépassé 36°5. Au sphygmographe, les pulsations sont si faibles qu'on ne peut les enregistrer.

En interrogeant cette femme, on reconnaît aisément que ses facultés psychiques sont très réduites. Elle n'a pu apprendre ni à lire, ni à écrire. Elle est incapable d'attention ; sa mémoire est nulle.

Elle exerce le métier de laveuse.

Or cette femme est de petite taille. Elle mesure 1 m. 50 environ, est d'aspect chétif. Elle ne présente pas d'ichthyose.

Cette observation résumée, est la seule où la microphygmie permanente ait été relevée chez l'adulte. La petitesse de la taille est très frappante chez elle et semble bien en rapport avec les troubles circulatoires périphériques.

MALADIE DE MAURICE RAYNAUD. ASPHYXIE LOCALE ET GANGRÈNE SYMÉTRIQUE DES EXTRÉMITÉS

L'asphyxie locale et la gangrène symétrique des extrémités sont bien connues chez l'adulte depuis la thèse et les travaux postérieurs de mon maître Maurice Raynaud (1862) qui a décrit le premier ce syndrome ; elles sont rares dans l'enfance. — Nous en rappelons les caractères généraux : chez un sujet jeune d'ordinaire, entre vingt-cinq et trente ans, l'affection se manifeste d'abord par des accès d'asphyxie ou de syncope locale des extrémités. Les doigts, les orteils, le nez, les oreilles pâlissent, deviennent froids, leur sensibilité est diminuée, ou bien ils prennent un aspect livide semblable à celui des engelures,

____
(1) *Société Médicale des hôpitaux*, 1913, Variot.

les phénomènes surviennent par crises. La maladie peut d'ailleurs s'arrêter là. D'autres fois elle passe à une seconde phase, que caractériseront les douleurs, et la formation de petites escarres cutanées.

Les douleurs comparables à celles que détermincrait une brûlure, un broie-ment accompagnent les accès. Elles peuvent manquer.

Les escarres s'annoncent par l'apparition, au niveau d'une ou plusieurs extré-mités, de petites taches brunes qui s'entourent d'un sillon d'élimination et laissent une cicatrice blanchâtre étoilée. Mais la gangrène symétrique n'apparaît habituellement que plusieurs années après le début des premiers troubles, elle se montre presque toujours à l'extrémité des doigts ou des orteils, rarement au niveau du nez ou des oreilles. Elle est le plus souvent superficielle et très limitée, n'atteignant qu'une portion de phalange unguéale, mais elle peut être plus étendue, atteindre les doigts et des orteils entiers. Les parties lésées sont noires, dures et sèches, la douleur très inégale. L'élimi-nation des parties mortifiées se fait spontanément, en moyenne 2 à 3 mois, parfois plus, mais l'étendue en est moindre qu'on ne l'attend ; la cicatrice ultérieure est blanche et indolore.

L'évolution de la maladie est très variable, elle peut durer un grand nombre d'années, sa guérison est habituelle. Les formes en sont multiples, selon le siège et la gravité.

Il faut distinguer la maladie de Raynaud dans ses formes bénignes de l'acrosphyxie et des engelures ; dans ses formes graves, de toutes les autres gangrènes.

On discute beaucoup sur le mécanisme physiologique de cette affection. Raynaud, dès 1862, admettait un spasme des vaisseaux périphériques, dû à un trouble dans l'innervation des capillaires. Mais il semble bien que les centres vaso-moteurs, interviennent dans la production des accès. Des lésions névro-tiques et vasculaires ont été signalées.

Le syndrome de Raynaud est tout à fait exceptionnel dans la première enfance. Néanmoins on retrouve quelques observations concernant des enfants dans les thèses de Rossignol (1889) et de Sommeler (1905). On cite même un cas à six mois d'asphyxie locale.

Nous croyons devoir reproduire l'observation suivante que nous avons présentée à la Société de Pédiâtrie en 1911 avec notre interne M. Morancé ; elle réalise la forme la plus grave de maladie de Maurice Raynaud que nous ayons jamais rencontrée.

Gangrène du lobule du nez et du rebord des pavillons des oreilles. — Gangrène des deux mains et de la partie inférieure des avant-bras. — Gangrène des orteils des deux pieds et d'une partie de la région métatarsienne du pied droit (1).

Il s'agit d'un cas exceptionnel de gangrène des extrémités (mains, pieds, nez et oreilles), survenu chez un enfant de trois ans, et dont voici l'obser-vation :

C..., Alfred, enfant assisté, en nourrice, dans l'agence d'Issoire, âgé de 3 ans et 3 mois,

(1) Présentation à la *Société de Pédiâtrie*, 9 janvier 1911.

entré à l'hospice des Enfants-Assistés le 29 décembre 1911. Poids : 11 kg. 150 ; taille : 86 cm. ; circonférence : tête : 48 cm.; ventre : 50 cm.

Sourd-muet, mais intelligent.

Voici la *description des lésions actuelles de gangrène* qu'il présente :

VISAGE. — 1° *Nez.* — Vus de face, les orifices présentent l'aspect en feuille de trèfle. Le lobule du nez est en grande partie détruit, remplacé par une croûte brune qui est tombée. puis s'est reformée ; cette croûte est entourée d'un liséré rouge ; elle est circulaire et du diamètre d'un centimètre environ.

Les ailes sont respectées, la sous-cloison est intacte dans sa moitié postérieure.

2° *Oreille droite.* — Le pavillon est rouge; le bord postérieur est occupé par une croûte épaisse brun-noirâtre qui empiète sur la face externe jusqu'au bord de la conque et peu sur la face cranienne.

La croûte, large de 15 à 20 mm., haute de 4 cm., est irrégulière, s'est partiellement éliminée laissant une surface suintante.

Le lobule est complètement respecté.

3° *Oreille gauche.* — Une escharre régulière occupe l'ourlet postérieur de l'oreille ; elle est très noire, adhérente, en forme de cédille, et descend jusqu'à mi-hauteur du bord postérieur du lobule.

MEMBRES INFÉRIEURS. — 1° *Pied droit.* La zone gangrénée comprend les orteils et une bonne partie de la région métatarsienne ; elle est plus étendue à la face plantaire; la surface de raccordement avec les régions saines, forme un plan oblique d'avant en arrière, et de haut en bas.

A la face dorsale, la zone gangrénée occupe un peu plus du tiers antérieur du pied ; à la face plantaire un peu moins de la moitié antérieure.

La zone gangrénée est assez uniformément noire ou violet très foncé, les orteils sont noirs et momifiés ; à leur base à la face dorsale existe une bande de peau plus claire.

Un sillon d'élimination peu profond sépare la zone noire des parties saines avoisinantes qui sont rouges sur une largeur d'un centimètre; ce sillon se creuse et s'élargit progressivement depuis l'arrivée de l'enfant. Les lésions changent assez rapidement d'aspect surtout à la face dorsale. L'odeur est peu marquée.

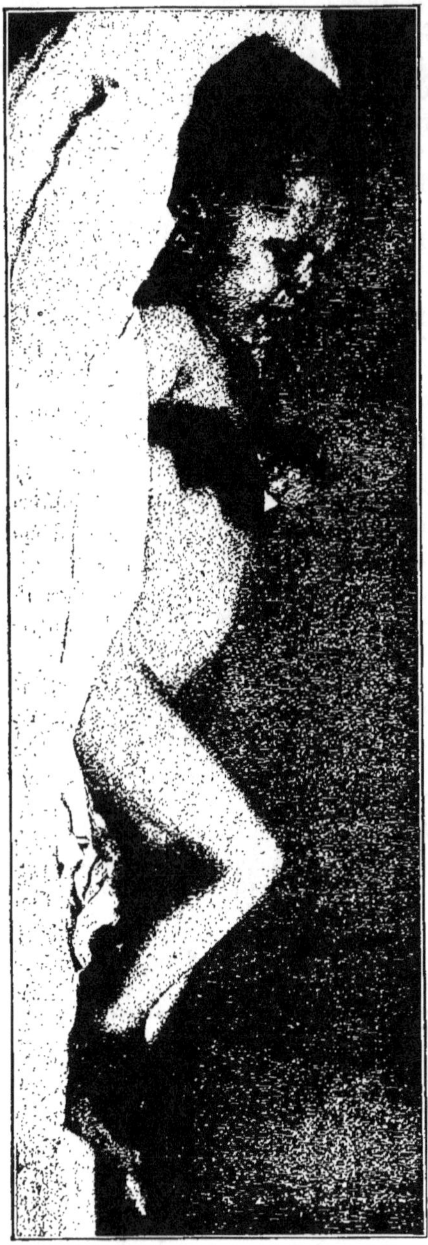

Fig. 42. — C. Alfred.
Cette figure d'ensemble montre les localisations de la gangrène au visage et aux extrémités.

Fait remarquable, la *chaleur* est conservée dans les parties malades, la *sensi-*

bilité paraît intacte sinon exagérée ; l'enfant remue spontanément un peu les orteils.

Il semble que la gangrène soit moins profonde qu'elle ne paraît au premier abord.

2º *Pied gauche*. — Le pied gauche est peu touché relativement, car seules les phalanges unguéales sont atteintes.

Le gros orteil est plus atteint, sur une longueur de 2 centimètres environ, plus sur la face interne que sur l'externe ; il est dans cette région dur et très noir.

Le 2e et le 3e orteil ont leur phalange unguéale dure et noire ; le 4e est moins noir ; le 5e orteil ne présente qu'une petite tache brune à son extrémité.

MEMBRES SUPÉRIEURS. — Les deux membres supérieurs sont frappés d'une façon à peu près rigoureusement symétrique : la main et un peu moins du tiers de l'avant-bras sont de couleur très sombre, et séparés des parties saines par un sillon d'élimination peu profond, croûteux, auquel fait suite sur la peau un liseré rouge.

Les mains sont fléchies à angle droit sur l'avant-bras. Dans les parties mortifiées on peut distinguer deux zones.

Les doigts et une petite partie du métacarpe sont très noirs, durs, secs, présentant l'aspect que l'on rencontre sur les momies d'Egypte ; les doigts sont rétractés, ne pouvant être que peu et difficilement étendus.

Le reste de la main, le poignet et la partie inférieure de l'avant-bras sont de couleur brune, marron foncé assez uniforme ; on dirait que l'enfant a des gants ; l'épiderme paraît adhérent et se plisse si on le frotte ; ces régions sont souples, sauf la région hypothénar qui a la dureté du carton ; à la face dorsale de la main droite une zone dure résulte d'une grosse phlyctène qui a séché sous le pansement ; une phlyctène s'est produite à gauche aussi et s'est desséchée rendant dure et cartonneuse la face dorsale du poignet.

Toute la partie malade des membres supérieures est *froide* sauf sur une zone de 2 ou 3 cm. près du sillon d'élimination. L'odeur est nulle.

La *sensibilité* à la piqûre paraît *abolie ;* les mouvements spontanés sont nuls, les mouvements provoqués font pousser des cris à l'enfant.

Examen des divers appareils.

APPAREIL CIRCULATOIRE. — Le *cœur* semble normal à l'auscultation ; à la radioscopie il nous a paru un peu petit.

Les *artères* sont très perceptibles jusqu'aux limites des régions malades ; les pédiéuses en particulier sont très faciles à sentir dans toute leur étendue.

Pouls : 80.

La *tension artérielle* (Pachon) est maxima 16 1/2, minima 10.

Le sang, examiné par le Dr Marcel Ferrand est très sensiblement normal (légère polynucléose) :

Globules rouges : 4.800.000. Globules blancs : 9.000 (polynucléaires : 68 ; lymphocytes : 28 ; grands mononucléaires : 4).

Valeur globulaire = 100 0/0.

Autres appareils.

La rate est grosse.

Le sternum est un peu saillant, mais il n'y a pas de rachitisme net. Rien aux poumons.

L'enfant est sourd-muet, mais il comprend très aisément les gestes, et paraît plus intelligent que la plupart des enfants de son âge ; il est gai et ne paraît pas avoir de douleurs spontanées. Réflexes normaux.

Urines. — Pas de sucre, pas d'albumine ; urée, chlorures, phosphates en quantité normale.

EVOLUTION DE LA MALADIE. — On n'a pas de renseignements sur les antécédents héréditaires. A part la surdi-mutité, cet enfant n'aurait rien présenté d'anormal jusqu'au début de décembre dernier. A ce moment, il fut soigné par le médecin de l'Agence d'Issoire pour broncho-pneumonie : le médecin signale qu'il remarqua que les mains et les pieds étaient brûlants.

Le 13 décembre, le médecin constate des plaques manifestes de sphacèle sur le lobule du nez et les pavillons des deux oreilles. A ce moment *il n'y a rien aux extrémités des membres*. Des frictions mercurielles sont prescrites.

Le 20 décembre rien de nouveau.

Le 26 décembre, le médecin constate les symptômes qui existent actuellement: les mains auraient donc été frappées d'emblée et de façon massive ; les doigts auraient été dès ce moment trouvés parcheminés.

C'est alors que l'enfant est envoyé à l'hospice des Enfants-Assistés, et depuis son arrivée les lésions paraissent un peu en progression au nez, à l'oreille droite et au pied, stationnaires dans les autres points.

Plusieurs points sont dignes de remarque dans cette observation ; c'est d'abord l'âge du sujet, trois ans et trois mois ; nous ne savons pas s'il y a eu

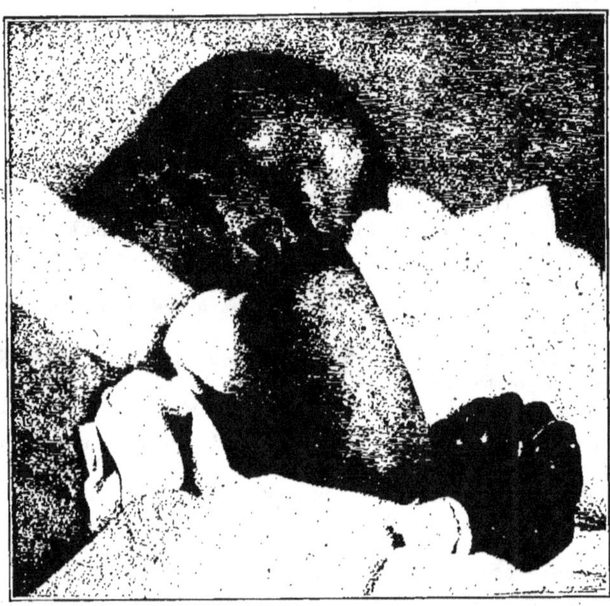

Fig. 43.
On voit sur cette figure la main sphacélée et le moignon après sa chute.

des crises de syncope et d'asphyxie locale avant la production de la gangrène, mais c'est surtout l'étendue énorme des lésions destructives. — Par la suite, l'élimination s'est faite rapidement aux membres supérieurs, les deux mains sont tombées les 1er et 7 février, au niveau de l'interligne des poignets, laissant sortir d'un moignon conique l'extrémité des deux os de l'avant-bras dénudée et mortifiée.

Aux oreilles, au nez, au pied gauche, il y a peu de changement, mais au pied droit la peau de la face dorsale s'est peu à peu éliminée ainsi que celle des orteils.

Toutes ces lésions gangréneuses ont bien guéri. Nous avons conservé cet enfant assez longtemps à l'hospice dépositaire. Privé de ses deux mains il se servait avec dextérité de ses moignons.

LES MALADIES DU SYSTÈME NERVEUX

LES CONVULSIONS DANS LE PREMIER AGE
L'ÉCLAMPSIE INFANTILE

Les convulsions sont des réactions nerveuses, spasmodiques des plus fréquentes chez les enfants du premier âge. Elles se présentent presque toujours sous le même aspect clinique, mais surviennent sous l'influence des causes les plus variées.

La diversité des conditions étiologiques dans lesquelles elles se produisent incline à penser que l'élément causal le plus important réside dans « l'aptitude convulsivante » (Joffroy), créée par l'hérédité névropathique ; l'influence de la prédisposition névropathique a été bien mise en lumière par d'Espine dans son mémoire au Congrès de Toulouse de 1902. En effet, tandis que dans certaines familles, plusieurs enfants en bas âge ont été frappés de convulsions sous l'influence d'indispositions banales, dans d'autres milieux, les convulsions n'éclatent pas, même au cours d'affections graves, alors que toutes les conditions semblaient réunies pour les provoquer.

C'est dans les deux premières années que les convulsions atteignent de beaucoup leur maximum de fréquence ; le chiffre des cas observés dans les six premiers mois dépasse le total de ceux que l'on note de six mois à deux ans. Cette constatation est en faveur de l'influence héréditaire, qui s'affaiblit à mesure que l'on s'éloigne de la naissance.

Avec Rilliet et Barthez, nous distinguerons :

Les convulsions externes qui comprennent elles-mêmes les convulsions ordinaires ou éclampsie, et les convulsions toniques des extrémités ou tétanie.

Les convulsions internes ou spasme de la glotte.

La tétanie et le spasme de la glotte devant faire l'objet de chapitres spéciaux, nous n'étudierons ici que l'éclampsie.

Nous décrirons tout d'abord le symptôme éclampsie, puis nous fixerons les caractères spéciaux des convulsions suivant les affections qui peuvent les engendrer.

DESCRIPTION DE LA CRISE D'ÉCLAMPSIE

Prodromes. — L'accès de convulsions débute souvent brutalement sans qu'aucun symptôme particulier ait pu faire prévoir son apparition. Pourtant, dans un certain nombre de cas, la crise est annoncée par certains prodromes.

C'est tout d'abord l'hyperesthésie sensitivo-sensorielle ; l'enfant sursaute au moindre bruit, à l'apparition d'une vive lumière, il réagit au moindre contact.

Si le médecin peut examiner le petit malade à cette phase prodromique, il constate le plus souvent, d'après d'Espine, l'exagération des réflexes tendineux, en particulier du réflexe rotulien.

On a signalé aussi, comme signe prémonitoire, l'hyperexcitabilité galvanique des muscles.

Quoi qu'il en soit, une fois déclenché, l'accès d'éclampsie est typique.

LA CRISE CONVULSIVE

Personne mieux que Trousseau n'a analysé la crise éclamptique des jeunes enfants (1) ; les descriptions cliniques de cet auteur sont d'une exactitude saisissante. « La convulsion, dit Trousseau, se compose de deux temps successifs et bien distincts. C'est d'abord une période de contraction sans secousse, consistant dans une contraction graduelle mais rapide de la fibre musculaire qui se traduit par une dureté et une raideur, quelquefois invincible, des muscles affectés.

Cette période de *tonicité* est bientôt suivie d'une période de *clonicité*, dans laquelle se produit une série de mouvements alternatifs de contraction et de relâchement, indépendants de la volonté qui est aussi impuissante à les suspendre ou à les modérer qu'elle l'a été à les provoquer...

La période tonique précède toujours la période clonique, mais la durée et l'intensité de celle-ci ne sont en aucune façon subordonnées à la durée et à l'intensité de celle-là. Ainsi des mouvements cloniques d'une grande violence succèdent souvent à une contraction tonique légère. La période tonique peut être si courte qu'elle passe inaperçue et les mouvements cloniques semblent apparaître d'emblée. Les mouvements cloniques ne manquent dans l'éclampsie infantile que si la phase tonique est assez forte et assez prolongée pour déterminer l'asphyxie ou la syncope.

La phase clonique est souvent suivie de collapsus, de stupeur ou de coma.

Nous ne pouvons que reproduire l'admirable tableau clinique que nous a laissé Trousseau de la grande convulsion. « Celle-ci survient brusquement. Tout à coup l'enfant pousse un cri, perd connaissance ; se raidit et se tord, la poitrine immobile, la respiration suspendue ; le visage d'abord pâle devient rouge, violet, quelquefois les yeux se remplissent de larmes qui coulent sur les joues ; les veines du cou se dessinent en cordes noueuses. Alors, commencent les secousses cloniques, caractérisées par des mouvements désordonnés et

(1) Clinique Médicale de l'Hôtel-Dieu de Paris, *Les Convulsions*, t. II.

involontaires d'un grand nombre de muscles; les membres se plient et s'étendent tour à tour ; les doigts et les pieds sont alternativement fléchis et étendus, écartés ou rapprochés les uns des autres, mais le plus souvent dans une flexion forcée; le pouce porté dans l'adduction est caché sous les doigts qui le couvrent. La tête se renverse en arrière ou se fléchit en avant et parfois est entraînée latéralement par des mouvements irréguliers et saccadés de rotation. Les muscles du visage participent à la convulsion générale ; les yeux agités de mouvements saccadés roulent dans leurs orbites ; généralement renversés en haut sous la paupière supérieure, plus rarement ils sont entraînés en bas et il y a du strabisme convergent. Les commissures des lèvres tirées en dehors et en haut donnent à la physionomie un air grimaçant...

La langue projetée en dehors peut être mordue et déchirée par les dents.

Les muscles du tronc étant également affectés pendant la période tonique, les muscles inspirateurs sont immobiles, et le larynx lui-même spasmodiquement contracté, n'offre plus un libre accès au passage de l'air. La convulsion des muscles de l'abdomen chasse en dehors les urines et les matières fécales qui s'échappent involontairement. Les mouvements convulsifs cloniques d'abord rapides et petits deviennent plus lents et plus étendus ; enfin une profonde expiration, suivie d'une détente complète, indique la fin de l'accès. L'enfant tombe alors dans la somnolence et la stupeur. »

L'accès dure une à deux minutes ; il est rarement unique et se reproduit à intervalles plus ou moins rapprochés.

L'attaque d'éclampsie peut durer un à plusieurs jours, une semaine et même plus : lorsque les accès sont très rapprochés les troubles se rapprochent de ce que l'on observe dans l'état de mal épileptique.

Aux convulsions généralisées peuvent succéder les convulsions partielles limitées à un côté du corps, aux membres, plus souvent encore aux muscles du visage et du globe de l'œil, et sur lesquelles nous reviendrons plus loin.

Les *convulsions internes* coexistent fréquemment avec les convulsions des membres et du visage, mais peuvent en être indépendantes et occupent particulièrement le pharynx, le larynx et tout l'appareil musculaire de la respiration (Trousseau).

« La convulsion interne consiste principalement dans la convulsion du diaphragme et des muscles respirateurs de l'abdomen et de la poitrine ; mais il arrive que les muscles propres du larynx sont convulsés en même temps que ceux-ci et de cette convulsion laryngée résultent encore des désordres du côté de la respiration susceptibles d'inspirer des alarmes. »

Cette variété de convulsion interne constitue le spasme de la glotte ou plus exactement le spasme phréno-glottique (Bouchut) comme dans les laryngites aiguës ou le croup il y a désharmonie dans les contractions du diaphragme et des muscles constricteurs de la glotte. Celle-ci au lieu de s'entrouvrir lorsque le diaphragme se contracte, comme à l'état normal, se ferme au contraire, d'où l'inspiration stridoreuse avec menace de suffocation, cyanose et parfois mort subite par syncope respiratoire.

Lorsque les convulsions internes, le spasme phréno-glottique se produisent d'emblée, sans convulsions généralisées préexistantes on devra penser à l'hypertrophie du thymus, surtout si l'enfant est en même temps rachitique. Les recherches récentes en radiologie ont permis de porter le diagnostic de cette cause du spasme de la glotte avec beaucoup plus de précision que par le passé. Il est des cas où le laryngisme dû à un développement anormal du thymus comprimant les nerfs laryngés détermine des bruits vibrants, qui ne sont pas sans analogie avec ceux du *stridor* produit par une malformation congénitale du vestibule laryngien. (Voir le chapitre de l'*hypertrophie du thymus*.)

CONVULSIONS PARTIELLES

A côté des convulsions généralisées, unilatérales et symétriques, on a observé des cas d'éclampsie partielle. Parfois le visage seul est animé de mouvements convulsifs ; les ailes du nez et les joues s'agitent ; la bouche « mâchonne », les dents grincent. Quelquefois la convulsion est limitée aux muscles de l'œil.

« Les globes oculaires sont agités d'une oscillation continuelle, se renversent « sous la paupière supérieure, puis sous l'inférieure, se portent en dedans « bien plus souvent qu'en dehors. » (Trousseau).

On a signalé aussi des cas de convulsions unilatérales ou prédominant d'un côté, suivies même parfois d'hémiplégie transitoire en l'absence de toute lésion appréciable du système nerveux central.

Les convulsions partielles peuvent d'ailleurs alterner avec les grandes crises d'éclampsie.

CONVULSIONS D'ORIGINE DIGESTIVE

C'est sans contredit au cours des troubles digestifs dont le nourrisson est si souvent atteint que les crises d'éclampsie se montrent le plus communément.

C'est dire que, la plupart du temps, les convulsions relèvent des fautes d'alimentation, du réglage défectueux, des écarts de régime qu'on trouve à l'origine de presque toutes les gastro-entérites aiguës et chroniques du premier âge.

1° *Convulsions dans l'allaitement au sein.* — Si les convulsions se montrent surtout chez le nourrisson soumis à l'allaitement artificiel, on les voit survenir quelquefois chez les enfants nourris au sein.

Le passage de l'alcool dans le lait des nourrices intempérantes peut provoquer des convulsions ; il en est de même de certaines substances excitantes comme le thé et le café.

La plupart des médicaments absorbés par la nourrice passent également dans le lait ; certains peuvent déterminer des crises éclamptiques.

Aussi faut-il s'abstenir d'ordonner aux nourrices des médicaments susceptibles d'intoxiquer leur nourrisson, et proscrire de leur régime les liqueurs, les vins généreux et la bière trop forte en alcool.

En dehors des substances toxiques ingérées par la nourrice, il n'est pas contestable que le lait puisse contenir des substances nuisibles, encore indéterminées, élaborées dans l'organisme dans des conditions diverses. C'est ainsi que le lait des nourrices réglées peut influencer fâcheusement en même temps le tube digestif du nourrisson et son système nerveux. «Les enfants y sont exposés» (aux convulsions), dit déjà Rosen de Rosenstein, au XVIIIe siècle, s'ils

« têtent lorsque les règles surviennent à la nourrice; il est nombre d'obser-
« vations qui le prouvent ; ... il est essentiel qu'un enfant ne tette plus une
« pareille nourrice». Le même auteur dit ailleurs : « Si la nourrice s'est fort
« fâchée et qu'ensuite elle donne le sein à l'enfant, il pourra être pris sur le
« champ de la maladie. »

On admet encore aujourd'hui l'influence des chagrins et des émotions sur la
quantité et la qualité de la sécrétion lactée.

2° *Convulsions dans l'allaitement artificiel.* — Les troubles digestifs causés
par la suralimentation, plus fréquente au biberon qu'au sein, peuvent faire
éclater une crise d'éclampsie. Mais c'est surtout la mauvaise qualité du lait
qui devra être incriminée dans la plupart des cas.

Tantôt on aura fait absorber au nourrisson du lait pollué au moment de la
traite et dans lequel les ferments auront pullulé au point de le rendre toxique,
surtout dans la période des chaleurs. Pendant le transport, les fraudes du lait
peuvent avoir aussi de fâcheux effets, de même que l'addition de décoctions
fermentescibles.

Pourtant on peut observer parfois des accidents graves malgré l'emploi
du lait rigoureusement stérilisé. Mais dans ce cas, il s'agit toujours d'une stérilisation pratiquée tardivement après la traite, qui détruit bien les microbes,
mais non pas les toxines préalablement développées dans le lait, les ptomaïnes
en particulier.

C'est également à des substances toxiques qu'il faut attribuer les convulsions causées par le lait des vaches nourries avec des drèches de brasserie et
des tourteaux. Dans d'autres circonstances on devra accuser les produits
chimiques ajoutés au lait pour sa conservation, en particulier la formaline,
l'acide borique, l'acide salycilique. La nécessité s'impose donc de proscrire les
antiseptiques pour la conservation du lait.

3° *Convulsions dans les gastro-entérites aiguës et chroniques.* — Les convulsions surviennent dans les conditions que nous venons d'énumérer, coexistent
avec des réactions gastro-intestinales plus ou moins accentuées, et peuvent
même persister après la disparition de ces dernières. C'est à ce titre qu'elles
font partie du tableau clinique de certains choléras infantiles.

L'éclampsie apparaît assez fréquemment dans le cours des troubles prolongés du tube digestif, dans ces états de dyspepsie gastro-intestinale chronique
où la constipation alterne avec la diarrhée et avec l'émission de selles décolorées,
mal digérées, où l'abdomen est gros et flasque, l'état de nutrition générale
défectueux, où l'on observe les lésions osseuses caractéristiques du rachitisme.
Les convulsions se montrent alors associées ou non au spasme de la glotte et
à la tétanie. Convulsion et rachitisme semblent d'ailleurs dériver d'un même
processus : l'auto-intoxication intestinale chronique.

De même, dans l'athrepsie, les convulsions sont relativement fréquentes.
Parfois liées à la thrombose des sinus, Parrot les considère comme d'un pronostic absolument fatal.

4° *Convulsions par absorption médicamenteuse.* — On a relevé de nombreux
exemples d'intoxication accidentelle ou médicamenteuse chez le nourrisson.
La mort a pu survenir avec des phénomènes convulsifs chez un nourrisson

au sein, dont la mère, atteinte de crevasses, s'était badigeonné le mamelon avec du baume du Pérou. Le bromoforme, souvent ordonné dans la coqueluche, pourrait produire des accidents éclamptiques. Il en est de même de la codéine, de l'opium ; de la strychnine employée sous forme de teinture de noix vomique, ou en solution par voie hypodermique ; de la santonine que les mères administrent si fréquemment sans ordonnances, à leurs enfants, s'imaginant « qu'ils ont des vers ».

5° *Convulsions par helminthiase ou corps étrangers intestinaux.* — L'helminthiase intestinale, si elle n'a pas l'influence prépondérante que les anciens médecins lui attribuaient dans la production des accès d'éclampsie, n'en présente pas moins une influence convulsivante incontestable. Ce sont les ascarides surtout, puis les oxyures, qui peuvent être en cause chez les nourrissons. On s'est demandé si les accidents sont causés par une excitation nerveuse réflexe ou par les toxines sécrétées par les parasites. Quoi qu'il en soit, on a noté la disparition complète de crises convulsives unilatérales suivies même d'hémiplégie transitoire, après l'expulsion de vers.

En dehors des helminthes, des corps étrangers intestinaux de toute nature ont pu provoquer des convulsions.

6° *Convulsions dans la dentition.* — Quant à la dentition, si habituellement incriminée par les mères, elle n'intervient qu'assez rarement, surtout quand la poussée des dents est très laborieuse et s'accompagne de gingivite et de stomatite avec hyperthermie.

7° *Convulsions par irritation des téguments.* — De ces dernières variétés de convulsions, nous rapprocherons les convulsions dites réflexes, survenant sous l'influence d'un agent d'irritation périphérique. Une épingle mal placée dans le maillot peut faire apparaître une crise d'éclampsie chez un enfant prédisposé. Il en est de même des corps étrangers introduits accidentellement dans les cavités naturelles (fosses nasales, conduit auditif) ; du phimosis avec adhérences préputiales, de l'ectopie testiculaire inguinale. Dans tous ces cas, la suppression de la cause fait disparaître rapidement les convulsions.

Une mention spéciale doit être accordée aux crises d'éclampsie survenant à la suite de brûlures étendues des téguments ; et après la disparition brusque d'un eczéma généralisé, liées dans ce cas, semble-t-il, à la résorption de substances toxiques indéterminées qui agissent sur les centres nerveux. Ces convulsions ont généralement une allure très rapide, parfois même foudroyante.

Des accès convulsifs peuvent survenir aussi après l'application sur la peau des substances toxiques : pommades à base de plomb (litharge); iodoforme, acide phénique, naphtol camphré. Nous avons observé un cas d'éclampsie consécutif à des frictions répétées avec le baume tranquille, préparation d'un usage courant, mais qui contient de la jusquiame.

8° *Convulsions dans les maladies fébriles.* — Si fréquentes sont les crises d'éclampsie au début des maladies fébriles du premier âge, qu'Henri Roger les considérait comme l'équivalent du frisson chez l'adulte. Elles accompagnent souvent, en effet, l'élévation thermique brusque qui annonce l'invasion de la maladie.

Au début de la scarlatine, les convulsions, si elles se répètent, annoncent une forme particulièrement grave et doivent faire craindre la mort rapide. Au moment de la convalescence, elles peuvent être liées à une néphrite aiguë ou à l'anémie consécutive.

Les convulsions précoces de la rougeole ne semblent pas présenter de gravité ; celles de la période d'éruption doivent faire craindre une complication (broncho-pneumonie, otite, méningite). De même, les accès d'éclampsie survenant à la période d'éruption ou de suppuration de la variole seraient liés à une forme grave. Bien rares sont les observations de convulsions au cours de la varicelle ; elles pourraient toutefois révéler une néphrite varicelleuse.

Dans la pneumonie, surtout dans la pneumonie du sommet, les convulsions sont si fréquentes qu'on a pu décrire une forme éclamptique de la maladie (Rilliet et Barthez). Le diagnostic de l'affection n'étant pas toujours aisé, le médecin pourra hésiter sur la nature des accès éclamptiques jusqu'à l'apparition, souvent tardive, du souffle dans l'aisselle. Nous rappelons à cette occasion que les signes fournis par la percussion sous-claviculaire permettent souvent le diagnostic précoce de la pneumonie.

Survenant au cours d'une otite moyenne aiguë suppurée, les convulsions alternent avec la somnolence, l'agitation et les cris, les vomissements, en imposent parfois pour une méningite. Mais la paracentèse du tympan ou sa perforation spontanée fait soudain cesser tous les accidents.

Dans la fièvre typhoïde, les convulsions sont rares, mais d'un pronostic grave ; il en est de même pour celles qui surviennent au cours de certaines épidémies de grippe ; à moins qu'elles ne soient symptomatiques d'une otite, elles doivent faire craindre une complication méningée. On peut observer aussi des convulsions au début des oreillons ; au cours de la maladie, elles feront redouter une complication rénale ou une localisation méningée.

Les convulsions au cours de la diphtérie n'ont pas d'influence sur le pronostic, sauf dans le croup, après la trachéotomie, où elles annoncent la mort à bref délai.

9° *Convulsions dans les affections broncho-pulmonaires, cardiaques, et dans l'asphyxie.* — Des accès éclamptiques peuvent se montrer dans le cours des broncho-pneumonies ; elles peuvent en marquer le début ; elles sont bien plus communes à la fin, à la phase asphyxique. Elles revêtent parfois l'aspect du spasme de la glotte, indépendant de toute lésion de la muqueuse du larynx, et survenant comme complication réflexe de la broncho-pneumonie.

Dans la coqueluche des nourrissons les convulsions sont fréquentes. Elles peuvent compliquer directement les quintes quand celles-ci sont très fréquentes ou très violentes : d'ailleurs le spasme de la glotte peut, dans ces conditions, devenir assez intense et prolongé pour provoquer une syncope mortelle ; c'est-à-dire que l'intensité du spasme glottique, peut constituer une indication au tubage dans la coqueluche. Les convulsions, dans cette maladie, peuvent encore annoncer le début d'une broncho-pneumonie, ou révéler l'existence d'une hémorrhagie cérébrale ou méningée ; elles s'accompagnent alors souvent de symptômes de lésions en foyer.

Dans la cyanose congénitale, des convulsions peuvent apparaître, quelquefois indépendamment des accès paroxystiques.

A côté des cas où les convulsions sont déterminées par l'asphyxie consécutive à la gêne mécanique de l'hématose, il nous faut signaler les crises d'éclampsie produites par asphyxie accidentelle ; l'oxyde de carbone, lorsque le nourrisson est maintenu dans une atmosphère surchauffée ou exposé aux émanations d'un poële à combustion lente, peut déterminer une intoxication se manifestant par des crises convulsives.

CONVULSIONS DANS LES MALADIES DE L'AXE CÉRÉBRO-SPINAL ET DE SES ENVELOPPES

Convulsions dans les affections aiguës du système nerveux. — Les convulsions font partie du cortège clinique des méningites aiguës. Elles se montrent souvent dès le début dans les méningites à pneumocoques et dans la méningite cérébro-spinale. La forme éclamptique de cette dernière affection présente une allure souvent foudroyante ; la température s'élève d'emblée à 40° et plus et la mort survient en 24 ou 48 heures, en état de mal convulsivant.

Les convulsions sont souvent plus tardives dans la méningite tuberculeuse. Néanmoins de grandes convulsions peuvent marquer le début même de la bacillose méningée, ou bien l'explosion des accidents méningés au cours d'une granulie généralisée. Dans la majorité des cas, les convulsions précèdent de peu le coma et la mort. Ainsi s'explique-t-on que beaucoup d'enfants « morts de convulsion » en bas âge, aient été en réalité emportés par une méningite.

Les crises convulsives initiales de la paralysie infantile sont souvent, avec l'élévation de température, le seul symptôme observé à cette période de la maladie. Elles font bientôt place à une paralysie flasque, plus ou moins complète, prédominante aux membres, qui rétrocédera partiellement au bout de quelques jours.

Le début de la poliencéphalite aiguë peut être marqué aussi par des convulsions.

Convulsions dans les affections chroniques du système nerveux. — Des convulsions peuvent se montrer, à intervalles plus ou moins rapprochés, dans les méningo-encéphalites chroniques et dans la sclérose cérébrale, reliquats des infections ou des traumatismes dont l'enfant a pu être atteint pendant la vie intra-utérine, au moment de l'accouchement ou après la naissance.

On les observe aussi dans les arrêts de développement des centres nerveux (porencéphalie, anencéphalie, microcéphalie) et dans l'hydrocéphalie.

Elles s'accompagnent très fréquemment dans ces conditions soit d'hémiplégie, soit de diplégie, soit du syndrome de Little, qui est la manifestation clinique la plus ordinaire de ces lésions diverses, qui aboutissent souvent à l'épilepsie.

Convulsions dans l'hérédo-syphilis. — La syphilis héréditaire peut déterminer elle aussi des accès d'éclampsie, à l'exclusion de toute autre manifestation nerveuse. Ces crises peuvent entraîner la mort subite si l'enfant n'est pas soumis au traitement spécifique.

Convulsions chez le nouveau-né. — Chez le nouveau-né la majorité des convulsions est liée à l'asphyxie et aux hémorrhagies intra-crâniennes causées par les traumatismes obstétricaux (travail prolongé, applications de forceps). La ponction lombaire fera reconnaître l'hémorrhagie méningée. Si l'enfant survit, des lésions chroniques de l'encéphale peuvent en être la conséquence.

Un enfant né d'une mère éclamptique ou albuminurique présentera parfois lui-même des convulsions.

Certains accidents mécaniques, tels que la rétention d'urine, l'occlusion intestinale congénitale, l'oblitération congénitale des voies biliaires et la plupart des malformations viscérales ont pu s'accompagner de convulsions. Les infections du cordon, l'érysipèle des nouveau-nés, l'ostéomyélite précoce sont également des causes d'éclampsie dans les premières semaines de la vie.

Diagnostic. — L'éclampsie est, dans la très grande majorité des cas, facile à reconnaître. Pourtant elle peut être confondue avec l'épilepsie et avec les convulsions symptomatiques d'affections chroniques des centres nerveux.

Entre la crise d'éclampsie et la crise épileptique il n'est pas possible d'établir, quoi qu'on en ait dit, de différence clinique. Ce sont les conditions d'apparition des crises et les antécédents héréditaires qui feront pencher la balance vers cette dernière ; encore faudra-t-il souvent s'en remettre au temps pour trancher la difficulté.

Dans les affections cérébrales chroniques, les convulsions coexistent avec des troubles permanents de la motricité (raideur spasmodique des membres inférieurs, hémiplégie, paralysie faciale), des troubles psychiques ou des altérations de la sensibilité.

L'éclampsie reconnue, il est indispensable d'en établir la cause. Nous indiquerons donc la marche à suivre pour résoudre ce problème clinique.

Il existe toute une catégorie de convulsions qui, apparaissant au stade avancé d'une affection déjà en cours de traitement, constituent pour ainsi dire un phénomène prévu. Telles sont les convulsions terminales des affections aiguës ou chroniques des voies digestives (choléra infantile, athrepsie), des voies respiratoires (croup ou broncho-pneumonie).

S'il s'agit de convulsions accidentelles surprenant le nourrisson en pleine santé apparente, on commencera par obtenir des parents tous les renseignements concernant les antécédents héréditaires, son état de santé antérieur, son régime alimentaire, les écarts auxquels il a pu être soumis, les phénomènes morbides qui ont précédé l'apparition de la crise. On décélera ainsi facilement par les anamnestiques la faute diététique, l'intoxication médicamenteuse accidentelle.

Puis on prendra la température. Si l'enfant est apyrétique on recherchera avec soin du côté de quel appareil existent les principales réactions. C'est plus spécialement du côté du tube digestif que le médecin fixera son attention. Il examinera les vomissements et les selles : la présence dans les fèces de lait ou d'aliments mal digérés, de corps étrangers sont autant de facteurs capables d'expliquer le développement de crises d'éclampsie. On s'efforcera de recueillir l'urine et son examen permettra de repousser ou d'accueillir l'hypothèse de convulsions urémiques d'ailleurs exceptionnelles.

Une élévation notable de la température devra faire soupçonner les convulsions initiales d'une maladie infectieuse. On recherchera donc l'éruption caractéristique ou les signes prémonitoires des différentes fièvres éruptives. On examinera avec soin le poumon : dans la pneumonie, en effet, à l'inverse de ce qui est la règle dans les broncho-pneumonies, le rythme respiratoire peut ne pas subir de modifications. En connexion avec l'hyperthermie, qui est le phénomène dominant, on perçoit une petite toux sèche à intervalles plus ou moins espacés. Ce sont les signes fournis par la percussion méthodique plus que par l'auscultation qui peuvent permettre de reconnaître la densification du parenchyme pulmonaire ; d'autre part l'examen radioscopique pourra lever tous les doutes en topographiant le foyer pulmonaire dans le cas où la percussion et l'auscultation restent négatives.

On songera aussi à l'otite. Dans cette affection, l'enfant porte quelquefois la main à la tête, il présente des vomissements, il crie et s'agite ; il peut présenter de la douleur locale ; mais ce n'est bien souvent qu'après l'issue de la sérosité par le conduit auditif qu'on sera rassuré sur la nature des convulsions.

Les convulsions qui surviennent au cours de la pneumonie et des otites peuvent se montrer aussi dans les méningites qui viennent compliquer ces affections et on sera bien souvent embarrassé pour établir si c'est l'affection initiale ou la méningite secondaire qui est en cause. Comme nous le verrons plus loin on sera parfois obligé d'avoir recours à la ponction lombaire pour trancher la difficulté.

Les méningites cérébro-spinales et tuberculeuses peuvent elles-mêmes débuter par des convulsions. On recherchera : la raideur de la nuque et le signe de Kernig, qui sont des phénomènes de réaction méningée, mais qui peuvent exister en dehors des vraies méningites ; les contractures et les paralysies plus ou moins durables ; l'instabilité du pouls et la dissociation du pouls et de la température ; les signes oculaires plus spéciaux à la méningite tuberculeuse.

Mais le plus souvent on sera obligé d'avoir recours à la ponction lombaire qui, en cas de méningite, donnera issue à un liquide purulent, louche ou transparent, mais avec hypertension et augmentation de l'albumine. L'examen cytologique et bactériologique devra toujours être pratiqué, après centrifugation. La présence de nombreux polynucléaires est caractéristique de la méningite aiguë ; on trouvera suivant les cas des méningocoques, des pneumocoques, etc... ; la lymphocytose est de règle dans la méningite tuberculeuse, on trouvera quelquefois des bacilles tuberculeux dans le culot de centrifugation.

Lorsque les convulsions avec hyperthermie sont suivies à bref délai de paralysie plus ou moins complète des membres, on devra songer à la poliomyélite.

Au cas où les investigations du côté des viscères ou des centres nerveux sont négatives, il faudra passer en revue les divers agents qui peuvent intervenir pour provoquer une irritation périphérique (brûlures, éruptions cutanées, piqûres, corps étrangers...) et se rappeler qu'on a généralement affaire ici à des enfants en état d'hyperexcitabilité nerveuse susceptible de devenir elle-même pathologique.

Pronostic. — Le pronostic des convulsions varie suivant différents facteurs. Il dépend tout d'abord de la cause : une crise d'éclampsie vermineuse ne présente pas le caractère de gravité des crises convulsives liées à une méningite ou à une broncho-pneumonie. Toutes choses égales d'ailleurs, les convulsions sont d'autant plus graves que le nourrisson est plus jeune, que les crises sont plus violentes, généralisées, répétées ; c'est dans les formes subintrantes avec accélération du pouls, de la respiration et dans lesquelles le spasme glottique est prédominant que l'on doit craindre la mort rapide avec phénomènes asphyxiques. Le pronostic éloigné de l'éclampsie infantile réside dans ses relations avec l'épilepsie.

ANATOMIE ET PHYSIOLOGIE PATHOLOGIQUES

Les lésions constatées à l'autopsie des nourrissons morts de convulsions sont très variables : méningite séreuse ou purulente ; œdème cérébral ou encéphalite suppurée ; congestion simple de l'encéphale et des méninges ; thrombose des sinus, etc...

Ces cas semblent correspondre à ce que l'on a appelé « les convulsions symptomatiques ». Les crises convulsives obéiraient au même mécanisme que les crises épileptiformes observées chez l'adulte sous l'influence des mêmes lésions.

La plupart du temps on ne trouve aucune lésion appréciable par les méthodes actuelles d'histologie pathologique et on oppose ces convulsions « essentielles ou idiopathiques » au groupe précédent. On admet que pour produire ces crises interviennent des toxines, des poisons de nature encore indéterminée. Les toxines paraissent impressionner plus facilement et plus fortement l'axe cérébro-spinal du jeune enfant que celui de l'adulte. Or, chez l'enfant, ce sont les centres spinaux qui dominent au point de vue de l'activité fonctionnelle ; chez lui, « la moelle est toujours sous pression », alors que les centres corticaux, insuffisamment développés, ne peuvent exercer une action frénatrice suffisante. L'irritation serait transmise aux grandes cellules radiculaires antérieures de la moelle par voie vasculaire ou par l'intermédiaire des nerfs sensitifs.

Pour la production de l'accès on compare classiquement la cellule nerveuse à une bouteille de Leyde, qui se met en charge progressive pour décharger brusquement son influx sous forme de convulsions.

Plus récemment, on a émis une nouvelle hypothèse sur la nature des convulsions, qu'on a rapprochées de la tétanie, et attribuées comme cette dernière à une insuffisance parathyroïdienne.

Traitement. — La conduite à tenir en présence de convulsions sera guidée par la notion étiologique en même temps qu'on instituera un traitement immédiat pour apaiser l'excitabilité exaltée du système nerveux.

« Les inhalations de chloroforme à doses fractionnées (V à VI gouttes) ont leur efficacité, mais celle-ci serait trop fugace si on ne leur associait les lavements de chloral (25 cgr. à 6 mois, 50 cgr. à un an ou deux, dans 30 gr. de lait chaud) introduits avec une sonde rectale. La stase cérébrale concomitante réclame parfois l'usage des émissions sanguines, associées aux injections de sérum artificiel, particulièrement dans les intoxications et les toxi-infections.

Rendront aussi des services :

Les lavements d'asa fœtida (1 gr. joint à un jaune d'œuf dans 100 gr. de lait) ou d'antipyrine (10 à 20 cgr. dans 5 à 10 gr. d'eau) si les reins sont intacts.

Egalement recommandables, les bromures ont une action plus lente.

Les convulsions du début des fièvres sont, avant tout, justiciables des bains à 35° avec application de compresses froides sur la tête. Si l'anoxhémie est en cause, on recourra aux inhalations d'oxygène (Gabriel Pouchet).

La découverte de la cause de l'éclampsie guidera en même temps la thérapeutique.

Si on se trouve en présence de convulsions d'origine gastro-intestinale, l'enfant sera mis immédiatement à la diète hydrique avec de l'eau très pure (eau de Vittel ou eau d'Alet) pendant 24 à 48 heures. L'eau de riz est indiquée s'il y a de la diarrhée. On la donnera par cuillerée à soupe toutes les demi-heures. On administrera matin et soir le lavement purgatif suivant :

Folioles de séné.................. 10 gr.
Eau .... 150 gr.

Faire infuser une demi-heure et filtrer. Une demi-heure après que ces lavements auront été rendus, on donnera le lavement chloralé et bromuré indiqué plus haut. On donnera, toutes les trois heures, un grand bain de tilleul à 35° pendant 20 minutes.

On pratiquera une injection de sérum physiologique ou de plasma Quinton qu'on réitérera au besoin. Dès le second jour, si les crises s'atténuent ou disparaissent, on tentera quelques cuillerées de lait homogénéisé. Enfin on conseillera l'allaitement au sein d'une nourrice, ou au lait stérilisé bien contrôlé.

Si la convulsion est d'origine vermineuse, on prescrira l'ingestion d'un vermifuge :

Poudre de semen coutra .... 5 gr.
Sirop ou miel................... 50 gr.

Une cuillerée à café matin et soir.

Dans l'éclampsie d'origine centrale, on recherchera s'il s'agit d'une affection cérébrale, corticale ou parenchymateuse (tubercule, abcès du cerveau), ou d'une méningite, ou d'une hydrocéphalie. La ponction lombaire contribuera à apaiser les accidents convulsifs, en même temps qu'elle permettra pour une certaine part de préciser le diagnostic. Les antispasmodiques (bromures, chloral) trouveront ici leur indication élective, de même que les grands bains chauds et l'application de compresses froides ou d'une vessie de glace sur la tête. Les convulsions du début des affections aiguës de l'appareil respiratoire seront également calmées par la balnéothérapie. On y joindra l'application des révulsifs, des enveloppements humides du thorax. L'exploration de l'oreille moyenne permet de découvrir les otites aiguës qui donnent lieu à des accidents éclamptiques. De même agissent les corps étrangers introduits dans les conduits auditifs, les fosses nasales. Le traitement chirurgical s'impose de façon immédiate.

On voit par ces quelques exemples que la cause d'un accès convulsif doit être soigneusement recherchée, puisque sa connaissance implique un traitement spécial à chaque cas.

SYNDROME DE LITTLE

Le syndrome de Little, bien qu'il soit très difficile à préciser dans les premiers mois qui suivent la naissance, correspond à des troubles et à des lésions, soit congénitales, soit obstétricales ; à ce titre sa description appartient à la pathologie du premier âge.

Dans plusieurs mémoires parus en 1863 et 1870, Little accoucheur anglais décrivit une nouvelle maladie nerveuse : *congenital spasmodic rigidity of the limbs*, qui lui parut nettement individualisée au triple point de vue clinique, étiologique et anatomique.

Cliniquement par la rigidité congénitale, *spasmodic rigidity*, symptôme primordial de la maladie.

Etiologiquement par les anomalies de la parturition : accouchement avant terme, ou incidents de l'accouchement à terme, qui facilitent, presque toujours, l'asphyxie du nouveau-né.

Anatomiquement par l'existence de foyers hémorragiques sous-arachnoïdiens avec méningite et encéphalite ou myélite chronique.

Mais Little avait simplement fait œuvre de clinicien et s'était bien gardé de délimiter étroitement la maladie qu'il venait de décrire.

Cette sagesse ne fut pas toujours suivie. Après lui, en effet, certains auteurs abordant l'étude des états spasmodiques congénitaux, les rangeaient sous le nom de : paralysie spinale spastique (Erb), de tabes dorsal spasmodique infantile et d'états tabéto-spasmodiques infantiles, (Charcot, P. Marie), systématisant ainsi à tort une maladie qui, dans la majorité des cas, reconnaît des causes anatomiques très variées.

D'autres rattachaient la maladie de Little aux diplégies cérébrales, d'autres enfin isolaient dans l'œuvre de l'accoucheur anglais, une entité morbide nouvelle, la maladie de Little, la séparaient des diplégies cérébrales et essayaient d'en expliquer les symptômes grâce à des hypothèses plus ou moins ingénieuses.

Deux théories se trouvaient donc en présence : la théorie uniciste et la théorie dualiste.

Pour Brissaud, van Gehuchten qui soutenaient la théorie dualiste, les caractères fondamentaux de la maladie de Little étaient : la rigidité congénitale para ou quadriplégique mais tendant toujours à régresser spontanément, la naissance avant terme, l'agénésie essentielle du faisceau pyramidal sans lésions cérébrales.

Cette théorie soulève de graves objections.

D'abord, comme nous le verrons plus loin, il existe toujours dans les formes cérébro-spinales des troubles intellectuels légers, assez souvent des mouvements choréo-athétosiques, quelquefois des convulsions, si bien que les cas purs de maladie de Little type Brissaud seraient exceptionnels.

D'autre part, si la maladie s'observe surtout chez des prématurés, elle est loin d'exister chez tous et se rencontre même chez des enfants nés à terme.

Reste l'argument anatomique et pathogénique : hypothèse de l'arrêt de développement du faisceau pyramidal et des fibres pyramidales supplémentaires, conception d'une voie cortico-ponto-cérébello-spinale et des centres des réflexes et du tonus : cet argument semble complètement erroné.

Sans reprendre toutes les objections qui ont été faites à ces hypothèses ingénieuses, nous relaterons le fait suivant : nous avons observé des cas d'anencéphalie hydrencéphalique où il n'existait pas de manteau cérébral et par suite pas de faisceau pyramidal, et où il n'y avait pas de contracture.

Et enfin, comme nous le verrons plus loin, dans tous les cas où l'examen complet du névraxe a été pratiqué, on a constaté l'existence de lésions cérébrales qui tenaient sous leurs dépendances les altérations pyramidales : l'agénésie primitive du faisceau pyramidal serait donc fort douteuse.

C'est pourquoi après les travaux de Boinet, de Haushalter, de Collin et Oddo, de Cestan et la monographie récente de Mme Long-Landry à laquelle nous avons fourni l'observation et les pièces anatomiques de quatre cas, il faut revenir à la conception primitive de l'accoucheur anglais. La maladie de Little appartient au groupe des affections spastiques ou spasmo-paralytiques de l'enfance. Il n'y a pas, en réalité, une maladie de Little nettement séparée des diplégies cérébrales infantiles, mais une série de formes cliniques dont nous allons étudier les causes, les lésions, les symptômes qui constituent le syndrome de Little.

Étiologie. — Le syndrôme de Little est assez commun. Parmi les causes, les unes agissent avant ou au moment de la conception, les autres pendant la grossesse ou au moment de l'accouchement, enfin, exceptionnellement, d'autres peuvent agir pendant les premiers mois de la vie extra-utérine.

Chez les parents signalons la consanguinité et l'hérédité névropathique, plus rarement la prédisposition familiale.

On peut retrouver également chez eux surtout l'alcoolisme et loin derrière le saturnisme, le morphinisme et les auto-intoxications.

Parmi les infections, deux sont de première importance : la tuberculose et la syphilis. Si le rôle de la tuberculose est encore difficile à préciser, celui de la syphilis est indiscutable. La syphilis est retrouvée fréquemment chez les procréateurs, certains « Little » présentent des stigmates d'hérédo-syphilis et souvent la réaction de Bordet est chez eux positive, enfin on a pu améliorer quelques cas de Little par le traitement. La syphilis agirait, non seulement au moment de l'acte obstétrical, mais encore elle semble agir par des lésions encéphaliques et la maladie de Little serait une des manifestations les plus fréquentes de l'hérédo-syphilis nerveuse.

Au moment de la conception l'état d'ivresse des parents a été signalée par Cestan.

Parmi les causes qui agissent pendant la grossesse, les unes continuent leur action comme les intoxications et les infections chroniques, mais d'autres peuvent se surajouter ou devenir plus dangereuses.

On a signalé des cas d'infections aiguës : choléra, érysipèle, oreillons, qui étaient à l'origine d'une maladie de Little. Parmi les intoxications l'alcoolisme est très dangereux pendant la gestation : l'alcool passant de la mère au fœtus (Nicloux).

Les émotions, les frayeurs, l'état névropathique de la mère, les grossesses pénibles, les traumatismes maternels auraient dans quelques cas une action prédisposante.

Au moment de l'accouchement deux cas peuvent se présenter : accouchement prématuré, accouchement à terme.

S'il s'agit d'un accouchement prématuré y-a-t-il nécessairement maladie de Little ? Non. La maladie de Little n'est pas la conséquence forcée de toute naissance avant terme, l'immense majorité des prématurés est indemne de toutes lésions nerveuses et en cas de lésions nerveuses on rencontre chez eux beaucoup plus souvent l'idiotie que la rigidité spasmodique.

D'ailleurs la maladie de Little peut se rencontrer chez des enfants nés à terme. Ce qui est d'observation courante, c'est que parmi les Little le plus grand nombre 75 à 90 % sont des prématurés. Mais la naissance avant terme ne crée que très rarement à elle seule la maladie. Il s'agit toujours d'une des causes morbides que nous avons signalées, surtout la syphilis qui détermine l'accouchement prématuré, mais qui ont prédisposé l'embryon et le fœtus à la rigidité congénitale. L'accouchement prématuré ne semble avoir à lui seul qu'un rôle secondaire, la toxi-infection materno-fœtale déterminant à la fois les lésions de la maladie de Little et l'accouchement prématuré.

Dans le cas d'accouchement à terme normal, il peut exceptionnellement survenir une maladie de Little. Le plus souvent il faut incriminer une difficulté obstétricale : présentation anormale, face, épaule, siège, procidence du cordon, gémelléité, ou les applications de forceps, rarement la version podalique, ou enfin le travail prolongé avec asphyxie consécutive, quelle qu'en soit la cause : rétrécissement du bassin, inertie utérine. C'est cette dernière cause qui détermine assez souvent la *spasmodic rigidity*.

Pathogénie. — Comment agissent les diverses causes de la maladie de Little ?

Il est absolument établi que les toxi-infections ou les intoxications retentissent pendant la grossesse sur le système nerveux du fœtus entraînant des dégénérescences cellulaires, des hémorragies en foyer ou seulement une friabilité vasculaire spéciale.

D'autre part, elles sont souvent la cause d'un accouchement prématuré ou de difficultés obstétricales.

Or tout accouchement est un traumatisme capable par lui seul d'entraîner des lésions cérébro-méningées. Et à plus forte raison, en cas d'accouchement prématuré ou de difficultés obstétricales il peut se produire des lésions nerveuses, conséquence du traumatisme et de la stase sanguine.

Dans le cas de naissance avant terme, le crâne incomplètement ossifié protège mal un encéphale de consistance très friable que le choc ou la pression au passage brusque du détroit supérieur peut altérer profondément, déterminant très souvent une hémorragie méningée.

Même dans l'accouchement à terme il y a forcément traumatisme crânien puisque le crâne est comprimé au passage du détroit supérieur.

S'il y a eu application de forceps il peut se produire une hémorragie méningée ou des foyers hémorragiques souvent même à distance au niveau du cervelet, du bulbe, de la moelle.

Enfin en cas de difficulté obstétricale : travail prolongé, version podalique, présentation du siège, circulaires du cordon, au traumatisme se surajoute l'asphyxie qui provoque une stase veineuse et une hémorragie méningée.

Ainsi les toxi-infections ou intoxications diminuant la résistance du cerveau fœtal aux traumatismes extérieurs tendent ensuite à provoquer le traumatisme et l'asphyxie en déterminant l'accouchement prématuré ou les difficultés obstétricales.

Telle est la pathogénie des lésions habituelles du syndrome de Little ; quelles sont maintenant ces lésions ?

Anatomie pathologique. — Les lésions cérébrales sont souvent nettement visibles et suivant les cas elles consistent : en sclérose cérébrale atrophique, en méningo-encéphalite, en porencéphalie, en dégénérescence kystique, en lésions vasculaires, hémorragies, ramollissements.

Ces lésions masquent, comme le fait remarquer Mme Long-Landry, la lésion initiale à cause des modifications réactionnelles secondaires plus ou moins importantes et de l'achèvement du développement cérébral interrompu. Un même aspect morphologique est la traduction de lésions initiales différentes et inversement un même processus pathogène laisse comme reliquat des aspects morphologiques variés. Ce qui est important, plus que la nature du processus, ce sont le siège des lésions, leur étendue et leur profondeur, leur durée et surtout l'époque à laquelle le système nerveux central a été surpris dans son développement et le processus plus ou moins actif de réparation des lésions qui a suivi l'atteinte pathologique. C'est par le siège des lésions, en effet, que la maladie de Little se distingue des autres diplégies cérébrales infantiles.

Le plus souvent elles se localisent aux lobules paracentraux, s'étendant plus ou moins loin jusqu'à la partie moyenne du sillon de Rolando, mais étant toujours prédominantes à la partie supérieure.

Ces lésions sont consécutives à une hémorragie cérébro-sous-arachnoïdienne qui détruit la substance nerveuse sous-jacente. Elles semblent se localiser à la partie supérieure de la zone de Rolando, peut-être parce que les veines qui se rendent au sinus longitudinal supérieur sont plus exposées par suite du chevauchement des pariétaux pendant l'accouchement. Lorsqu'il n'existe pas de lésions macroscopiques, dans tous les cas on a pu déceler des lésions histologiques de l'écorce rolandique : diminution du nombre des grandes cellules pyramidales, de leur volume, atrophie des dendrites, chromatolyse ou même achromatose des cellules pyramidales.

Les lésions cérébrales sont donc constantes.

Quant aux lésions médullaires elles consistent en sclérose plus ou moins étendue du faisceau pyramidal ; il n'y a pas agénésie ; par contre il existe, comme l'a trouvé Mme Long-Landry dans une des pièces que nous lui avons fournie, des lésions de la substance grise. Ces lésions siègent dans la partie centrale péri-épendymaire : il y a de petits foyers miliaires nécrotiques avec élargissement de la gaine lymphatique périvasculaire remplie de tissu amorphe avec des débris de myéline, des cellules névrogliques rares et un fin réticulum. Dans la substance blanche, les lésions toujours périvasculaires ont un caractère plus nettement cicatriciel : fibro-scléreux. La pie-mère et les tractus conjonctivo-vasculaires sont épaissis, la névroglie interstitielle est hyperplasiée. Ces lésions justifient la conception de la forme spinale de la maladie décrite par Déjérine.

Symptomatologie. — Ce n'est pas sur l'étiologie ni sur l'anatomie patholo-gique que l'on peut se baser pour établir une classification dans le syndrome de Little. Il n'y a pas de rapport nettement établi entre la cause probable et la symptomatologie, tel traumatisme obstétrical donnant naissance à une forme bénigne, tandis qu'un autre, en apparence léger, entraîne une forme grave ; une simple hypoplasie des cellules pyramidales est susceptible d'amener la rigidité au même titre qu'une malformation grossière et étendue telle que la porencéphalie. Il faut donc s'en tenir au seul point de vue clinique et étudier d'abord les formes les plus fréquentes où la rigidité spasmodique con-génitale surtout prédominante aux membres inférieurs atteint très peu les supérieurs, puis les formes où cette rigidité a été plus envahissante, jusqu'à déterminer des troubles généralisés, ensuite les cas où au contraire l'atteinte a été bénigne, formes atténuées, ou bien paraît être limitée à une moitié du corps, formes hémiplégiques.

Comme à la rigidité d'autres symptômes peuvent s'ajouter : paralysie, mou-vements anormaux, convulsions, troubles de l'intelligence et troubles trophiques, d'autres formes cliniques s'individualiseront : formes pseudo-bulbaires, formes choréo-athétosiques. Mais on peut retrouver entre toutes ces formes cliniques des types de transition, de passage qui les relient insensiblement les unes aux autres et ainsi est constitué le syndrome de Little.

La rigidité, symptôme capital, est rarement reconnue avec certitude à la naissance, elle ne peut être que soupçonnée. En effet quiconque a observé les nouveau-nés avec leur hypertonicité naturelle entraînant leur attitude en demi-flexion, la lenteur de leurs mouvements, les mouvements athétoïdes des mains et des pieds, sait combien il est difficile de distinguer à ce moment la rigidité naturelle d'une rigidité liée à des causes pathologiques.

Ce n'est que quelques mois plus tard, que l'attention des parents est attirée par une raideur spéciale. Souvent c'est en faisant la toilette de l'enfant qu'ils éprouvent de la difficulté à écarter les cuisses du bébé ou bien ils ont remarqué qu'il présentait du strabisme, quelquefois des troubles de la succion ou de la déglutition. C'est surtout à l'époque où l'enfant devrait commencer à marcher que la famille constate la rigidité des membres inférieurs. Enfin dans quelques cas qui peuvent être embarrassants pour le diagnostic, c'est accidentellement que le médecin découvre un Little qui a pu passer inaperçu.

Les caractères de la rigidité doivent être mis en évidence, car ils sont importants : le tableau clinique ne devient souvent évident et complet que chez les enfants qui ont atteint ou dépasssé l'âge de un an. Le petit malade rémue peu dans son berceau. Les membres inférieurs sont en extension ou bien en demi-flexion, les cuisses sont rapprochées l'une de l'autre, les pieds en équinisme.

Si l'on vient à asseoir l'enfant, son tronc s'incurve en avant, la tête est fléchie sur la poitrine, les cuisses sont à demi fléchies sur le bassin, accolées l'une à l'autre, les jambes écartées sont fléchies sur les cuisses, les pieds en extension, la pointe tournée en dedans et parfois entrecroisée avec celle du côté opposé, les orteils écartés. L'enfant ne se tient pas assis, reposant sur les ischions, il est dans un état continuel d'instabilité.

Si l'on tient l'enfant sous les aisselles, le tronc et la tête conservent leur flexion, leur incurvation en avant. Les membres inférieurs sont raidis en rotation interne. Les cuisses sont fortement accolées l'une contre l'autre, les genoux se touchant. Lorsque la contracture entraîne l'entre-croisement des cuisses et des genoux, l'enfant a les jambes en ciseaux.

Les enfants atteints de syndrome de Little marchent très tardivement et on est obligé souvent de les maintenir jusqu'à l'âge de 3 et 4 ans dans de petits chariots pour qu'ils puissent se tenir debout et esquisser leurs premiers mouvements. Si l'enfant vient à faire quelques efforts de marche, on observe esquissée la démarche si caractéristique des « Little » plus âgés : soulevant péniblement un pied du sol, en traînant la pointe, l'enfant lui fait décrire un

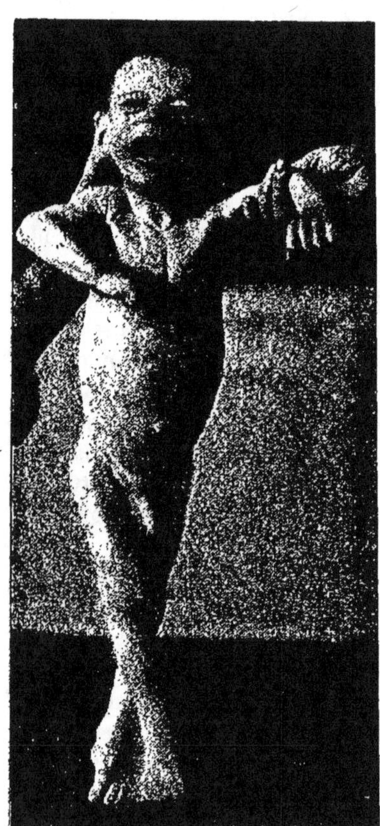

Fig. 44. — Enfant de 15 mois atteint de syndrome de Little.

arc de cercle pour le mettre devant l'autre, tandis que le tronc s'incline du côté opposé ; ou bien l'enfant, les deux cuisses en adduction, les genoux collés, essaie de glisser sur la pointe des pieds par un mouvement du bassin et un léger mouvement de flexion des jambes. Lorsque ces enfants commencent à marcher seuls, il est habituel qu'ils progressent sur la pointe des pieds, et leur attitude se rapproche de celle des danseuses, à cause de la contracture prédominante des muscles du mollet.

La rigidité est toujours moins accentuée aux membres supérieurs : les bras sont appliqués contre le tronc, les avant-bras demi-fléchis, la main en pronation et en flexion incomplètes, les doigts, sauf le pouce, sont repliés dans la paume.

La contracture peut envahir d'autres groupes musculaires, mais il est un signe que l'on rencontre assez souvent : c'est le strabisme simple quelquefois double et habituellement convergent.

Les muscles atteints de rigidité congénitale sont durs et cette dureté s'accroît sous l'influence d'un mouvement ou d'une excitation périphérique.

Les mouvements provoqués modifient difficilement les attitudes que nous avons décrites. En cherchant à étendre par exemple la jambe sur la cuisse on entraîne tout le membre inférieur dans le mouvement et souvent tout le tronc avec lui. Il est difficile d'écarter les cuisses l'une de l'autre à cause de la rigidité spasmodique des adducteurs. Lorsque la contracture est très marquée aux membres supérieurs, on peut soulever l'enfant par le coude qui forme une anse rigide. Dans les cas les plus intenses tous les membres étant en flexion rigide, on a comparé l'attitude des jeunes « Little » à celle des petits magots chinois.

Les mouvements volontaires sont effectués avec une extrême lenteur, surtout si on les compare aux mouvements si vifs des enfants du même âge, ils sont maladroits, presque ataxiques parfois.

Les réflexes tendineux sont exagérés (réflexes patellaires, clonus du pied, réflexe du poignet) ils sont parfois difficiles à chercher chez le nourrisson.

Le signe de Babinski est constant, mais comme on l'observe chez tous les enfants jusqu'à l'âge de 5 à 6 mois, ce n'est qu'après cet âge que, s'il est trouvé constamment positif, ce réflexe peut avoir une valeur diagnostique.

La sensibilité est intacte, pas de troubles sphinctériens.

L'excitabilité électrique des muscles est normale.

L'intelligence et le caractère sont rarement normaux. Ces enfants ne commencent à parler que tardivement et leurs fonctions psychiques sont lentes à se développer.

Telle est la forme paraplégique du syndrome de Little : il nous reste à étudier les formes différant suivant l'étendue de la contracture ou la prédominance de certains symptômes associés à la rigidité : paralysie, mouvements anormaux, convulsions, troubles trophiques, troubles de l'intelligence, (états tabéto-spasmodiques de P. Marie).

1° Formes suivant l'étendue de la contracture.

Il existe à côté de la forme paraplégique avec raideur légère dans les membres supérieurs et strabisme que nous venons de décrire : des paraplégies spasmodiques pures avec intégrité des membres supérieurs : forme médullaire de Déjerine, des paraplégies avec rigidité peu intense des membres supérieurs, des troubles intellectuels plus ou moins accentués et des convulsions.

Dans d'autres cas la rigidité est limitée exclusivement à un côté du corps. Plus souvent elle prédomine notablement d'un côté et au membre inférieur, mais elle existe en réalité du côté opposé, ce sont les formes hémiplégiques avec ou sans troubles de l'intelligence ou convulsions, souvent avec troubles vaso-moteurs.

Quelquefois même on peut observer une forme monoplégique ou bien une localisation des deux côtés sur un groupe musculaire identique : tel serait le cas des pieds bots congénitaux spasmodiques et bilatéraux.

La forme généralisée résulte de l'envahissement des groupes musculaires du tronc, du cou, de la face. La rigidité de ces derniers muscles donnent au visage de l'enfant un air d'arriération mentale ou bien une expression sardonique. La contracture est souvent accompagnée de paralysies plus ou moins étendues, de mouvements choréo-athétosiques des membres supérieurs ou des membres inférieurs, souvent des troubles de l'intelligence allant jusqu'à l'idiotie, parfois des convulsions.

A l'opposé de cette forme généralisée s'observe la forme atténuée. L'enfant présente seulement une maladresse des mouvements, une raideur légère. Il est impossible d'obtenir la résolution musculaire complète. Il existe de la paratonie et de la syncinésie. Les réflexes tendineux sont exagérés, le Babinski est positif ; à cela s'ajoute quelquefois une débilité psychique avec lenteur de la parole et de la perception des sons : c'est le syndrome de débilité motrice de Dupré.

2° **Formes dues à la prédominance d'un symptôme associé à la rigidité spasmodique.**

La paralysie accompagne à des degrés divers la contracture déterminant une impotence plus ou moins grande. Dans quelques cas les contractures des membres peuvent coïncider avec une paralysie pseudo-bulbaire.

La choréo-athétose peut aussi être superposée au syndrome de Little.

L'intelligence est quelquefois atteinte en proportion directe de la contracture, mais ce n'est pas constant. Il est rare que l'intelligence dans le syndrome de Little soit absolument normale, on observe des degrés très variables dans l'affaiblissement des diverses fonctions psychiques. En général, ce n'est que vers l'âge de 2 à 3 ans que l'on constatera la dégénérescence mentale, retard du développement intellectuel, imbécillité et même idiotie profonde : tels sont les cas peu fréquents, il est vrai, d'idiotie amaurotique avec contracture généralisée, microcéphalie et troubles sphinctériens.

Les convulsions peuvent se rencontrer dans le syndrome de Little. Elles surviennent surtout dans les premiers mois de la vie et apparaissent soit sous forme de convulsions simples, soit sous forme de convulsions épileptiformes. Elles semblent indiquer que le processus n'est pas complètement éteint et compliquent surtout les formes généralisées avec mouvements choréo-athétosiques et troubles intellectuels.

Enfin il nous faut signaler des troubles trophiques qui peuvent se rencontrer dans le syndrome de Little : déformation du crâne, microcéphalie avec ossification prématurée des sutures — cryptorchidie bilatérale — cyanose des extrémités — arrêt relatif du développement des membres contracturés.

Diagnostic. — Lorsque chez un enfant du premier âge existent une rigidité permanente prédominant aux membres inférieurs, fixant ses membres en extension avec adduction des cuisses, un strabisme uni ou bilatéral, ces symptômes datant nettement de la naissance, que celle-ci a eu lieu avant terme et s'est accompagnée de traumatisme ou d'asphyxie, que l'on peut enfin relever chez la mère une toxi-infection ou une intoxication importante, le diagnostic de syndrome de Little s'impose.

Le tétanos des nouveau-nés est très rare, il survient dans les premières semaines de la vie et les contractures avec trismus et opisthotonos, la température élevée permettent de le différencier d'un syndrome de Little. Il a une évolution aiguë,

Mais lorsque la rigidité est peu accentuée, il sera très facile de la confondre avec l'état d'hypertonie qui est naturel chez tout nouveau-né. Cette hypertonie peut être plus marquée chez le prématuré, persiste durant les quatre ou cinq premiers mois, mais elle ne s'accompagne pas d'une limitation des mouvements provoqués ni des mouvements spontanés.

Le plus souvent, comme cette rigidité atténuée n'est pas constatée à son origine, les parents ne peuvent lui assigner une date et ils l'attribuent à un état morbide intercurrent qui n'est pour rien dans l'étiologie et vient compliquer le diagnostic. C'est dans ces cas qu'il s'agit de distinguer le syndrome de Little de spasmes de durée plus ou moins éphémère ou de contractures liées à une affection aiguë du cerveau ou de ses enveloppes.

Le diagnostic est en général facile : l'existence de la fièvre, les symptômes concomitants et, surtout, les résultats de la ponction rachidienne feront faire le diagnostic.

Restent les cas de contracture dus à la tétanie ou aux états tétanoïdes.

La tétanie présente un ensemble de signes dont la recherche est facile et qui permettront de la distinguer du syndrome de Little : intermittence des contractures, hyperexcitabilité électrique et mécanique des nerfs et des muscles, signe de Trousseau, main d'accoucheur, laryngo-spasme.

Il n'en est pas de même des états tétanoïdes qui présentent parfois de telles analogies avec le syndrome de Little qu'il est facile de les confondre. Nous rappellerons à ce sujet un cas que nous venons d'observer.

L'enfant Ch., André, né le 21 juillet 1917 est admis dans mon service des Enfants-Assistés à l'Institut de Puériculture, Pavillon Pasteur, le 7 janvier 1918.

Sa mère l'apporte parce que en retirant l'enfant de chez sa nourrice elle a constaté que le bébé, alors âgé de six mois, présentait de la raideur des jambes et des bras.

La mère et le père sont bien portants, l'enfant est né avant terme, par le siège, l'accouchement s'est fait très rapidement. Mis en nourrice après quelques semaines d'allaitement au sein l'enfant a été nourri au lait de chèvre, puis pendant les deux derniers mois au lait de vache.

A son arrivée dans le service, il pèse 3 kg. 650, et mesure 57 cm. 5 ; il présente, en effet, une rigidité marquée : ses membres inférieurs sont en extension, les cuisses accolées, les membres supérieurs en flexion sont moins raides, pas de raideur de la nuque et du tronc, mais un strabisme interne surtout marqué à droite. On éprouve de la résistance lorsqu'on essaye de fléchir la jambe sur la cuisse et celle-ci sur le bassin, la résistance est moindre aux membres supérieurs. L'enfant, démailloté et soulevé, remue peu ses membres inférieurs. Les réflexes paraissent exagérés, le Babinski est positif.

Il semble en présence de ces symptômes et des antécédents : naissance avant terme, siège et accouchement rapide, que l'on puisse penser à un syndrome de Little en faisant toutefois une réserve à cause de l'alimentation défectueuse de l'enfant.

C'est pour cela que l'enfant est immédiatement mis à une ration de lait proportionnelle à sa taille. Au bout de quelques jours on voit disparaître progressivement les contractures des bras, puis des jambes, il semble que l'enfant conserve un léger strabisme à droite. Son

poids en un mois atteint : 5 kg. 350 (1 k$_g$. 700 d'augmentation), sa taille 61 cm. (= 4 cm.).
En quarante jours, l'enfant a des mouvements normaux pour son âge, les contractures
ont disparu.

Il s'agissait donc dans ce cas d'un état tétanoïde ou plutôt d'une myotonie
toxique simulant un Little. Aussi il faut se garder de porter immédiatement le
diagnostic de syndrome de Little, il faut savoir attendre et penser à la possibilité
d'une auto-intoxication, à une myotonie toxique, capable de guérir en quelques
semaines avec un lait de bonne qualité.

Evolution. — Les contractures cèdent rarement d'une façon complète,
mais s'atténuent par les progrès du développement. Les mouvements deviennent
plus faciles au membre supérieur, à un degré moindre au membre inférieur.
Quant au développement des fonctions cérébrales, il suit en général la même
progression que le retour des mouvements, quoique dans certains cas les fonctions psychiques puissent être tout à fait intactes malgré l'intensité et la permanence des contractures.

Traitement. — Le traitement chirurgical de la maladie de Little que Lannelongue avait proposé : craniotomie pour éviter la compression des centres
par l'ossification prématurée des sutures est aujourd'hui complètement abandonné. La chirurgie n'intervient que lorsque l'enfant a atteint un certain âge
pour corriger des difformités des membres. Il consiste surtout en sections
tendineuses.

Le traitement médical consistera en un essai de traitement mercuriel au cas
où la syphilis serait en cause. Le traitement thyroïdien a donné parfois des
améliorations. En général on se trouvera bien d'employer une médication stimulante comme le bioxyde de manganèse associé au phosphate de chaux et
des agents physiques : massages, hydrothérapie, thalassothérapie, électricité,
courants continus, etc.

LES MÉNINGITES AIGUES

Les méningites aiguës simples sont beaucoup moins fréquentes dans le premier que dans le deuxième âge et dans le grand service de l'Hospice des Enfants-
Assistés nous ne les rencontrons que rarement à l'autopsie Ces méningites
ont déjà été signalées par Billard et par Abercrombie. On sait que c'est Guersant qui le premier distingua la méningite granuleuse ou tuberculeuse des
méningites suppurées. Plus tard Rilliet et Barthez reprirent cette étude
chez l'enfant et décrivirent ces processus comme ceux de la méningite «franche».

Ces auteurs ont donné de cette variété spéciale une description restée classique, mais ils n'avaient en vue que les méningites suppurées ; aujourd'hui,
grâce aux progrès des méthodes de laboratoire et surtout à la pratique de la
ponction lombaire, le champ des méningites aiguës s'est agrandi ; à côté des

méningites suppurées, il existe des méningites atténuées, dites encore méningites séreuses. Elles englobent toute une série de réactions jusque-là cataloguées sous le nom de pseudoméningites (Bouchut), de méningisme (Dupré). Les réactions cliniques sont le plus souvent très semblables, mais le pronostic en est très différent ; les caractères cytologiques et bactériologiques du liquide céphalo-rachidien sont très distincts.

La distinction des méningites aiguës en méningites primitives et méningites secondaires, est un peu artificielle. Les méningites primitives ne le sont souvent qu'en apparence, la localisation initiale du germe microbien a passé inaperçue, telle la méningite cérébro-spinale épidémique, en réalité consécutive au développement insidieux du méningocoque dans le pharynx et les fosses nasales, que révèle un léger coryza. Cependant la méningite survient au cours ou à la suite d'infections diverses, bien déterminées, de certaines maladies aiguës de l'appareil respiratoire ou lorsqu'elle suit les affections gastro-intestinales, les suppurations cutanées, les otites, les infections des amygdales et du cavum pharyngien ou des cavités nasales ; plus rarement agissent les fièvres éruptives, les endocardites, les péricardites, les ostéomyélites, etc... Les microorganismes, en dehors du méningocoque et des para-méningocoques que nous signalerons dans la méningite cérébro-spinale épidémique sont variés ; ce sont plus spécialement le pneumocoque, le colibacille, le streptocoque, le bacille d'Eberth, le bacille de Pfeiffer, etc.

Anatomie pathologique. — Les lesions anatomiques varient dans leur intensité comme dans leurs localisations prédominantes. Dans les méningites suppurées, le pus siège principalement sur la convexité des hémisphères, s'étendant en nappe ou aggloméré en placards, ailleurs diffusant en traînées, le long des scissures.

Epais, crémeux ou grumeleux, jaunâtre ou verdâtre, il s'infiltre dans les espaces sous-arachnoïdiens, les ventricules, les plexus choroïdes ; l'arachnoïde est dissociée, la pie-mère adhère à la substance cérébrale, les vaisseaux sont dilatés, une congestion intense s'étend à toute la surface du cerveau ; la coupe donne issue à du pus et à du liquide d'œdème en abondance. Des lésions de même ordre siègent souvent dans le canal rachidien, la moelle est entourée d'un manchon de pus.

Quelquefois les lésions prédominent à la base du crâne ; cette forme de méningite basilaire semble devoir englober la majorité des cas de méningite à méningocoques. L'examen histologique révèle une infiltration leucocytique abondante autour des vaisseaux et dans l'épaisseur de l'écorce.

Dans les méningites non suppurées, les lésions se bornent à une congestion intense avec œdème méningé et cérébral, à une hypersécrétion du liquide céphalo-rachidien.

Etude clinique. — *Méningites suppurées.* — « La forme convulsive, disent Rilliet et Barthez, appartient plus spécialement aux très jeunes enfants, à ceux qui sont encore dans leur première ou seconde année. »

« La maladie débute bruyamment ou après une nuit agitée par une attaque de convulsions violentes et prolongées, plus souvent générales que partielles, accompagnées d'un mouvement fébrile intense et quelquefois d'une accélération de la respiration dont l'état de la poitrine ne peut rendre compte. La céphalalgie est inappréciable, les vomissements et la constipation manquent. Les convulsions, momentanément suspendues, laissent après elles de l'accablement, de l'assoupissement et du coma ; mais cette suspension est en général de courte durée et les accès ne tardent pas à se reproduire avec une nouvelle intensité ; on les voit alors se répéter toutes les heures, toutes les deux heures ou dans un intervalle plus éloigné.

« Quand les convulsions cessent, l'enfant est agité ou assoupi, ou dans un demi-coma accompagné de tressaillements ; il y a du strabisme, de la contraction des pupilles, du trismus, quelquefois une hémiplégie bien caractérisée. La peau conserve sa chaleur, le pouls est moins accéléré, irrégulier et inégal ; la face est pâle, les selles sont spontanées ou se produisent aisément sous l'influence des purgatifs. Il est rare de voir dans l'intervalle des convulsions, ou après le coma et le développement des accidents cérébraux qui lui succèdent, les enfants reprendre connaissance, fixer les objets qui les entourent et être disposés à jouer. Cette intermission, dans les cas même où elle existe, n'est que momentanée et la mort ne tarde pas à survenir.

« La mort arrive tantôt au milieu du coma, tantôt au milieu d'une violente attaque de convulsions. Cette forme de méningite, dans laquelle les convulsions marquent le début, est de courte durée, elle ne dépasse pas quatre jours.

« La variété que nous venons de décrire débute dans certains cas d'une autre manière, et marche quelquefois avec plus de lenteur. Les convulsions prédominent toujours, mais elles se montrent à un époque plus éloignée du début.

« Ainsi, chez de très jeunes enfants, on n'observe pendant quelques jours qu'un mouvement fébrile, intense, accompagné d'accélération ou d'inégalité de la respiration ou d'un assoupissement presque continuel, précédé ou suivi d'agitation, de cris, de fixité du regard, de dilatation des pupilles. Tantôt il y a des vomissements et de la constipation, tantôt ces symptômes manquent, puis, après un temps variable, la forme convulsive se montre telle que nous l'avons décrite ; dès le moment où les convulsions générales se sont produites, la maladie marche avec une assez grande rapidité.

« Cette variété, dont la durée est quelquefois la même que celle de la forme ci-dessous décrite, peut cependant durer environ deux septénaires ».

Cette description clinique déjà ancienne de Rilliet et Barthez et qui méritait d'être citée s'appliquait indistinctement à toutes les méningites suppurées et devait comprendre les méningites cérébro-spinales, que l'on n'avait pas encore distinguées des autres méningites dues au pneumocoque, au streptocoque, etc.

Formes cliniques. — La description clinique qui précède vise surtout la méningite de la convexité.

Celle de la base se distingue surtout par des signes localisés dans la sphère des nerfs crâniens : paralysies oculaires, strabisme, ptosis, convulsions des globes, et des troubles bulbaires : irrégularité, alternative d'accélération et de ralentissement du pouls, et des troubles dyspnéiques : spasmes, apnée, rythme de Cheyne-Stokes, etc.

Dans les cas où le processus prédomine au niveau des ventricules, il peut se développer de l'hydrocéphalie aiguë, les fontanelles se distendent, la tête augmente de volume ; après une phase prodromique de vomissements, constipation, troubles oculaires, apparaissent les convulsions et les contractures. Le coma survient rapidement suivi de mort.

Si enfin les lésions spinales sont très accusées, la raideur rachidienne est intense, les membres sont contracturés ; le tableau clinique est celui que l'on rencontre plus souvent dans la méningite cérébro-spinale épidémique. Suivant que la méningite apparaît primitivement ou se développe au cours d'une affection caractérisée, le tableau clinique est plus ou moins complexe. Dans ce dernier cas, il s'y joint les signes de l'infection originelle, et le pronostic en est aggravé.

En outre la variété du microbe qui détermine le processus a une influence sur l'évolution de la méningite.

La méningite à pneumocoques survenant au cours d'une pneumonie peut rester latente, en général elle se caractérise par des accidents aigus et violents : brusque hyperthermie, convulsions, coma et mort. Cependant il y a des formes atténuées de méningite pneumococcique, avec réactions convulsives très alarmantes et qui peuvent se terminer par la guérison. Les autres variétés microbiennes : colibacille, bacille de Pfeiffer, bacille d'Eberth, etc... donnent lieu tantôt à des phénomènes aigus, tantôt à des phénomènes subaigus, qui rappellent parfois l'évolution de la méningite tuberculeuse.

Le pronostic des méningites suppurées à streptocoque est des plus graves.

Méningites séreuses. — *Méningisme.* — A côté des formes de méningites suppurées précédemment décrites, il est dans le premier âge toute une série de réactions méningées violentes ou sourdes, brusques ou insidieuses, qui de par l'examen clinique peuvent faire craindre une méningite aiguë suppurée, mais la ponction lombaire montre qu'on se trouve en présence de lésions moins graves ; le liquide céphalo-rachidien est cependant modifié dans sa composition et indique une inflammation certaine, mais atténuée des enveloppes du cerveau et de la moelle.

Le terme de méningisme ne peut guère être conservé, depuis les résultats positifs fournis par la ponction lombaire, on lui préfère celui de méningite séreuse.

Ces troubles méningés étaient connus depuis longtemps dans les grandes pyrexies, telles que la pneumonie, les fièvres éruptives, etc.

On observe assez fréquemment des troubles d'allure méningitique dans le décours de certains affections gastro-intestinales graves, aiguës ou subaiguës ; ces pseudo-méningites ne sont pas sans analogie chez le nourrisson avec la méningite tuberculeuse.

Ces accidents méningés, au cours des gastro-entérites, ont été surtout bien décrits par M. Nobécourt dès 1904, et souvent nous avons pu nous-même les observer. On se demande si l'on a affaire à des états méningés chez des sujets atteints d'une affection digestive, ou à des troubles digestifs chez des sujets en évolution de méningite. La ponction lombaire seule est capable de lever les doutes.

La forme clinique somnolente ou comateuse avec prédominance de troubles respiratoires, est assez commune ; la forme convulsive à grand fracas se rencontre également, comme suite des toxi-infections graves du tube digestif.

Dans le premier cas, chez un enfant atteint de diarrhée aiguë ou arrivé à la phase cachectisante de l'atrophie gastro-intestinale, apparaissent des vomissements ; le petit malade est déprimé, abattu ; la respiration est ralentie, irrégulière, entrecoupée de pauses, prenant le type de Cheynes-Stokes ; le regard est fixe, les pupilles sont contractées, parfois apparaît un léger strabisme.

Un examen attentif révèle une légère raideur rachidienne ; les troubles vaso-moteurs sont des plus marqués ; les convulsions sont rares dans cette forme, mais peuvent néanmoins s'observer. Cet état dure quelques jours et l'on redoute l'évolution d'une méningite tuberculeuse.

Les phénomènes s'amendent par la suite, mais dans certaines formes graves de gastro-entérite, la terminaison peut être fatale.

MM. Nobécourt et Maillet ont cru pouvoir attribuer ces accidents pseudo-méningitiques à un excès d'urée dans le sang ; ils ont constaté cet excès d'urée dans le liquide céphalo-rachidien. Cette « azotémie des nourrissons » peut être comparée aux accidents azotémiques de l'adulte décrits par Widal, où la torpeur et l'abattement répondent à une rétention dans l'organisme de produits azotés que le rein ne peut éliminer.

A côté de la forme comateuse, on observe également dans les cas de méningite séreuse des accidents convulsifs ; ils ont été bien décrits par Rilliet et Barthez dans leur étude sur le catarrhe gastro-intestinal ataxique et par Parrot sous le nom d'encéphalopathie athrepsique.

Les convulsions coïncident avec une élévation de la température et des vomissements. Elles apparaissent à une époque variable de la maladie, prédominent aux yeux, à la face, à un membre, cessant rapidement pour ne pas reparaître, ou se répétant par accès multiples... Elles s'accompagnent de raideur rachidienne, de contractures des membres, de troubles de la respiration et du pouls. La durée peut en être très longue ; habituellement la guérison survient au bout de quelques jours. Le pronostic est essentiellement lié à la gravité de l'intoxication gastro-intestinale. Dans toutes ces circonstances, état comateux ou phénomènes convulsifs, l'examen du liquide céphalo-rachidien extrait par la ponction fournit les renseignements les plus précieux pour le diagnostic et le pronostic.

RÉSULTATS FOURNIS PAR LA PONCTION LOMBAIRE DANS LES MÉNINGITES
AIGUES

Méningites suppurées. — Le liquide céphalo-rachidien est mélangé de pus tantôt épais, verdâtre, coulant difficilement, tantôt séro-purulent ou louche s'écoulant aisément. L'examen cytologique montre qu'il est constitué presque exclusivement par des polynucléaires. Dans les jours qui précèdent la guérison, les lymphocytes peuvent prédominer.

L'examen cytologique direct, les cultures, les inoculations pourront éclairer sur le microbe causal.

Méningites non suppurées. — Le liquide reste clair, il sort sous une forte pression, la quantité d'albumine est supérieure à la normale. Dans la majorité des cas, on ne trouve pas d'éléments cellulaires, mais on peut trouver quelques lymphocytes, ou quelques polynucléaires, ou les deux variétés. Mais dans le premier cas, ils ne sont pas aussi nombreux que dans la méningite tuberculeuse. Le microbe causal peut être décelé. La présence d'une quantité anormale d'urée, dans le liquide céphalo rachidien est d'une constatation très importante, pour le diagnostic avec la méningite tuberculeuse, surtout dans les cas où on note la présence de quelques lymphocytes. Dans quelques cas, le liquide retiré par ponction peut être louche, rarement purulent.

Pronostic. — Le pronostic des méningites suppurées, est grave en général ; cependant la guérison peut survenir après des évacuations répétées de liquide céphalo-rachidien. On est en droit de redouter des séquelles définitives, moins fréquemment toutefois que dans la méningite cérébro-spinale épidémique. Elles peuvent se rencontrer dans toutes les formes bactériennes : paralysies, hémiplégie, cécité, surdité, contracture persistante : la plus à redouter est l'encéphalite et l'hydrocéphalie qui compromettent l'avenir intellectuel de l'enfant.

Diagnostic. — Dans les formes suppurées, comme dans les formes séreuses, la difficulté du diagnostic de la lésion méningitique réside surtout dans la détermination de l'agent microbien causal et dans la différenciation avec la méningite tuberculeuse.

On peut dire aujourd'hui, que vouloir baser un diagnostic sur la seule clinique serait s'exposer à des erreurs certaines tant sont protéiformes les réactions méningées du nourrisson. Nous ne saurions trop le répéter, on ne devra jamais hésiter à pratiquer la ponction lombaire qui est une opération inoffensive. Ainsi pourra-t-on éliminer diverses autres causes d'erreur, telles que la tétanie et diverses manifestations éclamptiques si fréquentes dans le premier âge.

Traitement. — La ponction lombaire, moyen de diagnostic, est dans les formes suppurées, le meilleur moyen de traitement. Elle constitue un bon drainage du pus et permet également les injections dans le canal rachidien de sérums spécifiques ou de substances antimicrobiennes telles que l'électrargol, etc... La médication calmante sera prescrite : bains, bromure de potassium, les forces du petit malade seront soutenues par une alimentation bien appropriée.

LA MÉNINGITE CÉRÉBRO-SPINALE ÉPIDÉMIQUE

La méningite cérébro-spinale épidémique était très souvent méconnue autrefois ; elle est plus fréquente chez le nourrisson que ne semblaient le faire admettre les statistiques anciennes.

L'étude clinique de cette maladie n'a pris un caractère positif que depuis l'introduction de la ponction de Quincke dans les moyens d'investigation usuelle. L'examen cytologique et bactériologique du liquide céphalo-rachidien sont devenus aisés et permettent d'établir un diagnostic précis. Les recherches récentes et tout spécialement celles de MM. Netter et Debré, Ménétrier, etc., nous ont fait connaître les caractères spéciaux de la méningite cérébro-spinale du premier âge (1).

D'après les statistiques, voici la fréquence relative de cette maladie chez le nourrisson :.

```
Sachs (New-York)   160 cas de tout âge.   57 nourrissons.
Flexner .........  370        —          41    —
Netter-Debré ....   46        —          15    —
Debré ...........   23 observations personnelles.
```

Etiologie. — La méningite cérébro-spinale épidémique est due au méningocoque de Weichselbaum ou à des paraméningocoques variés. Elle doit être dissociée du groupe des méningites primitives ou secondaires, dues aux microbes divers : streptocoque, pneumocoque, tétragène, coli-bacille, etc.

Le méningocoque de Weichselbaum a pour habitat essentiel le rhino-pharynx où il peut vivre sans déterminer d'accidents méningés, mais d'où il se diffuse, avec une grande facilité. C'est ainsi qu'on explique la contagiosité redoutable des méningites.

Les enfants sont beaucoup plus exposés que les adultes à fixer ce microbe qui gagne aisément chez eux les séreuses crâniennes ; il traduit sa présence par un coryza fréquent, précédant les accidents nerveux, mais les suivant plus rarement.

Nous résumerons en quelques mots les caractères bactériologiques du méningocoque de Weichselbaum : il a la forme d'un diplocoque, en grain de café ; le plus souvent intracellulaire, et se décolore par la méthode de Gram, ressemblant ainsi de très près au gonocoque. Il ne pousse ni dans le bouillon ni dans la gélatine, mais à la température de l'étuve il se développe de préférence sur gélose-ascite, formant des colonies grisâtres, d'aspect visqueux.

Etude clinique. — « A l'inverse de l'adulte, le début brusque est l'exception, le début insidieux serait la règle » (Debré).

Dans le premier cas, un vomissement inattendu, une élévation rapide de la température, parfois une crise convulsive annoncent brutalement l'invasion subite de la maladie.

Dans le second, le plus habituel, la fièvre est légère, ne dépassant guère 38° à 38°,5, l'enfant présente quelques troubles digestifs, refuse le sein, vomit à chaque tétée ; les selles sont glaireuses. Il somnole toute la journée, est agité pendant la nuit. Mais ce sont là symptômes frustes, facilement étiquetés embarras gastrique ; le coryza, pourtant si important à cette époque, est mis sur le compte d'un refroidissement. Cette période est souvent fort longue. Puis apparaissent les troubles nerveux plus ou moins nets: au premier plan, la rai-

____
(1) Voir DEBRÉ, *Thèse inaugurale de Paris*, 1912.

deur du rachis, surtout la raideur de la nuque. Sa recherche exige de la douceur, de la patience, la rigidité s'accuse principalement dans les tentatives de flexion directe, un effort trop violent arrache des cris au petit malade. Au repos, l'enfant rétracte déjà légèrement la tête en arrière.

Tout le cortège des petits signes de la réaction méningée s'associe à la raideur rachidienne : alternatives de rougeur et de pâleur, raie méningitique, dissociation du pouls très rapide et de la température peu élevée, irrégularités respiratoires, surtout polypnée *sine materia*.

Peu à peu, le tableau clinique se précise : la rigidité du rachis s'accentue ; la tête est constamment rétractée en arrière, dans le décubitus dorsal, ou l'enfant se couche en chien de fusil. Toute tentative de mobilisation est extrêmement douloureuse.

Le signe de Kernig proprement dit est très rare chez le nourrisson.

Tantôt, l'hyperesthésie est au maximum, tantôt, au contraire, c'est la torpeur continue. Cependant, la conscience semble conservée, contrairement à ce qui se passe d'ordinaire dans la méningite tuberculeuse.

La photophobie est rare, mais les autres troubles oculaires sont presque constants : strabisme, ptosis, inégalité pupillaire. Les signes respiratoires et circulatoires ébauchés au début de la maladie s'accentuent. Il en est de même des troubles digestifs : inappétence, vomissements, diarrhée

La fièvre reste toujours modérée, essentiellement irrégulière, sans parallélisme avec l'intensité des autres symptômes. Cette évolution est essentiellement alternante, n'autorise aucune prévision, fait bien spécial à cet âge.

On peut noter de l'herpès et des arthropathies. Tantôt généralisé, tantôt très discret, l'herpès éclot au coin des lèvres, au repli du nez, sur le voile du palais, la langue, la muqueuse des joues, parfois aux mains, aux pieds, à l'anus. Il manque dans les deux premiers mois. Les arthropathies se traduisent par de la rougeur, du gonflement, de l'impotence fonctionnelle ; elles sont le plus souvent éphémères.

La durée de la maladie varie de quinze jours à trois semaines et même davantage ; plus courte dans les cas favorables, où elle laisse néanmoins après elle une contracture prolongée, elle peut être traînante, au contraire, dans les formes graves. L'adynamie est alors profonde, les troubles respiratoires et circulatoires s'accusent, les paralysies surviennent ; l'intensité des troubles digestifs, la perte de poids considérable assombrissent le pronostic.

Celui-ci doit toujours être réservé ; car si la méningite cérébro-spinale guérit, elle laisse fréquemment après elle de redoutables séquelles, moins fréquentes cependant que dans le deuxième âge. Ce sont : des paralysies partielles à type de paralysie infantile, frappant un membre ou un groupe de muscles : des troubles spasmodiques, des atrophies musculaires, des troubles des sphincters, de l'exagération des réflexes.

La débilité intellectuelle, l'idiotie, certains cas d'épilepsie relèvent d'une méningite cérébro-spinale du premier âge.

Mais ce qu'on observe le plus fréquemment dans les premières années, ce sont les séquelles dans le domaine des organes des sens. Combien de petits malades resteront aveugles ou sourds-muets. L'hydrocéphalie est une des complications signalées. Elle serait devenue beaucoup plus rare depuis la découverte du sérum.

Formes cliniques. — Le plus habituellement, la méningite cérébro-spinale prend une forme insidieuse, à évolution subaiguë qui se rapproche de celle de la méningite tuberculeuse. Mais il est des formes foudroyantes, avec élévation de la température d'emblée à 40°, avec des convulsions, de la contracture généralisées. La mort peut survenir en quelques heures.

Il semble que les variétés microbiennes peuvent influer sur la gravité de la maladie.

Dans un cas de Ménétrier et Boidin, « l'allure clinique de la maladie fut celle qu'on observe en général dans la méningite cérébro-spinale du nourrisson : insidiosité du début, apparition tardive des signes méningés, intensité des déterminations oculaires. »

La ponction lombaire permit de déceler un microbe simulant au premier abord le méningocoque de Weichselbaum, mais d'après l'examen fait par Dopter, c'était un paraméningocoque. La sérothérapie resta sans résultat et l'enfant mourut.

M. Netter a attiré l'attention sur l'importance des formes frustes où les symptômes sont parfois essentiellement transitoires, peuvent manquer au cours des examens médicaux et n'avoir été notés que par l'entourage. Une fièvre oscillante ou continue peut être l'unique symptôme.

La ponction lombaire s'impose et autorise seule le diagnostic.

Les associations microbiennes, telle que celle du méningocoque et du bacille de Koch impliquent un pronostic fatal.

Anatomie pathologique. — A l'autopsie des enfants morts de méningite cérébro-spinale, on trouve dans les cas ayant évolué de façon foudroyante, soit une congestion simple, soit de l'œdème cérébral. Dans les formes à marche subaiguë, le pus diffuse le long des vaisseaux ou envahit tout l'espace sous-arachnoïdien. Les plexus choroïdes forment des masses suppurantes. La moelle est également entourée dans une gaîne purulente.

Le cerveau est congestionné, ramolli par places, œdématié.

Diagnostic. — Les caractères cliniques de la méningite cérébro-spinale dans le premier âge, le début insidieux, la prédominance fréquente des troubles digestifs, la durée prolongée et rémittente de cette période, tous ces caractères ne sont pas assez tranchés pour permettre de poser le diagnostic à coup sûr. C'est dire que toutes les fois qu'on se trouve en présence de symptômes indiquant une réaction méningée, il faut sans retard pratiquer une ponction lombaire. Mieux vaut une ponction inutile qu'un retard dans le diagnostic qui entraîne avec lui un retard dans le traitement et compromet les chances de guérison. Il faut le dire bien haut : si avisé soit-on, ce n'est pas par l'examen clinique le plus minutieux qu'on pourra porter le diagnostic ; on pourra avoir des soupçons que la ponction lombaire confirmera ou infirmera.

Les renseignements donnés par la ponction sont les suivants : presque toujours, le liquide est trouble, de couleur gris-jaunâtre et donne par centrifuga-tion un culot visqueux abondant. Tout à fait au début, le liquide est simple-ment opalescent, mais l'examen montrera la présence d'éléments cellulaires.

Ces liquides recueillis dans les premières heures, peuvent encore ne contenir que des mononucléaires, mais au bout de peu de temps, une nouvelle ponction ramène un liquide puriforme, riche en polynucléaires.

La présence des méningocoques intra et extra cellulaires est pathognomo-nique. On le recherchera avec patience sur plusieurs lames. Par la suite, on le découvrira en abondance.

Grâce à cette méthode aujourd'hui entrée dans la pratique courante, on peut éviter la confusion avec les diverses affections que peut simuler l'évolution cli-nique de la méningite cérébro-spinale.

La ponction lombaire négative permettra de distinguer les divers états méningés frustes ou accusés, si fréquents chez le nourrisson sous l'influence d'érup-tions dentaires, de l'helminthiase, d'une intoxication digestive, de la gastro-entérite estivale, etc. Les formes à début brusque peuvent être simulées par une pneumonie, en raison de la dyspnée que n'accompagnent pas encore les signes d'auscultation et du méningisme si souvent associé.

La méningite tuberculeuse ressemble également de très près chez le nour-risson à la méningite cérébro-spinale, et c'est l'examen seul du liquide fourni par la ponction lombaire qui permettra d'admettre ou de rejeter le processus bacillaire.

C'est aussi l'examen direct du liquide rachidien qui, seul, permettra d'attri-buer le processus inflammatoire méningé à son microbe générateur : strepto-coque, paraméningocoque, pneumocoque, tétragène, colibacille, etc..., tous germes de méningites primitives ou secondaires qu'il faut distinguer de la méningite cérébro-spinale épidémique. Il révèlera aussi l'association du ménin-gocoque et de ces divers microbes, voire même du bacille de Koch.

On a pu confondre certains cas de méningite cérébro-spinale avec des accès de tétanie essentielle. La ponction lombaire sera toujours pratiquée dans tous les cas douteux pour éclairer le diagnostic.

Le tétanos, l'hémorragie méningée ne seront également pas confondus, grâce à l'examen du liquide céphalo-rachidien.

Pronostic. — Avant la découverte des sérums antiméningococciques, le pronostic était beaucoup plus grave qu'aujourd'hui. Les statistiques accusaient une mortalité moyenne de 75 %. Elle est tombée aujourd'hui à 40 % environ. Il y a lieu d'espérer que si le diagnostic était toujours posé au début et le trai-tement institué à temps, ce taux encore trop élevé pourrait être réduit. Le tableau ci-joint de M. Debré le prouve :

Date de début de la maladie	Pourcentage de guérison
1er au 3e jour	80 0/0
4e au 7e jour	50 0/0
A partir du 7e jour	19 0/0

Il faut savoir que dans bien des cas de méningite cérébro-spinale du nourrisson, la ponction lombaire est rendue fort difficile, parfois même impossible du fait de l'incurvation rachidienne, surtout l'écoulement du liquide peut être entravée par la présence de fausses membranes dans le canal rachidien.

On n'hésitera pas, dans les cas de ce genre, à pratiquer la ponction et l'injection par la fontanelle, en évitant le sinus longitudinal.

Le pronostic peut être assombri par les séquelles lointaines de la maladie, qui peuvent être redoutables comme le prouve l'observation relatée plus loin.

Traitement. — La ponction lombaire doit retirer suivant l'âge, de 10 à 20 cc. de liquide céphalo-rachidien auxquel l'injection substituera 10 à 20 cc. de sérum antiméningocccique. Netter conseille d'injecter dans tous les cas systématiquement 3 jours de suite, alors même que les symptômes se seraient amendés après la première injection.

Simultanément, on opposera aux réactions générales la thérapeutique sédative usitée dans la méningite tuberculeuse : les bains chauds, le bromure de potassium, en potion ou en lavement à la dose de 0 gr. 50 à 1 gr., on cherchera à éviter la dénutrition du malade par l'ingestion de laits très digestibles. Les injections d'huile camphrée réagiront contre la tendance au collapsus.

La plus rigoureuse asepsie des cavités nasales sera imposée, et l'on prendra les précautions d'usage pour isoler les autres enfants et pour protéger l'entourage contre la contagion.

Méningite cérébro-spinale à méningocoques chez un nourrisson de deux mois. Guérison. Idiotie consécutive (1).

Le 26 octobre 1916, nous avons vu en consultation à Montrouge avec le Dr Nutte, un nourrisson de 2 mois. L'enfant était né à terme, bien développé. Jusqu'au jour des premiers accidents il était nourri exclusivement au sein de la mère.

L'allaitement était bien réglé ; les selles ont toujours été normales, l'accroissement en poids et en taille satisfaisant. Poids : 5 kg. 700.

Le 19 octobre, la mère, après l'ingestion de pois de conserve, eut des coliques et des crampes d'estomac.

La grand'mère avait été plus souffrante de cette intoxication alimentaire et avait eu des vomissements.

Le lendemain l'enfant présente lui aussi des vomissements en fusée. La température monte brusquement à 40°. Selles vertes, liquides. Convulsions.

Le médecin, appelé en hâte, prescrit de cesser immédiatement l'allaitement et, pensant à un trouble de la lactation par l'intoxication alimentaire, met l'enfant à la diète hydrique pendant 48 heures.

Les vomissements cessent, la température baisse tout en se maintenant aux abords de 38°.

La mère et l'enfant allant mieux on remet l'enfant au sein.

Immédiatement la température remonte, accompagnée de selles fétides et vertes.

Les phénomènes convulsifs sont presque continus, consistant dans des grimacements du visage, des mouvements toniques des membres et des accès de spasme.

A ce moment se manifeste chez l'enfant de la raideur de la nuque et le signe de Kernig apparaît.

Le 24 octobre, jour de la consultation, nous constatons en dehors des crises éclamptiques et de la raideur plus accentuée, de la mydriase. Température : 38°6.

(1) Observation recueillie par M. DECK, externe du Service.

Les accidents semblant en rapport avec des phénomènes méningitiques, nous prions notre externe, M. Déck, de pratiquer une ponction lombaire dans l'après-midi.

Il retire 5 cmc. d'un liquide épais, franchement purulent, dans lequel l'examen bactériologique montre une très forte polynucléose.

Les globules sont farcis de méningocoques.

Le soir même on injecte dans le canal rachidien 5 cc. de sérum anti-méningococcique de l'Institut Pasteur, après avoir retiré, non sans peine, 7 cc. de liquide.

Le lendemain, 25 octobre, l'enfant paraît aller mieux. Les crises ont diminué comme fréquence et comme intensité.

La température est à 37°6.

Il a bien pris ses trois biberons de lait Lepelletier coupé d'une solution de citrate de soude que nous avions prescrits.

Toutefois la raideur des membres reste très forte.

Le soir, nouvelle ponction.

Le liquide s'ecoule très lentement. On finit par obtenir 5 cc., pour réinjecter 3cm c. de sérum.

Le liquide retiré est encore louche. L'examen y révèle de nombreux méningocoques ainsi qu'une certaine quantité de lymphocytes.

Le 26 octobre, quatrième ponction.

Liquide plus clair, mais à peine nous réussissons à retirer 1 cmc. L'examen montre une lymphocytose nette. Encore quelques méningocoques dans les polynucléaires.

L'enfant va mieux et nous semble en voie de guérison.

Les crises sont devenues courtes et peu intenses ; la raideur persiste quoique moins marquée.

Les selles sont jaunes, d'une belle consistance.

Jugeant toutefois plus prudent, en prévision d'un retour offensif de la maladie, de contrôler une dernière fois le liquide, nous pratiquons le lendemain, 27 octobre, une ponction.

Nous ne retirons que juste la quantité nécessaire à l'examen. La lymphocytose est prédominante. Nous ne trouvons plus le diplocoque intracellulaire et le liquide paraît stérile.

A partir de ce moment l'enfant va de mieux en mieux.

La raideur a diminué considérablement. Les crises éclamptiques ont cessé.

Prenant avec difficulté le lait Lepelletier, on remet l'enfant au sein de la mère. Malgré quelques vomissements, nous insistons et bientôt l'enfant reprend régulièrement ses sept tétées, a des selles normales et peut être considéré commé guéri.

Nota. — L'enfant a été revu par moi après deux ans : il était idiot, mais ne présentait pas de troubles moteurs. Il était bien développé physiquement.

J'ai observé un cas semblable en 1911 sur un nourrisson de cinq mois soigné par Mme la D^resse Chadzinska. Il avait aussi de la raideur des membres et des crises éclamptiques subintrantes. La ponction lombaire permit d'évacuer 10 cent. mètres cubes de liquide puriforme épais. — Cet enfant entra à l'hôpital Pasteur, y fut soigné par des injections de sérum antiméningococcique et guérit.

HÉMORRAGIES MÉNINGÉES

Les méninges crâniennes et rachidiennes peuvent être dans le premier âge et surtout chez le nouveau-né le siège d'épanchements hémorragiques. Elles sont une des grandes causes de mort dans les statistiques de mortalité obstétricales. Le fait était connu depuis longtemps, surtout d'après les examens *post-*

mortem. La pratique aujourd'hui courante de la ponction lombaire a permis de bien mieux préciser le diagnostic pendant la vie. Si cette méthode de diagnostic était appliquée dans tous les cas de mort apparente du nouveau-né, on découvrirait bien des hémorragies méningées qui restent méconnues.

Historique. — Distinguées par Serres des hémorragies cérébrales les hémorragies méningées ont été étudiées surtout par Cruveilhier, Rochoux et plus spécialement par les accoucheurs chez les nouveau-nés.

Division. — On divise les hémorragies suivant leur siège par rapport aux divers feuillets méningés :

Les hémorragies 1º sus-dure-mériennes.

2º Sous-dure-mériennes.

3º Arachnoïdo-pie-mériennes.

4º De la toile choroïde et du plexus, ventriculaires et sous-ependymaires.

Il ne faut pas prendre trop à la lettre ces subdivisions topographiques et les hémorragies *mixtes* sont loin d'être rares. Un foyer cérébral s'épanche souvent dans les méninges.

Étiologie. — Très commune chez le nouveau-né, l'hémorragie méningée est au premier chef un accident obstétrical ; elle relève d'un traumatisme, entraînant une fracture ou l'enfoncement crânien. Ainsi l'observe-t-on à l'occasion d'une application de forceps dans un bassin étroit, sur une tête assez ossifiée, dans une version par manœuvres internes, etc... On l'a signalée encore en dehors de toute fracture dans un accouchement spontané avec travail lent et très pénible ou au contraire dans une expulsion trop rapide du fœtus. — Mais ce serait une erreur de croire que le traumatisme obstétrical suffit à lui seul, il existe sans doute une prédisposition antérieure, une friabilité vasculaire toute spéciale ; en effet l'hémorragie méningée est le plus souvent l'apanage de sujets frappés de débilité congénitale, de jumeaux, d'enfants porteurs de malformations, etc. etc...

Chez le nourrisson dans la première année, l'hémorragie méningée s'observe au cours des maladies infectieuses surtout dans leurs formes hémorragipares : scorbut, purpura, ictère infectieux. Elle survient mécaniquement à l'occasion d'accès violents de coqueluche ; lors de convulsions intenses et répétées, dans l'épilepsie : ici encore l'effort violent, l'hypertension ne doivent pas seuls être incriminés, il peut y avoir prédisposition morbide, fragilité anormale des vaisseaux et c'est à ce titre également que l'hémorragie s'observe dans certains processus de voisinage, méningite tuberculeuse, thrombo-phlébite des sinus, etc. On doit donc admettre plusieurs mécanismes qui loin de s'exclure peuvent au contraire s'associer :

1º Lésion traumatique directe, fracture, enfoncement dans les hémorragies obstétricales surtout.

2º Hypertension vasculaire : accouchement prolongé, circulaire du cordon, coqueluche, épilepsie.

3º Lésions vasculaires : syphilis, tares des générateurs, atrepsie (Parrot), septicémies intra-utérines, thrombo-phlébite des sinus troublant profondément la circulation intra-crânienne. On a attiré récemment l'attention sur le rôle des toxi-infections dans les hémorragies graves du nouveau-né et sur les altérations diverses des organes : foie, rein, surrénales.

Anatomie pathologique. — *Hémorragies sus-dures-mériennes. Céphalématome interne.* — L'épanchement tient à une lésion des vaisseaux méningés moyens dans la zône décollable de Gérard-Marchand, entre le crâne et la dure-mère. L'hémorragie est soit primitive, liée directement au traumatisme, soit secondaire ; alors on trouve des lésions de pachyméningite ancienne.

Ces hémorragies sont graves par les troubles de compression qu'elles peuvent déterminer à la longue. Il est aisé de comprendre que dans ces cas l'épanchement reste enkysté et indépendant du liquide céphalo-rachidien.

Hémorragies sous-dure-mériennes, sus-arachnoïdiennes. — Le processus de pachyméningite peut intéresser la face interne de la dure-mère et donner lieu à un épanchement localisé entre elle et le feuillet externe de l'arachnoïde. Elle apparaît sous l'aspect de nappes (voir l'article : céphalématome), molles et rougeâtres ou dures et jaunâtres suivant l'ancienneté, constituées par un riche réseau de vaisseaux embryonnaires. Leur siège habituel est la convexité du crâne de chaque côté de la faux du cerveau. On trouve à l'intérieur des foyers hémorragiques parfois en voie de transformation kystiques ou incrustés de sels calcaires.

Hémorragies sous-arachnoïdiennes et ventriculaires. — Ce sont les plus importantes. Elles se présentent sous l'aspect de caillots mous et de nappes sanguines diffuses, interposées entre la pie-mère et l'arachnoïde ou entre la pie-mère et l'écorce. Elles siègent le plus habituellement à la base, plus rarement à la convexité, comprimant la substance cérébrale qu'elles peuvent altérer. L'hémorragie de la base a son siège d'élection dans la fosse cérébelleuse, au-dessous de la tente du cervelet, elle entoure ainsi la protubérance et le bulbe. Elle se produit surtout dans la présentation du sommet.

A la convexité l'hémorragie est en général bilatérale ; elle est plus abondante dans la région moyenne ; elle se voit plutôt dans les présentations du siège.

L'hémorragie sous-épeudymaire est exceptionnelle. Il n'en est pas de même des hémorragies ventriculaires qui dépendent soit d'une lésion directe des plexus choroïdes, soit d'une hémorragie cérébrale voisine, soit d'une hémorragie sous-arachnoïdienne communiquant avec le ventricule par la fente de Bichat.

De pareilles lésions sont le plus souvent mortelles, mais ce n'est pas une règle absolue. Certaines altérations tardives, idiotie, hydrocéphalie, maladie de Little, relèvent parfois d'hémorragies du premier âge ayant guéri, *in situ*, mais en laissant des séquelles : atrophie, kystes, cicatrices fibreuses.

Etude clinique. — *Hémorragies méningées du nouveau-né.* — L'enfant vient au monde mort ou en état de mort apparente, tantôt blanc, tantôt bleu violacé.

Dans l'asphyxie bleue, le nouveau-né est franchement cyanosé ; il agite les membres, respire, ouvre les yeux, mais, signe essentiel, il ne crie pas. Des convulsions surviennent généralisées ou localisées à la face sous forme de secousses musculaires ou de contractures permanentes de la nuque avec tremblement épileptiforme. A ces convulsions succède la somnolence, puis le coma et la mort ; tantôt on note l'hypothermie, tantôt l'hyperthermie.

Dans la forme *blanche* de mort apparente le pronostic peut être moins grave, on parvient à ranimer l'enfant à moins que la cyanose n'apparaisse ultérieurement.

Le diagnostic ne peut être posé que par la *ponction lombaire* qui ramène un liquide céphalo-rachidien uniformément coloré en rouge par le sang non coagulable. Cette constatation directe de l'hémorragie permet d'éliminer les autres causes de mort apparente par circulaire du cordon, travail trop prolongé, etc.

Hémorragies méningées dans le cours du développement. — Quand elle survient chez un nourrisson, que ce soit à l'occasion d'une cause évidente ou au cours d'une santé apparemment bonne, l'hémorragie méningée débute en général brusquement par un ictus apoplectiforme. Suivant le siège de l'épanchement, suivant l'intensité, les signes de réaction méningée varieront. Les convulsions généralisées avec contracture sont au premier plan du tableau clinique. Le coma succède plus ou moins vite à cette phase d'excitation. Les membres sont paralysés, ou présentent une légère contracture. Les pupilles sont contractées, le pouls ralenti au début s'accélère aux approches de la mort qui survient parfois d'une manière foudroyante ou après plusieurs jours.

On a décrit des formes convulsives avec torpeur et contracture prédominante; on note le signe de Kernig, la respiration de Cheyne-Stokes, des phénomènes d'hémiplégie, de parésie ; cette forme à évolution plus lente peut guérir.

Dans les formes comateuses, le coma est absolu, entrecoupé parfois de convulsions ; les pupilles sont serrées, le visage est pâle, le pouls ralenti, la mort survient en quelques jours. Il n'est pas rare que l'hémorragie méningée reste latente ou que les signes soient si frustes qu'elle soit une trouvaille d'autopsie.

Chez l'enfant plus âgé, l'aspect clinique peut simuler celui de la méningite cérébro-spinale avec raideur de la nuque et du rachis, attitude tétanique ou en chien de fusil. J'ai observé avec M. Papillon un tremblement rythmé à grandes oscillations survenu à la suite d'un traumatisme. Après des coups violents reçus sur la tête et ayant déterminé de grosses bosses sanguines, un enfant de deux ans présenta un tremblement rythmé à grandes oscillations occupant tous les muscles des membres. Nous pensions d'abord à une chorée anormale ; mais le malade ayant succombé à une broncho-pneumonie, nous ne trouvames pas d'autre lésion pour expliquer ces troubles moteurs que des infiltrations de sang entre la dure-mère et les os du crâne. L'infiltration sanguine s'était étendue aux plis de la dure-mère. Il y avait une congestion intense de la pie-mère (1).

Enfin quand elle survient chez un nourrisson au cours d'une affection grave, d'une méningite tuberculeuse, des états cachectiques, l'hémorragie méningée peut passer inaperçue.

(1) Hemi-tremblement rythmé chez un enfant, *Archives de Physiologie*, 1891, VARIOT et PAPILLON.

Diagnostic. — En présence de ces symptômes communs à toute réaction méningée, il est impossible d'affirmer le diagnostic d'hémorragie. La *ponction lombaire* seule lève les doutes ; elle seule permet à coup sûr de distinguer l'hémorragie des autres complexus méningés qui peuvent atteindre si fréquemment le nourrisson. Le liquide céphalo-rachidien est coloré en rouge par le sang et présente le même aspect dans plusieurs tubes recueillis successivement, ne permettant pas la confusion avec la coloration créée par l'immixtion à la sérosité de sang provenant d'une piqûre d'un vaisseau de la paroi ; fait essentiel également, le liquide ne coagule pas, et mis au repos ou centrifugé, il s'éclaircit ou reste teinté en jaune.

L'examen au microscope ne montre dans le liquide des premières ponctions que des globules rouges exclusivement; par la suite apparaissent des leucocytes. A titre exceptionnel il peut y avoir légère coagulation ; le fait ne s'observe qu'au cas d'association d'un processus inflammatoire. Ainsi par la ponction lombaire seulement s'éliminent à coup sûr les diverses causes d'erreur : méningite cérébro-spinale, tuberculeuse, thrombo-phlébite des sinus et d'une manière générale toutes les affections susceptibles de donner lieu à des phénomènes éclamptiques.

Pronostic. — Le pronostic de l'hémorragie méningée est d'une façon générale très grave chez le nouveau-né et dans le premier âge. Il est cependant subordonné à la cause qui l'a produite et à l'étendue des lésions coexistantes. Les cas de guérison laissent souvent des lésions permanentes dans les centres nerveux, d'où l'idiotie, le syndrome de Little, l'hémiplégie, la paraplégie spasmodique, l'épilepsie, etc...

Cependant des cas de guérison peuvent s'observer si la thérapeutique est instituée à temps. Legendre, Bouchut ont signalé la possibilité du développement à la suite d'une hémorragie méningée d'une hydrocéphalie enkystée, qui se traduit par le développement anormal et progressif du crâne associé à l'apparition de contractures, de paralysie, d'épilepsie jacksonienne et susceptible de régression.

Traitement. — Il est réalisé par la ponction lombaire répétée pendant plusieurs jours de suite et de façon suffisamment prolongée. Cette méthode n'exclura pas les émissions sanguines, les bains chauds, les révulsifs, etc.... On recourra au bromure et aux sédatifs du système nerveux. On a obtenu la guérison dans certains cas en pratiquant une résection ostéo-plastique du crâne découvrant largement un ou les deux hémisphères : le sang extravasé est enlevé par lavage, puis le volet osseux est replacé et recouvert par les parties molles. Cette intervention opératoire offre de grands risques.

Hémorragies méningées spinales. — Les hémorragies purement limitées au canal rachidien sont exceptionnelles. Elles s'observent dans les traumatismes et les fractures de la colonne vertébrale, elles sont habituellement suivies de paraplégie. Le plus souvent les hémorragies ne sont que le résultat de l'extension d'une hémorragie intra-crânienne.

SCLÉROSE CÉRÉBRALE

Définition. — La sclérose cérébrale est une encéphalite chronique caractérisée anatomiquement par une hyperplasie névroglique, avec atrophie ou hypertrophie ; cliniquement elle est difficile à distinguer des autres affections chroniques ou malformations de l'encéphale : microcéphalie, porencéphalie, anencéphalie, etc...

Il y a lieu de distinguer : 1º une sclérose cérébrale primitive et congénitale ; 2º une sclérose secondaire diffuse ou circonscrite apparaissant à la suite soit d'une hémorragie, soit d'un ramollissement, soit encore d'une encéphalite aiguë. 3º une sclérose en foyers disséminés, dite sclérose tubéreuse.

C'est principalement la sclérose cérébrale primitive que nous allons étudier.

Historique. — Entrevue pour la première fois par Pinel le fils en 1822, la sclérose cérébrale a fait depuis l'objet de nombreux travaux en France parmi lesquels il faut citer ceux de Bourneville et Brissaud (la sclérose tubéreuse 1880), de J. Simon (sclérose cérébrale des enfants 1884), de Pierre Marie et Jendrassik (1885), enfin et surtout de M. Richardière dans sa thèse, inaugurale (1885).

Anatomie pathologique — 1º *Sclérose atrophique.* — Les lésions macroscopiques de la sclérose atrophique peuvent s'étendre sur des régions plus ou moins étendues du cerveau. Parfois elle frappe un hémisphère entier ou même les deux simultanément ; lorsqu'elle est symétrique et partielle, ce sont généralement les lobes occipitaux qui sont atteints. Mais dans la majorité des cas, la sclérose atrophique est lobaire, le lobe le plus souvent atrophié étant le lobe frontal. Les lésions quelquefois ne sont localisées qu'à une seule circonvolution. A côté des formes cérébrales pures on a observé également des scléroses cérébelleuses et bulbo-protubérantielles. Quelle que soit la région touchée, l'hyperplasie névroglique envahit surtout l'écorce, mais la substance blanche est également atteinte. Les circonvolutions atrophiées ont un aspect spécial : elles sont réduites dans toutes leurs dimensions et paraissent comme desséchées (microgyrie) : on les a comparées à des lames de couteau, des feuilles de parchemin etc, de sorte que les surfaces scléreuses des circonvolutions semblent déprimées rétractées par rapport aux circonvolutions saines. Leur coloration est pâle, leur surface lisse. Leur consistance est variable, mais en général elle est augmentée et peut même être très ferme. Dans la plupart des cas, même si les circonvolutions sont très atrophiées, les sillons et scissures persistent et souvent sont plus largement ouverts que normalement.

L'atrophie des circonvolutions cérébrales entraîne ordinairement un certain degré de microcéphalie. Lorsque la sclérose est unilatérale, elle s'accompagne d'une asymétrie crânienne avec dépression unilatérale. Les lésions secondaires atteignent principalement les troncs nerveux et les membres paralysés qui sont atrophiés ; le cuir chevelu plus épais recouvre un crâne généralement éburné et aminci dont les sutures ne sont pas soudées et souvent sont déviées. Les méninges ne sont pas adhérentes à l'écorce ; on a remarqué en outre la distension des espaces sous-arachnoïdiens par une grande quantité de liquide, que l'on peut attribuer à des lésions des plexus choroïdes.

Microscopiquement les lésions de la sclérose cérébrale atrophique sont encore mal connues. Pierre Marie a constaté que dans la substance grise, les cellules, les noyaux, les fibrilles de la névroglie qui devient compacte et végétante, sont les premiers atteints. Le point de départ de ces fibrilles volumineuses disposées en faisceaux, en reticulum, est autour des capillaires. De là les bandes scléreuses s'étendent dans la substance grise en formant soit un réseau à mailles étroites interceptant des espaces vides, soit des travées scléreuses criblées de trous vasculaires (Richardière). Si la sclérose a le temps d'évoluer et d'envahir tout un lobe il se forme dans la névroglie des cavités kystiques irrégulières conséquences probables d'une nécrose cellulaire. Dans quelques cas la sclérose coexiste avec des kystes assez étendus qui occupent la place des circonvolutions absentes.

Le parenchyme étouffé dans les mailles névrogliques est lui-même très altéré : il ne contient que quelques rares cellules nerveuses ne présentant qu'un petit nombre de corps chromatophiles.

2° *Sclérose tubéreuse.* — Macroscopiquement la sclérose tubéreuse se caractérise par la présence sur les circonvolutions et dans les corps opto-striés de nodosités sphériques disséminées, de dimensions variables, au nombre de 4 à 20 environ ; les îlots lisses, blanchâtres, n'adhèrent pas aux méninges, leur consistance élastique donne à la pression la sensation du caoutchouc. S'ils occupent l'écorce grise ils restent toujours superficiels ; s'ils occupent les corps opto-striés, ils siègent sur leur face ventriculaire. On trouve quelquefois de ces îlots de substance grise en plein centre ovale. A ces lésions de l'encéphale s'ajoutent parfois de l'hydrocéphalie, de l'encéphalite chronique.

Il arrive que ces masses prennent le caractère de néoplasme malin et peuvent se généraliser dans le cœur, la peau et les reins.

Microscopiquement la sclérose tubéreuse est constituée essentiellement par une hyperplasie névroglique très dense, disposée en fibrilles, en bouquets. La lésion progressant il se produit souvent des kystes. Il est très difficile de tracer une limite nette entre les zônes scléreuses et les régions voisines : la transition se fait insensiblement. Au début, il reste encore quelques éléments nerveux dans le parenchyme, mais ils se raréfient rapidement. Enfin, dans les plaques du centre ovale on a trouvé des cellules spéciales volumineuses, parfois agglomérées, ne présentant pas d'éléments chromatophiles et dont la nature est actuellement considérée comme néoplasique. Il s'agit alors de sarcomes névrogliques ou de gliomes.

Étiologie. — La sclérose cérébrale primitive congénitale offre une étiologie des plus obscures. Parfois on note dans les antécédents des tares nerveuses, des accouchements laborieux, des naissances prématurées ; la question des encéphalites fœtales est difficile à élucider quant à leurs causes.

L'origine en est plus nette lorsque la sclérose apparaît à la suite soit de fièvres ou d'affections aiguës, soit d'hémorragie ou de ramollissement : dans ce cas elle n'apparaît que rarement après 4 ans.

Pathogénie. — L'obscurité de l'étiologie de la sclérose cérébrale ne permet de baser la pathogénie que sur des hypothèses qui diffèrent suivant les auteurs et suivant la sclérose envisagée.

1º *Sclérose atrophique.* — On a tout d'abord cru qu'elle était due à une malformation congénitale, à une agénésie ou dysgénésie cérébrale, mais on n'a pas tardé à constater la présence de corps granuleux indiquant un processus inflammatoire que cette théorie n'explique pas.

Certains ont alors pensé que cette sclérose névroglique était le reliquat d'hémorragies ou de ramollissements ; mais la sclérose primitive ne donne pas les mêmes lésions que la sclérose secondaire dans laquelle l'hyperplasie névroglique est peu dense, où l'on trouve de nombreux corps granuleux, où enfin le parenchyme est généralement intact.

Il en est de même de la sclérose cérébrale apparaissant à la suite d'encéphalites, de polioencéphalites aiguës.

Il faut donc admettre que la sclérose atrophique primitive est une encéphalite chronique d'emblée. Les uns avec Strümpell veulent que cette sclérose débute par le parenchyme, les autres avec Pierre Marie par les tissus interstitiels et péri-vasculaires. Ne faut-il pas plutôt admettre qu'elle évolue également, dans le même temps quoique lentement, dans le parenchyme et dans le tissu de soutien? C'est seulement ainsi qu'il est possible dans une certaine mesure d'expliquer l'énorme développement du tissu sclérosé ainsi que l'atrophie et la disparition des cellules nerveuses. Mais sous l'influence de quels agents toxiques ou infectieux se produisent de semblables altérations nous l'ignorons encore complètement.

2º *Sclérose tubéreuse.* — La sclérose hypertrophique ou tubéreuse semble d'une autre nature que la sclérose atrophique. Bourneville et Brissaud voulaient qu'elle fut inflammatoire, et considéraient les grandes cellules du centre ovale comme des cellules géantes. Actuellement on a tendance à rapprocher les tumeurs de la sclérose tubéreuse des tumeurs cancéreuses et à en faire des neurogliomes : on se base pour soutenir cette opinion sur l'abscence d'éléments d'inflammation, sur la ressemblance des cellules du centre ovale avec les neuroblastes, enfin sur la coïncidence fréquente de la sclérose tubéreuse avec d'autres tumeurs néoplasiques cardiaques, cutanées ou rénales. Nous ferons toutefois remarquer avec Brissaud que généralement les vraies gliomes sont uniques.

Symptomatologie. — La symptomatologie de la sclérose cérébrale ne lui appartient pas en propre : elle est commune à la plupart des encéphalites chroniques et des malformations cérébrales. Nous nous bornerons ici à signaler les points plus spéciaux : les principaux symptômes ayant été étudiés avec le syndrome de Little.

1º *Début.* — La sclérose cérébrale congénitale n'est généralement pas reconnue à la naissance et ce n'est souvent qu'au bout de plusieurs mois que l'on s'aperçoit de la paralysie d'un ou de plusieurs membres avec raideur ou que l'autopsie permet plus tard d'attribuer à la sclérose cérébrale.

La sclérose cérébrale secondaire peut débuter par des modes différents. Tantôt c'est à la suite d'une maladie aiguë ayant déterminé une encéphalite aiguë, ou d'une encéphalite primitive (polioencéphalite de Strümpell) que les symptômes de la sclérose cérébrale apparaissent. Tantôt encore elle débute par des convulsions généralisées ou partielles qui ne cessent pas pendant plusieurs jours, s'arrêtent pour reprendre de nouveau après un laps de temps plus ou moins long. — La paralysie apparaît peu à peu.

2º *Période d'état.* — A la période d'état la sclérose cérébrale est essentiellement constituée par des troubles nerveux qui en général lui sont communs avec les autres encéphalites chroniques.

Cependant les convulsions de la sclérose cérébrale auraient un caractère spécial : elles rappellent l'épilepsie et seraient précédées d'auras : mais il n'y a pas de cri initial et les morsures de la langue sont rares.

Dans d'autres cas les crises affectent le type de l'épilepsie jacksonienne.

3º *Les paralysies.* — Elles ne diffèrent pas des paralysies des autres encéphalites chroniques : le seul fait à signaler c'est leur constance au cours de la sclérose lobaire. D'abord flasques elles ne tardent pas à devenir spasmodiques.

Les réflexes sont dans la majorité des cas exagérés, mais ils peuvent être normaux.

Parmi les autres troubles nerveux les plus fréquemment signalés il y a lieu de noter l'athétose soit double, soit sous forme d'hémiathétose, et le strabisme.

4º *Troubles mentaux.* — La sclérose cérébrale pouvant être localisée à un très petit nombre de circonvolutions, on conçoit que l'intelligence puisse dans certains cas rester intacte. Mais le plus souvent les enfants ont des facultés psychiques très diminuées : la plupart sont imbéciles ou idiots : de sorte que la description clinique de la sclérose cérébrale rentre dans le tableau de l'idiotie. Les cas de sclérose tubéreuse ont toujours eu pour sujet des idiots comme ceux rapportés par Bourneville et Brissaud.

Marche. Pronostic. — La période de début de la maladie une fois passée et les paralysies installées, la sclérose cérébrale peut être suivie d'une survie prolongée, même jusqu'à une vieillesse avancée. Mais dans la majorité des cas ces malades n'offrent que peu de résistance aux infections et sont emportés par une maladie intercurrente. Parfois c'est au cours d'une crise éclamptique que la mort survient. De sorte que le pronostic de la sclérose cérébrale est grave non seulement par les troubles nerveux qu'elle détermine mais aussi par son retentissement sur l'état général de l'organisme.

Voici une observation typique de sclérose cérébrale (1).

Emilie G..., 18 mois, est amenée le 24 mai 1893 à l'hôpital des Enfants-malades, service du Dr Descroizilles que nous remplacions, parce qu'elle ne marche pas encore et parce qu'elle a les membres raides.

(1) *Journal de Clinique et de Thérapeutique infantiles*, 1er Novembre 1893, VARIOT et DANSEUX.

L'enfant présente un développement moyen pour son âge et n'a pas de déformations rachitiques.

Elle reste couchée sur le dos, presque inerte, les quatre membres sont ordinairement en flexion ; les jambes sont à demi fléchies sur les cuisses, les avant-bras sur les bras, les doigts dans la paume des mains.

Cette attitude n'est pas absolument fixe ; l'enfant étend ses membres de temps à autre, le plus souvent la jambe droite seulement ; elle exécute des mouvements avec le bras droit, le gauche restant immobile.

Si on veut étendre les segments de membre, on note une évidente contracture des fléchisseures.

A la face, il existe à droite un strabisme externe très prononcé avec léger ptosis.

Quand l'enfant crie, on note une légère parésie droite.

Le crâne ne présente pas de malformation apparente ; les sutures ne sont pas encore soudées, les pariétaux chevauchent un peu sur l'occipital.

Il n'y a que quatre incisives visibles, dont l'émail est noir et rayé de stries transversales profondes.

La déglutition est normale. La sensibilité est certainement très obtuse.

Il semble que l'enfant est aveugle, car aucun réflexe palpébral ne se produit lorsqu'on approche vivement la main des globes oculaires.

Le 8 juin, l'examen ophthalmoscopique pratiqué par le Dr Rouffinet donne le résultat suivant :

« Strabisme externe ; insensibilité complète de l'œil, léger ramollissement de la cornée ; myosis. Pas de tubercules de la choroïde : un peu de papillite, le fond de l'œil a l'aspect qu'on observe lorsqu'il y a du liquide épanché en grande quantité. Nature tuberculeuse probable. » L'autopsie n'a pas confirmé cette hypothèse.

La surdité paraît complète.

Nous n'avons pas noté de troubles trophiques à proprement parler du côté des membres ; il n'y a pas d'atrophie portant spécialement sur un côté du corps, ni sur un groupe de muscles.

Dans les derniers jours de la vie on note de la cyanose des extrémités à l'occasion des mouvements provoqués. Pas de lésions cardiaques.

L'enfant succombe le 9 juin sans qu'on ait constaté de lésions organiques prédominantes.

Le diagnostic de sclérose cérébrale porté pendant la vie a été vérifié à l'autopsie.

Autopsie. — Pas d'altération des viscères thoraciques et abdominaux.

Cavité crânienne. — Le chevauchement des pariétaux sur l'occipital est de 1 cm. 1/2. Les sutures ne sont pas soudées. La dure mère est très adhérente. Issue de liquide céphalo-rachidien abondant.

L'extraction du cerveau est laborieuse en raison de l'état de diffluence d'une partie de la pulpe cérébrale.

Hémisphère droit. Face interne. — La scissure callosomarginale est normale, mais la circonvolution du corps calleux à partir du genou et jusque dans la région du lobule para-central est tuméfiée, pâle, de consistance dure et comme ligneuse. Dans la région occipitale, en arrière, du coin, les circonvolutions sont anémiées et très dures au toucher.

Face externe. — Dans la région du pli courbe, les circonvolutions sont dures, mais le volume n'est pas modifié. Les lobes frontal et orbitaire sont normaux à la vue et au toucher. Les circonvolutions pariétales sont très fermes au toucher.

A la coupe, la première circonvolution frontale en arrière, présente une teinte très pâle contrastant avec la coloration grise des circonvolutions saines.

Dans les régions fronto-pariétales, on ne distingue presque plus d'écorce grise sur les coupes ; la substance blanche sous-jacente est extrêmement ferme à la partie supérieure.

Dans le lobe occipital, la substance grise a disparu par places et les lames de substance blanche, correspondant aux circonvolutions, sont très dures.

Hémisphère gauche. Face interne. — La première circonvolution frontale est indurée dans la région motrice. Induration semblable des circonvolutions occipitales. Pas d'atrophie notable de ces circonvolutions indurées.

Face externe. — La région frontale paraît intacte. L'induration ne commence que dans la région de la frontale ascendante.

En arrière des circonvolutions rolandiques, nous trouvons un grand kyste limité en dehors par la pie-mère épaissie et décollée et les circonvolutions entièrement dépouillées de leur substance grise et saillantes sous forme de lamelles blanc-jaunâtre très dures. Ce grand kyste occupe la région du pli courbe et une grande partie du lobe occipital. Ce qui reste de ce dernier est entièrement sclérosé et il est à peu près impossible de distinguer les circonvolutions les unes des autres.

Les coupes de la moelle épinière dans la région cervicale ne montrent rien d'anormal à l'œil nu.

Les altérations multiples que nous venons de décrire semblent se rapprocher de la forme de sclérose cérébrale dite hypertrophique par les neurologistes. En effet, les circonvolutions sclérosées, si dures au toucher, sont plutôt un peu tuméfiées qu'atrophiées dans notre observation. Or le plus souvent, au contraire, les circonvolutions sclérosées sont rapetissées, ratatinées, vermiculaires dans les formes les plus communes de la maladie.

La sclérose cérébrale hypertrophique, en quelque sorte, n'est peut-être pas formellement distincte de la sclérose atrophique la plus fréquemment observée. Elle n'est probablement qu'une des phases d'évolution du processus sclérosant total. Toujours est-il que dans la région du kyste, chez notre jeune enfant, les circonvolutions cérébrales présentant une sclérose très avancée, sont en même temps réduites de volume, lamelliformes, tandis qu'elles sont plutôt tuméfiées dans les autres régions sclérosées. En présence de ces variétés dans les altérations sur le même sujet, il paraît donc vraisemblable d'admettre que les deux formes de sclérose avec hypertrophie apparente ou avec atrophie des circonvolutions, ne sont pas fondamentalement distinctes au point de vue anatomique.

ENCÉPHALITES AIGUES

L'encéphalite aiguë a pris tardivement sa place dans le cadre de la nosologie infantile. Jusqu'à ces dernières années le terme d'encéphalite faisait surtout penser à une suppuration de l'encéphale et les signes d'irritation cérébrale que l'on observait étaient mis sur le compte d'une méningite et même, lorsque la ponction lombaire restait négative, on se hâtait trop de porter le diagnostic d'état méningitique, de méningisme.

Cependant l'encéphalite, est assez fréquent et cela se comprend puisque l'encéphale de l'enfant, celui du nourrisson en particulier, organe volumineux en voie de développement très rapide, à circulation riche et active est exposé plus que tout autre organe à des troubles et à des lésions morbides plus ou moins graves.

Ainsi l'encéphalite joue un rôle important dans la pathologie nerveuse de l'enfant puisqu'elle est à l'origine, comme nous le verrons plus loin, de troubles moteurs sensoriels et psychiques, qui pourront s'ils sont légers n'entraver en rien le développement physique et psychique de l'enfant ou au contraire en faire un pauvre être incurable, un idiot, un épileptique.

L'encéphalite a été étudiée par Huguenin, Parrot, Hayem, Raymond, Philippe et Cestan, Marie et Jendrassik, Richardière, Comby, etc.

Anatomie pathologique. — Parrot puis Hayem, Raymond avec Cestan et

Philippe ont décrit deux types histologiques d'encéphalite : l'un exceptionnel chez les jeunes enfants : le type hyperplastique — l'autre habituel : le type dégénératif.

Les lésions peuvent être localisées ou généralisées.

L'aspect macroscopique du cerveau dans les lésions généralisées n'est pas changé, il n'y a pas de destruction comme dans l'hémorragie cérébrale, peut-être ressemble-t-il aux lésions du ramollissement ischémique, mais dans l'encéphalite les lésions diffuses n'ont pas de rapport avec la distribution artérielle.

L'écorce couleur rosée, groseille, à un aspect injecté, piqueté. A la coupe, la surface de section brillante, molle, gélatineuse est rougeâtre ou bien jaunâtre dans les cas les plus anciens avec un piqueté hémorragique. Il existe des lésions méningées de voisinage et des lésions veineuses allant jusqu'à la thrombose des sinus.

La forme d'encéphalite à foyers limités est plus fréquente, on peut la trouver dans tous les segments de l'encéphale surtout dans la substance grise. Au bulbe dans le plancher du IVe ventricule, au mésocéphale dans la substance grise qui entoure l'aqueduc de Sylvius surtout dans le noyau de la IIIe paire ; au cervelet dans la substance grise ; au cerveau dans les noyaux gris centraux ou la substance grise périphérique.

Il peut aussi exister à côté de ces foyers de polioencéphalite, des foyers de leucoencéphalite.

L'encéphalite peut enfin s'associer à la poliomyélite et même à la polynévrite.

Au microscope comme le premier Parrot l'a montré, les veines sont surtout altérées : enflammées, thrombosées elles présentent des tuniques épaissies et distendues par une infiltration polynucléaire avec des nodules infectieux périphlébitiques. — Les artères sont moins profondément lésées,

Au voisinage des vaisseaux la névroglie est altérée, infiltrée et tuméfiée. Enfin et même à distance les cellules nerveuses peuvent être en chromatolyse ou bourrées de granulations, les fibres nerveuses démyélinisées. Le processus d'encéphalite aigu aboutit généralement à la sclérose cérébrale ce qui explique la permanence des troubles paralytiques. (V. Sclérose cérébrale).

Etiologie. — L'encéphalite aiguë existe pendant la vie intra-utérine et laisse alors pour séquelles certaines scléroses cérébrales.

Elle se rencontre assez fréquemment jusqu'à deux ans. Elle peut-être primitive ou s'observer dans le cours d'une maladie infectieuse ou se développer après elle.

Parmi les maladies accompagnées ou suivies d'encéphalite on trouve la rougeole, les fièvres éruptives, la grippe, la diphtérie, les oreillons, la coqueluche, le rhumatisme articulaire aigu, la pneumonie, la typhoïde et les affections intestinales, Parrot a bien montré la fréquence de l'encéphalite dans l'athrepsie.

La complication cérébrale s'observe même dans des maladies en apparence bénignes. M. Comby a signalé la possibilité de trouver à l'origine de l'encéphalite une intoxication, en particulier celle par l'oxyde de carbone.

Ces causes d'encéphalite s'exercent plus communément chez les enfants du deuxième âge, mais peuvent aussi intervenir chez les enfants du premier âge.

Il semble enfin qu'il existe une prédisposition individuelle, certains enfants à hérédité nerveuse chargée étant plus exposés que d'autres à faire des localisations cérébrales.

Peut-on mettre en cause dans les formes primitives un agent causal voisin ou identique à celui de la polyomyélite épidémique ? Il est impossible à l'heure actuelle de résoudre ce problème.

On n'a pas signalé de cas d'encéphalite léthargique au dessous de deux ans.

Symptomatologie. — L'encéphalite aiguë chez le nourrisson évolue en général en trois périodes : convulsive, spasmo-paralytique, comateuse.

Les convulsions sont le début habituel de l'encéphalite, généralisées ou localisées souvent épileptiformes; elles peuvent se reproduire plusieurs fois et même il peut exister un véritable état de mal épileptique persistant plusieurs jours.

A ces convulsions succèdent immédiatement des paralysies, flasques ou plus souvent spasmodiques. Le type hémiplégique est fréquent, il s'accompagne alors d'exagération des réflexes, de signe de Babinski positif et plus tard de contractures permanentes.

Cette paralysie flasque ou spasmodique peut disparaître en quelques jours, en quelques semaines ou persister, et il est probable que certaines hémiplégies spastiques de l'enfance ne sont que le reliquat d'encéphalites aiguës.

Ces paralysies, ces contractures peuvent se limiter à un membre, à la face, à un nerf crânien ou bien être généralisées.

Des tremblements variés à type choréique ou athétosique, ou ressemblant même à la sclérose en plaque viennent se surajouter aux phénomènes spasmodiques.

En même temps que ces phénomènes dus aux lésions encéphaliques, on observe une ascension thermique considérable 40 et 41°, des vomissements, une torpeur progressive qui indiquera le début de la dernière période de la maladie.

L'enfant est alors dans une hypotonie ou une contracture généralisée en pleine torpeur, la succion et la déglutition sont impossibles, puis surviennent des troubles respiratoires, souvent à rythme de Cheynes-Stokes et en quelques jours, une semaine au plus l'enfant est enlevé par l'encéphalite.

Cette terminaison est heureusement rare et nombreuses sont les formes bénignes ou de moyenne intensité.

Souvent en effet au cours d'une maladie infectieuse surviennent des convulsions, des accidents spasmo-paralytiques, de courte durée et jamais suivis de séquelles, il est vraisemblable que le cerveau a été légèrement touché par la maladie ou seulement dans une zône neutre.

Au contraire si le cerveau vient à être lésé dans une zône motrice, apparaissent les formes que, suivant leur localisation, on a pu désigner sous le nom de *formes bulbo-protubérantielles*, où la paralysie glosso-lobio-laryngée est parfois observée et qui revêtent ainsi l'aspect de paralysie pseudo-bulbaire.

La mésencéphalite aiguë existe assez fréquemment, les phénomènes oculaires seront alors la signature de la localisation des lésions et se traduisent par une ophthalmoplégie nucléaire double, du nystagmus.

Une encéphalite aiguë peut guérir sans laisser de traces, mais souvent elle laisse après elle des troubles que jadis on mettait sur le compte d'une méningite.

D'abord des troubles moteurs dont nous avons signalé la fréquence : monoplégies, hémiplégies, diplégies flasques ou plus souvent spasmodiques. A ces troubles moteurs on doit rattacher certaines épilepsies dites essentielles ainsi que bon nombre de choréo-athétoses, et même de scléroses en plaques.

D'autrefois, comme l'a montré M. Richardière, la sclérose cérébrale étant plus étendue, aux troubles moteurs s'associent des troubles intellectuels, agitation maniaque, arriération mentale, idiotie plus ou moins complète. L'instinct même peut être touché tel le cas de ce bébé de quelques mois, cité par M. Comby qui non seulement avait désappris à téter, mais encore avait perdu l'habitude de téter son pouce.

Le *pronostic* varie donc suivant les formes de la maladie, suivant l'atteinte plus ou moins étendue ou profonde du cerveau. S'il ne faut pas oublier que quelle que soit la gravité des accidents du début on peut toujours espérer une guérison, cependant il faudra penser à la possibilité de séquelles motrices ou intellectuelles, qui constitueront des tares indélibiles.

Diagnostic. — Lorsqu'au cours d'une maladie infectieuse, ou même subitement, on verra survenir une aggravation brusque des phénomènes généraux, avec des signes d'irritation cérébrale diffuse, puis des symptômes en foyers, paralysies ou contractures, et lorsque la ponction lombaire ne révélera aucune réaction méningée, le diagnostic d'encéphalite pourra se poser.

Cliniquement, à la première phase, les symptômes consisteront surtout en convulsions et étant donné la multiplicité des causes de l'éclampsie infantile, il faudra attendre l'évolution des accidents avant de formuler une conclusion.

Les lésions en foyers de l'encéphale, rares chez le nourrisson, tumeurs, hémorragies, ramollissement, ont une symptomatologie spéciale qui permettront de les différencier.

Il n'en est pas de même des méningites tuberculeuses et bactériennes, la cérébro-spinale en particulier et des méningo encéphalites.

Certes dans les méningites, la raideur de la nuque, le Kernig, les vomissements, la constipation, la céphalalgie, la raie méningitique, l'hyperesthésie, la photophobie, les irrégularités du pouls et de la respiration sont des signes precieux.

Mais il est des cas où, seule, la ponction lombaire lèvera les doutes. Dans l'encéphalite aiguë, le liquide céphalo-rachidien n'est pas altéré, il ne contient ni lymphocytes ni polynucléaires, tandis que la lymphocytose est la règle dans les accidents méningés tuberculeux et syphilitiques, la polynucléose dans les méningites bactériennes.

Dans les hémorragies méningées assez fréquentes chez les jeunes nourrissons surtout après les traumatismes obstétricaux, la symptomatologie peut rappeler celle de l'encéphalite, mais le liquide céphalo-rachidien retiré par ponction lombaire sera franchement hématique, tandis que si, dans quelques cas d'encéphalite on trouve des hématies dans le liquide céphalo-rachidien, elles sont en très petit nombre.

L'encéphalite aiguë peut s'observer au cours d'une épidémie de poliomyélite antérieure aiguë et même l'association des deux localisations a été signalée.

Le traitement consistera en glace sur la tête, sangsue aux mastoïdes, lavements purgatifs, le calomel à doses fractionnées.

Bains tièdes à 35° d'une durée de 5 à 10 minutes, ou drap mouillé.

On emploiera au bésoin les lavements de bromure associés au chloral. Il faudra enfin nourrir à la cuiller les enfants qui viendront à éprouver des troubles de la succion.

ABCÈS DU CERVEAU

Les abcès du cerveau chez l'enfant considérés autrefois comme très rares et de diagnostic impossible tendent à prendre aujourd'hui une importance clinique particulière. Certes plus fréquents de 2 à 5 et de 10 à 15 ans, ils sont cependant observés chez les nourrissons et Holt en 1898 en rassemblait déjà 27 cas.

Etiologie. — Ils peuvent être d'origine métastatique et succéder à une infection générale, broncho-pneumonie, gangrène pulmonaire, tuberculose, abcès du poumon, fièvre typhoïde, pyodermie, infection ombilicale du nouveau-né, etc, il s'agit alors d'encéphalite suppurée avec abcès multiples.

Le plus souvent ils sont d'origine locale. Presque toujours c'est l'otite qui en est cause et à l'inverse de ce qui se produit dans la thrombose des sinus, c'est l'otite suppurée chronique et non pas l'otite aiguë ou le corps étranger de l'oreille.

Après les otites ce sont les traumatismes entraînant une fracture du crâne et en dernier lieu les sinusites, l'ostéite crânienne, l'ophthalmie purulente, les méningites, etc.

Dans le pus on a rencontré les microbes les plus divers ; il n'y a pas d'agent ayant une spécificité quelconque.

Anatomie pathologique. — Les abcès peuvent siéger dans toutes les régions du cerveau, ils sont plus fréquents dans la zône temporale, ce qui s'explique par le voisinage de l'oreille. Au nombre de 1 à 3, exceptionnellement de 11 à 15 comme dans un cas que nous avons observé. De volume très variable : noisette, œuf de poule, ou abcès miliaire.

Leur forme est variable, ils contiennent un pus bien lié, avec ou sans odeur, quelquefois sanguinolent, ils sont nettement encapsulés par une membrane pyogénique et une capsule due à la réaction cérébrale. Cette collection peut s'ouvrir dans les ventricules, les espaces sous-anachnoïdiens et même, chez les nourrissons, à la grande fontanelle.

Les abcès peuvent déterminer dans leur voisinage de l'œdème, du ramollissement du cerveau ; les méninges, le plus souvent intactes, peuvent être lésées et, dans un cas, nous avons trouvé le liquide céphalo-rachidien hémorragique.

L'encéphalite aiguë primitive peut s'enkyster, la paroi de la poche est faite de lames concentriques dans l'intervalle desquelles se trouvent d'abondantes cellules rondes ou fusiformes. Le pus contient des polynucléaires, des hématies et des cristaux d'hématoïdine. Les abcès temporaux d'origine otique communiquent souvent par une fistule avec le siège de la suppuration otitique.

Les abcès du cervelet sont très rares chez le jeune enfant.

Unique le plus souvent l'abcès cérébelleux peut n'être pas enkysté, il s'accompagne souvent de thrombose du sinus latéral.

Les abcès bulbo-protubérantiels sont très rares.

Symptomatologie. — Les abcès du cerveau peuvent rester latents et être une trouvaille d'autopsie, d'autre fois évoluer comme une tumeur cérébrale, mais le plus souvent ils se manifestent par une marche en trois étapes qui est pathognomonique, lorsqu'elle est constatée chez le jeune enfant.

La première phase se caractérise par une fièvre élevée et des troubles de réaction encéphaliques divers, céphalée, vomissements, convulsions, accès épileptiformes, contractures, — ou au contraire somnolence, torpeur, coma. — Ces troubles peuvent aboutir rapidement à la mort ou s'atténuer et alors commence la seconde phase.

C'est la période latente, les signes sont très atténués ou ont même disparu, cette période qui dépasse rarement un an dans les abcès otitiques peut durer des années.

La période terminale est au contraire très courte, les signes de réaction méningo-encéphalique réapparaissent : céphalée localisée réveillée par la pression locale, pouls lent et irrégulier, vomissements, convulsions, troubles intellectuels se rapprochant de la cérébration lente puis quelquefois le coma s'installe.

Cette marche en trois périodes est rare chez le nourrisson et la maladie est limitée à la première période.

Le crâne du nourrisson peut dès le début augmenter brusquement de volume, les fontanelles se distendent et dans quelques cas deviennent pulsatiles, l'abcès peut s'ouvrir à leur niveau après une période convulsive. La mort survient dans le coma en quelques jours. Souvent aussi la maladie évolue avec la symptomatologie d'une méningite aiguë ou d'une hydrocéphalie.

Il peut se produire d'ailleurs des complications méningées et la ponction lombaire a pu ramener d'abord un liquide hémorragique puis purulent. En général on ne peut se baser sur le résultat de la ponction lombaire pour faire le diagnostic d'abcès du cerveau ; dans un cas ou le cerveau était farci de petits abcès la ponction lombaire était négative.

Diagnostic. — Le diagnostic est souvent très difficile, il faut rechercher les antécédents, otites, traumatismes, métastases.

On ne confondra pas l'abcès du cerveau avec une tumeur cérébrale; cependant dans les cas à marche lente l'existence des signes communs aux deux affections en rend le diagnostic malaisé.

La thrombose des sinus a des caractères spéciaux d'évolution mais elle peut coexister avec un abcès. Les méningites ont une marche plus rapide, mais il est des cas où l'abcès se complique de phénomènes méningo-spinaux et le diagnostic est à peu près impossible. Dans le cas d'abcès simple il n'y a pas de réaction du liquide céphalo-rochidien.

Le diagnostic topographique est difficile à faire chez l'enfant, en principe on peut penser surtout à deux variétés d'abcès : l'abcès temporal le plus fréquent et l'abcès cérébelleux. Mais les signes qui permettent la topographie exacte de l'abcès restent souvent douteux surtout dans le premier âge, d'où la difficulté de l'intervention opératoire qui a cependant donné des succès.

THROMBO-PHLÉBITE DES SINUS DE LA DURE-MÈRE

La thrombose des vaisseaux étant secondaire à une lésion vasculaire, on désigne plus volontiers la thrombose des sinus de la dure mère sous le nom de thrombo-phlébite. C'est une affection assez fréquente chez l'enfant du premier âge puisque 14 % des cas observés entre 0 et 10 ans l'ont été dans les deux premières années de la vie.

Etiologie. — La phlébite apparaît au cours d'une maladie générale ou consécutivement à une lésion d'un organe voisin; elle est toujours due à une infection microbienne.

Elle apparaît surtout au cours d'une affection générale — à la période terminale des maladies cachectisantes, athrepsie de Parrot, tuberculose, suppurations prolongées. On a pu incriminer la syphilis héréditaire, le rachitisme ; une infection aiguë générale peut aussi amener la phlébite : gastro-entérite aiguë, broncho-pneumonie, fièvres éruptive, diphtérie.

Les lésions de voisinage peuvent déterminer la phlébite. Ce sont les lésions de la face, des cavités buccale et pharyngée en particulier de la cavité orbitaire des fosses nasales et des sinus, les adénites suppurées du cou.

Mais parmi ces lésions de voisinage il en est une très importante, l'otite moyenne aiguë, qu'elle soit primitive ou secondaire à une infection générale. Si bien que l'otite moyenne est de toutes les causes de phlébite des sinus la plus fréquente. Parrot a bien spécifié la fréquence des thromboses dans l'athrepsie.

Enfin les méningites peuvent intervenir comme cause.

Pathogénie. — On n'invoque plus aujourd'hui les causes mécaniques seules pour expliquer la production du caillot. Ces causes, ralentissement du courant sanguin dû à l'état cachectique de l'enfant et à son décubitus horizontal, au défaut d'élasticité des parois, à la faiblesse des contractions du cœur, peuvent favoriser la localisation des thromboses, mais il existe toujours une infection qui produit l'inflammation de la paroi des sinus.

Divers microbes ont été trouvés : streptocoque surtout, plus rarement, pneumocoque, staphylocoque, coli-bacille, bacille de Koch, anaérobies.

Anatomie pathologique. — En ouvrant le crâne on aperçoit la dure-mère brune ou même noire. Après son incision, le cerveau apparaît très vascularisé, rouge ou noir avec les veines et les veinules qui dessinent des arborisations à la surface et dans les intervalles des circonvolutions.

En général cette hyperhémie et cette vascularisation sont localisées au voisinage du sinus atteint. « S'il existe un thrombus dans le sinus longitudinal supérieur, des cylindres noirâtres et élastiques sortent des veines de la convexité du cerveau et restent appendus comme des lombrics » (Hutinel). Le cerveau enlevé, les sinus apparaissent en saillie. Ils sont fermes, rénitents à la pression.

Le sinus latéral est le plus souvent atteint, et ordinairement le droit — qui s'enfonce plus qu'à gauche dans le rocher et dans la mastoïde. — Plus rarement le sinus caverneux ou le sinus longitudinal supérieur. Mais tous les sinus et toutes les veines efférentes et afférentes peuvent être thrombosées. La jugulaire interne est aussi atteinte.

À l'intérieur du sinus le caillot qui se prolonge dans les sinus ou les veines voisines est composé de deux parties : le caillot primitif blanc jaunâtre adhérent à la paroi au niveau de la lésion inflammatoire, assez friable, stratifié à la coupe, alternativement blanc et rouge.

Le caillot secondaire rouge ou noir prolonge le caillot primitif, il n'adhère plus à la paroi des vaisseaux, il est cylindrique ; son extrémité est libre et flottante.

Les caillots peuvent être multiples, ramollis et purulents.

La paroi du sinus est épaissie au point où se trouve le thrombus ; la tunique interne est dépolie ou même végétante. Les autres tuniques sont souvent infiltrées d'éléments inflammatoires et peuvent être nécrosées ou perforées.

Les méninges sont le siège d'une hyperhémie passive ou d'un œdème, quelquefois d'hémorragies ou même de méningite purulente.

Le cerveau peut être hyperhémié ; à un degré plus avancé, il existe de petits foyers hémorragiques, ou enfin de gros foyers remplis de sang ou de sérosité, c'est le ramollissement rouge de Parrot.

Quelquefois les foyers peuvent suppurer et former de véritables abcès.

Les os voisins peuvent être atteints et nécrosés.

La jugulaire thrombosée amène une infection des ganglions voisins.

Enfin le caillot peut se fragmenter, se rompre et donner naissance à des embolies pulmonaires simples ou suppurées.

Symptomatologie. — Aux signes de l'infection générale cause de la thrombophlébite viennent s'ajouter des signes d'irritation cortico-méningée, puis enfin des symptômes locaux caractéristiques de l'affection.

Les signes généraux de l'affection causale masquent ceux de la thrombophlébite ; on pense à une septicémie ; une poussée thermique considérable, 40° et plus, des frissons, des sueurs, de la dyspnée, des hémorragies précédant la mort par affaiblissement cardiaque sont habituels dans ces circonstances.

Si la thrombose est due à une lésion de voisinage, à une otite ou à une sinusite préexistantes, on aura l'attention attirée par la fièvre élevée, la réaction méningée, les vomissements, l'agitation, le délire, la raideur de la nuque, les convulsions, la céphalalgie. Quelquefois même le coma peut être le premier symptôme. Si on ignore l'existence de l'otite, la fièvre, la stupeur, la céphalalgie, la diarrhée, les épistaxis pourront faire songer à une affection à forme typhoïde.

Les symptômes de localisation, les seuls caractéristiques, relèvent de la gêne circulatoire et de la lésion des nerfs crâniens en rapport avec le sinus atteint.

La thrombose du sinus latéral se reconnaît d'abord par une douleur à la pression, au niveau du point d'émergence de la veine mastoïdienne, dans l'angle rétro-maxillaire, le long du sterno-mastoïdien — puis la mastoïde entière devient douloureuse; elle est le siège d'un œdème dur, violacé ; la jugulaire interne n'est plus le siège du souffle veineux profond qui persiste du côté sain.

On peut noter une paralysie de l'hypoglosse et du facial du spinal et du pneumogastrique. Quand l'infection s'est propagée à la jugulaire interne, le cou s'œdématie, la veine donne la sensation d'un cordon dur, les mouvements de la tête sont rendus impossibles par la douleur, les ganglions sont atteints.

La phlébite du sinus caverneux se caractérise par une stase de la veine ophthalmique visible à l'examen ophthalmique, avec œdème de la paupière, occlusion de l'œil, œdème conjonctival avec chémosis et exophthalmie. Les veines de la face et du front sont apparentes et dilatées. Les nerfs moteurs de l'œil sont lésés, et il existe du nystagmus, du strabisme, du ptosis, de la dilatation et de l'immobilité pupillaire.

La thrombose du sinus longitudinal supérieur entraîne une dilatation des veines et l'œdème du cuir chevelu et du front, accompagnés d'un élargissement de la fontanelle antérieure.

Chez les enfants âgés de moins d'un an, il existe seulement un état de torpeur sans signes de localisation et la thrombose est une trouvaille d'autopsie. C'est une forme latente que Parrot avait déjà signalée et qui est à distinguer des formes somnolentes de la méningite tuberculeuse., ou des accidents azotémiques.

Evolution. — La mort est la conséquence habituelle de la phlébite, elle peut être amenée aussi par une complication, méningite, abcès du cerveau, métastases diverses, pulmonaires surtout. La guérison est rare. La thrombo-phlébite pourrait déterminer des scléroses cérébrales avec ou sans hydrocéphalie.

Ce n'est que lorsque les signes de localisation se rencontrent qu'on peut faire le diagnostic. Il faut distinguer la phlébite des sinus, de l'abcès cérébral, de l'abcès extra-dural et de la méningite suppurée diffuse. La phlébite des sinus sans complication méningée ne détermine pas ordinairement de réaction cytologique décelable par la ponction lombaire. Bien que fréquente chez le nourrisson, elle est obscure et reste bien souvent latente suivant la remarque de Parrot qui a bien étudié ces accidents.

Traitement. — Lorsque le siège de la thrombo-phlébite a pu être précisé, le traitement chirurgical est le seul efficace.

TUMEURS DE L'ENCÉPHALE

En dehors des tuberculomes, les tumeurs de l'encéphale sont très rares dans le premier âge. Du moins leur évolution insidieuse les fait elle souvent méconnaître pendant la vie.

Anatomie pathologique. — Les tuberculomes sont bien connus.

Ils siègent surtout dans le cervelet, la protubérance, le pédoncule, on les rencontre aussi dans l'épaisseur des circonvolutions cérébrales ; tantôt superficiels, tantôt profonds, ils sont le plus souvent multiples. Leur volume très variable est parfois considérable. Le point de départ est généralement la gaîne des vaisseaux ; ils se développent progressivement, de sorte que le centre est caséifié quand la périphérie est encore de consistance dure et se limite de façon précise.

Les tuberculomes s'observent exceptionnellement sans autres lésions viscérales de même nature. Ils entraînent la mort par extension aux méninges. La tumeur sous-jacente qui a évolué silencieusement en général est révélée par l'autopsie.

Après le tuberculome, le gliôme est la tumeur la plus fréquemment observée. Il a les mêmes sièges de prédilection, mais il est le plus souvent unique ; il tend à envahir le tissu voisin, à se substituer aux diverses parties de l'encéphale. Le centre se ramollit par dégénérescence graisseuse et à la longue le gliôme peut devenir entièrement kystique. Des raptus hémorragiques surviennent au cours de cette évolution et paraissent expliquer l'apparition des attaques convulsives.

Le sarcome est beaucoup plus rare. Il en est de même des kystes, des carcinômes. Comby rapporte un cas d'épithléiome des plexus choroïdes, du volume d'une mandarine, ayant entraîné l'hydrocéphalie. Dans un cas de Joukowski se terminant de la même façon, la tumeur siégeait au niveau de la glande pinéale, était grosse comme une amande et comprimait l'aqueduc de Sylvius. On a trouvé une tumeur du cerveau chez un enfant de 23 jours.

D'ailleurs certaines tumeurs de la pinéale et de l'hypophyse sont des tératomes et peuvent à ce titre se développer dès les premières années.

Les gommes cérébrales sont relativement peu communes dans le premier âge.

Symptomatologie. — Ces tumeurs évoluent en général de façon insidieuse. C'est le cas des tuberculomes qui ne se révèlent qu'à l'autopsie de sujets morts de méningite.

Ailleurs ce sont des convulsions violentes qui marquent le début de la maladie. Nobécourt et Voisin rapportent le cas d'une fillette de neuf mois qui tomba subitement dans le coma, puis fut prise de convulsions avec troubles respiratoires et circulatoires et mourut 60 heures après le début des accidents. On trouva à l'autopsie en plus de la méningite deux tubercules gros comme une petite noix.

Un enfant de 14 mois, présenta des signes d'épilepsie jacksonienne relevant d'une méningite en plaque du lobule paracentral ; un tubercule du cervelet du volume d'une noisette, au-dessus du toit du 4e ventricule, était resté absolument latent.

Mais l'évolution est habituellement moins brutale et la tumeur cérébrale, quoique très difficile à déceler, se traduit par des signes progressifs de compression, avec gêne de la circulation du sang, ou du liquide céphalo-rachidien. Les troncs nerveux, principalement les nerfs optiques ou acoustiques, peuvent aussi être comprimés.

On comprend aisément que dans le premier âge la révélation de ces troubles reste longtemps imprécise. Chez un enfant qui maigrit, à l'aspect souffreteux, toujours dans un état de demi torpeur, qui porte sans cesse la main à la tête, avec une céphalée rebelle on pourra suspecter un néoplasme. La céphalée s'exaspère par moments, l'enfant pousse de faibles gémissements plaintifs qu'entrecoupent des cris douloureux et stridents, cris hydrencéphaliques, à tonalité bien spéciale . Puis ce sont des vomissements intermittents. vomissements explosifs, sans effort, vomissements cérébraux. Les convulsions surviennent à leur tour, soit généralisées, soit circonscrites.

Devant cette évolution, on croit au début d'une méningite tuberculeuse et cependant l'enfant n'a pas de fièvre, pas de signes de Kernig, pas de contracture vraie et retrouve le calme dans l'intervalle des exacerbations.

La ponction lombaire donne issue à un liquide généralement hypertendu, mais très clair, sans réaction cytologique ou avec réaction presque nulle.

On est alors en droit de suspecter le développement d'une tumeur cérébrale et rechercher tous les signes d'une compression intra-crânienne:

La tumeur cérébrale peut encore se manifester par le développement d'une hydrocéphalie progressive. Rilliet et Barthez en signalent plusieurs cas où la mort est survenue dans le cinquième mois, ailleurs aux 6e, 7e, 11e, 16e mois, et même après plusieurs années de maladie. Il s'agissait dans ces cas de tuberculomes du cerveau.

L'hypertension intra-crânienne donne lieu à des troubles papillaires de la première importance. Aussi doit-on toujours dans les cas suspects procéder à l'examen du fond de l'œil. En dehors de la révélation de tubercules de la choroïde qui renseignerait d'emblée sur la nature de la lésion cérébrale, l'examen ophthalmoscopique fait constater un certain degré de stase et d'œdème de la papille ; mais, d'après Terrier, ce signe si essentiel est moins fréquent dans le premier âge, l'extensibilité plus grande du crâne contrebalançant l'hypertension. On peut noter de plus des troubles paralytiques de la musculature oculaire : paralysie des moteurs oculaires commun et externe, pathétique. Enfin des altérations pupillaires, l'apparition d'une exophthalmie progressive tra-

duisent indirectement la compression des troncs nerveux ou la simple hypertension intra-crânienne. Nous avons vu une tumeur volumineuse, probablement un gliome, déterminer une grande exophtalmie avec dislocation des os
du crâne au niveau des sutures fronto-pariétales. Les troubles de l'équilibre
si habituels dans les tumeurs de la région cérébelleuse sont d'une constatation
bien difficile au-dessous de deux ans.

Pronostic. — Les tumeurs cérébrales sont d'une gravité extrême dans tous
les cas.

Diagnostic. — Le diagnostic, dans le premier âge, est fort délicat.

Ou bien la tumeur évolue sourdement et n'est révélée qu'à l'autopsie.

Ou bien elle donne lieu à un syndrome d'hypertension intra-crânienne qui
peut se présenter en dehors de toute tumeur.

La ponction lombaire et l'examen du fond de l'œil sont les véritables moyens
de diagnostic.

En règle générale la ponction lombaire donne issue à un liquide hypertendu,
clair, sans réaction cellulaire. Mais ce n'est pas une règle absolue ; il peut y
avoir quelques lymphocytes en nombre variable, mais suffisant pour faire
suspecter une méningite tuberculeuse. Dans ces cas, la recherche du bacille de
Koch est le seul élément de diagnostic précis. On a attiré l'attention
sur les modifications chimiques du liquide céphalo-rachidien dans les tumeurs
du cerveau et on a noté l'hyperglycosie, la diminution des chlorures et une légère
hyperalbuminose.

Nous avons vu les renseignements de haute importance fournis par l'examen
du fond de l'œil : stase et œdème papillaires sont révélateurs de l'hypertension
intra-crânienne.

Malgré ces données si précieuses, le diagnostic peut rester fort difficile avec
diverses affections qui entraînent cette même hypertension.

C'est le cas des abcès du cerveau dont l'évolution peut rester longtemps
apyrétique. Les circonstances étiologiques guideront le diagnostic, on recherchera dans le passé du malade une lésion suppurative de l'oreille moyenne,
des sinus, des parois du crâne, une pyohémie.

Certaines méningites séreuses aiguës, complications d'otite, de sinusite, ou
secondaires aux infections pulmonaires ou intestinales, sont plus aisées à distinguer en raison de leur brève durée.

Mais quand le processus lèse les cavités ventriculaires, plexus choroïde ou
épendyme, il peut par l'hydrocéphalie progressive qu'il détermine, laisser
croire au développement d'une tumeur cérébrale. A une phase plus avancée,
alors même que l'hydrocéphalie est définitive, le doute persiste encore sur son
caractère primitif ou secondaire à une tumeur sous-jacente.

Mais c'est surtout dans les cas à symptomatologie atténuée ou incomplète
que le diagnostic est fort difficile. On se basera sur l'aspect souffreteux de
l'enfant, la demi-torpeur, les cris spéciaux, signés d'une céphalée tenace, mais
on ne sera en droit de les attribuer à une tumeur cérébrale qu'après avoir
confronté les données de la ponction lombaire et de l'examen ophthalmoscopi-

que. Sinon on s'exposerait à attribuer au développement d'une tumeur intra-crânienne bien des troubles de dénutrition avec myasthénie et nervosisme exalté et qui guérissent à la longue avec un traitement approprié.

Le diagnostic du siège de la tumeur est à cet âge fort malaisé ; les signes de compression cérébrale dépendent presque exclusivement de l'hypertension intra-crânienne. Lorsque les centres moteurs sont intéressés, on analysera avec grand soin les phénomènes paralytiques.

Néanmoins la radiographie peut fournir parfois quelques indications. Certains auteurs ont cru pouvoir attribuer une valeur diagnostique dans les tumeurs de l'hypophyse à l'élargissement et à l'excavation de la selle turnique avec disparition totale ou partielle des apophyses clinoïdes. Il est douteux que dans le premier âge on puisse être aidé par cette donnée. Les tumeurs de la voûte donnent lieu à une déformation crânienne que la radiographie pourra préciser.

Les tumeurs de la profondeur du cerveau ne peuvent guère être décelées par l'examen radiologique. A peine permettra-t-il quelque soupçon.

Le diagnostic causal est également des plus difficiles. On songera en premier lieu à la nature tuberculeuse de la tumeur et on cherchera systématiquement d'autres signes d'imprégnation par le bacille de Koch ; on procédera à l'examen radiologique du thorax. On recherchera l'état des ganglions axillaires et inguinaux, etc... Quelquefois on pourra présumer l'origine syphilitique.

Traitement. — En présence d'un cas de tumeur cérébrale dans le premier âge, le seul traitement possible s'appliquera à lutter contre l'hypertension intra-crânienne. Des ponctions lombaires répétées, mais en ne retirant que peu de liquide à chaque fois et le petit malade restant couché, la ponction ventriculaire en dehors du sinus longitudinal, pourront amener une diminution des accidents compressifs. La trépanation décompressive reste une méthode chirurgicale bien dangereuse pour des enfants très jeunes. On devra toujours tenter le traitement mercuriel au cas où la lésion serait de nature syphitique.

HYDROCÉPHALIE ACQUISE

L'hydrocéphalie acquise est à distinguer de l'hydrocéphalie congénitale en ce qu'elle ne survient que dans les mois qui suivent la naissance. La distinction doit être parfois délicate, puisque l'hydrocéphalie congénitale peut rester longtemps latente et ne se manifester que tardivement ; mais elle s'accompagne de malformations cérébrales que l'on ne retrouve pas dans l'hydrocéphalie acquise.

Etiologie. — Les causes sont encore mal précisées. Pour Gaucher, l'hérédo-syphilis jouerait un rôle très important ; elle déterminerait des lésions épendymaires, optostriées et méningées et par ce processus l'hydrocéphalie. Cet auteur appuie son opinion sur la curabilité par le traitement mercuriel et l'association fréquente d'accidents cutanés ou muqueux.

D'une façon générale on incrimine comme cause de l'hydrocéphalie certaines maladies infectieuses et tout spécialement les infections gastro-intestinales, agissant par des modes variés : thrombose et oblitération des sinus veineux du crâne, inflammation des méninges ventriculaires et hypersécrétion des plexus choroïdes. La méningite tuberculeuse détermine l'hydrocéphalie aiguë ; les tubercules cérébraux à évolution lente, quelquefois même les abcès interviennent en troublant la circulation cérébrale par compression. La pneumonie, la méningite à méningocoques, l'encéphalite aiguë ont été incriminées.

Anatomie pathologique. — Dans bien des cas la cause reste obscure. L'hydrocéphalie se caractérise par la dilatation progressive et parfois considérable des cavités ventriculaires, des ventricules latéraux principalement, 3e et quelquefois 4e ventricules. La quantité de liquide épanché varie de 200 grammes à 1 litre et parfois beaucoup plus. Sous cette influence la substance cérébrale peut être très réduite d'épaisseur et n'atteindre que 2 à 3 millimètres. Les circonvolutions sont aplaties, les sillons effacés. Le corps calleux est réduit à une mince lame atrophiée, le septum lucidum peut être rompu.

Le liquide épanché a les caractères du liquide céphalo-rachidien normal. C'est là un point essentiel qui caractérise l'hydrocéphalie, liée soit à une hypersécrétion choroïdienne, soit à un obstacle mécanique à la circulation. Quand le liquide est altéré dans sa composition, il ne s'agit plus d'hydrocéphalie pure mais de méningite à forme hydrocéphalique. Pendant la vie, la ponction lombaire permet donc déjà de distinguer ces deux variétés d'épanchement ventriculaire. Déjà les anciens auteurs Rilliet, Barthez et Sanné, avaient mis en lumière le rôle de l'épendymite ; les travaux histologiques d'Haushalter et Théry, de d'Astros, de Merle ont montré la fréquence des lésions vasculaires de la paroi épendymaire prédominant, sur celles des plexus choroïdes, mettant en évidence, dans la pathogénie de l'hydrocéphalie, le rôle de l'oblitération des espaces périvasculaires plus important peut-être que celui de l'hypersécrétion. Il faut avouer que nos connaissances sur le mécanisme physiologique de cette affection progressive sont encore peu avancées.

L'examen du crâne montre l'élargissement des fontanelles et des sutures, qui, après l'époque de leur fermeture, peuvent être disjointes, sous l'influence de la distension ; les bosses frontales et pariétales se confondent avec le reste de la voûte, donnant au crâne une forme globuleuse qui surplombe de toutes parts le massif facial et latéralement le rocher et la mastoïde. A l'intérieur, on note les mêmes effets de distension sur les os du crâne et leur atrophie consécutive avec amincissement qui les rend semblables à des lames de parchemin. L'augmentation de volume du crâne peut être énorme, sa circonférence peut atteindre 65 cent., mais dans le premier âge, il est rare qu'elle dépasse 55 cent.

Etude clinique. — Ce qui frappe en premier lieu, c'est le volume anormal du crâne. Plus ou moins accentué suivant le stade de l'évolution, il peut varier dans des proportions considérables. Le front d'une hauteur exagérée surplombe la face qui paraît par comparaison toute petite, minuscule, mais garde néanmoins ses dimensions normales. C'est le front olympien. Les fontanelles sont très larges, les sutures dépressibles et molles. La peau, tendue et fine, recouverte de rares cheveux très fins, laisse transparaître le réseau veineux, saillant en plusieurs endroits, notamment dans la région temporale.

L'occiput est proéminent avec tendance à devenir horizontal. Souvent les paupières inférieures recouvrent en partie les yeux, qui, enfoncés, dans les orbites semblent ne plus voir que les objets se trouvant dans la région visuelle supérieure.

Le poids considérable du liquide épanché pouvant varier de 100 gr. à plusieurs kilos, rend la tête ballante, et il faut avoir grand soin de la soulever en prenant l'enfant. La compression de toutes les parties du cerveau déterminant les lésions les plus variées, on constatera tantôt de la rigidité généralisée, le syndrome de Little, la chorée, l'athéthose, la paralysie sous ses différentes formes, tantôt de l'exophthalmie, du strabisme ou d'autres manifestations décelant l'atteinte des centres visuels.

Quoiqu'on connaisse des cas de grande hydrocéphalie où l'intelligence reste conservée, on note généralement une arriération mentale pouvant aller jusqu'à l'idiotie la plus profonde. Si l'épanchement a gagné le quatrième ventricule par l'aqueduc de Sylvius, une réaction bulbaire, la respiration approchant du type Cheyne-Stokes, les irrégularités du pouls peuvent en être la conséquence.

Les fonctions de l'ouïe paraissent rarement atteintes. Par contre la parole ne se développe qu'exceptionnellement et si l'enfant a parlé il perd bientôt cette faculté.

Cas aigus. — L'hydrocéphalie peut se développer très rapidement et simuler ainsi une méningite aiguë : élévation brusque de la température, convulsions, raideurs, vomissements en jet ; seule la ponction lombaire est susceptible dans ces cas de nous éclairer.

Cas subaigus. — Si le début est moins brutal, nous assistons à des phénomènes d'excitation cérébrale, diffuse. De même que dans la méningite tuberculeuse on note pendant des semaines le changement de caractère, l'agitation, la céphalée, la constipation, des vomissements en fusée, des convulsions ainsi que des troubles oculaires.

Là encore la ponction lombaire rend de grands services.

Puis, peu à peu, on s'aperçoit que la tête de l'enfant grossit, que les convulsions diminuent de fréquence. Les phénomènes aigus s'atténuent et si l'enfant survit, l'hydrocéphalie est définitive. Dans d'autres cas les accès éclamptiques se rapprochent, deviennent subintrants et sont suivis au bout d'un temps variable de coma et de mort.

Cas chroniques. — Dès lors apparaissent suivant la région où la compression s'exerce les syndromes secondaires associés ou combinés de diverses façons. On peut les diviser en trois groupes :

1° Syndromes spasmodiques.

2° Syndromes paralytiques et atrophiques.

3° Syndromes intellectuels.

Dans le premier groupe rentrent les convulsions externes et internes. Les contra·tures et les formes choréiques ne sont pas rares. Le syndrome de Little est fréquent ainsi que la rigidité généralisée.

Le second groupe comprend presque toutes les formes de la paralysie ; paralysies atteignant soit les membres, soit la face, des groupements musculaires ou des muscles isolés. La plupart des grands hydrocéphales lorsque le processus est arrêté et les fontanelles ossifiées, ont une atrophie des muscles des membres inférieurs, avec une impotence plus ou moins complète. Les troubles moteurs oculaires s'observent couramment.

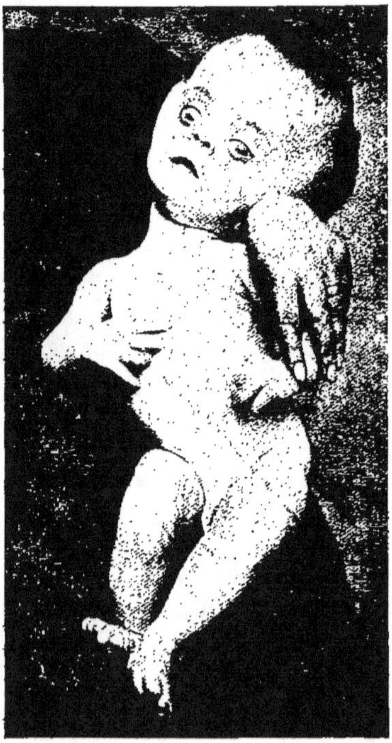

Quant aux syndromes intellectuels ils se manifestent surtout par la **débilité** mentale ou l'idiotie, sans que toutefois cette idiotie soit en rapport direct avec la quantité de liquide épanché. C'est surtout la localisation des lésions qui paraît présider au développement des différentes formes observées.

On est frappé du retentissement de l'hydrocéphalie sur le développement du tronc et des membres, aboutissant à une hypotrophie souvent considérable. Les auteurs classiques signalent bien des troubles de nutrition plus ou moins vagues au cours de cette maladie, mais on n'a pas encore précisé dans quelles mesures l'accroissement du tronc et des membres peut être ralenti pendant que le crâne subit une dilatation tout à fait anormale, liée à l'accumulation du liquide dans les cavités ventriculaires du cerveau. L'observation suivante recueillie dans notre service de l'Hospice des Enfants-Assistés (1) montre que l'hypotrophie du tronc et des membres peut être très prononcée.

Fig. 45.

Grande hydrocéphalie avec hypotrophie.

L..., Marcelle, 3 ans, grande hydrocéphalie et spina-bifida.
Circonférence cranienne : 71 cm.
Hauteur de la tête et du visage, du menton au haut du front : 27 cm.
Diamètre bipariétal : 20 cm.
Diamètre occipito-frontal : 22 cm.
Taille : 77 cm., au lieu de 84 cm., taille moyenne d'un enfant de 3 ans.
Poids : 12 kg. Ici le poids paraît normal, mais il faut tenir compte de la part prise par la tête dans le poids global ; de même pour la taille.
Cette hypotrophie porte aussi bien sur le tronc que sur les membres : circonférence thoracique : 45 cm. ; longueur du membre supérieur : 28 cm. ; longueur du membre inférieur : 31 cm. ; longueur du pied : 10 cm.

(1) VARIOT. — *Clinique Infantile*, 1er janvier 1908.

Cette enfant présente de plus une dystrophie portant sur certains systèmes organiques et surtout sur le squelette: les os sont grêles, les épiphyses radiales et chondrocostales tuméfiées, les tibias incurvés en S dans le sens antéro-postérieur.

Les ongles des orteils sont épaissis et s'exfolient. Deux eschares apparaissent, l'une très étendue à la région occipitale, l'autre au talon gauche.

L'autopsie révèle une grande hydrocéphalie ventriculaire. L'encéphale, après évacuation totale du liquide, a un poids à peu près normal pour cet âge: 1.150 gr. Après son extraction et la boîte crânienne vidée, le poids total du corps est de 7 kg. 20. En évaluant approximativement à un kilo le poids de la tête, il ne reste que 6 kg. à peine pour le tronc et les membres. Enfin nous avons pu calculer par différence la quantité contenue dans les ventricules et qui n'a pas été recueillie à l'ouverture du crâne.

Le poids de l'enfant pendant la vie étant de 12 kg., le poids total du corps et du cerveau s'élevant à 8 kg. 180 reste 3 kg. 380 pour le poids du liquide contenu dans les centres nerveux.

Ces constatations montrent :

1° Que, au cours de l'hydrocéphalie ventriculaire, l'accroissement du cerveau se fait lui-même, d'une manière tout à fait indépendante comme je l'ai déjà noté dans d'autres circonstances, et spécialement dans l'hypotrophie d'origine intestinale et chez les prématurés .

2° Que l'hypotrophie du tronc et des membres peut atteindre dans l'hydrocéphalie un degré parfois considérable.

Diagnostic. — Dans les cas légers ou encore peu avancés, seule la ponction lombaire fournit un élément de diagnostic valable. Le liquide céphalo-rachidien est clair, riche en chlorures, pauvre en albumine et sans éléments cellulaires. Il s'écoule en jet et indique de l'hypertension dans les espaces sous-arachnoïdiens. Ces caractères sont donc bien distincts de ceux du liquide prélevé dans les ponctions de méningite.

Par contre, dans les cas d'hydrocéphalie accusée, le diagnostic est facile. Il faut cependant pouvoir éliminer comme erreur possible le rachitisme crânien, les tumeurs cérébrales, l'hypertrophie du cerveau.

Pour le premier on recherchera les autres signes de rachitisme. D'ailleurs il faut observer que la constatation d'un léger degré d'hydrocéphalie n'est pas chose rare dans le rachitisme crânien accusé.

Bouchut insistait sur l'importance diagnostique de l'examen du fond de l'œil qui montre chez l'hydrocéphale une altération plus ou moins accusée de la papille. Les déformations du thorax et des membres aideront au diagnostic.

Les tumeurs cérébrales s'accompagnent presque toujours, de stase et d'œdème papillaires. D'autre part les symptômes seront localisés et en rapport avec le siège de la tumeur.

L'hypertrophie du cerveau, extrêmement rare, peut être confondue avec l'hydrocéphalie en raison de la similitude de ces caractères généraux. On sera guidé dans la voie du diagnostic par la dépression facile des fontanelles, la forme moins caractéristique du frontal ainsi que par la prédominance de la malformation au niveau de l'occipital.

Hydrocéphalie extrême. — C'est une forme rare se différenciant de la forme commune ou ventriculaire en ce que l'épanchement est sus-piemérien, enkysté dans les espaces sous-arachnoïdiens de la face convexe des hémisphères. C'est l'hydrocéphalie méningée de Bouchut. Legendre en a donné une excellente description et a fait remarquer l'importance qu'il fallait attacher à la teneur en albumine qui, très notable, contraste avec la quantité minime que l'on en trouve dans le liquide des hydrocephalies ventriculaires. Elle succède à une hémorragie méningée et se manifeste surtout par des signes de lésion locale : épilepsie jacksonienne, contractures, paralysies et troubles sensoriels.

Selon que le liquide est plus ou moins abondant, les parties sous-jacentes du cerveau seront plus ou moins comprimées. Elle peut être uni- ou bilatérale.

Traitement des hydrocéphalies. — Le traitement médical des hydrocéphalies n'a donné aucun résultat.

La compression a dû être abandonnée comme dangereuse, la révulsion n'a eu aucun effet favorable. Ce n'est que si la syphilis est en cause qu'il faut faire le traitement spécifique, auquel nous devons les quelques rares cas de guérison que la statistique nous signale.

La ponction lombaire, en permettant d'évacuer régulièrement une quantité importante de liquide, a permis soit d'améliorer et même de guérir quelques cas, soit d'en retarder l'évolution.

La ponction ventriculaire doit être abandonnée à cause de ses dangers et ne doit être pratiquée qu'en cas de non-communication du liquide ventriculaire avec le liquide rachidien. Elle se pratique en perforant la fontanelle, perpendiculairement et à 3 cm. en dehors de la ligne médiane. On pousse très lentement jusqu'à issue de liquide. L'enfant doit être dans le décubitus latéral. On n'évacuera que 50 cc. au plus en évitant d'aspirer avec une seringue.

Il est à remarquer que le liquide ventriculaire s'échappe *par le trocart en jet* saccadé dont la hauteur varie avec les mouvements respiratoires et surtout avec les efforts, la toux, etc.

La méthode évacuatrice par la ponction crânienne, qui était très périlleuse et ne donnait presque aucun succès, est abandonnée généralement.

MALFORMATIONS ET AGÉNÉSIE CÉRÉBRALES

Elles sont extrêmement communes. Un grand nombre d'entre elles ne sont pas compatibles avec la survie, telles l'anencéphalie totale, la cyclocéphalie qui sont plutôt du domaine de la tératologie. Nous nous bornerons à décrire sommairement les malformations de l'encéphale qu'on pourra rencontrer dans la pratique.

1º L'hydrocéphalie anencéphalique.

2º L'arrêt simple de développement et la microcéphalie.

3º L'hypoplasie congénitale du cervelet.

4º L'hypoplasie du centre de la parole probablement dans l'aphasie congénitale et la typhlolexie.

Enfin nous classons dans ce chapitre l'hypertrophie simple du cerveau qui est fort rare et paraît être congénitale et les encéphalocèles.

HYDROCÉPHALIE ANENCÉPHALIQUE ET CONGÉNITALE

Anatomie pathologique. — Nous en devons la connaissance surtout aux travaux de Cruveilhier qui a montré l'association à l'hydrocéphalie congénitale d'une anencéphalie plus ou moins complète, «anencéphalie hydrocéphalique» et a insisté sur la fréquence des cas où le volume du crâne est normal, voire même inférieur à la normale : micro-hydrocéphalie. « L'hydrocéphalie, dit Cruveilher, porte tantôt et plus ou moins complètement sur la voûte des ventricules et sur toutes les circonvolutions supérieures, la base de cet organe étant intacte, tantôt elle porte à la fois sur la base et sur la voûte ; le plus souvent le cerveau reste intact, d'autres fois il est lui-même détruit avec ou sans vestiges et même sur deux enfants morts-nés que j'ai eu l'occasion d'observer à la maternité, il n'existait ni cerveau, ni cervelet, ni protubérance proprement dite, mais simplement un noyau induré et amorphe sur la gouttière basilaire ; les enfants avaient un crâne extrêmement petit, les membranes arachnoïdes et pie-mère tapissées par une couche pulpeuse et grisâtre très mince revêtaient la surface interne du crâne. »

Etiologie et pathogénie. — L'hydrocéphalie congénitale peut reconnaître deux pathogénies différentes. Ou bien elle est surajoutée à une malformation cérébrale remontant aux premiers mois de la vie intra-utérine, elle est alors du domaine tératologique; il n'est pas rare de noter chez ces sujets d'autres malformations telles que pied-bot, bec-de-lièvre, spina bifida, imperforation anale ; — ou bien le cerveau n'est frappé qu'à une phase avancée de son développement. Les plexus choroïdes dont on connaît le rôle essentiel dans la nutrition cérébrale sont atteints par des agents infectieux et toxiques encore mal connus et réagissent par une hypersécrétion exagérée : les altérations épendymaires favorisent l'oblitération des voies de communication interventriculaire et l'hydrocéphalie peut devenir de ce fait progressive. On a incriminé la syphilis dans le déterminisme de ces lésions, mais l'inefficacité habituelle du traitement mercuriel autorise toutes les réserves.

Symptomatologie. — L'hydrocéphalie congénitale peut se manifester dès la naissance et constituer une cause grave de dystocie. Dans ce cas elle se révèle d'emblée par les dimensions anormales de la tête, l'amincissement des os du crâne, l'élargissement du lobe frontal, la distension des fontanelles, la circulation veineuse exagérée.

L'hydrocéphalie anencéphalique constitue une variété spéciale et peut exister sans déformation ni augmentation de volume du crâne. Nous avons rencontré deux cas de ce genre dans lesquels l'anomalie cérébrale était absolument latente et qui ont été des trouvailles d'autopsie. Il n'y avait aucun trouble moteur, aucun symptôme qui au premier abord permettait de soupçonner l'hydrocéphalie. — Peut-être à l'avenir les cas de ce genre ne passeront plus inaperçus si l'on recherche la transparence crânienne avec une forte source lumineuse interposée, comme l'a fait Bokäy. M. Chatelin a vérifié en France la valeur de cette méthode d'exploration. Le procédé consiste à placer à la chambre noire la tête de l'enfant devant une source lumineuse assez puissante pour que la cavité crânienne s'illumine dans toute son étendue. Tandis qu'à l'état normal la masse cérébrale est absolument imperméable aux rayons lumineux, dans l'anencéphalie avec hydrocéphalie associée on note au contraire une transparence nettement perceptible.

Voici une observation typique d'hydrocéphalie anencéphalique.

Malformation cérébrale avec agénésie du manteau. — Mort par hydrocéphalie (résumé) (1).

V. Gilbert, 15 jours, Poids : 2 kg. 420. Taille : 47 cm. 5, s'accroît dans les premières semaines très régulièrement. Revu à l'âge de 8 mois : Poids : 6 kg. 500 ; Taille : 64 cm. Grande hydrocéphalie. Périmètre crânien : 52 cm. Front considérablement augmenté en hauteur et en largeur. Fontanelle antérieure : 23 cm. de longueur sur 12 cm. de largeur, sans battements ni souffle. Fontanelle postérieure presque fermée. Amincissement notable des os du crâne. Circulation veineuse très développée. Yeux fortement repoussés en bas et en avant, présentant des mouvements de roulement continuels. Bouche constamment ouverte. Cris plaintifs, pas de mouvements convulsifs des membres, absence complète de contracture. Ponction lombaire répétée. Pression faible. Pas de leucocytose. Mort.

A l'autopsie, crâniotomie aux ciseaux ; dure-mère normale, faux du cerveau complète ; liquide abondant contenu dans une vaste poche limitée par les membranes internes. Des hémisphères cérébraux, il ne reste que les ganglions opto-striés sous forme de saillies ovoïdes ; en avant et en arrière de celles-ci quelques circonvolutions rudimentaires représentant les vestiges du manteau cérébral ; il manque donc la plus grande partie du manteau cérébral, circonvolutions et substance blanche du centre ovale, jusqu'au contact des masses grises centrales. Restent : en avant, la partie inférieure du lobe frontal gauche ainsi que son pôle antérieur avec les segments les plus antérieurs de ses circonvolutions internes et externes, au lobe frontal droit, la face orbitaire et une partie de la frontale interne ; en arrière, un résidu des circonvolutions internes et inférieures représentant approximativement cunéus, précunéus, lobe lingual, réduits à une mince lame sans replis. Conservation des corps opto-striés, et des pédoncules cérébraux ; protubérance annulaire aplatie, cervelet insuffisamment épais, bulbe rachidien privé de pyramides. Nerfs crâniens au complet.

A côté des cas où la malformation cérébrale porte sur la presque totalité de l'encéphale, il en est d'autres circonscrits à un seul côté, où l'hydrocéphalie prend un aspect kystique susceptible néanmoins par son volume d'en imposer pour une hydrocéphalie totale. L'observation suivante recueillie à l'Hospice des Enfants-Assistés dans notre service en est un exemple (2).

Hydrocéphalie kystique unilatérale causée par une malformation congénitale des hémisphères cérébraux, prédominante à gauche. (Résumé).

C.... G., 18 mois, poids : 4 kg. 700, taille : 61 cm., hypotrophique, présente un développement anormal de la tête avec déformation crânienne asymétrique. La grande circonférence de la tête est de 45 cm., dont 23 pour l'hémicrâne gauche et 22 pour le droit. A droite, le pariétal forme avec le temporal un angle de 130°, tandis qu'à gauche à cet angle se substitue une courbe arrondie. La bosse frontale gauche fait saillie en avant, l'occipitale gauche en arrière, le diamètre occipito-frontal est donc oblique. La fontanelle antérieure est ouverte,

(1) Observation de MM. Variot, Long et Roudinesco, *Société de Pédiatrie*, 15 Février 1910.
(2) Variot. Pironneau et Petit. *Clinique Infantile*, 15 Juillet 1910.

de 7 cm. et écarte par distension extrême surtout à gauche le pariétal et le frontal. Pas de disjonction occipito-pariétale, pas de crânio-tabes. Le massif facial est comparativement très réduit ; les yeux sont exorbités, surtout à gauche avec strabisme intermittent et nystagmus léger.

On note, par ailleurs, associés à une grande hypotrophie, des stigmates nombreux de rachitisme accusés du thorax et des membres.

Mort. Autopsie. — A l'incision de la dure-mère s'échappe une quantité de liquide céphalo-rachidien limpide évalué à 640 cc., libérant ainsi une cavité occupant en grande partie la place de l'hémisphère gauche très réduit de volume et limitée en dedans par la faux du cerveau. Cet hémisphère n'est plus qu'un rudiment dont le manteau très largement échancré laisse apercevoir les noyaux centraux.

A droite l'hémisphère cérébral persiste, mais la face supéro-externe du manteau présente cependant un large orifice recouvert par une mince toile méningée qui forme le toit du ventricule latéral droit anormalement distendu.

Après durcissement au formol, on apprécie mieux les lésions.

L'hémisphère gauche semble représenter à peine le volume de la moitié du droit. Le manteau des circonvolutions de la face externe est séparé en deux parties, une antérieure, une postérieure, par une très large échancrure occupant plus du tiers de la face externe. Dans cette échancrure, et en formant le fond, on trouve les noyaux centraux, la tête du noyau caudé et les formations prenant part à la constitution du plancher du ventricule latéral. La partie antérieure du pallium forme un lobe frontal considérablement atrophié surtout au niveau de la frontale ascendante. La circonvolution frontale interne et le lobule paracentral n'existent pour ainsi dire pas, et c'est la commissure du corps calleux qui forme le joint d'union entre les deux parties antérieure et postérieure du pallium. Cette partie postérieure est constituée par le lobe occipital très réduit et par la portion la plus supérieure et interne du lobe pariétal. En résumé, à la face externe de l'hémisphère gauche tous les lobes sont considérablement atrophiés et, de plus, le lobe pariétal manque aux trois quarts. Toutes les pertes de substance étaient comblées par le liquide céphalo-rachidien comme dans l'hydrocéphalie anencéphalique. Si nous considérons maintenant la face inférieure de l'hémisphère gauche, nous voyons que le lobe temporal est réduit à une très petite circonvolution de l'hippocampe. La scissure de Sylvius est à peine indiquée. En avant le pôle frontal est sur la même ligne que celui du côté droit. En arrière, au contraire, le pôle occipital est à 3 centimètres en avant de l'extrémité postérieure du lobe occipital droit.

L'hémisphère droit, dans son ensemble, présente une conformation normale, sauf au niveau de sa partie supérieure et externe, où se trouve une ouverture comblée par une toile pie-mérienne limitant le ventricule latéral droit. Cette ouverture est ovalaire, à grand axe antéro-postérieur, mesurant environ 6 centimètres.

Le cervelet paraît normal au premier abord ainsi que la moelle épinière.

L'examen des viscères dans le thorax et l'abdomen ne révèle rien de spécial.

Il n'existe en particulier aucune lésion tuberculeuse (ganglionnaire, pulmonaire ou intestinale.

Le poids du cerveau seul est de 365 gr.

Le poids du cervelet seul est de 165 gr.

Le poids de l'encéphale est de 530 gr.

HYPOPLASIE CONGÉNITALE DU CERVELET

Quelques cas ont été signalés et peuvent même prendre le caractère familial. Bourneville et Crouzon ont décrit sous le nom d'atrophie cérébelleuse familiale un type bien spécial caractérisé anatomiquement, par une atrophie simple, sans sclérose, du cervelet, de la protubérance, du bulbe et des pédoncules cérébelleux sans aucune lésion appréciable du névraxe, cliniquement, par l'idiotie et de la diplégie spasmodique.

Combette en 1831 a décrit un cas d'absence congénitale du cervelet chez une fillette. L'enfant vint au monde grêle, mais bien conformée ; elle ne s'accroissait que très peu. Elle ne présenta ses premières dents qu'à deux ans, bégaya quelques mots à trois ans ; à cinq ans seulement elle commença à se tenir sur ses jambes. Par la suite elle marcha très difficilement. Elle était intelligente et ne pouvait articuler nettement. Elle mourut à l'âge de 11 ans. A l'autopsie on trouva une absence complète du cervelet qui était remplacé par une membrane gélatiniforme demi-circulaire, attenant à la moelle par deux pédoncules membraneux et gélatineux. Il n'y avait pas de 4e ventricule, pas de pont de Varole. Les tubercules quadrijumeaux étaient intacts. Les fosses occipitales étaient bien conformées ; il existait une hydrocéphalie manifeste. La moelle était anormale.

L'atrophie peut porter sur un hémisphère seulement.

HÉRÉDO-ATAXIE CÉRÉBELLEUSE

Sous le nom d'hérédo-ataxie cérébelleuse, M. Pierre Marie décrit une maladie qui se caractérise :

1º Cliniquement par une incoordination des mouvements à type cérébelleux, par des troubles visuels (atrophie papillaire avec diminution de l'acuité visuelle et rétrécissement du champ visuel) et par de l'exagération des réflexes rotuliens.

2º Anatomiquement par l'atrophie manifeste du cervelet, la diminution du nombre des cellules de Purkinje, sans aucune lésion inflammatoire.

3º Par l'absence de toute autre notion étiologique que celle de la tare familiale héréditaire.

Cette affection se manifeste en général tardivement, rarement avant l'adolescence. On peut cependant la soupçonner parfois dès le premier âge.

Il faut distinguer la maladie de Marie de la maladie de Friedreich à laquelle elle ressemble par de nombreux points, mais dans laquelle le cervelet est intact.

Une forme spéciale d'ataxie cérébelleuse congénitale a été décrite par Batten. Elle n'affecte pas le caractère familial. Des accidents d'ordre obstétrical sembleraient être la cause provocatrice.

Les premiers signes se traduisent par un retard dans les fonctions de s'asseoir, de tenir la tête, une exécution défectueuse des mouvements de la marche et une incertitude dans la station debout bien caractéristiques des lésions cérébelleuses. Le nystagmus est constant.

Les réflexes tendineux sont normaux ou exaltés. Le psychisme est normal, parfois retardé. L'examen du fond de l'œil reste négatif.

ARRÊT SIMPLE DE DÉVELOPPEMENT

C'est une lésion observée dans certains cerveaux d'idiots. On y remarque la simplicité de leurs circonvolutions, l'absence ou la rareté des plis de passage, la largeur des sillons, à l'examen histologique, la persistance du caractère fœtal des cellules nerveuses de l'écorce.

MICROCÉPHALIE

Dans la microcéphalie, le développement du cerveau est incomplet également, mais le poids du cerveau est de plus notablement inférieur à la normale. Les principales circonvolutions sont présentes, mais moins sinueuses, sans plis de passage.

Il faut distinguer cette forme de la microcéphalie de celle consécutive à une encéphalopathie intra-utérine et liée soit à la sclérose atrophique, à la porencéphalie, à la transformation kystique des hémisphères, à la méningo-encéphalite, etc.

A la microcéphalie, s'associe souvent la microgyrie, caractérisée par le très faible volume des circonvolutions.

La microcéphalie pure fut longtemps considérée depuis les recherches de Virchow comme le résultat d'une synostose prématurée du crâne. Lannelongue a déduit de cette conception sa méthode de la crâniectomie dans le but de permettre le développement de l'encéphale. Mais les résultats furent négatifs. Bourneville montra par la suite que chez les idiots les sutures crâniennes ne se ferment pas plus tôt que chez des sujets normaux. Les lésions crâniennes sont donc secondaires ; les lésions encéphaliques sont les lésions primitives. Mais on ignore quel processus exact commande cet arrêt dans l'évolution du cerveau.

L'aspect du microcéphale pur est bien caractéristique. Le crâne reste très petit, fuit en haut et en arrière et contraste avec le volume à peu près normal de la face. Le front est bas et étroit, la saillie crânienne postérieure manque, les oreilles sont détachées de la tête, le nez est long et déprimé à sa base, les yeux petits sont trop rapprochés du nez, la mâchoire inférieure est forte. C'est la tête d'oiseau bien classique. L'épaisseur des parois du crâne est presque toujours anormale, le plus souvent augmentée soit uniformément, soit par places. Les symptômes généraux sont ceux observés chez tous les idiots.

Nous décrivons dans un chapitre spécial l'association complexe de la microcéphalie avec la débilité mentale concomitante, des lésions cutanées propres à l'ichtyose, et de la microsphymie (voir microsphygmie).

HYPERTROPHIE SIMPLE DU CERVEAU

Etudiée pour la première fois par Laënnec l'hypertrophie congénitale du cerveau se caractérise essentiellement par une augmentation manifeste de tous les éléments : névroglie, fibres, cellules nerveuses. Elle n'atteint en général que les hémisphères cérébraux.

Bien dissociée de l'hypertrophie secondaire à des tumeurs multiples, à l'encéphalite chronique, cette affection est exceptionnelle.

Nous en avons observé un cas en 1904 dont nous donnons plus loin l'observation.

La maladie se manifeste de façon très précoce et le cerveau atteint rapidement un volume anormal. Le développement intellectuel est troublé, la parole est tardive, la dentition également. Le poids de la tête peut empêcher la marche. On a noté au cours de cette évolution des paralysies, des contractures, des convulsions. Dans d'autres cas, les fonctions générales ne sont pas troublées.

Le pronostic est très grave. L'enfant meurt dans les premières années de la vie.

Le diagnostic est à faire surtout avec l'hydrocéphalie qui s'en distingue par le volume habituellement plus considérable, la disjonction des sutures, des signes de dépression cérébrale plus accusés. La forme du crâne n'est pas la même. Le rachitisme donne lieu parfois à un développement exagéré du crâne, mais celui-ci est plus élargi, plus épais, l'intelligence est très normale, souvent même au-dessus de la moyenne. Les autres signes de rachitisme aident au diagnostic.

*Hypertrophie simple du cerveau simulant l'hydrocéphalie
chez un enfant de seize mois (1).*

L'hypertrophie du cerveau, qui a été bien étudiée au commencement du dernier siècle est un peu tombée dans l'oubli aujourd'hui. Tandis que Rilliet et Bailly consacrent un chapitre entier à cette affection dans leur traité, c'est à peine si on la mentionne dans nos livres récents pour en faire le diagnostic différentiel avec l'hydrocéphalie. Cependant de nombreux observateurs, tels que Laënnec, Rostan, Andral se sont occupés de cette question.

Dans la plupart des observations rapportées, l'hypertrophie cérébrale marchait de pair avec une augmentation de consistance du tissu et probablement avec une altération de texture; la description de Rilliet et Barthez est un peu confuse à cet égard et englobe indistinctement les hypertrophies avec intégrité de la substance cérébrale et la scléroses encéphaliques, etc.

Calmeil, au contraire, distingue très nettement les hypertrophies cérébrales simples par hypernutrition, des processus hypertrophiques pathologiques.

Le cas que nous allons relater est bien un type d'hypertrophie cérébrale vraie, mais il offre surtout un intérêt anatomique ; l'enfant n'a séjourné que quelques heures dans notre salle Gillette et n'a pu être observée que très incomplètement ; de plus, son jeune âge n'aurait permis que difficilement un examen psychologique.

C'était une petite fille que j'avais vue pour la première fois en juin 1901 à l'âge de 10 mois.

Elle avait tout à fait l'aspect d'une hydrocéphale : la tête trop pesante pour être tenue en équilibre sur la colonne vertébrale, s'inclinait de côté ou en arrière, si elle n'était pas soutenue. Le front était saillant, mais pas de façon exagérée, la fontanelle antérieure était largement ouverte. La circonférence de la tête était de 52 centimètres.

L'enfant, élevée artificiellement, était presque obèse.

Comme la fontanelle postérieure était à peu près soudée ainsi que la suture lambdoïde, que la fontanelle antérieure était peu tendue et de résistance fibreuse, je pensai être en présence d'une forme d'hydrocéphalie curable ou tout au moins à marche lente ; la grand'mère nous dit que la tête était déjà grosse à la naissance et qu'elle s'était développée lentement depuis.

L'enfant ne nous fut rapportée que le 6 janvier 1902, c'est-à-dire à 16 mois ; elle avait beaucoup maigri les derniers temps, la tête mesurait 54 centimètres. L'œil était assez vif, et la grand'mère nous déclara que l'enfant n'était pas idiote, qu'elle disait « papa, maman » comme les enfants de son âge.

Elle remuait très bien bras et mains, mais les jambes fléchissaient dès qu'on essayait de la mettre debout ; étendue, elle ramenait bien ses talons vers les fesses, mais elle ne paraissait pas pouvoir étendre les jambes sur les cuisses par insuffisance des triceps.

(1) Variot, Société médicale des hôpitaux, 1902.

On remarqua la persistance d'un sillon cutané lombaire attribué d'abord à l'embonpoint, et on s'aperçut qu'elle avait, couchée sur le ventre, des mouvements anormaux qui lui permettaient de soulever en arrière le bassin et la région fessière. Les articulations lombaires et sacro-lombaires offraient une laxité insolite. La tête ne pouvait être maintenue dans la rectitude.

Ces constatations ont été faites au moment de l'admission de l'enfant que nous ne devions plus revoir vivante. Dans l'après-midi du 6 janvier, elle fut prise d'une fièvre très vive ; la température ne cessa pas de s'élever toute la nuit et, malgré des bains répétés, elle succomba le 7 au matin avec une température de 43° degrés, vérifiée par la surveillante.

Autopsie 26 heures après.

La voûte crânienne était très élargie et offrait une épaisseur ordinaire, elle était transparente au niveau des pariétaux, mais nulle part il n'y avait d'apparence de crânio-tabès.

En enlevant le cerveau de la boîte crânienne il s'écoula peu de liquide ; sur la table le cerveau n'était pas affaissé comme celui des hydrocéphales. Après avoir détaché le cervelet et séparé les hémisphères en sectionnant le corps calleux, je remarquai les ventricules latéraux peu développés, relativement au volume total du cerveau. La contenance de chaque ventricule est probablement inférieure à 30 ou 40 grammes.

L'encéphale entier, après évacuation du liquide ventriculaire, pèse 1.630 gr. ; le cervelet et le bulbe pèsent 170 grammes.

Au cours d'une autopsie d'un tuberculeux de 2 ans faite le même jour, nous avons trouvé 1.200 gr. comme poids de l'encéphale dont 140 gr. pour le bulbe et le cervelet ; le poids énorme de 1.630 gr. pour un enfant de 16 mois, dépasse de beaucoup le poids du cerveau d'un adulte.

La morphologie de ce cerveau hypertrophié nous a paru peu modifiée, si ce n'est dans la région de l'écorce. Le bulbe, le cervelet, les corps opto-striés, les ventricules légèrement dilatés ont leur disposition habituelle ; les circonvolutions cérébrales ont une apparence un peu désordonnée, surtout dans la région rolandique : la circonvolution ascendante est comme fragmentée ; elle est d'ailleurs aussi large que l'index, de même que la pariétale ascendante ; il semble que la région pariéto-occipitale du cortex est un peu plus développée proportionnellement que la région frontale. La pie-mère a un aspect normal ; à la coupe, les circonvolutions, substance blanche et grise, ont un aspect et une consistance tout à fait normaux ; de même pour la coupe des noyaux opto-striés et du cervelet. Nous sommes donc bien en présence d'une hypertrophie cérébrale simple. L'examen des autres organes n'a pas révélé la cause de l'hyperthermie fatale. Un des poumons présentait un foyer de congestion centrale. Les autres organes n'offraient rien de spécial ; les articulations des vertèbres lombaires et l'articulation sacro-lombaire étaient d'une très grande laxité. Le cas était à peu près impossible à distinguer d'un cas d'hydrocéphalie ventriculaire à marche lente. L'erreur est d'autant plus inévitable que l'hypertrophie cérébrale est aussi rare que l'hydrocéphalie ventriculaire est commune et que les signes distinctifs que l'on a donnés sont vraiment insuffisants.

APHASIE CONGÉNITALE

L'aphasie congénitale est le plus souvent en relation avec l'idiotie ou la surdimutité. Mais à côté de ces faits d'observation banale, il est des cas où l'aphasie s'observe en dehors de toute atteinte de l'intelligence ou des facultés auditives.

Ce trouble diversement dénommé aphasie congénitale pure (Kussmaul et

Déjerine), idioglossie, s'observe principalement chez des petits névropathes et a été diversement interprété. Les uns l'attribuent à une lésion du centre de réception des images verbales, d'autres à un défaut d'association entre ce centre et celui des images auditives verbales, d'autres enfin y voient une psychose spéciale. Haushalter en a signalé deux cas avec hémiplégie cérébrale.

J'ai rapporté le fait suivant « d'aphasie congénitale sans troubles moteurs ni sensoriels avec conservation apparente de l'intelligence (1) ».

Ch. Théophile, 6 ans, poids : 20 kg., taille : 1 m. 16, est envoyé à l'hospice des Enfants-Assistés comme étant atteint de mutisme, incapable d'émettre un son articulé et cependant paraissant intelligent. C'est un enfant assisté, sur l'hérédité duquel nous d'avons aucun renseignement. Mais d'après les indications fournies par l'agence, cette privation de la parole date de la naissance. Il n'a jamais parlé : aussi n'a-t-il reçu aucune instruction.

A son entrée, la physionomie est normale ; il a l'air éveillé, attentif. On ne relève ni stigmates de dégénérescence, ni malformation de l'oreille. Le crâne est bien conformé, avec une légère exagération des bosses pariétales.

Le squelette et les muscles ont un développement moyen. Il n'y a aucun trouble moteur, ni du côté des membres, ni du côté de la face.

L'enfant est tout à fait incapable de parler. A grand peine lui fait-on émettre quelques sons monosyllabiques. Il répète les mots « papa, merci », mais prononce « mé-i » en espaçant les syllabes et d'une façon quelque peu explosive. Cependant on ne remarque aucun trouble notable des mouvements de la langue et des lèvres.

Il est très difficile d'apprécier ses facultés intellectuelles. Ce qui est certain, c'est qu'il comprend ce qu'on lui dit, exécute les mouvements ordonnés avec précision, comprend les sons articulés. Il mange seul, est très propre, ne souille pas son lit.

Le trouble s'aggrave à la suite d'une rougeole contractée à l'hôpital, mais redevient bientôt ce qu'il était antérieurement.

Ce fait se distingue bien de ce qu'on observe dans l'idiotie. Il semble être en rapport soit avec une malformation très limitée, soit avec une lésion indéterminée des centres du langage articulé remontant à la vie fœtale ou au premier âge.

Dans d'autres cas, les enfants entendent les mots prononcés, mais ne leur attachent aucune signification. *C'est la surdité verbale congénitale.*

CÉCITÉ CONGÉNITALE POUR LES MOTS IMPRIMÉS

Les auteurs anglais, les premiers ont décrit sous le nom de « *congenital blindness for words* », cécité congénitale pour les mots imprimés, une variété d'aphasie partielle des plus curieuses. En 1906 j'ai proposé pour désigner cet état le terme de typhlolexie congénitale (2) (de τυφλος, aveugle et λεξις, mot) qui condense tout ce qu'elle a de bien spécial.

C'est Prince Morgan qui en 1896 a le premier décrit cet état. Plus tard le Dr Hinschelwood (de Glascow), puis Nettelship en ont signalé de nombreux cas. En 1903 et 1904, MM. P. Marie et Foerster le signalent chez l'adulte. Stephenson en rapporte 14 cas dans son mémoire. Ses malades étaient vus tout d'abord par les oculistes, car on croyait à un trouble de la vue, mais on

(1) VARIOT, *Bulletin de la Société de Pédiâtrie*, mai 1913.
(2) VARIOT et LECONTE. » Un cas de typhlohxie congénitale » *Clinique Infantile*, 1er Décembre 1906.

reconnut que l'acuité visuelle était normale. L'explication la plus plausible est de supposer une insuffisance de développement ou de fonctionnement dans le centre nerveux correspondant à la cécité verbale de l'adulte et que Déjerine a placé dans le pli courbe.

Avec mon interne Leconte, j'ai rapporté un cas bien typique de typhlolexie congénitale.

Camille C.., 13 ans et demi, hérédité nerveuse, mais sans aucune tare éthylique, spécifique ou tuberculeuse. Un autre frère a été élevé très normalement.

Au contraire Camille a appris difficilement à lire ; à 13 ans et demi, il ne lit qu'avec la plus grande difficulté. C'est un garçonnet de taille et de poids normaux, ne présentant pas de stigmates de dégénérescence. Le regard est vif, l'attitude est celle d'un enfant intimidé, mais non d'un débile.

La dentition s'est faite difficilement et s'est prolongée un peu tard. L'enfant n'a également parlé que très tardivement ; à cinq ou six ans on le comprenait difficilement. Les mots semblaient prononcés avec peine, l'enfant paraissait souffrir de ne pouvoir exprimer sa pensée assez vite.

Actuellement ce qui domine tout, c'est donc la difficulté à lire et cela dès que l'enfant a commencé à apprendre. Même les lettres en gros caractères n'étaient apprises qu'avec peine. Il les sut enfin à six ans et put commencer à lire des mots. En revanche, la mémoire auditive était intacte. Pendant son séjour au petit séminaire de Ste-Anne d'Auray, l'enfant se montra supérieur à ses camarades sauf pour la lecture. Il était très attentif aux leçons, retenait bien ce qu'on lui apprenait de vive voix, reconnaissant bien ce qu'on lui avait montré une première fois. Il témoignait d'une grande promptitude à répondre avant les autres aux questions posées. Tant qu'il n'avait qu'à écouter tout allait bien, mais une fois retourné à l'étude, il ne faisait plus rien, ni devoirs, ni leçons, car il lui fallait lire et alors cette difficulté, cette véritable typhlolexie réapparaissait. On ne lui faisait apprendre sa leçon qu'en la lui «rabachant » plusieurs fois.

Actuellement dans le service, il ne lit pas, mais se borne à regarder les images. Quand on lui met un texte sous les yeux, il lit d'une voix hésitante, monotone, butant continuellement, épelant certains mots, en sautant ou en ajoutant d'autres, plus embarrassé encore quand c'est une fin de ligne où le mot est coupé. Il lit plus facilement les chiffres et les gros caractères, mais sa vue n'est pas en cause, car il les lit aussi bien de loin que de près.

Pour le reste, il se montre tout à fait normal, en écriture, en calcul, en histoire et géographie. Sur la carte il reconnaît l'emplacement des villes, des fleuves, a la mémoire ornée de faits historiques. Tout cela montre bien qu'il ne s'agit pas d'un cas de psychisme insuffisant, de débilité mentale, mais bien d'une défectuosité fonctionnelle du centre récepteur de la vision des mots.

Le sens moral est très normal chez cet enfant.

L'examen physique reste négatif.

Cette observation est des plus typiques car elle met en évidence cette forme partielle de cécité verbale. Il serait intéressant de chercher chez les jeunes enfants des lycées et des écoles des cas semblables. On sait que bien des enfants apprennent à lire avec plus de peine que les autres ; on tend à attribuer cette gêne à un trouble visuel ou à une moindre activité intellectuelle. Il est à croire qu'une enquête plus approfondie permettrait, comme les auteurs anglais l'ont fait, de dissocier les cas où la déficience ne porte que sur la lecture.

De tels enfants sont évidemment des anormaux et ne peuvent être instruits par les méthodes ordinaires. Ce sont plutôt des auditifs que des visuels ; on devra donc suppléer par la parole à ce qu'ils ne pourront apprendre par la vue. A force de patience et d'habitude, il semble qu'on puisse faire développer le centre récepteur des perceptions visuelles du langage, car les médecins anglais citent des sujets qui après avoir triomphé de cette infirmité temporaire ont fini par occuper des situations élevées.

ENCÉPHALOCÉLE. MÉNINGOCÉLE

L'encéphalocéle est une tumeur formée par le passage d'une partion du cerveau ou du cervelet à travers une ouverture de la boîte crânienne.

Anatomie pathologique. — L'encéphalocéle ou spina-bifida crânien de Cruveilher siège soit à la région antérieure du crâne, soit à la région occipitale, soit, plus rarement au niveau de la suture sagittale. L'encéphalocéle occipitalé est la plus fréquente ; elle se montre soit sur la ligne médiane, quelquefois au niveau de la fontanelle postérieure. L'encéphalocéle antérieur siège à l'union du crâne et de la face : racine du nez, canal lacrymo-nasal, cavité orbitaire, rarement entre les alvéoles de la canine et de l'incisive latérale. La tumeur n'est formée que par un prolongement de méninges et contient seulement du liquide (méningocèle pure), plus souvent elle contient du tissu nerveux (encéphalocèle) ou un prolongement encéphalique rempli de liquide (hydro-encéphalocèle).

La dure-mère y fait complètement défaut, le sac de la tumeur n'est constitué que par la pie-mère et l'arachnoïde pouvant présenter un aspect gélatineux.

Symptomatologie. — Dans l'encéphalo-méningocèle, la tumeur est le plus souvent arrondie, séssile ou pédiculée, d'un volume variant de celui d'un pois à celui d'une pomme. La peau est glabre à son niveau, tandis que la base d'implantation est entourée d'une collerette de poils. Elle est extrêmement fine et peut même manquer en un point mettant les méninges à nu ; on note souvent à son niveau des brides cicatricielles. La consistance est molle, mais dans l'effort, la toux, les mouvements respiratoires violents, la tumeur se tend. On peut sentir le coutour arrondi de l'orifice de communication crânien. Suivant les dimensions de cet orifice, et suivant le contenu, la tumeur est réductible ou non. Les cas d'irréductibilité sont les plus fréquents. Les manœuvres de réduction partielle peuvent être dangereux et donner lieu à des phénomènes d'excitation cérébrale : vomissements, convulsions.

La présence de tissu nerveux dans la tumeur peut être parfois reconnue à la palpation. Nous verrons au chapitre des *dysostoses crâniennes* que le méningocèle peut coexister avec des pertes de substance congénitale du crâne.

Diagnostic. — Le diagnostic peut être difficile dans les cas de tumeur petite, séssile, surtout à localisation antérieure ; elle peut se confondre avec le kyste dermoïde, qui la masque parfois, mais habituellement se reconnaît à son irréductibilité. Elle peut ressembler encore à un polype, à une petite tumeur cutanée — un angiôme se développe parfois au même niveau.

Dans les cas de tumeur plus volumineuse, le diagnostic est en général facile. Il ne faudra cependant pas la confondre avec le céphalématome, tumeur sessile, molle qui siège sur la région latérale du crâne, et se reconnaît à son bourrelet sus-périostique.

Traitement. — Le seul traitement rationnel est l'extirpation réservée d'ailleurs au cas de méningocèle pure.

LA PARALYSIE PSEUDO-BULBAIRE

La paralysie pseudo-bulbaire si rare qu'elle soit, doit être connue.

Il faut avoir présents à l'esprit ses symptômes essentiels pour la diagnostiquer dans la première enfance.

Les paralysies pseudo-bulbaires ont été étudiées d'une façon complète par Déjerine et son élève Comte dans sa thèse inaugurale. Ils en ont relaté un certain nombre d'observations.

Paralysies bulbaires vraies. — Les paralysies bulbaires vraies peuvent apparaître dans les deux premières années de la vie, à titre de complications extensives d'une polyomyélite aiguë, surtout dans la forme épidémique de cette maladie ; les noyaux moteurs du bulbe sont envahis au même titre que les cellules des cornes antérieures de la moelle. L'envahissement des zônes motrices par les foyers de thrombose infectieuse, s'annonce par de la dyspnée, de la dysphagie, du hoquet, des vomissements ; une syncope mortelle peut emporter le petit malade plus ou moins rapidement.

Paralysie pseudo-bulbaire. — Dans les paralysies pseudo-bulbaires, proprement dites ce sont les centres encéphaliques, qui sont atteints et non les noyaux bulbaires.

Anatomie pathologique. — La localisation des lésions de ce type morbide a été nettement établie par Bouchaud qui pratiqua une autopsie chez un malade interné à l'asile d'aliénés de Lommelée (Nord). Elles siègent au niveau de l'opercule rolandique dans les circonvolutions frontale et pariétale ascendante au-dessous de la scissure de Rolando ; elles existent des deux côtés. Les centres sous-corticaux peuvent être intéressés : dans une forme caractérisée surtout par des phénomènes spasmodiques, Oppenheim a constaté l'atrophie avec état marbré du corps strié. Les paralysies pseudo-bulbaires constatées chez les jeunes enfants sont presque toujours congénitales. Ce sont les seules que nous aurons en vue dans notre description.

Elles seraient la conséquence soit d'une agénésie des cellules et des fibres de l'écorce destinées au faisceau géniculé, ou de leur dégénérescence porencéphalique, ou scléreuse, soit consécutives à un kyste ou une plaque jaune, reliquats

de lésions de ramollissement : on peut se demander dans ce cas si une infection
des centres nerveux par voie vasculaire n'est pas intervenue au cours de la vie
intra-utérine.

Symptomatologie. — Les symptômes se montrent dès la naissance. Suivant
le degré de la paralysie, les fonctions nutritives du nourrisson sont plus ou
moins entravées. La succion est gênée par la paralysie de l'orbiculaire des
lèvres, des muscles de la langue et du voile du palais. La déglutition est défectueuse par la paralysie du voile et de l'épiglotte ; le bébé avale de travers, le
lait reflue par les fosses nasales ; ou bien l'enfant suffoque, par pénétration du
liquide dans les voies aériennes. Parfois l'enfant ne peut avaler le lait que si
on lui enfonce la cuillère au fond du pharynx et s'il est dans le décubitus dorsal.
L'allaitement au biberon est impossible. La phonation est modifiée par la
paralysie des muscles du larynx et du voile ; le cri présente un timbre nasonné.
Par suite de la paralysie du facial inférieur, les lèvres sont atones et la salive
s'échappe hors de la bouche par les commissures.

Marche de la maladie. — La mort rapide par inanition, étant données les
difficultés d'alimenter l'enfant, ou par broncho-pneumonie de déglutition,
est à craindre. On connaît cependant des cas de paralysie pseudo-bulbaire
chez l'adulte, remontant à la naissance. Dans ces cas, aux difficultés de la déglutition et aux troubles de la phonation s'ajoute de la dysarthrie (difficulté
d'articuler les mots) à laquelle le défaut de motilité de la langue et des lèvres
n'est pas étranger ; l'inertie des lèvres et des muscles de la face donne au
malade un air stupide, qui n'est pas toujours en rapport avec les fonctions
psychiques, d'ailleurs peu développées en général.

La paralysie pseudo-bulbaire chez le nourrisson est associée à d'autres troubles
moteurs, tantôt paralytiques : diplégie cérébrale infantile avec prédominance
de la paralysie sur les membres supérieurs; tantôt spsamodiques : syndrome
de Little, convulsions épileptiformes, trismus, contractions des muscles labiaux-
glosso-pharyngés, mouvements athétosiformes des membres. C'est l'étendue
plus ou moins grande des lésions corticales aux circonvolutions Rolandiques
ou l'association de lésions sous-corticales qui détermine les différents types
morbides.

Diagnostic. — Le diagnostic des paralysies pseudo-bulbaires congénitales
chez le nourrisson consiste surtout à en démêler les manifestations au milieu
des troubles nerveux moteurs qui l'accompagnent ; ce sont les troubles de la
succion et de la déglutition qui mettront le médecin en éveil.

Ces associations, révélant le caractère cérébral de la paralysie, permettront
d'en distinguer la paralysie bulbaire vraie, consécutive à une poliomyélite.
On se basera également sur l'absence des phénomènes habituels dans les paralysies périphériques du nouveau-né : tremblement fibrillaire des muscles,
atrophie musculaire, modifications des réactions électriques.

On éliminera facilement la paralysie faciale obstétricale et la paralysie
faciale *a frigore* qui sont habituellement unilatérales, et rétrocèdent assez rapi-

dement. Quant à la paralysie faciale congénitale, par atrophie ou absence du nerf, elle coexiste avec l'absence du rocher et avec des malformations du pavillon en rapport avec un arrêt de développement de la vésicule auditive, ou de la première fente branchiale.

Le traitement de la paralysie pseudo-bulbaire se bornera aux soins spéciaux que nécessite la difficulté de succion et de déglutition pendant la période d'allaitement et de sevrage. Il faut donner le lait à la cuillère car le sein ou la tétine ne peut être saisie entre les lèvres, et placer le nourrisson dans le décubitus dorsal, pour éviter le reflux du liquide par les fosses nasales ou sa pénétration dans les voies aériennes. L'usage de la sonde peut être nécessaire. Ultérieurement le massage et l'éducation psychique des muscles ont leurs indications.

Paralysie labio-glosso-laryngée, probablement liée à une lésion congénitale de l'écorce cérébrale chez une fille de neuf ans et demi (VARIOT et ROY) (1).

Louise L..., née à terme, 4 kg. à la naissance, entre salle Gillette pour des crises épileptiformes. Les parents la prenant pour une idiote demandent son placement dans un asile.

Père alcoolique. Pas d'autres antécédents. Deux frères normaux.

Dès les premiers jours, ne pouvant prendre le sein, dut être élevée artificiellement par la grand'mère, qui lui faisait absorber du lait ou des bouillies en enfonçant la tétine ou la cuiller profondément dans la bouche.

L'enfant n'aurait commencé à marcher et à se tenir debout, seule, qu'à l'âge de cinq ans; elle aurait toujours remué les bras et les mains avec difficulté et surtout le bras droit. Les crises convulsives auraient apparu dès l'âge de six semaines et n'auraient jamais cessé depuis : dans ces derniers temps on en comptait trois par mois. Depuis son entrée salle Gillette elle présente chaque nuit une crise épileptiforme avec perte de connaissance durant dix minutes environ et se terminant par une émission d'urines. Les convulsions toniques commencent, suivies de convulsions cloniques. L'enfant se rendort souvent après la crise sans s'être aperçue de rien.

Cette enfant est légèrement microcéphale, son visage asymétrique semble un peu dévié à droite ; elle a un peu de strabisme convergent surtout quand elle est émue. Le regard vif contraste avec le bas du visage, à cause de la lèvre inférieure tombante et de l'écoulement de la salive qui lui donne le facies de certaines idiotes. Mais tel n'est pas son fait, car elle comprend très bien ce qu'on lui dit, répond par signes ne pouvant articuler des sons, exécute les ordres donnés, est très propre, joue comme les autres enfants. Elle ne sait ni lire, ni écrire, mais il est probable qu'on ne l'a guère éduquée. Elle est affectueuse pour le personnel de la salle.

Elle présente des troubles moteurs, prédominant aux membres supérieurs. Les mouvements des jambes et des cuisses sont normaux, la marche est aisée, cependant la jambe droite traîne un peu.

Bien qu'il n'y ait pas à proprement parler de raideur ou de contracture, les réflexes patellaires et achilléens des deux côtés sont très notablement exagérés. Le réflexe cutané plantaire paraît normal.

L'enfant se sert assez bien du bras gauche, mais les mouvements sont lents et peu précis. Si on veut plier l'avant-bras sur le bras on sent une certaine raideur.

La raideur et la contracture sont très fortes au membre supérieur droit qui reste collé au corps, l'avant-bras en flexion fixe sur le bras. La main a l'attitude souvent rencontrée dans

---

(1) *Bulletin de la Société Médicale des hôpitaux de Paris*, 30 Janvier 1902. Cette observation est bien typique. La photographie de notre petite malade a été reproduite dans le Traité des Maladies *des enfants* de M. HUTINEL.

les contractures avec athétose, elle est en pronation et les doigts fortement fléchis. Cette contracture est très difficile à vaincre.

Les mouvements synergiques existent manifestement dans la main droite quand la main gauche serre un objet. L'enfant peut soulever la main droite jusqu'à sa bouche en faisant effort, mais pratiquement ce bras ne lui sert de rien. Elle ne peut manger seule.

La main droite est nettement atrophiée.

Toute la musculature des membres est grêle, surtout celle des membres supérieurs. La sensibilité cutanée est intacte ; les réflexes conservés. Les troubles moteurs les plus caractéristiques se rencontrent aux lèvres et à la langue. Au repos les lèvres, un peu épaisses, n'entrent pas en contact ; la lèvre inférieure, un peu tombante, laisse couler une salive abondante quand l'enfant se penche en avant. Leur paralysie est à peu près complète, ne lui permettant ni de siffler, ni de donner un baiser, ni d'arrondir la bouche. Les mouvements verticaux de la mâchoire inférieure sont normaux ; les mouvements latéraux impossibles à obtenir.

La langue reste collée au plancher de la bouche et ne peut accomplir aucun mouvement.

Le voile du palais est de forme normale, sa contraction très faible. Le réflexe pharyngien est aboli.

Tous ces troubles fonctionnels expliquent sans doute l'extrême difficulté de la déglutition ; pour avaler, l'enfant se couche sur le dos, la tête sur un coussin, pour que l'infirmière lui fasse couler les aliments liquides ou semi-liquides au fond du pharynx.

L'articulation des sons est également très troublée ; les sons sont émis au niveau des cordes vocales, mais ne peuvent être modifiés par les mouvements des lèvres ou de la langue pour produire le langage articulé. L'enfant ne prononce que les sons simples o, e, i, mais aucune consonne. Toute tentative plus complexe ne produit qu'un grognement inintelligible.

L'examen laryngoscopique pratiqué par M. Le Marc'Hadour montre qu'à l'émission des sons, la glotte reste ouverte. Cependant la contraction est possible jusqu'au contact lors des sons aigus. La contractilité faradique des lèvres est conservée ; il n'y a ni atrophie, ni contraction fibrillaire.

Il y a lieu d'admettre que cette enfant est atteinte de lésions corticales semblables à celles constatées par l'examen anatomique dans les cas publiés par Bouchaud. Il s'agit, d'après cet auteur, d'une atrophie, d'une microgyrie portant sur la partie inférieure des circonvolutions frontale ascendante et pariétale ascendante des deux côtés, dans les régions correspondant aux centres corticaux moteurs des lèvres et de la langue. Cette lésion est robablement due à une malformation congénitale.

Voici un autre cas de paralysie pseudo-bulbaire un peu fruste (1) (Résumé).

Emile E..., 6 ans, né à terme, élevé à l'allaitement mixte.

Père un peu éthylique. Mère bien portante. Deux autres enfants normaux.

A toujours été nerveux et criard ; aurait eu deux fois des crises convulsives, sans perte de connaissance, ni manifestations épileptiformes.

Dès l'âge de 6 mois, manifeste de la difficulté à remuer le bras et la jambe gauches ; n'a commencé à marcher seul qu'à 2 ans.

Actuellement présente une intelligence à peu près normale ; le facies en témoigne. Examen ophthalmoscopique : pas de lésions.

L'enfant ne parle à peu près pas, n'articule qu'à grand peine les mots « papa et maman ».

La motilité de la langue est presque nulle. La musculature du voile du palais n'est pas troublée, mais la sensibilité pharyngienne est à peu près abolie au point qu'il n'existe pas de réflexe nauséeux. L'enfant s'étrangle parfois dans la déglutition.

On note en même temps une parésie assez marquée des muscles de la lèvre ; l'orifice buccal ne peut s'arrondir ; le baiser, l'acte de siffler sont impossibles.

Bien que la lèvre inférieure ne tombe pas, l'enfant bave constamment.

La mastication est gênée du fait de la parésie de la langue et des lèvres.

____

(1) Variot. *Bulletin de la Société de Pédiatrie*, 17 Février 1903.

Quelques troubles moteurs sont notés au niveau des membres, surtout supérieur et inférieur gauches, gênant la marche, les mouvements du bras qui sont raides, principalement lors des gestes intentionnels. La main gauche est très maladroite et ne lui permet pas de s'habiller seul.

Le mollet gauche est un peu atrophié.

La sensibilité est normale, mais la vaso-motricité des membres inférieurs est troublée : es pieds sont froids et un peu livides, surtout le gauche.

Le cas suivant observé à l'Hospice des Enfants-Assistés se rapproche du précédent.

« *Un cas de paralysie pseudo-bulbaire fruste chez un garçon de 11 ans* » (1).
(Résumé).

A. G., 11 ans.

Commémoratifs inconnus à l'exception d'une rougeole. Père alcoolique. Mère décédée. Les troubles notés remonteraient à la naissance.

On est frappé d'emblée par la démarche spéciale. Il écarte la jambe droite comme si une large base de sustentation lui était nécessaire et ne progresse qu'à tous petits pas. L'avant-bras droit est fléchi à angle droit sur le bras.

Aux membres inférieurs, surtout à droite, la raideur est accusée ; mais aux membres supérieurs, principalement à droite, le fait est beaucoup plus évident. Dans les mouvements intentionnels, cette contracture s'accompagne d'un certain degré d'athétose. Les réflexes sont exagérés. Il n'existe ni atrophie musculaire, ni troubles de la sensibilité: le facies ne présente rien de particulier ; l'enfant est éveillé, comprend ce qu'on lui dit, joue comme un autre.

Par contre, il est incapable de prononcer un mot ; s'il veut parler il n'arrive qu'à pousser un grognement guttural. Les lèvres ne sont pas paralysées, mais tous leurs mouvements sont diminués. La salive s'écoule constamment hors de la bouche. Mais la langue est incapable de se mouvoir en avant et en arrière ; les mouvements de latéralité sont conservés Le voile du palais est respecté ; la déglutition n'est pas troublée. A l'examen général du sujet, pas d'autres anomalies.

Il s'agit donc bien d'un cas de paralysie pseudobullaire fruste avec hémiplégie droite ncienne et avec contractures. On ne peut fixer ici s'il s'agit d'une lésion acquise ou congéitale. La lecture des autres observations tend à faire admettre cette dernière hypothèse.

PARALYSIE NUCLÉAIRE CONGÉNITALE
DES NERFS MOTEURS CRANIÊNS

(Aplasie nucléaire infantile, — agénésie nucléaire infantile, — déficit moteur dans le domaine des nerfs crâniens (2).

Sous ce nom on doit entendre des troubles paralytiques constatés chez l'enfant à la naissance, ou se développant pendant la première enfance et qui ne relèvent ni d'une cause périphérique (musculaire, osseuse, traumatique, névritique), ni d'une cause centrale telle qu'une tumeur ou un processus encéphalitique bulbaire aigu ou subaigu.

(1) VARIOT et ROBERT. *Bulletin de la Société de Pédiatrie*, 19 Avril 1910.
(2) Cette description est due à la collaboration de M. CHATELIN.

L'attention a été attirée, au point de vue clinique sur cette question, pour la première fois par Möbius en 1892. Depuis cette époque de nombreux cas de cette curieuse affection ont été publiés sous les noms divers que nous avons signalés plus haut. La plupart de ces cas manquent d'examen anatomique et même, pour beaucoup d'entre eux, l'ensemble symptomatique décrit est loin de permettre un diagnostic ferme de paralysie d'origine nucléaire. Cependant il existe un certain nombre de cas, en particulier ceux publiés par Heubner, qui permettent d'individualiser d'une façon précise la paralysie nucléaire congénitale des nerfs moteurs crâniens chez l'enfant.

Etiologie. — L'étiologie de cette affection est extrêmement complexe.

Le caractère héréditaire ou familial de l'affection est très fréquent surtout pour les paralysies oculaires et en particulier pour le ptosis.

Dans un certain nombre de cas on peut incriminer la syphilis héréditaire et peut être même la tuberculose. Enfin, il n'est pas impossible que la naissance avant terme favorise un trouble de développement des noyaux moteurs.

Notons également que le caractère dégénératif de cette affection est indiqué dans un certain nombre de cas par d'autres troubles du développement, d'autres malformations congénitales : hernies, anomalies génitales, aplasies musculaires, osseuses et viscérales.

Il n'y a aucune préférence de sexe ni de race.

Symptômes. — Les troubles nerveux se caractérisent par leur limitation presque exclusive au domaine moteur des nerfs oculaires, du facial et de l'hypoglosse.

Infiniment plus rare est l'atteinte des nerfs sensitifs tels que le trijumeau et l'acoustique.

Nous étudierons successivement une *forme oculaire*, de beaucoup la plus fréquente.

Une forme faciale,

Une forme linguale,

Des formes combinées.

Forme oculaire. — La variété la plus simple est le ptosis congénital qui se rencontre très fréquemment ; tantôt à peine marqué et se traduisant seulement par une difficulté légère de relèvement de la paupière ; dans d'autres cas si marqué qu'il laisse à peine quelques millimètres d'ouverture entre les bords des paupières et qu'il entraîne une attitude particulière de la tête pour permettre la vision. Il s'accompagne dans ces formes graves d'une contraction permanente du muscle frontal qui supplée au releveur de la paupière. Ordinairement bilatéral, quelquefois asymétrique, le ptosis est rarement unilatéral. Dans cette variété on constate quelquefois un symptôme curieux signalé par plusieurs auteurs : lorsqu'on dit au malade d'ouvrir la bouche on constate un relèvement simultané plus ou moins rapide des deux paupières.

D'ordinaire ce ptosis persiste indéfiniment sans se modifier ; dans quelques cas rares on a noté une légère amélioration ; dans d'autres une aggravation progressive avec apparition d'autres paralysies oculaires. Mais il s'agit sans doute dans ces cas d'une affection différente sur laquelle nous reviendrons à propos du diagnostic différentiel. Notons toutefois que le ptosis est fréquemment associé à une parésie plus ou moins accentuée du muscle droit supérieur.

Une variété également fréquente est réalisée par la paralysie ou la parésie des mouvements de latéralité du globe.

Beaucoup plus typique sont les ophthalmoplégies externes plus ou moins étendues, encore appelées ophtalmoplégies complexes, bien étudiées par les ophthalmologistes. On peut voir toutes les variétés de déficit moteur. Une combinaison fréquente est celle du ptosis avec la paralysie du muscle droit externe, les autres muscles étant peu ou pas touchés.

Dans tous ces cas il s'agit soit de limitation des mouvements oculaires dans certaines directions, soit d'immobilité totale du globe. Par ordre de fréquence décroissante sont atteintes la 3e paire, la 4e, la 6e.

Infiniment plus rare est l'ophthalmoplégie interne congénitale (rigidité pupillaire) simple ou associée à l'ophthalmoplégie externe. Enfin ces troubles moteurs oculaires sont fréquemment associés à d'autres troubles oculaires, nystagmus, myopie, épicanthus, cécité pour les couleurs, etc.

Ces diverses variétés de paralysies nucléaires congénitales présentent un certain nombre de symptômes communs sur lesquels en particulier Willbraudt, Saüger ont attiré l'attention.

La position du globe oculaire reste normale, malgré l'intensité et la variété des troubles moteurs, il ne se produit aucun strabisme. C'est seulement la recherche systématique des troubles moteurs qui met en évidence la paralysie. Ce caractère n'est d'ailleurs pas constant.

Dans la variété que nous avons décrite de paralysie des mouvements de latéralité du globe on constate la conservation de la convergence.

Enfin il y aurait absence de diplopie. L'enfant n'ayant pas acquis la vision monoculaire.

Disons d'ailleurs que ces symptômes permettent seulement de conclure à l'origine congénitale de la paralysie, mais ne permettent pas de décider si le siège de la lésion est périphérique ou nucléaire.

Forme faciale. — La paralysie faciale peut être bilatérale ou unilatérale : elle peut être totale avec immobilité complète de la moitié du visage, mais il est plus fréquent de voir des paralysies incomplètes, c'est-à-dire avec un reste de motilité soit au niveau de l'orbiculaire de la bouche ou de l'orbiculaire des yeux. On a signalé quelquefois des modifications de la sécrétion sudorale et des larmes du côté de la paralysie.

Ce qui est plus particulier à la paralysie nucléaire congénitale c'est la persistance au milieu de groupes musculaires en apparence paralysés d'un ou de quelques muscles qui sont épargnés. C'est d'ordinaire l'orbiculaire de l'œil qui est le plus fréquemment touché et quelque fois d'une façon isolée. Les réactions électriques des muscles sont proportionnelles à l'intensité de la paralysie c'est-à-dire absolument supprimées ou conservées pour certains groupes musculaires.

Ce qui donne encore un aspect particulier à cette paralysie nucléaire c'est l'existence fréquente d'une atrophie extrêmement marquée des muscles de la face, si marquée que l'on peut se demander, dans certains cas, si l'on ne se trouve pas en présence d'une aplasie musculaire primitive. Cette atrophie s'accompagne souvent de modifications trophiques cutanées (chute des poils, amincissement de la peau). Une variété un peu spéciale de ces paralysies congénitales se caractérise par l'association à la paralysie de malformations du pavillon de l'oreille, d'ordinaire sans perte de l'audition.

Disons pour terminer, que l'état de cette paralysie reste absolument stationnaire.

Paralysie de la langue. — Nous avons peu de choses à dire sur la paralysie nucléaire de l'hypoglosse. Elle est tout à fait exceptionnelle à l'état isolé. On peut même dire qu'aucun cas de ce genre certain n'a été signalé. Mais la paralysie de la XII⁰ paire associée à d'autres paralysies nucléaires se rencontre fréquemment comme nous le verrons dans l'étude des formes combinées.

Formes combinés de paralysie nucléaires — 1⁰ *Type oculo-facial.* — Ce type est extrêmement fréquent et il réalise la variété peut-être la plus caractéristique de ces paralysies combinées. Il y a d'ailleurs de grandes variations dans l'intensité comparée de la paralysie des nerfs oculaires et du facial. On peut distinguer ainsi plusieurs variétés.

Paralysie oculaire avec paralysie du facial supérieur (atteinte de l'orbiculaire de l'œil et du frontal). Dans cette variété il peut se produire une atrophie extrême des muscles touchés se traduisant par un aspect très particulier de toute la région orbitaire et du front.

Une deuxième variété rare est réalisée par une *diplégie faciale totale avec ophthalmoplégie externe totale.*

La variété la plus fréquente est due à l'association de la *paralysie du facial et du moteur oculaire externe.* Ce sont ces cas qui furent utilisés par Möbius dans le premier travail sur cette question.

Il peut se produire des combinaisons très variées pour le siège comme pour l'intensité de la paralysie du facial et de la VI⁰ paire (uni ou bilatérale ou croisée).

2⁰ *Types variés.* — Toutes les variétés de paralysies associées peuvent se voir, mais la paralysie du facial ou des oculo-moteurs entre dans presque toutes les combinaisons. Un certain nombre de cas mêmes ont été publiés avec troubles sensoriels ou sensitifs associés, surdité ou anesthésie dans le domaine du trijumeau.

Nous n'insisterons que sur une forme dont nous avons pu observer un cas tout à fait caractéristique dans le service du Dr Variot à l'hospice des Enfants-Assistés. Il s'agit d'une *paralysie associée du facial et de l'hypoglosse.* Le trijumeau paraissait intact, l'audition semblait normale autant qu'on peut l'apprécier chez un nourrisson de trois mois. En tous cas il n'existait aucune malformation apparente de l'appareil auditif externe. On pouvait donc éliminer cliniquement avec beaucoup de vraisemblance l'hypothèse d'une agénésie musculaire ou d'une paralysie par agénésie du rocher, comme on en a signalé quelques cas très rares. Le diagnostic de paralysie par agénésie des noyaux bulbaires fut donc posé par M. Variot. L'examen électrique ne put malheureusement être pratiqué, l'enfant ayant succombé au bout de peu de jours. Notons pour terminer que l'enfant ne présentait aucune autre malformation congénitale.

La vérification anatomique de ce cas sera étudiée plus loin au paragraphe de l'anatomie pathologique.

La gravité de cette variété tient à la difficulté de la succion et aux troubles de la déglutition qui amènent rapidement la mort. Ces derniers cas, lorsque la paralysie est bilatérale, ont été décrits quelquefois sous le nom de paralysie bulbaire congénitale. Nous croyons que ce terme de paralysie bulbaire peut prêter à confusion avec la paralysie pseudo-bulbaire congénitale de l'enfant décrite par Déjerine et qui relève de lésions corticales ou sous-corticales et nullement nucléaires.

Evolution. — Dans toutes ces formes la lésion paralytique reste identique à elle-même pendant toute la vie de l'individu. On a signalé une amélioration tardive, mais inconstante à la puberté.

Les formes graves, étendues et surtout celles qui touchent l'hypoglosse se terminent d'ordinaire assez rapidement par la mort à cause des difficultés d'alimentation.

Anatomie pathologique. — Tous ces cas cliniques sont interprétés depuis le travail de Möbius comme dus à une lésion nucléaire. Or il est à remarquer qu'il n'y a qu'un très petit nombre de cas dans lesquels l'examen anatomo-pathologique ait été fait soigneusement et surtout d'une façon complète. Cet examen anatomo-pathologique est capital pour justifier le diagnostic précis du siège de la lésion, les constatations cliniques n'autorisant nullement à dire si la lésion est périphérique (musculaire ou névritique) ou centrale.

Dans le cas personnel dont nous avons relaté plus haut l'histoire clinique on trouvait à l'autopsie les lésions suivantes :

A l'autopsie, macroscopiquement, aucune malformation crânienne, en particulier aucune malformation du rocher. Lorsqu'on enlève le cerveau on aperçoit nettement l'engagement du facial et de l'auditif dans le trou auditif interne du côté gauche comme du côté droit. Mêmes constations pour les racines de l'hypoglosse que l'on voit naître sous forme de fins tractus banchâtres en avant de l'olive bulbaire des deux côtés.

L'examen extérieur du cerveau, de la protubérance et du bulbe ne montre rien d'anormal ; rien d'anormal non plus sur les coupes macroscopiques du cerveau. Le bulbe et la protubérance ont été isolés, fixés à l'alcool, débités en coupes serrées et colorées au bleu de méthylène pour l'étude des cellules nerveuses.

Nous avons utilisé pour le repérage exact des noyaux du facial et de l'hypoglosse l'important travail de Jacobson : *Uber die Revue des menschlichen Hirnstamms.* (Berlin, 1909). A un faible grossissement on constate au niveau du noyau du facial *une diminution considérable du nombre des cellules nerveuses du côté gauche* : alors que l'on compte par exemple sur une coupe 37 cellules nerveuses à droite, on en compte 8 à gauche. Pour le noyau de l'hypoglosse, les lésions sont encore plus manifestes et sur certaines coupes *on n'aperçoit pas une seule cellule nerveuse du côté gauche.*

A un fort grossissement les cellules des noyaux lésés paraissent diminuées de volume et surtout les corps de Nissl sont peu colorés et de contours flous. Dans certaines cellules il existe de l'excentration du noyau et une coloration pâle, diffuse du protoplasma.

En dehors de ces lésions cellulaires, il n'existe pas de lésions d'ordre inflammatoire, ni d'infiltrat cellulaire au niveau des noyaux lésés. Par contre on constate l'existence sur quelques coupes au niveau de l'olive bulbaire de petits foyers constitués par des cellules rondes, régulières, qui paraissent être des cellules névrogliques, sans rapport avec les vaisseaux, petits foyers d'ailleurs très peu nombreux et dont la signification précise nous paraît difficile à donner.

Plus intéressantes nous paraissent les constatations faites sur quelques coupes de la même région, colorées par la méthode de Van Gieson. Sur ces coupes on constate l'existence de petits amas d'incrustations calcaires situés au niveau du plancher du 4° ventricule, immédiatement au-dessous de l'épendyme, le long de la ligne médiane. Ces petites incrustations calcaires s'étendent d'ailleurs sur une faible longueur. Elles semblent être le reliquat d'une inflammation probablement épendymaire.

L'examen histologique des nerfs n'a malheureusement pu être fait, mais l'examen des muscles au niveau de la langue a montré qu'il ne s'agissait pas d'une agénésie musculaire, mais d'une atrophie, d'ailleurs modérée, consécutive à la lésion nerveuse avec sclérose interfasciculaire secondaire. Seuls donc pourront être retenus pour établir l'origine exclusivement nucléaire de la paralysie les cas où l'examen anatomo-pathologique aura porté sur les noyaux bulbaires et sur le nerf périphérique. Sur le muscle on doit reconnaître qu'un tout petit nombre des cas publiés sous le nom de paralysie nucléaire ont montré une lésion purement nucléaire. Dans les autres cas la région nucléaire s'est montrée tout à fait intacte, dans d'autres l'atrophie du noyau était secondaire à une lésion nerveuse périphérique.

Nous résumons les constatations histologiques faites par Heubner :
Il s'agissait d'une paralysie bilatérale de la sixième paire, du facial gauche, de l'hypoglosse gauche, avec légère atteinte du facial droit.

L'examen anatomique porta sur le système nerveux central, les nerfs périphériques, les muscles. On constata au niveau des noyaux de la sixième paire des deux côtés une absence presque totale de cellules nerveuses. Au niveau des VII et XII des lésions de même ordre, moins accentuées. Les nerfs étaient dans leur trajet médullaire absents ou très faiblement développés. Mêmes constatations dans le cas de Wildbroud Saüger, où il s'agissait d'un ptosis bilatéral congénital.

En résumé on voit que si l'origine nucléaire de ces paralysies congénitales est incontestable dans un certain nombre de cas, il faut pour pouvoir l'affirmer pratiquer un examen anatomo-pathologique minutieux pour exclure la lésion primitive possible périphérique des nerfs ou des muscles.

Diagnostic. — Il est d'ordinaire facile de poser chez l'enfant qui vient de naître le diagnostic d'atteinte du neurone périphérique moteur et d'éliminer facilement une série d'affections bien connues chez l'adulte, déjà beaucoup plus rares chez l'enfant. Nous ne ferons donc qu'énumérer les myopathies avec atteinte des muscles de la face et des yeux, les affections nucléaires progressives telle que l'ophthalmoplégie progressive nucléaire, la paralysie bulbaire progressive, qui déjà exceptionnelles chez l'enfant, n'ont jamais le caractère congénital.

D'autres affections peuvent également s'accompagner de paralysies des nerfs crâniens, myélite bulbaire, forme ponto-bulbaire de l'encéphalite aiguë et subaiguë, enfin tumeurs cérébrales.

Le tableau clinique beaucoup plus complexe et surtout l'évolution extra grave et rapide de ces affections ne permettent pas de faire une erreur de diagnostic.

Beaucoup plus difficile sera de préciser si la lésion causale est certainement nucléaire. En effet il est souvent extrêmement difficile de distinguer de l'aplasie nucléaire les cas d'absence de développement congénital de certains muscles. C'est surtout dans les cas de paralysie oculaire que le diagnostic différentiel est presque impossible à faire.

Pour beaucoup d'auteurs et particulièrement pour Rümm les soi-disants cas de paralysie nucléaires dans le domaine des nerfs moteurs de l'œil releveraient presque toujours d'agénésies musculaires primitives.

De même certaines paralysies congénitales qui rappellent cliniquement de fort près, les paralysies nucléaires sont dues à une lésion périphérique du nerf : traumatisme au moment de la naissance (forceps), lésion osseuse en particulier au niveau du rocher.

De tels cas ne rentrent pas dans le cadre de la paralysie nucléaire congénitale proprement dite.

Rappelons donc que pour poser le diagnostic de paralysie nucléaire congénitale, il faudra avoir éliminé les causes musculaires et nerveuses périphériques que nous venons d'énumérer ; mais même en se rapportant aux caractères spécifiques de ces paralysies nucléaires que nous avons énumérés plus haut, le diagnostic restera bien longtemps en suspens, en l'absence de vérification anatomique.

Disons pour terminer que si bien des cas publiés sous le nom de paralysies nucléaires sont en réalité des troubles moteurs dus à une lésion musculaire, on a une lésion du trajet extra-bulbaire du nerf, il reste cependant quelques cas indiscutables de paralysies nucléaires, en particulier les cas de Heubner et de Wildtbraudt-Saüger.

Paralysies acquises de la première enfance. — Les paralysies nucléaires acquises de la première enfance ne méritent pas une description spéciale ; pour les formes oculaires le nombre des observations publiées à l'heure actuelle est très minime et elles semblent devoir être toutes rapportées à l'ophthalmoplégie progressive nucléaire telle qu'on l'observe chez l'adulte.

De même la paralysie faciale nucléaire acquise relève d'une cause extrinsèque, refroidissement, traumatisme, poliomyélite ; aucune de celles qui ont été publiées n'est sûrement d'origine nucléaire.

Quant à la paralysie bulbaire infantile, qui est à rapprocher des paralysies nucléaires combinées (paralysie bulbaire progressive inférieure de Londe), elle ne comporte pas une description spéciale et doit être rapprochée de la forme de l'adulte dont elle ne se distingue par aucun élément essentiel.

Pronostic et thérapeutique. — Le caractère essentiel de ces paralysies nucléaires congénitales est de ne pas être progressives. Elles n'offrent donc en elles-mêmes aucune gravité spéciale ; seules les paralysies combinées, en particulier celles dans lesquelles il y a atteinte uni ou bilatérale de l'hypoglosse, compromettent gravement la vie de l'enfant en ce sens qu'elles rendent l'alimentation presque impossible.

On a dans quelques cas cherché par le traitement électrique et le massage à améliorer l'état des muscles paralysés ; ces tentatives n'ont pas donné de grands résultats.

Enfin, dans les cas de ptosis, on a appliqué avec succès la transplantation musculaire et des procédés auto-plastiques.

On peut se demander si le fait suivant que MM. Variot et Deguy ont présenté à la Société de Pédiâtrie doit être classé dans les paralysies par agénésie bulbaire très circonscrite ou doit être considéré comme un cas d'atrophie simple des muscles du voile du palais par malformation congénitale.

PARALYSIE CONGÉNITALE DU VOILE DU PALAIS

Il s'agit d'une fillette de 6 ans et demi, dont voici les antécédents. Le père, gardien de la paix, est bien portant, mais nasonne un peu, et, dans son enfance, il a nasonné beaucoup plus, mais il n'a jamais eu de reflux des aliments par le nez. Une sœur du père présente le même trouble, mais à un degré beaucoup plus accentué ; nous n'avons pas pu l'examiner. Le père a eu la syphilis vers l'âge de 18 ans.

La mère est bien portante et n'a jamais fait de fausses couches. Elle eut une autre fillette, âgée de 10 ans, venue à terme et en très bonne santé. Lorsqu'elle fut enceinte de l'enfant que nous vous présentons, la grossesse fut normale jusqu'au 7e mois ; à ce moment, à la suite de contrariétés très vives, elle eut des pertes de sang, d'emblée assez abondantes pour l'obliger d'entrer à la Maternité Elle accoucha au 8e mois, normalement, sans application de forceps, et l'on n'eut pas besoin de ranimer l'enfant.

Néanmoins, celle-ci, pour des raisons que nous ignorons, fut mise pendant deux mois dans une couveuse, dans le service de M. Budin.

Dès la naissance, le lait qu'on a essayé de lui faire prendre repassait par le nez.

L'enfant s'est néanmoins très bien élevée, elle a été nourrie au lait donné au verre. — Elle n'a jamais eu de convulsions.

Elle a commencé à causer à l'âge de 20 mois, et, d'emblée, elle a nasonné. Elle a marché tard, à l'âge de 24 mois. La première dent a apparu à l'âge de trois mois.

A l'examen, nous constatons : Une voûte palatine sans perforation, ni rien d'appréciable. La seconde dentition est bonne, le nez normal, les lèvres sont grosses, la bouche reste constamment entr'ouverte. Les mouvements de la langue sont normaux. Rien du côté des yeux ou de l'audition. L'enfant n'a pas reçu encore d'instruction, mais elle paraît intelligente. On observe toutefois qu'elle présente un léger degré d'asymétrie frontale, le côté droit est un peu plus développé. A l'examen du palais membraneux, on ne remarque rien de particulier ; il paraît se contracter normalement, et cependant il y a paralysie puisqu'il existe du nasonnement, et aussi du reflux des liquides par le nez. Ce reflux va cependant en s'atténuant.

très fort depuis un an. Il n'est plu maintenant un phénomène constant, mais l'enfant prend l'habitude de renverser la tête en arrière pour boire.

Elle peut arriver à souffler une bougie.

La sensibilité du voile est très amoindrie, de même que la réflectivité.

Pour savoir si les amygdales enchâtonnées n'auraient pas gêné le fonctionnement du voile, elles ont été libérées par le Dr Le Marc'Hadour, mais cela sans résultat.

La fillette a été opérée d'adénoïdes il y a deux ans, et on n'a presque rien retiré, néanmoins elle a le facies des adénoïdiens.

Comme autres symptômes, le père nous apprend que, plus jeune, l'enfant tombait fréquemment et qu'elle fléchissait sur les genoux, il y avait comme du dérobement des jambes. Le père avait présenté les mêmes symptômes étant jeune. Actuellement, chez cette fillette, nous ne constatons que de l'abolition du réflexe patellaire sans troubles de la sensibilité.

Les réactions électriques du voile du palais pratiquées par le Dr Denis Courtade donnent :

1º Pas de réaction de dégénérescence ;

2º Contraction faradique normale du palato-staphylin (luette) ;

3º Contraction faradique très diminuée du pharyngo-staphylin et glosso-staphylin (piliers antérieur et postérieur).

4º Absence de contraction dans le péri-staphylin interne.

Voici donc un cas de paralysie congénitale du voile du palais, qui possède, comme nous l'avons vu, un certain caractère familial. Nous pensons qu'il s'agit peut-être dans ce cas d'une agénésie bulbaire congénitale chez cet enfant dont la naissance avant terme, malgré l'absence de tout traumatisme pendant l'accouchement, paraît avoir été un facteur important.

Nous croyons devoir rapprocher des cas d'agénésies nucléaires l'observation clinique suivante dans laquelle les malformations sont plus complexes.

*Hémiatrophie cervico-faciale congénitale
avec absence complète du sterno-mastoïdien* (1).

Le jeune Jean R..., âgé de 5 ans et demi, est né à Trappes, près Saint-Cyr (Seine-et-Oise), le 31 mai 1906.

Cet enfant m'a été amené dans mon cabinet, et je l'ai fait venir dans mon service des Enfants-Assistés, pour l'examiner plus complètement et le photographier, le 17 février 1912.

Le père, qui est menuisier, et la mère, sont bien portants et bien constitués. Il est le 2e enfant ; l'aîné n'offre aucune malformation.

Dès la naissance, on s'aperçut qu'il avait un côté du visage moins fort que l'autre, et, de bonne heure aussi, le médecin remarqua la saillie qui se forme au-dessus de la clavicule et du sternum, lorsque l'enfant tousse ou fait un effort. Néanmoins, il fut assez facile à élever.

Pendant les premières années, il faisait entendre un bruit de cornage, en respirant, qui s'est atténué, mais lorsque l'enfant est ému, son inspiration devient encore bruyante, et un peu stridoreuse. L'évolution régressive de ce cornage assez bruyant, d'après les parents, fait penser à un stridor laryngé congénital, qui aurait coïncidé avec les autres malformations que nous allons passer en revue.

L'enfant, dont le tronc et les membres sont d'ailleurs bien conformés (taille 110 cm. 5, et poids 19 kg. 400), a la tête légèrement penchée du côté droit, sans que cette attitude soit à proprement parler celle du torticolis, il n'a d'ailleurs aucune rigidité musculaire, et la rotation de la tête se fait aisément, mais plus complètement à gauche qu'à droite.

Le crâne est bien développé, et ne paraît pas asymétrique ; l'intelligence est normale. Le côté gauche du visage est manifestement moins développé que le droit, et, au palper, on sent la branche gauche de la mâchoire inférieure moins épaisse que la droite ; cette asymétrie du maxillaire est évidente, si l'on fait ouvrir la bouche. Plusieurs dents manquent à gauche après les incisives.

(1) Présentation à la *Société de Pédiatrie* 1912, par M. G. Variot.

Au repos, il y a une légère asymétrie de la fente buccale ; mais lorsque l'enfant parle, et surtout lorsqu'il ouvre la bouche, la commissure labiale droite est fortement tirée en bas, comme dans l'hémispasme labié-congénital ; il est donc bien probable qu'il doit exister comme dans l'hémispasme une atrophie de la partie gauche du muscle labial inférieur.

La fente de la narine gauche est un peu plus aplatie que la fente de la droite. Le pavillon de l'oreille gauche a l'ourlet moins marqué qu'à droite, et paraît un peu plus petit que du côté opposé. L'ouïe est d'ailleurs intacte.

Lorsqu'on examine la langue au repos sur le plancher de la bouche, elle paraît petite, mais pour juger de son degré d'atrophie, il faut la faire tirer. Dans ce mouvement de protraction, la langue dévie du côté de la commissure labiale gauche, la pointe se portant en bas et vers la ligne médiane, ce qui la fait tortiller en vrille.

Le frein qui est sur le côté droit contribue à brider la langue dont la partie gauche semble manquer à peu près complètement. Cette hémiatrophie de la langue ne paraît pas déterminer de troubles, ni pour la déglutition, ni pour l'articulation des sons. L'enfant parle très distinctement.

L'arcade palatine droite paraît être en largeur le double environ de la gauche. Néanmoins, il n'y a aucun reflux de liquide dans les fosses nasales.

Sur la peau du cou à gauche existent plusieurs cicatrices rougeâtres déprimées, indices d'abcès froids récents, pour lesquels les parents sont venus me consulter.

A droite, la conformation du cou est tout à fait normale et le sterno-mastoïdien dessine, sous la peau, son relief ordinaire.

A gauche, on ne voit sous la peau aucune saillie correspondant à ce muscle. En palpant soigneusement les régions carotidiennes, sterno-claviculaire et mastoïdienne, on ne sent aucun vestige de muscle sterno-cléido-mastoïdien. Au contraire, on sent directement battre sous les doigts l'artère carotide, et en dessous on perçoit les apophyses transverses de la colonne cervicale et les scalènes.

Lorsqu'on fait faire des mouvements d'inclinaison de la tête, et de rotation à droite et à gauche par l'enfant qui s'y prête très docilement, on ne voit aucune saillie soulevant la peau dans la région qui devrait être occupée par le muscle sterno-mastoïdien gauche. Bien plus, on peut introduire l'index derrière l'extrémité de la clavicule, et derrière le sternum, en déprimant la peau, sans être arrêté par aucun faisceau fibreux ou musculaire. L'extrémité gauche de la clavicule semble amincie. Dans l'inspiration, il existe normalement du tirage sterno-claviculaire à gauche.

Bien que l'exploration électrique n'ait pu être faite, l'absence du sterno-mastoïdien semble bien complète, comme le prouve surabondamment la production d'une hernie assez volumineuse du poumon qui apparaît dans toute la région antérieure du cou jusqu'à l'os hyoïde, lorsque l'enfant tousse ou fait un effort qui augmente sa pression intra-thoracique.

On voit alors se produire une tuméfaction derrière l'extrémité interne de la clavicule gauche et le sternum ; cette saillie, de la grosseur d'un demi-œuf de poule, plus étroite à son extrémité supérieure, est molle et dépressible ; cependant elle ne donne pas la sensation d'emphysème au palper.

La tuméfaction, qui s'est montrée soudainement, cesse de même, dès que l'enfant cesse de tousser. Elle ne peut correspondre évidemment qu'à une hernie du sommet du poumon gauche, qui s'insinue derrière la clavicule gauche et le sternum par suite de l'inocclusion fibreuse de la partie supérieure du thorax, coexistant avec l'absence du muscle sterno-mastoïdien.

En l'absence de vérification anatomique il est impossible d'affirmer que les noyaux bulbaires participent à la malformation des muscles de la langue de la face et du cou, mais cela est vraisemblable.

ATONIE MUSCULAIRE CONGÉNITALE

Depuis que l'attention a été attirée sur cette affection par Oppenheim en 1900 d'assez nombreux cas ont été publiés à l'heure actuelle, ce qui indique une certaine fréquence de cette maladie que l'on considérait comme très rare autrefois.

Étiologie. — La syphilis et les autres infections ou les intoxications materno-fœtales ne paraissent jouer aucun rôle dans son étiologie. Généralement les ascendants sont bien portants. On ne retrouve, ni grossesse difficile, bien qu'il y ait eu un traumatisme dans le cas dont nous avons rapporté l'observation, ni accouchement prématuré. Les frères et les sœurs sont bien portants, sauf cependant dans l'observation de Sorrente où le frère et la sœur étaient atteints de myatonie congénitale. Le syndrome paraît être aussi fréquent dans l'un et l'autre sexe.

Symptomatologie. — La maladie est essentiellement congénitale, à tel point que parfois on a noté la faiblesse ou même l'absence des mouvements du fœtus pendant la vie intra-utérine.

Les phénomènes paralytiques apparaissent dès la naissance, mais ce n'est guère que lorsque le bébé grandit que l'immobilité de l'enfant frappe l'attention des parents.

Il est facile de constater alors non pas une véritable paralysie, mais une flaccidité, une atonie spéciale de tous les muscles du corps, plus marquée, en général aux membres inférieurs et n'atteignant pas les muscles innervés par les nerfs crâniens. L'enfant étendu dans le décubitus dorsal ne peut bouger, c'est une masse molle, inerte, dans laquelle le mouvement, la vie paraissent être concentrés à la face.

Les membres reposant sur le plan du lit peuvent exécuter de petits mouvements limités dans leurs segments extrêmes, et les muscles de la racine paraissent plus touchés que ceux des extrémités, mais ces mouvements sont à peine ébauchés, lents, sans énergie, ils deviennent plus faciles dans l'eau lorsqu'on baigne l'enfant.

Au contraire la face n'est pas intéressée, l'enfant n'a pas le facies myopathique, il conserve une mimique expressive, enfin la pupille et les muscles de l'œil sont normaux.

Si l'on asseoit l'enfant, et, c'est là un signe caractéristique de la maladie, il s'affaisse, s'incurve sur lui-même au point que la tête vient se placer entre les jambes, la colonne vertébrale n'étant pas maintenue forme une cyphose.

La station debout est impossible, l'enfant soutenu sous les aisselles s'affaisse, la tête s'enfonce dans le thorax.

Les mouvements passifs sont exagérés, il existe une véritable laxité articulaire permettant des attitudes très anormales, les membres semblent ceux d'un polichinelle.

La palpation montre sous une peau souvent œdématiée des masses musculaires molles, mal délimitées, il n'y a pas de contractions musculaires fibrillaires spontanées ou provoquées.

Les réflexes tendineux sont abolis, les reflexes cutanés inconstants.

Les réactions électriques sont affaiblies.

Les muscles à fibres lisses sont épargnés : il n'y a pas de troubles sphinctériens. Les mouvements du diaphragme et des muscles respiratoires s'effectuent normalement.

Nous rappelons ici l'observation que nous avons publiée en 1907 avec le Dr Devillers d'un cas typique de myatonie (1). (*Résumé*).

Il s'agissait d'une enfant née le 10 mars 1907. La mère avait fait une chute grave pendant les derniers mois de la grossesse, mais même avant l'accident les mouvements du fœtus étaient faiblement perçus. L'accouchement avait été normal, le poids de l'enfant de 3 kg. 100 à la naissance avait augmenté ensuite régulièrement.

Dans les premiers mois l'attitude spéciale du bébé avait inquiété les parents. Les avant-bras étaient en effet fléchis sur les bras, les coudes collés au corps, les deux mains à la hauteur du menton, dans la pronation et se touchant. Lorsqu'on essayait d'étendre les bras, ils reprenaient leur position fixe brusquement comme mus par un ressort.

L'enfant présentait une flaccidité tout à fait anormale de toute la musculature du corps. La tête tombait ballant en avant ou même sur les côtés si elle n'était pas soutenue, lorsqu'on asseyait l'enfant. Si l'on soulevait les avant-bras et les jambes ils retombaient flasques comme dans la paralysie infantile. La tête était bien conformée, le visage offrait l'expression habituelle chez un bébé de cet âge, les axes visuels étaient bien symétriques. Lorsque le bébé était assis le poids emportait la tête en avant et le haut du corps se courbait. La cyphose rachidienne était très forte, cette cyphose disparaissait dès qu'on couchait l'enfant. Le thorax bien que peu déformé offrait un aspect quadrangulaire. Il était à remarquer que l'enfant plongé dans l'eau du bain faisait des mouvements beaucoup plus étendus qu'à l'air libre.

L'enfant meurt le 2 octobre 1907 par broncho-pneumonie d'autant plus grave que seul le diaphragme luttait contre l'asphyxie.

L'autopsie fut faite, mais ne révéla rien d'anormal à l'examen macroscopique des muscles, de la moelle épinière et des nerfs. L'examen histologique a été confié à M. André Thomas.

La sensibilité est intacte. Les organes des sens ne sont pas touchés. L'intelligence parait un peu au dessons de la moyenne de l'âge correspondant.

Les viscères sont normaux.

Evolution. — La myatonie évolue d'une manière favorable et quelquefois vers la guérison, si une complication ne survient pas. L'avenir de ces petits malades n'est pas très brillant car la broncho-pneumonie, la congestion pulmonaire, la tuberculose les guettent, favorisées par l'atónie des muscles respiratoires. La broncho-pneumonie est en effet la cause la plus fréquente de la mort, elle peut être précédée de convulsions.

Anatomie pathologique. — Les rares autopsies de malades atteints de flaccidité congénitale ont permis toutefois de trouver des lésions assez constantes (Baudouin). Les cellules des cornes antérieures de la moelle peuvent être diminuées de volume, mais il n'existe pas de lésions inflammatoires des centres nerveux.

Les nerfs peuvent offrir un défaut de myélinisation.

(1) *Bulletins de la Société de Pédiatrie*, 1907.

Les lésions les plus importantes siègent sur les muscles; les fibres musculaires, sont de taille très inégale, les plus grosses en voie de division. La striation longitudinale apparaît par suite de la disparition de la transversale. Les noyaux très augmentés de nombre segmentent la fibre musculaire. Une sclérose nette entoure les faisceaux musculaires.

Les glandes vasculaires sanguines sont normales. Il semble donc qu'il soit difficile d'attribuer l'atonie musculaire congénitale à un trouble dans la sécrétion d'une de ces glandes. L'hypothèse d'un développement incomplet du système musculaire et d'un défaut dans l'axe gris antérieur n'est pas non plus établi. En somme l'étude anatomique de cette affection est encore incomplète.

Diagnostic. — Lorsque l'on connaît l'existence de l'atonie congénitale, on y pensera facilement en présence d'un enfant atteint dès sa naissance d'une flaccidité musculaire plus ou moins généralisée, sans paralysie véritable. L'amyotrophie spinale par sa marche progressive, la réaction de dégénérescence et les accès de suffocation terminaux est facile à éliminer.

Les myopathies, outre leur localisation bien spéciale n'apparaissent jamais à un âge aussi jeune.

La paralysie infantile, la polynévrite ont un début brusque, la maladie de Barlow s'accompagne de phénomènes douloureux, le rachitisme sera rapidement écarté. La pseudo-paralysie spécifique (type Parrot), généralisée aux quatre membres pourrait faire penser à l'atonie musculaire ; mais il n'y pas de paralysie dans les muscles qui soutiennent la tête et on constatera habituellement les signes de l'hérédo-syphilis et des phénomènes douloureux.

Traitement. — Le massage, l'électricité, l'hydrothérapie sont les moyens de thérapeutique physique généralement employés. On aurait eu un résultat avec l'opothérapie thyroïdienne ou hypophysaire (?)

PARALYSIE FACIALE

La paralysie faciale du nouveau-né est soit congénitale, soit de cause obstétricale.

Elle se rencontre aussi plus tardivement après la naissance ; son étiologie peut être alors la même que dans le deuxième âge.

I. — Paralysie faciale congénitale

Cette variété est liée à un arrêt de développement de la première fente branchiale ou de la vésicule auditive ou de ces deux formations embryonnaires simultanément.

Dans le cas d'agénésie de la première fente branchiale, il y a association à la paralysie faciale d'une malformation de l'oreille moyenne et externe, c'est-à-dire de la portion osseuse de la trompe, de la caisse et des deux dernières portions du canal de Fallope, du conduit auditif et du pavillon.

Quand la vésicule auditive est arrêtée dans son développement, l'oreille interne ne s'est pas formée, d'où agénésie du nerf auditif et de la première portion du facial. Il peut y avoir en même temps malformation de l'oreille moyenne et de l'oreille externe.

Dans d'autres cas, il n'y a pas d'agénésie du rocher, mais aplasie ou atrophie du noyau du nerf facial. Cette anomalie est le plus souvent bilatérale et s'accompagne d'autres troubles de même origine, notamment dans la sphère des nerfs moteurs de l'œil. (Voir plus haut les Paralysies nucléaires d'origine bulbaire).

1° *Paralysie faciale avec agénésie du rocher.* — Ici le diagnostic s'impose à première vue par la malformation de l'oreille et du rocher. Mais il faut bien savoir que la malformation apparente cache une anomalie profonde. La paralysie offre les caractères de la paralysie périphérique. L'excitation électrique n'amène aucune réponse des muscles.

L'enfant est sourd d'un côté du fait de l'absence de la caisse et des osselets ou de l'absence de la première portion du nerf auditif. Cette forme de paralysie est définitive ; elle ne diminuera jamais.

2° *Paralysie faciale sans agénésie du rocher.* — La lésion est ici d'origine nucléaire le plus souvent. L'association de la paralysie faciale et de celle des muscles moteurs de l'œil donne à cette variété son caractère bien particulier. Elle est le plus souvent bilatérale et porte surtout sur les orbiculaires et le frontal. Le visage est immobile, le front ne se plisse pas, reste inerte, les muscles ne se contractent qu'à peine, les paupières se ferment incomplètement Le strabisme interne des deux yeux n'est pas rare.

Dans la forme unilatérale, la paralysie peut être totale ou partielle. Elle s'accompagne moins souvent d'ophthalmoplégie. On ne note pas de troubles sensitifs appréciables.

La lésion est définitive, le traitement reste sans effet.

II. — PARALYSIE FACIALE OBSTÉTRICALE

Le mécanisme de cette paralysie relève soit d'une compression par le forceps du nerf facial après sa sortie du trou stylo-mastoïdien soit de la violence des contractions utérines et de l'attrition du nerf contre les crêtes osseuses du pelvis.

La paralysie est ici la plus souvent unilatérale et n'atteint que la branche temporo-faciale.

Parrot et Troisier ont longuement décrit les caractères anatomiques propres à ces lésions. Elles sont parfois très légères, mais si la compression a été violente jusqu'à l'écrasement du nerf, on voit en le découvrant dans tout son trajet intrapétreux son aspect normal opposé à celui gélatineux et ramolli de la portion extra osseuse. A l'examen histologique, la myéline est remplacée par des gouttelettes de graisse, le cylindraxe a disparu, les muscles tributaires du nerf sont en voie d'atrophie. Cliniquement la paralysie faciale obstétricale présentera tous les degrés. Le plus souvent elle est légère et se devine à peine quand l'enfant crie, mais il faut se garder de porter trop vite un pronostic favorable sans avoir procédé au préalable à un examen électrique.

Les commémoratifs aident au diagnostic. L'enfant porte en général pendant les premiers jours les marques du traumatisme dû au forceps.

III. — PARALYSIE FACIALE ACQUISE

La paralysie faciale peut survenir sous des influences diverses dans les premières années de la vie.

La cause la plus fréquente à cet âge réside dans les affections aiguës et surtout chroniques de l'oreille moyenne et de la mastoïde.

L'otite aiguë peut s'accompagner d'une réaction inflammatoire dans tout le tissu osseux qui entoure la caisse du tympan. Le facial n'en est séparé que par une mince lame osseuse qui ne saurait le protéger suffisamment contre cette infection voisine. Le nerf peut donc être atteint par le processus inflammatoire, mais le plus souvent les lésions sont minimes et cèdent avec l'évacuation spontanée ou provoquée du pus.

Il n'en est pas de même dans les suppurations chroniques du rocher comme on en voit chez les atrophiques et surtout chez les petits tuberculeux. La carie du rocher est fréquente chez ces sujets ; à l'autopsie on enlève à la curette un magma semi-solide résultant de la fonte des cellules mastoïdiennes et de l'antre pétreux. Le facial cesse d'être protégé dans le canal de Fallope et subit une destruction progressive. De pareils cas sont toujours très graves et ne se voient que chez des sujets très cachectisés.

La paralysie *a frigore* existe dans quelques rares cas.

On rencontre parfois la paralysie faciale au cours de maladies infectieuses soit consécutivement à une otite, soit par névrite. Quelques observations ont été rapportées au cours de la diphtérie, de la varicelle, etc...

Une variété intéressante et rare est la paralysie faciale chez les enfants atteints de coqueluche. La pathogénie en est encore obscure. On a incriminé une infection méningée intercurrente ; la ponction lombaire a pu même montrer une réaction légère cytologique dans le liquide céphalo-rachidien. Certains auteurs y voient une conséquence de l'infection propre à la coqueluche ; on ne saurait méconnaître l'action essentielle de la quinte dans le déterminisme de ces paralysies. Trousseau, Simon les attribuaient à la congestion encéphalique à l'œdème cérébral, voire même aux hémorragies qui résultent du trouble circulatoire intense et brutal provoqué par la quinte.

La paralysie faciale s'observe également mais en général à partir de la deuxième année, dans les cas d'adénites tuberculeuses du cou et de la loge parotidienne.

Nous ne ferons que signaler enfin pour mémoire la paralysie faciale survenant associée à d'autres paralysies au cours d'affections graves du système nerveux central : hémorragie cérébrale ou méningée, méningites aiguës ou tuberculeuses, tumeurs du cerveau, etc...

Symptomatologie. — Chez le tout petit enfant la paralysie faciale peut dans le repos passer inaperçue, mais au moment des cris elle donne lieu à une grimace qu'il faut savoir reconnaître. Le front ne se plisse pas, l'œil reste entrouvert, la bouche est tordue du côté sain. Si on cherche à soulever les paupières supérieures, on voit que du côté sain l'orbiculaire résiste, tandis que du côté paralysé il cède aisément à la traction exercée.

L'enfant peut être gêné pour téter par la paralysie de l'orbiculaire des lèvres, le lait s'écoule de la bouche ; on peut être obligé de faire boire le petit malade à la cuiller.

Dans la deuxième année, la paralysie se reconnaît aisément comme chez l'adulte.

Pronostic. — Le pronostic est essentiellement lié à la cause. Si dans un grand nombre de cas, la paralysie faciale est transitoire, dans d'autres la lésion du nerf est beaucoup plus profonde. Seul l'examen électrique permet d'en apprécier la gravité.

Diagnostic. — Il ne faut pas confondre la paralysie faciale avec l'hémispasme labié congénital. Cette affection est due à une atrophie congénitale limitée à la moitié du muscle orbiculaire inférieur des lèvres. On la reconnaît aisément par une grimace bien spéciale ; l'enfant a la bouche tordue du fait de la traction en bas et en dehors de l'orbiculaire paralysé. Il est habituel de prendre l'hémispasme labié congénital pour la contraction des muscles du côté sain dans la paralysie faciale, mais si on examine minutieusement son petit malade on voit que les muscles de la face sont intacts et que, seule, la moitié de l'orbiculaire inférieur répondant à la chute de la lèvre ne participe pas au jeu de la musculature.

L'hémiatrophie faciale pourrait en imposer à un examen superficiel pour une paralysie. On verra en étudiant cette affection qu'elle se caractérise par une atrophie et non par une lésion du nerf et que tous les tissus, peau, tissu cellulaire sous-cutané, squelette du maxillaire lui-même participent à ce trouble de développement.

Les anamnestiques suffisent en général à poser le diagnostic étiologique.

On procédera à un examen minutieux de l'oreille, de la mastoïde, de la région parotidienne. On s'informera des conditions où est survenue la paralysie, on recherchera la notion d'une infection antérieure, on saura dépister une affection profonde du système nerveux central en évolution : les caractères de la paralysie, suivant qu'elle affectera le type de la paralysie centrale ou périphérique, aideront au diagnostic de la cause.

Traitement. — Le traitement sera surtout l'électrothérapie ; mais il en sera appliqué qu'avec douceur et, suivant la cause et suivant l'intensité des lésions. En cas de lésion de l'oreille et du rocher c'est de ce côté que l'effort thérapeutique devra porter.

HÉMISPASME LABIÉ CONGÉNITAL

Définition. — Sous le nom d'hémispasme labié congénital, M. Variot a décrit
pour la première fois en 1908 un trouble fonctionnel de la musculature des
lèvres consistant dans la rétraction d'un segment de l'orbiculaire inférieur de

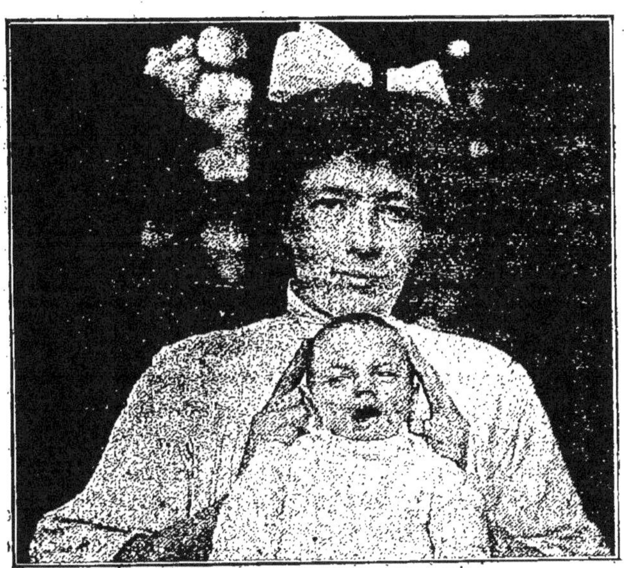

Fig. 46. — Hémispasme labié congénital gauche.

la lèvre lors des mouvements des muscles peauciers. Ce trouble est en rapport
avec une atrophie congénitale unilatérale de l'orbiculaire inférieur.

Etude clinique. — L'hémispasme labié congénital se révèle dès les premiers
jours de la vie par une déformation de la bouche, une grimace qui lui est bien
particulière. Tandis qu'au repos la symétrie du visage paraît respectée, dès
que les muscles se contractent, à l'occasion des cris, des pleurs, plus tard quand
l'enfant sourit, la bouche se tord, la commissure des lèvres est fortement
attirée en bas, la partie voisine de la lèvre inférieure se renverse en dehors
découvrant partiellement la gencive. Au premier abord on croit à une paralysie
faciale du côté opposé et à une hypertonicité des muscles du visage du côté
sain ; un examen plus attentif au repos et lorsque la face se dévie, montre
qu'il n'en est rien ; en effet les deux yeux se ferment simultanément et avec
la même force ; le jeu des muscles de la face est normal des deux côtés. Le
trouble est exclusivement limité à une des moitiés de la lèvre inférieure qui
est attirée en dehors et en bas,

Il y a des degrés divers à cette déformation; parfois très atténuée et passant presque inaperçue, elle est le plus souvent très évidente, dès que l'enfant crie ou pleure ; dans ces cas la contraction du muscle triangulaire des lèvres, du carré du menton et même du peaucier n'étant pas équilibrée par la contraction de la partie correspondante de l'orbiculaire, abaisse une moitié de la lèvre qui est tirée en bas ; cette désharmonie de la contraction musculaire ne gêne que très peu les fonctions de l'orbiculaire des lèvres ; l'enfant prend aussi bien que normalement le sein ou la tétine, son développement par la suite n'est pas entravé. D'ailleurs si on palpe comparativement entre le pouce et l'index les deux moitiés de la lèvre inférieure, on ne constate aucune différence d'épaisseur ni de consistance.

L'hémispasme labié congénital persiste par la suite tout en s'atténuant, mais quand il est très accusé, il n'est pas rare (3 fois sur 10 cas) de noter du même côté l'association d'un certain degré de plagiocéphalie avec hypertonicité purement fonctionnelle du sternocléido-mastoïdien qui dessine sous la peau une corde saillante. Il semble qu'on est en droit d'attribuer à la tonicité exagérée de ce muscle la tendance de la tête à se tourner du même côté, favorisant ainsi l'aplatissement de la bosse pariéto-occipitale et le refoulement en avant par compensation de la bosse frontale, déformation caractéristique de la plagiocéphalie.

L'hémispasme labié congénital persiste à l'âge adulte. M. Variot en a constaté plusieurs cas, notamment celui d'un de nos confrères très distingué chez lequel cette déformation est évidente ; elle ne le gêne d'ailleurs nullement puisque c'est un virtuose du trombone et de la contrebasse.

A ce stade, dans le repos, la symétrie de la face n'est plus respectée comme dans le premier âge ; on note une légère rétraction en bas de la commissure quand la bouche est fermée. A l'occasion d'une élocution trop rapide, il peut gêner quelque peu la prononciation des labiales et des dentales, mais le trouble est le plus souvent nul.

Etiologie. — L'hémispasme labié congénital n'est pas une affection rae. Dans une seule année, M. Variot en a observé 12 cas à l'hospice des Enfants-Assistés. Comme il est du à une malformation il est naturel qu'il se transmette héréditairement.

Il est important d'en noter le caractère souvent héréditaire et familial. Une nourrice de l'hospice atteinte elle-même de ce trouble, avait, disait-elle, un frère et des nièces porteurs de la même déviation et du même côté. Semblable fait ressort de trois observations différentes. Il paraît même que le caractère héréditaire porte jusque sur la localisation d'un même côté chez les divers membres atteints d'une même famille.

Le plus souvent l'hémispasme se rencontre à titre de malformation unique, mais il peut être associé à d'autres malformations. Dans un cas suivi d'autopsie, M. Variot l'a observé associé à une maladie de Little sans qu'il n'y ait d'ailleurs aucune corrélation entre les deux troubles ; il l'a observé chez un anencéphale et chez un enfant privé des caisses du tympan.

Examen électrique. — L'analyse intime du mécanisme de l'hémispasme labié congénital devait être fourni par l'examen électrique.

Cet examen pratiqué par M. Bonniot chez les divers malades observés à l'Hospice des Enfants-Assistés prouve qu'il reconnaît pour cause une atonie de l'une des moitiés de l'orbiculaire. Il montre qu'il n'y a aucune ressemblance entre l'hémispasme et la paralysie faciale du côté opposé, car tous les muscles peauciers réagissent normalement de même que les troncs des deux nerfs faciaux, à l'exception seule du demi-orbiculaire inférieur du côté qui se rétracte.

De plus l'examen électrique présente des particularités intéressantes : l'excitabilité faradique est presque toujours diminuée ; avec le courant galvanique, on constate : tantôt une diminution simple de l'excitabilité, tantôt une diminution avec inversion de la formule polaire, c'est-à-dire prédominance d'action du pôle positif à la fermeture du courant, donc réaction de dégénérescence, tantôt enfin, mais plus rarement, augmentation légère de la contractilité.

Ces modifications des réactions électriques permettaient de présumer les altérations des fibres musculaires de l'arbiculaire qui ont été constatées directement à l'examen histologique après autopsie.

Diagnostic. — On voit bien par les données de l'examen clinique et leur confirmation électrique que le mécanisme de l'hémispasme lui est très particulier et n'a rien à voir avec la contraction exaltée des muscles du visage du côté opposé à une paralysie faciale obstétricale, comme on a pu le croire au premier abord.

Examen histologique. — Mais si les données de l'examen électrique ont permis d'incriminer une sorte d'atonie limitée à un seul muscle susceptible à elle seule d'expliquer l'aspect grimaçant et spasmodique de la lèvre inférieure le contrôle anatomique a confirmé cette donnée.

Pratiqué dans deux circonstances par M. Ferrand et par M. Cailliau, après incision des fibres musculaires de l'orbiculaire parallèlement à leur direction, il a fourni des résultats très comparables.

Ces lésions se caractérisent par une raréfaction intense et une atrophie des fibres musculaires, des altérations évidentes du myoplasme et du noyau, une hyperplasie du sarcoplasme telles qu'on en observe dans les lésions musculaires avec régression cellulaire. La striation longitudinale des fibrilles persiste encore, mais la striation transversale apparaît avec beaucoup moins de netteté. Les noyaux sont multipliés, soit dispersés sans ordre, soit orientés en séries linéaires de 5 à 6. D'autres, gonflés, volumineux perdent leur chromatine et présentent l'aspect vésiculeux. On en trouve par amas ou isolément répartis, dans les gaînes vides du sarcolemme ou situées dans le tissu interstitiel rappelant l'aspect des cellules géantes décrites par Durante dans les lésions de régression cellulaire. Le sarcolemme demeure adhérent aux fibres atrophiées et là où elles ont disparu, il semble persister longtemps. On ne note pas de vacuolisation de la fibre musculaire. Le tissu interstitiel présente une hyperplasie notable à laquelle succède un tissu de sclérose dans lequel on distingue les faisceaux musculaires atrophiés et espacés. Les artères sont épaissies ; les nerfs sont intacts.

Traitement. — Cette affection ne semble pas comporter de traitement ; elle semble irréductible puisqu'elle correspond à une atrophie congénitale d'une moitié de l'orbiculaire inférieur.

Nous croyons devoir résumer quelques-unes des observations sur lesquelles s'appuient nos descriptions cliniques et anatomiques, on les retrouvera *in extenso* dans les bulletins de la Société des Hôpitaux et de la Société de Pédiâtrie des années 1908 et suivantes.

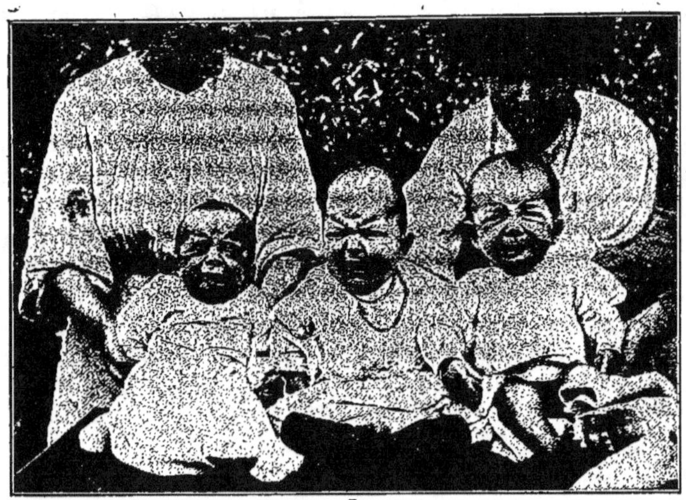

Fig. 47. — Trois nourrissons atteints d'hémispasme labié congénital.

1re observation ayant servi à la description de l'hémispasme labié-congénital. (Résumé).

G..., 12 jours, poids : 3 kg. 400, taille : 51 cm., bébé normal, présente dès la naissance à l'occasion des cris la bouche de travers. Au premier abord on croit à une paralysie faciale du côté opposé ; mais en regardant de près on note le jeu normal de l'orbiculaire des paupières et de tous les autres muscles du côté opposé à la déviation. Occlusion normale des yeux.

Disparition de la grimace au repos, à peine observe-t-on une légère inclinaison de la lèvre inférieure. Mis au sein d'une nourrice sédentaire, ne paraît pas gêné pour téter. Six mois après pèse 7 kg. 500, mesure 63 cm. ; offre à cette date un léger degré de plagiocéphalie sans crâniotabes. Atténuation de la déformation.

H..., 3 semaines, poids : 3 kg. 200, taille : 51 cm. Même déformation que le précédent du côté gauche. Tous les muscles faciaux se contractent bien et présentent des réactions électriques normales. Le peaucier gauche se contracte plus énergiquement. Il prend bien le sein.

Examen électrique : excitation faradique normale ; au courant galvanique, lenteur des contractions avec prédominance d'action du pôle positif à la fermeture du courant, c'est-à-dire inversion de la formule polaire. Apparition d'une contraction plus facile du muscle lésé en portant l'excitation sur le facial opposé.

Henri A..., poids : 3 kg. 880. Hémispasme droit très prononcé. Présente aussi de la nigritie des bourses.

A l'examen électrique de l'orbiculaire, diminution de la contractilité faradique et de la contractilité galvanique. Pas d'inversion de la formule polaire, mais PFC plus facile du côté malade. Contraction lente et réaction longitudinale.

PARALYSIES RADICULAIRES OBSTÉTRICALES

Au cours des accouchements laborieux, les membres supérieurs ou inférieurs, les premiers principalement, peuvent être soumis à des tractions ou à des compressions qui ont pour conséquence leur paralysie partielle ou totale. Ces paralysies prennent le type de paralysies radiculaires.

I. — PARALYSIES RADICULAIRES DES MEMBRES SUPÉRIEURS

C'est à Duchenne de Boulogne que nous devons la connaissance précise de ces paralysies. Plus tard les travaux de Erb, puis de Mme Déjerine-Klumpke ont complété les données anatomo-cliniques déjà établies par Duchenne.

Etiologie et pathogénie. — « Dans les manœuvres obstétricales, dit Duchenne de Boulogne, le dégagement des bras de l'enfant présente quelquefois de grandes difficultés, surtout lorsqu'il est extrait par les membres inférieurs, après la version ou dans la présentation du siège, ou bien si l'accoucheur est forcé, pour extraire le corps après la sortie de la tête, d'exercer de fortes tractions à l'aide d'un doigt introduit en forme de crochet sous l'une des aisselles. Alors il peut arriver, même aux plus habiles, qu'un plus ou moins grand nombre de muscles moteurs de ces membres soient paralysés et consécutivement atrophiés, à des degrés divers, par le fait de l'élongation et quelquefois peut-être de la compression des nerfs ou du plexus brachial. » Le siège de la lésion réside, d'après Erb, au niveau des scalènes, un peu au-dessus de la clavicule, en dehors du bord postérieur du sterno-cléido-mastoïdien, près du tubercule antérieur de l'apophyse transverse de la sixième vertèbre cervicale. L'excitation électrique en ce « point de Erb » fait contracter ensemble le coraco-brachial, le deltoïde, le biceps et les supinateurs. Le mécanisme sera donc soit celui de la compression à ce niveau (forceps, circulaire du cordon), soit celui plus fréquent du tiraillement du plexus.

Division. — Suivant les racines lésées, on décrit trois types :
1º La paralysie radiculaire supérieure.
2º La paralysie radiculaire inférieure.
3º La paralysie radiculaire totale.

Symptomatologie. — 1º *Paralysie radiculaire supérieure type « Duchenne-Erb »*.
Duchenne de Boulogne décrit ainsi l'attitude caractéristique : « le membre supérieur est abaissé, l'épaule effacée, le bras appliqué contre le tronc et dans

la rotation en dedans, l'avant-bras étendu, la main en pronation avec flexion des doigts... Les muscles paralysés sont ceux innervés par les 5e et 6e racines cervicales, c'est-à-dire : le biceps, le coraco-brachial, le deltoïde, le brachial antérieur et le long supinateur. Le triceps reste généralement indemne. »

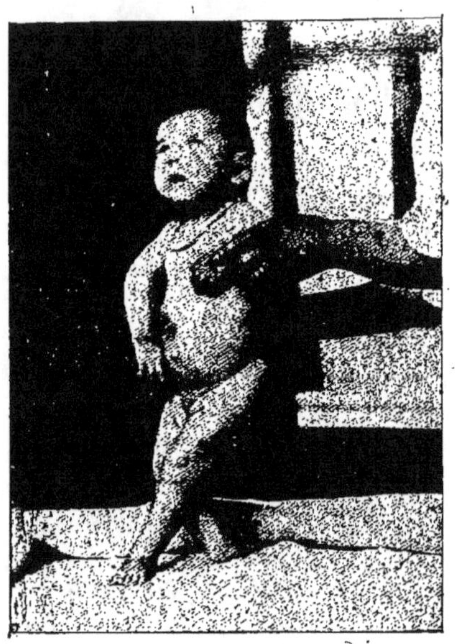

Fig. 48.— Attitude de la paralysie obstétricale (type DUCHENNE-ERB).

Paralysie radiculaire du plexus brachial à type supérieur.

Geneviève W..., 7 mois, poids : 5 kg. 340, taille : 65 cm., placée à la nourricerie Parrot.

Le membre supérieur est en adduction avec projection en avant du segment huméral et rotation interne de tout le membre. L'avant-bras est en légère flexion et présente en avant son bord cubital. La main est en hyperextension légère sur l'avant-bras, les doigts, surtout le pouce, fléchis dans la paume.

La palpation de l'épaule décèle l'atrophie partielle du deltoïde et des muscles qui s'insèrent aux tubérosités de la tête. Les faisceaux supérieurs du grand pectoral sont à peine perceptibles tandis que les faisceaux inférieurs ont une tonicité normale. La peau de la région deltoïdienne se plisse et présente des troubles trophiques favorisant l'eczématisation. La morphologie de cette région est troublée : la tête humérale subluxée en avant et en haut cache l'acromion.

L'examen électrique dû à M. Bonniot donne les résultats comparatifs suivants par rapport au côté sain :

Courant faradique	Droit	Gauche
Point d'Erb	3^m. 5	2^m.
Deltoïde	3^m. 5	2^m.
Biceps	3^m. 5	2^m.

Courant galvanique		
Deltoïde NFC......................	13^m.	7^m.
Biceps NFC	10^m.	7^m.
Long supinateur NFC	7^m.	4^m.

Les cris de l'enfant ne permettent pas de fixer la topographie des troubles sensitifs.

Paralysie radiculaire obstétricale.

Enfant abandonné. Entre à l'hospice des Enfants-Assistés âgé de 17 jours. On le place à nourricerie Parrot.

A l'examen, on constate l'attitude caractéristique que nous venons de décrire.

L'atrophie du deltoïde, du coraco-brachial, du biceps et du brachial antérieur est frappante. Les pectoraux ne paraissent pas atteints.

L'attitude du bras ballant, et en pronation, la flexion des doigts sur la main sont des plus nettes.

Le contraste entre l'avant-bras non atrophié et le bras atrophié, à l'exception du triceps, saute aux yeux.

Quoique nous n'ayons aucun renseignement sur l'accouchement, l'origine obstétricale de la paralysie ne peut être mise en doute.

2° *Paralysies du type inférieur Déjerine-Klumpke.*

La paralysie atteint surtout les muscles innervés par le médian et le cubital. La lésion siège au niveau des 7e et 8e paires cervicales et 1re dorsale avec participation de son rameau sympathique.

L'attitude vicieuse porte surtout sur les muscles de la main qui prend à la longue l'aspect de la griffe cubitale avec perturbation profonde des mouvements des fléchisseurs des doigts, des interosseux, des lombricaux, des muscles thénar et hypothénar.

La participation du sympathique oculaire est presque constante, disent les auteurs. Les symptômes principaux sont le myosis, l'énophthalmie, la diminution de la fente palpébrale. A un moment surviennent des troubles trophiques et sécrétoires. Les réflexes sont faibles ou nuls suivant le degré de l'altération musculaire ; de même les réactions électriques indiquent la dégénérescence complète ou partielle.

L'atrophie musculaire est la conséquence fatale, mais elle n'apparaît

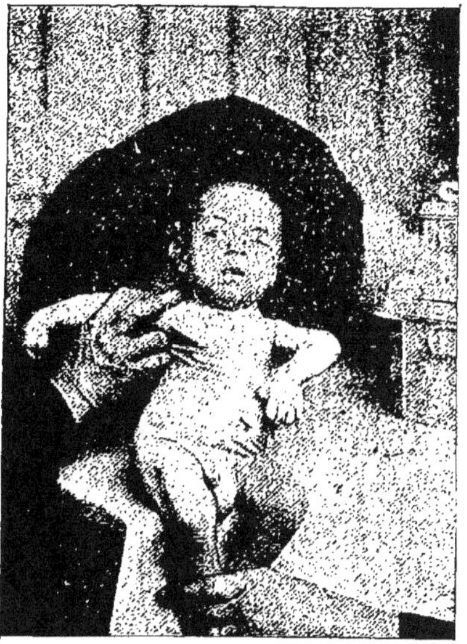

Fig. 49. — Paralysie obstétricale.
(Type KLUMPKE-DÉJERINE).

qu'à la longue. Le squelette est troublé dans sa nutrition et présente une fragilité plus grande qui l'expose aux fractures. Les luxations notamment celle de la tête radiale sur le condyle ne sont pas rares.

Dans cette forme, les muscles du groupe Duchenne-Erb sont en général respectés. Parfois ils peuvent être légèrement touchés.

Louis M..., 4 mois, né de parents bien portants, présente une paralysie de l'avant-bras et de la main gauche avec paralysie du sympathique oculaire du même côté.

Le bras gauche est en adduction et légère rotation interne. L'avant-bras fléchi à 75° sur le bras reste complètement immobile ; ses muscles sont moins épais qu'à droite.

La main est fléchie sur l'avant-bras, les premières phalanges en extension, les deuxièmes et troisièmes en flexion, le pouce replié dans la paume.

Le triceps, les extenseurs des doigts, les radiaux, le biceps sont légerement atteints.

L'articulation du coude est déformée, la tête radiale subluxée sur le condyle est limitée dans ses mouvements. L'épaule est moins épaisse qu'à droite.

L'enfant présente des troubles de l'œil gauche caractéristiques de la paralysie radiculaire, type Déjerine Klumpke, c'est-à-dire : rétrécissement de la fente palpébrale, myosis, enophthalmie et désordres secondaires : larmoiement, dilatation des vaisseaux de la conjonctive, aplatissement accusé de la joue gauche.

La mère ne peut nous dire si l'accouchement exigea des manœuvres de force, mais elle nous apprend que dès le 4e jour, la main de l'enfant était enflée ; à cette époque, les doigts étaient étendus, leur flexion ne se produisit que peu à peu.

A l'examen électrique (M. Bonniot) on note :

Courant faradique. — Point d'Erb : un peu moins excitable à gauche qu'à droite. Excitabilité disparue totalement dans les fléchissures, les lombricaux, les interosseux, conservée mais diminuée dans les extenseurs et les radiaux, un peu moins diminuée dans le triceps dont la contraction est lente.

Courant galvanique :		à gauche,		à droite.
Triceps NFC...		6ᵐ.		5ᵐ.
Biceps —		5ᵐ.		3ᵐ.
Radiaux —		8ᵐ.		5ᵐ.
Fléchissures des doigts	PFC.	10ᵐ.		4ᵐ.
Cubital antérieur	—	9ᵐ.		4ᵐ.
Long supinateurz	NFC.	6ᵐ.		5ᵐ.
Abducteur du pouce	PFC.	3ᵐ.	NFC	3ᵐ.
Adducteur du pouce	—	4ᵐ.	—	3ᵐ.
	NFC.		—	5ᵐ.

Dans le troisième type, dit de paralysie radiculaire totale du membre supérieur, on trouve associées les lésions à type Duchenne-Erb au type Déjerine-Klumpke avec prédominance de l'un de ces deux types.

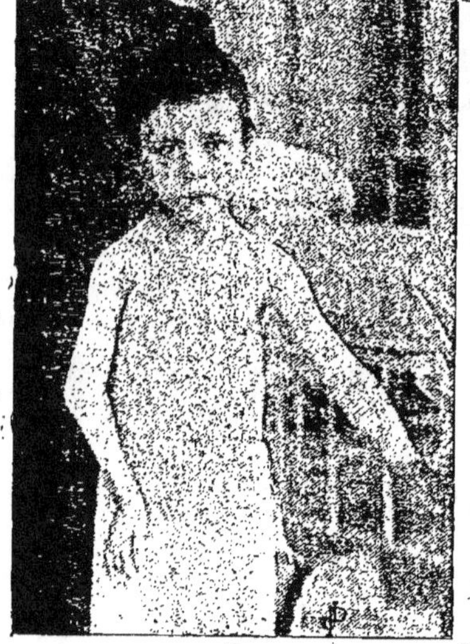

Fig. 50. — Paralysie radiculaire mixte.

3° Paralysie radiculaire du plexus brachial droit à type inférieur avec participation partielle du groupe musculaire supérieur.

— René S. ., 4 ans et demi. La main retombe le long du corps légèrement fléchie et en rotation interne, la main est en extension, les doigts et principalement le médius fléchissent leurs dernières phalanges sur les premières étendues. La main est aplatie par atrophie des éminences thénar et hypothénar : les muscles radiaux et extenseurs sont peu développés. L'enfant ne se sert de son bras que depuis l'âge d'un an. L'adduction prime l'élévation. Le squelette est atrophié, le bras plus court par rapport au côté sain, surtout dans son segment antibrachial. L'examen électrique (Dr Bonniot) donne :

Courant faradique.	Côté droit.	Côté gauche.
Point d'Erb	Contraction quand la bobine est à 1ᵐ.	
Biceps	Id.	à 2ᵐ.
Nerf médian	Au pli du coude, au poignet, pas de contraction.	
Nerf cubital	Légère contraction quand la bobine est à 4 ᵐ.	

Courant galvanique.	A droite.	A gauche.
Fléchisseurs. NFC................,....	9^m.	2^m 5
Eminence thénar	0 pour 10^m. NFC.	2^m 5
— hypothénar	idem.	idem.

La sensibilité de l'avant-bras et de la main est très accusée.

La pupille droite est très légèrement rétrécie. La fente palpébrale et le globe oculaire sont normaux.

Un accouchement très pénible précéda la paralysie.

Diagnostic. — Les paralysies radiculaires du membre supérieur sont d'un diagnostic en général aisé quand on a les renseignements précis sur les conditions de l'accouchement qui en est la principale cause. Mais ces notions peuvent manquer.

Ainsi dans les premiers jours certains décollements épiphysaires, certaines fractures du col de l'humérus simulent la paralysie, mais la douleur est plus vive lors des tentatives de mobilisation ; la coïncidence possible des deux lésions rend le diagnostic des plus délicats ; il faudra se baser sur les caractères propres aux fractures, les réactions électriques. La radiographie du squelette peut être insuffisante à lever les doutes, car l'ossification n'est pas encore bien avancée dans l'extrémité supérieure de l'humérus.

La pseudo-paralysie de Parrot, beaucoup plus douloureuse, et d'apparition moins précoce, est rarement circonscrite à uu seul membre. «Lorsqu'on pince la peau, les muscles se contractent très énergiquement, mais les membres ne sont que faiblement déplacés ou même ils ne le sont pas du tout. » (Parrot)

La paralysie infantile peut ressembler de très près à la paralysie radiculaire ; les renseignements sur le mode de début peuvent manquer et laisser le médecin dans l'embarras. En attendant les données de l'examen électrique on se basera sur sa plus grande diffusion. Elle ne survient d'ailleurs jamais à une époque aussi rapprochée de la naissance, sa topographie n'obéit à aucune règle.

La paralysie d'origine cérébrale n'est qu'exceptionnellement monoplégique, mais elle affecte presque toujours la forme hémiplégique et intéresse à la fois les membres et le facial inférieur.

Pronostic. — Le pronostic des paralysies radiculaires obstétricales est en général sérieux. On a voulu établir une différence dans le pronostic suivant que l'accouchement aurait eu lieu par le sommet ou par le siège ; il serait moins grave dans le premier cas.

Il paraît plus légitime de se baser sur l'intensité, la durée des manœuvres obstéricales et les renseignements fournis par l'examen électrique. Nous avons pu observer une femme de 23 ans qui avait conservé une faiblesse particulière dans le bras droit avec atrophie prédominante des muscles de l'épaule et limitation très accusée des mouvements d'élévation et d'abduction du bras. Cette femme était incapable de se peigner. Les mouvements de la main étaient conservés.

PARALYSIES RADICULAIRES DES MEMBRES INFÉRIEURS

A côté des paralysies des membres supérieurs, on a décrit les paralysies obstétricales plus rares des membres inférieurs, dues aussi à des arrachements des racines dans la région lombaire. Un petit nombre d'observations ont été publiées.

L'extraction du fœtus par les membres inférieurs donne rarement lieu à des paralysies; s'il y a trauma, il est généralement d'une gravité telle qu'il entraîne la mort.

Néanmoins, même dans ce cas, on peut voir se produire certaines formes spéciales de paralysies provoquées par des hématomyélies. L'extraction de l'enfant, sans provoquer des lésions osseuses vertébrales, peut déterminer des ruptures vasculaires à l'intérieur du canal rachidien amenant à leur suite des épanchements dans la moelle et les enveloppes méningées.

Si ces hémorrhagies ne sont pas mortelles sur le coup, elles peuvent donner lieu à un tableau clinique nettement caractérisé, savoir : paralysie flasque de la moitié inférieure du corps avec atrophie complète des muscles les plus atteints ; perte de la sensibilité au niveau des territoires correspondants ; absence des réflexes, déformations diverses de la colonne vertébrale ; troubles de la vessie et souvent anomalies des voies respiratoires. Les enfants succombent fréquemment aux complications de la cystite.

Ce type assez bien défini de paralysie dépend moins du niveau médullaire de l'hématomyélie que de l'épaisseur des méninges souvent considérablement augmentée à la suite de l'hémorrhagie.

Les enveloppes de la moelle compriment et finissent par étouffer la majeure partie des racines destinées à la moitié inférieure du corps.

Nous reproduisons *in extenso* une observation bien typique de paralysie que j'ai présentée avec le Dr Bonniot à la Société de Pédiâtrie (1).

Les paralysies obstétricales des membres inférieurs sont fort rares. On a bien signalé quelques cas où des tractions énergiques sur les membres inférieurs auraient provoqué une déchirure transversale de la moelle ; mais généralement, le traumatisme alors était si grave qu'il avait entraîné la mort. Récemment Gott de Münich a publié trois observations avec autopsie d'hématomyélie due à l'accouchement. Nous ne connaissons pas, pour notre part, d'observation dans laquelle — et c'est le principal intérêt de cette présentation — les phénomènes enregistrés soient attribuables à des lésions radiculaires des plexus lombaire et sacré. Or ici, nous le verrons, la topographie des troubles de la motilité permet de faire un diagnostic topographique des lésions nerveuses correspondantes.

Il s'agit d'un garçon de 5 mois et demi, né le 3 octobre 1909, et pesant à sa naissance 5 kilos. Présentation du siège ; le travail a duré six heures. Le temps le plus long de l'accouchement a été le dégagement des épaules ; nous ne savons pas quelle était la position des bras à ce moment ; il est probable qu'ils étaient défléchis et retenus dans la filière pelvi-génitale ; car le médecin qui procédait à l'accouchement, fut obligé, au dire de la mère, d'exercer de fortes tractions, de droite et de gauche « comme quand on veut déraciner un arbre ». La personne qui a soigné l'enfant, aussitôt après l'accouchement, remarqua qu'en le mettant dans le bain ses jambes retombaient flasques par-dessus sa tête et la mère, dès qu'elle put s'occuper de lui, deux ou trois jours après, vit qu'il était paralysé. Aujourd'hui, nous constatons une paralysie flasque, presque totale des deux membres inférieurs. Les membres

(1) *Bulletin de la Société de Pédiâtrie*, 1910.

soulevés retombent inertes. Seuls les muscles de la face postérieure de la jambe semblent avoir conservé un peu de tonicité. Les pieds sont tombants et en abduction presque forcée par suite d'un certain degré de rétraction du tendon d'Achille. L'atrophie musculaire n'est pas très manifeste à cause d'une épaisse couche adipeuse sous-cutanée, et vraisemblablement aussi, disons-le tout de suite, à cause d'un certain état œdémateux, dans la profondeur, ichtyosique à la surface de la peau, état dû à des troubles trophiques. Les réflexes crémastériens et patellaires sont abolis ; le réflexe achilléen est conservé.

L'examen électrique des nerfs et des muscles donne :

Nerfs : diminution considérable, abolition pour ainsi dire complète de l'excitabilité faradique dans le crural et le sciatique poplité externe ; abolition un peu moindre dans le tronc du sciatique et le sciatique poplité interne.

Muscles : diminution considérable de la contractilité galvanique dans le quadriceps fémoral, le couturier, les adducteurs, les péroniers, D R dans le jambier antérieur et les extenseurs des orteils. Les phénomènes sont plus marqués à gauche qu'à droite.

On voit, d'après ce qui précède, que les seuls muscles un peu épargnés, sont ceux de la face postérieure de la jambe, ceux précisément du domaine du sciatique poplité interne. Or, si on se reporte à la topographie radiculaire, on sait que ce dernier nerf naît à un niveau inférieur du plexus sacré. Les racines qui participent à sa formation sont surtout la première, la seconde sacrée, quelquefois la troisième. D'autre part, tous les muscles tributaires des plexus lombaire et sacré supérieur étant frappés, il y a lieu d'incriminer les deuxième, troisième, quatrième et cinquième lombaires.

Nous croyons donc qu'il s'agit ici d'une paralysie radiculaire portant sur les deuxième, troisième, quatrième, cinquième lombaires, première sacrée et peut-être deuxième sacrée. En effet, un fait très important et qui permet en l'espèce, cette localisation des lésions consiste dans l'absence complète de troubles sphinctériens. La mère qui a eu d'autres enfants n'a *jamais* rien remarqué chez le petit malade d'anormal dans l'émission de l'urine ou des matières fécales. Cette absence de troubles des sphincters permet d'éliminer la participation de la moelle lombaire, ou même du cône terminal et du centre ano-vésical. Elle permet aussi d'éliminer la participation, à titre isolé, des trois dernières racines sacrées. On sait en effet que, dans ce cas, les seuls troubles observés consistent en une anesthésie des régions sacro-coccygienne et périnéale, et en troubles des sphincters. Or si, et cela vient encore à l'appui de l'origine radiculaire de la paralysie, il nous a paru qu'il y avait anesthésie presque absolue dans les territoires dépendant des racines précédemment visées (le passage du courant électrique très intense ne détermine aucune réaction sensitive appréciable), par contre, il nous a paru très nettement que l'enfant poussait des cris quand on approchait l'électrode de la région inter-fessière. Donc, les trois dernières paires sacrées semblent intactes.

En résumé, il nous semble que nous sommes en présence d'une paralysie radiculaire, par un mécanisme d'élongation analogue à celui de la paralysie obstétricale du plexus brachial, ayant frappé les deuxième, troisième, quatrième et cinquième lombaires et les première et peut-être deuxième sacrées.

Traitement. — Abandonnées à elles-mêmes, les paralysies obstétricales n'ont pas tendance à rétrocéder ; elles réclament l'électrothérapie. Ce traitement sera précoce, quotidien, et sous forme d'excitations faradiques, isolées ou rythmées dans les formes légères ; dans les formes graves, l'électrisation galvanique diffuse, puis localisée à chaque muscle ; les séances doivent être rapprochées. L'excitation au courant continu ne dépassera pas 5 à 10 milliampères, pour les secousses de fermeture et la faradisation, on n'excédera pas l'intensité nécessaire pour produire la contraction minima.

Il faudra beaucoup de patience car le traitement exige des mois ; et même des années parfois.

Les massages, les bains stimulants, la gymnastique bien réglée auront aussi leur utilité.

LA PARALYSIE SPINALE INFANTILE

La paralysie spinale infantile, d'après l'exacte définition de Duchenne de Boulogne, est dite en France par abréviation paralysie infantile. Cette affection a été signalée d'abord par Underwood. On la nomme aussi poliomyélite antérieure aiguë de l'enfance. C'est bien à tort que l'on accepterait pour les formes contagieuses de cette paralysie le terme de Maladie de Heine-Médin imaginé par Wickmann ; ce serait oublier que c'est dans notre pays que l'on a surtout élucidé la nature de cette paralysie d'abord considérée comme essentielle par Heine, Rilliet et Barthez, etc. Ce sont les recherches de Vulpian, Charcot et Joffroy qui ont établi que la lésion correspondant à cette paralysie siégeait dans les cornes antérieures de la moelle épinière, ainsi que l'avait supposé Duchenne.

Comme les autopsies étaient celles de sujets déjà âgés porteurs de leur paralysie depuis nombre d'années, on pensa d'abord que l'atrophie des cellules nerveuses des cornes antérieures était primitive et que l'atrophie radiculaire et musculaire en était la conséquence.

Mais par des observations très rigoureuses sur des cas ou la paralysie ne remontait qu'à quelques jours ou à quelques semaines, Damaschino et Roger démontrèrent que le processus initial était un processus de myélite aiguë avec dilatation des vaisseaux spinaux, production de corps granuleux.

Plusieurs des faits publiés par Damaschino sont relatifs à des nourrissons qui succombèrent dès les premiers jours de la paralysie.

Dans ces dernières années on a reconnu que la paralysie infantile devenait plus fréquente, que dans certains pays elle se manifestait même sous forme d'épidémie et elle a été classée parmi les maladies contagieuses ; sa coexistence avec la méningite cérébro-spinale est loin d'être rare.

Telles sont rapidement esquissées les phases de l'histoire de cette maladie, d'abord considérée comme une paralysie essentielle, puis comme une atrophie d'origine spinale, enfin comme une myélite et comme une maladie infectieuse à détermination spinale initiale.

Étiologie. — La paralysie infantile est surtout une maladie du premier âge. Dans plus des deux tiers des cas elle frappe des enfants de six mois à deux ans. Avant six mois les exemples en sont rares (Rilliet et Barthez). L'hérédité névropathique paraît jouer un certain rôle prédisposant.

On a aussi incriminé l'action du froid.

Dans ces derniers temps Strümpell, Zodik ont signalé que la poliomyélite antérieure chez le nouveau-né pouvait être d'origine syphilitique. Si le liquide céphalo-rachidien renferme des lymphocytes et de l'albumine et si en même temps la réaction de Bordet-Gengoux est positive, on pourrait en toute sécurité prononcer le nom de poliomyélite secondaire syphilitique d'après Zodik. La distinction de ces poliomyélites du nouveau-né et des pseudo-paralysies spécifiques doit être bien difficile tout au moins dans les phases initiales.

A côté des cas sporadiques on a observé de véritables épidémies qui établissent bien la contagiosité et la nature infectieuse de la paralysie infantile. Medin en Suède, Auerbach en Norvège, Emmel Holt en Amérique ont observé des épidémies non douteuses de cette maladie. En France M. Pierre Marie en s'appuyant sur des documents personnels et sur les relations étrangères a mis hors de doute le caractère infectieux de la maladie.

Strümpell fixa le premier les rapports de certaines méningo-encéphalites qui laissent des séquelles définitives avec la paralysie infantile.

Certains observateurs ont insisté sur la parenté que semblent avoir, dans quelques foyers épidémiques, la méningite cérébro-spinale et la paralysie infantile.

On a été jusqu'à vouloir identifier le méningocoque avec le microbe de la paralysie infantile. Mais si l'on discute encore sur les microorganismes qui pourraient déterminer le processus spinal inflammatoire, M. Levaditi et d'autres bactériologistes ont réussi à reproduire la maladie en pratiquant des inoculations de la moelle des paralytiques à de grands singes. La maladie expérimentale transmise ainsi à l'animal serait identique au point de vue clinique et anatomique à celle de l'homme d'après Landsteiner et Popper.

Anatomie pathologique. — Lorsque les lésions sont récentes, si l'on sectionne la moelle en petits segments que l'on laisse adhérents à la pie-mère on peut voir très bien, sur la surface des coupes, les foyers de myélite dans les cornes antérieures. Ce sont des taches rosées qui occupent tout ou partie de la corne antérieure, visibles à l'œil nu et mieux encore à la loupe : lorsqu'ils sont unilatéraux ils deviennent plus apparents par comparaison avec la corne postérieure : mais ils débordent parfois la substance grise et s'étendent dans le cordon antérieur et latéral. C'est dans le domaine de l'artère centrale de la corne antérieure que le processus se localise habituellement.

Sur les coupes microscopiques, nous avons pu vérifier ces détails avec notre regretté maître Damaschino, on voit les cellules nerveuses devenir troubles, perdre leurs beaux prolongements, réduites à des blocs granuleux dans lesquels il est difficile de colorer le protoplasme et le noyau. La dégénération du protoplasma est suivie de sa fonte granuleuse totale ou de son atrophie ; on voit un grand nombre de corps granuleux qui prennent la place du réseau nerveux intercellulaire ; les vaisseaux sanguins sont fortement dilatés, leurs parois sont épaissies, quelques-uns sont oblitérés à la suite de la périvascularite ou par thrombose. — L'hypérémie est très marquée dans les phases initiales, il peut y avoir des extravasats sanguins. Il s'agit donc bien d'une myélite destructive et l'agent irritatif agit d'abord sur les vaisseaux et la névroglie.

Les foyers dans les cornes grises siègent surtout dans les régions cervicale et lombaire, mais on en trouve aussi de disséminés dans la région dorsale.

Ordinairement le processus reste localisé à la partie centrale de la moelle ; mais parfois il peut coexister avec des lésions d'encéphalite et de méningite, dans ce dernier cas la ponction lombaire révèle une réaction méningée plus ou moins intense.

Ultérieurement la moelle subit une atrophie notable dans les régions correspondant aux foyers initiaux de myélite ; il y a une rétraction dans la région de la cicatrice ; à l'œil nu on voit dans les cas où la lésion est unilatérale que la corne qui a été atteinte est réduite d'un tiers de moitié dans son volume relativement à celle du côté opposé. Ce sont ces lésions tardives qui avaient été vues d'abord par Vulpian et Charcot. On aperçoit dans les régions lésées de petits débris cellulaires, des corps amyloïdes et des vaisseaux épaissis. L'atrophie de la moelle porte aussi sur la région adjacente des cordons antéro-latéraux et même sur la colonne de Clarke. — On observe des altérations assez analogues de la moelle à la suite des amputations et nous avons rencontré une atrophie semblable dans la moelle cervicale d'un enfant atteint d'hémimélie. Les racines antérieures sont presque constamment atrophiées dans les régions où les cornes antérieures ont subi une désintégration plus ou moins étendue. Dès les premières phases de la maladie, Damaschino a relevé des altérations de névrite dégénérative.

Plus tard l'atrophie radiculaire est visible même à l'œil nu par comparaison avec les racines du côté opposé. Beaucoup de tubes ont disparu ; les gaînes sont vides. Cette atrophie est consécutive à la destruction des grandes cellules motrices.

Ces lésions spinales et radiculaires ont un contre-coup fatal sur les muscles, sur le squelette, qui sont le siège d'un processus atrophique rapide et intense. Dans les premières phases, les faisceaux musculaires perdent leur striation, se fragmentent et se brisent avec véritable régression. Dans l'intervalle des faisceaux, le tissu conjonctif prolifère et des vésicules adipeuses apparaissent. Dans certains faisceaux on remarque une forte prolifération nucléaire et sa striation devient indistincte.

Quelques fibres sont hypertrophiées ; quoi qu'il en soit le résultat global est une atrophie plus ou moins complète de la substance musculaire. Certains muscles sont réduits d'un tiers dans leur volume, d'autres de moitié ; d'autres ont presque entièrement disparu, on ne retrouve que leurs tendons et leurs aponévroses : la substance musculaire est remplacée par une bande fibreuse. L'atrophie des os marche de pair avec l'atrophie musculaire ; au palper on sent que les leviers osseux ont perdu une bonne partie de leur épaisseur ; mais c'est surtout la radiographie qui, même sur le vivant, permet de constater que les os sont grêles, que les apophyses, les crêtes d'insertion sont atténuées ou disparues ; et il y a solidarité complète entre les lésions musculaires et les lésions osseuses. Les vaisseaux sanguins et les nerfs des membres ont subi des altérations atrophiques correspondantes.

Symptômes. — Le début de cette affection est généralement fébrile ; la température s'élève brusquement à 39° ou 40° et il y a de l'agitation, quelquefois même des convulsions, des troubles gastro-intestinaux ; les phénomènes paralytiques apparaissent de 24 à 48 heures après la fièvre ; ils sont parfois précédés d'une crise d'hyperesthésie dans les membres qui doivent être atteints. Cependant la fièvre peut manquer, la paralysie survient brusquement sans prodrome ; l'enfant que l'on avait couché bien portant la veille, se réveille incapable de se mouvoir. C'est ce que West a nommé la *paralysie du matin*. Le début à forme méningitique est plus rare.

PHASE INITIALE DE LA PARALYSIE

Généralement la paralysie envahit rapidement un grand nombre de muscles et l'enfant est tout à fait impotent en 12 ou 24 heures. Même lorsque la paralysie prédomine dans les membres inférieurs tont à fait inertes, les autres muscles du tronc et des membres supérieurs ont perdu leur force. L'adynamie est *diffuse* en quelque sorte. L'enfant ne peut plus remuer dans son berceau, il ne peut soutenir sa tête droite ni s'asseoir.

Plus rarement la paralysie affecte d'emblée le caractère paraplégique, hémiplégique ou monoplégique qu'elle conservera plus tard. On observe parfois la participation de certains nerfs bulbaires : facial, hypoglosse, nerfs de l'œil.

La paralysie des membres est flasque et les réflexes sont atténués ou abolis. Les sphincters sont respectés. La sensibilité est conservée, mais l'hyperesthésie peut être assez vive (forme douloureuse).

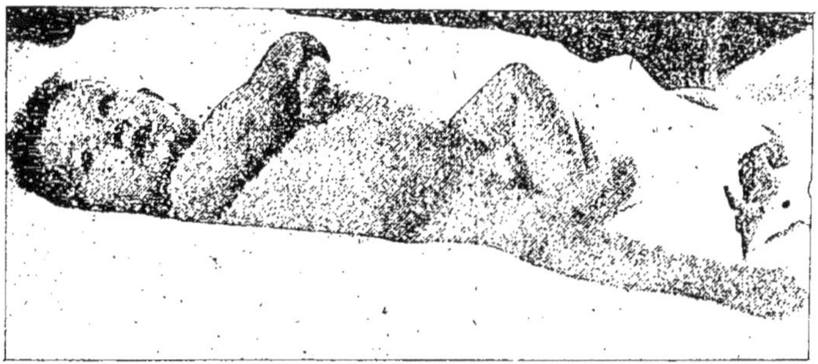

Fig. 51. — Forme monoplégique de paralysie infantile de la jambe droite.
Enfant de 11 mois.

Dès les premiers jours la température des régions paralysées s'abaisse et Duchenne avait déjà vu que la contractilité faradique était abolie dans les muscles du 5e au 7e jour après le début. Les muscles dans lesquels la contractilité faradique persiste après le 8e jour pourraient récupérer leurs fonctions. On a noté la conservation plus prolongée de la contractilité galvanique que de la contractilité faradique dans les muscles paralysés.

PHASE RÉGRESSIVE ET FIXATION DE LA PARALYSIE

L'impotence musculaire d'abord diffuse, due au choc *nerveux initial*, tend à se circonscrire, à se localiser ; dans les jours qui suivent on assiste au retour du mouvement dans les muscles que l'on aurait pu croire définitivement paralysés, si l'onn'a pas pratiqué l'exploration faradique. Après 8 ou 15 jours la plupart des muscles qui ne doivent pas s'atrophier ont recommencé de se contracter, mais la régression des phénomènes de parésie temporaire n'est souvent complète qu'après 5 ou 6 semaines. Les muscles qui n'ont pas repris leurs mouvements après deux mois peuvent être considérés comme voués à l'atrophie.

C'est alors seulement qu'on appréciera définitivement les désordres causés par l'orage qui a passé, la limitation exacte des zônes paralysées. Comme la moelle lombaire est le plus souvent frappée, 735 fois sur 865 cas (Starcke), c'est la paralysie des membres inférieurs qui sera la plus commune. A la jambe, c'est le groupe antéro-externe des muscles qui est le plus souvent atteint ; à la cuisse, c'est le quadriceps, les muscles de la région postérieure sont rarement ou peu touchés. La forme paraplégique est la plus fréquente, mais souvent avec prédominance d'un côté ; la forme monoplégique n'est cependant pas rare. La paralysie peut affecter aussi le type hémiplégique et même le type hémiplégique alterné. Si elle siège dans le membre supérieur, c'est le deltoïde qui est le plus souvent intéressé ; on observe tantôt la forme scapulo-humérale comprenant les muscles du groupe Duchenne-Erb (deltoïde, sus et sous-spineux, biceps, grand pectoral). C'est le type radiculaire supérieur ; le type radiculaire inférieur avec participation des muscles de l'avant-bras, et de la main, est tout à fait exceptionnel. Dans le type *bracchial*, le deltoïde est paralysé en même temps que le biceps, le bracchial antérieur et les supinateurs. Bien plus rarement la paralysie définitive siège dans les muscles du cou, du tronc et dans la masse sacro-lombaire.

Dans des cas favorables, mais peu communs, la paralysie rétrocède dans la plupart des muscles et ne se fixe que dans un ou deux muscles et les phénomènes d'atrophie ultérieurs seront insignifiants.

Voici une observation dans laquelle les lésions très localisées et les troubles fonctionnels sont réduits au minimum :

Jean D. ; 2 ans, présente le 2 février 1920 un accès de fièvre qui l'oblige à garder le lit. Le médecin et la mère constatent presqu'immédiatement que le membre inférieur droit est " faible ". L'enfant le fait mouvoir facilement dans le lit, mais il ne peut ni marcher ni même se tenir debout. Il n'existe aucune douleur ni aucun symptôme anormal du côté des membres supérieurs ou du membre inférieur gauche. L'enfant recommence à marcher au bout de quinze jours, mais les parents constatent l'amaigrissement de la jambe droite et viennent consulter à l'Institut de Puériculture, pour ce motif, le 19 avril 1920. A l'examen ; atrophie du mollet droit, dont la circonférence est de deux centimètres inférieure à celle du mollet gauche ; pas d'atrophie de la cuisse droite ; pas de modifications des reflexes tendineux rotulien et achilléen ni du réflexe cutanéplantaire ; pas de douleurs. Aucune apparence de pied-bot. L'enfant marche et court normalement. L'examen électrique pratiqué par M. Bonniot, montre l'existence, à la jambe droite, d'une D. R. partielle dans le groupe antéro-externe et d'une diminution simple de la contractilité dans les jumeaux. Nous conseillons l'emploi méthodique de l'électricité galvanique.

A la phase régressive l'excitation faradique et galvanique des nerfs des muscles paralysés est abolie, la contractilité faradique est supprimée ; lorsque la réaction de dégénérescence apparaît, elle indique que la paralysie est définitive.

PHASE ATROPHIQUE ET DÉFORMANTE

L'atrophie musculaire est apparente dès la fin du premier mois, se prononce dans le deuxième mois, elle est complète vers le neuvième mois ; l'atrophie peut être partiellement masquée par la lipomatose.

L'atrophie porte aussi sur le squelette ; les os des membres deviennent grêles et fragiles ; les tissus fibreux et ligamenteux participent à ce processus ; il y a une laxité anormale dans les articulations, c'est la jambe dite de polichinelle. Arrivée à ce degré la paralysie dans les formes paraplégiques fait des enfants de véritables culs-de-jatte.

Les troubles trophiques atteignent aussi la peau qui est habituellement refroidie, souvent cyanosée, œdémateuse aux extrémités ; elle devient parfois le siège de callositées, d'ulcérations tenaces, etc.

Ces atrophies musculaires et osseuses entraînent des difformités qui sont d'autant plus marquées que l'accroissement local des régions paralysées est tout à fait entravé relativement au reste du corps. Le rôle des muscles antogonistes conservés intervient dans la production de ces déformations spécialement dans le pied-bot — varus équin presque toujours — le pied-bot valgus ou talus exceptionnellement ; quelquefois le pied-bot est la conséquence de la paralysie isolée des péronniers. On a signalé comme déformations rares des luxations de la hanche à la suite de l'atrophie des muscles fessiers et pelvi-trochantériens. On rencontre aussi des scolioses extrêmement prononcées ; nous avons observé dernièrement un beau cas de ce genre dans lequel la colonne vertébrale était fortement infléchie du côté des muscles sains avec une rotation de l'axe vertébral en dehors.

EXTENSION DU PROCESSUS MORBIDE

Il semble que dans les épidémies survenues dans diverses contrées de l'Europe dans les années 1905 à 1910, la paralysie infantile ne soit plus restée dans les limites du cadre clinique où elle avait été observée jusqu'alors. La maladie ne frappe plus seulement la moelle, mais se diffuse à l'axe cérébro-spinal et à ses enveloppes. Il y a le plus souvent association des symptômes de poliomyélite antérieure aiguë et de méningite. On note au début de la céphalée, de la rachialgie, de la raideur de la nuque, du Kernig, des douleurs dans les membres. La fièvre est plus ou moins élevée, les troubles gastro-intestinaux sont d'intensité variable. Les paralysies surviennent et peuvent devenir définitives.

On a observé plusieurs types cliniques différents : forme bulbo-protubérantielle, forme ataxique, forme encéphalique, forme de paralysie ascendante aiguë.

Le diagnostic est parfois fort difficile ; on peut croire au développement d'une méningite cérébro-spinale ou d'une méningite tuberculeuse. La ponction lombaire révèle une lymphocytose importante qui autorise les doutes.

Le virus spécifique de Landsteiner et Popper serait la cause de ces poliomyélités épidémiques. M. Levaditi, aurait pu, comme nous l'avons dit, reproduire expérimentalement la maladie chez le singe par inoculation intracérébrale de moelle infectée. Les lésions ainsi obtenues seraient identiques aux lésions observées chez les enfants.

Les caractères bactériologiques du virus de LandsteinerPopper ne sont qu'incomplètement établis.

MARCHE ET TERMINAISON

Chez les nourrissons la maladie est grave et peut se terminer par la mort ; la plupart des cas récents qui ont servi aux recherches de Damaschino étaient chez des enfants très jeunes. M. Pierre Marie a émis l'opinion que dans ces cas elle pouvait être méconnue car la mort arrivant très vite les phénomènes paralytiques passaient inaperçus. La plupart des enfants vigoureux qui ont dépassé la première année survivent et l'on voit se dérouler chez eux les phases morbides que nous avons décrites.

Dans certains cas on a vu surgir plus tard des reprises d'amyotrophie après dix, quinze et vingt ans (Déjerine et Landouzy). La terminaison tardive par tuberculose est fréquente.

Diagnostic. — Les conditions dans lesquelles apparaît la paralysie ne permettent guère de la méconnaître ; sa diffusion initiale est caractéristique.

Certaines paralysies diphtériques surtout à forme paraplégique pourront soulever des doutes, si les commémoratifs font défaut. Mais la limitation de la paralysie dans certains groupes musculaires déterminés n'est pas le fait de la diphtérie et l'évolution des accidents est fort différente.

On a cité des cas de polynévrite aiguë qui pourraient simuler la paralysie infantile ; il y a des traits communs entre les deux affections, mais la polynévrite est très rare et peut guérir sans laisser de suites.

Le diagnostic différentiel avec la pseudo-paralysie syphilitique s'appuiera sur les effets du traitement qui modifieront rapidement les troubles, si la syphilis est en cause. Nous avons signalé que certains auteurs admettent une paralysie d'origine spécifique,

Les paralysies obstétricales lorsqu'on est privé de tout renseignement antérieur, et lorsqu'elles s'accompagnent d'atrophie très marquée, peuvent être confondues avec la paralysie infantile. Nous avons vu un cas fort embarrassant à ce point de vue à l'hospice des Enfants-Assistés : l'autopsie, seule, a permis d'établir le diagnostic ferme. La paralysie obstétricale des membres inférieurs offre des caractères distinctifs spéciaux. (Voir plus haut les paralysies obstétricales).

Voici une observation clinique recueillie à l'Institut de Puériculture de l'Hospice des Enfants Assistés en 1919 où l'on retrouve au complet les caractères de la paralysie infantile chez le nourrisson dont nous reproduisons la photographie.

Il s'agissait d'une petite fille née à terme le 22 juillet 1919, élevée à l'allaitement mixte par sa mère et qui se développait normalement lorsqu'à l'âge de trois mois et demi, elle fut prise de fièvre, d'agitation, et refusa de têter. La mère ne s'aperçut qu'après quelques jours que l'enfant ne remuait plus les jambes.

La paralysie a toujours été limitée aux membres inférieurs, les mouvements des bras et des mains ont été conservés. Le médecin appelé les premiers jours aurait constaté que les mouvements provoqués étaient douloureux.

C'est près de deux mois après le début des accidents le 24 décembre 1919, que l'enfant âgée alors de cinq mois, nous fût présentée.

Son poids est de 6 k. 500 et sa taille de 61 centimètres, elle s'alimente bien et donne l'impression d'un beau bébé.

A première vue il n'y a pas d'atrophie apparente des membres inférieurs qui sont cependant entièrement paralysés : il n'y a aucun mouvement spontané ni dans le pied, ni dans l'articulation du genou.

Les deux jambes sont ballantes comme le montre la photographie et l'attitude des pieds et des orteils est tout à fait spéciale. Les orteils des deux côtés sont fléchis d'une manière permanente. Si l'on soulève la jambe elle retombe inerte et flasque.

On aperçoit par moment de faibles mouvements dus aux muscles extenseurs des orteils.

A part l'attitude anormale des pieds, rien dans l'aspect extérieur des membres inférieurs ne permettrait de supposer qu'ils sont paralysés. Il est probable que l'épaisseur du pannicule adipeux masque l'atrophie musculaire qui a dû commencer de se produire depuis deux

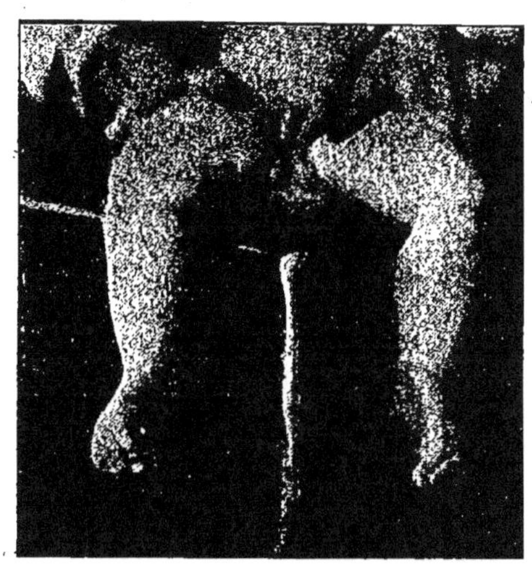

Fig. 52. — Attitude des membres inférieurs dans un cas de paralysie infantile complète chez un nourrisson de cinq mois.

mois que la maladie a débuté. Pas de différence au ruban métrique dans la circonférence des segments des membres.

Voici une note qui nous a été remise par le Dr Bonniot radiologue de l'Hôpital Broussais sur l'examen électrique de cet enfant.

EXAMEN ÉLECTRO-DIAGNOSTIQUE

Contractilité faradique. — Abolition complète nerfs et muscles.

Contractilité galvanique. — Inversion de la formule polaire et contraction lente dans tous les muscles des cuisses et des jambes, quadriceps, biceps, demi-tendineux et demi-membraneux à la cuisse ; jambier antérieur, extenseur commun des orteils, extenseur propre du gros orteil et jumeaux aux jambes. Pour tous ces muscles on n'obtient de contraction que pour PFC = 15 milliampères, sauf pour les jumeaux du côté gauche qui semblent un peu moins pris, et où l'on trouve PFC = 12 ma, on ne peut produire de contraction au pôle négatif avec des intensités supportables.

Conclusion. — Réaction de dégénérescence complète.

L'absence de contracture éloignera tout de suite l'idée de mal de Pott, de diplégie infantile, etc.

L'*amyotrophie familiale du premier âge* débute dans la première année de la vie est une paralysie ascendante commençant par les membres inférieurs gagnant progressivement le tronc, le cou et les membres supérieurs, elle se termine par la mort en quelques années ; sa marche est donc très-différente de celle de la paralysie infantile.

Sevestre et Comby ont signalé des paralysies généralisées des muscles des membres inférieurs et supérieurs, du tronc et du cou. On voit nettement que les muscles de ces régions sont atrophiés ; les réflexes sont abolis ; il n'existe pas de troubles de la sensibilité ; la déglutition se fait bien ; les sphincters fonctionnent normalement ; l'enfant est éveillé et semble intelligent, de sorte qu'on peut admettre que le cerveau et le bulbe sont sains. On a constaté dans ces cas des lésions diffuses et symétriques des cornes et des racines antérieures (Hoffmann).

Cette diffusion des troubles sépare cette maladie de la paralysie infantile classique, dont les lésions spinales sont en foyers distincts.

Traitement. — Lorsque les phénomènes paralytiques se caractérisent, on pratique la révulsion sur le rachis, sinapisation, teinture d'iode, etc. Comme médicament on a conseillé l'ergotine 10 à 20 centigr., la noix vomique en teinture 5 à 10 gouttes en 24 heures. Dans ces derniers temps on a recouru aux ponctions lombaires ; cette ponction aura au moins l'avantage de déterminer si les méninges spinales sont ou non intéressées simultanément avec le névraxe. En réalité nous n'avons aucun remède efficace à opposer à la phase initiale.

Plus tard à la phase paralytique l'électricité est la méthode la plus usitée. On pourra l'appliquer dès la fin de la première semaine, lorsque les muscles qui avaient été temporairement inhibés ont repris leurs fonctions. On donne la préférence à un courant galvanique. On emploie des courants de 12 à 15 milliampères. Ce traitement doit être continué patiemment pendant des mois et des années.

Le massage et la gymnastique auront aussi leurs indications pour stimuler le retour des fonctions musculaires.

Pour remédier aux difformités on a pratiqué des ténotomies, des greffes et des transplantations musculo-tendineuses, des anastomoses nerveuses, des opérations sur les os. La chirurgie a beaucoup étendu son domaine ces dernières années dans la paralysie infantile.

La notion de contagiosité qui est maintenant bien établie doit faire prendre des mesures d'isolement et de désinfection pour éviter la propagation de cette maladie contre laquelle nous sommes désarmés dans la phase initiale.

AMYOTROPHIE FAMILIALE DES NOUVEAU-NÉS

On décrit sous ce nom une affection très rare, mais qui comporte un pronostic très grave. Quelques observations ont été publiées en France et à l'étranger.

Nous connaissons surtout les cas de Sevestre, Haushalter, Hutinel, Comby.

La maladie débute dans la première année même parfois à la naissance. Elle frappe d'abord les membres inférieurs, puis le tronc, les membres supérieurs, le cou et la nuque et se caractérise par une atrophie progressive. Le maximum des lésions siège au niveau des muscles du dos, du bassin, des fléchisseurs de la cuisse.

Les réflexes tendineux sont abolis ; on ne note pas de réaction fibrillaire ; la réaction de dégénérescence est partielle ou totale.

Les nerfs crâniens ne sont pas atteints. Il n'y a pas de troubles de la sensibilité, ni des sphincters.

Finalement les muscles respiratoires se prennent à leur tour ; les malades meurent en quelques mois ou quelques années. Parfois l'évolution est beaucoup plus rapide.

Le caractère familial de cette affection est relaté dans la majorité des observations. Les enfants successifs d'une même mère ou d'un même père sont tour à tour frappés.

A l'autopsie, on trouve une atrophie des cellules ganglionnaires des cornes antérieures et des racines antérieures, de la névrite périphérique ; les lésions existent sur toute la longueur de la moelle et sont symétriques.

Tous les cas décrits n'ont pas des caractères absolument identiques. Aussi les uns sont-ils considérés comme des myélopathies, d'autres comme des myopathies.

La maladie peut être confondue avec la paralysie infantile ; on saura la distinguer par la marche progressive et non régressive, la symétrie des lésions. L'atonie musculaire congénitale ne présente pas le caractère familial et ne s'accompagne pas d'atrophie.

LE TÉTANOS DES NOUVEAU-NÉS

Pendant longtemps, on confondit sous le terme de tétanos des nouveau-nés (*trismus nascentium*, mal des mâchoires), des affections convulsives en réalité fort différentes les unes des autres, telles que méningites, hémorrhagies méningées, infections générales accompagnées de convulsions, et tétanos vrai.

La pathogénie en était très discutée ; les uns incriminaient les changements brusques de température, d'autres les mauvaises conditions hygiéniques, ou la compression de la moelle allongée par l'occipital enfoncé sous les pariétaux soit pendant l'accouchement, soit par suite de la pression de la tête sur l'oreiller dans le décubitus dorsal ; d'autres pensaient que de forts tiraillements de la moelle pendant l'accouchement pouvaient produire le tétanos. Pour Parrot il ne fallait voir dans ces accidents qu'une variété de la forme éclamptique de l'encéphalopathie urémique.

Dès 1777 cependant, Barjon semblait avoir entrevu la véritable cause du tétanos des nouveau-nés, en insistant sur l'importance de l'infection ombilicale, et en montrant que par des pansements soignés de l'ombilic on pouvait en éviter l'apparition. Mais l'identité avec le tétanos des enfants plus âgés ne fut établie que par la découverte du germe spécifique par Nicolaïer (1884) et par les expériences de Baginsky et Escherich, qui en inoculant à des animaux du pus prélevé au niveau du cordon ombilical de nouveau-nés tétaniques, réussirent à leur donner le tétanos.

Etiologie et pathogénie. — Relativement fréquent autrefois, où l'on observait même de véritables épidémies dans les maternités, le tétanos des nouveau-nés est devenu d'une très grande rareté, du moins dans nos pays, depuis l'application des méthodes antiseptiques et aseptiques.

La statistique municipale de Paris donne une moyenne de 5 nouveau-nés succombant annuellement au tétanos. Nous n'en avons observé que quelques cas pendant douze ans aux Enfants-Assistés.

Il est encore fréquent dans les régions tropicales, et dans certains pays du Nord de l'Europe (Islande, Irlande, Suède, Danemark). Sans doute, il faut tenir compte dans cette appréciation de l'hygiène défecteuse de ces pays, mais il semble bien établi que la chaleur et le refroidissement interviennent dans le développement du tétanos.

Le bacille peut pénétrer dans l'organisme à la faveur d'une plaie quelconque : plaies consécutives aux accouchements, plaies dues à la vaccination, à la circoncision, etc. Mais c'est surtout par l'*ombilic* que se fait l'infection.

L'inoculation peut se produire dès la naissance, au moment de la section du cordon, à l'aide d'instruments chargés de spores tétaniques. Généralement c'est dans les jours suivants qu'elle est réalisée à la suite de pansements défectueux du cordon ou de la plaie ombilicale. Ayant envahi le cordon, le bacille tétanique y pullule facilement, car dans ce tissu en voie de nécrose la phagocytose ne peut se faire.

On a cependant signalé des cas de tétanos survenus chez des nouveaux-nés n'ayant rien présenté d'anormal pendant la cicatrisation de la plaie ombilicale. Exceptionnellement même on a vu les accidents éclater alors que l'ombilic était déjà cicatrisé depuis plusieurs jours. Dans ces cas, l'infection jusque-là latente se manifeste à l'occasion d'une cause adjuvante telle que maladie intercurrente, refroidissement, chaleur, etc., comme l'ont montré les expériences de Vincent sur le tétanos médical ou spontané. Comme la diphtérie, le tétanos est un type d'intoxication microbienne. Le bacille reste localisé au point d'inoculation. Il sécrète une toxine soluble, généralement diffusible, très active, présentant une affinité spéciale pour les centre nerveux sur lesquels elle va se fixer soit par l'intermédiaire des nerfs, soit par voie sanguine.

Anatomie pathologique. — Les lésions du tétanos sont assez mal connues. On trouve de la congestion, de l'œdème des centres nerveux. Les anciens auteurs (Hervieux, Hayem, Bouchut) insistaient beaucoup sur les hémorrhagies méningées et surtout sur l'hémorrhagie extra-dure-mérienne. Mais il est possible que dans bien des cas ils aient confondu avec le tétanos, des hémorrhagies méningées, secondaires à des accidents obstétricaux si fréquents chez le nouveau-né.

L'examen histologique montre que les lésions intéressent surtout les grosses cellules des cornes antérieures de la moelle, et les cellules des noyaux moteurs du bulbe ; les cellules du cortex cérébral et les neurones sensitifs seraient respectés. C'est principalement la substance chromatophile des cellules nerveuses qui est lésée ; elle disparaît au pourtour du noyau et s'accumule à la périphérie de la cellule.

Fréquemment on trouve dans les muscles des ruptures fibrillaires ; il existerait même pour Gaetano une myosite parenchymateuse avec dégénérescence de la substance contractile et multiplication des noyaux du sarcolemme.

Symptômes. — La durée de la période d'*incubation* est difficile à préciser ; il ne semble pas cependant qu'elle dépasse un ou deux jours.

C'est en général du cinquième au dixième jour que débutent les accidents ; mais ils peuvent apparaître dès le premier ou le second jour, ou seulement plus tard pendant la deuxième semaine.

Le premier signe est la *dysphagie* qui est due à la contracture des muscles du pharynx ; l'enfant cherche à téter, saisit le sein avec avidité, mais il le quitte aussitôt et se renverse en arrière en criant. Cette dysphagie peut ne s'installer que progressivement ; l'enfant a tout d'abord de la difficulté à avaler, la tétée se prolonge anormalement, mais très vite la dysphagie s'accentue et au bout de quelques heures l'enfant ne peut plus avaler une seule goutte de liquide.

En même temps que la dysphagie apparaît la *contracture des masséters*. Au bout de quelques heures le trismus est intense ; les machoires serrées l'une contre l'autre ne peuvent être écartées ; les masséters sont durs et saillants sous la peau.

La contracture ne tarde pas à gagner les muscles de la face qui devient grimaçante : les commissures labiales sont tirées en dehors ou au contraire rapprochées l'une de l'autre, les lèvres faisant la moue ; les yeux sont presque constamment fermés ; le front est ridé.

Puis les muscles du cou sont envahis ; le trapèze et le sternocléido-mastoïdien sont tendus et saillants comme deux cordes, la tête se renverse en arrière.

Enfin le tronc et les membres inférieurs se prennent, le corps de l'enfant, en opisthotonos prononcé, ne repose sur le lit que par la nuque et les talons, les membres supérieurs sont allongés le long du corps, les doigts fléchis dans la main ; les membres inférieurs sont en extension, les orteils fortement fléchis sous la plante des pieds.

A certains moments l'intensité de la contracture diminue, et les muscles semblent reprendre un peu de souplesse ; mais ces rémissions sont passagères et incomplètes.

Plus souvent on voit survenir à intervalles plus ou moins rapprochés des crises convulsives, déclanchées par les causes les plus insignifiantes : un simple contact, un courant d'air, un bruit léger, une lumière un peu vive, etc., l'enfant se raidit, pousse des cris, la face rougit, les yeux sont injectés un peu d'écume apparaît aux lèvres ; la respiration est irrégulière et superficielle, le pouls rapide à peine perceptible, les extrémités cyanosées. On voit des secousses cloniques parcourir les muscles de la face et des membres ; puis la crise convulsive terminée, la raideur reprend son aspect habituel.

Dans certains cas la contracture existe seule ; l'enfant reste immobile, pâle, abattu, poussant seulement de temps en temps des cris étouffés.

Dès le début la température est élevée (39°, 40°, 41°), et augmente parallèlement à l'intensité des contractures.

Parfois cependant la fièvre peut être légère ou même faire défaut.

On a observé aussi des érythèmes, de la diarrhée, de l'ictère ; mais il s'agit là de manifestations dues à des infections secondaires à point de départ ombilical.

Evolution et pronostic. — L'évolution est généralement très rapide ; la mort survient au bout de vingt-quatre ou quarante-huit heures, quatre jours au maximum, soit dans le collapsus, soit au milieu d'une crise convulsive par asphyxie ou syncope.

D'autres fois, surtout lorsque les accidents débutent tardivement vers le 7e ou le 8e jour, l'évolution peut être moins rapide ; les contractures sont plus limitées, les crises convulsives rares, la fièvre peu élevée (38°) ; mais l'amaigrissement est rapide et considérable. Si l'on a vu quelques-unes de ces formes se terminer par la guérison, la mort en est cependant la terminaison habituelle, au bout de trois ou six semaines.

Toutes différentes sont les *formes frustes* dont l'évolution est souvent extrêmement rapide, la mort peut survenir en 14 heures alors que l'enfant a seulement présenté quelques contractures limitées, du trismus, de rares crises convulsives. Mais ici la température est très élevée (40°) et la durée de l'incubation très courte.

Le *pronostic* du tétanos est donc très grave chez le nouveau-né : la mortalité serait de 90 %.

Diagnostic. — Le diagnostic est généralement facile.

Il est à faire d'abord avec les *convulsions* qui accompagnent souvent le diverses infections du nouveau-né : septicémies, troubles digestifs, bronchopneumonies. Mais il s'agit là habituellement de convulsions cloniques localisées ou généralisées, suivies de résolution musculaire ; dans l'intervalle des crises on n'observe pas de contracture permanente, et c'est là un élément capital pour le diagnostic.

Certaines *hémorrhagies méningées* secondaires à une extraction laborieuse par le forceps ou par la version peuvent être plus difficiles à distinguer du tétanos. Mais dans ces cas l'enfant naît en état de mort apparente, les contractures sont d'emblée généralisées alors que dans le tétanos elles ne gagnent que progressivement les différents groupes musculaires ; de plus il n'est pas rare que les convulsions s'accompagnent de paralysies. La *ponction lombaire* qui en cas d'hémorrhagie méningée donne issue à un liquide sanglant, incoagulable, viendra trancher le diagnostic.

Nous n'insisterons pas sur le diagnotic avec la *tétanie* qu'on n'observe pas chez les nouveau-nés.

Les *méningites cérébro-spinales* peuvent simuler le tétanos ; le diagnostic se fera par la ponction lombaire et l'examen du liquide céphalo-rachidien.

Prophylaxie et traitement. — Le tétanos est une maladie évitable ; pour empêcher son apparition chez le nouveau-né, il suffit de pratiquer aseptiquement la section, la ligature et le pansement du cordon ombilical.

Lorsque le tétanos est déclaré, il faudra agir localement sur le foyer d'infection, en pratiquant une cautérisation aussi complète que possible de la plaie ombilicale, en faisant des lavages à l'eau oxygénée, en appliquant des pansements antiseptiques.

Sans tarder il faudra recourir à la *sérothérapie antitétanique*, car si elle n'agit pas dans les tétanos aigus à marche rapide, elle a pu rendre des services dans les formes prolongées où l'intoxication semble se faire lentement et progressivement. Depuis l'emploi de la sérothérapie la mortalité aurait notablement diminué ; elle serait descendue à 68 p. 100 tout récemment. On injectera tous les jours soit sous la peau, soit dans le canal rachidien, 5 à 10 centimètres cubes de sérum, pendant toute la durée de la maladie.

De plus l'enfant sera placé dans une chambre obscure à l'abri du bruit et de la lumière.

Il ne faudra pas négliger les médicaments sédatifs bien connus du système nerveux.

Le meilleur médicament est le *chloral* ; on pourra en donner 1 gramme et même 2 grammes par jour chez le nouveau-né, en ayant soin de fractionner les doses (0 gr. 10 toutes les 2 heures, ou 0 gr. 25 toutes les 4 heures). On pourra le donner en lavement en employant des solutions aqueuses à 1 ou 2 p. 100.

Certains auteurs emploient beaucoup les injections sous-cutanées, au pourtour de la plaie ombilicale, d'une solution d'acide phénique à 2 ou 3 p. 100 (0 gr. 01 par kilogramme du poids du corps et par jour).

TÉTANIE

Dans le cadre de l'éclampsie infantile, il y a lieu de réserver une place à part aux convulsions toniques prédominantes aux extrémités : c'est la tétanie.

Historique. — Les premières descriptions de cette affection sont dues à Clarke, Dance, Tonnelé. La description de Trousseau est restée classique, dans ces derniers temps, il faut signaler spécialement les travaux d'Escherich, et les recherches électriques de Erb.

Division. — La tétanie apparaît dans la premier âge dans deux conditions bien différentes : tantôt elle se montre au cours d'affections graves du système nerveux central : c'est la tétanie symptomatique ; tantôt on la voit survenir indépendamment de toute lésion nerveuse appréciable : c'est la tétanie dite essentielle, que nous aurons surtout en vue dans cette étude.

Etiologie et pathogénie. — Bien qu'elle ne constitue pas, à proprement parler, une affection spéciale à cet âge, c'est pourtant chez l'enfant de trois mois à deux ans, que la tétanie est de beaucoup le plus fréquemment observée. L'hérédité névropathique aurait peut-être, comme pour les convulsions, une certaine influence et expliquerait les cas de tétanie familiale. L'action du froid et de l'humidité a été signalée comme cause occasionnelle. La mauvaise hygiène alimentaire joue un rôle prépondérant. C'est presque toujours, en effet, au cours des affections du tube digestif que la tétanie apparaît. Encore faut-il remarquer que les gastro-entérites aiguës, les diarrhées estivales, le choléra infantile ont peu d'influence ; on remarque la fréquence de la tétanie au cours des accidents gastro-intestinaux subaigus ou chroniques chez les enfants soumis à l'allaitement artificiel.

C'est dire qu'on trouve très souvent chez les nourrissons atteints de tétanie les stigmates du rachitisme. On peut observer la tétanie dans le rachitisme floride et non pas seulement dans le rachitisme grave avec crâniotabes.

On a noté chez les nourrissons comme chez les adultes que la dilatation gastrique était habituellement associée à la tétanie. Lorsque le processus atrophique est très prononcé, le tonicité des muscles gastriques est affaiblie, l'ectasie s'ensuit et les fonctions de l'estomac sont troublées (voir dilatation de l'estomac). De là probablement des fermentations anormales, dans le tractus digestif et la production de principes toxiques dérivant des substances alimentaires.

De tels principes ont été isolés par Bouveret et Devic (de Lyon) dans la tétanie grave de l'adulte et ont reproduit expérimentalement le syndrome tétanique.

Aussi nous ne citerons que pour mémoire les opinions anciennes sur la pathogénie de cette affection. 1º La théorie des lésions congestives du cerveau, secondaires au crâniotabès. 2º La théorie de la rétention des sels de chaux dans l'organisme.

Certains auteurs ont tendance à considérer actuellement la tétanie comme un accident d'insuffisance parathyroïdienne. Ils rapprochent, en effet, les contractures de la tétanie de celles qui surviennent après l'ablation opératoire ou expérimentale des glandes parathyroïdes externes, et signalent des lésions de ces organes, à l'autopsie des sujets ayant présenté des accès de tétanie.

Il ne faudrait pas trop généraliser cette notion nouvelle qui ne saurait exclure l'influence des principes toxiques d'origine digestive. D'ailleurs, la tétanie d'origine parathyroïdienne, correspondant à des lésions déterminées, se rapprocherait plutôt des variétés de tétanie symptomatique des lésions des centres nerveux.

Symptomatologie. — Chez un nourrisson rachitique, présentant depuis quelque temps des signes d'auto-intoxication gastro-intestinale, la crise de tétanie survient d'ordinaire brusquement, sans prodromes, sous l'influence d'un refroidissement ou d'un épisode gastro-intestinal aigu, diarrhée, etc.

Description de l'accès de tétanie. — C'est souvent au réveil de l'enfant que l'on constate la contracture des membres supérieurs dans une attitude spéciale.

Les deux mains sont en demi pronation, légèrement inclinées sur leur bord cubital ; le pouce fléchi est rabattu dans la paume de la main et partiellement recouvert par les autres doigts ; ceux-ci serrés les uns contre les autres, sont fléchis légèrement sur le pouce, le mouvement de flexion s'opérant seulement dans l'articulation métacarpo-phalangienne, les articulations des phalanges restent dans l'extension.

L'attitude de la « main en cône » ou « main de l'accoucheur » caractérisée par l'opposition de l'extrémité du pouce à celle des autres doigts et décrite par Trousseau, est beaucoup plus rare dans la tétanie des nourrissons où les doigts sont simplement fléchis sans chevaucher les uns sur les autres.

Quelquefois les doigts sont fléchis avec force dans le paume de la main sur le pouce replié. Très rarement les doigts raidis sont écartés les uns des autres, en se recouvrant à la façon des tuilés d'un toit.

En général, les orteils sont aussi légèrement incurvés vers la plante des pieds.

La tétanie se borne à cette attitude des mains et des pieds dans les cas moyens.

Dans les cas très intenses, les mains se fléchissent a angle aigu sur les poignets et les contractures tendent à se généraliser ; l'avant-bras est fléchi à angle aigu sur le bras qui s'applique lui-même contre le thorax. Aux membres inférieurs, les orteils sont fortement fléchis en griffe, le premier orteil se plaçant souvent au-dessus du deuxième, la voûte plantaire accentue sa concavité, tandis que se cambre la face dorsale (spasme carpo-pédal). Le talon est attiré en haut par le tendon d'Achille ; le pied se place en équinisme ; la jambe et la cuisse se contractent en extension.

Mais, même dans le cas de généralisation, et c'est là un des éléments caractéristiques de la tétanie, c'est aux extrémités des membres supérieurs que prédomine la contracture. Cette contracture est toujours symétrique. Les attitudes pathologiques qu'elle détermine résistent au redressement ou, si on a réussi à les vaincre, se reproduisent aussitôt qu'on a cessé d'agir contre elles. Elles s'accompagnent de rigidité des muscles atteints et de secousses fibrillaires ; elles ne disparaissent pas pendant le sommeil.

Au cours de la tétanie, l'examen méthodique des divers organes est négatif sauf en ce qui concerne le tube digestif et le squelette où l'on relève les altérations caractéristiques de rachitisme. Les troubles sensitifs sont difficilement appréciables chez le nourrisson ; l'état des réfléxes est mal déterminé ; les troubles trophiques nuls ; parfois, après des crises longues et intenses, on a pu voir survenir des troubles vasomoteurs comme l'œdème et la cyanose des extrémités.

Durée des crises. — La durée des crises est variable ; quelquefois très courtes; elles durent le plus souvent plusieurs heures et même se succèdent avec peu d'intermittence. Souvent la tétanie se prolonge une semaine ou plus et réalise un véritable état de mal.

Pendant tout ce temps, et même après la disparition des crises, le médecin peut se rendre compte si l'enfant est en imminence de rechute, s'il est en état de tétanie latente, en « état spasmophile », par l'excitabilité extrême du système nerveux sous l'influence du moindre bruit, des petits chocs sur la peau et les muscles, et par la recherche de l'excitabilité électrique des nerfs et des muscles.

Hyperexcitabilité mécanique. — C'est Trousseau qui a découvert et mis en évidence cet état particulier chez les sujets atteints de tétanie; pour ramener les accès « il suffit d'exercer une compression sur les muscles affectés, soit sur « le trajet des principaux cordons nerveux qui s'y rendent, soit sur les vais- « seaux de façon à gêner la circulation artérielle et veineuse. »

Et en effet, si on applique chez ces malades une bande serrée autour du bras comme pour pratiquer la saignée, au bout de trois ou quatre minutes le pouls devient insensible, le membre pâlit et la main prend l'attitude caractéristique. La contracture dure tout le temps que continue la compression, cesse aussitôt que l'on supprime celle-ci, mais envahit quelquefois, pendant qu'on l'exerce, les régions symétriques du côté opposé.

D'autres procédés, moins caractéristiques, dénotent l'hyperexcitabilité mécanique chez les sujets atteints de tétanie : c'est ainsi que la percussion de différents nerfs (facial, radial, péronier) au niveau de leur point excito-moteur, celle de certains muscles (biceps, triceps brachial, péroniers latéraux) déter- mine une contraction plus ou moins forte dans le territoire de ces nerfs ou dans ces muscles. Le *signe de Chovstek* n'est que la mise en évidence de ce phénomène au niveau du nerf facial : lorsqu'on exerce avec le marteau à réflexe une percussion sur le milieu d'une ligne étendue de l'apophyse zygo- matique à la commissure labiale, les muscles peauciers de cette région de la face se contractent brusquement. De même la percussion de l'angle externe de l'orbite amène une contraction « en éclair » de l'orbiculaire des pau- pières, des muscles frontal et sourcilier.

Hyperexcitabilité électrique. — L'hyperexcitabilité des muscles et des nerfs moteurs aux courants galvaniques est d'une recherche plus difficile et d'une application moins clinique. C'est au niveau du nerf cubital que cette recherche est pratiquée le plus commodément ; elle nécessite la narcose chloroformique chez les tout petits enfants. On place une électrode sur la colonne cervico- dorsale, l'autre électrode sur le point excito-moteur du nerf.

On sait que, normalement, il faut un courant très intense (20 milliampères environ) pour déterminer une contraction pendant toute la durée de son pas- sage, et qu'avec des courants moins intenses la contraction n'apparaît qu'à la fermeture ou à l'ouverture du circuit ; encore faudra-t-il un courant plus ou moins fort, suivant que l'électrode appliquée sur le nerf sera l'électrode posi- tive ou l'électrode négative. A l'état normal, lorsqu'on emploie un faible courant (2 à 3 milliampères) la première contraction qui apparaît c'est avec le pôle négatif et à la fermeture du courant. A mesure qu'on augmente l'intensité du courant les contractions apparaissent dans l'ordre suivant : au pôle positif à la fermeture, puis au pôle positif au moment de l'ouverture, enfin au pôle négatif au moment de l'ouverture.

Dans les états de tétanie latente, il suffit d'un courant inférieur à un milliampère pour faire apparaître la contraction de fermeture au pôle négatif (signe de Erb). Certains auteurs ont signalé aussi l'hyperexcitabilité à l'ouverture du courant négatif ; d'autres (Babonneix) l'hyperexcitabilité à l'ouverture du courant positif, c'est-à-dire l'apparition, dans ces conditions, d'une contraction avec un courant plus faible qu'à l'état normal. Toutes ces explorations ont une valeur plutôt théorique que pratique.

Formes cliniques. — La localisation des crises de tétanie à certains groupes musculaires donnent naissance à des formes cliniques spéciales.

La coexistence du spasme de la glotte avec les crises de tétanie a été notée, mais pas aussi fréquemment qu'on le dit. Il est indéniable, toutefois, que ces deux manifestations cliniques ont pour origine la plus commune le rachitisme. Certains auteurs font même du spasme essentiel de la glotte un accès de tétanie limité aux muscles constricteurs de la glotte (Escherich).

Nous avons observé des crises de cyanose répétées au cours d'une tétanie ; ces crises étaient en rapport avec une malformation cardiaque, une inocclusion du septum ventriculaire préexistante.

Au spasme glottique s'associent parfois des convulsions du diaphragme : c'est le phréno-glottique de Bouchut.

La localisation aux masseters produit du trismus, à l'orbiculaire des lèvres la déformation très rare en bouche de carpe, aux muscles de l'œil du strabisme, de l'inégalité pupillaire, — au sterno cléido-mastoïdien du torticolis spasmodique.

Suivant la durée et le mode de répartition des crises, il y a lieu de distinguer la tétanie intermittente de la tétanie permanente.

Dans la tétanie intermittente les accidents évoluent en deux phases : l'une de tétanie latente, où l'on constate seulement les signes d'hyperexcitabilité que nous avons signalés ; l'autre, survenant sous l'influence d'une cause occasionnelle minime, de tétanie confirmée. Les accès susceptibles de se répéter jusqu'à 20 fois dans la même journée durent 15 à 30 jours ; puis le nourrisson retombe dans l'état antérieur de tétanie latente et la récidive des accidents est toujours à craindre.

Dans la tétanie permanente, les contractions sont persistantes avec tendance à la généralisation et les signes particuliers à l'état latent ne peuvent être recherchés. Quand les muscles masticateurs et vertébraux sont intéressés, le tableau clinique est celui du tétanos. Au bout d'un mois, cependant, la guérison peut survenir et les crises ne récidivent pas.

Pronostic. — Le pronostic de la tétanie doit être réservé tant que sa cause n'a pas été précisée et que les lésions des centres nerveux n'ont pas été éliminées comme facteur causal. Les accès guérissent la plupart du temps, avec un régime alimentaire et un traitement appropriés. Sa durée est subordonnée aux troubles digestifs. La mort peut survenir causée par le spasme de la glotte. Les sujets atteints de tétanie seraient plus prédisposés que les autres à des convulsions ultérieures. Il n'est nullement démontré que l'épilepsie trouve chez eux un terrain tout préparé.

Diagnostic. — Le diagnostic dé la tétanie se fait en général assez facilement, dans les cas typiques, grâce à l'attitude spéciale du membre supérieur et à la raideur musculaire. La constatation de l'hyperexcitabilité mécanique et électrique dans les cas frustes fera reconnaître la nature de la maladie.

Parfois cependant on se heurtera à de grandes difficultés cliniques. Lorsque le sujet, en cours d'une crise de contractions généralisées présente du trismus et de l'opisthotonos, on songera infailliblement au tétanos, surtout si le nourrisson présente une petite plaie infectée. Il en est ainsi du nouveau-né dont la plaie ombilicale suppure. Le tétanos est fébrile, mais le trouble digestif aigu en cause dans l'accès de tétanie peut déterminer, lui aussi, de la fièvre. Il est indispensable de rechercher le bacille de Nicolaïer dans le pus, et en cas de doute d'injecter du sérum antitétanique.

D'autre part des accès de tétanie typique peuvent se montrer au cours d'affections cérébrales et méningées : ce sont là des cas de tétanie symptomatique. L'hydrocéphalie, une tumeur ou un abcès du cerveau peuvent être en cause. Plus souvent, il s'agira d'une méningite tuberculeuse ou d'une méningite cérébro-spinale. Chez le nouveau-né, les contractions tétaniques sont parfois la conséquence d'une hémorrhagie méningée par traumatisme obstétrical. Le diagnostic est impossible par le seul examen clinique ; il est indispensable d'avoir recours à la ponction lombaire pour étudier l'aspect microscopique, les réactions cytologiques et la flore microbienne du liquide céphalo-rachidien.

Traitement. — L'indication primordiale quand on se trouve en présence d accidents de tétanie chez un nourrisson, c'est d'améliorer son hygiène alimentaire. On le mettra au sein ; si la chose est impossible on lui donnera du bon lait stérilisé (lait surchauffé à 108, lait homogénéisé) et à ration convenable. On y ajoutera du citrate de soude 2 gr. par litre, en cas d'intolérance gastrique. L'amélioration est en général assez rapide quand les troubles gastro-intestinaux ont cédé et c'est là un sérieux argument en faveur de l'origine toxique de la tétanie.

Contre les accidents eux-mêmes, on emploiera la balnéation tiède, et la médication calmante. On donnera une potion au bromure de potassium (0 gr. 50 dans la 1re année, 1 gr. dans la 2e année). On administrera avec une poire en caoutchouc un petit lavement de 0 gr. 10 à 0 gr. 20 d'hydrate de chloral, qu'on s'efforcera de faire conserver. On peut essayer aussi le chlorure de calcium à la dose de 0 gr. 50 à 2 gr. par jour.

Dans le cas où les accidents persistent, on pourra obtenir la sédation des phénomènes en pratiquant la ponction lombaire. Tous les trois jours, on soustraira quelques centimètres cubes de liquide céphalo-rachidien. On pourra essayer aussi le traitement opothérapique avec la médication parathyroïdienne.

Voici un exemple de tétanie grave avec spasmes laryngés mortels. Nous reproduisons la photographie de cet enfant qui avait une contracture typique des extrémités.

Le 3 décembre 1915, la petite Annette R..., âgée de 17 mois, entre dans notre service à l'hospice des Enfants-Assistés pour un eczéma généralisé de la face.

Père alcoolique avéré. Mère alcoolique et tuberculeuse, à l'hôpital de St-Denis.

Le lendemain, l'enfant accuse de la dyspnée intermittente accompagnée de contractures des extrémités très prononcées et caractéristiques.

Le diagnostic de tétanie s'impose.

Les mains sont en flexion sur l'avant-bras, le pouce dans l'adduction forcée est fléchi dans la spaume de la main, sous les doigts serrés les uns contre les autres.

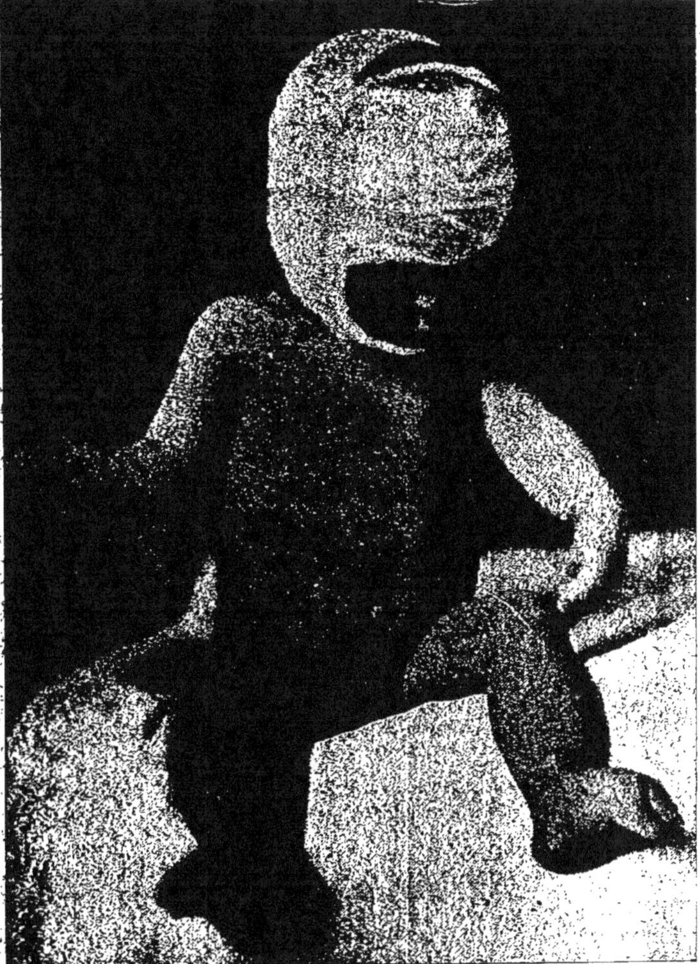

Fig. 53. — Attitude des membres dans la Tétanie chez la petite Annette R., dont nous relatons l'observation.

Les bords externe et interne en se rapprochant donnent l'aspect de la main de l'accoucheur.

Toutefois, l'annulaire et l'auriculaire sont plus fortement fléchis que l'index et le médius.

Aux extrémités inférieures les orteils se fléchissent sous la plante du pied en se resserrant les uns contre les autres, le gros orteil se portant au-dessous d'eux, la face plantaire se creusant d'une manière analogue à ce qui se passe à la main.

A la face, le signe du facial est très prononcé des deux côtés. Cyanose intermittente de la face, correspondant à des accès passagers de spasme laryngé.

Le contact de l'abaisse-langue, lors de l'examen de la gorge, provoque immédiatement un spasme glottique caractérisé par des inspirations prolongées et sifflantes.

Un peu d'œdème du pieds.

La température oscillant entre 37°4 et 37°8 pendant les quatre premiers jours de la maladie monte les deux jours suivants à 37°8, 39°7, 40°8, 41°6 et la petite malade meurt dans un accès de spasme de la glotte.

La contracture, qui s'était maintenue pendant toute la durée de la maladie, a produit des attitudes fixées, après la mort, par la rigidité cadavérique.

A l'autopsie, il n'a pas été possible d'examiner les centres nerveux ; en dehors d'une tuméfaction très marquée du thymus, nous ne trouvons aucune lésion apparente.

CHORÉE CONGÉNITALE

Sous cette dénomination on classe des troubles qui n'ont qu'une analogie incomplète avec les mouvements incoordonnés de la chorée de Sydenham ; leur évolution est bien différente puisqu'ils sont permanents, n'ayant pas de tendance à la guérison.

M. Gilbert Ballet a étudié les cas de ce genre qui, bien que rares, ont été signalés depuis fort longtemps.

Lorsque les mouvements choréiformes coexistent avec des contractures, des convulsions répétées, il y a tout lieu de les rapporter à des lésions congénitales du cerveau, ou survenues peu de temps après la naissance.

Les mouvements choréiques peuvent être manifestes dans les membres dès la naissance.

Dans des cas très exceptionnels la chorée apparaît indépendamment de tout spasme, de toute contracture. Dès les premiers jours après la naissance, les nourrissons, généralement débiles, sont incessamment agités, remuent les membres, leur figure est grimaçante, les mouvements désordonnés ne cessent que pendant le sommeil ; ils sont d'abord plus marqués aux bras, gagnent les jambes plus tard et même le diaphragme.

Plus tard la parole est difficile, explosive. Cependant ni les réflexes, ni la force musculaire ne sont modifiés: les fonctions psychiques sont retardées ; ces enfants sont des arriérés. La maladie n'a pas de tendance à s'atténuer avec la croissance.

Plus commune chez les garçons que chez les filles, cette affection se montre surtout dans les familles de névropathes, d'alcooliques, quelquefois après des accouchements laborieux avec état asphyxique du nouveau-né.

Bien que cette variété de chorée ne soit pas compliquée de raideur des membres et de contracture musculaire comme dans le syndrome de Little, tout porte à croire qu'elle se rattache aussi à des lésions évolutives du cerveau, et surtout du cortex.

Le diagnostic différentiel avec la chorée simple est aisé, puisque cette dernière est inconnue chez le nourrisson, de même que le rhumatisme articulaire. L'athétose double avec troubles spasmo-paralytiques, siège surtout aux extrémités, mais elle peut s'accompagner aussi de mouvements choréiformes.

Les sédatifs du système nerveux, bromure, chloral à dose de 0 gr. 50 centigr. à 1 gr. suivant l'âge, en 24 heures, ont leur utilité.

On peut recourir aussi à l'arrhénal, à l'hydrothérapie. Les stimulants de la croissance tels que le manganèse, le phosphate de chaux seront aussi employés.

Mouvements choréo-athétosiques dans les lésions corticales. — On rencontre parfois aussi de jeunes enfants qui présentent des mouvements choréo-athétosiques permanents surtout dans les membres supérieurs et parfois aussi dans les membres inférieurs.

Ils coexistent souvent avec des contractures, des troubles psychiques, du strabisme, du nystagmus, etc.

Ces troubles moteurs souvent unilatéraux font partie du cortège des symptômes de l'hémiplégie infantile due à des lésions variées de l'écorce cérébrale.

LE NYSTAGMUS MYOCLONIE

MM. Lenoble (de Brest) et Aubineau ont découvert et décrit sous le nom de nystagmus myoclonie, un trouble nerveux spécial, une sorte de tic plus fréquent dans la race bretonne.

Il s'agit d'un syndrome spécial, caractérisé surtout par la présence du nystagmus associé à d'autres troubles moteurs.

C'est un nystagmus congénital ou apparaissant dans la première enfance (dès la naissance, dans une observation). Les oscillations s'exécutent presque toujours dans le sens horizontal et sont d'égale amplitude et d'égale vitesse. A des examens successifs, le tremblement des yeux peut faire défaut, pour se montrer dans d'autres examens, ou même pour ne plus reparaître.

Les cas familiaux et héréditaires sont fréquents. Le tremblement ne se limite généralement pas aux muscles des yeux, mais intéresse les muscles des paupières, de la face, de la nuque, du cou, des membres supérieurs. Les réflexes patellaires sont le plus ordinairement exagérés. La sensibilité est presque toujours normale dans tous ses modes. Il peut exister des troubles vaso-moteurs et des modifications du psychisme.

L'examen des sujets révèle, en outre, en dehors du tremblement, un certain nombre de signes que l'on doit considérer comme des stigmates de dégénérescence : asymétrie faciale, infantilisme, inversion des viscères, pied creux, inégalité pupillaire, daltonisme, strabisme, anomalie de la dentition, retard dans le début de la marche.

La pathogénie de ce nystagmus-myoclonie est complètement inconnue. Il est probable que la myoclonie est le résultat de lésions corticales, mais il n'en existe aucune preuve.

L'ÉPILEPSIE DANS LE PREMIER AGE

L'épilepsie dite essentielle, c'est-à-dire indépendante des lésions des centres nerveux : sclérose cérébrale, porencéphalie, hydro et microcéphalie, hémorrhagies méningées et cérébrales, est si rare dans le premier âge, qu'on a pu en contester l'existence.

Pour la plupart des neurologistes les crises épileptiques ne feraient leur apparition que dans la deuxième enfance (de 7 à 15 ans pour Chaslin ; à partir de 2 ans pour Neumann).

C'est dans la secodde enfance, en effet, que l'on peut constater d'une part, les phénomènes caractéristiques des accès comitiaux (aura, cri initial, morsure de la langue, incontinence des sphincters) ,d'autre part les équivalents épileptiques (vertiges, absences, etc.) et les troubles psychiques si souvent associés.

On peut se demander toutefois si un certain nombre de cas d'éclampsie du premier âge ne doivent pas être rattachés à l'épilepsie.

1º A côté des convulsions infantiles dont la cause apparaît nettement, il en est pour lesquelles on en est réduit à invoquer l'hérédité névropathique qui à vrai dire, semble la condition nécessaire, mais non suffisante à la production de toutes les convulsions (d'Espine). D'autres accès éclamptiques ne pourront s'expliquer que par l'alcoolisme des parents ou de la nourrice, ou par la syphilis d'un des générateurs, ou par une affection nerveuse ou mentale de ceux-ci. Si l'épilepsie est relevée chez les ascendants directs ou indirects, le médecin ne pourra manquer d'être impressionné sur la nature des crises convulsives.

Quelquefois on pourrait les imputer à des *causes à distance :* adhérences préputiales, des corps étrangers, des prurits, etc... Il est vrai que, chez des enfants de souche névropathique, ces excitants peuvent provoquer des accès d'éclampsie réflexe. Mais, si les accès ne disparaissent pas aussitôt après la suppression de la cause, on devra craindre l'épilepsie.

En ce qui concerne la physionomie des accès convulsifs, l'attaque d'éclampsie du nourrisson ne pourra pas être distinguée de la crise d'épilepsie. Les contractions toniques et les secousses cloniques existent dans un cas comme dans l'autre. Aussi on se reportera au chapitre qui traite de l'éclampsie pour la description des symptômes.

La marche des convulsions, leur répétition chez le même enfant à intervalles plus ou moins rapprochés, sous l'influence de causes occasionnelles différentes, quelquefois insignifiantes, doivent mettre le médecin en éveil sur le développement ultérieur de l'épilepsie.

Il est intéressant à ce point de vue d'envisager les relations entre les cas d'épilepsie développés dans la deuxième enfance ou l'adolescence et les convulsions de la première enfance.

Si tous les épileptiques n'ont pas présenté de convulsions dans le premier âge, il n'en est pas moins vrai que celles-ci figurent très fréquemment dans leurs antécédents (75 à 80 fois sur 100 d'après Pierre Marie — 34 fois sur 100 d'après Féré). D'autre part, il résulte des recherches de différents auteurs sur l'avenir des petits convulsionnaires que l'épilepsie s'est développée chez un bon nombre d'entre eux, d'après d'Espine.

Il ne faut pas compter sur le traitement comme pierre de touche pour établir la nature des accès. On ne peut saturer de bromure des enfants si jeunes sans de graves inconvénients; c'est seulement au moment des crises qu'on emploiera le traitement sédatif symptomatique, qui ne diffère pas de celui des convulsions.

IDIOTIE, SIGNES PRÉCOCES

Quand un nourrisson présente des signes évidents de malformations crânio-cérébrales, telles que l'hydrocéphalie, la microcéphalie ou plus rarement l'oxycéphalie, l'acrocéphalie ou enfin quand l'examen révèle les troubles moteurs de l'hémiplégie, de la maladie de Little, etc., on peut suspecter de façon préci se l'arriération intellectuelle qui accompagne habituellement de si graves lésions. Mais le diagnostic peut être beaucoup plus délicat quand l'enfant ne présente pas encore de signes évidents de lésions du système nerveux.

Nous ne ferons que rappeler pour mémoire les manifestations précoces de l'idiotie amaurotique, affection très rarement observée. Un enfant qui jusqu'à l'âge de 8 ou 10 mois semblait promettre de se développer normalement, ne manifeste aucune activité intellectuelle ; l'asthénie progressive, la diminution de la vue allant jusqu'à la cécité font soupçonner l'évolution de cette maladie. On sera aidé dans le diagnostic par le caractère familial de l'affection, qui s'observe surtout dans la race sémite.

Les cas d'idiotie mongolienne sont plus fréquents, mais parfois d'un diagnostic fort difficile dans les tous premiers mois. On s'attachera à reconnaître la malformation crânio-faciale, la brachycéphalie. Dès les premiers mois on voit que les yeux sont petits, en amande, à grand axe oblique en bas et en dedans ; on remarquera les paupières amincies, l'épicanthus, les oreilles de singe, le ventre proéminent. Mais on recherchera surtout la laxité ligamenmuse, symptôme précoce qui par son degré parfois considérable, permet de teupçonner une forme fruste d'idiotie mongolienne. Le myxœdème ne se soanifeste guère tant que l'enfant est au sein de sa mère. Il semblerait que le lait de femme contienne une petite quantité de thyroïdine qui supplée à l'aplasie glandulaire. Néanmoins certains symptômes attirent l'attention des parents. Ils sont surpris de ce que vers le 4e ou le 6e mois l'enfant ne sourit pas encore, ou du retard de la dentition qui ne s'est pas encore montrée à la fin de la première année. Or en examinant l'enfant on constate déjà que la langue tend à faire anormalement saillie hors de la bouche. On a noté que de bonne heure il y a dans le myxœdème de la tuméfaction des paupières et de la bouffissure du visage.

La mensuration de l'enfant révèle son retard d'accroissement statural et la radiologie montrera le retard d'apparition des points d'ossification. (voir myxœdème).

C'est vers le 4e ou 5e mois de la vie que se manifestent les premiers symptômes du myxœdème endémique avec crétinisme.

De tout temps les psychiâtres se sont attachés à découvrir les premières manifestations de l'idiotie, quand elles ne s'accompagnent pas de symptômes physiques révélateurs.

L'idiotie peut s'observer chez de très beaux enfants, bien constitués, qui sont même parfois primés dans des concours de bébés. Cependant par une enquête minutieuse on apprend que dans les premiers temps l'enfant manifeste de la difficulté à prendre le sein ; il pousse des cris continuels que rien ne saurait expliquer. Plus tard, quand on veut lui faire absorber des aliments demi liquides, il est incapable de les déglutir, il ne sait pas boire autrement qu'au biberon. Les muscles de la nuque ne maintiennent qu'insuffisamment la tête, qui retombe sur l'épaule. Les mouvements sont lents, le regard est anormal ou sans expression. « Son œil, dit West, ne répond pas à celui de sa mère avec le tendre regard d'intelligence, accompagné d'un sourire heureux, par lequel un petit enfant, même à trois mois, fait fête à sa mère. »

On accordera une grande importance à la fréquence des convulsions, survenant sans cause déterminée ou à l'occasion de la poussée dentaire.

A mesure que l'enfant approche de la deuxième année et pendant toutes cette période, on doit pouvoir suspecter les troubles révélateurs de la déficience psychique plus ou moins profonde.

On n'accordera une valeur réelle au retard de la dentition que s'il est gravement accusé.

L'incontinence d'urines persistante au-delà de dix-huit mois chez un enfant bien tenu et éduqué doit retenir l'attention. L'enfant arriéré ne marche que tardivement ; tandis que normalement c'est entre 12 et 14 mois que l'enfant commence à marcher seul, chez l'enfant dont le système nerveux ne se développe pas, alors qu'il ne présente ni rachitisme ni hypotrophie, les premiers pas peuvent n'être exécutés que passé la deuxième année, ou même plus tard. Plus important encore est le retard du langage. On sait que dans un premier temps, l'enfant répète plus ou moins habilement les sons perçus. Mais son langage ne correspond pas encore à l'idée ; la mémoire et la phonation sont seuls en jeu.

Dans un deuxième temps, l'adaptation du langage et de la pensée se dessine. L'enfant répète bien encore des mots qu'il ne comprend pas, mais pour satisfaire le désir d'exprimer ce qu'il voit, ce qu'il veut, ce qu'il sent, il parle un langage tantôt cadrant avec les mots qu'il a appris, ou qui s'écartent de l'idée qu'ils expriment, ou des mots tout à fait personnels. Le perfectionnement se fait peu à peu. Vers 18 mois, l'intelligence se développant, l'adaptation du langage au mot s'établit de façon précise. Il faut tenir compte dans cette appréciation de l'influence éducatrice.

Chez l'enfant idiot tout ce travail évolutif ne s'exécute pas. Chez l'arriéré, il est lent et tardif.

L'examen du développement intellectuel, doit porter sur les divers domaines.

L'affectivité est notablement diminuée chez l'enfant arriéré. On sera en droit d'être inquiet sur le développement cérébral d'un enfant qui ne manifeste aucun étonnement, aucun chagrin à être séparé de son entourage habituel alors qu'il n'y trouvait que tendresse et gâterie. La vue de personnes nouvelles ne l'émeut nullement. Il témoigne une passivité absolue.

Il en est de même de l'absence d'intérêt aux choses qui l'entourent.

Chez d'autres sujets on est frappé d'une instabilité exagérée et que rien ne commande. C'est une agitation continuelle sans but. Elle peut encore se traduire par des mouvements qui se répètent sans cesse et qu'on ne peut arrêter.

L'un se balance sur son lit d'avant en arrière sans se fatiguer. Tel autre exécute des mouvements discontinus de rotation de la tête. A ce degré, cette activité désordonnée permet de redouter l'idiotie.

Le diagnostic devient encore plus difficile dans les formes atténuées. Le Dr Collin s'est attaché dans sa thèse de doctorat (1) à montrer les premiers symptômes de ce qu'il appelle le « retard simple essentiel » . Cet auteur groupe les diverses épreuves qui donnent leur signature à cet état morbide. Normalement entre l'âge de un an, six mois et celui de deux ans huit mois, l'enfant présente une facilité physiologique à conserver les attitudes qu'on lui donne et cela pendant un temps très long sans manifester de fatigue. Ce fait est digne de remarque quand on songe à son besoin de changer de place, de se mouvoir, d'obéir à ses moindres désirs. Sans vouloir donner une explication scientifique de ce phénomène, il y a lieu de faire entrer en jeu deux facteurs : d'une part la suggestibilité de l'enfant, d'autre part l'état spasmodique neuro-musculaire, dernier vestige de la manière d'être du nourrisson.

« L'examen de l'enfant, à ce sujet, se fera avec douceur et sans que l'on ait averti au préalable l'entourage ; on évitera de parler, on évitera de regarder trop fixement l'enfant. Ces conditions élémentaires de clinique psychiâtrique étant bien observées, on placera les deux bras de l'enfant dans la position des bras tendus ou en avant dans la position de l'extase, et après quelques instants, on abaissera l'un des bras par une impulsion directe, l'autre bras suivra ou ne suivra pas le mouvement. Chez tous les enfants normaux, après deux ans et huit mois, la chute des deux bras est la réaction habituelle à l'impulsion unilatérale, alors que chez tous les enfants normaux entre 1 an 6 mois et 2 ans 8 mois seul le bras qui a reçu l'impusion s'affaisse. Si l'on a quelque doute sur la façon dont l'enfant a réagi, il faudra, avant de considérer l'expérience comme tout à fait positive, s'assurer qu'après l'abaissement du premier bras, aucun mouvement du bras n'a été dessiné à l'épaule et que ce n'est pas par hésitation, par désir de bien faire, par ignorance de ce qu'on lui demande que l'enfant a fait effort pour garder le bras en l'air... Cette manière d'être physiologique jusqu'à 2 ans 8 mois prend à nos yeux une signification particulière lorsque nous la trouvons chez des enfants de 3 et 4 ans ; elle indique alors qu'il y a un retard de développement. »

La recherche des syncinésies. c'est-à-dire des mouvements involontaires survenant à l'occasion des mouvements volontaires, montre que jusqu'à 9 mois chez l'enfant normal, les mouvements sont symétriques et bilatéraux. Ils diminuent jusqu'à 21 mois ; à 3 ans, ils sont nettement unilatéraux. La persistance au-delà de la première année des mouvements bilatéraux pourra donner des renseignements sur le retard du développement du système nerveux, à condition qu'il y ait égale intensité entre le mouvement involontaire et le le mouvement provoqué.

L'étude des réflexes donne des indications également précieuses. On se rappellera que l'enfant présente à l'état physiologique une exagération des réflexes tendineux.

(1) *Le développement de l'enfant. Retard simple essentiel et précocité de l'enfant de deux à quatre ans.* Thèse, Paris 1914.

Le réflexe cutané plantaire de Babinski est en général en extension. Les réflexes de défense sont constants chez le nouveau-né ; on les observe le plus souvent entre 0 et 6 mois ; à partir du 6e mois, ils commencent à disparaître.

En somme, d'après cette séméiologie, on peut arriver par un examen minutieux du degré ou du retard de développement du système nerveux dans les premières années de la vie, à déceler le début d'une idiotie et même une simple lenteur dans l'apparition des fonctions psychomotrices. C'est en général, dans le cours de la douzième année, qu'on peut diagnostiquer avec certitude les diverses variétés d'idiotie.

IDIOTIE MONGOLIENNE

Historique. — Langdon Doson en 1866 a été le premier à décrire l'idiotie mongolienne et à en bien fixer les traits caractéristiques.

Beaucoup plus fréquente qu'on ne le croyait de prime abord, nous savons depuis les travaux de Bourneville que 3 à 5 % des idioties de l'enfance peuvent être rangées dans cette classe.

Etiologie. — Quoique pour l'étiologie nous soyons encore dans la période des hypothèses les auteurs s'accordent généralement à attribuer une importance très grande aux maladies pendant la grossesse.

Aspect clinique. — L'aspect clinique des petits mongoliens est tout à fait caractéristique et le diagnostic différentiel avec le myxœdème offre rarement des difficultés. Chez les nourrissons de six mois à un an, on peut déjà reconnaître les stygmates du mongolisme.

D'abord c'est le faciès mongolien, dû surtout à la direction oblique de la fente palpétrale de haut en bas et de dehors en dedans. La brachycéphalie ne fait jamais défaut, la microcéphalie rarement. Ensuite c'est l'hypertrophie de la langue avec tendance au prolapsus qui complète le tableau clinique, quoique ce dernier signe se rencontre aussi dans le myxœdème. Les joues sont roses, rondes et proéminentes, mais avec moins de constance.

Quoique presque pathognomonique les yeux en amande et le type du Mongol ne permettent pas à coup sûr d'établir le diagnostic. Il faut attendre la constatation de la débilité mentale et de l'arriération pour se prononcer de façon définitive.

Ces enfants sont vifs, euphoriques, actifs et remuants. Généralement tendres et affectueux ils présentent surtout les manifestations primitives de la joie et du contentement ; ils aiment la danse et la musique et ont l'oreille très juste.

Ils marchent et parlent très tardivement, souvent à partir de 3 et 4 ans. La dentition est irrégulière. Très réfractaires à toute tentative de culture on n'arrive qu'avec beaucoup de peine et une patience inlassable à leur apprendre à lire, à écrire et a obtenir une certaine adresse manuelle.

Pronostic. — Ils meurent généralement avant l'âge de vingt ans, soit par la tuberculose, soit par une maladie intercurrente.

Traitement. — Le traitement thyroïdien associé à l'administration d'un peu de bioxyde de manganèse paraît surtout indiqué et contribue à rendre le développement un peu plus actif. Mais il ne faut pas compter sur l'efficacité de cette médication dans le myxœdème.

IDIOTIE AMAUROTIQUE FAMILIALE

Cette maladie décrite en 1887 par Sacks (de New-York) se caractérise par la faiblesse mentale survenant dès les premiers temps de la vie et allant jusqu'à l'idiotie, la perte progressive de la vue, la paralysie plus ou moins complète des membres. Cette maladie est familiale et aboutit à la mort dans les trois premières années.

Etiologie. — Les causes de l'idiotie restent très obscures. Le caractère familial est des plus nets. La race juive serait plus souvent atteinte.

Anatomie pathologique. — Le cerveau paraît normal. On ne trouve que des altérations histologiques non inflammatoires. Elles se traduisent par une atrophie de toutes les cellules pyramidales de l'écorce cérébrale. Elles déterminent une dégénérescence des fibres à myéline de l'écorce et une dégénérescence descendante des faisceaux pyramidaux. D'après Schaffer, les prolongements protoplasmiques sont intacts ; seuls les cylindraxes sont altérés. Les éléments cellulaires de la moelle présentent des lésions analogues.

Les lésions rétiniennes sont des plus graves. La macula lutea est toujours profondément altérée. Ces lésions à disposition symétrique sont tellement prédominantes que Waren Tay avait proposé de désigner la maladie sous le nom de « affection familiale symétrique de la macula lutea ». L'atrophie optique survient secondairement.

Etude clinique. — Après une période de 3 à 6 mois de développement apparemment normal, on remarque que les fonctions psychiques restent très paresseuses. Il semble que l'enfant ne voit pas, qu'il reste indifférent à tout. En même temps, il s'affaiblit, les membres manquent de force. Ces phénomènes s'accusent de plus en plus, de sorte que l'enfant a bientôt l'aspect idiot, ne se sert pas de ses membres, ne cherche pas à marcher.

A cette phase qui s'accompagne de paralysie flasque succède une phase de contracture. La tête se renverse ; les bras sont en rotation interne, les avant-bras en pronation forcée. Les pieds sont en hyperextension, les cuisses fléchies vers le bassin.

En même temps l'état général s'aggrave. L'enfant complètement aveugle, idiot, paralysé, se cachectise et meurt au bout de deux à trois ans.

L'examen du fond de l'œil montre des lésions caractéristiques. La macula perd son contour net, est le siège d'une sorte de brouillard, puis d'une tache ovale, grisâtre, à grand axe horizontal et un peu surélevée. Au centre de cette tache, la fovea centralis apparaît comme un point rouge sombre. L'atrophie du nerf optique survient secondairement.

L'hyperacousie est un symptôme également très important. Mais elle n'est pas constante.

Le *pronostic* de cette affection est des plus sévères.

Diagnostic. — Le diagnostic sera basé principalement sur le caractère familial de la maladie et sur les lésions toutes spéciales du fond de l'œil. Ainsi pourra-t-on éviter de confondre l'idiotie amaurotique familiale avec l'idiotie ordinaire où le fond de l'œil reste normal, avec certaines tumeurs du cerveau ou du cervelet. Des cas de diplégie cérébrale familiale pourraient prêter à erreur, mais s'il y a atrophie optique, les lésions de la macula manquent.

Il semble bien que l'idiotie amaurotique familiale soit due à une agénésie corticale, comme le pensait Sacks ; l'absence de réactions inflammatoires dans les lésions tend à le faire admettre.

MALADIES DE L'APPAREIL URINAIRE

Comparées à la fréquence des affections rénales de l'adulte, les maladies de l'appareil urinaire chez le nourrisson sont relativement rares. Néanmoins c'est bien à tort qu'on néglige trop souvent quelques épreuves simples, telles que l'examen des urines ; elles peuvent éviter bien des erreurs et indiquer un traitement efficace.

Nous étudierons successivement les malformations congénitales les plus communes.

Les méthodes d'examen de l'appareil urinaire dans le premier âge.

Les maladies du rein, de l'uretère, de la vessie et de l'urètre.

MALFORMATIONS CONGÉNITALES [1]

L'absence des deux reins et même l'absence complète de l'appareil urinaire (reins, uretères et vessie) est signalée par Ballantyne. Cette malformation est incompatible avec la vie. Il n'en est pas de même des autres malformations qu'on rencontre aux divers étages de l'appareil urinaire ; elles sont devenues d'autant plus importantes que la chirurgie du rein s'est beaucoup développée.

1° *Malformations congénitales du rein et de l'uretère.* — Elles ont comme caractère commun d'être exceptionnelles et presque toutes latentes chez le nourrisson ; même chez l'adulte d'ailleurs, elles peuvent constituer une trouvaille d'autopsie.

Normalement, à la naissance, le rein a un aspect lobulé qu'il perd habituellement avant la fin de la première année. La persistance de cette forme est une anomalie fréquente.

Les anomalies de f me et de nombre coexistent souvent. Tantôt en plus des reins, on découvre un lobule rénal surnuméraire plus ou moins éloigné d'un

(1) Le chapitre sur les maladies de l'appareil urinaire est dû pour la plus grande part à notre regretté collaborateur Emile GRANDJEAN.

des autres reins ; tantôt au contraire il y a un rein unique. Parfois, celui-ci est hypertrophié, mais il a la forme habituelle et le rein du côté opposé n'est représenté que par un peloton adipeux. Plus souvent il prend l'aspect en fer à cheval à concavité supérieure ou inférieure, les reins s'étant soudés en quelque sorte au niveau d'un de leurs pôles ; ou bien encore, il ressemble à un bouclier qui protège la colonne vertébrale dans sa concavité postérieure : les reins semblent dans ce cas avoir adhéré par leur bord interne en entier. Enfin quelquefois, il existe un rein médian globuleux.

La situation même de ces reins malformés est souvent anormale ; ils peuvent être plus ou moins abaissés dans la région rénale, flottants dans l'abdomen ou descendre dans le pelvis. Même en dehors de toute autre malformation, on signale un *rein mobile congénital* lié à une longueur excessive du pédicule rénal dépourvu de graisse. Il existe presque constamment dans ces cas un mésonéphros bien développé (Ballantyne). On a incriminé la syphilis. C'est en tout cas par hasard, en examinant le ventre qu'on constate le rein flottant ; par ailleurs, il paraît être indolore, non augmenté de volume et s'accompagne rarement de troubles graves (hydronéphrose).

Les *uretères*, si les reins sont anormaux, présentent fréquemment des malformations et des anomalies ; il est exceptionnel que celles-ci n'existent qu'au niveau de l'uretère.

Un rein unique peut n'avoir qu'un uretère, la plupart du temps, il en possède deux. Quelquefois existe un troisième uretère qui vient déboucher soit dans la vessie, soit dans un des uretères. Les abouchements des uretères enfin peuvent être anormaux et s'ouvrir au périnée, dans l'urètre ; dans le vagin. Cathelin a rapporté le cas de l'abouchement d'un uretère dans l'urètre d'une petite fille soignée dans notre service de l'hôpital des Enfants-Malades.

Depuis sa naissance, cette enfant âgée de trois ans, présentait une incontinence d'urine spéciale. Goutte à goutte, l'urine s'écoulait par le méat, mouillant le linge jour et nuit. Pourtant il existait des mictions normales, précédées de besoin, d'abondance moyenne, survenant à intervalles assez réguliers. Cette incontinence bizarre n'était en rapport avec aucun trouble nerveux comme nous l'avions constaté avec M. Babinski ; elle s'expliquait par l'abouchement d'un uretère normalement dans la vessie et de l'autre uretère dans l'urètre, au-dessous du sphincter. Par une injection colorée dans la vessie, on a vérifié ce fait : l'urine de l'incontinence n'était pas colorée, l'urine des mictions avait pris la teinte du bleu de méthylène que l'on avait injecté (1).

Hydronéphrose congénitale. — Elle est presque toujours consécutive à une malformation congénitale. L'uretère peut manquer à sa partie inférieure ou encore être imperforé ; l'urine s'accumule pendant la vie fœtale dans le bassinet. Cette malformation est en général incompatible avec la vie.

L'uretère peut présenter des rétrécissements congénitaux, être plus ou moins oblitéré peu après la naissance par des infarctus uratiques ; l'urine s'écoule difficilement par l'orifice et le rein se laisse distendre. Le même résultat se produit parfois, si l'extrémité supérieure de l'uretère s'abouche anormalement dans le bassinet ou si l'orifice possède une valvule.

(1) F. CATELIN. Congrès d'Urologie. 24 Octobre 1911.

L'ectopie rénale s'accompagne souvent de coudures anormales et d'exiguité de l'uretère ; l'existence de vaisseaux, qui passent anormalement au voisinage de l'uretère, est également susceptible de devenir la cause d'une rétention.

Le seul symptôme clinique est la tumeur lisse, régulière, arrondie, trop souvent de dimensions insuffisantes pour être bien perçue et attirer l'attention, ou bien au contraire, considérable, quelquefois bilatérale, constituant un gros ventre dur. Il n'y a pas d'œdème, pas de circulation collatérale. Les urines sont, en général, claires, sans albumine. On pense, quand on la constate, à un gros rein polykystique, à une tumeur rénale (sarcome) ou bien à un kyste d'un organe voisin. L'ascite, la rétention d'urine sont plus facilement éliminées.

L'intervention chirurgicale peut être tentée ; on la retardera, si l'enfant supporte aisément la tumeur ; on se rappellera, en effet, la gravité d'une opération abdominale chez le nourrisson, la difficulté des pansements aseptiques et la bénignité de la tumeur. Les ponctions évacuatrices peuvent rendre des services, si l'hydronéphrose est volumineuse.

2° *Malformations congénitales de la vessie.* — De même que celles du rein, elles sont très rares. Signalons la *vessie double*, divisée en deux compartiments par une cloison médiane, qui souvent coïncide avec un utérus bicorne ou un double pénis.

Les fistules ombilico-vésicales et l'exstrophie de la vessie méritent de nous retenir davantage.

Rappelons que la vessie chez l'embryon possède un pédicule allantoïdien qui vient sortir au niveau de l'ombilic. Normalement ce pédicule s'oblitère et ne persiste que sous forme d'un cordon fibreux : l'ouraque. Si l'oblitération n'a pas lieu, un trajet fistuleux vient s'ouvrir à l'ombilic et surtout après la chute du cordon. On constate l'écoulement de l'urine à ce niveau. C'est là le seul symptôme de la malformation. Il peut d'ailleurs entraîner l'inflammation de la région ombilicale. L'excision ou la simple cautérisation du trajet fistuleux suffit en général à la guérison de ces fistules ombilico-vésicales congénitales.

L'*exstrophie de la vessie* est une malformation consécutive à l'absence de développement de la paroi antérieure de la vessie et de la paroi abdominale correspondante. Au niveau de la ligne ombilico-pubienne, on voit une tumeur rouge, humide, mamelonnée qui n'est autre que la surface intérieure de la vessie. D'autres malformations des organes génito-urinaires sont souvent surajoutées. L'infection de la vessie est la règle et la mort est fréquente par infection ascendante.

Rapportons une observation personnelle de diphtérie vésicale que nous avons étudiée à l'hôpital Trousseau (1) : il s'agit d'une fillette âgée de 13 mois qui entre dans la section des cas douteux de diphtérie, après avoir été soignée pour la rougeole. Outre une angine légère, elle a de la raucité de la toux, mais la voix est claire. Elle présente de plus une exstrophie vésicale. Au-dessous de la cicatrice ombilicale, apparaît une tumeur rouge livide, d'aspect fongueux, du volume d'un œuf de poule, s'étendant en bas jusqu'au périné. La peau s'arrête assez brusquement au pourtour de la tumeur dont elle est séparée par

(1). VARIOT. La diphtérie et la sérumthérapie, 1898.

un sillon profond. A la partie inférieure de la tumeur se voient deux tubercules sur lesquelles viennent déboucher les deux uretères et l'on peut suivre à première vue les éjaculations successives des urines.

L'enfant traitée par le sérum, est rendue guérie à sa famille huit jours après son entrée à la diphtérie.

On la ramène vingt-cinq jours plus tard, dans un état grave. Outre une broncho-pneumonie, elle présente au niveau de la région interfessière habituellement érythémateuse, des membranes grisâtres très cohérentes. Sous l'influence du sérum, cette diphtérie cutanée rétrocède, guérit complètement, quand quinze jours après sa seconde entrée à l'hôpital, on constate sur la muqueuse vésicale exstrophiée une belle plaque pseudo-membraneuse, de la grandeur d'une pièce de deux francs ; en même temps que sur la muqueuse rectale prolabée se voient des îlots blanchâtres. L'examen microbiologique révèle la présence de bacilles diphtériques courts et du staphylocoque. En une dizaine de jours, la diphtérie vésicale et rectale guérit et l'on rend l'enfant à ses parents.

3° *Vices de conformation de l'urètre*. — Ils intéressent peu la médecine du premier âge. L'hypospadias et l'épispadias sont du domaine chirurgical et quand on intervient sur ces malformations, l'enfant a dépassé quatre ou cinq ans. Il en est de même des malformations diverses du méat et du gland, des diverticules congénitaux de l'urètre et des fistules sous-péniennes ou périnéales congénitales, etc.

Le praticien devra seulement connaître l'existence, exceptionnelle d'ailleurs, de l'imperforation et de l'absence totale ou partielle de l'urètre. En présence d'un nouveau-né qui n'a pas uriné pendant les premières vingt-quatre heures, on est autorisé à rechercher par les explorations nécessaires ces malformations qui compromettent gravement l'existence.

EXAMEN DE L'APPAREIL URINAIRE DANS LE PREMIER AGE

L'inspection, la palpation, la percussion et l'examen radiologique constituent les modes habituels de l'exploration physique de l'appareil urinaire du nourrisson. Par suite de l'exiguité et de la fragilité de ses voies urinaires, le tout jeune enfant ne se prête guère aux épreuves rigoureuses qu'on pratique maintenant si souvent chez l'adulte : cathétérisme de l'uretère, de l'urètre, cystoscopie, etc.

Rappelons seulement que la vessie du nourrisson est abdominale et non pelvienne, d'où la possibilité, par une pression douce sur l'abdomen, d'obtenir souvent des urines ; que sa capacité, à la naissance, est faible : 30 à 50 centimètres cubes, d'où la fréquence des mictions.

L'incontinence d'urine est la règle chez le bébé ; le plus souvent, la miction et la défécation sont simultanées. Toutes ces considérations font que le prélèvement des urines chez le nourrisson exige certaines précautions et que par suite l'examen des urines est trop fréquemment négligé.

Examen des urines. — Cliniquement, on se contente trop souvent de regarder les langes, de constater si elles sont plus ou moins mouillées, de juger d'après leur couleur de celle de l'urine. Cet examen est insuffisant, et à notre avis, l'urine des nourrissons, à son entrée dans une crèche, doit être examinée aussi bien que celle du malade adulte qui entre dans un service hospitalier. Le prélèvement des urines est le premier problème à résoudre.

Prélèvement des urines. — On a inventé des appareils spéciaux pour recueillir assez facilement l'urine et même toutes les urines du nourrisson. Lesné et Merklen se sont servis chez les garçons d'un condom qu'ils fixaient à la base de la verge et qu'on vidait à chaque miction. Dans l'immense majorité des cas, un examen qualitatif suffit, à moins de faire des recherches et des dosages exacts. Pour tout examen courant, on peut se contenter du procédé suivant, qui est grossier sans doute, mais a l'avantage d'être applicable aux deux sexes et de ne nécessiter aucun appareil.

Devant les organes génitaux, on maintient un tampon de coton hydrophile ; on a soin de le séparer des matières fécales par un imperméable qui le recouvre en arrière. Quand on démaillotte l'enfant, il suffit d'exprimer le coton dans un verre, et après filtration, on pratique l'examen habituel de l'urine.

Examen physique de l'urine. — La *quantité d'urine,* ou plus exactement, le volume total des urines, est variable suivant l'âge du nourrisson, suivant la quantité et la nature du lait ingéré.

Le nouveau-né émet de 30 à 50 centimètres cubes en son premier jour.

A un mois, environ 300 *cent. cubes.*

A deux mois, environ 378 *cent. cubes.*

A un an, environ 500 *cent. cubes.*

A deux ans, environ 600 *cent. cubes.*

Lorsqu'il existe de la polyurie, celle-ci est en général presque évidente, tant elle est marquée.

La *coloration* varie également suivant le régime. Chez l'enfant au sein, les urines sont habituellement abondantes, claires et ne laissent aucun dépôt ; chez l'enfant au biberon, elles sont moins abondantes, plus foncées et tachent fréquemment le linge. Rappelons que les urines peuvent avoir une teinte rouge foncé à la naissance, à cause des dépôts uratiques, que dans les ictères par rétention elles sont couleur acajou, bouillon sale dans les néphrites aiguës, rouge sang en cas d'hématurie ou d'hémoglobinurie, brunes ou noires, s'il s'agit d'alcaptonurie. Quelques substances médicamenteuses enfin, comme le séné, l'acide phénique, peuvent donner une teinte spéciale à l'urine.

La *densité,* pendant la période d'allaitement est de 1002 à 1005 ; chez l'enfant sevré, elle atteint 1012 à 1015 (Gautier).

Examen chimique. — L'urine du nourrisson, dès la première miction, contient de l'urée, des chlorures et des phosphates.

Le dosage de l'urée dans l'urine des 24 heures n'a été fait rigoureusement qu'assez récemment. Lesné et Merklen, pour un enfant au biberon, donnent les chiffres suivants par 24 heures et par kilog d'enfant :

0 gr. 09 à la fin de la 1re semaine, soit en moyenne en 24 heures 0 gr. 27
0 gr. 23   —   du 1er mois,   —   —   0 gr. 98
0 gr. 30   —   du 3e mois,   —   —   1 gr. 40
0 gr. 50 au sevrage,   —   —   4 gr. 50
         au 15e mois,   environ   9 gr.

Ces chiffres seraient moins forts chez l'enfant au sein (Nobécourt et Merklen).

L'élimination des chlorures a été étudiée par les mêmes auteurs. Sur 100 gr. de sel, le nourrisson retient 64 gr. De toute façon, ce qui frappe, c'est le chiffre extrêmement bas, qui s'explique d'ailleurs par l'alimentation lactée :

A la naissance,   Na Cl en 24 heures . traces.
Au 3e mois,   —   —   0 gr. 21,

Pratiquement l'examen qualitatif de l'urine est seul fréquemment fait et la recherche des produits pathologiques est seule importante. On a recours aux méthodes habituelles pour constater la présence de l'albumine, du sucre, de sang ou de bile. Rappelons que la réduction de la liqueur de Fehling peut indiquer non une glycosurie, mais une lactosurie.

C'est par l'*examen microscopique* enfin qu'on distinguera les différents sédiments minéraux, cellulaires ou microbiens. On recherche surtout les globules rouges, les leucocytes et les cylindres.

L'étude des fonctions rénales, ne peut être qu'assez difficilement faite chez 'enfant du premier âge. Dans certains cas pourtant, Lesné et Merklen (1) ont montré que l'*épreuve du bleu de méthylène* est applicable au nourrisson. Son élimination est faite en 12 à 18 heures ; son maximum est de la cinquième à la septième heure.

Le *dosage de l'urée dans le sang* doit également être pratiqué, si l'on soupçonne de l'azotémie. Comme il est souvent difficile de se procurer la quantité de sérum nécessaire au dosage de l'urée, une bonne technique consiste à faire une ponction lombaire. On sait en effet d'une part qu'il y a équilibre constant entre l'urée du sang et l'urée du liquide céphalo-rachidien ; d'autre part la pratique a démontré la facilité et l'innocuité de la ponction lombaire chez le nourrisson.

TROUBLES SPÉCIAUX, MALADIES DE L'URINATION

Nous devons dire quelques mots sur certains symptômes ou syndromes urinaires qui chez le nourrisson, ont une signification un peu particulière ; nous étudierons ensuite successivement les principales affections : les néphrites, la lithiase rénale, les phlegmons périnéphrétiques et les tumeurs du rein.

Parmi les divers syndromes urinaires, nous allons passer en revue la polyurie,

(1) *Société de Pédiatrie*, 1911.

l'incontinence et la rétention d'urine, le pollakiurie, la glycosurie, l'anasarque, l'hématurie et l'hémoglobinurie.

Pollakiurie, incontinence et rétention d'urine. — Chez le nourrisson, l'incontinence d'urine est normale. Pendant les premiers mois, il y a de 6 à 10 mictions par jour ; plus tard, à mesure qu'elles deviennent plus abondantes, elles sont moins fréquentes.

La rétention d'urine est exceptionnelle chez le nourrisson. Chez le nouveau-né Bokäy a décrit une rétention qui peut durer un jour ou deux. L'enfant a les cuisses fléchies sur le ventre ; il s'agite, crie, paraît souffrir beaucoup pour émettre avec peine quelques gouttes d'une urine chargée en urates. C'est une colique vésicale avec ténesme ; connue sous le nom de *spasme de Bokäy*, nous la faisons rentrer parmi les incidents de la lithiase uratique du nouveau-né.

Polyurie. — Difficile à apprécier, elle n'est généralement reconnue que lorsqu'elle est considérable. Dans ce cas, on doit penser au diabète et l'on recherchera le sucre dans l'urine. A côté de la polyurie diabétique, existe une polyurie essentielle, familiale et héréditaire. Ces deux affections sont tout à fait exceptionnelles.

Glycosurie. — On la recherche par la liqueur de Fehling. Cliniquement, on la soupçonnera, si l'enfant a de la polyurie, s'il a sans cesse soif et boit avec une avidité anormale, s'il maigrit rapidement. En cas de diabète, l'enfant meurt en quelques semaines.

A côté de la glycosurie diabétique, on peut rencontrer une *glycosurie alimentaire* due à l'usage trop prolongé du lait, à l'ingestion de lait hypersucré, etc. Cette glycosurie n'a aucune gravité et disparaît spontanément dès qu'on cesse l'absorption de ce qui l'a produite.

La *lactosurie* peut être prise pour de la glycosurie. La lactose en effet réduit la liqueur de Fehling. Sa présence dans les urines pendant les premières semaines de la vie, est loin d'être rare. Elle n'a aucun pronostic fâcheux et guérit spontanément. On peut distinguer l'un de l'autre ces deux sucres par l'une des réactions chimiques suivantes.

A l'urine à examiner, on ajoute de l'acétate de cuivre et quelques gouttes d'acide acétique : si on a affaire à du glucose, il y a réduction ; s'il s'agit de lactose, rien ne se produit (Gautier).

Alcaptonurie. — Il s'agit d'une coloration exceptionnelle anormale de l'urine qui teinte les couches de l'enfant en brun foncé ou chocolat clair. A l'émission l'urine est jaune, mais à l'air, elle noircit, d'où une confusion possible avec d'autres variétés d'urines noires (séné, rhubarbe, acide phénique), qui toutefois sont noires dès l'émission. Ces caractères sont dus à la présence dans l'urine d'acide homogentisique ou alcaptone, d'où le nom d'alcaptonurie.

La réaction caractéristique est la réduction immédiate et à froid du nitrate d'argent ammoniacal par l'alcaptone. Celui-ci réduit également la liqueur de Fehling, mais il ne dévie pas la lumière polarisée.

La signification de ce trouble est mal connue ; il ne semble comporter aucun pronostic spécial.

Hématurie. — L'émission simultanée de sang et d'urine chez le nourrisson est assez rare.

Quelquefois le diagnostic d'hématurie s'impose par le simple aspect et la coloration des langes de l'enfant : souvent le sang est mêlé a du sable ou à des calculs, à du pus, ou bien dilué dans une urine bouillon sale ; il faut prélever des urines et en faire l'examen microscopique pour y reconnaître des hématies, spectroscopique pour y déceler l'hémoglobine.

On ne peut guère dans ces conditions confondre les urines hématuriques avec des urines médicamenteuses (acide phénique, sené, etc.) ou ictériques.

L'hématurie peut se rencontrer comme un épiphénomène au cours de quelques traumatismes ou maladies. La néphrite aiguë a frigore est exceptionnelle, mais l'hématurie peut se voir chez les hémophiles, et dans une affection bien spéciale au nourrisson : la maladie de Barlow. Dans les formes bénignes de cette maladie qu'on peut trouver chez les enfants nourris au lait homogénéisé et stérilisé, l'hématurie a été signalée, de même que l'hémoglobinurie. L'une et l'autre ont complètement guéri dans ces cas, et l'hématurie toute passagère n'a laissé aucun reliquat apparent derrière elle.

Lorsque l'hématurie est le symptôme qui attire l'attention, elle doit faire penser à trois éventualités possibles : le sarcome rénal dont elle peut être la première manifestation, la lithiase rénale, ou bien *l'hématurie congénitale et familiale* (1).

Décrite pour la première fois par Guthrie, Ditken en rapporte de nouveaux cas et signale dix hématuriques sur une famille de dix-sept individus. L'hématurie dès le jeune âge, à quatre mois dans un cas apparaît soit sans cause appréciable, soit sous l'influence du froid ; un accès de fièvre coïncide avec la crise hématurique, qui est indolore et se termine en quatre à six jours. Microscopiquement, on retrouve presque en permanence des globules rouges dans les urines et les crises ne répondent qu'à des exacerbations du symptôme. A aucun moment, il n'y a eu œdème ou hydropisie. On semble pouvoir éliminer les causes habituelles d'hématurie. Pourtant, il y a débilité rénale, car ces sujets font facilement de la néphrite et de l'urémie ; autrement l'hématurie peut persister presque indéfiniment sans affecter gravement la santé générale.

Hémoglobinurie. — Elle est tout à fait exceptionnelle. Henoch, Lesage, rapportent chacun un cas d'hémoglobinurie chez un enfant de 9 ou 10 mois. L'enfant est pâle, amaigri ; les urines étaient rouges, contenaient de l'hémoglobine, mais pas d'hématies. Dans le cas de Lesage, la syphilis semble être en cause, car l'enfant après un mois de traitement spécifique et de régime lacté, est guéri de son hémoglobinurie.

A côté de ces cas d'hémoglobinurie mono-symptomatique en quelque sorte, il faut mettre les hémoglobinuries qu'on peut rencontrer dans les affections hémorrhagiques, en particulier dans l'hémophilie et la maladie de Barlow; elle est signalée notamment dans le scorbut infantile par ingestion de lait homogénéisé et stérilisé ; comme l'hématurie d'ailleurs, l'hémoglobinurie de cette origine est toute transitoire et guérit rapidement avec le traitement approprié.

Albuminurie. — Plus fréquente qu'on ne le croit généralement, elle ne passe inaperçue que parce qu'on néglige l'examen de l'urine. Le prélèvement se

---

(1) Ditken. *Hématurie congénitale et familiale*, Lancet 1909.

fait suivant une des méthodes que nous avons indiquées et la présence de
l'albumine est reconnue par les procédés simples habituels.

Cliniquement, l'albuminurie peut être le seul signe d'une atteinte rénale.
Achard et Flandin (1) ont attiré l'attention sur la coïncidence de l'albuminurie
et de la lactescence du sérum sanguin. Si l'on s'aperçoit de cet aspect spécial
du sérum, il doit suffire pour faire rechercher l'albumine.

Systématiquement, on doit également examiner les urines au cours des
affections fébriles, des intoxications, des infections, de la syphilis héréditaire;
en présence de certaines dermatoses et naturellement si l'on soupçonne une
affection rénale.

Enfin, avant d'affirmer l'albuminurie, on vérifiera s'il n'y a pas de vulvite,
ou si celle-ci existe, on prendra les précautions nécessaires. Toute albuminurie
traduit une atteinte du rein, passagère ou durable, mais il en existe pourtant
dans les premières semaines de la vie une forme spéciale, fonctionnelle selon de
nombreux auteurs.

L'*albuminerie du nouveau-né* a été signalée depuis longtemps. Physiologique
selon les uns, elle est due au premier lavage des voies urinaires encombrés de
cellules de desquamation; pathologique selon les autres, elle serait le reliquat
d'une néphrite fœtale, ou tout au moins la première manifestation d'une
débilité rénale héréditaire.

Le nouveau-né d'une femme albuminurique, qu'elle ait eu ou non des attaques
d'éclampsie, présente en effet assez souvent des traces d'albumine dans ses
urines. On doit donc la rechercher, car son pronostic est réservé. Bien plus,
l'enfant peut présenter des convulsions ultérieurement, puis tomber dans un
coma souvent fatal. Bar admet que le poison éclamptique a traversé le placenta
est venu intoxiquer l'enfant. Expérimentalement d'ailleurs, l'injection, à une
femelle en gestation, de substances néphrotoxiques, produit des lésions rénales
non seulement chez la mère, mais encore chez les petits.

LES NÉPHRITES ET L'URÉMIE

Bien que leur existence dans le premier âge ait été signalée depuis très longtemps, elles ne sont encore qu'imparfaitement connues. L'examen des urines,
l'étude des fonctions rénales ont fourni cependant quelques données scientifiques précises.

Nous distinguerons successivement :

La néphrite congénitale.

La néphrite syphilitique.

Les néphrites aiguës ou subaiguës, par infection ou intoxication.

1º *Néphrite congénitale.* — La littérature est assez pauvre à son sujet ;
Karsner (2) récemment a insisté sur la fragilité du rein du nouveau-né et une

_____

(1) *Société Médicale des hôpitaux*, 1911.
(2) Karsner, *Pathol. Soc. of Philadelphia*, Fév. 1909.

cause des plus minimes pourrait créer la néphrite : indigestion, bains froids, coup de chaleur, vaccine ; toutefois la syphilis héréditaire serait la cause la plus fréquente de la néphrite congénitale.

Anatomiquement, il s'agirait le plus souvent d'une néphrite interstitielle diffuse, mais dans des cas qui ne sont pas rares, on a trouvé une néphrite parenchymateuse, sans grosse lésion du glomérule.

En dehors de la syphilis, Karsner n'a trouvé dans la science que trois cas de néphrite vraiment congénitale, avec vérification anatomique.

Le cas le plus typique, est représenté par un nouveau-né qui le lendemain de sa naissance fait de l'anasarque. La mort se produit au bout de quatre semaines, après des convulsions. L'urine était albumineuse, A l'autopsie, on trouve des reins très pâles qui présentent des lésions identiques à celles de la néphrite scarlatineuse ; il n'y a pas trace de syphilis.

2º *La néphrite syphilitique.* — C'est la néphrite la plus fréquente du nourrisson.

Anatomiquement, le rein est souvent un peu gros, pâle, jaunâtre. Comme lésions histologiques on trouve au début une abondante infiltration leucocytaire. Les cellules rondes s'accumulent autour des vaisseaux. Plus tard s'installe la néphrite conjonctivo-vasculaire à tendance scléreuse et même un certain degré de néphrite parenchymateuse. Les gommes sont relativement rares.

Le diagnostic clinique est souvent délicat. Tantôt existent les symptômes d'une affection rénale : œdème, anasarque, albuminurie, cylindrurie, hématurie, qui coïncident avec des accidents nettement syphilitiques ; — tantôt, il y a seulement de l'œdème, une syphilis indiscutable, mais pas d'albuminurie et il est difficile d'apprécier le rôle du rein dans les accidents ; — tantôt enfin un nourrisson syphilitique meurt lentement dans une sorte de somnolence puis de coma ou brusquement, et dans ces deux cas Fournier a émis l'idée d'une intoxication urémique.

En principe, toute néphrite du nourrisson sera suspecte de syphilis ; on interrogera les parents, on recherchera les stigmates de l'affection ; dans le moindre doute, on fera un traitement d'épreuve.

La syphilis rénale aggrave beaucoup le pronostic de l'hérédo-syphilis. Le diagnostic posé comporte un traitement énergique, et ne contre-indique pas le mercure. Bradley, Hock, ont signalé des cas de guérison. La mort est de beaucoup la terminaison la plus fréquente.

3º *Les néphrites aiguës ou subaiguës et l'urémie.* — Le rein du jeune enfant est, comme celui de l'adulte, plus ou moins touché dans toute infection et intoxication. Lorsqu'on n'avait pour rechercher une lésion rénale que l'examen des urines et la constatation de l'albuminurie, l'altération des reins était considérée comme assez rare et en tout cas comme le plus souvent latente. On avait signalé toutefois une albuminurie passagère et inconstante dans la rougeole, la varicelle, la scarlatine, la diphtérie, l'érysipèle, la maladie de Barlow, les maladies du sevrage. L'albuminurie était de même fréquente, mais transitoire, après une injection de sérum antidiphtérique, après des frictions mercurielles ou des piqûres de sels de mercure. Exceptionnellement, elle aboutissait à une urémie dont l'œdème, les convulsions, le coma constituaient les stades habituels.

On connaissait également la possibilité de néphrites graves, souvent fatales même, au cours des pyodermites étendues, à la suite de la guérison rapide d'une éruption eczémateuse par un topique, et ces faits indiscutables semblaient vérifier la théorie des métastases.

Actuellement on peut dire que chez le nourrisson existent les deux formes principales d'urémie que Widal et ses élèves ont étudiées chez l'adulte. A propos des œdèmes et de l'anasarque, nous avons signalé déjà la forme hydropigène de l'urémie du nourrisson. La forme azotémique est peut-être plus fréquente encore, et si elle est passée longtemps inaperçue, c'est qu'on négligeait le dosage de l'urée dans le sang ou le liquide céphalo-rachidien. La gastro-entérite, c'est-à-dire l'affection la plus banale de toute la pathologie du premier âge est sa cause habituelle. Lesné, Merklen, Nobécourt, Sevestre, Bidot, Maillet (1), etc., ont bien montré le retentissement des affections gastro-intestinales sur les fonctions rénales. La broncho-pneumonie est aussi assez souvent la cause d'une azotémie. Cliniquement l'urémie affecte la forme nerveuse. Tantôt il y a coma avec abattement, Cheyne-Stokes, myosis, l'ensemble simulant la forme somnolente de la méningite tuberculeuse; tantôt, il y a des phénomènes d'agitation : convulsions, contractures généralisées, cris, hyperesthésie, troubles du pouls et de la respiration, et le tableau rappelle la méningite aiguë. L'examen du liquide céphalo-rachidien donne le plus souvent un liquide clair, hypertendu, avec quelques lymphocytes ; le taux de l'urée est supérieur à 0 gr. 50 et peut dépasser 3 grammes dans le sang.

L'évolution de cette azotémie est variable. Elle est grave, le plus souvent ; surtout si le taux de l'azotémie persiste pendant plusieurs jours au-dessus de 1 gramme, le pronostic est fatal. La guérison toutefois n'est pas exceptionnelle, si l'azotémie n'est élevée que transitoirement et retombe assez rapidement à 0 gr. 50 et au-dessous.

Le diagnostic clinique, sans l'aide de la ponction lombaire et sans dosage de l'urée, est presque impossible. La tétanie, les méningites tuberculeuse, cérébro-spinale ou aiguës (à coli-bacilles par exemple), prêtent le plus souvent à confusion.

Les ponctions lombaires répétées, les bains chauds, enfin et surtout le traitement de l'affection causale (gastro-entérite, broncho-pneumonie, etc.) sont les indications thérapeutiques principales.

Voici une observation clinique et anatomique de néphrite avec azotémie dans laquelle le diagnostic ne put être établi que par le dosage de l'urée dans le sang :

Un cas de néphrite avec azotémie.

B. Henriette, âgée de 11 mois, entre à l'Hôpital des Enfants-Assistés le 27 octobre 1919, pour des vomissements et un amaigrissement progressif ayant commencé depuis trois semaines. Depuis ce moment l'enfant avait cessé de s'alimenter.

Antécédents. — Enfant normal, élevée trois mois au sein, puis au biberon. A fait un

(1) Maillet. *L'azotémie des nourrissons.* Thèse de Paris, 1913.

séjour de trois semaines dans une Crèche de la rue Jeanne-d'Arc. C'est à ce moment qu'elle a commencé à être malade.

27 oct. — **Examen.** — Il s'agit d'un enfant de 11 mois qui présente un retard de croissance manifeste : sa taille 0 m. 65 est la taille de 7 mois ; son poids 5 k. 850 est le poids de 5 mois. Elle présente comme troubles digestifs des vomissements et une diarrhée légère. Les selles sont grumeleuses. A l'inspection, on constate que la petite malade est dans un état de prostration presque comateux qui fait penser à une réaction méningée. La tête est renversée en arrière, il y a de la raideur de la nuque. Les yeux sont excavés. Il n'y a ni strabisme ni inégalité pupillaire. Mais le regard est d'une immobilité frappante. Pas d'attitude en chien de fusil. Pas de signes de Kernig. Pas de cri spécial. Pas de convulsion. Les avant-bras sont légèrement cyanosés. La température est normale.

Ponction lombaire. — Pas d'hypertension. Pas de lymphocytose.

Le 29 oct. — Selles diarrhéiques abondantes. Les signes restent les mêmes, mais les membres commencent d'être légèrement œdématiés. La recherche de l'albumine a été négative.

La température est tombée au-dessous de 37°.

Le 30 oct. — **Ponction lombaire.** — Même résultat négatif.

Analyse chimique du sang. — Faite par le Dr Guy, Chef du laboratoire de Chimie de l'Institut de Puériculture, donne urée : 2 gr. 30 par litre.

Le 31 oct. — La température s'abaisse. Les œdèmes et la cyanose s'accusent.

La petite malade meurt dans un état comateux.

Le diagnostic de néphrite avec azotémie n'a pu être posé pendant la vie que grâce aux résultats fournis par l'analyse chimique du sang et le dosage de l'urée.

Autopsie. — Les organes paraissent normaux. Les reins sont pâles, plutôt gros et sont placés dans une solution de formol pour examen histologique.

Examen histologique des reins par M. le Dr Cailliau

Les deux reins sont très volumineux, lisses, très pâles, de couleur blanc-ivoire. Ils sont égaux en volume, leur consistance est molle. Ils se décortiquent bien et le parenchyme apparaît lisse et pâle, sous la capsule.

A la coupe, la substance corticale est uniformément augmentée, les colonnes de Bertin très hypertrophiées. Les pyramides tranchent par leur teinte violacée sur la teinte pâle du *cortex.*

Sous le microscope, on constate que les lésions portent surtout sur les glomérules et les tubes contournés. La capsule externe est un peu épaissie. Les glomérules sont hypertrophiés et surtout très congestionnés ; les capillaires glomérulaires sont bourrés de globules rouges et donnent l'aspect du rein injecté. Les anses du peloton sont souvent tuméfiées ou subissant la dégénérescence hyaline et se rétractant réduisent le volume du glomérule ; on observe en effet à côté des glomérules hypertrophiés de nombreux glomérules rétractés, qui ont un épithélium de revêtement desquamé ou absent, détruit, tandis que l'endothélium capsulaire n'est pas modifié. L'exagération de ces lésions aboutit à la disparition du glomérule qui n'est plus représenté que par quelques éléments cellulaires. En somme, lésions essentiellement destructives du glomérule sans tendance à la réparation. Notons l'absence de prolifération de l'endothélium capsulaire ou du revêtement glomérulaire, et l'absence d'embolies microbiennes recherchées par les colorants appropriés.

Les tubes contournés sont très altérés, tuméfiés, peu ou pas dilatés. Les uns ont des épithéliums troubles ou grenus ; d'autres renferment des granulations graisseuses abondantes que les fixations à l'acide osmique mettent en évidence. D'autres sont clairs, transparents (cytolyse protoplasmique) ; d'autres présentent des lésions de dégénérescence vacuolaire périnucléaire. Les noyaux prennent les colorants et sont souvent hypertrophiés ou multipliés dans les épithéliums. Le protoplasme cellulaire est diminué de hauteur dans certains tubes et les cellules sont abrasées ou réduites à leurs portion basilaire.

Certains tubuli montrent des épithéliums surélevés par place (hypertrophie compensatrice) et les coupes transversales montrent que cette hypertrophie ne porte souvent que sur une partie du revêtement cellulaire dans un même tube. La bordure en brosse persiste parfois, le plus souvent elle est détruite. La lumière des tubes renferme des produits d'exsudation ou de dégénérescence (cylindres granuleux, hyalins, colloïdes, hématies, leucocytes). C'est surtout dans les tubes collecteurs que ces éléments se rencontrent L'épithélium des portions excrétrices est peu touché, parfois il est desquamé ou en dégénérescence granuleuse. Le tissu interstitiel ne montre que des lésions congestives ou hémorrhagiques, de l'œdème inflammatoire.

ŒDÈME RÉNAL ET ANASARQUE

Depuis les travaux de Widal et ses élèves, on sait chez l'adulte l'importance du rôle joué par la rétention chlorurée dans la production des œdèmes. De même chez le nourrisson, il existe, à côté de l'œdème dû à l'insuffisance cardiaque, un œdème et un anasarque en relation avec la rétention chlorurée. De l'absence d'albumine dans les urines, on concluait jadis que les reins étaient normaux. Nous savons aujourd'hui que les fonctions rénales né peuvent s'apprécier de cette façon ; l'épreuve du bleu de méthylène montre bien qu'elles sont insuffisantes, alors qu'il n'y a aucune trace d'albumine dans les urines. Cette rétention chlorurée s'explique d'autant plus facilement que le rein du nourrisson semble peu perméable au chlorure de sodium et que normalement, il en élimine une quantité très faible.

La rareté relative de l'œdème rénal tient en grande partie au régime qui est une alimentation hypochlorurée ; il est au contraire fréquent, si on soumet les jeunes enfants aux boissons salées, et en particulier au bouillon de légume. On a signalé, en effet, un grand nombre de cas d'œdème et d'anasarque chez des enfants laissés trop longtemps au bouillon de légumes. Celui-ci d'ailleurs n'étant pas nutritif, l'inanition est le résultat de son emploi prolongé; l'œdème s'installe peu à peu ; souvent coexiste une hypothermie marquée et il devient dès lors difficile d'apprécier la part qui revient à l'insuffisance rénale et à l'insuffisance cardiaque.

Symptômes. — L'œdème apparaît au niveau des points déclives, aux malléoles, aux cuisses, souvent aux organes génitaux externes et à la partie sous-ombilicale de la paroi abdominale. L'œdème est mou, prend facilement le godet. La peau œdématiée est froide au toucher, bien que la plupart du temps il n'existe pas d'hypothermie centrale.

Dans les cas graves, l'œdème peut envahir les membres, tout le tissu cellulaire du tronc ; il respecte pourtant le visage en général. L'épanchement des séreuses est difficile à apprécier chez le nourrisson en anasarque ; l'examen radiologique pourra montrer de l'hydrothorax quelquefois.

Les urines peuvent être albumineuses et l'anasarque n'est qu'un aspect d'une néphrite aiguë ou chronique, mais bien souvent, il n'y a pas d'albuminurie.

Le diagnostic s'impose presque toujours. Le *sclérème* est dur, ne prend pas le godet ; il gagne la face et de plus il s'agit d'un débile. L'*adipose* exagérée d'un nourrisson ne peut guère prêter à confusion.

La cause de l'œdème peut être plus délicate à définir. L'examen des urines, s'il y a de l'albumine, des glandes, des globules rouges, montre qu'il s'agit d'une néphrite aiguë ou chronique ; en l'absence d'albuminurie, on pourra essayer l'épreuve du bleu de méthylène pour tâter la perméabilité rénale. C'est dans les anamnestiques, dans l'étude de la succession des phénomènes et du régime alimentaire du nourrisson dans ses antécédents, qu'on trouvera l'origine de l'anasarque. C'est elle qui dictera le pronostic et le traitement.

En cas de rétention chlorurée par ingestion prolongée de bouillon de légumes, le régime lacté suffit souvent à améliorer l'enfant de son hypotrophie, et de ses œdèmes, comme nous le rapportons dans une observation à la Société Médicale des Hôpitaux. (1)

LITHIASE URINAIRE

Si, chez le nourrisson, la lithiase biliaire est exceptionnelle, la lithiase urinaire est au contraire fréquente. Connue depuis longtemps, elle a été bien étudiée par Rilliet et Barthez, par Parrot, et récemment par Bokäy, Comby (2), etc. Elle doit être considérée successivement chez le nouveau-né et chez le nourrisson

1° *Lithiase du nouveau-né.* — Parrot a attiré l'attention sur les infarctus uratiques qu'on trouve dans le rein, au niveau des tubes de Bellini, dans les calices et le bassinet. Ils apparaissent sous forme de stries jaunes rougeâtres infiltrant les pyramides de Malpighi, mais respectant la zône corticale. Ils sont constitués par de l'urate de soude.

On les rencontre surtout chez le nouveau-né, les prématurés, les tout jeunes enfants atteints de troubles digestifs et en état marqué de déshydratation, c'est-à-dire chez les athrepsiques de Parrot.

Ces infarctus uratiques peuvent être considérés comme physiologiques ; la sécrétion les dissout et les élimine aisément, si elle est suffisamment abondante.

Cliniquement, ils sont en général absolument latents. Le sable uratique qu'on retrouve dans les langes de l'enfant constitue l'unique symptôme. On a pu attribuer à leur présence la *fièvre dite d'inanition, décrite par Holt*, et qu'on a signalée chez le nouveau-né au sein d'une nourrice qui n'a que peu ou pas de lait. L'ingestion d'eau ou de lait suffit à faire éliminer le sable uratique ; la fièvre disparaît et l'enfant augmente rapidement de poids pendant quelques jours.

Si les calculs persistent, ils constituent un centre d'appel à la lithiase urinaire, dès les premiers mois de la vie.

Au niveau de la vessie, la présence de calculs uratiques peut donner lieu à un syndrome que nous avons décrit sous le nom de *spasme de Bokäy* et qui n'est

(1) Variot. *Société Médicale des hôpitaux*, 5 Février 1909.
(2) Archives de médecine des Enfants, Octobre 1899.

autre qu'une rétention d'urine ou mieux une dysurie par spasme chez un nouveau-né souffrant de graviers vésicaux.

2° *Lithiase urinaire du nourrisson.* — Son étude a été précisée par Comby.
Elle est surtout fréquente dans les six premiers mois et au cours de la première
année ; plus rare dans la seconde année. Elle se rencontre surtout chez les garçons, presque toujours chez des enfants nourris au biberon avec des aliments
défectueux tant en qualité qu'en quantité (hypoalimentation, suralimentation,
ingestion de lait de chèvre, etc.) et atteints de troubles gastro-intestinaux.

Anatomiquement, on trouve dans les calices et le bassinet du sable, des graviers, des calculs. L'appareil urinaire reste indemne habituellement ; les complications mécaniques comme l'anurie, l'hydronéphrose calculeuse sont très
rares, les foyers suppurés sont plus exceptionnels encore.

Les calculs sont composés d'acide urique ou d'urate de soude.

La *pathogénie* semble s'expliquer par la formation d'acide urique en excès
et par sa solubilité incomplète dans l'urine. De même que chez les nouveaux-nés
la faible quantité d'urine produit les infarctus uratiques de Parrot, de même
chez les nourrissons malades la diarrhée qui s'accompagne d'oligurie peut
mener à la lithiase rénale.

Symptômes. — La lithiase du nourrisson passe souvent inaperçue. C'est la
constatation d'un dépôt jaunâtre de sable uratique dans les langes qui fait
faire le diagnostic. Si les concrétions sont un peu volumineuses et irrégulières,
le petit malade s'agite, pousse des cris, pleure ; il peut présenter des vomissements, des convulsions ; l'albuminurie, l'hématurie sont rares. Quand l'enfant
est dans sa deuxième année, on pourra quelquefois reconnaître quelques caractères de la colique néphrétique. L'émission de sables et graviers, coïncidant
avec de la polyurie, annonce la fin de la crise.

Les complications infectieuses, la pyélite, la pyélo-néphrite ont été signalées,
mais sont exceptionnelles. L'anurie, bien que le calcul puisse s'arrêter dans
l'uretère, n'existe guère chez le nourrisson. L'hydronéphrose est également
très rare.

Les calculs vésicaux sont au contraire très fréquents et peuvent même constituer le premier incident notable d'une lihiase rénale. Un petit calcul rénal
s'arrête dans la cavité vésicale ; il augmente peu à peu de volume par addition
de couches successives. Les troubles de la miction sont habituels ; celle-ci
devient pénible, douloureuse, fréquente ; souvent elle se fait goutte à goutte
et l'incontinence persiste pendant des mois, jusqu'à l'âge de deux, trois ans ;
le toucher rectal, l'exploration métallique permettent le diagnostic.

L'arrêt d'un calcul dans l'uretère est bien moins fréquent.

Le *diagnostic* s'impose, si l'on constate du sable ou des graviers dans les urines.

Les troubles généraux, l'agitation, les cris font penser à des coliques intestinales ; toutefois, il n'y a pas de diarrhée dans la lithiase rénale, comme dans la
plupart des gastro-entérites. Les troubles de la miction doivent faire penser à la
lithiase, mais peuvent faire croire à une cystite.

Dans tous les cas de doute, on fera l'examen des urines, le dosage de l'acide
urique et la recherche du sable uratique.

L'*évolution* est longue. La lithiase du nourrisson est plus une menace pour l'avenir qu'un danger immédiat pour la vie. Si le pronostic rapproché est donc assez favorable, l'évolution ultérieure dépendra de l'hygiène du bébé et surtout de son régime alimentaire.

Le *traitement* consiste dans une surveillance sévère de l'allaitement artificiel ou naturel ; on pourra conseiller de couper le lait avec de l'eau de Vittel ou de Contrexéville. Après le sevrage, on donnera une alimentation hypoazotée : le lait, les œufs, les farineux seront la base du régime.

LES SUPPURATIONS RÉNALES ET PÉRIRÉNALES

Le phlegmon périnéphrétique, les pyélites et les pyélonéphrites sont considérées comme exceptionnelles chez le nourrisson. Si la lithiase urinaire, cause habituelle de ces infections chez l'adulte, n'est pas rare dans le premier âge, ses complications septiques sont en effet peu fréquentes et de plus, quand elles existent, elles sont en général méconnues.

Elles ont sensiblement les mêmes causes. Primitives, elles semblent succéder à un traumatisme, à un refroidissement ; secondaires, elles résultent d'une infection de voisinage (pyélo-néphrite ascendante, lithiase rénale, ostéo-myélite vertébrale ou costale, etc.) ou ne sont que la localisation d'une infection générale (rougeole, fièvre typhoïde, gastro-entérite, etc.). Les lésions et l'évolution anatomique sont sensiblement les mêmes que chez l'adulte. Bactériologiquement, le coli-bacille, le streptocoque, le pneumocoque sont le plus souvent en cause.

Au point de vue clinique, leur symptomatologie est fruste.

Le *phlegmon périnéphrétique* est longtemps latent. Un nourrisson présente une température irrégulière, dans un cas, de l'hématurie ; on ne peut le prendre dans les bras sans qu'il crie et s'agite. Une région lombaire semble particulièrement douloureuse quelquefois. Beaucoup plus tard, trois mois après dans le cas de Buscarlet (1), apparaissent des signes locaux : œdème, puis collection superficielle en bouton de chemise qui profondément va jusque dans la loge rénale. L'enfant qui avait maigri considérablement et se trouvait dans un très mauvais état général, est en quelque sorte ressuscité par l'ouverture large, et la guérison de l'abcès se fait rapidement.

Les *pyélites et pyélonéphrites* sont plus latentes encore. Elles seraient, selon Comby, Ducamp d'Orgas (2), etc., plus fréquentes. La fièvre, les frissons, l'amaigrissement, les troubles digestifs sont inconstants. L'examen de l'urine est seul valable : l'urine est trouble à la miction, elle forme un dépôt blanchâtre composé de pus et de cellules épithéliales; il n'y a des cylindres que si la néphrite coïncide avec la pyélite. Quelquefois, les urines deviennent claires subitement : on devra soupçonner des lésions unilatérales et la formation d'une hydronéphrose.

(1) Revue Médicale de la Suisse Romande, 20 Juillet 1894.
(2) Thèse de Paris, Juillet 1897 : *Lithiase rénale et nourrisson.*

Le *diagnostic* des suppurations rénales et périrénales est extrêmement difficile. Le phlegmon périnéphrétique ne sera reconnu que s'il existe une collection superficielle ; elle pourrait être prise pour un abcès froid ou bien encore
on pourrait méconnaître la collection profonde.

Les pyélites et pyélo-néphrites ne sont diagnostiquées que par la constatation de la pyurie. On devra s'en méfier en cas de lithiase rénale. On ne se laissera
pas tromper par les dépôts abondants parfois de phosphates ou d'urates qui se
dissolvent par la chaleur. La néphrite aiguë, la cystite qui peuvent d'ailleurs
coexister avec les pyélites, sont difficiles à reconnaître ; on se guidera surtout
sur les conditions étiologiques, et la succession des symptômes.

Toute suppuration rénale ou périrénale est très grave. Dans le cas de grosse
collection le traitement est chirurgical. La pyélite est quelquefois améliorée
par l'ingestion d'eau minérale alcaline en abondance. Holt conseille le citrate
de potasse (0 gr. 10 toutes les deux heures) et la quinine.

LES TUMEURS DU REIN

De toutes les tumeurs qu'on peut rencontrer chez le nourrisson, celles du rein
sont probablement les plus fréquentes.

Elles sont bénignes ou malignes. Dans le premier cas, anatomiquement, il
s'agit d'une tumeur kystique. Exceptionnellement, on voit un *grand kyste
séreux*, à l'un des pôles d'un rein, qui a refoulé le tissu rénal et l'affection est
alors unilatérale.

Plus souvent on a affaire à la *maladie kystique du rein*. Les deux reins sont
criblés de petits kystes à contenu citrin, qui leur donnent l'aspect d'une grappe
de raisin. Les reins sont très augmentés de volume et forment des tumeurs
bilatérales. La destruction progressive du parenchyme du rein peut mener à l'urémie. C'est une affection considérée comme congénitale et fréquemment familiale.

Le *cancer* rénal du nourrisson n'est pour ainsi dire jamais un épithelioma ;
c'est quelquefois un *sarcome :* le plus communément c'est une *tumeur mixte
embryonnaire*. Le sarcome est toujours unilatéral, souvent la tumeur embryonnaire est bilatérale. L'un et l'autre peuvent se propager par des embolies et l'on
a signalé des métastases dans le foie et dans le poumon ; leur évolution est assez
rapide et en quelques mois, la mort est la règle.

Symptômes. — Le plus habituellement, la tumeur est le premier symptôme.
Rapidement elle fait saillir le flanc et déforme l'abdomen qu'elle finit par
remplir presque tout entier. Au palper, on perçoit une tumeur rénitente ou
ligneuse, régulière ou bosselée, de toute façon indolente. Elle présente le ballot-
tement rénal, au moins pendant une partie de son évolution. Elle est séparée
à droite du foie par une bande colique sonore ; à gauche, elle est souvent
recouverte à sa partie moyenne par une zône sonore également, qui correspond
à l'angle colique gauche.

Par son développement rapide, la tumeur comprime l'intestin, les vaisseaux,
les nerfs, les voies biliaires, refoule le diaphragme, et alors apparaissent la

constipation, l'ascite, les névralgies, l'ictère qui est exceptionnel, la dyspnée qui est fréquente et plus marquée dans la position couchée ou assise de l'enfant que dans la station verticale : la tumeur en effet descend un peu et la dyspnée diminue.

Les *urines* sont au début normales, sans albuminurie. L'*hématurie* et la douleur sont tardives, inconstantes. La présence de sang presque pur dans les urines du nourrisson, en dehors d'un traumatisme, doit pourtant faire penser à un néoplasme rénal.

En cas de tumeur maligne, la marche est rapide. En moins d'un an, le nourrisson se cachectise, et la mort survient après des accès de fièvre hectique.

Le *diagnostic* de tumeur rénale est souvent facile parce qu'il n'est fait qu'à un moment où la tuméfaction est déjà considérable. L'*ascite* qui est mobile et donne la sensation de flot, la *péritonite tuberculeuse* avec ses gâteaux irréguliers ne prêtent guère à confusion.

L'*hydronéphrose* congénitale ou acquise est au contraire délicate à reconnaître. Elle peut donner la sensation de flot, mais bien souvent ce n'est que par une ponction exploratrice ou à l'intervention qu'on fera le diagnostic.

Si la tumeur est unilatérale, dure, collée à la paroi abdominale, on pensera au sarcome ; si la tumeur est bilatérale il peut s'agir de maladie kystique ou d'une tumeur embryonnaire. De toute façon, il faut toujours palper les deux reins, car l'intervention n'est à conseiller que si la tumeur est unilatérale.

Le *traitement* est purement chirurgical. Les tumeurs unilatérales sont enlevables souvent assez aisément par une néphrectomie transpéritonéale, mais la mortalité est considérable et les récidives fréquentes.

TUMEURS DU VAGIN ET DE LA VESSIE

On a observé quelques cas de sarcome de bas fond de la vessie (1). Le Dentu (2) a donné une bonne description du sarcome du vagin chez un nourrisson de seize mois. Dans ces différents cas existent des signes de cystite, quelquefois de l'hématurie. La tumeur devient soit visible à l'inspection, soit perceptible au toucher rectal. A cause de leur envahissement considérable, même après une intervention avec extirpation large de la tumeur, la récidive est la règle et la mort rapide.

CYSTITE

Elle est un peu particulière, chez le nourrisson, par ses symptômes et son étiologie.

L'infection vésicale est due selon la majorité des auteurs, au coli-bacille des selles qui pénètre presque directement dans la vessie. Ainsi s'explique la fréquence de la cystite chez les filles, à cause des dispositions anatomiques dans

(1) COMBY. Arch. Méd. Enfants, 1901.
(2) *Presse Médicale.* LE DENTU, 1910.

ce sexe, fréquence qui diminue à mesure que l'enfant ne salit plus ses langes. Souvent d'ailleurs coexistent une vulvo-vaginite, une entérite aiguë, une infection générale, un phimosis avec balanite ; tous ces incidents favorisent la cystite soit en exaltant la virulence du coli-bacille, soit en diminuant la résistance du terrain.

La cystite gonococcique ou tuberculeuse est d'une rareté extrême ; la cystite lithiasique est moins exceptionnelle. Comby a signalé la cystite par suralimentation carnée, au moment du sevrage.

Les symptômes habituels de la cystite (pollakiurie, douleur à la fin de la miction, besoins répétés, etc.,) sont difficiles à connaître chez le nourrisson. Celui-ci s'agite, pousse fréquemment des cris, mouille sans cesse ses langes ; il replie les cuisses sur l'abdomen et l'on pense naturellement à des coliques intestinales, d'autant plus qu'il y a souvent de la pâleur, de l'inappétence, une langue saburrale et de la fièvre. C'est l'examen de l'urine qui fait poser le diagnostic : l'urine est trouble uniformément, opaline, de réaction acide à cause du coli-bacille. Au repos, elle laisse déposer un sédiment où l'on retrouve des globules du pus en abondance, des hématies, des cellules vésicales, des urates, des amas de bacilles libres ou agglutinés. Parfois il y a plutôt bactériurie que pyurie réelle.

Dans certains cas, on découvre, à l'autopsie, une cystite du col qui est restée latente.

L'évolution d'une cystite aiguë est assez longue : deux à trois semaines avec fréquemment des rechutes, quelquefois des mois ; le pronostic dépend de la précocité du traitement et de l'état général de l'enfant.

Le *traitement* est prophylactique et s'adresse alors à l'entérite, à la vulvite, au phimosis. Curatif, il consiste dans les bains de siège chaud, dans les lavements chauds. On peut faire prendre à l'enfant de l'eau de Vittel ou d'Evian ; l'urotropine à la dose de 0 gr. 25 est bien tolérée. Après la période aiguë, on hâtera la guérison par des lavages de la vessie avec des solutions faibles de permanganate, de protargol ou d'eau boriquée.

VULVO-VAGINITES

On désigne sous le nom de vulvo-vaginite un état inflammatoire des organes génitaux externes, frappant la vulve, le vagin et parfois l'urèthre et accompagné d'une hypersécrétion très marquée de la muqueuse. Avant la découverte du gonoccoque de Neisser, l'étiologie des vulvites des petites filles a donné lieu à bien des hypothèses. Le caractère contagieux de cette affection a été tour à tour nié et affirmé. Actuellement les cliniciens sont d'accord pour distinguer une vulvo-vaginite gonorrhéique, ou vulvo-vaginite à gonocoques, et une vulvo-vaginite catarrhale, infectieuse également, mais due à des microbes différents. Les anciennes classifications basées sur l'aspect ou l'intensité des lésions, sur les caractères de l'écoulement, sur la durée et la marche de la maladie, sont en général abandonnées.

Bactériologie. — Le gonoccoque de Neisser est l'agent microbien le plus fréquemment en cause, et l'on trouve presque constamment ce diplocoque ne prenant pas le Gram, à l'intérieur des leucocytes de l'écoulement.

Ce diplocoque ne se retrouve jamais dans le canal vaginal des fillettes bien portantes. Il semble que le canal vaginal ne renferme aucun microbe immédiatement après la naissance. Ceux-ci apparaissent après le premier bain et pullulent rapidement, mais ces microbes comprennent des staphylocoques et des streptocoques et un diplocoque blanc, très différent du gonocoque. Ces microbes vivent à l'état de saprophytes, mais il est très vraisemblable que sous l'influence de certaines conditions particulières ces saprophytes puissent devenir virulents et que ce retour à la virulence explique les vulvo-vaginites catarrhales.

Dans l'étiologie des vulvo-vaginites, il nous faudra donc distinguer la vulvo-vaginite gonoccocique, toujours due à une infection extérieure, de la vulvo-vaginite catarrhale qui peut très bien apparaître en dehors de tout contage.

Les vulvites sont assez fréquentes chez les fillettes, les statistiques hospitalières (0,7 à 1,2 %) sont en dessous de la moyenne réelle en raison du grand nombre d'enfants qui présentent des symptômes trop légers de vulvo-vaginite pour être hospitalisées. Cependant la proportion est moindre dans la première année de la vie.

Cette fréquence de la vulvo-vaginite s'explique, et par la conformation anatomique de la vulve de l'enfant nouveau-né, et par l'existence fréquente dans les premiers jours d'un catarrhe physiologique décrit par Epstein sous le nom de «catarrhe desquamatif de la muqueuse vulvo-vaginale des nouveau-nés».

On peut en effet observer pendant les premiers jours après la naissance un écoulement vaginal plus ou moins abondant, formé « d'une masse épaisse, visqueuse, d'aspect gélatineux et de couleur lactescente, « formé presque exclusivement de cellules épithéliales pavimenteuses ; les jours suivants la masse épithéliale se mêle au mucus, se liquéfie et prend l'aspect d'une solution crémeuse. Cette sécrétion diminue progressivement et disparaît au bout de quelques semaines.

« C'est la manifestation locale d'un processus desquamatif général qui intéresse la peau et toutes les muqueuses ».

On conçoit que sous l'influence d'une infection, ce catarrhe physiologique puisse se transformer en une inflammation pathologique de la muqueuse.

La vulvo-vaginite catarrhale reconnaît des causes locales ou générales. Parmi les causes locales, il faut placer au premier rang la malpropreté — toilette insuffisante ou pratiquée avec des linges malpropres, souillure des organes génitaux par les matières fécales ; les traumatismes, frottements de langes en étoffe trop rude, les corps étrangers introduits accidentellement dans le vagin des petites filles de 1 à 2 ans qui se traînent par terre.

Enfin certaines affections locales prurigineuses (gale, eczéma, urticaire, prurit anal dû aux oxyures) peuvent, par suite du grattage incessant, entraîner un état inflammatoire de la muqueuse.

On cite encore parmi les causes locales, certaines malformations congénitales, de l'appareil génito-urinaire, en particulier l'accolement des petites lèvres.

La vulvo-vaginite catarrhale peut apparaître comme complication au cours, ou à la suite de maladies générales, au cours d'affections fébriles (scarlatine rougeole, varicelle, fièvre typhoïde).

Les écoulements observés parfois au cours de la syphilis générale peuvent être de nature catarrhale, favorisés par l'infection générale, ou par ses manifestations locales (plaques muqueuses). Plus souvent d'ailleurs il s'agit d'écoulement gonorrhéique associé.

La *vulvovaginite gonococcique* est en effet la plus fréquente. Elle est toujours le résultat d'un contage. La contagion peut être directe lorsque les fillettes couchent dans le lit de leur mère ou de leur sœur atteinte d'écoulement gonorrhéique.

L'infection directe la plus typique est réalisée pendant l'accouchement ; pendant le passage de l'enfant à travers la filière vulvo-vaginale de la mère atteinte de blennhorragie, la muqueuse de l'enfant s'infecte, et cette vulvo-vaginite acquise intra-partum reste quelque temps inaperçue. Ce n'est qu'au bout de plusieurs jours souvent que l'écoulement est constaté.

La contagion peut se faire par transport sur la vulve, du gonocoque, chez les petites filles atteintes de blennorrhée conjonctivale.

Bien souvent en présence d'une vulvo-vaginite gonococcique l'on demeure incertain sur le mode de contage et l'on invoque alors une transmission indirecte du microbe par les linges de toilette ou de corps, par les éponges. Dans certains hôpitaux la vulvite est à l'état endémique, elle est vraisemblablement propagée par les infirmières qui nettoient les enfants et négligent de se laver les mains après le change de chaque enfant, par les objets de literie, le linge, les cabinets, les vases de nuit, les thermomètres, les canules d'appareils à lavements.

A l'hospice des Enfants-Assistés il y a une section spéciale pour les fillettes atteintes, elles sont assez nombreuses car elles appartiennent à la classe la plus misérable et sont placées temporairement en dépôt par leurs parents.

Symptômes. — Il est difficile, au point de vue clinique, de distinguer les deux formes, de vulvo-vaginite catarrhale, et gonococcique ; toutes deux se traduisent par un écoulement et des modifications inflammatoires de la vulve et du vagin. Seuls les caractères de l'écoulement permettent parfois d'affirmer, avant tout examen bactériologique, la nature gonococcique de l'infection.

L'écoulement est tantôt abondant, dans les cas aigus, tantôt minime et décelé seulement par les taches verdâtres qui empèsent le linge, lorsque l'affection dure déjà depuis un certain temps.

Lorsque l'écoulement est abondant, de consistance épaisse, crémeuse, de couleur verdâtre, il faut penser à la gonorrhée ; dans la vulvo-vaginite catarrhale, l'écoulement est plus clair, liquide et filant. Quand le liquide s'écoule par l'hymen en grande quantité, il se dessèche et recouvre de croûtes toute la région génitale ; d'autrefois l'écoulement se fait goutte à goutte.

Dans les cas aigus lorsque l'écoulement est très abondant on observe sur la

peau et la muqueuse de la vulve, des lésions dues à l'inflammation, aux frottements par les pansements, à la macération dans les sécrétions purulentes.
Les grandes lèvres sont rouges et tuméfiées, il y a souvent de petites excoriations, les petites lèvres et l'hymen sont œdématiées, dures. Le processus
inflammatoire peut s'étendre à l'orifice uréthral ou se propager aux canaux
excréteurs des glandes de Bartholin. Souvent les lésions inflammatoires s'eczé-
matisent et peuvent s'étendre sur la face interne des cuisses et dans la région
interfessière. La muqueuse vaginale, le canal de l'urèthre participent fréquemment au processus infectieux ; très rarement chez les nourrissons le col de
l'utérus est atteint.

Si la vulvite se prolonge on peut voir se produire des petits condylomes, ou
encore l'ectropion de l'orifice uréthral.

Les ganglions inguinaux, surtout chez les enfants mal soignés, s'engorgent et
deviennent appréciables au toucher.

Les phénomènes douloureux sont difficiles à apprécier chez le nourrisson.
Signalons simplement qu'Ebstein a noté chez une fillette de 2 ans une douleur
à la miction telle que l'enfant présentait de la rétention d'urine volontaire.

Les symptômes généraux sont variables suivant l'intensité de l'infection.
Dans les cas aigus on observe de la fièvre, des troubles gastro-intestinaux,
mais la tendance à la chronicité de l'infection est remarquable ; au bout de
2 semaines environ les phénomènes aigus, tant généraux que locaux s'atténuent, l'écoulement persiste, mais la petite malade demeure dans certains cas
pâle et anémiée· Au bout de 5 à 6 semaines, par un traitement approprié l'écoulement peut tarir mais il persiste souvent très atténué, difficile à dépister,
capable cependant de s'exacerber à nouveau. Ténacité de l'infection, récidives
fréquentes, tels sont les deux caractères de la gonorrhée.

Quelques complications, assez rares chez le nourrisson, peuvent survenir :
la conjonctivite gonococcique infectée souvent simultanément, chez les petites
filles avant 2 ans, l'ophtalmie : la muqueuse utérine, les trompes, le péritoine
peuvent s'infecter et l'on a signalé une péritonite mortelle chez une enfant de
5 mois. La cystite selon Ebstein est une complication assez fréquente, en
particulier chez les nourrissons atteints de gastro-entérite. Elle est alors de
nature coli-bacillaire.

Parmi les complications les plus graves, encore qu'elles soient rares chez le
nourrisson, il faut signaler les arthropathies blennorrhagiques qui frappent de
préférence le genou, les articulations du pied, de la main, la hanche, l'épaule.

Chez les nourrissons le diagnostic se fera uniquement par la constatation de
l'écoulement. Il importe d'examiner soigneusement la vulve des petites filles
afin de ne pas laisser s'installer une infection aussi redoutable par sa tenacité
que par ses conséquences locales et générales. Il importe toujours de savoir si
l'on a affaire à une vulvite gonococcique ou simplement catarrhale. La couleur
verdâtre et la consistsnce épaisse du pus inclineront vers la première hypothèse,
mais l'examen bactériologique sera toujours pratiqué, car des vulvites blennorrhagiques peuvent très bien s'accompagner d'écoulement séreux. La nature
de l'écoulement établi, il est nécessaire de rechercher le mode de contage, afin
d'en prévenir le retour (contagion familiale, hospitalière).

Traitement. — Le traitement prophylactique consistera, à l'hôpital, à isoler les enfants dans des locaux spéciaux, à ne se servir pour chaque enfant que de thermomètres, canules, objets de toilette, rigoureusement individuels, à se laver les mains et à les plonger dans un liquide antiseptique chaque fois que l'on change un enfant ; dans les familles il faudra défendre aux parents contaminés de prendre les nourrissons dans leur lit, veiller à ce qu'aucun objet de toilette de la mère ou du père infectés, ne serve à la toilette de l'enfant, attacher enfin les mains du nourrisson atteint de conjonctivite blennorrhagique pour éviter l'anto-infection.

A la période aiguë on pansera la région avec des tampons d'ouate imbibée d'eau boriquée à 2 % fréquemment renouvelés ; on instituera des lavages et des irrigations avec une solution de permanganate à 0,25 pour 1.000 ; on pourra également saupoudrer les petites ulcérations de dermatol ou les toucher avec du bleu de méthylène. Enfin dernièrement l'on a préconisé les injections de sérum anti-gonococcique on a rapporté un certain nombre d'observations d'améliorations nettes par ce dernier traitement ? Les bains de siège avec la décoction d'écorce de chêne (50 gr. pour un litre d'eau), réitérés matin et soir pendant une semaine et plus, nous ont donné des résultats satisfaisants dans les formes tenaces et récidivantes de vulvo-vaginite.

LES LÉSIONS DES CAPSULES SURRÉNALES

Ces lésions ne sont pas rares très chez les nouveaux-nés, mais ce sont toujours des trouvailles d'autopsie.

Le Dr Hauvill a réuni 90 cas chez des nourrissons ; généralement des hémorrhagies se produisent au moment de l'accouchement.

Le pronostic de ces lésions semble être grave, mais elles ne peuvent pas être soupçonnées pendant la vie. Jusqu'à présent leur symptomatologie est inexistante.

M. Dézirot, mon ancien interne à l'hôpital Trousseau, qui à mon instigation a publié en France en 1898 la première monographie sur la maladie d'Addison chez l'enfant n'a pas signalé un seul cas chez le nourrisson.

On a relevé dans quelques autopsies de nouveaux-nés des kystes et des tumeurs, adénomes, etc.

LES MALADIES DU FOIE [1]

EXAMEN CLINIQUE DU FOIE

Le foie chez le nouveau-né a un volume relativement considérable. Son poids moyen est de 123 gr. à la naissance, soit le 1/23 du poids du corps, alors que chez l'adulte le même rapport est de 1(34 (Charpy).

Il se projette habituellement entre le cinquième espace en haut et une ligne inférieure oblique en bas et à droite, passant à 2 ou 3 cent. au-dessus de l'ombilic sur la ligne médiane, et de 2 à 4 cent. au-dessous du rebord costal sur la ligne mamelonnaire. C'est un organe presque médian à la naissance ; il est peu à peu repoussé en bas à droite et en avant par les organes abdominaux (estomac, côlon, intestin grêle, rein, etc.) et ceux-ci viennent marquer leur empreinte sur la face inférieure du foie, devenue postéro-inférieure.

Histologiquement, le foie, dans la première enfance, possède encore les caractères généraux de son stade embryonnaire : le calibre du réseau vasculaire est proportionnellement plus large que chez l'adulte et ainsi s'expliquent partiellement la fréquence et la facilité des congestions et des lésions cellulaires de l'organe.

Ce n'est que dans des cas exceptionnels que la simple *inspection* met en évidence une voussure hépatique ou les limites d'une hépato mégalie considérable. C'est surtout par le *palper* qu'on sent le bord inférieur du foie ; on s'aide souvent de la *percussion*.

Dans tous les cas délicats et chaque fois qu'on désire une précision indiscutable, on doit pratiquer l'*examen radiologique*. Surtout si l'estomac est distendu, soit naturellement, dans les cas si fréquents d'aérophagie et d'aérocolie, soit artificiellement par quelques cuillerées de potion de Rivière, les contours du foie et de la rate se dessinent très nettement. L'examen est fait successivement de face et de profil.

La *valeur fonctionnelle du foie* chez le nourrisson peut s'apprécier par quelques épreuves simples : l'examen des urines, du sang, et des selles.

Dans les urines, on recherche les pigments biliaires (réaction de Gmelin), les hématies (hématurie de l'ictère infectieux) ; quelques épreuves simples sont applicables au nourrisson, comme le mode d'*élimination du bleu de méthylène* qui se fait irrégulièrement, par périodes, par cycles, comme la *glycosurie alimentaire* qu'on pratique en faisant ingérer au jeune enfant du lait hypersucré. Ces deux épreuves n'ont de valeur que si elles sont positives et elles indiquent alors une insuffisance hépatique.

Par *l'examen du sang*, on recherche les hémoconies après la digestion, les globules rouges anormaux, granuleux par exemple, les pigments biliaires contenus dans le sérum, l'urobiline ; on dose l'urée du sang. On peut étudier aussi les réactions hémolytiques pour connaître la résistance globulaire, on constate la présence d'une hémolysine. Toutes ces recherches sont naturellement orientées d'après les symptômes cliniques de l'affection observée.

L'*examen des selles* est enfin non moins important. On appréciera la coloration des matières qui peuvent être décolorées complètement (ictère par rétention) ou hypercolorées. On usera de la *réaction de Triboulet* au sublimé acétique, pour voir s'il existe de la stercobiline.

MALFORMATIONS CONGÉNITALES DU FOIE

Connues depuis fort longtemps, elles sont loin d'être rares.

Quelques-unes n'ont aucune importance physiologique, ne s'accompagnent d'aucun symptôme : ce ne sont que de simples curiosités anatomiques qu'on constate au cours d'une autopsie. Telles sont l'existence de lobes accessoires du foie, la disposition anormale des lobes, l'absence d'un lobe, la présence d'une vésicule biliaire double ou au contraire son absence.

L'inversion complète du foie n'est pas une grave malformation en elle-même, mais comme elle coïncide fréquemment avec d'autres dispositions anormales, on doit faire des réserves avant de poser un pronostic favorable. Il en est de même de l'ectopie abdominale ou thoracique du foie qui coexiste souvent avec une grosse hernie congénitale diaphragmatique.

L'atrésie des voies biliaires est également signalée ; elle se traduit par un ictère léger, sans gravité particulière, mais on peut craindre l'existence d'un rétrécissement simultané au niveau d'un uretère ou de l'intestin.

Fatale, par contre, à plus ou moins longue échéance, est l'oblitération congénitale ou l'absence du canal cholédoque ou de l'hépatique. Tantôt il n'existe qu'un cordon fibreux qui représente ces conduits, tantôt une portion seulement des voies biliaires est absente. Un ictère par rétention, dès la naissance, traduit cette malformation que nous étudierons au point de vue clinique avec les ictères mécaniques.

LES ICTÈRES

Il faut placer tout à fait à part l'ictère des nouveau-nés proprement dit qui apparaît si souvent à la naissance et qui n'est pas un ictère biliaire vrai. Les dernières recherches ont bien établi qu'il résulte d'une modification du pigment sanguin et qu'il doit être classé parmi les ictères qualifiés autrefois d'héma-phéiques.

Les ictères mécaniques par rétention de la bile avec décoloration des selles et présence du pigment biliaire dans les urines sont beaucoup moins fréquents chez le nourrisson ; ils sont plus communs dans la deuxième année.

Enfin les ictères infectieux avec hémorragies et état fébrile sont tout à fait rares.

L'ICTÈRE HÉMOLYTIQUE DES NOUVEAU-NÉS

Fréquemment, dès les premiers jours de la vie, la peau du nouveau-né normal, dont la teinte générale est rose-rouge, prend une coloration légèrement jaune, facile à mettre en évidence par une pression de la main appliquée à plat sur le dos ou le thorax. C'est là un fait banal qu'il suffit de rechercher systématiquement pour reconnaître que cet ictère est très commun.

Mais à côté de ces cas très atténués il en est où l'ictère est évident à première vue. Le fait s'observe surtout chez des enfants atteints de débilité congénitale, c'est-à-dire ceux qui, pour une raison variable, prématurité, gémelléité, etc. présentent un poids et une taille nettement inférieurs à ceux de l'enfant normal.

Dans d'autres cas, il s'agit de très beaux enfants, mais qui présentent dès les premières heures de la vie et conservent pendant deux ou trois jours, une coloration rouge, intense de la peau, en rapport avec une polyglobulie notable.

Cet ictère est le plus souvent de moyenne intensité ; plus accusé au visage et à la partie supérieure du tronc. Les muqueuses sont rarement jaunes, les conjonctives respectées.

Les urines restent claires et limpides, et les langes souillés n'offrent pas de coloration anormale acajou comme dans l'ictère par rétention. L'examen des urines ne dénote pas la présence de pigments biliaires, mais celle de l'urobiline.

La ponction lombaire fournit un liquide céphalo-rachidien souvent teinté en jaune, mais la coloration n'est pas en rapport avec celle du pigment biliaire proprement dit. Nous nous en sommes assuré par quelques recherches faites au laboratoire du professeur Gabriel Pouchet à la Faculté de Médecine.

Le foie, la rate sont respectés dans leurs dimensions. Les selles ne sont pas décolorées.

L'évolution est plus ou moins rapide, en quelques jours l'ictère disparaît souvent, mais d'autres fois il persiste plus longtemps, surtout chez les débiles dont la réfrigération a été plus forte ; le thermomètre enregistre alors des températures basses, 34°, 35° ou 36° : la main appliquée à plat perçoit aisément l'abaissement de la température périphérique. Dans ces circonstances, l'ictère hémolytique peut se prolonger huit et même quinze jours ; il est intense. A la suite de ces ictères prolongés, même chez de beaux enfants on observe parfois une anémie marquée qui est la conséquence de la déglobulisation initiale. MM. Variot et Ferrand ont pu suivre plusieurs cas de ce genre à la Nourricerie des Enfants-Assistés.

Le développement dans les jours qui suivent, n'est pas entravé chez les enfants qui présentent cette coloration anormale des téguments ; les fonctions digestives s'accomplissent bien, les déjections ont une coloration jaune et l'accroissement pondéral est satisfaisant.

Pathogénie. — La pathogénie de l'ictère du nouveau-né a donné lieu à de multiples théories, qui n'ont plus qu'un intérêt historique.

On a successivement incriminé la diminution subite au moment de la naissance de la tension dans les capillaires du foie, la stase dans le système porte, la ligature plus ou moins précoce du cordon, le passage par le canal d'Arantius resté perméable de la bile résorbée par le système porte intestinal, enfin la congestion hépatique consécutive à la gêne de la circulation pulmonaire (d'Espine et Picot).

La théorie hépatogène soutenue plus tard par Gilbert et ses élèves, ne voit dans l'ictère que l'exagération d'un phénomène normal lié au passage des pigments biliaires dans le sang ; cette cholémie reconnaîtrait pour cause un léger degré d'infection des voies biliaires associée à de la polycholie, le fonctionnement encore imparfait de l'épithélium rénal rendant compte de l'absence des pigments normaux dans l'urine. Mais l'existence de ce double processus, infection biliaire, insuffisance rénale, semble hypothétique.

Les recherches récentes ont montré que l'ictère du nouveau-né, déjà considéré par Gubler comme un ictère hémaphéique, est bien un ictère hémolytique en rapport avec la diminution de la résistance globulaire chez le nouveau-né. Les études précises de Hamburger nous ont éclairé sur les variations de la résistance globulaire et sur les conditions qui président à l'hémolyse.

Les caractères hématologiques chez le nouveau-né consistent dans la diminution de la résistance globulaire constatée avec le *modus faciendi* suivant. Si l'on fait tomber dans une solution de chlorure de sodium à 7 p. 100, solution dite physiologique quelques gouttes de sang, les globules se conservent ainsi qu'ils se conservent dans le sérum sanguin. leur milieu normal. Si l'on diminue de plus en plus le titre de la solution initiale, en ajoutant des quantités croissantes d'eau distillée, la tension osmotique du liquide n'est plus égale à celle du globule rouge qui laisse se dissoudre son hémoglobine. Quand toute l'hémoglobine s'est ainsi répandue dans la solution et que le globule est entièrement décoloré, on dit qu'il y a hémolyse totale.

A l'état normal l'hémolyse se produit plutôt dans les jours qui suivent la naissance. Il semble qu'elle soit encore plus précoce lorsque les enfants débiles sont ictériques. Ces deux arguments sont bien en faveur de l'origine hémolytique de cet ictère. On sait d'autre part que dans les ictères par rétention l'hémolyse est au contraire retardée, la résistance globulaire est augmentée (Vaquez).

On relève la présence dans le sang des ictériques d'un plus grand nombre que normalement d'hématies granuleuses, 5 à 6 p. 100 environ et d'autres globules anormaux, des hématies nucléées, etc.

Les recherches de Leuret (de Bordeaux), puis de Sabrazès, de Cathala et Daunay, etc., sont toutes concordantes pour faire accepter l'origine hématique de ce singulier ictère qui semble être la conséquence de l'hyperglobulie physiologique à la naissance. La destruction d'un grand nombre d'hématies met en liberté de l'hémoglobine qui subit dans le plasma des métamorphoses encore mal déterminées. Ce pigment à cette phase n'offre pas les réactions du pigment biliaire proprement dit.

La théorie hématogène nous donne actuellement une explication satisfaisante de l'ictère simple des nouveau-nés.

Le diagnostic n'offre pas de difficulté en général avec les autres variétés d'ictères des nourrissons. L'acholémie, la coloration normale des déjections et l'absence de pigment biliaire dans l'urine sont absolument caractéristiques.

L'ictère des nouveau-nés ne trouble aucune fonction, ne comporte aucun traitement spécial. On prendra des précautions pour protéger les nouveau-nés débiles chez lesquels l'hémolyse peut être intensifiée par le froid. Les couveuses peuvent être nécessaires, d'ailleurs l'ictère des nouveau-nés est plus fréquent l'hiver que l'été.

ICTÈRE HÉMOLYTIQUE ACHOLURIQUE DU NOURRISSON

A côté de l'ictère hémolytique du nouveau-né qui est fugace, il faut placer l'ictère hémolytique permanent qu'on peut rencontrer chez le nourrisson et dont Chauffard a précisé les symptômes.

Deux grandes variétés sont à distinguer. La forme *congénitale* se rencontre assez souvent ; elle est héréditaire et familiale, mais ce n'est la plupart du temps qu'à l'occasion d'une maladie accidentelle qu'on constate l'ictère. La seconde forme est *acquise* et n'existe guère chez le nourrisson. On signale toutefois l'observation d'un nourrisson, né sans ictère de parents sans antécédents hépatiques, qui devint ictérique après avoir été mis en nourrice dans une famille de cholémiques. On peut se demander s'il n'y a pas eu ictère par l'intermédiaire du lait ; celui-ci aurait contenu des substances hémolysantes ou capables de créer l'hémolyse chez l'enfant.

Cliniquement, l'ictère est toujours peu marqué ; il subit des variations suivant l'état général de l'enfant. Il n'y a ni décoloration des matières fécales, ni pigments biliaires dans les urines. Le foie a des dimensions normales, mais la rate est souvent grosse.

L'examen du sang montre de l'anisocytose, de la polychromatophilie, une anémie modérée (3.000.000 de globules rouges) et enfin une résistance globulaire diminuée associée à la présence d'hématies granuleuses. Pour reconnaître celles-ci, on fait une coloration vitale, c'est-à-dire sans fixation. Le procédé de Sabrazès est le plus simple, une goutte de sang est étalée et séchée à l'air ; sur une lamelle, on met une fine gouttelette de la solution de bleu de méthylène au 100e et on applique la lamelle sur le sang. On recherche alors les hématies granuleuses qui apparaissent nettement.

Le pronostic de l'ictère hémolytique permanent est bénin.

Le diagnostic se fait par la recherche de la résistance globulaire et les symptômes cliniques.

Le traitement est symptomatique. Si l'anémie est marquée, on pourra conseiller le protoxalate de fer.

ICTÈRES MÉCANIQUES

Les ictères par obstacle au cours de la bile dans les voies biliaires, ont des causes multiples. La compression des canaux biliaires par un ganglion, l'obstruction par un calcul dans la lithiase, par un bouchon muqueux en cas d'ictère catarrhal ont été signalées ; ces ictères sont peu communs chez le nourrisson, mais plus fréquents dans la deuxième année.

Nous avons eu cependant l'occasion d'en observer des cas de temps à autre parmi les nombreux enfants qui fréquentent la Goutte de Lait de Belleville.

Ces ictères ne diffèrent pas en général des ictères catarrhaux des enfants du deuxième âge. La coloration jaune de la peau et des muqueuses est intense, les urines sont brun acajou, teignent le linge, les selles sont tout à fait blanches.

Ils peuvent survenir, dès les premiers jours qui suivent la naissance ; leur coloration est plus foncée que celle des ictères hémolytiques, avec lesquels on les distingue à première vue.

Leur durée n'a pas excédé un mois chez deux enfants d'aspect normal, et n'a que peu entravé leur croissance pondérale.

Une seule fois, chez un nourrisson élevé au sein par sa mère, j'ai vu l'ictère diminuer très lentement et se prolonger quatre mois. Sa croissance était lente ; les digestions étaient difficiles, les vomissements fréquents, et les déjections tout à fait décolorées.

Cependant cet enfant finit par guérir et s'est bien développé par la suite ; je l'ai revu à l'âge de six ans, c'était un garçon bien développé. Dans de telles circonstances il est permis de redouter une malformation des voies biliaires qui entrave l'écoulement de la bile dans l'intestin. On voit assez souvent l'ictère catarrhal survenir chez des enfants de 1 an à deux ans ; il est en général bénin.

Le traitement de l'ictère dans le premier âge consiste dans l'emploi répété de purgatifs doux, tels que la magnésie anglaise, ou le sirop de séné du Codex. J'ai employé aussi le citrate de soude, qui est, on le sait, un excellent antiseptique du tube digestif.

ICTÈRE PAR MALFORMATION DES VOIES BILIAIRES

L'oblitération congénitale des voies biliaires n'est pas extrêmement rare (1) ; on peut la considérer soit comme une anomalie de développement, soit comme la séquelle d'une inflammation fœtale à ce niveau. La syphilis, l'hérédité jouent peut-être un certain rôle dans cette malformation.

(1) THOMSON. Oblitération congénitale des voies biliaires, Édimbourg, 1912. Voir aussi Artenatal Pathology par BALLANTYNE d'Édimbourg.

Nous avons eu l'occasion dans notre service aux Enfants Assistés d'observer deux cas typiques d'ictère congénital par malformation des voies biliaires. Voici le résumé du premier.

Une enfant (1) âgée de 3 mois entre au pavillon Pasteur pour un ictère qui n'a fait que s'accroître depuis sa naissance et qui est actuellement vert safran. Le foie est un peu gros, la rate n'est pas appréciable. Les urines contiennent des pigments biliaires. Les selles sont décolorées, sauf quand elles sont mêlées de sang. Pendant 7 semaines, elle est observée à l'hôpital ; son poids est stationnaire, son ictère est invariable ; elle meurt, très émaciée, pesant 3 kg., sans avoir jamais eu de fièvre.

A l'autopsie, quatre centimètres de cholédoque dans sa portion terminale sont perméables, mais la vésicule biliaire, le canal cystique, l'hépatique ne sont représentés que par un cordon fibreux plein. Le foie, histologiquement, présente de la dégénérescence graisseuse avancée, des grains pigmentaires jaune-brun dans les cellules, de la sclérose péricanaliculaire et des canaux biliaires très réduits.

Je crois devoir rapporter in extenso l'observation d'un cas dans lequel le diagnostic a pu être posé durant la vie : elle a été présentée par mon collaborateur le Dr Zuber à la Société de Pédiâtrie et a suscité une intéressante discussion sur le traitement chirurgical possible de cette malformation (2).

Ictère congénital par malformation des voies biliaires.

L'enfant, Madeleine D..., née le 14 mai 1912, est amenée à l'hospice des Enfants-Assistés le 18 mai. Poids : 3 kg., taille : 49 cm. 5.

La mère, sage-femme, a eu quatre enfants: l'un est mort subitement à l'âge de 6 mois, une autre est atteinte de luxation congénitale de la hanche bilatérale, un troisième est chétif, le quatrième est la petite malade.

Elle est née à terme et l'accouchement a été normal. On ne signale aucune maladie de la mère pendant la grossesse.

Dès la naissance, on observe de l'ictère. Le médecin, qui a suivi l'enfant a noté qu'elle a rendu du méconium, puis des selles glaireuses ; elle a eu des vomissement fréquents, dont deux légèrement sanglants. L'enfant prend difficilement le sein et dépérit.

A son entrée à l'hôpital, on constate un ictère jaune foncé avec urines très colorées présentant nettement la réaction de Gmelin. Il existe un œdème très prononcé au niveau des membres inférieurs. La respiration est lente avec inspiration pénible. Il y a de l'hypothermie.

L'enfant succomba deux heures après son entrée.

Autopsie. — Le foie est petit, pesant 90 gr. ; il est fortement coloré par la bile, mais n'est pas dur à la coupe. Les autres organes sont normaux. La rate pèse 20 gr., le cœur 25 gr., les reins 43 gr., le cerveau 350 gr.

Les voies biliaires, à première vue, paraissent normales ; la vésicule biliaire est remplie par la bile, les canaux hépatiques et cystique sont normaux d'aspect et perméables.

Toutefois, en disséquant et en cherchant à cathétériser le canal cholédoque dans la direction du duodénum, on s'aperçoit qu'il se termine en cul-de-sac à 2 cm. de l'intestin, et se perd dans un tractus fibreux. D'autre part, en cherchant au niveau de la muqueuse duodénale l'abouchement des voies biliaires, on trouve bien l'orifice du canal de Wirsung dans lequel il est facile d'introduire un crin, mais il n'y a pas trace d'abouchement du cholédoque. Il n'existe aucune malformation d'autres organes, ni d'aucune région du corps.

(1) *Société de Pédiâtrie*, Ferrand et Robert, 17 mai 1910.
(2) *Société de Pédiâtrie*, 15 Octobre 1912.

L'examen histologique du foie, pratiqué par M. le Dr Cailliau a montré que les espaces-portes sont normaux, sans aucune sclérose ; les canalicules biliaires ne sont pas dilatés et leur épithélium est normal. Les cellules hépatiques sont atteintes de dégénérescence graisseuse nette et présentent une augmentation des granulations plgmentaires.

En résumé, cet enfant de 4 jours présentait, dès les premières heures après sa naissance un ictère par rétention dont les caractères nets permirent à M. Variot de poser pendant la vie le diagnostic de malformation congénitale des voies biliaires. En effet, à l'autopsie, ou constatait l'absence de la dernière portion du canal cholédoque et de son abouchement dans le duodénum.

L'apparition d'un ictère biliaire extrêmement intense et persistant dès la naissance, les hémorrhagies, l'absence de fièvre, une hépatomégalie, sans tuméfaction de la rate, un arrêt complet de la croissance doivent dans les premiers mois de la vie évoquer l'idée d'un ictère par oblitération congénitale des voies biliaires. La mort est fatale, quelquefois en quelques jours, plus souvent en 15 à 20 jours, exceptionnellement en 3 à 7 mois.

Anatomiquement, il manque une portion importante des voies biliaires ; le foie hypertrophié est souvent vert olivâtre et présente surtout de la dégénérescence graisseuse.

On pourra tenter le traitement chirurgical, ses résultats sont loin d'être toujours satisfaisants, mais il constituerait la seule chance de guérison de l'enfant (Veau).

ICTÈRES INFECTIEUX

Ces ictères peuvent prendre un caractère de gravité exceptionnelle chez le nouveau-né ; ils sont fort rares ; nous n'en avons pas rencontré un cas en douze ans à l'hospice des Enfants-Assistés.

MALADIE BRONZÉE HÉMATURIQUE DES NOUVEAU-NÉS

Signalée en France pour la première fois, en 1893 par Laroyenne de Lyon, cet ictère bien spécial a été décrit plus tard en 1879 par Winckel qui en observa une épidémie sur 23 nouveau-nés dont 19 moururent.

Voici un cas typique que MM. Leroy, de Calais, et Delfosse, de Lille, ont cité dernièrement à la Société anatomo-clinique de Lille .

Le docteur Leroy est appelé près d'un enfant âgé de 4 jours, dont le père et la mère n'ont jamais fait de maladies. La mère a déjà accouché d'un enfant bien portant et cette dernière grossesse a été tout à fait normale. L'enfant est venu à terme après un bon accouchement

Le premier jour de la vie de cet enfant, l'attention est attirée par une hémorrhagie du cordon. Le sang qui s'écoule se coagule difficilement. Peu à peu le teint de l'enfant de rose qu'il était devient jaunâtre, pour virer au bout de deux jours au vert olive. Le petit malade est très affaissé, il fait peu de mouvements, ses cris sont faibles ; difficilement il accepte le sein. L'amaigrissement est très rapide. Le cœur bat très vite et les pulsations sont incomptables. La respiration est accélérée, c'est à peine si les yeux sont entrouverts.

La diarrhée apparaît, contenant du méconium et du sang noir et rouge. Le muguet se développe dans la bouche. Les gencives sont saignantes, on constate des épistaxis et des hématémèses. Les quelques gouttes d'urine, qui souillent les langes, sont brunes très nettement. Les mains et les pieds se cyanosent, et de ci de là on remarque un petit piqueté hémorrhagique sous-cutané.

Le quatrième jour le coma survient et l'enfant s'éteint rapidement sans qu'aucun résultat thérapeutique soit atteint.

Symptômes. — Toute la peau du corps est bronzée avec des reflets cyanosés ; les extrémités des membres ont une teinte plus sombre et sont cyanosées. L'hématurie survient en même temps que l'ictère quelquefois plus tard. Depaul a comparé l'urine à un liquide marc de café, chocolat dans lequel la coloration acajou de l'urine serait modifiée par des éléments noirs en suspension. Le sédiment de l'urine est constitué par des globules rouges altérés.

Le pouls est extrêmement rapide et cependant la température est plutôt abaissée 36°, 35°, la respiration est irrégulière, la mort survient dans le collapsus.

Anatomie pathologique. — Tous les tissus sont teints en jaune brun ; les lésions prédominent dans le sang et les reins. Parrot a trouvé le sang poisseux, les globules rouges ratatinés ou gonflés, crénelés, etc. Sur la coupe des reins les pyramides de Malpighi sont d'une coloration brun verdâtre, et la substance corticale d'un jaune foncé. Sur les pyramides des stries rectilignes très noires. Les calices et les bassinets sont remplis d'une boue de pigment sanguin, composée d'hématies altérées.

Toutes ces altérations du sang donnent lieu de penser qu'on se trouve en présence d'une infection suraiguë qui détruit les globules du sang. Mais les recherches ont été impuissantes jusqu'ici à déceler l'agent de cette terrible infection qui peut être épidémique.

On pourra tenter des injections de sérum artificiel et surtout on isolera les petits malades.

ICTÈRES D'ORIGINE OMBILICALE

Ces ictères infectieux étaient plus fréquents lorsque les infections puerpérales sévissaient dans les maternités. La plaie ombilicale est infectée et l'hépatite résulte de la propagation du processus de phlébite de la veine ombilicale au parenchyme du foie. Il n'est pas rare d'y rencontrer des abcès multiples. D'autres collections purulentes ont été constatées dans les autres organes : poumons, muscles, scrotum.

L'hémorragie du cordon qui précède souvent l'ictère est l'indice d'une altération préexistante du sang. L'ombilic est le siège de lésions plus ou moins graves ; érysipèle, gangrène, ulcérations phagédéniques ; mais d'après Porak et Durante si l'on ne considère que les petits accidents on peut dire : « plus les signes ombilicaux sont accusés, plus l'infection a de chance d'être bénigne ou de rester localisée. »

Les germes infectieux sont variables. On a signalé le coli-bacille, le pneumocoque, le streptocoque, le proteus, etc.

Ces ictères sont en général fébriles et peuvent avoir une évolution rapide et fatale dans les cas graves ; mais ils peuvent évoluer vers la guérison qui survient en quelques semaines.

Ils présentent les caractères des ictères biliaires par rétention ; les urines sont foncées, les matières sont décolorées.

ICTÈRE INFECTIEUX D'ORIGINE INTESTINALE

Décrit spécialement par MM. Lesage et Demelin c'est une affection rare qui pourrait prendre le caractère épidémique. L'agent infectieux serait le coli-bacille. L'ictère apparaît dès le second jour ; il est intense, jaune citron ; il n'y a pas décoloration des matières fécales et à l'autopsie les voies biliaires ont été trouvées perméables.

Un signe essentiel de cet ictère c'est qu'il s'y joint des *accès de cyanose* qui font disparaître momentanément la teinte jaune .

La diarrhée verte est plus ou moins intense.

Il y a en plus de la somnolence, de la fièvre et de l'amaigrissement.

La guérison surviendrait dans la proportion de 70 p. 30 décès.

Les lésions constatées à l'autopsie se rapprochent de celles que l'on rencontre dans la maladie bronzée hématurique, et les auteurs considèrent l'ictère infectieux intestinal comme une forme atténuée de cette maladie.

Nous avons vu assez souvent, chez des nourrissons débiles qui devaient être placés en couveuse, l'association d'un ictère hémolytique très intense et de crises de cyanose répétées ; le tableau clinique au premier abord pourrait faire songer à l'ictère infectieux intestinal ; mais il n'y a pas d'hyperthermie et les urines n'ont pas la coloration biliaire ; le diagnostic ne saurait être embarrassant. Presque tous les débiles chez lesquels les accès de cyanose viennent se superposer à un ictère hémolytique intense finissent par succomber, quoique nous les mettions au sein de bonnes nourrices.

LES RÉACTIONS HÉPATIQUES DANS LES TOXI-INFECTIONS.
CONGESTION.
DÉGÉNÉRESCENCE GRAISSEUSE ET AMYLOIDE

L'importance des fonctions hépatiques et la banalité des troubles digestifs chez le nourrisson expliquent la fréquence des atteintes passagères ou durables du foie du tout jeune enfant. Trois stades successifs peuvent s'observer : la congestion, la stéatose et enfin soit la dégénérescence amyloïde, soit la cirrhose. L'organe dans les deux premiers stades peut recouvrer son intégrité complète si l'atteinte du parenchyme hépatique n'a pas été trop profonde.

CONGESTION HÉPATIQUE

La congestion du foie résulte d'une toxi-infection produite par une infection générale, par une fièvre éruptive, par la diphtérie, etc., et surtout par une affection gastro-intestinale. Les diarrhées des nourrissons retentissent sur le foie d'une façon intense et troublent souvent profondément ses fonctions. Dans tous ces cas, la congestion est active.

La congestion hépatique passive est tout à fait exceptionnelle. Elle est alors d'origine cardiaque et liée à une malformation congénitale.

Les *symptômes* de congestion hépatique passent inaperçus au milieu des signes de l'affection causale. L'augmentation de volume du foie, appréciable à la palpation ou mieux à la radioscopie, la diminution de la quantité de l'urine, la présence d'urobiline dans l'urine, quelquefois une teinte subictérique permettent de supposer la lésion hépatique. C'est surtout par des *épreuves fonctionnelles* qu'on peut affirmer les lésions du foie : la glycosurie alimentaire, le dosage de l'urée dans le sang ou le liquide céphalo-rachidien, la recherche de la stercobiline dans les selles par la réaction au sublimé acétique de Triboulet, permettent de se rendre compte approximativement de la valeur fonctionnelle du foie et de poser un pronostic. Un enfant est atteint d'une diarrhée grave ; il a perdu déjà beaucoup de poids ; si sa réaction au sublimé acétique est rose ou verte, si mis au lait hypersucré, il n'a pas de glycosurie alimentaire, s'il ne présente pas d'azotémie permanente, on peut espérer un résultat satisfaisant. L'azotémie est grave en effet, surtout lorsque malgré l'amélioration des troubles digestifs, elle reste stationnaire.

Anatomiquement le foie est augmenté de volume, parfois rouge foncé. Pour peu que l'affection ait duré, la teinte est moins vive, violacée, et des zones foncées et des zones claires alternent. Le centre du lobule est le plus souvent décoloré.

Hanot a signalé des taches blanches sur le foie infectieux. Histologiquement, ce sont des infiltrations embryonnaires diffuses ou ramassées sous forme de nodules.

Le *traitement* consiste à guérir l'affection causale, c'est-à-dire dans la majorité des cas les troubles digestifs.

STÉATOSE HÉPATIQUE

L'existence d'une stéatose hépatique légère est physiologique chez le nourrisson, ce qui est dû sans doute à l'alimentation lactée. Chez les enfants suralimentés, chez les obèses, on peut trouver une simple exagération de cet état physiologique.

Toutefois la stéatose hépatique pathologique est fréquente. Elle peut succéder à la congestion du foie ou apparaître primitivement. Ces deux altérations hépatiques relèvent des mêmes causes ; mais les affections aiguës produisent plus volontiers la congestion, tandis que les maladies subaiguës ou chroniques mènent plutôt à la stéatose : telles sont la tuberculose chronique des nourrissons et la tuberculose péritonéale. Dans le rachitisme, le foie est souvent volumineux et gras ; les troubles digestifs qui ont précédé ou coexistent avec la dystrophie osseuse expliquent cette lésion.

Les *symptômes* n'ont souvent rien de bien spécial. Il faut rechercher le foie graisseux pour le découvrir quelquefois : un foie gros, des selles décolorées dans quelques cas, plus souvent peu colorées peuvent attirer l'attention. On a surtout des signes d'insuffisance hépatique et on devra les rechercher par les diverses épreuves fonctionnelles, comme nous l'avons indiqué pour la congestion du foie.

Cliniquement, la pâleur, l'altération des traits, la tendance aux hémorrhagies, la cachexie progressive ont été signalées. Les urines sont rares, et contiennent de l'urobiline.

On a attribué au foie certaines convulsions de l'enfance, certains états somnolents ; peut-être rentrent-ils plutôt dans les accidents de l'azotémie ?

Le *pronostic* est défini par la valeur fonctionnelle du foie qu'on aura précisée, suivant les diverses méthodes indiquées plus haut.

Anatomiquement on distingue la surcharge graisseuse où les cellules hépatiques sont infiltrées de granulations graisseuses, mais possèdent encore un noyau colorable, et la dégénérescence graisseuse où la cellule organique est détruite, son noyau étant altéré ou invisible. Il semble s'agir d'un seul et même processus à un stade différent. Dans un cas où le foie très volumineux offrait à la coupe un aspect blanc luisant, nous avons constaté une transformation complète des cellules hépatiques en grosses vésicules adipeuses.

DÉGÉNÉRESCENCE AMYLOÏDE

Chez le nourrisson, elle est assez rare, et ne se rencontre guère qu'après des toxi-infections chroniques gastro-intestinales, dans la tuberculose osseuse suppurée, et dans la syphilis héréditaire précoce, où elle se localise autour des gommes.

Les lésions sont les mêmes que chez l'adulte.

Le foie et la rate sont gros ; la diarrhée est habituelle ; les urines sont très albumineuses. L'enfant est d'une pâleur cireuse ; il se cachectise rapidement, et la mort est la terminaison fatale.

CIRRHOSES

La cirrhose hépatique est l'envahissement du parenchyme par une prolifération de la trame conjonctive. Elle est peu fréquente dans la première enfance où l'on rencontre plutôt la dégénérescence graisseuse. Nous allons passer en revue sommairement les cirrhoses infectieuses, les cirrhoses mécaniques et les cirrhoses toxiques.

I. — CIRRHOSES INFECTIEUSES

On comprend dans ce groupe, la cirrhose syphilitique qui est assez fréquente, les cirrhoses tuberculeuses, paludéennes, assez rares, et quelques formes mal définies à côté desquelles nous plaçons les cirrhoses qu'on rencontre dans certains pays.

Cirrhose syphilitique

Le foie est de tous les organes, le plus souvent et le plus constamment atteint par l'hérédo-syphilis, ce qui s'explique, peut-être, par sa situation sur le trajet du sang placentaire. Chez le fœtus, chez le nouveau-né et chez le nourrisson, la syphilis hépatique a des caractères symptomatiques et anatomiques bien spéciaux. Ceux-ci la distinguent et l'opposent à la syphilis héréditaire tardive du foie qui est analogue à la syphilis acquise du même organe.

Symptômes. — *Chez le fœtus* la circulation veineuse du foie est gênée par la syphilis hépatique. Il peut en résulter de l'*hydramnios*, véritable ascite extra-fœtale. On devra donc dans l'interrogatoire de la mère rechercher ce symptôme ; on se rappellera que souvent l'accouchement se produit avant terme, que des dystocies diverses sont fréquentes (circulaires ou procidence du cordon, et hémorragie de la délivrance, présentations vicieuses).

Chez le nouveau-né la syphilis hépatique n'est jamais un symptôme isolé. Tantôt l'enfant naît cachectique, chétif, avec un pemphigus palmaire ou plantaire, un coryza persistant. La mort est dans ces cas assez rapide, malgré un traitement intensif.

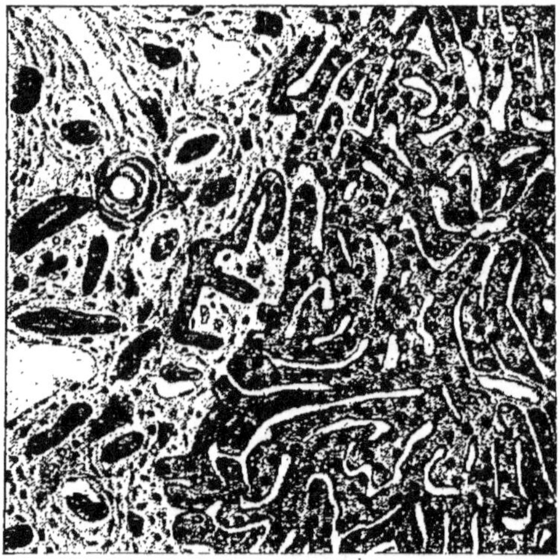

Tantôt et plus souvent peut-être, l'enfant a toutes les apparences de la santé ; les accidents ne se produisent qu'au bout de un à trois mois, exceptionnellement après cet âge. Peu à peu apparaissent tous les symptômes de l'hérédo-syphilis, mais rien n'attire spécialement l'attention sur le foie ; anatomiquement cependant on constate des lésions hépatiques profondes. L'ictère est un symptôme assez fréquent de la syphilis hépatique. La mort arrive au bout de peu de temps avec des hémorragies multiples, melœna, hématémèse, épistaxis, etc.. Le foie est augmenté de volume, mais il peut être aussi rétracté. La rate est presque constamment hypertrophiée. L'examen radiographique est très précieux pour fixer le volume de cet organe. La constatation de la tuméfaction splénique chez le nourrisson est en faveur de l'hépatite syphilitique.

Fig. 54. — Hépatite syphilitique nodulaire chez un nouveau-né.
La zone scléreuse et les trabécules saines sont bien distinctes.

Anatomie pathologique. — Le foie est plus ou moins augmenté de volume sans modification de sa forme. Soit congestionné, soit de couleur jaunâtre (foie silex), l'organe montre à la coupe des productions gommeuses disséminées (grains de semoule de Gubler). La périhépatite, la péripyléphlébite et la périangiocholite sont assez fréquentes.

Histologiquement, on peut voir les stades successifs qui aboutissent à la cirrhose : infiltration embryonnaire d'abord puis conjonctive qui est surtout périvasculaire, mais envahit tout l'espace porte et pénètre dans le lobule.

Chez les enfants âgés de un an et plus on note parfois des gommes avec zone d'hépatite scléreuse. On peut mettre en évidence dans le foie la présence de nombreux spirochètes extrêmement nombreux qui infiltrent tout ce parenchyme et qui apparaissent manifestement comme la cause initiale du processus morbide. Il n'y a pas d'organes où les tréponèmes pullulent plus abondamment.

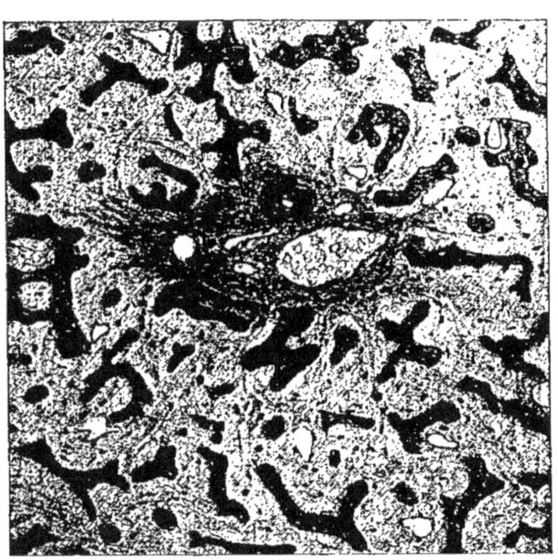

Fig. 55. — Zone scléreuse de ce même foie syphilitique vue à un fort grossissement. Les cellules hépatiques sont atrophiées.

Diagnostic. — A cause des autres manifestations concomitantes, le diagnostic est aisé habituellement. On attachera une grosse importance notamment à la splénomégalie dont le degré sera fixé très exactement par l'examen radiographique, bien plutôt que par la palpation et la percussion qui ne révèlent que les hypertrophies très prononcées.

CIRRHOSE TUBERCULEUSE

Habituellement latente, elle n'a pas d'histoire clinique. C'est une trouvaille d'autopsie ; d'ailleurs la tuberculose mène plus volontiers à la dégénérescence graisseuse ou amyloïde qu'à la cirrhose.

L'examen anatomique révèle parfois des granulations miliaires, des tubercules gros comme un pois ; ils sont souvent teints en vert par la bile. Exceptionnellement ils se ramollissent, s'ouvrent dans les voies biliaires et constituent des cavernes biliaires. Autour des granulations il y a des zones de prolifération embryonnaire qui évoluent vers la sclérose.

CIRRHOSE PALUDÉENNE

Elle affecte les mêmes formes que chez l'adulte. Toutefois son pronostic est plus grave ; la cachexie est rapide et la mort la règle si le nourrisson n'est pas changé de pays.

CIRRHOSES INFECTIEUSES DIVERSES

Dans nos pays, elles sont assez rares. Ce sont presque toutes des *cirrhoses biliaires*.

Elles peuvent succéder à des troubles gastro-intestinaux prolongés (Lesné et Merklen), aux infections de la veine ombilicale, à certaines maladies infectieuses, fièvre typhoïde, scarlatine, rougeole, coqueluche. La cirrhose de Hanot a été signalé chez le nourrisson sans cause bien déterminée (Lereboullet).

Anatomie pathologique. — Les diverses formes qu'on trouve chez l'adulte, se rencontrent chez le nourrisson, mais la variété la plus fréquente est la *cirrhose biliaire spléno-mégalique*. L'atrophie du foie et de la rate est tout à fait exceptionnelle.

Après une maladie infectieuse, on trouve quelquefois les lésions du foie infectieux de Hanot, c'est-à-dire macroscopiquement les plaques blanches infectieuses et au-microscope les nodules infectieux, amas cellulaires bien délimités qui se surajoutent à toute l'infiltration embryonnaire du tissu conjonctif. Pour admettre qu'il y a cirrhose, il faut que le processus scléreux soit diffus et généralisé. Bien souvent d'ailleurs, ce n'est qu'à l'examen histologique qu'on affirme la lésion.

En général, il s'agit d'une cirrhose insulaire avec angiocholite canaliculaire ; la cellule hépatique est le plus souvent peu touchée, d'où la réaction d'hypertrophie .

Symptômes. — Un ictère infectieux grave avec amaigrissement, cachexie profonde s'accompagne d'une hépato-mégalie et d'une splénomégalie marquées. Les hémorrhagies sont fréquentes soit à l'ombilic chez le nouveau-né, soit sur les muqueuses chez le nourrisson (hémorragies intestinale, nasale, palpébrale, etc.). Il n'y a pas d'ascite. La température d'abord irrégulière tend à l'hypothermie. La mort est la terminaison habituelle, après trois semaines à un mois (1).

Cette forme a été décrite par d'Espine. Elle est assez rare.

Manson a signalé aux Indes une forme qui serait fréquente et décimerait les nourrissons hindous. Elle est connue sous le nom de *cirrhose biliaire épidémique de Calcutta*. Elle atteint les enfants âgés de plusieurs mois, et l'hépatomégalie s'installe et progresse. Le foie lisse régulier, dur, devient énorme et bientôt apparaissent les signes d'un ictère infectieux. Les urines ont des pigments biliaires, les selles sont décolorées ; en quelques mois la cachexie progresse et la mort est la terminaison presque fatale (394 décès sur 400 cas).

La *maladie des îles de l'Archipel* ressemble à la forme précédente. La rate est toutefois plus grosse encore et douloureuse. Mais l'évolution est la même. Cette maladie serait tout à fait distincte de la cirrhose paludéenne.

____

(1) D'ESPINE, *Traité des Maladies de l'Enfance.*

II. — Cirrhoses mécaniques

D'origine cardiaque, elle peut exister chez le nourrisson, porteur d'une malformation congénitale du cœur ; quant à la cirrhose cardio-tuberculeuse elle n'existe pas avant l'âge de 5 ans.

III. — Cirrhoses toxiques

Extrêmement rares chez le nourrisson, elles ont été pourtant signalées. Il existe quelques cas discutés de cirrhose alcoolique atrophique principalement.

Carpenter croit à la possibilité de cette affection chez le nourrisson dont la nourrice abuse de l'alcool, Barlow en a signalé un exemple au cours de la première année.

La cirrhose atrophique infantile aurait comme caractères spéciaux, son évolution rapide en quelques mois souvent, ses poussées fébriles, une complication fréquente : la tétanie.

Le diagnostic est presque impossible avec la péritonite tuberculeuse ; l'inoculation du liquide au cobaye seule permet le diagnostic.

ABCÈS DU FOIE

Les abcès du foie chez le nourrisson sont assez peu fréquents. Leur étiologie est un peu particulière.

La dysenterie, l'angiocholite sont rares à cet âge ; les abcès qui les peuvent compliquer sont exceptionnels.

Relativement plus communs sont les abcès traumatiques qui succèdent à une contusion abdominale, les abcès appendiculaires qui sont souvent latents, les abcès vermineux, produits par l'ascaris lombricoïde qui remonte dans le foie par les canaux biliaires. La phlébite de la veine ombilicale donne lieu à des suppurations diffuses ou à des petits abcès. Au cours d'une pyohémie ou d'une septicémie, on rencontre rarement des petits abcès hépatiques. Les abcès tuberculeux, souvent localisation primitive du bacille de Koch, siègent surtout à la face convexe du foie et peuvent créer une collection sous-phrénique.

Les *lésions anatomiques* n'ont rien de bien spécial. On peut distinguer : les grands abcès qui sont d'origine traumatique ou dysentérique, les abcès aréolaires qui sont souvent vermineux ou appendiculaires, et les petits abcès enfin qui sont d'origine métastatique.

Le streptocoque, le staphylocoque, le coli-bacille ont été successivement incriminés.

Au point de vue clinique, on peut distinguer les grands abcès et les petits abcès :

Les petits abcès ou abcès médicaux sont de purs incidents qui passent souvent inaperçus au cours d'une pyohémie ou d'une septicémie, et ne sont diagnostiqués qu'à l'autopsie.

Les grands abcès ou abcès chirurgicaux se traduisent par des phénomènes généraux et fonctionnels et par des signes locaux.

Une fièvre rémittente ou intermittente, les frissons, les sueurs, l'amaigrissement, les troubles digestifs marqués (vomissement, diarrhée), le subictère attirent souvent les premiers l'attention. Un examen du sang, dès cette période, montrerait une leucocytose considérable.

C'est souvent un peu plus tard qu'apparaissent les symptômes locaux : la douleur dans l'épaule droite et dans l'hypochondre du même côté doit orienter les recherches vers le foie. Souvent alors on découvre une petite saillie limitée, le thorax est un peu évasé à sa base; très tardivement apparaissent la voussure, la fluctuation, la rougeur. Telle est l'évolution habituelle de l'abcès le plus commun, celui de la face antéro-supérieure du foie.

Plus fréquemment, l'abcès du foie est latent, soit parce qu'il est central, soit parce qu'il est thoracique et simule une pleurésie ou un abcès sous-phrénique, soit encore parce qu'il est inférieur et peut faire penser à une appendicite.

Enfin existent des formes mixtes dans lesquelles il y a des symptômes généraux, puis très tardivement des signes locaux.

L'*évolution* des abcès est variable : tantôt aiguë dans les abcès appendiculaires, les abcès traumatiques, tantôt lente (forme latente : tuberculose, dysenterie). Dans les formes pyohémiques, la mort est fatale; quelques grands abcès traités chirurgicalement ont été guéris.

Le *diagnostic* est souvent très difficile et obscur. L'abcès peut-être ignoré, ou bien simuler une pleurésie, un abcès sous-phrénique, ou encore une péritonite, une appendicite. Pratiquement on devra recourir souvent à l'examen radiologique qui montrera une ombre irrégulière, bosselée, et en cas de localisation déterminée, la ponction exploratrice lèvera les doutes.

Aussitôt le diagnostic posé, le traitement chirurgical s'impose s'il y a un grand abcès.

LES MALADIES DE LA PEAU [1]

LES ÉRYTHÈMES

Nous adopterons la définition de M. Darier.

« L'érythème est une rougeur congestive de la peau, circonscrite ou plus ou moins diffuse, ordinairement temporaire, disparaissant momentanément sous la pression du doigt. »

C'est la réaction la plus banale du revêtement cutané devant tout irritant externe ou interne. Si on se souvient de la fragilité et de la sensibilité de la peau du nourrisson, on comprendra la fréquence des érythèmes et leur déformation facile par l'exagération du processus hyperémique.

On doit distinguer deux sortes principales d'érythème : 1° l'érythème fessier qui est très fréquent et bien spécial au nourrisson ; 2° les érythèmes, d'aspect varié, généralisés ou à localisations très diverses, qui forment un groupe disparate et de classification difficile : les uns sont spéciaux au nourrisson, les autres plus nombreux, peuvent également se rencontrer chez l'enfant et chez l'adulte, communs à tous les âges de la vie ; nous signalerons rapidement ces derniers.

L'ÉRYTHÈME FESSIER DU NOURRISSON

(Dermites infantiles simples de Jacquet)

On entend par là non seulement la rougeur d'hyperémie du siège et des cuisses, mais encore toutes les autres modifications consécutives au niveau de la surface irritée : vésicules, érosions, papules et ulcérations.

Chez le nourrisson sain, mais surtout chez les atrophiques ou les cachectiques, le contact prolongé des matières fécales et des urines suffit à faire rougir la peau qui devient chaude et brillante. L'érythème siège sur les fesses, les bourses

---

(1) Ce chapitre est dû, pour la plus grande part, à notre regretté collaborateur Emile GRANDJEAN.

ou les grandes lèvres, descend souvent sur la face postérieure des cuisses et des mollets, mais il respecte le pli inter-fessier, cruro-fessier et le creux poplité, tandis qu'il est particulièrement intense au niveau des régions saillantes. Ce caractère le distingue nettement de l'intertrigo qui prédomine aux plis cutanés.

La peau est d'abord rouge, lisse, vernissée à un premier stade. Plus tard, sur le fond rouge apparaissent de petites vésicules analogues à celles de la miliaire ; c'est l'*érythème vésiculeux* de Parrot ; rapidement ces vésicules éclatent, quelquefois elles se dessèchent et guérissent, plus souvent elles deviennent de véritables *érosions* qui, punctiformes ou lenticulaires, peuvent confluer entre elles pour former des érosions (à contour polycyclique et à aspect gaufré) : le derme prolifère au niveau des érosions et devient légèrement saillant. Ainsi se trouve constitué l'*érythème papulo-érosif* caractérisé par des saillies papuleuses, lenticulaires, rouges qui se recouvrent d'un épiderme lisse et luisant. Elles furent considérées à tort par Parrot, comme syphilitiques. Jacquet et Sevestre ont bien montré que ces papules post-érosives n'étaient que syphiloïdes et non syphilitiques ; il suffit en effet de soins pour faire rétrocéder la lésion et de plus le nourrisson n'a aucune autre tare appréciable de syphilis osseuse, cutanée ou viscérale (fissure anale, ou labiale, coryza, gros foie, grosse rate, etc.). Pour le diagnostic différentiel voir le chapitre (Syphilis du nourrisson)

Dans d'autres cas l'érythème fessier se complique, comme M. Marcel Ferrand l'a montré d'une véritable eczématisation caractérisée par des fissures, des vésicules et des érosions suintantes ; ces lésions peuvent même devenir ulcéreuses, s'accompagner de pyodermites et il devient difficile de les distinguer de l'ecthyma térébrant ou des syphilides malignes.

Anatomie pathologique. — Il y a surtout un œdème intra-cellulaire considérable de la couche granuleuse de l'épiderme ; les vaisssseaux du derme et des papilles sont gorgés de sang. L'accentuation de l'œdème et la formation dans le corps muqueux de cavités aréolaires expliquent l'apparition des vésicules ; le bourgeonnement des papilles est en rapport avec le stade papulo-érosif.

Étiologie. — Deux facteurs apparaissent essentiels : 1° l'irritation locale produite par les selles diarrhéiques et le contact plus ou moins prolongé des matières fécales ; 2° la diminution de résistance du tégument cutané que Parrot attribuait à l'athrepsie, que Jacquet met en regard des troubles digestifs et de l'évolution dentaire normale ou anormale, que l'on a considérée aussi comme due à une intoxication le plus souvent digestive. Nous nous rallions à cette opinion surtout pour les érythèmes fessiers aigus qui apparaissent soudainement très intenses et étendus dans les cas de diarrhée estivale, dès le début de l'intoxication gastro-intestinale et précédant même les réactions diarrhéiques.

Dans la majorité des cas les érythèmes fessiers subaigus, érosifs, papuleux ou non, se rencontrent chez les nourrissons au biberon, recevant du lait de mauvaise qualité, ayant des troubles digestifs et qui de plus sont tenus malproprement.

Traitement. — On évitera l'érythème fessier en employant des langes en tissu souple ou usagé ; on les change chaque fois qu'ils sont souillés. On poudre abondamment le siège du nourrisson avec des poudres inertes : talc, sous-nitrate de bismuth, etc. Nous nous servons à l'hospice des Enfants-Assistés de la poudre suivante : talc porphyrisé 2 parties ; carbonate de chaux précipité, 1 partie ; acide borique pulvérisé, 3 parties (Variot et Lavialle). On ne doit pas employer l'amidon qui, dans les liquides, gonfle et forme une sorte de colle, excellent milieu de culture pour les microbes, qui la fait fermenter.

Quand l'érythème est prononcé, on peut appliquer une pommade à l'oxyde de zinc, 4 gr. d'oxyde pour 50 de vaseline, pour éviter les contacts irritants, donner des bains d'amidon pour calmer l'irritation. On doit également veiller à ne pas laisser l'enfant constamment sur le dos dans son berceau.

Enfin il faut surtout régler l'alimentation, donner une ration qualitative et quantitative convenable pour mettre un terme aux troubles digestifs. Même dans les formes étendues et papulo-érosives, graves au premier abord, on est étonné de voir avec quelle rapidité on obtient la guérison en tenant ces enfants très propres en les changeant fréquemment, en les saupoudrant avec une poudre inerte telle que celle employée aux Enfants-Assistés.

ÉRYTHÈMES DIVERS

ERYTHRODERMIE PHYSIOLOGIQUE DU NOURRISSON

L'érythrodermie est une rougeur de la peau, très étendue ou généralisée. Ce terme nous semble mieux convenir que celui d'érythème pour caractériser la rougeur habituelle du derme des nouveaux-nés et l'exagération du phénomène de la desquamation physiologique de l'épiderme qui est fréquente dans les jours qui suivent la naissance.

A ce moment la peau fine de l'enfant, brusquement en contact avec l'air ambiant, présente une hyperémie normale, qui persiste pendant quelques jours, et qui, aux moindres cris de l'enfant, s'exagère considérablement. Rappelons d'ailleurs que le nouveau-né est un hyperglobulique et que, chez lui, l'ictère hémolytique dû à cette hyperglobulie est fréquent ; l'érythrodermie nous apparaît comme un phénomène physiologique. Il y a lieu aussi de faire une part à la vaso-dilatation spéciale des capillaires du nouveau-né pour expliquer cette rougeur anormale des téguments. Dans les premiers jours l'épiderme se dessèche et s'exfolie en grandes lamelles, surtout au niveau du tronc ; la desquamation se prolonge souvent jusque vers le dixième jour, quelquefois beaucoup plus tard encore.

Dans des cas rares, l'enfant naît dans une sorte de sac collodionné sus-épithélial, qui se fend dès la première heure et se détache en quelques jours en grandes lames épidermiques, puis la peau redevient normale.

Tous ces phénomènes ne produisent aucun trouble de l'état général.

INTERTRIGO

L'érythème intertrigo vrai, c'est-à-dire la rougeur congestive qui semblera résulter du frottement de deux surfaces contiguës n'est pas rare chez le nourrisson gras. Il existe surtout aux plis du cou et aux fesses, derrière le pavillon de l'oreille. Très vite d'ailleurs, la peau s'eczématise, car à l'action mécanique, se sont superposées les irritations produites par les sueurs et les déjections ; s'il y a des érosions linéaires la peau est comme coupée.

Le siège même de l'intertrigo dans la profondeur des plis cutanés s'oppose à celui de l'érythème fessier banal que nous avons décrit plus haut en détail.

Le traitement consiste en des lotions émollientes fréquentes et à isoler les surfaces l'une de l'autre par une poudre inerte : talc, craie préparée, bismuth etc. il faudra aussi interposer des tampons de coton hydrophile saupoudrés de ces substances inertes pour empêcher tout frottement l'une contre l'autre des surfaces irritées.

ACRO-ASPHYXIE ET LIVÉDO

Ces deux formes d'érythème passif ne sont pas rares chez le nourrisson, surtout le livedo.

Les extrémités des membres sont rouge violacé, cyanosées, le plus souvent froides et moites. La pression du doigt détermine une tache anémique qui met longtemps à disparaître, parfois près d'une minute. L'acro-asphyxie est due surtout au froid, plus commune chez les débiles. Elle peut s'accompagner d'œdème et doit être considérée comme une froidure.

Le *livedo* siège surtout sur les membres, mais quelquefois il occupe tout le tégument. Il consiste en petits placards d'un rose plus ou moins vif, polycycliques, tranchant sur le reste de la peau saine ; les enfants sont comme marbrés. Il est des formes de livedo qui rappellent la roséole syphilitique et dont le diagnostic est parfois embarrassant. Le livedo s'accentue quand les enfants sont dévêtus, mais il ne paraît pas être causé par le refroidissement seul des téguments. Il semble plutôt en rapport avec des troubles vaso-moteurs de cause encore indéterminée. Le livedo est plus commun chez les enfants mal développés et mal nourris, il persiste assez longtemps. L'acro-asphyxie au contraire, disparaît vite, dès que les enfants sont réchauffés, si elle est due au froid ; si elle persiste elle doit faire songer à la cyanose avec malformation congénitale du cœur.

ÉRUPTIONS SUDORALES

(Miliaire rouge. Eczéma aigu disséminé à morocoques de Unna).

Comme le faisait déjà remarquer Trousseau dans une de ses leçons, ce type morbide est très fréquent chez le nourrisson.

La finesse et la fragilité du tégument d'une part, la fréquence des sueurs d'autre part, surtout chez les rachitiques, le font aisément comprendre. En effet, quelle que soit la température extérieure, même pendant les mois chauds de l'été, le nourrisson dans la classe populaire a toujours sensiblement les mêmes vêtements. On a toujours une tendance à trop couvrir les enfants ; de là vient la fréquence des éruptions sudorales.

Ces éruptions se présentent formées de taches rouges, de la grandeur d'une tête d'épingle, centrées par une minime vésicule à contenu louche. Il n'y a pas d'induration des éléments, pas d'élevures papuleuses, pas de topographie folliculaire. L'éruption siège surtout sur le tronc et les premiers segments des membres, mais aussi sur le front et au visage. Le prurit, quelquefois vif, est très variable.

L'évolution se fait en trois ou quatre jours, mais il peut se produire plusieurs poussées successives.

On a signalé sous le nom de *dyshydrosis toxique*, une forme grave d'éruption sudorale avec température élevée et mort en quelques heures. Il semble s'agir d'une septicémie et l'éruption sudorale n'être qu'un épiphénomène.

Les vésicules de l'éruption sudorale peuvent s'infecter secondairement et devenir le point de départ d'un impétigo spécial.

Le traitement consiste en des lavages émollients : talc de Venise avec des tampons de coton hydrophile imprégnés d'eau bouillie amidonnée. Au besoin on ferait des applications de compresses imprégnées de décoction de guimauve si l'éruption était intense. Les poudres inertes sont utiles dans ces cas.

ÉRYTHÈME SOLAIRE

Après une exposition aux rayons de soleil, le jeune enfant peut présenter une rougeur inflammatoire au niveau des parties découvertes : visage, mains, nuque, oreilles. C'est l'affection dénommée vulgairement « coup de soleil » et qui chez le nourrisson, qui a un tégument si fragile, peut se produire après une courte exposition. Au bout de quelques jours apparaît une desquamation en larges lamelles et une légère pigmentation subsiste. Le coup de soleil est surtout à redouter au bord de la mer et les promenades en bateau doivent être interdites au nouveau-né pendant l'été. On devra donc protéger les nourrissons contre les ardeurs du soleil, les laisser à l'ombre.

ÉRYTHÈME PERNIO

Il ne se rencontre guère que chez les nourrissons de la classe populaire mal défendus contre le froid. C'est la rougeur violacée et douloureuse qu'on observe pendant l'hiver, surtout au niveau des extrémités et désignée souvent sous le nom d'*engelures*. A un premier degré, il y a tuméfaction œdémateuse et rougeur livide ; à un second degré, production de crevasses, plus ou moins suintantes, par une sorte d'éclatement de l'épiderme.

Ces phénomènes sont à rapprocher de l'acro-asphyxie qui accompagne souvent l'érythème pernio.

Rappelons également à propos des engelures, que chez le nourrisson, si

pour une raison quelconque, on doit appliquer un sachet de glace, il faudra
interposer trois à cinq épaisseurs de flanelle et surveiller l'endroit de l'application. Ainsi, seulement, on pourra éviter ces troubles circulatoires qui aboutissent à des gangrènes de la peau.

Les solutions d'acide picrique à 1 pour cent, la vaseline boriquée suffisent
a guérir ces accidents.

ÉRYTHÈME POLYMORPHE

Cet érythème de cause indéterminée est rare ; il s'observe quelquefois au
moment du sevrage ; il se caractérise par son polymorphisme, son évolution
par poussées, sa disposition symétrique habituelle.

Il peut présenter un aspect maculo-papuleux, une disposition en cocarde ou
circinée ; dans d'autres cas, tantôt il prend le type papulo-tuberculeux, et
sur l'élément apparaît une vésicule ou une bulle, tantôt c'est un érythème ortié
ou noueux. Il peut être dû à des farines de conserve de mauvaise qualité.

LES ÉRYTHÈMES MÉDICAMENTEUX

Leur fréquence s'explique par l'extrême sensibilité de la peau du nouveau-né
et surtout par un état spécial, une intolérance idiosyncrasique, souvent familiale, dont la cause nous est inconnue.

On distingue des toxidermies de cause externe et interne.

Toxidermies de cause externe. — Les médicaments en application directe
irritent assez fréquemment la peau. Contentons-nous de signaler la simple
application d'un pansement humide qui peut faire rougir la peau, d'un emplâtre
médicamenteux, de quelques pansements ou pommades antiseptiques à
l'acide phénique, au salol, à l'iodoforme ; le mercure et ses sels en friction,
sous forme d'onguent napolitain en particulier, irritent souvent la peau.

Rappelons encore avec quelle facilité les révulsifs chez le nouveau-né aboutissent à la vésication, même ceux le plus couramment employés comme la
teinture d'iode, le sinapisme, l'essence de térébenthine, etc. Il ne faudra
employer que la teinture d'iode iodurée étendue de deux ou trois fois son
volume d'eau.

Toxidermies de cause interne. — La pénétration dans l'économie d'un produit
toxique, est habituellement directe : absorption par la bouche ou l'anus, injection sous-cutanée, etc. Parfois c'est par l'intermédiaire de la mère ou de la
nourrice qu'un médicament donné à ces dernières est ingéré par l'enfant ; on
devra penser à cette éventualité.

L'éruption médicamenteuse peut présenter des types divers : érythème en
plaques, érythème ortié et roséole. Un énanthème accompagne parfois l'exanthème.

L'érythème scarlatinoïde, l'urticaire, le purpura, les éruptions bulleuses, les
taches pigmentaires sont bien moins fréquentes.

Quinine, antipyrine, morphine, bromures, iodures, mercure, digitale, balsamiques, arsenic, antimoine, acide salicylique, tels sont les médicaments le plus
souvent employés et qui peuvent être producteurs des érythèmes.

Ce qui permet en général de distinguer ces éruptions, c'est leur allure, leur apparition soudaine, leur polymorphisme, l'absence des symptômes morbides dans les organes et surtout la récidive dans les mêmes circonstances.

L'antipyrine produit souvent des plaques érythémato-pigmentées fixes, rondes ou ovalaires ; en quelques jours la rougeur diminue, mais une pigmentation brune ou même noire peut persister.

L'iode donne quelquefois des iodides bulleuses, véritable pemphigus iodique ; le brome peut créer les mêmes lésions, mais il fait naître plus souvent la bromide papulo-tuberculeuse, végétante, nummulaire, à surface croûteuse, limitée par un ourlet de suppuration sous-épidermique.

Le mercure donne diverses éruptions ; on pourra penser à lui devant une érythrodermie primitive aiguë ou subaiguë.

Les éruptions causées par les sérum médicamenteux et en particulier par le sérum antidiphtérique ont les mêmes caractères que dans la deuxième enfance. L'érythème est le plus souvent scarlatiniforme, peut être rubéoliforme, ou ortié, il survient de 5 à 8 jours en général après l'injection de sérum, peut s'accompagner d'hyperthermie et même d'arthropathie, etc.

Le traitement des érythèmes toxiques consiste dans la suppression de l'application ou de l'ingestion des médicaments incriminés. Le nourrisson prendra du lait stérilisé de bonne qualité. S'il est au biberon, on lui donnera des laxatifs, une cuillerée à café d'huile de ricin, de la manne en larmes, ou du sirop de rhubarbe deux ou trois jours de suite. Le sirop de Séné du Codex par cuillerées à café est un laxatif fidèle et bien supporté. Les éruptions médicamenteuses disparaissent très vite : *ablata causa tollitur effectus.*

ERYTHRODERMIE DESQUAMATIVE DES NOURRISSONS (LEMÈS ET AUBRY).

Cette variété rare s'observe surtout chez les nourrissons cachectiques, qui sans doute ont pris du mauvais lait : c'est un érythème toxique généralisé, scarlatiniforme. Il se produit une rougeur généralisée sèche, sans prurit ni papules ni vésicules ; les nappes érythémateuses sont nettement délimitées, il n'y a que peu ou pas d'altérations squameuses de la tête ; une desquamation fine, peu adhérente, blanche, succède à l'éruption. Après plusieurs poussées, l'affection évolue dans un tiers des cas vers la mort.

Darier identifie cette dermatose avec l'eczéma séborrhéique généralisé du nourrisson. Comby (1) de Vaugiraud (2) se rallient à cette conception.

DERMATITE EXFOLIATRICE DES ENFANTS A LA MAMELLE

C'est une affection rare, un érythème de type scarlatiniforme et desquamatif commençant par les lèvres ou la face, survenant quelquefois épidémiquement, chez les nouveau-nés. L'éruption est apyrétique ; elle se généralise rapidement ; écarlate, elle persiste pendant la desquamation qui est lamelleuse.

(1) *Archives de Méd. des enfants*, Mars 1909.
(2) De VAUGIRAUD. *Erythrodermie desquamative de nourrisson*. Thèse de Paris 1913.

On a rapproché cette affection du pemphigus. On la considère en général comme une septicémie streptococcique, mortelle dans la moit:é des cas.

ROSÉOLE SYPHILITIQUE DU NOURRISSON

Cette roséole sera décrite au chapitre de l'hérédo-syphilis ; c'est une manifestation plutôt rare de la maladie.

ÉRYTHÈMES D'ORIGINE GASTRO-INTESTINALE

Il n'est pas rare de rencontrer chez les nourrissons qui ont absorbé du mauvais lait, des éruptions plus ou moins généralisées qui sont soit du type scarlatiniforme, soit rubéoliforme, soit mixte. Ces éruptions sont en général apyrétiques, ne s'accompagnent ni d'angine, ni de catarrhe des muqueuses ; elles peuvent être ainsi distinguées de la scarlatine et de la rougeole d'ailleurs fort rares dans le premier âge. Ces éruptions semblent bien dues à des intoxications alimentaires et coexistent avec des troubles des fonctions gastro-intestinales, diarrhée mélangée de vert ou franchement verte, quelquefois vomissements.

Ces érythèmes sont peu durables et cèdent vite lorsqu'on donne aux enfants du lait de bonne qualité, après avoir laissé l'enfant à la diète hydrique pendant vingt-quatre heures.

On n'observe ces érythèmes chez les nourrissons au sein, que très exceptionnellement, lorsque le lait de la mère devient toxique à la suite d'une maladie infectieuse, mais par contre un eczéma infantile causé par l'allaitement au sein est des plus communs. L'emploi de la solution de citrate de soude à 5 pour cent par cuillerées à café avant les prises de lait est fort utile pour désinfecter le tube digestif.

ÉRYTHÈMES DE LA DENTITION

Déjà étudiés par Trousseau, leur existence est indéniable. Ils peuvent présenter des types divers, mais le plus souvent ce sont des érythèmes en placard. Ce sont des taches ou des papules rouges qui siègent surtout au niveau de la face et du cou. On les désigne vulgairement sous le nom de « feux de dents ». Plus rarement ces plaques sont disséminées sur le tronc ou les membres. Leur apparition parfois coïncide avec chaque poussée dentaire, et elle présente souvent l'apparence de plaques eczémateuses sur les cuisses et sur le tronc. On peut annoncer à coup sûr chez certains enfants l'apparition de groupes dentaires en voyant se produire ces plaques. Ces éruptions se confondent avec ce que l'on nomme le strophulus des nourrissons. Il est parfois difficile de distinguer ces érythèmes de certains éruptions consécutives à l'ingestion des farines de conserve de mauvaise qualité.

ÉRYTHÈME NOUEUX

L'érythème noueux est caractérisé par des nodules inflammatoires encastrés dans le derme ou l'hypoderme. Rare dans la première année de la vie, il peut s'observer entre un et deux ans.

Les signes généraux précèdent l'apparition des éléments cutanés. L'enfant est déprimé, ne mange pas, présente une température un peu élevée. Puis il accuse des douleurs dans les membres, surtout au niveau des diaphyses, quelquefois des articulations ; mais bientôt apparaissent au niveau des jambes, sur la face interne des tibias, plus rarement sur les cuisses ou les membres supérieurs, des nodosités saillantes et rouges ; les unes sont volumineuses, les autres sont larges, d'autres très petites. Leur nombre est peu élevé. La pression est douloureuse. La phase aiguë ne dure guère. Au bout de quelques jours, les éléments s'affaissent et prennent une teinte ecchymotique.

La maladie dure une quinzaine de jours environ ; mais l'enfant reste en général très déprimé à la suite.

On a noté des complications, rarement graves à cet âge, mais néanmoins qui traduisent une infection sérieuse, telle que la pleurésie. Dans quelques cas, on a signalé la présence de l'érythème noueux dans les semaines qui précédaient l'éclosion d'une méningite tuberculeuse.

Il faut éviter de confondre les nodosités de l'érythème noueux avec des gommes syphilitiques ou scrofulo-tuberculeuses.

La pathogénie a donné lieu à des discussions. Landouzy et son école tendent à placer l'érythème noueux dans le cadre des tuberculides. Cette conception ne nous paraît pas suffisamment fondée et demande à être confirmée par la bactériologie et l'expérimentation.

Traitement. — On gardera l'enfant couché. On appliquera des pansements humides chauds autour des jambes.

Brocq conseille l'emploi de l'iodure de potassium pour hâter la résolution des noyaux.

Voici une observation d'érythème noueux que nous avons enregistrée dans notre service des Enfants-Assistés.

Un cas d'érythème noueux chez un nouveau-né.

Petite fille apportée le 30 octobre 1914 à l'hospice des Enfants-Assistés à l'âge de cinq jours. C'est une belle enfant, bien conformée, pesant 4 kg. 150 et mesurant 53 cm. Aucun vestige extérieur, ni modification des viscères qui fasse songer à l'hérédo-syphilis. Très léger suintement séreux à l'ombilic qui cesse après trois ou quatre jours. Le jour même de l'arrivée de cette enfant à la crèche de l'Institut de Puériculture, on remarque une plaque rouge un peu livide sur la peau de la région postérieure de l'aisselle à gauche. Cette plaque, un peu saillante, à bords nettement limités, est dure au toucher et occupe toute l'épaisseur du derme et glisse sur les plans profonds. Elle a la grandeur d'une pièce de deux francs. D'autres plaques semblables, mais de la grandeur d'une pièce de cinquante centimes seulement, existent dans le dos, une de chaque côté, à deux travers de doigt du rachis, une autre au-dessous du sein droit, et une sur chaque bras à la partie moyenne. — Ces plaques infiltrées, saillantes et très rouges, font penser à des foyers de pyodermie en voie de formation, d'autant que la température est un peu élevée, 38° le 5 novembre. — Ces plaques au lieu d'évoluer vers la suppuration ont tendance à diminuer progressivement malgré de petites ascensions thermiques : 38°5 le 8 novembre et 38° le 14. Les autres jours, la température était à peu près normale.

L'enfant, élevée au biberon, buvait bien son lait Gallia surchauffé à 108°, et dans les derniers jours, 16 novembre, son poids a atteint 4 kg. 330.

Le 10 novembre, pendant que les premiers placards se résorbaient, deux autres plaques de l'étendue d'une pièce de un franc se montrèrent sur la peau au-dessus de l'aîne gauche, l'autre sur la grande lèvre de la vulve. Ces plaques sont infiltrées dans le derme et ont un contour aussi net que les éléments qui ont apparu antérieurement sur le tronc et les membres.

Le 16 novembre les nodosités de la peau du dos et du bras ont fondu au point qu'on les retrouve à peine en pinçant la peau entre le pouce et l'index. — La grande nodosité de la région axillaire a diminué surtout en épaisseur, on sent encore très bien les contours, mais la teinte rouge livide a disparu. L'éruption n'a duré que trois semaines.

L'ECZÉMA DES NOURRISSONS

L'eczéma est une éruption caractérisée non par un élément éruptif, mais par une série de lésions élémentaires qui se succèdent, se combinent ou coexistent et se traduisent cliniquement par les aspects suivants : érythème, vésiculation, suintement, incrustation, lichénisation et desquamation (Darier).

De plus, l'éruption évolue par poussées avec extension excentrique et peut avoir tendance à la chronicité ; elle est prurigineuse et se présente en nappes le plus souvent ou en placards. L'eczéma du nourrisson peut revêtir tous ces caractères. Toutefois son étiologie, son évolution, sa topographie et son traitement sont assez spéciaux pour mériter une étude complète.

Symptômes. — Rougeur, vésiculation, suintement, croûtes, et squames, tels sont, rappelons-le, les aspects successifs de l'eczéma chez le nourrisson. C'est une affection *fréquente* ; elle atteindrait 5 à 10 pour cent des enfants selon certains auteurs.

Bien souvent, suivant la réaction cutanée spéciale à chaque malade, suivant les soins donnés, suivant le moment où l'on apporte l'enfant, suivant l'étendue de l'affection, on peut caractériser un certain nombre de formes cliniques ; mais, dans chacune, à côté des éléments eczématiques les plus nombreux, en existent d'autres à un stade différent ; ce polymorphisme est un des caractères de l'eczéma.

Nous considérons surtout trois formes principales :

L'eczéma suintant, l'eczéma sec en placard et l'eczéma séborrhéique.

ECZÉMAS SUINTANTS

Ils peuvent être localisés ou généralisés.

Eczéma aigu, généralisé, suintant.

Il s'observe surtout chez de beaux enfants, surtout chez ceux élevés au sein ; plus commun vers le troisième mois, il peut débuter dès les premières semaines après la naissance. L'éruption commence en général à la face par des placards rouge vif, saillants, sur lesquels apparaissent de petites vésicules serrées. Celles-ci se rompent ; leur contenu se répand sur la surface de la peau et lui donne un aspect lisse, luisant. Le visage est bientôt couvert, presque en entier par l'éruption, mais il offre différents aspects suivant les points considérés : ici, c'est une surface rouge, humide, suintante ; plus loin, ce sont des croûtes lamelleuses grisâtres ; là, c'est un épiderme simplement aminci et tendu sur un derme rouge et luisant.

De la face l'éruption s'étend au cou, descend sur le tronc et gagne même les membres.

D'autres fois ,c'est par une autre région que l'eczéma débute, assez souvent par la région fessière,il semble être alors l'extension d'un érythème préexistant; plus rarement au niveau de l'intertrigo d'un pli cutané.

Sous des influences mécaniques ou digestives, des poussées congestives se produisent dans le derme, poussées qui exagèrent la tuméfaction du visage au point de simuler au premier abord un érysipèle, Ces exacerbations déterminent un prurit extrême accompagné d'une sensation de cuisson très aiguë. Les petits malades se labourent de leurs ongles les surfaces déjà irritées et suintantes, font sourdre le sang qui se concrète en croûtes noirâtres, bien qu'on leur emprisonne les mains dans leurs langes ; poussant des cris, ils se débattent et se frottent le visage contre le linge ou les barreaux du lit.

Cet eczéma aigu généralisé des nourrissons peut mettre leur vie en danger. Les fonctions de la peau ne se font plus que d'une manière imparfaite. Les enfants perdent l'appétit et le sommeil, maigrissent d'autant plus qu'ils présentent des troubles digestifs plus ou moins graves et c'est surtout dans cette forme qu'on peut voir les complications que nous étudierons tout à l'heure.

Dans les cas plus favorables, les plus fréquents d'ailleurs, l'eczéma des bébés, plus ou moins étendu d'abord, rétrograde et passe à l'état subaigu en même temps qu'il se localise. Son aspect et son évolution deviennent alors les mêmes que ceux des eczémas d'emblée localisés.

Eczémas aigus suintants localisés.

A la face, les caractères sont ceux que nous avons décrits dans la forme précédente à ce niveau. Le suintement est surtout considérable au niveau des plis cutanés. Ailleurs le liquide séreux se concrète en lamelles peu épaisses qui se détachent à bref délai, puis le suintement reparaît. Lorsque la poussée va s'éteindre, le dernier foyer eczémateux est le sillon rétro-auriculaire et une fissure assez profonde, de coloration rouge vif peut y persister très longtemps. Dans d'autres cas moins fréquents, la lésion se localise en avant du tragus ou au-dessous du lobule de l'oreille, et l'enfant entretient son eczéma à ce niveau par des excoriations incessantes.

Au niveau du cuir chevelu, l'eczéma suintant n'apparaît le plus souvent que secondairement à la séborrhée du cuir chevelu que nous décrirons plus loin. La peau sous-jacente ou confinant aux squames devient rouge, tendue, prurigineuse ; le suintement se produit assez rapidement ; la matière exsudée se concrète en croûtes jaunâtres qui recouvre tout d'abord le cuir chevelu, de là, l'eczéma s'étend en suivant une marche régulière : il gagne le front, les sourcils, les tempes, les joues, et recouvre alors presque toute la figure, à l'exception du nez, du pourtour des yeux et de la bouche. Il descend rarement jusque sur les épaules et les bras ; il reste donc localisé au cuir chevelu et à la partie postérieure du visage.

Beaucoup plus rares sont *les autres localisations* : plis du cou, de l'abdomen, cicatrice ombilicale, région axillaire, etc. En résumé, croûteux, suintant et envahissant, tels sont les caractères de cette forme d'eczéma, localisé ou non.

ECZÉMA VULGAIRE

C'est un eczéma sec en placards disséminés, (eczéma nerveux de Unna).— Dès les premières semaines de la vie, peuvent apparaître des placards à topographie symétrique sur le front, les joues, le menton, la région temporale, moins souvent sur la région fessière et le versant postéro-externe des membres. La peau de ces placards est d'abord rouge et rugueuse ; puis se montrent quelques éléments vésiculeux, qu'on ne peut voir que par un examen très attentif et qui rapidement se dessèchent en petites croutelles, peu épaisses et peu étendues. Entre elles, l'épiderme s'exfolie en squames fines et furfuracées.

Le prurit est intense. Le suintement est peu marqué, inexistant dans certains cas. Le plus souvent, il n'y a qu'un ou deux placards, de dimensions assez restreintes, qui présentent des contours arrondis ou irréguliers, nets en certains points; indécis en d'autres. Le tégument est seulement aminci et tendu, rougeâtre. La peau perd sa souplesse ; elle se fendille et présente des fissures plus ou moins profondes, exagérées presque toujours par des lésions de grattage. Celles-ci apparaissent sous forme de petites érosions, d'où l'on voit sourdre des gouttelettes de sang qui se coagulent en une croûte noirâtre.

Il y a un certain nombre de recrudescences qui se répètent malgré le traitement. Quelquefois l'enfant fait une poussée chaque fois qu'il sort une dent. Ce sont les «*feux de dents*» décrits par quelques auteurs. Souvent l'influence de la dentition ne semble pas niable dans certains cas, car chaque poussée eczémateuse coïncide avec une crise dentaire. Habituellement localisée dans ce cas au visage et surtout au pourtour de la bouche, l'éruption plus rarement siège sur les membres ou le tronc.

Prurigineux, localisé et sec dans la plus grande partie de son évolution, voilà les trois caractères cliniques qui permettent de distinguer cette forme d'eczéma. Les diverses formes d'eczéma peuvent s'intriguer.

ECZÉMA SÉBORRHÉIQUE DU NOURRISSON

Cet eczéma est essentiellement caractérisé par des taches rouges et squameuses. Il est sec ; ses contours, arrondis ou polycycliques, sont nets ; il persiste longtemps sous cet aspect. Lié à la séborrhée, l'anatomie pathologique le place aussi à côté de l'eczéma, dont il présente toutes les lésions.

Il peut être localisé ou généralisé.

L'*eczéma séborrhéique localisé* siège presque toujours *au cuir chevelu* et succède à la séborrhée de cette région.

Celle-ci est constituée par l'exsudation à ce niveau et surtout à la région sincipitale d'une matière grasse qui se concrète en squames d'une consistance onctueuse, d'une coloration jaune, (à moins que les poussières ne les teintent en noir) et d'épaisseur assez variable.

Ces squames sont connues sous les noms de « croûtes de lait » de « crasse de tête », de « chapeau », etc. De toutes façons, ces croûtes n'ont pas une surface inégale, irrégulière, brisée comme dans l'impétigo. Elles sont au contraire lisses, grasses au toucher ; elles peuvent envahir le front, et englober tous les cheveux de leur enduit melliforme. Cette séborrhée, même aussi étendue, persiste longtemps chez beaucoup d'enfants, sans produire d'eczéma.

Quand l'eczéma apparaît, la peau sous-jacente aux croûtes devient rouge ; cette teinte apparaît bien aux limites du cuir chevelu. Le stade vésiculeux qui succède peut, soit durer pendant quelque temps et rester prédominant, comme dans la forme suintante que nous avons déjà étudiée, soit passer presque inaperçu et il reste un véritable eczéma séborrhéique, sec, peu prurigineux. Dans certains cas pourtant, il existe du prurit et des lésions de grattage.

A côté de l'eczéma séborrhéique localisé, on peut placer l'*érythème séborrhéique de Moussous*. Celui-ci semble bien n'être qu'une variété généralisée de la forme précédente. Il aurait pour point de départ la région fessière et faisant tache d'huile, il s'étend en bas sur la cuisse, la jambe, les pieds ; il gagne en haut la région lombaire, l'abdomen et quelquefois tout le thorax. La peau est rouge, luisante ; l'épiderme paraît tendu et aminci, mais il n'y a pas de suintement. La limite des zônes érythémateuses se fait par une ligne nette polycyclique, surélevée légèrement et squameuse ou formant une simple bordure frangée.

Cet érythème coïncide avec de la séborrhée du cuir chevelu, de l'eczéma séborrhéique du front, des sourcils ou du sillon rétro-auriculaire. A la face, autour des orifices, bouche, yeux, narines, des fissures, véritables rhagades, se creusent, en disposition radiée.

C'est à cette même forme d'eczéma, sans doute qu'on a donné le nom d'*eczéma éléphantiasique* quand les nappes rouges très étendues semblaient infiltrer toute une région ou encore d'*eczéma marginé*, quand ses limites sont nettes et bien saillantes.

Les *symptômes fonctionnels* qui accompagnent ces diverses formes de l'eczéma sont très variables. Si la lésion est peu étendue, la *santé générale* n'est pas compromise et l'enfant continue à prospérer. Si, au contraire, la dermatose occupe de vastes surfaces, si la peau est très irritée, si les démangeaisons sont vives, l'enfant ne cesse de crier, s'agite sans cesse, ne dort plus et maigrit lentement.

Des troubles digestifs : vomissements, diarrhée, constipation, sont de règle dans l'eczéma du nourrisson. Souvent d'ailleurs, quand ils s'amendent, l'eczéma s'amende également, bien qu'il n'y ait pas un parallélisme toujours parfait entre les deux troubles.

La durée des eczémas du nourrisson est variable suivant sa cause. Elle est longue en général ; dans les cas favorables, la poussée ne dure pas plus de un à trois mois ; bien souvent elle se prolonge pendant plus d'un an faute d'un traitement approprié.

Si le bébé présente une maladie infectieuse aiguë fébrile, parfois l'eczéma se flétrit et la guérison apparente se maintient durant toute la nouvelle infection, mais la dermatose reparaît habituellement après guérison. On voit de même quelquefois les poussées eczémateuses alterner avec des crises d'asthme ou des accès de convulsions. L'eczéma, chez ces enfants se présente comme un émonctoire salutaire. Le sevrage, lorsqu'il est bien réalisé, et que l'alimentation donnée est convenable, améliore très souvent l'eczéma qui disparaît en peu de temps. Nous avons proposé une véritable méthode thérapeutique en partant de cette constatation, celle des *mutations lactées*.

Même guéri complètement, l'enfant reste un eczémateux latent. Facilement la moindre cause provocatrice réveillera une poussée nouvelle et l'on devra longtemps surveiller le bébé à ce point de vue.

Complications. — *Localement.* — La complication presque constante est l'infection de la lésion eczémateuse par les pyocoques (staphylocoques ou streptocoques). Les ongles du petit malade ont souvent apporté l'infection ; de plus ils la disséminent. L'eczéma est alors *impétiginisé* et l'on peut trouver les croûtes jaunes et les bulles de l'impétigo. C'est d'ailleurs surtout l'impétigo qui envahit le conduit auditif externe, le pourtour des narines, de la bouche et des yeux.

L'impétigo peut lui-même se compliquer d'adénite, de lymphangite, d'abcès superficiels et même d'érysipèle.

Les complications générales sont plus importantes et plus graves.

L'eczéma est la porte d'entrée de l'infection locale. Celle-ci, à son tour, peut être le point de départ d'une *septicémie* rapidement mortelle et dans le sang, on retrouve le staphylocoque ; à l'autopsie une myocardite et endocardite aiguës, de la néphrite parenchymateuse, de la dégénérescence graisseuse du foie et dans certains cas de la phlébite des sinus. Les morts presque subites signalées dans les cas analogues ne sont pas rares.

Il n'en est pas de même pour celles qui succèdent à la disparition spontanée ou provoquée de l'eczéma. Y-a-t-il une métastase véritable comme certaines observations tendent à le démontrer ? L'éruption eczémateuse au contraire ne semble-t-elle guérir que parce que le petit malade est dans la phase d'incubation de l'affection qui va le faire mourir et qu'alors, de même que dans les rougeoles toxiques, l'éruption sort mal ou pas, de même l'eczéma s'affaisse et disparaît ? Dans l'état grave où se trouve l'enfant, il est bien difficile d'expliquer tous les cas par une seule de ces hypothèses.

Les complications rénales et en particulier l'urémie sont signalées assez souvent. L'albumine dans les urines, la constatation des œdèmes sont ses principaux symptômes. Le plus souvent, l'enfant tombe dans le coma et meurt.

La broncho-pneumonie enfin dont la porte d'entrée est sans doute dans l'infection cutanée est assez fréquente et le plus souvent mortelle à brève échéance.

Diagnostic. — Devant un eczéma typique, généralisé et suintant par exemple, le diagnostic s'impose en quelque sorte et l'on ne peut penser à un *érysipèle*, à une *érythrodermie scarlatiniforme* que dans des cas bien exceptionnels.

Une *éruption sudorale* peut quelquefois faire hésiter un moment, mais les commémoratifs, la localisation de l'érythème et son aspect miliaire bien particulier le font aisément reconnaître.

L'*impétigo*, avec ses croûtes épaisses, sèches, irrégulières ne saurait tromper ;

bien plus il est facile en général, devant un eczéma impétiginé, de faire la part qui revient à chacune des deux affections.

Les eczémas localisés peuvent induire en erreur plus facilement.

L'*érythème fessier* des nourrissons, qu'il soit simple ou papulo-érosif, a un siège suffisamment caractéristique. Toutefois rappelons qu'à ce niveau peut se développer un eczéma localisé qui peut être parfois le point de départ de l'érythème séborrhéique décrit par Moussous.

Entre l'*intertrigo*, simple érythème, et l'intertrigo eczématisé toutes les transitions existent.

L'*urticaire* et le *strophulus* ont des éléments papuleux, et on les reconnaît à leurs caractères dermatologiques, mais ils peuvent, sous l'influence du grattage s'eczématiser secondairement.

Plus grave est l'erreur qui consiste à prendre pour un eczéma une *gale* discrète ; il faudra dans tous les cas rechercher la possibilité d'une eczématisation secondaire sous l'influence d'agents mécaniques.

Au niveau du cuir chevelu, tous les intermédiaires existent entre la *séborrhée simple* ou le *pityriasis simplex*, et l'eczéma sec ou impétigineux ou même suintant et croûteux.

Le *favus* dans les eczémas localisés du cuir chevelu devra quelquefois être recherché et l'examen microscopique du cheveu, la recherche de godets faviques lèveront tous les doutes.

Un eczéma impétiginé persistant au niveau de la nuque, doit faire penser à la *pédiculose* du cuir chevelu et l'on recherchera les lentes.

La *syphilis* cutanée du nourrisson ne peut guère prêter à confusion ; elle n'est pas prurigineuse, ni suintante; elle affecte la forme d'une éruption érythémato-papuleuse polymorphe.

Le diagnostic étiologique et pathogénique est très délicat. Il est d'autant plus important que c'est de lui qu'on déduira le traitement le mieux approprié.

Etiologie et pathogénie. — A ce point de vue, l'eczéma du nourrisson est encore bien mal connu.

Dans les cas qui semblent les plus simples, l'eczéma est *secondaire* à une irritation cutanée. Il succède à un prurigo, à de l'intertrigo, à l'application d'une pommade, ou d'un révulsif; il complique une gâle ou de la pédiculose. L'eczéma n'est qu'une « réaction épidermique » en général localisée.

Pour Unna, il s'agit d'une dermatose microbienne et le morocoque est son germe pathogène.

A notre avis, il n'y a là que des causes occasionnelles. Toute irritation de la peau peut produire de la rougeur, de la vésication même ; elle ne donne un eczéma que s'il existe chez l'enfant une prédisposition morbide spéciale. Le morocoque de Unna n'est qu'un germe d'infection banale qu'on retrouve dans beaucoup d'infections cutanées.

La cause efficiente de l'eczéma du nourrisson est interne et cela nous paraît d'autant plus évident qu'il est le plus souvent *primitif* ssns cause externe apparente.

L'*hérédité* est souvent incriminée. De fait on trouve quelquefois que les parents

étaient des alcooliques ou soumis à diverses intoxications ; presque constamment, on découvre, dans les antécédents héréditaires du petit malade, des manifestations neuro-arthritiques: dermatoses variées, névralgies, asthme, goutte,
diabète, migraine, obésité, hémorroïdes, lithiase, etc. Cet eczéma du nourrisson
apparaît comme le premier phénomène de la diathèse protéiforme qu'est
l'arthritisme : c'est un eczéma arthritique. Il n'est pas rare que l'un des
parents ait été atteint lui même d'eczéma dans la première enfance.

L'hérédité n'apparaît pas comme capable à elle seule de créer la dermatose.
Elle est simplement prédisposante. La cause réelle est une *auto-intoxication
d'origine digestive*.

Les *troubles gastro-intestinaux* qui précèdent, accompagnent ou suivent
l'eczéma, en sont les preuves. Ces troubles sont souvent très marqués : vomissements répétés, déjections glaireuses, vertes ou mélangées de vert, grumeleuses, semi-liquides ou même tout à fait liquides ; plus rarement constipation
plus ou moins tenace.

La *dentition* elle-même qui semble capable de créer quelques poussées eczémateuses légères, connues sous le nom de « feux de dents », s'accompagne de
troubles digestifs variés.

Enfin, dans certains cas, où il ne paraît pas y avoir de mauvais fonctionnement de l'appareil digestif, il existe pourtant une intoxication d'origine digestive,
indéterminée, puisque, comme nous le verrons, la modification du régime
alimentaire diminue et fait disparaître l'eczéma.

Si maintenant, nous admettons cette intoxication digestive, quelle est sa
cause ?

Selon la majorité des auteurs, il faut incriminer la *suralimentation*, c'est-à-
dire l'ingestion d'une quantité exagérée de lait et les troubles qui en résultent.
Il est réel que quelques cas rentrent dans ce cadre. Tel celui de certains nourrissons, élevés au biberon dès la naissance, qui à six semaines prennent un litre
et demi de lait par vingt-quatre heures. La gastro-entérite suit ces excès
alimentaires, puis l'eczéma apparaît.

Mais, contrairement à l'opinion la plus répandue actuellement, nous croyons,
avec Rilliet et Barthez, que l'eczéma infantile généralisé est bien plus fréquent
chez les enfants au sein que chez ceux nourris au biberon. Chez ces derniers,
l'érythème fessier est la règle, après les diarrhées par ingestion de mauvais lait,
mais non l'eczéma envahissant le tronc, le visage, le cuir chevelu. A la Goutte de
lait de Belleville, sur des milliers de nourrissons ayant reçu des rations convenables de bon lait surchauffé ou homogénéisé, on n'observe qu'un petit nombre
d'eczémateux, tandis qu'on nous apporte souvent des enfants au sein avec des
éruptions généralisées.

Mais dans l'allaitement au sein, nous connaissons la bénignité de la suralimentation. Elle est telle que nous conseillons de laisser l'enfant téter à son gré.
Il se rationne lui-même. Dans ces cas par conséquent, nous ne saurions admettre
la théorie de la suralimentation. L'eczéma n'est pas ici en rapport avec la quantité de lait ingéré, mais avec la qualité. Toujours, s'il est au sein, presque
toujours s'il est au biberon, l'enfant qui a un eczéma, a pris un *lait eczématigène*.

Rosen de Rosenstein et les anciens médecins attribuaient l'apparition de la dermatose à l'excès de beurre dans le lait des nourrices. Les accoucheurs ont repris cette opinion et apporté quelques faits probants pour l'appuyer. D'après les analyses de lait de femme que nous avons fait pratiquer, il ne faut pas attribuer à l'excès de beurre une grande valeur pathogénique. Il en est de même de l'excès de caséine. Il y a fréquemment des fluctuations considérables de beurre et de caséine dans le lait de femme à l'état physiologique, et les nourrissons restent normaux. J'ai vu des nourrissons obèses, mais non eczémateux, absorber des laits dont la teneur en beurre atteignait 5 et même 6 pour 100. Les analyses chimiques ne semblent pas sur le point de nous donner la clef du problème. Et pourtant, indiscutablement le lait de certaines femmes est eczématigène pour le nourrisson, comme dans d'autres cas plus rares, il semble véritablement toxique.

Nous avons relevé parfois que les mères des petits eczémateux étaient des femmes nerveuses, qu'elles avaient eu des contrariétés ou de grands chagrins. Nous avons remarqué aussi que d'autres fois, ces femmes avaient dépassé la quarantaine, qu'elles avaient eu leur retour de couches de bonne heure, et qu'elles étaient réglées pendant leur allaitement. D'ailleurs à chaque période menstruelle correspondait une poussée eczémateuse.

A notre avis, il est vraisemblable que des substances eczématigènes encore indéterminées troublant les fonctions intestinales de l'enfant sont éliminées par la glande mammaire.

Dans l'allaitement artificiel, s'il existe quelques cas de suralimentation, le plus souvent, il nous semble qu'il faut là encore incriminer la qualité du lait. Par une enquête complète, on retrouve habituellement que le lait donné à l'enfant est un lait de crêmerie qui, peut-être, a été plus ou moins altéré par une conservatif, ou bien le nourrisson est alimenté avec des farines de conserves, des bouillies maltées ; quelquefois, le lait provient de vaches nourries avec de la drèche ou du tourteau et la simple suppression de ce lait a arrêté l'évolution de l'eczéma plus ou moins rapidement.

Nous insistons sur cette origine de l'eczéma. C'est en effet sur elle que nous basons notre traitement systématique par les mutations lactées.

Anatomie pathologique. — La constitution intime de l'eczéma du nourrisson est à peu près la même que chez l'adulte. La *spongiose* de Besnier est la lésion essentielle. Entre les cellules épidermiques du corps muqueux de Malpighi, s'infiltre un liquide séreux qui distend leurs filaments d'union, puis les rompt et forme ainsi entre les cellules des vésicules. D'abord profondes et microscopiques, elles confluent les unes dans les autres, deviennent superficielles et visibles à l'œil nu. Les vésicules d'eczéma peuvent se dessécher (eczéma sec), se rompre spontanément sous l'influence de grattage et répandre leur contenu au dehors par les pores ou fuites eczématiques (eczéma suintant). Elles peuvent enfin s'infecter (eczéma impétiginé).

En même temps que la spongiose, il y a disparition du stratum granulosum avec conservation des noyaux dans les cellules de la couche cornée : c'est la *parakératose* qui commande la desquamation.

Il y a multiplication exagérée des cellules sus-malpighiennes, d'où l'épaississement du corps muqueux, désigné sous le nom d'*acanthose*.

Spongiose, parakératose et acanthose caractérisent anatomiquement l'eczéma. Ce processus s'associe à une hyperémie du derme avec œdème du corps papillaire et infiltrats périvasculaires. Ces lésions expliquent la rougeur et le gonflement observés, souvent peu marqués, mais exagérés dans l'eczéma rubrum.

L'anatomie pathologique établit ainsi l'unité de l'eczéma : il n'y a pas dans l'eczéma « des espèces ni même des variétés à évolution distincte, mais uniquement des états accidentels, temporaires ou plus ou moins durables. » (Darier).

TRAITEMENT DE L'ECZÉMA INFANTILE
PAR LES MUTATIONS LACTÉES

Je crois devoir reproduire ici avec détails la méthode thérapeutique nouvelle de l'eczéma que j'ai présentée à l'Académie de Médecine en 1911 et que j'ai désignée sous le nom de méthode des *mutations lactées*.

C'est bien plus la qualité du lait des femmes que l'on est porté à incriminer que sa quantité. Je n'ai pas encore obtenu de résultats concluants dans les recherches que je poursuis sur ce sujet avec M. Lavialle, chef du laboratoire de chimie à l'Institut de puériculture ; il est bien vraisemblable, cependant, que des substances eczématigènes, encore indéterminées, troublant les fonctions intestinales, sont éliminées par la glande mammaire.

Le *modus faciendi* que j'ai adopté pour traiter les petits eczémateux au sein, les plus nombreux, par les mutations lactées, est le suivant et le traitement adjuvant est des plus simples.

Je substitue d'abord deux ou trois prises de lait surchauffé ou homogénéisé, ou de lait frais aseptique, aux tétées au sein ; j'additionne chaque biberon, suivant les indications que j'ai fournies antérieurement à l'Académie sur l'emploi du citrate de soude, d'une cuillerée à café de la solution suivante pour 100 grammes de lait.

> Eau distillée .... 125 gr.
> Citrate de soude .... 3 gr.
> Sirop simple .... 25 gr.

Je conseille un bain d'amidon à 36 degrès dont la durée ne doit pas excéder cinq minutes. Lorsque l'enfant est séché avec du coton hydrophile, je le fais saupoudrer avec du talc de Venise. Cependant sur les parties suintantes de l'eczéma, sur les cuisses et les fesses je fais appliquer une couche de vaseline à l'oxyde de zinc, pour protéger la peau excoriée superficiellement contre le contact des urines et des déjections. (Vaseline 30 gr., oxyde de zinc 4 gr.).

Je fais aussi une onction avec cette pommade sur le cuir chevelu et sur les parties du visage où la sérosité de l'eczéma s'est concrétée en croûtes. Toutes ces régions sont recouvertes au besoin d'une couche de coton hydrophile.

Matin et soir je fais administrer à l'aide d'une poire en caoutchouc un lavement avec un verre d'infusion de camomille tiède ou plus simplement avec de l'eau bouillie.

Dans l'espace de quelques jours on voit ordinairement l'éruption s'amender sous l'influence de ce traitement. Les parties suintantes et livides s'épidermisent, bien que le derme conserve une coloration rouge vif pendant quelque temps. Les éruptions du visage se modifient plus vite en général que les érythèmes fessiers et cruraux. Dès le premier ou le deuxième jour, après l'allaitement mixte, les déjections présentent un aspect qui les rapproche de la normale. Il n'est pas rare que le lait des mères, n'étant plus tété que toutes les quatre ou cinq heures, diminue de quantité et qu'on soit obligé de fournir après une semaine ou deux, quatre ou cinq biberons à l'enfant.

Si l'on manie des laits surchauffés et homogénéisés, ou le lait frais trait aseptiquement de très bonne qualité, l'allaitement mixte ou même l'élevage artificiel peuvent être poursuivis sans danger ; d'ailleurs, en cas de besoin on pourrait toujours recourir au lait d'une nourrice, si le développement de l'enfant était retardé.

J'ai vu ainsi un grand nombre de cures très heureuses par l'allaitement mixte qui permet un sevrage graduel, inoffensif aussi bien pour la mère que pour l'enfant. Lorsque l'éruption persiste, malgré l'allaitement mixte, j'ordonne le sevrage complet du sein et l'eczéma cède rapidement à l'emploi exclusif du lait Lepelletier homogénéisé qui est surchauffé à 108°.

J'ai constaté également que l'eczéma infantile, atténué par l'allaitement mixte réduit à quelques placards au cou, sur la peau des aisselles, guérissait très vite lorsque les mères cessaient complètement de donner le sein.

Dans d'autres cas où le lait des mères était très peu abondant, j'ai substitué d'emblée au sein, l'allaitement artificiel avec ration plutôt forte additionnée de citrate de soude. J'ai obtenu ainsi en trois ou quatre semaines la guérison à peu près complète d'eczémas remontant déjà à deux ou trois mois, chez des enfants que l'on s'obstinait à laisser au sein, et qui étaient devenus atrophiques parce qu'on réduisait leur ration d'une manière excessive, ou parce que le lait des mères était insuffisant. On imputait à tort à la suralimentation des accidents qui étaient dus en réalité à la qualité défectueuse de la sécrétion lactée.

Chez plusieurs enfants de la ville, et à la nourricerie Parrot, j'ai vu des eczémas céder assez vite à la *mutation lactée*, par un simple changement de nourrice.

La méthode des mutations lactées m'a donné aussi d'heureux résultats dans les eczémas des nourrissons au biberon, qui sont plus rares mais aussi plus rebelles, que chez les enfants nourris au sein. Je substitue au lait ordinaire manié jusque-là, et souvent de qualité défectueuse, le lait Lepelletier homogénéisé que je fais additionner d'une cuillerée à café de la solution de citrate de soude, par biberon. Ce lait surchauffé et homogénéisé de très bonne qualité, donné en ration convenable, m'a permis maintes fois de guérir plus ou moins rapidement des eczémas invétérés au biberon.

La méthode des *mutations lactées* que je propose dans l'eczéma infantile s'appuie sur plusieurs centaines d'observations cliniques poursuivies dans des milieux divers : à la Goutte de lait de Belleville, à l'hospice dépositaire des Enfants-Assistés où j'ai pu montrer des exemples très probants d'amélioration et de guérison aux élèves de mon service et aux médecins qui suivent mon enseignement, enfin dans la clientèle privée, aussi bien sur des nourrissons au sein que sur ceux au biberon.

Dans un petit nombre de cas, chez des enfants que j'ai pu suivre, la méthode des *mutations lactées* s'est montrée inefficace. Il n'est pas rare d'ailleurs, dans les premiers mois qui suivent la disparition de l'éruption, de voir survenir quelques poussées fugaces qui cèdent aisément au traitement local.

Cette méthode est certainement inoffensive et ne peut produire aucun accident grave immédiat, car la guérison de l'éruption est lente et progressive et marche de pair avec le retour à la normale des fonctions digestives.

On redoute, non sans raison, les répercussions viscérales des grandes éruptions eczémateuses lorsqu'elles sont traitées par des topiques intempestifs, qui font rétrocéder soudainement les efflorescences cutanées ; la mort subite même n'est pas rare dans ces circonstances. Rien de pareil n'est à craindre avec les *mutations lactées* qui s'attaquent aux troubles digestifs pathogènes,

Peut-être pourrait-on reculer devant la substitution de l'allaitement artificiel à l'allaitement maternel pour guérir une affection qui ne menace pas immédiatement la vie du nouveau-né ?

Dans la classe riche, on a toujours la ressource de la nourrice sur lieu pour remplacer le lait de la mère.

Mais l'allaitement artificiel a fait de si admirables progrès, dus à la stérilisation, à la surchauffe, à l'homogénéisation, à la traite aseptique, que nous sommes autorisés à tenter aujourd'hui l'élevage au biberon avec une sécurité qui était inconnue de nos devanciers. Si l'on veut prolonger l'allaitement mixte, avec l'espoir que le lait de la mère s'améliorera qualitativement, on emploiera le tire-lait ou le succi-pompe pour activer la sécrétion du lait, qui ne sera que partiellement absorbé par le nourrisson.

Dans le cas où l'on échouerait dans le traitement de l'eczéma infantile par les *mutations lactées*, on pourrait recourir aux injections sous-cutanées d'eau de mer isotonique. Les premières recherches que nous avons présentées sur ce traitement à l'Académie de Médecine en 1907, en collaboration avec M. Quinton, ont été confirmées par un bon nombre d'observateurs, et notamment par MM. Tennesson, Jeanselme, etc.

Suivant les âges, on injecte 30 à 50 cent. cubes d'eau de mer isotonique sous la peau des nourrissons, à deux ou trois jours d'intervalles et suivant les circonstances ; on répète les injections de trois à seize fois.

Après la première ou la deuxième injection, il y a une véritable poussée aiguë, surtout au niveau de la tête et du cuir chevelu. Le suintement est très abondant, il détache les croûtes préexistantes. Puis la poussée s'éteint peu à peu et en une quinzaine de jours, la peau se sèche, reprend son aspect rose, normal. Cette poussée dont on doit prévenir les parents de l'enfant, n'a jamais eu d'inconvénients sérieux ; elle nous apparaît comme une sorte de dépuration nécessaire par la surface eczémateuse, qui serait un véritable émonctoire, suivant les vieilles doctrines humorales.

Dans 75 % des cas traités, la guérison ou une amélioration très sensible ont été obtenues.

Tel est le traitement employé systématiquement à l'hospice des Enfants-Assistés. Il est rare que la mutation lactée soit insuffisante.

Rappelons enfin quelques précautions hygiéniques et quelques considérations de thérapeutique locale dans certains cas spéciaux.

Il faut empêcher l'enfant de se gratter ainsi que de porter les mains aux parties malades.

L'alimentation de la nourrice ou de la mère qui allaite doit être surveillée. On supprimera les aliments trop acides, les choux, les asperges, le poisson et le gibier, la charcuterie, les fraises. On défendra l'alcool, le thé, le café.

L'eczéma sec ne doit être que poudré.

L'eczéma chronique et localisé demande un traitement local plus énergique, et on applique souvent la pâte de Lassar ichthyolée à 1 ou 3 pour 40 :

```
Ichthyol...............................   1 à 3 gr.
Lanoline...............................  ⎫
Vaseline...............................  ⎬
Amidon ................................  ⎬  aa 10 gr.
Oxyde de zinc .........................  ⎭
```

Lorsque l'eczéma est impétiginisé on obtient rapidement la chute des croutes par l'emploi de la pommade suivante :

```
Vaseliné...............................  60 gr.
Acide borique..........................   8 gr.
Précipité jaune .......................   1 gr.
```

Ce traitement local combiné aux mutations lactées, agit très vite.

La séborrhée du cuir chevelu, le chapeau comme on l'appelle dans le peuple, doit être enlevé préventivement par lavage à l'eau tiède savonneuse ou des frictions douces à la glycérine.

Dans quelques cas spéciaux et rebelles, on pourra essayer la thyroïdine (1, 2, 5, 10 centigr. par jour) suivant l'âge, qui aurait donné quelques succès, conseiller des préparations arsenicales faibles, enfin diriger les eczémateux chroniques, surtout s'ils sont enfants d'arthritiques et de goutteux, vers les stations thermales de la Bourboule, de Chatel-Guyon, où le traitement hydrominéral, adapté aux nourrissons, modifie heureusement leur état de nutrition générale. Le climat marin n'est pas contre-indiqué dans l'eczéma.

DERMATOSES MICROBIENNES

Nous ne nous occupons dans ce chapitre que des dermatoses infectieuses, dont l'agent microbien est déterminé, connu et spécifique ou à peu près spécifique.

L'INFECTION CUTANÉE ET LES PYODERMITES DU NOURRISSON

Les microbes qui donnent naissance aux suppurations cutanées se trouvent :

1° soit à l'état saprophytique, dans la couche cornée de l'épiderme ou dans les glandes de la peau.

2° soit sur la surface tégumentaire où ils sont déposés par un intermédiaire.

3° soit dans le courant sanguin et ils abordent la peau par les capillaires cutanés.

La flore microbienne de la surface cutanée est très riche, mais presque tout entière saprophytique à l'exception de deux espèces : le *streptocoque* qu'on rencontre rarement sur la peau saine, les *staphylocoques* pyogènes doré, blanc, citrin, etc., qui sont disséminés d'une façon à peu près constante sur la peau, dans la bouche et aux orifices naturels.

Le nourrisson, dont le revêtement épidermique est particulièrement fragile, présentera plus encore que l'enfant des pyodermites : la chaleur du maillot, le contact prolongé de l'urine et des matières fécales, l'abondance des sueurs, macèrent le tégument et déterminent des lacunes du vernis épidermique qui favorisent encore les pyodermites. La déchéance de l'organisme : débilité, athrepsie, les pyrexies graves, la tuberculose, la syphilis, la gastro-entérite créent un milieu tout préparé à cultiver les microbes pyocoques.

Secondairement à une lésion cutanée, l'infection peut apparaître, en particulier avec la gale, la varicelle, etc. ; — ou bien encore un germe particulièrement virulent déposé sur la peau même saine, peut donner une pyodermite.

Ainsi s'expliquent les véritables endémies dans certaines salles de malades à l'hôpital ou dans certaines familles miséreuses.

Les pyodermites par voie hématogène sont exceptionnelles. Elles font partie de la pyohémie.

Etude clinique. — La staphylococcie cutanée est très polymorphe. Deux aspects principaux sont à distinguer. Dans certains cas, en même temps que de l'impétigo, des croûtes du cuir chevelu ou des furoncles, l'on voit apparaître par poussées des *nodules intra-dermiques* multiples rénitents, tous du volume d'un petit pois environ. Quand on les ponctionne, on évacue un pus crémeux. Les phénomènes généraux, la douleur, l'inflammation sont variables, et l'on a pu distinguer des abcès chauds, et des abcès torpides, chacun d'eux pouvant être plus ou moins superficiel ou profond. Le pus évacué, la cavité se comble le plus souvent assez vite.

Dans d'autres cas, il y a *de petites vésico-pustules*, multiples, apparaissant comme des soulèvements de la couche cornée, formés d'emblée de pus jaune ou blanc ; ils siègent aux membres, et aux fesses ; quelquefois même ils sont généralisés et simulent la varicelle ; on ne les sépare que bien difficilement de l'impétigo ou de l'ecthyma.

Prophylaxie et traitement. — La propreté est le meilleur moyen de prévenir l'infection cutanée. A l'hôpital, la désinfection des mains du personnel, l'isolement des malades contaminés, la stérilisation des objets qui doivent toucher aux nourrissons sont les meilleures mesures pour enrayer la staphylococcie cutanée.

Dans les cas d'infections cutanées étendues, on peut donner des bains de sublimé à 1 pour 15.000, ou mieux toucher à l'eau d'Alibour diluée au quart ou bien encore étendre une solution de bleu de méthylène à 1 pour 100.

L'emploi de la pommade au précipité jaune et à l'acide borique, formulée au traitement de l'eczéma est extrêmement utile.

Les abcès superficiels ou profonds doivent être incisés le plus promptement possible.

Dans tous ces cas enfin, on recouvrira d'un pansement à demeure les lésions cutanées et l'on immobilisera les mains de l'enfant pour l'empêcher d'inoculer avec ses ongles les autres parties du tégument. On relèvera enfin l'état général soit en réglant son hygiène, soit en lui faisant des injections d'eau de mer ou de sérum artificiel.

IMPÉTIGO

Infectieux et contagieux, l'impétigo est caractérisé par des bulles purulents ou des pustules superficielles inoculables et auto-inoculables ; elles se dessèchent rapidement en croûtes mélicériques et guérissent sans laisser de cicatrices.

Apparaissant en peau saine, l'impétigo est dit *primitif*, et il possède tous ses caractères. Mais bien souvent une plaie ou une lésion cutanée est infectée par les pyocoques, microbes de l'impétigo. On dit alors qu'il y a *impétigo secondaire* ou mieux que la lésion primitive s'est *impétiginisée.*

L'impétigo peut se développer dans n'importe quelle partie du corps. Toutefois, il est surtout fréquent au visage et au niveau du cuir chevelu.

Les anciens cliniciens avaient été frappés de la prédominance de ses deux sièges, et ils en faisaient deux variétés.

Dans l'impétigo de la face, le visage est plus ou moins recouvert de disques croûteux, jaune d'ambre. Quand l'affection suit une marche chronique, les croûtes s'épaississent à leur face profonde, par suite de la sécrétion d'une nouvelle quantité de liquide. Entre temps, leur teinte change, devient brunâtre ou noirâtre, par suite de l'exsudation sanguine. Au niveau des commissures labiales, des sillons rétro-auriculaires, l'impétigo prend une disposition fissuraire et le fond apparaît recouvert d'un enduit opalin. C'est ce que l'on voit surtout sur les lèvres.

Au niveau du cuir chevelu, deux aspects sont fréquents : tantôt les croûtes traversées par un cheveu, forment de véritables petites granulations éparses à diverses hauteurs du cheveu, c'est l'*impetigo granulata* ; tantôt au contraire un grand placard croûteux recouvre une plus ou moins grande partie du cuir chevelu ; à sa périphérie suinte un liquide visqueux qui augmente encore, en se desséchant, la surface malade. Une odeur fétide s'exhale de la tête de l'enfant Le suintement peut venir couler sur le front ou derrière les oreilles ; l'impétigo du cuir chevelu coïncide alors avec l'impétigo du visage et un véritable masque croûteux emprisonne une grande partie de la surface de la tête : c'est l'*impétigo larvalis.*

Du prurit accompagne l'impétigo et le nourrisson s'inocule avec les ongles d'autres parties du corps; l'extension aux mains, (tournioles), aux avant-bras est particulièrement fréquente.

Les ganglions sont souvent enflammés ; ils suppurent parfois ; de même l'impétigo peut gagner en profondeur et aboutir à des abcès sous-cutanés;

atteindre la muqueuse buccale, nasale on conjonctivale et à ce niveau créer de nouvelles complications.

Tel est l'aspect clinique de l'impétigo, à première vue. Les dermatologistes par une étude plus fine de l'évolution de l'élément primitif distinguent différentes formes étiologiques de l'impétigo. « Une croûte n'est jamais qu'un élément secondaire » (Darier) et elle ne saurait caractériser une dermatose. Avec Sabouraud, on peut distinguer trois formes d'impétigo, qui relèvent de microbes différents.

1° *Impétigo streptococcique ou de Tilbury Fox.* — Il est très fréquent chez le nourrisson. L'élément éruptif primitif est une bulle séro-purulente flasque, à évolution excentrique, de la grosseur d'un grain de chènevis à celle d'une demi-noisette ; elle apparaît en quelques heures sur une base à peine rosée. En peu de temps le tout se sèche en une croûte jaunâtre ou brunâtre, discoïde, que la bulle ait été déchirée ou non. En quatre à huit jours, la croûte tombe, laissant une macule rosée, assez longtemps persistante.

L'éruption se compose d'une bulle unique ou de bulles plus ou moins nombreuses résultant d'inoculations simultanées ou successives.

Les sièges d'élection sont au visage, autour des orifices naturels, et aux extrémités, mais il peut se rencontrer sur tout le corps.

Anatomiquement la collection séro-purulente siège entre la couche cornée et la couche granuleuse de l'épiderme : c'est une bulle sous-cornéenne (Darier).

Le *pemphigus épidémique des nouveaux-nés,* ne serait, selon le même auteur, qu'une variété de l'impétigo streptococcique ?

Sans traitement peuvent surgir des complications : lymphangites, adénites, et alors peuvent apparaître de la fièvre, des troubles digestifs et une véritable streptococcie.

Les récidives sont fréquentes et ont pour origine une lésion streptococcique mal éteinte.

2° *Impétigo-vulgaire.* — Plus rare chez le nourrisson que la forme précédente, il est polymicrobien et souvent secondaire. C'est à lui que s'applique le terme populaire de *gourme.*

L'éruption prend souvent son origine autour des narines, de la bouche ou des yeux et coïncide alors avec une inflammation de ces orifices, d'où la description par certains auteurs d'un *impétigo des muqueuses :* il semble d'ailleurs que le coryza, la stomatite, la conjonctivite et les blépharites puissent aussi bien être la cause que l'effet de l'impétigo. L'essentiel est de les soigner simultanément.

C'est le plus souvent cette forme d'impétigo qui complique la phtiriase, la gâle, un lupus, une brûlure, une syphilide, etc.

L'impétigo granulata est le plus souvent un impétigo phtiriasique et en ce cas, il siège ou prédomine à la nuque. D'où la grosse importance de rechercher devant tout impétigo persistant, s'il n'existe pas une lésion primitive derrière l'impétigo et de la traiter.

3° *Impétigo staphylococcique ou de Bockhardt.* — Produit par le staphylocoque, il peut rentrer dans l'infection cutanée. Il est caractérisé par une pustule distendue par un pus jaunâtre et crémeux, souvent centrée par un poil et entourée d'une aréole congestive. La grandeur de l'élément varie d'une tête d'épingle à une lentille. Les pustules sont souvent nombreuses et en général groupées dans une région. Le cuir chevelu est son siège de prédilection.

Anatomiquement la cavité est en plein corps muqueux de l'épiderme et par conséquent plus profonde que dans l'impétigo streptococcique.

En un mot, c'est la staphylococcie cutanée la plus superficielle et la plus bénigne. Elle coïncide souvent avec des folliculites et des formes plus profondes d'infection cutanée.

Complications. — L'impétigo est contagieux et par suite la diffusion de l'affection, soit le sur malade, soit chez les personnes de l'entourage par un contage direct ou indirect, constitue la complication la plus fréquente. Un abcès du sein chez la nourrice, un sycosis de la barbe chez le père de l'enfant, un impétigo qui apparaît chez les frères ou sœurs du malade, voilà les accidents qu'il faut éviter par l'isolement du nourrisson atteint d'impétigo, ou tout au moins par un pansement occlusif à demeure de la zone impétiginisée.

Chez le malade, l'impétigo laisse souvent des *reliquats chroniques* (Sabourand) : rougeurs croûteuses rétro-auriculaires, périnasales, perlèche, blépharite, orgéolet, et même dartres volantes. Ces infections chroniques et les adénites qu'elles entretiennent font partie du tableau du lymphatisme et de la *scrofule* tracé par les anciens auteurs.

Le *favus* du cuir chevelu peut créer quelques erreurs que seul l'examen microscopique du cheveu permettra d'éviter en cas de doute. L'*eczéma* enfin lorsqu'il s'impétiginise, conserve sa configuration spéciale et se reconnaît aisément.

Après sa cicatrisation, l'impétigo en aires du cuir chevelu, laisse des alopécies temporaires qui rappellent des *plaques de pelade*. Mais toujours, même après l'impétigo le plus tenace, les cheveux repoussent rapidement.

Le *pronostic* est bénin en général, mais l'affection peut être longue, soit par les auto-inoculations successives, soit par les pyodermites secondaires, soit par le terrain cachectique ou lymphatique du nourrisson, dont l'impétigo n'est qu'un symptôme.

Traitement des impétigos. — Il sera avant tout *local*. On commence par déterger les croûtes par des cataplasmes de fécule, appliqués froids, et après chaque cataplasme, on touche à l'eau d'Alibour au tiers. On applique ensuite une pommade ou pâte. Aux Enfants-Assistés, nous avons eu les meilleurs résultats par de simples applications de bleu de méthylène à 1 pour 100. Les pommades à l'acide borique, vaseline à 4 pour 30 donne aussi de bons résultats. Pour éviter les auto-inoculations, il faut empêcher le nourrisson de toucher à ses lésions d'impétigo, et souvent il faudra lui attacher les mains ; pour éviter la dissémination, il faut isoler les malades atteints d'impétigo et exiger du personnel infirmier les plus grands soins d'asepsie et d'antisepsie des mains et du matériel de pansement.

Les adénites avec abcès sont fréquentes. Il est tout à fait exceptionnel aujourd'hui de voir de graves complications oculaires : kératite phlycténulaire suivie d'ulcération de la cornée et de taies cicatricielles ou même de fonte purulente de l'œil.

Plus rares encore sont les complications viscérales. On a signalé toutefois la mort par néphrite et urémie.

Diagnostic. — A la période initiale la bulle d'impétigo peut être prise pour la bulle d'une *varicelle* ou d'une *brûlure* du deuxième degré. L'*ecthyma* est plus profond ; il est ulcéreux, ses bords sont à pic.

A la période croûteuse, le diagnostic s'impose en général. L'important n'est pas de distinguer la forme de l'impétigo, mais de déterminer s'il est primitif ou secondaire. Il faudra donc rechercher avec grand soin la cause initiale de l'impétigo et spécialement s'il n'est pas d'origine parasitaire, traiter la lésion primitive, soigner les inflammations oculaires, nasales ou buccales concomitantes et veiller longtemps aux reliquats chroniques.

Le traitement interne sera purement hygiénique et consistera dans une alimentation suffisante et bien réglée.

ECTHYMA

L'ecthyma est une *pyodermite pustulo-ulcéreuse* dont l'agent microbien semble être le streptocoque. Il débute comme l'impétigo, par une pustule, mais il en diffère par la grandeur de ses éléments et leur caractère ulcéreux.

La pustule s'est rapidement recouverte d'une croûte ; celle-ci recouvre une ulcération, arrondie ou ovalaire, entamant le derme ; son fond est rouge ou blanchâtre, ses bords sont réguliers et à pic. Dans les cas favorables, la guérison se fait par bourgeonnement en deux à quatre semaines, laissant une *cicatrice* souvent pigmentée à son pourtour.

Les éléments sont en général en petit nombre, souvent d'âge différent.

Chez le nourrisson, l'ecthyma se localise le plus souvent au siège, aux cuisses et au dos. Il forme parfois de vastes placards ecthymateux, créés par la confluence des éléments qui n'apparaissent avec leurs caractères qu'au pourtour C'est l'*ecthyma térébrant* qui n'atteint guère que les nourrissons chétifs mal nourris.

Le *traitement* consiste dans le repos horizontal; on couche l'enfant sur le ventre dans le cas d'ecthyma du dos ou du siège. Après le bain quotidien, on touche à la teinture d'iode diluée ou à l'eau d'Alibour au tiers et on poudre la cavité avec des poudres antiseptiques, dermatol, salol, etc.

On surveillera attentivement l'hygiène du nourrisson.

GANGRÈNE DISSÉMINÉE DE LA PEAU (1)

La gangrène disséminée de la peau bien décrite au point de vue clinique dès 1852 par Bouley et Caillant a été nettement individualisée en 1879 par O. Simon, sous le nom de « gangrène cachectique multiple de la peau. »

(1) Cette description est due au Dr ZUBER, Chef du laboratoire de bactériologie de l'Hospice des Enfants-Assistés.

On divise aujourd'hui les gangrènes en deux variétés (J. Renault) : la gangrène dissiminée post-ulcéreuse, qui peut se greffer sur toutes les pyodermites et la gangrène dissiminée infectieuse, qui est primitive, survient d'emblée, sans lésions préalables de la peau et s'accompagne de complications générales infectieuses.

Etude clinique. — *Gangrène disséminée post-ulcéreuse.* — La varicelle gangréneuse en est le type. Précédée souvent d'un rash scarlatiniforme, la gangrène se développe soit dès les premiers jours de la varicelle et, dans ce cas, les poussées éruptives, comme nous l'avons montré, sont d'une gravité décroissante, soit à son déclin. Les éléments gangréneux se rencontrent à côté des éléments banaux et peuvent prendre l'aspect d'ulcérations grandes comme des pièces de cinquante centimes ou d'un franc. Quand elles sont confluentes elles forment de vastes plaies à contour irrégulier. Elles siègent partout, surtout au ventre, aux fesses, au cuir chevelu.

Superficielle ou profonde, elle peut atteindre les muscles et donner lieu à des fusées purulentes allant jusqu'aux os.

Les plus petites plaques de gangrène ne sont formées que par une petite croûte noirâtre adhérente au tissu sous-jacent. Les autres sont constituées au centre par une eschare noire, dure, insensible, entourée d'une zône inflammatoire, elle-même limitée par un liseré rouge vineux. Un sillon d'élimination se creuse peu à peu entre la zône inflammatoire et la zône mortifiée, d'où s'écoule une sérosité parfois roussâtre et fétide. L'eschare n'est plus adhérente que par sa face profonde, mais elle ne peut être enlevée même avec une assez forte traction. Après un temps prolongé, elle se détache seule, laissant après elle une ulcération à bords taillés à pic, à fond rosé qui bourgeonne ; la réparation est assez rapide.

La guérison s'observe dans la moitié des cas ; mais il en est où surviennent des complications : fièvre, diarrhée, broncho-pneumonie qui emportent le malade. Elles se développent dans les formes à plaques de gangrène nombreuses et étendues et sont annoncées parfois par un arrêt du processus de nécrose.

La varicelle gangréneuse semble d'une durée plus grande et d'un pronostic plus sévère que les gangrènes post-ulcéreuses consécutives aux simples lésions, d'impétigo.

Gangrène disséminée infectieuse primitive. — Elle se caractérise par l'apparition de lésions gangréneuses de la peau au cours d'une maladie infectieuse.

La maladie s'annonce par des phénomènes généraux graves, puis apparaissent sur la peau des éléments bulleux, des placards d'érythème, des nodosités d'érythème noueux, des taches purpuriques. Dès le deuxième jour se forment des bulles ou des phlyctènes à liquide violacé, sur quelques-uns seulement de ces différents éléments ; elles crèvent, laissant écouler un liquide séro-sanguinolent et faisant apparaître le derme noir, flétri, desséché, comme nécrosé. Ces eschares, en général non entourées d'une zône inflammatoire, s'éliminent en quelques jours en laissant à leur place une ulcération superficielle. L'état général reste grave, la fièvre élevée, le teint plombé, la langue sèche ; le ventre est ballonné, il y a de la diarrhée et l'enfant presque toujours succombe dans un état typhoïde.

Pathogénie. — Si la pathogénie de la gangrène cutanée est encore obscure sur bien des points, le rôle des agents microbiens, comme cause efficiente, semble aujourd'hui indiscuté.

L'influence d'un mauvais état général prédispose à la gangrène mais ne l'explique pas à elle seule. La rougeole semble constituer une condition particulièrement favorable à son développement. La compression des régions fessières, des talons, de l'occiput, du sacrum contribue à expliquer la localisation du processus.

L'infection de la peau soit par embolies microbiennes sanguines, soit par transport direct des germes au niveau des tissus à vitalité affaiblie, est la condition essentielle de la lésion.

On a incriminé le rôle efficient, à la faveur de la cachexie, des microbes ordinaires de la suppuration, mais les recherches plus récentes de Veillon et Hallé, de Auché (de Bordeaux) font intervenir soit le rôle des microbes anaérobies, soit les propriétés nécrosantes du staphylocoque doré. Ce sont là deux genres de faits qui méritent d'être nettement séparés.

Traitement. — Les mesures de propreté rigoureuse chez le nourrisson le préserveront des accidents gangréneux. Les cas observés de contagion prescrivent l'isolement des malades atteints. Le traitement curatif comprend les pulvérisations faiblement antiseptiques, les lotions à l'eau d'Alibour, à l'eau oxygénée, au permanganate de potasse, l'emploi des poudres d'iodoforme, de sous carbonate de fer, d'ectogan. La vaccinothérapie de Wright pourra être tentée dans les cas de nécrose à staphylocoque doré à l'état de pureté.

PEMPHIGUS CONTAGIEUX DU NOUVEAU-NÉ ET DU NOURRISSON

Sous ce nom, on comprend une éruption bulleuse primitive et semblant spontanée, qui en réalité est contagieuse et inoculable.

Anatomie pathologique. — Il s'agit d'un impétigo bulleux. A une phase de congestion du derme, succède un stade d'œdème dermique, puis épidermique ; le liquide exsudé, dissociant les cellules de la couche granuleuse, se crée une cavité par clivage entre la zône cornéenne qui constitue son plafond et le corps muqueux de Malpighi qui forme son plancher. Le liquide est citrin, transparent, albumineux, il contient des leucocytes et des hématies. Après s'être étendue jusqu'à atteindre la surface d'une pièce de deux francs et davantage, la bulle se trouble, puis se rompt. La réparation se fait alors assez vite, sans laisser de cicatrice.

Dans le liquide des bulles, on a trouvé parfois des microbes, le plus souvent le staphylocoque doré ou blanc ; un diplocoque spécial et peut-être en outre le streptocoque. L'agent virulent n'est pas, en somme, déterminé.

Etiologie. — Le pemphigus existe à l'état sporadique, mais il revêt le plus souvent l'aspect épidémique parmi les nourrissons et on l'observe surtout dans les crèches, et dans les maternités. Vidal a montré qu'on peut inoculer et auto-inoculer le contenu des bulles. Quelques auteurs signalent même la transmission du pemphigus de l'enfant à la nourrice. Dans les crèches, la transmission doit être le plus souvent indirecte et se faire par l'intermédiaire des mains du personnel soignant ou par les objets de toilette, la baignoire par exemple.

L'état général joue un certain rôle, et c'est surtout chez les débiles, les enfants affaiblis par une gastro-entérite ou l'hypoalimentation, chez les athrepsiques ou chez les enfants qui viennent de faire une rougeole qu'on rencontre le pemphigus.

Quoi qu'il en soit, il apparaît donc comme infectieux, épidémique et contagieux.

Symptômes. — Tantôt le début se manifeste par quelques troubles : agitation, malaise, élévation thermique, vomissements ; tantôt l'éruption est le premier symptôme.

Il existe d'abord une tache rouge arrondie ; en quelques heures, à ce niveau l'épiderme est soulevé par un liquide clair qui le distend et forme une bulle de la grosseur d'une lentille à une noix. Quelquefois le liquide se teinte en rose ou rouge, c'est le *pemphigus hémorrhagique*. Le plus souvent, la phlyctène se trouble, devient opaline on jaune en même temps qu'elle s'entoure d'une légère collerette inflammatoire.

Au bout d'une journée, elle se flétrit, se rompt et se recouvre enfin d'une croûte qui tombe en peu de jours.

Les bulles sont en général discrètes, an nombre de 10 à 30, disséminées sur le corps, le cou, les membres ; elles se localisent souvent au niveau des plis de flexion. Rarement elles sont cohérentes. Jamais elles n'existent sur la paume des mains ni la plante des pieds.

L'éruption comprend une série de poussées successives et souvent on voit des stades différents de l'affection chez le même enfant : ici des taches rouges, là des bulles, plus loin une croûte nummulaire, plus loin encore, la surface arrondie, d'abord rouge, plus tard brune, qui succède à la chute de la croûte. Dans certains cas, il existe à ce niveau une desquamation plus ou moins intense (pemphigus foliacé de Cazenave).

Pronostic. — L'affection, dans les cas habituels, dure de deux à six semaines et le pronostic est bénin en général.

On signale toutefois quelques morts dans les pemphigus très étendus, prolongés et compliqués surtout de broncho-pneumonie, de gastro-entérite.

Exceptionnellement la bulle suppure et sert de porte d'entrée à une infection générale grave.

Il faut pourtant devant tout pemphigus du nourrisson faire des réserves sur la guérison définitive, craindre les poussées subintrantes d'une éruption à répétition, qui devient chronique, presque interminable .

Diagnostic. — Avant tout, il faut éliminer le *pemphigus syphilitique*. Celui-ci siège à la plante des pieds et à la paume des mains ; il est congénital. Le liquide est presque toujours teinté de sang et renferme des tréponèmes en quantité colossale. On recherchera de plus d'autres lésions syphilitiques : coryza, syphilides de la région ano-génitale, etc.

La *varicelle bulleuse*, rare d'ailleurs, se dissémine sur tout le corps et atteint même le cuir chevelu et la face, habituellement respectée dans le pemphigus contagieux.

Dans l'*urticaire bulleuse* et l'*érythème bulleux*, les éléments éruptifs ne prêtent guère à confusion.

L'*impétigo* se rapproche davantage du pemphigus, mais son stade croûteux plus prolongé, son siège de prédilection à la face et au cuir chevelu tranchent le diagnostic.

Les *toxidermies bulleuses* (antipyrinides, iodides, bromides) ont une évolution et un aspect spécial qui rappellent de loin seulement le pemphigus.

Les phlyctèmes enfin qui se trouvent dans la *gangrène, les brûlures du second degré*, la *vésication* ont une étiologie trop nette pour faire penser au pemphigus épidémique.

Traitement. — Est prophylactique et curatif.

Pour assurer la prophylaxie du pemphigus, il faut isoler tous les enfants atteints de l'affection ; toutes les personnes qui soignent ou approchent le malade doivent prendre les précautions habituelles d'antisepsie : blouse spéciale recouvrant les vêtements, lavage soigné des mains, désinfection de la literie et du linge de l'enfant après guérison, etc....

Le traitement curatif est simple. On se contente de toucher les bulles et leur pourtour avec un coton imbibé de la solution de bleu de méthylène à 1 pour 100 et l'on poudre ensuite avec :

```
Talc ...........................   8 parties
Acide borique ................   1    —
Craie préparée ...............   1    —
```

Comby conseille un bain journalier dans une solution de sublimé à 1 pour 10.000.

PEMPHIGUS CONGÉNITAL

C'est une aptitude morbide, héréditaire et familiale, de l'épiderme à faire des bulles sous l'influence de l'irritation mécanique la plus légère (Jeanselme). C'est une affection très rare. On en connaît deux degrés.

Pemphigus héréditaire traumatique simple.

Sous l'influence de chocs, de la pression des vêtements, chaussures, etc., se forment des ampoules séreuses, bien tendues, qui se produisent moins d'une heure après le traumatisme, sans douleur. Elles se dessèchent et guérissent assez vite, si elles ne s'infectent pas.

Pemphigus congénital à tendance cicatricielle.

Dès les premiers jours de la naissance, des bulles se produisent presque incessamment sur les régions exposées aux traumatismes les plus légers. Les régions qui ont été les plus atteintes, présentent au bout de quelque temps une peau cicatricielle, amincie, lisse et luisante comme une pelure d'oignon. Çà et là, viennent poindre à ce niveau de très petits grains blancs opaques ; ce sont des *kystes de milium.* Anatomiquement, selon Darier, ils répondent à des dilatations de canaux sudoriques, à contenu corné.

Ces deux malformations cutanées ont tendance à s'atténuer avec l'âge.

Le *traitement* consiste à éviter avec grand soin tous les traumatismes.

L'ÉRYSIPÈLE CHEZ LE NOURRISSON

Chez le nourrisson comme chez l'adulte l'érysipèle est une dermite streptococcique œdémateuse. Il offre dans le premier âge, un aspect et une évolution clinique spéciale. Nous décrirons successivement .1º l'érysipèle du nouveau-né et de l'enfant, de moins de trois mois ; 2º l'érysipèle du nourrisson qui a dépassé cet âge.

ÉRYSIPÈLE DU NOUVEAU-NÉ ET DU NOURRISSON AU-DESSOUS DE TROIS MOIS:

Bien connu et bien étudié par les anciens auteurs, Trousseau en trace un tableau saisissant dans ses cliniques de l'Hôtel-Dieu.

Etiologie. — L'érysipèle du nouveau-né se voit surtout à l'hôpital et coïncide habituellement avec l'infection puerpérale de la mère ; ce fait, déjà mis en évidence par Lorain, nous est aisé à comprendre, actuellement que nous connaissons l'identité microbienne dans les deux affections. Parfois, la mère présente simplement une lymphangite du sein.

· La porte d'entrée la plus fréquente est la plaie ombilicale ; mais ce peut être également une pustule vaccinale ou n'importe quelle plaie cutanée, circoncision ou simple érosion par le forceps dans certains cas. De toutes façons, la contagion se fait après l'accouchement.

Symptômes. — Il apparaît en général dès les premiers jours non à l'ombilic, mais au niveau du pénil. « Il est caractérisé par la rougeur vive de la peau, par « la dureté et la rénitence du tissu cellulaire sous-jacent. En même temps, « l'enfant tombe dans un état d'abattement profond, mais il a à peine de « fièvre. S'il est vigoureux l'affection paraîtra peu de chose et pourtant « vous devrez redouter une terminaison fatale : demain l'érysipèle aura gagné « le scrotum ou la vulve ; bientôt il s'étendra aux cuisses, envahira les jambes, « remontera sur le ventre, sur le tronc. Au bout de deux ou trois jours, une fièvre

« violente s'allume ; l'enfant sera dans un état d'agitation excessive et à cette
« agitation succède un collapsus qui terminera la scène au cinquième, sixième
« ou septième jour. » (Trousseau). C'est donc un érysipèle essentiellement
serpigineux et ambulant.

Complications. — Exceptionnellement l'érysipèle se prolonge, de vingt, à
trente jours et l'on a signalé quelques cas de guérison, mais on peut dire que
la mort est la terminaison le plus habituelle. Quelques complications ont parfois
le temps de surgir. Tels sont les phlegmons qui parfois semblent atténuer la
virulence de l'affection, la gangrène qui, au contraire, a la plus fâcheuse influence,
la phlébite de la veine ombilicale qui se complique d'une phlébite de la veine
porte, la péritonite purulente et même la pleurésie à streptocoques.

L'autopsie seule met souvent en évidence ces complications.

Anatomie pathologique. — La peau sur le cadavre est pâle et a perdu la coloration rougeâtre qu'elle présentait pendant la vie. Elle est dure au toucher par
suite de l'infiltration sous-dermique abondante.

Au microscope, apparaissent de nombreux streptocoques localisés dans le
tissu cellulo-adipeux, au milieu des travées qui séparent les lobules adipeux
les uns des autres. Les microbes sont nombreux aussi autour des vaisseaux.
Ce qui frappe, c'est surtout l'absence de réaction leucocytaire, et si les lymphatiques sont distendus, c'est par des ébauches de bouchon formées par l'infiltration microbienne elle-même, plus que par des leucocytes.

Ce défaut de défense phagocytaire favorise l'extension de la plaque et
explique le type ambulatoire si fréquent de l'érysipèle du nouveau-né.

Diagnostic. — Il est facile avec les érythèmes et l'eczéma rubrum dans
lesquels la température reste normale ; il est délicat avec les lymphangites
périombilicales streptococciques. Le *bourrelet* dans l'érysipèle qui limite la
plaque permet seul de faire le diagnostic entre ces dermites de nature très voisine.

Traitement. — Préventif, il consiste à séparer l'enfant de la mère qui a présenté des accidents infectieux, à pratiquer l'asepsie du pansement du cordon.

Le seul traitement qui m'ait donné une proportion importante de guérison
est celui proposé par Soubbotine. Il consiste dans des onctions matin et soir
de la plaque érysipélateuse avec la pommade suivante :

> Onguent napolitain..................... 20 gr.
> Axonge............................... 40 gr.

On déborde l'éruption avec la pommade et on recouvre d'une couche de
coton hydrophile. Nous avons eu avec cette méthode des succès nombreux.

ÉRYSIPÈLE DU NOURRISSON AU-DESSUS DE TROIS MOIS

Il diffère surtout du précédent par son mode de début ; l'infection initiale
apparaît habituellement au visage, par le nez, la paupière, le conduit auditif,
le point de départ de l'agent infectieux semble siéger dans les muqueuses
de la face.

Il apparaît d'abord comme une plaque rouge luisante, à contour net formant bourrelet, la plaque progresse et s'étend avec une grande rapidité, gagne la face, le cuir chevelu, le cou, descend sur le tronc et les membres et, dans l'espace de huit à dix jours, parcourt successivement la plus grande partie de la surface cutanée. Le tableau clinique rappelle celui de l'érysipèle migrateur du nouveau-né tracé par Trousseau. A partir de six mois et surtout de un an, il est possible de voir l'érysipèle rester cantonné au visage sans gagner le reste du corps ; la gravité devient moindre. Dans les formes généralisées, alors même qu'on croit l'affection éteinte, sur les premières régions qui ont été envahies par le processus streptococcique, on voit se former des abcès multiples, soit sur le trajet des lymphatiques, soit disséminés. Il est rare que ces enfants, même s'ils ont résisté à l'évolution extensive de l'érysipèle, puissent survivre à l'ouverture des foyers purulents multiples qui se sont formés sous la peau dans toutes les parties occupées d'abord par l'érysipèle.

Le diagnostic est généralement aisé, surtout si l'on a assisté au début des accidents et a l'extension de la plaque érysipélateuse. Exceptionnellement on rencontre des érythèmes très intenses, à rougeur très vive et très étendue qui rappellent l'aspect de l'érysipèle, mais ils sont en général apyrétiques.

Le traitement ne diffère pas de celui qu'on applique chez le nouveau-né. Le regretté Dr Barthelémy (de Nantes) a confirmé nos observations sur ce point. Il a publié un beau cas de guérison inespérée dans la *Clinique Infantile*. On a proposé aussi d'employer le collargol en friction et l'électrargol en injections.

Voici une observation recueillie dans mon service de l'hôpital des Enfants malades par mon interne M. Eschbach, et montrant les bons effets du traitement de Soubbotine.

Erysipèle migrateur chez un nouveau-né
guéri par des applications d'onguent mercuriel.

L'érysipèle migrateur s'étendant successivement à toute la peau du corps est mortel, en général, chez les enfants dans les deux premiers mois de la vie, d'après Trousseau et les cliniciens les plus compétents. Voici un cas dans lequel la guérison a été obtenue par des applications répétées d'onguent mercuriel.

Fille de 7 semaines, née à terme. Accouchement normal. Elevée au sein.

Histoire de la maladie :

L'affection a commencé dans la nuit du 30 au 31 octobre 1905, sous forme d'une tuméfaction étendue et rosée, apparue sans raison apparente dans la région de la nuque ; de là, elle a gagné le tronc et les bras. La mère nous apporte l'enfant le 2 novembre au matin, à la consultation externe de l'hôpital des Enfants-Malades.

Alors, la tuméfaction occupe la joue gauche, le cou, la moitié supérieure du thorax en avant et en arrière, les deux membres supérieurs. Cette tuméfaction est rouge, surtout à sa périphérie, et nettement limitée par un bourrelet saillant, dur, donnant à la vue et au palper l'impression d'un derme infiltré et tendu. Ce bourrelet est très accusé sur la joue ; très développé sur les deux bras rouges et tuméfiés, s'arrête au poignet d'un côté, sur le dos de la main de l'autre côté ; il se termine par un liseré irrégulier sur le thorax.

La température est de 39°.

L'enfant pèse 4 kg. 500.

Le diagnostic d'érysipèle s'impose ; sa cause reste ignorée ; le pronostic est grave, puisqu'il s'agit d'un érysipèle migrateur de nouveau-né. M. Variot conseille à la mère d'enduire la peau érysipélateuse, particulièrement à sa limite avec la peau saine, avec une pommade ainsi composée :

> Onguent mercuriel .... 10 gr.
> Axonge benzoïnée .... 30 gr.

On prescrit trois bains tièdes par jour et, en outre, des enveloppements avec des compresses imprégnées de décoction de fleurs de sureau.

3 novembre. — La joue pâlit ; les deux bras sont encore tuméfiés ; le bourrelet descend plus bas sur le thorax, il a l'aspect d'une ligne festonnée qui s'arrête à 3 cm. au-dessus de la rainure interfessière.

Le 4, le bourrelet a quitté la joue et les bras.

Le 6, c'est, aujourd'hui, la partie inférieure du tronc qui est envahie : le gonflement vulvaire est très accusé ; les fesses sont très tuméfiées ; le bourrelet s'arrête à la moitié supérieure des cuisses. Sur la fesse droite existe une phlyctène suppurée.

Le 7, l'érysipèle s'étend visiblement ; la vulve et les fesses se dégagent ; sur la cuisse droite seulement le bourrelet a gagné et s'étend jusqu'au creux poplité. La phlyctène est détergée ; il n'y en a pas de nouvelle.

La température est à 37°5.

L'enfant est pâle ; il pèse 4 kg. 070.

Le 8, la plaque restante est éteinte à son tour ; il ne reste plus sur les cuisses que des taches rouges et épaissies, parsemées çà et là.

Le 10, les lésions ont à peu près complètement disparu.

Le 12, la guérison semble complète. L'enfant desquame en larges placards sur toute la peau, surtout des bras. Le derme du dos est encore au toucher un peu épaissi.

L'enfant tête bien, dit la mère ; il pèse 4 kg. 540 ; il a donc, en cinq jours, regagné 380 gr.

L'emploi de l'onguent mercuriel, dans ces circonstances, a donné des résultats inespérés. Il est possible que les vapeurs mercurielles en pénétrant dans le derme entravent la pullulation des streptocoques même dans le deuxième âge. C'est donc une des substances antiseptiques les plus puissantes dont nous disposions, comme l'a si bien remis en lumière, récemment, M. Just Lucas Championnière.

DERMATOSES PARASITAIRES

DERMATOSES D'ORIGINE ANIMALE

Phtiriase — On désigne ainsi l'ensemble des manifestations objectives et fonctionnelles produites par les poux.

Chez l'adulte on rencontre trois espèces distinctes de poux. Chez le nourrisson, on rencontre surtout deux espèces : le pou de tête et le pou de corps, exceptionnellement le pou du pubis.

Le *pou de tête* est assez fréquent dans le premier âge, surtout après les six premiers mois. Dans les formes discrètes, on a quelques excoriations de grattage au niveau de la nuque et l'on doit rechercher les *lentes* dans les mèches profondes des cheveux.

Dans les formes plus marquées, les lentes ou œufs de l'insecte sont très abondantes. Ovoïdes, résistantes, collées au cheveu, elles ne peuvent guère être confondues avec la squame aplatie et non adhérente du pityriasis capitis.

Dans les formes invétérées, les réactions du cuir chevelu, les lésions de grattage sont plus marquées, et peuvent aboutir à l'*impétigo granulata*, et il faut rechercher toujours, devant un impétigo rebelle de la nuque, la présence de lentes, signature de la phtiriase.

La *phtiriase du corps* n'est pas exceptionnelle. On recherchera les œufs et le parasite dans les coutures de la brassière et des vêtements.

Le *pou du pubis* a souvent un siège anormal. On l'a signalé dans les sourcils et les cils, où nous l'avons rencontré plusieurs fois.

Traitement. — Les cheveux sont coupés ras en cas de poux de tête et savonnés au panama. On peut encore s'il y a phtiriase impétiginisée mettre sur le cuir chevelu une épaisse couche de vaseline qu'on recouvre d'un casque ouaté. Les parasites sont retrouvés morts dans l'ouate, le lendemain matin, étouffés par la vaseline. Cette méthode très simple due à Ollivier est extrêmement efficace. Pour la destruction des lentes, on imbibe pendant quelques heures la chevelure de vinaigre chaud contenant du sublimé (1 pour 300) et, avec un peigne fin, on détache des cheveux un grand nombre de lentes dont la bague de chitine a été ramollie par le vinaigre. Ce traitement doit être continué jusqu'à disparition complète des lentes.

Gale. — La gale est loin d'être exceptionnelle chez les nourrissons qui partagent le lit de leurs parents.

Semblable à la gale de l'adulte, en ce qu'elle n'est prurigineuse que la nuit, et qu'elle respecte la face, elle a pourtant quelques caractères particuliers : les sillons et les vésicules sont rares et souvent même manquent. Ce sont plutôt des pustulettes, disséminées sur le corps, prédominantes aux mains et aux pieds et surtout aux talons, au pourtour des malléoles et à la paume de la main.

A cause de la fragilité de son tégument, le nourrisson présente une gale impétiginisée et presque constamment, des infections secondaires plus ou moins profondes s'installent : impétigo, ecthyma, furonculose, folliculites, abcès sous-cutanés.

Le diagnostic est délicat, si l'on voit le nourrisson isolément. Il est aidé par les commémoratifs, par les déclarations et l'examen des parents ou de la nourrice qui se plaignent de démangeaisons nocturnes. Toute gale diagnostiquée chez une nourrice entraîne le traitement du nourrisson pour la même affection.

Traitement. — Dans un grand bain simple, on fait un savonnage soigné de tout le corps, puis on frictionne avec :

<pre>
Baume du Pérou .... 20 gr.
Huile d'olive .... 100 gr.
</pre>

On laisse la mixture pendant toute la nuit, on met à l'enfant gants et chaussettes pour mieux la maintenir au contact des régions les plus atteintes ; le lendemain matin, on donne encore un bain savonneux. On fait ce traitement trois jours consécutifs pour obtenir en général la guérison. On peut recourir aussi à la pommade soufrée d'Helmerich après savonnage.

Si la peau est très irritée après le traitement, on donne un bain de son ou d'amidon.

Il faut naturellement passer le linge à l'étuve et soigner simultanément les autres galeux de la famille pour éviter les réinfections.

Dermatoses cryptogamiques

Ce sont les teignes, dues à des champignons, mucédinées qui atteignent les poils dans leur racine, envahissent le follicule ainsi que l'épiderme de surface. Hautement contagieuses, d'une tenacité proverbiale, souvent délicates à dépister, elles doivent être d'autant mieux connues que, seuls, les enfants sont aptes à les contracter. La transmission se fait par contact direct, ou par l'intermédiaire d'un objet de toilette.

On peut rencontrer dans le premier âge trois sortes de teignes :

La teigne faveuse ;

La teigne tondante à petites spores ;

La teigne tondante à grosses spores.

Teigne faveuse. — C'est de toutes les teignes, la plus fréquemment signalée chez le nourrisson. Le cuir chevelu est le siège de prédilection du favus. Au début, l'achorion y végète en surface, dans l'épiderme seulement, et y cause des taches rouges et squameuses qui passent généralement inaperçues.

En quelques semaines, chaque tache rouge péripilaire se transforme en une vésicule de nuance jaune soufre, dont le centre est perforé par le poil et dont la circonférence forme bourrelet : c'est le *godet favique.* Tantôt les godets restent isolés les uns des autres : c'est le favus urcéolaire ; tantôt ils forment une plaque squameuse, plus ou moins couverte de croûtes grisâtres : c'est le favus squameux. Les cheveux sont en partie tombés ; ceux qui restent sont ternes, décolorés ; ils ne se cassent pas et viennent facilement à la traction, avec leur racine entourée d'une gaîne hyaline. Par auto-inoculation, d'autres centres faviques se développent. Ils font tache d'huile, gagnant par leur périphérie, pouvant atteindre les dimensions d'une pièce de cinquante centimes et confluer. La partie centrale guérit peu à peu ; mais les cheveux tombés ne repoussent pas. Le favus mène à une alopécie cicatricielle, à surface lisse vernissée et rouge, laissant entre les plaques quelques cheveux de force et de longueur normale. A peu près constamment, le favus laisse une bordure de cheveux sains sur le pourtour de la tête.

Dans certaines formes, il n'y a pas de godets : forme pityriasique, forme impétigineuse, forme alopécique.

Pour trancher le diagnostic on arrache un cheveu, on le dépose sur une lame porte-objet où l'on a versé une goutte de potasse caustique en solution à 40 %. Après avoir recouvert d'une lamelle, on porte à l'ébullition sur un bec Bunsen et l'on examine au microscope. Le cheveu, devenu transparent, laisse voir nettement le champignon parasite.

Le traitement consiste à enlever avec la curette mousse les godets ramollis par des cataplasmes ; puis on pratique une épilation méthodique. Il faudra surveiller la guérison par une observation prolongée. La radiothérapie donne également de bons résultats.

Teignes tondantes. — Elles rendent, à l'inverse du favus, les cheveux cassants et déterminent des aires glabres rappelant une tonsure, d'où leur nom. On en distingue deux variétés.

La teigne à petites spores a pour agent le microsporon Audouini. Elle se signale par des plaques rondes ou ovales, grandes ou moyennes, couvertes de squames grises, feuilletées, d'où émergent très peu de cheveux sains et beaucoup de cheveux cassés courts, ternes, gris cendrés, d'une longueur de 3 à 5 millimètres. Les plaques sont souvent au nombre de 3 ou 4 ; rarement il n'y en a qu'une. Le diamètre atteint fréquemment 5 et 6 centimètres.

La teigne à grosses spores ou trichophytique est due à un trichophyton. Elle se traduit par des plaques petites et disséminées en grand nombre, qui quelquefois arrivent à se fusionner ; mais en général, il reste suffisamment de cheveux sains pour faire échapper les lésions à des yeux inhabiles. Le cheveu malade peut être cassé à deux ou quatre millimètres de la surface cutanée (trichophyton à culture cratériforme) ou bien au contraire n'apparaître que comme un point noir, ressemblant à un comédon ou à un grain de poudre (trichophyton à culture acumimée).

Tout pityriasis à taches multiples, tout eczéma sec, tout impétigo rebelle, localisés au cuir chevelu nécessitent, pour affirmer un diagnostic, l'examen microscopique des cheveux supposés malades, selon la technique que nous avons décrite. On constate ainsi la présence des spores qui sont à l'intérieur du cheveu dans la T. trichophytique, à l'intérieur et à l'extérieur du cheveu dans la T. microsporique.

Traitement des teignes. — La prophylaxie exige l'isolement et le port du bonnet.

Les résultats les plus rapides et les plus complets sont obtenus par la radiothérapie ; l'épilation se fait en trois semaines environ, la repousse en cinq mois.

Rappelons enfin que les faviques sont dangereux pour tout le monde, tandis que les microscoporiques et les trichophytiques ne transmettent aux adultes que des herpès circinés facilement curables.

VERRUES PLANES JUVÉNILES

Les verrues planes juvéniles sont assez rares dans la première enfance. On les rencontre néanmoins dans quelques cas.

Elles occupent les doigts, les mains, surtout la face dorsale, à la hauteur des petites articulations phalangiennes, moins fréquemment la face palmaire. Elles peuvent s'étendre aux poignets, aux avant-bras, à la face. Nous avons observé ces petits papillomes verruqueux au niveau des paupières (1).

Elles sont absolument indolentes.

A l'examen à la loupe, on voit que ce sont de petits éléments surélevés, plans, à bord abrupt, à surface finement chagrinées, de coloration rose.

(1) Variot et Lazard. *Papillomes verruqueux des paupières chez un enfant, verrues multiples des mains. Auto-inoculation probable. Journal de Cliniq. et de Thérap. Infantiles.* Décembre 1893.

Une biopsie de verrues planes montre l'allongement des papilles dermiques, l'hyperplasie épidermique portant surtout sur la couche épineuse. La kératinisation est normale.

A l'occasion de l'étude des papillomes verruqueux des paupières constatées chez un enfant dès 1893, nous avions soupçonné l'auto-inoculation par des frottements, l'enfant porteur de verrues multiples des mains ayant l'habitude de se frotter les paupières avec les doigts. « L'analyse attentive de faits semblables, ajoutions-nous, n'est guère moins utile qu'une recherche expérimentale pour résoudre la question de l'inoculabilité et par la suite de la contagiosité des verrues. »

Le même enfant s'est présenté au dispensaire de Belleville, quelques jours avant Noël 1893 (1). Deux étudiants en médecine, MM. Devillas et Jouneau, qui assistaient à ma consultation, acceptèrent de se laisser inoculer. M. le Dr Nogué, un des médecins du Dispensaire, abrasa au bistouri une petite verrue plane de la main de l'enfant et après avoir promené la pointe d'une aiguille ordinaire sur la surface de la verrue mise à nu, fit plusieurs piqûres très superficielles sur la peau de la première phalange du doigt des deux étudiants.

Le résultat fut nul chez M. Jouneau, mais pour M. Devillas, il n'en fut pas de même. Deux mois après seulement l'épiderme, à la place de l'inoculation, devenait épais et un peu opaque. Très lentement survint une élevure dure et un peu sensible, qui se hérissa bientôt de petites pointes et prit l'aspect d'une verrue typique.

Ce n'est que deux ans plus tard (1895) que Jadossohn (2) publia des résultats semblables aux nôtres.

Depuis, des faits semblables ont été publiés par les dermatologistes.

Il y a lieu de remarquer la longueur de la période d'incubation relatée dans notre expérience. Quoi qu'il en soit nous avons pu mettre dès 1894, de façon rigoureusement scientifique, en évidence la preuve de la contagiosité des verrues, qui, admise depuis longtemps par le public, avait été niée par Kaposi, mais restaurée en France par Besnier et Doyon.

Le traitement des verrues planes consiste en application de pommades exfoliantes, à la face, sur les mains ; la cautérisation à l'acide nitrique ou phénique en solution alcoolique concentrée donne de bons résultats. La radiothérapie est la méthode de choix.

TUBERCULOSE CUTANÉE

Chez le nourrisson, la tuberculose cutanée est assez rare. Elle n'existe guère que sous deux aspects : le lupus tuberculeux et l'ulcère tuberculeux primitif.

Rappelons que les gommes tuberculeuses du nourrisson décrites par les anciens auteurs sont en réalité des abcès torpides staphylococciques. (Voir Infection cutanée et abcès multiples du nourrisson).

(1) *Un cas d'inoculation expérimentale des verrues de l'enfant à l'homme.* Variot, *in journ. de Cling. et de Th. Infantiles.* Juin 1894.

(2) Deutsch dermat. Gesellschaft. 1895,

LUPUS TUBERCULEUX

Jamais le lupus n'est congénital. Il est rare chez le nourrisson, mais il en existe quelques cas qui ont été bien étudiés. Jeanselme signale avoir soigné un enfant âgé de cinq mois chez lequel, à la suite d'une éruption suintante de la joue, s'installa un lupus nodulaire typique de deux centimètres de diamètre. « Après la guérison de l'eczéma, le placard lupique masqué par la dermatose devint évident et s'accrut lentement. Le père qui était atteint d'une tuberculose pulmonaire et laryngée, embrassait souvent son enfant. Il y a tout lieu de croire que l'ensemencement du bacille de Koch s'est fait au niveau des surfaces dénudées par l'eczéma. »

Nous avons soigné aux Enfants-Assistés, une fille, âgée de onze ans, qui présentait un lupus ulcéré étendu remontant aux premiers mois de la vie. Il avait débuté au niveau des mains et des avant-bras et avait envahi certains points du corps et des membres inférieurs, peut-être par auto-inoculation.

D'après ces observations, le lupus prend tantôt la forme sèche, tantôt la forme ulcéreuse et destructive.

Dans le premier cas, il s'agit d'un *lupus plan :* celui-ci est composé d'un certain nombre de nodules de consistance molle, jaunâtres et translucides, de quelques millimètres de diamètre. Tous ces nodules prolifèrent par leur périphérie jusqu'à confluer plus ou moins complètement pendant que la zône centrale se déprime en une cicatrice blanche, superficielle, dépourvue de poils. Les nodules existent surtout à la périphérie de la plaque lupique, mais on en trouve aussi quelques-uns au centre. Dans les cas de doute, il suffit d'appliquer une lame de verre sur la plaque supposée lupique ; le nodule apparaît d'un jaune bistré translucide, couleur sucre d'orge, nettement délimité sur la nappe blanc crêmeux du derme normal. Cette forme de lupus est lente à évoluer.

D'évolution beaucoup plus rapide au contraire sont le *lupus exedens* qui est exubérant, et le *lupus vorax* qui est ulcéreux et phagédénique. Ces deux dernières formes sont essentiellement destructives, peuvent s'impétiginiser et même créer des mutilations considérables, au niveau des membres et du visage en particulier.

Le lupus, abandonné à lui-même progresse indéfiniment. Ses récidives sont fréquentes. Il doit être traité aussitôt reconnu.

On devra y penser chez le nourrisson et le rechercher en présence d'un placard d'eczéma localisé persistant ou d'un impétigo circonscrit rebelle.

TUBERCULOSE ULCÉREUSE DE LA PEAU

La tuberculose inoculée à un enfant aboutit le plus souvent à cette forme. Dubreuilh rapporte le cas d'un enfant de sept mois qui tombe sur le crachoir de sa mère phtisique, le brise, se blesse au visage ; au niveau des excoriations apparaissent les ulcérations tuberculeuses. Un autre exemple classique est celui des ulcérations tuberculeuses consécutives à la circoncision rituelle, lorsqu'elle est faite par un opérateur phtisique et si celui-ci pratique la succion de la plaie, suivant le rite ancien. Enfin parfois, il y a auto-inoculation, comme par exemple, dans le cas des ulcérations anales qui succèdent à une entérite tuberculeuse.

La plaie initiale souvent minime créée par le traumatisme, ne se cicatrise pas; des nodules s'y forment qui s'ulcèrent et deviennent douloureux; l'ulcère tuberculeux apparaît alors avec ses caractères : bords anfractueux, irréguliers, décollés, fond plat ou creux. Souvent les ganglions se prennent, et peuvent se fistuliser à leur tour.

Fréquemment d'ailleurs, chez le nourrisson, l'enfant présente simultanément une coxalgie, un spina-ventosa, etc. ; son état général est peu satisfaisant et la mort est habituelle, par méningite ou tuberculose généralisée.

Le traitement est identique chez le nourrisson et chez l'adulte. On essaie de limiter l'envahissement du lupus par les scarifications ; l'ulcère douloureux est détruit par le thermocautère ou gratté à la curette et touché au chlorure de zinc.

LES URTICAIRES DU PREMIER AGE

Nous faisons rentrer dans ce chapitre toutes les éruptions essentiellement *prurigineuses* composées d'*éléments ortiés*.

L'*élément éruptif* est une efflorescence saillante, bien circonscrite, de coloration rose clair ou d'un blanc opalin au centre avec aréole rose, de configuration arrondie ou ovalaire ou polycyclique, de consistance ferme (Darier).

Le nombre des éléments éruptifs est très variable ; leur apparition est presque subite ; il n'en reste aucune trace après quelques minutes ou quelques heures.

Le prurit précède l'apparition des efflorescences, il est plus diffus que l'éruption ; et il est constant.

L'urticaire a un siège et une étendue des plus variables, parfois il peut envahir les muqueuses et surtout la bouche, plus rarement le pharynx, le larynx ; il s'accompagne dans certains cas de phénomènes généraux. Il évolue en général par poussées successives.

Le *diagnostic* de l'éruption ortiée est facile, d'après son aspect même. L'érythème polymorphe qui s'en rapproche quelquefois a une évolution plus lente et de plus n'est pas prurigineux.

Etiologie. — Les causes de l'urticaire, chez le nourrisson, sont rarement externes : contact de l'ortie, piqûres de moustique, punaises, poux, etc. La plupart du temps, elles sont de cause interne et se montrent chez des sujets prédisposés. L'absorption de certains médicaments et la sérothérapie peut être suivie d'urticaire. La saleté et la rudesse des langes, le mauvais lait, l'alimentation défectueuse de la nourrice sont souvent incriminées. On devra interdire les crustacés, les poissons de mer, la charcuterie à la femme qui allaite ; il faut de même lui éviter les émotions vives et le surmenage. La dentition est enfin chez le nourrisson l'occasion d'un certain nombre d'érythèmes ortiés que nous avons déjà signalés parmi les érythèmes réflexes.

Formes cliniques. — L'élément éruptif ortié peut revêtir de nombreuses variétés. La configuration des éléments éruptifs, soit discoïde, soit annulaire, soit circinée, soit linéaire, n'a guère d'importance.

L'évolution de l'éruption, les phénomènes qui l'accompagnent, une modification dans l'aspect morphologique de l'élément éruptif permettent au contraire de distinguer un certain nombre de formes spéciales.

1º *Urticaire aigu.* — Forme banale de l'urticaire, elle a les caractères typiques que nous avons décrits. L'éruption apparaît sur divers points du corps simultanément ; les plaques se multiplient et se succèdent pendant quelques heures, quelquefois même pendant quelques jours avec une intensité décroissante.

La *fièvre ortiée* n'est qu'une exagération de la forme précédente : il y a une élévation de la température et des troubles digestifs ; les placards urticariens confluent les uns avec les autres ; au niveau des régions à tissu cellulaire lâche, l'œdème est très marqué, et en particulier au niveau du prépuce et des paupières. Le prurit est considérable et empêche le sommeil. La fièvre ortiée est bien plus rare dans la première que dans la seconde enfance.

2º *Urticaire chronique.* — Des poussées d'urticaire se produisent successivement pendant un mois et quelquefois plus longtemps encore. Comme le strophulus cette forme peut précéder le prurigo de Hébra. Il existe une variété rare d'urticaire chronique héréditaire qui se manifeste déjà dès les premiers mois.

3º *Urticaire hémorrhagique.* — Les taches prennent une teinte violacée qui résiste à la pression du doigt ; quand l'élevure a disparu, elle laisse une macule brunâtre : c'est l'urticaire pigmentée, qui est à distinguer de la forme suivante.

4º *Urticaire pigmentaire.* — Celle-ci apparaît parfois dans les premiers jours de la naissance sous forme de taches peu saillantes, de l'étendue d'une tête d'épingle à celle d'un ongle, d'une couleur bistrée ou fauve ; elle siège surtout aux membres et sur le tronc. Son signe caractéristique consiste dans l'apparition d'éléments urticariens sur les taches pigmentées, à l'occasion d'un frottement un peu énergique. Apparue le plus souvent, avant la fin de la première année, l'éruption disparaîtrait vers dix ans. Voici une observation typique.

Eruption papuleuse bronzée chez un enfant de un an, non syphilitique.

J'ai observé en 1919 un petit garçon de un an élevé au biberon très bien développé et ne présentant aucun trouble morbide, sauf une éruption papuleuse généralisée sur le tronc, en avant et en arrière, plus discrète sur les fesses et moins apparente sur les membres, le visage est respecté. Cette éruption a une teinte *bronzée*, elle remonte à cinq mois au dire de la mère, est peu prurigineuse : l'aspect cuivré évoque à l'esprit l'idée d'éruption spécifique ; mais rien dans l'examen de l'enfant ne vient confirmer cette opinion ; aucun stigmate de syphilis du côté des organes ni du côté du squelette. J'ai fait pratiquer la réaction de Bordet Gengoux qui fut négative. Le diagnostic d'urticaire aurait été porté par un dermatologiste de l'hôpital Saint-Louis. Cette éruption ne rappelle l'urticaire que de loin, car elle est permanente et peu prurigineuse ; les papules se surelèvent lorsqu'on découvre l'enfant. Sous l'influence d'un régime alimentaire spécial : lait homogénéisé Lepelletier, bouillies de farine de manioc, de maïs et de pomme de terre, avec usage régulier du citrate de soude et du sirop de sené, l'éruption s'est atténuée au bout d'un mois.

5º *Urticaire papuleuse* ou *strophulus* (prurigo simplex aigu de Brocq). Le strophulus est d'une fréquence extrême dans la première enfance, et certains le considèrent comme la forme infantile de l'urticaire. Il se voit surtout au cours de la première année, pendant la saison chaude ; il coïncide avec l'éruption dentaire et quelquefois on le désigne sous le nom de « feux de dents ».

L'éruption se produit souvent la nuit et commence par l'apparition de taches d'urticaire qui siègent sur le tronc, les membres ou la face. Au centre de l'élément ortié, est une élevure du volume d'une forte tête d'épingle, de forme lenticulaire, de couleur blanc terne ou rosée, de consistance ferme ; elle est centrée par un point jaunâtre qui n'est qu'une croutelle minuscule. Au bout de six à douze heures l'urticaire a disparu, la papule est restée. L'éruption procède par poussées de quatre ou cinq ou vingt éléments et se renouvelle tous les deux ou trois jours. Les papules persistent cinq à dix jours et par suite, on peut voir le jeune enfant couvert d'éléments d'âge différent, mais qui restent toujours isolés les uns des autres. Le prurit est presque la règle. Ces éruptions sont peut-être en rapport avec les troubles digestifs qui accompagnent si souvent l'éruption dentaire. L'évolution, par poussées successives, s'étend sur une période de trois semaines à deux mois. Si la maladie persiste au-delà de l'âge de trois ans, on doit craindre le prurigo de Hébra. J'ai vu au moment du sevrage des éruptions prurigineuses qui prennent le caractère ortié et qui sont en rapport avec l'usage de farines de conserves anciennes. Il suffit de donner des farines fraîches et des purées de pommes de terre au lait pour guérir ces accidents. Les récidives sont fréquentes.

Le pronostic est bénin en général.

Le diagnostic doit être fait avec l'eczéma papuleux, les piqûres de moustique, la gale, les éruptions sudorales ou médicamenteuses.

6º *Urticaire géante ou œdème aigu circonscrit de Quincke.* — Brusquement apparaissent des tuméfactions œdémateuses du volume d'une noisette, quelquefois d'une mandarine ; elles sont indolores, mais prurigineuses, passagères, mobiles et récidivables. Elles siègent au tronc, au visage, surtout aux extrémités. L'urticaire géante ne semble être que l'exagération de l'urticaire chronique.

7º *Dermographisme.* — C'est un état spécial de la peau qui peut exister chez le nourrisson ; sous l'influence d'une irritation mécanique, on provoque un réflexe cutané qui produit une élevure ortiée, particulière en ce qu'elle n'est pas prurigineuse. C'est un stigmate de nervosisme.

Traitement. — Avant tout on s'assure que l'éruption ortiée n'est pas de cause externe, parasitaire ou autre.

S'il s'agit d'une poussée aiguë, on pensera soit à l'ingestion de mauvais lait, ou de farines de conserve, si l'enfant est au biberon, soit à une mauvaise alimentation de la nourrice, s'il est au sein. Les purgatifs doux sont indiqués pour désinfecter le tube digestif.

Les bains peuvent être mal supportés ; on leur préfère les lotions tièdes, acides (eau 3 p. vinaigre 1 p.), ou alcoolisées (alcool camphré), ou émollientes. (décoction de tilleul ou de camomille). On les fait suivre d'applications de poudre inerte en abondance ; la poudre d'amidon est très utile contre le prurit.

Les couches doivent être en toile fine et usée, et ne pas frotter ni serrer la peau.

LES KÉRATOSES DU NOURRISSON

La *kératose* consiste en un épaississement de la couche cornée de l'épiderme, et avec Darier, nous réunissons toutes les affections cutanées caractérisées par cette lésion, dans le groupe des *kératoses*.

Chez le nourrisson, on rencontre, comme chez l'adulte, les différents degrés, de l'hypertrophie cornée.

Dans certains cas, la peau, dès les premiers mois de l'enfant, apparaît un peu épaissie ; elle présente de plus une desquamation poudreuse : on dit qu'il y a *xérodermie*. Dans d'autres cas, l'épaississement du tégument est plus marqué, il existe une desquamation furfuracée non inflammatoire et qui constitue un phénomène presque primitif dans l'affection : on observe surtout ce trouble au niveau du cuir chevelu : c'est le *pityriasis simplex* du cuir chevelu, qui peut être sec ou gras, et qu'on désigne souvent, depuis Hébra, sous la nom impropre de *séborrhée*. A un degré plus avancé encore et surtout à un état plus diffus et généralisé, la kératose se présente sous l'aspect clinique de l'*ichthyose* et des *hyperkératoses localisées ou généralisées*.

ICHTHYOSE VULGAIRE

Cette dystrophie souvent héréditaire et familiale se traduit par une sécheresse marquée de la peau et par une exfoliation incessante. Elle apparaît dans le cours des premiers mois de la vie. Elle persiste jusqu'à la mort.

L'ichthyose est presque toujours généralisée, mais inégalement répartie. Elle affecte une disposition symétrique, et se développe surtout au niveau des surfaces d'extension des membres, les coudes et les genoux en particulier, tandis qu'elle respecte les plis de flexion et les organes génitaux. Il n'y a aucune lésion des muqueuses.

On peut décrire de nombreux degrés de l'ichthyose ; la *xérodermie* que nous avons déjà signalée, est la forme la plus légère ; l'*ichthyose nacrée* à lamelles minces et argentées est la plus fréquente ; l'*ichthyose noire*, possède des squames foncées ; dans le *sauriasis*, l'épiderme, découpé en plaquettes cornées épaisses, et polygonales, ressemble à la peau du crocodile.

HYPERKÉRATOSES CONGÉNITALES

Elles se rapprochent cliniquement de l'ichthyose ; elles en diffèrent par des caractères bien tranchés. Congénitales, elles existent déjà à la naissance ;

elles ne respectent ni le visage, ni les plis de flexion sur lesquels au contraire elles se développent. La peau enfin est habituellement rouge.

On en distingue deux formes :

A. Hyperkératose congénitale généralisée, nommée souvent ichthyose fœtale.

Elles peut prendre deux degrés.

1º Une forme grave, incompatible avec la vie, c'est le *kératome malin diffus.*

2º Une forme bénigne, l'*érythrodermie congénitale ichthyosiforme avec hyperépidermotrophie* de Brocq ; la peau y est rouge, couverte de squames épaisses, polygonales, sauriasiques. C'est surtout chez le nourrisson qu'on peut voir dans cette maladie des poussées bulleuses sur les membres et le tronc, en même temps que la rougeur de la peau s'exagère. Presque constamment coexistent de la séborrhée du cuir chevelu, de l'ichthyose de la face, des végétations papillaires cornées, au niveau des plis de flexion.

B. Hyperkératoses localisées.

Elles comprennent deux variétés.

1º *Kératodermie familiale* (maladie de Méléda). — La paume des mains et la plante des pieds sont seules kératosiques ; tout le reste du corps est indemne. C'est une affection congénitale et presque toujours héréditaire quelquefois d'origine syphilitique.

2º *Nœvi hyperkératosiques et verruqueux.* — Ils sont également congénitaux. Leurs dimensions, leur nombre, leur siège sont variables, mais ils sont le plus souvent régionaux et symétriques. Une forme singulière de nœvi hyperkératosiques est représentée par les *nœvi linéaires :* dans cette forme les verrucosités de couleur grise ou brune, sont disposées en stries continues ou interrompues par place, d'une grande longueur et souvent d'une grande netteté de dessin.

Ils sont parfois, comme nous l'avons constaté, distribués sur le trajet des troncs nerveux.

Traitement des kératoses. — On ne connaît guère de moyen efficace pour la guérison du processus kératosique. Quelques cas d'ichthyose auraient été améliorés par la radiographie. Un traitement externe comprenant la balnéation prolongée, les onctions quotidiennes avec des corps gras, rend à la peau un aspect presque normal dans les cas moyens ; il doit être continué de façon à maintenir le résultat acquis.

LES TRICHOSES DU NOURRISSON

Sous le nom de trichoses (θρίξ, τριχός, cheveu) nous groupons les malformations et les maladies des cheveux, en dehors des affections parasitaires que nous avons déjà étudiées.

Souvent chez le nouveau-né, on observe sur presque tout le corps et surtout au niveau de la région dorsale un duvet fin et assez serré qui tombe en peu de jours. A la naissance, les cheveux sont en général assez clairsemés, mais parfois au contraire la chevelure est très bien garnie. Toutefois, dans certains cas, existent des dystrophies pilaires bien caractérisées.

L'*hypertrichose*, c'est-a-dire le développement exagéré des poils, se rencontre quelquefois. Nous avons vu qu'elle coexiste souvent avec l'hyperkératose congénitale. Elle s'associe également aux nœvi plus ou moins étendus ; ceux-ci d'ailleurs habituellement congénitaux, se développent parfois après la naissance.

Dans l'hypertrichose fœtale, il y a persistance du duvet qui existe normalement chez le nouveau-né ; le système pileux, formé dans ces cas de poils mous, laineux, frisés, s'exagère jusqu'à donner l'aspect d'*homme-chien*. Symétriques et régionales, toutes ces hypertrichoses sont familiales et héréditaires.

Au contraire, dans certaines cachexies marastiques, athrepsie, syphilis, et surtout tuberculose, l'hypertrichose du nourrisson est secondaire, acquise ; généralisée et bien caractérisée, jamais pourtant elle n'est aussi marquée que celle des exemples précédents .

Les *hypotrichoses* ou alopécies sont de même héréditaires ou acquises.

Les *alopécies congénitales* sont rares, souvent familiales ; elles peuvent avoir une distribution diffuse, régionale ou exceptionnellement circonscrite. Nous avons observé plusieurs cas d'agénésie complète des follicules pileux du cuir chevelu, en particulier dans un cas de *Progeria*. L'agénésie ou la dysgénésie pilaires sont quelquefois pures, essentielles, souvent elles accompagnent des dystrophies unguéales et une atrophie cutanée plus ou moins prononcée. Si à l'examen anatomique, on constate que le follicule pilaire fait défaut, ou bien qu'il est réduit à un cylindre épithélial dépourvu de papille pilaire, l'alopécie est définitive La plupart du temps, on s'aperçoit à un examen plus complet qu'il existe un fin duvet ; la pousse des cheveux n'a qu'un simple retard et se fait vers l'âge de trois ou quatre mois.

Les *alopécies acquises* sont moins rares. Nous avons en 1890 attiré l'attention sur la fréquence de la pseudo-alopécie du nouveau-né. Pendant les premiers mois, surtout lorsqu'on laisse les bébés gisant dans leur berceau, les enfants, soit par la pression de la tête sur les coussins, soit par le frottement et l'usure, perdent les cheveux de la région occipito-pariétale. Nous avons proposé le nom de *pseudo-alopécie du nouveau-né,* pour désigner cette perte temporaire des cheveux. L'examen histologique nous a montré l'absence d'altération des follicules pileux (1). La repousse des cheveux est d'ailleurs habituelle.

Il en est de même de l'alopécie qu'on rencontre après l'impétigo du cuir chevelu et de l'alopécie bilatérale temporale, peladiforme, qui résulte d'une application de forceps. Ce sont des alopécies mécaniques. Les cheveux en quelques semaines, aussitôt l'affection guérie, reprennent leur aspect normal.

Le traitement peut néanmoins aider à la repousse. Le cuir chevelu étant irritable, on diluera avec partie égale d'eau les lotions excitantes et on ne les appliquera qu'avec prudence.

(1) *La pseudo-alopécie du nouveau-né.* VARIOT. *Société Médicale des h^pitaux,* 1890.

SCLÉRÉME DES NOUVEAUX-NÉS

Le scléréme, appelé encore endurcissement du tissu cellulaire (Underwood), endurcissement adipeux (Vallier) a été souvent confondu avec l'œdème. Parrot, dans son traité de l'athrepsie, insiste sur la nécessité de dissocier ces deux états morbides et donne de l'endurcissement la description suivante :

« On l'observe surtout lorsque le mal (l'athrepsie) prend une allure subaiguë presque aussitôt après la naissance, chez des individus d'un embonpoint moyen. La peau, loin de former des plis, se tend, au contraire, et sa surface devient remarquablement unie ; elle perd toute souplesse et il est absolument impossible de la séparer des parties sous-jacentes, avec lesquelles il semble qu'elle soit intimement unie. Cette modification commence par les membres inférieurs ; la région lombaire est ensuite envahie, puis la partie postérieure du tronc, et finalement, le corps entier, la face comprise. Chaque jour, on voit la tension et la dureté de la peau faire des progrès, et bientôt, en la touchant, on a la sensation que donne un cuir épais. Il semble que toutes les parties molles soient figées et que l'on ait sous les yeux un corps de bois ou de marbre ; aussi, le premier observateur qui vit un enfant affecté de la sorte, imagina naïvement que sa mère avait eu un regard de statue. Le tégument ne se laisse pas déprimer par la pression du doigt, et sa teinte devient légèrement bleuâtre ou livide. Immobilisés par cet état rigide, qui ne peut être vaincu spontanément, les membres restent dans l'extension et n'étaient certains mouvements du thorax, et de la face que l'on observe encore, on pourrait croire que le corps est en rigidité cadavérique. »

Ch. Robin donne en quelques mots une description précise des lésions histologiques du sclérème des nouveaux-nés. « Chez les enfants d'une faible constitution et particulièrement lorsqu'ils sont nés avant terme, on observe parfois un endurcissement du tissu lamineux, tantôt limité aux mains et aux pieds, qui sont gonflés, froids et violacés, tantôt étendu à tout le corps: d'où le nom de sclérème. Le tissu lamineux est devenu dur, résistant, souvent plus épais. L'examen microscopique fait reconnaître entre les fibres lamineuses une substance amorphe finèment granuleuse, demi-solide ; le tissu cellulaire a acquis la consistance du carton pâte. La circulation a dû éprouver des modifications importantes, car les capillaires sont revenus sur eux-mêmes et le tissu est exsangue. »

On voit d'après cette description anatomique qu'elle ne s'applique pas strictement à la description précédente de l'endurcissement de Parrot, puisque son auteur parle du gonflement des mains et des pieds, tandis que pour Parrot il n'y a pas de tuméfaction, mais dessication des tissus.

Il ne faut pas s'arrêter à cette distinction ; il n'y a là qu'une différence de degré entre ces deux formes d'un même état morbide. Ce qui caractérise donc bien le scléréme, c'est la dureté des tissus, associée ou non à un degré variable d'infiltration ; c'est encore le fait que le doigt ne peut arriver, même avec une pression énergique, à déterminer le « godet » œdèmateux.

Pour notre part nous voyons dans le scléréme un état morbide lié à l'action du froid chez les nouveau-nés débiles. Très souvent, dans la mauvaise saison surtout, on apporte à l'hospice des Enfants-Assistés des bébés qui, insuffisamment vêtus, ont été abandonnés et exposés à l'action du froid pendant un temps plus ou moins prolongé. Quand on prend à leur entrée la température rectale, on voit que celle-ci n'atteint pas 34°, graduation minima inscrite sur nos thermomètres. Avec un modèle spécial, nous avons relevé parfois une hypothermie à 32°, 30°, même 29°. Mais ce fait s'observe surtout chez des enfants débiles, nés avant terme, qui ne présentent à la naissance ni le poids ni la taille normaux.

Or, entre autres troubles, on constate pendant quelques jours chez ces enfants une rigidité des téguments de la face qui les empêche de prendre le sein, et un œdème plus ou moins tendu des extrémités. La baisse du poids est forte chez ceux qui survivent ; notre surveillante dit qu'ils « rendent leur œdème ». Il est certain que cette baisse de poids coïncide avec la disparition progressive de l'infiltration, Par la suite, avec beaucoup de soins, ces enfants se rétablissent.

Mais l'évolution des accidents dus à la réfrigération n'est pas toujours favorable ; ils peuvent atteindre un haut degré de gravité et être suivis de mort. L'observation suivante montre un de ces cas d'œdème dur ou sclérème.

N..., (Marie-Louise), est apportée à la crèche le 5 mars 1907 à l'âge de 3 jours. Elle avait étésoumise à un refroidissement si intense et si prolongé qu'elle paraissait pour ainsi dire congelée. Sa figure était absolument rigide, comme momifiée. Les pommettes, surtout, donnaient la sensation d'un œdème dur, parcheminé, que les doigts ne pouvaient déprimer. Le panicule adipeux, sous-cutané, paraissait solidifié, comme on le voit habituellement sur le cadavre.

La température rectale de l'enfant était de 34°2. Malgré tous les soins, l'enfant mourut dans la journée même ; sa température s'étant relevée de 5 dixièmes de degré (34°7). D'ailleurs l'œdème était déjà en voie de disparition et l'enfant avait perdu 100 gr. de son poids du matin au soir.

Nous pensons que cette induration est due à une coagulation par le froid du liquide lymphatique infiltrant le tissu cellulaire dermique et sous-dermique. Lorsque l'œdème *a frigore* reste mou, la sérosité peut se résorber, quel que soit le gonflement, mais à partir du moment où le derme a pris une consistance dure, il semble que la résorption de la substance coagulée ne puisse plus avoir lieu. En somme, ce que l'on a envisagé comme sclérème n'est pas une dermite à proprement parler ; nous le considérons comme la phase finale d'un œdème a frigore très intense, chez des enfants débiles dont la circulation périphérique est d'ailleurs ralentie.

Voici un exemple d'une variété très rare de sclérème recueillie par mon interne M. Monod.

Sclérème en plaques disséminées chez un nourrisson d'un mois et demi.
Guérison rapide (1).

André G..., enfant très normal, à 1 mois et demi, pèse 4 kg. 300, mesure 56 cm. Aucune malformation, aucun stigmate de syphilis. Elle est apportée à la consultation des Enfants-Assistés en 1913.

(1) LORENZ MONOD: *Clinique Infantile*, 15 Novembre 1913.

On constate seulement une induration très prononcée de la peau, s'étendant en deux bandes longitudinales symétriques, larges de trois travers de doigt, sur la face externe des deux cuisses (répondant aux muscles tenseurs du fascia lata) depuis l'épine iliaque antéro-supérieure jusqu'au voisinage du genou.

La peau offre une dureté remarquable ; elle est tendue, sa surface est unie, on ne peut réussir à la pincer, elle fait corps avec les tissus et ne glisse pas sur les muscles sous-jacents ; elle ne conserve pas l'empreinte des doigts ; elle a la consistance du suif, paraît congelée, momifiée, sa coloration est blanche, a l'aspect de la cire. La température est un peu modifiée : on n'a pas, en la touchant, la sensation de froid.

Une induration semblable de la peau se retrouve encore en deux endroits : sur la joue gauche, induration de forme circulaire, de la dimension d'une pièce de deux francs, en avant du conduit auditif, n'empêchant pas du reste la succion.

Enfin, de chaque côté de la rainure interfessière, au niveau de l'orifice anal, on note la présence de deux nodosités, du volume d'une noisette, enchâssées dans le derme.

Ces diverses modifications cutanées sont indolores, et ne gênent nullement le développement de l'enfant.

L'interrogatoire du père nous apprend que cet enfant est né à la suite d'un accouchement très laborieux qui a coûté la vie à sa mère. Il ne présentait rien d'anormal à la naissance, ni dans les jours suivants, seulement, dans la deuxième semaine il eut un érythème intense des fesses et des cuisses.

M. Variot porte le diagnostic de sclérème localisé. M. Darier, consulté sur ce cas, le dénomme « sclérème circonscrit progressif » et nous rappelle un cas semblable observé à la Pitié dans lequel l'induration circonscrite comme ici a gagné peu à peu en étendue. L'hérédo-syphilis ayant été suspectée, des frictions mercurielles furent pratiquées, l'enfant guérit en un mois.

Bien que chez notre malade rien ne peut faire penser à la syphilis, on fait une prise de sang, la R. de Bordet fut cependant faiblement positive. Elle fut négative chez le père qui niait tout accident vénérien. La mère n'avait jamais été malade, n'avait pas eu de fausses couches antérieures.

On conseilla toutefois les frictions quotidiennes d'onguent napolitain, mais la tante ne les commença que tardivement et déclara que l'induration des plaques avait déjà diminué avant le traitement fait d'ailleurs de façon intermittente.

Quoiqu'il en soit, six semaines après, l'induration a complètement disparu. La peau est redevenue souple, rosée, fine, ayant repris son aspect normal. La guérison s'était produite en l'espace d'un mois.

L'enfant à 5 mois et demi pèse 6 kg. 200 et mesure 63 cm. : il s'est donc très bien développé ; à signaler simplement une légère plagio-céphalie et un peu d'érythème fessier tout à fait banal. Par contre, pas le moindre accident syphilitique n'est apparu. Signalons cependant deux plaques de glossite exfoliatrice marginée en voie de réparation. La réaction de Bordet refaite ces jours derniers a donné un résultat négatif.

Cette forme de « sclérème circonscrit » est très peu fréquente par opposition au sclérème généralisé. Son pronostic semble donc être bénin. Bouchut dans son « Traité des maladies des nouveau-nésx » est un des seuls à le signaler. « Il se présente, dit-il, sous une forme différente beaucoup moins grave et avec un degré d'intensité beaucoup moindre que le sclérème généralisé. L'endurcissement est alors une maladie purement locale ; il est difficile d'en connaître les causes, j'en ai vu quatre cas. »

Nous n'osons dans notre cas affirmer l'origine syphilitique de la lésion. L'enfant n'a présenté aucun signe apparent ; la radioscopie a montré que le foie et la rate étaient de volume normal. La R. de Bordet, négative chez le père qui nie tout accident vénérien, a bien été positive une fois chez l'enfant, mais négative six semaines après. La nourrice qui lui a donné le sein pendant plusieurs semaines n'a présenté aucun accident.

Nous nous bornons à constater les bons effets du traitement dans le cas semblable au nôtre de M. Darier et à reconnaître avec Bouchut la bénignité du sclérème circonscrit, maladie assez rare d'ailleurs et que nous croyons absolument distincte de ce que l'on nomme généralement la sclérème des nouveau-nés.

NŒVI ET DYSCHROMIES DU NOURRISSON

Nous réunissons dans ce même chapitre les malformations congénitales de la peau qui affectent la forme de taches persistantes ou de tumeurs ; les unes résultent d'un excès ou d'un défaut de pigment dans l'épaisseur du tégument (nœvi pigmentaires, dyschromies), les autres sont d'origine vasculaires (nœvi vasculaires).

1° DYSCHROMIES.

Presque toutes, chez le nourrisson, sont congénitales. Elles ne s'effacent pas par la pression du doigt, résistent à tous les lavages et persistent souvent très longtemps.

L'*hypochromie* ou *achromie* est plus rare que la surpigmentation. Sous le nom d'*albinisme*, on désigne l'absence plus ou moins totale de pigment dans la peau. Les albinos ont la peau blanche comme le lait ; les cheveux et les poils sont blancs, l'iris souvent rouge et la vue défectueuse. C'est un signe grave de dégénérescence qui coexiste habituellement avec d'autres malformations physiques ou mentales. L'albinisme, tout à fait exceptionnel dans la race blanche, est, paraît-il, plus fréquent dans les races colorées (nègres-pies).

Au contraire, assez souvent on observe une *canitie congénitale partielle :* caractérisée par la présence dans la chevelure de quelques mèches blanches. La portion du cuir chevelu d'où émergent les cheveux blancs, est-elle aussi achromique et dépourvue de pigment ? Cette dystrophie ne semble avoir aucune signification spéciale.

Les *surpigmentations* ou *hyperchromies* peuvent également se rencontrer dans la première enfance.

Leur degré le plus faible est représenté par ce que nous appelons les *taches bleues*. A l'examen méthodique des petits abandonnés à l'hospice des Enfants-Assistés, nous constatons assez souvent, surtout dans la région lombaire, quelquefois au niveau de l'épaule ou du visage, la présence de macules bleuâtres, plus ou moins étendues,, presque toujours symétriques. Elles sont plus ou moins durables et nous ne leur attachons aucune importance ethnique. Notre interne, M. Chatelin a pu en relever plus de 28 en une année. Ces taches doivent être rapprochées des nœvi pigmentaires.

La *nigritie des bourses* dont nous rapprochons la *nigritie congénitale des petites lèvres* (1) est également une hyperchromie. Elle est constituée par une

---

(1) VARIOT, *Société de Pédiâtrie*, Juin 1908. — FAYOLLE, *Clinique Infantile*, 15 Octobre 1908.

teinte brune foncée du scrotum ; la verge et le restant du corps sont de coloration normale.

Je crois devoir reproduire ici quelques documents nouveaux sur la pigmentation des organes génitaux externes que j'ai pu recueillir dans mon service des Enfants-Assistés.

Note sur la nigritie congénitale des bourses (1).

L'enfant V... (Raoul), âgé de 11 jours, entré à la nourricerie, le 25 septembre 1908, présente une hyperpigmentation uniformément répandue sur la peau des bourses ; le scrotum revêt une teinte brune très foncée ; la zone de pigmentation est limitée en arrière, à l'insertion des bourses sur le périnée ; sur les côtés, elle cesse à 1 centimètre environ du sillon génito-crural ; en avant, elle disparaît à 5 millimètres au-dessous de la racine de la verge. Celle-ci, de même que le prépuce, ne présente aucune hypercoloration. Il n'existe aucune autre tâche pigmentaire à la surface du corps ni des muqueuses et la pigmentation générale de la peau est normale. L'enfant ne présente aucune malformation.

Nous avons toute raison de croire qu'il s'agit ici d'un fait analogue aux trois cas de nigritie des bourses présentés à la Société de Pédiâtrie au mois de juin dernier par M. Variot, les deux premiers constatés chez des enfants de race blanche, le dernier chez un mulâtre — et pour lesquels l'examen histologique pratiqué par M. Ferrand donna le même résultat : pigmentation due à des grains de mélaïnine localisés dans les couches profondes du stratum malpighien, sans modification du derme, aspect identique à celui que fournit l'examen microscopique de la peau du nègre.

La nigritie congénitale des bourses, dans la race blanche ne paraît donc pas être très exceptionnelle ; c'est une manifestation très précoce et très intense de l'hyperpigmentation de l'épiderme, normale, après la puberté, dans cette région de la peau.

Observations histologiques sur deux cas de nigritie du scrotum chez des nouveau-nés de race blanche, et sur un cas de pigmentation du scrotum chez un nouveau-né mulâtre.

J'ai présenté sur ce sujet les réflexions suivantes à la Société de Pédiâtrie en juin 1908. Depuis six mois que je fais l'inspection des nouveau-nés aux Enfants-Assistés avant de le confier à des nourrices de campagne, j'ai rencontré, sur environ 2.000 enfants, deux cas de nigritie des bourses et du scrotum chez des enfants blancs. Toute la peau du corps était normale, les bourses seules et le prépuce surtout offraient une teinte brun chocolat extrêmement foncée. Chez l'un des enfants (ils étaient âgés de dix jours environ) la pigmentation était un peu moins prononcée que chez l'autre. Aucune autre malformation congénitale chez ces deux enfants.

J'ai retrouvé cette nigritie des bourses et du pénis chez un nouveau-né mulâtre qui avait la peau du corps et du visage légèrement café au lait. La pigmentation des bourses chez ce petit mulâtre n'était pas plus marquée que chez les enfants blancs.

M. Ferrand, chef du laboratoire aux Enfants-Assistés, a prélevé de très menus fragments de peau des bourses chez les trois nouveau-nés par un procédé de biopsie absolument inoffensif. Il a pratiqué des coupes microscopiques que nous avons examinées ensemble.

Dans les trois cas, aussi bien chez les deux enfants blancs que chez le mulâtre, l'apparence histologique de la peau est la même.

Le derme est tout à fait normal ; son tissu ne contient aucune cellule pigmentogène. La pigmentation est localisée dans les couches profondes du stratum malpighien et est déterminée par des granules de mélaïnine qui infiltrent le protoplasma et masquent plus ou moins le noyau. C'est tout à fait l'aspect donné habituellement par la pigmentation de la peau du nègre.

(1) Note recueillie par M. Fayolle, interne à l'hospice des Enfants-Assistés.

Cette topographie du pigment nous rend compte du caractère temporaire de ces hypermentations cependant si foncées. Nous avons conservé plusieurs enfants atteints de nigritie des bourses à la nourricerie Parrot pendant trois et quatre mois et nous avons vu la coloration des bourses s'atténuer progressivement.

Nigritie congénitale des petites lèvres chez un enfant nouveau-né (1).

Au cours de l'examen des enfants abandonnés auquel il est procédé chaque jour à l'hospice des Enfants-Assistés, il nous a été permis d'observer le fait suivant :

J. G., petite fille âgée de 11 jours, présente l'aspect d'un enfant tout à fait normal. Mais en examinant les parties génitales, on remarque que celles-ci n'ont pas la coloration rose habituelle. En écartant les grandes lèvres, qui, elles, ne présentent rien de particulier, on voit que les petites lèvres assez développées, sont le siège d'une pigmentation brune, qui commence à la partie supérieure, et s'étend en s'accentuant vers la partie inférieure. Latéralement, cette coloration cesse au niveau de l'implantation de ces petites lèvres.

La seule autre particularité à noter, c'est que l'enfant est assez brune, avec un système pileux très développé.

Ce cas est à rapprocher des observations que M. Variot a rapportées à la Société de Pédiâtrie, en 1908, concernant une hyperpigmentation des bourses qu'il a relevée chez les nouveau-nés, dans un ceratin nombre de cas. Cette petite anomalie à laquelle il a donné le nom de « nigritie congénitale des bourses », se caractérise par une coloration brune de la peau du scrotum, ayant son maximum d'intensité au niveau du raphémédian. Cette pigmentation s'arrête, en général, un peu au-dessous de l'attache des bourses, où elle forme une limite sans transition, qui tranche nettement avec la blancheur des téguments avoisinants.

Par analogie, chez notre petite fille, il s'agit donc d'un cas de « nigritie congénitale de petites lèvres », mais il est intéressant à noter, que c'est la première fois que nous observons pareil fait sur des milliers de petites filles, qui sont examinées. La nigritie congénitale des bourses chez les garçons se retrouverait une fois environ sur 300 nouveau-nés.

LES TACHES PIGMENTAIRES CONGÉNITALES DE LA PEAU.

Les hyperpigmentations plus ou moins étendues de la peau, qui reçoivent généralement le nom de nœvi pigmentaires sont assez communes.

On les voit habituellement dès la naissance, quand elles ont une teinte un peu foncée, et quand elles occupent une certaine surface de l'enveloppe cutanée. Les mères ne manquent guère d'attribuer ces taches naturelles à des *envies,* c'est-à-dire à des désirs extrêmement violents qu'elles n'ont pu satisfaire, ou à des impressions très vives qui auraient frappé leur imagination pendant la grossesse.

La mère a une envie, l'enfant porte une envie ; la cause et l'effet ont reçu le même nom dans le langage populaire. Nous verrons plus loin ce qu'il faut penser de cette croyance si répandue parmi les gens du monde, et même encore parmi quelques médecins.

L'étendue de ces taches est aussi variable que leur configuration, et d'après un assez grand nombre de faits que j'ai personnellement observés, je crois pou-

(1) Note recueillie par M. Ch. ROBERT, interne à l'hospice des Enfants-Assistés en 1910.

voir affirmer qu'on rencontre tous les intermédiaires entre les immenses plaques pigmentées recouvrant la peau du tronc, ou des membres, (constituant la melanodermie congénitale), et les taches colorées circonscrites ou extrêmement réduites dans leurs dimensions, telles que les envies ordinaires, ou même les grains de beauté. J'ai publié dans les archives de Physiologie, en 1887, un bel exemple de mélanodermie, avec figures coloriées représentant la topographie de la surface de la peau colorée, et les altérations microscopiques de la peau, dessinées par Karmanski.

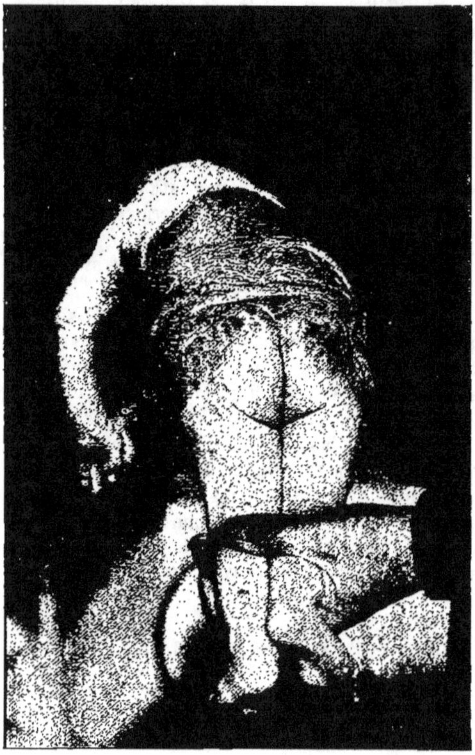

Dans ce cas, le tronc presque tout entier était recouvert par une plaque pigmentée de couleur chocolat.

Le Dr Hugues, dans sa thèse inaugurale, sur les nœvi pigmentaires circonscrits et diffus (1890) a relevé un bon nombre d'observations semblabes empruntées aux dermatologistes et aux médecins anciens et modernes.

Ordinairement, la surface de peau colorée est plus limitée ; elle enveloppe un membre, comme dans le fait que j'ai présenté à la Société d'Anthropologie en 1889. Il s'agissait d'un enfant de dix-huit mois dont la mère prétendait avoir donné la main à un singe de ménagerie pendant sa grossesse.

L'avant-bras gauche de cet enfant, jusqu'à la main, semblait enveloppé d'un gant brun très foncé.

Fig. 56. — Mélanodermie congénitale enveloppant la partie inférieure du tronc chez un nourrisson de neuf mois.

Les plaques pigmentaires les plus communes, celles qu'on voit presque quotidiennement, varient d'étendue depuis la grandeur d'une petite pièce de monnaie jusqu'à celle de la main. Enfin il est des nœvi pigmentaires ayant la forme d'une mouche, d'un petit pain à cacheter ; les grains de beauté semblent former le dernier terme de cette série. Il est vrai que les points colorés constituant les grains de beauté n'apparaissent guère que du sixième au douzième mois après la naissance, comme je m'en suis assuré par l'examen de plus de deux cents nouveau-nés aux Enfants-Assistés en 1889.

Néanmoins les caractères généraux des grains de beauté et surtout leur coloration et leur structure microscopique semblent bien les rapprocher des grandes taches pigmentaires congénitales, dont ils ne seraient que l'extrême atténuation.

Les bords qui circonscrivent les nævi pigmentaires sont le plus souvent nets ; leur coloration tranche sur la peau voisine restée blanche, et ainsi se trouvent délimitées des taches à contour irrégulier, bizarre, offrant des configurations infiniment variées. La forme circulaire ou allongée plus ou moins ovoïde, est celle d'un grand nombre de nævi pigmentaires de petite ou de moyenne grandeur.

Il arrive accidentellement que la surface colorée rappelle vaguement celle d'un objet, d'une tête, d'un animal. Ces bizarreries naturelles contribuent à entretenir la croyance imaginaire aux envies. On a cité le cas d'un enfant qui présentait sur la peau du dos un Saint-Sacrement plus ou moins régulièrement tracé ; un médecin très distingué m'a dit avoir vu la figure d'un poisson dessinée sur la jambe d'un enfant.

Il est bien évident que toutes ces apparences morphologiques sont dues simplement à des prolongements de la plaque pigmentée, à des anfractuosités qui n'obéissent à aucune loi, et qu'on peut observer de même sur les cicatrices ordinaires.

Le siège des nævi pigmentaires n'a rien d'uniforme ; on peut les rencontrer sur toute la surface cutanée. Cependant les immenses plaques de la mélanodermie congénitale sont plus fréquentes sur le tronc ; les taches d'étendue moyenne se voient aussi bien sur la peau des membres que sur celle du tronc ; enfin les taches minimes et les grains de beauté ont, comme siège d'élection, le visage. Un grain de beauté bien placé ajoute un charme de plus à la physionomie ; au XVIIᵉ siècle, il était de mode de suppléer à ces avantages naturels en appliquant des mouches artificielles pour rehausser l'éclat du teint.

Dans la mélanodermie congénitale, outre le grand placard coloré recouvrant le tronc ou les membres, on trouve des nævi circonscrits qui contribuent à donner aux enfants un aspect pie. Dans un cas, j'ai vu des taches jusque sous la plante des pieds.

Sur des adultes, j'ai observé plusieurs fois des nævi pigmentaires, à contour bien arrêté, occupant une partie de la surface du gland, et empiétant plus ou moins sur le prépuce.

On a décrit et j'ai vu moi-même des nævi pigmentaires paraissant disséminés sur le trajet des troncs nerveux, particulièrement sur le trajet des nerfs intercostaux. Cette variété de nævi zoniformes semble se rattacher à des troubles trophiques de la peau d'origine nerveuse, et, à ce point de vue, devoir être distinguée des taches colorées naturelles.

La coloration, la teinte des nævi pigmentaires varie pour ainsi dire avec chaque cas individuel. Chez les bruns, les taches, surtout les moyennes et les petites, sont généralement plus foncées que chez les blonds ; mais cette règle n'a rien d'absolu.

Il n'est pas rare de constater, même chez les bruns, de grandes taches claires qu'on appelle vulgairement des envies de café au lait. Très souvent, la coloration est d'un brun chocolat. Au visage, les grains de beauté et les nævi plus étendus sont souvent d'un noir foncé, spécialement au voisinage des orbites, ou au pourtour de la bouche. Sur la région malaire et temporale droite d'une petite fille de dix ans, j'ai tenté d'enlever une tache très noire circulaire, de la grandeur d'une pièce de cinq francs en argent.

À l'ancien hôpital Trousseau, j'ai vu un jeune garçon de six ans dont toute la peau entourant l'orbite gauche avait une coloration noire ; les poils du sourcil correspondant étaient anormalement développés. Les parents prétendaient que leur enfant avait une peau de taupe sur le visage. On pourra retrouver la photographie de cet enfant dans mon mémoire sur ce sujet à la Société d'Anthropologie (1890).

La mélanodermie congénitale offre, en général, une teinte chocolat, il en était ainsi dans mon observation ; dans le pli interfessier, la peau avait des reflets violacés. On a rapporté des cas où la peau était aussi noire que celle des nègres.

Il me paraît probable que ces accidents naturels de la pigmentation cutanée ne sont pas spéciaux à la race blanche. Bien que je ne puisse pas être absolument affirmatif pour les taches étendues, j'ai cependant observé, chez des Javanais et chez des nègres, de petits îlots hyperpigmentés sur le derme du visage et du tronc ; ces îlots rappelaient exactement les grains de beauté des blancs. Ils sont moins apparents, parce qu'ils se détachent moins bien sur le fond de la peau. Il existe, en outre, chez les nègres, des taches colorées bleuâtres sur la muqueuse des gencives et de la voûte palatine ; j'ai examiné au microscope, après autopsie, ces hyperpigmentations, muqueuses, et elles m'ont paru identiques comme structure aux taches que les chiens présentent sur les lèvres et dans la bouche. C'est ce que j'ai proposé de nommer la nigritie du nègre.

Chez une mulâtresse dont la peau du visage et du tronc avait une teinte de café au lait très clair, j'ai observé, sur le dos, sur l'abdomen et surtout au voisinage du pubis, des taches nombreuses d'étendue variable, la plupart circulaires, d'une coloration brun foncé, tranchant fortement sur le reste de la peau.

L'aspect au premier abord était celui de nævi pigmentaires multiples, mais il est bien certain que la cause de l'hyperpigmentation est différente ; il s'agit évidemment d'un reliquat des fonctions pigmentaires de l'épiderme, si développées dans la race nègre et persistant localement chez les mulâtres.

Un bon nombre de nævi pigmentaires étendus offrent une surface lisse ; on ne sent aucune différence en passant la main sur la peau colorée et sur celle qui ne l'est pas. Mais souvent aussi, cette peau colorée est recouverte de poils plus forts et plus denses que la peau saine. Alibert, d'après Ruggieri, rapporte l'observation d'une jeune dame, dont toute la peau du corps, à l'exception du visage, du tronc et des jambes, était aussi noire que celle des nègres. Mais de plus, cette peau noire était recouverte de poils serrés et laineux. Les plaques plus limitées sont pourvues assez souvent de poils clairsemés, peu pigmentés, rudes, qui les ont fait qualifier d'envies de *couenne de lard*, par une comparaison grossière avec la peau de porc.

Non seulement le système pileux peut être anormalement développé sur la surface colorée, mais on note fréquemment un processus irritatif du derme, des papilles qui produit des difformités plus ou moins apparentes. Les grains de beauté prennent quelquefois un aspect verruqueux par l'hypertrophie des papilles sous-jacentes.

A l'infirmerie centrale des prisons de la Seine, à la Santé, j'ai gardé le souvenir d'un prisonnier qui avait la région lombaire traversée par une large bande noire, cornée, ichthyosique dont la surface saillante était rugueuse ; avec un peu de bonne volonté, on aurait trouvé des analogies avec la peau d'un serpent.

Van Swieten, qui croyait fermement aux envies, nous a laissé l'histoire d'une belle jeune fille présentant une chenille parfaitement modelée sur la peau du cou. Sa mère avait été effrayée pendant sa grossesse, par une chenille qui était tombée sur son cou.

Jusqu'à la fin du siècle dernier, les taches pigmentaires naturelles de la peau étaient considérées comme des *envies*, aussi bien par les médecins, les hommes de science, que par le public. Buffon est un des premiers qui ait réagi contre cette tendance générale ; il dit avoir essayé de contrôler plusieurs fois, si l'influence mystérieuse de l'imagination des mères sur les difformités cutanées des fœtus était bien réelle, et s'être assuré que cette croyance invétérée était illusoire. D'ailleurs, il ne croit pas que ce préjugé sera déraciné de sitôt ; les gens continueront à croire aux envies, quoi qu'on fasse pour les convaincre de leur erreur, ajoute-t-il. Ce grand penseur savait bien que la force et la persistance d'une croyance n'ont rien à faire avec la réalité de son objet. Aujourd'hui, comme au temps de Buffon, les mères qui amènent à la consultation des enfants porteurs de taches congénitales de la peau, ne manquent jamais d'attribuer ces malformations à des *envies*.

Au commencement de ce siècle, Demangeon a publié un ouvrage admirablement documenté pour lutter contre cette croyance traditionnelle. Il nous montre que les hommes les plus éminents ont propagé pendant fort longtemps une erreur qu'ils ont ainsi contribué à accréditer.

Le fameux Descartes, dans sa dioptrique, prétend qu'il ne serait pas difficile d'expliquer comment les images qui viennent se peindre dans le cerveau des mères peuvent se répercuter sur la peau du fœtus par les voies de la circulation.

Ce philosophe, bien que très versé dans la physiologie de son temps, ignorait l'indépendance des circulations fœtale et maternelle. Van Swieten croyait formellement aux envies. Lavater, dans son fameux *traité de la Physiognomonie*, se range aussi parmi les partisans de cette croyance. A certaines époques, on acceptait sans discussion ces idées sur l'origine des envies. Pendant la Révolution française, un enfant naquit dans le nord de la France avec une tache sur la peau qui figurait plus ou moins exactement un bonnet phrygien. Une récompense fut décernée à la mère qui avait eu le bonheur d'imprimer sur cet enfant cet emblème de civisme. D'après M. Béranger-Feraud, le Parlement de Provence publia un édit pour éviter aux femmes grosses les poursuites judiciaires, lorsqu'elles auraient commis un larcin pour satisfaire une envie, dans la crainte que, si les mères résistaient à leur désir impérieux, l'enfant n'ait une marque difforme. Mais des abus se produisirent et l'on fut obligé d'apporter un tempérament à cette réglementation. Les femmes pouvaient satisfaire sur le champ les envies dans les marchés, mais non emporter les objets dérobés. Le livre de Demangeon contient un grand nombre d'anecdotes de ce genre, critiquées avec une grande finesse. Nous ne saurions trop en recommander la lecture aux médecins, qui pourraient encore conserver quelques doutes sur l'origine des envies.

Est-ce à dire que nous soyons en mesure de substituer une explication scientifique incontestable, à ces croyances aussi fausses qu'anciennes ?

Je n'oserai pas aller jusque-là, mais je pense que l'analyse microscopique des taches pigmentaires peut au moins suggérer une hypothèse rationnelle sur le mode de formation de ces petites monstruosités. Soit seul, soit avec M. le Docteur Hugues, j'ai examiné au microscope, un grand nombre de ces taches de toutes dimensions.

Les altérations des parties constituantes du derme et de l'épiderme sont assez constantes, soit que l'on considère les immenses plaques de la melanodermie congénitale, soit que l'on ait en vue les nævi pigmentaires circonscrits. Dans les assises profondes des cellules épidermiques, il existe une accumulation très marquée de granules pigmentaires. L'abondance du pigment épidermique n'est guère moindre que dans la peau des nègres. Mais, outre l'hyperpigmentation épidermique, on trouve constamment une infiltration de pigment dans les couches superficielles du derme.

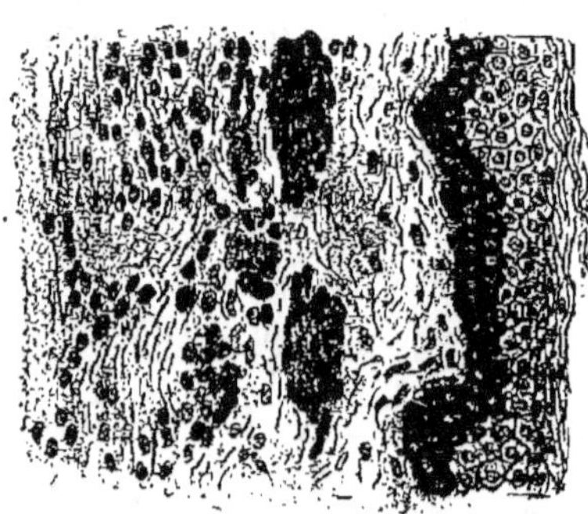

Fig. 57.— Coupe de la peau dans la mélanodermie congénitale. Ilots de cellules pigmentés intra dermiques.
(Figure dessinée par Karmanski).

Les cellules fixes du derme ont toujours subi une prolifération active, et chacune d'elles contient une telle quantité de granules pigmentaires que le noyau est entièrement masqué. Cette répartition dermo-épidermique du pigment dans les taches congénitales, est entièrement différente de ce que l'on observe dans la peau des nègres où le pigment reste circonscrit dans les couches épidermiques.

La présence d'un grand nombre de cellules fixes pigmentées, interposées à la trame fibreuse du derme, semble indiquer que la peau a subi à un moment donné un processus irritatif qui persiste plus ou moins pendant toute la vie. Il n'est pas improbable que la peau du fœtus ait été le siège d'une irritation morbide dont la tache pigmentaire restera en quelque sorte un vestige permanent.

Il n'est pas exceptionnel à une époque plus ou moins avancée de la vie, de voir le processus irritatif des nævi pigmentaires continuer d'évoluer ; les productions cornées verruqueuses, qui recouvrent assez souvent ces taches colorées, ne sont qu'une manifestation de l'hypernutrition très active. Les chirurgiens ont décrit la transformation de certains nævi en tumeurs malignes.

Je rapprocherai volontiers la pigmentation des nævi de celle que l'on rencontre dans certaines cicatrices de la peau, à la suite de lésions diverses, brûlures, varices, syphilis, etc... La fonction pigmentogène des cellules épidermiques et des cellules du derme est définitivement exaltée après une irritation intense.

Je me bornerai à ces indications sur la pathogénie des nævi pigmentaires. Elles auraient besoin d'être appuyées sur des examens microscopiques de la peau de fœtus portant déjà des nævi, mais l'occasion de pratiquer de semblables recherches ne s'est pas encore présentée à moi. Quoiqu'il en soit, cette hypothèse me semble au moins aussi plausible que la croyance mystérieuse aux envies qui règne encore parmi les gens du monde.

Il y a plusieurs années, j'ai fait soit à l'ancien hôpital Trousseau, soit ailleurs, quelques expériences thérapeutiques sur les nævi pigmentaires ; ces expériences n'ont pas été aussi satisfaisantes que je l'espérais d'abord.

Après avoir fixé par l'analyse microscopique la topographie du pigment dans les assises profondes de l'épiderme, et dans les couches superficielles du derme, je supposais qu'en détruisant par une escharification superficielle l'épiderme et la mince couche de derme pigmentée, je pourrais faire disparaître ces taches comme j'ai réussi à enlever les tatouages par le procédé que j'ai imaginé (1).

En effet la répartition de la couleur est assez analogue dans les tatouages et dans les nævi pigmentaires. Dans les tatouages, les grains de charbon ou de vermillon n'occupent que le tiers superficiel du derme, et la cicatrice consécutive au détatouage est généralement peu apparente, en raison de la minceur de la couche dermique détruite.

J'ai d'abord expérimenté sur la nigritie du chien ; j'ai escharifié avec les aiguilles du tatoueur et le nitrate d'argent des plaques noires sur les lèvres d'un jeune chien. Au bout d'une douzaine de jours, l'escharre superficielle était tombée, la peau réparée et le derme sous-jacent était incolore. Comme la topographie du pigment dans la nigritie du chien est dermo-épidermique ainsi que dans les nævi pigmentaires. je me suis cru autorisé à faire quelques essais, d'ailleurs inoffensifs, chez les enfants. J'ai enlevé par ce moyen plusieurs nævi pigmentaires situés sur la peau du thorax. Ces nævi variaient d'étendue depuis la grandeur d'une pièce de cinquante centimes, jusqu'à celle d'une pièce de deux francs.

L'escharre en se détachant laissait voir une surface rosée à peu près incolore. Ces premières tentatives ont été faites à l'hôpital ; au bout d'un mois, un mois et demi, lorsque je perdais de vue les enfants, la surface escharifiée commençait a brunir un peu... J'ai acquis plus tard la certitude que la dépigmentation par ce moyen n'était que temporaire, aussi bien sur l'homme que sur le chien.

En 1889, avec mon collègue le Dr Belin de Paris, j'ai tenté d'enlever par l'escharification superficielle un nævus pigmentaire de la grandeur d'une pièce de cinq francs, placé sur la région temporale d'une jeune fille de douze ans.

Cette enfant était très brune et la tache presque ronde qu'elle portait sur le visage était d'un noir foncé ; c'était une mouche énorme dont elle désirait vivement se débarrasser.

Sous le chloroforme je piquai soigneusement avec le faisceau d'aiguilles la surface pigmentée, je passai rapidement sur la surface piquée le crayon de nitrate

<hr>

(1) Les tatouages avec infiltration intra-dermique de matière colorante pulvérisée sont absolument exceptionnels dans le premier âge. Comme ils sont indélébiles, peut-être pourrait-on les utiliser pour l'identification des enfants abandonnés par leurs parents à la charité publique ? Chez les enfants du deuxième âge les tatouages scolaires à l'encre de Chine sont assez communs et peuvent être enlevés par le procédé de détatouage que j'ai proposé en 1888 à la *Société de Biologie* et que j'ai appliqué avec succès au grand nombre de fois. Voir : *Revue Scientifique* 1888. Les tatouages Européens et le détatouage par G. VARIOT.

d'argent, et je pansai avec de la poudre de tanin. Douze à quinze jours après, l'escharre très superficielle se détacha, le derme sous-jacent était cicatrisé, offrait une teinte rosée ; la zône pigmentée semblait bien enlevée.

Je partageai pendant quelques mois les illusions de la famille. L'enfant fut emmenée en Espagne ; l'année suivante on me la ramena à Paris ; la pigmentation qui avait cédé pendant quatre à cinq mois avait reparu moins intense sans doute qu'avant l'intervention, mais encore très apparente. Je refusai de faire une nouvelle tentative opératoire.

Les choses se passèrent de même chez le chien dont j'avais décoloré la lèvre inférieure. La surface escharifiée resta blanche pendant deux à trois mois, puis le pigment envahit la tache décolorée par la périphérie restée pigmentée ; à la fin des petits îlots noirs de la grosseur de têtes d'épingle se montrèrent, puis se fusionnèrent et, cinq à six mois après l'escharification, la lèvre était uniformément pigmentée.

Je crois pouvoir conclure de ces expériences que la fonction pigmentogène dans les nævi pigmentaires, comme dans la nigritie du chien, est dermo-épidermique et qu'il ne faut pas conserver l'espoir de faire disparaître ces taches, à moins d'enlever le derme dans toute son épaisseur. Cette ablation n'est évidemment possible que pour des surfaces très limitées.

La force de régénération du pigment épidermique et dermique est très grande ; c'est une sorte de fonction inhérente aux cellules pigmentaires. J'ai étudié sur plusieurs nègres le mode de régénération du pigment dans les cicatrices de la peau.

Lorsque les cicatrices sont superficielles comme après l'application d'un vésicatoire, de pointes de feu, la dépigmentation épidermique ne dure que pendant quelques jours, elle est remplacée par une hyperpigmentation très nette. Lorsque les cicatrices intéressent une partie de l'épaisseur du derme, comme dans les tatouages ethniques très communs chez les nègres du Congo, la pigmentation épidermique est un peu atténuée.

Enfin lorsque le derme entier est détruit par une escharre profonde, par un cautère, la cicatrice est très apparente, mais elle conserve cependant une teinte café au lait.

Toutes ces observations faites sur l'homme et sur les animaux montrent bien la manière dont le pigment se régénère et l'importance de la fonction pigmentaire. Les nævi pigmentaires ayant une certaine étendue doivent être considérés jusqu'à présent comme au-dessus des ressources de l'art.

2º Nœvi vasculaires.

Ils se développent au dépens des vaisseaux sanguins ou lymphatiques. Dès la naissance, on peut observer des *taches sanguines*, surtout au niveau du cuir chevelu et du visage. Souvent ils régressent spontanément.

Il n'en est pas de mêmes des *nœvi vasculaires plans*. Leurs dimensions sont très variables, leur coloration va du rose au violet (tache de vin). On ne peut les confondre avec les nævi pigmentaires ; tandis que la coloration de ceux-ci reste la même sous la pression du doigt, le nævus vasculaire pâlit très nettement pour reprndre rapidement sa teinte dès que cesse la compression.

A côté des nævi vasculaires plans, existent les *nœvi vasculaires tubéreux* qui peuvent former de vraies tumeurs érectiles.

Etiologie. — Quelle est la cause des nævi ? Pendant longtemps, on admit sans conteste qu'elle résidait en une forte impression maternelle au cours de la grossesse, ainsi que nous l'avons exposé.

Aujourd'hui on admet que la transmission héréditaire d'une forme de nœvus est loin d'être exceptionnelle, mais il est si rare de trouver un individu sur le corps duquel on ne puisse découvrir un nœvus, que ce fait a peu d'importance. L'abondance et la grande étendue des nævi sont habituellement considérées comme un signe de dégénérescence et se rencontrent surtout chez les idiots et les arriérés.

Traitement. — Suivant l'aspect et la variété des dyschromies, le traitement est différent.

Les nævi pigmentaires plans ou verruqueux mous, bénéficient surtout de l'électrolyse négative. Les nævi verruqueux durs et les nævi vasculaires doivent être traités par le radium. Celui-ci actuellement doit être préféré à tout autre procédé. Il agit avec une rapidité surprenante et, après guérison, ne laisse que des cicatrices peu apparentes. Malheureusement, le radium n'existe guère que dans les grands centres. A son défaut on fait l'électrolyse négative qui donne des résultats satisfaisants.

La radiothérapie est un procédé moins sûr ; à côté de quelques succès, elle a donné des radiodermites plus ou moins tenaces.

Les nævi pigmentaires ne sont pas terrain d'élection vis-à-vis du radium. C'est dire que, pour obtenir un résultat, il faut employer les doses inflamma-toires. Pour cette raison, nous déconseillons de traiter les taches pâles, planes et dépourvues de poils.

Le radium est, au contraire, fort utile, s'il s'agit de *faire disparaître les poils* surtout blonds et légers qui couvrent souvent ces taches et si la *tache est suré-levée, saillante :* on obtient alors et très commodément, sans déterminer de dou-leur, avec la disparition des poils qui se fait, elle, par action élective, le nivelle-ment des saillies et la décoloration des taches, très diminuées dans la proportion des trois quarts environ de leur pigmentation et parfois plus même.

Les *grains de beanté* saillants couverts de poils sont donc particulièrement justiciables du radium (1).

LA PEAU SÉNILE CONGÉNITALE

(Agénésie des réseaux élastiques du derme)

Cette singulière malformation de la peau est extrêmement rare. Elle paraît avoir été vue par Concetti chez un enfant de dix-huit mois et il lui donna le nom de mégalodermie. Un examen histologique de la peau pratiqué, après

(1) *Les Actualités médicales* 1913. Le Radium et son emploi, par Wickam et Degrais.

biopsie par Zovelli, aurait montré une prolifération des fibres élastiques du derme.

M. Comby aurait observé un cas analogue avec le Dr Blanc mais sans examen histologique.

Lors de la présentation que nous avons faite à la Société des Hôpitaux avec M. Cailliau de l'observation nouvelle que nous allons relater ici, M. Souques a rappelé qu'il avait décrit sous le nom de *Géromorphisme*, avec M. Charcot fils, dans l'Inconographie de la Salpêtrière, une jeune fille de 20 ans qui avait une peau de vieillard. Mais des détails de cette observation de géromorphisme, il résulte que l'altération de la peau se serait produite vers l'âge de 11 ans et ne serait pas congénitale.

Quoi qu'il en soit, voici les principaux caractères de la peau sénile congénitale, dans le cas que nous avons pu suivre et étudier complètement au point de vue clinique et anatomique.

Jacqueline Fl... est âgée actuellement de vingt-cinq mois. Elle est l'enfant unique d'un père et d'une mère qui paraissent normaux et bien conformés. Pas de fausse couche antérieure.

L'enfant est née à terme ; le poids et la taille étaient moyens, paraît-il. Mais dès la naissance, on s'aperçut que la peau, surtout dans la région du cou, des aisselles et des aines, présentaient un plissement très insolite. Il semblait, dès lors, nous dit le père, que la peau était trop large pour le corps, comme si l'enfant était née très amaigrie.

Elle fut élevée au sein, puis à l'allaitement mixte ; elle se développa assez bien, mais elle était extrêmement irritable ; pour l'empêcher de crier, la mère devait la tenir presque constamment entre les bras, eu égard surtout à une hernie inguinale assez grosse.

Les parents, préoccupés de cet aspect anormal de la peau, montrèrent d'abord leur enfant à un chirurgien qui la considéra comme atteinte de myxœdème et prescrivit du corps thyroïde. Ce traitement fut suivi d'un amaigrissement marqué et d'une augmentation dans le plissement de la peau.

Nous avons observé l'enfant pour la première fois avec M. Pironneau aux Enfants-Assistés en janvier 1919. Nous fûmes très frappés de voir, chez une petite fille de dix-huit mois, des bajoues tombantes qui déformaient le visage, surtout lorsque l'enfant pleurait, et des plis transversaux de la peau dans la région sus-hyoïdienne, comme chez une vieille femme. Les plis étaient aussi très marqués aux deux aisselles où ils prenaient une apparence un peu radiée. Aux aines, le plissement était non moins marqué. Sur le tronc et sur le ventre, plis transversaux et profonds nombreux. La peau du ventre et des fesses était flasque et tombante. Quelques plis aussi dans la région du creux poplité et autour des poignets. Dans toutes ces régions, la peau se laisse facilement décoller des parties sous-jacentes quand on la prend entre les doigts ; elle est souple, mais paraît peu élastique et se rétracte lentement. Rien à noter de spécial du côté des poils et des ongles.

L'examen des organes ne révèle rien d'anormal, sauf du côté du cœur où l'on perçoit un souffle systolique difficile à apprécier à cause de l'indocilité extrême de l'enfant qui pousse des cris incessants et ne se laisse pas approcher. L'examen radioscopique du thorax n'a pas montré d'augmentation d'étendue de la silhouette du cœur. Nous envoyâmes l'enfant à notre collègue Darier, à l'hôpital Saint-Louis, qui se contenta de nous répondre qu'il s'agissait d'une *cutis laxa*.

Nous revîmes l'enfant à plusieurs reprises et au mois de juin en particulier : sa taille était de 77 centimètres et son poids était de 10 kilos. Tons les plis que nous avons mentionnés dans les diverses régions étaient très prononcés ; il y avait alors un certain degré d'amaigrissement. Comme la hernie inguinale prenait du développement, nous conseillâmes une cure radicale qui fut faite avec succès par notre collègue M. Ombrédanne. On eut ainsi la facilité de prélever un lambeau de peau. C'est ce fragment de peau, fixé tout de suite après l'intervention opératoire, qui a servi à M. Cailliau à pratiquer les coupes histologiques dans de bonnes conditions.

Le 8 novembre 1919, nous avons revu l'enfant ; après avoir suivi un régime où le lait prédominait avec des bouillies de maïs, de manioc, de la purée de pommes de terre, etc., elle a fait une poussée de croissance extrêmemeut rapide. Elle a passé, de juin en novembre, de 10 kilos à 12 kg. 500 pour le poids et de 77 à 82 centimètres pour la taille. La

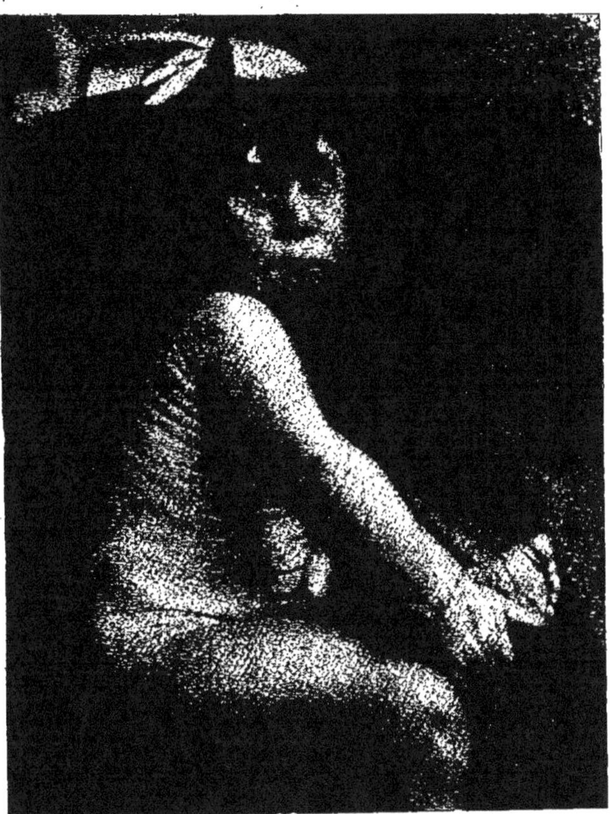

Fig. 58.— Photographie de la jeune Jacqueline Fl..., âgée de vingt-cinq mois. Les plis cutanés sont bien visibles dans les régions de l'aisselle et de l'abdomen.

conséquence de cet embonpoint, c'est que le plissement de la peau, surtout au visage, est devenu bien moins visible qu'en juin. Cependant, il est encore très manifeste et il persiste bien que moins accentué, partout où nous l'avons constaté. La nervosité et l'agitation incessante de cette enfant ne nous ont permis que très difficilement de la photographier. Cependant, sur notre cliché, on distingue bien les plis profonds qui se dessinent sur le thorax et sur le ventre.

Il semble donc qu'avec une alimentation énergétique on puisse diminuer la difformité des plis cutanés, par suite de l'embonpoint qui en résulte.

EXAMEN HISTOLOGIQUE.

Nous avons employé des procédés techniques identiques pour cet examen histologique et pour l'étude comparative des téguments de plusieurs sujets normaux du même âge, de deux fœtus et de deux vieillards.

Les pièces ont été fixées dans le formol à 6 p. 100, dans le liquide de Dominici, dans l'alcool à 90°. Les coupes ont été faites à la paraffine et colorées soit à l'hématéine-éosine, à l'hématoxyline picro-ponceau, au bleu de toluidine-éosine. Pour la coloration spéciale du tissu élastique, nous avons employé le procédé à l'orcéine avec décoloration par l'alcool chlorhydrique suivant la méthode de Unna.

Cette technique nous a montré les détails histologiques qui suivent.

L'*épiderme* de la petite malade montre des assises cellulaires normales ; une couche basilaire à cellules prismatiques dentelées avec noyau en bâtonnet, une couche de Malpighi avec cellules polyédriques dentelées à noyaux arrondis, un *stratum granulosum* chargé d'éléidine, un *stratum lucidum* et un revêtement cornéen normaux.

Le *derme* présente les éléments normaux du tissu conjonctif (faisceaux de fibres conjonctives le long desquels sont desséminées des cellules fixes fusiformes et étoilées, des cellules rondes embryonnaires, des cellules plates de Ranvier). Les vaisseaux, les glandes sudoripares, les appareils pilo-sébacés sont normaux.

A l'union de l'épiderme et du derme on rencontre des amas cellulaires composés de leucocytes et de plasmazellen.

En somme, les colorations banales montrent la structure normale de le peau.

Mais la mise en évidence du tissu élastique par l'orcéine révèle une modification pro-

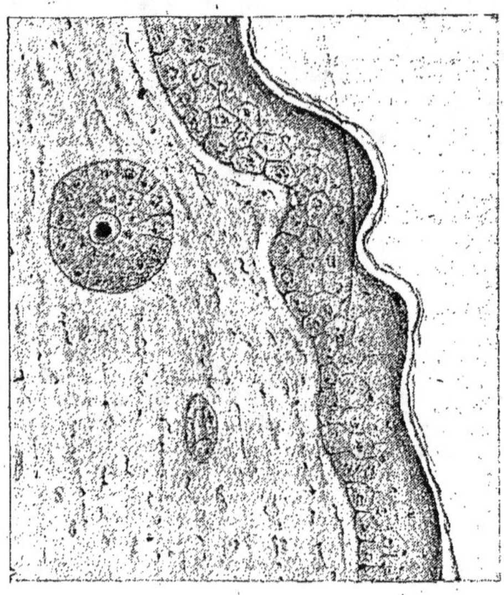

Fig. 59. — Coupe histologique de la peau de Jacqueline Fl.. traitée par l'orcéine.
On y voit seulement des fragments très courts de fibres élastiques.

fonde de ce tissu, surtout quand on le compare aux téguments normaux. En effet, chez les sujets *normaux* à peu près du même âge (deux à cinq ans), les fibres élastiques sont nombreuses et forment d'élégants réseaux très richement anastomosés qui se mêlent aux éléments du tissu conjonctif, occupant tout le derme, plus volúmineux et moins serrés dans les couches profondes, plus minces et plus ramifiés sous l'épiderme, entourant les papilles de fines arborisations.

Chez l'enfant présentant l'anormalité de la peau décrite, les fibres élastiques de la zone superficielle du derme apparaissent très rudimentaires, à peine teintées, offrant l'aspect de petites travées linéaires très courtes. Elles sont minces, très menues, prennent mal l'orcéine. Elles ressemblent à des bâtonnets courts ; parfois elles prennent une apparence grenue, d'autres fois elles dessinent un pointillé très fin. Cet aspect punctiforme correspond aux sections transversales de la fibre. Ce caractère de gracilité des fibres, qui paraissent tronçonnées, rappelle assez les courtes fibres élastiques qui chez le normal entourent les papilles.

Les fibres élastiques de la zone profonde du derme manquent complètement chez la malade. Toutefois on les rencontre sur la plupart des artères et la limitante élastique

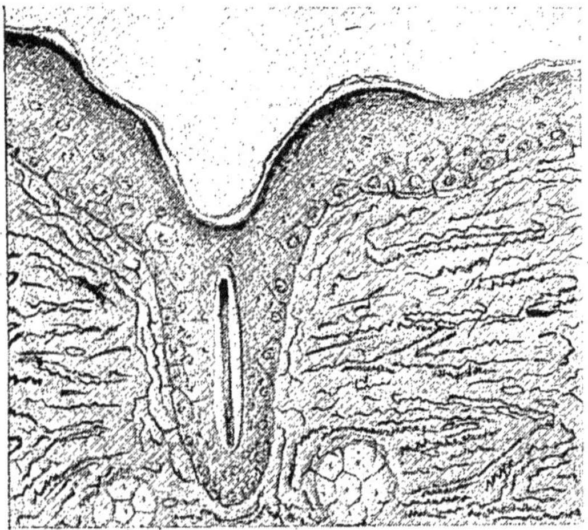

Fig. 60. — Coupe de la peau normale d'un enfant du même âge.
Les réseaux élastiques du derme y sont bien développés.

interne est normalement développée. Il s'agit donc d'une dysgénésie ou d'une agénésie du tissu élastique.

Nous avons complété cette étude par des examens histologiques comparatifs de téguments prélevés chez le fœtus et chez le vieillard.

Les coupes pratiquées sur un *fœtus, de six mois* montrent que le tissu élastique n'est pas encore développé à cette époque ; seule la limitante élastique interne des artères commence à se dessiner et n'est pas encore complète sur les vaisseaux. Chez un autre *fœtus de huit mois*, le tissu élastique du derme semble complètement développé ; il apparaît très riche en fibres fines très ramifiées formant de jolis réseaux plus fins et plus serrés dans la zone superficielle que dans les couches profondes du derme. Il est possible qu'il y ait des variétés dans l'époque d'apparition des fibres élastiques. Chez *le vieillard* (soixante-huit — soixante et onze ans), on constate une raréfaction et une diminution de volume des fibres élastiques du derme. Elles sont plus courtes, plus grêles, les réseaux qu'elles forment sont moins riches en arborisations. Elles ne présentent pas l'aspect en bâtonnet caractéristique de la fibre élastique chez la malade étudié.

Les préparations microscopiques ont été montrées à M. le Professeur Prenant, qui a bien voulu nous donner son avis. Il voit dans cet aspect du tissu élastique soit une agénésie de ce tissu, soit une régression de la fibre. D'après lui, les courtes travées élastiques, ébauche très rudimentaire de la fibre, s'expliqueraient par ce fait que les points nodaux du réseau élastique seuls ont conservé leur affinité colorante, tandis que le reste du réseau serait ou trop peu développé (agénésie) ou en voie de régression, et ne peuvent fixer l'orcéine.

Étant donné ce processus très insolite, il est difficile de présumer quelle sera l'évolution ultérieure de cette malformation cutanée. Peut-être par les progrès du développement la génération et la nutrition du tissu élastique se rapprocheront de l'état normal ? Nous n'avons pas observé de cas semblables antérieurement et nous proposons de suivre ultérieurement le mode d'accroissement de cet enfant anormal.

LES FIÈVRES ÉRUPTIVES
ET LES MALADIES INFECTIEUSES

L'IMMUNITE DES NOURRISSONS CONTRE LES FIÈVRES ÉRUPTIVES
ET CONTRE CERTAINES MALADIES INFECTIEUSES

C'est un fait bien connu que la résistance du nourrisson aux germes morbides de la plupart des maladies infectieuses, qui sévissent, d'une manière si intense, parmi les enfants du deuxième âge. Les pédiâtres savent bien qu'il est rare de rencontrer des enfants âgés de moins d'un an dans les pavillons où l'on isole les maladies contagieuses, rougeole, scarlatine, diphtérie, etc.

Les praticiens observent souvent aussi que dans les épidémies familiales de fièvre éruptive, ce sont les bébés qui sont le plus réfractaires à la contagion.

Depuis très longtemps, les médecins qui ont soigné plus spécialement les nourrissons ont relevé chez eux le caractère exceptionnel de la plupart des maladies infectieuses. Billard, dans son traité des maladies du nouveau-né, est très explicite sur ce sujet. Il est à remarquer que cet homme éminent observait dans le même milieu que nous, puisqu'il était interne de Baron à l'hospice des Enfants trouvés lorsqu'il recueillait, en 1826, les matériaux de son beau livre.

L'hospice dépositaire des Enfants-Assistés est resté le centre le plus actif de Paris où circulent et où sont hospitalisés des nourrissons sains ou malades. Plus de 2.000 enfants âgés de moins d'une année, soit abandonnés par leurs parents, soit en dépôt temporaire, sont apportés chaque année dans cet établissement.

Un bon nombre de ces nourrissons ne peuvent être confiés immédiatement à des nourrices de la campagne, pour cause de débilité congénitale, ou pour des maladies diverses. Nous sommes donc obligés de conserver à la nourricerie Parrot, ou à notre pouponnière suburbaine annexe de Châtillon, un assez grand nombre de bébés, qui doivent recevoir des soins spéciaux. Dans cette population infantile, il est aisé de recueillir des documents précis sur la morbidité des nouveau-nés.

En faisant relever durant quatre années, la statistique détaillée des fièvres éruptives et des principales maladies infectieuses parmi les enfants au-dessous de un an, qui ont séjourné à l'hospice dépositaire, j'espère apporter une utile contribution à l'étude de l'immunité morbide dans le permier âge.

ROUGEOLE.

« La rougeole, dit Billard, me paraît être plus commune, après qu'avant la première dentition, car à l'hospice des Enfants trouvés, ce sont plus particulièrement les enfants de huit et neuf mois qui en sont atteints. M. Baron a fait cette remarque depuis plusieurs années. »

Guersant et Blache, dans leur article Rougeole du dictionnaire en 1830, rappellent « que Vogel et Sydenham ont remarqué que les enfants à la mamelle sont moins souvent atteints de la rougeole que ceux qui sont nouvellement sevrés. » Ils essaient d'expliquer cette immunité relative en notant « que le nourrisson est tenu à la chambre et emprisonné dans ses langes presque toute la journée et qu'il est ainsi plus protégé que l'enfant de quatre ou cinq ans, contre l'infection. »

M. Hutinel, en étudiant la rougeole dans son traité des maladies de l'enfance, s'exprime ainsi (1) : « Les enfants à la mamelle, les enfants nouveau-nés sont exceptionnellement contagionnés. Il est bien certain que ces enfants tenus le plus souvent hors du contact des malades sont moins sujets que les autres à prendre la maladie. Mais Sevestre a cité des cas où les nourrissons ne prirent pas la rougeole, pendant la maladie de leur nourrice. Toutefois, l'immunité des nourrissons n'est pas absolue ; car nous avons eu l'occasion d'observer une épidémie de rougeole chez les nourrices allaitant de très jeunes enfants et les enfants eurent tous une légère éruption, une rougeole très atténuée. La transmission de la mère au fœtus est admise, mais elle est bien plus rare que pour la variole. »

Voici maintenant des chiffres précis recueillis à l'hospice dépositaire qui établissent péremptoirement la rareté de la rougeole parmi les nourrissons.

A la pouponnière de Châtillon-sous-Bagneux, nous avons envoyé 1.272 nourrissons pendant les années 1908, 1909, 1910, 1911, jusqu'au 1er octobre, et sur ce chiffre, on n'a pas observé *un seul cas de rougeole*, en quatre ans.

Les enfants que nous envoyons à Châtillon sont surtout des débiles qui pèsent moins de 2 k. 500, pour être mis au sein de nourrices sédentaires, des enfants juifs qui doivent y être circoncis et qui séjournent un mois et plus pour cette opération rituelle, des enfants atrophiques, d'autres atteints ou suspects de syphilis héréditaire, etc., etc. (2).

Au pavillon Pasteur, j'ai fait aménager dans les meilleures conditions de salubrité, une crèche qui est maintenant rattachée à l'Institut de puériculture.

Depuis l'année 1908 jusqu'en octobre 1911, nous avons hospitalisé dans

---

(1) Il est à retenir que ce maître a été pendant de longues années à la tête du service médical des Enfants-Assistés dont je suis actuellement chargé.

(2) Les chiffres relatifs à notre pouponnière suburbaine de Châtillon ont été relevés par le Dr BARBILLION, ancien interne des hopitaux chargé d'assurer le service médical.

cette crèche, 241 enfants au-dessous d'un an, dont la plupart étaient de grands atrophiques.

Sur ce nombre, nous n'avons observé que deux cas de rougeole, l'un était âgé de 5 mois et l'autre de 10 mois. Celui de 5 mois a succombé. Les enfants admis à la crèche du pavillon Pasteur viennent de la consultation externe et sont fréquemment visités par leurs parents. Ce sont là des conditions différentes que pour ceux reçus à la nourricerie Parrot ou à la pouponnière de Châtillon et qui sont tout à fait abandonnés.

Enfin, voici les chiffres représentant le nombre total des cas de rougeole chez les nourrissons de 0 à 1 an admis dans les pavillons d'isolement de l'hospice dépositaire pendant les quatre dernières années. Plus de deux mille nourrissons de 0 à 1 an circulent chaque année dans l'hospice.

Année 1908.

1 rougeole, 6 mois, guérie.
1 rougeole, broncho-pneumonie, 9 mois, décédée.

Année 1909.

1 rougeole, 11 mois, guérie.
1 rougeole, broncho-pneumonie, 9 mois, décédée.

Année 1910.

1 rougeole broncho-pneumonie, 7 mois, décédée.
1 rougeole, 10 mois, guérie.

Année 1911.

1 rougeole, 8 mois, guérie.

Le total général des cas de rougeole pour les enfants de tout âge qui ont circulé dans l'hospice est de 1.375 durant ces quatre années, et se décompose ainsi ;
De un an à deux, 282 cas.
Au-dessus de deux ans, 1.086 cas,
Au dessous de un an, 7 cas.

SCARLATINE

Billard, en 1826, s'exprimait ainsi : « Je crois que la scarlatine règne plus particulièrement dans la seconde enfance et dans l'adolescence, que chez les enfants à la mamelle. On voit souvent cette maladie se développer à l'hospice des Enfants-Malades, tandis qu'on en observe à peine quelques cas dans le cours d'une année à l'hospice des Enfants-trouvés, et j'ai vu pendant l'année 1826 la scarlatine s'emparer à cet hospice de trois enfants âgés de 1 an à 15 mois, tandis qu'aucun des plus jeunes enfants n'en furent atteints. M. Baron a depuis longtemps fait cette remarque à la justesse de laquelle on est porté à croire, en considérant que presque toutes les épidémies de scarlatine ont été observées sur des enfants déjà rassemblés dans des hospices et des pensionnats (1). »

Rilliet et Barthez spécifient que même dans les grandes épidémies, les nour-

---

(1) *Tratié des maladies des nouveau-nés,* par BILLARD, p. 137. Édition de 1837.

rissons sont presque toujours épargnés. Ainsi, dans celle de Saalbourg (1785), de Washington (1827), Halle (1818), Hanau (1819), les enfants âgés de moins d'un an ne contractèrent pas la maladie (Noirot). Quelque rare que soit la scarlatine dans la première enfance, on l'observe cependant quelquefois, on l'a même vue chez des nouveau-nés. (Ferrario, Tourtual, Potier).

D'après M. Hutinel (*loc. cit.*) : « Les nourrissons sont rarement touchés par la scarlatine. »

M. Lemarquand, sous l'inspiration de M. Martin, de l'Institut Pasteur, a repris l'étude de la scarlatine du nourrisson dans sa thèse inaugurale (1), il conteste la rareté de la scarlatine au cours de la première année ; mais les documents qu'il cite, sont loin d'être favorables à cette opinion.

Welch et Schaunberg de Philadelphie, dans leur traité *Acute Contagious diseases*, disent que l'âge est un facteur très important pour la susceptibilité à la scarlatine. C'est un fait d'observation générale que les enfants au-dessous d'un an présentent une moins grande prédisposition à contracter la scarlatine. Ceci est encore plus vrai des nourrissons au-dessous de six mois et chez les enfants au-dessous de trois mois, la scarlatine est extrêmement rare. Dans notre expérience personnelle, ajoutent Welch et Schaunberg, nous avons trouvé que sur 5.000 cas de scarlatine, admis à l'hôpital municipal de Philadelphie, environ 1 % concerne des enfants âgés de moins d'un an, soit 50 cas. — Caiger, sur 1.008 cas, en signale environ 1 % concernant des nourrissons. Lemarquand est d'accord avec tout le monde pour reconnaître qu'on peut laisser au sein l'enfant d'une femme atteinte de scarlatine, tant il est vrai que le nourrisson est réfractaire à cette maladie.

Sur les 1.272 nourrissons qui ont été envoyés à la pouponnière de Châtillon, on n'a pas observé, en quatre ans, un seul cas de scarlatine.

Il n'y en a pas eu non plus un seul au-dessous de un an dans les pavillons de contagieux sur 164 cas de scarlatine qui ont été soignés à l'hospice dépositaire.

Varicelle

Tous les auteurs français et étrangers sont d'accord pour admettre la rareté de la varicelle chez les nourrissons, c'est-à-dire au-dessous de un an. M. Hutinel dit : « Les nourrissons sont rarement pris. » M. Comby admet que « la varicelle est rare chez les nouveau-nés et les nourrissons. M. Buchanan-Ker, dans son livre sur *Infectious diseases*, croit, comme M. Comby, que l'isolement relatif des nouveau-nés contribue à les protéger.

Cette opinion n'est pas confirmée par les observations que nous avons faites à l'hospice dépositaire des Enfants-Assistés, où les nourrissons, bien loin d'être isolés, sont réunis au nombre de 30 à 50, soit à la nourricerie Parrot, soit à la pouponnière annexe de Châtillon sous Bagneux. Dans ce dernier établissement, sur 1.272 nourrissons admis de novembre 1908 à octobre 1911, on n'a pas noté un seul cas de varicelle. Dans ce même laps de temps, nous avons hospitalisé plus de 1.500 nourrissons à la nourricerie Parrot.

(1) *Scarlatine maternelle et nourrisson.* Thèse de Paris, 1906.

Dans la section des contagieux de l'hospice dépositaire réservée à la varicelle, nous avons reçu pendant ce même laps de temps, 200 cas répartis sur des enfants de divers âges comme on le verra dans le tableau ci-dessous.

Les deux seuls cas de varicelle notés au-dessous de un an, concernent des enfants de 11 mois. C'est donc une proportion de 1 % seulement analogue à celle qui a été relevée pour la rougeole.

Tableau des varicelles hospitalisées à l'Hospice dépositaire du 1ᵉʳ janvier 1908 au 1ᵉʳ octobre 1911.

Année 1908

De 1 jour à 1 an 1
De 1 an à 2 ans 5
Au-dessus de 2 ans 60

Année 1909

De 1 jour à 1 an ....
De 1 an à 2 ans 9
Au-dessus de 2 ans 39

Année 1910

De 1 jour à 1 an ....
De 1 an à 2 ans 12
Au-dessus de 2 ans 27

Année 1911

De 1 jour à 1 an 1
De 1 an à 2 ans 9
Au-dessus de 2 ans 37

Total

De 1 jour à 1 an 2
De 1 an à 2 ans 35
Au-dessus de 2 ans 163

Le Cow-Pox, la Vaccine.

Il est bien établi que le nouveau-né est très souvent réfractaire à l'inoculation du vaccin jennerien durant les premiers jours après la naissance. Cette immunité n'est que temporaire, mais elle suffit pour rendre inutiles les vaccinations trop précoces que les règlements administratifs imposent à tort dans les maternités. M. Jannin a rappelé très justement l'attention sur ce point dans ces derniers temps, en citant les auteurs les plus compétents sur la question de la vaccine et notamment Bollinger, Saint-Yves-Ménard, Béclère, etc.

Le Dʳ Barlerin, le vaccinateur très connu de Paris, qui pratique depuis nombre d'années les vaccinations sur les enfants qui fréquentent la Goutte de Lait de Belleville, m'a confirmé verbalement ces faits concernant cette immunité très peu durable qui ne se prolonge guère au delà d'une quinzaine.

Néanmoins, parfois nous reculons d'un ou plusieurs mois l'inoculation chez des enfants débiles ou atrophiques, car nous avons remarqué que l'évolution de la vaccine pouvait ralentir la croissance dans ces conditions spéciales.

La Variole

Le nouveau-né ne paraît pas être à l'abri de la variole, comme il l'est, généralement contre les autres fièvres éruptives. Les cas de fœtus ou même d'enfants à terme naissant avec une éruption variolique ne sont pas exceptionnels. Tous les auteurs citent des faits de ce genre, et M. Ballantyne, d'Edimbourg. en a fait représenter un bel exemple emprunté aux bulletins de la Société anatomique 1868 (1).

Il paraît vraisemblable que la variole serait moins commune chez le nourrisson que chez les enfants du deuxième age; mais nous ne trouvons aucun renseignement précis sur ce sujet dans les auteurs classiques.

Bouchut dit bien que «après la naissance, la variole ne se montre guère dans le courant de la première année, si ce n'est à l'*hôpital des Enfants trouvés* ». Il ajoute : «J'en ai cependant vu plusieurs exemples en ville, chez des enfants d'un, deux et huit mois, elle apparaît surtout à partir du 13e mois principalement, en cas d'épidémie. » Ce qu'écrivait Bouchut en 1878, n'est plus exact maintenant (2), car depuis quatre ans, nous n'avons pas observé *un seul cas de variole* sur les milliers d'enfants de tout âge qui circulent à l'hospice dépositaire pas plus sur les nourrissons que sur les autres. Les statistiques des hôpitaux spéciaux pour contagieux pourront nous renseigner exactement sur la proportion relative de la variole dans la première année, mais il est bien acquis que l'immunité contre la variole n'existe pas comme pour la rougeole et la scarlatine.

La Coqueluche

Tous les auteurs français sont d'accord pour admettre que la coqueluche est peu commune dans la première année.

« Dans les six premiers mois de la vie, et surtout dans les trois premiers mois, la coqueluche est exceptionnelle », admet M. Hutinel (*loc. cit.*).

D'après une statistique personnelle, M. Comby aurait observé sur 557 coquelucheux 46 au-dessous de un an, 7 au-dessous de 6 mois, 302 entre 2 et 5 ans ; l'âge de trois ans est celui qui aurait fourni le plus de cas, soit 116.

Goodhart sur une statistique de 314 cas donne les chiffres suivants : 236 cas de 0 à 4 ans (3).

Trois mois et moins, 9 cas.

Six mois et moins, 23 cas.

Un an et moins, 30 cas.

Deux ans et moins, 60 cas.

(1) *Antenatal Pathology*, by J. BALLANTYNE, p. 190, t. II.
(2) *Traité pratique des maladies des enfants*, par BOUCHUT. Édition 1878.
(3) *Les maladies des Enfants*, par GOODHART.

Trois ans et moins, 66 cas.

Quatre ans et moins, 54 cas, etc.

D'après Buchanan-Ker (*loc. cit.*), Bronlee analysant 5.000 cas de coqueluche traités à l'hôpital des fièvres de Glascow, note que la première année de la vie fournit plus de cas que l'année suivante. La grande proportion des enfants au-dessous de six mois atteints de coqueluche serait un trait distinctif d'avec la rougeole pour les auteurs anglais.

Il y a là manifestement une discordance entre les observations faites en France et en Angleterre.

Quoi qu'il en soit, voici les résultats relevés du 1er janvier 1908, au 1er octobre 1911 à l'hospice des Enfants-Assistés.

Sur 1.272 nourrissons envoyés à la pouponnière de Châtillon, nous avons eu deux cas de coqueluche.

Voici d'autre part le tableau complet des cas de coqueluche isolés dans les salles spéciales réservées à cette maladie dans l'hospice dépositaire.

Au total sur 352 coquelucheux, durant les quatre dernières années, nous trouvons :

De un jour à un an, 9 cas.

Dont nous donnons ci-dessous le détail par âge.

De un à deux ans, 68 cas.

Au-dessus de deux ans, 275 cas.

Année 1908

De 1 jour à 1 an 2
De 1 an à 2 ans 14
Au-dessus de 2 ans 93

Année 1909

De 1 jour à 1 an 2
De 1 an à 2 ans 22
Au-dessus de 2 ans 60

Année 1910

De 1 jour à 1 an 3
De 1 an à 2 ans 17
Au-dessus de 2 ans 71

Année 1911

De 1 jour à 1 an 2
De 1 an à 2 ans 15
Au-dessus de 2 ans 51

Enfants au-dessous d'un an.

Année 1908

D... (Alice), 11 mois.
F... (Charles), 11 mois.

Année 1909

D... (Etienne), 11 mois
S... (Pierre), 11 mois.

Année 1910

B... (Jean), 11 mois.
A... (Marguerite), 5 mois.
D... (Georgette), 7 mois.

Année 1911

S... (Paulette), 11 mois.
M... (Raymond), 7 mois.

Notre statistique confirme donc les opinions émises par les médecins français sur la rareté de la coqueluche dans le premier âge : elle nous donne 9 cas sur 352, soit moins de trois pour cent.

Il semble donc établi, qu'en France tout au moins, les enfants de 0 à un an, jouissent d'une immunité relative pour la coqueluche, si on les compare aux enfants du deuxième âge.

LA DIPHTÉRIE

Il existe des divergences entre les auteurs, pour la fréquence de la diphtérie chez les nourrissons, Henoch, dans sa statistique de 258 cas de diphtérie trouve 37 cas de 0 à un an, mais il convient que ce chiffre élevé tient à ce qu'il observe dans un milieu hospitalier, où les nourrissons se contaminent aisément.

MM. Hutinel et Martin (de l'Institut Pasteur) disent que « la diphtérie du premier âge est loin d'être aussi rare qu'on l'avait cru d'abord ». D'autre part Buchanan-Ker (*loc. cit.*) admet que les nourrissons échappent très habituellement à la diphtérie.

C'est d'ailleurs une opinion assez généralement admise en France et qui s'appuie sur des preuves bien positives. Je puis fournir à ce sujet des statistiques personnelles, d'après ma pratique de deux années à l'ancien hôpital Trousseau. Pendant les années 1895 et 1896 j'ai été chargé du service spécial de la diphtérie dans cet hôpital et j'ai donné mes sions à plus de 2.500 enfants atteints de cette maladie dont le diagnostic a été contrôlé par l'examen bactériologique.

En 1895 sur 1.414 soignés dans mon service de l'hôpital Trousseau, j'ai rencontré 34 enfants de 0 à un an.

En 1896 sur 1,213 enfants diphtériques, j'ai trouvé 16 enfants de 0 à un an.

Telle est dans les hôpitaux de Paris la proportion relative des enfants du premier âge admis pour diphtérie (1).

Ces chiffres sont assez importants pour être pris en considération ; les moyennes quand elles portent sur un pareil nombre varient peu.

Nous avons donc, d'après ma statistique personnelle, 43 cas de diphtérie de 0 à 1 an, pour 2.627 enfants de tout âge jusqu'à 14 ans, environ 3 %.

A l'hospice dépositaire nous n'avons pas eu un seul cas de 0 à un an, en quatre années sur 58 diphtériques traités (2).

(1) Les statistiques que je rappelle sont publiées avec détails, par mois, dans mon ouvrage sur la *Diphtérie et la Sérumthérapie*. Paris 1898, chez Maloine.

(2) A la pouponnière de Châtillon, sur plus de 1.200 nourrissons, durant les quatre années, M. BARBILLION, a relevé 1 cas d'angine diphtérique et 8 cas de corysa paraissant diphtérique (sans examen bactériologique).

L'immunité relative du nourrisson contre le bacille de Loffler ne semble donc pas contestable.

FIÈVRE TYPHOIDE

D'après Henoch, sur 152 cas observés à sa clinique, il n'a rencontré que 5 cas dans la première et la deuxième année, tandis qu'il y a eu 71 cas entre 5 et 9 ans.

Buchanan-Ker considère cette maladie comme rare chez les nourrissons.

Nous avons en France des documents statistiques qui établissent péremptoirement l'immunité relative du premier âge. Il n'est pas contestable que le bacille d'Eberth peut être transmis directement par le placenta de la mère au fœtus, et par la nourrice, à son bébé. Mais il n'en est pas moins certain que la dothiénentérie est très rare chez le nourrisson. Ollivier, à l'hôpital des Enfants-Malades, sur un total de 611 cas, n'en a vu que 3 cas de 0 à 2 ans ; de Montmollin à l'hôpital de Berne, sur 295 cas, a noté 6 cas dans la première année et 9 cas dans la seconde.

Parrot n'a jamais rencontré cette maladie au-dessous de six mois et l'on sait avec quelle conscience ce grand observateur examinait les cadavres des nouveau-nés à l'hospice des Enfants-Assistés.

Gerhardt, dans son traité, cite cependant 20 cas de fièvre typhoïde chez les nourrissons.

Tous ces chiffres sont concordants pour nous montrer que le nourrisson jouit d'une réelle immunité contre la fièvre typhoïde, par comparaison aux autres périodes de l'enfance.

Cependant il n'est pas douteux que le nourrisson soit soumis au contage du bacille typhique, comme l'enfant plus âgé et comme l'adulte, car le mouillage du lait, à bas prix avec de l'eau polluée est bien habituel dans les villes et à Paris spécialement. Tous les médecins qui s'occupent de l'élevage des enfants du premier âge sont familiarisés avec ces adultérations du lait consommé dans la classe populaire (1).

LA TUBERCULOSE

Nous terminerons par la tuberculose cette revue un peu rapide de la fréquence relative des maladies infectieuses dans leurs rapports spéciaux avec le premier âge. Cette maladie, on le sait, est la grande cause de léthalité pour l'homme, aussi bien dans l'enfance qu'à l'âge adulte. Dans le rapport que j'ai eu l'honneur de faire à la Commission de la dépopulation sur la mortalité des enfants de un an à 14 ans, j'ai établi, d'après les statistiques, que un tiers environ des décès était causé par la tuberculose, sous ses diverses formes : méningite, tuberculose osseuse, pulmonaire, organique, etc.

J'emprunte au récent article de MM. Hutinel et Lereboullet (2) les renseignements très précis qui suivent et qui démontrent que le nourrisson est plus

---

(1) M. NICOLLE considère le nourrisson comme réfractaire au typhus exanthématique (*Archives de l'Institut Pasteur de Tunis*, 1911, p. 2).

(2) *Les Maladies de l'Enfance*, t. II, page 6.

réfractaire à la tuberculose que les enfants plus âgés. Ces auteurs concluent de leurs recherches bibliographiques qu'il est démontré que souvent le tout jeune enfant peut être tuberculeux, mais il est également reconnu qu'avant trois mois la tuberculose est tout à fait exceptionnelle, et qu'elle est en somme assez rare dans la première année.

D'après Huguenin, sur 58 décès survenus de un à deux mois, on ne note aucun cas de tuberculose, sur 33 décès de 3 à 7 mois on relève 4 cas de tuberculose.

Stirniman, sur 591 autopsies au-dessous d'un an, ne trouve que 41 cas avec lésions tuberculeuses. Kuss a montré que la tuberculose était exceptionnelle avant 3 mois et qu'elle atteignait 10 pour 100 environ de 3 mois à un an.

Or, dans les périodes ultérieures, de l'enfance les lésions tuberculeuses sont notées dans la proportion de 40 % des autopsies environ, d'après Hamburger, Burkardt, etc.

A l'hospice des Enfants-Assistés nous avons surtout étudié la tuberculose chronique dans ses rapports avec l'hypotrophie et les constatations que nous avons faites aux autopsies, nous ont montré que les lésions bacillaires dans les poumons et les ganglions du médiastin n'étaient que peu fréquentes dans la première année.

Nous avons noté aussi avec M. Marcel Ferrand, quelques cas de tuberculose très précoce et probablement d'origine congénitale, mais nous n'avons pas de statistique probante à fournir sur ce sujet.

En somme, quelles que soient les raisons qu'on puisse en fournir, le nourrisson résiste mieux au bacille de Koch que l'enfant du deuxième âge ou que l'adulte (1).

CONCLUSION

On connaît bien la vulnérabilité extrême du nourrisson par la peau (érysipèle, pyodermies et infections cutanées diverses), par le tube digestif, surtout pendant les chaleurs de l'été ; (entérites aiguës, diarrhées estivales, choléra infantile), par les voies respiratoires, pendant la saison froide (catarrhe bronchique, broncho-pneumonies contagieuses, etc.).

A cette vulnérabilité, on doit opposer l'immunité relative du nourrisson contre les fièvres éruptives, contre les maladies infectieuses que nous avons énumérées, et même, dans une certaine mesure, contre la tuberculose. Il est bien certain que si le premier âge payait à toutes ces maladies, le même tribut que les enfants qui ont dépassé la première année, la mortalité infantile serait beaucoup plus forte, car la résistance vitale du nourrisson est d'autant moindre qu'il est plus jeune.

Dans ces circonstances, bien que la morbidité soit faible, la mortalité est relativement très forte. (Cela est vrai pour la rougeole, la coqueluche, la diphtérie, etc.).

Nous ne pouvons prétendre expliquer l'immunité relative du nourrissson, nous devons nous borner à la constater. Peut-être le caractère si spécial des

____

(1) Nous verrons au chapitre de la grippe que le nourrisson se montre réfractaire à cette infection.

échanges nutritifs, avec une croissance intense, contribue à donner aux humeurs des propriétés bactéricides contre certains germes morbifiques ? Peut-être aussi le nouveau-né a-t-il hérité de l'immunité acquise par sa mère contre les maladies infectieuses dont elle a pu être atteinte ?

Quoi qu'il en soit, il est important que le praticien sache que le nourrisson est plus réfractaire qu'on ne le croit généralement à un bon nombre d'infections, et que les épidémies de fièvre éruptive ne sont pas tellement à craindre dans les agglomérations d'enfants de zéro à un an. Quand une épidémie de rougeole se produit dans une crèche ou dans une pouponnière, il est exceptionnel qu'elle débute chez les bébés : c'est presque toujours les enfants de un an à quatre ans qui sont touchés les premiers.

« *Tout ce qui rassemble des enfants est chose mauvaise* », a dit M. Pinard en critiquant avec vivacité les consultations de nourrissons et les Gouttes de Lait comme des foyers, où les nourrissons contracteraient la rougeole et la coqueluche et aussi des broncho-pneumonies, pendant l'hiver. On comprend ce que de tels aphorismes ont d'excessif et de mal fondé.

Il est donc rare d'observer la propagation de la rougeole et de la coqueluche dans les consultations de nourrissons. Ces maladies sont très peu communes, nous l'avons prouvé dans le premier âge ; et les mères gardent chez elles ceux qui sont malades. Depuis près de vingt ans, que j'inspecte régulièrement des milliers de bébés à la consultation de la Goutte de Lait de Belleville, je n'ai jamais constaté parmi eux d'épidémie de rougeole, ni de scarlatine, etc. (1).

Ces déductions pratiques de l'étude que je viens de faire méritaient d'être mises en lumière pour les médecins qui réunissent des nourrissons dans des salles communes ou qui sont obligés de les inspecter collectivement.

LA VARICELLE

Bien que très réfractaire à la varicelle, le nourrisson n'en est pas cependant tout à fait indemne. M. Lereboullet tout récemment a rapporté le cas d'un enfant qui en fut atteint quatorze jours après sa naissance. La mère était en pleine éruption au moment de son accouchement. L'éruption apparut par poussées successives et à l'hyperthermie initiale succéda une hypothermie à 35°, avec teint pâle, plombé, vomissements, urines rares, selles diarrhéiques verdâtres. Par place les bulles prirent un caractère sphacélique. Malgré cette phase inquiétante, l'enfant guérit et put être allaité heureusement.

Évolution et variétés de la varicelle. — Après un an on observe assez communément la varicelle avec ses caractères typiques : vésicules se produisant d'emblée sans être précédées comme dans la variole de macules et de papules. Le contenu de la vésicule est limpide et transparent à son apparition.

Les éléments éruptifs apparaissent par poussées successives durant plusieurs jours au visage d'abord, puis sur le tronc et les membres. Ces vésicules se

(1) Il faut signaler que les nourrissons agglomérés dans les crèches résistent mal à l'infection par le pneumocoque. Les épidémies de pneumococcémie ne sont pas rares.

dessèchent, forment des croûtes qui tombent après une quinzaine, sans laisser de cicatrices en général. Quelquefois les vésicules siégeant sur la conjonctive, sur la muqueuse buccale déterminent des phénomènes inflammatoires assez intenses.

Chez les enfants hypotrophiques, dans un mauvais état de nutrition. ou relevant d'une autre maladie infectieuse, telles que la diphtérie ou la scarlatine, l'éruption se modifie et la varicelle peut prendre une allure grave. Les vésicules, au lieu de se dessécher et de former des croûtelles très vite, deviennent des pustules remplies de pus avec une aréole rouge ; ces pustules sont souvent ombiliquées et ne sont pas sans analogie, à cette période, avec les pustules de la variole, surtout si elles sont confluentes. Les pustules peuvent même prendre l'aspect hémorragique. Si un doute surgit pour le diagnostic différentiel entre la variole et la varicelle, il faut rechercher avec grand soin l'élément éruptif jeune, initial ; il est bien rare que dans les dernières poussées de varicelle on ne rencontre pas quelque vésicule typique avec son contenu encore transparent et dépourvu de l'aréole inflammatoire qui ne se produit que tardivement.

Jamais au cours de la variole on ne trouve de semblables vésicules. Ces formes de varicelles aggravées dans lesquelles les vésico-pustules sont infectées par des microbes divers, se rencontrent surtout dans les agglomérations hospitalières et mettent grandement la vie en danger.

Des complications telles que broncho-pneumonie, néphrites, abcès multiples, peuvent contribuer à la mort.

La varicelle gangréneuse est extrêmement rare, mais non toujours mortelle : nous en avons observé un cas qui a guéri à l'hôpital des Enfants-Malades.

VARICELLE ANORMALE A FORME GANGRÉNEUSE (1)

Le 11 juillet 1893, un enfant, âgé de 5 ans, Louis Gall..., était amené à la consultation de l'hôpital des Enfants-Malades pour une éruption à tendance ulcérative, surtout étendue au niveau des parties supérieures du dos et du thorax. Le début des accidents remonte à quinze jours par de la fièvre, de l'inappétence, un grand malaise général. Après une période prodromique de 6 à 7 jours, est survenue sur le dos, le thorax, surtout au niveau des régions supérieures et des aisselles, une éruption rouge assez confluente, d'abord sous la forme de larges papules de la dimension d'une pièce de 50 centimes, puis de vésicules très nettes qui durèrent 24 heures. Le liquide qui les remplissait, d'abord clair, devint louche, opaque, puis toutes ces vésicules s'ouvrirent laissant à leur place une ulcération de même étendue, qui se recouvrit d'une croûte brunâtre.

Pendant ce temps, l'enfant était très affaibli, se plaignait de violents maux de tête, mais n'avait ni vomissements, ni diarrhée ; la température, à marche intermittente, présentait tous les soirs un maximum de 39°5.

L'enfant souffrait beaucoup de ces ulcérations, dont la base, surélevée, était indurée ; elles présentaient en outre un aspect gangréneux ; les croûtes tombées, on voyait qu'elles tendaient à gagner en profondeur.

Le 13 juillet, l'état était le suivant : sur la partie supérieure du thorax, à la face interne des bras, ulcérations taillées à l'emporte-pièce, à fond gangréneux ; quelques-unes avaient la dimension d'une pièce de un franc, la plupart présentaient les dimensions d'un gros pois.

Au niveau de l'aisselle gauche, le pli thoraco-brachial était transformé en une vaste ulcération, à bords irréguliers, formée par la réunion de plusieurs ulcérations voisines. En arrière,

(1) VARIOT et DANSEUX. *Journal de Clinique et Thérapeutique Infantiles*, 1er Novembre 1893.

disséminées sur le dos et sur la fesse, des ulcérations identiques, d'aspect pemphigoïde, mais plus larges encore qu'en avant, à bord noirâtre, à base indurée entourée d'une aréole rougeâtre.

Mais de plus, on trouve, sur la région précordiale et sternale, plusieurs groupes de vésicules transparentes, séparées par des espaces de peau saine et très nettement varicelleux. Ces nouveaux éléments dataient de la veille, au dire de la mère.

Le 15 juillet, la nouvelle poussée varicelleuse a gagné le thorax et l'abdomen ; elle est formée d'éléments vésiculeux à leur premier stade de développement, assez confluents.

Le 18 juillet, un certain nombre de ces nouveaux éléments se creusent à leur tour, à l'emporte-pièce, mais n'excèdent pas le volume d'un pois. En outre, de nouveaux éléments vésiculeux ont apparu dans la région frontale et à la racine des cheveux, sur les cuisses et les mollets.

Le 29 juillet, les ulcérations de la première poussée se comblent rapidement, la grande ulcération axillaire est en voie de cicatrisation. Une nouvelle poussée s'est faite sur le dos, les jambes, le cuir chevelu. L'état général de l'enfant s'améliore, la fièvre a disparu, l'appétit renaît.

Le 21, la dernière poussée éruptive s'est étendue sur tout le corps, formée d'éléments gros comme des grains de millet, acuminés, légèrement vésiculeux au sommet. Ces vésicules se kératinisent et se flétrissent sans s'ouvrir.

Le 28 juillet, toutes les ulcérations sont en voie de cicatrisation. L'état général de l'enfant est tout à fait satisfaisant.

Cette forme de varicelle gangréneuse, malgré son extrême rareté, n'a pas échappé à nos devanciers. Trousseau la signale, les médecins anglais la décrivent en détails. Hutchinson, Goodhart qualifient cette forme de « gangréneuse ». Il est intéressant de noter la gravité décroissante des poussées éruptives. Il ne s'agit pas ici d'une question de terrain, l'enfant étant vigoureux dans notre cas, mais très probablement de la juxtaposition d'éléments gangréneux et d'éléments varicelleux.

Il est fréquent par contre que les vésicules de la varicelle prennent un caractère bulleux : les éléments ont alors un diamètre de 1 centimètre et plus, l'épiderme est soulevé comme dans une phlyctène de pemphigus.

Diagnostic. — Les difficultés du diagnostic résident toutes dans les modifications que peut subir l'éruption. Lorsque les vésicules prennent l'aspect pustuleux, elles font songer à la variole ; si elles forment des bulles, on peut songer au pemphigus, qui se montre bien plus souvent dans les nourriceries que la varicelle et qui prend une allure épidémique. Ceependant les bulles de pemphigus sont en général plus larges, plus discrètes ; elles atteignent la grandeur d'une pièce de cinq francs et plus. Dans les cas embarrassants, il faudra remonter si possible à la source de la contagion.

A la suite de la vaccine jennérienne, on voit quelquefois des éruptions *varicelliformes* que l'on a qualifiées de vaccinoïdes et qui seront facilement identifiées par les commémoratifs.

Accidentellement les érythèmes de la dentition prennent un aspect vésiculeux ; mais les éléments sont plus petits, ne sont pas généralisés et ne s'accompagnent pas de réaction fébrile. A la période *crustacée*, il n'est pas toujours facile d'affirmer que les croûtes disséminées sont dues à l'évolution antérieure de la varicelle. On s'appuiera surtout sur la forme nettement arrondie des croûtes, sur leur dissémination au visage, au cuir chevelu, sur le tronc et les membres. Quelques croûtes peuvent être tombées, tandis que les autres restent adhérentes. Il n'y a qu'une tache rouge à la place des croûtes sans cicatrices. Ce diagnostic rétrospectif est important, car il faut isoler les enfants ; tant qu'ils sont porteurs de croûtes, ils sont contagieux.

Pronostic. — Dans le deuxième âge le pronostic de la varicelle est presqu'aussi bénin que celui de la rubéole ; il n'en est pas tout à fait de même chez le nourrisson ; la maladie peut prendre une allure plus sévère et de un an à deux ans surtout la varicelle aggravée peut être suivie de mort. On a signalé exceptionnellement des complications laryngées, rénales, etc.

Traitement. — Localement on recouvrira l'éruption de poudre antiseptique et isolante telle que la suivante :

Talc de Venise......................	}	ââ 50 gr.
Sóus-nitrate de bismuth		
Acide borique porphyrisé		10 gr.

Au cas où l'éruption deviendrait pustuleuse, on pourrait faire des onctions avec des mixtures antiseptiques :

Glycérine	100 gr.
Acide borique.......................	5 gr.

et recourir aux pansements humides.

L'état général serait soutenu par des toniques et l'on s'efforcerait d'alimenter l'enfant avec des laits stérilisés, homogénéisés ou hypersucrés.

LA VARIOLE

Variole fœtale. — Les médecins ont depuis longtemps remarqué que la variole pouvait être transmise par la mère au fœtus. Dans les cas de variole grave chez la femme grosse durant la période fébrile, l'avortement est fréquent et le fœtus mort peut être expulsé dès les premiers mois sans présenter d'éruption. Mais il arrive parfois que chez les fœtus déjà avancés, l'éruption est visible sur la peau ; elle peut n'apparaître que quelques heures après la naissance. On a cité des cas dans lesquels, au cours d'une grossesse gémellaire, un des jumeaux était contaminé par la variole, l'autre restant indemne.

Les caractères de l'éruption variolique chez le fœtus ont été bien étudiés par Charcot (1851). L'histologie de la pustule n'a rien de spécial ; on rencontre les mêmes complications que plus tard : périostite ; ophtalmie, etc. Les nouveau-nés dans ces conditions sont réfractaires à la vaccine.

Le diagnostic de la maladie n'offre pas de difficultés ; le pemphigus simple des nouveau-nés se caractérise par de grandes bulles dont le développement ne rappelle en rien les phases de la pustule variolique. Le pemphigus syphilitique par son siège prédominant aux pieds et aux mains se distinguera aisément.

Le pronostic de la variole du nouveau-né est subordonné à la gravité de la maladie chez la mère ; il n'est pas rare de voir les nouveau-nés se rétablir ; on cite l'exemple du célèbre accoucheur Mauriceau qui était un rescapé de la variole congénitale.

Variole dans le premier âge. — Elle est devenue très exceptionnelle depuis que la vaccine est pratiquée légalement et régulièrement chez les nouveau-nés. Ce n'est guère qu'en temps d'épidémie qu'on la rencontrera. Les enfants résistent mal à la maladie. Rilliet et Barthez signalent que, de quatorze jours à huit mois, 7 enfants sont morts et 2 ont guéri : sur 55 enfants de un à cinq ans, 32 sont morts et 23 ont guéri. La gravité de la maladie s'atténue donc nettement avec les progrès du développement.

D'après Sydenham qui a observé avec tant de pénétration l'évolution des fièvres, les convulsions précéderaient habituellement l'éruption. « Si les enfants attaqués par des accès épileptiques ont déjà toutes leurs dents, je soupçonne toujours, dit-il, que la petite vérole va paraître, et en effet, elle paraît quelques heures après, ce qui justifie mon pronostic. Par exemple, si un enfant à un accès vers le soir, la petite vérole paraîtra le lendemain matin, et j'ai très souvent observé que les petites véroles qui arrivent aux enfants immédiatement après des accès épileptiques, produisent de graves pustules, sont bénignes, d'un bon caractère, rarement confluentes. »

Cependant les convulsions prodromiques ne sont pas constantes. Sydenham admet que la diarrhée ne manque pas plus dans la variole confluente des enfants que la salivation chez les adultes, elle servirait d'émonctoire. Rilliet et Barthez considèrent au contraire la diarrhée comme inconstante, mais d'une signification grave ; ils n'ont vu guérir que trois enfants parmi ceux qui étaient atteints de diarrhée.

On observe chez le nourrisson les diverses formes qui se rencontrent chez l'adulte. L'éruption peut être précédée de rash si les pustules sont discrètes, confluentes ou hémorragiques.

Le *diagnostic* à la période du rash peut être embarrassant : on peut songer à la scarlatine, mais dans ce dernier cas les phénomènes angineux sont plus acentués que dans la variole.

Certaines varicelles suppurées chez des nourrissons cachectiques ne sont pas sans analogie avec la varioloïde. Il existe autour des pustules suppurées et ombiliquées une aréole rouge comme dans la variole discrète. On recherchera avec grand soin si l'on ne retrouve pas un élément éruptif à la période initiale, c'est-à-dire une vésicule perlée avec un contenu limpide et transparent.

La variole ne procède pas par poussées successives, tous les éléments émergent d'emblée et arrivent en même temps à la période pustulaire.

Le *pronostic* dépend beaucoup de l'état de santé antérieur : la guérison n'est pas rare chez les enfants vigoureux.

D'après les observations de M. H. Roger (1901), à Aubervilliers la maladie chez les enfants qui naissent de mère en pleine éruption de variole, présenterait comme caractères spéciaux : une éruption discrète et avortée, de l'hyperthermie, un ictère presque constant. Reste à savoir s'il ne s'agirait pas d'ictère hémolytique. La plupart de ces nouveau-nés sont morts.

Jadis on ne manquait pas de vacciner les nourrissons quand on soupçonnait chez eux la variole en incubation. On croyait que l'évolution de la vaccine dominuait l'intensité du processus variolique, lorsque les deux maladies marchent simultanément. Béclère a proposé de traiter la variole par l'emploi du sérum des vaches qui ont été inoculées avec le cow-pox.

La vaccination, dès les premiers jours après la naissance, dont l'opportunité peut être contestée en temps ordinaire est indispensable en temps d'épidémie.

LA VACCINE (1)

Préserver l'organisme d'une maladie grave par l'inoculation préventive d'une affection de même nature, mais toujours bénigne, tel est le principe fondamental de la méthode de vaccination anti-variolique, découverte en 1798, puis vulgarisée par Jenner.

La vaccine ou *cow-pox*, est une maladie éruptive de l'espèce bovine; inoculée à l'homme, elle immunise celui-ci contre la variole. Ce fait, empiriquement constaté, n'est pas encore scientifiquement expliqué à l'heure actuelle, mais ce qui, par contre, est absolument démontré par des observations innombrables, par des statistiques rigoureusement établies et portant sur des expériences poursuivies pendant tout un siècle, c'est l'efficacité indubitable de cette mesure de prophylaxie.

Aussi, malgré quelques critiques, justifiées plutôt par le mode opératoire employé parfois dans la vaccination ou par le procédé de préparation du vaccin que par l'excellence même de la méthode, la vaccination anti-variolique, appelée aussi vaccination Jennerienne, du nom de son inventeur, fut-elle rendue obligatoire en France (art. 6 de la loi du 15 février 1902).

Actuellement, la vaccination est obligatoire, au cours de la première année de la vie, ainsi que la revaccination au cours de la onzième et de la vingt-et-unième année.

Au début, et même pendant plus de la moitié du siècle dernier, il fut assez difficile de se procurer du vaccin ; aussi, en présence d'une belle pustule vaccinale observée chez un individu sain, tout au moins en apparence, le médecin n'hésitait-il pas à recueillir un peu de pus sur le bras du sujet, afin de vacciner les personnes du voisinage. Quelques cas de maladies infectieuses, notamment de syphilis, ainsi transmis, ont amené le législateur à interdire la vaccination de bras à bras.

Le vaccin animal est donc le seul vaccin dont l'emploi soit actuellement autorisé ; tout le vaccin utilisé par les services administratifs (départements, communes, etc.,) se prépare dans des établissements spéciaux, instituts vacci-

(1) Cet exposé sur la vaccine est dû au Dr Paul BARLERIN dont la compétence dans ses questions spéciales est incontestée et qui est le vaccinateur de la Goutte de lait de Belleville.

nogènes, soumis à la surveillance et au contrôle de l'État (arrêté ministériel du 30 mars 1904).

Pour préparer le vaccin, on utilise généralement des animaux de l'espèce bovine, adultes aussi bien que jeunes, car, contrairement à l'opinion jadis admise, le vaccin récolté sur les petites génisses n'est ni meilleur ni plus virulent. L'animal choisi pour servir à la préparation du vaccin subit d'abord la visite d'un vétérinaire sanitaire qui, après examen, délivre un certificat de bonne santé ; puis il est soumis à l'épreuve de la tuberculine.

Reconnu bon, l'animal est solidement ligotté sur une table spéciale, à bascule, qui permet de choisir la région la plus propice à l'ensemencement du vaccin (flanc et abdomen). On rase avec soin les poils, on lave la peau, d'abord avec une solution savonneuse et antiseptique, puis à l'eau bouillie ; ensuite, avec une lancette on scarifie la peau, méthodiquement, en raies parallèles, étalant la pulpe vaccinale qui sert de semence à la surface des scarifications.

La vaccination terminée, on recouvre la région ensemencée avec un pansement spécial, de façon à l'isoler autant que possible de la litière qui, malgré toutes les précautions prises, contient toujours un certain nombre de germes pyogènes, lesquels viendraient infailliblement souiller le vaccin.

Après cinq jours environ, le vaccin est suffisamment développé, il est prêt à être récolté. L'animal étant de nouveau attaché sur la table d'opération, la région vaccinée est lavée abondamment à l'eau bouillie, puis, au moyen d'une spatule ou curette, on râcle la peau afin d'en détacher les pustules, que l'on conserve ensuite dans des flacons de verre sterilisés, aprèslesavoiradditionnées d'une certaine quantité de glycérine.

L'animal ayant servi à la production du vaccin est ensuite abattu et autopsié par le vétérinaire, qui certifie que les organes ne présentaient pas de signe de tuberculose ou de maladie contagieuse.

Le vaccin, après avoir été trituré et broyé, peut être employé. Il se présente alors sous forme de pulpe glycérinée. Mais il est utile auparavant de l'examiner au point de vue bactériologique, afin de numérer les germes pyogènes qu'il peut contenir, et de contrôler également sa virulence en l'inoculant à de petits animaux. On a ainsi un bon vaccin, car il présente les trois qualités et garanties scientifiques d'*innocuité*, de *pureté* et d'*efficacité*.

L'addition de glycérine au vaccin, après la récolte, a une grande importance pratique, car la glycérine est douée de propriétés suffisamment antiseptiques pour atténuer en grande partie la virulence des germes pyogènes de la pulpe vaccinale, sans nuire à la qualité même du vaccin.

Les recherches de Léoni à Rome, dès 1890, ont montré en effet, que tel vaccin qui, au moment de la récolte, contenait parfois plus de 100.000 germes par centimètre cube, n'en renfermait plus que 1.000 ou 1.500 après séjour de la pulpe vaccinale dans la glycérine pendant 4 à 5 semaines. Malgré cette démonstration expérimentale, il a fallu encore plus de quinze ans pour détruire en France et notamment à Paris cette erreur scientifique qui consistait à vacciner avec du vaccin frais, directement prélevé sur la génisse vivante. Actuellement, on semble avoir renoncé à la vaccination de génisse à bras, car les instructions officielles recommandent de n'employer que du vaccin éprouvé et après l'autopsie de la génisse vaccinifère (art. 4 et 5 de l'arrêté ministériel du 30 mars 1904).

La vaccination est une petite opération généralement très simple, mais, en raison des accidents qu'elle peut parfois occasionner si on n'y apporte pas tous les soins nécessaires, elle ne devrait être pratiquée que par les médecins. La vaccination se fait ordinairement sur la surface externe du bras ; par coquetterie afin de masquer la vue des cicatrices post-vaccinales, certaines personnes demandent que l'on vaccine les petites filles à la partie externe de la cuisse ou du mollet ; dans le même but, on a récemment préconisé la vaccination sous le bras, dans le creux axillaire.

Après lavage de la peau à l'eau savonneuse et à l'alcool, on pratique avec le tranchant du vaccinostyle, trois petites incisions faites très légèrement et n'intéressant autant que possible que l'épiderme et la couche supérieure du derme. On étale ensuite le vaccin sur les coupures, en grattant sans faire trop saigner, car le sang dilué et entraîne le vaccin, ce qui nuirait plutôt à la réussite de l'opération.

On laisse ensuite sécher deux ou trois minutes, avant de permettre au sujet de reprendre ses vêtements. Il est bon de faire appliquer sur la région vaccinée un petit pansement protecteur, ouate aseptique et bande de toile fine, ce qui évite tout frottement et tout contact malpropre, pendant l'évolution des pustules vaccinales.

Celle-ci dure environ deux à trois semaines, parcourant le cycle suivant : pendant les deux ou trois premiers jours qui suivent la vaccination, on n'aperçoit souvent aucun phénomène réactionnel permettant de préjuger de la réussite de la vaccination. Le troisième ou le quatrième jour, on commence à distinguer autour des raies d'inoculation une légère rougeur avec un petit gonflement, qui s'accentue peu à peu et prend la forme d'une papule. Cette papule, à son tour, augmente de volume, s'étale et s'aplatit à sa partie supérieure, où le cinquième jour apparaît une vésicule transparente, nacrée à sa surface, qui durant les deux jours suivants s'accroît et se creuse en son centre, formant la pustule ombiliquée typique.

On remarquera, combien la réaction inflammatoire est faible. Les trois pustules correspondant aux trois incisions faites, sont nettement séparées les unes des autres et leurs contours, très apparents, sont à peine auréolés de rouge. C'est que la vaccination a été faite avec un vaccin très pur. Il est reconnu maintenant que les réactions inflammatoires intenses, qui s'accompagnent d'état général fébrile avec embarras gastrique, céphalée, etc., sont occasionnées par l'introduction sous la peau, en même temps que le virus vaccinal, de germes pyogènes, staphylocoques le plus souvent, rarement streptocoques, qui produisent ces phénomènes indésirables et inutiles, que l'on évite en employant du vaccin purifié par séjour dans la glycérine.

L'évolution de la vaccine continue pendant la deuxième semaine ; le liquide de la pustule s'épaissit et prend un aspect franchement purulent. Les bords sont moins nets, un peu frangés, et la partie superficielle se couvre d'une croûte de couleur brune ou noirâtre.

La dessiccation de la croûte se continue pendant la troisième semaine, bientôt elle se détache, laissant au-dessous une cicatrice rougeâtre, d'aspect gaufré, qui plus tard blanchit, et garde cette apparence spéciale qui la fait reconnaître même après de nombreuses années.

Mais, dans la pratique, on n'observe pas constamment des résultats aussi nettement marqués, surtout quand il s'agit de revaccinations ; le vaccin trouve en effet, dans ces cas, un terrain moins propice à son évolution, par suite d'une immunité partielle résultant d'une vaccination antérieure, et il donne des éruptions qui semblent atténuées. Longtemps considérées comme fausses vaccines, ces formes anormales entrent aujourd'hui en ligne de compte pour le pourcentage des résultats (Kelsch), car on a constaté qu'elles peuvent être produites avec du vaccin, par ailleurs virulent, et qu'elles confèrent l'immunité contre la vaccine aux animaux auxquels on les inocules.

Ces formes anormales de la vaccine sont appelées vaccinoïdes, et classées en trois catégories, selon le degré de leur développement : 1er degré, macules ; 2e degré papules ; 3e degré, papulo-vésicules.

Il faut savoir également que, dans les premières semaines de la vie, la vaccination donne un pourcentage assez élevé d'insuccès. Il semble que l'enfant, à sa naissance, possède un certain degré naturel d'immunité, qui se dissipe d'ailleurs assez rapidement ; sans expliqur autrement ce fait il mérite d'être signalé, car nous avons eu maintes fois l'occasion de constater son exactitude au cours des 9.000 vaccinations que nous avons effectuées en quinze ans au dispensaire goutte de lait de Belleville. Il en résulte que sauf indication spéciale, telle que l'existence d'un cas de variole dans l'entourage du nouveau-né, il est préférable d'attendre quelques mois avant de soumettre l'enfant à la vaccination. Cette pratique peut lui occasionner de la fièvre et de la fatigue, elle ralentit, en outre, l'accroissement régulier de son poids, et il est rationnel, avant de l'y soumettre, de lui laisser prendre pied solidement dans la vie.

Existe-t-il, à part cela, des contre-indications formelles à la vaccination, les cas, heureusement, en sont rares, mais il importe de les connaître.

Tantôt, il s'agit de prédisposition spéciale du sujet qui, à la moindre infection locale, réagit en présentant des éruptions miliaires, des érythèmes ou de l'urticaire sur plusieurs points du corps ; tantôt, il faut se méfier d'une affection préexistante telle que des syphilides graves, de l'eczéma, de l'impétigo, car en vaccinant ces sujets on pourrait provoquer une complication sérieuse, la vaccine généralisée, dont il nous a été permis de voir un cas, il y a quelques années, dans le service hospitalier de M. le Dr Variot.

Il est permis d'ailleurs d'espérer que dans l'avenir, grâce à l'emploi de plus eu plus répandu des préparations vaccinales pures, exemptes par conséquent de germes pyogènes adventices qui peuvent jouer le rôle d'associations microbiennes néfastes, les accidents graves dus à la vaccination, accidents déjà excessivement rares actuellement, ne le deviendront pas encore davantage.

Grâce à la vaccine, cette belle découverte de Jenner, on peut affirmer sans crainte de se tromper que l'on n'a plus à redouter les meurtrières épidémies de variole, qui, depuis le Moyen Age jusqu'à la motié du siècle dernier ont, causé tant de ravages dans l'humanité.

ACCIDENTS ET COMPLICATIONS DE LA VACCINE

Ces accidents et ces complications étaient fréquents et redoutables lorsqu'on pratiquait la vaccination de bras à bras ou lorsque le vaccin de génisse n'était pas bien stérilisé. De là des protestations vives contre l'obligation de la vaccine. C'est d'ailleurs dans le pays où la vaccine a pris naissance, en Angleterre, que l'opposition la plus forte a été faite à ces inoculations préventives ; il existe dans ce pays une secte qui repousse absolument la vaccine ; elle n'y est pas obligatoire.

Les épidémies de syphilis vaccinale n'étaient pas rares lorsqu'on prenait du vaccin dans les pustules d'un nourrisson hérédo-syphilitique et les médecins français Trousseau, Roger, etc., nous ont laissé des descriptions sur ce sujet qui sont heureusement du domaine du passé. — D'autres infections plus ou moins graves pouvaient aussi être transmises par le vaccin humain. Il est donc indispensable de renoncer absolument à la vaccination de bras à bras, si l'on veut éviter de tels accidents.

Sans proscrire d'une manière aussi radicale la vaccination directe à la génisse, nous partageons sur ce point l'opinion si autorisée du Dr Barlerin qui fait justement remarquer que la purification, la stérilisation de la pulpe vaccinale par la glycérisation, est le moyen le plus parfait et le plus inoffensif dont nous disposons, pour vacciner et revacciner les enfants.

Il n'est pas rare qu'à la surface des pustules de cow-pox restent des saprophytes plus ou moins virulents, malgré les précautions antiseptiques prises. Les infections qui en résultent sont généralement locales, mais ne se produisent pas avec de la pulpe glycérinée parfaitement stérile. D'ailleurs on ne se sert plus guère de la génisse, qu'en temps d'épidémie pour frapper l'imagination des gens du peuple et pour qu'ils n'hésitent point à venir se faire revacciner. L'opinion sur ce point est définitivement fixée sur la supériorité de la pulpe glycérinée qui est *aseptique*.

La fièvre. — Elle peut être assez vive chez quelque nouveau-nés pendant l'évolution des pustules ; les enfants sont grognons et leurs fonctions digestives sont troublées, ils prennent mal le sein et le biberon, ils perdent du poids. S il n'y a pas de complications cutanées, la fièvre cesse dès que les pustules s'affaissent. Ces troubles ne sont pas négligeables chez les enfants prématurés dont l'alimentation est difficile et dont le poids et la résistance vitale sont faibles. Il convient donc de différer chez eux la vaccination jusqu'à ce que leur développement soit devenu normal.

Érythèmes. — Il n'est pas rare chez les nouveau-nés d'observer des éruptions cutanées plus ou moins généralisées pendant l'évolution des pustules vaccinales ; elles peuvent affecter le type scarlatiniforme ou rubéoliforme, ou urticant. Ces éruptions ont été décrites sous le nom de roséoles vaccinales ; elles apparaissent du quatrième au onzième jour après l'éruption et sont généralement fugaces et bénignes. On a noté beaucoup plus rarement des érythèmes polymorphes.

Vaccine généralisée. — L'éruption généralisée de la vaccine est heureusement rare, car elle n'est pas sans gravité, elle rappelle la variole inoculée ; les pustules peuvent se généraliser sur tous les téguments. Elles apparaissent surtout sur les plaques eczémateuses, ou sur les points dénudés de l'épiderme.

Dans quelques cas exceptionnels, comme celui que nous avons observé avec le Dr Barlerin, la vaccine mérite le nom de latente, car les éléments éruptifs se montrent en diverses places alors que la pustule n'a pas apparu au point d'inoculation.

Eruption vaccinale sur un eczéma du visage chez un nourrisson de dix mois sans aucune apparence de pustules aux points d'inoculation (1).

L'enfant D... Paul est né d'un père et d'une mère bien portants, a un frère de 29 mois en bonne santé.

Cet enfant serait né à 8 mois, a été élevé au sein jusqu'à neuf mois, depuis a été nourri au lait stérilisé. Son développement est assez satisfaisant ; le panicule adipeux sous-cutané est plutôt un peu épais.

Depuis les premiers temps de la vie l'enfant aurait présenté une éruption fessière, mais cette éruption aurait à peu près disparu il y a deux mois pour être remplacée par un eczéma de la face qui aurait débuté par la paupière supérieure gauche et qui rapidement a gagné la racine du nez, le front et les joues (1). On fit des lavages à l'eau de guimauve et on appliqua de la pommade à l'oxyde de zinc.

Après trois semaines de traitement l'eczéma aurait disparu complètement.

Le mardi 27 février 1907, l'enfant est vacciné aux deux bras. Ce serait le mardi 5 mars qu'aurait apparu sur le front une éruption tout à fait spéciale.

Le mercredi 6 mars, l'enfant nous est apporté à la consultation externe de l'hôpital des Enfants-Malades avec un grand placard blanc jaunâtre, d'aspect diphtéroïde, de la grandeur d'une pièce de cinq francs en argent, et qui siège au-dessus de la racine du nez sur le front. Au pourtour de ce placard une zone érythémateuse d'une largeur de deux centimètres. Les paupières supérieures et inférieures sont rouges et œdématiées.

L'enfant entre à l'hôpital, salle Gillette.

Le jeudi 7 mars, sur toute la zone érythémateuse apparaissent de nouvelles pustules disséminées. Le vendredi 8 mars, ces pustules sont nettement ombiliquées. Les paupières sont toujours œdématiées avec quelques pustules, mais il n'y a pas de conjonctivite.

Ce même jour la température de l'enfant s'élève brusquement à 39°5 le matin et à 40° le soir.

Le lendemain, on trouve quelques nouvelles pustules, deux au menton, une sur la face dorsale du poignet droit.

Le soir du 9 mars la température monte à 41°2, et l'enfant meurt dans la nuit.

Sur le haut des bras, aux endroits des inoculations, on n'a pas vu trace d'éruption vaccinale. Il est à remarquer que l'aspect diphtéroïde initial de l'éruption frontale avait fait place, les jours suivants, à une croûte jaune brunâtre, concrète.

A l'autopsie, les deux poumons présentent une congestion généralisée ; pas d'autre lésion organique apparente.

Pendant le dernier jour de la vie un prélèvement de la sérosité contenue dans la vésicule

____

(1) Observation présentée à la *Société de Pédiâtrie*, en 1907.

siégeant au poignet a été fait par l'un de nous (M. Barlerin), avec toutes les précautions requises (1).

L'inoculation a été effectuée à la partie interne de la cuisse droite, sur une raie d'incision longue de quatre à cinq centimètres. En même temps, la vache était vaccinée, mais la raie d'inoculation de l'expérience était soigneusement isolée du champ opératoire par un espace de peau saine ayant au moins 4 centimètres de largeur. Il ne peut pas *y avoir eu transmission de la semence vaccinale* à l'incision expérimentale, d'autant plus que là bête, attachée au cours de la vaccination sur une table spéciale, n'est détachée qu'un temps suffisamment long après la vaccination, pour que la semence introduite dans les plaies ait pu y pénétrer.

Pendant l'incubation vaccinale, l'animal n'a pas présenté de phénomènes anormaux, température maxima, le 18 au soir, veille de la récolte, 39°5 — avant la vaccination la température était de 38°4 et 38°5.

Le vaccin est récolté le 19 mars à 3 heures, l'aspect de la récolte n'est nullement modifié par l'inoculation du pus expérimenté ; la pustule provenant de cette inoculation expérimentale est très bien développée avec liséré et croûte normale, pas d'engorgement ni inflammation périphérique : c'est *de la vaccine.*

Le vaccin ainsi obtenu a été inoculé à un nouvel animal le 25 mars et a donné également sur cet animal de la vaccine.

Il est donc bien certain que l'éruption de l'enfant était de nature vaccinale, bien que les pustules habituelles n'aient pas apparu au point d'inoculation.

Ce cas nous a paru assez exceptionnel pour mériter d'être conservé dans les bulletins de la Société de Pédiâtrie. Nous n'avons relevé, dans nos ouvrages classiques, qu'un fait analogue de Stocquart, publié en 1882.

Il s'agissait d'une fille de 15 ans qui fut revaccinée et qui, six jours après l'inoculation, fut prise de phénomènes fébriles et dut garder le lit : on aperçut alors deux pustules sur l'avant-bras sans aucune éruption aux points d'inoculation.

Le fait que nous relatons est plus complexe et soulève deux questions que nous ne chercherons pas à résoudre, mais que nous poserons :

1° L'hyperthermie et la mort de ce nourrisson sont-elles imputables à cette forme rare et spéciale d'infection vaccinale ?

2° La fréquence des éruptions vaccinales chez les nourrissons eczémateux est-elle toujours en rapport avec l'*auto-inoculation*, comme on a tendance à le croire aujourd'hui ?

Auto-inoculations secondaires. — Il arrive que les nouveau-nés portant automatiquement les mains sur les pustules, chargent leurs ongles de sérosité vaccinale et puissent ainsi s'inoculer du vaccin sur diverses régions cutanées et jusque dans la bouche et à la vulve.

Le développement des pustules est bien plus commun sur les parties de la peau excoriées ou dénudées comme dans l'eczéma des nourrissons. Il n'est donc pas sans danger de faire vacciner des bébés eczémateux ; on peut assister parfois à des accidents redoutables comme dans l'observation que nous avons publiée avec le Dr Deschamps dans le Journal de Clinique et de Thérapeutique infantiles en 1897 (2), et que nous résumons ci-dessous.

Accidents septiques locaux. — Absolument exceptionnels avec la pulpe glycérinée aseptique, ces accidents peuvent consister dans de la lymphangite plus ou moins étendue avec de l'engorgement des ganglions axillaires qui peuvent suppurer. La vaccine se complique plus souvent lorsqu'on la pratique aux membres inférieurs pour éviter les cicatrices de l'épaule. Les souillures des

(1) L'expérience a été faite à l'Institut vaccinal du Dr Paul Barlerin.
(2) *Journal de Clinique et de Thérapeutique Infantiles*, 12 Mai 1897.

pustules par les urines et les déjections; inévitables dans ces circonstances produisent des ulcérations parfois tenaces, des érythèmes ou des lymphangites, quelquefois des phlegmons circonscrits.

L'érysipèle, la streptococcie cutanée des nouveau-nés avec son allure serpigineuse, envahissant la plus grande partie de la peau du corps peut avoir comme point de départ la pustule vaccinale. La gravité de cette infection est bien connue.

L'impétigo, l'ecthyma, la furonculose, les pyodermies en général sont devenues rares depuis l'emploi des pulpes vaccinales ; on en rencontre quelques cas chez les enfants cachectiques et malproprement tenus. Le pemphigus que l'on a signalé dans ces circonstances et qui est contagieux dans le premier âge est exceptionnel (un cas sur 50.000 vaccinations).

Il est bien probable qu'il n'a pas une origine vaccinale et que l'enfant vacciné a été contaminé par des germes de pemphigus.

Vaccine confluente des deux joues chez un enfant eczémateux.

Enfant de 4 mois, pesant 6 kg., élevée au sein par sa mère, présente depuis un mois de l'eczéma de la face, qui a fait de rapides progrès et a envahi les deux joues. — Troubles gastro-intestinaux concomitants.

Depuis 24 heures, aggravation, rougeur intense autour des plaques d'eczéma que cache une pommade et une gaze collées à la peau.

Deux jours après, les phénomènes se sont aggravés. En faisant le pansement, l'attention est vivement attirée par quelques éléments éruptifs présentant tous le même caractère : petites pustules de quelques millimètres de diamètre, d'un aspect blanchâtre, nacré, à reflets légèrement bleutés, à surface aplatie, légèrement déprimée et plus foncée à son centre, à bords surélevés, arrondis, entourés d'une auréole rouge, inflammatoire. On note la présence de ces éléments au voisinage de l'œil droit, sur le menton, le lobule de chaque oreille.

Dès lors, le diagnostic est fait et va se confirmer.

Après avoir enlevé le pansement de la joue, on voit une vaste plaque de chaque côté semblable à une plaque de variole confluente, de surface légèrement grenue, blanchâtre, à reflets bleutés, à bords surélevés, très nettement polycycliques, ombiliquée au centre et entourée d'une zone rouge inflammatoire.

Il s'agit bien d'une vaccine généralisée confluente sur les deux joues. — Et de fait la mère nous apprend que l'enfant a été vaccinée huit jours avant ; nous constatons en effet sur chaque bras trois magnifiques pustules de vaccine au 8e jour.

Les autres parties du corps, couvertes par les vêtements, sont saines ; seul l'index droit porte une tourniole vaccinale des plus nettes. Il y a eu donc certainement grattage et auto-inoculation. (*Observation résumée.*)

J'ai observé plusieurs cas plus ou moins semblables à la Nourricerie Parrot.

LA ROUGEOLE

La rougeole est relativement rare chez le nourrisson; elle est exceptionnelle au-dessous de six mois. Nous ne reviendrons pas sur les statistiques que nous avons relatées à ce sujet dans le chapitre sur l'immunité des nourrissons contre les diverses infections.

On sait que cette fièvre éruptive est extrêmement contagieuse et cependant le microbe qui la cause est encore inconnu ; la bactériologie de là rougeole est entièrement à faire.

Étude clinique. — La rougeole se transmet exceptionnellement de la mère au fœtus. Ballantyne, d'après Squire, ne signale que 21 cas dans toute la littérature médicale. Dans une observation de Mason, une primipare de 19 ans à terme entra à l'hôpital avec des signes non douteux de rougeole. L'enfant naquit au moment de la période de desquamation. « Il présentait un aspect tacheté de tout le corps et une desquamation analogue à du son, sur la poitrine sur la figure et surtout sur les côtés du nez. Cette desquamation, changeant de place, persista jusqu'au vingt-et-unième jour. » Dans les cas de ce genre, il est permis de se demander si l'on n'est pas en présence d'une dermatite exfoliatrice du nouveau-né.

Chez le nourrisson, l'évolution de la rougeole offre des caractères un peu spéciaux.

L'incubation est en général de 8 à 10 jours. L'invasion, d'après Trousseau, ne durerait chez l'enfant très jeune que deux jours au lieu de quatre comme dans le deuxième âge.

L'étude de quelques courbes thermiques de nourrissons observés dans notre service montre que la température s'élève par oscillations irrégulières. On note aussi l'apparition du catarrhe nasal et de la toux sèche et voilée, ainsi que le signe de Köplick.

Durant cette évolution, les troubles intestinaux sont habituels ; les selles d'abord plus fréquentes deviennent diarrhéiques ; la déperdition du poids est rapide. Pendant la saison chaude, cette diarrhée acquiert une gravité redoutable.

L'éruption présente ordinairement une intensité moindre que chez l'enfant plus âgé, mais l'aspect des éléments éruptifs et leur topographie sont les mêmes. On a remarqué que chez les nourrissons obèses, l'éruption se prolonge anormalement. La desquamation, à type furfuracé, commence vers le sixième jour.

Les manifestations broncho-pulmonaires sont dans bien des cas très précoces, surtout dans les crèches insalubres. La congestion aiguë des poumons, la bronchite capillaire, la broncho-pneumonie s'observent alors dès les premiers jours et précèdent même l'éruption.

C'est également dans les milieux hospitaliers insalubres qu'on observe les rougeoles à marche foudroyante. Les enfants succombent très rapidement ; à peine voit-on apparaître sur la peau des efflorescences discrètes et bronzées ; la fièvre est très élevée, le teint plombé, le catarrhe oculo-nasal est épais, la langue rôtie, la dyspnée intense. L'adynamie, la cyanose annoncent la mort prochaine. A l'autopsie on trouve des lésions de congestion diffuse dans l'arbre bronchique et le parenchyme pulmonaire.

Chez les enfants très déprimés, atrophiques, hypotrophiques, la rougeole peut avoir une évolution torpide ; néanmoins ils ne résistent pas.

Enfin chez les nourrissons porteurs de lésions tuberculeuses latentes, la maladie provoque la généralisation des bacilles de Koch. La granulie post-rubélique est commune.

Les diverses complications de la rougeole s'observent très fréquemment dans le premier âge et assombrissent son pronostic.

Dans une statistique dressée par moi à l'hôpital des Enfants-Malades, sur 1.272 rougeoleux enfants de divers âges, pour 1901 et 1903, nous avons relevé une mortalité de : sur 55 cas de 0 à 1 an 32,72 % (1901) et sur 60 de 36,66 % (1903). Sur 176 cas de 1 à 2 ans 29 % : de 0 à 1 an la proportion des décès est donc du tiers environ.

Sur 22 nourrissons, que nous avons perdu après des complications diverses, 12 sont morts de broncho-pneumonie, 8 avec des gastro-entérites, particulièrement pendant les mois chauds, 1 avec une gangrène étendue du cuir chevelu et de la vulve et 1 dé convulsions avec hyperthermie, sans lésions apparentes à l'autopsie. Presque tous les nourrissons qui ont succombé appartenaient à la dernière classe du peuple ; ils étaient élevés au biberon, fréquentaient les crèches et leur état de nutrition était dès plus mauvais avant qu'éclatât la rougeole. Il leur manquait un tiers ou la moitié du poids normal pour leur âge. Bon nombre étaient en outre rachitiques. Nous avons relevé aussi l'hérédité alcoolique ou tuberculeuse. Le plus grand nombre des nourrissons atteints avaient dépassé l'âge de 6 mois. Le plus fort contingent de notre mortalité est fourni par les enfants de 1 à 2 ans. C'est surtout à cet âge que la broncho-pneumonie, relativement moins fréquente après trois ans, fait de grands ravages. Sur une série de 601 cas, nous avons observé 93 fois des complications broncho-pulmonaires, 48 guérisons et 45 décès. Nous notons 27 décès par broncho-pneumonie sur 38 chez les enfants de 1 an à 2 ans. Signalons quelques cas de mort par infection cutanée généralisée, par laryngite spasmodique, pseudo-diphtérie secondaire du pharynx, phlegmon diffus après une injection de sérum antidiphtérique.

DIAGNOSTIC. Le diagnostic est généralement facile. Néanmoins on peut être embarrassé pour distinguer certains érythèmes morbilliformes liés à une intoxication intestinale ; mais ceux-ci ne s'accompagnent pas de fièvre élevée en général ; le catarrhe oculo-nasal manque. Il ne faut pas oublier que la peau du nourrisson réagit très facilement aux médicaments, et il faudra s'enquérir à ce sujet. La rubéole peut simuler une rougeole légère ; les adénopathies multiples aideront à la reconnaître et les phénomènes de catarrhe manquent. C'est surtout l'association du catarrhe oculo-nasal et bronchique à l'éruption qui fixera le diagnostic de la rougeole. La constatation précoce du signe de Köplick permet l'isolement avant l'éruption.

Pronostic. — La rougeole que l'on a qualifiée de petite rougeole chez les enfants du deuxième âge, à cause de sa remarquable bénignité, est comme la plupart des autres infections, fort grave chez le nourrisson. Les statistiques de la ville de Paris d'accord avec nos statistiques hospitalières nous donnent une mortalité du tiers environ dans la première année de la vie. Il est vrai que dans les agglomérations, dans les crèches et dans les hôpitaux, la mortalité est plus élevée que dans les familles.

Dans ce dernier cas, les chances de mort sont bien moindres. Lorsque la rougeole est contractée dans un milieu insalubre et lorsque les enfants sont débilités à l'avance et placés dans des salles où pullulent des germes morbides multiples, la gravité de l'infection est à son maximum. En améliorant à l'hospice des Enfants-Assistés les conditions de salubrité générale des enfants, nous avons réduit la mortalité dans des proportions très notables.

L'ouverture de l'asile nouveau d'Antony pour recueillir les enfants temporairement abandonnés nous a permis de constater que la rougeole y était relativement très bénigne, alors qu'elle était vraiment maligne à l'asile de Thiais qui était fort mal installé. Ce qui est vrai pour le deuxième âge l'est à fortiori pour le premier. On ne saurait trop améliorer les conditions d'hospitalisation des bébés dans les pouponnières si l'on veut diminuer les chances d'infection et de mort.

Traitement. — On assurera la désinfection des fosses nasales (vaseline boriquée à 4 p. 30, huile camphrée à 1 p. 20, collargol à 1 p. 10) ; la bouche de l'enfant sera lavée fréquemment avec l'eau de Vichy ou une solution de borate de soude.

Contre les accidents pulmonaires, la révulsion, les grands enveloppements sinapisés de tout le thorax, la balnéation tiède à 35°, sont de précieuses ressources.

L'asepsie du tube digestif sera assurée par des purgatifs légers.

Le rougeoleux doit être soigné dans une pièce très spacieuse, largement éclairée et aérée. Ces prescriptions deviennent plus impérieuses encore quand il s'agit d'agglomérations : crèches, pouponnières, hôpitaux. Les statistiques sont là pour montrer la diminution de la mortalité grâce à l'hygiène hospitalière. J'ai établi que la mortalité par rougeole, qui était, en 1898, de 29 p. 100 au pavillon très insalubre de l'ancien hôpital Trousseau, était tombée dans les nouveaux bâtiments de l'hôpital des Enfants-Malades à 14 p. 100, toutes choses égales d'ailleurs : même population infantile, même personnel hospitalier et médical, aucune découverte thérapeutique. Il a suffi d'hospitaliser les rougeoleux dans des bâtiments spacieux et hygiéniques pour que leur mortalité baissât de moitié.

LA SCARLATINE

Cette fièvre éruptive est exceptionnelle chez le nourrisson au-dessous de un an. Elle est plus rare encore que la rougeole comme nous l'avons établi par nos statistiques dans les pouponnières de l'hospice des Enfants-Assistés. Les nouveau-nés sont tellement réfractaires que l'on a conseillé de les laisser au sein pendant l'évolution de la scarlatine des mères.

Exceptionnellement on relève la scarlatine à la naissance lorsque les mères sont atteintes par la maladie.

Ballantyne en a rapporté une belle observation chez une primipare de 21 ans, dont l'enfant naquit avec une éruption et de la tuméfaction des ganglions, le cou, la langue rouge et brillante. On porta le diagnostic de scarlatine intra-utérine, et une semaine après la desquamation survint chez la mère et l'enfant.

On ne connaît que 21 cas bien authentiques de scarlatine à la naissance, mais l'éruption peut passer méconnue à cause de la difficulté de la distinguer de l'érythème desquamatif des nouveau-nés qui est commun.

Comme pour la rougeole, la bactériologie n'a pu encore découvrir le germe pathogène. On a décrit divers streptocoques; mais les conclusions des recherches n'ont rien de définitif. Quoi qu'il en soit, la scarlatine est contagieuse non seulement dans ses premières phases, mais aussi pendant la desquamation.

Nous ne connaissons pas de particularité spéciale à l'incubation dans le premier âge ; elle est de 5 à 6 jours environ.

Symptomatologie. — L'exposé clinique suivant s'applique surtout aux enfants âgés de 1 à 2 ans. En présence d'un érythème diffus prédominant aux plis des membres et coexistant avec une hyperthermie de 39°, 40° et plus, on ne manquera pas d'examiner soigneusement le pharynx ; si l'angine est intense, avec ou sans exsudat, on devra songer à la scarlatine.

Les vomissements, la diarrhée sont habituels. La langue, d'abord chargée d'un épais enduit épithélial, se desquame et la muqueuse, en partant de la pointe et des bords, prend une teinte rouge spéciale, framboisée, luisante, tout à fait caractéristique.

L'évolution de la maladie peut être grave comme celle de toutes les autres infections, en raison de la faible résistance de l'enfant.

Voici une observation de *Scarlatine chez un nourrisson de 25 jours.*

L'enfant Andrée R..., âgée de 25 jours, est apportée, dans le service du Dr Variot, le 26 septembre 1914, à la crèche de l'hospice des Enfants-Assistés, pesant 4 kg. 100 et mesurant 54 cm. C'est une belle enfant, sans tare héréditaire, sans lésion cutanée.

Le 1er octobre, elle est transportée au pavillon Pasteur où elle entre pesant 4 kg. 200. Le lendemain de son entrée elle a pris un peu de poids, pèse 4 kg. 240, mais sa température s'est élevée brusquement à 39°. Sur le visage, le cou, les bras, les membres inférieurs, on remarque une éruption formée par des macules de la grosseur d'une tête d'épingle, un peu saillantes, rouge vif, sur un fond légèrement rosé.

L'enfant est un peu agitée, mais prend bien tous ses biberons ; ses selles sont normales.

Le 3 octobre, la température est à 39° le matin, 38°5 à trois heures ; l'éruption persiste et s'accentue ; les papules sont plus nombreuses, plus confluentes, le fond rosé est plus net et la pression des doigts détermine une tache blanche lente à s'effacer. Pas de taches de Köplick, pas de catarrhe oculo-nasal.

Le 4 octobre, l'éruption est plus diffuse encore, généralisée à tout le dos, le thorax, aux membres où elle est surtout marquée aux plis de flexion. La gorge est rouge, les amygdales légèrement gonflées. L'état général demeure bon.

L'enfant est transportée dans le service des scarlatineux.

Le 7 octobre, on note un exsudat blanchâtre adhérent sur les deux amygdales qui restent gonflées et rouges; l'éruption pâlit.

Trois jours après, le 10 octobre, la température est revenue à la normale ; l'éruption a disparu, la gorge est nette, l'état général est bon, les selles normales.

Aucune desquamation n'est encore apparue.

L'enfant quitte l'hôpital le 10 novembre après avoir présenté une desquamation furfuracée légère.

Dans le cours de la deuxième année, les traits de la maladie se rapprochent de ce qu'il sont dans le deuxième âge, il est inutile d'y insister ici.

Sur 525 cas de scarlatine observés à l'hôpital Trousseau en 1899 avec mon ancien interne M. Devé, nous avons eu 28 décès, soit 5,33 p. 100. Sur ces décès un seul enfant était âgé de un an et demi; il succomba à une broncho-pneumonie; 6 étaient âgés de deux ans et 2 avaient deux ans et demi. — Je relève dans notre mémoire que presque tous ces enfants ont succombé de bonne heure du quatrième au huitième jour et avec une forte hyperthermie (1).

Un était atteint d'angine diphtérique à Lœffler (25 mois) et deux d'angine pseudo-diphtérique (2 ans).

A ce propos je crois utile de reproduire les conclusions principales de mes recherches avec M. Devé, parce qu'elles redressent une erreur qui avait été commise par MM. Wurtz et Bourges sur les complications diphtériques de la scarlatine que ces auteurs croyaient à tort être toujours tardives.

Dans la majorité des cas, les angines ont été exsudatives, puisque sur 525 cas, 375 fois des exsudats ont été notés sur les fiches topographiques. Mais habituellement les exsudats étaient circonscrits, limités à la région amygdalienne, logés dans les cryptes, offrant l'aspect pultacé sans adhérence à la muqueuse sous-jacente. De plus, ces exsudats n'ont pas de tendance à s'étendre, à déborder sur les piliers du voile, la luette ou le fond du pharynx.

Toutefois, dans 102 cas sur 375, les exsudats nous ont semblé prendre une allure extensive, avec apparence membraneuse suspecte qui nous faisait songer à la diphtérie, et il nous a paru utile de recourir à l'examen bactériologique pour nous assurer si nous étions ou non en présence d'un processus diphtérique.

40 fois sur 102, les exsudats pharyngiens s'arrêtèrent rapidement dans leur extension, et l'idée de diphtérie fut écartée très vite, même d'après le seul aspect clinique ; l'examen bactériologique fut également négatif.

Mais 62 fois sur 102 nous avons cru réellement avoir affaire à un processus diphtérique à cause de l'importance des exsudats membraneux, de leur régénération rapide, et de leur extensivité en dehors de la région amygdalienne, à toutes les parties du pharynx et de l'arrière-pharynx, à cause du jetage nasal, de l'adénopathie sous-maxillaire, etc.

L'examen bactériologique de ces 62 cas d'angines membraneuses a été fait par M. le Dr Tollemer, chef du laboratoire de la diphtérie à l'hôpital Trousseau ; sa compétence est bien connue. — Les résultats de ces examens bactériologiques ont été les suivants :

30 sur 62 étaient des angines diphtériques vraies en rapport avec la présence du bacille de Lœffler; 32 étaient des pseudo-diphtéries dans lesquelles les cultures ont généralement décelé des streptocoques.

Pour nous, comme pour nos devanciers, le problème clinique du diagnostic différentiel entre l'angine diphtérique vraie et la pseudo-diphtérie survenant soit au cours de la scarlatine, soit dans d'autres circonstances, ce problème, disons-nous, est resté absolument insoluble.

Dans ce bloc de 62 angines à fausses membranes examinées de près chaque

(1) *Sur le polymorphisme des angines de la Scarlatine et sur les relations du processus angineux avec l'évolution du cycle thermique*, par MM. VARIOT et DEVÉ. Société Médicale des hôpitaux, 1900.

jour, il nous a été impossible, d'après le seul aspect du pharynx ou de ses annexes, de dire si nous étions en présence ou non de diphtérie vraie ou de pseudo-diphtérie. La seule constatation du Lœffler dans les cultures a permis de décomposer ce bloc de 62 angines pseudo-membraneuses : en 30 diphtéries et 32 pseudo-diphtéries.

La pseudo-diphtérie emprunte tout à fait le masque clinique de la diphtérie vraie, et nous avons renoncé, en dehors de la bactériologie, à porter un diagnostic ferme dans ces circonstances.

Sur ce point nous sommes d'accord avec MM. Wurtz et Bourges, qui ont fait avant nous l'étude clinique et bactériologique des angines membraneuses de la scarlatine sur un nombre limité de cas. Mais nous ne pouvons accepter les autres conclusions de ces auteurs, bien qu'elles soient reproduites dans bon nombre d'ouvrages classiques. MM. Wurtz et Bourges déclarent que les seules angines diphtériques qu'on voit au cours de la scarlatine, sont toujours tardives, survenant quinze jours ou trois semaines après l'éruption.

Bien que le Lœffler n'ait pas apparu toujours dès le premier examen, dans nos angines membraneuses, il n'en est pas moins certain que la plupart de ces angines à Lœffler se sont manifestées dès le début de la scarlatine. Nous sommes encore en désaccord avec ces auteurs sur la gravité constante, d'après eux, de la diphtérie compliquant la scarlatine : nous n'avons eu que 6 mort sur 30 cas ; nos pseudo-diphtéries nous ont fourni une mortalité plus élevée, 8 morts sur 32 malades. — Nos observations bactériologiques, dont on trouvera le détail dans les documents annexés à ce travail, nous portent donc à révoquer en doute les conclusions énoncées par MM. Wurtz et Bourges : nous ferons remarquer que nous apportons un stock de faits supérieur en nombre à celui sur lequel ces auteurs se sont appuyés pour faire leur description.

A Paris et dans les grandes villes où les installations bactériologiques sont répandues, aucune difficulté thérapeutique ne peut surgir de l'incertitude clinique dans laquelle nous sommes au sujet de l'angine diphtérique et de la pseudo-diphtérie. L'examen bactériologique décelant le Lœffler imposera immédiatement l'injection de sérum antidiphtérique.

Mais en province et dans les campagnes, le médecin est toujours réduit au seul examen clinique qui est là malheureusement en défaut. Si nous considérons la proportion de 62 cas d'angine pseudo-membraneuses ayant l'aspect diphtérique, sur 525 cas de scarlatine, comme une proportion moyenne, il s'ensuit que le praticien sera assez souvent embarrassé dans sa ligne de conduite, puisque sur 62 cas, il n'y a que 30 diphtéries et 32 pseudo-diphtéries.

Cependant il n'est pas douteux que dans tous les cas où le médecin suspectera la diphtérie, il devra appliquer le sérum. Les médecins anglais, par des statistiques très rigoureuses, ont établi l'abaissement de la mortalité chez les scarlatineux diphtériques depuis qu'ils manient l'antitoxine. D'autre part, on est revenu sur les craintes exagérées du début quant à l'action nocive du sérum sur le rein, soit dans la scarlatine, soit même dans les néphrites coexistantes.

Nos conclusions s'appliquent aussi bien aux nourrissons qu'aux scarlatineux du deuxième âge. D'ailleurs elles ont été acceptées par MM. Sevestre, Comby et Barbier lorsque j'ai soulevé la question à la Société des Hôpitaux.

En 1902 dans un autre mémoire publié avec mon interne M. Pierre Roy, sur 339 scarlatineux soignés à l'hôpital des Enfants-Malades, nous sommes arrivés à des conclusions identiques pour les caractères des angines exsudatives de la scarlatine (1) et nous ajoutions les considérations suivantes :

Mais en dehors des cas où l'angine est tellement prédominante qu'elle obscurcit tous les autres symptômes, elle n'est nullement négligeable. Cette importance capitale de l'angine n'avait pas échappé aux premiers médecins anglais qui ont individualisé et décrit formellement la scarlatine : Huxham, qui l'appelait *febris anginosa*, et Fothergill, dont l'ouvrage a pour titre : « *An account of the sore throat,* London, 1748 », c'est-à-dire une relation du mal de gorge (2).

Pour revenir à la confrontation des trois éléments de la triade symptomatique, angine, fièvre, érythème, nous avons relevé que 243 fois sur 339 les trois éléments marchaient parallèlement : par exemple, si l'angine était légère et fugace, l'érythème et la fièvre l'étaient également ; et de même, si l'angine était grave et prolongée, l'érythème et la fièvre étaient également intenses et longs.

Mais 85 fois l'angine et l'érythème ont été dissociés de la manière suivante : 56 fois il y a eu une angine intense, un érythème léger et une forte fièvre ; 20 fois une angine bénigne, un érythème intense et cependant une fièvre légère.

Neuf cas ont échappé à cette règle clinique : une fois l'angine était intense ; l'érythème léger et la température peu élevée ; 8 fois l'angine était bénigne, l'érythème intense et la température élevée. Ces exceptions peu nombreuses prouvent simplement et une fois de plus que les règles cliniques que nous parvenons à poser n'ont presque jamais une valeur tout à fait absolue.

La conclusion de notre travail est que l'angine et ses irradiations gouvernent le cycle fébrile. L'érythème agit moins sur la température.

Pronostic des complications. — Nous manquons de documents pour spécifier la fréquence relative des complications de la scarlatine lorsqu'elle surgit dans le premier âge. Avec mon ami M. le Marc' Hadour, nous avons noté que les otites atteignaient un pourcentage de 10 p. 100 au pavillon des scarlatineux, à l'hôpital des Enfants-Malades, le même taux qu'à l'ancien hôpital Trousseau relevé par moi et M. Devé. — Ces otites sont sérieuses, car elles peuvent détruire les organes de la caisse et déterminer une surdité permanente.

Dans les cas d'angine pseudo-diphtérique, nous avons relevé des adénopathies cervicales très graves. D'ailleurs nous avons dit plus haut que le pronostic des angines pseudo-diphtériques à streptocoques au cours de la scarlatine était aussi menaçant que celui de la diphtérie. Le cavum est encombré d'un putrilage fétide dont la désinfection est fort difficile, d'où un jetage intense ; les écoulements d'oreille surviennent simultanément. Les irradiations angineuses de la scarlatine sont extrêmement redoutables.

(1) Nouvelles recherches cliniques sur le processus angineux dans la scarlatine chez les enfants et sur ses irradiations, par MM. VARIOT et PIERRE ROY, *Bulletins de la Société des Hôpitaux*, 1902.

(2) FOTHERGILL a parfaitement vu et décrit les ulcérations de l'angine scarlatineuse : « Toutes les parties des joues sont sujettes à des ulcérations ; en général, on commence à les découvrir dans les angles, au-dessus des amygdales et sur les amygdales même... » Il ajoute que ce sont des escarres.

Les complications rénales peuvent aussi se manifester. Nous avons mentionné plus haut des cas de mort par broncho-pneumonie intercurrente.

Nous ignorons la fréquence des scarlatines malignes, mais nous pouvons affirmer que cette infection comme toutes les autres est plus dangereuse dans le premier âge que dans la seconde enfance.

Le diagnostic de la scarlatine devra s'appuyer sur la triade ordinaire : fièvre, érythème, angine.

C'est l'association de ces trois symptômes qui permettra d'être affirmatif.

Les érythèmes médicamenteux et surtout l'érythème mercuriel peuvent revêtir une allure scarlatiniforme. L'éruption prend une intensité spéciale lorsqu'elle survient peu de temps après une autre fièvre exanthématique.

Dans les cas où les éruptions se superposent en quelque sorte, lorsqu'elles sont contemporaines, le diagnostic peut être très épineux, mais ces faits sont absolument exceptionnels chez le nourrisson.

Prophylaxie et traitement. — La prophylaxie est la même à tous les âges ; il faudra pratiquer l'isolement rigoureux pendant 40 jours, puisqu'il est certain que les squames peuvent porter les germes morbides. On a observé des épidémies de scarlatine propagées par le lait ; il est évident que les nourrissons sont plus spécialement exposés à ce mode de contagion. Il faudra donc toujours stériliser le lait par précaution.

Le traitement consistera surtout à combattre l'hyperthermie par des bains à 35° répétés et plus tard à pratiquer des onctions de la peau avec de l'huile ou de la glycérine antiseptique, acide phénique à 1 p. 100 pour éviter la dissémination des squames.

On devra pratiquer de bonne heure des injections de sérum antidiphtérique dès qu'on aura découvert un exsudat pharyngé suspect.

On fera des lavages fréquents de la gorge avec de l'eau bouillie, et même des irrigations nasales si l'haleine est fétide.

On soutiendra les forces par des potions toniques au quinquina, du vin de Champagne.

Les bains froids à 20° sont réservés pour les formes malignes avec hyperthermie et accidents ataxo-adynamiques.

L'alimentation devra être exclusivement lactée. D'ailleurs tous les médecins sont d'accord pour admettre que le régime du lait est le moyen le plus efficace de prévenir les complications rénales si communes dans la scarlatine.

LA RUBÉOLE

Cet exanthème contagieux et épidémique est à peu près inconnu chez le nourrisson. De un an à deux on a observé quelques cas dont l'allure clinique n'a rien de spécial et dont la terminaison est toujours favorable.

L'incubation est un peu plus longue que celle de la rougeole : 14 jours au lieu de 10. La maladie prend surtout une allure épidémique dans les milieux hospitaliers et dans les crèches.

L'éruption apparaît sans prodromes, avec une fièvre légère qui ne dépasse guère 38°. Il y a des rubéoles où l'éruption est plutôt scarlatiniforme et d'autres à type rubéoliforme.

L'exanthème débute en général par la face et gagne le tronc et les membres, d'autres fois il se montre d'abord sur le corps.

Il n'y a pas de catarrhe oculo-nasal, mais une angine plus ou moins marquée.

La caractéristique clinique de la rubéole est la coexistence d'adénopathies plus ou moins accusées à la région cervicale, dans les aisselles et même aux aines. Ces gonflements ganglionnaires sont très perceptibles, mais fugaces comme l'éruption. La desquamation furfuracée se produit après trois ou quatre jours.

Diagnostic. — C'est surtout avec la rougeole et la scarlatine qu'on devra établir le diagnostic ; l'hyperthermie est moindre dans la rubéole, et les phénomènes de catarrhe nasal et bronchique manquent, l'angine est légère. — La distinction avec la Fourth disease ne laisse pas que d'être embarrassante.

Certains érythèmes d'origine gastro-intestinale, liés à l'ingestion de laits fermentés ou sophistiqués, avec élévation de la température pourraient faire songer à la rubéole. Mais on ne retrouvera pas dans ces cas d'adénopathies multiples et la gorge n'offre qu'une rougeur normale.

LA QUATRIÈME FIÈVRE ÉRUPTIVE DE CLÉMENT DUKES
(THE FOURTH DISEASE)

Cet exanthème intermédiaire en quelque sorte entre la scarlatine et la rubéole a été décrit par Clément Dukes sous le nom de *Fourth disease* et par Filatow (de Moscou) sous le nom de rubéole scarlatineuse.

On ne l'a pas signalée que nous sachions chez les nourrissons au-dessous de six mois, mais on peut la rencontrer de un an à deux ans, comme la scarlatine. Voici les principaux traits descriptifs de cette fièvre éruptive qui est généralement confondue en France avec les rubéoles.

Comme dans toutes les fièvres éruptives, il existe dans la *fourth disease* une période d'incubation qui varie entre neuf et vingt-et-un jours, ce qui la rapprocherait de la rubéole et la différencierait par contre de la scarlatine dont l'incubation se fait bien plus rapidement. En revanche, la période prodromique fait généralement défaut, et dans les cas dans lesquels elle existe, sa durée ne dépasse pas quelques heures, pendant lesquelles on observe un simple mal de gorge dans les cas légers, un malaise général, de la céphalalgie, des douleurs dans le dos, presque toujours des frissons dans les cas graves.

On peut donc dire que dans l'énorme majorité des cas le premier symptôme de la maladie est constitué par l'éruption, qui en quelques heures envahit tout le corps y compris la face, dont elle ménage pourtant le pourtour de la bouche et les ailes du nez. L'exanthème lui-même est formé par un petit pointillé rose pâle très serré, à peine surélevé. La gorge est rouge et tuméfiée, mais la langue, qui paraît légèrement chargée, n'offre pas l'apsect framboisé, caractéristique de la scarlatine. Les conjonctives sont injectées et les ganglions du cou et de la nuque, parfois ceux des aines et des aisselles, sont tuméfiés, mais cette adéno-pathie est bien moins accentuée que dans la rubéole. L'état général est à peine altéré et la température reste normale ou oscille autour de 38°, même dans les cas où l'exanthème est très étendu.

Celui-ci ne persiste pas longtemps. Bientôt il pâlit et sa disparition est suivie d'une desquamation qui dure huit à quinze jours. Généralement l'enfant peut se lever au bout de quatre ou cinq jours et l'isolement peut être levé sans incon-vénient au bout de quinze jours ou de trois semaines. La convalescence n'offre rien de particulier et ce n'est que très rarement qu'on observe une très légère albuminurie d'une durée éphémère.

On sait que la récidive d'une fièvre éruptive est tout à fait exceptionnelle. Une preuve de l'autonomie de la *fourth disease* serait donc fournie par des cas dans lesquels la maladie de Dukes se déclarerait soit quelque temps avant, soit quelque temps après la scarlatine ou la rubéole, avec lesquelles elle a un certain nombre de caractères communs. Or, ces faits existent, puisque dans une épidémie mixte de *fourth disease* et de scarlatine, qui avait frappé les enfants d'une école, Dukes a trouvé un certain nombre d'enfants qui avaient déjà eu la *fourth disease* avant de contracter la scarlatine et d'autres qui, après une atteinte de *fourth disease*, ont eu soit la scarlatine, soit la rubéole. Dans une autre épidémie de *fourth disease*, la proportion d'anciens rubéoleux a même été de 46 %.

Dans ses leçons sur les maladies infectieuses, M. Filatow (de Moscou) a décrit une épidémie familiale de scarlatine avec récidives apparentes, à carac-tères très singuliers, tenant à la fois de la rubéole et de la scarlatine et qu'il proposait, pour cette raison, de désigner sous le nom de *rubéole scarlatineuse.* « Sous le nom de rubéole scarlatineuse, écrivait-il, je comprends une affection autonome aigue, contagieuse et infectieuse, caractérisée par une éruption scarlatiniforme, mais différant de la scarlatine par sa marche toujours bénigne et surtout par la particularité de son contage et de son mode de contagion. »

Il est facile de voir, qu'indépendamment l'un de l'autre, Dukes et Filatow ont décrit la même affection, si l'on compare leurs descriptions.

LA FIÈVRE TYPHOIDE

Cette fièvre est d'une telle rareté dans la première année de la vie que son existence a pu être niée par Bouchut. Les premiers cas positifs ont été observés par Abercrombie, Billard, Rilliet, Charcelay, etc. Parrot ne l'a jamais rencontrée avant six mois. Henoch n'en a vu que deux cas avant un an, Hérard un cas à sept mois, etc. On cite quelques cas de fièvre typhoïde congénitale ; le plus souvent les enfants infectés dans l'*utérus* sont morts à la naissance. Quelques-uns peuvent survivre et on a vu évoluer la fièvre avec son cortège symptomatique ordinaire.

Dans une observation de Bell, on relève qu'une petite fille née d'une mère qui venait d'achever la dothiénenterie contrôlée par la réaction de Widal, fut prise de fièvre dès le lendemain de sa naissance ; puis survint de l'ictère, une éruption de taches rosées sur le ventre. La langue était rouge et sèche, il y avait de la stupeur. Le séro-diagnostic fut positif et le resta trois mois après que l'enfant fut guérie.

De un an à deux la fièvre typhoïde devient moins rare.

Il paraît bien certain que le nourrisson est réfractaire à l'infection Eberthienne comme aux autres. M. Castaigne a noté que le sérum d'un bébé qui prenait le sein d'une nourrice ayant la fièvre typhoïde avait un fort pouvoir agglutinatif, bien que l'enfant n'ait pas été contaminé.

Il semble que si l'enfant du premier âge contracte la maladie, c'est bien plutôt par l'ingestion directe de germes morbides contenus dans les circumfusa et dans les aliments.

Symptomatologie. — Il est bien probable que la fièvre typhoïde du nourrisson doit échapper souvent au clinicien.

S'il n'y a que de la fièvre continue, de la diarrhée, un peu d'affaissement nerveux, on ne songe guère à la dothiénenterie. Il faut pour cela que l'on constate des taches rosées sur l'abdomen et de l'hypertrophie splénique. Le séro-diagnostic permettra d'être tout à fait affirmatif.

On a signalé des formes avec symptômes méningés, convulsions, strabisme, raideur de la nuque, signe de Kernig et, dans de tels cas, on pratiquera la ponction lombaire et si l'examen cytologique est négatif, on devra rechercher la réaction de Widal.

Dans d'autres cas la maladie marche comme une entérite cholériforme fébrile et la difficulté du diagnostic est alors presque insurmontable, si l'évolution est rapide. C'est l'autopsie qui permet généralement de préciser le diagnostic.

De un an à deux le tableau clinique se rapproche de ce qu'il est dans la deuxième enfance, c'est-à-dire fièvre continue, adynamie, météorisme, diarrhée, tuméfaction splénique, taches rosées, etc. Le séro-diagnostic n'est pas toujours positif de bonne heure.

Diagnostic. — En présence d'un état fébrile, avec réaction gastro-intestinale et troubles nerveux chez un nourrisson âgé de plus de six mois et dont la cause reste obscure, on pourra songer à la fièvre typhoïde. Le degré d'hypertrophie de la rate pourra être fixé par la radiographie; on recherchera les taches rosées sur la peau de l'abdomen et du tronc, et on recourra au séro-diagnostic qui aura une valeur pathognomonique s'il vient s'ajouter aux signes précédents.

De un an à deux les obscurités du diagnostic peuvent être aussi grandes que plus tard ; j'ai gardé le souvenir d'un enfant de deux ans environ qui a succombé dans mon service à la salle Blache, à l'hôpital des Enfants-Malades, chez lequel nous avions posé le diagnostic de fièvre typhoïde. Il présentait une fièvre continue avec grand abattement, des taches rosées nombreuses ; enfin il eut une hémorragie intestinale. A l'autopsie nous constatâmes l'existence d'une granulie avec des lésions ulcéreuses circonscrites de l'intestin.

On a signalé la mort subite à 20 mois.

Étiologie. — Cette infection s'observe plus suovent chez l'enfant au biberon que chez l'enfant au sein. le mouillage du lait est fait avec des eaux malsaines contenant le bacille d'Eberth. La contagion directe étant possible, il sera prudent d'éloigner les nourrissons des typhiques.

Pronostic. — La gravité est plus grande chez les nourrissons très jeunes ; suivant les statistiques la mortalité serait de 50 à 73 pour cent ; dans la deuxième année on perdrait 31 p. 100 des enfants atteints.

Le *traitement* devra surtout consister dans la balnéation tiède méthodique. Il est bien difficile et il pourrait être dangereux de faire absorber des médicaments hypothermisants à des enfants si jeunes. En temps d'épidémie on devrait songer à l'immunisation par l'emploi du vaccin antityphique.

OREILLONS

Le nourrisson, au-dessous d'un an, est presque constamment épargné par les oreillons. Rilliet et Barthez déclarent n'en avoir pas rencontré et notre expérience est conforme à la leur.

Cependant, comme pour la varicelle, on cite quelques cas exceptionnels, où la maladie aurait été transmise par voie placentaire de la mère à l'enfant. Gautier (1883) aurait vu des oreillons sous-maxillaires chez un nouveau-né dont la mère avait eu les oreillons douze jours auparavant.

Sur 58.331 cas d'oreillons observés au Danemark de 1870 à 1894, Ringberg a relevé seulement 205 cas chez des nourrissons.

Nous n'avons donc pas à nous étendre sur cette maladie épidémique et contagieuse si commune dans le deuxième âge.

La contagion est-elle due à un microbe ; cela est probable, mais les recherches bactériologiques de Laveran, Teissier n'ont pas un caractère absolument définitif.

L'incubation est de trois semaines, et c'est surtout dans les jours qui précèdent la tuméfaction parotidienne que la maladie est contagieuse ; les choses se passent donc comme pour la rougeole.

L'extrême rareté des oreillons chez le nourrisson ne devra laisser admettre ce diagnostic que lorsqu'on aura écarté toute cause d'erreur.

La gorge devra être examinée pour éliminer les processus angineux qui peuvent retentir sur l'appareil ganglionnaire parotidien. On devra songer aux parotidites secondaires chez un enfant cachectique, à des adéno-phlegmons profonds, ou à des ostéites du maxillaire. Il faudra éliminer aussi les parotidites toxiques chez des nourrissons qui recevraient de l'iodure ou du mercure. D'après Sicard et Dopter l'examen cytologique de la salive montrerait de nombreux polynucléaires qui n'existeraient pas à l'état normal. Ce n'est pas ici le lieu d'énumérer les complications des oreillons, qui sont déjà plus rares chez les enfants du deuxième âge que chez les adultes et à fortiori chez les nourrissons.

COQUELUCHE

La coqueluche est une maladie contagieuse et épidémique qui n'épargne pas les nourrissons ; elle est caractérisée par des quintes de toux pathognomonique.

Étude clinique. — *Début.* — La période de catarrhe simple qui caractérise le début de la coqueluche est en général plus brève que dans le deuxième âge et cela d'autant plus que l'enfant est plus jeune. Les caractères de la toux sont un peu spéciaux, les secousses en sont très rapprochées, parfois presque sans arrêt, et ne sont pas du tout expliquées par les signes d'auscultation. Ces signes se réduisent à quelques gros ronchus, à des râles sibilants ; ils semblent, par leur faible intensité, en discordance avec la fréquence de la toux qui va prendre bientôt son caractère spasmodique pathognomonique.

Le diagnostic ferme est difficile, sinon impossible à cette période et cependant vu l'extrême contagiosité de la maladie, il y a grand intérêt à être éclairé de bonne heure pour en éviter la propagation.

La quinte seule avec ses caractères spéciaux, sa reprise, permet d'affirmer qu'on se trouve en présence d'une coqueluche. Il est donc indispensable que le médecin puisse en être témoin pour se prononcer. Or, les quintes sont espacées souvent d'une heure et plus. Il faut chercher à les provoquer. J'ai institué dans ce but la manœuvre suivante :

Il faut d'abord protéger l'index contre les morsures possibles par l'enfant ; lors des manœuvres d'exploration du larynx et du pharynx, on a généralement recours au doigtier articulé en acier, de Langenbeck ou au doigtier rigide de Bouchut, qui est une gaine métallique coudée.

Ces deux appareils protecteurs ne laissent libre que l'extrémité de la troisième phalange et ne permettent que des mouvements très limités dans les articulations des premières phalanges de l'index.

L'anneau protège-doigt que j'ai fait construire chez Mathieu est pourvu à la face palmaire d'un chaton recouvrant toute la première phalange, laissant libres les articulations phalangiennes et métacarpo-phalangiennes ; sur la face dorsale, le bouclier métallique déborde un peu la première articulation phalangienne ; le chaton palmaire, de même que le grand bouclier dorsal, sont bien moulés sur les parties et permettent le libre exercice des mouvements des phalanges de l'index (1).

(1) Cet anneau a été présenté par le Dʳ VARIOT, à la *Société de Pédiâtrie de Paris.*

L'anneau protecteur permet de presser avec la pulpe de l'index sur les cordes vocales pour provoquer la quinte de coqueluche. Cette manœuvre est de toutes la plus efficace pour faire le diagnostic extemporané de la maladie. On relève d'abord l'épiglotte, puis on enfonce la pulpe de l'index entre les replis ary-épi-glottiques, jusqu'à ce qu'on arrive sur le sphincter de la glotte. On presse légèrement. Cette excitation de la glotte déclanche presque toujours la quinte ; il n'est pas rare même qu'elle soit suivie de vomissements. La recherche de la quinte par ce procédé est faite par nos

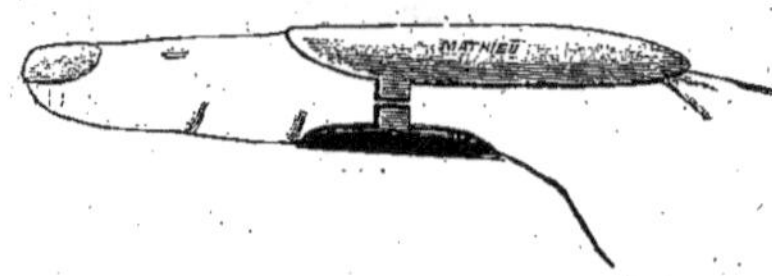

Fig. 61.— Anneau-protège doigt.

élèves à la consultation externe de l'hôpital ; elle est utile pour isoler les petits coquelucheux ; elle n'échoue que dans le cas où l'enfant aurait eu une quinte deux ou trois minutes seulement avant qu'on introduise le doigt dans le vestibule du larynx.

C'est un procédé de diagnostic très précieux, beaucoup plus fidèle que le chatouillement de la muqueuse pharyngée ou la pression du cartilage thyroïde entre les doigts, qui ont été conseillés pour provoquer la quinte. L'anneau protège-doigt qui sert à l'exploration du larynx, particulièrement lorsqu'on soupçonne la coqueluche, est également utilisable pour l'exploration de l'arrière-pharynx dans le cas de végétations adénoïdes, etc.

Période d'état. — Le signe caractéristique est la quinte bien spéciale. Cependant dans le premier âge cette quinte est moins bruyante que chez l'enfant plus âgé. Elle est comme étouffée : les secousses expiratoires très nombreuses et très prolongées sont suivies d'une reprise plus ou moins sifflante. Pendant ce temps la cyanose du visage est très marquée. Dès les premiers mois de la vie, la quinte se termine par l'expulsion de mucosités filantes. Les quintes sont souvent très rapprochées, la nuit aussi bien que le jour.

Les réactions spasmodiques du côté du larynx sont extrêmement marquées chez le nourrisson ; la contraction des muscles constricteurs de la glotte, en même temps que celle du diaphragme, constitue le spasme phréno-glottique de Bouchut qui peut prendre un caractère convulsif. Il peut y avoir un véritable laryngo-spasme déterminant une apnée absolue et une cyanose intense. La convulsion peut alors se généraliser et se terminer par une syncope respiratoire avec asphyxie et menace de mort, nécessitant la respiration artificielle de toute urgence.

Les vomissements apparaissent de très bonne heure et constituent un des facteurs de gravité de cette affection chez le nourrisson. Le liquide rejeté se compose en partie du lait ingéré à la précédente tétée, partie du produit de sécrétion bronchique.

Les nourrissons coquelucheux ont un faciès spécial ; le visage reste bouffi à la suite des quintes répétées ; il n'est pas rare de voir sur la peau du cou de petites ecchymoses punctiformes. La température peut rester normale en dehors des complications broncho-pulmonaires qui sont fréquentes.

COMPLICATIONS.— Les complications sont les unes d'ordre purement mécanique, les autres relèvent d'une infection secondaire habituellement pulmonaire.

H. Roger groupait les premières sous le titre de « petites misères de la coqueluche ».

L'ulcération du frein de la langue peut s'observer chez l'enfant, dès que les incisives inférieures sont apparues. C'est tout d'abord une érosion, puis une ulcération transversale, à bords irréguliers, à fond grisâtre diphtéroïde, sans adénopathie, mais qui ne tend à la cicatrisation que du jour où les quintes s'espacent notablement. Cette petite ulcération s'explique par la protraction brusque et violente de la langue, qui vient à chaque quinte se déchirer contre le bord tranchant des incisives.

L'intensité des quintes peut encore avoir pour conséquence mécanique le prolapsus rectal, des hernies ombilicales, inguinales, allant jusqu'à l'étranglement.

Des hémorragies sont parfois signalées : épistaxis, hémorragie buccale, conjonctivales, exceptionnellement otorrhagie avec rupture de la membrane du tympan, hémoptysie, etc.

Très graves sont les hémorragies méningées et les hémorragies cérébrales. Elles se traduisent par des paralysies : hémiplégie, monoplégie, aphasie, plus rarement amaurose, hémiopie, ophtalmoplégie, etc... Elles guérissent dans les deux tiers des cas (Ch. Leroux), mais peuvent laisser des lésions permanentes ou entraîner la mort subite.

Les complications broncho-pulmonaires sont les plus fréquentes et les plus redoutables au cours de la coqueluche du nourrisson. Elles sont contagieuses et peuvent constituer de véritables épidémies dans les services hospitaliers insalubres. Elles surviennent vers la fin du deuxième septénaire et s'annoncent par l'élévation de la température, la diminution d'intensité des quintes contrastant avec l'épuisement de l'enfant. La dyspnée est continue à type de dyspnée expultrice. Les signes d'auscultation, à cet âge, sont très infidèles et peuvent manquer à cause de la faible ventilation des poumons. L'hyperthermie et l'accélération respiratoire sont des signes plus constants. Il est des formes de broncho-pneumonie à marche très rapide et mortelle, mais il est aussi des formes curables surtout après six mois. On voit alors se dérouler les signes de la broncho-pneumonie : souffle tubaire et foyer de râles confluents bilatéraux, opacités radioscopiques dans les formes pseudo-lobaires.

La mort subite survient parfois dans les coqueluches graves. Elle peut être attribuée soit à l'hémorragie méningée ou cérébrale, soit à la dilatation du cœur droit, soit parfois à l'emphysème aigu sous-cutané par déchirure de la trame du poumon.

Chez un nourrisson atteint de tuberculose ganglionnaire ou prédisposé à la tuberculose, la coqueluche peut provoquer une dissémination de bacille de Koch dans l'organisme et une granulie.

On voit donc que le pronostic de la coqueluche, dans le premier âge, doit toujours être réservé. Il varie avec l'intensité et le nombre des quintes, la nervosité du sujet. Avant tout, il est essentiellement subordonné à l'état général et au développement de l'enfant. En étudiant l'influence de l'atrophie et de l'hypotrophie infantiles sur l'évolution de maladies infectieuses, nous verrons l'importance primordiale de cette notion dans l'estimation pronostique. Les enfants qui ont pâti par suite de troubles digestifs ont une résistance vitale amoindrie. Dans une statistique portant sur 32 coquelucheux, d'un âge variant de 7 mois à 4 ans et demi, M. Carianopol, interne de M. Variot, à l'hôpital du Perpétuel-Secours, relève 7 décès. Tous les enfants morts étaient des hypotro-phiques ayant présenté des complications broncho-pulmonaires.

Bactériologie. — Un grand nombre de micro-organismes ont été tour à tour incriminés : bactérium termo de Poulet, moisissures de Henke, bacille d'Atha-nassief, protozoaire cilié de Deichler et Kurloff, diplocoque de Ritter, cocco-bacille de Cavasse, etc... Mais aucun d'eux n'a pu provoquer expérimen-talement les lésions de la coqueluche.

En 1900, Bordet et Gengou auraient découvert un microbe spécifique dans l'exsudat recueilli au moment de la première quinte chez un enfant en bonne santé apparente. C'est une petite bactérie ovoïde, de couleur bleu pâle, ne gardant pas la coloration par le Gram ; sur le milieu spécial de Bordet et Gengou (gélose au bouillon de pommes de terre et de sang), ce microbe donne au bout de 2 à 3 jours des colonies blanches.

La spécificité serait prouvée par sa constance au début de la maladie, la séro-agglutination positive, l'inoculation chez le singe (Klémenko, Itsuyoski Maba), enfin par les résultats de la méthode de déviation dn complément pra-tiquée par d'autres auteurs ?

Anatomie pathologique. — A l'autopsie des enfants morts de coqueluche, il est très rare de ne pas rencontrer de complications broncho-pulmonaires, et de trouver les lésions initiales de la coqueluche à l'état pur et isolé. H. Roger dans sa belle monographie ne signale qu'un petit nombre d'autopsies, dans lesquelles les lésions qui appartiennent en propre à cette affection ont été relevées exactement.

Le cas suivant mérite d'être rapporté comme bien typique (1).

Un nourrisson, âgé de sept mois, ne pesant que 4 kg 120, fut admis au service de la coque-luche à l'hôpital des Enfants-Malades. Les quintes sont bien caractérisées avec reprise, expectoration, etc. ; l'évolution paraît normale, ne s'accompagne pas d'hyperthermie. La mort survient au bout d'une semaine après quelques accidents convulsifs. Température : 37°4. Autopsie 24 heures après la mort.

Autour de la trachée et des bronches, les ganglions ne sont pas tuméfiés ; ils ont une con-sistance et un volume normaux ; aucune altération à la coupe. Les poumons sont très emphy-sémateux ; ils sont comme insufflés, rose pâle, très mous au toucher ; quelques lobules soulèvent la plèvre, surtout dans la région des sommets et des lames antérieures. En quelques points, près des bases, on note, à la surface du parenchyme, quelques taches livides peu étendues, mais non indurées au palper. A la coupe, on voit que ces taches congestives sont superficielles, très limitées et encore perméables à l'air, car la pression en fait sourdre du sang et des bulles d'air. D'ailleurs, aucun fragment de parenchyme pulmonaire ne plonge dans l'eau, si on l'y jette. Le larynx, la trachée et les bronches ont été ouverts suivant leur face postérieure et étalées sur une plaque de liège.

La muqueuse du larynx, dans aucun de ses replis, n'offre une coloration ni un aspect

____
(1) Variot. *Bulletins de la Société de Pédiatrie*, 1904.

anormaux. La muqueuse de la trachée est d'un blanc mat dans sa matité supérieure. Un peu plus bas, on note une coloration rosée qui s'accentue à mesure qu'on se rapproche de la bifurcation des bronches ; c'est là qu'elle atteint son maximum d'intensité.

Cette teinte rosée se continue sur la muqueuse des grosses divisions bronchiques et jusque dans les divisions de deuxième ordre qui sont tapissées par une couche assez épaisse de mucus. Les divisions de troisième ordre incisées reprennent une coloration blanc mat. La congestion de la muqueuse s'arrête nettement à leur niveau.

Cette localisation si bien limitée du processus catarrhal de la coqueluche explique l'absence de tout signe physique après la quinte, lorsque le mucus sécrété par la muqueuse trachéo-bronchique a été expulsé. Ce n'est que peu de temps avant la quinte qu'on entend des ronchus lorsque les mucosités s'accumulent à la bifurcation des bronches et au-dessus.

Voici une autre observation analogue :

Coqueluche non compliquée avec autopsie.

L'enfant P... Maurice, âgé de 3 mois, entre dans le service du Dr Variot, salle H. Roger, à l'hospice des Enfants-Assistés le 18 avril 1918. Il pèse 4 kg. 050 et paraît avoir un bon état général. Il tousse en quintes depuis environ trois semaines; ces quintes sont typiques, assez fréquentes et très fortes, mais dans les moments de repos l'enfant boit bien et ne se plaint pas. Sa température reste toujours au voisinage de 37°. En somme, la coqueluche semble évoluer normalement sans complications, quand brusquement sa température s'élève dans la matinée du 28 avril et monte à 40°8. En même temps l'enfant est pris de violentes convulsions généralisées qui ne cessent pas pendant trois heures, au bout desquelles il meurt.

A l'autopsie, les poumons, après insufflation, ne présentent aucune trace apparente de broncho-pneumonie; ils sont partout d'un blanc rosé; il existe seulement quelques lobules emphysémateux tranchant légèrement sur les autres régions dans les lames antérieures. L'arbre respiratoire est alors incisé depuis le larynx jusqu'aux bronches de troisième ordre et étalé sur une plaque de liège.

La muqueuse laryngée et trachéale est d'un blanc pâle partout et ne présente ni rougure ni gonflement.

Au niveau de la bifurcation de la trachée et dans les grosses bronches jusqu'au niveau des divisions bronchiques de troisième ordre, on remarque une teinte rose pâle, diffuse, avec quelques traînées un peu plus foncées entre les anneaux des cartilages ; cet aspect rosé correspond à une légère hyperhémie, qui disparaît dans les fines bronches. La pression des poumons ne fait sourdre à ce niveau qu'une mucosité incolore, finement aérée, sans trace de pus.

Les ganglions trachéo-bronchiques ne présentent aucune hypertrophie.

Le cœur et les organes abdominaux paraissent absolument sains.

Telle paraît être la localisation initiale du processus de la coqueluche d'après ces faits concordants avec ceux de Henri Roger. La lésion consisterait donc dans une lésion catarrhale limitée dans les grosses bronches.

Diagnostic. — Le diagnostic de la coqueluche n'est possible que lorsqu'on a assisté à une quinte bien caractérisée, d'où la nécessité de la provoquer si elle ne survient pas spontanément. Le peu d'intensité des signes d'auscultation dans l'intervalle des accès de toux, le caractère plus spasmodique des quintes la nuit, la fréquence des vomissements et l'apparition de mucosités filantes après la quinte seront pris en considération.

Quelques nourrissons ont à la période de la dentition, des catarrhes bronchiques avec toux spasmodique et fréquente, mais ces catarrhes sont peu prolongés. Dans ces circonstances on ne provoque pas la quinte spéciale en allant presser avec l'index sur les cordes vocales. Certaines adénopathies médiastines volumineuses coïncidant avec des bronchites tuberculeuses peuvent donner lieu à la toux dite coqueluchoïde. Dans les cas douteux, on n'hésitera pas à recourir à l'examen radioscopique pour rechercher les opacités correspondant aux ganglions bronchiques.

Traitement. — Nous n'avons aucun remède spécifique jusqu'à présent contre la coqueluche ; c'est ce qui explique la multiplicité des préparations qui ont été conseillées. Nons n'en citerons que quelques-unes. On obtient parfois l'atténuation des quintes avec la grindelia robusta.

En extrait fluide : 10 à 20 centigrammes par année.

En teinture : trente gouttes trois fois par jour dans de l'eau sucrée.

L'antipyrine : autant de centigrammes que l'enfant a de mois ; autant de décigrammes que l'enfant a d'années, trois fois par jour, après les repas, dans une solution sucrée. Elle est contre-indiquée dans les formes fébriles.

Les inhalations d'oxygène atténuent en général l'intensité et la fréquence des quintes. La cyanose diminue dans leur intervalle ; l'enfant est moins déprimé la nutrition générale est favorablement influencée. On fera des inhalations de dix litres chacune trois fois par jour.

La morphine a été employée avec succès dans les formes graves pour diminuer la réflectivité laryngée. Triboulet conseille les doses suivantes par 24 heures : 1º au-dessous d'un an, un quart de centigramme ; 2º de un an à deux ans, un tiers à un demi centigramme. On pourra de même recourir à la codéine associée au bromure : un demi-centigramme de codéine au-dessous d'un an et cinquante centigrammes de bromure en 24 heures.

M. Audrain (de Caen) a proposé l'emploi de l'éther en injection hypodermique dans les muscles à la dose de un à deux centimètres cubes. Les résultats sont encourageants, et la méthode est inoffensive.

C'est surtout dans les formes très spasmodiques de la coqueluche qu'on sera autorisé à recourir aux alcaloïdes de l'opium. Il arrive que, au cours de la quinte, le spasme phréno-glottique soit tellement violent qu'une syncope respiratoire se produise, et on ne peut rappeler les mouvements respiratoires qu'en pratiquant les manœuvres de la respiration artificielle. Dans un cas de ce genre, lorsque j'étais médecin de l'hôpital Trousseau j'ai cru devoir faire placer un tube d'O'Dwyer à demeure pour prévenir le retour du spasme et de l'asphyxie chez un garçon de trois ans environ. Pendant deux jours les accidents furent conjurés, mais dans la nuit, au cours d'une quinte, le tube ayant été rejeté et l'enfant n'ayant pas été secouru tout de suite, fut trouvé mort dans son lit.

Les premiers essais sérothérapiques ont été tentés par Bordet et Gengou, En Amérique, Saunders, Johnson ont cherché à obtenir la vaccination en inoculant au sujet des cultures tuées de bacilles de Bordet, Nicolle et Conor. ont fait aussi des tentatives, Mais cette méthode n'a pas donné jusqu'à présent de résultats importants dans la pratique.

Pendant l'hiver, le nourrisson atteint de coqueluche devra être gardé dans une chambre spacieuse, il devra même en changer, si possible, dans la journée; le manque de cubage d'air prédispose aux complications broncho-pulmonaires.

Dans la belle saison on pourra sortir l'enfant au grand air, ou le mettre dans un jardin bien abrité. L'air de la mer augmente les quintes.

L'alimentation sera fractionnée pour que l'estomac de l'enfant ne soit pas trop comprimé par les secousses du diaphragme. On pourra donner une prise de lait tout de suite après la quinte, en cas de vomissement. On sait bien que la coqueluche a une évolution plus bénigne lorsqu'elle évolue à la campagne, au grand air, que dans les villes. C'est une grave erreur d'hospitaliser les coqueluches non compliquées. Malheureusement à Paris lorsque l'hospitalisation devient obligatoire, on ne dispose que de locaux tout à fait insuffisants et même insalubres. Pendant que j'étais médecin de l'hôpital des Enfants-Malades en 1904, la mortalité par coqueluche atteignait 24 % et tous mes efforts pour obtenir la construction d'un pavillon de coquelucheux salubre ont échoué; l'administration de l'Assistance publique s'est refusée à améliorer cette situation, malgré un vote du Conseil municipal de Paris autorisant l'édification d'un bâtiment conforme aux exigences de l'hygiène moderne. Cette inertie administrative a certainement coûté un bon nombre de vies depuis cette époque.

Prophylaxie. — L'isolement est la seule mesure efficace pour éviter la propagation de la coqueluche dans le premier âge. Jusqu'à présent les mesures en vue de réaliser l'isolement pour empêcher la contagion directe et l'antisepsie, pour prévenir la contagion indirecte sont tout à fait insuffisantes en France. C'est ainsi que les voitures, fiacres et automobiles, ainsi que les transports en commun sont à la libre disposition des enfants coquelucheux. Il faudrait réserver des compartiments spéciaux dans les chemins de fer au transport des enfants atteints de maladies contagieuses. Il serait non moins nécessaire d'affecter des enclos spéciaux à ces enfants dans les parcs et dans les jardins publics.

La coqueluche se propage surtout dans les agglomérations d'enfants, spécialement dans les consultations externes des hôpitaux qui sont généralement fort encombrées et dont les locaux ne permettent pas l'isolement individuel. Cette maladie est de toutes les maladies contagieuses la plus répandue chez les nourrissons ; il faudra exclure les petits coquelucheux de la Goutte de Lait. Lorsqu'un enfant a une toux suspecte, je ne saurai trop recommander de pratiquer immédiatement la manœuvre qui permet de provoquer à coup sûr la quinte, qui seule permet d'affirmer le diagnostic et par suite de pratiquer l'isolement immédiat.

LA GRIPPE OU INFLUENZA

L'immunité du nourrisson pour la grippe n'est pas moindre que pour les autres infections ; on s'accorde à reconnaître qu'exceptionnelle avant six mois, elle est rare dans la première année. Pendant l'épidémie de 1889, qui a été si grave, on a noté que la maladie qui frappa 20 p. 100 des adultes n'atteignit que 2 p. 100 des nourrissons. On a vu des bébés rester indemnes au sein d'une nourrice souffrant de la grippe. Néanmoins il est imprudent de continuer l'allaitement dans ces conditions. J'ai conservé le souvenir d'un bel enfant élevé au sein qui pesait 8 kil. 500 à sept mois ; sa nourrice fut atteinte de la grippe avec phénomènes de catarrhe des voies respiratoires ; l'allaitement fut continué sans inconvénient pendant la période fébrile, mais lorsque la fièvre tomba l'enfant fut pris d'une diarrhée verte extrêmement violente ; il perdit 1.500 gr. en quatre jours et on dut le mettre à l'eau de riz, pratiquer des injections de sérum pour parer à ces accidents menaçants.

Symptômes. — Au cours des épidémies, lorsque les personnes plus âgées de la famille sont déjà atteintes, il est relativement aisé de fixer les principaux caractères de la grippe chez les jeunes enfants.

Tantôt elle se manifeste par une forte hyperthermie qui atteint soudainement 40 et même 41°. Sevestre (en 1889) a justement insisté sur l'intensité des réactions nerveuses dans ces circonstances ; les convulsions sont communes, et si l'on ne tenait compte du milieu épidémique, on pourrait songer à l'explosion de troubles méningitiques ; après ce début fort alarmant, l'enfant reste abattu et somnolent. Les accidents ne durent guère que 2 à 4 jours, parfois seulement 24 heures et la guérison survient habituellement.

Dans les formes catarrhales qui touchent plus ou moins fortement les voies respiratoires, l'évolution peut être moins bénigne.

Le début peut se faire par de la rhino-pharyngite avec du stridulisme, puis le catarrhe gagne l'arbre aérien et peut déterminer de la congestion et même de la broncho-pneumonie. C'est ce que l'on voit surtout dans les agglomérations d'enfants dans les crèches hospitalières, ou dans les logements ouvriers insalubres et encombrés. Les enfants hypotrophiques offrent une moindre résistance et peuvent être emportés par le processus broncho-pulmonaire.

On attribue aussi à la grippe des troubles digestifs qui débutent par des vomissements répétés, et qui peuvent s'accompagner de diarrhée ou de constipation avec fièvre intense mais peu durable. Il est assez fréquent de relever au cours des épidémies de grippe des érythèmes fugaces, rubéoliformes surtout, et qui donnent son cachet à cette infection.

On signale les otites comme une complication très commune des phénomènes de catarrhe pharyngé. L'agitation extrême de l'enfant et l'hyperthermie persistent tant que la suppuration n'est pas évacuée.

On a signalé des cas de grippe foudroyante chez le nourrisson avec cyanose et collapsus, surtout dans cette dernière épidémie. Dans la grande majorité des cas, l'infection grippale est bénigne pour les nourrissons, comme pour les enfants plus âgés.

Nature de la grippe. — A la suite de la découverte du cocco-bacille de Pfeiffer, on crut être en possession du germe spécifique de cette infection épidémique. Mais on tend actuellement à considérer ce microbe comme un saprophyte banal. Les bactériologistes les plus compétents admettent que la grippe est sous la dépendance des microbes banaux dont la virulence s'exalterait sous l'influence des conditions atmosphériques. C'est en particulier l'opinion de Ménétrier qui considère l'influenza comme « un complexus infectieux causé par les microbes commensaux de l'organisme, de virulence accrue, et devenus infectants et contagieux par suite de cet accroissement de virulence ». C'est en un mot la négation de la spécificité de la grippe. Les recherches bactériologiques faites pendant l'épidémie de 1918-1919 n'ont abouti à aucun résultat positif.

Pendant la grave épidémie de grippe, dite Espagnole, qui a sévi d'abord aux armées pendant les années 1918 et 1919, et qui a pris dans certaines régions une allure pestilentielle, à Brest, par exemple, les enfants n'ont pas été épargnés. Cependant les nourrissons au-dessous de six mois nous ont paru constamment indemnes durant la vague épidémique qui a gagné Paris. A la fin de septembre et en octobre 1918 nous avons constaté à la nourricerie Parrot, à la Grande Crèche de l'hospice des Enfants-Assistés et dans notre annexe de Châtillon, que *aucun cas* de grippe n'a apparu parmi plus de *cent nourrissons hospitalisés*. Durant cette période, la morbidité chez les enfants du deuxième âge atteignait 30 p. 100 dans notre asile d'Antony ; la mortalité d'ailleurs a été faible. Cependant M. Achard, dans une communication à l'Académie de Médecine en 1919, a cru devoir contester l'immunité des nourrissons contre la grippe ; il s'est appuyé sur des observations prises dans sa crèche de l'hôpital Necker chez des enfants qui paraissaient avoir été contaminés par leurs mères, atteintes elles-mêmes de grippe. Mais les accidents broncho-pulmonaires qui caractérisaient ces grippes infantiles, ont apparu surtout pendant l'hiver 1918-1919 ; il est permis de se demander si ces enfants étaient bien atteints de la grippe, ou s'ils n'étaient pas en proie à des accidents de catarrhe banal des voies aériennes. Il n'y a en effet aucun critérium bactériologique qui permette d'affirmer que ces enfants ont été atteints de la vraie grippe épidémique. On peut opposer à la communication de M. Achard l'immunité complète de tous nos nourrissons, au-dessous de six mois, à l'hospice, pendant que l'épidémie sévissait avec la plus grande intensité en octobre 1918 chez les adultes et chez les enfants du deuxième âge. Nous avons eu plusieurs infirmières gravement atteintes à la nourricerie Parrot alors que les nourrissons restèrent indemnes.

Dans les formes graves, les troubles vaso-moteurs paraissaient d'origine bulbo-médullaire, avec cyanose très prononcée de la peau du visage, des mains et des muqueuses; l'asthénie cardiaque initiale, avec abaissement considérable de la tension artérielle, les vastes congestions pulmonaires, migratrices, à marche extrêmement rapide, avec dyspnée angoissante, ont été les traits principaux de la grippe dite espagnole qui a causé tant de ravages. On n'a pas retrouvé, ni le bacille pesteux, ni d'autre bacille spécifique, chez les grippés en 1918 ; on a parlé de virus filtrant, mais la démonstration n'en a pas été faite ; cependant il semblait bien qu'il s'agissait d'une maladie *pestilentielle*, extrêmement contagieuse et vraiment spéciale, peut-être nouvelle. Je puis affirmer que les caractères de l'épidémie de 1918 sont absolument différents de ceux de l'épidémie de 1889, à laquelle j'ai assisté, étant déjà chef de service dans les hôpitaux de Paris.

PALUDISME

Tous les auteurs admettent que le paludisme atteint souvent les enfants dans les pays chauds, Koch a retrouvé l'hématozoaire chez 41 p. 100 des enfants au-dessous d'un an pendant son enquête en Afrique. Les enfants blancs sont plus exposés que les noirs ; c'est là une des causes qui rendent l'acclimatement de la race blanche si difficile dans les pays tropicaux.

Mais les opinions diffèrent sur la transmissibilité du paludisme de la mère au fœtus, En tout cas si cette hérédité reste exceptionnelle, elle n'en est pas moins certaine. Des preuves en ont ét éfournies par Bein, Ballantyne qui ont retrouvé l'hématozoaire dans le sang du fœtus, alors que d'autres ne l'ont découvert que dans le sang maternel.

Des observations telles que celle rapportée par Lemaire, Dumolard et Laffour à la Société Médicale des hôpitaux d'Alger, démontrent l'existence du paludisme congénital.

Une femme de 21 ans, primipare, qui avait précédemment présenté quelques accès de fièvre quarte, fut prise d'un nouvel accès au début du travail. Elle accoucha d'une fille normalement constituée. Aussitôt après on préleva sur lames du sang de la mère, du cordon ombilical, de la face utérine du placenta, en même temps que des fragments placentaires furent sectionnés et fixés en vue de recherches.

Six semaines après la naissance, le 12 février, apparut chez l'enfant une forte fièvre avec pâleur, plaintes continues, diarrhée verte.

Les 16-17 février, nouvel accès qui se répète les 19 et 22, au cours desquels l'examen montra de nombreuses formes jeunes et adultes d'hématozoaires de la fièvre quarte et des rosaces parfaites dans les cinq heures qui précédèrent l'accès fébrile.

Le traitement fut pratiqué le 25 février (25 cgr. par jour de formiate de quinine) et continué les jours suivants ; l'accès du 25 eut lieu tout de même, mais par la suite la fièvre fut complètement arrêtée.

L'examen du sang de la mère, du cordon, du placenta maternel, recueilli lors de l'accouchement, montra les formes d'hématozoaires propres à la fièvre quarte.

Dans cette observation la transmission directe du paludisme de la mère au fœtus semble bien probable.

Il n'est pas prouvé par contre que la maladie puisse être transmise par l'allaitement et que les hématozoaires traversent la glande mammaire. Les opinions sur la transmissibilité des hématozoaires de la mère au fœtus sont encore contradictoires.

Grabham, dans le *British medical Journal*, s'élève contre l'opinion des auteurs (Dinstl, Schramm, Duchek, Playfair) qui prétendent que l'hématozoaire du paludisme traverse le placenta et, par conséquent, se transmet de la mère au fœtus. Ses recherches personnelles lui permettent d'affirmer le contraire. Il en a eu encore récemment la preuve. Il a prélevé du sang chez quatre femmes enceintes entrées à l'hôpital de la Jamaïque pour accoucher. Trois d'entre elles étaient atteintes de fièvre tierce maligne, la quatrième de fièvre quarte. Chez toutes, les parasites étaient extrêmement nombreux. Aussitôt après la délivrance, et tous les jours pendant quelque temps, l'auteur fit des préparations avec le sang des nouveau-nés, préparations colorées par la méthode de Romanowski. Dans aucun cas, il ne trouva de parasites, malgré des examens fréquents et répétés ; il n'y avait pas davantage de leucocytes mélanifères. Il va sans dire que, pendant tout le temps qu'ont duré ces observations, les mères n'ont pas absorbé de quinine..

La température des nouveau-nés fut prise régulièrement plusieurs fois par jour sans qu'elle accusât le moindre écart de la normale.

Si donc certains auteurs ont trouvé des hématozoaires dans le sang des nouveau-nés, il faut admettre que ces derniers ont été piqués par des moustiques ou bien encore qu'il s'est produit une hémorragie dans le placenta, d'où passage des parasites dans la circulation fœtale.

Symptomatologie. — Le paludisme acquis est fréquent dans le premier âge. Les accès prennent généralement le type quotidien ; plus rarement on observe les doubles tierces, les triples quartes. Le début se manifeste par un stade de froid, des vomissements, des convulsions. Mais ce stade peut manquer ou être très court.

L'enfant devient pâle, les extrémités se cyanosent, il est très agité, la température s'élève brusquement. La durée de l'accès est variable. Pendant ce temps, vomissements et convulsions peuvent persister. Une diarrhée intense est fréquente ; la rate s'hypertrophie avec les accès et peut être douloureuse au palper.

Le stade de sueur est en général atténué, bien qu'on note des sudamina.

Diagnostic. — Le diagnostic se fait par les commémoratifs et par l'ambiance, mais seul l'examen du sang est absolument démonstratif en révélant la présence de l'hématozoaire de Laveran.

Rappelons que l'hématozoaire se présente sous les quatre formes décrites par cet auteur : les corps sphériques, de 2 à 8μ vivent soit dans le globule rouge, soit accolés à lui, soit en liberté. Ils possèdent un noyau qui se divise pour former les « corps en rosace » qui détruisent le globule. Les segments de la rosace formeront secondairement les « croissants » qui se développent également dans les hématies et les effritent.

On voit encore sur le bord des corps sphériques des filaments mobiles ou « flagellés » ; ils constituent l'élément mâle destiné à féconder l'élément femelle dans le corps des anophèles, agents propogateurs.

Sans insister sur l'anatomie pathologique qui n'a rien de spécial au nourrisson, on peut dire que le paludisme est une maladie qui atteint et détruit les hématies et que les lésions des organes comportent toujours une infiltration pigmentaire spéciale. C'est le pigment sanguin modifié qu'on retrouve dans la trame du foie, de la rate, etc.

Pronostic. — Le pronostic du paludisme dans le premier âge est grave, surtout dans les formes chroniques. Parlant de ces sujets vivant dans les pays marécageux, Montfalcon écrit : « L'habitant de ces tristes lieux souffre dès sa naissance et montre pendant les premiers jours de la vie la profonde empreinte de l'insalubrité du climat. A peine a-t-il quitté la mamelle qu'il languit et maigrit... il meurt souvent avant la septième année ; a-t-il franchi ce terme, il ne vit pas, il végète ; il reste cacochyme, boursouflé, hydropique, sujet à des fièvres d'automne interminables, à des hémorragies passives, à des ulcères aux jambes qui guérissent difficilement. » Laveran a insisté sur les troubles de la croissance. L'hypotrophie initiale se prolonge dans le deuxième âge. L'infantilisme a d'abord été signalé par Lancereaux comme conséquence du paludisme.

M. de Brun (de Beyrouth) a décrit avec beaucoup de précision (1) les troubles de la croissance causés par le paludisme. La petitesse de la taille, l'exiguïté des organes génitaux, l'absence de tout signe de virilité sont les signes caractéristiques.

L'arrêt dans le développement de la taille est toujours considérable. Quelques chiffres en font foi. 10 ans : 114 cm. ; 11 ans : 118 cm. ; 14 ans : 116 cm. ; 17ans : 130 cm. ; 20 ans : 125 cm. ; 22 ans : 115 cm., etc., etc... Les plus grands sujets observés, 23 et 25 ans, mesurent 145 cm., le plus petit, 40 ans, 95 cm. Le pénis est le plus souvent rudimentaire, mesurant chez l'un 2 cm. de longueur et un diamètre proportionnel. Les testicules, enfermés dans des bourses minuscules, sont extrêmement petits et d'un volume comparable à celui d'un haricot, d'un noyau de cerise. Les désirs génitaux sont nuls ou à peu près ; en tout cas le coït est impossible. La sécrétion spermatique fait absolument défaut. Aussi ceux qui se sont mariés se sont-ils vus repousser par leurs épouses.

Tous ces impuissants sont absoluments glabres, pas de poils au visage, ni aux aisselles, le plus souvent pas de poils au pubis.

Chez les filles, même absence de poils, pas de développement des seins. La vulve reste plus souvent rudimentaire. Les règles n'apparaissent pas. L'autopsie d'une d'elles permet d'apprécier l'atrophie des organes génitaux internes. Hommes et femmes ont tous la voix grêle de petites filles ou de tout jeunes garçons. La figure est tantôt arrondie et les traits enfantins, tantôt allongée conservant l'expression de l'adolescent. Parfois l'aspect jauni et raidi de la peau contraste avec l'expression enfantine des traits.

Le développement anormal de l'abdomen frappe d'autant plus que les membres sont grêles.

Le tronc évasé au niveau des hypochondres ne montre parfois aucune démarcation entre le thorax et l'abdomen et affecte une forme bizarre comparable à une amphore. Ailleurs la silhouette reste celle de l'enfant.

Les membres sont extrêmement grêles, les muscles très réduits laissent saillir les os et ne permettent aucun travail de force. Quelques sujets conservent par contre un tissu adipeux développé.

Les fonctions intellectuelles subissent de profondes modifications. A côté de sujets absolument bornés, il en est de très amoindris. Ils semblent conscients de leur situation, mais ne s'en affligent pas. Quelques-uns font cependant exception et conservent une intelligence très normale.

Traitement. — Le traitement du paludisme consiste dans l'administration

(1) *Revue de Médecine*, octobre 1910.

par voie digestive ou intra-musculaire de la médication spécifique : la quinine. Au-dessous de deux ans, on donnera 0 gr. 50 à 1 gr. de sel soluble: bromhydrate, formiate de quinine.

La méthode intra-musculaire est de beaucoup la plus active.

Pour combattre l'anémie consécutive et favoriser la régénération des globules sanguins, on recourra aux arsenicaux. Comme les sels minéraux d'arsenic sont toxiques à faible dose pour le nourrisson, on donnera la préférence aux sels organiques qui ont été préconisés par Armand Gautier et qui ont toute l'activité des anciennes préparations arsenicales sans en avoir la toxicité.

L'arrhénal à la dose d'un demi à un centigramme est bien supporté.

Le nourrisson n'étant pas réfractaire au paludisme devra être soustrait à toutes les conditions qui favorisent la contamination ; dans les pays chauds, le berceau devra toujours être pourvu d'un moustiquaire.

LE CHOLÉRA ASIATIQUE

Le choléra asiatique qu'il faut bien distinguer du choléra infantile, forme grave des diarrhées estivales, n'est pas commun dans le premier âge. En 1892, j'ai été chargé d'un service spécial de cholériques à l'ancien hôpital Trousseau pendant l'épidémie qui a sévi en Europe et qui a tué plus de 8.000 personnes à Hambourg : avec le Dr Landowski, alors interne dans mon service, nous avons remarqué que la plupart des enfants qu'on nous apportait avaient dépassé trois ans.

Chez ces enfants du deuxième âge, le tableau du choléra asiatique ne diffère que peu de ce qu'il est chez les adultes. Dans les formes graves nous notions l'algidité, la cyanose des extrémités, l'asphyxie, l'anurie, la torpeur, et même la perte de connaissance, après des réactions gastro-intestinales plus ou moins intenses.

Nombre de fois par des injections intra-veineuses de sérum artificiel bien aseptique, nous avons ranimé des enfants moribonds.

Les pieds, les mains étaient froids et bleus; des plaques livides marbraient la peau des membres, qui étaient le siège de crampes douloureuses. Le pouls était absolument imperceptible. Cependant le cœur se contractait, les battements plutôt ralentis et sourds étaient entendus à l'auscultation.

La physionomie annonçait une mort imminente ; les yeux très enfoncés étaient à moitié fermés, les lèvres bleuâtres, le nez, les oreilles étaient froids au toucher. L'estomac et l'intestin étaient intolérants, même pour les boissons.

La veine découverte était ponctionnée avec un trocart fin et le sérum était injecté doucement. En quelques minutes les yeux se rouvraient et reprenaient leur vivacité, la conscience renaissait, l'enfant s'intéressait aux personnes qui l'entouraient, recommençait à parler. Le pouls redevenait perceptible, la lividité et le refroidissement des extrémités disparaissaient. Cette résurrection apparente n'était souvent, hélas! qu'un répit, car dans les formes graves la réaction fébrile et les troubles nerveux secondaires emportaient souvent le malade (1).

Pendant cette épidémie on ne nous apporta pas de nourrissons, soit qu'ils échappassent réellement à l'épidémie, soit qu'on les considérât comme atteints de choléra infantile vulgaire.

Cependant on signale quelques cas de choléra asiatique dès la naissance et même avant. Très souvent les femmes atteintes de choléra avortent peut être à cause des crampes intérieures. On a cru reconnaître le bacille virgule dans l'intestin des enfants nés prématurément, mais le fait est contesté ; la plupart des fœtus naissent morts probablement par l'action des toxines élaborées dans le sang de la mère.

Quand le choléra asiatique apparaît au-dessous d'un an, la survie est exceptionnelle. Bouchut, qui a assisté aux grandes épidémies de 1849 et de 1854, nous rapporte que les enfants à la mamelle eux-mêmes n'échappaient pas à la maladie. Il cite l'observation d'une femme enceinte de sept mois qui mourut deux jours après son entrée à l'Hôtel-Dieu. Son fœtus avait cessé de remuer. Son autre enfant âgé de 17 mois avait aussi le choléra. Il avait le visage rouge, animé, les yeux brillants ; les mains et les pieds bleuâtres et contracturés ; les muscles jumeaux très durs. Il criait et se raidissait à chaque instant. Il vomissait fréquemment des matières aqueuses et des matières incolores. Le pouls était à 120, presque insaisissable. L'enfant mourut quatre heures après son entrée.

Cependant Bouchut doute de la contagiosité de la mère aux enfants, car des mères nourrices atteintes de choléra n'ont pas cessé d'allaiter, et leurs nourrissons n'ont pas eu le choléra. C'est là une preuve de plus de l'immunité relative des nouveau-nés même contre les infections les plus terribles.

Diagnostic. — Ce sera toujours une grande difficulté de distinguer, chez le nourrisson, le choléra asiatique du choléra infantile ordinaire, d'autant que les épidémies cholériques coïncident souvent avec la période des chaleurs. A Hambourg en 1892, on a signalé que la mortalité des enfants au-dessous de un an ayant succombé à la diarrhée, qui avait été de 120 en juin passa à 248 en juillet, à 767 en août et à 888 en septembre. Telle n'est pas l'échelle de mortalité dans les diarrhées estivales ordinairement ; il semble bien qu'en septembre le choléra asiatique ait fait sentir son influence.

On lira ailleurs la description des symptômes du choléra infantile, mais leur intensité peut être telle que les analogies avec le choléra asiatique sont fort grandes. Il faudra, pour porter un diagnostic, s'inspirer de la notion d'épidémicité et recourir à l'examen bactériologique. Le bacille virgule serait l'agent de propagation du choléra, cependant Metchnikoff conteste sa spécificité ; d'après cet auteur le choléra infantile vulgaire serait dû surtout au proteus.

Traitement. — L'enfant du premier âge devra donc être tenu à l'abri autant que possible des causes de contagion. Il ne devra ingérer que du lait et de l'eau soigneusement stérilisés.

____

(1) Observations sur les troubles circulatoires dans le choléra asiatique faites à l'hôpital Trousseau 1892, *Bulletins de la Société des hôpitaux de Paris.*

LA FIÈVRE JAUNE

Cette maladie infectieuse, endémique dans l'Amérique du Sud et en Afrique, n'atteint que très exceptionnellement le nourrisson. D'après Teixeira, la fièvre jaune pourrait être transmise de la mère au fœtus. Quoi qu'il en soit, dans la première année de la vie les enfants sont réfractaires, car d'après les statistiques de la ville de Rio, sur 38.942 décès, 93 seulement ont été relevés sur des enfants au-dessous d'un an.

Chez les enfants au sein cette fièvre passe inaperçue dans ses premières périodes ; elle se révèle surtout par les vomissements noirs (vomito negro). Marchoux et Simond ont produit des documents pour montrer que les formes atténuées et frustes étaient plus fréquentes au cours de la première enfance ; de là peut-être le faible nombre des décès accusés par les statistiques.

Dans les formes mortelles, la symptomatologie se rapproche de celle de l'ictère grave, avec hémorragies et dégénérescence graisseuse aiguë du foie.

La fièvre jaune, dont le microbe est inconnu, est propagée par les piqûres d'un moustique le stegomia fasciata (Finlay).

C'est par des mesures prophylactiques bien plus que par une thérapeutique active que l'on peut lutter contre cette maladie. Il faut à tout prix se garantir des moustiques, par des toiles métalliques, des moustiquaires, en évitant de sortir le soir, etc. ; grâce à ces moyens la fièvre jaune a presque disparu à Cuba.

LA PESTE

Cette infection spécifique qui fait tant de ravages dans les Indes et surtout en Asie, est très rarement importée en France. Elle est due à un bacille spécial décrit par Yersin.

Il y a des formes très bénignes de la maladie, ambulatoires, mais d'autres tout à fait foudroyantes.

Chez le nourrisson la forme bubonique serait plus fréquente. Les adénopathies prédomineraient dans la région cervicale, gênant la déglutition et même comprimant le larynx et la trachée, entraveraient l'accès de l'air dans les voies aériennes (1).

La forme pneumonique serait fréquente chez l'enfant ; sa symptomatologie se rapproche de celle de nos broncho-pneumonies dans les formes septicémiques, les bubons font défaut ; l'organisme entier est envahi par le microbe de Yersin, la mort est très rapide.

Le traitement prophylactique consiste dans la vaccination avec le vaccin d'Haffkine ; le traitement curatif est fourni par le sérum antipesteux de Yersin qui échoue dans les formes pneumonique et septicémique.

(1) Pendant l'épidémie de peste bubonique, d'ailleurs circonscrite, que nous avons observée à Paris en 1920, on n'a pas signalé de cas chez les nourrissons.

LA DENGUE

Cette maladie contagieuse et épidémique est inconnue dans nos climats ; elle se voit surtout en Amérique et en Asie.

M. De Brun (de Beyrouth) nous a éclairé sur cette fièvre qui n'épargne pas le nourrisson.

La température s'élève soudainement avec des phénomènes convulsifs initiaux chez les jeunes enfants, elle atteint 40 et même 41° ; il y a des vomissements et une torpeur inquiétante.

L'exanthème apparaît du premier au troisième jour, tantôt morbilliforme, tantôt scarlatiniforme. La convalescence est longue et les rechutes ne sont pas rares.

C'est l'éruption qui seule chez le nourrisson permet de poser le diagnostic, puisque tous les signes subjectifs manquent.

La dengue présente de grandes analogies avec la grippe. M. de Brun conseille l'huile de ricin pour combattre le catarrhe gastrique et l'antipyrine pour abaisser la température. Le pronostic de cet exanthème serait généralement favorable.

LA DYSENTERIE ET LES COLITES DYSENTÉRIFORMES

La dysenterie vraie est exceptionnelle chez le nourrisson et rare de un à deux ans. Avec Rilliet et Barthez nous réservons le terme de dysenterie, à une maladie sporadique ou épidémique caractérisée *cliniquement* par des selles fréquentes, muco-purulentes et sanguinolentes, et *anatomiquement* par des lésions ulcéreuses, siégeant dans le gros intestin.

Étiologie. — La dysenterie n'est plus considérée comme une entité morbide, unique, mais plutôt comme un syndrome traduisant une *colite* dont la nature peut varier suivant l'agent pathogène et le caractère des lésions : il n'y aurait pas *une* dysenterie, mais *des* dysenteries (Vaillard). Disons de suite qu'un certain nombre de microbes peuvent produire des réactions dysentériformes. *Anguillula stercoralis, Balantidium coli, Bac-pyocyanique, coli-bacille, spirilles, diplocoques, streptocoques*. Mais il s'agit là plutôt de *colites dysentériformes*, que de vraie *dysenterie*.

Dans cette dernière on a distingué deux grandes variétés : la *dysenterie bacillaire*, et la *dysenterie amibienne*.

1° DYSENTERIE BACILLAIRE. — C'est la forme qu'on observe surtout dans nos climats tempérés. Elle est très rare chez le nourrisson, et ne s'observe guère, qu'après le sevrage. L'agent pathogène est le *bacille dysentérique ;* c'est un bacille court, immobile, non sporulé, dépourvu de cils, ne se colorant pas par la méthode de Gram. Ses propriétés biologiques et ses caractères de culture le rapprochent du bacille typhique dont il est cependant nettement différencié. Ce bacille a été identifié par Shiga (1898). Flexner en a décrit une variété qu'on retrouverait surtout dans les formes légères, mais dont l'identité avec le bacille de Shiga a été établie par des recherches récentes (Dopter).

2º DYSENTERIE AMIBIENNE. — Elle s'observe surtout dans les pays chauds et les régions tropicales. Elle est due à l'*amœba dysenteriœ* découverte par Lösch (1875).

Des cas de dysenterie amibienne ont été observés chez les enfants par Sonsino, Harris, Rotch, Amberg, Legrand, etc. Olinto de Oliviera qui en observe annuellement une cinquantaine de cas à Porto-Alegre (Brésil), dit qu'elle n'existe pas dans la première année ; qu'elle est exceptionnelle dans la deuxième année et fréquente ensuite. Récemment, MM. Lesage et Bobillier auraient retrouvé à Paris quatre cas de dysenterie amibienne chez des enfants de moins de deux ans.

Anatomie pathologique. — Les lésions sur le gros intestin remontent quelquefois sur la partie terminale de l'intestin grêle.

1º DYSENTERIE BACILLAIRE. — Dans la forme *ulcéreuse*, la plus habituelle, la paroi du gros intestin est épaissie ; sa surface interne présente des saillies irrégulières, de petites taches hémorragiques avec, par places, des foyers de nécrose et des *ulcérations* qui en sont la conséquence. Celles-ci de dimensions variables, sont irrégulières, à bords taillés à pic, ne dépassant pas la *muscularis mucosæ*.

Dans un cas observé chez un enfant du dix-huit mois, M. Auché n'a pas trouvé d'ulcérations véritables, mais des exulcérations superficielles, irrégulières, dont les bords se perdaient progressivement dans la muqueuse voisine. Les *ganglions mésentériques* tuméfiés présentaient une congestion intense, une poussée considérable de macrophages, une exagération de la fonction lymphopoïétique, une réaction myéloïde, avec des états de nécrose cellulaire intrafolliculaires. La *rate* présentait des lésions histologiques de même ordre, et dans le *foie* on trouvait de l'hépatite parenchymateuse diffuse.

La *forme gangréneuse* de la dysenterie bacillaire est très rare en Europe.

Quant à la *forme chronique*, elle est carsctérisée par la contracture et l'épaississement du gros intestin qui est parsemé d'escarres, d'ulcérations et de cicatrices.

2º DYSENTERIE AMIBIENNE. — Les parois du côlon sont dures, épaissies, contracturées. Sur la face interne hyperhémiée et même hémorragique, ou pâle et grisâtre, on constate des *ulcérations* variant comme dimensions de quelques millimètres à 2 centimètres, irrégulières, profondes, à bords décollés, communiquant par des trajets fistuleux avec des clapiers sous-muqueux. Les follicules clos sont tuméfiés et abcédés.

C'est dans cette forme qu'on observe l'*abcès du foie* qui est très rare dans l'enfance.

Étude clinique. — Le *syndrome dysentérique* est caractérisé par les symptômes cardinaux suivants : selles fréquentes, peu copieuses, muco-purulentes et sanglantes; douleurs abdominales, épreintes, ténesme rectal; atteinte plus ou moins profonde de l'état général. Suivant l'intensité des symptômes et l'évolution de l'affection on peut distinguer plusieurs formes cliniques.

1° DYSENTERIE BACILLAIRE. — *Forme commune d'intensité moyenne.* — Le *début* peut être brusque ou précédé de quelques troubles intestinaux, en particulier de diarrhée banale.

A la *période d'état*, le symptôme dominant est la *diarrhée* qui revêt des caractères spéciaux. Les garde-robes d'abord peu fréquentes se multiplient, leur nombre varie de 5 à 20 par vingt-quatre heures. Bilieuses au début, les selles arrivent à ne contenir presque plus de matières fécales ; elles sont essentiellement constituées par du mucus coagulé et du sang et ressemblent à du blanc d'œuf cuit, a du frai de grenouille, ou à des crachats pneumococciques. Puis des débris résultant du processus ulcéreux, se mêlent aux mucosités, les selles prennent un aspect sanieux, les mucosités sont diversement colorées : brunâtres, verdâtres, ou grises suivant qu'elles sont plus ou moins mélangées de bile, de sang et de pus. Elles prennent quelquefois l'aspect de crachats muco-purulents. De plus elles sont souvent d'une fétidité intolérable.

Les *phénomènes douloureux* sont difficiles à analyser chez le jeune enfant. Les *douleurs*, permanentes et paraxystiques, se présentent sous forme de coliques localisées sur le trajet du gros intestin, mais surtout dans la fosse iliaque gauche et l'hypogastre. Elles s'accompagnent d'épreintes, de ténesme rectal, n'amenant le plus souvent que le rejet par l'anus de quelque mucosités.

L'*anus*, contracturé au début, devient plus tard rouge et béant ce qui, selon Rilliet et Barthez, serait d'un pronostic fâcheux.

Dans certains cas on peut observer du *prolapsus du rectum*.

Les *symptômes généraux* sont variables : dans les cas moyens la température oscille entre 38° et 39°, le pouls est un peu rapide, faible. La soif est vive ; les lèvres et la langue sont sèches ; les yeux s'excavent, le teint devient terreux : tous ces phénomènes traduisent la déshydratation plus ou moins marquée des tissus.

Évolution. — Dans les cas favorables, la détente survient au bout de huit à dix jours, annoncée par le retour de la coloration bilieuse des selles. Cependant la maladie peut se prolonger plusieurs semaines et se terminer par la mort.

Forme grave. — Le début est souvent brusque ; l'enfant est prostré, a du délire, la mort peut survenir dans l'hypothermie en quelques jours, une semaine au plus. On a décrit des formes *typhoïdes, gangréneuses, hémorragiques, algides.*

Formes prolongées chroniques. — Ici après la phase aigue du début, on assiste à des poussées et à des rémissions successives. L'affection se présente quelquefois avec l'aspect d'une *diarrhée chronique*, d'apparence banale. On assiste à un amaigrissement progressif, et le petit malade peut finir par tomber dans le collapsus.

2° DYSENTERIE AMIBIENNE. — La *forme aiguë*, rare chez l'adulte, paraît propre à l'enfance. Le début est souvent brusque avec fièvre, vomissements, diarrhée fétide, douleurs abdominales. Non traitée cette forme passe volontiers à l'état chronique. Mais une médication énergique et bien conduite peut faire disparaître assez rapidement les amibes. La guérison est souvent complète avec un peu de prédisposition à de nouvelles atteintes.

Dans la *forme subaiguë* le début est moins brusque ; les selles ne prennent qu'à la longue l'aspect caractéristique. Une fois installée, la maladie évolue comme la forme précédente.

La *forme chronique* est la plus habituelle. Le début est insidieux sans signes généraux et les selles dysentériques succèdent à une diarrhée banale. Elles ne sont pas nombreuses (2 à 6 par jour), ne provoquent pas de douleurs vives. Il n'y a pas d'abattement ; l'amaigrissement est lent. A la longue survient de l'anémie. Cette forme, qui est la plus fréquente aux pays chauds, se montre rebelle aux traitements. Elle traîne, s'améliorant ou guérissant par moments, pour reparaître à l'occasion d'une cause insignifiante (refroidissement en particulier).

Pronostic. — Le pronostic est difficile à établir avec précision ; il varie avec chaque forme clinique.

Dans la *dysenterie bacillaire*, la mortalité est 50 p. 100, chez les enfants au-dessous d'un an, traités par les méthodes habituelles ; d'après Kruse, elle est de 30 p. 100 au-dessus de 1 an.

La *dysenterie amibienne* qui est une maladie sérieuse à cause de sa tenacité, et de sa tendance aux récidives, est cependant moins grave que chez l'adulte par suite de la rareté des complications hépatiques.

Complications. — Elles sont plus rares chez l'enfant que chez l'adulte. L'*abcès amibien du foie* est une rareté chez le nourrisson.

On a observé parfois des *hémorragies* et des *perforations intestinales* avec *accidents péritonéaux* mortels ; des *abcès de la fosse ischio-rectale*, des *néphrites graves*, des *arthropathies*, des *phlébites*, des *paralysies*, des *accidents cardiaques* (endocardite et myocardite).

Diagnostic. — Les signes cliniques et l'examen macroscopique des selles sont d'une importance capitale pour le diagnostic ; mais seul l'examen bactériologique permet de déceler la variété de dysenterie.

Les symptômes cardinaux de l'affection peuvent se retrouver en effet dans certains états intestinaux désignés sous le nom de *pseudo-dysenteries*, et dus à des parasites du groupe des *bilharzies* ou des *anguillules*, ou à l'absorption de produits toxiques.

La *colite aiguë dysentériforme* assez fréquente chez les nourrissons, peut également prêter à confusion.

Le diagnostic avec les *diarrhées d'été* peut être très embarrassant, car au début les selles peuvent présenter l'aspect des diarrhées banales ; de plus on doit signaler que, parfois dans le choléra infantile, on a retrouvé le bacille dysentérique.

Pour établir le diagnostic, il faudra tenir compte des conditions étiologiques, et recourir surtout aux PROCÉDÉS DE LABORATOIRE.

Si l'on soupçonne *la dysenterie bacillaire*, on recherchera le bacille dysentérique, non dans la matière fécaloïde, mais dans les produits de sécrétion, ou de nécrose de la muqueuse intestinale. L'agglutination du bacille dysentérique par le sérum du malade a été utilisé pour le diagnostic; le taux de l'agglutination est plus ou moins élevé : il varie de 1 p. 10 à 1 p. 40, mais peut atteindre 1 p. 100 et même davantage.

Dans la *dysenterie amibienne*, la recherche de l'*amibe* sera faite de préférence sur les matières *à l'état frais*, et on pratiquera l'examen du mucus sanguinolent à la platine chauffante. Au milieu des nombreux éléments cellulaires (cellules épithéliales, globules rouges, globules blancs), on reconnaîtra l'*amibe* à ses grandes dimensions et à ses caractères particuliers. La grosse erreur à éviter est de confondre l'*amœba dysenteriæ* avec l'*amœba coli*, qui est un hôte fréquent non pathogène de l'intestin.

Prophylaxie. — Le bacille dysentérique pénètre dans le tube digestif par *contagion* et il se dissémine par l'intermédiaire des matières fécales. La dysenterie amibienne est également contagieuse ; mais la contagion directe est moins fréquente que dans la dysenterie bacillaire. Il faut donc prescrire de l'eau bouillie, interdire les fruits crus ou altérés, isoler les malades et prendre les précautions d'usage pour les mains, les linges, les thermomètres, les sondes intestinales, etc.

Traitement. — *Régime alimentaire.* — Dans la phase aiguë l'enfant sera mis dès le début à la diète *hydrique*, puis on autorisera progressivement les décoctions de riz, d'orge, plus tard le lait, les bouillies, les purées.

Médications. — Les *purgatifs* à petites doses fréquemment répétées ont une action souvent utile : *huile de ricin, calomel, sulfate de soude* ou *magnésie.*

Dans les formes prolongées, le *soufre* sublimé et lavé, à hautes doses (0 gr. 50 par année d'âge), a une action favorable.

Contre les douleurs, on peut employer l'*opium* à faibles doses.

L'*acide lactique* a donné de bons résultats dans la phase aiguë.

On peut également prescrire des *lavages de l'intestin*, avec de l'eau de guimauve, du sérum artificiel, de l'eau amidonnée ou des solutions antiseptiques : eau oxygénée, nitrate d'argent (5 à 10 centigr. pour 100 gr. d'eau).

C'est après la phase aiguë seulement qu'on peut recourir aux *astringents :* *écorce de simarouba* (0,15 centigr. de poudre par année d'âge, en infusion, décoction ou macération) ; le *tanin* (0,15 centigr. par année d'âge), le *guarana* (0,50 centigr. à 2 gr. macérés dans 60 à 100 gr. d'eau).

Mais dans la *dysenterie bacillaire* tous ces médicaments doivent céder le pas devant le *sérum antidysentérique*, qui constitue le traitement spécifique et a donné des résultats excellents. On emploiera de préférence le *sérum polyvalent*, on injectera 10 centimètres-cubes dans le tissu cellulaire du flanc. On réinjectera la même dose à deux ou trois reprises si les accidents ne s'atténuent pas.

Contre la *dysenterie amibienne*, l'IPECA est le médicament de choix. On l'a administré longtemps suivant la méthode brésilienne, qui est un peu compliquée; on peut plus simplement donner toutes les heures une cuillerée à bouche d'une infusion de 1 à 2 grammes d'ipéca dans 200 grammes d'eau bouillante. Le traitement par l'ipéca a été complètement rénové dans ces derniers temps par l'emploi du *chlorhydrate d'émétine* qui constitue presque une médication spécifique. On l'emploiera sous forme d'injections hypodermiques à la dose de un 1/2 à 1 centigr. par jour.

LA DIPHTÉRIE. ANGINE ET CROUP

La diphtérie dans le premier âge a été considérée pendant longtemps comme une affection rare. Cela est vrai si l'on considère le nourrisson proprement dit au-dessous de un an, mais il n'en est plus de même dans la deuxième année de la vie ; la maladie devient alors commune et son évolution se rapproche de celle qu'elle présente chez les enfants du deuxième âge.

Voici des documents précis qui établissent la rareté relative de la diphtérie de 0 à un an.

En consultant mes statistiques pendant les années 1895 et 1896 où j'étais chargé de la direction du grand service de la diphtérie à l'hôpital Trousseau, je relève que l'année 1895, sur un total de 1.414 enfants au-dessous de 14 ans, diphtériques soignés dans le pavillon, nous avions eu 34 cas de 0 à un an, avec 21 guérisons et 13 décès ; que pour l'année 1896 sur un total de 1,213 enfants diphtériques, nous n'avons eu que 16 cas de 0 à un an dont 7 guérisons et 9 morts (1).

Le nourrisson paraît jouir à l'égard de l'infection Lœfflerienne de l'immunité qu'il présente en général relativement aux maladies contagieuses. On a essayé d'expliquer cette immunité parce que le sang du nouveau-né aurait des propriétés neutralisantes vis-à-vis de la toxine diphtérique et peut-être même bactéricides à l'égard du bacille de Lœffler. D'autre part, chez le nouveau-né l'intra-cuti-réaction de Schick à la toxine diphtérique, est presque constamment négative. Cette immunité spéciale se perd après queqlues mois ; elle fait défaut chez certains enfants débiles, maladifs et c'est parmi eux, bien plus souvent que chez les nourrissons bien portants, que l'on a recueilli les rares observations de diphtérie du nourrisson.

Les cas les plus jeunes signalés concernent des enfants de 6 à 8 jours.

Mode de contamination. — Affection contagieuse, le plus souvent épidémique, la diphtérie se transmet au nourrisson comme à l'enfant du second âge, par contagion directe par les personnes qui ont dans leur pharynx des bacilles virulents, qu'elles soient en pleine évolution d'angine diphtérique ou convalescentes de cette affection. Elle peut aussi se propager indirectement par des objets ou dans des locaux contaminés.

(1) La *Diphtérie et la Sérumthérapie*, par G. VARIOT, chez Maloine, 1898 (voir p. 535 et suivantes).

La diphtérie survient parfois au cours de la scarlatine aussi bien au début que dans la convalescence de l'affection, mais bien plus rarement qu'au cours de la rougeole, qui semble préparer le terrain au bacille de Lœffler par le catarrhe rhino-laryngé initial. On a pu prétendre dans ces circonstances que les bacilles pré-existants dans le pharynx deviennent virulents sous l'influence de l'infection qui évolue.

Dans l'étiologie de la diphtérie du nourrisson, il faut considérer le cas où la mère qui allaite son bébé est atteinte de diphtérie ; la contagion est-elle possible ? Les avis diffèrent tandis que les uns craignent la contamination et exigent l'éloignement immédiat de l'enfant, les autres invoquent l'immunité habituelle et conseillent de laisser l'enfant au sein tant que l'état de la mère le permet, après avoir fait au bébé une injection préventive de sérum anti-diphtérique. Pour peu qu'on se trouve en présence d'une diphtérie maternelle sérieuse, on devra suspendre l'allaitement. Les toxines de la diphtérie qui passeraient dans le lait sont à redouter, de plus les injections de sérum ne sont pas toujours bien tolérées par les mères. Les réactions sériques troublent la lactation. Les injections préventives de sérum ne sont pas bien tolérées par certaines nourrissons. J'ai vu dernièrement un enfant eczémateux âgé de 12 mois, mourir soudainement 15 heures après une injection prophylactique.

Symptômes. — Lorsque la diphtérie dans le premier âge se localise dans le pharynx et surtout sur les amygdales, elle se manifeste comme d'habitude par des exsudats membraneux, grisâtres, adhérents ayant tendance à gagner les piliers du voile ; la diphtérie nasale, avec jetage muco-purulent, est souvent l'origine du croup dit d'emblée ; ou bien dans ces cas l'exsudat pharyngien a passé inaperçu. Il faut d'ailleurs distinguer ce coryza des rhinites à bacilles pseudo-diphtériques. La participation des voies respiratoires supérieures et inférieures au processus diphtérique est rare avant un an; quand elle survient, elle affecte un caractère d'exceptionnelle gravité ; le croup est rapidement suffocant chez le nourrisson en raison de l'étroitesse extrême du larynx. Si le pharynx est fréquemment atteint, l'affection s'y cantonne sans gagner l'œsophage.

Très exceptionnellement on a signalé des lésions diphtériques de la muqueuse intestinale. On a relevé des cas de diphtérie intense conjonctivale, de diphtérie vulvaire, de diphtérie pénienne après circoncision, de diphtérie vésicale au cours d'une extrophie de la vessie.

Suivant la région où se localise le bacille de Lœffler, la diphtérie se manifeste par des symptômes particuliers. Nous bornerons notre description aux localisations les plus communes, à l'angine diphtérique et au croup.

ANGINE

L'angine diphtérique n'offre pas de caractères très particuliers dans le premier âge. On peut observer soit la forme commune de diphtérie moyenne, soit les formes graves et même la forme toxique.

La forme commune est ordinairement consécutive à une diphtérie nasale.

Un nourrisson présente depuis quelques jours un coryza avec écoulement séro-purulent et signes d'obstruction du nez, érosions autour des narines. Il présente un léger mouvement fébrile. Il est gêné pour téter s'il prend le sein. Si l'on examine alors la gorge de l'enfant et les amygdales, on aperçoit de minces membranes blanches, en îlots discrets ou en placards plus étendus et parfois confluents ; ces membranes peuvent recouvrir le voile et les piliers, engainer la luette, elles ont un caractère extensif. La muqueuse alentour est peu tuméfiée, légèrement rouge. Il existe une adénopathie sous-maxillaire plus ou moins prononcée. Parfois l'engorgement péri-ganglionnaire est diffus. Traitée à temps par les injections de sérum antidiphtérique, cette forme peut guérir. Elle est grave cependant par l'extension possible au larynx avec des phénomènes de suffocation, qui prennent immédiatement un caractère alarmant dans le premier âge.

Dans les formes graves de l'angine diphtérique, où le rôle des lésions locales et des phénomènes mécaniques demeure secondaire, les phénomènes d'intoxications sont prédominants.

La diphtérie toxique du pharynx est très rare chez le nourrisson, mais peut s'observer dans la deuxième année ; elle présente trois caractères principaux qui ne permettent pas au clinicien de la méconnaître :

1° Les membranes pharyngées sont très confluentes, très denses, très épaisses, elles peuvent tapisser tout le pharynx et envahissent le voile du palais, s'avancent parfois jusqu'au palais osseux.

2° Le tissu cellulaire du cou est infiltré ; les régions sous-maxillaires sus et sous-hyoïdiennes sont tuméfiées, le cou présente l'aspect proconsulaire. Au palper cette infiltration déformante du cou donne une rénitence uniforme, dans laquelle il est difficile de distinguer les ganglions lymphatiques.

3° Les membranes gagnent habituellement l'arrière cavité du pharynx et des fosses nasales, mais n'ont pas de tendance à s'étendre dans le larynx et dans l'arbre aérien. Le croup est très exceptionnel dans cette forme de diphtérie. La mort survient après des troubles cardio-vasculaires rappelant ceux de l'intoxication cholérique. La syncope et la mort subite sont à redouter à cause des lésions coexistantes du myocarde.

L'angine peut être maligne d'emblée ou apparaître après des phénomènes de diphtérie dont l'évolution aura paru d'abord bénigne. La fièvre est peu accentuée en général, mais l'état général est immédiatement grave ; le petit malade est pâle, sa figure est terreuse ; le cou se gonfle ; il y a du jetage nasal, jetage séro-anguinolent avec parfois rejet de fausses membranes, les narines sont recouvertes de croûtes, souvent on y constate de petites érosions ; par l'inspection, on voit que la gorge est tapissée de fausses membranes étendues, agglomérées, d'aspect gris sale, parfois brunâtre ; la muqueuse est très tuméfiée, rouge, œdémateuse : après l'hyperthermie initiale, l'évolution de l'angine maligne ne s'accompagne pas en général d'une fièvre dépassant 38° à partir du troisième jour ; l'abattement, la prostration, la pâleur des petits malades sont frappants. L'albuminerie est souvent massive.

Abandonnée à elle-même, cette forme de diphtérie maligne aboutit rapidement à la mort ; souvent après des hémorragies multiples nasales, gastriques, intestinales, cutanées, elle survient par collapsus cardiaque; d'autres fois l'évolution est plus lente et de graves lésions pharyngées, ulcérations, gangrène des amydales apparaissent. Même si les membranes sont détergées après les injections de sérum, l'enfant demeure encore exposé aux accidents redoutables de la convalescence des angines graves : paralysie du voile du palais, particulièrement grave chez le nourrisson, paralysie bulbaire, mort subite.

Diagnostic et pronostic. — Le diagnostic de l'angine diphtérique n'est pas aisé, tant s'en faut dans le premier âge. Tout exsudat pharyngé doit évoquer l'idée de la diphtérie. L'examen bactériologique des exsudats pharyngés montre la présence du bacille de Loffler pur ou associé. Certaines angines membraneuses dans lesquelles on rencontre surtout du streptocoque ou parfois du pneumocoque, du tétragène, etc., peuvent simuler l'angine diphtérique, l'absence seule du bacille de Löffler permet de distinguer de la diphtérie l'angine pseudo-diphtérique. Il est impossible de présumer d'après l'aspect des préparations bactériologiques si la diphtérie sera maligne ou non. On sait bien maintenant que les associations microbiennes n'ont pas l'importance qu'on leur avait prêtée et qu'il est bien difficile d'affirmer si le streptocoque, le staphylocoque superposé au Löffler est ou non virulent. Il peut y avoir des diphtéries toxiques avec bacille de Löffler pur et des diphtéries bénignes polymicrobiennes. Le pronostic sera très réservé dans les angines suivies de paralysies étendues ou même limitée au voile du palais.

Les injections de sérum antidiphtérique devront être faites chez tout enfant suspect de diphtérie, avant même les résultats de l'examen bactériologique, si l'aspect clinique du pharynx suggère l'idée d'une diphtérie en évolution.

LE CROUP

Le croup apparaît tantôt à la suite d'une angine diphtérique bénigne, qui peut rester latente, tantôt après un coryza diphtérique, d'autres fois, il paraît survenir d'*emblée*, mais il est toujours difficile de l'affirmer, car les manifestations pharyngées ou nasales peuvent passer inaperçues. La forme fruste du croup, c'est-à-dire de laryngite sans phénomènes de suffocation, doit être très rare dans le premier âge. Nous n'en avons pas vu un seul cas en deux ans dans notre service de l'hôpital Trousseau.

L'étroitesse du calibre du larynx explique la rapidité et l'intensité de l'obstruction des voies aériennes et du spasme glottique.

Le croup dans le premier âge évolue en général très vite. La durée de la période dysphonique est très écourtée, et rapidement surviennent la dyspnée et le cornage qui prend un caractère sifflant, le tirage et le ralentissement de la respiration. La voix et la toux sont éteintes. La dyspnée est entrecoupée d'abord d'accès de suffocation. L'accès de suffocation est toujours intense à cet âge. L'effort du petit malade pour faire entrer l'air se traduit par le tirage sus-sternal sus-claviculaire, et sous-sternal, par un bruit inspiratoire stridoreux ou sifflant; la face se cyanose, puis devient bleue livide, les yeux se convulsent, les membres

se raidissent et sont parfois agités de convulsions, l'asphyxie paraît imminente ;
quelquefois dans une quinte de toux étouffée, un paquet de fausses membranes
est expulsé, et la respiration devient pour un moment plus facile. Bientôt le
tirage devient permanent, l'inspiration est de plus en plus laborieuse et bruyante,
la face est pâle couverte de sueurs, les pouls très rapide, prend les caractères
de *pouls paradoxal*, ainsi que je l'ai décrit avec détails dans le deuxième âge. Si
l'on n'intervient pas, c'est la mort rapide soit dans un accès de suffocation, soit
par asphyxie, avec diminution apparente de la dyspnée, assoupissement,
face violacée, extrémités froides, pouls petit et fuyant, anesthésie cutanée ;
d'autres fois la coloration violacée est remplacée par l'asphyxie blanche liée
vraisemblablement à un spasme vasculaire. Cette phase dure quelques heures,
puis la mort survient dans le coma.

Le croup du nourrisson est habituellement très grave ; il est plus commun
dans la deuxième année et l'évolution quoique rapide laisse aux complications
le temps d'apparaître ; **mais** c'est surtout chez les petits tubés ou trachéo-
tomisés que se voient la broncho-pneumonie, la diphtérie des bronches, l'emphysème, etc.

Le diagnostic du croup. — Il est souvent fort épineux dans le premier âge.
Dans une seule classe de faits l'hésitation n'est pas permise, c'est lorsqu'il y a
coexistence d'angine membraneuse et de phénomènes laryngés. Un enfant est
apporté avec la toux rauque, la voix éteinte, un cornage bruyant, une respiration laborieuse, un tirage sus et sous-sternal bien apparent ; on examine
le pharynx et on découvre sur les amygdales ou sur le pilier du voile du palais
ou sur le fond du pharynx des exsudats blancs adhérents. Il n'y a pas de doute,
le diagnostic de croup s'impose. Mais l'intensité des phénomènes de suffocation
n'est nullement proportionnelle à l'abondance des exsudats pharyngiens. Chez
un enfant offrant un tirage et un cornage intenses, on n'apercevra souvent qu'une
plaquette très circonscrite sur la face interne des amygdales ou sur l'un des piliers
du voile du palais, ou sur la luette ; tantôt même il faudra déprimer fortement
la base de la langue avec l'abaisse-langue pour apercevoir une plaque rétro-
pharyngienne descendant du côté du vestibule ou même bordant l'épiglotte
(*Signe de l'épiglotte*). La recherche de ces exsudats circonscrits dans le pharynx
anfractueux d'enfants ayant des phénomènes de suffocation, demande de l'habitude, de la patience et du sang-froid. Elle est indispensable, car la *constatation dans le pharynx d'une membrane même très peu étendue est de la plus
haute importance.*

A défaut d'exsudat pharyngé, on devra examiner soigneusement les fosses
nasales, faire un lavage du nez afin de voir s'il n'y a pas de fausses membranes
expulsées avec le liquide. L'absence de tout exsudat, de toute fausse membrane pharyngée ou nasale devra faire suspendre le diagnostic. Il faudra
avoir recours à l'examen bactériologique, et ensemencer le mucus
recueilli au fond du pharynx, au voisinage de l'épiglotte ; souvent la culture
donnera des résultats positifs, mais il y a des exceptions assez nombreuses.
Pour se mettre à l'abri des causes d'erreur, il est utile d'ensemencer le
mucus nasal, et lorsque les premières cultures demeurent négatives, il

faudra ensemencer le contenu du tube placé dans le larynx, après qu'il aura été extrait.

Malheureusement l'examen bactériologique demande vingt-quatre heures. Ce laps de temps est trop grand, en cas de croup, pour injecter du sérum; aussi faut-il établir un diagnostic clinique le plus rapidement possible et différencier le croup de toutes les affections capables de produire ou de simuler l'obstruction ou la sténose laryngée. Les enfants atteints d'abcès rétro-pharyngiens présentent un cornage pharyngien intense, des accès de suffocation surtout provoqués par la déglutition. La bouche est entr'ouverte, les boissons refluent par les fosses nasales. L'examen du pharynx ne montre aucun exsudat membraneux, mais les piliers et les amygdales sont refoulés en avant par une tuméfaction lisse, proéminente dans l'isthme du gosier. Le toucher digital donne une sensation de fluctuation caractéristique. Dans un cas, j'ai vu le diagnostic rester incertain jusqu'à la mort, la suffocation était tellement intense qu'on dût pratiquer la trachéotomie.

A l'autopsie, on trouva une poche purulente prévertébrale repoussant en avant l'œsophage et le larynx et descendant jusqu'à la 3e vertèbre dorsale. En haut la poche ne faisait pas saillie dans la partie du pharynx accessible à l'exploration digitale.

Le stridor congénital des nouveau-nés dont j'ai établi le mécanisme physiologique par suite de la malformation des replis ary-épiglottiques, peut être confondu avec le croup si l'on manque d'expérience. L'intensité du bruit inspiratoire, le léger tirage coexistant sont inquiétants au premier abord, mais le caractère congénital des troubles et du bruit si spécial, inspiratoire, qui le traduit en dehors des accès, des spasmes exceptionnels d'ailleurs, ne permettra pas de rester longtemps dans le doute si la gorge est libre d'exsudats.

La tuberculose des ganglions du médiastin assez fréquente chez le nourrisson peut donner lieu à un bruit de cornage expiratoire et parfois même à des accès de suffocation qui feront penser au croup, Mais le caractère expiratoire du bruit de cornage, la conservation de la voix, l'absence d'exsudat pharyngé, et au besoin la constatation radioscopique des masses ganglionnaires permettront de reconnaître les adénopathies thoraciques. Enfin l'hypertrophie du thymus s'accompagne parfois d'un bruit de stridor et de crises de suffocation qui peuvent en imposer pour le croup, et le diagnostic est difficile si l'on n'a aucun renseignement sur les antécédents du petit malade, et si l'on ignore qu'il présentait avant cet accès, souvent terminal, des symptômes de compression de la trachée, avec « cornage thymique » inspiratoire et expiratoire.

Le croup du premier âge se manifestant essentiellement par des phénomènes spasmodiques, il est évident que le diagnostic se posera avec toutes les variétés de spasmes de la glotte observés chez le nourrisson, spasmes dits essentiels et spasmes réflexes ; dans ces cas, c'est l'intégrité de la voix et de la toux et la régularité de la respiration, dans l'intervalle des accès, qui seront pris surtout en considération pour éliminer le croup. Le *spasme glottique d'origine pulmonaire*, en raison des conditions étiologiques (broncho-pneumonie) et de l'association parfois de symptômes dysphoniques (raucité de la voix), sera souvent très difficile à distinguer du croup (1); il faudra pratiquer un examen soigneux du pharynx et procéder à des examens bactériologiques.

Chez l'enfant en général, et chez le nourrisson spécialement, toute atteinte de la muqueuse laryngée peut s'accompagner de phénomènes spasmodiques. Ce spasme vient se superposer habituellement aux laryngites aigues et chroniques de l'enfance.

La laryngite striduleuse avec toux et voix rauques, et accès de spasme glottique à début soudain et généralement nocturne, se distinguera par la soudaineté des accidents soit d'emblée, soit dans le cours de la grippe, de la rougeole etc., par la rapidité avec laquelle disparaissent les phénomènes de spasme de la glotte, *le retour immédiat de l'enfant à la santé:* ce sont des caractères cliniques qui permettront d'éliminer le croup dont les allures sont plus lentes et progressives. De plus les exsudats pharyngiens font défaut.

Sous le nom de *faux-croup grave* on englobe encore à l'heure actuelle toute une série de faits dans laquelle les lésions sont variées et qui n'ont de trait commun symptomatique que les phénomènes de suffocation avec spasme phréno-glottique. Dans ces cas nous pouvons faire entrer une série d'observations d'enfants morts de laryngite suffocante, n'ayant jamais présenté d'exsudats dans la gorge, et chez lesquels on a constaté parfois le bacille de Loffler, *court*, mais sans aucune membrane dans le larynx ni dans les voies aériennes.

Voici une observation typique de faux croup grave :

Marc. Ch., neuf mois, entré le 30 septembre 1895 à l'hôpital Trousseau.
Bacilles courts et staphylocoques.
30 septembre. Enfant malade depuis 4 jours.
Tirage très intense et cyanose à l'arrivée de l'enfant, asphyxie menaçante. Après tentative de tubage, trachéotomie d'urgence.
A l'examen de la gorge, rougeur très vive, mais pas de membranes.
Mort le 1er octobre.

Autopsie. — La muqueuse de l'épiglotte, des replis arythéno-épiglottiques est tuméfiée et épaissie. Pas de traces de membranes.
Dans les poumons, emphysème et noyaux circonscrits de broncho-pneumonie.

Le diagnostic est, on le voit, presque impossible et, au point de vue du traitement, il est prudent de considérer le faux croup grave comme un vrai croup, et de faire bénéficier immédiatement l'enfant de la sérothérapie antidiphtérique.

Parfois on se trouvera en présence d'une laryngite membraneuse sans bacille de Löffler, d'une angine membraneuse extensive à *streptocoques* dont le diagnostic peut être fait seulement par l'examen bactériologique. Ces cas sont d'ailleurs extrêmement rares.

Enfin certaines laryngites de l'enfant prennent un caractère suffocant; nous n'y insisterons guère parce qu'elles concernent le plus souvent des enfants du deuxième âge : ce sont les laryngites morbilleuses avec voix et toux rauques, énanthème et exanthème caractéristiques, les laryngites varicelleuses avec présence simultanée de bulles pharyngées analogues à celles qui se voient sur le tégument externe avec œdème du larynx. La syphilis héréditaire peut donner

(1) Voir le chapitre : *Spasme de la glotte d'origine pulmonaire.*

lieu à des lésions laryngées qui se traduisent par des phénomènes dyspnéiques, rappelant le croup. La coexistence de signes de syphilis, le résultat négatif de l'examen bactériologique établiront la nature de ces laryngites. La laryngite tuberculeuse est exceptionnelle à cet âge.

Le *traitement* du croup dans le premier âge, comme chez les enfants plus âgés, a réalisé d'admirables progrès depuis l'application méthodique du sérum antitoxique. Ce sérum détermine la chute rapide des membranes et s'oppose à leur répullulation. Les accidents sériques ou anaphylactiques ne m'ont pas paru avoir une gravité spéciale dans la première enfance. La haute mortalité observée malgré cette médication spécifique n'a rien de surprenant. La résistance aux infections est d'autant moindre que l'enfant est plus jeune. C'est sans doute pour cette raison que les broncho-pneumonies qui viennent trop souvent compliquer le tubage ou la trachéotomie, sont habituellement mortelles. C'est une loi générale que la mortalité, dans les deux premières années de la vie, soit plus forte que plus tard, dans toutes les infections.

FIÈVRES ÉPHÉMÈRES

Il est fréquent d'observer dans le premier âge, comme dans la seconde enfance, des accès fébriles qu'un examen attentif ne peut arriver à expliquer. On les désigne généralement sous le nom de « fièvre éphémère ».

Le début de cette fièvre est ordinairement tout à fait soudain. La peau devient chaude surtout aux mains et à la tête, les couleurs du visage s'animent, le pouls est vif et la respiration s'accélère.

L'enfant, tout à l'heure plein d'entrain et de gaieté, s'attriste, est grognon, réclame son lit. S'il s'agit d'un nourrisson, il crie sans motifs pendant quelques temps, puis il s'assoupit et refuse le sein. Le médecin appelé trouve l'enfant somnolent, abattu ; le pouls est à 130, 140. S'il place le thermomètre, il constate une température qui varie entre 38°5 et 40°.

La famille est alarmée ; on craint le début d'une affection grave. Dès le lendemain ou le surlendemain, la température, après avoir présenté des oscillations, s'abaisse, l'enfant a de l'appétit, demande à quitter son lit. C'est un orage fébrile qui a passé sans détermination organique appréciable, comme le prouve l'examen des organes. On discute et on discutera peut-être longtemps sur la cause de ces fièvres éphémères. Comme les gens du monde se contentent d'explications faciles, ils attribuent ces accès de fièvre à la dentition, quand ils surviennent à cette période un peu difficile dans l'enfance.

Plus tard on n'hésite pas à rattacher la fièvre à la croissance ; les enfants grandissent ; ce phénomène capital frappe tous les yeux ; une fièvre sans raison apparente ne peut être qu'une fièvre de croissance. Enfin, lorsque les enfants rendent des vers, des lombrics, fait fréquent d'ailleurs, on suppose que la fièvre est causée par ces parasites ; c'est la fièvre vermineuse si communément admise. Les médecins s'efforcent d'expliquer la fièvre éphémère, qu'ils dénomment diversement : la fièvre herpétique, l'herpès fébrile étaient bien connues des vieux auteurs.

En présence de ces accès fébriles, plusieurs hypothèses peuvent être émises. Elles s'appuient toutes plus ou moins sur des considérations scientifiques, mais sans qu'on puisse leur attribuer une valeur définitive. Il faut d'abord éliminer toutes les affections locales ou générales pyrétogènes. Une des premières recherches portera sur le pharynx et les amygdales. Il semble qu'on doive en l'occurrence trouver une gorge rouge, une tuméfaction amygdalienne. Cependant l'examen direct peut rester négatif, mais il faut savoir que dans le rhino-pharynx, il existe fréquemment des végétations adénoïdes et des fermentations microbiennes susceptibles d'introduire dans l'organisme des toxines pyrétogènes.

Le tube digestif de l'enfant est le siège de fermentations susceptibles d'entraîner de même des résorptions toxiques, qui ne s'accompagnent guère d'autres désordres qu'une inappétence passagère. C'est ce qui se produit dans les indigestions et les embarras gastriques légers. De nombreuses recherches scientifiques ont établi que les toxines microbiennes pouvaient être hyperthermisantes.

En France, le premier travail d'une rigueur scientifique absolue sur ce sujet est dû à M. Roussy : ce savant a étudié et isolé les toxines solubles formées dans les cultures de la levure de bière. En collaboration avec M. Friedel, il a séparé parmi ces toxines, des substances cristallisables diverses chimiquement pures, et il en a expérimenté les effets sur les animaux. Dans ces corps cristallisables, M. Roussy a distingué la *pyrétogénine*, qui, injectée sous la peau des animaux, élève constamment leur température.

Postérieurement aux recherches trop peu connues de M. Roussy, celles de Koch sur la tuberculine, de M. Roux sur la toxine diphtérique, de Charrin sur les toxines du bacille pyocyanique, sont venues appuyer la notion des toxines, dont un bon nombre sont pyrétogènes.

De même les travaux de mon éminent maître M. Armand Gautier, sur les leucomaïnes produites dans l'organisme par les substances albuminoïdes, sous l'influence de la désassimilation, montrent que leur rétention dans les humeurs et les tissus peuvent produire des effets pyrétogènes. Ainsi agit la fatigue excessive à la suite de longues marches chez des sujets insuffisamment entraînés ; la même explication est applicable aux enfants qui se donnent à l'excès à des jeux turbulents et qui présentent à la suite un accès fébrile.

Mais toutes ces conceptions, si scientifiques et si séduisantes soient-elles, ne nous suffisent pas pour clairement expliquer les manifestations fébriles observées dans le premier âge, sous des influences mal déterminées.

En dehors même de circonstances de milieu, comme elles sont réalisées dans des agglomérations d'enfants, où l'on est toujours en droit d'incriminer des influences septiques, il est des cas très fréquents où, pour une cause insignifiante, la fièvre s'allume à un degré élevé.

Un médecin anglais, le Dr Still (1), dans une communication très remarquable sur la pyrexie fonctionnelle des enfants, a émis l'opinion que le système nerveux à cet âge était susceptible d'une excitation portant sur les centres calorigènes. « Il est prouvé par des expériences, dit cet auteur, que les lésions orga-

(1) The LANCET, 19 mai 1894.

niques de l'écorce cérébrale ont un effet très marqué sur la température du corps ; de là on a conclu que l'écorce exerce une fonction thermotaxique quelconque, par laquelle elle règle les centres thermolytiques et thermogéniques dans la moelle et le corps strié. Il n'a pas été possible de localiser une telle fonction à une zone particulière, les lésions produisant le désordre thermique étant limitées à l'écorce, mais non à une zone spéciale de l'écorce. Les mouvements fébriles se rapprocheraient de ceux qu'on a notés dans l'hystérie, dans la chorée, dans l'épilepsie, dans les convulsions essentielles de l'enfance ».

A vrai dire, nous ne connaissons pas encore la cause ou les causes multiples des fièvres éphémères chez les enfants. Les conceptions des physiologistes et celles des bactériologistes et des chimistes se complètent les unes les autres. Ce que nous devons retenir surtout, c'est que le nourrisson présente une grande instabilité thermique, qui ne se régularise qu'à la longue et que des circonstances variées sont susceptibles d'exalter.

Il semble bien certain que les enfants nerveux sont plus sujets que les autres aux accès fébriles, et à cet égard l'opinion de M. Still mérite une sérieuse considération. Après une violente émotion, une colère, la fièvre apparaît souvent chez les bébés.

Cette instabilité thermique peut se retrouver chez des enfants du deuxième âge, surtout chez ceux de souche névropathique. Après une promenade, un exercice un peu violent, la température s'élève à 38° et même 38°4, et ne redescend que le lendemain à 37°.

D'autres ont le matin une température plus élevée que le soir.

Vainement chez ces jeunes sujets on cherche dans les organes la cause de ces hyperthermies habituelles et tenaces pendant des mois et des années. Tous les organes semblent en bon état. Le rhino-phraynx n'est pas infecté, les ganglions bronchiques non hypertrophiés, l'appendice intact. J'ai suivi pendant plus de deux ans un jeune garçon dont l'hyperthermie désolait sa mère et je n'ai jamais pu en déterminer la cause. Il a fini par guérir à la puberté.

Tous ces faits viennent corroborer l'opinion que certaines fièvres éphémères ou à répétition, sont en rapport avec les centres régulateurs de la calorification. Le diagnostic de fièvre éphémère ne doit être accepté qu'après qu'on a éliminé toutes les causes d'hyperthermie dans les organes.

Traitement. — Si la température atteint ou dépasse 39 et si l'enfant est agité, on le mettra dans un bain à 36°. On pourra donner de petites doses d'antipyrine, de pyramidon 0 gr. 20, à 0 gr. 50 ou de quinine, soit par la bouche, soit en suppositoire.

Une dose d'huile de ricin ou de magnésie ; dès que la température sera tombée on pourra réalimenter les enfants.

C'est une bonne précaution surtout chez les bébés nourris au lait stérilisé de leur administrer tous les deux ou trois jours une cuillerée à café ou à dessert de sirop de séné du Codex. En assurant ainsi la régularité des fonctions intestinales, on préviendra le retour de la fièvre éphémère, qui semble assez souvent être d'origine digestive. Le citrate de soude a aussi une valeur antiseptique.

INFLUENCE DE L'HYPOTROPHIE INFANTILE SUR L'ÉVOLUTION ET LE PRONOSTIC DES MALADIES INFECTIEUSES

C'est une notion bien établie que les processus infectieux sont d'autant plus redoutables que l'enfant est plus jeune. Sa résistance vitale aux agents morbifiques est d'autant moindre qu'il est plus près de la naissance.

Les statistiques de la mortalité par les diverses maladies infectieuses montrent que le taux en est extrêmement élevé de 0 à un an et qu'il va décroissant à mesure que l'enfant progresse en âge. Il est heureux, comme nous l'avons démontré, que le nourrisson soit immunisé contre les infections, car s'il était aussi vulnérable que l'adulte, ou si la morbidité chez lui était aussi élevée que dans le deuxième âge, par rougeole, diphtérie, etc., la mortalité serait énorme.

Il y a toute une catégorie d'enfants qui ont dépassé la première année et parfois même la deuxième année de la vie, qui n'offrent pas plus de résistance aux infections que les nourrissons, ce sont ceux que j'ai nommés les *hypotrophiques* dont la croissance et le développement sont retardés et dont le poids et la taille ne dépassent pas à dix-huit mois ou deux ans, par exemple, le poids et la taille de bébés de six à dix mois.

Comme ces derniers ils offrent un terrain particulièrement favorable au développement des germes morbifiques et ils ne réagissent pas contre eux comme des enfants de leur âge, car les enfants ont l'âge de leur taille, ainsi que je l'ai prouvé par des considérations anatomiques et physiologiques au chapitre de la croissance. Dans le milieu où j'observe depuis douze ans, à l'hospice des Enfants-Assistés, les enfants hypotrophiques sont légion, et je ne doute pas que les statistiques peu favorables de mortalité par rougeole et autres maladies infectieuses que nous enregistrons, ne soient imputables à l'état général défectueux des petits malades, dont la nutrition, par suite de l'alimentation insuffisante, a été troublée.

Le retard dans l'accroissement pondéral et statural est la résultante des mauvaises conditions hygiéniques dans lesquelles les enfants, mis en dépôt, ont été élevés : les infections diverses lorsqu'elles les atteignent, évoluent sur un terrain qui favorise la pullulation des germes morbides et accroît leur virulence vraisemblablement.

On est frappé de voir que les enfants normaux comme développement se défendent relativement bien, comme on dit vulgairement, contre les maladies infectieuses qui sévissent communément dans cette population infantile, tandis que les hypotrophiques succombent en grand nombre.

Voici quelques documents statistiques qui ont été publiés par M. Carianopol dans sa thèse inaugurale soutenue devant la Faculté de Bukarest et qu'il a recueillis dans mon service, sur l'influence de l'atrophie et l'hypotrophie, sur l'évolution et le pronostic des diverses infections chez les enfants.

1° *Rougeole.* — Les observations portent sur 45 cas d'atrophiques et d'hypotrophiques décédés et 140 enfants normaux guéris.

2º *Broncho-pneumonie simple*. — Pour la broncho-pneumonie simple non rubéolique, 142 observations se répartissent de la façon suivante:

52 enfants normaux guéris.

3   —   —   décédés.

47 atrophiques ou hypotrophiques décédés.

Pneumonie franche. — 83 observations de pneumoniques dont 45 avec terminaison favorable et 38 décédés, la plupart hypotrophiques.

Coqueluche. — Sur 32 malades, 25 guéris, 7 décédés. Ces 7 sont tous hypotrophiques, de 7 mois à 4 ans 1/2, et sont morts de complications bronchopulmonaires.

Scarlatine. — 30 malades, 28 normaux guéris, 2 décédés, tous les deux hypotrophiques.

Ces statistiques, que chacun pourra contrôler, suffisent à bien montrer que le processus d'hypotrophie met les enfants dans un état d'infériorité permanente qui n'attend qu'une occasion pour se manifester.

Chez les adultes, les cliniciens attachent la plus haute importance à la question du terrain pour évaluer le pronostic probable des maladies.

Il en est absolument de même pour les enfants du premier âge. La croissance étant la résultante de toutes les fonctions de l'organisme, si elle est retardée ou même entravée, on conçoit aisément que la résistance vitale soit fortement amoindrie. A cet égard on a pu dire que la croissance dominait toute la pédiatrie.

Tous les enfants de mon service sont *toisés* et *pesés* et lorsqu'ils sont atteints d'une maladie plus ou moins grave, je tiens grand compte du degré de leur développement pondéral et statural pour poser mon pronostic. Lorsque la taille est normale et que l'enfant est simplement amaigri, il n'y a pas lieu d'attribuer une grande importance à sa perte de poids, qui peut être récente et dépendre de la diète pendant la maladie elle-même. Mais le défaut de taille, par rapport aux tables de croissance, est une preuve d'infériorité physiologique certaine pour un enfant.

Le processus de l'hypotrophie, si répandu, domine le pronostic de la plupart des maladies dans le premier âge et il s'oppose à ce qu'on trace une ligne de démarcation, aussi marquée qu'on l'a fait, entre le nourrisson de 0 à 1 an et les enfants de un an à deux.

Combien de ces derniers par leur poids et leur taille se rapprochent ou plutôt se confondent avec les premiers. J'ai d'ailleurs insisté sur ces considérations dans la préface de ce Traité.

LA SYPHILIS HÉRÉDITAIRE

Historique. — La transmission possible du mal vénérien aux enfants par les générateurs, était bien connue par Paracelse (1529), Rondelet (1560),

A. Paré, etc. (1) ; c'est surtout Rosen de Rosenstein qui, au xviiie siècle, nous éclaire sur la fréquence et la gravité de l'hérédo-syphilis (Traité des maladies des enfants).

Il dit : « Si le père ou la mère sont tous les deux gâtés, il est naturel que les enfants le soient aussi... Si le virus est extrêmement acrimonieux ou malin, l'enfant périt ordinairement dans le sein de la mère. Voilà ce qui occasionne aussi des fausses couches. L'enfant vient quelquefois à terme, mais couvert d'ulcères, preuve évidente du mal dont il est atteint.... « Ailleurs nous lisons : « Les enfants peuvent ne pas avoir de maux vénériens proprement dits. Le virus est chez eux comme dénaturé et n'y produit que des maux d'autant plus rebelles qu'on n'en soupçonne pas la cause.

« Ces enfants croissent à peine, sont faibles, malingres, et n'ont qu'une postérité qui s'éteint bientôt, s'ils parviennent à l'âge viril. C'est ainsi qu'une nation entière peut dégénérer et s'éteindre peu à peu. Les femmes gâtées font plus de ravages que la poudre et l'épée... Rosen conclut : « On voit par ces réflexions fondées sur l'expérience combien l'on doit s'examiner avant de se marier, si l'on a quelques maux vénériens par le passé, autrement on perd une femme et ses enfants ».

A l'époque de Rosen, la gonorrhée était considérée comme de nature vénérienne et d'ailleurs il faut arriver jusqu'à Ricord pour distinguer complètement la blennorragie de la syphilis.

En 1780, on créa à Vaugirard un hôpital spécial pour les femmes enceintes, affectées de syphilis et pour leurs enfants ; de cette époque datent les travaux de Doublet, de Leblanc, de Bertin, etc.

L'étude de la syphilis était assez avancée à l'époque de Cazenave (1844) qui distingue une variété *congénitale* et une variété *héréditaire* de syphilis.

L'accoucheur Paul Dubois avait déjà rangé le pemphigus apparaissant à la naissance parmi les maladies vénériennes.

Cependant Lagneau (2) rapporte que beaucoup de médecins, à son époque, ne croyaient pas à l'hérédité de la syphilis ; on considérait alors l'ophtalmie purulente comme une manifestation syphilitique. Les travaux de l'école de Lyon, de Baumès, et surtout de Diday, ceux de Gubler, de Parrot, de Fournier, de Sevestre et Jacquet, etc., ont beaucoup fait progresser en France nos connaissances sur l'hérédo-syphilis tant au point de vue anatomique qu'au point de vue clinique. A l'étranger, on doit citer surtout les noms de Hutchinson, de Kassowitz, de Heubner, de Hochsinger. Rappelons enfin que c'est à Schaudinn que l'on doit la découverte du tréponème, agent de contagion de la syphilis (1905).

Fréquence de la syphilis héréditaire. — Dans ses admirables travaux sur *l'hérédité syphilitique*, M. Alfred Fournier a bien établi l'extrême fréquence de la transmission de la syphilis des générateurs au produit... « Étant donné un

(1) Rondelet a écrit : *Ego vidi puerum nasci, totum coopertum pustulis morbi gallici* ».
Ambroise Paré Ch. XXXIII s'exprime ainsi : souvent on voit sortir les petits enfants du sein de leur mère ayant cette maladie et tôt après avoir plusieurs pustules sur leur corps.
Voir le *Traité historique et pratique de la syphilis*, par LANCEREAUX, 1873.
(2) Article SYPHILIS, *Dict. en 30 vol.*, 1844.

ménage entaché de la tare syphilitique, il y a plus de 50 % de risques que la disposition morbide des parents se réfléchisse sur le produit de la conception».

Mortinatalité. — Dans une statistique dressée sur 500 ménages, A. Fournier a vu que la proportion des grossesses, à résultat malheureux, a été de 40 % et que le taux de la mortalité infantile parmi ceux qui naissent vivants a été de 42 %. C'est donc très justement que l'on a pu dire que la syphilis était la grande tueuse d'enfants dans le sein de leur mère. C'est la cause la plus fréquente des avortements spontanés. Sur 148 grossesses de femmes syphilitiques, on a constaté à l'hôpital Saint-Louis :

125 enfants morts.

23 survivants.

Mortalité globale 84 %.

M. Fournier conclut de ces faits : « Ce qu'il y a de plus redoutable dans la syphilis, ce par quoi la syphilis s'élève au rang d'un fléau pour l'humanité, c'est à coup sûr sa faculté de transmission héréditaire sous les diverses formes par lesquelles cette hérédité peut se traduire. »

Pathogénie. — Comme pour la tuberculose dont l'inoculabilité aux animaux fut établie par Villemin avant la découverte du bacille de Koch, l'inoculabilité de la syphilis fut obtenue chez les chimpanzés par Roux et Metchnikoff dès 1903. Le mucus nasal des enfants atteints de coryza syphilitique produit la vérole lorsqu'il est inoculé aux singes. C'est en 1905, que Schaudinn et Hoffmann firent connaître l'agent pathogène qui, en raison de son aspect en vrille, reçut d'abord le nom de *spirochète pallida*. On emploie plus communément le nom de *tréponème pallidum*.

C'est un microorganisme cylindrique, tortillé en spire, muni à chacune de ses extrémités d'un flagellum de 10 µ de longueur et plus. On peut le déceler par diverses colorations, par l'imprégnation d'argent et plus facilement encore à l'ultra-microscope. Il est plus difficile à distinguer sur les frottis que sur les coupes d'organes, où il est parfois très confluent surtout dans la syphilis héréditaire. Il est moins abondant dans les organes si la syphilis est acquise. Dans l'hérédo-syphilis, le tréponème peut être d'une telle abondance dans le foie et la plupart des autres régions que l'on a pu parler de *septicémie à tréponèmes* (Ménétrier). La mort arriverait dans ces circonstances sans que les lésions réactionnelles aient le temps d'évoluer. Noguchi serait parvenu à cultiver le tréponème dans des milieux spéciaux, et à inoculer ces cultures aux animaux. Il a même fabriqué avec ces cultures une solution spéciale, la luétine, qui, inoculée, produirait une cuti-réaction spéciale utilisable pour le diagnostic.

Modes de transmission de la syphilis héréditaire. — D'après A. Fournier, la syphilis héréditaire doit être définie « la syphilis reçue par l'enfant de parents en état de syphilis, au moment de la procréation ». La découverte du tréponème n'a pas levé toutes les difficultés pour interpréter la transmission de la maladie lorsqu'elle se fait par *hérédité paternelle*, au moment même de la fécondation. Quel est alors le rôle du tréponème relativement au spermatozoïde, et surtout relativement à l'ovule ? Il n'y a plus lieu de douter depuis les travaux de Fournier de la réalité de l'*hérédité paternelle seule*, elle est prouvée par les faits dans lesquels l'enfant naît syphilitique, alors que le père seul est syphilitique, par la fréquence des avortements dans ces conditions, par l'efficacité du traitement antisyphilitique administré au père seulement, etc.

Syphilis conceptionnelle. — On donne ce nom à la syphilis lorsqu'elle se manifeste chez la mère, postérieurement à sa fécondation, sans qu'on puisse découvrir aucun accident initial primitif ; des accidents secondaires ou même tertiaires (Diday) se montrent, comme si la contamination avait eu lieu par l'intermédiaire du produit de la conception. La syphilis conceptionnelle de la mère est loin d'être constante et souvent la mère, paraît au contraire être immunisée par le fait seul d'avoir été fécondée par un père syphilitique. Dans son précis des maladies vénériennes, dès 1840, Baumès, chirurgien de Lyon, y avait noté « qu'une mère ayant porté dans son sein un enfant syphilitique, qui doit l'infection au sperme de son père, ne contracte pas généralement, en nourrissant son propre enfant, la maladie syphilitique comme pourrait la contracter une nourrice étrangère ». Cette règle clinique si bien formulée par Baumès est plus connue sous le nom de loi de Colles. Puisque la mère dans ces conditions ne peut contracter la syphilis, il est plausible d'admettre qu'elle l'a déjà à l'état latent, larvé et que l'enfant a été l'agent de transmission de la maladie extrêmement atténuée, puisque les manifestations habituelles manquent.

La syphilis peut être transmise au produit par la mère, alors qu'elle est seule contaminée, c'est l'*hérédité syphilitique maternelle*, *a fortiori* si les deux générateurs sont atteints, c'est l'hérédité mixte.

Suivant les recherches de M. Fournier, les chances de contamination de l'enfant sont au maximum dans l'hérédité mixte 92 %, puis dans l'hérédité maternelle 84 % et enfin moindres dans l'hérédité paternelle seule 37 %.

Il arrive cependant qu'un enfant naisse sain en apparence d'une femme syphilitique et, dans ces conditions, il n'est plus apte à contracter la maladie.

C'est une loi clinique formulée ainsi par Profèta : « Un enfant sain, né d'une mère syphilitique ne peut pas être infecté ni par l'allaitement, ni par les baisers de sa mère, il ne perd cette immunité que lorsque son organisme a été complètement renouvelé par la croissance. »

Il est bien probable que l'enfant a subi une sorte de vaccination dans le sein de sa mère. Si la mère contracte la syphilis au cours de la grossesse *dans les premiers mois*, elle contagionne habituellement son fœtus dans l'utérus ; au contraire, si elle n'est contaminée qu'après le septième mois, l'enfant naît habituellement indemne de syphilis.

Durée de l'hérédité syphilitique chez les générateurs. — Il est bien difficile de préciser la durée pendant laquelle la maladie est transmissible par les parents aux enfants ; elle dépend de l'intensité et de la forme de la maladie et surtout du traitement.

La syphilis va habituellement s'atténuant avec le temps ; les avortements sont moins à redouter si elle est plus ancienne. Cette décroissance dans les effets de l'hérédité a été relevée par Bertin et Diday. Mais M. Fournier a signalé des cas dans lesquels on relevait après 40 ans les stigmates de la syphilis chez les nouveau-nés.

Par contre, il n'est pas rare de voir naître de parents syphilitiques, des enfants tout à fait indemnes de la maladie, même après avortements antérieurs.

FORMES CLINIQUES DE L'HÉRÉDO-SYPHILIS

Avant d'entrer dans la description clinique détaillée des manifestations symptomatiques de la syphilis héréditaire, nous pensons qu'il est utile d'en esquisser les formes principales ; on pourra juger ainsi de son polymorphisme et des difficultés parfois très grandes du diagnostic.

Syphilis fœtale. — Elle peut être soupçonnée pendant la grossesse surtout si l'on connaît la maladie chez les générateurs. M. Bar, après Meissner, a établi que l'hydramnios, avec fluctuation aisée à constater, à cause de l'amincissement des parois utérines, était un signe important de *syphilis*.

Il doit faire craindre l'accouchement prématuré, si fréquent dans ces circonstances, et la mort du fœtus ; l'avortement peut survenir dès les trois ou quatre premiers mois, ou seulement à sept ou huit mois.

Les lésions du placenta circonscrites ou diffuses, signalées depuis longtemps par Wilks, Virchow, coexistent avec les lésions du fœtus lui-même, et contribuent à son expulsion prématurée. On a bien montré que les altérations des vaisseaux ombilicaux étaient très prononcées et que le tréponème jouait un grand rôle dans ces processus intra-utérins. Le fœtus mort dans les premiers mois de la conception est ordinairement dans un état de putréfaction plus ou moins avancée. L'épiderme est ramolli, soulevé en divers points par une sérosité trouble, le derme est parfois ecchymotique.

Si l'avortement survient les derniers mois, le produit est en général amaigri, petit (Lancereaux) (1). L'épiderme est parfois soulevé en bulles, qui rappellent celles du pemphigus. Le fœtus est flasque, le ventre est gros, le crâne mou. On y rencontre les lésions viscérales et osseuses que l'on constate en cas de survie chez les hérédo-syphilitiques, qui succombent après la naissance. On voit parfois les fœtus avec une peau d'apparence ichthyosique.

Forme précoce. Pemphigus syphilitique. — Cette forme clinique très précoce, est difficile à méconnaître. Les bulles de pemphigus existent en général à la naissance, prédominent à la paume des mains et à la plante des pieds ; elles envahissent plus rarement le tronc et la face. Les bulles font place à des croûtes noires et épaisses ; les enfants porteurs de cette éruption pathognomonique sont, en général, débiles et ne survivent que peu.

Forme commune. — Dans ces cas, les déterminations perceptibles de la syphilis sont multiples, sur la peau, les muqueuses, les viscères, les os, etc.

(1) *La Syphilis*, p. 410.

Au visage, la peau présente des papules rouges, prenant un aspect cuivré par places ; sur le front et aux sourcils l'éruption a souvent un aspect séborrhéique ou même croûteux ; les lèvres montrent des fissures surtout profondes à la lèvre supérieure, de chaque côté du lobule incisif ; on voit aussi des fissures commissurales. La lèvre supérieure et le pourtour de la bouche sont recouverts de croûtes jaunes ou brunâtres, surtout au pourtour des narines, d'où s'écoule un mucus sanieux, sanguinolent ; le coryza est un symptôme important qui se complique parfois d'otites. Les plaques muqueuses de la bouche sont peu communes ; il y a plus souvent des plaques muqueuses commissurales ou sus-auriculaires. Sur le tronc et les membres, on voit des éruptions papuleuses discrètes, parfois simplement maculeuses et bronzées. Les éruptions généralisées constituant une véritable roséole sont peu fréquentes. Lorsque les éléments éruptifs siègent à la plante des pieds et à la paume des mains, ils ont une grande signification ; ils peuvent coexister avec des onyxis.

Il y a souvent aussi des éruptions papulo-ulcéreuses dans la région des fesses et des cuisses ; mais il ne faut attacher qu'une importance médiocre aux éruptions dans cette région ; elles ont un caractère banal, contrairement à ce que pensait Parrot. Nous reviendrons longuement sur ce sujet dans la description détaillée des symptômes. Si l'on explore les viscères on reconnaît qu'ordinairement le foie et surtout la rate sont augmentés de volume. La pseudo paralysie liée à des lésions épiphysaires et les ostéophyles craniens ne sont pas rares.

Les nourrissons ainsi atteints sont, en général, débiles ; mais il en est pourtant qui ont un fort poids de naissance. Leur teint est souvent pâle, leur visage bouffi ; leur sanguification est anormale. Le tableau que nous venons de tracer se rencontre surtout dans le deuxième mois de la vie, et les accidents débutent en général quinze jours à cinq semaines après la naissance.

FORMES INCOMPLÈTES, FORMES FRUSTES ET ANORMALES

Elles sont très fréquentes, et de là résulte la grande difficulté du diagnostic de l'hérédo-syphilis. Les formes mono-symptomatiques ne sont pas rares.

Formes osseuses. — La *pseudo-paralysie*, avec ou sans tuméfaction osseuse, dans les membres, peut être le seul signe apparent de la maladie, toutes les manifestations du côté de la peau et des muqueuses peuvent manquer ou n'apparaître que plus tard. Cependant, la pseudo-paralysie à elle seule doit imposer le diagnostic : la pseudo-paralysie très précoce précède en général les autres lésions osseuses : ostéophytes ; craniotabes ; crâne natiforme, etc.

Il est des *formes viscérales*, avec lésions prédominantes dans les viscères abdominaux, et troubles profonds de la nutrition, et du développement ; les téguments et le système osseux sont relativement respectés.

On découvre par l'exploration de l'abdomen une tuméfaction marquée du foie et de la rate. D'autres fois, le foie sclérosé est rétracté.

L'assimilation se fait mal, le teint est gris, café au lait (Trousseau) ; la croissance est entravée, l'atrophie est permanente quoi qu'on fasse.

Formes tardives. Formes latentes. — Il est des cas où l'évolution de la maladie est absolument anormale ; au lieu de se manifester dans les deux premiers mois après la naissance, elle n'apparaît qu'après quatre ou cinq mois. Nous avons vu à l'hospice des Enfants-Assistés, des nourrices qui n'ont été contaminées qu'après six ou sept mois.

Enfin, il faut que le clinicien sache bien que la syphilis peut rester absolument latente pendant les premières semaines et même les premiers mois qui suivent la naissance. A l'hospice des Enfants-Assistés, nous examinons avec le plus grand soin tous les nouveau-nés abandonnés, avant de les confier à des nourrices mercenaires, et malgré cette exploration initiale, soigneuse, il arrive que des enfants, paraissant indemnes, présentent, quelques semaines ou quelques mois après leur placement en province, des signes indéniables de syphilis héréditaire.

Nous en avons assez dit sur le polymorphisme de l'hérédo-syphilis pour démontrer qu'elle est une des maladies de la première enfance les plus embarrassantes, et qui exige la plus grande expérience clinique. Les conséquences d'une syphilis infantile méconnue sont fort graves ; une nourrice peut être contaminée et la responsabilité médicale est alors directement en jeu, en même temps que celle des familles.

ANALYSE DES SYMPTOMES DE L'HÉRÉDO-SYPHILIS

Manifestations cutanées. — Les plus précoces, ainsi que nous l'avons indiqué plus haut, sont constituées par le pemphigus. C'est Stolz et Paul Dubois qui ont bien démontré sa nature spécifique.

Il peut se produire déjà pendant la vie intra-utérine, à partir du sixième ou du septième mois, et on le voit en général dès la naissance. Il est rare que l'éruption soit retardée jusqu'au septième jour, et exceptionnel qu'elle ne se montre que le deuxième mois.

Les bulles ont une étendue de 1/2 à 2 cent. en général et siègent constamment et presque exclusivement *à la paume des mains et à la plante des pieds*. Sur un fond ecchymotique entouré d'une zone rose vif, l'épiderme est soulevé par du liquide. Dans l'intervalle des bulles, la peau est livide. Le liquide contenu dans les bulles est louche d'abord, puis purulent et parfois sanguinolent ; il s'échappe par l'épiderme déchiré qui s'affaisse sur un derme exulcéré, ou bien le liquide se concrète en croûtes brunâtres qui tombent lentement, et laissent voir un épiderme épaissi. L'éruption peut s'étendre à la face dorsale des doigts et des orteils ; plus rarement au tronc et à la face.

Les bulles, en s'éloignant de leur siège initial, deviennent atypiques.

Les caractères différenciels du pemphigus syphilitique et du pemphigus simple des nouveau-nés sont bien tranchés.

Jamais ce dernier ne débute à la paume des mains et des pieds et ce n'est que plus tard qu'il peut s'y montrer ; il siège de préférence sur le cou et le thorax. Les bulles ne sont pas d'emblée purulentes, mais elles contiennent une sérosité qui ne louchit que plus tard.

Elles s'affaissent et ne laissent qu'une croûte mince qui tombe assez vite, sans qu'il y ait altération profonde du derme sous-jacent.

Cette forme de syphilis coïncide avec des lésions viscérales graves, qui ne permettent pas, en général, une survie bien longue.

La roséole. — A part les éruptions bien typiques du pemphigus, sur lesquelles on est bien d'accord, les autres manifestations cutanées de la syphilis, nous allons le voir, ont beaucoup exercé la sagacité des cliniciens.

Parrot lui-même, dont l'expérience était si étendue, a confondu des altérations banales de la peau avec des lésions véritablement spécifiques.

Tout d'baord, la *roséole*, proprement dite, généralisée, à évolution très rapide, existe-t-elle chez le nouveau-né ? La question est encore douteuse. Sevestre pense que l'on a attribué à tort à la syphilis des roséoles dues à des troubles digestifs ou à d'autres causes. Les cas sont rares où l'on serait en droit d'affirmer qu'une éruption d'emblée généralisée, rapide dans son évolution, très fugace, précédant d'un certain temps les autres symptômes, devrait être certainement imputée à la syphilis. On ne peut vraiment confondre la roséole avec le *livedo*, qui consiste en un trouble vaso-moteur avec marbrures spéciales de la peau, prédominantes sur les membres. On a dit que le *livedo* ressemblait à une roséole intervertie : les parties blanches ayant une disposition analogue aux marbrures rouges de la roséole vraie.

Les éruptions cutanées d'origine gastro-intestinale ou médicamenteuse apparaissent avec une extrême facilité chez les nouveau-nés.

Voici un cas dans lequel le diagnostic de roséole aurait pu être porté bien qu'il n'eût pas été exact :

Un enfant né débile, pesant 1.800 gr., premier-né, avait été considéré comme atteint d'hérédo-syphilis dans la clientèle par un consultant. Des injections de biiodure de mercure avaient été prescrites. Mais les parents désirèrent un autre avis avant de commencer ce traitement. Je fus appelé dans ces circonstances, auprès de cet enfant âgé de dix jours. A part sa débilité encore augmentée par l'hypoalimentation à laquelle il était soumis, ce nouveau-né ne présentait aucun stigmate évident de syphilis : il avait deux hernies inguinales.

Cependant, le médecin traitant avait été frappé par l'apparition *soudaine* d'une éruption maculeuse discrète, datant de la veille ; les éléments éruptifs de l'étendue d'une lentille, séparés par de larges intervalles de peau saine, siégeaient sur le tronc, l'abdomen et le thorax surtout, et aussi sur les membres, mais ils n'étaient pas vraiement confluents.

J'appris que l'enfant, pour combattre des vomissements dus à l'hypoalimentation, avait reçu plusieurs cuillerées à café de sirop de papaïne. Je fis supprimer le sirop et l'éruption disparut dès le lendemain, aussi vite du reste qu'elle était venue. Il est bien probable que l'éruption était d'origine médicamenteuse. J'écartai donc le diagnostic de syphilis porté à tort ; d'ailleurs, les parents niaient toute contamination, et je fis suspendre l'emploi des injections prescrites de biiodure.

Cet enfant bien réglé, nourri au sein par sa mère, s'est développé normalement et n'a jamais présenté d'accidents de nature spécifique ; je l'ai revu deux ans après la naissance.

La syphilide maculeuse.—Assez fréquente, cette éruption n'apparaît pas d'emblée et ne se généralise pas d'abord, comme on l'a dit à tort ; elle se produit par poussées successives, de sorte que l'on peut voir les unes à côté des autres, des taches d'âges différents. Ces taches de grandeur variable ne dépassent pas un centimètre en diamètre ; elles sont tantôt roses ; tantôt plus rouges et même violacées ; leur coloration s'exagère lorsque l'enfant crie ; elles s'effacent sous la pression du doigt. En évoluant, les macules deviennent bronzées, comme enfumées, et ne disparaissent plus à la pression (1).

L'éruption débute par les membres inférieurs, les fesses et les cuisses, et gagne ensuite le menton et le cou ; plus tard, le tronc, où elle reste discrète. Les macules apparues par poussées successives, peuvent persister plusieurs semaines ; certaines macules peuvent devenir papuleuses.

La syphilis maculeuse ne pourra pas être confondue avec une roséole banale, puisqu'elle n'apparaît pas d'emblée généralisée, et que son évolution est bien plus lente.

La roséole vaccinale ne touche guère que les membres supérieurs au voisinage du vaccin, et ne dure qu'un jour ou deux.

Syphilide papuleuse. — Un peu plus tardive que la précédente, cette manifestation cutanée est de toutes, la plus commune.

L'éruption est formée de plaques circulaires larges d'un centimètre ou même plus, saillantes de 1 ou 2 millimètres. La coloration est souvent d'un rose violacé ; d'autres fois, elle est d'un jaune abricot ; au pourtour de ces éléments qui offrent une teinte foncée, l'épiderme est épaissi en collerette ; la coloration en est plus pâle chez les nourrissons cachectiques. Les papules sont plus précoces et plus confluentes aux membres inférieurs, sur les cuisses, au voisinage du genou. Au visage, c'est au menton que les plaques sont le plus étendues. Sur le front, elles siègent surtout sur les sourcils et en dedans.

Là, elles sont rugueuses, grisâtres, recouvertes d'une épaisse couche épidermique, arrivant à former une sorte de croûte sèche, grise ou brunâtre. Sur divers points, ces papules s'ulcèrent, aux fesses surtout, formant des syphilides ulcéreuses.

Parfois la syphilide papuleuse devient polymorphe, et peut prendre le caractère de syphilide érythémato-desquamative, sorte de syphilide exfoliatrice siégeant à la paume des mains, au cou, aux pieds, à la face, etc. Ces syphilides papuleuses plus ou moins modifiées, ont quelquefois un contour anfractueux et circiné.

ÉRYTHÈME SYPHILOÏDE OU PSEUDO-SYPHILITIQUE

C'est à M. Jacquet et à Sevestre que revient le mérite d'avoir su distinguer toute une classe d'éruptions très communes, qui avaient été confondues par

(1) Voir Sevestre. *Manifestations précoces de la syphilis congénitale.* (*Progrès médical*, 1889).

Parrot et ses élèves, avec les manifestations cutanées vraies de la syphilis héréditaire.

Cette découverte clinique de la plus haute importance ne saurait être trop connue des praticiens. Les médecins des agences départementales nous renvoient bien souvent à l'hospice dépositaire, des enfants, considérés comme syphilitiques et qui présentent simplement un érythème fessier papulo-érosif ou *lenticulaire*. Il faut donc bien connaître les caractères morphologiques, la topographie et l'évolution de ces érythèmes auxquels Jacquet a donné le nom de *syphiloïdes post-érosives*, voulant montrer les analogies de ces éruptions avec les manifestations cutanées de la syphilis.

Sous le nom de *syphilide lenticulaire*, Parrot avait décrit une éruption papuleuse confluente, siégeant surtout aux fesses et sur les cuisses et qui n'était que l'aboutissant de l'érythème papulo-érosif. Nous allons le voir.

Érythème lenticulaire. — Cette éruption est constituée par des papules arrondies de 4 à 5 millimètres de diamètre, et présentant une teinte d'un rouge foncé, brunâtre ou violacé au début ; plus pâles à une période avancée de leur évolution. Ces papules aplaties, sont indurées, si on les prend entre les doigts ; elles sont séparées par des intervalles de peau saine, ou à peine rouge. A leur centre l'épithélium est mince et luisant, avec plissement rayonné sur les bords. Il n'est pas rare de voir mêlées aux papules de l'érythème lenticulaire, des érosions de même forme et de même dimension, non surélevées, parfois même déprimées ; elles sont d'un rouge vif et saignantes. — Papules et érosions peuvent d'ailleurs se montrer indépendamment ou simultanément.

Ces papules sont parfois peu nombreuses, plus souvent confluentes ; on en trouve 30 et plus.

Il est important de bien spécifier leur siège ; on les voit surtout sur la partie saillante des fesses, sur les bords des plis fessiers ; elles s'étendent d'autres fois sur la face interne des cuisses et sur la face postérieure des mollets.

On rencontre aussi des papules sur la face postérieure du scrotum, et sur les grandes lèvres, plus rarement, au voisinage de l'anus. Il faut noter l'intégrité des plis naturels de la peau ; pli fessier, pli génito-crural, dans lesquels l'éruption ne pénètre pas. Au contraire, les vraies éruptions syphilitiques ont une prédilection pour ces plis, où elles constituent des plaques muqueuses plus ou moins végétantes.

Il est bien certain que l'érythème lenticulaire n'est pas de nature syphilitique, et il suffit, pour s'en convaincre, de suivre l'évolution de l'érythème fessier banal qui le précède et dont il est simplement l'aboutissant. A côté des papules, on peut voir des vésicules, comme dans l'érythème simple des nouveau-nés.

La vésicule est d'abord remplacée par une érosion qui bourgeonne et donne naissance à une papule. Érythème, érosion, papule se succèdent en quelques jours ; et la papule elle-même s'affaisse assez vite, si l'éruption est convenablement traitée et si l'enfant est tenu proprement.

C'est en raison de ces transformations dont il a bien fixé les caractères que M. Jacquet a donné à ces éruptions le nom d'*érythème papuleux post-érosif*. Si l'on suit l'évolution de ces éruptions, on constate qu'elles guérissent entièrement sans laisser ni traces ni cicatrices. Il n'est pas rare, d'ailleurs, que les hérédo-syphilitiques présentent des éruptions de ce genre, qui leur sont communes avec les enfants non syphilitiques mal tenus par leur nourrice ; mais c'est surtout la malpropreté qu'il faut incriminer, le derme s'irrite, si on laisse macérer les enfants, sans les changer, dans les urines ou les déjections, surtout lorsque les enfants ont la diarrhée.

Chose singulière, l'érythème lenticulaire ne se produit guère chez les *nouveau-nés*, bien qu'ils aient souvent les fesses rouges et irritées ; c'est surtout de 3 à 6 mois qu'on le rencontre ; c'est à cette époque de la vie que le derme érodé est le plus apte à bourgeonner et que l'éruption papuleuse ou lenticulaire se manifeste de préférence.

Il faut bien avouer que la papule post-érosive simple ressemble beaucoup à la papule syphilitique : ce qui permettra de les distinguer et de fixer le diagnostic, comme le dit Sevestre, c'est l'examen général de l'enfant. L'érythème lenticulaire a son *maximum* de fréquence de 4 à 6 mois : or, on ne trouve aucun autre signe d'hérédo-syphilis coexistant. Il faudra tenir compte aussi de la localisation limitée aux régions fessières et de l'intégrité des plis de la peau. Enfin, ces éruptions guérissent très vite sans traitement spécifique, simplement par des soins de propreté, et par l'emploi d'une poudre inerte ou antiseptique. Les syphilides siègent plutôt dans les plis cutanés, autour de l'anus de préférence, sont végétantes et rebelles au seul traitement local.

Dans ces dernières années, M. Marcel Ferrand, ancien chef de laboratoire à l'hospice des Enfants-Assistés, a cherché à préciser par l'examen histologique fait, après boipsie de fragments de peau, les caractères différentiels des éruptions papuleuses, banales, d'avec les syphilitiques. Cet auteur a constaté que dans les papules syphilitiques des nouveau-nés, le derme est profondément infiltré d'une nappe cellulaire, serrée, à disposition surtout périvasculaire ; cette nappe donne à l'élément son « corps », son épaississement perceptible entre les doigts.

Dans les érythèmes papuleux simples, dérivant des érythèmes érosifs, on ne retrouve ni l'infiltration cellulaire si marquée du derme, ni la disposition périvasculaire, que l'on constate dans les papules causées par la syphilis. Dans ces dernières, l'infiltration est très dense, les capillaires présentent deux ou trois couches de cellules endothéliales, une paroi doublée de volume et souvent infiltrée. Les vaisseaux sont le centre de manchons cellulaires épais, composés de lymphocytes, et surtout d'éléments cellulaires plus volumineux, ovalaires ou arrondis, à protoplasma fortement coloré, granuleux, à noyau excentrique, plus clair que les *plasmazellen :* endo-périartérite, endo-périphlébite, nodules circonscrits : tels sont les éléments principaux du plasmome syphilitique.

Ces détails histologiques bien spécifiés par M. Ferrand, méritent d'être connus, car dans les cas douteux, ils peuvent aider à trancher la question du diagnostic.

Nous nous en sommes assuré plusieurs fois avec lui dans notre service des Enfants-Assistés.

Syphilides moins communes.—Les syphilides cutanées ulcéreuses, consécutives

à des gommes, ne sont pas communes ; par contre, les plaques muqueuses végétantes ou ulcérées s'observent souvent ; elles sont, périanales, scrotales,
interfessières, axillaires, sus-auriculaires, ou siègent souvent à la commissure
des lèvres.

Les érosions ou les ulcérations plus ou moins profondes, siégeant aux malléoles et aux talons chez les nouveau-nés, sont assez fréquentes, mais elles
n'ont aucune signification pour le diagnostic d'hérédo-syphilis. Ces ulcérations
ont une origine mécanique et·résultent des frottements brusques et répétés
des jambes des bébés contre des couches grossières ou souillées.

La syphilide pigmentaire est exceptionnelle dans l'hérédo-syphilis, cependant nous en avons observé un beau cas, chez une petite fille atteinte de pseudo-
paralysie. La pigmentation, très marquée, siégeait au front ; elle n'apparut
que vers le troisième mois après la naissance et persista, malgré le traitement
mercuriel, jusqu'après la première année.

Nous avons observé à l'âge de 15 jours une éruption généralisée nœviforme
de petites papules rouge-rubis. Il s'agissait d'éléments purpuriques soulevant
l'épiderme, l'examen histologique l'a démontré. Les lésions des organes étaient
celles de l'hérédo-syphilis, à l'autopsie.

Alopécie. — Rarement totale, elle se présente en aires surtout en arrière et
sur les côtés du cuir chevelu. Pour Diday, au contraire, elle affecterait plutôt
les régions fronto-pariétales et serait rare à l'occiput. Il ne faudrait pas imputer
à l'hérédo-syphilis la *pseudo-alopécie*, très étendue, que l'on remarque souvent
dans la région occipito-pariétale, chez les bébés mal soignés et qu'on laisse
gisants dans leur berceau. Par le fait de la pression et aussi des mouvements
de frottement, la poussée des cheveux est entravée ; mais à l'examen histologique du cuir chevelu, on retrouve les follicules pileux à leur état d'intégrité.
On ne doit pas oublier que la chute des premiers cheveux est habituelle chez le
nouveau-né. Si l'enfant est dans un bon état de nutrition les cheveux repoussent
vite ; si, au contraire, il est atrophique, la poussée des cheveux est ralentie ;
la syphilis agirait surtout comme cause de dénutrition et, avec raison, Sevestre
n'attribue pas à l'alopécie dans l'hérédo-syphilis, la même valeur diagnostique
que dans la syphilis acquise.

Onyxis et périonyxis. — On peut observer une variété d'onyxis sec qui serait
une conséquence de l'érythème squameux.

L'ongle est dépoli, se couvre de stries et tombe par lamelles ou fragments ;
la matrice unguéale ne reforme qu'un ongle sec et imparfait, qui est encore
caduc. La spécificité de cette altération unguéale admise par Diday est discutée par d'autres.

Le *périonyxis*·ulcéreux est particulièrement fréquent au cours de l'hérédo-
syphilis, bien qu'il puisse se rencontrer parfois chez d'autres enfants simplement cachectiques. Roger et Damaschino ont pu porter un diagnostic précoce
d'après ce signe. L'ongle est décollé par de petits abcès et des ulcérations,
tenaces, qui siègent à la sertissure et qui bourgeonnent.

Signification des adénopathies. — Les adénopathies, dont l'importance est si grande chez l'adulte dans le diagnostic de la syphilis, de l'avis des meilleurs observateurs, sont peu utilisables chez le nouveau-né ; les ganglions réagissent à la suite des lésions banales de la peau ; mais quand on rencontre la micro-polyadénite il faut plutôt l'imputer à la tuberculose qu'à la syphilis.

Les lésions des lèvres

C'est par la bouche que nous commençons toujours l'examen des enfants abandonnés à l'hospice des Enfants-Assistés, avant de les confier à des nourrices mercenaires, parce que les manifestations de la syphilis y sont très habituelles et très caractéristiques et aussi très contagieuses.

On peut voir sur les lèvres des *fissures*, des érosions, et même des plaques muqueuses.

Les *fissures* labiales sur lesquelles Parrot et Sevestre ont bien fixé l'attention, siègent souvent à la lèvre supérieure, de chaque côté du lobule incisif, dans la petite dépression normale, vestige de la soudure embryonnaire du bourgeon médian avec les bourgeons latéraux de la face. Les fissures deviennent plus apparentes, si on relève la lèvre en l'étirant un peu latéralement ; elles se montrent alors plus profondes qu'on le croirait et sont saignantes.

Les fissures n'arrivent pas en avant jusqu'à la peau, mais en arrière, elles ont une étendue de 6 à 10 millimètres ; elles forment une espèce de fuseau antéro-postérieur messrant 1 à 2 millimètres au milieu et effilé aux extrémités (Sevestre). Le fond est tantôt à vif, tantôt recouvert d'une petite croûte jaunâtre, adhé-rente.

Les fissures profondes de la lèvre supérieure sont un excellent signe d'hérédo-syphilis ; elles n'existent que rarement chez certains athrepsiques ; encore sont-elles plus superficielles. L'évolution de ces érosions fissuraires est variable ; elles gênent beaucoup la succion ; la cicatrice qui se forme est d'abord violacée et plus tard blanchit par la rétraction des tissus. On reconnaît bien dans les cas accentués, le vestige des cicatrices linéaires un peu déprimées dans les pre-mières années de la vie, en étirant la lèvre supérieure. La constatation de telles fissures interdit absolument de mettre les nouveau-nés au sein d'une nourrice.

On voit aussi la lèvre inférieure se fissurer, mais plus rarement, dans la partie médiane. L'existence d'une fissure unique à la lèvre inférieure suffisait à Parrot pour qu'il considérât un enfant comme suspect de syphilis. Assez souvent le tissu de la lèvre est un peu induré au pourtour de la fissure.

On peut voir aussi des fissures, plus petites en général, disséminées sur les deux lèvres ; mais leur siège d'élection est surtout la commissure ; les fissures commissurales occupent la muqueuse du pli interlabial, elles empiètent sou-vent sur la peau adjacente ; elles prennent parfois un aspect exulcéreux et sont recouvertes de croûtes : à ce degré, ce sont en somme de véritables plaques muqueuses, quelquefois végétantes.

Manifestations morbides sur la muqueuse de la bouche et du pharynx. — C'est par erreur que Diday a considéré les plaques muqueuses comme communes dans la cavité buccale des nouveau-nés. Les auteurs les plus compétents, Roger, Parrot, etc., sont d'accord pour admettre que la fréquence des plaques muqueuses intra-buccales dans l'hérédo-syphilis, n'a rien de comparable à ce que l'on voit sur l'adulte.

C'est à tort que l'on a pu attribuer à la syphilis les petites ulcérations symétriques de la région palatine ; taillées à l'emporte-pièce et qui ont été parfaitement décrites sous le nom de « *plaques plérygoïdiennes* » par Parrot, dans l'athrepsie.

Tout dernièrement, nous avons vu à l'hospice des Enfants-Assistés, avec M. Amaudrut, un enfant de trois mois avec une ulcération palatine médiane de 1/2 centimètre de diamètre environ, allongée d'avant en arrière, à bords nets et à fond livide. Il avait été renvoyé d'une agence départementale comme suspect de syphilis.

L'ulcération touchée au bleu de méthylène guérit rapidement ; elle siégeait à la jonction du palais mou et du palais osseux et était consécutive à ces kystes spéciaux bien décrits par MM. Guyon et Thierry.

Nous pensons donc que les vraies plaques muqueuses buccales du nouveauné sont plutôt rares : on voit exceptionnellement des ulcérations du côté du bord libre du voile du palais et des piliers.

Quelquefois aussi, sur la pointe et la face dorsale de la langue on rencontre des plaques superficielles ; mais elles sont plus communes dans la syphilis acquise de l'enfant.

M. Fournier a décrit sous le nom de *glossite exfoliatrice marginée*, une lésion singulière et assez fréquente de l'épithélium lingual. Parrot, s'appuyant sur son apparence polycyclique, l'a fait rentrer à tort dans le cadre de la syphilis héréditaire, sons le nom de « *syphilide desquamative* de la langue ». Habituellement, cette glossite se caractérise par des plaques desquamatives à bord marginé, un peu saillant et qui gagne vite de proche en proche.

Sevestre et M. Guinon, à l'époque où il était son interne aux Enfants-Assistés, ont bien établi que si la glossite marginée desquamative se rencontrait parfois avec l'hérédo-syphilis, elle n'avait rien de spécifique. M. Guinon retrouva cette affection 13 fois chez des syphilitiques, 18 fois chez des enfants indemnes de syphilis et 9 fois chez des enfants douteux. (*Voir glossite desquamative*).

MANIFESTATIONS DANS LES VOIES RESPIRATOIRES

Le coryza. — C'est un symptôme habituel et précoce ; il est rarement isolé et coexiste ordinairement avec les lésions buccales ou cutanées que nous avons décrites plus haut.

Les premiers jours, on pourrait croire à un coryza banal avec enchifrènement et écoulement muco-purulent ; mais au lieu de s'atténuer avec le temps il s'aggrave ; il y a une sorte de jetage sanieux plus ou moins sanguinolent.

L'obstruction nasale devient plus marquée et la tétée au sein est rendue difficile à cause de la gêne respiratoire. L'écoulement des sécrétions nasales produit sur la peau de la lèvre, un érythème érosif qui se recouvre de croûtes ;

les ulcérations au pourtour des narines sont communes. A cet âge les lésions semblent limitées à la muqueuse ; la dépression du nez, dite *en lorgnette*, produite par la carie des os de la cloison et l'affaissement des os propres du nez, signalée par M. A. Fournier, ne se voit pas dans la première enfance. C'est une lésion qui appartient à l'hérédo-syphilis du deuxième âge (Parrot).

Une conséquence assez commune du coryza tenace, c'est l'*otite suppurée*, par propagation de l'infection nasale à la caisse. L'écoulement apparaît brusquement et se prolonge des semaines malgré les traitements antiseptiques locaux.

M. Fournier a insisté sur l'indolence du début soudain de ces otites qui peuvent laisser une surdité définitive et par suite déterminer la surdi-mutité.

Laryngite. — Il est rare d'observer des troubles du côté de cet organe, des altérations de la voix, de l'enrouement, des spasmes des cordes vocales, indiquant un érythème et parfois même des ulcérations de la muqueuse. On a signalé aussi des cas de spasme mortel de la glotte, mais ces accidents sont-ils bien imputables à la syphilis ?

Du côté de l'arbre aérien et du poumon on pourra soupçonner la broncho-pneumonie chronique avec ectasie bronchique ou la pneumonie blanche, lorsque, en même temps que d'autres manifestations de l'hérédo-syphilis on constatera des signes de broncho-pneumonie persistants.

Les manifestations oculaires. — La kératite interstitielle est une lésion commune dans l'hérédo-syphilis tardive, dont elle constitue l'un des meilleurs signes. Le dépoli et l'opacité plus ou moins étendus du tissu cornéen ; les troubles visuels ne permettent guère de la méconnaître.

Dans le premier âge la kératite est très rare ; nous avons pu en observer un cas où la cornée présentait une demi-transparence très irrégulière d'un côté ; l'autre œil était sain.

Cet enfant fut traité à la poudre grise et élevé heureusement au sein par sa mère. La cornée devint de plus en plus opaque avec le développement, mais aucune autre manifestation de syphilis n'apparut.

L'irido-choroïdite et la rétinite signalées par Trousseau sont rares.

Manifestations osseuses. — Elles sont parmi les plus communes et les plus caractéristiques de l'hérédo-syphilis.

Il faut les rechercher d'abord au crâne, où elles prédominent.

Aux membres, les os longs sont fréquemment intéressés par le processus morbide dans leur diaphyse ; quand les épiphyses sont lésées, on constate en même temps une impotence fonctionnelle connue depuis Parrot, sous le nom de *pseudo-paralysie.*

Parmi les troubles de l'ossification du crâne que l'on a imputés à la syphilis chez les nourrissons, nous devons noter par ordre de fréquence le *craniotabès.*

Signalé d'abord par Elsässer, le craniotabès est d'une constatation aisée ; il consiste dans un amincissement très marqué de l'écaille de l'occipital et de la partie postérieure du pariétal : cet amincissement est tel que si l'on déprime la paroi cranienne dans ces régions avec les doigts, on a la sensation que donnerait une lame de parchemin, ou une carte à jouer que l'on essaierait de ployer ; le craniotabès est habituellement symétrique, mais non toujours ; sa prédominance d'un côté explique que la *plagiocéphalie* soit plus marquée de ce même côté, par suite du décubitus, qui aplatit davantage la région du crâne, qui cède le plus aisément.

Contrairement aux assertions de Parrot, le craniotabès n'a pas une valeur pathognomonique dans l'hérédo-syphilis ; on le rencontre dans bien d'autres troubles de l'ossification et spécialement dans le cours du rachitisme, de l'hypotrophie et même chez des nouveau-nés sains qui ont le diploé simplement aminci, sans cause bien connue.

Cependant, il faut reconnaître que le *craniotabès* est assez commun chez l'hérédo-syphilitique, sans être constant, et que sa seule constatation doit faire rechercher d'autres signes révélateurs.

Une autre dysostose cranienne moins fréquente mais plus caractéristique consiste dans des saillies plus ou moins volumineuses, siégeant sur les bosses frontales et sur les bosses pariétales ; les *ostéophytes* qui se développent symétriquement dans ces régions limitent une dépression, une véritable gouttière, surtout dans la région interpariétale postérieure ; c'est ce que Parrot a appelé le crâne natiforme.

La soudure prématurée des sutures et des fontanelles peut se rencontrer et produire la microcéphalie avec arrêt du développement du cerveau et idiotie.

Inversement, l'hydrocéphalie avec dislocation des os du crâne, écartement des sutures, hypertension du liquide céphalo-rachidien, a été notée comme conséquence possible de la syphilis.

Il est plus rare de constater des lésions très circonscrites de la paroi cranienne ; des dépressions taillées à l'emporte-pièce correspondant à des gommes dont l'évolution a pu commencer pendant la vie fœtale ; on voit aussi des hypérostoses circonscrites surtout dans la région des bosses frontales ; ce sont de véritables ostéophytes.

Nous avons observé à plusieurs reprises une dysostose spéciale caractérisée par un très grand retard de l'ossification dans la région de la fontanelle antérieure et dans la membrane suturale métopique ; cette membrane molle et dépressible offrait encore deux travers de doigt de largeur, chez un hérédo-syphilitique de sept mois.

Les lésions des os des membres peuvent siéger sur la diaphyse et aux épiphyses et fournissent des signes révélateurs de premier ordre.

Aux diaphyses, c'est surtout aux membres inférieurs, sur les tibias et les fémurs, que l'ostéo-périostite hypertrophiante produit des gonflements et même des déformations très aisées à constater.

La crête du tibia en particulier est remplacée par un bord élargi, arrondi et présentant des inégalités et des nodosités que l'on sent au doigt. On note rarement des incurvations assez analogues à ce que l'on voit dans le rachitisme : tibia en lame de sabre.

Parfois ces ostéopathies diaphysaires sont généralisées aux membres supérieurs aussi bien qu'aux inférieurs, et c'est dans les cas de ce genre que Lannelogue a pensé que la maladie de Paget pouvait être la conséquence de ces ostéites spécifiques.

Les petits os longs, les phalanges, peuvent être le siège d'un processus qui rappelle le *spina ventosa*.

On rencontre aussi parfois des déviations rachidiennes et des déformations du thorax, qui se déprime en entonnoir par suite d'une fragilité spéciale du plastron sterno-chondral et des côtes.

Il est tout à fait exceptionnel d'observer de véritables arthropathies hérédo-syphilitiques qui peuvent simuler des tumeurs blanches.

Les ostéo-périostites syphilitiques ont peu de tendance à suppurer ; cependant elles peuvent s'accompagner d'abcès lorsqu'elles deviennent nécrosantes ; de même la suppuration peut suivre la formation des gommes. Lannelongue a étudié des cas dans lesquels l'ostéo-myélite gommeuse débutait au centre du canal médullaire.

Les fractures spontanées quoique beaucoup plus rares que dans le rachitisme ont été aussi signalées dans l'hérédo-syphilis.

Les déformations que l'on considère comme spéciales au rachitisme sont communes au cours de l'hérédo-syphilis, chapelet chondro-costal, évasement de la base du thorax, tuméfaction des épiphyses radiales et tibiales ; mais c'est là une superposition inconstante du processus rachitique à la dystrophie syphilitique proprement dite. Les erreurs d'alimentation, les accidents digestifs et nutritifs qui s'ensuivent se manifestent assez communément dans ces circonstances. Mais la coexistence de ces troubles de l'ossification ne doit pas les faire confondre avec les manifestations de la syphilis. C'est ainsi que Parrot a mal interprété des observations cependant exactes, lorsqu'il a voulu faire rentrer le rachitisme dans le cadre de l'hérédo-syphilis.

Pseudo-paralysie syphilitique des nouveau-nés. — Les lésions d'ostéo-chondrite habituellement prédominantes dans les épiphyses ont pour conséquence des troubles moteurs très importants que Parrot a bien décrits en 1872, dans son remarquable mémoire sur « Une pseudo-paralysie causée par une altération du système osseux chez les nouveau-nés atteints de syphilis héréditaire » (1).

Les membres thoraciques sont habituellement appliqués le long du tronc et en pronation ; les pelviens sont allongés et quand on soulève l'enfant ils pendent et oscillent à toutes les secousses.

Lorsqu'on pince la peau, les muscles se contractent ; quelques légers mouvements persistent dans la main et dans le pied ; il ne s'agit pas d'une véritable paralysie mais d'une parésie, comme on l'observe dans les fractures ou dans les décollements épiphysaires traumatiques.

L'exploration des membres atteints est douloureuse et arrache des cris à l'enfant.

Habituellement l'épiphyse est tuméfiée ainsi que la partie adjacente de la diaphyse ; quelquefois même on perçoit une crépitation en esssayant de soulever le membre, soit qu'il y ait décollement épiphysaire ou fracture.

Le siège de cette pseudo-paralysie est variable; plus fréquente aux membres

(1) *Archives de Physiologie*, mai-octobre 1872.

supérieurs à l'épaule et symétrique des deux côtés ; elle occupe même les membres inférieurs ; mais il est rare que les quatre membres soient frappés à la fois d'impotence.

La pseudo-paralysie est un accident très précoce, survenant dès les premières semaines après la naissance ; elle est difficile à méconnaître, et sa signification est des plus importantes en faveur de l'hérédo-syphilis.

Les paralysies obstétricales des membres supérieurs ne sont pas sans analogie, surtout au début, avec la pseudo-paralysie ; mais elles sont dues au tiraillement ou à la compression des troncs nerveux du plexus brachial au moment de l'accouchement, siègent presque toujours aux membres supérieurs et apparaissent dès la naissance. Au contraire, l'impotence des membres dans l'hérédo-syphilis ne se montre que dans les premières semaines de la vie.

Lorsque la polyomyélite survient chez le nourrisson, elle peut frapper les membres d'une paralysie temporairement complète ; mais cette paralysie vraie éclate chez un enfant jusque-là bien portant et n'ayant aucun trouble antérieur ni dans le squelette ni du côté de la peau, ni dans les autres organes. Le début est ordinairement brusque et fébrile ; au besoin l'exploration électrique lèverait les doutes.

C'est à tort que l'on a voulu faire rentrer dans le cadre de la syphilis la *tumeur du sterno-mastoïdien* que l'on rencontre parfois dans ce muscle chez quelques nouveau-nés à la suite d'accouchement laborieux ; il n'est pas douteux qu'il s'agit là d'hématomes consécutifs à des déchirures des muscles pendant le travail ; cet accident guérit sans aucun traitement après quelques mois.

Il n'y a pas lieu d'insister sur les altérations dentaires au cours de la première dentition, ce sont des dystrophies qui n'ont rien de spécial à l'hérédo-syphilis ; c'est au cours de la deuxième dentition qu'apparaissent des modifications plus caractéristiques dans la morphologie des dents et en particulier l'échancrure semi-lunaire du bord libre des incisives constituant la dent dite d'Hutchinson ; mais nous sortirions de notre cadre en décrivant ces lésions dentaires qui n'apparaissent que dans la deuxième enfance.

Manifestations viscérales. — Les lésions fréquentes du foie et de la rate au cours de l'hérédo-syphilis se révèlent par des signes importants, qui ont pris une précision plus grande depuis que l'on pratique l'examen radioscopique des nourrissons. Par ce nouveau mode d'exploration on fixe plus aisément encore que par le passé les limites anormales de ces organes.

Le plus habituellement on constate déjà par le palper et la percussion une augmentation simultanée de volume du foie et de la rate.

Le bord du foie induré est senti au travers de la paroi abdominale et le pôle inférieur de la rate peut être accroché par les doigts en quelque sorte au-dessous des fausses côtes. Mais lorsque le nourrisson se débat et pousse des cris, il raidit les muscles de sa sangle abdominale et il n'est pas toujours aisé de fixer les limites des organes par le palper et la percussion.

Au contraire, quand on suspend verticalement le nourrisson devant l'écran fluorescent, rien de plus facile que de distinguer le bord inférieur du foie qui se détache sur la chambre à air très claire du colon transverse.

Pour bien fixer les limites de la rate, il faut pratiquer l'examen lorsque l'estomac est vide, c'est-à-dire contenant de l'air ; les bords opaques de la rate se détachent mieux.

Quelquefois le foie est plutôt rétracté lorsque le processus scléreux est très avancé: cette hépatite rétractile coexiste avec des troubles dyspeptiques graves et un véritable état cachectique.

Ces manifestations viscérales qui ont une réelle importance à elles seules, deviennent tout à fait caractéristiques lorsqu'elles coexistent avec d'autres accidents du côté de la peau, de la bouche, des lèvres, etc.

Troubles de la sanguification. — En connexion avec les lésions des organes hématopoïétiques et de la moelle des os, si souvent altérés dans l'hérédo-syphilis, il est assez fréquent de noter une anémie plus ou moins intense, avec teinte jaune cireuse de la peau et bouffissure du visage.

Cette anémie accompagne souvent mais non toujours la splénomégalie. Dans quelques cas, on a pu rapprocher cette anémie de l'anémie dite pseudo-leucémique des nourrissons ; mais l'anémie peut être très forte sans que le volume de la rate soit très accru.

Le degré d'anémie ne peut être apprécié exactement que par l'hématimétrie et l'hémoglobinométrie. Dans certains cas, on voit apparaître avec la raréfaction des globules des hématies nucléées et des myélocytes. La formule sanguine peut donc être très variable.

Les troubles gastro-intestinaux. — Il est très difficile de faire la part de la syphilis dans les troubles digestifs qui surviennent chez le nourrisson surtout dans le cours de l'allaitement artificiel. Si en donnant le traitement mercuriel à des atrophiques au sein l'on parvient à stimuler leur croissance (Boissard), on peut présumer que la dyspepsie était en rapport avec la syphilis. Quant aux enfants au biberon, les causes qui produisent les vomissements et la diarrhée sont si complexes que l'on ne peut guère incriminer la syphilis à coup sûr.

Manifestations du côté du système nerveux. — Il n'est pas rare de voir survenir des convulsions qui peuvent être mortelles dès les premiers mois ; on note dans ces circonstances de la lymphocytose dans le liquide céphalo-rachidien (Ravaut).

D'ailleurs, le diagnostic différentiel entre la méningite tuberculeuse et la méningite syphilitique est quelquefois très épineux et le traitement mercuriel doit être appliqué toutes les fois que l'on sera dans le doute.

On a beaucoup insisté sur la fréquence et la répétition des cris dans l'hérédo-syphilis (Comby et Sisto), mais la signification de ces cris, peut-être en rapport avec des douleurs ostéocopes, est loin d'être absolue. Il n'est pas rare de rencontrer des nourrissons hypoalimentés qui sont très criards ; il en est de même pour ceux qui sont atteints d'érythèmes fessiers érosifs et qui ont la peau irritée par le contact prolongé des urines et des matières fécales.

A part les troubles si évidents de la pseudo-paralysie en connexion avec les lésions épyphysaires, on peut rencontrer d'autres troubles moteurs causés par des lésions assez diverses. Le syndrome de Little, lorsqu'il est très accentué, ne peut guère être méconnu non plus que l'hémiplégie avec contracture qui peut se prononcer dès les premiers mois, en rapport avec des lésions sclérogommeuses du cerveau et de la moelle. On a pu suspecter aussi l'hérédo-syphilis dans le développement de la grande hydrocéphalie ventriculaire.

La mort subite est un accident qui n'est pas rare, comme le témoigne l'observation ci-dessous recueillie par Mme Chatelin dans mon service.

Mort subite d'un hérédo-syphilitique au cours d'un examen radioscopique.

L'enfant André L..., né le 24 mai 1913, pesant 2 kg. 700, était soigné à la Goutte de lait de l'Institut de Puériculture à l'hospice des Enfants-Assistés depuis le 13 juin 1913. Il ne pesait plus à cette date que 2 kg. 500 et mesurait 47 cm. De plus, il avait depuis sa naissance une diarrhée persistante, verdâtre. On laissa l'enfant au sein de sa mère en enregistrant la quantité de lait prise à chaque tétée ; mais la diarrhée persistant, on substitua 2 biberons à 2 tétées ; les troubles s'amendèrent ; l'enfant pesait le 26 juin 3 kg. 100 et mesurait 50 cm. A cette date, le lait de la mère ayant considérablement diminué, on dut supprimer les tétées au sein et l'enfant prit 7 fois par jour du lait Gallia coupé d'eau. A dater de cette époque, l'enfant s'élève difficilement. Le 9 octobre, il pèse 4 kg. 800 et mesure 56 cm. L'état général est médiocre, il y a du coryza qui persiste et paraît suspect.

La mère interrogée n'avoue pas de fausses couches, mais la réaction de fixation pratiquée chez elle, chez le père, chez l'enfant se révèle nettement positive pour les trois.

Après une période d'amélioration, due apparemment aux frictions mercurielles, l'enfant dépérit à nouveau et pèse en avril 6 kg. 600.

Le 2 mai, nous le revoyons à la consultation. C'est un petit être misérable qui à un an atteint à peine le poids de 6 mois. Il présente des stigmates syphilitiques manifestes, principalement un crâne nettement natiforme.

Depuis quelques jours l'enfant tousse, et comme il vit dans un milieu de tuberculose, le père étant un cavitaire avéré, on suppose que cette toux pourrait indiquer une tuberculose ganglio-pulmonaire ; c'est pour élucider ce point de clinique que l'enfant est conduit au service de radiographie.

Comme tous les nourrissons examinés deux fois par semaine, l'enfant est couché sur une planche de bois, fixé par 3 courroies, et la planche portant le bébé est ensuite suspendue derrière l'écran.

L'examen révèle la présence de quelques ganglions thoraciques et d'une ombre diffuse dans le côté droit du thorax ; le diaphragme s'élève et s'abaisse normalement. La rate est grosse. Une à deux minutes suffisent pour l'examen, la planche est décrochée, on détache les courroies qui fixent l'enfant. On remarque alors une petite traînée sanglante partant de la narine droite. L'enfant est pâle, ne respire plus, les lèvres et les paupières sont bleuâtres, les bruits du cœur ne sont plus perçus. Toutes les tentatives pour le ranimer restèrent vaines. Les parents mirent malheureusement opposition à l'autopsie.

Depuis quinze ans, deux fois par semaine, nous examinons cinq à dix nourrissons chaque fois, en employant la même méthode de suspension, sans qu'il en résulte aucun dommage pour les enfants. Il y a donc tout lieu de considérer cette mort subite comme un exemple typique de mort d'un hérédo-syphilitique.

Troubles génito-urinaires. — Ils sont peu fréquents. Cependant, on peut trouver les testicules dès les premiers mois, durs et roulant entre les doigts comme de petites billes (Hutinel). Ces organes sont, le plus souvent, rétractés,

(1) *Clinique Infantile,* 15 mai 1914.

parfois au contraire tuméfiés. Les testicules devront donc être palpés lorsqu'on se trouve en présence d'un nourrisson suspect.

On a signalé quelquefois de l'œdème et même de l'albuminurie, des néphrites très précoces, des hématuries coexistant avec d'autres hémorragies, etc.

Diagnostic de l'hérédo-syphilis. — La symptomatologie de l'hérédo-syphilis est assez riche et assez variée, correspondant aux localisations de la maladie sur les divers tissus et organes, mais il est presque exceptionnel que toutes les manifestations soient réunies au complet. Il faudra donc les rechercher par une investigation méthodique bien dirigée.

L'enfant devra être entièrement dévêtu.

C'est par les lèvres et la bouche qu'on devra commencer l'examen ; les fissures, soit médianes, soit commissurales, ont la plus haute signification quand elles existent; on verra du même coup s'il y a ou non du coryza avec ou sans érosion de la lèvre supérieure.

Les os du crâne, spécialement dans la région occipito-pariétale, seront palpés pour rechercher s'il y a ou non du craniotabès, on retournera l'enfant pour voir s'il y a une déformation natiforme; si la peau de la région fessière est ou non le siège d'une éruption.

Nous avons spécifié que les éruptions dans cette région étaient d'une interprétation malaisée.

On écartera le pli interfessier pour examiner l'anus.

La manière dont l'enfant remue ses membres durant cet examen permettra de constater s'il y a ou non des troubles paralytiques. En palpant les os longs on reconnaîtra s'il y a de la tuméfaction des diaphyses et des épiphyses, et si on provoque de la douleur par la pression de certaines régions.

Par la percussion et le palper on parviendra en général à déterminer le volume approximatif du foie et de la rate ; cette dernière quand elle descend au-dessous des fausses côtes est facilement accrochée avec les doigts; et cette hypertrophie est un précieux indice venant s'adjoindre à d'autres symptômes coexistants.

On reconnaîtra d'un coup d'œil si le développement est ou non normal, s'il y a un degré plus ou moins marqué de débilité congénitale ou d'hypotrophie. Sans doute un bon nombre d'hérédo-syphilitiques naissent débiles, mais la débilité est loin d'être un stigmate constant ; d'autre part, on voit les manifestations de la maladie apparaître aussi chez de beaux bébés qui ont un fort poids à la naissance.

L'ictère hémolytique si commun dans les jours qui suivent la naissance n'a aucune signification. Par contre, le teint pâle, cireux, avec bouffissure des téguments est un sérieux indice ; la teinte blême, café au lait du visage mérite aussi toute l'attention.

Nous avons fixé plus haut les caractères des éruptions cutanées, maculeuses ou papuleuses.

En résumé, le clinicien, devra rechercher les manifestations de l'hérédo-syphilis les plus communes :

1° Du côté de la peau et des muqueuses ;

2° Du côté du squelette ;

3° Du côté des viscères.

Même lorsqu'il sera averti de l'hérédité paternelle ou maternelle, il ne devra pas s'attendre à observer constamment les stigmates de la maladie sur l'enfant nouveau-né ; ce n'est souvent que trois à six semaines après la naissance qu'apparaissent les premiers symptômes ; c'est ce qui explique que de temps à autre des cas d'hérédo-syphilis peuvent échapper à l'examen approfondi que nous faisons de tous les nourrissons abandonnés à l'Hospice des Enfants-Assistés, avant qu'on ne les confie à des nourrices au sein, dans les agences départementales.

L'hérédo-syphilis lorsqu'elle se manifeste tardivement trois ou quatre mois après la naissance, ne diffère guère des formes précoces ; il nous a paru toutefois que les lésions cutanées prenaient plus souvent un caractère ulcéreux et phagédénique.

Si l'on suspecte un enfant d'hérédo-syphilis, même en l'absence de signes caractéristiques, on devra éviter de le mettre au sein d'une nourrice mercenaire quand la mère ne peut l'allaiter. On a vu quelquefois des nourrices contaminées par des nourrissons, sans qu'on pût découvrir d'ulcérations labiales ou buccales sur eux.

La réaction de Wasserman, qui a joui d'une grande vogue ces dernières années, devra être utilisée dans les cas douteux.

Tout récemment, Noguchi a proposé de recourir à la cuti-réaction par la luétine, qui donnerait des résultats positifs généralement dans l'hérédo-syphilis. La luétine est obtenue en traitant d'une manière spéciale des cultures de tréponème.

D'après les dernières recherches sur ce sujet, on admet que si la luétine-réaction est seule positive, alors que le Wassermann est négatif, il paraît difficile d'affirmer la syphilis (1).

(1) *Note sur les procédés de laboratoire applicables au diagnostic de la syphilis héréditaire* communiquée par le Dr Marcel FERRAND, ancien chef de laboratoire aux Enfants-Assistés.

Le diagnostic clinique de l'hérédo-syphilis du nouveau-né et du jeune enfant est souvent entouré de trop d'obscurité pour qu'on n'ait pas demandé aux recherches de laboratoire des renseignements supplémentaires.

A. — Avant la découverte du *tréponème* (SCHAUDIN, 1905), *l'inoculation* à l'animal récepteur qui est le singe (METCHNIKOFF et ROUX, 1903), était le seul procédé certain d'affirmer la nature syphilitique d'un fragment de tissu ou d'une sérosité suspecte.

B. — Depuis lors, la mise en évidence du tréponème permet le diagnostic, à moins de frais et d'une façon infiniment plus pratique, toutes les fois qu'il y a des accidents cutanés ou muqueux, et que ces accidents sont jeunes et n'ont pas été traités.

La recherche du tréponème peut se faire soit sur des *frottis* pratiqués avec la sérosité issue des éléments douteux, soit sur des *coupes* histologiques de ces mêmes éléments. L'examen des lésions cutanéo-muqueuses suintantes, ou des papules dont on a légèrement abrasé le sommet, se fait en recueillant sur une lame la sérosité sanglante qui sourd de l'élément par expression douce. Après fixation, coloration par le liquide de Gimsa, de Marino ou de TRIBONDEAU, ou après imprégnation par le nitrate d'argent, (procédé de HOLLANDE), on découvre assez facilement, avec un peu d'habitude, le tréponème. Sur les coupes traitées par la méthode de LEVADITI, l'imprégnation par les sels argentiques permet plus aisément encore, dans les cas favorables, de déceler le parasite à l'intérieur des tissus.

L'ultra-microscope facilite ces examens, permet l'étude du tréponème vivant et l'a fait découvrir, parfois en grande quantité, dans des tissus et des sécrétions où il n'avait été vu jusque-là qu'en petit nombre et après de longues recherches. L'aspect brillant du tréponème, sa grande mobilité le font reconnaître aisément sur le fond noir de la préparation.

De même qu'on a rencontré le tréponème dans presque tous les organes des hérédo-syphilitiques après la mort, on l'a trouvé sur le vivant dans la plupart des tumeurs ou des sécrétions. On a pu le voir dans le pus du coryza, dans la sécrétion conjonctivale, dans le sang, dans le liquide céphalo-

Pour le diagnostic différentiel, nous nous contenterons de mentionner le pemphigus simple des nouveau-nés, qui a un caractère contagieux dans les crèches

rachidien et même dans l'urine. Ces constatations sont de véritables raretés et n'ont qu'une valeur doctrinale. Elles n'ont guère d'intérêt pratique pour le diagnostic de la syphilis, puisqu'il s'agissait, dans la plupart des cas, d'enfants en état de *septicémie tréponémique*, c'est-à-dire de formes graves et suraiguës de syphilis héréditaire et que d'ailleurs, elles n'ont été faites que quelques jours ou quelques heures avant la mort.

C'est dans les lésions cutanées et muqueuses que, pendant la vie, on trouve le tréponème le plus communément. On l'a signalé dans les fissures labiales et péri-buccales si fréquentes chez les hérédo-syphilitiques et sources de tant de contaminations. Il est remarquablement abondant dans le liquide des bulles de pemphigus. On le découvre facilement dans les éléments érosifs et suintants, dans les plaques périanales et péri-génitales ; plus difficilement dans les papules cutanées.

C. — Le prélèvement d'un fragment pour la recherche du tréponème dans les tissus permet également d'utiliser pour le diagnostic les renseignements fournis par *l'examen histologique* des coupes.

Ce moyen d'investigation, entre des mains expérimentées, a rendu de grands services au moment où il était le seul utilisable. Les lésions anatomiques de la syphilis, en effet, chez l'enfant comme chez l'adulte, sans être spécifiques, sont cependant reconnaissables. Sous la plaque muqueuse érosive ou végétante, sous la papule indurée, à la périphérie d'une gomme, on retrouve un certain nombre de lésions fondamentales et typiques ; ce qui frappe surtout, ce sont des *infiltrats* à distribution péri-vasculaire. L'altération des vaisseaux eux-mêmes, artérioles, veinules, capillaires, lymphatiques, est remarquable. Leur paroi est augmentée de volume et surtout infiltrée. Ils sont le centre d'amas cellulaires épais composés de lymphocytes et surtout d'éléments plus volumineux, ovalaires ou arrondis, à protoplasma granuleux fortement colorable, à noyau excentrique plus clair, de *plasmocytes*. Endo-périartérite, endo-périphlébite, manchons périvasculaires, tels sont les éléments principaux du *plasmome* syphilitique. L'évolution de ces infiltrats est variable : il arrive fréquemment qu'ils se résorbent plus ou moins rapidement ; quelquefois ils subissent l'organisation *fibreuse* ; d'autres fois enfin ils se nécrosent : ce sont les *gommes*. Dans les lésions subaiguës et chroniques de l'hérédo-syphilis, les processus scléreux et gommeux sont souvent juxtaposés.

Ces constatations histologiques ont donc un grand intérêt ; de plus, elles peuvent être utilisées en dernière analyse quand les autres procédés ont donné des résultats douteux. En effet la recherche du tréponème dans un élément syphilitique n'est pas toujours positive. Après plusieurs auteurs, nous-même dans des cas d'hérédo-syphilis à forme papuleuse où le diagnostic clinique et histologique était assuré, où, sous l'influence du mercure, la guérison se faisait ensuite régulière et rapide, nous ne l'avons rencontré ni sur les frottis, ni dans les coupes. Des recherches récentes, et en particulier celles de Krysztallovicz semblent avoir établi que le tréponème a un *cycle* évolutif. Les formes d'évolution sont parfois fort difficiles à reconnaître. Aussi le diagnostic histologique, quand il est possible, ne doit-il jamais être négligé.

D. — L'application par Wassermann de la réaction de Bordet et Gengou au diagnostic de la syphilis (1 906) a réalisé un progrès considérable et que l'on ne peut contester. Après les recherches si nombreuses et si variées que cette méthode a suscitées et malgré les discussions passionnées dont elle est encore l'objet, il est permis de lui reconnaître un réel intérêt, sans lui accorder, tout au moins actuellement, une valeur absolue.

Malgré les précisions expérimentales auxquelles on s'est efforcé, un grave reproche peut lui être adressé : *elle n'est pas spécifique* et Wassermann et ses collaborateurs eux-mêmes ont obtenu des réactions positives chez des sujets indemnes de syphilis et, inversement, des réactions négatives dans le cas de syphilis avérée.

Nous ne pouvons insister ici sur les causes d'erreur de la réaction, sur les difficultés de son interprétation (1). Nous résumerons ce que la pratique nous en a appris en disant que la réaction, malgré ses imperfections, est une aide précieuse pour le diagnostic de la syphilis dans les cas où la recherche du tréponème n'est pas possible ou reste infructueuse.

L'étude de la réaction de Bordet-Wassermann appliquée au diagnostic de l'hérédo-syphilis soulève les mêmes difficultés. Certes, dans la grande majorité des cas, la réaction *fortement positive* constatée chez un nouveau-né ou chez un enfant indique qu'il est atteint de syphilis acquise ou héréditaire. Mais la réaction *négative* n'implique nullement que l'enfant examiné est sain. MM. Bar et Donnay (2), dans un mémoire très complet, ont montré que la réaction négative à la naissance peut devenir positive quelques semaines plus tard. Ces faits paraissent décevants. On doit se rappeler cependant que la réaction est fonction non pas de l'infection elle-même, mais de la lutte de l'organisme contre cette infection. Il faut pour qu'elle apparaisse que les *anticorps syphilitiques* aient eu le temps de se développer. Il faut aussi qu'ils puissent se développer. On sait, par exemple, que dans la syphilis acquise, la réaction n'est positive que 15 à 20 jours après le début du chancre. On sait également que assez souvent la réaction est négative dans les syphilis malignes. Des explications analogues rendent compte de la négativité de la réaction dans certains cas de syphilis héréditaire certaine.

Il faut ajouter que chez le jeune enfant les résultats franchement positifs seuls doivent être retenus, en l'absence naturellement de tout autre renseignement, car on observe assez fréquemment des résultats

(a) *L'interprétation clinique de la réaction de Bordet-Wassermann*, par Marcel Ferrand. *Journal de méd. et de clin. pratiques*. 10 mars 1919.
(b) *L'Obstétrique*, 1909, pages 1, 177, 260.

et les nourriceries. Les bulles siègent sur le tronc et les membres, mais n'ont aucune prédilection pour les extrémités et surtout pour la paume des mains et la plante des pieds comme dans le pemphigus syphilitique. Il ne saurait donc surgir alors de difficultés sérieuses.

Il est des cas de syphilis acquise du nourrisson dans lesquels le diagnostic différentiel ne devra être fait qu'après une enquête approfondie. Les éruptions impétigineuses simples sont peu communes chez les nouveau-nés, et les ulcérations croûteuses péri-buccales, sur la lèvre supérieure, ou dans la région sourcilière devront être regardées comme très suspectes, de même que les érosions sus-auriculaires, les ulcérations ombilicales tenaces, etc.

Les pyodermies, les abcès multiples, les ulcérations de la peau, ne sont pas rares au cours de l'hérédo-syphilis, mais ne lui sont pas spéciales tant s'en faut. On devra donc rechercher si les vrais stigmates de la maladie coexistent ou non avec ces accidents.

Le coryza avec jetage, érosions des narines et des lèvres, et même nécrose des os des fosses nasales est bien différent du coryza simple *a frigore* des nouveau-nés.

La constatation simultanée de lésions osseuses ou viscérales sera d'un grand secours dans les cas douteux pour préciser le diagnostic.

D'après ce que nous avons observé à l'Hospice des Enfants-Assistés depuis douze ans, la cause d'erreur de beaucoup la plus commune pour les médecins, c'est de considérer les éruptions papulo-érosives, les érythèmes syphiloïdes des fesses comme ayant un caractère syphilitique.

partiels ou douteux avec le sérum d'enfants nés de mère saine et paraissant sains, surtout quand le sérum est lactescent ou est chargé de pigments biliaires, ce qui n'est pas rare dans les jours qui suivent la naissance.

En fait on doit se rappeler que lorsqu'il s'agit de réaction de BORDET-WASSERMANN, les *résultats en série* ont seuls une valeur. Isolés, leur intérêt est moindre. La méthode se révèle donc défaillante justement dans le cas où elle pourrait avoir la portée pratique la plus considérable, quand il faut décider si un enfant nouveau-né, dont les parents sont inconnus, peut ou non être confié à une nourrice.

On voudra bien comprendre la signification des réserves que nous formulons ici. La réaction de BORDET-WASSERMANN et les méthodes dérivées, réaction de HECHT-WEINBERG, de BAUER, etc., nous paraissent formellement, nous le répétons, d'un haut intérêt, mais on doit savoir les interpréter et cette interprétation doit être particulièrement prudente lorsque la décision prise peut avoir pour conséquence d'exposer la nourrice à une contamination certaine.

E. — Nous devons signaler en terminant que *l'étude du liquide céphalo-rachidien* retiré par ponction lombaire peut parfois apporter au diagnostic de la syphilis héréditaire une contribution importante. Différents auteurs et en particulier M. P. RAVAUT qui s'est attaché tout spécialement à ces questions, ont montré que chez le nouveau-né comme chez les adultes, en dehors même d'accidents nerveux cliniquement constatables, le liquide céphalo-rachidien pouvait, au cours de la syphilis, présenter des modifications chimiques, histologiques et sérologiques indispensables à connaître.

Cette réaction méningée peut être discrète ou incomplète : elle est alors, à défaut d'autres renseignements, sans grande signification. La découverte d'une hyperalbuminose, d'une leucocytose minime dans le liquide céphalo-rachidien d'un enfant, même la présence d'une lymphocytose importante dans certaines conditions ne doivent pas, à elles seules, faire affirmer l'hérédo-syphilis. Elles constituent cependant un élément de présomption qui s'associe à ceux que l'on possède déjà. Mais lorsque, de plus, la réaction de BORDET-WASSERMANN pratiquée avec le liquide céphalo-rachidien est positive et que la triade symptomatique se trouve ainsi complétée, l'origine syphilitique de la réaction méningée est prouvée.

On voit par ce court exposé que les méthodes de laboratoire sont susceptibles d'apporter au diagnostic de l'hérédo-syphilis chez le nouveau-né et l'enfant une contribution non négligeable. Dans des cas bien déterminés, elles entraînent la conviction. Dans d'autres, elles ne peuvent qu'ajouter aux présomptions sans être suffisantes à les changer en certitude et comme toutes les recherches expérimentales appliquées à la clinique, elles doivent être *interprétées*. L'établissement d'un diagnostic bactériologique, histologique ou sérologique est chose aussi délicate que l'affirmation d'un diagnostic clinique et l'on doit s'efforcer de contrôler l'une par l'autre les différentes méthodes employées.

(a) *De la réaction du liquide céphalo-rachidien dans quelques dermatoses des jeunes enfants*, par Marcel FERRAND, *Gazette des Hôpitaux*, 10 novembre 1908.

Cette confusion est après tout explicable, puisque Parrot lui-même l'avait faite, puisqu'il avait classé l'érythème lenticulaire parmi les accidents de nature spécifique.

Le plus grand nombre des enfants qui nous sont renvoyés à tort des agences départementales comme atteints ou suspects d'hérédo-syphilis, ont des érythèmes fessiers papulo-érosifs, dont nous avons fixé plus haut les caractères distinctifs. En quelques jours ces enfants mal tenus, dont la peau est macérée dans les urines et les déjections, guérissent de ces lésions cutanées banales, sans aucun traitement autre que des soins de propreté, des bains amidonnés, des changes fréquents, des poudrages répétés.

Il est indispensable que les étudiants, pendant leur stage dans les services d'enfants, se familiarisent avec ces éruptions pour ne pas commettre d'*erreurs* fâcheuses et ne pas alarmer à tort les familles.

Marche, évolution et pronostic de l'hérédo-syphilis. — Il est bien difficile de porter un pronostic sur l'évolution probable de l'hérédo-syphilis. Les tables de M. Fournier montrent une mortalité extrêmement élevée parmi les nourrissons atteints de cette tare, ainsi que nous l'avons signalé. Il est exceptionnel de voir survivre ceux qui naissent avec une éruption de pemphigus. Il en est de même pour ceux qui ont des lésions généralisées du squelette ou des lésions viscérales, surtout des lésions hépatiques. La *mort subite* est particulièrement fréquente dans ces circonstances, il sera bon d'en aviser à l'avance les familles.

La plupart des hérédo-syphilitiques se développent mal, restent hypotrophiques, même lorsqu'ils sont allaités au sein. L'allaitement artificiel qui nous permet de relever si vite les hypotrophies d'origine gastro-intestinale liées à l'hypoalimentation, échoue presque constamment dans l'hérédo-syphilis. Cet échec est même un bon signe dans les cas douteux. Cependant, on voit parfois des hérédo-syphilitiques, surtout ceux au sein et qui offrent des manifestations cutanées, se développer convenablement après traitement et même devenir plus tard de beaux enfants.

Nous avons gardé le souvenir d'une petite fille ayant une double hérédité paternelle et maternelle et qui était restée six mois en stagnation de poids, bien qu'elle reçut au biberon de bon lait surchauffé à 108°, et qui a fini par guérir complètement de son hypotrophie et de sa syphilis. A huit ans, elle avait un poids et une taille normale et on aurait vainement cherché chez elle un vestige de la maladie. Les enfants qui survivent gardent le plus souvent des empreintes manifestées de lésions qui ont évolué et les caractères de l'hérédo-syphilis tardive, sont bien connus.

La polymortalité infantile (1) est, on le sait, un des grands signes, un signe dénonciateur par excellence d'hérédité spécifique. « Et, en effet, a dit M. Fournier dans sa monographie sur la question, s'il est un fait clinique d'une démonstration patente, c'est bien sans contredit l'influence nocive, désastreuse, pernicieuse, épouvantable, — voilà le vrai mot, — qu'exerce la syphilis des géniteurs sur leur descendance, influence qui se traduit de différentes façons, à savoir :

(1) A propos de la prophylaxie et du traitement de l'hérédo-syphilis, par Alfred FOURNIER.

1º «Soit par des avortements, avortements souvent répétés, dits avortements
« en série ». Tel le cas suivant, par exemple, que je viens d'observer à la clinique de Saint-Louis.

Une femme bien constituée, mais syphilitique, a commencé par faire douze
fausses-couches, et cela sans cause appréciable autre que son état diathésique.

Plus tard, elle a eu encore quatre enfants, dont trois sont morts en tout bas
âge « de méningite », et dont le dernier, petit vieux rachitique et athrepsiqué,
vient de subir le même sort.

Au total, donc, sur seize grossesses seize morts.

2º Soit par des accouchements avant terme d'enfants mort-nés ou moribonds ;

3º Soit par des naissances à terme d'enfants mort-nés ou ne venant au monde
que pour mourir ;

4º Soit par des morts d'enfants dès les premières semaines ou les premiers
mois.

Sans parler même des morts qui se produisent à échéances plus reculées,
par le fait de ce qu'on appelle la syphilis héréditaire tardive.

« Si bien qu'il est nombre de familles ou, sans même tenir compte des avortements, plusieurs enfants venus à terme ou presque à terme ont succombé
à divers âges et le plus souvent dans le tout jeune âge, cela du fait incontestable
et d'ailleurs incontesté de la syphilis. C'est par milliers qu'on produirait les cas
où la syphilis a tué de la sorte deux, trois, quatre, cinq enfants dans une
même famille. Nombreux encore à citer seraient les cas où l'on a vu le quotient
des décès s'élever plus haut et bien plus haut dans certaines familles.

« Donc, cette polymortalité infantile est un signe qui peut être exploité très
utilement pour le diagnostic rétrospectif de l'hérédo-syphilis.

« Et ce ne sont pas seulement les syphiligraphes qui ont signalé cette navrante
polymortalité infantile de la syphilis. Les accoucheurs l'ont observée comme
eux et dénoncée dans de nombreuses statistiques, dont je ne citerai qu'une
seule à titre de spécimen, et celle-ci toute récente. Ainsi, dans son excellente
étude statistique sur la maternité de l'hôpital Tenon (service de M. le Dr Boissard), M. le Dr Henri Leduc a été conduit à constater, du fait de la syphilis,
une mortalité fœtale et infantile s'élevant à 71,2 pour 100. « Encore, ajoute
l'auteur, pour considérable qu'elle soit, cette proportion de mortalité est-elle
inférieure à la réalité, car elle ne porte que sur la mortalité constatée à la naissance et dans les deux premières semaines de la vie, la plupart des accouchées
quittent la maternité du onzième au quinzième jour, sans parler de celles qui
sortent dès le quatrième ou le troisième jour ».

« Ce signe, toutefois, je me garderai de le donner comme pathognomonique.
Et pour cause, c'est qu'en effet il n'est pas que la syphilis pour faire avorter les
femmes ou tuer les enfants en bas âge. On sait que le saturnisme, l'intoxication
professionnelle par le tabac, l'alcoolisme, la tuberculose, etc., exercent une
influence de même ordre qui se traduit de la même façon, à savoir par des
avortements, des accouchements avant terme, des morts prématurées, etc.
En tout cas, sans contradiction possible, la syphilis est, de toutes les maladies,
celle qui produit le plus d'avortements ou d'accouchements prématurés et qui

tue le plus d'enfants en bas âge. Aussi bien, la polymortalité infantile con s
titue-t-elle un excellent signe, essentiellement propre à éveiller l'attention, à
diriger le médecin dans une certaine voie, à ouvrir en un mot, comme on dit,
une piste diagnostique, et tout est là bien souvent pour la découverte de l'hérédo-
syphilis.

« Quel plus probant exemple (entre tant d'autres) aurais-je à citer que ce
cas où mon père, à propos d'un prétendu sarcome du petit bassin, fut conduit
à mettre en cause l'hérédo-syphilis par ce fait seul que le malade avait perdu
douze de ses frères ou sœurs en bas-âge ? Personne jusqu'alors n'avait songé à
l'hérédo-syphilis, et il n'y avait aucune raison d'y penser, lorsque ce renseignement surgit de l'anamnèse. Remarqué, il devint un trait de lumière ; il
découvrit une piste où l'on s'engagea ; bref, très positivement ce fut ce renseignement de polymortalité infantile qui sauva le malade en provoquant la
mise en œuvre du traitement spécifique. « (Edm. Fournier.)

ANATOMIE PATHOLOGIQUE

Nous ne nous étendrons pas dans cette étude pratique sur l'anatomie pathologique proprement dite de l'hérédo-syphilis, nous nous bornerons à esquisser ses
principales lésions, surtout dans leurs rapports avec la symptomatologie et la
clinique. Depuis longtemps, on avait noté que la plupart des tissus et tous les
organes pouvaient être lésés dans l'hérédo-syphilis et subir les effets du virus
vénérien, disait-on autrefois. L'intervention du tréponème qui a été retrouvé
dans le sang, dans le foie et jusque dans les centres nerveux, nous fournit l'explication de cette généralisation de la maladie. Ce sont surtout les tissus de
nature conjonctive qui réagissent, qui prolifèrent, qui dégénèrent, mais les autres
éléments, soit primitivement, soit secondairement, ne restent pas indemnes.

Lésions cutanées. — Ces lésions se manifestent à l'œil et constituent d'excellents signes cliniques de la maladie : elles affectent le plus souvent l'aspect
de papules et les dernières recherches; celles de M. Ferrand en particulier,
ont établi que la lésion initiale paraît réagir dans les vaisseaux sanguins de la
peau qui subiraient un processus d'endo et péri-vascularite, ainsi que nous
l'avons déjà signalé. Autour des vaisseaux, on trouve des nodules résultant
de la prolifération de cellules migratrices et de cellules fixes du tissu conjonctif,
polymorphes. Le tréponème est aisé à découvrir dans le tissu de la profondeur des papules, il serait plus difficile à retrouver dans les papules ulcérées.
La disposition périvasculaire des éléments néo-formés, coïncidant avec les altérations des petits vaisseaux participant au processus, serait la caractéristique
des lésions produites par la syphilis. Les lésions peuvent affecter la forme
vésiculeuse, pustuleuse ou bulleuse comme dans le pemphigus.

Lésions osseuses. — Les lésions de ce système étudiées par un grand nombre
de médecins, par Underwood (1786), Doublet, Cruveilhier, etc., par Wegner
(1870), ont été l'objet de recherches patientes et rigoureuses de la part de
Parrot, à l'hospice des Enfants-Assistés. Ses descriptions n'ont pas été dépassées
en précision, nous croyons devoir les reproduire intégralement.

« Les lésions du squelette peuvent être rangées sous trois types principaux qui correspondent à trois époques successives de l'enfance. Ce sont par ordre de date :

Celui des ostéophytes durs ;

Celui de l'atrophie gélatiniforme ;

Celui du tissu spongoïde.

L'altération du premier type se présente dans toute sa pureté chez les fœtus mort-nés, les avortons, et dans les premières semaines de la vie extra-utérine. Elle consiste essentiellement en des couches ossiformes nouvelles, véritables ostéophytes qui se développent à la périphérie des os longs et plats ; et qui affectent une disposition tout à fait caractéristique sur la moitié inférieure de l'humérus, notamment en arrière, et à la face interne du tibia. Ces couches nouvelles, un peu moins dures que l'os normal, s'en distinguent surtout par leur teinte et par la direction de leurs trabécules, qui sont perpendiculaires à l'axe diaphysaire. En même temps, dans beaucoup de cas, il existe au voisinage de l'épiphyse, sur une épaisseur variable, mais qui dépasse rarement un ou deux millimètres, une substance crayeuse, plus friable que le reste de l'os, que je qualifie de chondro-calcaire, parce qu'elle n'est autre chose que le tissu cartilagineux infiltré de sels calcaires.

Dans l'altération du second type, on trouve les deux modifications précédentes de la diaphyse avec cette légère restriction, que les ostéophytes ont une dureté moins grande ; mais, en outre, et c'est là ce qui la caractérise, certaines portions, en général très circonscrites, de l'os sont remplacées par un tissu mou, aqueux, transparent, de nuances diverses, souvent jaune maïs, ou sucre d'orge, ayant l'apparence d'une gelée. C'est à elle que se rattachent les brisures juxta-épiphysaires et la pseudo-paralysie syphilitique.

L'altération du troisième type est caractérisée par le tissu que M. Jules Guérin a qualifié de spongoïde ; élément nouveau et que l'on ne rencontre en aucune autre circonstance. Il constitue les ostéophytes péridiaphysaires, et a pour siège de prédilection le voisinage de l'épiphyse, d'où il pénètre, sous forme de bourgeons, dans la couche chondroïde du cartilage, devenue exubérante. En même temps, l'os tout entier a perdu sa dureté, et se laisse aisément couper à l'aide d'un scalpel, ce qui est dû à sa décalcification et au développement anormal de l'élément médullaire. Ces modifications histologiques ont pour conséquences : la tuméfaction des extrémités des os, qui sont comme noueuses, la déviation des surfaces articulaires, la déformation des diaphyses et leur fracture.

Sous des influences qu'il serait actuellement malaisé de déterminer, le mal débute non d'une manière nécessaire par la première forme, mais par l'une quelconque d'entre elles. Il s'y arrête, ou bien, au contraire, il parcourt toutes les étapes ultérieures. Et quand il a atteint sa période ultime, quelle que soit, à ce moment, sa violence, quels qu'aient été les désordres accomplis jusque-là, il se manifeste spontanément une tendance vers la guérison, qui peut ne laisser après elle aucune trace des troubles antérieurs, mais qui, d'autres fois, fixe irrémédiablement les déformations qui s'étaient produites.

Toutes les parties du squelette peuvent être atteintes comme les os longs, en même temps, et suivant des modalités identiques. Je ne m'occuperai que du crâne. Il subit l'atrophie gélatiniforme qui, de la région sous-périostique, arrive parfois jusque sous la dure-mère et amène la perforation complète de sa paroi. Plus tard il se couvre d'ostéophytes, qui ont pour siège de prédilection les angles péribregmatiques du frontal et des pariétaux, d'où ils s'étendent souvent aux deux tiers antéro-latéraux de sa surface. Il en résulte habituelle-ment une déformation typique, qui m'a fait qualifier de natiformes les crânes atteints de la sorte.

Durant la période spongoïde et du ramollissement osseux, tandis que les régions antérieures s'épaisissent comme il vient d'être dit, en arrière les circon-volutions cérébrales usent la paroi et même la perforent. C'est le craniotabes d'Elsässer (1). «

Parrot se laissa malheurusement entraîner trop loin par ses recherches ana-tomo-pathologiques, auxquelles il voulut faire donner plus qu'elles ne compor-taient ; les analogies de structure entre les altérations osseuses de la syphilis et celles du rachitisme lui firent admettre l'identité de ces maladies du squelette dont l'étiologie est radicalement différente, et il conclut sa communication au Congrès de Londres en affirmant que « le rachitis est engendré par la syphilis héréditaire ». Grave erreur qu'il ne put réparer, car il mourut peu après.

Les lésions épiphysaires doivent être spécialement mentionnées, car elles ont parfois de sérieuses conséquences des troubles de l'appareil locomoteur. Wegner, puis Parrot, ont tracé des descriptions analogues de ce processus. Il y aurait d'abord une multiplication excessive des cellules cartilagineuses et un retard d'ossification de la substance déjà calcifiée. La vascularisation des os serait insuffisante et les cellules de la moelle embryonnaire subiraient une dégénération graisseuse. Sur une section de l'os on voit une ligne étroite, jau-nâtre, un peu dentelée à la limite du cartilage épiphysaire. D'après Wegner, elle représenterait la substance nécrosée de l'épiphyse qui peut, en se compli-quant d'une inflammation suppurative, détacher complètement l'épiphyse de la diaphyse.

C'est le décollement épiphysaire qui se produit surtout à l'extrémité infé-rieure du fémur, aux os du bras, de l'avant-bras et de la jambe, etc.

La crépitation est parfois perçue dans cette dislocation osseuse, rarement le processus gagne les articulations voisines. Il est bien probable que le pro-cessus nécrotique épiphysaire qui ne va pas ordinairement jusqu'au décolle-ment, est en rapport avec des lésions vasculaires de l'os et avec des exsudats cellulaires plus ou moins analogues au tissu des gommes.

Estomac et intestin. — Les lésions de l'estomac sont exceptionnelles, elles sont diffuses et portent spécialement sur la muqueuse et le tissu sous-muqueux.

Depuis bien longtemps, on a signalé dans l'intestin, des altérations qui siégeraient surtout au niveau des follicules clos et des plaques de Peyer. Quel-quefois, ces lésions prennent un caratère ulcéreux, et l'on a signalé des cas de perforation, à la suite de gommes qui se ramollissent.

---

(1) *Le rachitis et la syphilis héréditaire.* (Communication du professseur PARROT, au Congrès interna-tional de Londres, 1881).

Ces lésions, en somme très rares, de l'intestin, sur lesquelles on a rappelé l'attention, sont bien étudiées par Lancereaux, qui déjà décrivait une *entérite syphilitique*. Dernièrement, on a signalé des lésions de l'appendice qui contenait des tréponèmes infiltrés dans ses parois. On doit rapprocher ce fait de l'idée émise par Gaucher, sur l'origine syphilitique de l'appendicite.

On aurait retrouvé en quantité des tréponèmes dans le méconium : il y aurait une véritable décharge d'après Simmonds qui propose de se servir de cet examen pour le diagnostic, dans les cas douteux.

Lésions du foie. — Ces lésions ont été décrites pour la première fois, par Gubler qui en a bien fixé les caractères macroscopiques. Le foie est gros, en général, même lorsque le processus scléreux est avancé ; il est dur, crie à la coupe et a une coloration jaune terne spéciale, c'est le *foie silex*. Il est commun d'apercevoir sous la capsule ou à la surface, des gommes minuscules, blanchâtres, les *grains de semoule* de Gubler. D'autres fois, il y a des gommes plus grosses disséminées dans le parenchyme.

Les lésions de sclérose occupent tout le lobule, siègent autour des capillaires-porte, et les cellules hépatiques sont comme plongées dans une gangue conjonctive qui les sépare ; c'est ce que Charcot appelait la cirrhose monocellulaire, type le plus complet de l'hépatite interstitielle. Les cellules hépatiques peuvent subir aussi la dégénération graisseuse ou amyloïde.

C'est surtout dans le parenchyme hépatique que l'on a pu suivre les effets irritatifs des tréponèmes sur le tissu conjonctif. Les spirochètes fourmillent dans le foie silex, ainsi que l'ont bien vu d'abord Ménétrier, Levaditi, en France.

Sur des préparations que nous avons examinées récemment au laboratoire des Enfants-Assistés avec le Dr Cailliau, nous avons vu un véritable feutrage, constitué par les tréponèmes.

L'extraordinaire multiplication de ces microorganismes, qui avaient passé inaperçus jusqu'à la découverte des procédés techniques qui permettent de les déceler, précise définitivement nos idées sur l'origine des processus destructeurs de la syphilis.

Lésions de la rate. — L'hypertrophie de la rate est très habituelle. Lancereaux, Parrot, l'avaient bien spécifiée ; son poids s'élèverait à 30 et 40 grammes chez les nouveau-nés, alors qu'il n'est normalement que de 10 grammes. Cette augmentation de volume, très aisée à constater pendant la vie, surtout par l'examen radiologique, est un bon signe de la maladie, dans les cas douteux.

L'hypertrophie initiale, qui coïncide souvent avec des lésions de périsplénite, correspond à une congestion diffuse du parenchyme, dans lequel on distingue parfois sur la coupe des gommes miliaires. Plus tard, le processus évolue vers la sclérose. Les tréponèmes seraient moins nombreux dans le parenchyme splénique que dans le foie, car dans les éléments cellulaires de la pulpe splénique, il y aurait des macrophages destructeurs des spirochètes ?

Pancréas. — On a décrit dans la trame conjonctive du pancréas, des lésions scléreuses diffuses, toujours sous la dépendance des tréponèmes qui irritent la

trame conjonctive. La pancréatite hérédo-syphilitique peut arriver à un degré
tel qu'on a pu poser la question de savoir si cette lésion n'interviendrait pas
dans la production du diabète maigre, dans le deuxième âge. On sait que Lancereaux attribue cette variété spéciale de diabète à l'aplasie congénitale du
pancréas.

Larynx. — Les lésions du larynx sont très rares, elles ont été bien observées
par Sevestre, dans plusieurs cas.

La phase initiale est constituée par des phénomènes de catarrhe congestif
qui peuvent aboutir à une infiltration diffuse avec épaississement de la muqueuse.
Il peut exister aussi une laryngite ulcéreuse profonde avec nécrose des cartilages, consécutive à un processus gommeux. Certains rétrécissements du larynx
sont la conséquence de ces graves lésions.

Lésions des poumons. — On observe assez rarement d'ailleurs une altération
des poumons, connue, depuis la description de Virchow, sous le nom de *pneumonie blanche*; Ch. Robin et Lorain, en France, avaient aussi étudié ces faits,
dès 1855. —

Les poumons sont fermes, lourds, et ne se laissent plus partout insuffler ;
il a quelques régions emphysémateuses, les portions du parenchyme altéré
résistent et se coupent nettement ; la surface de section en est unie, lisse,
brillante, d'un *blanc à peine rosé*, quelquefois marbrée de taches blanches sur
un fond rougeâtre. C'est une sorte d'hépatisation blanche très ferme.

Cette induration pulmonaire syphilitique des poumons diffère de l'hépatisation grise par la dureté plus grande du parenchyme lésé. (Lancereaux.)

On peut rencontrer aussi dans les poumons des gommes circonscrites mul-
ciples.

Balzer a décrit une forme de broncho-pneumonie à marche lente, avec
sclérose et dilatation des bronches qui continue son évolution dans l'hérédo-
syphilis tardive.

Le rôle irritatif des tréponèmes dans les lésions du parenchyme pulmonaire
a été bien établi comme pour les autres organes.

Appareil circulatoire. — On a signalé quelques cas de myocardite scléreuse ou gommeuse. On a retrouvé aussi, dans les grosses artères, des
lésions d'art, érite analogues à celles qui sont si habituelles dans la syphilis
de l'adulte.

Nous avons observé dans les fibres cardiaques de plusieurs hérédo-syphilitiques morts cachectiques, les lésions si évidentes de vacuolisation, que nous
avons décrites avec M. Cailliau ; mais ces lésions appartiennent plutôt à l'atrophie infantile qu'à la syphilis, où elles n'ont rien de spécial.

Système nerveux. — On peut voir dans le cerveau, aussi bien que dans la
moelle et les méninges, des lésions diffuses produisant les scléroses cérébrales
ou spinales qui se traduisent par des troubles psychiques ou moteurs, plus ou
moins graves. L'hérédo-syphilis intervient assez fréquemment dans l'idiotie,

la débilité mentale, le syndrome de Little, certaines hémiplégies ou diplégies infantiles.

C'est surtout autour des vaisseaux des centres nerveux que débute le processus dans lequel les tréponèmes jouent aussi leur rôle, et cela aussi bien dans les méninges que dans les centres nerveux. La pachyméningite a été relevée. L'hydrocéphalie ventriculaire, quand elle coexiste avec l'hérédo-syphilis, n'a pas de caractère distinctif ; les plexus choroïdes n'offrent pas de lésions caractéristiques.

La lymphocytose est habituelle dans ces processus irritatifs des centres nerveux. La ponction lombaire pourra donc être utile pour reconnaître les lésions des centres nerveux, durant la vie.

Lésions des testicules des reins et des capsules surrénales. — Les lésions du testicule signalées déjà par Bryant en 1863 étaient considérées comme rares par Lancereaux ; elles seraient relativement fréquentes d'après les recherches de M. Hutinel, qui a constaté des altérations diffuses du tissu interstitiel péri-vasculaire et péri-tubulaire, dans un tiers des cas qu'il a étudiés.

Le processus scléro-gommeux aboutit à la destruction des tubes et à une atrophie dure de l'organe. L'épididyme n'est pas épargné.

Dans le parenchyme des ovaires Levaditi a observé des tréponèmes, il les aurait même vus dans les ovules eux-mêmes.

Parrot et Lancereaux ont décrit des lésions de néphrite interstitielle dans les reins ; leur topographie initiale est surtout péri-vasculaire. La combinaison du processus scléreux avec des nodules gommeux est commune. Le rôle des tréponèmes, dans ces lésions, est incontesté.

Il en est de même pour les capsules surrénales qui sont parfois sclérosées et parfois hypertrophiées ; les lésions de ces organes interviennent peut-être pour expliquer le teint bistré et l'aspect hyperpigmenté de la peau chez certains hérédo-syphilitiques.

Lésions parasyphilitiques. — Ces lésions sur lesquelles, M. A. Fournier et son fils ont particulièrement insisté, ne doivent pas être considérées comme directement en rapport avec la maladie.

Il paraît bien certain, néanmoins, que les malformations congénitales et les dystrophies sont plus fréquentes dans l'hérédo-syphilis que chez les nouveau-nés sains.

La débilité congénitale, l'hypotrophie, les malformations du cœur, les grandes malformations de la peau et des membres sont communes dans ces circonstances.

TRAITEMENT DE L'HÉRÉDO-SYPHILIS

Pour combattre la syphilis du fœtus, on ne peut agir que par l'intermédiaire de la mère.

On a longtemps discuté la question du traitement intra-utérin, et autrefois, la majorité des médecins spéciaux, Doublet, Huguier, etc., étaient opposés à cette cure prématurée ; le mercure était considéré comme capable de provoquer les avortements.

Nos idées actuelles sur le traitement des femmes grosses ont triomphé avec Rosen, Gibert, Cazenave, Ricord, etc. C'est aussi la doctrine de A. Fournier. On ne doit pas hésiter à recourir au traitement spécifique, la mère fut-elle exempte de toute manifestation, si la contamination du père, ou des avortements antérieurs font soupçonner l'infection du fœtus.

Le cas cité par Moreau pour montrer l'efficacité du traitement des femmes grosses, est resté célèbre. Une femme avait eu plusieurs grossesses successives, toutes suivies d'avortement avec mort du fœtus ; on la soumet, en désespoir de cause, à un traitement antisyphilitique, et ses nouvelles grossesses furent conduites heureusement à terme.

Les fonctions digestives des femmes grosses étant souvent instables, il y a grand intérêt à les ménager et à n'employer aucun médicament irritant pour l'estomac, on devra donc recourir aux frictions mercurielles de préférence, à l'aide de l'onguent mercuriel double, à la dose de 4 à 10 gr. par jour. On pourra aussi se servir des injections hypodermiques de benzoate ou de biiodure d'hydrargyre.

Si le père est syphilitique, comme c'est le cas ordinaire, on devra le soumettre à un traitement mercuriel prophylactique pour diminuer les chances de contamination embryonnaire.

On a tenté de traiter l'enfant syphilitique, après la naissance, par l'intermédiaire de la mère qui allaite au sein. On a proposé aussi de se servir de lait d'ânesse et de chèvre, soumises à des frictions mercurielles. Mais cette méthode ancienne est plus ingénieuse qu'efficace, et on y a renoncé depuis les recherches précises des chimistes Péligot, Lutz, etc., qui ne purent trouver que des quantités très faibles de mercure dans le lait des femmes soumises à un traitement mercuriel intensif.

Il ne faut donc pas compter sur le lait comme vecteur de la médication, et on doit absolument recourir au traitement direct, soit interne, soit externe.

L'enfant né de parents syphilitiques, alors même qu'il ne présente aucune manifestation de la maladie dans les premiers temps, ne devra être allaité que par la mère, ou par une nourrice syphilitique, si l'on peut s'en procurer une, ou bien il sera nourri artificiellement. Dans aucun cas il ne devra être confié à une nourrice saine, les chances de contamination sont grandes et la nourrice a le droit de réclamer de gros dommages-intérêts aux parents et au médecin.

Il va sans dire que si la mère ou la nourrice sont contaminées par la syphilis, durant l'allaitement, elles devront cesser de donner le sein.

Dans les hospices dépositaires d'enfants assistés, où les enfants sont abandonnés par leurs parents, on ne possède aucun renseignement sur leur origine. S'il y a le moindre vestige suspect, le médecin, dans ces circonstances, doit imposer l'allaitement artificiel. Lorsque ces enfants inconnus ont belle apparence, on les confie à des nourrices au sein, mais ils sont soumis à un examen médical régulier qui est hebdomadaire au moins, pendant les trois premiers mois.

Traitement direct de l'enfant. — La médication mercurielle reste la base du traitement dans la généralité des cas ; elle est bien supportée ; les nourrissons peuvent absorber, sans danger, des quantités de mercure proportionnellement plus grandes que les adultes.

La méthode de Parrot, d'administrer le mercure aux nouveau-nés sous forme de liqueur de Van Swieten n'était pas sans inconvénients : on donnait la solution de sublimé à la dose de trente à quarante gouttes au nouveau-né, en deux ou trois fois dans du lait. Après un an, on donnait jusqu'à 4 ou 5 gr. de liqueur de Van Swieten par jour. L'intolérance gastrique si fréquente chez les nourrissons élevés artificiellement, était souvent aggravée par la solution de sublimé qui peut être irritante pour la muqueuse gastrique, surtout dans les premiers mois.

La méthode la plus usitée pour faire pénétrer le mercure est celle des frictions ; elle peut devenir inapplicable si les téguments sont le siège d'éruptions généralisées.

Tous les jours, on pratique sur la peau, après lavage à l'eau chaude, une friction durant cinq minutes avec un gramme environ d'onguent napolitain, ou 2 ou 3 gr. d'onguent napolitain étendu de moitié d'axonge.

On alterne les frictions, aux aines et aux aisselles. On laisse sur la peau une mince couche d'onguent recouvert de coton hydrophile pendant six à huit heures, et on lave ensuite la peau.

Les frictions seront continuées des semaines ou des mois, selon les cas. La méthode des bains mercuriels (1 gr. de sublimé pour 20 litres d'eau), est rarement employée, de même que celle des emplâtres.

M. Variot se sert avec succès d'une préparation mercurielle très bien supportée par les nourrissons, la poudre grise, *grey powder* très employée en Angleterre. C'est l'ancien Ethiops calcaire des apothicaires français, le *mercurium cum creta* de la pharmacopée de Dorvault.

Ce médicament contient 33 de mercure éteint dans 67 gr. de craie. Les deux corps sont broyés au mortier pendant longtemps, jusqu'à ce qu'ils forment une poudre composée de grains calcaires très fins, enrobés d'une couche extrêmement mince de mercure métallique.

La dose pour les nouveau-nés est de 0,03 centigr. par jour, contenant un centigr. de mercure. Après six mois, on peut donner 6 centigr. par jour. Cette poudre ingérée avec le lait, est très bien tolérée, et utilisée par les nourrissons. On la continue trois semaines, on peut en interrompre l'usage pendant une semaine et on pourra la reprendre sans danger : les accidents d'intoxication mercurielle sont exceptionnels avec la poudre grise.

On a proposé aussi la médication hypodermique avec le biiodure de mercure à la dose de 1 à 2 milligr. par jour pendant dix à quinze jours consécutifs chez les nouveau-nés.

La formule habituellement usitée, est la suivante :

<pre>
    Biiodure d'hydrargyre .... }
    Iodure de potassium .... } ââ 0 gr. 50
) Eau distillée ....   dix cent. cubes.
</pre>

Chaque centimètre cube contient donc cinq cent. de biiodure. On injecte un tiers ou la demi-seringue de Pravaz d'une contenance de un cent. cube.

Ces injections intra-musculaires laissent des nodosités douloureuses persistantes. D'ailleurs les effets de la médication hypodermique ne paraissent pas aussi constants que ceux des autres préparations mercurielles que nous avons signalées plus haut.

L'iodure de potassium sera employé à la dose de 10 à 20 centigr. dans la première année, s'il y a lieu.

Traitement local. — L'emplâtre de Vigo est un excellent topique contre certaines ulcérations tenaces et pour obtenir la résolution des hypérostoses. On emploie aussi la pommade au calomel, à 1 gr. pour 30 d'excipient, la pommade ua précipité jaune, etc. ; d'après Gaucher, la cure de la syphilis héréditaire doit être intensive et prolongée. Il conseille la première année sept cures mercurielles de 20 à 30 jours, la 2e année cinq cures, la 3e quatre et la 4e année, deux cures seulement.

Le Néo-Salvarsan. — On a eu recours, dans ces derniers temps, au Salvarsan pour l'hérédo-syphilis, et au Néo-Salvarsan à la dose de un centigr. par kilo de poids des nourrissons. Dans un cas chez un hérédo-syphilitique, âgé de deux ans, après une injection intra-musculaire de Salvarsan, nous avons vu disparaître en quatre jours, une ulcération extrêmement tenace de la joue, remontant à six mois, ayant résisté à divers traitements locaux et à des injections hypodermiques prolongées de biiodure.

Les injections intramusculaires sont très douloureuses et donnent parfois des abcès ; il vaut mieux les injections intraveineuses de Salvarsan et de néo-Salvarsan, qui semblent fort bien tolérées par les nourrissons et les enfants.

MM. Simpson et Thatcher, qui ont traité près de quarante enfants, atteints d'hérédo-syphilis, injectent 0 gr. 01 de Salvarsan en solution alcaline, par kilogramme du poids de l'enfant ; on solubilisera chaque centigramme de sel dans 5 cent. cubes de solution de NaCI à 6 p. 1.000. La veine la plus accessible pour le nourrisson est la jugulaire externe ; on pourra également injecter dans les veines temporales, volumineuses souvent chez les hérédo-spécifiques. Il est préférable d'employer le Néo-Salvarsan en solution concentrée, à cause de sa manipulation plus facile, on solubilise directement la dose à injecter (0 gr. 015 par kilogramme, dose moyenne), dans l'ampoule avec 2 centimètres cubes d'eau distillée. La solution est presque immédiate. Dans les cas graves, il vaut mieux réduire la dose de moitié. Une, parfois deux injections suffisent ; on se trouvera bien du reste d'associer à ces substances, le traitement hydrargyrique.

LES NOURRICES ET LA SYPHILIS

Une nourrice syphilitique peut contaminer le nourrisson qui lui est confié ; mais, bien plus souvent, la nourrice est infectée par l'enfant qu'elle allaite, soit que les accidents contagieux qu'il présente aient passé inaperçus, soit qu'ils aient apparu après la mise au sein.

A. CONTAMINATION DE LA NOURRICE PAR LE NOURRISSON. — La question de la syphilisation des nourrices est une dès plus épineuses et en même temps des plus graves qui se posent en hygiène infantile : la responsabilité de la famille, du médecin ou des administrations hospitalières peut être en cause ; et nous croyons devoir rappeler avec quelques détails les circonstances les plus communes dans lesquelles les femmes qui allaitent peuvent être contaminées par les nourrissons.

Il n'est pas de méthode rigoureusement scientifique de diagnostic de la syphilis héréditaire applicable à tous les cas. D'une part, tous les cliniciens reconnaissent que cette maladie peut rester absolument latente pendant plusieurs semaines après la naissance et quelquefois pendant plusieurs mois. L'examen le plus soigneux du nouveau-né dans ces circonstances est absolument négatif. D'autre part, la plupart des méthodes de laboratoire qui sont d'un grand secours dans le diagnostic de la syphilis congénitale, ne sont applicables qu'en cas d'accidents cutanés, muqueux ou nerveux et quand ils font défaut, la réaction de Bordet-Wassermann, seule utilisable en pratique donne des indications intéressantes, mais n'a pas en l'espèce une valeur absolue.

Les nourrices peuvent contracter la syphilis soit par l'acte de l'allaitement, soit par diverses pratiques qui s'y rapportent. Dans le plus grand nombre de cas, c'est au contact même de l'enfant syphilitique que la nourrice contracte la maladie ; des faits de ce genre ont été signalés depuis longtemps dès le début de la diffusion de la syphilis en Europe. Ils s'observent souvent encore et M. A. Fournier (1) en a fait une étude approfondie à laquelle nous ferons de larges emprunts. La contamination des nourrices par leur nourrisson est d'autant plus fréquente, comme le fait remarquer A. Fournier, que « cette syphilis infantile compte au nombre de ses manifestations les plus communes et presque essentielles le jetage nasal et les ulcérations de la bouche, deux ordres d'accidents des plus contagieux ».

C'est à l'égard des nourrices mercenaires presque seules que la contagion est à craindre ; en règle générale, l'infection syphilitique ne se transmet pas de la mère à l'enfant, ni d'ailleurs réciproquement.

Rappelons à ce sujet deux lois cliniques importantes à connaître :

1° Loi de Colles Baumès. « Un enfant procréé syphilitique n'infecte jamais « sa mère, saine en apparence ».

2° Loi de Propheta : « Une mère syphilitique n'infecte jamais son enfant « sain en apparence, à moins qu'elle n'ait contracté la maladie pendant les « deux derniers mois de sa grossesse. »

La connaissance de ces lois impose au médecin l'obligation de refuser une nourrice mercenaire saine à l'enfant d'une mère ou d'un père qu'il sait syphilitique. Il doit user de son influence pour décider la mère à allaiter elle-même ou si quelque cause l'en empêche, prescrire l'emploi du lait stérilisé.

Cette règle s'applique aux cas dans lesquels la syphilis de l'un des ascendants est assez récente. Mais dans les cas où la maladie est ancienne et est restée depuis longtemps silencieuse, il est probable que l'enfant demeurera exempt de toute tare héréditaire. Toutefois on ne saurait trop recommander la prudence et l'on peut admettre en règle générale, qu'il ne faut confier à une nourrice étrangère un enfant issu de parents anciennement syphilitiques; que si leur

_____

(1) A. Fournier.— Nourrices et Nourrissons syphilitiques, Paris, 1878. *Leçons sur les chancres extra-génitaux*, Paris, 1897.

maladie remonte à plus de dix ans ; si elle ne s'est manifestée depuis huit ou neuf ans par aucun accident ; et si elle a été suffisamment traitée.

Si le rôle du médecin est souvent délicat dans la pratique journalière, bien qu'il soit ordinairement renseigné sur les antécédents pathologiques des ascendants, on comprend combien est plus difficile la tache des médecins qui, dans les hospices d'enfants assistés, sont appelés à décider si les enfants abandonnés, dont l'hérédité n'est pas connue, peuvent ou non être confiés à des nourrices mercenaires. Outre l'examen initial sur lequel nous allons revenir et qui a lieu à l'Hospice dépositaire, on fait dans les agences départementales des visites médicales hebdomadaires pendant les deux premiers mois : malgré ces mesures, quelques contaminations peuvent se produire. Fournier rapporte dans ses *Leçons sur les chancres extragénitaux* que le nombre de contaminations de nourrices, imputables aux Enfants-Assistés de Paris, pour un peu plus de cinq années, s'élevait à quatre-vingt-six. Actuellement, bien que le nombre des contaminations ait considérablement diminué, il ne se passe guère d'années où l'on n'en constate une ou deux.

C'est le plus souvent à l'occasion des premiers accidents de syphilis héréditaire que se produit la contagion des nourrices. C'est donc surtout vers la fin du premier mois et dans le courant du second que le nourrisson doit être soumis à la surveillance la plus étroite. L'état de la bouche et des fosses nasales surtout doit être examiné avec soin, car ce sont les manifestations spécifiques de ces régions (fissures labiales, plaques muqueuses buccales, coryza purulent) qui sont le plus à redouter.

Si presque toujours les nourrices sont infectées par l'allaitement d'un enfant syphilitique, dans quelques cas cependant, c'est à diverses pratiques afférentes à l'allaitement que la maladie doit être attribuée. Il arrive en effet souvent que les femmes ont recours à la bouche d'un adulte, tantôt pour le dégorgement des seins, tantôt pour le façonnement des bouts de seins. Dans le premier cas, soit que l'enfant tette insuffisamment, soit qu'elle croit avoir trop de lait, soit qu'elle ait perdu son nourrisson, la nourrice a recours « pour se débarrasser » à la bouche d'une amie ; si celle-ci est porteuse d'érosions buccales spécifiques, la contamination est probable.

Le « façonnement du bout de sein » est un usage plus répandu encore. Certaines femmes dont le mamelon est insuffisamment saillant, se prêtent, soit avant, soit après l'accouchement, à des manœuvres de succion destinées à le rendre apte à l'allaitement.

Ce qui peut donner à ce mode de contagion une certaine importance, c'est que dans quelques pays, des matrones se font « spécialistes pour le traitement des seins avant et après l'accouchement ».

Une seule personne peut ainsi, lorsqu'elle vient à contracter la syphilis, devenir cause d'une véritable épidémie. C'est une épidémie de ce genre, observée à Condé en 1825, qu'a relatée longuement le Dr Bourgogne (1). A Tourcoing, en 1881, une épidémie analogue a fait plus de vingt victimes.

---

(1) *Considérations générales sur la contagion de la maladie vénérienne des enfants trouvés à leurs nourrices, suivies de la relation d'une affection syphilitique communiquée à plusieurs femmes par la succion du sein. Lille*, 1825.

L'importance et la gravité de cette forme de syphilis des nourrices sont accrues de ce fait que la femme n'en est presque jamais la seule victime. L'enfant à la mamelle contractera à son tour la maladie de sa mère et comme la syphilis acquise présente une extrême gravité chez le nourrisson, il y succombera presque toujours.

LES CHANCRES DU SEIN. — Les chancres mammaires présentent, au point de vue clinique, les caractères généraux des chancres cutanés. Leur siège est assez constant; souvent, mais non toujours, ils sont unilatéraux. D'après les statistiques de Dimey (1), ils siégeaient 132 fois sur un seul sein et 74 fois sur les deux.

Le chancre peut se développer en un point quelconque de la mamelle, mais sa région d'élection est la base même du mamelon, dans le sillon qui le sépare de l'aréole.

Il siège moins souvent sur le mamelon lui-même ; moins souvent encore sur l'aréole, et exceptionnellement en dehors de celle-ci sur le globe mammaire.

L'apparition de l'accident primitif est comme toujours précédé d'une période d'incubation assez longue. Cette période oscille, d'après A. Fournier, entre trois semaines et un mois. Mais elle peut quelquefois s'abaisser à quinze jours ou se prolonger au contraire un peu au-delà de trente jours.

A son début le chancre mammaire se présente sous l'aspect d'une lésion très minime. C'est d'abord une petite papule arrondie, qui rougit et s'érode en quelques jours. La lésion est contagieuse dès que l'érosion est établie ; aussi faut-il surveiller très étroitement les seins d'une nourrice qu'on a des raisons de croire en incubation de syphilis.

Arrivé à son complet développement, le chancre est aisé à reconnaître : il se présente rarement sous la *forme croûteuse*, et seulement chez les femmes qui ont cessé de nourrir. Presque toujours il se présente sous la forme d'une *plaie à découvert :* en effet le mamelon est maintenu dans des conditions d'humectation habituelle, au contact de la bouche du nourrisson.

Il offre alors tous les caractères habituels du chancre : c'est une lésion érosive qui se continue de plein-pied avec les tissus voisins ; sa surface est rouge et unie, couleur « chair musculaire », elle suinte peu et reste indolente au palper.

La base présente presque toujours une induration très nette, lamelleuse, parcheminée. Il s'accompagne d'une adénopathie axillaire à petits ganglions durs, mobiles, non douloureux, parmi lesquels se distinguent un ou deux ganglions plus volumineux. L'adénopathie généralisée succède à cette adénopathie satellite dans les délais habituels.

Le chancre mammaire peut cependant s'écarter quelque peu du type primitif, prendre un caractère ulcéreux, ou même phagédénique. Sa forme et ses dimensions sont assez variables ; il peut entourer comme d'un fer à cheval la base du mamelon, se présenter sous l'aspect d'une simple fissure.

Il peut rester petit, dépassant à peine la dimension d'une lentille ; ou, au contraire, atteindre celle d'une pièce de cinq francs.

On a vu des nourrices présenter des chancres très nombreux, jusqu'à vingt ou vingt-cinq.

(1) DIMEY, *Étude sur le chancre syphilitique au sein.* Thèse de Paris, 1891.

Cette particularité assez spéciale est importante à connaître, puisqu'on est habitué à voir l'accident primitif de la syphilis constitué par une lésion unique.

Après la cicatrisation, le chancre laisse après lui une induration durable, dont la surface reste pendant quelque temps rouge sombre, et l'on peut, par la constatation de ces caractères, établir un diagnostic rétrospectif. L'évolution ultérieure de la syphilis des nourrices ne présente de particulier que la fréquence peut-être un peu plus grande des formes graves ou rebelles.

A l'hospice dépositaire des Enfants - Assistés, à Paris, chaque année 2.000 nouveau-nés environ sont abandonnés par leur mère et tous les jours des convois de nourrices viennent de toutes les parties de la France chercher ces enfants pour les emporter à leur domicile à la campagne et les élever au sein.

Très habituellement, nous ignorons tout de l'état de santé des générateurs, puisqu'aucun renseignement n'est exigible dans le bureau où l'enfant est abandonné.

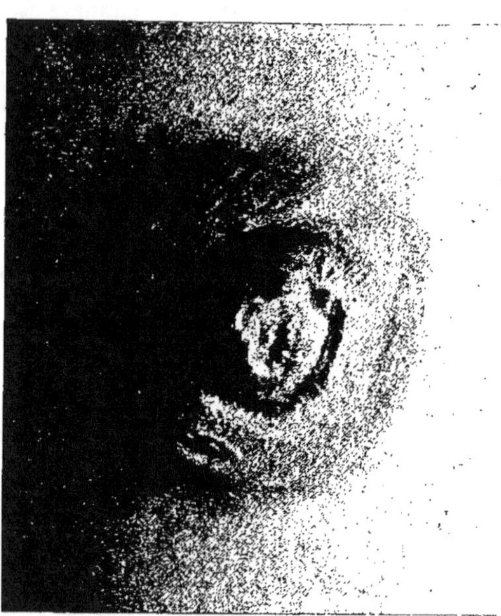

Fig. 62. — Chancre induré de la base du mamelon.

Nous sommes donc obligés de procéder à un examen physique complet de l'enfant abandonné, et c'est d'après son état que nous décidons s'il doit être mis au sein d'une femme ou s'il sera nourri artificiellement. Si exceptionnellement, malgré ces précautions, une nourrice est contaminée, elle est en droit d'exiger une indemnité de l'administration de l'Assistance publique.

Chaque enfant est pesé et toisé à son entrée à la crèche, nous sommes ainsi fixés sur son degré initial de développement global ; il est présenté nu au médecin qui examine particulièrement la peau et tous les organes.

Si l'on note des éruptions cutanées, des érosions labiales, du jetage, ou des lésions spécifiques de la syphilis dans le squelette ou les organes, on prescrit l'élevage au biberon, en recommandant de faire surveiller le nourrisson de près par le médecin inspecteur des départements. On prévient la nourrice de prendre des précautions pour éviter la propagation de la maladie.

Bien plus habituellement, on se trouve en présence de nouveau-nés simplement *suspects ;* la plupart des enfants sont abandonnés à l'âge de onze jours, lorsque les mères quittent les services des maternités.

Ce sont des enfants débiles, quelquefois prématurés, d'un faible poids et d'une petite taille, ayant le teint pâle, la peau marbrée, les chairs flasques ; d'autres fois les nourrissons présentent des érythèmes papuleux douteux, du cranio-tabès, des érosions fessières, etc.; dans toutes ces circonstances il suffit qu'il y ait doute pour que nous décidions que l'enfant ne sera pas mis au sein.

Nous croyons fermement que si l'on ne veut pas avoir de mécomptes, ni risquer de syphiliser les nourrices, il ne faut pas surtout chez des nouveau-nés, dont nous ignorons absolument les antécédents de famille, attendre les signes de certitude pour se prononcer dans la question du mode d'élevage. D'ailleurs les admirables progrès de l'allaitement artificiel, bien dirigé, nous permettent de ne pas trop regretter une détermination qui jadis mettait la vie des nour-rissons en grand péril, aussi bien dans les villes que dans les campagnes. En prenant toutes ces précautions, nous n'avons pas vu, depuis plus de dix-huit mois, à l'hospice dépositaire des Enfants-Assistés, une seule de nos nourrices sédentaires syphilisée, bien qu'elles changent fréquemment de nourrissons, puisqu'on leur confie jusqu'à huit ou dix nourrissons débiles dans le courant d'une année. Nous n'avons pas reçu non plus d'avis administratif qu'une seule des nourrices de la campagne, au nombre de deux mille environ, ait été conta-minée en 1913 et en 1914.

La syphilis de la mère n'est pas une contre-indication à l'allaitement mater-nel : le traitement mercuriel servira aussi au nourrisson qui trouvera partiel-lement dans le lait le remède qui lui convient

Nous avons vu ainsi plusieurs fois des nourrissons syphilitiques, allaités par leur mère et dont l'état de nutrition était assez satisfaisant.

On a songé aussi à utiliser les femmes syphilisées comme nourrices pour d'autres enfants syphilitiques que les leurs ; mais les circonstances favorables à ce mode d'allaitement sont rarement réalisées.

Nous avons déjà relaté, avec détails, les résultats peu satisfaisants obtenus par Parrot à la nourricerie d'ânesses organisée aux Enfants-Assistés, pour les enfants atteints de syphilis héréditaire.

Lorsque les règles générales concernant l'allaitement des hérédo-syphili-tiques ont été enfreintes et que la contamination de la nourrice a eu lieu, on doit conseiller à la famille ou à l'administration responsable (1) de conserver la nourrice, dûment indemnisée, afin de la traiter et de l'empêcher de porter la maladie à un autre enfant ou dans sa propre famille. De même, si l'on est amené à constater l'existence d'accidents spécifiques chez un nourrisson et que la nourrice paraisse encore indemne, il y a obligation à faire suspendre immédiatement l'allaitement sans toutefois donner à la nourrice des explica-tions incompatibles avec le secret médical. On doit la garder comme nourrice sèche tant qu'il est nécessaire de la maintenir en observation.

B. CONTAMINATION DU NOURRISSON PAR LA NOURRICE SYPHILITIQUE. — S'il est bien plus commun de voir les nourrices contaminées par leur nourrisson, il n'est pas rare cependant que des nourrices mercenaires syphilitiques infectent des nourrissons sains. L'examen systématique des femmes qui veulent se placer comme nourrices sur lieu ou qui doivent être acceptées comme nourrices de

---

(1) Voir pour les difficultés médico-légales qui peuvent se présenter dans la pratique le livre de G. THIBIERGE, *syphilis et déontologie*, chap. 9 et 10, Masson, 1903.

campagne est donc indispensable. Il faut, discrètement mais soigneusement, examiner la femme entièrement dévêtue, en particulier la bouche et le larynx. Il faut également s'enquérir de l'état des ganglions des aines, du cou, de la nuque, de l'épitrochlée : l'*adénopathie généralisée* étant un signe si caractéristique et si révélateur de la syphilis secondaire que sa constatation doit aussitôt donner l'éveil, engager à une enquête approfondie non seulement sur la nourrice elle-même, mais sur l'enfant que peut-être elle allaitait précédemment.

Enfin, il ne faut pas oublier que la syphilis acquise des nourrissons n'est pas exceptionnelle. Les nourrissons peuvent en particulier contracter la syphilis d'un autre enfant, dans les crèches mal tenues où l'on se sert indistinctement des biberons et des tétines pour des enfants différents. La nourrice peut à son tour être contaminée et lorsqu'il arrive que cette nourrice allaite d'autres enfants, on imagine les désastres qui en résultent. On a signalé plusieurs épidémies de syphilis acquise dans ces conditions. Il est donc de la plus haute importance que chaque enfant, dans les crèches et dans les pouponnières, ait des flacons de lait numérotés à la biberonnerie et que les tétines dont il fait usage, portent aussi un numéro correspondant à celui de son berceau.

Voici deux cas de notre pratique à l'hospice des Enfants-Assistés qui démontrent l'impossibilité de prémunir sûrement les nourrices contre l'hérédo-syphilis à cause des manifestations extrêmement tardives de l'infection.

Deux cas d'hérédo-syphilis latente et de contamination tardive des nourrices.

Obs. I. — Louis L..., né le 8 février 1911, pesant 3 kg. 400, mesurant 50 cm., est envoyé le 21 février en nourrice dans le Pas-de-Calais après avoir été examiné à la Crèche par M. Variot.

Le médecin de l'agence voit l'enfant le lendemain et constate sur son certificat qu'« il était en bon état de santé ».

Examiné tous les dix jours pendant les 3 premiers mois, il ne présente rien d'anormal.

Dans le cours du quatrième mois, l'enfant aurait eu une éruption de boutons renfermant de l'humeur, d'après la nourrice. Cette éruption aurait duré trois semaines ; l'enfant aurait aussi présenté de petites fissures des lèvres.

Le 27 juin, le médecin, appelé par la nourrice, constate une ulcération indurée sur le mamelon droit avec œdème inflammatoire et adénite axillaire volumineuse ; chez l'enfant, il note de petites fissures commissurales labiales, une ulcération de la voûte palatine, un léger coryza avec croûtes. Il ne trouve pas d'éruption, mais une pigmentation spéciale. Le foie et la rate sont gros ; il existe une hypertrophie ganglionnaire multiple.

Nous voyons l'enfant le 30 juin, n'ayant gagné que 900 grammes en quatre mois et 6 cm. de taille. On lui trouve une peau légèrement cuivrée, desquamée par places, de gros paquets ganglionnaires saillants, une légère croûtelle épicrânienne, une petite érosion suintante rétro-auriculaire ; aux lèvres de petites fissures peu profondes également suintantes, un coryza léger, des croûtes verdâtres dans les narines. Par la suite apparaissent sur les membres supérieurs et une partie de la face des macules bronzées, confluentes. La fièvre apparaît et l'enfant meurt.

A l'autopsie, on ne trouva aucune lésion macroscopique apparente des viscères en rapport avec la syphilis et permettant d'affirmer l'existence de cette maladie post-mortem.

L'examen de la nourrice qui a allaité cet enfant montre à la partie supéro-externe du mamelon, une véritable ulcération de la dimension d'une pièce d'un franc ; en dehors une petite fissure jaunâtre bientôt ulcéreuse. Toute la région péri-mamelonnaire est rouge, œdématiée et douloureuse. Il existe une volumineuse adénopathie au bord externe du grand pectoral. On note de plus une roséole papuleuse typique sur les avant-bras et les cuisses. Le traitement par l'arséno-benzol fit disparaître rapidement ces diverses lésions.

Obs. II. — Jeanne B..., née le 6 janvier 1911, admise le 21 mars 1911 à l'hospice dépositaire pesant 2 kg. 700 et mesurant 51 cm. ; part le 8 avril au sein d'une nourrice.

Le médecin de l'agence note la chétivité de l'enfant et une légère conjonctivite ; le 29 mai, il aurait remarqué une éruption légère couvrant le corps et une fissure à la partie médiane de la lèvre inférieure. Le 8 juin, le carnet de la nourrice porte la mention « rien d'anormal ».

Au commencement de juillet, la nourrice présente au sein droit une lésion suspecte et l'enfant offre, outre du coryza, une éruption généralisée sur le corps, des ulcérations cutanées au niveau du pli du coude et de l'aine.

Vue par nous le 27 juillet, la nourrice présente un chancre sous-mamelonnaire de la largeur d'une pièce de 2 francs, une adénopathie axillaire droite, en pléiade et indolente, une roséole papuleuse généralisée.

Pendant son séjour d'un mois à l'hôpital, ces lésions sont guéries par les injections de novarsénobenzol.

Quant à l'enfant, il présente une éruption érythémateuse circinée, un gros ventre, un gros foie, une rate très augmentée de volume, des paquets ganglionnaires, un écoulement purulent nasal.

Grâce au traitement mercuriel, toutes ces lésions se sont éteintes, l'état de l'enfant s'est considérablement amélioré. (*Observations résumées*).

LA TUBERCULOSE

La tuberculose est rare dans les trois premiers mois de la vie ; plus tard et surtout dans la deuxième année, elle devient de plus en plus fréquente.

Les statistiques sont d'accord sur ce point : celle de M. Comby donne les pourcentages suivants :

De 0 à 1 mois	0	
De 1 à 2 mois	2,6	
De 2 à 3 mois	3,5	} 19,85 0/0
De 5 à 6 mois	15	
De 6 à 12 mois	30	
De 1 à 2 ans	45,75	
De 2 à 5 ans	68	
De 5 à 10 ans	67	

Les essais de réaction à la tuberculine qui ont été faits donnent des proportions analogues pour les divers âges des nourrissons contaminés.

Étiologie. — Le nourrisson peut être tuberculisé héréditairement ou par contagion extérieure ; mais, tandis que la tuberculose congénitale est l'exception, la tuberculose acquise est commune.

La tuberculose *conceptionnelle* proprement dite, dans laquelle le germe mâle ou femelle serait directement contaminé par le bacille de Koch, n'est rien moins que prouvée. C'est l'hérédité de terrain qui est indubitablement transmise par l'ovule ou le spermatozoïde à l'embryon et au fœtus.

1° TUBERCULOSE CONGÉNITALE. — *Hérédo-contagion.* — Le bacille de Koch peut être transmis de la mère au fœtus, et déterminer des lésions déjà assez avancées à la naissance. A l'hospice des Enfants-Assistés, nous avons pu faire plusieurs autopsies probantes dans ce sens chez des nouveau-nés.

Chez un nouveau-né de quelques jours, nous avons vu, le poumon principalement, mais aussi le foie et la rate farcis de tubercules caséeux.

L'observation directe de lésions tuberculeuses du placenta et l'expérimentation ont montré que la voie placentaire était celle empruntée par le bacille. Parfois, en l'absence de lésions évidentes, l'inoculation au cobaye, soit du sang placentaire, soit du sang de la veine ombilicale a déterminé la tuberculisation chez le cobaye (Landouzy).

Mais de semblables faits sont rares ; il faut, pour qu'ils se réalisent, que, pendant la grossesse, la mère ait été sujette à des poussées de septicémie tuberculeuse, de bacillémie ; la gestation est alors le plus souvent interrompue.

Il n'en est pas toujours ainsi, car, depuis fort longtemps, la tuberculose du fœtus a été signalée. Billard (p. 735), relate déjà qu'il « a trouvé des granulations tuberculeuses dans le péritoine d'un enfant mort quatre jours après sa naissance ; sur deux fœtus mort-nés, il a observé une transformation tuberculeuse évidente de quelques glandes mésentériques ». Le même auteur ajoute que « les granulations tuberculeuses de la rate et du foie ne sont pas très rares chez les enfants naissants, qu'il les a vues chez cinq enfants, dont deux avaient en même temps des tubercules pulmonaires. Husson a rapporté à l'Académie de Médecine avoir disséqué un enfant né mort au septième mois, avec des tubercules ramollis dans le poumons (1).

Les observations récentes de Charrin, de Kuss, etc., ont eu pour objet d'élucider l'imperméabilité relative du placenta aux bacilles tuberculeux, car en somme la tuberculose fœtale est rare (Ballantyne) (2).

Voici un exemple rare de ces tuberculoses très précoces, enregistré dans mon service par le Dr Marcel Ferrand, chef de laboratoire à l'hospice des Enfants-Assistés.

Tuberculose pulmonaire chez un nourrisson de cinq semaines.

Girard... Léone, enfant abandonnée, âgée de 5 semaines, est admise à la nourricerie Parrot le 16 juin 1909 (service de M. le Dr Variot). Elle pèse 2 kg. 350 et mesure 49 cm. 5 ; température : 36°5.

Mise au lait Lepelletier, son poids se maintient stationnaire pendant deux ou trois jours, puis il décroît progressivement, 2 kg. 280, 2 kg. 100 et enfin 1 kg. 900, au moment de la mort survenue le 24 juin.

La température, qui s'était maintenue au-dessous de 37° les quatre premiers jours, atteignit successivement 38°5, puis 39°5. Pas de vomissements, 2 à 4 selles chaque jour.

Autopsie :

Poids du cerveau .... 410 gr.
— du cœur .... 20 gr.
— du foie .... 100 gr.
— de la rate .... 10 gr.
— des reins .... 30 gr.

Les deux poumons présentent des *lésions tuberculeuses* non douteuses ; le droit est surtout

(1) Billard. *Maladie des nouveau-nés*, 1837.
(2) Antenatal Pathology. *The Fœtus* (Ballantyne).

atteint. Aux deux sommets, 2 ou 3 tubercules ramollis ; à droite, une formation nodulaire à centre également ramolli, ayant l'aspect d'une petite *gomme* tuberculeuse de la grosseur d'une noisette. Dans le reste des poumons, granulations tuberculeuses disséminées.

Il y avait également des *ganglions* à centre *caséeux* dans le médiastin et des granulations à la surface et à l'intérieur de la rate.

Les autres organes ne paraissaient présenter rien d'anormal.

L'examen histologique a confirmé la nature tuberculeuse de ces lésions. On mit facilement en évidence dans les granulations et la périphérie de la gomme du poumon, le *bacille de Koch.*

Vu le degré avancé des lésions tuberculeuses (noyaux caséeux dans les poumons), on doit considérer comme très probable que l'évolution du processus tuberculeux chez cet enfant de 5 semaines, né débile, avait commencé durant la vie fœtale. La question de la contamination directe de l'enfant par la mère se pose donc dans ce cas. La tuberculose est restée latente. La radiographie seule pourrait la décéler.

(2°) *Hérédité du terrain.* — Mais si l'hérédo-contagion directe est exceptionelle, il n'en est pas de même de l'hérédo-prédisposition ou hérédité de terrain. Dans ces circonstances, les générateurs ont transmis à leur descendants, en même temps que leur ressemblance morphologique, leur constitution organique, leur type de nutrition, leurs aptitudes à contracter aisément telle ou telle infection.

L'hérédité maternelle frappe beaucoup plus son empreinte que l'hérédité paternelle, qui peut rester sans influence apparente sur le produit de la conception.

Quand la mère est arrivée à un degré avancé de la phtisie, le nouveau-né est le plus souvent un débile ; l'élevage, surtout au biberon, en est très difficile, l'accroissement est lent ; les muscles et les os sont grêles ; l'enfant, s'il survit, reste hypotrophique pendant plus ou moins longtemps.

Dans la classe pauvre, l'hérédité tuberculeuse se complique souvent d'autres tares qui en aggravent le pronostic, tare alcoolique surtout. Faire la part dé l'élément infectieux et de l'élément toxique dans la pathogénie des troubles observés est le plus souvent impossible.

(3°) Tuberculose acquise.— La fréquence de cette tuberculose du nourrisson est extrême, comparée à la rareté de la tuberculose congénitale.

Modes de contamination. — Laënnec avait bien mis en évidence la localisation élective des lésions tuberculeuses dans les ganglions du médiastin ; Parrot, partant de ces données, proposa une théorie de la tuberculose qui fut longtemps acceptée : les voies aériennes et l'épithélium broncho-pulmonaire seraient la localisation initiale du processus tuberculeux ; les ganglions médiastinaux seraient envahis secondairement. Ils resteraient les témoins de la première lésion dans le poumon. La contamination aurait eu lieu par les poussières tuberculeuses. Dès cette époque, la contagion de la tuberculose avait été bien établie par Villemin, avant la découverte du bacille de Koch.

L'opinion émise jadis par Parrot, a beaucoup perdu de sa valeur depuis que nous avons appris, par les recherches expérimentales (Vallée), que les ganglions du médiastin peuvent être tuberculisés à la suite de l'infection par les voies digestives. Néanmoins, il ne paraît pas douteux que le nourrisson, comme l'adulte, puisse aussi être contaminé par les poussières inhalées dans les milieux tuberculeux.

Escherich a repris la question en s'appuyant sur l'étude de 22 nourrissons tuberculeux avec autopsie ; il croit pouvoir conclure que les voies aériennes sont plus rarement les vecteurs du bacille que le tube digestif.

Chez tous ces nourrissons les ganglions du médiastin étaient caséifiés : chez 17 d'entre eux il y avait cohabitation avec des voisins ou des parents tuberculeux. Cette cohabitation serait le facteur le plus constant dans la tuberculose du nourrisson. L'infection peut se faire dans ces circonstances par l'inhalation de poussières ou de gouttelettes bacillifères.

Chez 7 de ces nourrissons sur 22, il n'y avait aucune lésion tuberculeuse du tube digestif. Chez 15 autres on trouva des ulcérations du tube digestif et des tuméfactions des ganglions mésentériques, mais de date plus récente que les lésions ganglio-pulmonaires.

Escherich conclut formellement à la contamination par les voies aériennes dans la grande majorité des cas. Les dernières recherches expérimentales faites en France plaident aussi en ce sens ; elles ont été publiées par MM. Roux, Kuss, etc. *Adhuc sub judice lis est.* — Il est bien vraisemblable que l'infection tuberculeuse peut se faire par les voies aériennes et par le tube digestif.

Au point de vue prophylactique, il n'est pas moins utile de protéger le nourrisson contre les bacilles du lait que contre ceux pulvérisés par les tuberculeux adultes.

La transmissibilité de la tuberculose à l'enfant :
1º Par la mère après la naissance, la nourrice ou l'éleveuse ;
2º Par le lait des animaux.

1º TRANSMISSION PAR LA MÈRE OU LA NOURRICE.

Il est absolument exceptionnel que l'on rencontre dans le lait de femme le bacille tuberculeux ; sans doute la mammite tuberculeuse existe, mais alors les caractères cliniques sont assez évidents pour qu'on ne mette pas l'enfant au sein.

C'est une règle absolue que la mère ne doit pas allaiter si elle présente des lésions tuberculeuses et particulièrement dans les poumons; l'allaitement qui est une fonction si normale pour la femme bien portante, devient une cause de fatigue et même d'épuisement lorsque la tuberculose a commencé d'évoluer et, plus encore que la grossesse, elle contribuerait à en accélérer l'évolution ; — d'ailleurs pour peu que les lésions tuberculeuses soient avancées, la sécrétion lactée est en général peu abondante, le lait est clair et d'une valeur nutritive douteuse, alors même qu'il ne contient pas de germes morbides.

La mère tuberculeuse qui voudra continuer à soigner son enfant en l'élevant artificiellement, devra être avertie par le médecin du danger de la contagion de cette maladie, surtout dans le premier âge, et elle sera invitée à prendre des précautions contre la transmission possible de la tuberculose, *contre la contagion familiale* en d'autres termes.

Lorsqu'on choisira une nourrice mercenaire pour un enfant, la tuberculose sera recherchée avec le plus grand soin dans ses organes, car il est bien établi qu'on peut trouver le bacille dans le lait, sans que les mamelles soient en apparence malades (1). M. Moussu, nous le verrons, a observé fréquemment des faits du même ordre chez la vache. Mais à part la lactation, on comprend sans peine combien il serait périlleux de confier un nourrisson à une femme atteinte de tuberculose ouverte, vivant constamment avec l'enfant, dans la même chambre, le maniant, le portant à bras.

Les chances de contamination ne seraient guère moins grandes avec une nourrice sèche à domicile ou une éleveuse au dehors. La femme à laquelle on confiera un enfant devra être saine, car le nourrisson représente en quelque sorte un terrain vierge particulièrement apte à la réceptivité pour tous les germes morbides. Les travaux et les recherches expérimentales de Vallée, en France, nous ont montré combien le tube digestif de l'enfant et des jeunes animaux était fragile, et se laissait facilement traverser par les bacilles tuberculeux qui pénètrent dans l'appareil lymphatique du mésentère et du médiastin et de là dans tout l'organisme.

2° LA TRANSMISSION PAR LE LAIT DES BOVIDÉS

De très nombreux et récents travaux prouvent la grande fréquence de la tuberculose bovine et la présence des bacilles tuberculeux dans le lait, en dehors de toute lésion locale apparente du côté des mamelles.

Cette dernière localisation de la tuberculose est d'ailleurs rare. D'après les statistiques de M. Martel, elle ne dépasse pas 5 à 6 % pour un ensemble de 100 bêtes tuberculeuses.

Un des premiers Bang a signalé la présence de bacilles dans le lait de vaches tuberculeuses, dont les mamelles ne présentaient aucun signe morbide et sur un ensemble de 63 bêtes tuberculeuses, 9 fois le lait s'est montré virulent, soit une proportion de 14,29 %. Plus tard, Gebrmann et Evans ont publié en 1900 une statistique dans laquelle le lait des vaches tuberculeuses, sans mammite apparente, se serait montré virulent dans la proportion de 36,6 %. La statistique de Mlle Rabinovitch est encore plus élevée, 66 %.

Il est aujourd'hui démontré, dit M. Moussu, que ces laits virulents sont doués d'un pouvoir pathogène certain, surtout vis-à-vis des jeunes animaux non sevrés qui ingèrent journellement une grande quantité de lait.

Nous croyons utile de relater sur cette grave question, les expériences de M. Moussu faites au laboratoire de pathologie bovine de l'Ecole d'Alfort et qui sont très concluantes. « 5 jeunes veaux, aussitôt après leur naisssnce, sont placés dans un local sain et soumis à l'épreuve de la tuberculine dès l'âge de huit jours : réaction négative (2).

Ces 5 sujets furent alimentés avec le lait de 4 vaches laitières qui, à deux reprises différentes, avaient donné une réaction positive à la tuberculine, mais ne présentaient aucun signe clinique appréciable et des mamelles indemnes en apparence.

Après 3 mois d'alimentation avec le lait de ces femelles tuberculeuses,

(1) ROGER et GARNIER, *Société de Biologie*, 1900.
(2) Les qualités du lait des vaches tuberculeuses, par G. MOUSSU. (*Comptes rendus de la Société de Biologie*, février 1905.)

2 parmi les 5 veaux ont donné une réaction positive à la tuberculine, les 3 autres sont restés indemnes après une alimentation prolongée pendant six mois. Trois parmi les vaches nourrices furent sacrifiées; à l'autopsie, on constata des lésions discrètes de tuberculose, les mamelles étaient absolument indemnes.

Ces recherches établissent avec évidence que toute femelle bovine en puissance de tuberculose, même sans aucun signe clinique appréciable et ayant simplement donné une réaction positive à la tuberculine, peut éliminer des bacilles spécifiques décelables à l'examen bactériologique capables de tuberculiser des animaux d'expériences, par digestion ou inoculation du lait sécrété.

Il est bien établi d'ailleurs que la tuberculose bovine peut se propager à l'homme; et Koch reste à peu près le seul défenseur de son opinion de la *non transmissibilité* de la tuberculose bovine à l'espèce humaine. Les travaux d'Arloing, de Nocard en France, et spécialement des maîtres vétérinaires de Lyon et d'Alfort, ont établi que les bacilles de l'homme pouvaient être inoculés avec succès aux bovides et inversement ; il ne s'agit donc pas de germes différents mais de simples variétés d'un même germe morbide. D'après les observations de Thomson (d'Edimbourg) et de Huguenin à l'Institut pathologique de Genève, dignes de foi, on doit admettre que la tuberculose intestinale dans le premier âge chez l'homme est beaucoup plus commune qu'aux âges ultérieurs de la vie.

De 3 à 12 mois, dans la première année de la vie on rencontre 13,5 cas de tuberculose intestinale primitive sur 100 cas de tuberculose, tandis que de 10 à 15 ans on n'en trouve plus que 4,9 % et de 16 à 21 ans 1,1 %. Il est bien difficile de ne pas mettre en cause le lait dans cette fréquence extrême de la tuberculose intestinale du premier âge. Telle est l'opinion du fameux Behring qui cherche à démontrer l'invulnérabilité de l'épithélium intestinal qui forme une véritable barrière aux microbes chez l'adulte (1). Mais pendant les premiers mois de la vie les cellules épithéliales de la muqueuse intestinale n'offrent pas aux microbes la même imperméabilité que chez l'adulte. Behring fait ingérer des bacilles tuberculeux à des animaux âgés de quelques jours et ces petits animaux deviennent tuberculeux, comme le démontre l'examen de leurs organes à l'autopsie; chez l'animal adulte l'ingestion de ces bacilles tuberculeux ne provoque l'éclosion d'aucune lésion ; les bacilles sont éliminés avec les matières fécales. Behring conclut avec raison de ses expériences que le petit enfant est très sensible à la contagion intestinale par le lait.

Les statistiques de l'hygiéniste anglais Thorne confirment cette doctrine. Tandis que la mortalité tuberculeuse générale a diminué de 47 % en Angleterre, la mortalité par tuberculose intestinale chez l'enfant augmente de 27 %, parce que l'allaitement artificiel s'est développé de plus en plus, les femmes mères s'employant dans l'industrie et ne pouvant plus allaiter leurs enfants.

Aussi, l'auteur de ce travail ne craint-il pas de rapporter tous les cas de tuberculose du veau qu'il a observés, à une contamination par les voies digestives.

Mais c'est surtout à M. le professeur Vallée (d'Alfort) qu'on doit toute une

---

(1) *La transmissibilité de la tuberculose par le lait des animaux.* GEORGES DAREMBERG. (Chronique scientifique du *Journal des Débats*, 1904.)

série de recherches démonstratives sur ce sujet qu'il a publiées dans les bulletins de la Société de Biologie 1905 et au Congrès international de la tuberculose de cette même année. Non seulement M. Vallée a prouvé, par ses expériences parfaitement conduites, que les bacilles tuberculeux pénétraient par les voies digestives chez les jeunes animaux, mais il a montré, le premier, que chez les veaux infectés par les voies digestives, on pouvait rencontrer des lésions profondes des *ganglions péribronchiques et médiastinaux*, sans qu'il y ait de lésions du foie ni de la rate, et même sans qu'on aperçoive de lésions intestinales ni mésentériques. M. Vallée a donc établi que la localisation thoracique de la tuberculose, si habituelle à tous les âges de la vie, pouvait avoir comme point de départ l'intestin.

« Ayant constaté, dit M. Vallée, chez de jeunes sujets infectés par la voie digestive l'extrême gravité des lésions des ganglions bronchiques et médiastinaux, tandis qu'en certains cas les lésions mésentériques ou intestinales sont insignifiantes, j'ai recherché quel est le mode d'infection qui réalise le plus sûrement ces lésions des ganglions bronchiques.

« Vingt veaux indemnes de tuberculose ont été mis en expérience dans ce but : douze ont été infectés par des pulvérisations virulentes dans le nasopharynx ; deux par inoculation intra-trachéale ; les autres par les voies digestives ou par l'inoculation directe dans un ganglion du mésentère ou dans un rameau de la veine mésaraïque.

« De tous ces modes d'infection, la pénétration du bacille, au niveau de l'intestin, est celui qui réalise le plus vite et le plus sûrement la tuberculisation des ganglions annexes du poumon. La pénétration du bacille tuberculeux au niveau de l'intestin, peut s'effectuer sans qu'il se produise des lésions apparentes appréciables de la muqueuse intestinale ou des ganglions mésentériques. Le bacille tuberculeux peut franchir les voies lymphatiques sans y laisser de traces apparentes de son passage.

« L'on n'est plus autorisé à considérer que, chez l'homme, la tuberculose d'origine intestinale et alimentaire est une rareté, et les récentes constatations sur la virulence du lait des vaches tuberculeuses, établissent la nécessité d'une étroite surveillance sanitaire de la production du lait.

« Des expériences d'alimentation du chimpanzé avec des laits de vaches bacillifères permettraient d'apprécier, chez cette espèce si voisine de l'homme, le danger pour celui-ci de l'ingestion des laits virulents et de vérifier le mode de formation des lésions bronchiques. » (1)

Ces belles expériences de M. Vallée ont été confirmées ultérieurement par M. Calmette (de Lille).

Tout cet ensemble de faits a déterminé les vétérinaires français à réclamer l'obligation de soumettre à l'épreuve de la tuberculine les vaches laitières dont le lait est destiné à l'alimentation des enfants.

DESTRUCTION DU BACILLE TUBERCULEUX PAR L'ÉBULLITION DU LAIT
ET LA SURCHAUFFE

Si nous n'avons pas encore en France de réglementation efficace pour empêcher la mise en vente de laits pollués par les bacilles tuberculeux, la stérilisation

____
(1) Congrès international de la tuberculose, séance du 3 octobre 1905.

par la chaleur nous offre heureusement un moyen excellent de détruire ces germes morbides.

Ce n'est pas l'un des moindres services qu'on peut attendre de la stérilisation que celui de nous mettre à l'abri de tous les germes morbides, quels qu'ils soient, qui peuvent être contenus dans le lait et propagés par lui.

L'ébullition du lait à 100°, dans des appareils stérilisateurs pendant quarante minutes et à *fortiori* la surchauffe à 108° détruisent entièrement la vitalité des bacilles tuberculeux.

On doit donc conseiller formellement de faire toujours bouillir le lait avant de le donner à l'enfant, à moins qu'on n'en connaisse la provenance exacte et immédiate et à moins que la vache qui l'a fourni n'ait été tuberculinée.

C'est à ce point de vue que l'on a pu dire que les Gouttes de lait, où l'on manie le lait stérilisé, étaient une bonne arme dans la lutte contre la tuberculose.

INFECTIONS TUBERCULEUSE PAR LE TÉGUMENT EXTERNE

Rarement la tuberculose peut être inoculée par effraction de la peau à la suite de plaies, de blessures infectées par des bacilles. La succion de la plaie dans la circoncision rituelle pratiquée par un tuberculeux, a pu être suivie de généralisation de la tuberculose. Exceptionnellement, la vaccination jennérienne a pu être incriminée (Besnier), comme pour la syphilis ; des ulcérations tuberculeuses de la peau auraient été produites par l'action de la salive contenant des bacilles, et le baiser par des phtisiques ne serait pas sans danger pour des nourrissons qui ont la peau du visage mince et facilement excoriée.

En réalité, on compte les faits d'infection tuberculeuse par la peau, jusqu'ici du moins ; ce qui montre bien la puissance de protection des épithéliums cornés, si on les compare aux revêtements des voies respiratoires et du tube digestif.

CAUSES PRÉDISPOSANTES. — Bien qu'il soit relativement immunisé contre les infections, si on le compare aux enfants du deuxième âge, le nourrisson n'est cependant qu'incomplètement à l'abri des germes morbides. A ce point de vue, l'accumulation des petits enfants dans les pouponnières et surtout dans les crèches hospitalières défectueuses, au point de vue de l'alimentation et de l'habitat, préparent le terrain pour la réception du bacille ; la cohabitation avec des tuberculeux est spécialement dangereuse. Bien que rares chez le nourrisson, la rougeole et la coqueluche peuvent avoir un rôle prédisposant indéniable.

Anatomie pathologique. — La forme granulique de la tuberculose avec granulations confluentes dans les poumons, la plèvre, le péricarde, l'endocarde, le péritoine, les méninges, la rate et plus discrètes dans le foie, les reins, etc., n'est pas rare chez le nourrisson. Il est habituel qu'elle existe avec des lésions en foyer préexistantes, surtout avec des adénopathies caséeuses du médiastin : la tuberculose ganglionnaire généralisée est exceptionnelle.

Depuis bien longtemps (Billard, Rilliet et Barthez) on a noté l'évolution simultanée de la tuberculose dans les ganglions qui entourent les bronches, et dans les poumons, c'est la forme *ganglio-pulmonaire* des auteurs modernes.

Les foyers caséeux, chez le nourrisson, siègent aussi bien aux bases et à la partie moyenne qu'au sommet des poumons. Le ramollissement cavitaire n'est pas fréquent ; cependant on a relevé 75 cas de cavernes sur 217 tuberculeux de 1 à 2 ans (Leroux). La transformation fibreuse des lésions tuberculeuses a été relevée comme processus curatif, de même que chez l'adulte, à l'autopsie. Sur des nourrissons suivis durant longtemps, la radiographie nous a permis de voir plusieurs fois la diminution lente des ombres opaques correspondant à la régression des foyers infiltrés dans le parenchyme.

Les lésions tuberculeuses peuvent être bilatérales et diffuses dans certaines formes broncho-pulmonaires à évolution rapide.

On considérait jadis tous les enfants ayant un gros ventre comme atteints par le carreau, c'est-à-dire ayant de la tuberculose des ganglions mésentériques ; nous avons vu ailleurs, que le mécanisme de l'ectasie abdominale peut être tout autre. Quoi qu'il en soit, la tuberculisation des ganglions abdominaux est moins commune que dans le deuxième âge. La tuberculose primitive de l'intestin est rare, il est probable que les bacilles absorbés avec le lait et les aliments, traversent les parois de l'intestin et les ganglions abdominaux, sans déterminer des lésions (Vallée) ; ils pourraient rester latents dans les organes pendant assez longtemps (Baumgarten).

Les tubercules peuvent se localiser aussi accidentellement dans les autres organes du nourrisson et même dans les organes génitaux (trompes et utérus). La tuberculose osseuse est relativement commune, spina ventosa, coxalgie, mal de Pott, avec abcès froids, etc. Ces lésions coexistent parfois avec des tuberculoses viscérales.

M. Marfan a voulu établir une connexion entre l'évolution tuberculeuse et le processus rachitique des os, mais cette hypothèse n'est pas suffisamment étayée ; par contre, l'hypotrophie et le retard de la croissance du squelette produits par la tuberculose, démontrés par M. Variot, sont généralement acceptés (Hutinel et Tixier).

ÉTUDE CLINIQUE

La tuberculose se présente chez le nourrisson sous des aspects cliniques variés ; ce polymorphisme symptomatique est lié tant à la diversité de la localisation des lésions dans tel ou tel organe, qu'au mode d'évolution et à la durée de la maladie. Aussi étudierons-nous successivement :

Les formes aiguës ou subaiguës granuliques, où prédominent suivant les cas, les manifestations broncho-pulmonaires (bronchite capillaire, broncho-pneumonie tuberculeuse) ou les accidents méningitiques (méningite tuberculeuse). Ces variétés cliniques sont fréquemment associées.

Les formes chroniques comprennent :

L'adénopathie trachéobronchique, la tuberculose ganglio-pulmonaire ; les variétés latentes torpides, à foyer circonscrit au niveau des divers organes, du poumon le plus souvent, ou d'un segment du squelette (mal de Pott, tumeur blanche, *spina ventosa*) ; plus rarement au niveau du péritoine, de l'intestin, du foie, du rein, de la rate, etc.

Mais avant d'aborder l'étude clinique de ces diverses formes, voyons quels sont les indices et les signes généraux qui permettent de soupçonner ou de pressentir la tuberculose.

Symptomes et signes généraux de la tuberculose

Aspect du malade. — Le nourrisson tuberculeux a le visage pâle ; c'est souvent un grand anémique ; les cheveux sont rares et secs, les yeux grandement élargis, doux et brillants, les cils souvent allongés et très pigmentés. Le cou est grêle ; les ganglions des chaînes cervicales roulent sous le doigt, durs comme des grains de plomb ; il en est de même aux aines, aux aisselles (micropolyadénite de Legroux).

Le thorax est gracile, les côtes sont saillantes, on distingue parfois un réseau de veines sous-cutanées dilatées ; au niveau des régions interscapulaires et cervicales, les poils follets sont abondants, l'abdomen est parfois volumineux ; les membres sont amaigris ; la peau, flasque, se laisse plisser, le squelette est aminci ; les épiphyses peuvent être tuméfiées, il s'agit alors de déformations légères rachitiques, rares dans ces circonstances.

Enfin, les téguments peuvent présenter par place des abcès multiples ou des nodules indurés, cutanés ou sous-cutanés, au niveau desquels la peau amincie, violacée, s'ulcère et se fistulise ; ces petites gommes donnent issue à un pus séreux ou grumeleux, contenant parfois des bacilles. Il ne faut pas se hâter de conclure à la nature tuberculeuse de ces abcès ; seule l'inoculation au cobaye permet de les distinguer des gommes ou abcès staphylococciques, comme on en observe souvent chez les atrophiques non tuberculeux.

Les troubles de croissance. — Nous étudierons plus loin dans un chapitre spécial ces troubles que nous avons désignés sous le nom d'hypotrophie tuberculeuse.

Troubles thermiques. — La température est le plus souvent anormale chez le nourrisson tuberculeux. Sur les tracés, la courbe thermique affecte la forme d'une ligne brisée, à oscillations irrégulières dont l'amplitude ne dépasse guère quelques dixièmes de degré entre 37,5 et 38,5 : par place, on note une élévation brusque et passagère à 39 ou 40° que rien ne peut expliquer.

Dans certaines formes latentes, la fièvre fait totalement défaut.

La tachycardie est parfois très accusée en dehors même de l'hyperthermie, mais chez le nourrisson l'interprétation de ce symptôme doit être très réservée.

Formule hématologique. — L'examen du sang dénote habituellement la formule suivante : hypoglobulie modérée, leucocytose minime, exceptionnellement réaction myéloïde (Tixier) ; elle se différencie de l'anémie syphilitique où la réaction myéloïde est souvent intense et s'accompagne de mononucléose, et de l'anémie digestive où la leucocytose variable s'associe à la diminution de la valeur globulaire.

FORMES CLINIQUES

Tuberculose aiguë et subaiguë. — Granulie. — La granulie peut apparaître d'emblée, chez des nourrissons jusque-là en excellente santé ; il s'agit, dans ces cas, le plus souvent de contamination familiale ; une enquête dans l'entourage de l'enfant révèle la présence d'une tuberculose ouverte soit chez la mère, soit chez la nourrice, soit chez le père.

Plus souvent la granulie est secondaire à une tuberculose latente, ganglionnaire, ganglio-pulmonaire, ou à une tuberculose avérée évoluant depuis plusieurs semaines ; elle constitue souvent l'épisode terminale d'une cachexie lente.

Dans le premier cas, les troubles prédominants sont les troubles nerveux ; les phénomènes convulsifs traduisent la participation méningée, les vomissements et la diarrhée sont fréquents ; la perte de poids est très rapide et s'accuse par des déperditions de plusieurs centaines de grammes en quelques jours. Les troubles pulmonaires sont peu accusés ; à peine observe-t-on quelques râles fins, insuffisants à expliquer la dyspnée parfois intense. Le coma succède à cette agitation ; la mort est la terminaison fatale.

Dans le second cas, les symptômes respiratoires sont au premier plan : à la polypnée succède l'asphyxie; on croit à l'évolution d'une bronchite capillaire ; même dans cette forme les signes physiques sont souvent nuls ou se réduisent à des râles fins, disséminés sur toute la hauteur du thorax. Les convulsions et le coma annoncent la mort prochaine.

La température est, dans ces formes aiguës, très élevée et laissé encore plus le doute dans l'esprit sur la nature tuberculeuse des accidents.

L'hyperthermie prolongée, jointe à la torpeur des petits malades, pourrait faire songer à une infection éberthienne, mais on sait combien est rare cette entité morbide chez le nourrisson.

Quand elle survient chez un enfant débilité par une tuberculose évoluant depuis plusieurs semaines, le tableau clinique de la granulie se confond avec celui de la cachexie progressive ; le diagnostic est alors rarement posé ; c'est à l'autopsie seulement qu'on s'aperçoit de la dissémination des granulations grises dans l'organisme.

Tuberculose ganglio-pulmonaire et tuberculose pulmonaire. — Les lésions de la tuberculose pulmonaire chronique ne présentent pas chez le nourrisson la localisation élective au sommet du poumon comme chez l'adolescent et chez l'adulte. M. Variot a, depuis longtemps (1), attiré l'attention sur sa topographie aussi bien à la base et à la partie moyenne qu'au sommet ; depuis, ces notions ont été confirmées et étendues dans de nombreux travaux (Rist, Ribadeau-Dumas).

Le plus souvent, les lésions sont réduites à un, plus rarement deux ou trois foyers tuberculeux de petites dimensions, inclus dans l'épaisseur du parenchyme et très difficiles à déceler à la percussion ou à l'auscultation.

(1) Voir la *Clinique infantile* 1906. Le dépistage de la tuberculose.

Dans les formes « ganglio-pulmonaires » (Rilliet et Barthez), les procédés usuels d'investigation restent également inefficaces ; parfois, lorsque les lésions ont atteint un volume assez considérable, la percussion peut révéler un élargissement de la matité, en avant de chaque côté du sternum, en arrière de chaque côté de la colonne vertébrale ; des râles fixes, un léger souffle inspiratoire s'observeront à ce même niveau ; mais le plus souvent, la percussion et l'auscultation restent négatives.

Il est bien certain que les signes de percussion et d'auscultation chez les nourrissons sont, en général, insuffisants pour déceler les lésions plus ou moins limitées dans le parenchyme sain recouvrant ces foyers, qui sont ainsi masqués. D'ailleurs, la capacité du thorax du nourrisson, normalement très réduite, peut l'être encore plus à cause du refoulement du diaphragme par l'estomac et l'intestin distendu par des gaz ; la circulation de l'air dans les voies aériennes est trop faible pour produire des bruits aisément perceptibles à l'auscultation. D'autre part, les nourrissons sont criards et agités et leur examen par les anciennes méthodes ne donne pas toujours de résultats, tant s'en faut.

C'est seulement l'examen radioscopique et radiographique qui, le plus souvent, lèvera les doutes. Il montre des masses opaques ganglionnaires ou ganglio-pulmonaires débordant la ligne médiane, aux contours polycycliques, se superposant à l'ombre cardiaque et se prolongeant en divers sens dans l'épaisseur du parenchyme pulmonaire, tantôt obliquement vers la coupole diaphragmatique, tantôt transversalement, tantôt obscurcissant le sommet du poumon.

La pleurésie tuberculeuse, au même titre que les autres épanchements, est exceptionnelle chez le nourrisson. Elle se borne à de légères réactions de voisinage, sous forme d'exsudats ou d'épaississement de la séreuse.

Formes torpides, latentes. — A côté de ces formes ganglionnaires et ganglio-pulmonaires de la tuberculose, donnant lieu à des signes sans doute difficiles à interpréter sans l'aide des rayons X, mais cependant assez accusés, il en est d'autres dont seuls les troubles généraux peuvent faire soupçonner la nature tuberculeuse de l'affection : hypotrophie, aspect cachectique, troubles thermiques, perte de poids progressive et que n'arrête aucune alimentation. Il peut s'agir d'un foyer très limité dans le poumon, d'une adénopathie trachéo-bronchique, l'examen à l'écran tranche le diagnostic ; mais le foyer tuberculeux peut avoir un autre siège, soit dans le foie, soit dans la rate, les reins ou un autre point de l'organisme ; si l'examen radioscopique reste impuissant à nous renseigner, d'autres méthodes, telles que l'épreuve de la tuberculine fournissent des indications utiles, nous le verrons plus loin.

Tuberculose intestinale et péritonéale. — Les lésions tuberculeuses du tube digestif ne sont pas rares. Le tableau clinique est celui des entérites chroniques, avec réactions gastro-intestinales, diarrhée plus ou moins prononcée, rarement sanguinolente.

La péritonite est assez rare ; l'augmentation de volume de l'abdomen, le météorisme, la circulation veineuse collatérale, la présence de masses ganglionnaires profondément enclavées au milieu des viscères abdominaux peuvent faire soupçonner l'envahissement de la séreuse. (Voir Péritonites).

BRONCHO-PNEUMONIE TUBERCULEUSE, AIGUE OU SUBAIGUE

Le tableau clinique est ici très voisin de celui des broncho-pneumonies aiguës ou subaigues, non bacillaires, telles qu'on les observe si fréquemment chez des enfants hypotrophiques. Moins communes avant la deuxième année, elles évoluent en quelques semaines, se caractérisent par les oscillations de grande amplitude de la fièvre et de la fixité des signes physiques.

Le résultat négatif des épreuves à la tuberculine, l'absence de renseignements à l'examen radioscopique en raison de la diffusion des lésions, rendent le diagnostic très difficile, avec la broncho-pneumonie aiguë ou subaiguë non tuberculeuse ; cela est d'autant plus regrettable que le pronostic de ces deux entités morbides est très différent.

C'est principalement dans ces cas, qu'il faut pratiquer la recherche des bacilles de Koch dans les crachats recueillis à l'orifice supérieur du larynx, lors d'un accès de toux provoqué avec un abaisse-langue.

La pneumonie caséeuse, proprement dite, est exceptionnelle chez le nourrisson.

TUBERCULOSE CHRONIQUE

Adénopathie trachéobronchique. — Nous renvoyons le lecteur à l'article spécialement consacré à cette forme de tuberculose.

Tuberculose du foie, de la rate, des reins. — Ce sont là des localisations morbides exceptionnelles.

Nous avons observé chez une fillette de 2 ans 1/2, pesant 6 k. 700, l'association de tuberculose du foie et de lombricose intestinale et hépatique. Rien n'avait durant la vie de l'enfant, permis de soupçonner la lombricose ; par contre, la tuberculose latente avait paru probable à cause de l'atrophie et de l'anémie, arrivées au dernier degré (1).

Les lésions de la rate et des reins passent souvent inaperçues pendant la vie.

Ces formes de tuberculose torpide, latente, peuvent encore s'observer quand les lésions en **foyer** frappent les centres nerveux.

L'étude clinique de la *tuberculose méningée et cérébrale* sera faite plus loin, de même que celle des *tuberculoses osseuse et articulaire.*

Pronostic. —Ce pronostic est variable suivant les formes de la maladie. A peu près fatal dans les déterminations méningées, il est plus favorable dans les formes ganglionnaires et osseuses. Les formes ganglio-pulmonaires même peuvent guérir. — Il n'en est pas moins vrai que par son extrême fréquence surtout à partir de un an, la tuberculose est extrêmement redoutable. En m'appuyant sur les statistiques qui m'ont été fournies par le Ministère de l'In-

(1) *Société de Pédiatrie*, séance du 14 janvier 1902.

térieur, dans le rapport « sur la mortalité des enfants de un an à 14 ans » que j'ai présenté en 1902 à la Commission de la dépopulation, j'arrivais aux conclusions suivantes : « Nous voyons que partout la tuberculose tient le premier rang comme facteur de la mortalité des enfants, qu'elle détermine à elle seule environ le tiers de la totalité des décès ». Cette maladie est donc la plus grande ennemie de l'humanité à tous les âges et l'on ne saurait prendre des mesures trop énergiques pour la combattre et surtout pour la prévenir.

Diagnostic. — Nous avons signalé, chemin faisant, les difficultés du diagnostic de la tuberculose avec les affections aiguës ou subaiguës des voies respiratoires.

Nous avons précisé les caractères des formes chroniques et des formes latentes.

Nous avons vu, au cours de cette étude, la difficulté du diagnostic de la tuberculose dans ses formes aiguës et chroniques et nous avons pu montrer, au cours de notre description, les éléments du diagnostic différentiel avec les diverses affections simulant la tuberculose. Ainsi, avons-nous distingué la granulie, l'adénopathie trachéo-bronchique, la broncho-pneumonie tuberculeuse, etc.

Mais dans les formes torpides, latentes, nous avons insisté sur la difficulté du diagnostic avec les diverses variétés d'atrophie du premier âge.

Nous reviendrons plus loin sur les caractères différentiels de l'hypotrophie tuberculeuse et de l'hypotrophie gastro-intestinale.

Les anémies digestives seront reconnues, en dehors des renseignements hématologiques, par la recherche des causes des troubles intestinaux ; aussi, ne faudra-t-il pas attribuer à la tuberculose l'anémie liée à une alimentation insuffisante, à l'emploi abusif de farines de conserve et autres mixtures malsaines, à l'emploi précoce et excessif de panades à l'eau, etc...

Une réglementation judicieuse de l'alimentation montrera rapidement quelle était la cause de l'anémie.

L'hérédo-syphilis se différencie de la tuberculose par ses manifestations bien spéciales, les caractères des lésions cutanées, des déformations osseuses, par l'hypertrophie hépatique et splénique, la formule hématologique ; mais dans des cas douteux, il faudra recourir à la recherche du tréponème de Schaudinn et à la réaction de fixation.

Les cavernes pulmonaires qui ne sont pas très rares chez le nourrisson (H. Leroux), ne donnent pas de signes à l'auscultation, sauf, si elles sont très superficielles ; si elles n'ont pas été dévoilées par la radiographie, ce sont des trouvailles d'autopsie.

Dans ces formes, le tableau clinique est celui d'une cachexie progressive, avec fièvre discontinue et irrégulière, oscillant autour de 38-39° avec des périodes de rémission. La perte de poids s'accuse de plus en plus ; les troubles digestifs sont fréquents. La mort survient soit lentement, soit rapidement, au cours d'une granulie, d'une méningite. Il est des cas, très rares d'ailleurs, où les lésions cessent de s'accroître pendant plusieurs semaines, mais reprennent ensuite leur évolution. On a pu observer quelques exemples de guérison.

Dans ces dernières années, le perfectionnement des appareils radiologiques

(1) *Bulletin de la Société de Pédiatrie*, 12 novembre 1912.

a permis de mettre en évidence avec une précision et une clarté parfaites des processus pulmonaires tuberculeux qui passaient inaperçus autrefois.

Nous reproduisons ici les conclusions du travail de MM. Ribadeau-Dumas Weil et Maingot :

« 1º Pour mettre en évidence les foyers tuberculeux pulmonaires chez le nourrisson, la radiographie « rapide » complète de très heureuse façon les résultats obtenus à l'écran fluorescent.

2º Cette méthode révèle des lésions parenchymateuses que, dans la majeure partie des cas, l'examen radioscopique est insuffisant à déceler.

3º Elle apporte des résultats intéressants, puisque dans un grand nombre de faits on voit le foyer pulmonaire satellite de l'adénopathie similaire, dont l'autopsie établit la constance quasi-absolue dans la tuberculose du premier âge.

4º Les rayons X permettent de situer ce foyer ganglio-pulmonaire. Alors que chez l'adulte la tuberculose semble débuter au sommet et que c'est en ce point que l'on doit chercher à « dépister », suivant l'expression de Grancher, la lésion tuberculeuse en évolution, chez le nourrisson les localisations initiales sont tout autres et peuvent occuper un territoire quelconque du poumon, les bases de préférence (Küss) et la partie moyenne, d'après les données fournies jusqu'à ce jour par nos recherches. Comme l'a déjà vu M. Variot, les études de Grancher ne s'appliquent qu'aux adultes et aux enfants déjà grands. C'est généralement ailleurs qu'au sommet qu'apparaît la lésion tuberculeuse initiale.

5º Les images anormales fournies par les rayons X consistent en taches opaques, disposées généralement à la périphérie du poumon ou le long d'un arbre bronchique qui apparaît sur les épreuves sous forme de traînées sombres rayonnant du hile vers la périphérie.

6º On peut, si les circonstances s'y prêtent, suivre l'évolution des lésions pulmonaires par des examens en série qui révèlent soit la fixité des images obtenues dans le cas où la lésion ne progresse pas, soit l'extension brusque, rapide, parfois massive d'une tuberculose envahissante.

C'est par cette même méthode de radiographie instantanée que MM. Rist et Albert Weil (1) ont pu mettre en évidence les processus pulmonaires granuliques.

On peut ainsi arriver à voir sur les plaques les champs pulmonaires parsemés de petites taches miliaires arrondies, de dimensions et de clarté très inégales. Elles sont disséminées partout et occupent aussi bien les sommets que la base ou les régions hilaires. On se rend également compte, et les épreuves stéréoscopiques le montreraient encore mieux, qu'elles occupent des territoires de profondeur très variable ».

De semblables observations ont été confirmées par M. Béclère.

DIAGNOSTIC DE LA TUBERCULOSE PAR LES MÉTHODES DE LABORATOIRE

Depuis quelques années, la clinique, souvent impuissante à dépister la tuberculose, a demandé aux procédés de laboratoire des renseignements complémentaires.

(1) RIST et Albert WEIL. *Diagnostic radiologique de la granulie chez le nourrisson. Bulletin de la Société de Pédiatrie*, 11 février 1913.

Nous ne reviendrons pas sur les données de la radioscopie et de la radiographie dans le premier âge.

Nous venons d'en montrer la haute valeur.

Mais nous devons attirer l'attention sur la méthode de diagnostic par les réactions à la *tuberculine de Koch*.

En injection sous-cutanée, la tuberculine, même à dose très faible, est dangereuse, nous n'en conseillons pas l'emploi. On risque de provoquer des poussées très graves au niveau des foyers torpides et de favoriser la dissémination des bacilles dans l'économie. Nous avons observé un cas de mort chez un enfant hypotrophique deux jours après l'injection de tuberculine qui produisit une forte hyperthermie. On trouva des tubercules du foie à l'autopsie.

Deux autres méthodes, plus maniables, sont employées de façon courante par certains pédiâtres : la *cutiréaction* (Von Pirquet) et l'*intradermoréaction*, modification de la précédente (Mantoux) ; on inocule sous l'épiderme ou dans le derme une petite quantité de tuberculine. Théoriquement, il apparaît dans les heures qui suivent, une papule indurée, surélevée, qui s'efface en quelques jours et qui serait la traduction certaine d'une réaction générale propre à l'organisme tuberculeux, déterminée par la tuberculine injectée.

De l'avis général, cette méthode reste sans valeur, en cas de réaction *négative*. Nous avons observé de multiples cas où l'examen clinique et l'autopsie ne laissaient aucun doute sur la nature des lésions déterminant la mort et dans lesquels les enfants inoculés n'avaient présenté aucune réaction certaine.

Il semble qu'une réaction *positive* ait plus de valeur ; les statistiques de Hutinel, Tixier et Paisseau concluent dans ce sens. Néanmoins, nous pensons qu'il ne faut admettre encore qu'avec une certaine réserve la valeur chez le petit enfant, d'une méthode qui, chez l'adulte, est restée stérile, mais nous estimons qu'on ne doit pas se refuser jusqu'à plus ample informé à recourir à ce procédé d'investigation.

Nous ne ferons que citer certaines méthodes de laboratoire qui n'ont pu encore entrer dans la pratique courante, tant à cause de l'infidélité des résultats, que de leur difficulté technique, des multiples causes d'erreur et de leur complexité ; ce sont la séroréaction d'Arloing et Courmont, la méthode de déviation du complément de Bordet.

Nous ne retiendrons pour certains, que les *procédés qui mettent en évidence le bacille de Koch*, soit sous le microscope, soit par le résultat des *inoculations au cobaye*.

Les mucosités bronchiques des petits tuberculeux contiennent des bacilles : on obvie à l'absence de l'expectoration dans le jeune âge, en provoquant la toux avec un abaisse-langue enfoncé au fond du pharynx ; on surveille l'expulsion des mucosités par la toux, on les recueille avec un petit tampon de coton et, on peut ainsi faire l'examen bactériologique de l'expectoration.

Traitement. — Chez l'enfant en bas âge, la thérapeutique de la tuberculose reste vaine, du jour où les bacilles quittent le territoire ganglionnaire pour envahir les divers organes.

Mais tant qu'ils restent localisés dans le système lymphatique, ils peuvent être combattus avec succès. C'est sur l'hygiène générale qu'il faut compter.

Prophylaxie. — On peut en résumer ainsi les données :

Hygiène alimentaire. — On ne doit donner à l'enfant que des laits bien bouillis, de préférence stérilisés aux appareils de Soxhlet ou à l'autoclave et surchauffés.

Si le lait cru peut être utilisé dans certains cas, il faut avoir la certitude que la vache laitière est indemne de tuberculose.

Toute faute prolongée dans la ration qualitative et quantitative de l'allaitement, expose le nourrisson à l'atrophie et le rend plus vulnérable aux contagions extérieures, et parmi elles, à la tuberculose.

Hygiène de milieu. — Les nourrissons ont besoin pour leur accroissement d'air, de chaleur et de lumière.

C'est donc en améliorant le sort de la classe ouvrière, qu'on luttera le plus efficacement contre la tuberculose du premier âge.

Les locaux doivent posséder des fenêtres vastes, un cubage d'air suffisant, une fréquente ventilation. Le balayage à sec doit être interdit.

L'enfant doit être mis à l'abri du contact de sujets porteurs de tuberculose ouverte. L'examen scrupuleux des mères ou des nourrices mercenaires, proscrira l'allaitement au sein à celles qui sont ainsi atteintes.

De grandes précautions d'hygiène pour l'expectoration seront observées par les personnes qui ne peuvent être exclues de l'entourage de l'enfant : usage du crachoir, lavage fréquent des mains, etc.

Thérapeutique. — La cure marine, la cure de campagne en moyenne altitude, sont la base du traitement des tuberculoses ganglionnaires. La zoothérapie, l'emploi méthodique du jus de viande de bœuf est formellement indiqué.

LA TUBERCULOSE OSSEUSE

L'étude de la tuberculose osseuse des jeunes enfants a été faite d'une manière précise et récente par M. Frœlich et nous ferons de fréquents emprunts à son travail dans notre exposé sommaire.

Statistique sur la fréquence de la tuberculose osseuse.

Claeys, dans une statistique des cas de tuberculose osseuse dans le courant de 1910 dans le service de M. Broca, à l'hôpital des Enfants-Malades et portant sur 3.750 malades de 0 à 15 ans, atteints tous de tuberculose ostéo-articulaire, compte 470 enfants de 0 à 2 ans.

Mal de Pott	120 cas,	dont 25 pour la 1re année
Coxalgie	65 —	25 — —
Tumeur blanche du genou	40 —	30 — —
Autres lésions ostéo-articulaires	225 —	90 — —
Adénites tuberculeuses	20 dans les 2 premières années	

M. Frœlich sur une statistique de 7.000 malades se répartissant sur une durée de six années, note 283 cas au-dessous de 2 ans dont :

Mal de Pott	74 cas,	dont 5, mal sous-occipital.
Coxalgie	39 —	
Tumeur blanche du genou	27 —	
Spina-ventosa	25 —	
Arthrites du cou-de-pied	15 —	
Coude	8 —	
Épaule	3 —	
Poignet	4 —	
Os malaire	3 —	
Maxillaires	3 —	
Crâne	6 —	
Tumeurs osseuses multiples	25 —	
Adénites tuberculeuses	42 —	
Tub. claviculaire	9 —	
	283 cas	

La mortalité a été de 10 p. 100 environ. Ce qui montre avec quelle force le nourrison peut lutter contre l'infection tuberculeuse.

MAL DE POTT

Anatomie pathologique. — La tuberculose vertébrale frappe presque exclusivement la colonne lombaire, 22 cas sur 26, surtout les deux premières lombaires, plus rarement la 12e dorsale. La forme enkystée est la règle. Il en résulte par affaissement une gibbosité non pas angulaire, mais sous forme de voussure arrondie, du fait de la saillie des apophyses transverses.

Les lésions nerveuses sont fréquentes, mais transitoires. La névrite par compression cède à la disparition des fongosités qui la détermine. Les abcès par congestion deviennent rarement visibles à l'extérieur.

Étiologie. — Le traumatisme ne paraît pas jouer un rôle évident. La syphilis n'a jamais été incriminée.

Symptomatologie. — L'aspect clinique est un peu différent de celui qu'on observe à un âge plus avancé.

Dans la très grande majorité des cas, les lésions nerveuses se manifestent en premier lieu et se traduisent par de la faiblesse des membres inférieurs, de la paralysie, de l'atrophie. L'enfant ne marche pas ou cesse subitement de marcher et de pouvoir se tenir debout. Couché, il peut remuer les membres partiellement ; plus tard ceux-ci restent inertes, seuls les orteils se mobilisent.

L'atrophie apparaît rapidement et, par son étendue, la moitié inférieure du corps contraste avec la partie supérieure restée normale.

Les muscles paralysés restent excitables, bien qu'à un moindre degré, aux courants galvaniques et faradiques. Les sphincters sont rarement atteints.

La durée de cette paralysie est en moyenne de 5 à 8 mois et la guérison est la règle.

La gibbosité n'est en général visible que secondairement. Elle se caractérise par sa forme en voussure limitée à la partie supérieure de la colonne lombaire pas plus haute que large. Elle peut être difficile à apprécier. Le meilleur moyen pour la mettre en évidence est de placer l'enfant le ventre en bas en le tenant par les bras et par le bassin ; la lordose naturelle ne se produit pas. La colonne reste rectiligne, comme ankylosée. Couché sur le ventre, l'enfant garde le dos rigide, alors que la gibbosité peut manquer. La pression modérée exercée sur la région suspectée n'est pas douloureuse, mais la tentative de redressement arrache des cris à l'enfant, de même le soulèvement par les bras quand il est assis.

Les abcès par congestion sont exceptionnels ; leur siège varie tantôt en arrière de la lésion, dans le dos, tantôt à la racine de la cuisse.

Marche. — L'évolution du mal de Pott chez le nourrisson est assez lente, de un à deux ans, avec des périodes d'accalmie et d'aggravation.

Le pronostic est beaucoup plus bénin que chez l'enfant plus âgé. Nous avons vu guérir un nourrisson très atrophique, porteur d'abcès migrateurs dans les deux aines.

Diagnostic. — Le diagnostic est souvent très difficile au début.

On évitera de confondre les troubles nerveux avec ceux de la paralysie infantile, d'apparition plus rapide, limités à certains territoires musculaires. Dans le rachitisme, on note parfois des accidents douloureux des membres inférieurs simulant la paralysie, mais l'absence d'atrophie et surtout la localisation de la douleur au niveau des épiphyses écarteront cette cause d'erreur. Les pseudo-paraplégies douloureuses du scorbut seront aisément reconnues.

Quand le mal de Pott débute d'emblée par les déformations lombaires, on peut être embarrassé.

Il faut éviter de porter ce diagnostic chez certains enfants, même très normaux, qui dans la position assise présentent une saillie lombaire assez accusée. On calmera l'inquiétude des mères en leur montrant la persistance de la souplesse vertébrale.

Le diagnostic peut être plus épineux dans les cas de cyphose lombaire des rachitiques. Mais encore ici l'absence de contracture éclairera sur la nature non tuberculeuse de ce trouble.

Le mal de Pott frappe parfois bien que rarement les premières vertèbres cervicales. L'aspect clinique est celui de toute arthrite cervicale, mais sans grands phénomènes fébriles. Il donne lieu à un torticolis avec contracture musculaire parfois très tenace. — Dans un cas de Frœlich, l'affection avait débuté par une paralysie du bras attribuée à une paralysie infantile.

Traitement. — Il consistera dans les trois points suivants, comme chez le nourrisson plus âgé :

Immobiliser la colonne lombaire.

Redresser la difformité.

Traiter les lésions nerveuses.

L'immobilisation est difficile à obtenir de façon absolue à cet âge. Les chirurgiens s'accordent à recommander la position étendue permanente sur un matelas mince et dur posé sur une planche, l'enfant portant un corset en coutil muni d'attelles, aux bords supérieurs, qui se fixent à la planche.

Au-dessus d'un an, on pourra utiliser le corset inamovible. Les troubles nerveux cesseront à la longue avec le repos.

La Coxalgie

M. Frœlich décrit deux types anatomo-cliniques de la coxalgie chez le jeune enfant : un type hypertrophique, où le membre prend la forme de gigot, les parties molles sont infiltrées, le ramollissement survient rapidement et aboutit à la fistulisation. Les lésions osseuses sont peu marquées. Si l'état général de l'enfant résiste, les fistules se ferment assez vite. Dans le second cas, forme sèche, l'enfant place le membre en flexion et adduction, il n'y a pas de tuméfaction, ni de fonte des parties molles, mais les lésions osseuses sont importantes ; la luxation du fémur dans la fosse iliaque externe se fait subitement ou progressivement. Par l'immobilisation après réduction de l'attitude vicieuse, la guérison peut être obtenue.

Tumeurs blanches du genou

On observe comme chez l'enfant plus âgé des formes à hydarthrose, des formes fongueuses, des formes ostéo-fibreuses, mais il est une variété qui est pour ainsi dire propre au nourrisson : c'est la forme aiguë, décrite par Frœlich. Elle survient chez des enfants malingres, présentant les signes de l'imprégnation tuberculeuse et évolue comme une arthrite aiguë. Traitée comme telle, elle met en liberté des fongosités, mais on trouve souvent associés et favorisant cette évolution rapide des pneumocoques, des staphylocoques, etc... Les fistules opératoires sont susceptibles de guérison dans un espace de temps restreint.

Au niveau du cou de pied, des os du tarse, de l'épaule, du coude, du carpe, on note surtout la forme fongueuse ou pseudo-hypertrophiante aboutissant à la fistulisation.

Tuberculose osseuse et chirurgicale

La localisation tuberculeuse est peu fréquente pour les os longs mais bien connue. Elle prend les caractères anatomiques du spina ventosa avec boursouflure étendue de l'os et évidement central aboutissant à la formation d'un séquestre qui fait grelot dans la cavité ainsi creusée. Ces formes diaphysaires de la tuberculose des os longs peuvent être confondues avec l'ostéo-myélite ou avec la syphilis.

Mais c'est surtout au niveau des petits os de la main et du pied qu'on trouve fréquemment le spina ventosa.

Le spina ventosa se caractérise essentiellement par la tuméfaction progressive du doigt qui prend à la longue la forme d'un fuseau. La coque osseuse prolifère, mais elle peut être à son tour rongée par les fongosités quand l'activité du périoste est détruite, et toute la phalange peut fondre et s'éliminer peu à peu par fistulisation aboutissant à une mutilation grave. Il faut savoir ne pas confondre le spina ventosa tuberculeux avec la dactylite syphilitique, parfois très difficile à différencier. Il n'y a pas intérêt à brusquer l'intervention chirurgicale, néanmoins en se basant sur l'examen radiographique et sur l'ancienneté de la lésion, on fixera l'époque où il y a lieu d'évider la lésion, avec espoir de réparation.

Les ostéo-périostites tuberculeuses des os du crâne ne sont pas exceptionnelles. Elles sont généralement multiples, souvent symétriques, presque toujours superficielles. Elles siègent surtout sur le frontal et les pariétaux.

Petites, elles ne se manifestent que par une saillie peu prononcée sur le cuir chevelu ou le front, dure ou fluctuante, entourée d'un rebord osseux résistant. Elles peuvent guérir spontanément, plus souvent après ponction ; elles se fistulisent plus rarement. Dans certains cas elles peuvent creuser plus profondément et perforer la table interne du crâne. La tuberculose, chez l'enfant du premier âge, se localise souvent au niveau de l'os malaire et sur le rebord orbitaire de l'arcade zygomatique. Cette petite lésion fistulise souvent ; le gros inconvénient est, qu'à la longue elle entraîne une rétraction de la paupière inférieure et provoque, par suite des adhérences profondes, la formation d'un ectropion.

La fréquence chez le nourrisson des tuberculoses osseuses à foyers multiples est reconnue par tous les chirurgiens d'enfants. Bien que traduisant une tendance à la dissémination des lésions, cette forme ne comporte pas pour cela un caractère de plus grande gravité. Il faut surtout avoir soin dans ces cas de ne pas hâter l'heure des grattages et tenter, autant que possible, la guérison par les ponctions évacuatrices.

Les adénites tuberculeuses s'observent souvent dans le premier âge, surtout les adénites cervicales. Elles prennent soit la forme chronique classique, soit la forme aiguë avec fièvre, ramollissement et évoluent comme des abcès chauds. Mais il y a lieu de les ponctionner à temps pour éviter la fistulisation qui suivrait l'incision.

Les petites gommes cutanées ou sous-cutanées s'observent souvent dès les premiers mois. Elles donnent lieu à une petite poche, demi rénitente, contenant quelques gouttes de pus.

Enfin la tuberculose testiculaire du nourrisson est bien connue aujourd'hui. Elle débute par un épisode aigu, qui traduit la tuméfaction surtout du testicule, mais aussi de l'épididyme et du canal déférent. L'organe prend rapidement un aspect pseudo-phlegmoneux. La suppuration survient en peu de jours, puis la fistulisation qui durera plus ou moins longtemps et pourra parfois céder avec des soins minutieux. Le pronostic est grave dans bien des cas.

De cet exposé, nous devons retenir surtout que la tuberculose dite chirurgicale n'est pas rare chez le nourrisson ; elle évolue en général de façon rapide et aboutit facilement à la fistulisation, mais contrairement à ce qui se passe à un âge plus avancé, ces fistules guérissent assez bien. La tuberculose aime les diaphyses, surtout celle des petits os ; au niveau des épiphyses, les lésions péri articulaires priment les lésions osseuses. Les formes à foyers multiples sont fréquemment observées ; leur pronostic n'est pas fonction du nombre des lésions, mais de l'état général du sujet. Mis dans de très bonnes conditions d'hygiène et d'alimentation, soumis à l'heureuse action des rayons solaires, les petits malades peuvent guérir bien et relativement vite par comparaison avec ce qu'on note dans l'adolescence.

Le trocart remplacera le plus possible le bistouri. Les ponctions seront faites à temps, pas trop tard, et dans des conditions rigoureuses d'asepsie.

TRAITEMENT DE LA TUBERCULOSE OSSEUSE ET GANGLIONNAIRE

Les bons effets de l'héliothérapie montrent l'importance de la grande lumière associée à l'aération intense.

La *thérapeutique alimentaire* se borne, avant le sevrage, à l'emploi de laits de bonne qualité, en ration convenable. Après cette époque, à mesure que l'enfant avance en âge, le jus de viande de bœuf cru, obtenu à la presse, les œufs, la laitance de poisson, les substances hydrocarbonées constituent, avec le lait, l'alimentation de choix.

Comme médication on emploiera utilement :

L'huile de foie de morue.
Le sirop iodoioduré.

Sirop de gentiane	100 gr.
Iodure de sodium	5 gr.
Teinture d'iode	5 gr.

Une demi à deux cuillerées à café par jour suivant l'âge.

L'arrhénal (1 demi-centigramme par jour avant un an).

La médication reconstituante par les phosphates et les hypophosphites est aussi recommandée. Le manganèse est un bon stimulant de la nutrition à la dose de cinq à dix centigrammes par jour, associé ou non à la poudre de phosphate de chaux.

Ce serait une erreur de considérer le climat marin *à lui seul*, comme exerçant une action prophylactique certaine contre l'apparition de la tuberculose. Dans une enquête que nous avons faite en 1891 dans toutes les îles de la côte bretonne, nous nous sommes assuré que le nombre des enfants scrofuleux ou tuberculeux y était aussi élevé qu'à l'intérieur de la France (1).

Mais quoi d'étonnant à cela. Il ne suffit pas, en effet, de fournir aux poumons un air pur et vivifiant pour que la cure marine soit complète ; il faut aussi, pour que la nutrition générale soit active et régulière, que le tube digestif reçoive des aliments convenables et réparateurs ; il faut encore que la peau fonctionne bien et que le système nerveux périphérique soit excité par des immersions répétées et méthodiques dans l'eau de mer.

N'est-ce pas d'ailleurs, en plaçant tous les appareils et toutes les fonctions

(1) *La Scrofule et le climat marin* dans les Iles de la Côte Bretonne. Rapport présenté à M. le Ministre de l'Instruction publique par M. G. VARIOT, 1891. (*Gazette Médicale de Paris*).

dans de bonnes conditions de milieu pendant un temps assez long, qu'on est parvenu à obtenir la guérison des accidents scrofuleux les plus graves, dans les sanatoria pour enfants ?

Rien de plus intéressant, à ce point de vue, que de consulter le livre où le Dr Cazin, de Berck, a consigné les résultats de sa longue expérience.

A Berck, la plupart des enfants passent plusieurs heures de la journée à jouer, c'est-à-dire à prendre l'exercice physique sur la plage ; ceux qui sont impotents respirent librement les brises de la mer dans des salles très spacieuses, dont les fenêtres sont grandes ouvertes.

L'heure des bains de mer, qui sont administrés méthodiquement, est réglée par la marée.

L'alimentation fournie aux enfants est saine et abondante. Les vêtements et le linge sont tenus avec une grande propreté.

Il faut, ajoute M. Cazin, que le traitement maritime soit prolongé pendant une année pour produire les meilleurs effets. Tous ces éléments curateurs réunis s'adressant à l'appareil respiratoire, à la peau, au système nerveux, modifient d'autant plus énergiquement l'organisme des scrofuleux que ceux-ci se trouvaient antérieurement dans des conditions de milieu physiologique plus défavorables.

L'hospice de Berck rend donc des services d'autant plus grands qu'à Paris l'air, la lumière et les aliments sont mesurés avec une égale parcimonie aux enfants des familles pauvres entassés dans des logements insalubres.

On a proposé récemment de remplacer le séjour des enfants assistés scrofuleux dans les santoria maritimes, par le placement chez des pêcheurs de la côte bretonne, choisis comme pères nourriciers.

Moyennant une rétribution de 15 à 20 francs par mois, l'enfant scrofuleux ou lymphatique serait confié à une famille de marins — et, dit l'auteur du projet, il bénéficierait des avantages de l'air de la mer aussi bien que dans un sanatorium. — Nous craignons que ce ne soit là une illusion, la famille qui recevra, moyennant 200 francs par an ou plus, un petit pensionnaire sera incapable de le placer dans des conditions hygiéniques satisfaisantes pour l'alimentation, le logement, le vêtement, le confort général, la balnéation, etc.

Autant le traitement maritime dans une maison particulière sera utile pour un enfant aisé, qui sera entouré des soins de sa famille, autant le sanatorium reste nécessaire pour les enfants de la classe pauvre.

Les réserves que nous croyons devoir faire pour le placement familial au bord de la mer, s'appliquent aussi au placement familial des prétuberculeux à la campagne. Les œuvres de ce genre ne fonctionneront utilement que si un contrôle très strict et régulier est organisé et avec de grandes ressources.

LA MÉNINGITE TUBERCULEUSE

La méningite tuberculeuse qui est la vraie phtisie de l'enfance, comme on l'a justement dit, est moins commune dans le premier que dans le deuxième âge.

Cette maladie signalée par Willis, déjà bien étudiée par Robert Whyte, a été définitivement individualisée par Guersant. Blache publia les premiers cas chez le nourrisson. Elle a son maximum de fréquence de 2 ans à 5 ans, c'est-à-dire à l'époque où le développement psychique est le plus rapide et le plus intense. Néanmoins le cerveau n'est pas respecté par la tuberculose au-dessous de un an ; d'ailleurs cet organe est déjà en anticipation de croissance sur tous les autres et la localisation du processus morbide semble en rapport avec la suractivité nutritive du système nerveux dans le premier âge.

D'après la statistique de la ville de Paris dressée sous la direction de M. J. Bertillon, voici quelle serait la proportion relative de la bacillose méningée chez le nourrisson relativement aux autres périodes de l'enfance en 1904. Cette statistique varie peu d'une année à l'autre.

Année 1904	Au-dessous de 1 an	de 1 an à 4 ans	de 5 à 9 ans	de 10 à 14 ans	Total
	147	453	168	39	807

Étant données les conditions dans lesquelles sont établies les statistiques, il est permis de mettre en doute ces chiffres. Les médecins qui indiquent le diagnostic de méningite ne pratiquent pas, en général, les autopsies, et il est certain que le chiffre de 147 de 0 à un an sur un total de 807 est trop élevé. On confond vraisemblablement avec la méningite tuberculeuse, des méningites aiguës et probablement d'autres affections convulsives.

Dans les premiers mois de la vie tout au moins, la tuberculose méningée est exceptionnelle ; nous nous en sommes assuré sur plusieurs milliers de nourrissons qui ont passé par la nourricerie Parrot à l'hospice des Enfants-Assistés. Ce n'est guère qu'à partir de six mois que nous voyons succomber des nourrissons à la bacillose méningée, avec ou sans granulie généralisée. Dans la deuxième année cette méningite est bien plus fréquente.

Étiologie. — Ce ne sont pas seulement les nourrissons débiles qui sont prédisposés à la bacillose ; nous l'avons vu éclater chez de très beaux nourrissons nourris par leur mère au sein.

Dans certains cas la contagion est indéniable ; mais alors le père ou la mère étaient bacillifères. Il y avait donc hérédité de terrain et contamination précoce.

La question de la pénétration des bacilles par les voies respiratoires ou les voies digestives se pose là, comme pour les autres âges. Jadis Parrot croyait pouvoir affirmer que le point de départ était dans les voies aériennes, parce qu'il rencontrait très habituellement de petits foyers caséeux dans le poumon et des ganglions dans le médiastin ; mais nous savons bien, surtout depuis les travaux de Vallée, que les ganglions thoraciques peuvent être tuberculisés par l'ingestion de bacilles qui traversent le diaphragme par les voies lymphatiques. La question d'origine reste donc douteuse aussi chez le nourrisson.

Il semble que souvent la bacillose se localise secondairement dans les méninges, et qu'elle soit consécutive à un foyer tuberculeux initial, dans les ganglions, dans les os, dans les poumons, etc. Le traumatisme et les otites chroniques ont été incriminés comme causes occasionnelles.

Anatomie pathologique. — Les lésions méningo-encéphaliques n'ont rien de bien spécial dans le premier âge ; la granulie dans la pie-mère peut rester à l'état pur en quelque sorte sans grande réaction inflammatoire ; cependant les exsudats ont été notés par certains auteurs ; il faut rechercher les exsudats dans la scissure sylvienne, au niveau du grand confluent antérieur, au niveau du *vermis superior*, etc.

L'injection des vaisseaux pie-mériens est plus ou moins marquée. Quelquefois en coupant le cerveau et le cervelet on y découvre un ou plusieurs foyers caséeux dont le développement latent était certainement antérieur au processus méningitique. Dans la granulie généralisée les réactions inflammatoires méningées sont moins marquées.

Symptômes. — La méningite tuberculeuse, qui est déjà si souvent polymorphe et irrégulière dans la deuxième enfance, est encore plus obscure pour le clinicien dans le premier âge. Il ne faut pas compter y retrouver les prodromes habituels, les périodes que l'on a l'habitude de décrire et qui sont habituels après deux ans.

Un des accidents les plus précoces auxquels on n'attache pas de gravité tout d'abord, c'est le vomissement. Des nourrissons élevés au sein ou au biberon dont les fonctions gastro-intestinales étaient jusque-là régulières, se prennent à vomir avec persistance. On met ces vomissements sur le compte de la dentition, on suppose que le lait donné au biberon est de mauvaise qualité; l'enfant devient grognon, pousse des cris la nuit, il perd du poids. Il n'est pas rare que ces accidents initiaux soient méconnus, même par des médecins exercés, jusqu'à ce que les troubles nerveux s'accusent. Alors surviennent des phénomènes *comateux* ou *convulsifs*, des troubles *oculaires*, des modifications du pouls et des vaso-moteurs.

C'est très justement que d'Espine et Lesage ont bien fixé l'attention sur l'importance de la torpeur et du coma au cours des méningites du nourrisson. Mais il est rare que ces accidents prédominants se produisent d'emblée ; ils sont généralement précédés par des réactions gastro-intestinales, vomissements spontanés, réitérés, véritable intolérance gastrique, avec ou sans constipation. La diarrhée n'est pas rare dans ces circonstances. La forme *somnolente* décrite par M. Lesage suit ordinairement ces troubles digestifs initiaux ; lorsqu'on apporte les petits malades à l'hôpital, ils sont déjà à la phase comateuse. En ville il est exceptionnel de voir le nourrisson tomber dans le coma sans troubles prémonitoires.

Il n'en est pas moins vrai que la somnolence ou plutôt le *coma* constitue l'un des traits frappants de la méningite du nourrisson ; il peut ne survenir qu'après des phénomènes convulsifs fugaces. L'enfant reste plusieurs jours dans une torpeur profonde, les yeux mi-clos, poussant de temps à autre quelques cris plaintifs (hydrencéphaliques) surtout si on le remue. Lorsqu'il ouvre les yeux, il a le regard fixe et vague, il est tout à fait inconscient. L'enfant peut succomber sans sortir de cette torpeur ; 24 heures avant la fin les mouvements de déglutition deviennent impossibles, il ne boit plus : c'est là un signe pronostique très fâcheux.

La durée de la forme comateuse puet varier de 7 à 15 jours. Les formes dites *éclamptiques* peuvent avoir une évolution plus rapide, elles sont plus rares que la forme comateuse. Les convulsions répétées se succèdent, avec parésie ou paralysie alternante des membres. La figure peut devenir grimaçante, les troubles oculo-pupillaires, le strabisme avec inégalité des pupilles, la mydriase bilatérale et surtout la ptose unilatérale peuvent s'observer comme dans la méningite du deuxième âge. On note ordinairement de l'hypertension au niveau de la fontanelle antérieure, si elle est encore ouverte.

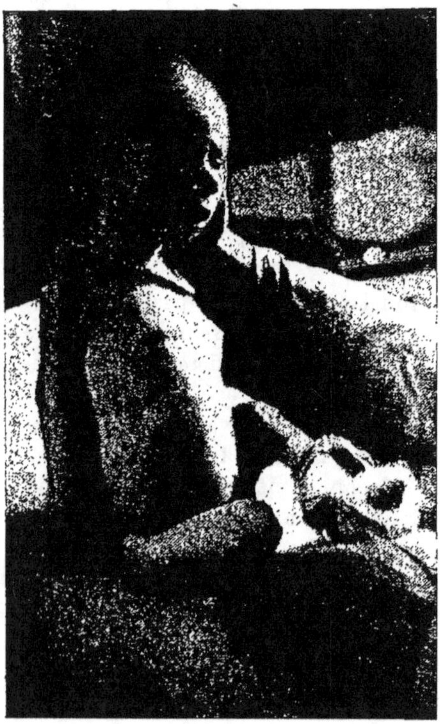

La *fièvre* est généralement peu élevée et sans type défini, le pouls est irrégulier, il présente des alternatives d'accélération et de ralentissement; l'arythmie est moins fréquente que chez les grands enfants. — La raie méningitique est très appréciable dans la majorité des cas et souvent le ventre est rétracté en bateau; tantôt il y a de la constipation, tantôt au contraire de la diarrhée.

On a signalé une forme hémiplégique avec des convulsions plus ou moins généralisées, de la raideur de la nuque, du signe de Kernig.

Les contractures peuvent être si marquées qu'elles rappellent le syndrome de Little ou le tétanos. Chez un nourrisson considéré comme atteint de tétanie, nous avons trouvé à l'autopsie des lésions de méningite tuberculeuse.

Fig. 63. — Facies d'un nourrisson atteint de méningite tuberculeuse.

Le polymorphisme de cette symptomatologie montre combien le diagnostic peut être épineux. Les *réactions nerveuses* chez le nourrisson offrent une instabilité et une inconstance qui ne permettaient que bien difficilement d'établir un diagnostic ferme, avant l'introduction de la ponction lombaire dans les méthodes d'investigation clinique.

Diagnostic différentiel. — Si à la rigueur le tableau clinique peut être assez complet dans le deuxième âge pour permettre à coup sûr de poser le diagnostic de bacillose méningée, il n'en est presque jamais ainsi chez le nourrisson, tant les manifestations morbides sont irrégulières et variées suivant les cas. Par exemple la prédominance fréquente du processus granulique à la base de l'encéphale, dans la méningite bacillaire s'accompagne d'une forte contracture des muscles de la nuque avec rétraction de la tête en arrière, signe de Kernig, exagération des réflexes, etc. Or, le tableau est à peu près identique dans la méningite cérébro-spinale épidémique ; certaines hémorragies méningées, certaines encéphalites déterminent des réactions nerveuses que l'on ne peut guère distinguer des manifestations de la méningite tuberculeuse. De même à la suite de certaines gastro-entérites graves, surviennent des phénomènes de torpeur avec rétraction des pupilles, petitesse et irrégularité du pouls, raie méningitique ; ces accidents présentent les plus grandes analogies avec ceux de la bacillose méningée. On attribue ces troubles à l'azotémie.

Dans toutes ces circonstances il faut recourir sans hésiter à la ponction lombaire. C'est une petite opération absolument simple et que tous les praticiens doivent être capables de faire.

Voici d'après le Dr Percheron, notre ancien interne à l'hôpital des Enfants-Malades, quelques détails sur ce sujet (1).

« **Technique de la ponction lombaire chez l'enfant.** — La ponction lombaire est une intervention très simple et très facile surtout chez l'enfant. Elle est absolument inoffensive, si l'on a soin de se conformer aux trois prescriptions suivantes :

Opérer dans des conditions d'asepsie parfaites ;

Opérer sur l'enfant couché de côté ;

Ne pas retirer plus de 10 centimètres cubes, si le liquide s'écoule normalement ; s'il existe une forte hypertension, on peut extraire de 10 à 30 centimètres cubes ; 10 centimètres suffisent pour les recherches courantes utiles au diagnostic.

Ces quantités seront moindres chez le nourrisson.

Pour faire la ponction lombaire on se sert d'aiguilles à biseau très court. Chez l'enfant une aiguille de 4 à 5 centimètres de long et de quelques dixièmes de millimètre est suffisante ; il est parfois nécessaire de se servir d'aiguilles plus longues pour les enfants de 12 ans et au delà. Les aiguilles en platine iridié qui peuvent se tordre, mais ne risquent pas de se casser, doivent être préférées.

La ponction peut être faite dans le 3e, le 4e ou le 5e espace intervertébral, dans le 4e de préférence. Pour repérer ces espaces il suffit de se rappeler qu'un plan transversal passant par le point le plus élevé des crêtes iliaques coupe l'apophyse épineuse de la 4e vertèbre lombaire.

La ponction sur la ligne médiane est plus facile chez l'enfant que la ponction latérale.

Ces données étant exposées, voici comment on procède :

On couche l'enfant de côté, la tête légèrement fléchie ; un aide maintient les cuisses fortement fléchies sur le bassin, le tronc également aussi fléchi que possible, de façon que l'enfant fasse le gros dos.

On repère l'apophyse épineuse de la 4e lombaire ; on choisit l'espace que l'on veut ponctionner.

____

(1) _Du diagnostic de la méningite tuberculeuse chez l'enfant. Valeur de la ponction lombaire._ Thèse de Paris, 1903.

La région étant aseptisée, l'opérateur reconnaît à nouveau de son doigt stérile l'espace qu'il a choisi ; il place la pulpe de l'index gauche (l'angle regardant en haut et en arrière) à cheval sur l'angle supérieur de l'apophyse située au-dessous. De la main droite il fait pénétrer l'aiguille immédiatement au-dessus de l'index gauche. Il lui fait traverser rapidement la peau, puis, lui donnant une direction presque perpendiculaire à la colonne vertébrale, très légèrement oblique en haut et en avant, il la pousse à travers le ligament interépineux. Dès que l'aiguille a pénétré dans le sac sous-arachnoïdien, le liquide céphalo-rachidien s'écoule.

La ponction bien réglée est rarement blanche, toutefois il peut arriver qu'un fragment de tissu cellulaire ou qu'un petit caillot obture l'aiguille. Pour remédier à cet inconvénient, il suffit de pousser un fil métallique stérilisé dans la lumière du tube. On peut aussi laisser le fil dans l'aiguille pour faire la ponction ; on le retire dès qu'on croit avoir fait pénétrer l'aiguille dans le sac sous-arachnoïdien.

Parfois il s'écoule un peu de sang avant que le liquide céphalo-rachidien ne s'échappe ; parfois aussi il ne s'écoule que du sang pur : c'est qu'alors l'extrémité de l'aiguille se trouve au delà ou en deçà du sac sous-arachnoïdien, implantée dans une petite veinule ; il est alors préférable de recommencer la ponction dans un autre espace ou de la remettre à plus tard.

Dans les méningites suppurées, le liquide ne peut parfois traverser l'aiguille que s'il est aspiré à l'aide d'une seringue de Pravaz.

Exceptionnellement, en suivant la méthode précédente, on fait successivement une ponction blanche dans chacun des 3 espaces 3e, 4e et 5e. On peut être alors plus heureux en opérant sur l'enfant assis ou en faisant la ponction latérale. Dans ce procédé, on ponctionne à un demi-centimètre environ en dehors de l'angle supérieur de l'apophyse épineuse ; on fait pénétrer l'aiguille en la dirigeant en haut et en dedans, mais très peu en haut et très peu en dedans, lentement, jusqu'à ce qu'elle ait éprouvé la légère résistance de la traversée du ligament jaune et de la dure-mère.

Lorsque la prise du liquide est faite, on retire l'aiguille d'un mouvement brusque et l'on panse avec un peu de coton hydrophile, plutôt que d'employer le collodion qui détermine facilement des excoriations, lorsqu'on fait des ponctions répétées.

Technique du cytodiagnostic. — La prise du liquide étant faite, il faut l'examiner le plus tôt possible. En effet, les éléments-figurés s'altèrent rapidement, et de plus, le caillot qui se forme par repos, englobe un certain nombre de leucocytes, surtout des polynucléaires. Si l'examen ne peut être presque immédiat, il faut du moins défibriner le liquide.

L'examen doit porter sur le dépôt formé dans un tube effilé après centrifugation. Le centrifugeur à main de Krauss, tournant à 3.000 tours à la minute, est le plus employé ; on doit prolonger la centrifugation pendant dix minutes.

La centrifugation terminée, on renverse le tube pour faire écouler tout le liquide, on le laisse égoutter avec soin sur du papier buvard, puis on le redresse.

Le dépôt resté adhérent au fond de l'effilure est soigneusement dissocié dans la très petite quantité du liquide qui retombe des parois du verre. Cette émulsion est alors aspirée dans une pipette, puis chassée de celle-ci et déposée sur 3 ou 4 lames, par petites gouttelettes que l'on étale à peine.

On fait sécher à l'air libre ou mieux à l'étuve à 37°.

On fixe à l'alcool éther que l'on verse doucement, puis qu'on laisse s'évaporer.

On colore à l'hématéine-éosine, à la thionine ou au bleu polychrome. On peut également colorer avec le triacide, après fixation par la chaleur (110°).

L'examen peut alors être fait. Souvent il suffit d'un coup d'œil pour juger la nature de l'épanchement, les préparations étant couvertes exclusivement ou presque exclusivement soit de lymphocytes, soit de polynucléaires. Pour peu que la prédominance d'une de ces variétés cellulaires ne soit pas nettement évidente, le pourcentage doit être fait. De toute manière, on doit examiner toutes les préparations faites avec la totalité de l'émulsion.

Les premiers, Wentworth, Bertheim et Moser avaient étudié la cytologie du liquide céphalo-rachidien.

Mais c'est en France MM. Widal et Sicard qui ont bien montré l'excellent parti que l'on pouvait tirer de cet examen pour le diagnostic des méningites.

Le plus souvent dans la bacillose méningée le liquide extrait du canal rachidien s'écoule sous pression, comme s'il y avait hypertension, et il est tout à fait limpide.

Dans le culot obtenu par centrifugation on observe, par l'examen microscopique, des lymphocytes parfois à l'exclusion d'autres éléments, parfois mêlés à des polynucléaires, mais prédominants sur ces derniers.

Dans des cas exceptionnels on a trouvé une polynucléose prédominante.

Le liquide céphalo-rachidien pauvre en albumine, à l'état physiologique devient assez fortement albumineux, il contient jusqu'à 3 et 5 gr. d'albumine par litre.

Il n'est pas rare de rencontrer des bacilles tuberculeux dans le culot centrifugé : en tout cas l'inoculation du liquide au cobaye donne presque toujours des résultats positifs.

En général la toxicité du liquide est faible ; le cobaye résiste bien à l'injection intra-péritonéale et la tuberculose évolue ultérieurement sans accidents initiaux.

Pour conclure, on peut dire que la formule lymphocytaire est la règle dans la bacillose méningée, chez le nourrisson, comme dans le deuxième âge et qu'elle implique un pronostic très grave.

Il arrive quelquefois que le liquide de la ponction soit louche ou opaque comme dans la méningite cérébro-spinale, c'est qu'il y a ordinairement infection associée à la bacillose, et la polynucléose peut l'emporter parfois sur la lymphocytose. L'étude cytologue de ces faits ne laisse pas que d'être embarrassante pour le clinicien.

Pronostic et traitement. — Cette maladie si redoutable et si fréquente, surtout de 1 à 6 ans, est tout à fait au-dessus des ressources de l'art et, lorsque le diagnostic a été posé sur des signes bien certains par un clinicien expérimenté, la mort est fatale.

Rilliet et Barthez, Hénoch et la plupart des pédiâtres croient avoir observé dans leur carrière une à deux guérisons de la méningite tuberculeuse à la période d'état. Mais cette rareté excessive de la survie doit toujours laisser des doutes sur l'exactitude du diagnostic. Le médecin se sentant impuissant devant la bacillose méningée pourrait se laisser aller au découragement et être tenté d'abandonner l'enfant aux seuls soins de la famille ; ce serait mal comprendre son devoir professionnel que d'agir ainsi. Les parents ont besoin d'être soutenus, éclairés, dirigés, pendant l'évolution souvent longue et douloureuse de la méningite ; ils doivent être tenus au courant des phases et même des progrès de la maladie et préparés doucement au dénouement final. L'abstentionisme du médecin, en pareille circonstance, ouvrirait la porte aux charlatans et aux pratiques superstitieuses les plus grossières et les plus nuisibles. Bien que le traitement ne puisse être que palliatif, le médecin ne devra donc pas paraître désarmé. D'ailleurs, son rôle peut être utile et même important dans certaines formes de la maladie.

Toutes les fois que la famille le permettra, on fera une ponction lombaire ; cette évacuation de liquide céphalo-rachidien décomprime un peu les centres nerveux et permet parfois aux enfants dans le coma de reprendre connaissance. En tout cas, cette ponction n'a pas d'inconvénients, si elle est pratiquée antiseptiquement, elle a l'immense avantage de fournir un signe très positif à la première période de la maladie, lorsque le doute est encore permis ; le liquide transparent, centrifugé contient un grand nombre de lymphocytes dans le culot au fond du tube.

Dès le début, on administrera le calomel à la dose de 5 centigrammes toutes les 2 heures ou de 20 à 30 centigrammes suivant l'âge, en une seule dose tous les deux jours. Les fonctions motrices intestinales sont très ralenties, la constipation est opiniâtre.

Les frictions à l'onguent napolitain avec gros comme une noisette de cette pommade, à l'aine, alternativement d'un côté et de l'autre, n'ont aucun inconvénient ; elles pourraient être efficaces si la méningite syphilitique revêtait le masque de la tuberculose.

On a l'habitude d'appliquer une calotte de glace sur le front ; cette pratique est bonne dans la forme douloureuse ou à la période d'agitation ; elle est inutile dans les formes tranquilles et lorsque les malades sont tombés dans le coma ou même sont assoupis.

On administre généralement, si l'estomac n'est pas intolérant, la potion suivante par cuillerées à dessert toutes les heures ou les 2 heures :

> Eau distillée .... 60 grammes.
> Iodure de potassium 2   —
> Sirop de groseilles ou de framboises 30   —

Le bromure, le chloral, la codéine, sont employés lorsque les enfants ont de l'excitation cérébrale, de l'agitation.

Il en est qui poussent des cris lamentables nuit et jour ; ces formes bruyantes de la maladie sont particulièrement pénibles pour les parents ; on obtient la sédation avec des petites piqûres de morphine de 1/4 ou 1/2 centigr., les cris cessent pendant plusieurs heures. La température est généralement peu élevée ; la médication hypothermisante est très rarement indiquée.

Quelques médecins appliquent encore des sangsues à l'apophyse mastoïde dans les premières phases de la méningite ; d'autres font faire des frictions à la pommade iodoformée après avoir fait raser le cuir chevelu.

On renonce de plus en plus à ces procédés thérapeutiques un peu offensifs. On a vanté aussi le collargol, mais il est inefficace.

Les forces des petits malades doivent être soutenues par le lait, le jus de viande, les œufs, etc.

L'HYPOTROPHIE TUBERCULEUSE.

Nous croyons devoir nous étendre avec quelques détails sur les troubles spéciaux de la croissance déterminée par la tuberculose. Sous l'influence de celle-ci, l'enfant peut présenter un ralentissement marqué, ou même un arrêt de son développement pondéral et statural. C'est ce que M. Variot a désigné sous le nom d'hypotrophie tuberculeuse. C'est en 1905, qu'il signala ce processus morbide dans des communications répétées à la Société Médicale des Hôpitaux et à la Société de Pédiâtrie. Il montra que l'hypotrophie pouvait relever de causes diverses, et à côté de l'origine intestinale et de l'hypoalimentation qui sont le plus souvent en cause, il fit intervenir d'autres facteurs et notamment la tuberculose . M. Tixier a fait en 1911, dans la *Revue de la tuberculose*, une étude complète de l'hypotrophie infantile dans ses rapports avec la tuberculose confirmant nos premières recherches.

Etude clinique. — Tantôt il s'agit de nourissons qui, à sept ou huit mois, ne sont pas plus développés que des bébés de un ou deux mois, plus souvent ce sont des enfants de un an à deux qui paraissent à peine douze mois. Le développement normal de la taille et du poids à cet âge est entravé: il n'y a presque plus de panicule adipeux, les masses musculaires sont molles et réduites, les os paraissent grêles, la peau pâle, souvent cireuse, semble trop grande pour contenir les membres et présente de nombreux plis. Le *facies* traduit aussi le mauvais état de la nutrition : les muqueuses et les lèvres sont décolorées, les yeux sont excavés et cernés. L'enfant semble fatigué, apathique ; il ne joue pas ; ses forces sont diminuées ; à deux ans et même plus il ne marche pas encore, malgré l'absence de tout vestige de rachitisme.

Dans un certain nombre de cas, on trouve des signes plus ou moins nets de tuberculose. La polymicroadénopathie, le système pileux développé à l'excès, enfin et surtout la présence habituelle de souffle à la racine des bronches et d'adénopathies médiastines, visibles à l'écran radioscopique, sont les symptômes les plus habituels. L'élévation de la température chaque soir peut se rencontrer, mais elle n'est pas constante.

Le degré de l'hypotrophie ne peut s'apprécier exactement que par la balance, la toise et la radiographie de certaines parties du squelette. L'association de ces renseignements permet de fixer avec une précision remarquable les caractères, essentiels du processus.

La *balance* indique le degré de l'atrophie pondérale. L'amaigrissement, la lenteur du développement du système osseux, des muscles et des viscères, sont quelquefois tels que le poids d'un enfant de plus de deux ans, dans une observation, est de 5.800 grammes, soit le poids d'un enfant de quatre mois à peine. Pour apprécier le degré de l'atrophie pondérale, on compare les poids obtenus avec les moyennes des différents âges ; rappelons qu'à cinq mois normalement un enfant double son poids de naissance et le triple à un an ; à dix-huit mois, un enfant pèse environ 10 k. 500 gr ; à 24 mois 11 k. 500 gr., à 3 ans 13 kilogs, etc.

La *toise* met en évidence l'atrophie staturale. D'une façon générale, elle est proportionnellement moins accentuée que l'atrophie pondérale, mais elle est constante.

A la suite d'une affection aiguë ou subaiguë, un enfant présente un amaigrissement temporaire, mais il n'a pas d'atrophie staturale, il n'est pas hypotrophique. Pour apprécier exactement le retard du développement de la taille, on se sert, de même que pour les poids, d'une table établie d'après des moyennes.

L'*étude radiographique* du squelette est le troisième élément indispensable pour affirmer l'hypotrophie. Par un grand nombre de radiographies des mains et avant-bras d'enfants normaux et atrophiques, nous avons établi que les points d'ossification complémentaire du métacarpe, ne commencent à apparaître que quand la taille a atteint 75 à 77 cent. De même que le point d'ossification de l'extrémité inférieure du fémur annonce qu'un fœtus est à terme, de même l'apparition des points épiphysaires métacarpiens et phalangiens annonce qu'un enfant approche de la deuxième année ou plus exactement que son développement correspond à une taille d'environ 75 cent., car l'ossification marche avec la taille et non avec l'âge du sujet.

Normalement, de 18 à 20 mois lorsque la taille est de 75 à 77 cent., apparaissent les points d'ossification dans le cartilage épiphysaire des deuxième, troisième et quatrième phalanges et du deuxième métacarpien. Entre deux et trois ans, lorsque la taille atteint 80 cent. en moyenne, les points d'ossification complémentaires des phalanges ont presque tous fait leur apparition.

L'apparition des pointes complémentaires est plus ou moins retardée dans l'hypotrophie. La balance fournit les renseignements évolutifs sur l'amélioration ou l'aggravation du processus morbide, tandis que la taille et l'état de l'ossification ne peuvent varier que dans le sens de l'accroissement. On peut admettre que la résistance vitale est d'autant plus diminuée que l'accroissement statural est plus retardé.

L'évolution de cette hypotrophie est grave en général, s'il y a des foyers multiples de tuberculose pulmonaire. Lorsque la tuberculose reste limitée dans les ganglions du médiastin, on peut espérer une amélioration, si les lésions évoluent vers la rétraction, la calcification, etc.

Formes cliniques. — Il existe deux formes principales :

Hypotrophie tuberculeuse pure. — Dans cette forme, on retrouve tous les symptômes que nous avons étudiés ; il n'y a aucun signe de rachitisme : pas de tuméfaction des épiphyses des os longs, pas d'élargissement en cupule de l'épiphyse radiale à la radiographie. Au niveau de l'articulation chondro-costale, il y a parfois une surélévation due à la plicature de l'arc costal ; celle-ci coïncide avec les lésions pleuro-pulmonaires, et ne doit pas être confondue avec le chapelet rachitique.

Hypotrophie tuberculeuse associée au rachitisme. — Poncet et plus tard Marfan ont voulu établir un rapport de causalité entre la tuberculose et le rachitisme. Nous pensons que ces deux dystrophies sont complètement distinctes comme le prouve l'existence habituelle de l'hypotrophie tuberculeuse sans rachitisme d'une part, et du rachitisme floride où il n'y a pas le moindre symptôme de tuberculose, d'autre part. Toutefois, ces deux dystrophies peuvent s'associer dans certains cas. Aux symptômes d'hypotrophie et de tuberculose se surajoutent la tuméfaction des épiphyses, le craniotabes, le chapelet costal, l'aspect cupuliforme, à la radiographie, de l'extrémité inférieure du radius, etc.

Anatomie pathologique. — Dans la majorité des cas, on trouve des lésions de tuberculose en voie d'évolution.

Ce qu'on rencontre surtout, ce sont des adénopathies médiastines. Les ganglions bronchiques adhèrent intimement au poumon et à la plèvre et en général, on trouve en plein parenchyme pulmonaire, à plus ou moins grande distance du hile, un foyer bacillaire que l'on a pu regarder comme le « chancre d'inoculation ». Les lésions ganglio-pulmonaires sont communes.

Le défaut de développement des viscères est à peu près constant, mais non proportionné dans tout l'organisme. Toutefois le poids du poumon est habituellement supérieur à la normale, ce qui s'explique par l'importance des altérations pulmonaires. Le cerveau semble échapper au processus d'atrophie.

Aucune altération importante n'est notée par Léon Tixier au niveau des glandes vasculaires sanguines : corps thyroïde, glande pituitaire, thymus.

Par l'examen spécial de l'extrémité supérieure du fémur, le même auteur compare les lésions osseuses de l'hypotrophie pure ou associée au rachitisme.

Dans l'hypotrophie pure, les dimensions de tous les diamètres de l'os sont réduits ; le point d'ossification épiphysaire a un volume restreint, la ligne d'ossification est normale.

Dans le rachitisme sans hypotrophie, les diamètres de l'os, le point d'ossification ont l'aspect normal, mais la ligne d'ossification est irrégulière, et le canal médullaire, anormalement développé, contient une moelle rouge abondante.

S'il y a hypotrophie et rachitisme, les lésions se combinent : il y a réduction des diamètres de l'os, agénésie du point d'ossification et troubles marqués du côté du cartilage de conjugaison.

Etiologie et pathogénie. — Si les troubles gastro-intestinaux du nourrisson ne conduisent pas fatalement aux déformations rachitiques, de même la tuberculose ne crée pas constamment l'hypotrophie.

Il n'en est pas moins établi que fréquemment la tuberculose, à elle seule, peut produire l'arrêt ou le ralentissement de la croissance. Tantôt, on trouve des lésions tuberculeuses initiales indiscutables, tantôt la tuberculose ne semble influencer le développement qu'après une affection aiguë, rougeole par exem-

ple, tantôt enfin l'hérédité tuberculeuse seule paraît responsable de l'hypotrophie.

Souvent même on trouve une association de causes dystrophiantes, et à côté
de la tuberculose, on remarque des *troubles gastro-intestinaux*. On ne connaît
pas complètement les diverses lésions qui peuvent survenir dans le tube digestif des tuberculeux, mais il paraît certain que les troubles des fonctions de l'estomac sont au premier plan pour causer l'hypotrophie. Voici l'observation d'un
cas de gastrite interstitielle chez un grand vomisseur, atteint d'hypotrophie tuberculeuse, dont l'étude histologique a été faite sur ma demande par le Dr Cailliau.

   L'enfant a succombé le 29 avril 1914, au Pavillon Pasteur, à l'hospice des Enfants-Assistés. Il était âgé de 6 mois, pesait 4 kg. 540, et mesurait 61 cm. 3. C'était donc un hypotrophique bien au-dessous de la normale. Poids normal à 6 mois, 7 kg., taille 64 cm.
   L'enfant avait suivi les consultations de la Goutte de Lait de Belleville ; il avait présenté
des vomissements très fréquents, qui n'avaient pu être calmés ni par le citrate de soude,
ni par le lait hypersucré. Les selles étaient blanchâtres, mélangées de grumeaux de caséine
non digérée, parfois liquides, verdâtres. L'auscultation ne donnait pas de renseignements
positifs, mais la radioscopie semblait indiquer une lésion ganglio-pulmonaire à gauche,
avec opacité assez étendue. La température était fébrile, avec de grandes oscillations. L'enfant
fut admis à la crèche Pasteur, où il ne resta que trois jours avant de mourir.
   On ne parvint pas à calmer les vomissements et malgré l'élévation thermique, l'auscultation des poumons répétée fut toujours négative.
   A l'*autopsie* le poumon gauche, dont le sommet adhère très fortement à la cage thoracique,
pèse 90 gr. et montre à l'incision une caverne tuberculeuse du volume d'un œuf de pigeon
occupant presque tout le lobe supérieur, remplie de pus et circonscrite par une coque indurée
mesurant un demi-centimètre d'épaisseur.
   Le lobe inférieur gauche est infiltré de granulations tuberculeuses. De nombreux ganglions
hypertrophiés et caséeux entourent le pédicule pulmonaire. Le poumon droit pèse 100 gr. et
est également infiltré de granulations tuberculeuses.
   Le cœur (35 gr.) et le péricarde offrent un aspect normal.
   Le foie (270 gr.), la rate (50 gr.), et les reins (25 et 27 gr.) paraissent normaux, l'intestin
et le péritoine ne semblent pas altérés.
   L'estomac est de dimensions normales : à l'incision la muqueuse apparaît traversée de
replis longitudinaux, saillants, dirigés du cardia vers le pylore ; on observe aussi des saillies
mamelonnées entre les replis. Les parois stomacales sont notablement épaissies au niveau
de ces replis muqueux, et des saillies. On n'observe aucune érosion de la muqueuse qui n'est
pas injectée et offre une teinte grisâtre.
   A l'*examen histologique* on trouve des lésions portant à la fois sur le tissu interstitiel et
les glandes gastriques. Le tissu interstitiel est le siège d'une prolifération embryonnaire
très riche en cellules rondes et présentant quelques fibroblastes. Cet aspect embryonnaire
donne l'impression d'un processus subaigu. Il s'agit le plus souvent, d'une infiltration diffuse
très intense de cellules rondes, tantôt uniformément répartie sur tout l'épaisseur de la couche
muqueuse, tantôt localisée à la partie superficielle de la muqueuse, entourant l'embouchure
des glandes sous-jacentes aux cellules de revêtement de la muqueuse. D'autres fois, l'infiltration embryonnaire est localisée à la partie profonde de la muqueuse, entre les culs-de-
sac des glandes et la *muscularis mucosae*, qu'elle traverse souvent, et l'on observe alors dans
la celluleuse des amas lymphoïdes ressemblant à des nodules infectieux. On remarque quelques semblables nodules dans la muqueuse elle-même, entre les glandes et s'étendant parfois
jusque sous l'épithélium de revêtement, formant des amas de cellules lymphatiques libres ou
limités par des travées fibreuses. Mais l'aspect le plus fréquemment observé est l'infiltration
diffuse en nappe.
   Cette infiltration des espaces interstitiels est constituée par des cellules rondes présentant
les caractères des lymphocytes, avec quelques polynucléaires. Cet afflux leucocytaire entraîne

un épaississement considérable des espaces interglandulaires, les glandes paraissant plongées dans un tissu adénoïde dense, parcouru de vaisseaux distendus et engorgés : Ces leucocytes pénètrent parfois entre les cellules principales et les cellules de bordure, et on peut en rencontrer non seulement dans la lumière glandulaire, mélangées au mucus et aux débris cellulaires, mais encore dans l'intérieur des cellules glandulaires, et dans l'épithélium de revêtement gastrique, fait considéré par Hayem comme d'ordre pathologique.

En somme, il s'agit d'une inflammation subaiguë du tissu interglandulaire.

Mais l'examen détaillé des coupes microscopiques nous a fait observer des territoires de la muqueuse où l'altération du tissu conjonctif est beaucoup plus avancée ; il ne s'agit plus, dans ces points, d'un processus embryonnaire mais d'une sclérose en voie d'organisation, sinon complètement organisée. Les leucocytes sont alors plus rares, les fibroblastes très abondants, c'est la sclérose adulte à nombreuses cellules fixes.

Dans certaines places, les altérations du tissu de soutien s'accompagnent de lésions épithéliales intenses. L'épithélium de revêtement de la muqueuse a disparu. Les tubes glandulaires sont sectionnés par la prolifération embryonnaire, et se présentent souvent en série de segments placés bout à bout.

Ailleurs, ils disparaissent progressivement, sont réduits en longueur et en largeur, leurs cellules prennent cependant les colorants. Ce sont des lésions de dégénérescence et d'atrophie ; les cellules de bordure présentent tous les caractères de la dégénérescence vacuolaire, tandis que les cellules principales restent claires ou deviennent granuleuses avec des contours indistincts.

Très souvent la glande n'est pourvue que de rares cellules, petites, granuleuses, isolées parfois au sein de la sclérose et offrant tous les caractères de l'atrophie.

On n'observe pas trace de dégénérescence graisseuse. La sous-muqueuse est dense et épaissie, la musculeuse et la séreuse sont intactes.

Si l'on pratique des coupes sur les saillies et les replis surélevés mentionnés sur la muqueuse, on voit au miscrocope non plus des lésions épithéliales, dégénératives, mais des lésions hyperplasiques. Les glandes sont multipliées, disposées en de nombreuses assises superposées, ou réparties sans ordre, et entourées de nombreuses cellules rondes embryonnaires. Cette hyperplasie localisée s'accompagne d'état bourgeonnant de l'épithélium de revêtement de la muqueuse voisine et offre l'aspect de l'adénome ; les cellules glandulaires néoformées ne diffèrent pas comme structure des éléments cellulaires normaux des glandes.

En somme, il s'agit, dans le cas que nous avons étudié, d'une gastrite mixte à lésions interstitielles embryonnaires ou adultes, avec lésions dégénératives et atrophiques des éléments glandulaires.

Comment faut-il interpréter ces lésions ? Faut-il invoquer l'effet direct du bacille ou de ses toxines, ou bien s'agit-il d'une gastrite banale au cours d'une cachexie ?

L'absence de cellules géantes et des caractères spécifiques de la tuberculose rapproche ces altérations des lésions non folliculaires au cours de la tuberculose.

Poncet et Leriche ont, en effet, décrit une bacillose non folliculaire de l'estomac, qui s'observerait indépendamment de toute lésion spécifiquemment tuberculeuse. Ces auteurs décrivent une gastrite à forme fibreuse, caractérisée par le développement du tissu conjonctif, qui, à l'état adulte et parfois embryonnaire, occupe la muqueuse, et la sous-muqueuse épaissie, infiltre et dissocie souvent la couche musculeuse.

Ces lésions ne comportent pas de follicules, mais la preuve bactériologique manque encore pour les identifier.

On doit remarquer qu'avec des altérations aussi intenses, de la muqueuse gastrique, la restauration des nourrissons dont l'hypotrophie, est subordonnée à la tuberculose, devient impossible, car la chymification est profondément troublée.

La tuberculose n'agit donc pas seulement par ses lésions initiales et locales pour entraver l'accroissement, mais aussi par des altérations secondaires et à distance telles que la gastrite interstitielle que nous venons de décrire.

En général d'ailleurs, l'hypotrophie tuberculeuse n'est pas précoce ; elle n'apparaît que « vers la fin de la première année ou dans le cours de la seconde».

La *pathogénie* des lésions est difficile à expliquer. D'après des travaux de MM. Charrin, Le Play, Spillmann, on pourrait incriminer l'influence des toxines sécrétées par le bacille de Koch sur le développement du squelette. Agissent-elles directement sur les tissus ou par l'intermédiaire soit des centres trophiques, soit des glandes vasculaires sanguines? Ce sont des problèmes encore à résoudre.

Diagnostic. — Il est aisé en général avec la balance, la toise et une épreuve radiographique d'affirmer l'hypotrophie. Il est plus délicat de reconnaître sa nature.

La confusion ne saurait être longue avec le *myxœdème* ou l'*achondroplasie :* outre les signes spéciaux de ces maladies, la dissociation de la croissance pondérale et staturale est inverse de celle qu'on trouve dans l'hypotrophie tuberculeuse : la taille, par rapport aux tables de croissance moyenne, est plus en retard que le poids dans ces dystrophies.

Pour établir l'*origine tuberculeuse* des accidents, on recherche les lésions latentes ou en évolution, surtout la tuberculose ganglio-pulmonaire; le tuberculino-diagnostic, lorsqu'il est positif, a une réelle valeur chez le nourrisson, mais il n'est souvent pas sans quelques dangers. On se basera surtout sur l'apparition tardive de cette hypotrophie (deuxième année en général) et le peu de succès de la thérapeutique la mieux conduite.

L'*hypotrophie d'origine gastro-intestinale* a des caractères inverses : elle débute dès les premiers mois de la vie, et au stade d'atrophie, succède le syndrome d'hypotrophie ; presque toujours, on trouve des fautes graves de régime : ce sont des enfants qui sont restés au bouillon de légumes pendant des semaines et quelquefois des mois, ou bien encore, ce sont des nourrissons dont on réduisait la ration, à cause de vomissements par hypoalimentation et comme on ignorait celle-ci, on déterminait l'inanition et l'hypotrophie. De toutes façons, cette hypotrophie, sous l'influence d'une alimentation rationnelle et suffisante, s'améliore rapidement.

Dans d'autres cas, l'*hypotrophie est d'origine syphilitique* et l'on retrouve les signes de cette affection (grosse rate, lésions cutanées, antécédents des parents, etc.); plus rarement, l'hypotrophie est sous la dépendance de *végétations adénoïdes* (stridor nocturne, respiration nasale défectueuse ou impossible) ou d'une *broncho-pneumonie subaiguë* avec dilatation des bronches. L'examen bactériologique de l'expectoration s'imposera.

Traitement. — Les indications thérapeutiques sont différentes suivant qu'*il existe une tuberculose en évolution* ou qu'on se trouve en présence d'une dystrophie hérédo-tuberculeuse.

Dans le premier cas, on emploie les méthodes utilisées pour combattre la tuberculose : aérothérapie dans une cure marine ou d'altitude, héliothérapie. On y ajoute une alimentation reconstituante, mais non excessive. Le pronostic est très grave, souvent mortel; on ne peut espérer des guérisons que si la tuberculose est localisée aux ganglions ou en foyers circonscrits.

S'il ne s'agit que d'*hérédo-tuberculose*, on soigne surtout l'alimentation : petits repas toutes les trois ou quatre heures constitués par des bouillies farineuses au lait, des purées de pommes de terre ; si l'enfant est suffisamment âgé, on ajoute quelques cuillerées de jus de viande, et même un ou deux jaunes d'œufs. On adjoint souvent la médication arsénicale : liqueur de Fowler, une goutte par jour et par année d'âge ; arrhénal à la dose de 0 gr. 01 centigramme par jour et par année d'âge.

On peut obtenir dans certains cas des résultats inespérés. Lorsque l'hypotrophie ne persiste pas au delà de la quatrième année, le développement ultérieur n'est en général pas entravé et la taille définitive du sujet ne se trouve pas influencée notablement par l'hypotrophie infantile, si une hygiène et une thérapeutique convenables ont été instituées assez tôt et assez longtemps.

Voici **deux** observations bien caractérisées d'hypotrophie tuberculeuse.

1. *Grande hypotrophie chez un nourrisson, causée par des lésions de tuberculose pulmonaire chrnoique (1). (résumée).*

V..., Suzanne, née le 17 février 1909. Elevée par une nourrice. Est conduite au pavillon Pasteur à l'hospice des Enfants-Assistés le 18 septembre. A l'âge de 6 mois, est très atrophique puisqu'elle pèse 4 kg. 300 et mesure 60 cm. 3. — Pâleur, anémie, vomissements, selles grumeleuses, mais pas de fièvre. Malgré une alimentation régulière, ne prend que 230 gr. en un mois.

Reprise par ses parents le 16 octobre, est ramenée le 22 novembre. A perdu 580 grammes sur son poids de sortie en fin de sa première hospitalisation.

Très mauvais état général. Sueurs abondantes, pas de rachitisme.

Très dyspnéique. A l'auscultation, signes de condensation pulmonaire au sommet gauche, avec râles humides et matité très nette dans la région sous-scapulaire.

On porte le diagnostic d'hypotrophie tuberculeuse.

Evolution progressive de ces lésions. Poussées thermiques successives à grandes oscillations. Perte de poids. Mort.

A l'*autopsie* : adhérences pleurales au sommet gauche, grosse caverne dans le tiers supérieur du volume d'une mandarine. Poumon droit sain.

Tuberculisation et caséification du groupe ganglionnaire prétrachéo-bronchique gauche.

Pas de tubercules apparents dans les autres organes.

Le diagnostic d'hypotrophie tuberculeuse porté pendant la vie est donc bien confirmé.

2. *Observation d'un cas de rachitisme avec hypotrophie et tuberculose* (2).

R. P..., fillette, née le 31 mars 1906. Admise à l'hospice des Enfants-Assistés le 15 octobre 1909, à l'âge de 3 ans et 6 mois et demi. Parents bien portants. Une sœur aînée rachitique, en traitement à Berck. A été élevée au sein jusqu'à 18 mois ; n'a jamais marché. Pâle, facies anémié, mesure seulement 56 cm. 1/2 et pèse 7 kg. 200. Par contre tête de dimensions normales, circonférence 47 cm., en rapport avec intelligence éveillée. Légère dépression à la place de la fontanelle qui admet la pulpe du doigt. Thorax rétracté, déprimé latéralement, sans chapelet costal appréciable. Clavicules extrêmement incurvées. Rachitisme très accusé des membres supérieurs et inférieurs. De plus, on note un état fébrile persistant, d'ailleurs peu élevé. Quelques râles de congestion aux bases. Cutiréaction positive.

Suspicion de tuberculose confirmée par l'examen radioscopique, qui révèle une opacité au niveau des ganglions bronchiques latéraux droits.

Après trois mois de séjour au cours desquels elle a présenté une congestion pulmonaire très sérieuse, R. P. s'est améliorée grâce à une forte alimentation, car elle pèse aujourd'hui 8 kg. 300 et mesure 79 cm. 3 ; elle a donc gagné 1.100 grammes de poids et 3 cm. de taille. Cependant tout porte à croire qu'il s'agit d'un processus tuberculeux superposé à une hypotrophie avec rachitisme. (*résumée*).

(1) *Clinique infantile*, 1er février 1910. ROUDINESCO.
(2) *Clinique infantile*, 1er février, 1910. O. ROBERT.

LES ANÉMIES
ET LES DYSCRASIES SANGUINES

LES ANÉMIES DANS LE PREMIER AGE

L'étude de l'hématologie chez le fœtus et le nouveau-né est encore en pleine évolution. Le rôle réciproque de la moelle osseuse, de la rate, du tissu lymphatique et ganglionnaire n'est pas définitivement fixé dans la formation et la régénération des globules sanguins ; on en est arrivé à contester que les hématoblastes décrits par Hayem, les plaquettes de Bizzozero et Ranvier constituent les phases initiales des hématies (1).

Il serait donc prématuré de s'appuyer sur des notions physiologiques encore incertaines, pour établir une classification pathogénique des anémies de la première enfance.

Sans entrer à ce sujet dans des détails dépourvus d'intérêt pratique, nous nous bornerons à rappeler sommairement les caractères spéciaux du sang du nouveau-né, et nous passerons ensuite en revue les principaux types cliniques des anémies infantiles, en partant des données étiologiques qui constituent une base solide dans la pratique.

Les hématies nucléées, fort nombreuses dans le sang des fœtus, se font de plus en plus rares, au fur et à mesure que le processus hématopoïétique se localise dans les organes plus spécialement chargés de la genèse globulaire.

Chez le prématuré, les normoblastes (hématie nucléée) sont d'autant plus abondants que la naissance a été plus précoce, tandis qu'on ne les rencontre qu'exceptionnellement chez le nouveau-né venu à terme. Pendant les deux premiers jours après la naissance, le nombre de globules rouges qui oscille autour de 5.000.000 pendant les jours qui précèdent, augmente considérablement et varie entre six et sept millions par millimètre cube. Cette concentration brusque dépend probablement de l'entrée en fonctions de la respiration pulmonaire.

Bientôt, après une courte période de destruction globulaire qui cause l'ictère hémolytique du nouveau-né, le nombre des globules rouges revient au taux normal. De même le nombre de leucocytes de 10.000 à 18.000 pour revenir à 7.000 ou 9.000, chiffre ordinaire chez l'adulte.

(1) Voir à titre historique *Les Eléments figurés du Sang*, par G. Variot. Thèse d'agrégation de Paris, 1886.

Le rapport de la formule leucocytaire est renversé. A l'inverse de ce que l'on voit chez l'adulte, les mononucléaires l'emportent sur les polynucléaires. Il y a aussi hyperleucocytose chez les enfants nés avant terme.

Le sang des nouveau-nés contient une proportion d'hémoglobine plus forte que celui de l'adulte. Souvent elle dépasse 15 à 16 p. 100 au moment de la naissance et ce n'est que vers le douzième jour qu'elle est ramenée au taux de 14 p. 100, qui est celui de l'adulte. Cette forte proportion serait en rapport avec le nombre élevé des globules rouges et avec la plus grande densité du sang.

Le syndrome anémie est constitué par un abaissement du nombre des hématies et par une diminution variable du taux de l'hémoglobine ; au point de vue clinique, il se caractérise surtout par une pâleur des téguments et des muqueuses.

Au point de vue étiologique, il convient de subdiviser en trois groupes les anémies du nourrisson :

1º Les anémies consécutives à l'ictère et aux hémorragies les plus fréquentes chez le nouveau-né, par le cordon ombilical, par le tube digestif, etc.

2º Ls anémies en connexion avec les dystrophies infectieuses: hérédo-syphilis, tuberculose et en rapport avec les divers processus infectieux aigus, pouvant atteindre le fœtus dans le sein de sa mère ou l'enfant pendant tout le premier âge.

3º Les anémies dues à des troubles digestifs, à une alimentation infantile défectueuse, coexistant souvent avec le rachitisme, l'hypotrophie, la débilité congénitale, etc.

ANÉMIE PAR PERTE SANGUINE. ANÉMIE POST-ICTÉRIQUE

Dans cette catégorie doivent rentrer les anémies que l'on rencontre assez fréquemment à la suite des ictères des nouveau-nés, intenses et prolongées surtout chez les débiles et dans la saison froide.

L'hyperhémie, en quelque sorte normale au moment de la naissance, fait place à l'anémie par suite de l'exagération du processus de destruction hémolytique normal, qui débarrasse le sang de la quantité excessive d'hématies qu'il contient.

L'hémoglobine mise en liberté par la fonte globulaire subit rapidement des métamorphoses dans le plasma sanguin et les tissus, et constitue des pigments qualifiés d'*urohématiques*, qui donnent aux téguments et aux muqueuses leur coloration jaune parfois si prononcée. La composition et les réactions de ces pigments hématiques les distinguent des pigments biliaires qui font défaut dans l'urine. Le liquide céphalo-rachidien est cependant coloré en jaune, comme on peut s'en assurer par la ponction lombaire.

Rappelons que c'est aux médecins de l'école de Bordeaux, M. Leuret d'abord, puis M. Sabrazès, que l'on doit la connaissance du mécanisme physiologique de l'ictère des nouveau-nés, qui est subordonné à l'insuffisance de la *résistance globulaire* ; ils ont proposé le terme d'érythrodermie ictérogène pour désigner l'hyperhémie normale des téguments à la naissance et la coloration ictérique qui s'ensuit. Il faut une quinzaine de jours en général pour que la peau reprenne l'aspect rose normal, et pour que l'équilibre globulaire s'établisse dans le sang.

Mais il n'est pas rare, lorsque l'ictère a été très intense et particulièrement chez les débiles, que l'ictère fasse place à une pâleur marquée et à une hypoglobulie plus ou moins durable. Nous avons pu contrôler ce fait avec M. Marcel Ferrand à la nourricerie des Enfants-Assistés. le chiffre des globules peut descendre à 3.000.000 et au-dessous et l'hémoglobine s'abaisse corrélativement.

L'ictère catarrhal très prononcé et prolongé avec obstruction temporaire des voies biliaires se rencontre aussi parfois chez le nouveau-né et chez les enfants du premier âge ; comme chez l'adulte, l'hypoglobulie consécutive est habituelle dans ces circonstances.

ANÉMIES POST-HÉMORRAGIQUES

Elles peuvent faire suite aux pertes sanguines abondantes par le cordon ombilical déchiré ou mal lié, à des plaies artérielles ou veineuses dues à des manœuvres obstétricales, à des hémorragies méningées dont le diagnostic sera précisé par la ponction lombaire.

Les hémorragies gastro-intestinales qui suivent immédiatement la naissance et dont le mécanisme n'est pas encore bien élucidé, sont parfois si abondantes qu'elles mettent la vie en péril.

Le melæna se répète souvent pendant plusieurs jours et le nourrisson peut devenir tout à fait exsangue.

La température du corps s'abaisse, le pouls devient insensible.

On lutte contre ces pertes sanguines par l'injection de plasma marin, ou de sérum ; on pourra administrer dans une potion quelques gouttes d'adrénaline au millième, ou 0 gr. 50 à 1 gr. de chlorure de calcium. On réchauffera le nouveau-né par des bains à 38°. On sera autorisé à pratiquer un enveloppement sinapisé, de tous les téguments pour obtenir une vaso-dilatation périphérique. Pour favoriser la régénération ultérieure des hématies, on maniera à petite dose le manganèse et le fer.

ANÉMIES D'ORIGINE INFECTIEUSE

La plupart des infections et des intoxications atteignant le nourrisson peuvent déterminer l'apparition d'hémolysines spéciales ayant une action destructive sur les hématies et par suite produire un état anémique.

Le fœtus reçoit le contre-coup des infections microbiennes de la mère et son sang peut être également altéré dans la fièvre typhoïde, la variole, etc. Mais c'est surtout pendant l'évolution de la syphilis et de la tuberculose, que la sanguification peut être troublée ; l'enfant à la naissance est déjà dans un état d'anémie et de dystrophie très accentué, s'il peut arriver à terme. Les mères ayant des lésions tuberculeuses avancées, mettent au monde des nouveau-nés ayant un faible poids, amaigris, avec une gracilité spéciale du squelette, une flaccidité et une pâleur marquée des téguments. L'anémie n'est que l'un des traits dans ce complexus bien connu de ces petits êtres à peine viables.

Dans l'hérédo-syphilis, l'anémie est souvent au premier plan comme indice révélateur. La pâleur du visage peut être jaune cireuse, rappelant la chlorose et coïncide parfois avec une certaine bouffissure. Le chiffre des hématies est diminué et le taux de l'hémoglobine abaissé ; la rate est habituellement grosse ; mais il est rare qu'elle atteigne le développement qui est constant dans les anémies pseudo-leucémiques (1).

L'hypertrophie de la rate est un caractère essentiel dans l'anémie coexistant avec l'intoxication palustre, à laquelle le nourrisson n'échappe pas (2).

Anémie pseudo-leucémique

Cette variété d'anémie coïncide avec une spléno-mégalie accentuée, une hypertrophie du foie et une hyperleucocytose qui a pu faire penser (Luzet) que cette anémie n'était qu'un avant-stade de la leucémie. La présence de myélocytes dans le sang vient encore à l'appui de cette opinion. C'est au-dessous de vingt mois le plus souvent que cette affection se manifeste.

On incrimine le rachitisme, la syphilis et l'intoxication palustre, comme causes de cette variété clinique d'anémie qui ne serait donc pas univoque.

Au point de vue symptomatique, l'hypertrophie de la rate est capitale. Le foie déborde les fausses côtes. Le nombre des hématies peut tomber à deux millions et même au-dessous.

La pâleur du visage est extrêmement marquée, sans qu'il y ait d'amaigrissement très notable.

Il se produit parfois des hémorragies : purpura, épistaxis, etc. Les souffles vasculaires sont aisément perceptibles.

L'évolution est souvent fatale, mais la guérison peut survenir dans certains cas avec un traitement visant la cause des accidents.

Anémie par Leishmaniose

Ce n'est que depuis peu d'années que l'on commence à bien connaître l'étiologie de cette maladie. Répandue surtout en Algérie, Tunisie, dans le bassin de la Méditerranée, on la connaît comme maladie infectieuse, due à un parasite qui paraît être le même que celui du Kala-Azar aux Indes, découvert par Leishmann. Voici le tableau succinct de ces anémies d'après la description, faite par Jemma (de Palerme), au Congrès de Pédiâtrie de Paris en 1913.

Caractérisée par une fièvre très irrégulière, de l'anémie, une hypertrophie énorme de la rate, cette infection se termine généralement dans la cachexie et par la mort. Le parasite fut trouvé pour la première fois en 1905 par Pianesi, mais ce fut surtout Nicolle qui étudia la maladie dans tous ses détails, établissant le rôle de la puce comme agent de transmission de l'infection, du chien à l'homme.

(1) Voir l'*Hérédo-Syphilis*,
(2) Voir intoxication palustre.

Elle ne se rencontre généralement que chez les enfants au-dessous de 4 ans. On voit survenir comme complications le noma et des ulcérations intestinales. La rate est volumineuse, le foie est aussi hypertrophié.

Formes cliniques. Évolution. — On a distingué plusieurs formes cliniques dont les principales sont :

1º La *forme aiguë* évoluant très vite (35 à 40 jours) et ne présentant pas d'autres signes qu'une profonde adynamie. Seule la ponction de la rate peut dans ces cas éclairer le diagnostic resté douteux.

2º La *forme subaiguë* est la plus fréquente. Elle dure de 5 mois à 1 an et conduit lentement le petit malade à la cachexie terminale.

Le symptôme le plus frappant est la grande irrégularité de la courbe thermique et l'on peut souvent, dans la même journée, constater un grand nombre d'accès fébriles suivis de rémission, ce qui ne se rencontre dans aucune autre maladie.

Comme dans le Kala-Asar, des diarrhées incoercibles annoncent la fin de la maladie et l'approche de la mort. L'anémie est un élément essentiel du tableau morbide.

ANÉMIES D'ORIGINE DIGESTIVE

Le syndrome anémie est la conséquence habituelle des toxi-infections intestinales aiguës aussi bien que des affections à évolution lente du tube digestif, déterminant l'atrophie infantile, l'athrepsie et le rachitisme.

Après les diarrhées estivales intenses, les attaques de choléra infantile, et même après des diarrhées simples, à répétition, surtout chez les nourrissons au biberon, la peau du visage reste pâle, les téguments sur tout le corps sont flasques, comme si le panicule adipeux avait fondu rapidement. L'anémie et l'amaigrissement sont les séquelles fréquentes de ces troubles gastro-intestinaux, avec perte d'une grande quantité de sérosité.

Diverses opinions ont été émises pour expliquer ces anémies qui ne tiennent pas à une déperdition directe des hématies, car les déjections liquides sont persque toujours incolores. On a pensé que la desquamation de l'épithélium intestinal qui serait riche en fer, jouerait un rôle dans la déglobulisation et dans la régénération insuffisante des hématies. D'autres observateurs (Tixier) admettent que des substances hémolysantes prennent naissance dans le tube digestif et passent dans le sang ; ces toxines hémolysantes joueraient un rôle globulicide.

La pâleur des téguments, au cours des affections digestives, peut être exagérée par le spasme vaso-moteur qui se manifeste *au maximum* dans le choléra infantile, à la phase algide. Non seulement le pouls est imperceptible, mais les vaisseaux capillaires cutanés sont resserrés sous l'influence des toxines cholériques.

A un plus faible degré le spasme vaso-moteur se rencontre à la suite de troubles digestifs moins graves et spécialement dans certaines intoxications alimentaires.

ANÉMIES ET INTOXICATIONS DUES AU CACAO ET AUX FARINES DE CONSERVE

Il est habituel que les nourrissons qui reçoivent des farines de conserve d'une manière exclusive dans leur alimentation, surtout au moment du sevrage, présentent un état anémique plus ou moins accentué, avec un cortège de troubles morbides spécial (1).

Ce sont surtout les farines dans lesquelles on a incorporé du cacao qui possèdent des propriété anémiantes.

Lorsque les enfants ont pris gout au cacao comme condiment, on ne peut plus leur faire accepter de bouillies ordinaires et ils sont nourris entièrement avec celles qu'ils préfèrent : phosphatine, racahout, etc.

Cette alimentation trop uniforme produit, outre la constipation, la nervosité, une pâleur plus ou moins intense, un teint gris. L'enfant s'amaigrit, sa croissance s'arrête.

Le cacao entre pour une part importante dans ces farines qui présentent même une teinte brune. Voici une formule qu'on se transmet pour la préparation de la phosphatine.

```
Cacao  ..............................   250 gr.
Fécule de pommes de terre ..............   250 gr.
Fleur de riz ...........................   250 gr.
Sucre en poudre ........................   500 gr.
Phosphate de chaux .....................    15 gr.
Un petit flacon d'essence de vanille
```

Ces accidents d'anémie avec nervosisme, sont d'une guérison aisée quand on en a reconnu la cause. Cependant il est parfois difficile de changer l'alimentation des bébés et de faire accepter d'autres bouillies que celles au cacao.

En supprimant les farines au cacao, en donnant un litre de bon lait pur avec des bouillies de farine fraîche d'avoine et de maïs, et une purée de pommes de terre au lait, avec deux ou trois cuillerées à soupe de jus de viande de bœuf délayé dans la purée, on régularise assez vite les fonctions digestives ; la nervosité diminue, mais l'état anémique demande deux ou trois mois pour céder.

J'ai fait procéder sur plusieurs enfants anémiés par les farines de conserve à des examens du sang par M. le Dr Zuber, chef du laboratoire à l'hospice des Enfants-Assistés ; le taux des globules sanguins n'est pas abaissé autant qu'on pourrait le supposer d'après la pâleur des jeunes sujets, et ne descend guère au-dessous de trois millions. Tout porte à croire que le spasme vaso-moteur tient une place importante dans la pâleur de ces nourrissons dont la nervosité est augmentée. L'amande du cacao contient de 1 à 3 p. 100 de théobromine et la présence de cette substance en fait un aliment nervin. De plus le cacao contient une haute proportion d'acide oxalique, et cette substance est considérée par es expérimentateurs comme destructrice des globules sanguins. L'oxyde de carbone est un des produits de dédoublement de l'acide oxalique.

<hr>

(1) *Inconvénients et dangers de l'emploi habituel et prolongé des farines de conserve et spécialement des farines ou cacao dans l'alimentation infantile* par G. VARIOT (Société médicale des Hôpitaux, 1907).

Armand Gautier (1) a établi que le cacao est le plus riche des aliments usuels en acide oxalique. Il en contient 4,50 %, tandis que l'oseille n'en contient que 3 % environ.

L'ANÉMIE DANS LE RACHITISME ET L'HYPOTROPHIE

L'anémie fait partie du tableau clinique des formes sérieuses de rachitisme ; elle manque souvent dans le rachitisme floride, lorsque le processus est limité à des déformations épiphysaires, sans troubler la nutrition générale ni la croissance.

La pâleur des téguments et des muqueuses coïncidant avec l'hypertrophie de la rate et du thymus, se manifeste surtout lorsque le rachitisme est associé à l'hypotrophie, c'est-à-dire lorsque non seulement le squelette est en cause, mais aussi lorsque le retard d'accroissement de la taille et du poids indique un affaiblissement général et un fonctionnement défectueux des divers organes.

Dans l'athrepsie proprement dite, où la dénutrition et la cachexie sont au maximum, l'anémie est la règle ainsi que l'avait relevé Parrot dans son admirable tableau clinique. Dans l'atrophie simple et dans l'hypotrophie, le syndrome anémie a été étudié avec détails par un observateur dont la compétence en hématologie est incontestable, le Dr Lenoble de Brest. M. Lenoble conclut de ses recherches :

« On se rendra compte que l'action des toxines gastro-intestinales a surtout pour effet d'adultérer le milieu sanguin. La réaction des organes hématopoïétiques est relativement légère, ne donne pas lieu au passage dans le sang d'éléments anormaux : la réaction myéloïde est ici latente, reste confinée dans les appareils sanguins formateurs et principalement dans la moelle osseuse. En outre, ce sont surtout les éléments de la série blanche qui sont en voie de prolifération ; le nombre des hématies nucléées reste relativement médiocre, et ne présente aucun des caractères qui traduisent l'irritation profonde des centres myéloïdes, leurs noyaux ne sont pas en état de mitose ou de bourgeonnement. »

HÉMOPHILIE

On désigne sous le nom d'hémophilie un état morbide caractérisé par une tendance aux hémorragies spontanées, ou provoquées par un traumatisme minime, hors de proportion avec l'abondance et la durée de l'écoulement sanguin.

On distingue l'hémophilie congénitale héréditaire et l'hémophilie acquise, isolée.

Etiologie. — Chez l'enfant elle est presque toujours *congénitale*, mais se mani-

(1) L'alimentation et les régimes.

feste rarement pendant la première année (1). Les *garçons* sont beaucoup plus souvent atteints que les filles (13 garçons pour une fille). La maladie est plus fréquente dans les pays du Nord, et certains auteurs ont attribué un rôle au froid, à l'humidité, à la pression barométrique. Signalons encore comme causes prédisposantes la syphilis, la tuberculose, l'arthritisme, la cholémie familiale, la mauvaise hygiène alimentaire.

Mais la notion capitale qui domine l'histoire de l'hémophilie, c'est qu'elle est une maladie *héréditaire et familiale*. Dans les familles hémophiles, plus de la moitié des enfants sont atteints, surtout les garçons. La maladie se transmet par les *femmes* de souche hémophile, mais ne présentant pas elles-mêmes de symptômes apparents d'hémophilie ; un homme hémophile, marié à une femme non hémophile, ne transmet pas la maladie à ses descendants. L'hérédité se manifeste en général d'une génération à l'autre, mais elle peut sauter une ou même deux générations.

Symptômes. — L'hémophilie pourrait se manifester dès la naissance (ecchymoses, bosses sanguines, hémorragies internes, hématomes musculaires, hémorragies ombilicales) ? mais c'est le plus souvent vers la première ou la deuxième année qu'apparaissent les premiers symptômes. Chez l'enfant qui avait été jusque-là d'apparence normale, on voit des traumatismes minimes provoquer des hémorragies abondantes et difficiles à arrêter : (piqûre d'épingle, écorchure, grattage) ; le sang coule en bavant, mais d'une façon continue ; de vastes ecchymoses apparaissent sous l'influence du moindre choc ; un effort musculaire suffit à provoquer la formation d'un hématome. Les hémorragies gingivales, les épistaxis sont fréquentes ; on a signalé aussi des hémorragies intestinales, des hématuries.

Nous devons attirer l'attention sur un accident relativement fréquent : l'*arthropathie hémophilique*. Elle s'observe surtout aux *genoux*, mais peut siéger au cou-de-pied, aux coudes, aux hanches, aux épaules. A la suite d'un faux mouvement ou d'une chute, l'articulation se distend rapidement. La pression et la mobilisation sont douloureuses et il est impossible de provoquer le choc rotulien. La peau est lisse et violacée, le membre est immobilisé en demi-flexion ; il y a de la fièvre. Souvent il s'agit d'une hémarthrose simple, rapidement curable ; s'il se produit de nouvelles poussées, les cul-de-sac synoviaux s'empâtent ; il se forme des érosions sur les cartilages articulaires, le tissu fibreux prolifère, il en résulte une arthropathie subaiguë ou chronique aboutissant à l'ankylose et à l'atrophie du membre.

Evolution et pronostic. — L'hémophilie apparaissant dans les premiers temps de la vie est très grave ; 60 p. 100 des enfants meurent avant l'âge de huit ans ; 11 p. 100 seulement dépassent 21 ans (Litten) ; plus de la moitié meurent avant

(1) Le Dr T.-Y. FINLAY, qui a étudié spécialement ce sujet dans les hôpitaux d'Edimbourg, n'a pas rencontré d'enfants au-dessous de deux ans, présentant déjà des manifestations de cette dyscrasie sanguine :

Thèse sur l'hémophilie.

Université d'Edimbourg, mars 1912.

« *Esquisse de nos connaissances actuelles sur l'hémophilie avec les résultats dans huit cas, de l'effet du sérum normal sur le temps de la coagulation du sang.* »

cinq ans. Ils sont emportés par une grande hémorragie (épistaxis, ou hémorragie secondaire à une avulsion dentaire) ou par une maladie infectieuse, ou par la tuberculose.

Diagnostic. — Les caractères de la maladie, la notion d'hérédité rendront généralement facile le diagnostic d'hémophilie.

La *maladie de Barlow* n'est pas héréditaire ; les hémorragies n'ont ni le même siège, ni le même caractère à répétition ; elle guérit facilement sous l'influence du traitement.

Les *arthropathies hémophilitiques* sont quelquefois d'un diagnostic délicat : « On ne reconnaît l'hémophilie, que si l'on y songe » (Broca). Le diagnostic avec une arthrite aiguë ou avec poussée aiguë au cours d'une tuberculose articulaire, est cependant important, car une erreur peut entraîner à une intervention opératoire qui pourra provoquer une hémorragie mortelle. Les hémorragies de la *leucémie aiguë* seront rapportées à leur véritable cause par la constatation d'un gros foie, d'une grosse rate, des adénopathies et par l'examen du sang.

Il faudra éviter de confondre les *hématomes* se produisant chez des hémophiles avec des abcès, des tumeurs.

La confusion avec les *purpuras hémorragiques* et la *maladie de Werlhof* n'est généralement pas de longue durée.

Dans les cas difficiles, le diagnostic sera confirmé par l'examen du sang.

Examen du sang. — Dans l'hémophilie, le nombre des globules rouges et le taux de l'hémoglobine sont généralement diminués ; ils varient suivant l'abondance et la répétition des hémorragies. La formule leucocytaire est normale.

Les troubles portent surtout sur la *coagulation sanguine*. Pour cette recherche, il faut éviter de piquer la pulpe du doigt, ce qui peut exposer à une hémorragie incoercible, mais retirer du sang par ponction veineuse.

On constate d'abord du *retard* et de la *lenteur* de la coagulation du sang, qui peut ne se produire qu'au bout d'une demi-heure, même de plusieurs heures. De plus, avant de se coaguler, le sang laisse déposer les globules au fond du tube ; puis le plasma surnageant se coagule. Souvent le caillot est rétractile.

Pathogénie. — On admet généralement aujourd'hui que ces troubles de la coagulation sanguine dans l'hémophilie, sont dus à une insuffisance ou une imperfection des ferments coagulants du sang (plasmase).

Dans l'hémophilie acquise, sporadique, le retard de la coagulation serait dû à l'insuffisance de la plasmase : la coagulation se produit si l'on ajoute du sérum normal à du sang d'hémophile.

Dans l'hémophilie congénitale, familiale, à cette insuffisance de la plasmase s'ajoute l'action de substances anticoagulantes : si à du sang normal on ajoute du sérum d'hémophile, la coagulation est retardée.

A quoi sont dues ces altérations sanguines ? Diverses hypothèses ont été émises à ce sujet. On a pensé quelles étaient dues à un excès dans le sang des sels tels que les oxalates, ou une insuffisance des sels de chaux, ou une fragilité

congénitale des vaisseaux. Un certain nombre de faits cliniques et expérimentaux tendent à incriminer le fonctionnement défectueux de certains organes : thyroïde, ovaires, surrénales, foie surtout dont le rôle dans la
coagulation sanguine est admis généralement aujourd'hui.

Traitement. — Tous les agents hémostatiques ont été essayés contre les
hémorragies des hémophiles ; leur action est à peu près nulle.

Il faut surtout s'efforcer de modifier les troubles de la coagulation par une
médication générale.

Le *chlorure de calcium* et le *sérum gélatiné* en injections sous-cutanées ne
donnent que des résultats inconstants. Par contre deux médications ont fait la
preuve de leur efficacité :

1º L'une consiste en injection de *sérum frais* de cheval ou à son défaut de
sérum antidiphtérique à la dose de 10 à 20 cc. Les injections sont répétées
toutes les quatre semaines, et peu à peu on voit les modifications de la coagulation devenir plus durables.

2º La seconde méthode (Nolf et Herry) consiste en injections sous-cutanées
de *peptone de Witte*, suivant la formule.

> Peptone de Witte .... 5 gr.
> Chlorure de sodium .... 0 gr. 50
> Eau distillée .... 100 gr.

(stériliser par chauffage à 120º pendant 1/4 d'heure).

On injectera d'abord 10 cc. de la solution, profondément dans le tissu cellulaire ou dans les muscles. Puis pendant deux ou trois mois, tous les sept à
quinze jours, on injectera des doses décroisssantes. Cette médication aurait
une action plus rapide que le sérum.

En cas d'hémorrhagie très grave on recourrait à la transfusion du sang.

Le traitement sera complété par un certain nombre de mesures hygiéniques :
alimentation tonique, vie au grand air, à la campagne, à la mer, autant que
possible dans le Midi ; l'hémophilique sera mis à l'abri des heurts, des traumatismes. On lui interdira les travaux pénibles, les sports violents.

Les arthropathies seront soignées par l'immobilisation et la compression.
La mobilisation de la jointure ne sera pratiquée que tardivement.

LES LEUCÉMIES

Bien qu'exceptionnelles dans le premier âge, les leucémies peuvent néanmoins
se rencontrer. Nous présenterons donc un exposé sommaire de ces altérations
du sang dont l'étude un peu compliquée est encore en pleine évolution. La
lumière est loin d'être entièrement faite sur les organes hématapoïétiques et
sur leur fonctionnement, aussi bien dans les leucémies que dans les anémies.

Les leucémies sont des maladies essentiellement caractérisées par une augmentation excessive et permanente du nombre des globules blancs du sang, avec modifications diverses de la formule hémo-leucocytaire, et par l'hyperplasie des organes hématopoïétiques (moelle, rate, ganglions lymphatiques, etc.), maladies évoluant, en dehors de toute cause connue et se terminant fatalement par la mort ; le premier âge n'échappe pas à ces maladies du sang.

Chez l'adulte normal, on distingue dans le système hématopoïétique deux variétés de tissu réticulé : 1° le tissu myéloïde localisé à la moelle des os et à la pulpe rouge de la rate, qui donne naissance aux globules rouges et aux leucocytes granuleux (mono et polynucléaires à granulations neutrophiles, basophiles ou éosinophiles) ; 2° le tissu lymphoïde qui occupe les ganglions, les amygdales, les follicules intestinaux, les corpuscules de Malpighi de la rate, qui produirait les mononucléaires non granuleux (lymphocytes, grands et moyens mononucléaires).

Cette théorie dualiste est combattue actuellement par un certain nombre d'auteurs (notamment par Grawitz, Aubertin, Dominici) qui n'admettent pas de différence irréductible entre les tissus myéloïde et lymphoïde, et estiment que l'appareil hématopoïétique est unique, mais composé de trois tissus inégalement différenciés : moelle osseuse, rate, ganglions. Tous les éléments cellulaires du sang dériveraient d'une cellule unique, non différenciée, le grand lymphocyte ou myéloblaste.

Mais quelle que soit la théorie hématopoïétique admise (uniciste ou dualiste), on doit reconnaître qu'au point de vue clinique les états leucémiques se différencient suivant que la prolifération porte sur le *tissu myéloïde* ou sur le *tissu lymphoïde*.

On distingue donc :

1° La *leucémie myéloïde* (ou *myélogène* ou *myéloleucémie*), caractérisée par l'hyperplasie du tissu myéloïde de la moelle des os, par le développement ectopique de ce tissu dans la rate et dans les ganglions, et par l'irruption dans le sang de cellules myéloïdes : leucocytes granuleux mono ou polynucléaires et quelques hématies nucléées.

2° *La leucémie lymphoïde* (ou *lymphatique*, ou *lymphogène*, ou *lymphocythémie*), caractérisée par l'hyperplasie du tissu lymphoïde des ganglions lymphatiques et de la rate, le développement de ce tissu lymphoïde dans la moelle osseuse où il se substitue au tissu myéloïde, et par le passage dans le sang d'une quantité considérable de lymphocytes, suivie de la diminution du nombre des leucocytes granuleux ou de leur disparition complète.

3° A côté de ces deux grandes variétés de leucémies, Gilbert et Weill ont décrit une affection que son allure clinique rapproche des maladies infectieuses, mais que ses caractères hématologiques obligent à considérer comme une leucémie : c'est la *leucémie aiguë* qu'il ne faut pas confondre avec les formes rapides des leucémies myéloïde ou lymphoïde.

Dans la leucémie aiguë, la forme cellulaire qui envahit le sang et les organes hématopoïétiques est un grand lymphocyte de 15 à 20 µ, avec un gros noyau clair et arrondi, entouré d'une mince bordure de protoplasme très basophile et dépourvu de granulations. Pour Gilbert et Weill, Aubertin, cette cellule serait le lymphocyte primordial, la cellule souche des deux tissus myéloïde et lymphoïde, et le point de départ de la leucémie aiguë devrait être cherché aussi bien dans la moelle osseuse que dans le ganglion.

4º Il faut enfin rapprocher des leucémies tout un groupe d'affections un peu disparates, caractérisées par de l'anémie, des modifications de la formule lencocytaire du sang, et de l'hyperplasie du tissu adénoïde des organes hématopoïétiques. Ces affections ont été décrites soit comme des *pseudo-leucémies*, soit comme des *leucémies atypiques :* certaines d'entre elles représentent des états sub-leucémiques pouvant se transformer en une leucémie type.

Dans ce groupe on peut ranger les syndromes suivants : a) la *splénomégalie avec anémie et myélémie* de P.-E. Weill et Clerc, dans laquelle Vaquez, Aubertin, Dominici ont distingué deux catégories de faits : les uns se rattachant aux *anémies pseudo-leucémiques* (prédominance notable des hématies nucléées sur les myélocytes) ; les autres caractérisés par une réaction sanguine surtout *myélocytaire, (leucémies myéloïdes frustes* ou *splénomégalies sub-myéliniques* de Ménétrier et Aubertin, *myélomatoses sub-leucémiques et aleucémiques* de Ribierre.

b) *Les lymphocytomatoses ou lymphocythémies sub-leucémiques* ou *aleucémiques*, caractérisées par « une modification de l'équilibre leucocytaire de même nature que celle de la leucémie lymphoïde, avec une leucocytose variable, toujours modérée, parfois absente ». (Vaquez et Ribierre).

Ce processus se manifeste sous plusieurs formes : — formes d'adénites chroniques multiples (surtout cervicales) ; — maladie de Hodgkin, ou adénie de Trousseau ; — forme spléno-mégalique) ; — forme purement médullaire ; — lymphocytomatose aleucémique cutanée, pouvant revêtir l'aspect du mycosis fongoïde.

Dans tous ces cas, la perturbation leucocytaire pour être moins accentuée que celle de la leucémie, est toujours nette: il existe 50 à 80 p. 100 de mononucléaires non granuleux.

Après cette énumération des formes vraiment bien compliquées, actuellement admises dans les leucémies, voyons leurs caractères spéciaux dans le premier âge.

On admettait jusqu'à ces derniers temps que les leucémies étaient extrêmement rares chez le jeune enfant ; on n'observait, au-dessous de deux ans que des leucémies lymphoïdes, succédant le plus souvent à des anémies pseudo-leucémiques.

La leucémie myéloïde était considérée comme exceptionnelle, et l'on ne citait guère que le cas rapporté par Ménétrier et Aubertin (de leucémie myéloïde), chez un enfant de 4 mois. Quant à la forme chronique de la leucémie lymphoïde relativement commune chez l'adulte, elle paraissait ne pas exister chez l'enfant (*Rist.* Soc. de Pédiatrie, 1907).

Cependant la leucémie est peut-être moins exceptionnelle chez le nourrisson qu'on a coutume de le dire, et Babonneix et Tixier sont parvenus à grouper une quinzaine d'observations, relatées par différents auteurs et qu'ils classent en quatre catégories :

Les leucémies congénitales,
Les leucémies lymphoïdes,
Les leucémies myéloïdes,
Les leucémies atypiques.

L'*étiologie* en est assez obscure. La leucémie peut apparaître à toutes les périodes de la vie du nourrisson : nouveau-nés, enfants de trois semaines, de deux mois, de trois, de quatre, de sept, de huit, de onze, de douze, de treize, de quatorze, de quinze, de seize, de dix-huit mois, de deux ans.

La leucémie serait plus fréquente entre un et deux ans, que pendant la première année, et frapperait surtout les garçons (onze garçons contre quatre filles).

Le plus souvent ces enfants étaient élevés au biberon avec des laits conservés ou modifiés; dans quelques cas cependant la mère allaitait elle-même son enfant.

Dans certaines observations, on relate ce fait que l'enfant était atrophique, athrepsique, atteint d'anémie simple ou d'anémie pseudo-leucémique. On a pu incriminer aussi la syphilis, le rachitisme, les troubles gastro-intestinaux. Parfois c'est à la suite de maladies infectieuses ou d'une angine que la leucémie est apparue.

On a rapporté des cas d'hérédité directe ou collatérale. Quant à la cause déterminante des leucémies, elle est encore à trouver, et les nombreuses recherches bactériologiques effectuées dans ce sens, n'ont jusqu'à présent donné aucun résultat.

Etude clinique. — Le début de la leucémie est le plus souvent lent et progressif. Il est exceptionnellement brusque et rapide.

Les enfants pâlissent, maigrissent, fondent à vue d'œil, ont des vomissements, de la diarrhée, refusent de prendre le biberon. Ils présentent parfois sur la peau des taches purpuriques ou ecchymotiques, ont des épistaxis, des stomatorragies. L'état général est mauvais, l'enfant est abattu. La fièvre est notée dans un certain nombre d'observations.

Contrastant avec cet amaigrissement marqué, le ventre est considérablement augmenté de volume, et c'est souvent ce symptôme qui attire le premier l'attention des parents.

L'examen permet de constater que le *foie* est très gros ; sa limite supérieure est normale, mais sa limite inférieure dépasse de deux à trois travers de doigt le rebord inférieur des fausses côtes. La *rate* est également très hypertrophiée, peut descendre jusque dans la fosse iliaque, atteindre l'ombilic et dépasser même à droite la ligne médiane. Dans certains cas, ou par suite de l'aérocolie la percussion ou la palpation de la rate donneraient des résultats incertains, la radioscopie ou la radiographie viendront lever tous les doutes, en révélant d'une façon précise les dimensions de l'organe.

La palpation du cou, des aisselles, des aines révèle la tuméfaction des *ganglions lymphatiques*.

Les *reins* peuvent être augmentés de volume. On note quelquefois des œdèmes, de la dyspepsie, des souffles anémiques. Richardière et Teissier ont observé dans un cas une hydrocèle vaginale, avec tuméfaction des testicules qui étaient durs et bosselés.

Dans un cas Benjamin et Sluka ont signalé de l'exophtalmie liée à l'existence d'un chlorome (lymphome périostique habituellement coloré en vert, occupant les fosses temporales).

La durée de l'affection est variable, mais le pronostic est toujours fatal. La mort peut survenir très rapidement en quelques jours, ou d'une façon plus lente par cachexie progressive ou affection intercurrente, broncho-pneumonie notamment.

La durée ne dépasse guère cinq à six mois.

Diagnostic. — Le diagnostic est souvent difficile et ne peut être fait que par *l'examen hématologique.*

Examen hématologique. — Il est exceptionnel que le chiffre des *globules rouges* soit normal. En règle générale l'*anémie* est toujours accentuée. Pollmann a noté dans un cas 250.000 globules rouges par millimètre cube ; Guliski, 91 pour 1.000. Il est rare cependant que ce nombre s'abaisse au-dessous de un million. Le plus souvent il oscille entre 1.000.000 et 2.500.000.

La richesse du sang en hémoglobine est diminuée proportionnellement à l'anémie.

Le nombre des *globules blancs* varie d'un malade à l'autre, et d'un jour à l'autre chez un même malade. Les leucocytoses sont surtout considérables dans les leucémies lymphoïdes, moins abondantes en général dans les leucémies myéloïdes.

La *formule hémo-leucocytaire* est variable suivant la forme de leucémie à laquelle on a affaire.

1° Dans la *leucémie lymphoïde*, ce qui domine ce sont les leucocytes mononucléaires agranuleux (lymphocytes grands et moyens), dans la proportion de 91, 94, 97, 99 p. 100. On trouve quelques rares cellules éosinophiles ; les myélocytes sont exceptionnels. La présence d'hématies nucléées a été notée dans trois observations (1 à 2 %).

2° *Dans la leucémie myéloïde*, l'équilibre leucocytaire est plus polymorphe. Le nombre des *myélocytes* est considérable et oscille entre 12 et 42 %. Le nombre des autres leucocytes est très variable. Les hématies nucléées sont relativement nombreuses, de 3 à 8 p. 100 et davantage avec prédominance, soit de normoblastes, soit de mégaloblastes.

Ménétrier et Aubertin, dans l'observation qu'ils rapportent de leucémie myéloïde chez un enfant de 4 mois, donnent les chiffres suivants :

Augmentation considérable des globules blancs (1 pour 4 globules rouges, 50 environ par champ d'immersion) ;

Polynucléaires 23,5 % ;

Myélocytes 41,7 % ;

Mononucléaires 25,4 % ;

Cellules de Türk 8,7 % ;

Myélocytes éosinophiles 0,2 % ;

Polynucléaires éosinophiles 0,2 % ;

Globules nucléés 8 % de leucocytes dont un nombre relativement élevé de mégaloblastes et de formes en mitose.

3° Parfois les caractères hématologiques sont peu nets et ne permettent pas de dire s'il s'agit de leucémie lymphoïde ou de leucémie myéloïde. Ce sont les *leucémies atypiques.*

Dans une observation de Źuccola (Pédiâtria, août 1904) la maladie se rapprochait de l'*anémie pernicieuse* ; la réaction myéloïde était en effet voisine de celle qu'on observe dans les anémies graves (quelques myélocytes et quelques hématies nucléées) ; mais le nombre des globules blancs (38.500) était relativement élevé.

D'autres fois l'affection ressemble à l'*anémie pseudo-leucémique* de Von Jacks-Luzet : splénomégalie, anémie, nombre considérable des hématies nucléées juqu'à 40 %. Les difficultés du diagnostic tiennent surtout à la parenté qui existe entre ces différents états morbides. L'anémie grave est un symptôme important au cours de la leucémie ; elle peut précéder pendant un temps plus ou moins long l'apparition de la leucémie. Souvent ce n'est qu'après la mort que le diagnostic entre anémie pseudo-leucémique et leucémie, pourra être fait, par la constatation (leucémie) ou l'absence (anémie splénique) de myélomes dans les différents organes.

4º Dans un cas de Richardière et Teissier, on pouvait penser à l'*hérédo-syphilis*: gros foie, grosse rate, hydrocèle vaginale avec testicules durs et bosselés, coryza.

5º Weill a publié une observation de leucémie à forme *pseudo-scorbutique*, survenue chez un enfant de trois ans rachitique : bourrelet sanglant ecchymotique de la gencive supérieure, fétidité de l'haleine, tuméfaction des ganglions parotidiens et maxillaires, fièvre (39º), albuminurie, pâleur livide, gros foie, grosse rate.

Dans les deux cas le diagnostic de leucémie fut fait par l'examen du sang. Dans l'observation de Weill on relève les chiffres suivants :

Leucocytose considérable, 1 leucocyte pour 5 à 6 globules rouges;
Mononucléaires 78 % ;
Lymphocytes 12 % ;
Polynucléaires 10 %.

Anatomie pathologique. — A l'autopsie on constate des foyers hémorragiques au niveau des différents viscères, et l'apparition de lymphomes dans des organes qui sont habituellement dépourvus de tissu lymphoïde, lymphomes dus, soit à des métastases, soit à une véritable reviviscence des cellules fixes du tissu conjonctif (Dominici). C'est ainsi qu'on a noté l'existence de lymphomes dans le rein, le foie, la sous-muqueuse de l'intestin, les méninges (1), les plèvres, le cœur ; on a observé aussi des néoproductions lymphomateuses affectant d'étroites connexions avec les glandes sudoripares.

Dans les organes hémolymphatiques les lésions diffèrent suivant qu'il s'agit de leucémie lymphoïde ou de leucémie myéloïde.

Dans la leucémie lymphoïde, la rate est très hypertrophiée, ferme ; la pulpe renferme une quantité considérable de lymphocytes. Les follicules lymphatiques de l'intestin, les plaques de Peyer, les glandes lymphatiques sont hypertrophiées. On constate une transformation lymphoïde presque complète de la moelle osseuse, qui contient de rares éléments granuleux et presque exclusivement

---

(1) *Du rôle pathogénique des lésions viscérales et ganglionnaires dans la Leucocythémie*, par G. Variot. Thèse de Paris, 1882. Avec une planche représentant les lésions microscopiques du foie.

des lymphocytes. On peut observer des infiltrats viscéraux presque exclusivement formés par des lymphocytes.

Dans la leucémie myéloïde, l'aspect macroscopique des lésions ne diffère pas sensiblement de celui que nous venons de décrire. Mais on note ici la transformation myéloïde de la rate et des ganglions. Au niveau du foie et des reins, on constate des foyers constitués par des hématies nucléées, des cellules éosinophiles, des lymphocytes et peut-être des myélocytes.

Signalons quelques lésions rares : des anomalies congénitales, de la néphrite avec reins volumineux, pâles et mous.

Pathogénie. — La pathogénie des leucémies est loin d'être élucidée. L'allure infectieuse des leucémies aiguës a poussé les observateurs à rechercher dans le sang ou dans les tumeurs l'agent pathogène de la maladie ; mais les résultats ont été inconstants ou contradictoires, et là théorie infectieuse est de plus en plus abandonnée aujourd'hui. On admet presque généralement que les leucémies sont liées à l'évolution de néoplasies malignes des tissus myéloïde et lymphoïde. Il est digne de remarque que les innombrables travaux des observateurs, n'ont abouti, jusqu'ici, à aucun résultat positif, pathogénique ou thérapeutique.

Traitement. — Le traitement est bien peu efficace. Dans un cas on a essayé sans succès l'opothérapie médullaire et splénique. La radiothérapie n'a pas encore été appliquée aux leucémies du nourrisson. De graves accidents ont été notés, après les irradiations chez les adultes.

LE SCORBUT INFANTILE

Cette affection bien spéciale au nourrisson est connue en France sous le nom de maladie de Barlow, du nom du médecin anglais qui, le premier, en fixa définitivement les caractères anatomiques et cliniques (1883). Elle avait été signalée antérieurement par Cheadle qui l'avait déjà rapprochée du scorbut.

C'est une dystrophie causée par une alimentation défectueuse et qui se rapproche du scorbut de l'adulte par une tendance aux hémorragies spontanées, plus spécialement par des hémorragies sous-périostiques et gingivales. Ces hémorragies prédominantes aux membres inférieurs s'accompagnent de douleurs très vives et d'impotence musculaire : les épiphyses peuvent être décollées.

Voici l'observation bien typique d'un cas dans lequel les accidents ont été produits par l'emploi prolongé d'une variété de farine lactée anglaise (*Allenburys' milk food*) chez une petite fille que j'ai suivie avec le Dr André Thomas et que nous avons présentée en 1904 à la Société des Hôpitaux. On y relèvera tous les principaux traits de la maladie.

C'est le 20 octobre 1903 seulement que M. André Thomas fut appelé à voir l'enfant à Paris. Elle était pâle, âgée de 9 mois, très grognon et criait dès qu'on la remuait. Quelques jours auparavant, à la suite d'un choc, paraît-il, l'extrémité inférieure de la jambe droite avait beaucoup gonflé et était devenue douloureuse ; un médecin du voisinage avait pensé à une entorse.

M. Thomas fit faire une radiographie de la jambe et M. Walther fut consulté ; on diagnostiqua une fracture de l'extrémité inférieure du tibia, au voisinage de l'épiphyse avec diastasis du péroné. Un petit appareil contentif en carton fut appliqué.

Quand on enleva l'appareil, la fracture sembla consolidée, mais le gonflement tibial persistait, de même que la douleur.

Dès le 1er novembre, M. Thomas remarquant le mauvais état général de l'enfant, sa pâleur, l'odeur fétide de ses selles, avait fait supprimer l'aliment lacté d'*Allenbury*, et y avait substitué du lait stérilisé. L'enfant supporta bien ce lait, et ses selles devinrent meilleures.

Néanmoins, la pâleur de l'enfant restait grande ; le gonflement, d'abord limité à la jambe droite, gagna la gauche ; les mouvements communiqués étaient très douloureux ; l'impotence des membres inférieurs presque complète. Dès cette époque, les parents montrèrent à M. Thomas des ecchymoses qui s'étaient produites sur les paupières supérieures et sur les gencives.

Je fus appelé le 20 novembre pour la première fois.

L'enfant est atrophique ; elle ne pèse que 8 livres 1 /2 à 9 mois ; elle a le facies pâle mais peu amaigri ; la paupière supérieure droite est partiellement occupée par une ecchymose, et il y a une exophtalmie appréciable de ce côté. Les deux dents incisives inférieures sont sorties et, sur la gencive, au-dessous, on voit une petite ecchymose ; aucune fongosité gingivale. La fontanelle antérieure reste largement ouverte.

Les mouvements des membres supérieurs sont libres, mais il y a une tuméfaction des épiphyses radiales indiquant un rachitisme modéré.

Les moindres déplacements pour dévêtir l'enfant lui arrachent des cris aigus ; nous faisons développer à grand'peine les jambes et les cuisses qui sont recouvertes de coton et d'une bande, et mettre le thorax à nu. Nous voyons que les cuisses sont demi-fléchies sur le bassin et les genoux sont aussi dans une flexion légère ; mais les deux membres inférieurs sont tout à fait inertes. La moindre palpation provoque des plaintes ; néanmoins, nous constatons nettement que les tibias, au-dessus de l'épiphyse supérieure, sont tuméfiés ; la peau est tendue et soulevée par un manchon rénitent qui paraît faire corps avec le squelette. Les genoux participent aussi au gonflement, mais il n'y a pas de liquide épanché ; les condyles du fémur, des deux côtés et la partie adjacente de la diaphyse, sont aussi gonflés et le siège d'un empâtement diffus et très douloureux. Il n'y a pas d'ecchymose sous-cutanée apparente aux membres inférieurs.

En palpant les symphyses des cartilages costaux, avec l'extrémité des côtes, on constate, au lieu d'une saillie en chapelet, comme dans le rachitisme, un ressaut en dépression correspondant à chaque côte, comme si le plastron sterno-chondral était enfoncé.

A part ces ecchymoses du visage et de la face, et ces lésions du squelette si apparentes avec paraplégie complète, nous ne découvrons pas de trouble fonctionnel très important. Les fonctions digestives, depuis l'emploi du lait stérilisé, se sont régularisées ; les déjections sont jaunâtres et spontanées. La respiration est libre, les battements du cœur réguliers, la température du corps est normale.

Cet ensemble symptomatique nous parut suffisant pour caractériser le scorbut infantile, la maladie de Barlow, dont nous retrouvions les traits au complet. L'idée d'une pseudo-paralysie de Parrot, d'origine syphilitique, ne devait pas même être soulevée, étant donnée la coexistence des ecchymoses palpébrales et gingivales.

Mais non seulement nous observions, chez cette petite malade, l'aspect clinique le plus évident du scorbut infantile, nous retrouvions en même temps la cause de cette maladie, la plus habituellement fixée par Cheadle et Barlow, c'est-à-dire l'usage prolongé et exclusif des mixtures de conserves au lieu de lait.

Elle avait été nourrie à l'anglaise, avec *Allenbury's Milk Food* et présentait au complet la symptomatologie du scorbut, y compris les décollements épiphysaires et les ecchymoses orbitaires. Sur des radiographies qui ont été faites à l'instigation du chirurgien, alors que l'on croyait à un décollement épiphysaire, on distingue nettement une diastasis du péroné à gauche très écarté du tibia.

L'enfant qui était née à huit mois, à neuf mois et demi ne pesait que 8 livres 200.

Nous tentâmes de lui donner une nourrice bretonne ; mais la petite malade avait des selles vertes et digérait mal le lait de femme. Nous fûmes plus heureux avec le lait d'ânesse qui fut commencé le 23 décembre 1903, et continué pendant un mois. En six semaines ou deux mois, les hématomes sous-périostiques se résorbèrent complètement. Nous avons aussi donné du jus d'orange.

Voici la série des poids. Dès le 20 janvier on a donné du lait stérilisé industriellement une tétée sur deux.

4 février 1904	4 kg. 340
18 février	4 kg. 625
8 mars	4 kg. 982
7 avril	5 kg. 636
20 mai	6 kg. 088
13 juin	5 kg. 620

Départ pour Deauville, suppression du lait d'ânesse. Depuis le mois de mars l'enfant ayant déjà percé six dents, on donne une purée de pommes de terre très claire, avec un peu de jus de viande. A Deauville, on essaye le lait de vache frais, mais l'enfant a la diarrhée et son poids baisse.

On fait revenir de Paris du lait Gallia, qui la constipe un peu, mais dont elle s'accommode bien, puisque son accroissement de poids est assez rapide :

5 juillet	6 kg. 045
26 juillet	6 kg. 360
22 août	7 kg. 200
20 septembre	7 kg. 650
11 octobre	7 kg. 830
22 novembre	8 kg. 316
13 décembre	5 kg. 481

Nous avons revu l'enfant à cette époque ; elle est âgée de vingt-deux mois et ressemble à un joli bébé de un an, frais et rose. Aucun vestige de rachitisme ni au thorax ni aux épiphyses. L'hypotrophie est notable, mais l'état général est excellent ; l'élevage peut être considéré comme en très bonne voie. L'enfant se tient bien debout mais ne marche pas encore seule.

Nous avons été très satisfaits de l'usage du lait stérilisé surchauffé à 108° comme aliment habituel et prolongé.

Cet exemple montre que le scorbut infantile le plus grave, dans ses manifestations, peut guérir même chez les enfants très débiles ; cette petite fille ne pesant que 8 livres 200 à neuf mois et demi ; elle était atrophique.

Il suffit, pour écarter tous les doutes dans ce cas, de rappeler que l'enfant était souffrante dès le commencement d'octobre, et que, vers le 15 octobre, elle eut un décollement épiphysaire qui était déjà une première manifestation du scorbut : que, de plus, dès les premiers jours de novembre, les parents, aussi bien que M. Thomas, s'aperçurent des ecchymoses palpébrales et gingivales.

Le développement de la maladie est donc certainement imputable à l'alimentation artificielle pendant huit mois consécutifs, avec *Allenbury's milk food*.

Le résultat de notre consultation fut de prescrire l'allaitement au sein d'une nourrice, et, si l'enfant refusait de prendre le sein, de lui donner du lait d'ânesse frais. Nous ajoutâmes, par précaution, tous les jours, deux cuillerées à soupe de jus d'orange.

La petite malade a bien pris le sein depuis le 20 novembre ; elle digère bien le lait de femme ; ses déjections sont panachées de vert, et grumeleuses ; les nuits sont déjà meilleures ; elle crie moins et ses souffrances sont diminuées dans les membres inférieurs.

Symptômes. — A côté de ces formes graves de scorbut, on en observe assez souvent de plus bénignes. Chez les nourrissons qui ont reçu pendant 6 à 10 mois du lait *homogénéisé* et surchauffé à 108°, on constate parfois de l'impotence douloureuse des membres inférieurs, avec une infiltration sous-périostée et un état d'anémie plus ou moins marquée. — Les hématuries sont parmi les hémorragies les plus fréquentes.

Ces accidents alarmants au premier abord cèdent vite ; il suffit de substituer du lait bouilli ou du lait cru au lait homogénéisé; nous avons même vu céder les accidents par la substitution du lait surchauffé à 108° au lait homogénéisé.

Les symptômes sont à peu près réunis au complet dans l'observation ci-dessus Tuméfaction douloureuse des deux membres inférieurs plus marquée aux jambes qu'aux cuisses avec impotence pouvant simuler une paraplégie. L'affection, dit Barlow, « est bien moins prononcée aux membres supérieurs qu'aux membres inférieurs. Au thorax, le sternum et les cartilages costaux semblent avoir été enfoncés en bloc, de telle sorte qu'ils sont dans un plan postérieur à celui qu'ils occupent normalement ».

Il peut y avoir des ecchymoses orbitaires avec exophtalmie, des ecchymoses gingivales surtout à l'époque de l'éruption dentaire.

Les hémorragies cutanées sont peu communes.

Les fonctions digestives sont en général troublées par l'alimentation défectueuse. Le melæna est rare.

Du côté de l'appareil respiratoire des lésions de broncho-pneumonie peuvent apparaître à la période ultime.

Le sang présente les altérations habituelles de l'anémie. M. Lenoble rapproche ces altérations de celle qu'on rencontre dans le purpura myéloïde. Cette altération sanguine explique la pâleur des téguments qui précède souvent l'apparition des accidents scorbutiques. — La température s'élève peu et ne dépasse guère 38°. en général.

Voici une observation clinique recueillie dans mon service par le Dr Bouquier dans laquelle une hyperthermie bien notable a été cependant relevée.

Scorbut infantile avec hyperthermie

Le 8 septembre 1917, l'enfant Chevalier Léone, née le 31 juillet 1916, entre à l'Institut de Puériculture, pavillon Pasteur, dans le service de M. Variot.

Sa mère l'a conduite à la consultation de Chirurgie des Enfants-Assistés, parce que depuis un mois l'enfant était devenue très grognon et criait dès qu'on la remuait. Elle présentait une raideur du tronc et une contracture douloureuse des jambes en flexion sur la cuisse.

A la consultation de chirurgie, en présence de ces phénomènes de contracture, on pense à une méningite et l'enfant nous est envoyée

La petite malade est âgée de 13 mois et 8 jours. Elle est née à terme, son poids était de 3 kg. 300. Elle a été élevée au sein jusqu'au 20 août, et pesait à cette date 3 kg. 060. Elle est mise alors au biberon : lait stérilisé homogénéisé Hauser et son poids progresse :

1er mois	....	3 kg. 320	7e mois	....	5 kg. 990
2e —	....	4 kg.	8e —	....	6 kg. 690
3e —	....	4 kg. 210	9e —	....	6 kg. 710
4e —	....	4 kg. 770	10e —	....	7 kg. 020
5e —	....	5 kg. 550	11e —	....	7 kg. 190
6e —	....	5 kg. 790	12e —	....	7 kg. 130

L'allaitement artificiel a été fait exclusivement pendant 10 mois avec du lait *homogénéisé*. Le 11e mois un litre de lait plus une bouillie de farine d'avoine, de blé, d'orge, de riz, de phosphatine Falières. Le 12e mois, un litre de lait, plus deux bouillies par jour, galactina, panade, farine lactée.

Au début du mois d'août l'enfant commença à présenter des accidents douloureux ; le régime précédent est continué. On ajoute même un œuf aux bouillies, panades et farine lactée et on diminue la quantité de lait.

A son entrée au Pavillon Pasteur, l'enfant ne pèse que 6 kg. 800, sa taille est de 70 cm. 5.

Elle a le teint pâle. Dès que l'on approche de son lit, elle pousse des cris.

Les mouvements des membres supérieurs sont libres.

Les cris de l'enfant augmentent dès que l'on lui découvre les membres inférieurs.

Les cuisses immobilisées sont à demi-fléchies sur le bassin et les jambes sur les cuisses.

Il existe une tuméfaction très nette des deux genoux.

A la palpation, on sent des deux côtés un empâtement diffus et douloureux dans la région des condyles fémoraux. Il n'y a pas de choc rotulien. Il n'y a pas d'ecchymoses sous-cutanées.

En palpant les symphyses chondro-costales, on constate une encoche correspondant à chaque côte ; le plastron sterno-chondral paraît enfoncé.

Les gencives, au voisinage des incisives médianes qui sont les seules dents sorties, sont tuméfiées et rouges, mais ne saignent pas.

La température est de 38°6.

Les urines ont leur coloration normale, il n'y a pas d'albumine.

En présence de ces symptômes, on pense à un scorbut ; mais à cause de la température assez élevée de l'enfant, on fait une réserve dans le sens d'une poussée d'ostéomyélite possible.

L'enfant est immédiatement mise aux aliments frais : lait cru, purée de pommes de terre, citrate de soude et jus d'orange.

Pendant 10 jours, peu d'amélioration. Si la tuméfaction douloureuse prédominant à gauche s'atténue, elle paraît augmenter à droite. La température se maintient à 38°3 et 38°7. L'enfant augmente de poids : 350 gr. en cinq jours, puis diminue de 410 gr. en trois jours.

A partir du 10e jour, la température, qui s'était maintenue en plateau, descend progressivement ; mais ce n'est que le 19e jour qu'elle atteint 37° et s'y maintient le matin et le soir.

Les tuméfactions gingivales ont rapidement disparu. Les douleurs s'atténuent de jour en jour et disparaissent ainsi que l'empâtement de l'extrémité inférieure des fémurs.

On peut faire exécuter à l'enfant des mouvements de flexion et d'extension qui ne sont plus douloureux. L'enfant a repris sa gaieté et ne crie plus quand on s'approche d'elle. Elle augmente régulièrement de poids.

On la rend à la mère le 30 septembre. L'enfant est mise au lait condensé Gallia avec deux bouillies par jour et de la purée de pommes de terre. On recommande à la mère de ne pas la laisser marcher pendant deux mois.

Une radiographie, faite à l'hôpital Cochin le lendemain de l'admission de l'enfant, montre nettement les lésions de l'extrémité inférieure des deux fémurs.

1° A gauche, sur la radiographie de face, on voit que le périoste du fémur, depuis le tiers inférieur de la diaphyse, est soulevé par un épanchement sanguin, qui forme un manchon opaque sous-périosté, dont l'épaisseur s'accroît de haut en bas et paraît atteindre plus de 2 millimètres d'épaisseur à l'union de la diaphyse et de l'épiphyse inférieure de l'os.

Sur la radiographie de profil, le manchon est surtout épais à l'arrière.

La région du cartilage diaphyso-épiphysaire paraît plus sombre que normalement : il n'y a pas d'apparence de décollement.

Autour de l'os, il existe enfin une ombre visible qui semble traduire l'œdème péri-épiphysaire.

Il ne paraît pas exister de lésion sur le tibia et sur le péroné.

2° A droite : le manchon formé par l'épanchement sous-périosté est encore plus développé, surtout à la partie interne et la partie postérieure du fémur où il paraît atteindre un centimètre d'épaisseur.

Comme à gauche, le cartilage de conjugaison paraît plus sombre, mais il ne semble pas décollé.

Autour de l'os, un manchon œdémateux est nettement visible sur la radiographie. Le tibia et le péroné sont normaux.

Sur une radiographie exécutée le 19 décembre, l'extrémité inférieure des deux fémurs est normale. Les lésions ci-dessus indiquées ont complètement disparu.

La maladie s'améliore vite avec le changement d'alimentation et surtout si l'on donne à l'enfant une nourrice au sein. Dans les cas les plus graves, lorsque l'enfant est très atrophique, la mort survient par complication broncho-pulmonaire, le plus souvent.

Anatomie pathologique. — La caractéristique de cette affection consiste dans des *hémorragies sous périostées* prédominantes au voisinage des épiphyses. Le caillot peut envelopper toute la diaphyse osseuse. Les hémorragies sont au maximum dans les décollements épiphysaires et peuvent gagner le canal médullaire. Parfois le sang s'épanche dans les muscles au voisinage du périoste et jusque dans les articulations ; les épanchements sanguins se font aussi sur les os du crâne, dans les orbites. On a trouvé quelquefois des ecchymoses dans les viscères. Les extravasats sanguins, ainsi que nous l'avons spécifié plus haut, sont bien visibles sur les radiographies des os longs, pendant la vie.

Causes et pathogénie. — Les autopsies de cette maladie en France sont peu communes, car nous n'observons guère que des formes bénignes. J'ai eu l'occasion de pratiquer l'examen *post-mortem* d'un enfant de 10 mois qui est mort de broncho-pneumonie au cours d'une coqueluche. Cet enfant était élevé au lait homogénéisé surchauffé à 108°; les parents en continuèrent l'emploi, sans venir faire contrôler l'état de l'enfant, malgré nos observations.

Il y avait dans ce cas des épanchements sous-périostiques autour des tibias et des fémurs ; mais il était bien probable que la mort était due à une broncho-pneumonie diffuse bilatérale et non au processus scorbutique.

Diagnostic. — Il est aisé dans les formes graves avec ecchymoses et infiltration de sang sous-périostée dans les membres inférieurs, avec parésie; l'aspect des gencives et la décoloration des téguments coïncidant ne laisseront aucun doute.

Le diagnostic peut être difficile dans les formes atténuées où la pâleur de la peau et l'hyperesthésie dans les mouvements des membres inférieurs sont les seuls signes.

Il faut s'enquérir des conditions d'alimentation du nourrisson et savoir s'il ne prend pas de lait homogénéisé ou de farines de conserve. On a pu confondre le scorbut avec l'ostéo-myélite ; mais l'élévation de la température est peu commune dans le scorbut. M. Aviragnet a présenté à la Société des Hôpitaux de Paris, un cas dans lequel la température était très élevée, et où il s'était produit des foyers de suppuration à point de départ osseux ; il a fait une confusion en attribuant ces accidents d'ostéo-myélite au scorbut infantile. La suppuration n'est pas un caractère de la maladie de Barlow et la fièvre est exceptionnelle.

Il y a des formes douloureuses de rachitisme dans lesquels le diagnostic peut être incertain ; mais la régression des accidents est rapide dans le scorbut lorsqu'on a supprimé la cause et donné une alimentation convenable. Les troubles du rachitisme sont plus durables et affectent même une marche chronique.

Causes et pathogénie. — Thomas Barlow, dans son article de l'*Encyclopédie américaine* de Keating, signale presque dans chaque observation relatée l'influence nuisible des substances diverses, autres que le lait, pour alimenter les nourrissons. La plupart des enfants atteints *n'aimaient pas le lait*, ne voulaient pas le prendre; on les alimentait avec de la poudre de biscuit, *Benger's food*, *Swis milk*, lait conservé, *Nestle's food*, ou *Robb's biscuits*, et même de l'*extrait de Liebig*; d'autres fois, ils prenaient *Ridge's food* ou *Savosy and Moor's food*, ou *Mellin's food*; il faut y ajouter *Allenbusy's milk food*. C'est aussi l'opinion de Cheadle. Le lait Backaus est aussi scorbutigène.

L'usage de ces mixtures pour l'allaitement artificiel était bien répandu en Angleterre, et surtout dans les hautes classes de la société. Ces mixtures sont d'un prix assez élevé, et, comme on ne se sert pas, dans ces pays, des *wet nurses*, des nourrices mercenaires, il s'ensuit que le scorbut infantile atteint plus souvent les enfants riches que les pauvres, qui sont nourris simplement avec du lait ; cette remarque est de M. Thomson, d'Edimbourg.

Sur ce premier point, il ne peut y avoir désaccord ; l'usage prolongé d'aliments artificiels fabriqués est une cause certaine du scorbut infantile.

Mais, depuis que l'habitude de stériliser le lait pour l'allaitement s'est répandue, on a incriminé aussi la *stérilisation par la chaleur*, dans le développement de la maladie de Barlow.

Ceux qui ont admis que le *lait pur*, simplement stérilisé par la chaleur à 100° et au-dessus, pouvait perdre sa valeur alibile au point de produire le scorbut infantile, ont pu être trompés par bien des apparences.

Il y a différentes variétés de lait stérilisé : les uns sont des laits *purs*, les autres des laits *modifiés*.

Plus de la moitié des premiers cas de scorbut infantile publiés en France ont été relevés chez des enfants nourris artificiellement au lait maternisé de Gœrtner, c'est-à-dire avec un lait dont la crème a été centrifugée, dont les globules butyreux ne sont plus émulsionnés, dont le sérum a été étendu d'eau et additionné de lactose chimique, pour rapprocher sa composition de celle du lait de la femme. Ces manœuvres physiques et chimiques modifient absolument le lait et peuvent troubler sa valeur alibile. Ce n'est pas la stérilisation d'un semblable mélange qui lui rendra la valeur nutritive qu'il aura perdue.

Une des causes les plus communes et les mieux établies en France du scorbut infantile est l'emploi méthodique du lait homogénéisé et surchauffé qui nous rend de si grands services pour les nouveau-nés.

Il est bien établi que si l'on prolonge l'usage de ce lait au delà de trois ou quatre mois, on est exposé à voir survenir des accidents de scorbut. C'est l'homogénéisation qui modifie la valeur alibile du lait, ainsi que l'a bien établi M. Variot en 1903 (1). (Voir le lait homogénéisé). D'ailleurs le plus généralement les cas de scorbut dans ces circonstances sont d'une remarquable bénignité.

(1) *Bulletins de la Société de Pédiâtrie.*

C'est bien à tort que l'on a incriminé la surchauffe simple du lait dans la pathogénie du scorbut (Netter). Je renvoie au chapitre des laits surchauffés à 108° pour répondre à ces critiques injustifiées. En 28 ans je n'ai pas observé un seul cas de maladie de Barlow après avoir manié plus de 1.000.000 de litres de lait surchauffé distribué à plus de 10.000 enfants. D'ailleurs les puériculteurs les plus autorisés Budin, Escherich sont d'accord avec nous pour mettre hors de cause la stérilisation du lait dans la pathogénie du scorbut.

Les vitamines. — Les recherches très démonstratives faites ces dernier temps et qui ont abouti à la doctrine des *vitamines*, de la *sous-nutrition* ou de la *carence*, nous éclairent sur la pathogénie du scorbut infantile et d'autres troubles de la nutrition qui surviennent à l'époque du sevrage. C'est Eykmann qui a ouvert la voie en découvrant le mécanisme de la production du *beri-béri*, affection paralytique singulière qui atteint les hommes se nourrissant exclusivement de riz poli, dépouillé de son écorce. Il observa que les hommes nourris avec le *paddi*, riz entier, n'étaient pas sujets à la maladie. Il reproduisit une maladie analogue chez les poules auxquelles il faisait ingérer du riz décortiqué.

Les accidents paralytiques occupant d'abord les pattes et les ailes, sont évités si l'on ajoute au riz poli fourni aux poules, la balle du *paddi*.

Weil et Mouriquand ont observé des troubles analogues avec les graines de céréales et les légumineuses décortiquées.

D'autre part, Gryns, Frœlich, etc., ont vu que les légumes portés à une température de 120°, provoquent des accidents semblables chez les mammifères, il y a des lésions comme celles qu'on rencontre dans le scorbut.

C'est à Funk (de Londres) qu'on doit l'explication scientifique de ces accidents et qui sont dus à ce qu'une substance essentielle manque dans l'aliment ; il a donné à cette substance qui intervient dans le processus d'assimilation, le nom de *vitamine*, et il propose de réunir sous le nom maladies de sous-nutrition, toutes les affections qui apparaissent losrque la vitamine fait défaut. M. Weill a proposé de substituer le mot *carence* à celui de sous-nutrition, qui exprime la même idée. Funk, par des opérations chimiques compliquées a isolé la *vitamine* de la balle de paddi. On obtient seulement 4 décigrammes de produit en opérant sur 50 kilos de balle de paddi. C'est une base cristallisée fondant à 233° qui serait voisine de la thymine.

Si on administre à la dose de quelques milligrammes cette substance cristallisée aux pigeons en état de sous-nutrition, atteints de polynévrite expérimentale, on observe une amélioration rapide des symptômes de la maladie.

Dans cet ordre d'idées, il est intéressant de rappeler que des expériences multiples ont montré que le lait était riche en vitamines et que ces vitamines seraient contenues surtout dans la graisse du lait, dans le beurre. Hopkins a réalisé, en 1912, des expériences dans lesquelles il fournit aux animaux des aliments purifiés par des dissolvants divers.

Caséine	22 p. 100
Amidon	12 p. 1
Saccharose	21 p. 1
Saindoux	12,4
Sels	2,6

Un premier lot d'animaux nourris avec ces substances est arrêté dans sa croissance. Un second lot reçoit la même ration, mais en plus 3 cent. cubes de lait, par animal et par jour et la croissance en poids est régulière. Dès qu'on supprime la très petite quantité de lait au second lot, la croissance s'arrête et elle reprend sur les animaux du premier lot auxquels on redonne la même quantité de lait. MM. Variot et Lassablière dans des expériences faites sur des jeunes chiens nourris à la panade, pain trempé dans l'eau, (Société de Biologie, 1910), avaient déjà constaté que la croissance extrêmement ralentie chez les animaux s'accélérait immédiatement dès qu'on ajoutait du lait à la panade.

D'autre part, Lunain, dans des expériences datant de 1881, séparait les divers composants du lait par des dissolvants appropriés, puis les réunissait de nouveau. Les souris nourries avec ce mélange de principes purifiés mouraient, tandis que des témoins recevant le lait naturel vivaient indéfiniment. De tels faits nous aident à comprendre comment la valeur alibile du lait peut être troublée par la centrifugation, et les modifications diverses qu'il subissait dans le procédé de maternisation de Gœrtner; l'emploi de ce lait était souvent suivi d'acidents scorbutiques. La fabrication des laits par synthèse, préconisée par Morgan-Rotch qui maniait des solutions de caséine, de lactose, de crème. etc. et qui dosait ainsi les principes constituants dans le lait suivant l'âge des enfants, avait les mêmes inconvénients.

Il faut bien remarquer que l'absence de scorbut infantile lorsqu'on manie les laits stérilisés à 100° et même à 108° est très naturelle, puisque la vitamine n'est détruite que par la surchauffe à 120° aussi bien dans le lait que dans les autres substances. Par contre le scorbut bénin n'est pas rare avec l'emploi du lait homogénéisé, comme l'a bien établi M. Variot qui a fixé les indications et les contre-indications de ce lait dès 1907 au Congrès international des Gouttes de Lait de Bruxelles. Il semble probable que le procédé d'homogénéisation qui émulsionne les globules butyreux, détruit une faible partie des vitamines du lait.

Pronostic. — Le pronostic de cette dyscrosie n'est pas grave si le diagnostic est porté à temps, la guérison est la règle lorsqu'une alimentation appropriée est substituée aux aliments de conserves. La mortalité due à cette affection est donc très réduite.

Prophylaxie et traitement. — Il ne faut pas faire usage des aliments de conserve pendant un long temps et même il ne faut pas se servir du lait homogénéisé pendant plus de trois ou quatre mois. En ajoutant du citrate de soude 1 gr. par jour au lait homogénéisé, on préviendra peut-être les accidents.

Dès que le diagnostic est certain, il faut changer l'alimentation, remettre l'enfant au sein, si possible ou sinon donner du lait frais, simplement bouilli ou même du lait cru s'il est trait aseptiquement. J'ai cependant réussi à guérir en quelques jours des cas de scorbut léger dus au lait homogénéisé, avec du lait surchauffé à 108° (marque Gallia). Barlow préconise aussi le jus de citron, le jus d'orange, le jus de fruits frais, la purée de pommes de terre, etc. Dans les cas graves avec fracture ou décollements épiphysaires, il peut être nécessaire de mettre des appareils pour soutenir les leviers des membres qui sont très douloureux.

En réalité cette maladie est facilement évitable ; comme le scorbut de l'adulte, elle ne survient qu'après plusieurs mois de l'usage continuel d'aliments de conserves ou de laits modifiés. Il suffit d'être prévenu de cette éventualité pour ne pas prolonger outre mesure l'emploi de ces aliments.

LES INTOXICATIONS

L'ALCOOLISME

L'alcoolisme n'est pas rare dans la première enfance et se manifeste sous deux formes tout à fait distinctes :

L'*alcoolisme acquis* ;

L'*alcoolisme héréditaire ou congénital.*

I. — ALCOOLISME ACQUIS

Etiologie. — On l'observe à tout âge de la vie du nourrisson et dans toutes les classes de la société ; mais c'est surtout dans les familles ouvrières qu'il exerce ses ravages, et certains pays comme la Normandie, la Russie sont particulièrement frappés.

La plupart du temps, c'est au sein de sa mère ou de sa nourrice que l'enfant s'intoxique. On voit en effet des nourrices absorber par jour deux ou trois litres de vin, ou de bière ou de cidre, sans parler des petits verres de rhum ou de cognac qu'elles prennent de temps à autre pour « se fortifier ».

Dans certaines familles aisées, on a l'habitude de donner à la nourrice pour sa journée, un litre ou une bouteille de vin généreux pour la fortifier et assurer le bon développement de l'enfant (Vallin). Or un litre de vin à 10° renferme 100 gr. d'alcool absolu, ce qui correspond à 200 gr. d'eau-de-vie à 50° ; un litre de bière ou de cidre contient de 20 à 60 gr. d'alcool absolu ; et les recherches de Nicloux ont bien montré que l'alcool ingéré par la mère ou la nourrice passe en nature dans le lait ; au même instant le sang et le lait renferment à peu près la même quantité d'alcool.

Il faut incriminer aussi l'ignorance, l'insouciance des parents ou certains préjugés tenaces qui font considérer l'alcool comme un tonique de premier ordre, dont il serait injuste de frustrer l'enfant.

D'après Combe (de Lausanne), certaines nourrices suisses ont l'habitude de donner aux nourrissons quelques cuillerées de grog chaud ou d'eau de Cologne pour les faire dormir et avoir elles-mêmes une nuit tranquille. Cette pratique a été observée par Brunon en Normandie. Une mère faisait prendre le soir à son enfant du cognac à la cuillère pour l'endormir.

Certaines femmes de la campagne qui vont travailler au dehors, donnent du café et de l'eau-de-vie dans le biberon. On dispose le biberon à long tube sous l'oreiller, et de lui-même l'enfant qui reste seul dans son berceau prend la tétine ; il se grise, s'endort profondément et ainsi n'attire pas l'attention des parents (Brunon).

On a noté que dans la moitié des familles ouvrières de Rouen on donne du café et de l'eau-de-vie, dès l'âge de six ou huit mois.

De plus, souvent, dès que l'enfant est malade, surtout s'il a des convulsions, l'eau-de-vie est le premier remède que l'on emploie.

Signalons aussi comme cause importante d'intoxication l'usage des *suçons* ou *sucettes* trempés préalablement dans de l'eau sucrée et alcoolisée et que l'on donne aux enfants pour les faire tenir tranquilles.

L'intoxication peut être encore accidentelle ou secondaire à l'administration intempestive de médicaments alcoolisés. Toutes proportions gardées, l'enfant est beaucoup plus sensible au poison que l'adulte ; cette sensibilité est due en partie à la grande excitabilité de son système nerveux en voie de développement.

Etude clinique. — L'intoxication alcoolique chez le nourrisson peut être *aiguë* ou *chronique*.

1° *Alcoolisme aigu.* — Dans l'alcoolisme aigu les accidents ne se présentent pas toujours sous le même aspect et on distingue plusieurs formes.

a) *Ivresse.* — Miliau en a rapporté une belle observation. Il s'agit d'un nourrisson fort et vigoureux exclusivement nourri au sein. Une bonne à qui on frictionnait un jour la tête avec du rhum, tint le nourrisson sur ses genoux pendant cette opération. Au repas suivant les parents furent étonnés du spectacle offert par leur fils : assis à table, il menait un train épouvantable, agitant les bras et les jambes, tapant sur les assiettes et sur la table, poussant des cris aigus et des mélopées d'une tonalité extravagante. Avec son visage animé, ses yeux brillants, ses pommettes rouges, le bout du nez écarlate, il se livrait à une mimique de la plus haute fantaisie. Puis il tomba dans un sommeil profond qui se prolongea jusqu'au lendemain matin.

b) *Forme convulsive.* — De nombreuses observations en ont été rapportées.

Dans un cas il s'agit d'un enfant de deux mois et demi nourri au sein, nerveux, continuellement agité, dormant très peu et très mal, sujet à de fréquentes crises de convulsions généralisées. Interrogée, la mère avouait qu'elle prenait, à différentes heures de la journée, quatre petits verres d'eau-de-vie. L'allaitement au sein fut supprimé ; les convulsions cessèrent. Au bout de quelques jours on essaya de redonner le sein ; les convulsions se reproduisirent. L'enfant fut alors sevré définitivement, et les accidents convulsifs disparurent.

Combe (de Lausanne) rapporte l'observation d'un enfant qui avait tous les lundis et les jeudis des crises de convulsions. Une enquête apprenait que la nourrice qui avait des habitudes d'intempérance, avait le dimanche et le mercredi un congé de deux heures pendant lesquelles elle s'alcoolisait.

Une fillette de cinq semaines observée par Bergeron avait depuis plusieurs jours des mouvements convulsifs de la face et des membres du côté gauche, jour et nuit. Au bout de trois semaines on change de nourrice : les accidents cessent. Deux jours après la première nourrice revient voir le bébé, lui donne le sein ; au bout d'une heure les convulsions reparaissent, puis s'éteignent peu à peu. Depuis ce jour l'enfant n'a plus tété que sa seconde nourrice et n'a plus eu de convulsions ; la première nourrice était alcoolique.

c) *Forme pseudo-méningitique.* — Dans certains cas les phénomènes simulent le tableau d'une méningite aiguë.

d) *Forme paralytique.* — MM. Zuber et Cany en ont observé un beau cas chez une enfant de 22 mois, à qui l'on avait fait prendre par mégarde, en trois doses, en l'espace de deux heures un quart, 120 centimètres cubes de kirsch, croyant lui faire boire de l'eau d'Evian. On ne s'aperçut de l'erreur commise qu'après l'ingestion de la troisième dose de kirsch. Bientôt des accidents graves apparaissent : l'enfant n'avale plus, devient insensible et flasque et tombe dans le coma : résolution musculaire totale ; pas de trismus ; anesthésie complète ; abolition des réflexes cornéen et pupillaire ; pas d'émission de matières ni d'urines ; respiration accélérée mais régulière (40 à 45 par minute) ; accélération extrême du pouls qui devient incomptable.

Cet état comateux grave dura cinq heures. A aucun moment il n'y eut de phénomènes convulsifs. L'accélération du pouls persista pendant 24 heures. Les phénomènes s'atténuèrent progressivement ; on nota seulement pendant quelques jours une certaine irritabilité nerveuse.

2° *Alcoolisme chronique.* — L'intoxication chronique alcoolique est loin d'être toujours très apparente et il est souvent difficile de rapporter les symptômes à leur véritable cause. Elle s'observe surtout chez des nourrisson allaités au sein par des nourrices qui ne prennent que des quantités modérées de vin ou de bière.

L'intoxication peut être *légère* ; l'enfant est simplement un peu agité, nerveux, criard ; son sommeil est moins calme ; il a quelquefois des insomnies persistantes ; la croissance ne se fait pas normalement ; l'enfant « ne vient pas », et il n'est pas rare d'observer des stagnations de poids, plus ou moins prolongées.

Dans les formes *graves* le tableau clinique est tout différent. Il semble que le lait de la mère soit non seulement toxique, mais encore diminué dans sa valeur nutritive.

L'enfant est petit, malingre, chétif, ridé ; son visage est grimaçant ; il a l'aspect d'un petit vieux et un air souffreteux et triste. Cet ensemble de symptômes se rapproche de l'athrepsie de Parrot ou de ce que l'on observe dans le choléra infantile ou le catarrhe chronique de l'intestin. De plus l'enfant est agité, crie beaucoup, dort peu, et a par moments des crises convulsives. Nous avons eu l'occasion d'observer un enfant de 18 mois, qui, sur les conseils d'un médecin, recevait depuis un mois, tous les jours, un lavement avec une cuillerée à café de teinture d'Eucalytpus. Cet enfant était extrêmement nerveux, criard, avait une insomnie presque complète. Il guérit en huit jours par la suppression des lavements alcooliques.

Les troubles de développement de ces enfants sont d'autant plus accentués qu'ils sont alimentés davantage par le lait de la mère. Ceux qui ne prennent que le lait de leur mère alcoolisée dépérissent et meurent presque tous. Ceux qui reçoivent l'allaitement mixte se soutiennent beaucoup mieux. Dans un grand nombre de cas on devra sevrer l'enfant, et par l'emploi méthodique des laits stérilisés, des laits homogénéisés et des laits hypersucrés, on pourra obtenir des améliorations considérables et voir « repartir » des enfants qui semblaient voués à une mort prochaine.

Pronostic. — Dans l'alcoolisme aigu le pronostic est généralement bénin : il suffit de supprimer la cause d'intoxication pour voir disparaître les accidents ; dans l'intoxication chronique, le pronostic est plus sérieux ; les symptômes sont insidieux et souvent l'attention des parents n'est éveillée que lorsque l'enfant a atteint un degré d'atrophie assez accentuée. Un certain nombre de ces enfants sont emportés par des affections gastro-intestinales, la tuberculose, surtout méningée, la broncho-pneumonie, etc.

La réaction des selles au sublimé acétique (Triboulet et Harvier) en permettant d'apprécier l'état de la fonction biliaire fournit des éléments importants pour le pronostic.

Traitement. — Le traitement sera surtout prophylactique. Il faudra interdire absolument l'usage de toute boisson alcoolisée dans l'alimentation des enfants.

Pour les nourrices, les meilleures boissons sont le lait ou des solutions sucrées. En pratique on tolèrera par jour aux repas un demi-litre de vin coupé de moitié d'eau, ou un litre de bière ou de cidre également coupé d'eau. Dans l'intervalle des repas la nourrice boira du lait pur ou coupé d'eau, ou de l'eau édulcorée avec un sirop de fruits. L'alcool et les liqueurs seront formellement proscrits.

II. — ALCOOLISME HÉRÉDITAIRE

La nocivité de l'alcool pour les produits de conception était acceptée dans les temps les plus reculés. La mythologie nous apprend que Vulcain boîteux a été engendré par Jupiter enivré de nectar. Et on connaît l'apostrophe de Diogène à un idiot : « Ton père était donc ivre lorsqu'il t'a engendré ? « Les Grecs et les Romains défendaient aux femmes grosses les boissons fermentées et même le vin, dans la crainte que le développement de l'enfant n'en souffrît. Mais c'est surtout depuis les remarquables travaux de Morel et de Lancereaux que l'hérédo-alcoolisme a acquis droit de cité en pathologie.

Etiologie et pathogénie. — L'action nocive de l'alcool sur le produit de conception peut s'opérer dans des circonstances très différentes.

1º *Alcoolisme chronique des parents avant la conception ;*

2º *État d'ivresse d'un ou des deux parents au moment de la procréation ;*

3º *Alcoolisme de la mère pendant la gestation.*

Des recherches expérimentales récentes ont bien établi cette influence nocive de l'alcool sur le développement embryonnaire et fœtal.

Ballantyne (d'Edimbourg) a étudié avec beaucoup de méthode les causes qui peuvent troubler la nutrition et l'accroissement du fœtus, les lésions diverses du placenta, et il s'appesantit spécialement sur les conséquences de l'alcoolisme des générateurs, plus graves encore chez la femme que chez l'homme.

Féré a montré que les produits d'œufs, dans l'albumine desquels a été introduite une petite quantité d'alcool quelconque, se font remarquer par des malformations beaucoup plus fréquentes que celles observées sur d'autres œufs témoins ; de plus si l'on expose pendant un ou plusieurs jours avant l'incubation des œufs de poule à l'action des vapeurs d'alcool ou d'essences, on observe chez les embryons de poulet, des malformations des centres cérébro-spinaux et un ralentissement manifeste dans leur développement.

Nicloux a établi que chez la femelle en gestation, l'alcool passe à travers le placenta et se retrouve dans le sang du fœtus et dans le sang de la mère, en proportion presque égale. Le fœtus se trouve donc soumis à l'action de cette substance nuisible et, comme son système nerveux est en voie d'accroissement, il est facile de comprendre qu'il puisse en résulter des arrêts de développement et des malformations cérébro-spinales plus ou moins sérieuses.

Étude clinique. — 1° *Morti-natalité et polyléthalité infantile.* — L'alcoolisme des parents est une cause importante de morti-natalité. Sullivan, qui a fait à ce point de vue des recherches intéressantes dans les prisons de Liverpool, a noté que chez 120 femmes alcooliques qui avaient eu 600 enfants, 335, soit 55,8 p. 100 étaient mort-nés ou mouraient avant l'âge de deux ans ; la proportion des mort-nés est d'autant plus élevée que l'alcoolisme des mères est plus ancien.

Les enfants qui arrivent à terme sont *débiles*, chétifs. Un certain nombre meurent peu après leur naissance, par une sorte d'insuffisance de résistance vitale. Dans 10 familles d'alcooliques prises au hasard, 25 enfants sur 57 meurent pendant la première semaine (Roubinovitch). D'autres arrivent à vivre un an ou deux ; mais ils sont très atrophiés, pâles ; « ils ne viennent pas » ; dépourvus de toute énergie dans la lutte contre les infections et les intoxications, la plupart succombent aux maladies de la première enfance : gastro-entérite, bronchites, laryngites, angines, méningites, etc.

A Londres, dans les centres industriels et commerciaux où l'on s'alcoolise d'une façon intense, 50 % des enfants meurent avant trois ans. La mortalité infantile énorme qu'on observe dans certains centres industriels en Belgique, en Russie, en France tient pour une grande part à l'alcoolisme des parents.

2° *Tares physiques.* — Les tares physiques sont fréquentes chez les hérédo-alcooliques, et résultent de troubles dans le développement embryonnaire et fœtal. On peut observer des pieds bots, des spina-bifida, des hypospadias.

Un certain nombre de cas de malformations cérébro-spinales relèvent de l'hérédité alcoolique : *acéphalie, anencéphalie, porencéphalie, hydrocéphalie atrophies* partielles et le plus souvent unilatérales des hémisphères cérébraux (agénésie). Ces arrêts de développement s'accompagnent en général d'une déformation de la tête plus ou moins marquée suivant l'état des os du crâne (asymétrie cranio-faciale) ; on peut observer de l'épilepsie, de l'hémiplégie, de la paraplégie avec atrophie des muscles et du squelette des membres paralysés.

Parfois les deux hémisphères sont atteints, la tête est petite (microcéphalie) et le développement général est très incomplet.

D'autres fois l'enfant ne présente pas de malformations congénitales ; mais né débile et atrophié, il reste en grandissant inférieur aux enfants de son âge ; et de nombreux observateurs ont établi que dans les pays où l'alcoolisme a fait des progrès, la moyenne de la taille des adultes s'était abaissée, et la force physique avait diminué. Certains descendants d'alcooliques présentent même tous les attributs de l'infantilisme. *(Voir le chapitre du nanisme)*.

3° *Troubles psychiques*. — Les troubles psychiques sont rarement manifestes pendant le premier âge. Les enfants sont fréquemment des débiles mentaux, des idiots, des épileptiques.

Le déséquilibre mental s'accentue à mesure qu'ils avancent en âge ; on observe chez eux de la dipsomanie, de l'hypochondrie, des idées de persécution, des impulsions au suicide, des accès de manie qui peuvent les rendre dangereux et nécessiter leur internement.

Prophylaxie. — La prophylaxie de l'alcoolisme consiste surtout dans des mesures d'ordre social dans des lois prohibitives que nous attendons depuis longtemps du parlement. L'usage des boissons alcooliques sera interdit à la femme pendant la gestation. Quant au traitement proprement dit, il sera surtout symptomatique.

INTOXICATION SATURNINE

Cette intoxication chez les enfants du premier âge est loin d'être rare et a été l'objet d'importants travaux. Nous citerons spécialement les recherches du regretté professeur Armand Gautier : le cuivre et le plomb dans l'alimentation ou l'industrie, l'article de Putnam dans l'encyclopédie américaine de pédiâtrie de Keating et la thèse de doctorat de M. Dufour Labastide faite sous l'inspiration de M. Variot. (L'intoxication saturnine chez l'enfant, *Thèse de Paris*, 1902).

INTOXICATION HÉRÉDITAIRE

La mortalité infantile serait très élevée d'après Constantin Paul lorsque les parents ont été intoxiqués. Sur 50 enfants nés vivants, 20 sont morts dans la première année, 8 dans la deuxième et 7 dans la troisième.

D'autre part en Angleterre, d'après Arlidge, dans les fabriques de poteries émaillées, (l'émail contient du plomb), 25 pour cent des enfants meurent dans la première année.

La mortinatalité dans ces industries insalubres est très élevée.

D'après Ganyaire, l'influence du saturnisme maternel est beaucoup plus marquée que celle du saturnisme paternel et l'influence du saturnisme de l'un des ascendants est d'autant plus manifeste que l'intoxication est plus prononcée. Après la naissance l'intoxication peut être augmentée par la lactation. Balland a retrouvé un demi-milligramme de plomb dans 113 grammes de lait d'une mère saturnine.

Pendant la vie fœtale, l'action du plomb peut déterminer des lésions dans la plupart des organes et spécialement dans le foie (cirrhose) et les centres nerveux. M. Gabriel Pouchet a retrouvé des traces notables de plomb dans les viscères du fœtus. Ainsi se trouvent expliqués l'état habituel de débilité congénitale, les malformations fréquentes et les troubles nerveux.

Parmi les enfants qui survivent les convulsions, les affections cérébrales, l'idiotie ne sont pas rares.

Dans toutes les industries insalubres, où le plomb ou ses composés sont maniés par les ouvriers et les ouvrières, il faudra rechercher si l'intoxication n'intervient pas pour accroître la mortalité infantile et agir en conséquence.

INTOXICATION SATURNINE ACQUISE

Putnam admet que des doses très minimes de plomb sont toxiques pour l'enfant.

D'autre part on a remarqué que dans certaines intoxications familiales, les enfants restaient plus souvent indemnes que les adultes (Guéneau de Mussy), peut-être à cause du fonctionnement normal des reins dans le jeune âge, qui permet plus rapidement l'élimination du poison. — Le plomb peut pénétrer dans l'organisme avec les aliments et spécialement avec le lait. On a dit que les nourrices peuvent s'intoxiquer avec des cosmétiques. des teintures pour les cheveux, des fards et que les substances toxiques pouvaient passer dans le lait. Des préparations plombifères appliquées sur le mamelon, telles que des pommades à base de sels de plomb, sont absorbées par l'enfant. Certaines tétines mal fabriquées contiennent jusqu'à 13 p. 100 de sels de plomb incorporés au caoutchouc.

L'eau est le véhicule le plus commun du poison, soit qu'elle ait passé et séjourné dans des conduites de plomb, dans des vases d'étain plombifère, sur des toits plombés, dans des citernes recouvertes de lames de plomb, etc. J'ai relaté l'histoire d'un enfant de Poissy, qui avait été intoxiqué par l'usage d'un gobelet contenant jusqu'à 70 p. 100 de plomb dans sa composition. Les gobelets d'étain en usage dans les hôpitaux d'enfants de Paris en 1903 ont été analysés sur ma demande par M. Gabriel Pouchet ; leur teneur en plomb atteignait 14 p. 100, chiffre bien supérieur au titre toléré dans les objets d'étain. Je signalai cette cause d'insalubrité hospitalière à M. Mourier, alors directeur de l'Assistance publique, et j'obtins le remplacement des gobelets d'étain par d'autres en aluminium, qui sont en usage actuellement.

Les bonbons et les gâteaux teints au chromate de plomb sont toxiques. Les papiers d'étain qui enveloppent le chocolat et qui sont mâchonnés par les enfants, sont souvent plombifères. A. Gautier a insisté sur la forte teneur en plomb des toiles cirées blanches, simulant plus ou moins le linge de table et aussi sur les toiles cirées servant de capotes aux voitures d'enfants. Les jouets, les soldats de plomb ont été incriminés.

Avec le Dᵣ Puche j'ai observé un cas d'intoxication, avec paralysie des membres inférieurs, chez un jeune garçon qui soufflait avec persistance dans une trompette de fabrication allemande, dont l'embouchure contenait 88 p. 100 de plomb. Les boîtes de couleur avec le jaune de chrome, l'oxyde de zinc, le minium, le blanc de céruse ne doivent pas être laissés dans les mains d'enfants très jeunes.

Très rares sont les cas d'intoxication aiguë par des doses massives de plomb tels que le suivant que nous avons observé avec le Dᵣ Ch. Remy, professeur agrégé de la Faculté.

« Le 23 août 1894, un enfant âgé de 12 mois et quelques jours fut apporté par sa mère au dispensaire Goutte de Lait de Belleville (1). L'enfant commençant à marcher avait avalé, dans l'atelier de son père, un des petits blocs servant à former les traits d'imprimerie. Pendant une quinzaine l'enfant continua de téter au sein, mais il devint grognon et maigrit, les premiers vomissements n'apparurent qu'après 15 jours et peu à peu il arriva à rejeter toutes les tétées ; il ne conservait le lait que quelques minutes dans l'estomac, quand on nous l'apporta.

L'enfant était très maigri, pâle, avait les yeux enfoncés, la constipation était opiniâtre et les vomissements incessants. La mère nous présenta un bloc métallique semblable à celui qu'avait avalé l'enfant, il avait 2 centimètres et demi de longueur, 12 millimètres de largeur et 3 millimètres d'épaisseur. C'était un rectangle régulier à arêtes vives.

Nous recueillîmes le lait rejeté par vomissements et nous y décelâmes aisément, avec la solution d'iodure de potassium, un précipité d'iodure de plomb. L'état général étant devenu grave, on décida de pratiquer la laparatomie qui fut exécutée par M. Remy. La journée et la nuit qui suivirent l'intervention chirurgicale furent bonnes, l'enfant prit même le sein à plusieurs reprises et ne vomit plus. Mais le lendemain il fut pris de convulsions généralisées et succomba très rapidement.

Le bloc métallique extrait de l'estomac avait exactement la même forme que celui que la mère nous avait montré; son poids était de 8 gr. 60. La surface au lieu d'être d'un gris bleuâtre était d'un noir sale. Ce bloc métallique composé de plomb, d'antimoine et de zinc a été lavé, séché et pesé soigneusement par M. Corbeau, interne en pharmacie, puis on l'a fait macérer pendant trois jours dans un mélange de lait et de suc gastrique de cobaye à une température de 35°. Au bout de ce temps, on a retiré le bloc et on l'a pesé après l'avoir lavé et séché à nouveau ; il avait perdu 4 milligrammes de son poids initial et l'on décelait du plomb dans le liquide qui avait servi à la macération. Il est probable que dans les conditions physiologiques, la dissolution du plomb était plus rapide et ainsi se trouvent expliqués les phénomènes d'intoxication aiguë, vomissements incoercibles et les troubles généraux : pâleur, amaigrissement, excitation nerveuse, imputables à la pénétration du poison dans l'organisme de cet enfant pendant trois semaines. »

Symptômes. — Sauf dans les cas de ce genre où les antécédents permettent

(1) Voir l'observation *in extenso. Journal de Clinique et de Thérapeutique infantiles*, 6 septembre 1894, p. 749.

de reconnaître la cause des réactions gastro-intestinales, on comprend que les troubles produits par l'intoxication saturnine pourront souvent être méconnus. Le vomissement en particulier chez le nourrisson constitue un trouble si banal que l'on songera bien rarement à l'imputer à l'intoxication saturnine.

C'est presque toujours le hasard qui a fait découvrir la nature des accidents et l'intoxication due à l'imprudence des nourrices et au milieu insalubre dans lequel l'enfant est élevé. Un des meilleurs signes de l'intoxication, le liséré de Burton, manque forcément dans ces circonstances.

Il est digne de remarque que les accidents paralytiques lorsqu'ils surviennent chez l'enfant n'occupent pas d'*abord* les membres supérieurs et spécialement l'avant-bras comme chez les adultes. D'après les observations les plus récentes, c'est dans les membres inférieurs qu'on voit apparaître les phénomènes de névrites périphériques qui caractérisent l'intoxication. Il s'agit d'abord d'une faiblesse, puis d'une parésie qui va ensuite jusqu'à l'impotence.

L'évolution de ces paraplégies incomplètes est assez rapide vers la guérison lorsqu'on a supprimé la cause de l'intoxication.

Traitement. — Dans l'intoxication aiguë on cherchera à éliminer le poison par des lavages d'estomac et on administrera du sulfate de soude pour obtenir des sels de plomb insolubles.

Pour les corps étrangers plombifères de l'estomac, la laparotomie peut être indispensable comme dans le cas que nous avons relaté.

Dans l'intoxication chronique, on cherchera à éliminer le plomb par la médication iodurée comme chez l'adulte, on recourra aussi au miel soufré, aux bains sulfureux. Le lait sera prédominant dans l'alimentation.

Enfin il faudra, dès qu'on aura reconnu la cause des accidents, soustraire l'enfant aux conditions d'insalubrité si variées et souvent si obscures qui les ont déterminés.

INTOXICATION MERCURIELLE

Les documents sur ce sujet sont rares ; nous nous bornerons donc à rapporter deux cas exceptionnels observés dans notre pratique.

On nous apporta un nourrisson de dix mois en traitement depuis l'âge de trois mois pour une affection oculaire congénitale. D'après les ordonnances qui me furent montrées par la mère, l'enfant avait reçu chaque semaine une injection hypodermique de biiodure de mercure ; en tout trente injections.

Quoi qu'il en soit, l'enfant présentait un tremblement à grandes oscillations extrêmement prononcé, surtout aux bras et aux mains ; la tête était instable, il y avait des mouvements choréiformes dans les muscles du cou. Ce tremblement me rappelait tout à fait celui qu'on observe chez les miroitiers.

Je donnai le conseil d'interrompre le traitement mercuriel, je prescrivis du bon lait, du citrate de soude à la dose de deux grammes par jour, du sirop de séné tous les deux jours une cuillerée à café, des bains de tilleul. Au bout d'un mois les oscillations du tremblement avaient diminué d'amplitude, après trois mois elles avaient à peu près cessé.

J'ai revu cette enfant à l'âge de trois ans ; elle est atteinte d'une malformation de l'iris et de la choroïde. Au mois de février 1919, au cours d'une affection des voies respiratoires, qui semble avoir été une pneumonie, d'après les renseignements de la mère, cette petite fille fut atteinte d'hémiplégie.

Elle me fut rapportée deux mois après sa paralysie ; il s'agit d'une paralysie avec contracture semblant indiquer une lésion organique cérébrale.

Elle présente, trois mois après le début des accidents, de la contracture très marquée dans les membres, de l'exagération des réflexes, le signe de Babinski ; la marche est très difficile. J'ai ordonné une cure au sirop de Gibert ; mais en juin 1919 l'hémiplégie ne semble pas encore s'être améliorée notablement.

D'autre part j'ai eu l'occasion de soigner, en consultation avec un confrère, un garçon d'environ deux ans qui présentait des signes d'intoxication aiguë mercurielle grave. Cet enfant était atteint d'impétigo et de phtiriase du cuir chevelu. La mère ayant demandé un remède au pharmacien, reçut un pot de pommade, d'onguent mercuriel. Elle fit une friction énergique sur toute la tête et laissa la pommade en place pour détruire les insectes.

Les accidents d'intoxication suivirent de près la médication. Toujours est-il que je trouvai l'enfant avec un érythème scarlatiniforme couvrant toute la surface du corps et desquamant par place, la peau était chaude, la température dépassait 39°. La salivation était abondante, la langue était tuméfiée et était procidante hors de la bouche ; l'état général de l'enfant était des plus sérieux. Nous fîmes donner des bains amidonnés tièdes, du lait à volonté, des purgatifs légers. J'ai appris que l'enfant, après avoir traversé ces accidents, avait fini par guérir.

Je suis assez disposé à penser que les vomissements répétés que l'on observe assez communément chez les nourrissons hérédo-syphilitiques qui reçoivent de la liqueur de van Swieten à dose un peu élevée, trente à soixante gouttes par jour, que ces vomissements dis-je pourraient bien être imputables à l'action du bichlorure d'hydrargyre, sur la muqueuse gastrique. — L'estomac du nourrisson est très irritable ; sa muqueuse réagit sous des influences très légères ; rien n'est plus commun que de voir le premier œuf ingéré, rejeté presque instantanément ; d'autre part des médicaments divers, même à très faible dose, ne sont pas tolérés. — Il serait préférable de renoncer à l'emploi de la liqueur de van Swieten chez l'enfant du premier âge ; c'est une solution de bichlorure d'hydrargyre au millième dans l'eau ; mais même à ce taux, cette solution peut altérer et fixer les épithéliums du tube digestif. A cet égard le *mercurum cum creta*, la poudre grise, ne présente pas les mêmes inconvénients, et peut être prescrite sans crainte de léser le tube digestif. Trousseau employait cette substance dans les diarrhées infantiles. D'ailleurs on peut toujours recourir à la médication hypodermique.

INTOXICATIONS DIVERSES

On trouvera dans le chapitre étendu, consacré au formulaire, dû à notre collaborateur M. le Professeur Lávialle, les indications symptomatologiques et thérapeutiques générales, relatives aux intoxication médicamenteuses ; nous

nous bornerons à rappeler ici les traits essentiels de l'intoxication par le tabac et par le cacao.

C'est à tort que l'on a conseillé l'allaitement au sein, aux femmes qui travaillent dans nos manufactures de tabac, pour diminuer la mortalité infantile. D'après les observations et les recherches de M. Livon (1), il est établi que non seulement l'intoxication agit sur le fœtus et détermine une haute morti-natalité, mais que les nourrissons des ouvrières en tabac sont difficiles à élever et meurent en grand nombre. — Quinquaud avait déjà fait les mêmes constatations. C'est du 2ᵉ au 4ᵉ mois après la naissance, que la plupart des enfants succombent après que les mères ont repris leur travail à la manufacture. On a remarqué que les enfants de ces femmes lorsqu'ils ne prennent pas de lait nicotiné survivent habituellement, s'ils sont confiés à de bonnes éleveuses.

L'industrie du tabac est donc insalubre pour les jeunes mères qui devraient en être exclues par des règlements spéciaux.

Le Dᵣ Jules Lemaire, ancien interne aux Enfants-Assistés, a présenté à la Société de Pédiâtrie une intéressante observation d'intoxication aiguë par ingestion de tabac chez un enfant de un an.

Le 12 décembre 1908, le jeune F..., âgé d'un an et quelques jours, aperçoit une cigarette de tabac anglais dit, The Three Castles, provenance W. D. et H. O. Wills, la saisit et l'avale.

A six heures, l'enfant prend son repas habituel composé d'une bouillie. On le couche comme de coutume immédiatement après et il s'endort. Après un sommeil calme d'une durée d'une heure environ, l'enfant se réveille, jette des cris, paraît souffrir et se met à vomir. Il devient pâle. Sa face se couvre de sueurs froides, puis survient de la *diarrhée.*

Nous voyons le petit malade à 10 heures du soir. Il est abattu, somnolent. Sa pâleur ordinaire est encore plus accentuée que de coutume. L'enfant présente du refroidissement des extrémités sans troubles de la respiration, ni troubles du pouls. De temps à autre, on note des bâillements profonds suivis de nausées et de vomissements glaireux, dans lesquels on retrouve quelques parcelles du corps du délit.

Nous assistons à deux ou trois selles diarrhéiques abondantes et nous y retrouvons également des parcelles de tabac.

Le traitement fut purement symptomatique.

Quatre heures s'étant écoulées entre notre venue et l'ingestion de la cigarette, nous avons cru inutile de pratiquer un lavage d'estomac. De plus les parcelles de tabac étaient plus nombreuses dans les selles que dans les vomissements.

Pour parer à l'état de somnolence et d'abattement en même temps que pour faciliter les vomissements et la diurèse, pour combattre enfin la tendance au refroidissement, nous avons fait prendre à l'enfant à deux reprises une tasse de thé chaud léger additionné d'une cuillerée à café de cognac. De l'enveloppement ouaté des jambes et des boules d'eau chaudes ont complété ce traitement.

L'enfant s'est endormi vers minuit et le lendemain matin il n'y paraissait plus.

De tels faits sont absolument exceptionnels, mais semblent indiquer que les accidents produits par l'ingestion accidentelle de tabac n'ont pas de gravité.

INTOXICATION PAR LE CACAO ET LE CHOCOLAT ET PAR CERTAINES FARINES DE CONSERVE

On trouvera au chapitre des Anémies la description des troubles fréquents consécutifs à l'ingestion des farines de conserve au cacao. Il est des cas dans

(1) *Marseille Médical*, 1906.

lesquels la situation peut devenir grave, tel celui que j'ai observé en 1907 avec le Dr Jacquot de Fontenay-sous-Bois: il s'agissait d'un jeune garçon alimenté exclusivement avec du racahout (farine très riche en cacao) et qui présentait des vomissements incoercibles et un amaigrissement extrême avec pâleur. Un jeune médecin des hôpitaux, suspectant la tuberculose, avait proposé la ponction lombaire.

Les accidents cédèrent très vite lorsqu'on supprima le racahout et qu'on employa les légumes frais et les bouillies au lait homogénéisé. Généralement les troubles causés par le cacao sont moins bruyants ; ils paraissent dus aux substances toxiques pour les jeunes enfants contenues dans l'amande du cacao et spécialement à l'oxalate de potasse et à la théobromine.

Je crois devoir insister ici sur les accidents d'intoxication lente, mais sûre, dus à certaines farines de conserve malheureusement très répandues à cause de leur grande publicité. La *farine lactée*, lorsqu'elle est donnée, suivant les indications des fabricants sur les étiquettes, sans lait, comme aliment de sevrage pour remplacer le lait, constitue une mixture très rapidement *rachitisante*. Sur des centaines de nourrissons j'ai constaté les fâcheux effets de cet aliment sur le squelette, déjà après quelques semaines et qui vont s'aggravant, au point qu'après trois ou quatre mois, les tuméfactions et les incurvations des épiphyses et des diaphyses sont très manifestes. La panade au pain et à l'eau dont on fait un si grand usage dans la classe populaire a, seule, une action rachitisante aussi prononcée que la farine lactée (1).

Si l'on veut atténuer ces effets, si fâcheux de la farine lactée, il faut tout au moins la préparer avec du lait de vache et ne pas se contenter de la diluer dans de l'eau. Il en est de même pour la panade à l'eau qui n'est pas utilisable pour les jeunes animaux, comme nous nous en sommes assurés dans nos expériences avec M. Lassablière sur les jeunes chiens. Il est indispensable d'y ajouter du lait pour qu'elle soit chymifiée et utilisée pour la nutrition et la croissance.

Je signalerai en terminant des accidents d'intoxication encore peu connus des médecins et qui sont dus à des farines alimentaires préparées spécialement pour les bébés et très réputées dans le public. Ces crèmes d'orge, d'avoine, de froment, etc., portent une marque française ou étrangère, sont considérées par les familles comme ayant une haute vertu nutritive, parce qu'elles sont vendues à un prix élevé. — Il faut que l'on sache bien que les meilleures farines, celles qui ont toute leur valeur alibiles, ont les farines ordinaires, fraîchement préparées, qu'il s'agisse de farine de froment, de maïs, d'avoine, de manioc, etc. L'ancienneté de la farine, quelle qu'elle soit, nuit à sa valeur nutritive ; les farines anciennes d'ailleurs sont difficilement panifiables. — Je ne saurai donc trop m'élever contre cette mode qui consiste à sevrer tous les nourrissons avec des farines de conserve.

Dans ces trois dernières années j'ai relevé chez des enfants nourris avec des farines de conserve de marque française réputée, outre des troubles digestifs, consistant surtout dans de la constipation opiniâtre, une irrégularité de l'appétit, et un arrêt d'accroissement, des éruptions cutanées procédant par poussées et très pénibles.

(1) Voir *Sevrage, Traité d'Hygiène infantile*, par M. G. VARIOT.

Tantôt ce sont des poussées d'urticaire avec prurigo ; mais plus souvent des éruptions papuleuses plus ou moins confluentes et généralisées. Ces éruptions se renouvellent et durent tant que les enfants continuent à consommer des farines de conserve. Bien souvent, à l'aspect seul de ces érythèmes singuliers, j'ai pu annoncer aux mères quelle marque de farine de conserve leur enfant consommait.

Après huit ou quinze jours, lorsqu'on substitue les farines fraîches et les légumes frais au lait, à ces farines avariées, on voit disparaître les éruptions prurigineuses. J'ai demandé au Dr Guy, chef au laboratoire de chimie de l'institut de Puériculture, de rechercher quelles pouvaient être les altérations de ces farines conservées habituellement dans ldes boîtes de fer-blanc bien bouchées, mais en attendant que l'analyse chimique nous donne des renseignements sur ce sujet, je crois devoir faire part aux praticiens de mes constatations sur un grand nombre d'enfants, surtout depuis la guerre.

Voici une observation relatant de sérieux accidents consécutifs à l'abus de la farine lactée dans l'alimentation.

Rétraction douloureuse des deux membres inférieurs, avec hyperesthésie extrême en rapport avec l'usage excessif de la farine lactée pendant 5 mois.

Le 2 juin 1917, on nous apporte à la consultation de l'Institut de Puériculture de l'hospice des Enfants-Assistés, l'enfant X..., née le 11 juillet 1916.

Née à terme. Poids : 3 kg. 500. La mère nous dit avoir fait une fausse-couche de 5 mois. Père sain.

Cette enfant n'a jamais eu le sein et a été élevée au biberon avec du lait Rothschild homogénéisé (?) jusqu'au 15 décembre 1916.

A ce moment, la mère cesse le lait, et le nourrit exclusivement avec de la farine lactée qu'elle prépare avec de l'eau (15 déc. 1916-2 juin 1917).

Quand on nous apporte l'enfant, la taille est de 67 cm., et le poids de 6 kg. 950.

L'enfant tient les jambes fléchies et repliées sur les cuisses, et les cuisses sont en flexion sur le bassin.

Depuis un mois, dès que l'on touche les jambes pour vêtir l'enfant, elle pousse des cris. Mêmes cris de douleur lorsque l'on cherche à lui mettre les pieds par terre.

Lorsqu'on veut étendre les jambes sur les cuisses, l'enfant pousse des plaintes aiguës et l'on ne parvient pas à obtenir l'extension complète.

Au repos, les membres inférieurs restent fléchis, mais l'enfant ne paraît pas souffrir.

Pas de tuméfaction, ni d'empâtement anormaux sur la face interne du tibia, ni au niveau des épiphyses, comme dans le scorbut infantile.

La peau est souple et glisse librement sur les tissus sous-jacents.

Il est à noter qu'il n'y a pas de pseudo-paralysie et que les mouvements sont conservés. Les épiphyses radiales inférieures ont une tuméfaction très marquée. Fort chapelet costal. Fontanelle antérieure encore assez large. Les dents sont au nombre de huit. Les gencives supérieures sont tuméfiées mais non saignantes.

On supprime la farine lactée et on la remplace par un lait ordinaire bouilli. On conseille de la purée de pommes de terre.

4 *juin*. — Dès le 2e jour du changement d'alimentation, l'hyperesthésie a diminué et l'extension des jambes devient un peu plus facile.

Cependant l'enfant crie encore lorsqu'on essaye de lui faire remuer les jambes.

Les jours suivants, les mouvements spontanés et provoqués d'extension deviennent de plus en plus faciles et de moins en moins douloureux.

7 juin. — L'extension est devenue tout à fait facile. On peut poser l'enfant par terre sans provoquer de cris.

11 juin. — Les accidents douloureux qui remontaient à un mois ont complètement cédé. L'enfant supporte bien le lait et la farine ordinaires, mais refuse la purée de pommes de terre.

Le 21 juin l'enfant part pour la campagne. Poids : 7 kg. 500, taille : 68 cm. à 11 mois.

Cette enfant nous a été adressée par notre collègue le Dr Jalaguier, chirurgien de l'hospice, qu'on avait consulté d'abord, pensant être en présence d'une affection chirurgicale.

TROUBLES DE LA NUTRITION

DÉBILITÉ CONGÉNITALE. — DYSCRASIES DIVERSES

L'enfant *débile* est celui qui naît avec un développement incomplet, le plus souvent avant le terme normal de la grossesse ; il est dit alors prématuré. Le terme d'*avorton* pour désigner les nouveau-nés, très petits et très chétifs, n'est plus guère employé par les médecins. — Il y a toute une catégorie de débiles qui ne sont pas des prématurés, ce sont ceux qui naissent avec des tares héréditaires : syphilis, tuberculose, etc.

C'est la balance et la toise qui nous fixent exactement sur le degré de débilité d'un nouveau-né par rapport à l'état normal.

Pratiquement, on admet que la débilité congénitale commence à 2 kg., néanmoins, jusqu'à 2 kg. 500 les nouveau-nés doivent être protégés d'une manière spéciale contre le froid et, à l'hospice des Enfants-Assistés, on ne confie pas d'enfants pesant moins de 2 kg. 500 aux nourrices de la campagne pour les transporter au loin, surtout en hiver.

Voici, d'après François, les poids et les tailles des prématurés de 6 à 8 mois (1):

	Poids en gram.	Taille en centim.
6 mois	1.041	37 »
6 mois 1/2	1.146	37,5
7 mois	1.540	41,3
7 mois 1/2	1.881	42,7
8 mois	2.213	47 »
8 mois une semaine	2.409	48 »

Voici d'autre part la proportion des poids et des tailles correspondant aux divers degrés de la débilité d'après une statistique dressée par nous à la nourricerie de l'hospice dépositaire des Enfants-Assistés.

	TAILLE	POIDS
Enfant à terme	50 cent,	3.100 gr.
	49,5	3.000

(1) Marcel François, *Caractère et élevage des prématurés* (Thèse de Paris, 1901).

TAILLE	POIDS
49	2,900
48,5	2.700
48	2.600
47,5	2.500
47	2.300
46,5	2.200
46	2.100
45,5	2.000
45	1.900
44	1.800
43	1.700
42,5	1.600
42	1.500
41,5	1.400
41	1.300
40	1.200
39	1.100
38	1.000
37	900
36	800

Cette harmonie pondérale et staturale paraît assez constante.

Le pronostic de la débilité est éminemment variable suivant le degré du développement ; pour nous, la *grande débilité* est celle des enfants nés de 6 à 7 mois et pesant de 1.000 gr. à 1.500 gr. et la *moyenne débilité* est celle des enfants nés de 7 à 8 mois 1/2 et dont le poids varie de 1.500 à 2.000 grammes.

D'après Potel, la survie des enfants nés à 6 mois 1/2 ne serait que de 10,6 pour 100 ; elle serait de 69 pour 100 chez ceux de 7 mois 1/2 ; mais outre la mortalité qui est extrêmement élevée chez les grands débiles, on doit noter que chez ceux qui survivent, le développement général est très lent, malgré tous les soins qui leur sont prodigués ; un grand nombre d'entre eux sont atteints d'une hypotrophie prolongée ; la gracilité du squelette et la faiblesse des muscles sont telles que la marche chez eux est très retardée ; la minceur de la diaphyse des os longs fait songer à des os de grenouille au palper ; les troubles du système nerveux, syndrome de Little en particulier, sont assez fréquents.

Le Dr Lambinoy (de Liège) rapporte le fait suivant. Une femme ayant déjà eu quatorze accouchements, tous avant terme, avec un enfant mort, accouche une quinzième fois d'un enfant pâle, émacié, pesant exactement 850 grammes et mesurant seulement 36 centimètres de longueur.

Bien que la mort parût proche, on fait installer ce nourrisson malingre dans une couveuse dont la température fut maintenue à 32° C. au minimum, pendant plusieurs semaines. Quand la couveuse avait une température moindre, l'enfant ne parvenait pas à conserver sa chaleur. Il fut heureusement allaité par une nourrice.

Il faut distinguer de ces grands débiles, les débiles moyens, nés en général de 7 à 8 mois ; sauf lorsqu'ils sont atteints de tares héréditaires, leur développement s'effectue bien ; s'ils sont bien allaités au sein, leur accroissement est même rapide en général, et il n'est pas rare, qu'ils doublent leur poids de naissance avant trois mois, au lieu de cinq mois, comme le fait l'enfant normal. Ultérieurement il peut ne rester aucun vestige de la *moyenne débilité*.

Le grand débile est un véritable *homunculus*, dont la tête arrondie n'est pas plus grosse qu'une petite pomme ; les traits du visage sont à peine dessinés, les yeux habituellement clos, la peau est ordinairement jaune, car à cause de leur tendance au refroidissement, ces enfants sont fréquemment atteints d'ictère hémolytique. Les doigts et les orteils sont fins comme ceux du fœtus. D'ailleurs, le grand débile n'est-il pas un fœtus vivant ? Lorsqu'on le tire de sa torpeur, il pousse de petits cris à timbre aigu, qui n'ont rien d'humain ; les mouvements respiratoires sont si faibles qu'on voit à peine le maillot soulevé, même en regardant de près.

Il est incapable de soutenir sa tête, il remue à peine les membres, lorsqu'il est dévêtu et la faiblesse de tout l'appareil musculaire est telle, que l'orbiculaire des lèvres est inapte à saisir le bout du sein. Pendant plusieurs jours, on est obligé de faire couler le lait de la nourrice goutte à goutte dans la bouche de l'enfant et plus tard, de le lui faire prendre avec une petite cuillère ; il en est chez lesquels le réflexe de la déglutition est si paresseux qu'on doit les gaver avec la sonde à entonnoir de Tarnier.

Ces petits êtres ont une extrême tendance à se refroidir ; il faut les envelopper de coton, leur couvrir la tête d'un bonnet et les maintenir en couveuse, si l'on veut éviter qu'ils ne meurent de froid. Nous avons étudié en détail la calorification spéciale des débiles. Le débile présente souvent des hernies dues à la faiblesse des anneaux fibreux, un bec de lièvre, des pieds bots ou d'autres malformations des membres ou des extrémités.

CAUSES DE LA DÉBILITÉ CONGÉNITALE. — *Débilité simple.* — Au point de vue pratique, il y a une distinction fondamentale à établir entre la *débilité simple*, accidentelle, et due ordinairement à la naissance prématurée et la *débilité symptomatique*, conséquence de l'hérédité morbide. On s'enquerra avec grand soin des circonstances accidentelles qui auront pu déterminer la naissance avant terme, chute, surmenage, troubles divers dans l'évolution de la grossesse, etc.

Débilité symptomatique. — *Rôle de l'hérédo-syphilis.* — Il faudra songer d'abord à la syphilis, qui intervient très souvent pour provoquer les accouchements avant terme. Dans ces cas, le nouveau-né, s'il ne peut être allaité par sa mère, ne devra pas recevoir de nourrice au sein : la responsabilité du médecin qui aurait méconnu l'hérédo-syphilis est engagée. On a appliqué dans ces derniers temps la réaction de Wassermann au diagnostic de la syphilis latente chez les prématurés (Demanche et Détré) ; sur 35 prématurés, ces auteurs auraient trouvé une réaction positive dans 17 cas, et dans 7 cas sur 34 prématurés jumeaux. Mais ces recherches n'ont pas un caractère définitif.

La crainte de la syphilis empêche de mettre directement au sein les débiles dans certaines maternités de Paris ; on fait traire les nourrices, on extrait leur lait avec des tire-lait ou des succipompes pour le donner ensuite à la cuiller, aux débiles. — Par une surveillance médicale quotidienne, avec un personnel instruit, les chances de contamination peuvent être extrêmement réduites dans

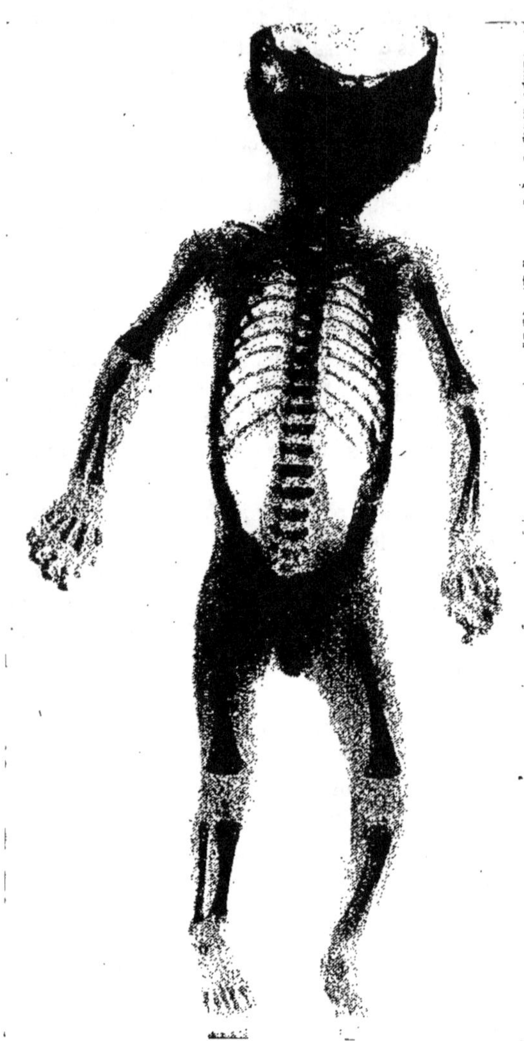

Fig. 64. — Radiographie d'un débile.
Taille 39 cent. 5. Poids 1 k. 300.

les services de débiles allaités directement au sein. A la nourricerie Parrot, depuis cinq ans, sur plusieurs centaines de débiles qui ont reçu le sein des nourrices sédentaires, il n'y a eu que deux nourrices syphilisées, Les difficultés sont cependant réunies au *maximum*, puisque nous n'avons aucun renseignement sur les générateurs de ces enfantsdébiles abandonnés. Nous n'hésitons pas, d'ailleurs, à mettre d'emblée au biberon les débiles, ayant des éruptions cutanées suspectes, ou présentant la moindre érosion douteuse sur les muqueuses labiale, anale, etc.,

C'est une erreur assez répandue de croire que la débilité congénitale est un caractère constant de l'hérédo-syphilis; maintes fois nous avons vu des nourrissons ayant un poids et une taille normaux, ne présenter que quatre ou cinq semaines après la naissance et même plus tard les stigmates de la maladie. Des enfants pesant 3 kg., 3 kg. 500 confiés à l'âge de dix à quinze jours à des nourrices de la campagne, avec une belle apparence, nous sont parfois renvoyés, un ou deux mois après, avec des manifestations évidentes de syphilis. La débilité congénitale n'est qu'un indice qui peut faire soupçonner la syphilis, mais non la faire redouter constamment. Néanmoins, on devra toujours rechercher, avec le plus grand soin chez le débile, tous les stigmates et tous les signes de l'hérédo-syphilis : coryza, érosions labiales, éruptions cutanées, anémie spéciale, tuméfaction de la rate, etc., avant de le mettre au sein d'une nourrice mercenaire. (Voir le chapitre de l'hérédo-syphilis.)

Autres hérédités morbides. — La débilité congénitale symptomatique peut être aussi en rapport avec d'autres tares des générateurs, avec la tuberculose, avec l'alcoolisme, maternel surtout, avec le saturnisme, l'intoxication nicotinique, etc., dans ces circonstances les enfants ne sont pas toujours nés prématurément ; même à terme, ils n'ont qu'un développement incomplet et, quoi qu'on fasse pour les alimenter, on ne réussit pas toujours à les faire croître. La tare héréditaire est si profonde que la nutrition est entravée. Les substances toxiques qui imprégnaient l'organisme des générateurs et surtout l'organisme de la mère pendant la gestation ont atteint aussi le fœtus, qui s'est mal développé et qui, parfois, n'attend pour mourir que d'être expulsé hors de l'utérus. — Une des expériences les plus frappantes de Charrin nous montre les jeunes cobayes naissant très petits et très atrophiques, lorsque les femelles avaient subi systématiquement des injections de substances toxiques pendant leur gestation. — De même les femmes très intoxiquées par l'alcool mettent au monde des fœtus morts ou des enfants très débiles ; les observations de Ballantyne, d'Edimbourg, à ce sujet, sont des plus probantes.

Ces faits et ces considérations prouvent tout l'intérêt qu'il y a pour le clinicien à pouvoir distinguer la débilité congénitale simple ou accidentelle de la débilité symptomatique par tare héréditaire.

L'aspect extérieur, le poids, la taille, les troubles fonctionnels sont très analogues chez tous les débiles, mais l'évolution et le pronostic sont radicalement différents suivant la cause qui a produit la débilité. Par exemple, le débile syphilitique dont les organes sont déjà profondément altérés, survit rarement.

Le problème capital que le clinicien se posera en face d'un débile sera de reconnaître si son état est dû à l'hérédité morbide et en particulier à la syphilis, ou si au contraire, il s'agit d'un retard du développement imputable à une circonstance accidentelle dans le cours de la grossesse, à un traumatisme provoquant l'accouchement prématuré, ou surmenage maternel, etc.

Le soupçon ou le diagnostic de syphilis ne doit pas empêcher la mère d'allaiter ; mais le médecin doit formellement refuser une nourrice à tout débile suspect. Sa propre responsabilité est en jeu, nous le répétons.

Les fonctions de nutrition du débile. La tendance spéciale au refroidissement. Les syncopes respiratoires. — Le développement incomplet de tous les organes rapproche le débile du fœtus. Les battements du cœur sont très rapides, les hématies *nucléées* sont d'autant plus nombreuses que la naissance est plus prématurée. Les leucocytes sont moins nombreux que normalement ; il y a une prédominance des mononucléaires moyens, avec des myélocytes.

Les fonctions respiratoires sont peu actives et se dérèglent facilement, surtout lorsque la température centrale s'abaisse à 32° et au-dessous ; les crises de cyanose qui surviennent alors sont dues à une véritable syncope respiratoire ; les mouvements du thorax et du diaphragme s'arrêtent complètement

pendant une minute et plus ; ie visage devient livide, comme si l'enfant était
asphyxié. Pendant ce temps, les battements du cœur persistent, mais ils sont
très ralentis, 20 à 30 par minute. Lorsque l'enfant, soit spontanément, soit
sous l'influence d'excitants extérieurs, reprend ses mouvements respiratoires,
la cyanose disparaît rapidement, les battements du cœur s'accélèrent, et, si
l'on parvient à réchauffer l'enfant avec des bains répétés à 38°, à l'alimenter, etc.,
ces accidents peuvent parfois ne pas reparaître.

Cependant ces crises de cyanose, de syncope respiratoire sont, le plus souvent, d'un pronostic très grave ; elles se renou-
vellent quoi qu'on puisse faire ; vainement on
donne des bains répétés et prolongés à 38°.
On maintient les enfants dans la couveuse
à 30°. On vide dans la couveuse des ballons
d'oxygène, les phénomènes d'asphyxie vont se
rapprochant et progressant, et les battements
du cœur d'abord très ralentis, finissent par
s'arrêter définitivement, après que les mouvements respiratoires ont cessé depuis plusieurs
minutes.

Budin a émis l'idée que les crises de cyanose
étaient en rapport avec l'alimentation insuffisante des débiles : le plus souvent nous avons
remarqué que ces troubles de l'hématose survenaient chez des enfants très refroidis, avec
une température de 30° à 32° et très affaiblis,
incapables de prendre le sein, bien plus, ne
pouvant plus réagir ; l'hypothermie générale
dans ces circonstances agit vraisemblablement
sur les *centres bulbaires respiratoires* qui sont
ainsi déréglés.

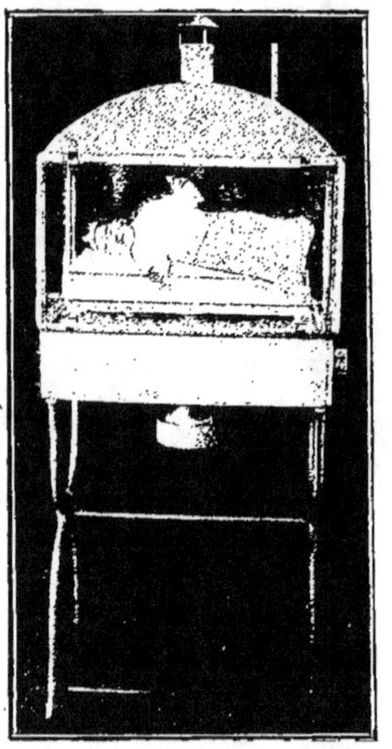

Fig. 54. — Couveuse électrique.

Les recherches de Charrin sur l'urine des prématurés ont montré que le rapport de l'azote, de l'urée à l'azote total est diminué par suite des oxydations ;
celles de Lemaire et Nobécourt indiquent que ces urines sont peu abondantes,
plus denses, plus riches en phosphates et en chlorures que celles des enfants
normaux. Des lésions hépatiques et surtout la dégénérescence graisseuse ont été
relevées souvent à l'autopsie des prématurés.

Nous avons noté une *dissociation* très accentuée de l'accroissement pondéral
et de l'accroissement statural chez les débiles qui périclitent.

L'insuffisance des fonctions de nutrition, en même temps que l'extrême
étendue de la surface cutanée par rapport à la masse du corps, expliquent l'hypothermie si habituelle chez les prématurés. — Le nouveau-né normal a déjà
grand besoin d'être protégé contre le froid, mais la perte excessive et très
rapide de son calorique constitue un grave danger pour le débile. Il suffit de
dévêtir ces enfants et de les laisser pendant une minute ou deux dans une
atmosphère à 15°, avant de les mettre au bain, pour que leur température
centrale descende de 1 à 2°.

Le refroidissement est donc le plus grand danger qui menace le débile ; c'est ce qu'a bien compris jadis Tarnier à la Maternité, lorsqu'il a fait installer le premier service spécial pour ces enfants et lorsqu'il a reconnu la nécessité absolue d'une température extérieure élevée à 30° ou même 32° pour diminuer le rayonnement calorique par une sorte d'équilibre entre le milieu ambiant et la chaleur centrale du nouveau-né. — De là l'emploi des couveuses.

Il est bien certain que la gravité de l'hypothermie dans le pronostic est d'autant plus grande que le poids du nouveau-né est plus faible, sans doute à cause de la proportion croissante de la surface de radiation cutanée, lorsque la masse du corps est très réduite. Les nouveau-nés pesant moins de 2 kg., dont la température est descendue à 32° meurent dans la proportion de 97 pour 100. Au-dessus de 2 kg. ces mêmes enfants survivent dans la proportion de 69 pour 100. — Il est très rare que la température remonte chez les débiles, lorsqu'elle est descendue à 30°.

Complications de la débilité. — Étant donnés la nutrition défectueuse des débiles et l'abaissement de la vitalité des tissus qui en résulte, on ne doit pas s'étonner que ces petits êtres soient très sujets aux infections de tout genre, et qu'ils offrent peu de résistance aux germes morbides, saprophytes ou pathogènes, etc. Le froid les prédispose plus spécialement aux infections graves des voies respiratoires ; les infections cutanées liées à des érosions banales, partant de l'ombilic, offrent une extension et une ténacité spéciales. — La conjonctive et surtout l'*oreille moyenne* sont souvent envahies par le streptocoque ou le staphylocoque. Sur 19 prématurés morts, Delestre en ensemençant le sang a pu déceler 15 fois des germes morbides, c'est-à-dire de véritables septicémies. Les débiles qui ont été exposés, ont des œdèmes des membres et du visage, dus à la réfrigération ; nous avons même vu des escharres et des gelures des extrémités.

Évolution. — Pronostic. — Lorsque les débiles ont échappé à tous ces dangers, leur avenir est loin d'être brillant, surtout s'il s'agit de la grande débilité des enfants pesant moins de 1.500 gr. à la naissance. Il est absolument exceptionnel de voir des enfants au-dessous de 1.200 gr. à la naissance, s'accroître plus tard normalement et perdre tout vestige de leur débilité native. L'observation publiée par mon regretté Villemin, de sa fille, pesant moins de 1 kg et élevée tout à fait heureusement, est extraordinaire. Maintes fois, nous avons vu des prématurés, sans tare héréditaire, nés avec un poids de 1.200 à 1.500 grammes se développer lentement, marcher seulement à deux et même à trois ans. Nous en suivons un qui est encore incapable de se tenir debout à cinq ans, bien qu'il ait une taille de 110 centimètres ; un autre est en outre atteint de strabisme, marche comme un cul-de-jatte, à quatre ans ; il pesait 1.100 grammes à la naissance et il a été élevé au sein par sa mère. Il n'est pas rare de voir des débiles rester de véritables nains. Des débats interminables ont eu lieu entre les accoucheurs, pour décider si les prématurés pouvaient ou non devenir, en se développant, des enfants normaux ; les chances d'anormalité de croissance sont d'autant plus grandes que le degré de débilité est plus accentué ; là encore nous rappellerons notre distinction initiale entre la grande et la moyenne débilité : un enfant né à 6 mois a un avenir bien plus incertain qu'un enfant né à 7 et à 8 mois.

Il faut tenir grand compte aussi pour préjuger le développement ultérieur d'un débile, des tares héréditaires qui ont pu causer la naissance prématurée. — L'atrophie d'origine gastro-intestinale, dans la débilité, est moins aisément curable que si elle survient chez un enfant né à terme et de poids normal à la naissance. Il n'est pas impossible d'élever artificiellement avec les laits surchauffés ou homogénéisés, des enfants du poids de 2 kg. environ, mais les soins maternels sont alors indispensables et la ration doit être bien calculée.

Les soins spéciaux et l'alimentation des débiles. — Il faudra d'abord défendre les débiles contre le refroidissement en les enveloppant de coton et en les recouvrant de laine ; leur tête sera protégée par un bonnet. Rappelons qu'on a pu évaluer l'irradiation de calorique par la peau du crâne ; elle correspond en calories, à 50 gr. de lait environ. On placera ces enfants dans des couveuses à eau chaude, faciles à désinfecter ou mieux encore, dans des couveuses électriques (système Flicoteaux), très spacieuses, dont les glaces sont aisées à désinfecter. La température obtenue avec ces appareils est facile à régler et à maintenir constante ; c'est un grand progrès sur les couveuses à eau chaude, dont on changeait les récipients plusieurs fois le jour ou la nuit et dont la température s'abaissait forcément, à mesure que l'eau se refroidissait. Ces couveuses sont pourvues d'un petit ventilateur et le courant d'air passe sur une éponge humide placée sous la couveuse à l'endroit de l'appel d'air. Dans ces couveuses bien aérées, à grand cubage, les débiles ont bien moins de chances de s'infecter que par le passé. A défaut de couveuse, on pourra, à la campagne, envelopper le débile, de coton et le recouvrir de taffetas gommé, suivant le conseil de Dufour.

Tout enfant débile pesant moins de 2 kilos doit recevoir du lait de femme ; l'allaitement artificiel qui est possible pour un nourrisson normal dès la naissance échoue à peu près constamment dans la débilité ; mais par contre ils utilisent bien le lait de femme qu'on peut leur donner à la petite cuillère, s'ils n'ont pas la force de téter. Tarnier avait proposé jadis de les gaver.

On doit baigner les débiles à 38°, une ou même deux fois par jour pendant 1/4 d'heure, surtout si leur température n'atteint pas 33° ; on prendra les plus grandes précautions pour éviter le refroidissement, qui est extrêmement rapide, ainsi que nous l'avons mentionné.

Malgré tout, la température de ces enfants est lente à se relever ; il n'est pas rare qu'elle n'atteigne 37°, qu'après 10 ou 15 jours ; lorsque la température est fixe à 37°, il faut retirer le débile de la couveuse.

Le mode d'alimentation du débile ne saurait être assez bien connu, car dans le public surtout, règnent des idées absolument fausses et très dangereuses à ce sujet. On croit volontiers que les prématurés, parce qu'ils sont petits, n'ont besoin que d'une faible ration de lait, et ne peuvent pas supporter le lait pur. Souvent nous avons vu retirer des débiles du sein, avant qu'ils n'aient fini de téter ; aussi ils ne s'accroissaient pas en poids. — Les observations extrêmement nombreuses faites à la nourricerie Parrot, depuis douze ans, sur des débiles

dont l'allaitement au sein était parfaitement contrôlé, nous ont convaincus
que le débile a besoin d'une ration forte, égalant le 1/5 de son poids en lait au
moins (Budin). Certains débiles prennent même le 1/4 de leur poids de lait
de femme, sans inconvénient. Nous laissons les débiles au sein, boire à leur appétit et nous ne limitons pas leur ration ; on enregistre simplement le poids de
chaque tétée nuit et jour, à la balance ; la taille est relevée au pédiomètre tous,

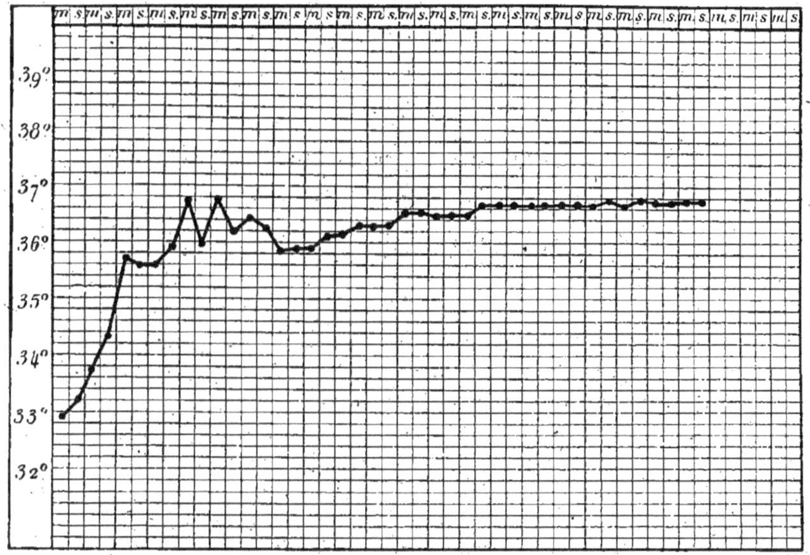

Fig. 66. — Courbe thermique quotidienne d'un prématuré entré à l'âge de deux jours
avec un poids de 1 k. 700 gr., élevé en couveuse.

les cinq jours et les variations de poids quotidiennes, notées chaque matin à la
même heure.

Accroissement du débile. — Au chapitre de la ration des débiles (1) pendant
l'allaitement, nous avons mis en lumière un fait qui montre bien la souplesse de
la capacité gastrique des débiles ; à savoir que, la quantité de lait pouvait
varier du simple au double d'une tétée à une autre. L'appétit des débiles n'est
pas toujours le même aux diverses heures du jour.

Néanmoins, l'utilisation du lait ingéré en quantité si forte, est très parfaite.
On eût pu supposer *a priori* que le débile, ayant des organes digestifs incomplètement développés, ne pouvait chymifier tout le lait qu'il absorbait et que
l'on retrouverait dans les déjections des résidus alimentaires. Il n'en est rien :
déjà l'on avait remarqué que les fèces des débiles ne contenaient que très peu de
graisse, notre collaborateur M. Lavialle a repris cette étude et l'a complétée
par des analyses répétées sur plusieurs débiles ; il a constaté que l'absorption
des diverses substances du lait avait lieu dans les proportions qui suivent :

Matières grasses : 95 à 98 pour 100.

(1) *Sur la ration alimentaire des débiles*, par G. VARIOT. (*Clinique infantile*, 1er août 1911.)

Azote : 96 à 97 pour 100.

Matières minérales : 87,5 à 89 pour 100.

Quant au lactose, il est intégralement utilisé ; on n'en retrouve aucune trace dans les matières fécales.

Ce n'est donc pas parce qu'il digère mal que le débile a besoin d'une forte ration, mais c'est surtout pour subvenir à ses pertes de calorique qui sont très grandes, ainsi que le révèle la calorimétrie directe.

Pour prémunir les débiles contre l'infection, il faut les hospitaliser dans des salles spacieuses, salubres, et bien éclairées.

OBÉSITÉ. POLYSARCIE

On rencontre fréquemment dans la première année des nourrissons qui présentent un poids anormalement élevé pour une taille normale. Cette dissociation inverse de croissance pondérale et staturale, peut se rencontrer dans des circonstances diverses, mais peut caractériser l'obésité simple. Ces enfants très gros, d'aspect floride, sont l'orgueil de leur mère ; ils sont souvent primés, à tort d'ailleurs, dans les concours de bébés.

Si on examine ces nourrissons tout nus, on est frappé du développement exagéré du panicule adipeux. Les traits paraissent petits dans la face bouffie, le menton repose sur un collier de graisse, le thorax, l'abdomen, les fesses sont matelassés par un tissu trop épais, la peau est sillonnée de plis profonds encore plus marqués au niveau des membres et des points de *flexion* des articulations. Les doigts, les orteils sont boudinés.

L'enfant est tantôt pâle, sans couleur, tantôt rouge, trop coloré. Des lésions d'eczéma, souvent légères, caractérisées par des craquelures de la peau notamment au niveau des joues, sont ailleurs plus intenses, au niveau des plis où elles revêtent l'aspect de l'intertrigo.

L'obésité peut diminuer à mesure que l'enfant avance en âge ; elle peut persister après le sevrage et dans la deuxième enfance.

Le pronostic de l'obésité est loin d'être toujours satisfaisant. On est d'accord pour reconnaître que ces enfants se défendent moins bien que les enfants de complexion normale contre les infections.

Il n'est pas rare de voir s'associer à cette polysarcie des lésions de rachitisme, souvent discrètes et cachées par la graisse trop abondante, mais qui se précisent quand l'enfant commence à marcher. Le rachitisme s'ajoute à l'excès de poids dans la production rapide de l'incurvation des membres inférieurs. Il est à remarquer que ce développement excessif du panicule adipeux bien loin d'augmenter la force musculaire, la diminue et que la marche est retardée.

Le *diagnostic étiologique* de l'obésité peut être complexe.

Il faut tenir compte de l'hérédité qui semble jouer un rôle certain.

On a signalé quelques cas très rares où cette dystrophie est congénitale. Worthington a observé un nouveau-né tellement gros que sa mère faillit succomber lors de l'accouchement. Chambers rapporte le cas d'un bébé qui pesait seize livres à la naissance et soixante livres à un an. Voytsckhowsky a vu un nourrisson de quatre mois qui pesait vingt-deux livres. Mais ces monstruosités sont tout à fait exceptionnelles.

L'obésité se rencontre habituellement chez plusieurs enfants d'une même famille. Elle est le plus souvent liée soit à la qualité, soit à la quantité du lait , absorbé par l'enfant, au sein comme au biberon. Le nourrisson allaité par une mère dotée d'une lactation très abondante est enclin à présenter un développement pondéral excessif, pour le développemect statural et des signes d'obésité. Le même fait s'observe dans des cas où une nourrice également très riche en lait, et à une phase avancée de son allaitement, donne le sein à un nouveau-né.

Plus souvent il s'agit d'un excès de beurre dans la composition du lait. L'observation suivante en est un exemple.

Nous surveillons actuellement à la Goutte de Lait de l'hospice des Enfants-Assistés, l'enfant Raymonde D..., qui nous fut amenée par sa mère à l'âge de 6 semaines. A la naissance, elle pesait 3 kg. 300.

Allaitée par sa mère, elle présente, à sa première visite, un poids de 5 kg. pour une taille de 52 cm., c'est-à-dire le poids moyen noté à 3 mois et demi et la taille de 3 semaines. Nous avons fait doser par M. Guy, chef du laboratoire de chimie, le beurre contenu dans le lait maternel et nous avons observé qu'il atteignait un pourcentage excessif de 50 à 60 gr. pour 1.000. Nous avons surveillé et modéré l'alimentation de l'enfant. A l'âge de 8 mois, elle pèse 8 kg. 150 et mesure 66 cm. La dissociation inverse d'accroissement persiste donc, mais à un moindre degré; l'anticipation pondérale est de six semaines environ sur le développement statural, si l'on consulte les tables de croissance normale.

En outre, il est intéressant d'observer que cette enfant a un frère aîné qui fut également élevé par sa mère et a présenté aussi une obésité très notable pendant tout son allaitement au sein.

Chez l'enfant au biberon, la suralimentation est susceptible de provoquer la polysarcie. Celle-ci peut tenir à l'insuffisance de coupage, à l'excès de beurre, ou simplement à l'emploi de rations trop abondantes. L'hypersucrage peut également entraîner un certain degré d'obésité. Nous avons rapporté, en étudiant le syndrome de l'hypoalimentation, l'observation d'un nourrisson inanitié qui, soumis à une alimentation normale mais riche en sucre, présenta au bout de quelques mois un développement pondéral exagéré, pour son développement statural.

C'est au cours de la suralimentation dans l'allaitement artificiel que le rachitisme, dit rachitisme floride, est observé. L'adjonction excessive et trop précoce de féculents peut amener un certain degré de polysarcie. Quand une enquête minutieuse n'autorise pas à incriminer dans le diagnostic étiologique une cause alimentaire, il faut chercher ailleurs la cause de l'obésité. On tiendra compte de l'hérédité. On songera à la possibilité de l'association du diabète. Ces fait sont très rares dans le premier âge. Néanmoins plusieurs observations ont été rapportées. On cherchera les autres signes de cette grave affection, principalement la glycosurie. L'obésité du nourrisson peut être héréditaire.

Diagnostic. — Le diagnostic différentiel de l'obésité est en général fort simple.

On ne la confondra pas avec l'œdème et l'anasarque.

Il faut aussi savoir la distinguer de l'infiltration du tissu cellulaire observée dans le myxœdème ou dans l'hypothyroïdie.

Le syndrome adipo-génital n'est pas relevé chez le nourrisson. A une période plus avancée, il se caractérise par une obésité progressive, par l'hypotrophie des organes génitaux et des symptômes de tumeur hypophysaire.

Traitement. — Le traitement de l'obésité dans le premier âge consistera, après enquête, dans la réduction de l'alimentation quand il y a surcharge, dans le changement de lait si c'est un lait trop gras ou dans un coupage rationnel; l'enfant au sein sera surveillé de près, on diminuera l'abondance des tétées.

A l'époque du sevrage, on évitera l'abus des féculents. On limitera l'alimentation. Des soins hygiéniques de la peau seront prescrits pour combattre les accidents cutanés.

DIABÈTE

Le diabète est exceptionnel chez le nourrisson. Quelques cas ont été signalés, notamment par Leroux qui sur 147 cas en a relevé 4 chez des enfants au-dessous de un an. Baumel et Youry l'observent chez 2 nourrissons de quelques mois. Ballantyne a réuni dans la littérature médicale quelques faits de diabète congénital.

L'hérédité semble jouer un rôle essentiel. Les israélites seraient plus souvent frappés.

On a incriminé l'alimentation ; or il résulte de nos expériences faites avec M. Lavialle que même avec le lait hypersucré on ne retrouve pas de sucre dans l'urine, sauf exceptionnellement.

Cliniquement, c'est en général à l'occasion d'une polydipsie ou d'une polyurie progressives que l'attention de l'entourage est attirée. Dans un cas suivi de mort observé par le Dr Pironneau, les parents furent frappés tout d'abord de l'apparition des lésions de gingivite et de l'odeur spéciale de l'haleine.

La polyurie est presque constante, mais chez le nourrisson le degré en est difficilement appréciable. La glycosurie est très élevée, et laisse sur le linge des taches sirupeuses. Dans le cas de Langstein, la quantité de sucre, chez un enfant de quinze mois, était de 200 à 250 grammes par jour. Les observations révèlent dans la majorité des cas une polydipsie intense. Les enfants ne sont jamais rassasiés ; ils boivent avec avidité et poussent des cris quand on leur retire le sein ou le biberon.

Les troubles digestifs sont rapidement très accusés ; la langue est sèche, rouge ; les gencives sont tuméfiées et les dents tombent de façon précoce. Les convulsions sont fréquentes. La vue s'affaiblit rapidement, parfois jusqu'à la cécité.

Les accidents cutanés sont souvent observés ; le prurit est parfois très vif, les infections secondaires, surtout la furonculose se développent aisément.

L'évolution est presque toujours mortelle. L'enfant perd du poids, présente une grande anémie et se cachectise. La survie dépasse rarement six mois. Cependant dans un cas de Baumel, arrivé à un degré avancé de cachexie, la guérison complète fut obtenue. En général la mort survient dans le coma, annoncée par l'odeur d'acétone de l'haleine, une gêne respiratoire caractérisée par des inspirations profondes, des phénomènes d'excitation puis de dépression. Ailleurs c'est une complication intercurrente, pneumonie ou broncho-pneumonie qui enlève le petit malade.

Les autopsies ne montrent pas de lésion macroscopique appréciable. On a signalé des cas d'aplasie simple du pancréas, et de sclérose.

Le diagnostic du diabète ne doit pas être posé sur la simple réduction de la liqueur de Fehling par l'urine ; dans les premiers mois de la vie, il peut y avoir lactosurie à la suite de troubles gastro-intestinaux. Il faudra donc se baser sur la présence concomitante d'autres signes de diabète.

Le traitement chez le nourrisson au sein consistera à le laisser boire à sa soif ; chez le nourrisson au biberon, on supprimera l'addition de sucre. On adjoindra à chaque prise, deux à trois fois par jour, une cuillerée à café d'eau de Vichy ; on pourra mettre encore une pincée de bicarbonate de soude dans chaque biberon. Le citrate de soude est très indiqué.

Chez les enfants sevrés, l'alimentation sera substantielle ; on adjoindra de bonne heure au lait des œufs, du jus de viande.

On assurera minutieusement l'hygiène buccale et cutanée.

L'ACHONDROPLASIE

Sous le nom d' « achondroplasie », Parrot (1) en 1876, sépara nettement du rachitisme et de l'hérédo-syphilis avec lesquels elle avait été confondue une dystrophie bien spéciale du squelette prédominante dans les cartilages diaphyso-épiphysaires, et créant une variété de nanisme avec raccourcissement plus prononcé du segment proximal des membres.

Cette dystrophie a existé de tout temps, comme en font foi des représentations fort anciennes de nains offrant des difformités typiques. La plupart des bouffons de cour étaient des achondroplasiques.

Depuis son individualisation par Parrot, cette maladie a été bien étudiée en France et à l'étranger. Les recherches de Porak et Durante sur des nourrissons de la Maternité, à Paris, sont d'une remarquable précision. Ils nous ont éclairé sur les caractères cliniques et histologiques de cette dystrophie.

Étiologie. — L'achondroplasie est assez souvent héréditaire et familiale ; les mâles atteints de cette dystrophie sont très féconds ; elle est plus commune chez les filles et est une causes de dystocie grave.

(1) PARROT. — L'achondroplasie et les lésions osseuses de la syphilis héréditaire et du rachitisme (*Archives de physiologie* 1876).

Elle apparaît aussi accidentellement dans les familles sans qu'on puisse en déterminer la cause. D'autres fois elle semble le résultat d'une hérédo-infection, tuberculose, syphilis ; l'influence de l'alcool a été incriminée. Il est bien certain que le processus commence d'évoluer pendant la vie fœtale ; les achondroplasiques mort-nés ne sont pas rares ; ils succombent souvent peu de temps après la naissance.

Étude clinique. — Chez les nouveau-nés la micromélie du segment proximal caractéristique est déjà bien apparente, et l'on remarque le raccourcissement plus grand du bras et de la cuisse que de l'avant-bras et de la jambe.

Il y a une désharmonie complète du poids et de la taille tenant surtout au raccourcissement des membres inférieurs. Pour un poids de naissance de 3 kil. on pourra observer une taille de 45 cent. au lieu de 50 centimètres, chiffre qui correspond normalement à 3 kil. environ.

D'après Porak et Durante, chez certains nouveau-nés le diamètre transversal du membre arrive presque à égaler la longueur d'un segment. Cette énorme déformation des membres est due à l'élargissement des épiphyses, à l'augmentation du panicule adipeux, à l'épaississement de la peau, et partiellement aussi à l'hypertrophie musculaire ; des courbures très accentuées se rencontrent sur les os longs, et surtout sur le fémur qui présente une courbure à concavité interne ou postéro-interne.

La main paraît courte, surtout à cause de la brièveté du médius.

Le volume très exagéré du crâne à la naissance est une cause habituelle de dystocie : les fontanelles sont élargies, mais sans amincissement des os adjacents. Le front prend le caractère olympien. La face est réduite. La racine du nez est aplatie.

Le tronc, bien conformé en général, forme un contraste complet avec la micromélie si caractéristique.

Par les progrès du développement, la micromélie portant plus spécialement sur le segment proximal du membre, prend un aspect caractéristique impossible à méconnaître.

Les petits achondroplasiques, lorsqu'ils commencent à marcher, ont une ensellure constante, ils se dandinent fortement. Les masses musculaires des membres sont hypertrophiées, et la force est plutôt exagérée au contraire de ce que l'on voit dans la pseudo-hypertrophie.

L'intelligence n'est pas retardée. L'évolution de l'achondroplasie dans la deuxième enfance, et jusqu'à l'âge adulte, est bien connue ; elle aboutit constamment, et quoi que l'on fasse, à un nanisme permanent très facile à distinguer des autres nanismes, à cause de la micromélie prédominante.

On a signalé quelques variétés de l'achondroplasie ; les lésions peuvent être prédominantes au crâne et atténuées aux membres ; exceptionnellement on a noté des cas ou la micromélie bien caractéristique existait sans aucune déformation cranienne. La coexistence du rachitisme avec l'achondroplasie a été relevée assez fréquemment.

Diagnostic. — A la naissance, lorsque les déformations spéciales de l'achondroplasie sont présentes, on ne peut guère faire de confusion. Le myxœdème congénital qui pourrait présenter quelques analogies, n'offre pas de déformation cranienne aussi prononcée que l'achondroplasie. A une période plus avancée du développement, la face sensiblement normale et l'intelligence moyenne des achondroplasiques diffère du faciès bouffi et de l'expression atone des nains myxœdémateux. L'atrophie du segment proximal des membres est bien spéciale.

L'examen radiographique ne fournit pas de signe différentiel, car dans les deux cas, l'ossification des cartilages est très retardée.

En 1907, dans une communication à la Société Médicale des hôpitaux, nous avons attiré l'attention sur les analogies et les différences des troubles de l'ossification dans le myxœdème et dans l'achondroplasie. Il y a un retard considérable dans l'ossification des épiphyses, particulièrement dans les membres, d'où la micromélie. Le nanisme peut être plus prononcé encore dans l'achondroplasie que dans le myxœdème.

Mais la radiographie, dans ces deux états morbides, décèle la même altération du squelette, consistant essentiellement dans une persistance anormale du cartilage fœtal aux épiphyses, qui ne sont pas envahies par les bourgeons ostéoblastiques chargés d'élaborer le tissu osseux, remplaçant définitivement le squelette cartilagineux dont la durée est bien plus longue qu'à l'état normal. Les points complémentaires d'ossification sont retardés dans ces deux dystrophies.

Cependant ces deux dystrophies, si semblables en apparence, ne reconnaissent pas la même cause, car si l'ingestion du corps thyroïde est d'une efficacité admirable dans la myxœdème, elle reste nulle dans l'achondroplasie.

Anatomie pathologique. — On relève que les diaphyses des os longs ont une dureté anormale ; la surface périostique n'est pas lisse comme chez l'enfant sain ; il y a des rugosités et des surfaces d'insertion très marquées. L'extrémité du péroné remonte jusqu'à l'interstice articulaire du genou, de là un angle ouvert en dedans, que la cuisse forme parfois avec la jambe. L'espace interosseux entre le tibia et le péroné est élargi. Au voisinage des cartilages de conjugaison, les diaphyses se coudent brusquement en Z et ne forment pas de larges courbures comme dans le rachitisme.

Dans le crâne, les os de la base présentent un arrêt de développement et les bosses pariéto-frontales sont très fortement accusées, en même temps que les fontanelles sont élargies.

Au point de vue histologique, Porak et Durante distinguent :

1º L'achondroplasie vraie due histologiquement à une sclérose du cartilage, d'où un défaut d'ossification de l'épiphyse et par suite un trouble dans l'allongement de la diaphyse.

2º Une dysplasie périostale caractérisée par une ossification périostale défectueuse avec résorption excessive de l'os diaphysaire, mais sans altération chondrale.

Peut-être ces deux processus histologiques correspondent-ils aux deux formes cliniques, que l'on a tenté de distinguer d'après l'évolution de l'ossification qui est tantôt très retardée, tantôt très avancée au niveau des cartilages juxta-épiphysaires ?

La forme hyperplastique correspond à la soudure prématurée de l'épiphyse, et la forme hypoplastique existe lorsque, au contraire, le cartilage de l'épiphyse n'est pas envahi par l'ossification.

Cette dernière forme, d'après les constatations radiographiques faites ces dernières années, paraît être la plus commune.

J'ai établi un parallèle entre les lésions ordinaires de l'achondraplasie avec retard d'ossification, et les lésions plus rares dans un cas d'achondroplasie à forme hyperplastique, où la soudure des épiphyses était prématurée. *Étude radiographique du squelette d'une fille de 13 ans atteinte d'une variété spéciale d'achondroplasie sans dystrophie cranienne* (1).

Il s'agissait d'un enfant mesurant à 13 ans, 1 m. 24 ; ce degré accusé de nanisme paraissait dû presque exclusivement à un défaut d'allongement des membres inférieurs. La rhizomélie était accusée surtout aux membres supérieurs. Par contre, le tronc et la tête étaient tout à fait normaux. La circonférence cranienne mesurait 53 cm. ; le diamètre occipito-frontal maximum 18 cm. ; le bipariétal 14 cm. L'intelligence était normale pour l'âge de l'enfant.

Les épreuves radiologiques ont été examinées comparativement avec celles d'un garçon de 12 ans, du service de M. Méry, qui est atteint d'achondroplasie évidente avec augmentation du volume de la tête.

Membres supérieurs :

Fille. — Les deux têtes humérales paraissent écrasées, on ne distingue pas le contour de la tête du côté de la cavité glénoïde ; la zone opaque ossifiée est limitée par une ligne onduleuse, indécise, presque verticale, qui se continue avec le bord interne de la diaphyse humérale. La tête presque totalement est restée à l'état de cartilage, et la zone d'ossification, ayant à peu près 1 cm. d'épaisseur, pénètre en se dégradant, du col anatomique vers la surface de la tête.

L'épaisseur du cartilage de la tête recouvrant l'os doit approcher de 2 centimètres.

A cet âge, chez un sujet normal, la tête humérale est déjà presque entièrement ossifiée et le cartilage diaphyso-épiphysaire est indiqué par une ligne claire.

Garçon. — La tête humérale, sphérique, plus volumineuse que normalement, est déjà très ossifiée et limitée par des contours opaques très nets ; le cartilage juxta-épiphysaire ne se voit que comme une ligne claire très mince. Le processus d'ossification semble être ici plus avancé que normalement.

Fille. — La diaphyse humérale est notablement raccourcie et épaissie, toute l'extrémité inférieure reste claire, non imprégnée de sels calcaires, les points d'ossification des épiphyses inférieures radio-cubitales ont un contour qui manque de netteté et sont rudimentaires.

Les os du carpe ont un contour un peu vague, comme si l'écorce de ces os était peu calcifiée.

Aux mains, les altérations épiphysaires sont typiques.

L'extrémité supérieure et la diaphyse des métacarpiens sont à peu près normales, sauf, pour le premier métacarpien où le point complémentaire est mal limité. Par contre, l'extrémité inférieure de tous les métacarpiens est le siège d'un défaut d'ossification presque complet ; les points complémentaires, au lieu d'avoir la forme d'un dé à coudre séparé de la diaphyse par une bande cartilagineuse étroite, sont réduits à de petits nodules osseux pisiformes ; le cartilage fœtal a persisté à ce niveau et a près de 1 cm. d'épaisseur ; c'est un aspect qui rappelle celui des métacarpiens d'un fœtus avant terme.

Pour toutes les phalanges, les points d'ossification complémentaires supérieurs sont très modifiés et ont un aspect lenticulaire, toute la partie latérale reste cartilagineuse. Les phalangettes sont courtes.

Garçon. — La diaphyse humérale est extrêmement raccourcie et très épaissie ; le processus d'ossification est plus avancé aussi à l'extrémité inférieure que chez notre petite

(1) *Bulletins de la Société de Pédiâtrie*, 21 avril 1903, avec une planche représentant la radiographie de la main. G. VARIOT.

malade ; il en est de même des extrémités supérieures du radius et du cubitus qui sont déjà
bien opaques et de contours très accusés. La dystrophie est plus marquée aux épiphyses
inférieures, radiale et cubitale, où les points d'ossification sont peu avancés.

Les métacarpiens sont courts et élargis, l'épiphyse inférieure bien plus ossifiée que chez
la petite fille. Les points d'ossification phalangineux se rapprochent de l'état normal.

Membres inférieurs :

Fille. — La tête du fémur est peu distincte à cause de l'épaisseur du cartilage.

L'ossification de la diaphyse semble normale. Celle-ci est peu épaissie.

La bande de conjugaison de l'extrémité inférieure du fémur est peu distincte, cachée
d'ailleurs par la rotule.

Les deux condyles sont restés plus clairs et conservent une zone cartilagineuse à leur
surface.

Le point d'ossification du plateau tibial est réduit à un cône médian dont le sommet
répond à l'interligne ; les parties latérales sont restées cartilagineuses.

Les diaphyses du péroné et du tibia sont à peu près normales. Cependant l'ossification
de l'extrémité inférieure est médiocre ; la ligne du cartilage de conjugaison est très sinueuse.

La tête des métatarsiens est mal ossifiée.

Garçon. — La tête des fémurs est plus opaque ; les diaphyses sont plus courtes et plus
larges ; les deux condyles internes semblent un peu plus transparents qu'ils ne devraient
l'être ; le point d'ossification du plateau tibial présente à peu près la largeur habituelle.

La diaphyse du tibia est très courte et très large, et on aperçoit distinctement la bande
épiphysaire cartilagineuse de la partie inférieure du tibia.

Il résulte de cette comparaison anatomique que les processus déterminant
l'achondroplasie peuvent être différents, et que le retard d'ossification des cartilages dans ces circonstances n'est pas constant.

Traitement. — Nous ne connaissons aucune médication capable de modifier
cette dystrophie congénitale. Le corps thyroïde échoue à peu près constamment.
On devra prolonger l'alimentation lactée riche en phosphates de chaux ; on
pourra recourir aux préparations de manganèse qui ont un effet utile pour
stimuler la croissance.

LE MYXŒDÈME

Le myxœdème est une dystrophie essentiellement caractérisée par une infiltration spéciale de la peau et du tissu cellulaire et par un arrêt plus ou moins
marqué du développement physique et intellectuel. Il est dû à l'absence ou
à l'insuffisance des sécrétions thyroïdiennes, à l'*athyroïdie* ou à l'*hypothyroïdie*.

Nous n'avons pas à décrire ici les divers types morbides qui apparaissent
après le premier âge. Nous nous bornerons à étudier sommairement :

1º Le crétinisme goîtreux qui peut débuter chez le nourrisson ;

2º Le myxœdème congénital qualifié d'idiotie myxœdémateuse par Bourneville ;

3º Les formes frustes du myxœdème, *hypothyroïdie bénigne chronique*,
qui aboutissent à des types d'infantilisme.

Étiologie. — Le myxœdème fut d'abord décrit chez l'adulte par William
Gull en 1873, puis par divers observateurs étrangers. Charcot désigna cette

affection sous le nom de cachexie pachydermique. Mais c'est à son élève Bourneville que nous devons les recherches les plus précises sur ce sujet commencées dès 1880. Il démontra que cette affection peut apparaître dans les premiers mois de la vie et traça un tableau complet de l'idiotie myxœdémateuse.

Le myxœdème chez le nourrisson est assez rare. Ce que l'on voit par contre assez fréquemment, ce sont des enfants qui, par le poids, la taille, l'habitus extérieur, ont conservé l'aspect du premier âge, mais qui ont déjà quatre, six, huit ans ou plus.

Le myxœdème n'apparaît que tout à fait exceptionnel dès la naissance. C'est surtout vers la deuxième ou la troisième année que l'on a réuni des cas bien observés. Bourneville a montré que le myxœdème apparaît plus tôt chez les enfants au biberon que chez les enfants au sein ; pour ces derniers en effet, le lait de la mère contient sans doute une petite quantité de substance thyroïdienne suffisante pour stimuler et régulariser la croissance, et c'est seulement après le sevrage que l'on voit, dans la majorité des cas, se manifester les troubles du développement relevant de l'insuffisance thyroïdienne.

Les filles seraient plus souvent atteintes que les garçons : 15 filles pour 10 garçons (Bourneville) ; 19 filles pour 11 garçons (Combe).

Le climat n'exerce aucune influence, contrairement à ce qu'on observe pour le crétinisme goîtreux.

Chez les parents des petits malades, on relève habituellement un certain nombre de tares : alcoolisme, état d'ivresse au moment de la procréation, paludisme, tuberculose, syphilis, aliénation mentale. L'hérédité neuro-arthritique, la consanguinité sont notées dans quelques observations.

Il faudra rechercher chez la mère au cours de la grossesse : la tuberculose viscérale, le paludisme, la syphilis, le rhumatisme articulaire aigu. Les microbes et les toxines à travers le placenta peuvent troubler le modelage embryonnaire et le développement fœtal : les traumatismes au cours de la grossesse, les lenteurs de l'accouchement, les circulaires du cordon ont été incriminés ?

L'hérédité directe est tout à fait exceptionnelle ; les myxœdémateuses sont généralement stériles.

La suppression ou l'insuffisance fonctionnelle thyroïdienne peuvent être consécutives à des maladies ayant frappé l'enfant pendant les premiers mois de la vie.

Shields rapporte l'observation d'un nourrisson de 10 mois chez lequel, après une thyroïdite suppurée, on vit se développer le syndrome myxœdémateux.

D'autres fois c'est à la suite d'une fièvre éruptive ou d'une maladie infectieuse que les symptômes apparaissent. Les recherches de MM. Roger et Garnier sur les atteintes du corps thyroïde, au cours des maladies infectieuses, ont bien éclairé la pathogénie de ces cas ; souvent en effet, à la suite d'affections n'ayant déterminé dans la région thyroïdienne, aucun symptôme cliniquement appréciable, le corps thyroïde subit des altérations régressives.

Dans le goître myxœdémateux ou crétinisme endémique, le climat et l'eau de boisson joueraient un rôle important ; on l'observe surtout dans certaines régions des Alpes, des Pyrénées, du Jura.

Récemment Spolverini a signalé un certain nombre de cas de myxœdème chez des enfants allaités par des nourrices goîtreuses. Nous avons cependant rencontré aux Enfants-Assistés des nourrices atteintes de goître dont les nourrissons étaient normaux.

Voici une observation qui montre que le myxœdème est déjà très évident à l'âge de 20 mois et que tous ses principaux caractères sont bien marqués ; les photographies ci-jointes en font foi :

Myxœdème chez une petite fille de 20 mois.

Le père est bien portant, habite Paris. Rien d'anormal dans ses antécédents paternels.

La mère est un peu obèse, un peu courte de taille, mais rien n'indique chez elle l'évolution antérieure du myxœdème. Elle est accouchée de sa petite fille après dix mois de mariage.

Les parents de la mère sont bien portants. La mère déclare avoir été bouleversée par les bombardements d'avions, pendant sa grossesse.

L'enfant pesait 3 kg. environ à la naissance et semblait bien développée. — Sa mère lui donna le sein pendant un mois et demi, mais comme elle n'avait plus de lait, elle recourut à la farine lactée pendant un mois ; elle aurait donné plus tard du lait Lepelletier hypersucré. A 6 mois, le poids n'était que de 4 kg., et l'enfant était en très mauvais état. Comme elle avait, d'habitude, la bouche ouverte et comme la langue commençait à proéminer entre les lèvres, on la fit opérer par un spécialiste, pour des végétations adénoïdes. C'est alors qu'on se décida à lui donner une nourrice au sein ; dès lors, elle commença à se développer ; les tétées se faisaient bien, sauf quelques arrêts, comme si elle avait la respiration gênée. La langue continua à grossir.

Je la vois pour la première fois dans mon cabinet à l'âge de vingt mois, le 22 juin 1919 ; elle présente déjà le facies typique du myxœdème ; le visage est élargi, sans expression, le nez écrasé à sa racine, la bouche, toujours entr'ouverte, laisse apparaître la langue qui est tuméfiée, et présente des dilatations veineuses sur la muqueuse sublinguale.

Le cou est court ; le menton se continue avec une couche empâtée dans la région sus-hyoïdienne.

Il y a un développement exagéré du tissu cellulaire sous-cutané aussi bien sur le tronc que sur les membres ; le ventre n'est pas distendu, mais il y a une constipation très opiniâtre ; l'enfant ne va jamais à la garde-robe sans suppositoires.

Les bras et les mains sont courts et ramassés.

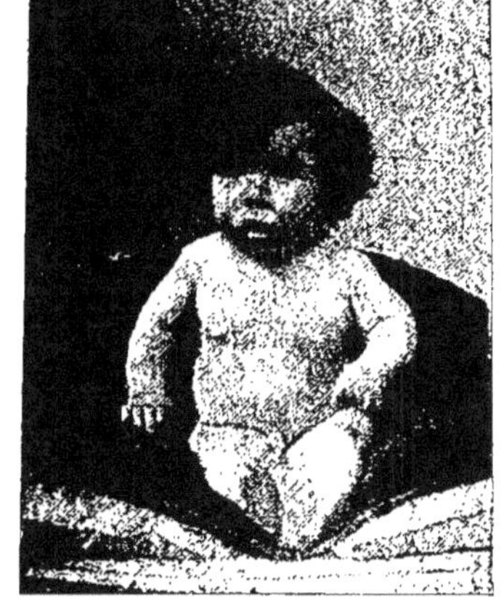

Fig. 67.— Enfant atteint de myxœdème (20 mois).

Le poids est de 9 kg. 100 et la taille n'est que de 65 cm. Il y a donc une dissociation inverse de la croissance, très caractérisée.

Elle ne peut pas s'asseoir seule ; elle ne se tient pas sur les jambes. Elle a cependant une dent depuis trois semaines. Elle est très en retard au point de vue psychique, n'essaye pas de parler et cependant reconnaîtrait bien les personnes.

La nourrice lui donne le sein depuis un an, et on fait actuellement l'allaitement mixte, avec du lait ordinaire. On a même donné déjà deux bouillies par jour. J'ai fait téter l'enfant devant moi au sein ; pendant la succion, qui se fait bien, malgré le volume de la langue, on entend un ronflement nasal discontinu. (Voir la photographie ci-dessus.)

J'ai fait faire un cliché radiographique des deux mains ; comme on le voit sur la figure, il n'existe aucun point d'ossification complémentaire à l'extrémité des métacarpiens et des premières phalanges. Les cartilages épiphysaires sont larges et l'aspect général du squelette de cette main correspond au développement normal d'un enfant de 5 à 6 mois. A 20 mois d'habitude, lorsque la taille est normale, 78 cm. à 80 cm., les points d'ossification complémentaires, qui manquent ici, ont déjà apparu.

Cet enfant n'a jamais subi jusqu'ici de traitement thyroïdien. Je prescris une pastille de corps thyroïde de 0,10 centigrammes Pointet et Girard par jour.

L'enfant part à Berck, et je conseille de continuer l'allaitement au sein, et de le compléter avec des bouillies faites au lait Lepelletier avec des farines de maïs et de manioc.

La taille s'est accrue de 4 cent. en trois mois.

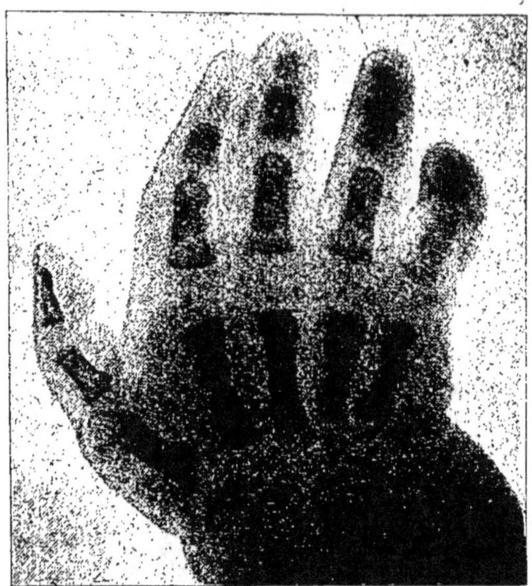

Fig. 68. — Radiographie de la main d'un enfant myxœdémateux (20 mois.)

Symptômes. — Il est exceptionnel que l'enfant naisse avec les signes du myxœdème. Ces derniers ne sont guère manifestes avant l'âge d'un an, et c'est en général à cette époque, ou après le sevrage que les parents viennent consulter. Ils sont surpris de voir que l'enfant ne se tient pas encore sur ses jambes, que la dentition n'a pas commencé. Ils n'ont pas été non plus sans remarquer l'air hébété de l'enfant qui ne parle pas, ne sourit pas.

Lorsque le syndrome est au complet, on constate les signes suivants :

La *tête* est volumineuse surtout dans ses parties postérieures ; le front est bas, aplati. Les cheveux sont rares, durs et secs ; le cuir chevelu est souvent le siège d'un eczéma rebelle. La fontanelle est largement ouverte et ne sera généralement pas encore obturée dans la seconde enfance.

La *face* est large, en pleine lune, pâle ou cyanosée, et dépourvue d'expression.

Les *paupières* sont le siège d'un œdème blanc ou bleuâtre qui rétrécit la fente palpébrale et fait paraître l'œil plus petit que normalement. Elles sont fréquemment atteintes de blépharite subaiguë. Les cils sont peu développés et implantés irrégulièrement.

Le *nez* est élargi à la base, aplati, mais sans effondrement du squelette.

La *bouche* est large, entr'ouverte ; la salive s'écoule en bave ; les lèvres sont épaisses, bleuâtres, la lèvre inférieure évasée, proéminant un peu sur la lèvre supérieure ; la *langue*, augmentée de volume, est souvent hors de la bouche.

L'éruption dentaire très retardée se fait d'une façon irrégulière. Il n'est pas rare de voir la première dent apparaître seulement entre un an et demi et deux ans et demi.

La voûte palatine est ogivale :

Les joues sont œdématiées, pâles, tremblotantes ; le menton est petit et comme écrasé ; les oreilles sont épaisses et généralement cyanosées, écartées du crâne ; le lobule est petit et adhérent.

Le cou est court, épais ; les creux sus-claviculaires sont remplis par des masses pseudo-lipomateuses.

Sur tout le corps, la peau est épaisse, infiltrée d'un œdème dur, élastique, ne gardant pas l'empreinte du doigt ; elle est sèche, squameuse ; la sécrétion sudorale ne se fait pour ainsi dire pas.

Les déformations thoraciques sont peu accentuées à cet âge ; on note quelquefois une déviation en dehors, des côtes inférieures.

Le *ventre* est énorme et on observe fréquemment l'existence d'une éventration.

Les *membres* sont gros et courts ; les mains et les pieds, larges et trapus ; les ongles irrégulièrement développés, durs, cassants et friables. Il peut exister des signes de rachitisme : chapelet costal, tuméfaction des épiphyses radiales.

Les *troubles fonctionnels* ne sont pas moins importants à considérer.

L'enfant n'a pas d'appétit ; il ne manifeste la sensation de faim par aucun signe extérieur ; il reste inerte, hébété et vit d'une vie végétative.

On n'observe pas chez lui la moindre lueur d'intelligence ; son masque reste figé, immobile, et c'est avec la plus grande peine que ses parents arrivent à lui apprendre quelques mots rudimentaires ; mais ce sont plutôt des grognements que des mots articulés.

La constipation opiniâtre est habituelle.

La *marche* est très retardée. Les mouvements sont lents et difficiles, indice d'une apathie physique aussi accentuée que l'apathie intellectuelle.

- Ce tableau clinique est rarement réalisé au complet avant deux ou trois ans.

Presque constamment les urines sont diminuées de volume et le coefficient d'utilisation azotée est au-dessous de la moyenne.

Ces petits malades ont une susceptibilité assez grande pour le froid ; leur température est habituellement inférieure à la normale (36º). La tension artérielle est abaissée. La microsphygmie est très accentuée comme l'a noté le premier le professeur Vincent du Val-de-Grâce.

M. Vincent, s'appuyant sur deux observations chez des soldats, dans lesquelles il a relevé la coexistence de lésions thyroïdiennes avec des processus ichtyosiques, admet aussi que le syndrome de la microsphygmie, tel que je l'ai décrit, pourrait bien être sous la dépendance de la dystrophie thyroïdienne.

Dans le myxœdème, le pouls radial est souvent très petit et l'on peut y trouver réuni au complet le syndrome microsphygmie avec ichtyose et débilité mentale. L'observation suivante, recueillie dans mon service de l'hospice des Enfant-Assistés, en est un exemple (1) :

L'examen du sang révèle un certain degré d'anémie et une leucocytose modérée.

(1) VARIOT. *De la microsphygmie dans le myxœdème.* Communication à la Société médicale des hôpitaux ,4 décembre 1908.

Le jeune Paul M... est entré dans mon service à l'âge de 8 ans ; je l'observe depuis une année ; il avait dans les premiers temps un pouls radial presque imperceptible et une grande tendance au refroidissement des extrémités ; la peau était rugueuse sur la partie antérieure des jambes, sur les rotules, sur le haut des cuisses · il s'agissait d'une légère ichtyose-pilaire. Il était pâle et son visage était un peu bouffi.

Comme, d'autre part, il paraissait engourdi, peu développé intellectuellement, je le considérai comme un microsphygmique. Mais en l'examinant de plus près, je remarquai que sa taille était très courte pour son âge : 102 cm. à 8 ans, au lieu de la moyenne de 119 cm. à cet âge ; que son poids de 19 kg. 5 était trop élevé pour sa taille.

L'examen radiographique des mains montra que l'ossification était très retardée dans les phalanges et les métacarpiens.

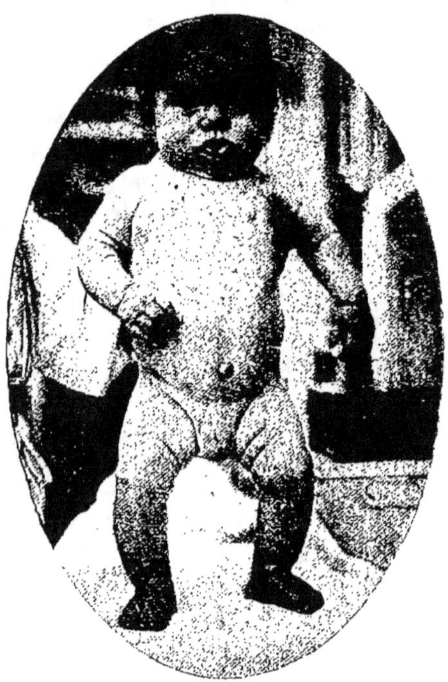

Fig. 69. — Un myxœdémateux âgé de sept ans.

Le diagnostic de myxœdème ne pouvait plus faire de doute et j'abandonnai l'hypothèse initiale de microsphygmie ; d'ailleurs, l'action du traitement thyroïdien vint confirmer ma nouvelle opinion. L'amplitude du pouls très réduite, comme le montra le tracé enregistré par M. Ferrand, interne du service, se releva peu à peu. De même l'ichtyose a beaucoup diminué, l'intelligence s'est éveillée, l'accroissement statural s'est élevé de 7 centimètres en six mois.

L'*exploration de la région thyroïdienne* donne des résultats variables. En raison de l'épaississement des tissus du cou, il est difficile de se prononcer sur l'état d'atrophie plus ou moins marquée du corps thyroïde ou sur son absence. Quelquefois il existe un véritable *goître* soit de forme régulière, soit irrégulièrement développé aux dépens de tel ou tel lobe. C'est le *goître myxœdémateux* ou *crétinisme endémique*.

Troubles de la croissance. — Les myxœdémateux sont des *hypotrophiques ;* mais contrairement à ce que l'on observe dans l'hypotrophie d'origine gastro intestinale, où les enfants sont surtout amaigris, et où l'atrophie *pondérale,* est plus accentuée que l'atrophie *staturale,* dans l'hypotrophie myxœdémateuse, le poids, eu égard à l'âge, l'emporte considérablement sur la taille ; l'atrophie est surtout *staturale ;* c'est la *dissociation inverse de la croissance* sur laquelle j'ai insisté. Cette dissociation s'accentue à mesure que l'enfant avance en âge.

Ces retards d'accroissement statural sont dus à des troubles profonds dans le processus d'ossification. Les radiographies montrent que les épiphyses restent longtemps à l'état cartilagineux et que les points complémentaires d'ossification tardent beaucoup à apparaître.

Par de nombreuses radiographies de la main j'ai pu déterminer la date approximative d'apparition des points complémentaires d'ossification chez des enfants normaux. (Voir le chapitre de la croissance physiologique.)

L'apparition des points d'ossification est très retardée chez les myxœdémateux. J'ai publié antérieurement des radiographies d'enfants myxœdémateux et qui montrent bien la lenteur du travail d'ossification dans les épiphyses.

Désirée X..., âgée de 5 ans; taille : 66 cm. (correspondant à celle d'une enfant de 8 mois) ; poids : 10 kg. 100 (correspondant à celui d'une enfant de 18 mois). L'ossification est celle d'un enfant normal de quatre mois environ. Après six mois de traitement, la taille s'est accrue de 10 cm., mais les points complémentaires d'ossifications des métacarpiens et des phalanges n'ont pas encore apparu (1).

Rosa B..., âgée de 5 ans et demi. Poids : 13 kg. 750, correspondant à celui d'un enfant de 4 ans et demi. Taille : 80 cm., correspondant à celle d'un enfant de 2 ans. L'ossification dans les épiphyses correspond à 15 mois, aucun point complé-

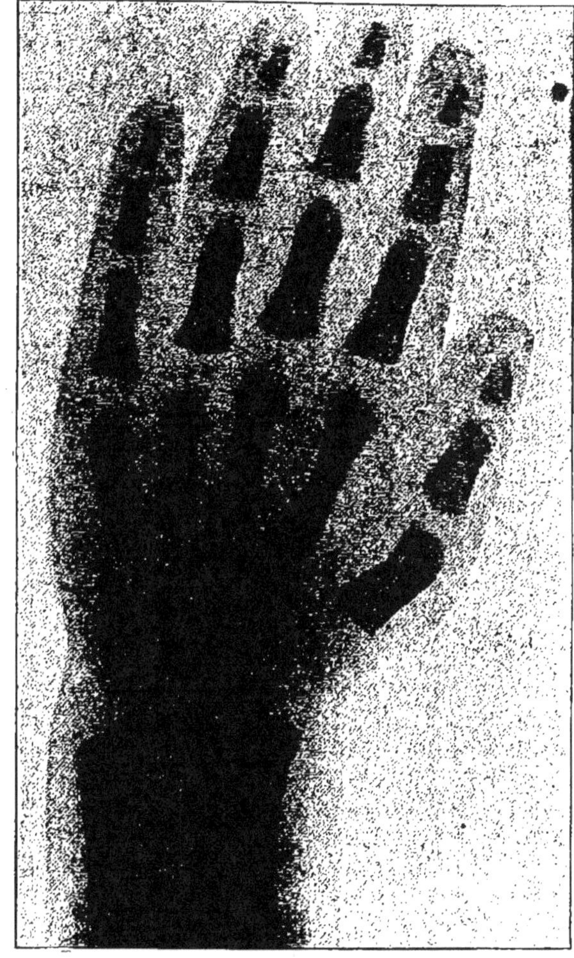

Fig. 70. — Rosa B..., myxœdème, 5 ans 1 /2. Les points d'ossification épiphysaires correspondent à 15 mois. Taille 80 cent.

mentaire dans les métacarpiens et les phalanges. Après six mois de traitement, les points complémentaires dans les phalanges et les métacarpiens sont apparus. La taille s'est accrue de 9 cm.

Évolution et pronostic. — Le début des accidents est difficile à préciser. Abandonnée à elle-même, la maladie évolue d'une façon lente et progressive, entravant la croissance qui ne se fait que de quatre ou cinq millimètres par an. Cet état précaire peut néanmoins durer des années. Les troubles du développe-

(1) *Traité d'hygiène infantile*, 1911.

ment physique et intellectuel s'accusent avec le temps, et l'enfant présente au bout de quelques années le syndrome myxœdémateux caractéristique.

La durée de la maladie est fort longue, et on voit des myxœdémateux qui ont dépassé la quarantaine. Cependant la plupart meurent jeunes. Sur vingt-cinq malades de Bourneville, donze sont morts avant trente-cinq ans, dont deux dans la première année. La mort est le fait soit de la cachexie, soit d'une affection intercurrente : broncho-pneumonie, grippe, diphtérie, tuberculose.

L'opothérapie thyroïdienne est venue modifier favorablement le pronostic surtout dans les formes frustes. Mais dans le myxœdème congénital, la médication doit être poursuivie, pendant toute la vie du malade. On peut arriver ainsi à stimuler la croissance, à éveiller un certain degré d'intelligence chez ces enfants et à les rendre susceptibles de recevoir une éducation incomplète. Le pronostic doit cependant toujours être réservé et on ne peut parler de guérison définitive.

Formes cliniques et diagnostic. — Lorsque le tableau symptomatique est au complet, la confusion du myxœdème avec une autre affection n'est guère possible.

Par contre, dans certains cas, par suite de la prédominance d'un groupe de symptômes, le diagnostic peut être délicat et demande une analyse clinique minutieuse.

C'est ainsi qu'au début, chez le nourrisson les troubles intellectuels peuvent attirer particulièrement l'attention. Il faut alors distinguer l'idiotie myxœdémateuse de l'*idiotie par agénésie cérébrale* ; mais dans ce dernier cas l'enfant est en général moins apathique ; il présente souvent de la microcéphalie, de la raideur des membres, de l'exagération des réflexes, du nystagmus, phénomènes qui font défaut dans la myxœdème.

L'examen du fond de l'œil permettra de faire le diagnostic avec l'*idiotie amaurotique* ; l'évolution est du reste différente dans les deux cas : le petit malade atteint de cécité ne tarde pas à tomber dans le marasme et meurt généralement dans la deuxième année.

L'*idiotie mongolienne* est parfois assez difficile à différencier du myxœdème. Mais les mongoliens ont généralement une tête petite, arrondie, la face aplatie, les yeux obliques fendus en amande ; les paupières ne sont pas œdématiées ; les cheveux sont fins et abondants ; la bouche et petite, fermée, la langue souvent normale ; la dentition peut n'être pas retardée. On observe chez ces enfants une hypotonie musculaire assez marquée et une grande laxité des ligaments articulaires.

De plus on note fréquemment sur les ischions et sur les fesses, l'existence d'une tache bleu ardoise (tache mongolienne), qui s'étend plus ou moins et disparaît peu à peu.

Dans certains cas le myxœdème et le mongolisme peuvent se combiner chez le même sujet.

Il est à remarquer que le facies mongolien est plus précoce chez le nourrisson que le facies myxœdémateux. Il arrive que des troubles nutritifs de la peau soulèvent un certain nombre de problèmes diagnostiques.

L'éléphantiasis est extrêmement rare chez l'enfant ; mais ne touche pas le visage en général.

La lipomatose symétrique est constituée par l'apparition de tumeurs multiples, nettement limitées, sans infiltration dermique dans l'intervalle des tuméfactions.

Le diagnostic est parfois à faire avec les œdèmes lymphangitiques de la face, secondaires à des adénopathies cervicales et à des lésions chroniques des muqueuses nasales ou labiales.

Parmi les troubles de croissance à distinguer du myxœdème, signalons enfin l'*achondroplasie.* Mais ce qui frappe chez l'achondroplasique, c'est la diminution de longueur des membres, la micromélie, coexistant avec une déformation cranienne caractéristique ; le front est olympien. Il ne faudrait pas compter pour le diagnostic différentiel sur l'examen radiologique des épiphyses ; l'ossification n'est pas moins retardée dans ces dernières, au cours de l'achondroplasie qu'au cours du myxœdème, sauf dans les formes hyperplastiques très rares d'achondroplasie, avec soudure prématurée des épiphyses. (Voir le chapitre de l'achondroplasie.)

Le tableau clinique peut être compliqué par des *associations diverses :* malformations cardiaques, luxation congénitale de la hanche, cryptorchidie, syndrome de Little. On conçoit que le diagnostic soit alors particulièrement délicat.

Anatomie pathologique. — Les altérations du corps thyroïde constituent la lésion fondamentale du myxœdème. Parfois le corps thyroïde fait entièrement défaut ; d'autres fois il a conservé sa forme, ou il paraît même hypertrophié (goître) ; mais dans ces cas, il est envahi par du tissu scléreux ou du tissu adipeux ; les acini glandulaires sont atrophiés ou ont disparu. Les vésicules qui persistent sont de dimensions fort réduites et très distantes les unes des autres, et sont quelquefois remplacées par des ilots de cellules lymphatiques. Les lésions histologiques dans les formes diverses d'hypothyroïdie sont loin d'être encore bien déterminées. Tout porte à croire que les cellules sécrétantes de la glande sont plus ou moins altérées.

Les lésions des téguments consistent en une infiltration du derme et du tissu conjonctif par une substance gélatineuse analogue à la mucine, et par de la graisse. Cette infiltration peut s'étendre aux muqueuses linguale, buccale, et même aux cordes vocales. Il en résulte une compression mécanique des vaisseaux et des nerfs de la peau, des glandes sébacées et sudoripares, des follicules pileux, d'où la dystrophie cutanée qui accompagne la tuméfaction des téguments.

Les modifications du squelette consistent en un retard considérable dans l'apparition des points complémentaires d'ossification.

L'ossification n'est jamais normale, quel que soit l'âge du myxœdémateux dont on pratique l'autopsie ; le cartilage de conjugaison persiste bien au delà des époques ordinaires.

L'ossification périostale est lente ; les os plats ne se soudent que très tardivement soit au niveau du crâne, soit au niveau du bassin. En somme les tissus de substance conjonctive et leurs dérivés sont les plus atteints par la dystrophie.

Les lésions des centres nerveux sont peu connues.

On a noté parfois une hypertrophie du thymus ou de l'hypophyse.

Pathogénie. — Il est établi que le myxœdème est le résultat de l'insuffisance ou de l'absence de la sécrétion thyroïdienne. Les nombreuses recherches expérimentales et cliniques poursuivies pendant ces dernières années ont montré que le corps thyroïde exerce une double action : une action antitoxique, et un rôle considérable dans le développement physique et psychique de l'individu.

Dans la thyroïde on a trouvé : 82,24 p. 100 d'eau ; 17,66 p. 100 de matières organiques ; 0,1 p. 100 de matières minérales, arsenic, phosphate iodé. Ce dernier surtout est abondant ; il s'y trouve en partie libre, en partie combiné aux protéines, sous forme de iodothyrine ou thyroïdine, de thyroprotéine, de thyroglobuline.

Le mécanisme d'action de la sécrétion thyroïdienne n'est pas encore complètement élucidé : les uns admettent que la glande élabore une substance utile à l'économie et dont la privation entraîne une série de troubles morbides ; les autres pensent que la sécrétion interne de la thyroïde a pour but d'empêcher l'accumulation nocive d'un produit toxique dans les tissus en le neutralisant dès qu'il se produit.

Pour Moraczewski le corps thyroïde jouerait un rôle important dans l'assimilation du calcium, et c'est dans l'insuffisance de cette assimilation qu'il faudrait chercher la raison des troubles de l'ossification et par suite l'arrêt de la croissance dans le myxœdème. L'amélioration de la croissance des os à la suite du traitement thyroïdien, serait la conséquence de la rétention du calcium provoquée par ce traitement. Les troubles de l'assimilation du calcium qui entre pour une part dans la constitution chimique des cheveux et des poils expliqueraient le développement défectueux du système pileux chez les myxœdémateux.

Traitement. — Le traitement du myxœdème consiste essentiellement dans l'opothérapie thyroïdienne.

1º *Traitement opothérapique chirurgical.* — Les greffes de tissu thyroïdien constituent, en principe, le meilleur traitement opothérapique. Elles ont été effectuées par divers chirurgiens, mais les résultats ont été inconstants ou de peu de durée ; le tissu greffé ne tarde pas à s'atrophier et à se scléroser et les symptômes du myxœdème qui s'étaient atténués, apparaissent de nouveau.

Signalons une intervention originale pratiquée par M. Poncet dans des cas où il existe une certaine quantité de parenchyme glandulaire, et qui consiste à introduire dans les lobes thyroïdes un petit corps étranger aseptique. Cet auteur observa des améliorations à la suite de cette opération qui agirait en excitant la sécrétion cellulaire (thyro-éréthisme).

2º *Traitement médical.* — Diverses substances peuvent être employées :

a) La *glande fraîche* finement hachée qu'on fait absorber dans du bouillon ou du chocolat.

Commencer par 1/4 de lobe et continuer cette dose pendant deux ou trois semaines ; puis donner progressivement 1/2 lobe, puis un lobe tous les 2 jours. Cette méthode est d'une grande activité ; mais le corps thyroïde doit être très frais et pris le jour même aux abattoirs ; il est de plus difficile de le faire accepter aux enfants ; aussi préfère-t-on en général les méthodes suivantes.

b)-Les *extraits de glande thyroïde* sont obtenus en desséchant la glande dans le vide à basse température ; l'extrait est pulvérisé, mélangé à du sucre de lait et présenté sous forme de poudre, pilules, tablettes, pastilles, comprimés. Une tablette ou pastille renferme 0 gr. 10 de poudre sèche, ce qui correspond à 0 gr. 27 ou 0 gr. 30 de glande fraîche ; trois tablettes représentent un lobe. On commence par de petites doses : 1/4 de pastille par jour et si le traitement est bien supporté, on augmente progressivement jusqu'à 3 et 4 pastilles par jour. Les préparations de corps thyroïde de bonne marque française donnent d'excellents résultats.

c) *Iodothyrine*. — L'iodothyrine est la substance active du corps thyroïde. On ne peut l'employer pure, car elle est beaucoup trop active, et sous ce nom on désigne ordinairement un mélange à 1 p. 300 de lactose.

Elle est utilisée sous forme de comprimés à 0 gr. 25 renfermant moins d'un milligramme de substance active. On peut les réduire en poudre et les mélanger à un liquide de façon à les faire absorber plus facilement par les enfants. On augmente progressivement la dose de façon à arriver à deux ou trois comprimés par jour.

d) Mentionnons les *extraits glycérinés* ou *alcooliques* employés sous forme d'injections sous-cutanées, mais qui sont abandonnés aujourd'hui.

Résultats de la médication thyroïdienne. — En général on voit les symptômes du myxœdème se modifier rapidement après le début du traitement. Le pouls qui était très petit se relève ; la circulation du sang s'accélère ; la microsphygmie disparaît ; ces modifications circulatoires sont suivies de la résorption de l'œdème des téguments ; l'apathie, l'hypothermie s'atténuent progressivement ; l'intelligence s'éveille, la croissance s'effectue plus rapidement.

Dans le myxœdème congénital le traitement doit être continué pendant de longs mois avant d'arriver à une amélioration notable. Celle-ci obtenue, il ne faudra pas interrompre la médication, mais déterminer empiriquement la dose suffisante pour s'opposer à la réapparition des symptômes du myxœdème. Cette *dose d'entretien* sera continuée pendant toute la vie du malade.

Signes d'intolérance. — Ce traitement demande à être surveillé avec soin. Il faut l'interrompre à l'apparition du moindre signe d'intolérance : fièvre, agitation, tachycardie, diarrhée, vomissements.

Le traitement du myxœdème est une des plus belles conquêtes thérapeutiques, résultant des travaux des physiologistes, et en particulier de Brown-Séquard, sur les glandes à sécrétion interne.

LA CRYPTORCHIDIE

La cryptorchidie est une malformation congénitale consistant dans l'absence apparente des testicules dans les bourses. La cryptorchidie peut être lombaire, iliaque, inguinale, périnéale, etc., suivant que le testicule siège dans l'une ou l'autre de ces régions, et déterminer des troubles trophiques spéciaux.

Le testicule apparaît chez l'embryon dans la région lombaire, à la face interne du corps de Wolff. A partir du quatrième mois de la vie intra-utérine, il commence à descendre dans la fosse iliaque, atteint vers le sixième mois la paroi abdominale qu'il traverse pour aller se loger au huitième mois dans le scrotum. Les causes de cette migration sont mal connues : dans son trajet abdominal le testicule paraît entraîné par le gubernaculum, formation conjonctive qui s'étend de son pôle inférieur au scrotum ; soit simple ligament d'arrêt fixant le testicule pendant que le bassin se développe, soit qu'il agisse par sa contraction active ou par rétraction cicatricielle, le gubernaculum conduit la glande à l'entrée du canal inguinal, où elle pénètre.

La migration normale peut être arrêtée ou modifiée, le testicule se fixant en ectopie sur un point quelconque de son trajet, soit en dehors de lui. Les ectopies unilatérales peuvent relever de causes accidentelles, telles que brides inflammatoires ou tout autre obstacle mécanique interposé sur le trajet du testicule ; elles ont surtout un intérêt chirugical, car elles ne causent pas de troubles physiologiques importants, le testicule normal suffisant à assurer l'équilibre fonctionnel. Au contraire la cryptorchidie, qui est l'ectopie double inguinale ou abdominale, traduit un arrêt de développement de tout l'appareil génital et a des conséquences beaucoup plus sérieuses. Sa cause première échappe complètement, on la rencontre le plus habituellement chez des dégénérés, souvent prédisposés par l'hérédité.

FORMES DE LA CRYPTORCHIDIE. SYMPTOMES

Cliniquement la cryptorchidie est très fréquente chez le nouveau-né, où on la rencontre dans un dixième des cas. Le scrotum est petit, rétracté à la base de la verge ; la palpation n'y perçoit point les testicules ; ceux-ci sont d'ailleurs normalement très petits et leur recherche est délicate. Un examen attentif les trouve d'ordinaire à l'orifice externe du canal inguinal, et on peut les abaisser jusque dans le scrotum. Il s'agit là de simples *retards* ; au bout de quelques semaines ou quelques mois, les testicules descendent définitivement dans les bourses ; ils gardent souvent une grande mobilité, la vivacité du réflexe crémastérien chez l'enfant pouvant les faire remonter jusque dans le canal inguinal (cryptorchidie intermittente).

A côté de ces cryptorchidies passagères du premier âge, il est des formes plus prononcées où la malformation est définitive.

En ectopie inguinale, le testicule est logé dans l'épaisseur de la paroi du canal ; on ne peut guère compter apercevoir une voussure du trajet inguinal chez le nourrisson, comme chez l'adulte porteur de cette malformation, mais une palpation délicate peut le percevoir à travers l'épaisseur du muscle grand oblique ; quelquefois des manœuvres convenables le feraient glisser momentanément et apparaître à l'orifice externe du canal inguinal.

En ectopie iliaque basse, le testicule est encore accessible à la palpation, la main déprimant la paroi abdominale perçoit le testicule dans la fosse iliaque. Mais bien souvent en raison de son petit volume, on ne peut le découvrir

Avant de porter en ce cas le diagnostic de cryptorchidie abdominale, il faut s'être assuré qu'il n'y a pas eu de migration aberrante, dont la plus fréquente est l'ectopie périnéale, le testicule se logeant en arrière du scrotum sous la peau du périnée ; signalons pour mémoire les ectopies pubo-pénienne, sous-abdominale, faciles à reconnaître au cours de l'examen de la région inguinale.

Les hernies inguinales sont fréquentes chez les cryptorchides, en raison de la perméabilité du processus vagino-péritonéal, dont le développement reste indépendant de la migration testiculaire.

Au point de vue de l'état général, les nourrissons cryptorchides peuvent être sensiblement normaux comme poids, en raison de leur tendance à la polysarcie. Plus tard ils deviennent des enfants chétifs et mous, se rapprochant par leur habitus extérieur du type féminin.

ANATOMIE PATHOLOGIQUE

A l'autopsie, on trouve les testicules arrêtés sur un point quelconque de leur trajet, exceptionnellement dans la région lombaire, plus souvent dans la fosse iliaque ou dans le canal inguinal ; ils gardent leurs connexions normales avec les vaisseaux spermatiques et le canal déférent qui sont ordinairement inextensibles. La glande est toujours un peu diminuée de volume, et d'autant plus petite que son siège est plus élevé.

A l'examen histologique, les lésions sont importantes, la structure lobulaire est bien conservée, mais la trame conjonctive est plus abondante que normalement ; n'ayant pas l'aspect fibreux, elle garde le type embryonnaire montrant un grand nombre de cellules conjonctives nucléées au milieu desquelles le tube séminipare, de calibre diminué, ne se détache pas nettement. L'épithélium des tubes n'est guère altéré, formé de cellules régulières, un peu plus petites que la normale. Les recherches récentes montrent la rareté des cellules dites interstitielles.

En résumé le testicule du cryptorchide présente une notable atrophie avant la puberté.

La cryptorchidie n'a donc dans le premier âge aucune conséquence grave pour l'enfant ; mais quel va être son avenir et son développement ultérieur à la puberté ? Ici deux évolutions sont possibles :

D'ordinaire chez les cryptorchides inguinaux l'accroissement des testicules se fait tout de même, quoique plus lent et moins marqué que chez les sujets normaux ; l'enfant présente les modifications ordinaires des garçons à la puberté : la voix change de timbre à mesure que le larynx se développe, les poils apparaissent, les muscles grossissent, l'accroissement de taille est important et rapide, enfin l'instinct sexuel se montre, égal et quelquefois supérieur à la moyenne : le sujet est devenu un homme dont il a en apparence les fonctions complètes. La cryptorchidie unilatérale ne diminue pas l'instinct sexuel, nous avons fait l'autopsie d'un prisonnier cryptorchide condamné pour viol.

Chez d'autres individus, plus spécialement chez les cryptorchides abdominaux, l'évolution ne se fait pas, ou bien elle est tardive et incomplète : la verge reste petite, s'érige mal, l'instinct sexuel s'éveille très tard, et peut manquer complètement ; l'organisation entière prend les caractères de l'eunuchisme si bien décrits par Godard, Lortet, etc. ; le larynx est peu saillant, la voix grêle ; la barbe manque, la peau fine portant à peine quelques poils, soutenue par un tissu adipeux bien développé, recouvre des muscles sans relief ; le bassin s'élargit, les membres inférieurs s'allongent ; la poitrine étroite porte des mamelles arrondies plus ou moins volumineuses. En même temps l'énergie morale manque ; ces troubles dans le développement organique sont les mêmes que ceux que l'on rencontre chez les castrés dans la première enfance, chez les Skopsies de la Dobroutcha en particulier.

Entre ces deux extrêmes on rencontre toute une gamme de cas intermédiaires : hommes plus ou moins amoindris au triple point de vue sexuel, physique et moral.

Un caractère est commun à tous les cryptorchides, c'est l'azoospermie et la stérilité qui en est la conséquence ; la clinique l'avait déjà indiqué, nos recherches histologiques ont confirmé le fait en montrant l'absence de spermatogénèse dans les testicules en ectopie (1).

Macroscopiquement le testicule du cryptorchide est toujours diminué de volume, parfois extrêmement petit. Histologiquement on constate l'absence des travées conjonctives interstitielles ou leur extrême finesse, contrastant avec l'épaississement de la paroi propre des tubes séminipares ; la lumière des tubes, très rétrécie, est remplie de cellules épithéliales granuleuses, en voie de dégénérescence ; rarement on note une ébauche de spermatogénèse ne dépassant pas les premiers stades et n'aboutissant jamais à la formation de spermatozoïdes. Les auteurs des travaux récents insistent sur l'importance des amas de cellules interstitielles autour des vaisseaux et des tubes du testicule des cryptorchides, et ils y localisent cette sécrétion testiculaire, qui régit l'apparition de la virilité et de l'instinct sexuel, dont nous avons cherché à établir l'existence dans notre travail sur l' « Indépendance de la Spermatogénèse et de la sécrétion testiculaire proprement dite ».

Au moyen de documents cliniques, anatomo-pathologiques, tirés de l'observation de l'homme ou des animaux, nous avons montré que la suppression de la spermatogénèse n'entraîne pas la déchéance organique ni la disparition de l'instinct sexuel, pourvu qu'il persiste une glande de volume suffisant.

Inversement une atrophie très prononcée de la glande génitale, équivalente anatomiquement à celle des cryptorchides abdominaux, a des conséquences très graves sur l'état général ; en voici une observation qui montre nettement la relation entre la microrchidie et le développement de l'organisme.

Un cas d'hypotrophie avec microrchidie extrêmement prononcée.

Le 25 février 1916, vient à notre consultation de l'Institut de Puériculture un garçon de 18 ans, le nommé Emile D..., né à Argenteuil le 22 mai 1898.

Il a l'aspect d'un tout jeune garçon, à la voix grêle, aux traits peu accusés. Son poids

____

(1) VARIOT et BÉZANÇON. *Bulletins de la Société d'anthropologie,* 1892. Indépendance de la spermatogénèse et de la secrétion interne des testicules.

est de 40 kg. 700 (correspondant au poids d'un enfant de 14 ans). Sa taille mesure 1 m. 49 (taille de 13 ans). Dévêtu, il se présente bien conformé, mais gras, sans hypertrophie spéciale des mamelles. Pas ombre de moustaches. Aucune pilosité à la région pubienne.

Son développement musculaire est moyen, et sa force mesurée au dynamomètre paraît satisfaisante.

Quoique ses extrémités soient d'apparence normale, il a les pieds plats, ce qui le gêne beaucoup dans la marche. La longueur des jambes n'a rien d'anormal.

A l'examen des parties génitales, l'attention est vivement frappée par l'absence apparente des testicules. Pourtant la recherche attentive les fait découvrir, rétractés à l'orifice du canal inguinal où le palper les décèle. Ils sont très petits, du volume d'un gros pois, d'une dureté remarquable. On sent nettement la différence entre l'épididyme et le testicule.

Les bourses sont de proportion très réduite. Le bassin, par contre, est plutôt large.

Par un interrogatoire serré, le garçon finit par avouer qu'il se livre régulièrement et fréquemment à la masturbation, mais au moment du spasme il n'y a, d'après ses dire, aucune éjaculation de liquide séminal.

L'état de son intelligence est médiocre. L'enfant affirme ne jamais avoir eu les oreillons.

Il accuse encore une cécité complète de l'œil droit, sans qu'on puisse constater une anomalie apparente de l'appareil visuel autre qu'un léger strabisme à droite.

Nous pensons à une atrophie congénitale ou à une manifestation rare d'hérédo-syphilis.

En résumé, ce garçon présente des troubles de développement, en connexion avec la microrchidie, rappelant plutôt le type de ce qu'on nomme infantilisme que les modifications d'eunuchisme que l'on rencontre dans la cryptorchide abdominale.

Traitement. — On a tenté de rétablir la sécrétion testiculaire, dans la cryptorchidie inguinale par l'orchidopexie. Nous nous sommes assuré chez plusieurs sujets opérés par Lucas Championnaire que la spermatogénèse ne réapparaissait pas lorsque les testicules étaient fixés dans les bourses. Chez plusieurs enfants cryptorchides, présentant déjà les caractères de l'eunuchisme, il nous a paru que l'emploi des préparations de poudre testiculaire avait des avantages. De même j'ai vu des troubles de la mémoire, avec insomnie, survenus à la suite de castration par blessure de guerre, améliorés par l'usage de la poudre testiculaire.

ANOMALIES GRAVES DE LA CROISSANCE

LES NANISMES

Influence de la débilité congénitale. — La croissance est une force immanente à tous les êtres organisés, inconnue dans son essence comme la plupart des forces naturelles. Rien ne peut donner une idée de l'extraordinaire rapidité de cette force d'accroissement chez l'embryon, lors des premières phases qui suivent la fécondation, pendant la segmentation du vitellus, la formation des feuillets blastodermiques et le modelage des organes.

Mais quand le germe vital est lésé, quand des influences diverses, en particulier des infections chroniques ou des intoxications chez les générateurs viennent diminuer la réserve des forces en lui accumulées, alors la formation de l'embryon puis du fœtus est ralentie dans son ensemble. Dans certains cas, la morphologie de l'enfant en sera troublée et des malformations se produiront dans les divers organes, cerveau, moelle, cœur, etc... ; dans d'autres, cette morphologie ne sera pas troublée, mais l'enfant viendra au monde avec une inaptitude au développement normal qui mérite l'appellation d'*atrophia primitiva*. Il s'agit souvent de la grande débilité congénitale, où l'enfant pèse moins de la moitié du poids normal, où la taille, au lieu d'atteindre 50 centimètres, se maintient autour de 40.

Ces petits êtres mourront la plupart, d'autres résisteront néanmoins ; mais ces derniers ne pourront qu'exceptionnellement, par la suite, réparer le retard d'accroissement de la période fœtale. Ils resteront petits et présenteront les attributs propres aux nains qu'on a qualifiés de *pygmées*, c'est-à-dire une réduction dans toutes les dimensions, la morphologie restant normale ; ils ont une débilité profonde, leur vie sera courte, etc., etc. Quelques uns d'entre eux pourront se reproduire et donner naissance à des générations de nains.

Nous observons depuis plusieurs années au pavillon Pasteur de l'hospice des Enfants-Assistés un enfant, actuellement âgé de cinq ans, qui est un type de nain sur lequel aucune tentative thérapeutique n'a jamais pu activer la croissance.

Hypotrophie prolongée chez un prématuré débile (1).

L... (Alexandre), est né le 18 juillet 1908.

Il est âgé maintenant de 5 ans et 2 mois. Les parents jouissent d'une bonne santé. Ils sont consanguins. Le père, âgé de 40 ans, est graveur.

(1) *Clinique infantile*, 1913.

Pendant sa grossesse, la mère fut obligée de supporter de grandes privations. La nourriture était insuffisante et elle s'amaigrit beaucoup. L'accouchement eut lieu au 8e mois, avec facilité.

A sa naissance, l'enfant pèse 1.500 grammes. Il est mis aussitôt en couveuse. La mère le nourrit de son lait, mais le donne à la cuiller, car l'enfant n'a pas la force de téter.

Pendant 6 mois, il est nourri au sein de sa mère, mais à ce moment le lait se tarit brusquement.

A partir de cette époque, et pendant 2 mois, on donne du lait d'ânesse à raison de 250 gr. par jour.

A partir du 8ᵉ mois, lait *Gallia* surchauffé.

Vers 14 mois, on commence à lui donner quelques bouillies d'avoine et des jaunes d'œuf.

Les premières dents apparurent à 6 mois. De bonne heure, l'enfant parla. Il fit ses premiers pas à 18 mois. A ce moment, les parents remarquent qu'il se dandine en marchant: il a une forte courbure lombaire. Il y a disproportion entre la tête qui est volumineuse et la taille très peu développée.

A la date du 24 septembre 1913, la taille est de 81 cm. Le poids de 10 kg. Le tour de tête est de 50 cm. Or, l'enfant est âgé de 5 ans et 2 mois. A cet âge la taille d'un garçon moyennement développée atteint 1 mètre. Le poids est de 15 kg. Le retard dans la croissance pondérale et staturale est donc ici considérable. La tête seule est normalement développée. Le visage est expressif, l'intelligence est avancée, l'enfant a une grande mémoire, parle très distinctement; par sa vivacité et sa gaieté il fait la joie de sa mère. Le thorax paraît très court dans le sens de la hauteur. L'abdomen est proéminent et vient surplomber les cuisses. On note une ensellure lombaire *très prononcée* avec saillie de la région fessière.

L'enfant marche et court avec la plus grande facilité, mais il se dandine fortement.

L'examen de l'articulation de la hanche, permet de reconnaître que la tête fémorale est hors de la cavité cotyloïde, ou la fait saillir sous les téguments dans la région fessière et des 2 côtés. Il s'agit d'une luxation double de la hanche en position iliaque, congénitale. La radiographie a confirmé ce diagnostic.

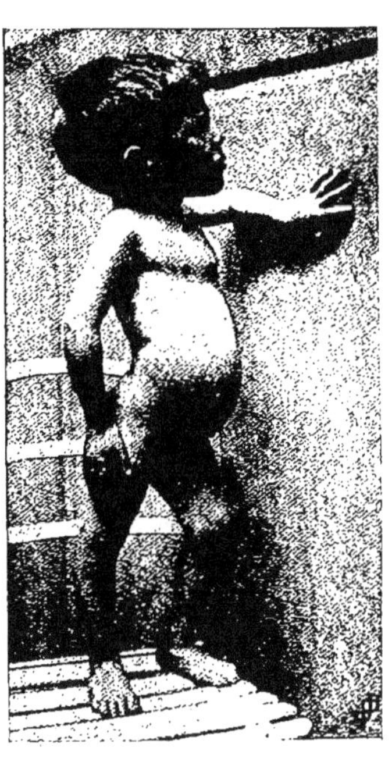

Fig. 71.

L..., débile âgé de 5 ans et 2 mois.

Rien dans l'examen ne permet de suspecter l'hérédo-syphilis. La dentition est normale. On ne relève aucun vestige de rachitisme ; le crâne est bien ossifié.

L'examen des organes génitaux révèle que la bourse gauche est vide. A droite le testicule est petit. Le testicule gauche ne peut être senti par le palper dans le canal inguinal, ni dans la fosse iliaque.

Il n'y a pas lieu, chez cet enfant, de songer à l'achondroplasie malgré le volume un peu insolite de son crâne ; pas de micromélie. Et d'autre part le segment proximal des membres n'est pas ici plus court que le segment distal. L'humérus mesure 16 cm. Les os de l'avant-bras 12. Le fémur, 18, le tibia 18. Les bosses frontales n'offrent aucune saillie anormale.

L'examen des autres organes — cœur — poumon — appareil digestif — n'a rien révélé d'anormal.

L'enfant est nourri à l'heure actuelle avec des bouillies, du laitage, des œufs, du jus de viande, des purées et malgré ce régime alimentaire très riche, sa croissance est très lente.

Il a été suivi depuis le mois de juin 1910, à la Goutte de Lait de l'hospice des Enfants-Assistés.

Le 6 juin 1910 : Taille, 63 cm. 5 ; poids, 6 kg. 500.

En octobre 1910 : Taille, 66 cm. 5 ; poids, 7 kg. 500 ; a deux ans.

En janvier 1911 : Taille, 67 cm. 5 ; poids, 7 kg. 200.

En avril 1911 : Taille, 68 cm. 8 ; poids, 7 kg. 300 ; tour de tête, 48 cm.

Le 8 mars 1912 : Taille, 68 cm. 8 ; poids, 7 kg. 350.

A cette date, on commence l'opothérapie thyroïdienne sous forme de pastilles (de Pointet et Girard), de corps thyroïdé, dosées à 10 centigrammes, une par jour. Cette préparation est donnée avec un intervalle de repos.

La taille et le poids s'accroissent régulièrement et un an après (mars 1913) : taille, 77 cm. ; poids, 9 kg. 300.

Le 16 juin 1913 : Taille, 79 cm. ; poids, 9 kg. 300.

Le 24 septembre : Taille, 81 cm. ; poids, 10 kg 50 ; tour de tête, 50 cm.

Notons que notre petite malade a un frère âgé de 13 ans bien constitué et vigoureux, d'ailleurs la mère n'a eu que ces deux grossesses, aucune fausse-couche.

Tout porte à croire que l'on se trouve en présence d'un prématuré dont la croissance est ralentie originellement, comme on l'observe assez souvent dans les cas de débilité extrême chez les enfants pesant moins de 1.500 gr. à la naissance.

L'avenir de notre petit hypotrophique est donc incertain, bien que la croissance ait paru activée ces derniers temps. On ne peut d'ailleurs, espérer le voir s'accroître, qu'en lui continuant un régime alimentaire très riche ; il n'y a pas de meilleure manière d'administrer les phosphates que de faire ingérer tous les jours une quantité suffisante de lait soit pur, soit associé aux farines ou aux purées de légumes frais.

HÉRÉDITÉ SYPHILITIQUE.

« L'influence de la syphilis héréditaire tardive, écrit A. Fournier, consiste dans de singuliers arrêts ou retards du développement physique.

» Les sujets hérédo-syphilitiques sont parfois remarquables par le fait que tous les actes d'évolution organique et de croissance, semblent chez eux ne s'accomplir que lentement et difficilement, en restant même souvent incomplets. Ils grandissent doucement et ne se développent que d'une façon insuffisante plus ou moins inférieure à la normale. La virilité, chez eux, est lente à s'accentuer, les testicules restent longtemps petits ; les règles n'apparaissent qu'à dix-sept, dix-huit ou vingt ans. De sorte que, par l'exiguïté de leur taille, par le retard général intervenu dans leur développement, quelquefois aussi par le rabougrissement de leur être les sujets en question « trompent sur leur « âge » comme on dit vulgairement, on les prend pour des enfants à l'âge où ce sont déjà des adolescents, voire des jeunes gens. » Dans la majorité des cas ce ne sont pas des nains à proprement parler, mais des infantiles.

HÉRÉDO-TUBERCULOSE.

L'hérédité tuberculeuse, considérée à titre d'hérédité de terrain, crée une sorte de dystrophie native dont l'arrêt ou le retard d'accroissement peuvent être une des manifestations. De tels enfants naissent débiles et s'accroissent mal. On a noté d'ailleurs que le nanisme vrai, avec gracilité extrême du squelette, pouvait être la conséquence de l'hérédité tuberculeuse.

L'observation suivante est un exemple type d' « hypotrophie prolongée chez un garçon de 8 ans paraissant lié à l'hérédité paternelle alcoolique et tuberculeuse (1) ».

Louis P..., 8 ans. Poids : 12 kg. 300. Taille : 106 cm., au lieu de poids : 21 kg. 100; taille : 119 cm., chiffres moyens.

Père mort à 52 ans de tuberculose ; alcoolique chronique.

Grand'père mort à 42 ans, était aussi un buveur et un noceur.

Mère, bien portante, a beaucoup souffert des excès de son mari ; 47 ans ; n'a jamais eu de fausses-couches ; a eu six enfants dont trois sont encore vivants : une fille ayant une coxalgie morte à 28 ans et qui mariée a eu trois enfants dont 2 sont morts, l'un né aveugle a succombé à une méningite, l'autre est mort à Berck, sans doute de tuberculose.

Une autre fille, atteinte de mal de Pott, morte de méningite.

Un garçon mort à 22 mois, de gastro-entérite. Ces trois enfants avaient été élevés au sein de la mère.

Sur les 3 autres, élevés au biberon, 2 sont bien portants ; le 3e est notre malade. Cet enfant est né débile, il pesait 4 livres. Il nous fut confié à l'âge de 7 semaines pesant 2 kg. 400, et fut élevé au lait stérilisé à 108°. A un an, il ne pesait que 5 kg. 620. A 15 mois il prit en plus du lait un jaune d'œuf, un peu de tapioca et de purée de pommes de terre au lait.

A 3 ans, il pèse 8 kg. 400 ; il marche et commence à parler ; la mère nous dit qu'il est assez intelligent.

A 8 ans, il pèse 12 kg. 300 et mesure 106 cm.

Le crâne de l'enfant est nettement microcéphale. La longueur des membres proportionnellement au tronc paraît normale, mais ils sont remarquablement grêles et les masses musculaires sont peu développées.

A part cette grâcilité, cet enfant ne présente rien d'anormal dans ses grandes fonctions.

Il est d'une intelligence un peu faible, mais il parle bien, ne manque pas d'à propos, est d'un caractère doux et enjoué.

Le cœur fonctionne bien. L'auscultation et la radiologie pulmonaire ne dénotent aucun trouble. Les fonctions digestives sont régulières.

Cet enfant n'est porteur d'aucune lésion tuberculeuse apparente qui pourrait expliquer son défaut de développement et sa faiblesse générale. D'ailleurs, toutes les parties du corps semblent uniformément et proportionnellement réduites. C'est une sorte de nanisme atténué sans difformités.

HÉRÉDITÉS DIVERSES.

Il est bien démontré que l'action nocive de l'alcool sur le système nerveux et sur tout l'organisme des générateurs se répercute fréquemment sur les produits de conception.

Ballantyne (d'Edimbourg), qui a publié bien des travaux sur les malformations tératologiques liées à l'alcoolisme, a étudié avec beaucoup de méthode les causes qui peuvent troubler la nutrition et l'accroissement du fœtus. Cette étude a été confirmée par les recherches expérimentales de Nicloux, de Palazzi, de Féré.

Le rôle de l'intoxication saturnine (v. cet article), de l'intoxication nicotinique chez les enfants d'ouvriers employés dans l'industrie des tabacs, a été mis en évidence comme facteurs de débilité congénitale et d'arrêt d'accroissement de la taille. On a vu, à l'étude du paludisme, l'influence très grave de cette infection sur le développement statural des sujets imprégnés *in utero*.

____

(1) VARIOT. *Traité d'Hygiène infantile.*

INTOXICATIONS, HIPOALIMENTATION ET CROISSANCE

Des influences extérieures diverses peuvent entraver la croissance d'une manière plus ou moins permanente, en particulier les intoxications et l'insuffisance prolongée de la ration alimentaire au point de vue qualitatif et quantitatif.

On a pu démontrer expérimentalement l'influence retardante exercée sur l'accroissement par les injections à l'animal de substances toxiques. MM. Charrin et Le Play, Spillmann ont réalisé le syndrome d'hypotrophie, en injectant à des jeunes animaux des substances toxiques provenant de l'intestin.

Toutes les causes de misère physiologique frappant les générateurs tendent également à réduire la force d'accroissement qui existe dans le germe vital. Ce qui se voit chez l'homme a son corollaire dans l'espèce animale. Ainsi on a remarqué dans certaines régions de France, notamment dans l'île d'Ouessant, où les moutons paissent une herbe rare et sont exposés aux intempéries, qu'il en est résulté une race de très petite taille et dont le caractère héréditaire est aujourd'hui bien fixé.

Nous avons pu réaliser avec notre ancien interne, le Dr Robert, une hypotrophie prolongée chez de jeunes chiens, en les soumettant à une hypoalimentation durant une longue période de six mois et plus. (Voir Croissance pathologique).

ANOMALIES GRAVES DE LA CROISSANCE LIÉES A DES DYSTROPHIES GÉNÉRALES

Nous nous bornerons à rappeler ici les caractères principaux de ces anomalies dans leurs phases initiales.

1º *Myxœdème.* — Comme l'a justement remarqué Bourneville, le processus atrophique, dans le myxœdème congénital, ne se manifeste pas aussi tôt chez les nourrissons au sein que chez ceux allaités artificiellement, sans doute parce que le lait de la mère contient une petite quantité de substance thyroïdienne suffisante pour stimuler la croissance initiale. L'hypotrophie dans l'athyroïdie s'accentue à l'époque du sevrage et à partir de cette époque. D'après Silva Carvalho, les premiers signes du myxœdème se traduisent par de l'hypothermie et l'augmentation de volume de la langue. Les caractères typiques du faciès sembleraient n'apparaître que secondairement, de même que les signes cutanés.

2º *Achondroplasie.* — Dans les premiers mois de la vie, le nanisme achondroplasique n'est guère encore appréciable. Tout au plus peut-on noter un léger retard dans l'accroissement. Mais la brièveté des membres, leur aspect boudiné, leurs déviations peuvent déjà être constatés. Ainsi pourra-t-on reconnaître la prédominance rhizomélique de la micromélie, l'élargissement des épiphyses et l'augmentation du tissu adipeux, la réduction dans la longueur de la main, associés à l'augmentation de volume du crâne à la brachycéphalie et au retard dans la fermeture des fontanelles.

3º *Rachitisme.* — Dans les cas de rachitisme très accusé, il coexiste un retard d'accroissement statural qui peut être tel qu'il détermine un véritable nanisme. Les nains rachitiques sont connus de vieille date ; les bouffons de cour étaient en grande partie des rachitiques, aux déformations multiples des membres et de la colonne vertébrale. Aux incurvations des diaphyses s'ajoute dans le déterminisme du nanisme un facteur d'hypotrophie prolongée.

4° *Microskélies.* — Les processus morbides qui aboutissent par le retard de l'ossification épiphysaire au nanisme peuvent être limités à un segment du squelette. Les fémurs notamment sont plus fréquemment frappés dans leur accroissement, de sorte que les sujets sont à la fois réduits de taille et disproportionnés. M. Manouvrier désigne ces arrêts de développement partiels, du nom de microskélies.

Le cas suivant semble devoir être classé dans cette variété de faits.

Dysostose fémorale avec raccourcissement de la taille et obésité (1).

Augustine R..., 15 ans. Enfant abandonnée. Hérédité paternelle tuberculeuse. Aurait été très chétive dès sa naissance et toujours au-dessous de la moyenne, mais c'est vers 11 ans qu'elle aurait cessé tout à fait de grandir.

Le traitement thyroïdien reste sans effet.

État actuel. — A 15 ans, mesure 1 m. 28 au lieu de 1 m. 54, taille moyenne. Pèse 38 kg., alors qu'elle ne devrait peser que 26 kg. pour sa taille.

Cette diminution de la taille est due presque exclusivement à un raccourcissement considérable des fémurs, avec incurvation à convexité antéro-externe.

Lorsque l'enfant est debout, les bras pendent le long du corps, l'extrémité des doigts atteint l'interligne articulaire du genou. Les mesures prises comparativement avec un enfant normal du même âge donnent en centimètres :

	Augustine R...	Enfant normal.
Fémur	31	41,5
Tibia	30	31,5
Pied	23,5	23,5
Tour de cuisse maximum	48	54

Les autres segments du corps ont été étudiés et mensurés comparativement avec ceux d'un enfant normal ; ils sont normaux.

Examen radiographique du fémur : montre que la courbure est régulière et porte sur toute l'étendue de l'os. L'épiphyse supérieure est entièrement soudée à la diaphyse et offre un certain degré de coxa vara.

La diaphyse est régulièrement cylindrique, au lieu de s'élargir progressivement dans sa moitié inférieure, jusqu'au niveau des condyles, comme dans l'os normal.

De plus, elle est notablement et uniformément épaissie ; le cylindre diaphysaire est surtout augmenté de volume, alors que la cavité médullaire n'est pas augmentée.

L'épiphyse inférieure est entièrement soudée à la diaphyse ; on sait que cette soudure ne se fait normalement qu'à la vingtième année.

La radiographie des autres os est normale.

Le traitement thyroïdien est resté sans effet, tant sur la croissance que sur l'obésité.

Cette dysostose localisée au fémur est due à la soudure anticipée des épiphyses.

____

(1) VARIOT et CHATELIN. *Bulletins de la Société médicale des hôpitaux* 1910.

ANOMALIES GRAVES DE LA CROISSANCE LIÉES A DES MALFORMATIONS ORGANIQUES DIVERSES

Les malformations congénitales des organes essentiels entraînent un trouble grave dans l'accroissement des sujets atteints. Nous mentionnerons en première place les anomalies cérébrales, la porencéphalie, la dégénérescence kystique des hémisphères, les lésions chroniques telles que la sclérose cérébrale, l'hydrocéphalie. Celle-ci notamment trouble profondément la croissance et l'arrêt de développement porte principalement sur les membres inférieurs. On a vu au chapitre réservé à l'hydrocéphalie la description des troubles trophiques. Chez les sujets qui, malgré cette atteinte profonde à la nutrition générale, résistent et se développent quelque peu, on est frappé par cette déformation hideuse que crée le volume énorme de la tête, relativement au tronc et surtout aux membres inférieurs. On rencontre de tels sujets à l'asile de Bicêtre parmi les enfants définitivement arriérés.

Maladies du cœur. — Dans les affections du cœur survenant dans le premier âge, le retentissement du trouble cardio-vasculaire sur la nutrition générale du sujet peut s'exercer aussi sur l'accroissement statural. Mais c'est là un fait très inconstant. Gilbert et Rathery ont désigné du nom de *nanisme mitral* la réduction de la taille chez les enfants atteints d'affections mitrales.

Dans les maladies congénitales du cœur on observe fréquemment un arrêt dans l'accroissement statural. La cyanose congénitale s'accompagne généralement d'hypotrophie ; on peut l'observer également chez des sujets atteints de la moins grave de ces malformations, notamment de la maladie de Roger, mais ce n'est pas là une règle absolue ; on peut voir de grands cyanotiques avoir une taille voisine de la normale.

Dans nos recherches sur la microsphygmie permanente avec débilité mentale, nous avons noté la petite taille des sujets (voir cet article).

Ces faits sont comparables à ceux décrits sous le nom de dystrophie par aplasie artérielle.

ANOMALIES DE CROISSANCE LIÉES AUX MALFORMATIONS DES GLANDES A SÉCRÉTION INTERNE

Sous le nom d'infantilisme, on décrit toute une série de troubles liés à l'insuffisance thyroïdienne, mais qui ne sont que des signes atténués du myxœdème. Il semblerait qu'on doive rapprocher de ces faits, certains cas de retard de croissance attribués à une insuffisance de développement du testicule ou de l'ovaire ; le traitement thyroïdien a, dans ces cas, favorisé la reprise de l'accroissement, en même temps que l'augmentation de volume du testicule.

Néanmoins quelques exemples de retard d'accroissement ont été publiés où l'insuffisance testiculaire semblait devoir agir en dehors de l'insuffisance thyroïdienne. D'une façon générale, la microrchidie ou la cryptorchidie donnent lieu à des formes très spéciales de dystrophie squelettique, caractérisées par l'allongement des membres inférieurs, comparable à ce qu'on obtient expérimentalement par la castration du coq et qui aboutit au type chapon.

Le processus d'ossification au lieu d'être ralenti est ici plutôt suractif. Ces troubles de croissance ne s'observent pas dès le premier âge. (Voir la cryptorchidie).

Nous ne ferons également que mentionner les cas d'infantilisme d'origine pancréatique et d'origine biliaire mais qui appartiennent à la seconde enfance.

Souques et Chauvet ont décrit une variété d'infantilisme lié à une altération de l'hypophyse. Dans tous les cas réunis dans la thèse de Chauvet, les premiers signes ne sont apparus que tardivement dans le deuxième âge.

ATÉLÉIOSIS ET PROGERIA. NANISME TYPE SÉNILE

Sous le nom d'atéléiosis et de « progeria » (προγερια), vieillesse anticipée, le Dr Hastings Gilford (de Reading)) a décrit deux formes opposées d'arrêt de développement.

Atéléiosis. — L'atéléiosis comprend deux variétés : dans la première, dite variété asexuée, il y a retard évident de développement de l'organisme entier, plus marqué cependant sur certains organes, surtout les organes génitaux.

Dans la seconde forme, dite variété sexuée, les organes sexuels se développent, les épiphyses se soudent aux diaphyses et le malade devient un être qui tient, par certains caractères, d'un enfant et par d'autres d'un homme ou d'une femme adultes, mais nains ou naines.

Progeria. — Dans la progeria la maladie est sous certains rapports exactement le contraire de l'atéléiosis et lui est rattachée par d'autres.

Les traits les plus importants de la maladie peuvent être classés en trois catégories, suivant qu'ils traduisent une sénilité prématurée ou un développement retardé ou un état qui se rapproche d'un développement normal.

Le développement accéléré ou sénilité est mis en évidence par l'aspect de la face qui est vraiment sénile, par l'attitude, par l'absence de poils, par la maigreur extrême et les faibles proportions du système musculaire et par la façon dont la vie se termine. A l'autopsie on constate un athérome considérable dans le cœur et sur l'aorte, le développement du tissu fibreux dans les reins, les capsules surrénales en quelque sorte recroquevillées, l'intestin atrophié, confirmant l'opinion de sénilité qu'on avait eue pendant la vie du malade.

Le développement retardé ou l'infantilisme est caractérisé par la taille et les proportions du corps qui sont celles de l'enfance ; par le retard de développement des os membraneux et de la dentition.

Enfin un état qui se rapproche d'un état normal est indiqué par les dimensions du foie, par celle des os cartilagineux, par l'état du cerveau et des organes génitaux.

L'observation suivante concerne un cas de progeria observé par nous en juin 1910 à l'hospice des Enfants-Assistés et présenté à la Société de Pédiâtrie. Nous ignorions alors le travail antérieur de M. Gilford (de Reading) qui nous le fit parvenir. Or, la ressemblance entre les cas observés par le médecin anglais et notre petite malade est telle que si ce n'était la différence de sexe et d'âge, on serait convaincu en voyant les photographies qu'il s'agit d'un même sujet.

Nanisme avec dystrophie osseuse et cutanée-spéciales. Nanisme type sénile (1).

L'enfant Denise B..., 15 ans, est une fillette présentant les caractères les plus accentués du nanisme au point de vue statural et pondéral. Elle a le poids d'une enfant de 2 ans et demi, 12 kg., et la taille d'une fillette de 5 ans et demi, 102 cm. ; mais cette dystrophie diffère entièrement de l'infantilisme type Lorain.

Tout d'abord, il y a une réduction générale et proportionnée, aussi bien du tronc que des membres, et, qui voit cette enfant de dos, coiffée de sa perruque, pense se trouver en présence d'une fillette de 5 ans ; mais déshabillée, privée de sa coiffure artificielle et vue de face, elle a un aspect à vrai dire monstrueux, à cause de l'expression extraordinairement vieillotte et singulière du visage qui contraste avec cette taille d'enfant.

Les cheveux manquent à peu près totalement, à peine quelques poils disséminés sur le cuir chevelu, le crâne est peu développé et n'a pas cette anticipation de croissance qu'on observe dans les hypotrophies simples. Son périmètre crânien est de 47 cm. 5 ; c'est celui d'un enfant de 17 mois, mais il paraît très augmenté de volume par sa disproportion avec la face. Celle-ci est réduite en effet à un massif osseux minime, en retrait sur le plan frontal. Cette dissociation de l'accroissement crânien et facial rappelle la conformation normale observée chez le fœtus et le nouveau-né.

La peau du visage, ridée, flétrie, amincie, presque parcheminée, dénuée totalement de graisse, recouvre un squelette aux tubérosités malaires saillantes et aux dépressions maxillaires profondes, les yeux sont exorbités, privés de cils et de sourcils, le nez est grêle, allongé, fortement busqué ; l'oreille sans souplesse est privée de lobule et s'écarte anormalement du crâne. Bref, cette physionomie évoque l'image des vieilles sorcières des contes de fées.

Le cou est maigre, les reliefs sterno-mastoïdiens, trapéziens et cervicaux postérieurs limitent par leur saillie de profondes dépressions.

L'os hyoïde est profondément caché derrière le menton fuyant, l'angle thyroïdien est anormalement ouvert et l'on ne peut sentir les lobes de la glande.

Le thorax est court, étroit dans sa partie supérieure, les côtes inférieures évasées, les seins ne sont pas développés. L'abdomen volumineux est tendu au point de déplisser la cicatrice ombilicale. La ligne blanche est éventrée, les flancs sont dilatés. On note un degré accusé de cyphose cervico-dorsale avec redressement de la lordose lombaire, les omoplates sont très écartées, déformant la zone interscapulaire, au point que la délimitation du cou et du thorax n'est pas reconnaissable.

Les membres supérieurs, normalement proportionnés avec les autres segments du corps, sont recouverts d'une peau mince et dépourvue de graisse ; les saillies musculaires y sont exagérément développées, surtout du côté de la flexion ; de grosses veines dilatées, mais non flexueuses, cheminent sous la peau. L'extension, au lieu de dépasser la rectitude des axes brachial et anti-brachial, comme normalement à cet âge, est, au contraire, limitée ; les doigts sont renflés au niveau des articulations comme dans l'arthrite sèche des vieillards. Le pouce gauche est en flexion forcée, irréductible sur son métacarpien, avec rétraction palmaire ; la deuxième phalange est éversée en arrière sur la première ; les ongles sont réduits à de petites lames cornées, épaissies, très courtes ; les mouvements de flexion et d'extension sont légèrement limités.

Les membres inférieurs présentent également de notables saillies musculaires, des épiphyses saillantes, des rotules épaissies, un degré accusé de genu recurvatum ; le pied est décharné, mais bien constitué ; les mouvements exécutés dans les diverses articulations des membres inférieurs sont normaux ; néanmoins la démarche manque de souplesse, phénomène attribuable au peu de mobilité vertébrale.

(1) Variot et Pironneau. *Société de Pédiâtrie*, juin 1910.

Sur tout le corps, comme à la face, la peau est privée de poils, même de duvet ; elle est souple et un peu onctueuse au toucher, elle est de teinte bistrée dans son ensemble, surtout au niveau du tronc, de l'abdomen et de la racine des cuisses, où elle est couverte de macules brunâtres très rapprochées, à contour peu net, de forme irrégulière, et de un demi centimètre de diamètre environ ; les dents sont disposées en désordre, les incisives et-les canines sont implantées en trois rangées irrégulières ; la deuxième dentition n'est apparue que récemment ; un processus de carie a en grande partie détruit les molaires ; la chute des dents se fait presque sans phénomènes douloureux ; les gencives sont tuméfiées et sanieuses.

La voûte palatine est aplatie ; la langue est petite et pointue ; les fonctions digestives sont normales, l'enfant mange avec appétit ; le foie dépasse d'un travers de doigt le rebord costal ; la rate n'est pas perceptible ; les côlons sont dilatés.

L'examen de l'appareil respiratoire est négatif. Un souffle extracardiaque s'entend en dedans de la pointe du cœur ; le pouls, un peu faible, bat à 120 ; le taux des globules rouges est de 4.050.000.

Enfin, cette enfant, très intelligente, lit et écrit bien, elle est allée à l'école jusqu'à l'âge de 11 ans ; elle répond très clairement aux questions posées.

On n'a noté chez elle ni troubles sensitifs, ni troubles moteurs ; la force musculaire chez cette enfant est même remarquable, de même que la dextérité manuelle.

Les commémoratifs sont les suivants :

Née à 8 mois, elle fut un très beau bébé, comme le prouve une photographie faite à l'âge de trois mois ; elle a été nourrie au sein de sa mère, s'est développée normalement et n'a jamais été malade jusqu'à présent. Sevrée à l'âge de 15 mois environ, elle cessa, à partir de cette époque, de s'accroître normalement. Le père et la

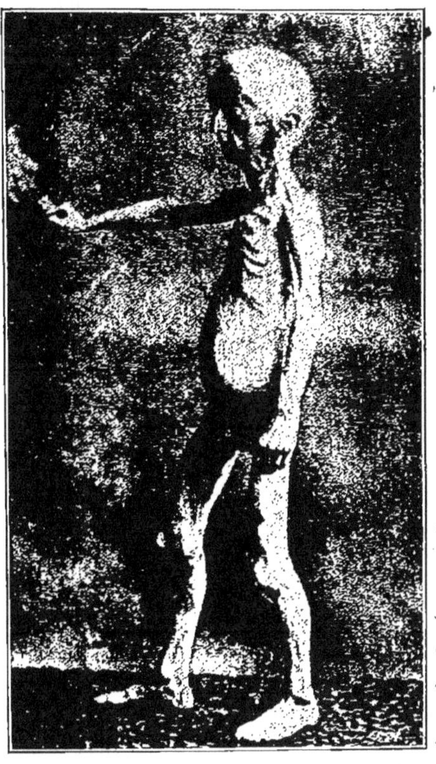

Fig. 72.

Denise B..., 15 ans, atteinte de progeria.

mère sont très bien portants et n'ont aucun passé pathologique ; ils ont deux autres garçons très bien portants ; un troisième est mort de méningite.

L'examen radiographique de la tête montre, d'une façon plus accusée que l'examen clinique, la disproportion entre le massif facial et le crâne, un maxillaire inférieur considérablement atrophié. On note également la gracilité des vertèbres cervicales, du squelette costal des clavicules, l'amincissement des diaphyses contrastant avec l'hypertrophie des épiphyses.

Nous voyons donc que cette observation semble réaliser un cas très spécial de nanisme ; il s'agit d'une dysplasie qui porte sur le système osseux et cutané. On sait combien dans ces dernières années, s'est élargi le champ étiologique des formes de nanisme et quelle part importante jouent dans sa production les glandes à sécrétion interne. Ce qui semblerait encore confirmer dans ce cas le rôle de ces glandes, c'est l'apparition rapide des troubles de croissance après le sevrage, l'enfant ayant trouvé, jusque-là, dans le lait de sa mère les produits indispensables à son accroissement normal.

Il ne semble pas que le cas présent se rattache à ceux dans lesquels on a pu incriminer une insuffisance thyroïdienne et qui sont actuellement bien connus. On pourrait même dire que notre observation s'oppose, par ses principaux caractères cutané et osseux, aux symptômes essentiels du nanisme myxœdémateux.

Faut-il incriminer soit une insuffisance ovarienne, soit une insuffisance hypophysaire, c'est ce qu'il est impossible de faire en toute certitude avec les éléments cliniques et radiographiques que nous possédons.

Ne peut-on pas songer, par voie d'élimination, à une lésion congénitale du système surrénal, hypothèse qui a déjà été soulevée à propos de cas de maladie d'Addison suivis d'un retard d'accroissement statural, d'ailleurs infiniment moins marqués que chez notre malade. Nous avons appris que Denise B. est morte à l'âge de 22 ans en 1917. L'autopsie n'a pas été faite.

LES DYSOSTOSES CRANIENNES

Le crâne se développe de façon distincte au niveau de la voûte et au niveau de la base. La voûte est tout d'abord représentée par une membrane fibreuse. La base constituée par l'apophyse basilaire de l'occipital, le sphénoïde, l'ethmoïde, les rochers, passe d'abord par la phase cartilagineuse avant d'être envahie par les processus ostéoblastiques. Secondairement des points d'ossification apparaissent dans l'épaisseur même de la membrane fibreuse et forment l'écaille du frontal, des temporaux, les pariétaux, l'écaille de l'occipital. Les membranes suturales et les fontanelles représentent le reliquat non ossifié de la membrane primitive, entre les os déjà constitués. Vers l'âge de 18 mois, les os de la voûte sont au contact sur toute l'étendue de leurs bords.

Variations dans l'ossification des fontanelles. — En général la fontanelle antérieure est soudée du dixième ou douzième mois ; mais on rencontre beaucoup de beaux enfants, chez qui à cet âge cette ossification n'est pas encore terminée. Nous avons cherché sur un nombre très élevé de nourrissons (plusieurs centaines), à fixer les règles qui président à cette ossification ; nous devons dire que nous n'y sommes pas parvenus, mais nous avons acquis au contraire la conviction qu'elle n'obéissait pas à des lois fixes.

Les retards sont sans doute plus communs au cours du rachitisme et surtout de l'hypotrophie, mais il n'y a pas de rapport constant entre ce retard et le degré de l'hypotrophie. Néanmoins, nous tendons à penser que dans le rachitisme, c'est plus le retard de l'accroissement que le processus du rachitisme qui influence la lenteur de l'ossification.

Le crâne du nouveau-né a une forme semblable chez tous les sujets, avec une dolicocéphalie occipitale prononcée, mais par la suite sa morphologie subit les influences familiales et ethniques. On retrouve, ainsi chez les enfants d'une même famille, la tendance à la reproduction de volume et de forme du crâne du côté paternel ou maternel. Les caractères ethniques sont encore plus accentués et permanents. Ainsi peut on distinguer des races à crâne brachycéphale et des races à crâne dolichocéphale, ou mésaticéphale.

Le crâne brachycéphale est plus court ou tronqué; ou arrondi en arrière; sa plus grande longueur ne dépasse pas ou à peine sa plus grande largeur.

Inversement le crâne dolichocéphale est ovale, sa plus grande longueur l'emportant sur sa plus grande largeur. La bosse occipitale est saillante, les bosses sourcilières sont très développées.

Mais à côté de ces variations morphologiques, familiales et ethniques, il est des modifications dans la forme du crâne qui appartiennent à la pathologie et traduisent soit un arrêt de développement diffus ou partiel, soit une synostose prématurée portant sur une ou plusieurs sutures.

Ainsi on distingue en anthropologie la platycéphalie ou tête plate par synostose de tout l'os frontal avec les deux pariétaux, la trochocéphalie, tête ronde par synostose limitée au segment moyen de la suture coronale, la pachycéphalie, tête épaisse, par synostose des deux pariétaux avec l'écaille occipitale, la tête oblique par synostose unilatérale du frontal et d'un pariétal.

Nous étudierons les dysostoses liées à des maladies générales du système osseux ou au cours de l'hérédo-syphilis, de l'hypotrophie, etc., et certaines dysostoses craniennes spéciales, isolées ou associées à d'autres troubles du développement du squelette.

Suivant que le rachitisme entrave le développement cranien dans la première ou dans la deuxième année, il détermine des déformations différentes.

Dans la première année, le rachitisme atteint surtout les sutures, les fontanelles, l'occipital. Les fontanelles, principalement la fontanelle antérieure, tendent très lentement à l'oblitération. Le volume du crâne en est ainsi augmenté, surtout relativement au reste du corps, en cas d'hypotrophie. Le fait est encore plus marqué quand il existe en même temps un certain degré d'hydrocéphalie : quant au bruit de souffle systolique qu'on entend au niveau de la fontanelle antérieure, Rilliet et Barthez en faisaient un signe de rachitisme : Bouchut a montré que c'était seulement le témoignage de la non-fermeture de la fontanelle.

Dans la deuxième année, le rachitisme frappe surtout la **région** antérieure du crâne. Quand le frontal se développe anormalement en hauteur, on donne à cette forme le nom de front *olympien*. Quand les bosses frontales et pariétales proéminent, et quand la suture interpariétale est creusée en gouttière, le crâne est dit *natiforme*. (Parrot).

Le Craniotabes, occipital mou, craniomalacie, a été considéré par les uns comme une manifestation hérédo-syphilitique (Parrot), par d'autres comme un stigmate propre au rachitisme. Le craniotabes est l'indice d'un ramollissement particulier des os du crâne qui traduit un amincissement avec une décalcification partielle.

On le reconnaît de la façon suivante : on fixe le crâne de l'enfant de chaque côté du front avec la paume des deux mains, les doigts libres explorant les régions postérieures du crâne. La sensation perçue par la dépression des os est comparable à celle fournie par le carton bristol. C'est toujours en arrière qu'on le trouve, dans la région de l'écaille occipitale, plus souvent sur la moitié postéro-inférieure des pariétaux. Le ramollissement n'est pas perceptible de façon uniforme sur toute l'étendue, mais seulement par places de la dimension d'une pièce de cinq francs ou plus petites.

A l'examen anatomique pratiqué sur un crâne d'enfant de 4 mois, nous vîmes que le tissu osseux en était rouge, très vasculaire, flexible. Il était peu transparent en raison de son épaisseur, sauf en deux régions situées de chaque côté et au-dessus de l'écaille de l'occipital sur les pariétaux, dans les angles obtus formés par la suture sagittale et les deux sutures pariéto-occipitales. Les sutures étaient d'ailleurs bien fermées. Lesrégions correspondant au craniotabes étaient larges, comme deux pièces de cinq francs, dépressibles. Moins résistantes et plus transparentes que les parties voisines, ces deux régions, inégalement altérées, présentaient des zones de un demi-centimètre de diamètre, absolument transparentes, samblant décalcifiées, réduites à une simple lame fibreuse. La transition, sur le pourtour avec les tissus voisins, était tantôt brusque, tantôt progressive. Ces zones étaient au nombre de deux du côté droit ; il n'en existait pas d'aussi accusées du côté gauche.

En les coupant par le milieu, on voyait que l'épaisseur de la paroi était réduite à un quart de millimètre environ et uniquement constituée par du tissu fibreux.

Le craniotabes présente des degrés divers, depuis la simple dépressibilité jusqu'à l'amincissement extrême du crâne. On a voulu lui attribuer bien des méfaits notamment la prédisposition aux convulsions et au spasme de la glotte. Cette conception n'a plus guère de partisans en France.

En réalité, il apparaît de bonne heure. Il pourrait même être congénital pour Parrot qui voyait là une des preuves de sa nature hérédo-syphilitique. Il est extrêmement fréquent et s'observe chez des sujets nullement entachés de cette tare. Il est fréquent dans le rachitisme, mais on n'est pas autorisé à le lui attribuer exclusivement. Nous le considérons comme une dystrophie plus ou moins grave du crâne frappé, soit d'une diminéralisation intense, soit d'un arrêt dans l'activité de l'ossification Le craniotabes est un accident d'ossification commun dans le rachitisme, dans la syphilis, dans l'hypotrophie, mais on le rencontre aussi chez des nourrissons à peu près normaux et il disparaît alors vers l'âge de 8 à 10 mois.

Son pronostic est proportionné à la cause.

Plagiocéphalie. — Le crâne atteint de plagiocéphalie, tête oblique, présente une déformation telle que le grand axe antéro-postérieur s'incline vers la droite ou vers la gauche, que d'un côté la bosse frontale devient plus saillante et la bosse pariéto-occipitale se déprime, tandis que de l'autre côté la déformation est inverse. Guéniot a mis en évidence l'action déterminante du décubitus latéral ; au même titre que le craniotabes, on l'observe dans le rachitisme, l'hérédo-syphilis. On sait aujourd'hui que cette malformation est facilitée par toutes les causes qui déterminent un ramollissement des os du crâne par la syphilis, l'hypotrophie simple, sans qu'aucune de ces causes ait un caractère d'exclusivité.

L'étiologie de la plagiocéphalie a été bien étudiée par notre ancien interne, M. Eschbach, dans sa thèse; il a montré qu'elle était différentechez le nouveau-né et l'enfant âgé d'un an à deux (1).

1º *Plagiocéphalie à la naissance et dans les premiers jours qui suivent.* — La plagiocéphalie congénitale vraie est assez rare. Elle ne s'observe qu'à la suite d'accouchements dans les bassins rétrécis : c'est une plagiocéphalie par chevauchement : le pronostic peut être sévère pour l'enfant.

(1) *La Plagiocéphalie chez l'enfant,* par Eschbach. (Thèse de Paris, 1907).

Outre ces cas, il faut signaler que certains enfants (7 pour cent) naissent avec une plagiocéphalie peu importante qui disparaît rapidement sans laisser de traces.

Dans la majorité des cas (15 à 16 pour cent), la plagiocéphalie apparaît peu à peu dans les jours qui suivent la naissance. C'est dans ces circonstances que l'on est parvenu à constater qu'il suffisait de coucher systématiquement un enfant pendant les dix premiers jours de la vie, soit de côté droit, soit du côté gauche pour déterminer une obliquité du crâne de même sens. Ces expériences ont confirmé l'exactitude de la théorie de Guéniot.

2º Plagiocéphalie pendant la première et la seconde enfance. — Chez les enfants entre 6 et 18 mois, nous avons constaté la fréquence très grande de la plagiocéphalie (1 cas sur 3 entrées) à des degrés divers.

Cela peut s'expliquer tout d'abord par la persistance de la cause de la déformation créée dès les premiers jours de la vie, surtout si l'on a affaire à des prématurés dont le crâne est malléable ou à des atrophiques, chez qui le processus d'ossification est très retardé ; mais dans la production de la plagiocéphalie de la première et deuxième enfance, c'est surtout le rachitisme qu'il faut incriminer. On comprend facilement qu'un crâne atteint de craniotabes se déformera plus facilement que tout autre, sous l'influence du décubitus latéral prédominant, et c'est ce que nous avons constaté en effet. Dans ces cas la plagiocéphalie, connexe avec le craniotabes, était souvent associée au rachitisme ou à la syphilis héréditaire.

Crâne natiforme. — Parrot a mis le crâne natiforme au premier rang parmi les malformations imputables à l'hérédo-syphilis, mais cette dysostose, dont nous avons indiqué plus haut les caractères, se voit aussi dans le rachitisme et chez les prématurés.

Au cours de l'hérédo-syphilis on rencontre parfois, mais plus rarement, des lésions très circonscrites de la paroi cranienne, qui sont de petites gommes, dont l'évolution a pu commencer pendant la vie fœtale et qui laissent de petites pertes de substance déprimées. On voit aussi des hyperostoses circonscrites surtout dans la région des bosses pariétales ; ce sont de véritables ostéophytes.

Nous avons observé, à plusieurs reprises, une dysostose spéciale caractérisée par un très grand retard de l'ossification de la *membrane suturale interfrontale* et un grand élargissement de la fontanelle. Chez des nourrissons hérédo-syphilitiques, cette membrane molle et dépressible offrait encore deux travers de doigt de largeur, à l'âge de six à huit mois.

Crâne-achondroplasique. — On sait que dans l'achondroplasie, il existe un retard dans l'ossification du cartilage. A ce titre la base du crâne qui passe par une période cartilagineuse, ne se développe que tardivement, alors que la voûte qui s'ossifie aux dépens du tissu fibreux, s'accroît normalement. Il en résulte une augmentation de volume de la voûte cranienne, surtout comparativement au volume de l'étage moyen du crâne et du squelette facial, très réduit et en retrait. Cette augmentation de volume peut être parfois très considérable surtout dans la région frontale. Elle est une cause grave et très fréquente de dystocie. La fontanelle antérieure est élargie, mais sans amincissement des os adjacents.

Cette augmentation de volume du crâne est presque constante. Il est des cas où elle est considérable. Par contre elle peut manquer totalement, le retard de l'ossification n'intéressant que les membres, comme nous en avons observé un cas. *(Voir Archondroplasie)*.

Microcéphalie. — Le crâne du microcéphale est bien caractéristique. Il fait contraste, par sa petitesse, avec le squelette facial normalement développé. Très étroit en avant, il fuit en haut et en arrière, sans saillie occipitale ; de plus les oreilles détachées de la tête, le nez fort, les yeux petits, trop rapprochés de la racine du nez, le prognathisme inférieur, la mâchoire inférieure forte ; toutes ces malformations s'ajoutant au petit volume du crâne, donnent à l'enfant cet aspect de tête d'oiseau, qui traduit bien en même temps l'arrêt du développement cérébral, propre à l'idiotie.

On admettait que la microcéphalie reconnaissait pour cause une synostose prématurée des os du crâne et l'arrêt de développement du cerveau semblait la conséquence de cette synostose. Se basant sur cette conception, Lannelongue chercha à favoriser l'expansion du cerveau par la craniectomie. Les résultats furent négatifs. Aucune amélioration ne put être enregistrée. Bourneville a bien montré que les sutures craniennes chez les idiots ne se ferment pas plus tôt que chez les sujets normaux. Les lésions craniennes ne sont que des lésions secondaires. Les lésions craniennes dans la microcéphalie ne sont que le contre-coup de la malformation cérébrale préexistante qui est irrémédiable. (Gratiolet).

Scaphocéphalie. — Dans la scaphocéphalie, le crâne est allongé anormalement d'avant en arrière et prend la forme d'une carène renversée, par suite de la synostose prématurée de la suture sagittale ; le front est bombé, l'occipital très développé. La dolicocéphalie arrive à un degré extrême,

Le cerveau ne pouvant se développer suivant le diamètre transverse du crâne, proémine dans les régions frontale et occipitale.

Trigonocéphalie. — La trigonocéphalie est une déformation due à la synostose prématurée de la suture métopique survenant au cours de la vie intra-utérine.

La trigonocéphalie donne au frontal chez l'adulte, comme chez le fœtus, une forme angulaire ; les diamètres frontaux sont rétrécis ; par contre les diamètres transverses du crâne sont élargis. Cette déformation cranienne est compatible avec la vie et avec un développement cérébral normal, le cerveau cherchant dans la partie postérieure et inférieure du crâne, l'espace que lui fait perdre l'arrêt de développement de la région frontale.

Voici une observation de trigonocéphalie recueillie dans mon service de l'hospice des Enfants-Assistés et présentée à la Société d'Anthropologie en 1917.

Trigonocéphalie congénitale chez un petit garçon de huit mois.

L'enfant B..., âgé de huit mois, nous a été apporté par sa mère à l'hospice des Enfants-Assistés pour nous demander avis sur sa déformation cranienne.

Avant cet enfant, la mère a accouché d'un enfant à huit mois, qui n'a vécu que deux mois et qui paraît avoir eu lui-même une malformation congénitale.

Le petit Robert B... est né à terme dans de bonnes conditions, sans interventions obstétricales.

Dès les premiers jours, la sage-femme a remarqué que le front du nouveau-né avait une conformation anormale. Depuis lors, il a été élevé au sein par sa mère et s'est développé normalement. Première dent à 7 mois et demi.

Il a l'air bien éveillé et intelligent. Il a la fente palpébrale légèrement oblique, ce qui lui donne un aspect mongolien.

Circonférence cranienne .... 45 cm.
Diamètre occipito-frontal maximum .... 14 cm. 7
—   bipariétal .... 13 cm. 4

La déformation consiste dans une proéminence très marquée de la région frontale moyenne, au-dessus de la racine du nez et de la partie interne au-dessus des orbites.

Il semble que cette saillie frontale aurait été produite par une forte pression surtout sur les deux régions temporales. Toute la partie postérieure du crâne, de même que le rachis, est régulièrement conformée.

La fontanelle antérieure paraît à peu près soudée.

Il paraît vraisemblable d'admettre que ce cas de trigonocéphalie congénitale est dû à la soudure prématurée de la suture métopique, qui était déjà achevée pendant la période fœtale, puisque la malformation cranienne était évidente à la naissance. L'intelligence de ce bébé semblait normale.

Oxycéphalie. — L'oxycéphalie est une déformation cranienne caractérisée principalement par une augmentation du diamètre vertical, donnant à la tête une forme acuminée et due à la synostose prématurée et pathologique des sutures médio-frontale, coronale et sagittale. Elle a été bien étudiée par Hanotte (1). Bien que confondue primitivement avec l'acrocéphalie, elle en diffère par ce fait que la forme de la tête est pointue, tandis que dans l'acrocéphalie, le crâne est élargi en tous sens et surtout surélevé.

L'oxycéphalie n'est qu'une déformation du crâne et n'entraîne avec elle aucune diminution de la cavité encéphalique. Le frontal semble appartenir à un rayon plus grand ; la glabelle, les sinus, les arcades sourcilières, les bosses frontales sont en général presque effacés ; il en résulte que le front n'est pas seulement élevé et étroit, mais encore uniforme.

La courbe pariétale dont le rayon est variable se dirige très obliquement en bas.

L'occipital a une forme triangulaire et bombe notablement. Les temporaux sont également très bombés.

Dysostose cranienne congénitale associée à une polysyndactylie.
Obésité hypophysaire.

Cette singulière malformation du crâne et des extrémités a été signalée pour la première fois par M. Troquart *(Bull. de la soc. de chir. de Bordeaux,* 1886). Mais c'est vraiment dans un travail de M. Babès (de Bucarest) que l'anatomie complète de cette malformation a été décrite et qu'une interprétation scientifique a été proposée *(Bull. de l'Acad. des sciences,* Paris, 1904).

Il semble incontestable que la polysyndactylie est une conséquence immédiate d'un trouble profond du développement dans la région de la base du

---

(1) HANOTTE. Thèse de Paris, 1898. *Etiologie de l'oxycéphalie.*

crâne portant spécialement sur la région de la selle turcique et même sur l'hypophyse.

Il existe une analogie entre ces lésions déterminant la dysostose cranienne associée à la polysyndactylie et celles de l'acromégalie décrites antérieurement par M. Pierre Marie.

Les faits de ce genre ont été désignés par M. Apert dans une monographie présentée à la société médicale des hôpitaux, le 21 décembre 1906, sous le nom d'acrocéphalo-syndactylie.

Comme il existe des cas d'acrocéphalie, non congénitale, et sans déformations symétriques des extrémités, tel ce jeune enfant que nous avons présenté à la Société de pédiâtrie, le 15 avril 1919, nous avons pensé qu'il était préférable de désigner, sous le ncm de dysostose cranienne congénitale avec polysyndactylie, ces malformations du crâne et des extrémités, que l'on retrouve constamment avec des différences de degré dans les 12 observations qui ont été déjà publiées.

Voici l'observation de ce nouveau cas : (1)

L'enfant B... Pierrette, âgée de 15 mois, vient à la consultation de M. Variot, à l'Hospice des Enfants-Assistés, le 4 novembre 1919.

Elle présente une malformation cranienne congénitale intéressant la suture bregmatique et une syndactylie avec polydactylie des quatre extrémités.

Première enfant de parents jeunes et en bonne santé (pas de syphilis antérieure). Pas de monstruosités dans les antécédents familiaux.

Au 3e mois de la grossesse, les dernières règles remontant à septembre 1917, le père de l'enfant fut porté disparu à son régiment.

La jeune femme fut violemment émue par cette nouvelle. Elle devait d'ailleurs rester sans renseignements sur le sort de son mari jusqu'à la fin de la grossesse et ne devait apprendre qu'il était prisonnier, qu'un mois après son accouchement.

La grossesse fut aussi profondément troublée par les raids de gothas et les bombardements.

L'enfant naquit cependant à terme le 30 juillet 1918 sans intervention, mais après un travail de 33 heures.

Les déformations du crâne et des extrémités existaient à la naissance, plus accusées, semble-t-il, au crâne et à la face d'après ce que l'on peut en juger sur une photographie faite à quelques semaines ; les globes oculaires sont en particulier plus saillants qu'à l'heure actuelle.

L'enfant eut une croissance normale, sa santé fut troublée par deux incidents, à 6 semaines et à 9 mois, crises de torpeur sans convulsions, d'une durée de 3 jours la première, de 4 la seconde, qui firent craindre la mort rapide au médecin appelé.

Actuellement la jeune Pierrette mesure 78 cm. et pèse 12 kg., elle est donc en anticipation de croissance staturale et pondérale et même légèrement polysarcique.

Son crâne présente une déformation marquée de la région frontale.

La synostose précoce de la suture médio-frontale a entraîné une saillie verticale qui se continue sans démarquation avac la racine du nez.

Les deux bosses frontales sont remplacées par une dépression qui exagère la saillie de la voûte orbitaire paraissant ne pas contenir de sinus frontaux développés.

Le bregma et la partie antérieure de la suture sagittale, la suture coronale ont également subi un processus de synostose précoce avec saillie perceptible à la palpation, moins accentuée cependant que celle de la suture médio-frontale.

Le développement de cette partie anterieure du crâne s'est fait surtout dans le sens de la hauteur, le front mesure 7 cm., 5 de hauteur, tandis que le diamètre bitemporal n'est que de 11 cm., 8.

(1) Présentation à la *Société d'Anthropologie*, par MM. Variot et Bouquier, 1920.

Les autres diamètres sont les suivants :

$$
\begin{array}{lll}
\text{O.F.} = 16,2 & \text{S.O.F.} = 15,2 & \text{O.M.} = 17,8 \\
\text{O.B.} = 15,1 & \text{S.O.B.} = 15,1 & \\
\text{B.T.} = 11,8 & & \\
\text{B.P.} = 12. & &
\end{array}
$$

La circonférence sous-occipito-frontale est de 46 cm., et la maxima de 46,8.

La distance de la racine du nez au sous-occiput est de 53.

La radiographie (M. Barret) montre une réduction très importante de toute la partie antérieure de la base du crâne jusqu'au niveau du trou occipital.

Les cavités orbitaires sont très fortement aplaties d'avant en arrière, *l'étage moyen (sphénoïdal) présente des dimensions antéro-postérieures extrêmement réduites,* la selle turcique, sans être exceptionnellement petite, est néanmoins diminuée dans le même sens. Avec les diminutions des dimentions antéro-postérieures, on note par contraste l'augmentation très marquée de hauteur du même étage cranien.

A partir du trou occipital la région postérieure du crâne présente des dimensions à peu près normales.

La paroi très mince au niveau de l'écaille de l'occipital est épaissie au niveau de la suture sagittale.

Le squelette tout entier présente un développement très faible comparativement à celui du crâne.

La face est élargie, les globes oculaires font saillie et la racine du nez est sur un plan postérieur à eux. Il existe également de la lagophtalmie.

La racine du nez se prolonge directement avec la saillie médio-frontale, comme dans le profil type grec

L'enfant conserve la bouche entr'ouverte, la voûte palatine est ogivale, il n'a pas encore de dents.

Les oreilles fortement décollées sont mal ourlées, leur lobule est adhérent.

La jeune Pierrette présente une syndactylie avec polydactylie.

Aux mains les doigts sont réunis surtout à leur extrémité, ce qui donne à la main l'aspect dit de « main d'accoucheur ».

Il existe un 6e doigt accolé au 5e, mais n'ayant qu'une phalange.

Aux pieds, au contraire, 6 doigts avec squelette complet. visible à la radiographie.

L'enfant présente une éventration ombilicale et sous-ombilicale.

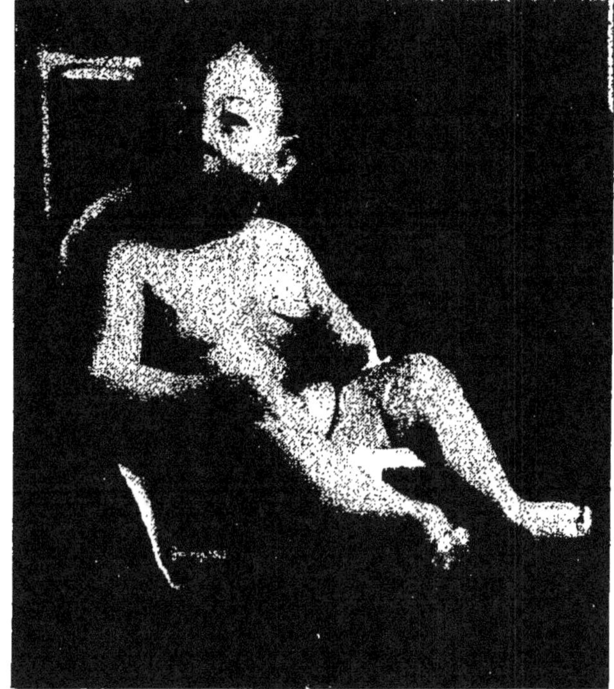

Fig. 73. — L'enfant B... (Pierrette), à l'âge de 15 mois.

Son développement psychique est un peu en retard, elle ne paraît cependant pas inintelligente. Il ne semble pas exister de troubles sensoriels.

Nous n'avons pu trouver dans ce cas l'infection ou l'intoxication ayant provoqué la lésion du centre trophique basicranien de Babès.

Il nous a semblé cependant que l'on pouvait émettre l'hypothèse du retentissement sur un embryon, à la période de modelage des organes, du désordre de la nutrition produit chez la mère par la violente émotion ressentie au début de la grossesse.

Nous connaissons bien le retentissement sur la lactation qui se produit sous l'influence de ces mêmes commotions psychiques et morales, et qui altère la sécrétion lactée en quantité et probablement même en qualité, l'enfant éprouvant des troubles digestifs variés, sans que l'on ait pu jusqu'à présent fixer la substance toxique du lait.

Il semble donc plausible d'admettre, dans ce cas tout au moins, l'existence d'une intoxication embryonnaire, consécutive à un trouble de la nutrition générale de la mère d'ordre émotionnel, ayant lésé le centre trophique basicranien.

Nous rapprocherons de cette singulière dystrophie un type morbide rare qui a été individualisé par M. Garnier, médecin des hôpitaux, et dont la description vient d'être donnée par son élève M. Georges Bardet dans sa thèse inaugurale (1). Le syndrome consiste dans une obésité apparente dès la naissance, progressive et associée avec de la polydactylie et une rétinite pigmentaire ; elle se rattacherait à une malformation de l'hypophyse. — M. Bardet a relevé un certain nombre d'observations concordantes tendant à localiser dans l'hypophyse le centre trophique que Babès avait simplement topographié dans l'étage moyen du crâne. On a été jusqu'à préciser que le centre régulateur du métabolisme des hydrates de carbone siégerait dans le lobe postérieur de l'hypophyse. Mais cette question très débattue entre les physiologistes est encore à l'étude. — Signalons cependant, à cause des applications thérapeutiques possibles, que l'injection d'extrait de lobe postérieur provoque, dans l'obésité hypophysaire, une élévation thermique que l'on n'observe pas chez le sujet normal, et que Cushing considère comme caractéristique de l'insuffisance hypophysaire du lobe postérieur. Dans l'obésité congénitale, on pourra recourir à la médication hypophysaire qui s'appuie déjà sur une base expérimentale sérieuse.

ACROCÉPHALIE

L'acrocéphalie est une malformation spéciale du crâne, en forme de tour, le plus souvent associée à des troubles visuels spéciaux : exophtalmie et atrophie optique et à d'autres anomalies.

L'étiologie en reste très obscure. On incrimine, sans preuves précises, l'influence de la syphilis, du rachitisme, une tendance à la reproduction héréditaire et familiale de ce type morbide.

La malformation est bien caractéristique. Le front très large au niveau de

____

(1) *Sur un syndrome d'obésité infantile, avec polydactylie et rétinite pigmentaire* par M. Georges BARDET, Thèse de Paris, 1920.

la région orbitaire est très haut et vertical et diminue au fur et à mesure qu'il rejoint le sommet de la tête. L'occipital est très saillant ; les régions temporo-pariétales sont aplaties.

L'exophtalmie est très développée et peut s'opposer à l'occlusion palpébrale ; on signale même des cas de luxation du globe oculaire. On cite un cas dans lequel la luxation des deux yeux se produisait quand l'enfant criait.

Cette exophtalmie s'accompagne souvent de troubles visuels, la vue baisse progressivement, A l'examen du fond d'œil, on note les lésions suivantes : disques grisâtres, bleuâtres ou noirs, bords irréguliers, artères fines, veines dilatées et tortueuses. L'atrophie post-névritique est observée dans la plupart des cas.

.Le strabisme et le nystagmus sont fréquents.

On connaît peu de cas suivis d'examen anatomique. Dans celui de Power, relatif à un enfant mort à l'âge d'un mois, l'orbite était trop petit pour loger le globe oculaire ; le plancher était horizontal, la voûte presque verticale, le fond de la cavité, trop étroit.

L'examen radiologique met en évidence la forme en dôme, du crâne et montre de plus que la table interne est semée de fossettes.

L'état psychique est variable.

L'ouïe est ordinairement intacte ; le goût rarement affiné. L'odorat le plus souvent est complètement perdu.

On trouve associées à ces lésions d'autres anomalies : palais en ogive, aplatissement des pouces, limitation de l'extension des coudes et des épaules.

En lisant les observations, on note que la plupart des sujets présentent un état normal pendant les premiers mois ; on ne relève rien de spécial dans le volume et la forme de la tête. Vers l'âge de 3 à 5 mois, des phénomènes douloureux céphaliques surviennent, se traduisant par le fait que l'enfant frotte sans cesse la tête et précèdent le développement précoce de l'exophtalmie. La tête prend au fur et à mesure de l'accroissement de volume, la forme caractéristique.

Un cas d'acrocéphalie chez un garçon de huit ans (1).

Le 4 juin 1915, le jeune Marcel... entra à l'hospice des Enfants-Assistés, salle Valleix. Nous avons pu avoir des renseignements remontant du côté paternel et du côté maternel à deux générations et nous n'avons relevé aucune déformation du crâne. Le père et la mère sont bien portants. Une sœur plus âgée est tout à fait normale. La mère n'a fait ni fausse couche, ni accouchement prématuré. Elle n'a présenté aucun trouble pendant la grossesse du jeune Marcel, l'accouchement, survenu le 13 septembre 1910 pratiqué par une sage-femme, fut normal. L'enfant était bien constitué sans déformation cranienne. Il fut envoyé en nourrice à Chartres peu de temps après sa naissance.

Ce fut à l'occasion d'une demande de bonnet par la nourrice que les parents apprirent que la tête de l'enfant avait très rapidement augmenté de volume et que les bonnets, d'un diamètre moyen pour les enfants de six mois, ne pouvaient coiffer la tête de Marcel. Vers le huitième mois la nourrice inquiète le ramène à Paris. Les parents le conduisent à l'hôpital Trousseau. Là, on lui fait plusieurs ponctions lombaires sans résultats, le crâne continuant d'augmenter de volume.

Admis en 1915 aux Enfants-Malades, où il aurait eu des crises sur la nature desquelles

______

(1) Présentation à *la Société de Pédiâtrie*, 15 avril 1919. VARIOT et BOUQUIER.

nous n'avons pu avoir de renseignements précis, il fut de là conduit à l'hospice des Enfants-Assistés pour être placé à la campagne.

Depuis bientôt quatre ans qu'il est soumis à notre observation, Marcel n'a présenté aucun accident convulsif, il n'a pas eu d'incontinence sphinctérienne. Il ne s'est jamais plaint de céphalalgie ni de vertiges.

A son entrée en juin 1915, à 5 ans, il mesurait 0 m. 95 (taille moyenne de 4 ans environ), et pesait 14 kg. ; en 1916 : 1 m. 02 et 17 kg. 400 ; en 1917 : 1 m. 06 et 18 kg. 600 ; en 1918 : 1 m. 11 et 21 kg. 100. Actuellement, sa taille est de 1 m. 132, inférieure à la moyenne 1 m. 197. Son poids est de 23 kg. 200, supérieur au poids moyen 21 kg. 100. Son périmètre thoracique est de 59 cm. 5, supérieur de 1 cm. au périmètre moyen 58 cm. 5. Sa hauteur thoracique 17, égale à la hauteur moyenne entre 8 et 9 ans. Sa grande envergure 114 cm. 7 inférieure à la normale 118 cm. 2.

Marcel présente un aspect tout à fait spécial, avec sa tête énorme qui, lorsque les cheveux sont longs, lui donne l'aspect d'un grenadier coiffé d'un bonnet à poils. La figure est petite par rapport au volume du crâne.

Dans la station debout, l'enfant tient les jambes écartées agrandissant sa base de sustentation ; les yeux ouverts, il peut encore joindre les talons sans tomber, mais les paupières fermées, il oscille et tomberait si on ne le soutenait.

Il marche en immobilisant sa colonne cervicale, semblant continuellement inquiété par le déplacement de son centre de gravité. Il écarte les jambes sans fléchir, ou presque, les génoux, il court très mal, les jambes raidies et toujours écartées, il peut sauter, mais à quelques centimètres à peine et sur place.

Il n'ose pas monter ou descendre les escaliers : on le sent entraîné ou immobilisé par le poids de sa tête. Pour monter, il se balance, levant alternativement les pieds jusqu'à ce que d'un effort plus violent il parvienne à franchir la hauteur de la marche. Il pousse alors son corps de la jambe restée sur le plan inférieur et arrive à franchir la marche.

Pour descendre, après un dandinement plus ou moins long, il est obligé de faire reposer le poids du corps et de la tête sur une jambe, tandis qu'il arrive brusquement à projeter la jambe dans le vide en descendant de côté. Il se couche à terre lentement et se relève de même en s'aidant fortement de ses bras. Il est incapable, étendu sur le dos, de se mettre dans la position assise sans s'aider des bras et se tourner sur un côté. Pour se lever, il s'accroupit, puis en s'appuyant sur les cuisses arrive à se mettre dans la position verticale. Il est tombé plusieurs fois, arrivant toujours à protéger sa tête.

Il ne présente pas d'autres déformations que celle de la tête. Celle-ci, en effet, a une hauteur de 23 cm. 7 représentant le $\frac{1}{4,8}$ de la hauteur totale du corps 113 cm. 2, alors que la hauteur de la tête chez un enfant de 1 an représente le $\frac{1}{5}$ de la hauteur totale et Marcel a 8 ans et demi !

La face est sensiblement normale comme dimensions (diamètre bimalaire 10 cm. 1 au lieu de 8 cm. 9). Elle est élargie par la saillie des deux masses osseuses temporales, que l'on voit nettement.

Le front présente une hauteur de 7 cm. sur la ligne médiane ; il est ogival et très peu étendu sur les tempes. Le nez est normal. Les yeux ne sont pas exorbités. L'occlusion des paupières se fait incomplètement pendant le sommeil ; elle est très facile à provoquer et s'accompagne alors d'une série de contractions fibrillaires de l'orbiculaire, assez particulières.

L'enfant présente un prognatisme supérieur léger ; il dort la bouche ouverte. Le palais est nettement ogival.

La dentition est complète à la mâchoire inférieure, à la mâchoire supérieure il manque les deux incisives latérales. Sur les 22 dents 9 sont cariées. Les incisives, surtout les inférieures, sont déformées (érosions et dentelures).

Lorsque l'enfant ouvre la bouche, il est facile de voir, sans abaisser la langue, l'épiglotte qui vient alors au contact de la pointe de la luette. Il semble probable que cette ascension de l'épiglotte soit en rapport avec une élévation permanente de l'os hyoïde par l'hypertonicité des muscles sus-hyoïdiens en corrélation avec l'hypertonicité générale des muscles de la

région cervicale pour soutenir le poids de la tête. Le cou est en effet très développé : 28 cm.
de circonférence au lieu de 16 et 10 cm. 5 de hauteur au lieu de 9 cm.

Le crâne est augmenté sur tous ses diamètres.

Diamètres antéro-postérieurs

	MARCEL	ENFANT NORMAL	
D. occipito-mentonnier...........	= 26 cm. 5	= 19 cm.	+ 7 cm. 5
D. — frontal.............	= 21 cm.	= 16 cm. 6	+ 4 cm. 4
D. sous-occipito-bregmatique ...	= 20 cm. 3	= 15 cm.	+ 5 cm. 3
D. — frontal	= 19 cm. 5	= 13 cm. 5	+ 6 cm.

Diamètres transverses

D. bi-pariétal	= 17 cm. 2	= 14 cm. 2	+ 3 cm.
D. bi-temporal	= 16 cm. 2	= 10 cm. 4	+ 5 cm. 8
D. bi-mastoïdien	= 14 cm. 4	= 11 cm. 8	+ 2 cm. 6
D. bi-malaire	= 10 cm. 1	= 8 cm. 9	+ 1 cm. 2

Diamètres verticaux

D. fronto-mentonnier	= 18 cm. 4	= 14 cm. 2	+ 4 cm. 2
D. sous-occipito-bregmatique ...	= 22 cm. 2	= 16 cm. 2	+ 6 cm.

La circonférence céphalique est de 61 cm. 55 au lieu de la normale à 8 ans : 51 cm. 41, soit
plus de 10 cm. de différence.

En juin 1915 la circonférence était	de	57 cm. 8 au lieu de	49 cm. 57
1916	—	—	59 cm. 2	—	49 cm. 78
1917	—	—	59 cm. 8	—	50 cm. 44
1918	—	—	60 cm. 4	—	51 cm. 16

L'accroissement circonférenciel est trois fois plus actif que normalement, la dysostose
est donc encore en évolution.

La circonférence sous-occipito-bregmatique est de 61 cm. 22.

Le crâne paraît formé de quatre grosses bulles ou tubérosités, une antérieure verticale,
formée par le frontal, assez étroite, à saillie aiguë antérieure et supérieure ; deux moyennes
temporo-pariétales, la gauche notablement plus marquée, font fortement relief à la partie
inférieure, écrasant l'orifice du conduit auditif externe, elles s'élargissent et bombent à leur
partie supérieure ; une postérieure occipitale marquée, pyriforme à saillie supérieure assez
aiguë, convexe uniformément au-dessous.

Des sillons répondant aux sutures séparent les bosses osseuses : deux fronto-pariétaux,
deux pariéto-et temporo-occipitaux.

Si l'on suit, de la racine du nez au sillon sous-occipital (49 cm.), le relief du crâne sur la
ligne médiane, on trouve d'abord une partie verticale de 7 cm. de haut, une autre convexe,
puis une légère saillie répondant au bregma ; ensuite, une surface très légèrement convexe
répondant aux sutures interfrontale et lambdoïde ; une brusque saillie occipitale et la courbe
convexe terminale, avec la tubérosité occipitale externe à sa partie moyenne.

La distance qui sépare dans le plan frontal les deux conduits auditifs externes est de
46 cm.

La radiographie stéréoscopique, que le Dr Chabry a bien voulu faire, montre :

1º A la région fronto-pariétale des zones d'épaississement osseux qui partent en lanière
du sommet de la tête, descendent sur le frontal et le pariétal, contournent la saillie latérale
temporale qui, elle, est excessivement épaissie, et rejoignent la base du crâne.

L'étage frontal est plus épaissi que celui d'un adulte normal.

La selle turcique est énormément ouverte, de capacité triple d'une selle turcique normale.

2° La région occipitale présente un épaississement des os considérable, surtout au niveau des proéminences au sommet du crâne et dans tout l'occipital, il y a aussi des saillies, des traînées en lanières qui font relief dans l'intérieur du crâne.

Il y a épaississement des tables externe et interne.

Les nerfs craniens sensitifs et moteurs ne sont pas touchés.

L'olfactif, l'auditif, les nerfs du goût sont normaux.

L'examen oculaire, que nous devons à l'obligeance de M. le Dr Rochon-Duvigneau, ophtalmologiste de l'hôpital Laënnec, donne les résultats suivants :

Réflexes pupillaires conservés.

Papilles normales, sauf une légère décoloration de la région latérale.

L'acuité visuelle est assez bonne, sans que l'on puisse la préciser, l'enfant ne sachant pas lire.

La vision des couleurs est conservée.

En somme, atrophie limitée et stationnaire des nerfs optiques. La sensibilité est normale, le sens musculaire également. Les réflexes rotuliens sont exagérés, il existe une ébauche de trépidation épileptoïde.

L'examen électrique, pratiqué par le Dr Bonniot, radiologue de l'hôpital Broussais, montre que la contractilité faradique est légèrement diminuée dans les nerfs et les muscles.

La recherche de la contractilité galvanique montre une diminution simple, légère, sans inversion de la formule polaire, ni lenteur de la contraction, diminution un peu plus marquée au membre inférieur qu'au supérieur.

Biceps = N. F. C. = 5 ma.

Quadriceps général = 10 ma.

Marcel est un enfant assez intelligent qui, depuis quatre ans dans une salle d'hôpital, n'a pu aller à l'école, surtout à cause de la méchanceté des autres enfants ; il ne sait pas écrire, arrive à reconnaître lettres et chiffres, sait un peu compter. Il a une mémoire ordinaire, se souvient, par exemple, très bien de l'adresse de ses parents, chez qui il n'est pas allé depuis quatre ans et demi. Il a bon caractère et est docile.

Il est des formes atténuées, sans exophtalmie, où la configuration cranienne est caractéristique, mais n'atteint pas un degré aussi appréciable. Inversement on rencontre des cas où l'acrocéphalie est considérable et les troubles visuels peu accusés. C'est le cas du petit malade dont nous rapportons ici l'observation.

Dysostose cranio-faciale héréditaire. — Crouzon puis Châtelin ont décrit sous ce nom une malformation du crâne, non congénitale, une malformation de la face portant sur le menton et sur le nez avec de l'exophtalmie et du strabisme ; cette affection est essentiellement héréditaire et familiale.

Le crâne n'est pas cylindrique, ni en forme de tour, comme dans l'acrocéphalie, mais il présente, faisant saillie au-dessus de l'os frontal, une bosse de volume modéré qui remplace la fontanelle antérieure. Il y a en même temps une brachycéphalie accentuée qui se manifeste par un élargissement et un évasement de la région temporo-pariétale.

L'exophtalmie est très accusée et cela dès la naissance, les muscles moteurs de l'œil sont touchés : strabisme divergent, intermittent ou permanent. Les réflexes à la lumière et à l'accommodation sont normaux. Mais l'examen du fond de l'œil révèle la stase de la papille, avec atrophie optique en évolution, pouvant aboutir à la cécité complète.

Le prognathisme du maxillaire inférieur est très accusé, portant aussi ou non sur les dents. La lèvre inférieure fait saillie en avant.

Les douleurs céphaliques sont fréquentes. L'intelligence est intacte.

La dysostose cranio-faciale ne serait pas à proprement parler congénitale. Les malformations cranio-faciales apparaissent seulement quelques mois après la naissance. De même pour l'exophtalmie.

La radiologie fournit les données suivantes : crâne brachycéphale caractérisé, au niveau de la voûte, par l'amincissement des os avec irrégularités de la table interne et présence d'une tuméfaction osseuse à parois minces répondant à la fontanelle antérieure, existence de nombreuses digitations séparées par des crêtes marquées, synostose prématurée. Au niveau de la base, cyphose modérée avec inclinaison du plan ethmoïdal et réduction de profondeur de la fosse cérébelleuse. Réduction du massif facial, principalement au maxillaire supérieur.

DYSOSTOSE CLÉIDO-CRANIENNE HÉRÉDITAIRE

La dysostose cléido-cranienne héréditaire a été décrite pour la première fois par Pierre Marie en 1898.

C'est une dystrophie osseuse congénitale caractérisée par l'aplasie uni ou bilatérale des clavicules, le développement exagéré du diamètre transversal du crâne et le retard dans l'ossification des fontanelles.

Étude clinique. — Le signe principal est l'absence des clavicules. Cette aplasie est le plus souvent bilatérale. Chez les sujets ayant un développement musculaire et un tissu adipeux normaux, elle peut rester inaperçue.

Examiné de face, l'enfant a les épaules tombantes, un sillon vertical remplace la saillie claviculaire absente. La palpation confirme cette aplasie et perçoit un rudiment osseux articulé, mais très mobile sur le sternum ; elle peut sentir également un rudiment articulaire avec l'acromion et entre ces deux rudiments on trouve parfois une pseudarthrose, en général le rudiment acromial fait défaut.

Vu de dos, l'enfant présente des omoplates très saillantes et très mobiles, parfois très éloignées l'une de l'autre. Au niveau du moignon de l'épaule, les apophyses de l'omoplate sont anormalement développées : coracoïde, acromion, épine et la configuration ressemble à celle de la luxation de la tête humérale en avant et en dedans. Villaret et Francoz attribuent ce fait à l'hypertrophie musculaire qui supplée à l'absence de la clavicule.

Les mouvements de cette articulation sont de ce fait très étendus. Aussi peut-on, par rapprochement des épaules en avant, arriver à les mettre en contact, de sorte que le sujet vu de dos semble manquer de bras. La force musculaire n'est pas troublée.

L'aspect spécial du crâne est moins évident et doit parfois être recherché. Le front est saillant et frappe d'autant plus que le squelette facial paraît en retrait. Les bosses frontales sont séparées par un sillon qui peut se prolonger entre les bosses pariétales également accusées.

Les fontanelles persistent très longtemps de même que l'espace membraneux des sutures. Dans un cas de Marie, chez une femme de 47 ans, la fontanelle antérieure avait la largeur de la paume de la main.

Le massif facial est en retrait et les yeux sont de ce fait saillants. Le diamètre transversal du maxillaire inférieur est réduit. L'évolution dentaire est retardée. Les dents sont altérées dans leur constitution.

Les muscles sterno-cléido-mastoïdiens restent normaux si le rudiment sternal de la clavicule est suffisant ; sinon le chef cléidal manque ou est très réduit.

P. Marie a bien mis en évidence le caractère héréditaire de cette dystrophie.

Les causes restent inconnues. Comme toujours en matière de dystrophie, on a incriminé la consanguinité, et diverses tares.

Quant à la pathogénie, elle reste encore en discussion. Guzzoni degli Aucarini en fait une anomalie régressive. D'autres auteurs, se basant sur la similitude embryologique des parties malades, clavicule et crâne, y voient la localisation élective d'un trouble du développement. On a aussi invoqué l'association d'autres altérations organiques, ce serait l'expression d'une tare générale avec prédominance sur certains groupes osseux.

TRÉPANATION CONGÉNITALE

Nous décrivons sous ce nom une malformation congénitale caractérisée par une perte de substance cranienne. Nous nous croyons en droit d'adopter ce terme à cause de l'analogie de la lésion avec la trépanation.

C'est une malformation tout à fait exceptionnelle. Sur plus de 10.000 nouveau-nés que j'ai examinés soit à la Goutte de Lait de Belleville, soit à la Crèche de l'hospice des Enfants-Assistés, je n'ai pas trouvé de lésions congénitales semblables. D'ailleurs nos livres classiques de pédiâtrie ne mentionnent pas cette malformation cranienne. Nous estimons avec M. Manouvrier que ces trépanations craniennes congénitales reconnaissent pour cause une agénésie d'un ou de plusieurs points d'ossification, principalement au pariétal. Elles peuvent présenter plusieurs degrés, ainsi qu'on le voit par les observations suivantes :

Voici deux observations bien typiques recueillies dans notre service.

1º *Perte de substance cranienne probablement congénitale dans la région pariétale, hernie temporaire des méninges sans trouble moteur ni psychique (1).*

L'enfant M. L..., âgé de quatorze mois, entre le 21 avril 1915 à l'hospice des Enfants-Assistés.

Il a déjà fait un séjour en chirurgie.

Antécédents héréditaires et personnels : Aucun renseignement, l'enfant ayant été abandonné chez la nourrice qui l'a remis à l'agence départementale d'Alençon, d'où il est envoyé à l'hospice dépositaire par le médecin.

22 *avril* 1915. — A son entrée l'enfant, âgé de 14 mois, ne pèse que 6 kg. 100, sa taille est de 70 cm.

Au premier abord, on voit que l'enfant porte, sur la région pariétale droite, une tumeur

(1) L'enfant a été présenté à la *Société d'Anthropologie.*

du volume d'une grosse orange, régulière, non bosselée, fluctuante, réductible. Le cuir chevelu est normal et les cheveux poussent sur la tumeur comme sur le reste du cuir chevelu.

Lorsque l'enfant crie, la peau qui recouvre la tumeur se tend, augmente de volume, les veines deviennent très apparentes, superficielles. A la palpation et à la vue, on constate des battements avec expansion isochrone avec les pulsations cardiaques. — Lorsqu'on comprime la tumeur en essayant de la réduire, l'enfant s'agite, pousse des cris, mais la compression ne provoque pas de troubles cérébraux.

En déprimant les tissus cutanés, on sent en plein sur le pariétal une perte de substance osseuse dont les bords sont irréguliers et taillés à pic. Les bords sont découpés et la perte de substance est de 8 cm. dans le plus grand diamètre et de 4 cm. 1/2 dans le plus petit.

Les fontanelles sont soudées.

La circonférence de la tête, 48 cm. Le reste du crâne, la face et les membres supérieurs et inférieurs sont normaux. Pas d'anomalie du côté de la colonne vertébrale. Une ponction lombaire ne révèle rien d'anormal.

Système nerveux : Réaction des pupilles à la lumière normale. Réflexes rotuliens et achilléens exagérés. Pas de trépidation épileptoïde.

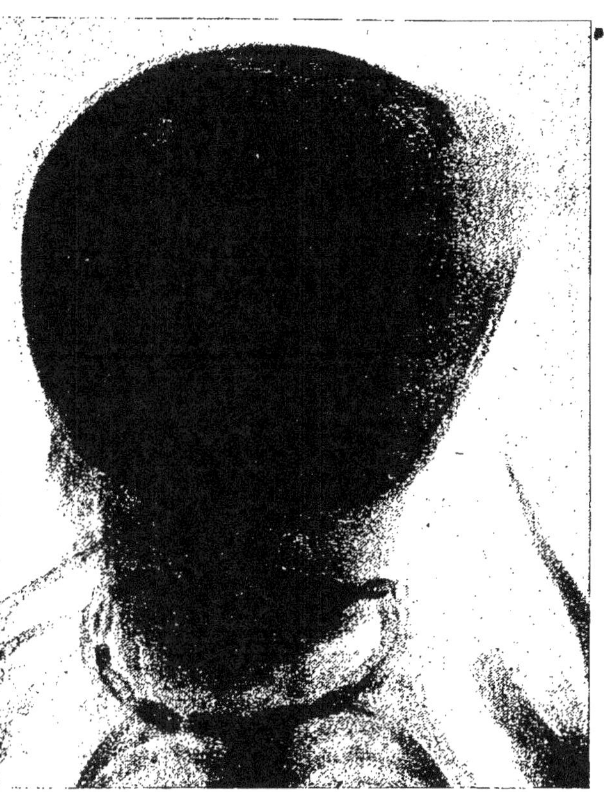

Fig. 74. — Maurice L..., Trépanation congénitale. Radiographie montrant la hernie des méninges.

Signe de Babinski positif. L'enfant ne marche pas encore, ni ne prononce aucun mot, mais a l'air éveillé et intelligent. Se sert également des deux mains.

Sensibilité à la douleur partout normale.

31 avril. — Forte poussée de température qui oscille entre 38° et 40°4, l'enfant est très agité. Pas de convulsions. La tumeur augmente de volume et est plus tendue. Les battements sont très perceptibles. La circonférence de la tête a passé à 50 cm.

3 mai. — Même état général. La tumeur continue à augmenter de volume. Circonférence de la tête, 51 cm.

8 mai. — Amélioration de l'état général. La température baisse, elle se maintient à 37°5. La tumeur commence à diminuer de volume. Circonférence de la tête, 48 cm. 1/2.

19 mai. — Nouvelle poussée de température, qui coïncide maintenant avec le début d'une rougeole. Le volume de la tumeur reste stationnaire.

25 mai. — La rougeole est bénigne, sans complications. On constate que la tumeur diminue progressivement.

5 *juin*. — L'enfant est guéri de la rougeole et se développe assez bien.

28 *juin*. — La tumeur s'est affaissée et la région correspondante n'est plus aussi saillante, mais le côté droit de la tête reste légèrement plus volumineux que le gauche, et sa forme n'est pas régulière.

20 *septembre*. — Une nouvelle ponction lombaire a été faite, sans que l'examen cytologique du liquide céphalo-rachidien montre rien d'anormal.

Depuis lors le développement de l'enfant jusqu'au 20 décembre a été satisfaisant. A cette date il a 76 cm. de taille à 21 mois. Il pèse 8 kg. 750 gr. Il a le thorax et les membres bien conformés. Son intelligence est suffisante, mais il ne parle pas encore.

Les réflexes rotuliens sont très exagérés. La station debout est encore impossible et l'enfant ne marche pas du tout.

En novembre, l'enfant marche en se tenant aux chaises. Il ne prononce que quelques mots.

Nous avons pu suivre cet enfant pendant cinq années consécutives jusqu'à la fin de 1920. La saillie de la tumeur correspondant à la trépanation congénitale a diminué progressivement ; mais aucune ébauche d'osséfication ne s'est produite pour combler la vaste perte de substance osseuse dont les bords restent nettement tranchées. C'est ce qui nous a décidé à demander à M. Ombrédanne, chirurgien de l'hospice, de vouloir bien tenter une greffe osseuse. Des lambeaux de périoste pris sur les tibias ont été transplantés sur le péricrane. La greffe, après six mois, a comblé partiellement la perte de substance. Pendant les cinq années l'enfant s'est bien développé. Mais il est sujet à des crises, avec perte de connaissance, tout les deux ou trois mois. Il est assez intelligent, mais de caractère difficile. Il n'a aucun trouble moteur.

2° *Perte de substance cranienne d'origine indéterminée dans la région pariétale gauche avec hémiplégie droite et débilité mentale* (1).

Marcelle D..., âgée de 6 ans et demi, enfant assistée, est envoyée par le médecin de l'agence départementale pour une absence de soudure des fontanelles avec troubles moteurs du côté droit.

Nous ne savons rien sur les antécédents de cette enfant abandonnée par ses parents.

La déformation du crâne n'est pas très apparente au premier regard, mais si on examine la tête de près, on voit que toute la région pariéto-temporale gauche est nettement plus saillante, plus bombée que la droite. Il existe en outre un ressaut bilatéral assez prononcé au niveau des sutures fronto-pariéto-temporales. Le cuir chevelu est intact.

A la palpation de la région pariétale gauche, on sent une légère voussure, molle, dépressible, animée de battements synchrones aux battements artériels. En déprimant la voussure, on constate qu'elle répond à une perte de substance osseuse. Celle-ci, longue de 8 cm. d'avant en arrière, large de 3 cm. dans son diamètre transverse maximum, siège en plein pariétal. Elle commence en bas et en arrière au niveau de la fontanelle latérale postérieure et se dirige obliquement en haut et en avant, restant distante de plusieurs centimètres de la suture médiane.

Le bord de cette lacune est mousse et présente quelques irrégularités ; ainsi vers la partie moyenne, un pont large de un centimètre unit les bords supérieur et inférieur. En certains points, le bord semble taillé en biseau.

Aucune autre anomalie du crâne.

L'examen du système nerveux révèle deux ordres de troubles : intellectuels et moteurs.

A 6 ans et demi, l'enfant est très en retard. Elle répond à toute question par un rire niais ; elle ne sait pas lire ni se tenir propre, alors qu'il n'y a aucun trouble des sphincters.

(1) *Clinique infantile*, 15 mars 1914, M. Variot et Mme Chatelin.

De plus, on note une parésie faciale droite et du membre supérieur droit. Le mouvement, pour saisir un objet s'exécute avec une légère athétose ; il n'y a pas d'ataxie, seulement un peu de tremblement intentionnel. L'exécution des mouvements est un peu ralentie.

Dans la station debout, l'enfant vacille légèrement, marche les jambes très écartées, la jambe droite contracturée. Elle pivote au commandement maladroitement mais sans tomber.

L'étude de la motilité ne décèle pas d'autres troubles. Les réflexes tendineux sont difficiles à obtenir en raison de la contracture et le réflexe de Babinski impossible à préciser.

L'examen de la sensibilité des appareils auditif et oculaire ne révèle rien d'anormal. Aucun trouble de l'état général. La R. de Wassermann légèrement positive une première fois fut franchement négative la seconde fois.

En présence de cette déformation cranienne avec hémiplégie droite et débilité mentale, sans données étiologiques, trois hypothèses peuvent être envisagées :

a) L'existence d'une fracture du pariétal pendant l'accouchement ou la première enfance.

b) L'existence de lésions syphilitiques ayant touché à la fois le crâne, les méninges et la corticalité cérébrale.

c) L'existence d'une malformation cérébrale congénitale avec malformation cranienne concomitante.

Henoch a décrit l'histoire de trois cas de lacunes osseuses très analogues, consécutives à une fracture du pariétal par chute de l'enfant et dans deux cas, il trouva à l'autopsie, en même temps que la lésion osseuse et le reliquat de l'épanchement sanguin, l'existence d'adhérences dure-mériennes et de tractus fibreux pénétrant à travers le cortex jusqu'au centre ovale et aux corps striés. Ces enfants étaient morts trop jeunes (4 et 5 mois), pour avoir pu présenter d'autres troubles que des convulsions. L'hypothèse la plus probable est celle de l'agénésie du point d'ossification central du pariétal.

Autre cas de pseudo-ménigocèle (M. Zuber et Mme Châtelin) :

Pierre Ch..., 5 mois, est amené à la consultation de l'hospice des Enfants-Assistés parce qu'il présente des phénomènes convulsifs fréquemment répétés.

L'enfant naquit à terme, de parents bien portants. La mère fit, au 8e mois, une chute sans gravité dont elle ne ressentit aucun trouble. L'accouchement se fit en présentation du sommet, mais le travail fut très long et dut être terminé par une application de forceps.

A la naissance, dit la mère, la tête était toute bosselée, toute déformée, sans doute du fait des manœuvres obstétricales. Elle reprit par la suite une forme normale, mais il persista du côté droit, à l'angle antéro-supérieur du pariétal, une saillie assez volumineuse. Un médecin consulté crut à un céphalématome. Mais la voussure ne diminua pas. Trois semaines environ après la naissance, apparurent, pour la première fois des phénomènes convulsifs : révulsion des yeux, raideur et secousses des membres supérieurs, le tout durant quelques secondes, et se répétant trois ou quatre fois par jour, l'accès se terminant par des cris et des pleurs.

A l'examen, on note l'existence d'une voussure, du volume d'une pomme d'api environ, siégeant à l'angle antéro-supérieur du pariétal droit. Cette tumeur est comme posée sur le crâne, normal par ailleurs. La peau n'est pas modifiée, mais lorsque l'enfant crie, la tuméfaction se tend, la peau devient rosée et les veines se dessinent très nettement.

A la palpation, la voussure est résistante, fluctuante, dépressible, non pulsatile. Elle répond à une lacune osseuse, à bords irréguliers, épaissis, qui donnent une sensation de bourrelet toute particulière. Elle mesure 8 cm. de long et 4 cm. 5 de large, dans ses diamètres maximum ; elle est obliquement dirigée en haut et en avant, reste distante de 1 cm. de la suture sagittale, atteint en avant la suture fronto-pariétale et occupe tout le tiers antéro-supérieur du pariétal droit. Cependant, tant à la palpation qu'à la radiographie, la suture pariéto-frontale paraît intacte. On ne note aucune autre malformation.

(1) *Clinique infantile,* 1er août 1914.

L'enfant est par ailleurs normal et se développe bien. Les crises sont moins fréquentes sous l'influence du traitement bromuré, mais sont toujours très intenses.

Les deux auteurs discutent le diagnostic de la nature de cette tumeur et éliminent l'hypothèse du méningocèle vrai, en raison du siège tout à fait anormal de l'orifice osseux qui est grand et dont les bords sont irréguliers et épaissis, tandis que dans le méningocèle, il est petit et à bords réguliers et lisses, et ils concluent à un pseudo-méningocèle, tel que Billroth l'a décrit sous le nom de pseudo-méningocèle après les fractures intra-utérines ou obstétricales du pariétal.

L'agénésie du point central d'ossification du pariétal nous rend beaucoup mieux compte de la perte de substance cranienne, large et permanente, que l'hypothèse d'une fracture intra-utérine. J'ai eu l'occasion d'observer en 1918 une fille de dix ans présentant aussi une trépanation congénitale, elle était sujette à des crises épileptiformes assez fréquentes.

LE RACHITISME DANS LE PREMIER AGE

Définition. — Le rachitisme consiste essentiellement dans une dystrophie du système osseux, parfois partielle, le plus souvent généralisée et dont la cause habituelle est une alimentation défectueuse. La privation complète de lait produit à peu près fatalement le rachitisme chez le nourrisson.

Le rachitisme *pur* reste limité au squelette ; c'est ce que l'on peut voir dans les cas de rachitisme dit *floride*, lorsque le poids et la taille sont parfois au-dessus de la normale, lorsque l'état général est satisfaisant; l'on note cependant dans ces circonstances une tuméfaction marquée des épiphyses, du craniotabes, de l'incurvation des os longs, etc.

Le processus de dystrophie osseuse s'accompagne le plus souvent de retard de la croissance, d'une hypotrophie plus ou moins marquée ; il n'est pas rare de rencontrer des rachitiques âgés de trois ou quatre ans et qui n'ont que le poids et la taille d'enfants de dix-huit mois à deux ans. L'hypotrophie et le rachitisme peuvent être combinés dans des proportions variables. On peut dire d'un rachitique qu'il est plus hypotrophique que rachitique ou inversement.

Le processus d'hypotrophie, consistant surtout dans le retard de l'accroissement pondéral et statural, peut exister tout à fait indépendamment du rachitisme. *(Voir le chapitre hypotrophie).*

Il y a des *hypotrophiques purs*, comme il y a des rachitiques florides. Il est donc certain que le rachitisme et l'hypotrophie sont des processus fondamentalement distincts, puisqu'ils peuvent se manifester indépendamment l'un de l'autre, ainsi que je l'ai établi dès 1905, par une série de recherches présentées à la Société des Hôpitaux et à la Société de Pédiâtrie.

Historique. — Nous ne nous étendrons pas sur ce sujet. Décrite pour la première fois en 1650 en Angleterre, par Glisson, sous le nom de *rachitis*, d'où rachitisme (ricket en anglais), cette maladie, si fréquente, a été l'objet d'innombrables travaux ; nous citerons spécialement en France, ceux de Guérin, de Broca, de Parrot de Comby, de Spillmann ; en Angleterre, les recherches de Cheadle, de Barlow, de Goodhart, etc. ; de Virchow, Kassowitz en Allemagne, etc.

Étude clinique. — *Le rachitisme fœtal.* — Sous ce nom on a décrit des dysplasies osseuses qui ont évolué pendant la vie intra-utérine, et qui se traduisent, à la naissance, par des déformations plus ou moins analogues à celles du rachitisme acquis. Il y a de la tuméfaction des épiphyses, des épaississements, des incurvations des os longs, des difformités craniennes, etc. Il semble bien que l'on a confondu, avec ces dysplasies fœtales, dont la nature rachitique n'est pas absolument certaine, des cas d'achondroplasie, avant que Parrot n'ait distingué le rachitisme de l'achondroplasie.

M. Ballantyne a décrit plusieurs variétés de ce rachitisme fœtal (1), qui a été étudié spécialement en France par MM. Porak et Durante.

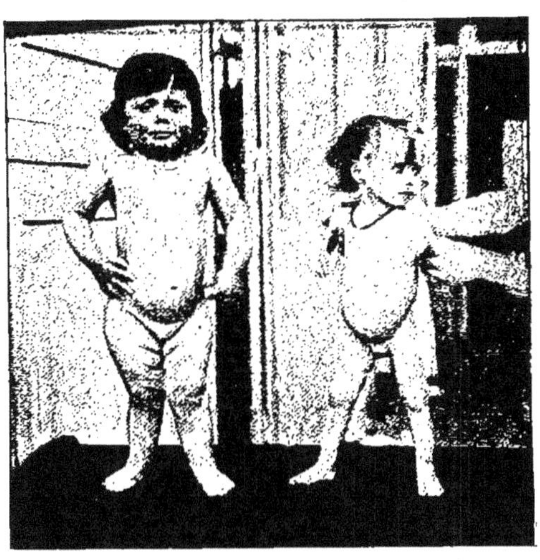

Fig. 75.

1	2
Rachitique floride. Taille et poids normaux. Age 29 mois, 12 k. 100. Taille 81,5.	Hypotrophie simple. Age 19 mois. Poids 6 kil. 800. Taille 70 cent.

On a reconnu que ces cas tératologiques coïncidaient parfois avec la gémelléité, ou se produisaient chez des femmes qui avaient eu des grossesses difficiles, des vomissements incoercibles. Charrin et Le Play en injectant des substances toxiques à des femelles en gestation, ont déterminé des altérations osseuses chez les petits.

Il paraît établi que les dysplasies osseuses fœtales n'ont qu'une analogie morphologique avec le rachitisme acquis, mais que leur identité de nature n'est nullement prouvée.

D'ailleurs, le vrai rachitisme fœtal est extrêmement rare, et si l'on excepte quelques accoucheurs, la plupart des médecins, même les plus expérimentés, n'ont pas eu l'occasion d'en rencontrer.

Les squelettes de ce genre sont des pièces de musée que l'on conserve précieusement.

Rachitisme congénital. — On a prétendu qu'un bon nombre de nouveau-nés

(1) *Anténatal Pathology and Hygiene.* (Fœtal diseases) by J. W. BALLANTYNE. (Édinburg, 1901).

viennent au monde avec des altérations rachitiques des os du crâne ou des membres, parce qu'il y aurait assez souvent un léger ressaut au niveau des épiphyses chondro-costales, un amincissement des os du crâne au voisinage des sutures, etc.

Nous avons, en 13 ans, inspecté plus de 10.000 nouveau-nés à la Crèche de l'Hospice dépositaire des Enfants-Assistés, et nous partageons l'opinion des auteurs qui considèrent le rachitisme congénital comme exceptionnel. La légère incurvation en dedans des tibias, chez les nouveau-nés, est tellement commune qu'elle est physiologique. Quant à l'amincissement des os du crâne, au craniotabes, ils sont assez communs chez les débiles prématurés, mais rares, chez les enfants à terme ; il en est de même de l'ébauche de thorax en entonnoir qu'on doit attribuer à un défaut de résistance de la paroi chondro-costale.

Nous reproduisons ici deux faits que nous avons étudiés dans notre service de l'hospice des Enfants-Assistés et qui rentrent dans le cadre du rachitisme congénital.

Rachitisme congénital partiel, thoracique. Autopsie.

L'enfant M. Serge, né le 27 décembre 1918, entre le 6 janvier 1919 à la nourricerie de l'hospice des Enfants-Assistés. Son poids est de 3 kg. 580, sa taille de 52 cm.

Cet enfant, dès les premiers jour de son entrée, a présenté des crises de cyanose intermittente très prononcées. Dans l'intervalle des crises, la teinte des téguments redevenait à peu près normale. La respiration était accélérée et irrégulière surtout au moment des crises. La respiration était entièrement diaphragmatique ; les viscères abdominaux étaient fortement refoulés à l'inspiration ; il y avait aussi du tirage sus-sternal.

La conformation du thorax était tout à fait anormale. Le sternum semblait projeté en avant et, de chaque côté, il y avait une dépression en gouttière dont le fond correspondait aux articulations chondro-costales. On sentait, au niveau de ces articulations, des ressauts très nets rappelant le chapelet rachitique. A l'auscultation des poumons, on entendait la respiration en arrière humée, très différente, comme timbre, de la respiration puérile ; là respiration était entremêlée de quelques râles sous-crépitants aux deux bases.

L'auscultation du cœur, à aucun moment, n'a permis de constater de bruit anormal.

L'enfant buvait très mal au biberon ; il semblait gêné par les troubles respiratoires dans son alimentation. Dans les deux derniers jours la température s'éleva et l'enfant succomba le 15 janvier. Les crises de cyanose avaient plutôt diminué dans les derniers jours avant la mort. Il est à noter que, malgré cette difformité du thorax, d'apparence rachitique et qui était congénitale, on n'observait ni du côté de la tête, ni du côté des membres, aucune dystrophie osseuse. Le crâne était régulièrement conformé ; la fontanelle était normale ; il n'y avait pas de cranio-tabes. Du côté des membres supérieurs et inférieurs, aucune incurvation, ni tuméfaction épiphysaire. La malformation du thorax était donc entièrement isolée.

A l'autopsie, on constata que le chapelet rachitique chondro-costal était extrêmement marqué et même volumineux, surtout à la face interne des côtes. Les cartilages costaux inférieurs chevauchaient par-dessus les bords de l'extrémité du sternum, ce qui explique bien sa proéminence anormale pendant la vie. Du côté des os des membres sectionnés, intégrité complète des épiphyses et des diaphyses.

Les poumons, de petit volume, paraissent être comme atrophiés. Cœur normal.

Le foie et la rate sont normaux. Rien ne permet de faire soupçonner l'hérédo-syphilis.

Nous nous trouvons donc en présence d'un cas de rachitisme congénital, partiel, portant exclusivement sur le thorax

Dysostose congénitale avec modifications morphologiques du squelette rappelant le rachitisme.

L'enfant A. ben K....., née le 28 septembre 1917, est admise le 13 octobre 1917 à la Nourricerie, à l'Hospice des Enfants-Assistés.

La mère a eu 6 enfants dont trois sont vivants et âgés de 7, 4 et 2 ans (le second et le quatrième sont morts jeunes). Celui de deux ans présente des altérations rachitiques du squelette. La grossesse du dernier enfant a été bonne malgré que l'accoucheur de l'Hôpital Rotschild ait constaté de l'hydramnios.

Le père comme la mère sont des israélites Tunisiens.

A l'arrivée dans le service, l'enfant est dans un état très grave, avec cyanose ; sa température n'atteint pas 34° ; malgré la mise en couveuse, la cyanose ne s'atténue pas et l'enfant meurt le 15 octobre,

L'auscultation du cœur révèle des battements lents, réguliers, il n'y a pas de bruits anormaux pouvant faire supposer une lésion congénitale du cœur.

Son poids est de 2 k. 100. ta taille de 37 centimètres.

L'enfant présente une tête volumineuse, couverte de cheveux noirs abondants, le front est olympien, le nez en lorgnette.

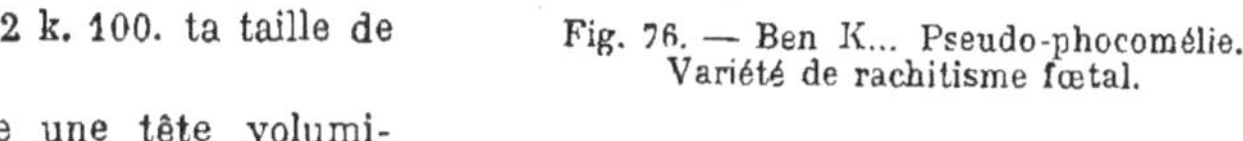

Fig. 76. — Ben K... Pseudo-phocomélie.
Variété de rachitisme fœtal.

Les dimensions du crâne sont les suivantes :

Circonférence cranienne.	36 cent.
Diamètre occipito-frontal	112 mm.
Diamètre bipariétal.	109 —
Diamètre bi-malaire.	72 —

L'aspect général du crâne, volumineux vu la taille, la proéminence du frontal et le haut degré de brachycéphalie rappellent la conformation des hydrocéphales.

L'écaille de l'occipital est remarquablement ferme, il n'y a pas trace de cranio-tabes ; les fontanelles antérieure et posterieure ont une conformation régulière, les pariétaux sont bien ossifiés et ont un développement normal, la suture interpariétale est normale, la suture inter-frontale n'est pas complète, les pavillons des oreilles ne présentent pas de déformation, les maxillaires sont normaux, la langue un peu volumineusé a tendance à sortir de la bouche.

Le thorax est évasé à sa base; il existe une gouttière très prononcée au-dessus des derniers cartilages costaux au niveau des mamelons, le diamètre transversal du thorax à la base est de 88 mm. et dans la région étranglée, de 56 mm. Le sternum est saillant en avant, il n'y a pas de chapelet costal comme dans le rachitisme acquis.

Les segments des membres supérieurs sont remarquablement courts, la longueur apparente du bras est de 46 mm., celle de l'avant-bras de 56 mm., la main courte, trapue, les éminences thénar et hypothénar sont saillantes, les doigts sont bien conformés.

Pas de courbure anormale du rachis.

L'abdomen n'est pas saillant, le foie déborde les fausses-côtes de trois travers de doigt, la rate palpée aisément à travers la paroi est augmentée de volume. Les organes génitaux externes sont normaux.

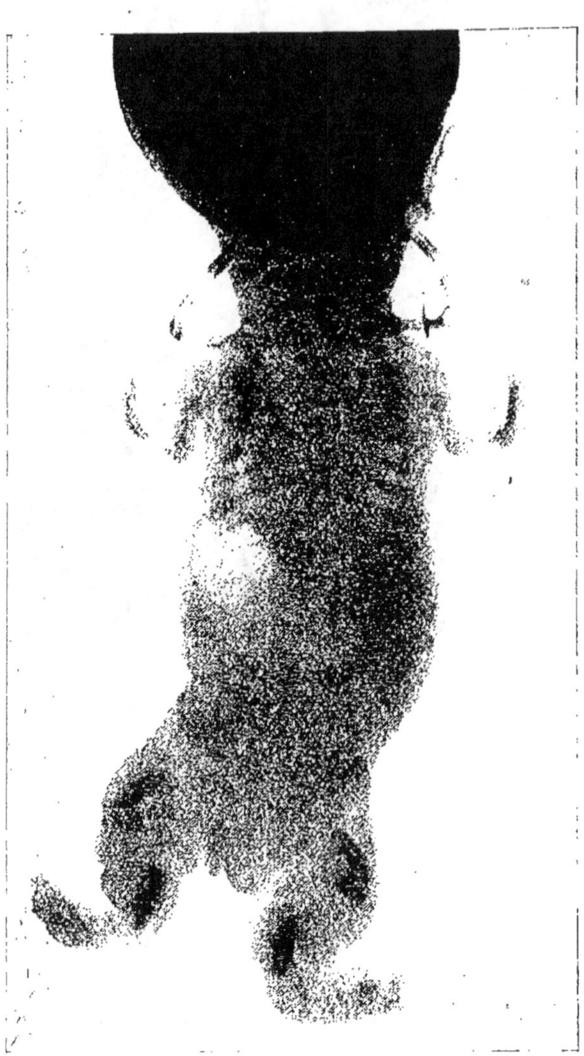

Fig. 77.

Pseudo-phocomélie, radiographie. Variété de rachitisme fœtal.

A première vue les membres inférieurs très raccourcis rappellent un peu l'aspect de ceux des phocomèles : leur longueur apparente est de 92 mm. ; les pieds sont fortement fléchis sur la région antérieure de la jambe, ils sont de conformation normale. A la jambe, le tibia présente une forte courbure à convexité postérieure. Dans l'arc de cercle ainsi décrit, on peut loger le pouce. Cette courbure tibiale est vraisemblablement due à la prédominance d'action des muscles de la région antérieure de la jambe sur ceux de la région postérieure. Le fémur est extrêmement court et son épiphyse inférieure, de même que l'épiphyse tibiale et les autres épiphyses ne présentent pas de points d'ossification à la radiographie.

Les mouvements provoqués s'exécutent très facilement dans les différentes articulations.

Nous n'avons pu faire l'autopsie de cet enfant par suite de l'opposition des parents, mais une bonne radiographie du squelette a pu être faite pendant la vie.

La radiographie montre nettement les déformations osseuses : l'humérus très court est incurvé en avant, de même le cubitus présente une courbe à concavité antérieure ; le radius paraît réduit à une tige osseuse très mince. Il ne semble pas exister de points d'ossification dans le carpe, seuls apparaissent des points métacarpiens et phalangiens.

Au membre inférieur le raccourcissement et l'incurvation du fémur sont très nets, le tibia est également court et incurvé. Le péroné comme le radius est très grêle; il existe deux points tarsiens et des points métatarsiens et phalangiens.

Réflexions. — La difformité extrêmement marquée des membres inférieurs, avec un très grand raccourcissement, rappelle au premier abord l'aspect de la phocomélie ; d'autre part le raccourcissement des membres supérieurs dans leur segment proximal, la configuration du crâne avec proéminence de la région frontale et haut degré de brachycéphalie ne sont pas sans analogie avec l'aspect général de l'achondroplasie.

Bien que nous n'ayons pu faire l'autopsie, cependant l'examen anatomique du squelette a été rendu possible par la radiographie durant la vie. Les membres inférieurs, bien que les segments du membre soient très raccourcis et les diaphyses osseuses renflées, incurvées et très courtes, sont composés de tous leurs segments ; il faut remarquer particulièrement l'existence du fémur bien individualisé, tandis que cet os est absent, dans la phocomélie ou représenté par un rudiment infime, soudé à l'extrémité supérieure du tibia, ainsi que nous nous en sommes assurés par la dissection des membres inférieurs de deux enfants phocomèles, dont l'une a été présentée par nous à la Société d'Anthropologie (1). C'est là une différence fondamentale entre la malformation que nous présentons et la phocomélie vraie. D'ailleurs chez les vrais phocomèles, il y a, en général, une intégrité complète du crâne et du cerveau ; ici, au contraire, la dysostose générale portant sur le squelette et aboutissant au raccourcissement des membres, n'a pas épargné le crâne.

Le classement de ces difformités multiples n'est pas sans quelque difficulté ; il y a bien quelques analogies avec l'achondroplasie vraie, mais dans l'achondroplasie les segments osseux des membres ne sont pas, bien que raccourcis, déformés et incurvés à ce point. Les modifications morbides du squelette se rapprochent plutôt des cas qui ont été décrits sous le nom de rachitisme fœtal, mais il est bien certain que cette dysostose généralisée n'a qu'une ressemblance lointaine avec le rachitisme acquis, qui survient sous l'influence de troubles digestifs et d'une alimentation défectueuse.

Quoi qu'il en soit, il faut établir une distinction complète entre l'origine des difformités qui sont dues à une dysostose embryonnaire et fœtale généralisée et la cause des malformations congénitales qui déterminent la phocomélie : cette dernière malformation peut rester locale, peut être due à des compressions amniotiques, et le reste du squelette étant normal peut se développer.

Proportion du rachitisme suivant l'âge des nourrissons. — Presque tous les auteurs sont d'accord pour admettre que le rachitisme est rare avant un mois et qu'il apparaît le plus souvent entre 6 et 15 mois : d'après une statistique de Comby portant sur 1.662 enfants, on ne note pas un seul rachitique avant 6 mois, abstraction faite du craniotabes ; 83 avaient moins d'un an ; 311 avaient plus de deux ans, tous les autres : 1.208, étaient entre un et deux ans.

D'après Goodhart, nous reproduisons le tableau suivant :

Mois	5	7	8	9	10	11	12	18
Nombre des cas	3	1	3	2	5	6	11	36

D'après le Dr Gec, sur 635 cas (365 garçons, 270 filles) 32 avaient moins de 6 mois, 111 avaient de 6 à 12 mois, 183 de 12 à 18 mois, 133 de 18 mois à 2 ans,

(1) *Bulletin de la Société d'Anthropologie*, 1915.

116 étaient dans la troisième année et 27 dans la quatrième. Gee prétend que 30 pour 100 des enfants malades, au-dessous de 2 ans, sont rachitiques.

Étude clinique. — *Apparition des vestiges du rachitisme dans les premiers mois qui suivent la naissance.* — A l'Hospice des Enfants-Assistés de Paris, il n'est pas rare de noter des vestiges de rachitisme coexistant avec un degré plus ou moins accentué d'hypotrophie, dès l'âge de 3 ou 4 mois.

A cette époque les trois localisations les plus fréquentes du rachitisme sur le squelette peuvent être constatées au *crâne*, sur la *paroi thoracique* et aux *épiphyses radiales*.

Le *craniotabes*, avec dépressibilité facile de la paroi osseuse du crâne est assez commun ; il est, le plus souvent, bilatéral et surtout prononcé à la partie postérieure des deux pariétaux ; plus rarement on le constate sur les côtés de l'occiput ; il empiète exceptionnellement sur le temporal.

Nous avons vu le craniotabes quelquefois unilatéral ; il coïncide avec un degré accentué de plagiocéphalie dans certains cas.

Il n'est pas contestable, ainsi que Parrot l'a démontré, que le craniotabes est un signe fréquent de la syphilis héréditaire, mais il en est très souvent indépendant et subordonné au rachitisme. D'après une statistique de 100 observations recueillies par Thomas Barlow et le Dr Lees, sur les relations du craniotabes avec la syphilis et le rachitisme, on a reconnu que 47 fois sur 100 les enfants étaient presque certainement syphilitiques.

Le craniotabes peut, d'ailleurs, se montrer quelquefois indépendamment de la syphilis et du rachitisme chez des nourrissons d'aspect tout à fait normal ; à moins qu'on ne veuille y voir une manifestation d'un rachitisme monosymptomatique.

Sur les parties latérales du thorax on voit saillir, sous la peau pour peu que l'enfant soit amaigri, une série de petites éminences correspondant à ce qu'on appelle couramment le chapelet costal rachitique ; en passant la pulpe des doigts sur ces saillies, on sent qu'elles siègent exactement à l'union des côtes et des cartilages costaux. Il est rare de voir de si bonne heure des dépressions latérales du thorax. Mais déjà les côtes inférieurs sont soulevées en auvent, chez les nourrissons ayant de l'aérocolie habituelle, avec ectasie abdominale.

Rappelons que le gros ventre avec aérocolie, bien loin d'être toujours en rapport avec la suralimentation, est une conséquence ordinaire de l'aérophagie, qui est commune chez les enfants hypoalimentés.

En palpant les épiphyses radiales on constate déjà qu'elles sont nettement tuméfiées, surtout par comparaison avec les épiphyses normales d'un nourrisson de même âge. Il n'y a pas encore de déformation ni surtout d'incurvation des os longs, pas plus aux membres inférieurs qu'aux membres supérieurs. Le processus rachitique est encore peu avancé et d'ailleurs, les leviers des membres inférieurs ne servent que peu à cet âge.

Nous avons, dans des recherches cliniques très précises faites avec notre interne, M. Lorenz Monod, pu suivre pas à pas, pour ainsi dire, l'apparition des premiers vestiges du rachitisme chez des nouveau-nés élevés au lait de vache pur et cru.

Un certain nombre de nouveau-nés n'offrant aucune altération rachitique du squelette, furent conservés pendant plusieurs mois, à la section des éleveuses de la nourricerie Parrot, pour y recevoir une alimentation exclusive au lait de vache cru et non coupé d'eau. La plupart d'entre eux n'avaient que 10 à 15 jours, en arrivant à la nourricerie.

Bien que le lait de vache, que nous manions cru, fût très pur et très aseptique, que les rations aient été bien calculées, et données régulièrement nuit et jour par les éleveuses, nous avons observé à peu près constamment des troubles dyspeptiques, qui se prolongeaient chez la plupart de nos nourrissons tout le temps que l'on continuait l'emploi du lait pur ; ces troubles consistant dans des déjections grumeleuses, verdâtres, fétides, fréquentes, entravaient l'accroissement du poids et de la taille, et s'atténuaient lorsqu'on étendait le lait pur d'un tiers de son volume d'eau avec addition de sucre.

Quoi qu'il en soit, dès la troisième semaine de ce régime spécial, on commençait de sentir un gonflement des épiphyses radiales, et du chapelet costal qui devenait très appréciable sous les doigts. Plus tard, à la fin du deuxième mois on aperçut une ébauche de craniotabes, qui s'est accentuée pendant le troisième et le quatrième mois chez un nourrisson que nous avons suivi. Tels sont les vestiges les plus précoces de rachitisme que nous ayons relevés dans le premier âge, causés par des troubles digestifs, en rapport avec l'emploi du lait de vache pur et cru, sans l'addition d'aucun féculent, ni d'aucune mixture de conserve.

RACHITISME FLORIDE DANS LA PREMIÈRE ANNÉE

C'est surtout à partir de 6 mois, et jusqu'à 18 mois, que l'on rencontre les plus beaux types de rachitisme floride, avec développement pondéral et statural très satisfaisant, avec un embonpoint parfois excessif, où même avec une véritable anticipation de la croissance. L'observation attentive des cas de ce genre est intéressante à tous égards, car elle nous éclaire sur la nature de l'état morbide qui est manifestement localisé dans le système osseux, sans que l'enfant ait souffert dans sa nutrition générale, dans sa sanguification ni dans sa croissance. C'est bien à tort que l'on a prétendu que tous les rachitiques étaient anémiques.

On peut ainsi analyser rigoureusement le processus qui atteint exclusivement le squelette. Les rachitiques florides, pour le dire tout de suite, n'ont pas été hypoalimentés, ils n'ont pas non plus été entièrement privés de lait, comme les rachitiques hypotrophiques ; ils ont été plutôt suralimentés avec du lait et ils ont reçu trop tôt et en quantité surabondante des féculents, de la panade à l'eau, des farines lactées, ou d'autres farines de conserve en bouillie.

Ces enfants ont bel aspect au premier abord, la plupart ont la figure grasse, et même un peu bouffie ; ils ont souvent le teint rose et frais. Ils n'ont pas, au début, de déformation très apparente du tronc ni des membres. Cependant, si l'on regarde de près les épiphyses radiales, on aperçoit un pli de la peau correspondant à une dépression au-dessous du radius, et si l'on palpe l'épiphyse on la sent gonflée assez fortement. Il en est de même au-dessus de l'articulation tibio-tarsienne. Le *genu valgum* est fréquent.

Si les enfants marchent, on voit aussi une incurvation parfois très forte aux tibias et une inflexion en avant des fémurs, quoique le panicule adipeux sous-cutané soit fort développé et masque les déformations initiales.

Il est de ces rachitiques florides qui ne sont retardés ni pour la dentition, ni pour la marche. La plupart d'entre eux ont le ventre gros et les côtes soulevées en auvent.

Il est assez commun, surtout de 6 mois à 1 an de constater un *craniotabes* plus ou moins étendu chez ces enfants. Pour ce qui est de la *fontanelle anté-rieure*, son ossification est souvent retardée et la membrane suturale reste molle et dépressible dans le rachitisme floride. Mais ce retard d'ossification est loin d'être constant; il est bien moins commun, que dans le rachitisme avec hypotrophie. Nous avons examiné à ce point de vue des milliers d'enfants âgés de 6 mois à 2 ans, et acquis la conviction que rien n'est variable, aussi bien chez les rachitiques que chez les enfants normaux, comme l'époque de la sou-dure de la fontanelle antérieure ; le retard dans l'ossification n'est nullement proportionné au degré du rachitisme et de l'hypotrophie. Il y a pour ainsi dire une idiosyncrasie spéciale à chaque sujet pour son ossification cranienne au niveau des fontanelles surtout. On voit de très beaux enfants, non rachitiques bien développés, dont la fontanelle est encore assez fortement béante à 18 mois. Ces retards accidentels d'ossification des fontanelles ne paraissent pas avoir de suites pour l'avenir, sauf parfois une dépression locale de la paroi cranienne.

Troubles accidentels dans le rachitisme floride. — Toutes les fonctions du rachitique floride paraissent s'accomplir normalement, aussi bien du côté du tube digestif que de l'appareil circulatoire et respiratoire ; mais il n'est pas rare surtout vers la fin de la première année, de voir surgir des troubles nerveux plus ou moins graves, des accès de spasme glottique qui éclatent à l'occasion d'une émotion, d'une colère, et d'autres fois sans cause apparente. On a observé quelquefois des accidents de suffocation fort inquiétants, avec bruit de stridor laryngé ; l'examen radiologique a montré qu'il s'agissait d'accidents causés par des hypertrophies du thymus.

D'ailleurs, malgré leur belle apparence, certains rachitiques florides n'offrent pas une grande résistance aux infections ; on en voit succomber à des compli-cations broncho-pulmonaires après la rougeole, ou à d'autres maladies infec-tieuses qui n'auraient probablement pas eu une issue fatale chez des enfants normaux.

RACHITISME DE SEVRAGE

Cette forme de rachitisme pourra être surtout relevée par les médecins dans les consultations de nourrissons et dans les Gouttes de Lait, comme nous avons pu le faire nous-même maintes fois, avec nos collaborateurs, MM. Lazard et Roger à la Goutte de Lait de Belleville.

Chez des nourrissons élevés exclusivement au sein, bien développés et abso-lument indemnes de rachitisme jusqu'au sevrage, on peut sentir cinq à six semaines après la cessation du sein, des manifestations très nettes de rachitisme en palpant les cartilages costaux ou les épiphyses radiales.

Ces troubles rapides de l'ossification s'expliquent par les idées bizarres qui ont cours dans le peuple, surtout à Paris : du moment où les mères n'ont plus de lait, c'est, croient-elles, que les enfants n'en ont plus besoin. Aussi du jour au lendemain, elles font absorber à leurs enfants au lieu de lait, des panades à l'eau, des soupes grasses ou des bouillies à la farine lactée préparées sans lait.

Tous ces aliments défectueux sont mal utilisés par le tube digestif, qui en est surchargé brusquement.

Des troubles gastro-intestinaux plus ou moins intenses surgissent et bien vite on note des manifestations du rachitisme. Il est certaines farines de conserve qui sont rachitisantes au plus haut point, en quelques semaines.

Ce n'est pas l'un des moindres services que rendent les « *Gouttes de Lait* » de rappeler aux mères les principes qui doivent être suivis pour le sevrage et de leur distribuer à bas prix du lait stérilisé de bonne qualité pour le substituer aux mixtures malsaines vantées par la publicité.

Le rachitisme de sevrage cède vite si l'on remet les enfants au lait ; il s'aggrave dans le cas contraire.

FORMES GRAVES DE RACHITISME

Ces formes graves dans lesquelles s'associent des lésions du squelette allant jusqu'à la déformation des os, à un trouble de la nutrition avec retard de l'accroissement, s'observant le plus souvent chez des nourrissons confiés à des éleveuses ignorantes, qui, de très bonne heure, font absorber des soupes, des panades à l'eau, des bouillies grossières ; le lait n'entre que pour une part infime dans l'alimentation de ces enfants, quand ils n'en sont pas entièrement privés.

Il est exceptionnel de voir de grands rachitiques dans la classe aisée, où le contrôle médical peut s'exercer.

Ce n'est guère qu'après l'âge de 1 an, et plutôt même dans le cours de la deuxième année, que l'on rencontre les déformations du squelette que nous allons passer en revue et dont les conséquences peuvent être très fâcheuses ; les nourrissons ainsi atteints ont très souvent un poids et une taille inférieurs à leur âge ; ce sont des rachitiques hypotrophiques.

Lésions craniennes. — Il est assez habituel que la fontanelle antérieure reste largement ouverte et que l'on puisse sentir, en comprimant la membrane suturale, l'expansion de la masse encéphalique.

Ce retard dans l'ossification du tissu fibreux est-il imputable au processus rachitique seul ou à l'hypotrophie qui retarde tout le développement ; il est difficile de se prononcer sur ce point.

Le craniotabes siégeant d'habitude sur les pariétaux, est parfois appréciable dès les premiers mois et persiste assez souvent dans la seconde année ; la plagiocéphalie, avec ou sans craniotabes, est plus ou moins prononcée.

Voici deux observations recueillies dans mon service par mon interne,

M. Lorenz Monod et qui montrent jusqu'où peuvent aller les altérations du craniotabes.

Craniotabes très prononcé chez des nourrissons rachitiques, permettant de sentir par la palpation les variations de tension intra-cranienne.

Les cas de craniotabes, que nous décrivons plus loin, et que nous avons pu observer à la nourricerie Parrot, consistent précisément en un amincissement de la paroi cranienne, tel qu'on a la sensation qu'il n'y a sous la peau qu'une membrane fibreuse sans tissu osseux, comme si.à ce niveau, tables osseuses et diploé manquant presque totalement, il ne restait que le périoste et la dure-mère en contact. Des lésions anatomiques aussi accentuées permettent nettement par la palpation — et c'est là le point intéressant sur lequel nous appelons l'attention, comme n'ayant pas encore été signalé que nous sachions dans le craniotabes — de sentir les variations de la tension intracranienne, se produisant sous l'influence des cris et des efforts. La fluctuation et la souplesse sont telles qu'on pourrait presque croire, par la sensation que donne le toucher, à l'existence d'une fontanelle; mais le siège anatomique de ces lésions de craniomalacie, prédominantes sur l'écaille du temporal gauche, dans un cas, ne permet pas de confusion possible.

Voici quelques détails sur le premier cas.

Le nourrisson C..., est né le 29 septembre 1912. Il est âgé de 8 mois ; à l'entrée à l'hospice son poids est de 5 kg. 300, sa taille de 60 cm., ce qui indique tout de suite un notable degré d'hypotrophie. L'enfant est en outre rachitique. Sa face petite semble en retrait, à cause de son front proéminent dû à la saillie de ses deux bosses frontales. La voûte palatine est fortement ogivale. Les rebords alvéolaires sont dépourvus de dents. La clavicule et le sternum ne sont pas déformés, mais on perçoit un chapelet costal rachitique. L'abdomen est volumineux, évasé sous le rebord costal. La radioscopie nous a montré un degré assez prononcé d'*aérocolie* et une rate normale. Le corps des os longs n'est pas déformé, mais les épiphyses font une saillie appréciable surtout au poignet, aux extrémités du radius et du cubitus.

Si on examine le crâne, on le trouve assez volumineux mesurant 40 cm. 5 de circonférence. Le diamètre antéro-postérieur étant de 22 cm., le diamètre bipariétal de 19 cm. La fontanelle antérieure est très largement ouverte et n'a aucune tendance à s'ossifier, malgré l'âge de l'enfant (8 mois) ; elle mesure 5 cm. de long, 3 cm. de large ; les angles de l'espace losangique membraneux, semblent se continuer avec les sutures non encore soudées, surtout avec la suture sagittale. Par contre la fontanelle postérieure est à peu près fermée. La palpation du crâne révèle un amincissement des os, qui offrent, en certains points, une mollesse très particulière. L'occipital est le moins intéressé par le processus craniotabétique ; on le déprime seulement dans sa partie supérieure et droite, près du bord de l'os et de la suture occipito-pariétale, qui est élargie ; mais le pariétal est ramolli dans presque toute son étendue, et surtout dans sa portion antérieure et supérieure. La dépressibilité de la table osseuse atteint son maximum sur l'écaille du temporal gauche ; en arrière, et au-dessus du pavillon de l'oreille, on a, en appuyant même très légèrement le doigt, une sensation parcheminée, semblable à celle qu'on obtient en déprimant une carte à jouer. C'est en ce point qu'on peut parfaitement apprécier, lorsque l'enfant crie ou lorsqu'il tousse, la tension intra-cranienne à travers la membrane qui représente l'écaille du temporal. On peut sentir les variations de la tension intra-cranienne comme au niveau de la fontanelle antérieure.

Le deuxième cas, analogue mais toutefois moins prononcé, que nous avons eu l'occasion d'observer, se rapporte à un nourrisson ayant 4 mois 1/2 ; contrairement au premier, il ne présente lui, aucune manifestation rachitique, et aucun retard dans son accroissement.

Le nourrisson G... est né le 16 janvier 1913. A son entrée dans le service, âgé de 4 mois il pesait 6 kg. 300 et mesurait 66 cm. 6. C'est un enfant de belle apparence, plutôt replet, comme l'indiquent son poids et sa taille. Son crâne est bien conformé ; sa fontanelle antérieure mesure 3 cm. de long, sur 2 cm. 5 de large. Aussi avons-nous été étonné de sentir nettement dans la portion latérale droite de l'occipital, dans le voisinage du bord de l'os, une zone de la dimension d'une pièce de cinq francs, très facilement dépressible, donnant cependant la sensation d'un amincissement moindre que dans notre premier cas de craniotabes relaté plus haut. Cependant, lorsque l'enfant crie, la sensation d'expansion et de tension est perçue aussi par les doigts sous l'influence des efforts, et cela d'une façon tout aussi nette que chez notre premier petit malade.

Cette lésion de craniotabes occipital si prononcée était unique, puisque en aucun point nous n'avons pu percevoir un amincissement de la boîte cranienne.

Cette dernière observation montre que le craniotabes circonscrit peut se rencontrer, même à un degré prononcé chez des nourrissons tout à fait normaux dans leur développement et nullement rachitiques. Nous n'avons pas l'explication de ces dysostoses craniennes accidentelles, apparaissant en dehors des troubles de la croissance et des grandes dystrophies, telles que les produit l'hérédo-syphilis.

L'opinion ancienne d'Elsässer, qui attachait une grande importance au craniotabes comme cause de convulsions, a été reconnue inexacte ; les convulsions sont, il est vrai, communes chez les rachitiques, mais non spécialement chez les craniotabétiques.

On voit rarement des ostéophytes se produire sur les pariétaux déterminant la déformation natiforme du crâne, décrite par Parrot, et qui est bien plus commune dans l'hérédo-syphilis.

Les bosses frontales sont en général saillantes ; le front est souvent olympien, comme on l'a dit et un peu asymétrique, en corrélation avec la plagiocéphalie.

En général, le crâne est volumineux, au point que l'on a pu admettre chez les rachitiques un certain degré d'hydrocéphalie.

En réalité, ce développement du crâne paraît surtout anormal, si on le compare au développement général et à la taille très réduite des rachitiques. Les anciens cliniciens, Guersant, en particulier, avaient déjà remarqué le volume spécial du crâne chez les rachitiques dont l'intelligence n'est nullement retardée. Par des recherches faites avec M. Lassablière, j'ai montré, que dans le rachitisme avec hypotrophie, plus encore que dans l'hypotrophie simple, le cerveau chez les enfants jouissait d'une autonomie spéciale pour sa nutrition et son développement. C'est un organe qui est souvent en anticipation de croissance sur tous les autres ; de là le volume du crâne en apparence disproportionné avec le reste du corps.

A la face, les troubles de l'ossification peuvent déterminer l'atrophie des fosses nasales et la voûte palatine en ogive. Fleischmann a signalé une déformation anguleuse de la mâchoire, qui est peu commune. L'éruption dentaire est souvent retardée.

Déformations de la colonne vertébrale

La déformation ordinaire dans le premier âge consiste dans une *cyphose*, une incurvation dont l'arc est antérieur et dont l'angle postérieur siège surtout dans la région dorsale ; la cyphose devient très apparente. lorsqu'on asseoit l'enfant. Quelquefois cette courbure est à court rayon et les apophyses épineuses sont saillantes au point que l'on peut songer à une inflexion en avant causée par un mal de Pott. Il est cependant facile, en général, de distinguer le rachitisme rachidien d'un mal de Pott précoce, en plaçant l'enfant sur le ventre, en le soulevant par les jambes et en pressant légèrement sur les vertèbres proéminentes qui se redressent aisément dans le rachitisme et qui restent immobiles et soudées au contraire dans les lésions pottiques.

Les lordoses et surtout les scolioses latérales, avec les grandes asymétries thoraciques qui s'ensuivent, ne se rencontrent guère dans le premier âge ; elles ne sont alors qu'ébauchées ; en se prononçant, elles créent des gibbosités, réduisent la capacité thoracique dans tous les sens, raccourcissent la taille, ces lésions persisteront toute la vie. En Angleterre on a donné jadis le nom de *ricket* à ce grand rachitisme, d'où en normand riquet, pour désigner ces bossus contrefaits.

Lésions du thorax

Dans les formes bénignes de rachitisme, nous avons vu que, les premiers mois, le chapelet thoracique pouvait être constaté sans que la configuration générale du thorax ni sa capacité fussent bien modifiées. Mais dans les formes graves, outre les saillies très marquées au niveau des cartilages costaux, toute la cage thoracique peut être intéressée ; tantôt le sternum est projeté en avant, comme un bréchet d'oiseau, et les dimensions transversales du thorax sont réduites, aussi bien que sa hauteur ; en effet, les côtes inférieures sont déjetées en dehors, en *auvent*, comme on dit, par les viscères abdominaux qui refoulent le diaphragme. Plus souvent, les côtes ramollies se laissent déprimer sur les côtés, dans les mouvements respiratoires par la pression atmosphérique et il y a des gouttières latérales thoraciques, là où devraient saillir au contraire les arcs costaux. L'aplatissement du thorax des deux côtés peut être tel que le cœur lui-même est refoulé en arrière. Ces déformations réduisent considérablement la capacité de la cage thoracique et entravent les phénomènes de l'hématose. Quand on examine ces rachitiques à la radiographie, on est stupéfait de la faible hauteur du thorax, par suite du refoulement du diaphragme par les viscères abdominaux et de l'énorme réduction de la clarté pulmonaire.

Les clavicules peuvent être déformées et leurs courbures très exagérées.

Les déformations du thorax sont parmi les plus redoutables, car elles entravent la fonction essentielle de la respiration. Même au repos, les enfants ont les mouvements respiratoires accélérés ; ils sont anhélants. Dès qu'un catarrhe bronchique survient, ils sont en imminence d'asphyxie; et ils succombent très,

habituellement, quoi qu'on fasse, à des broncho-pneumonies. De toutes les lésions du squelette, celles du thorax impliquent le pronostic le plus sévère dans l'évolution de la maladie.

Ectasie abdominale. — Le gros ventre n'a rien de spécial au rachitisme ; il se rencontre fréquemment aussi chez les hypotrophiques sans altération spéciale des os. L'atonie du gros intestin et des muscles de la paroi abdominale, qui se sont laissé forcer, expliquent cette apparence ; d'ailleurs, à l'examen radioscopique, l'aérocolie est peu marquée en général ; l'opacité générale aux rayons X semble due à un encombrement stercoral par suite de l'inertie des tuniques musculaires.

Il est exceptionnel que l'on s'aperçoive dans le premier âge des lésions du bassin, qui pourront plus tard être des causes de dystocie.

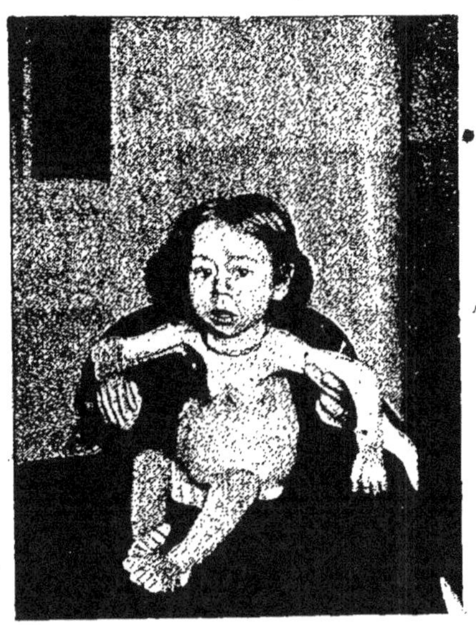

Fig. 78. — Déformation grave du thorax. Enfant de 20 mois.

RACHITISME DES MEMBRES

Aux membres supérieurs. — La tuméfaction des épiphyses radiales est extrêmement apparente, même sous la peau. Il est commun de voir en même temps une incurvation du radius et du cubitus suivant leur face antérieure ; mais ces courbures sont bien moindres qu'aux membres inférieurs, et surtout prononcées chez les enfants qui commencent à marcher à quatre pattes, soutenant ainsi sur des leviers ramollis par le processus morbide, le poids de la partie antérieure de leur corps.

L'humérus est plus rarement incurvé. A l'examen radiographique de l'épiphyse radiale, on note un élargissement de l'extrémité inférieure de l'os, et au lieu d'avoir une ligne nette, opaque, qui sépare la surface osseuse du cartilage épiphysaire transparent, il y a une zone demi-transparente établissant la transition entre l'os vrai et le cartilage ; de plus, l'épiphyse élargie se montre comme creusée en cupule. Aux mains, on a signalé quelquefois de petits renflements correspondant aux épiphyses des phalanges.

Aux membres inférieurs. — Les déformations sont bien plus marquées surtout si les enfants ont commencé de marcher.

Outre les incurvations des fémurs et des tibias, qui se sont fléchis sous le poids du corps, on relève déjà le *genu valgum* ou le *genu varum* : résultant du ramollissement des condyles et du relâchement des ligaments articulaires.

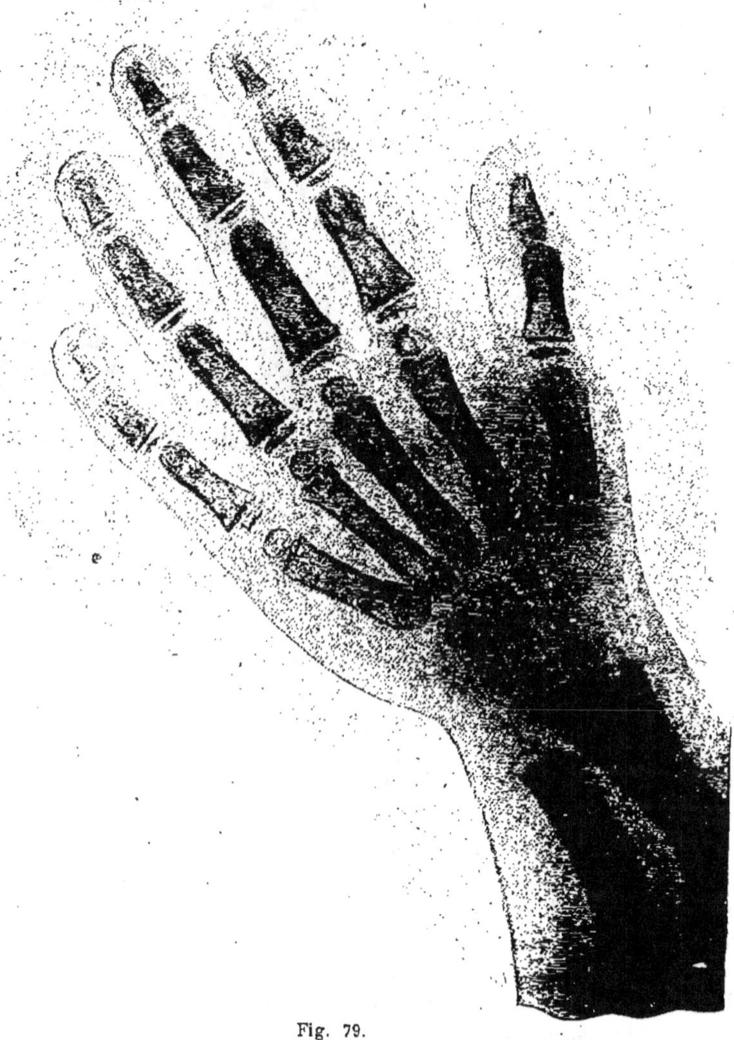

Fig. 79.
Rachitisme sans hypotrophie.
Enfant de 6 ans 1/2 ayant de grandes déformations rachitiques sans hypotrophie.
Tous les points d'ossification sont normaux pour l'âge
Le radius et le cubitus sont fortement incurvés.

Les deux épiphyses supérieure et inférieure du tibia sont fortement tuméfiées, constituant de véritables nouures. Il arrive que les déviations des tibias soient bien plus prononcées d'un côté que de l'autre. On a donné le nom de *coxa vara*

à un affaissement du col du fémur sur la diaphyse, de manière que l'angle de
l'extrémité supérieure avec le reste de l'os se rapproche de l'angle droit. C'est
là encore une déformation mécanique qui peut résulter du poids du corps et
qui produit des troubles fonctionnels spéciaux. Les enfants atteints de *coxa
vara* marchent en se dandinant
comme s'ils étaient atteints de
luxation congénitale de la hanche.

Les fractures multiples. — Lorsque le processus rachitique est très
accentué, les os sont d'une fragilité telle qu'ils se fracturent pour
la moindre cause, même chez les
nourrissons qui ne quittent pas leur
lit. On constate ainsi des fractures
multiples, avec des cals aux membres supérieurs, aux membres inférieurs et même aux clavicules. Brun
avait remarqué que ces fractures
multiples étaient généralement
sous-périostées et ne s'accompa-
gnaient pas de déformations apparentes après la consolidation.

TROUBLES FONCTIONNELS ET ORGA-
NIQUES AU COURS DU RACHITISME

Les troubles coexistants du côté
du système nerveux sont au premier plan. Les nourrissons rachitiques présentent une hyperesthésie
spéciale, bien décrite par Trous-

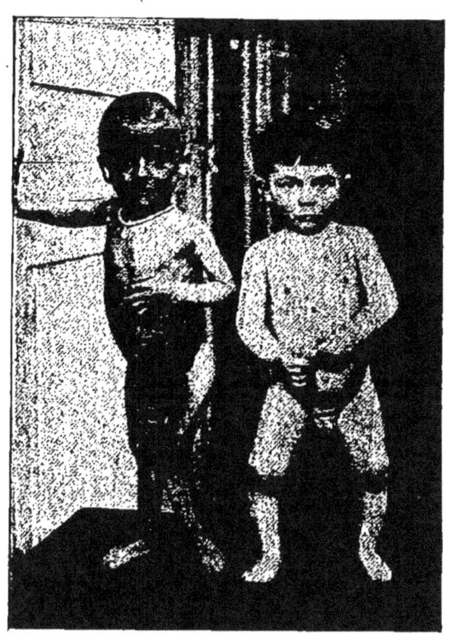

Fig. 80.

1	2
Grand rachitisme et hypo-trophie. 4 ans, 9 mois. Poids 10 k. 400. Taille 78 cent.	Rachitisme floride. Age 17 mois. Poids 10 kil. Taille 78 cent.

seau; dès qu'on veut leur étendre les membres et même dès qu'on les
touche, ils poussent des cris, comme si leurs os ou leurs muscles étaient douloureux. Nous avons déjà signalé que le rachitisme prédisposait aux convulsions,
même si le craniotabes n'existait pas. Le spasme glottique est commun dans
ces circonstances, qu'il y ait ou non hypertrophie du thymus. Dans ce dernier
cas, les phénomènes laryngés spasmodiques ont une allure spéciale et se rapprochent parfois des troubles causés par le stridor laryngé lié à une malformation congénitale des replis ary-épiglottiques. La tétanie n'est pas rare. On a
noté des paralysies dans le deuxième âge qui ont pu être attribuées à des
myopathies.

Troubles gastro-intestinaux. — La plupart des rachitiques sont atteints de
dyspepsie, à la suite de l'alimentation défectueuse prolongée à laquelle ils ont
été soumis. Il est certain qu'ils utilisent mal les aliments qu'on leur fait ingérer,
et, nous nous sommes assuré maintes fois qu'il est bien plus difficile
de faire croître, en poids et en taille, un rachitique hypotrophique qu'un

hypotrophique non rachitique, retardé simplement dans sa croissance.

Il y a une sorte d'atonie de tout le tube digestif qui se traduit par une dilatation de l'estomac et surtout du gros intestin, en même temps que par une éventration de la paroi abdominale avec écartement des muscles droits et élargissement de la ligne blanche. Les digestions sont laborieuses, la constipation est commune.

Le *foie* est très souvent gros, mais n'offre pas d'altération spéciale.

MM. Hutinel et Tixier ont montré que contrairement aux idées courantes, la *rate* n'était pas ordinairement tuméfiée. En pesant systématiquement les rates de 100 enfants de six mois à deux ans, dont 50 rachitiques et 50 non rachitiques ils ont obtenu les chiffres suivants :

	Enfants rachitiques Poids moyen de la rate	Enfants non rachitiques Poids moyen de la rate
De 6 à 9 mois	17 gr. 2	18 gr. 5
9 à 14 —	29 gr. 7	30 gr. 7
14 à 19 —	32 gr. 3	36 gr. 1
19 à 24 —	34 gr. 2	35 gr. 3

L'hypertrophie véritable de la rate n'est pas ordinaire dans le rachitisme qui, à cet égard, se distingue absolument de l'hérédo-syphilis. Lorsque la rate est grosse, c'est qu'il y a une anémie coexistant avec le rachitisme ; les anémies du rachitisme n'auraient pas de formule hématologique spéciale (Lenoble).

TROUBLES DE LA NUTRITION GÉNÉRALE, ATROPHIE ET HYPOTROPHIE

On a fait rentrer jusqu'ici dans le cadre même du rachitisme, les troubles généraux de la nutrition aboutissant à un retard plus ou moins marqué de la croissance pondérale et staturale, et on n'a pas distingué ce qui revenait en propre au processus rachitique de ce qui doit être attribué à l'hypotrophie.

On a été jusqu'à dire : « Dans le rachitisme l'amaigrissement est constant, la nutrition est mauvaise... l'enfant est pâle, anémié..., etc. » L'auteur de ces lignes visait sans doute des rachitiques hypotrophiques et anémiques et n'avait pas devant les yeux les rachitiques *florides*, qui doivent être considérés comme ceux chez lesquels le processus morbide d'ossification est à l'état de simplicité, en quelque sorte, sans complication adjacente. Ce serait nier l'évidence que de rejeter le rachitique floride hors du rachitisme ; cependant, son état de nutrition générale, à part les altérations de son squelette, est satisfaisant ; il peut même être en anticipation de croissance sur la normale, ainsi que nous l'avons maintes fois noté. L'hypotrophie consistant essentiellement dans le retard d'accroissement du poids et de la taille, peut exister indépendamment de tout processus rachitique, de même que le rachitisme se manifeste aussi sans hypotrophie.

C'est la combinaison du processus rachitique et du processus hypotrophique qui constitue généralement les formes graves de rachitisme que nous venons de décrire.

En enregistrant le poids et la taille d'un nourrisson rachitique, on fixe du même coup son degré d'hypotrophie, on apprécie dans quelle proportion le rachitisme et l'hypotrophie interviennent dans l'état morbide.

1° On voit des nourrissons rachitiques sans hypotrophie et même en anticipation de croissance (rachitisme floride) ;

2° D'autres rachitiques ont des déformations notables des membres et du thorax et leur hypotrophie est peu accentuée ;

3° Plus souvent, les rachitiques déformés ont un retard important de la croissance pondérale et staturale ;

4° Enfin, il n'est pas rare de voir de grands rachitiques avec une hypotrophie énorme ; ils ont, à l'âge de 5 ans, par exemple, le poids et la taille d'enfants de 18 mois.

Les variétés dans la combinaison des processus du rachitisme et de l'hypotrophie sont infinies ; et c'est la pédiométrie méthodique seule qui permettra de les apprécier et de les classer avec exactitude.

Au ponit de vue pronostic, l'hypotrophie superposée au rachitisme a une très grande importance, et si l'on peut augurer favorablement de l'avenir d'un rachitique floride, il en est tout autrement d'un grand rachitique hypotrophique.

Ce sont là des notions qui ne sont pas tout à fait nouvelles en pédiâtrie, puisque je les ai formulées dès 1905 ; elles ne peuvent manquer de frapper tous les observateurs sans parti-pris.

Diagnostic. — Le diagnostic du rachitisme est le plus souvent évident, lorsque les déformations du squelette sont accentuées ; mais ce processus devra être recherché dans les phases initiales, surtout avant six mois, par l'exploration méthodique du craniotabes, du chapelet costal et des nouures épiphysaires.

Ce sont les modifications dans la morphologie du squelette, qui sont les meilleurs signes de la maladie siégeant initialement dans le système osseux.

On a confondu jadis l'achondroplasie déjà apparente chez le nouveau-né avec le rachitisme fœtal. Ce sont deux dysplasies osseuses différentes, bien que voisines, que Parrot nous a appris à distinguer. Le rachitisme fœtal, plus rare que l'achondroplasie, n'est pas compatible avec une longue survie.

Jadis le *scorbut infantile* survenant du 6e au 12e mois le plus souvent, était considéré comme une variété de rachitisme aigu. En effet, les épanchements sanguins sous-périostiques forment des manchons qui épaississent les os longs ; ils deviennent très douloureux dans les moindres mouvements ; de plus au niveau des articulations chondro-sternales, on observe dans le scorbut un ressaut très marqué dû au décollement partiel et à l'enfoncement du plastron sterno-chondral. Dans la maladie de Barlow, outre les ecchymoses gingivales et orbitaires qui sont communes et les décollements épiphysaires, on constate une parésie et même une paraplégie extrêmement douloureuse des membres inférieurs que l'on n'observe pas au même degré dans le rachitisme.

Il n'y a pas lieu de s'arrêter longuement au diagnostic différentiel du rachitisme et de l'hérédo-syphilis que Parrot a confondus par une erreur restée célèbre.

L'hérédo-syphilis peut coexister, il est vrai, avec le rachitisme, mais les autres manifestations cutanées et viscérales de la syphilis n'ont rien de commun avec les processus du rachitisme

Le myxœdème, comme l'achondraplasie, est caractérisé par un arrêt du processus d'ossification, et le retard considérable d'apparition des points complémentaires dans les épiphyses, est constant dans ces circonstances. Il n'en est pas de même dans le rachitisme et la radiographie démontre que les points d'ossification ne sont pas retardés dans le rachitisme floride, lorsque la taille est normale. C'est surtout dans le rachitisme avec hypotrophie qu'on relève le retard des points d'ossification dans les épiphyses.

Anatomie pathologique. — Nous serons bref sur l'étude des lésions osseuses proprement dites dans le rachitisme ; elles n'ont d'ailleurs rien de spécial au nourrisson. Dans les diaphyses et dans les os plats, le tissu osseux est plus mou qu'à l'état normal et facile à couper au couteau, parce que la substance calcaire qui imprègne les trabécules osseuses est peu abondante. De plus, les vaisseaux sanguins sont dilatés et entourés d'une quantité anormale de moelle osseuse ; ce processus spécial a été rapproché par Virchow de celui de l'ostéite qui survient sous l'influence des agents irritants le tissu osseux.

En effet, la caractéristique de l'ostéite est aussi la résorption de l'osséine et des sels calcaires, et la prolifération de la moelle osseuse revenue à l'état embryonnaire autour des vaisseaux sanguins.

Il y a une raréfaction du tissu osseux autour du canal médullaire coïncidant avec une prolifération des éléments de la moelle (1).

Ces troubles doivent être étudiés dans l'ossification cartilagineuse et dans l'ossification sous-périostée.

A. Troubles de l'ossification cartilagineuse

A la période initiale sur des coupes longitudinales pratiquées sur un os *long* au niveau de l'épiphyse, on constate que la couche *chondroïde* est augmentée d'épaisseur. Les cellules cartilagineuses se sont multipliées, mais leur agencement en *séries* est moins régulier, tandis que la substance fondamentale intercellulaire n'est plus répartie en série linéaire et que les travées qui la composent sont d'épaisseur inégale.

Cette couche chondroïde montre près de la couche spongieuse des *vaisseaux* entourés de tissu conjonctif embryonnaire. Au même niveau apparaissent déjà quelques îlots de tissu *spongoïde*, de forme irrégulière, constitués de substance fondamentale cartilagineuse calcifiée, semée de petites cellules cartilagineuses. Ces îlots sont entourés de vaisseaux analogues à ceux de la couche chondroïde.

Dans un stade plus avancé les zones chondroïde et spongoïde sont très augmentées d'épaisseur.

Dans la zone *chondroïde*, on constate une multiplication plus grande des cellules cartilagineuses très irrégulièrement réparties ; les travées de substance fondamentale intercellulaire ont tout à fait perdu l'orientation en *rivulation*, mais elles forment un *réseau* qui délimite des aréoles irrégulières dont le centre est occupé par les cellules cartilagineuses. Ce réseau est inégalement calcifié suivant les endroits. Les *vaisseaux* de la zone chondroïde sont dilatés, entourés de tissu conjonctif embryonnaire. Ils sont abondants à l'union de cette zone avec le cartilage épiphysaire érodé souvent par eux.

Dans la zone *spongoïde*, on retrouve les îlots de cartilage modifié décrits à la phase initiale, mais ils ont subi une calcification partielle ou totale ; ils remplacent la zone ossiforme de l'ossification normale et correspondent aux couches ostéophytiques périostales des sujets rachitiques. Ces îlots sont inégaux et séparés par des *vaisseaux* plus nombreux et plus volumineux que ceux de la couche chondroïde ; les parois de ces vaisseaux sont épaissies et entourées d'un tissu conjonctif fibreux assez dense, dans lequel

---

(1) Nous reproduisons un résumé histologique des *Troubles de l'ossification dans le rachitisme*, qui nous a été communiqué par M. le Dr CAILLIAU et qu'il a contrôlé sur de nombreuses préparations d'os de malades de notre service.

elles sont englobées. On constate, en effet, l'apparition de substance fibrillaire dans les cavités médullaires.

Cet épaississement progressif du tissu conjonctif périvasculaire et intervasculaire fait concevoir aisément l'absence de connexion intime des vaisseaux avec les cellules cartilagineuses, dont ils ne peuvent plus effondrer les capsules, tandis que les capillaires normaux de la zone ossiforme normale, entourés seulement de quelques cellules embryonnaires, permettaient mieux ce mécanisme. Les capsules cartilagineuses non ouvertes, ne fourniront donc pas chez le rachitique les travées directrices de l'ossification.

On voit le rôle important joué par les vaisseaux dans le rachitisme. RENAUT fait remarquer (thèse de Lyon, Assada, 1886)que dans l'ossification normale la vascularisation comprend des vaisseaux qui cheminent dans les travées séparant les cellules cartilagineuses sériées, *vaisseaux de nutrition*, et d'autres vaisseaux qui pénètrent dans la cavité des capsules cartilagineuses sériées et sont les agents de l'ossification, *vaisseaux ostéoformateurs*. Dans le rachitisme, d'après cet auteur, les vaisseaux de nutrition sont très développés, mais les vaisseaux ostéoformateurs manquent complètement.

En effet, les vaisseaux rencontrés sur les coupes, dans les tissus chondroïde et spongoïde, cheminent entre les amas irréguliers des capsules cartilagineuses sans les pénétrer ; en outre ces vaisseaux ne sont que rarement accompagnés par les ostéoblastes que la prolifération conjonctivale d'une part, l'absence de travées directrices d'autre part, peuvent maintenir éloignés de la travée à ossifier.

La limite de ce tissu spongoïde, aussi bien du côté de la zone chondroïde que du côté de l'os spongieux, suit une ligne irrégulière sinueuse, festonnée et non rectiligne comme dans l'ossification normale. Aussi voit-on souvent la présence de cartilage, aux différents stades d'évolution, enclavé dans des lamelles osseuses ; sur un même plan transversal on peut voir à la fois du cartilage conservé, du cartilage calcifié et de l'os vrai.

Cet enchevêtrement des zones chondroïde et spongoïde détruisant la révulation de BROCA, est tout à fait caractéristique du rachitisme.

Enfin au niveau *de l'os vrai* on trouve les lamelles osseuses, comprimées et séparées par une moelle, très riche en éléments cellulaires, qui repousse ces lamelles et semble provoquer leur atrophie ou leur résorption, tandis que les axes vasculaires de cette moelle sont entourés d'un tissu conjonctif plus abondant que la normale .Les bords des lamelles osseuses présentent souvent des excavations (lacunes de HOWSHIP) où sont logés des myéloplaxes, agents de la résorption osseuse.

Cet accroissement des cavités médullaires, avec sclérose périvasculaire, diminue la quantité de tissu cartilagineux, mais le cartilage ne disparaîtrait jamais complètement.

Les lésions de l'os rachitique, dans ce premier mode d'ossification semblent donc résulter avant tout des troubles combinés de la vascularisation de l'os, et de la prolifération anormale des cellules dans la zone, où se produit l'ostéogénèse.

B. TROUBLES DE L'OSSIFICATION SOUS-PÉRIOSTÉE

Ces troubles sont peu marqués à la période initiale du rachitisme. Mais le tissu conjonctif jeune s'insinue peu à peu entre les lamelles osseuses.

Plus tard, entre le périoste et l'os compact, les lamelles osseuses de l'*os spongieux* apparaissent déchiquetées par l'invasion du tissu conjonctif. Les cavités de la moelle osseuse sont volumineunes et contiennent de nombreux vaisseaux gorgés de sang.

L'os compact lui-même peut être envahi par la prolifération du tissu conjonctivo-vasculaire sous-périosté et l'on voit, dans les formes graves, les lamelles de la diaphyse écartées et offrant un aspect feuilleté du fait de cette prolifération qui parfois peut atteindre l'intérieur du canal médullaire et le cloisonner.

Les lésions des *os plats* dans le rachitisme ne diffèrent pas beaucoup de celles de l'os compact diaphysaire. Entre la table interne et la table externe on peut observer des cloisonnements, des ponts osseux limitant les aréoles remplies de cellules diverses et surtout d'éléments normaux de la moelle osseuse. Ces lésions affectent le type régressif sur certains os (occipital) et le type hyperplasique sur d'autres (frontal).

Modifications de la moelle osseuse.

Dès la période initiale, le tissu de la moelle osseuse accuse une vascularisation anormale et une prolifération cellulaire notable.

Sur les coupes on note souvent un état congestif parfois hémorrhagique, de petites hémorraghies interstitielles dans les cordons médullaires. Les aréoles graisseuses ont disparu presque totalement ; la sclérose peut se déposer autour des artérioles, plus rarement sur la trame réticulée. Le canal médullaire est élargi ; les aréoles du tissu spongieux dilatés s'ouvrent les uns dans les autres et souvent communiquent avec le canal médullaire qui peut ainsi se prolonger jusqu'au cartilage de conjugaison. Le tissu osseux, du fait, se trouve raréfié. On remarque des îlots de tissu lymphoïde attestant une révisvicence du tissu embryonnaire lymphoïde, qui existe à l'état latent dans la moelle osseuse.

La prolifération cellulaire porte surtout sur les éléments du tissu myéloïde, les myélocytes, les hématies nucléées, les mégacaryocytes sont nombreux. Les éléments du sang circulant (hématies anucléées) paraissent en minorité. Parmi les hématies nucléées, les normoblastes, les mégaloblastes prédominent ; beaucoup d'entre elles présentent des noyaux irréguliers, multilobés, diformes (formes d'irritation de Dominici indiquant un processus inflammatoire). Les myélocytes neutrophiles et basophiles sont plus nombreux et plus volumineux que dans la moelle normale. On rencontre des myélocytes embryonnaires et des mégacaryocytes altérés dont les noyaux sont en pycnose. Tous ces éléments myéloïdes présentent d'ailleurs des signes d'activité cellulaire. Notons l'abondance des polynucléaires neutrophiles, des myélocytes éosinophiles, de plasmazellen et de macrophages.

La présence de ces éléments jointe à la tuméfaction des endothéliums vasculaires, l'hypertrophie des cellules fixes, sont autant de signes caractérisant un état inflammatoire net.

En résumé, accroissement du nombre des éléments cellulaires de la moelle, et apparition des formes caractéristiques des infections banales.

Evolution des lésions osseuses rachitiques.

Ces lésions osseuses peuvent disparaître et l'ossification normale reprendre son cours. On voit alors disparaître peu à peu le chevauchement des zones d'ossification, et le tissu spongoïde se transforme en un os compact. Mais des territoires cartilagineux peuvent persister au milieu du tissu ossifié du noyau épiphysaire et provoquer plus tard les lésions du rachitisme tardif (genu valgum, scoliose, etc.).

RELATIONS DU RACHITISME AVEC LES TROUBLES DIGESTIFS

On peut poser en principe que dans l'immense majorité des cas le rachitisme est une maladie d'alimentation, qui se déclare lorsque le nourrisson reçoit des aliments qu'il ne peut pas utiliser et qui deviennent toxiques pour lui. Il est bien avéré que le rachitisme est infiniment plus fréquent chez les enfants au biberon que chez ceux au sein. Mais ces derniers n'en sont pas absolument indemnes. On voit de temps à autre des enfants qui n'ont pas reçu d'autre nourriture que le lait de leur mère qui, vers l'âge de huit à dix mois, ont des vestiges très nets de rachitisme aux épiphyses, au thorax, etc. J'ai rencontré des familles entières d'enfants rachitiques tous élevés au sein de la mère. Généralement, dans ces circonstances, la mère est mal portante ou mal nourrie, son lait est toxique en quelque sorte, et les enfants, durant l'allaitement, sont sujets à des diarrhées à répétition, à des attaques de gastro-entérite.

Plus souvent, on voit le rachitisme apparaître chez des nourrissons élevés au sein auxquels on administre, dès les deux ou trois premiers mois, des bouillies amidonnées au lait ou des farines lactées, parce que les mères ou les nourrices croient à tort ou à raison que leur lactation est insuffisante. Il est bien établi que les nourrissons, dans les premiers mois, ne peuvent pas chymifier les féculents et qu'il résulte de leur administration des troubles gastro-intestinaux qui se traduisent par des déjections anormales, comme coloration, comme consistance, fétidité, etc.

Nous tenons à rappeler que, d'après notre expérience récente, à la nourricerie Parrot aux Enfants-Assistés, sur plus de 50 nouveau-nés soumis à l'alimentation au lait de vache cru, pur dès les premiers jours, nous avons constaté nettement des vestiges de rachitisme très précoce. Ces nourrissons utilisent mal ce lait pur, leurs déjections sont grumeleuses et fétides. Peut être l'excès de caséine trouble les fonctions digestives et produit par contre-coup les manifestations rachitiques ? La ration quantitative de ces enfants avait été bien calculée d'après la calorimétrie, et l'on ne peut incriminer la suralimentation.

Allaitement artificiel. — L'immense majorité des rachitiques ont été élevés au biberon, et l'on a pu aller jusqu'à dire que tous les enfants nourris artificiellement étaient plus ou moins rachitiques. Il est bien certain que les éleveuses ignorantes de la campagne qui donnent trop souvent du mauvais lait, qui gavent les nourrissons de panades à l'eau, de bouillies ou de soupe aux légumes, produisent presque à coup sûr du rachitisme, tout le monde est d'accord sur ce point, et les inspections édictées par la loi Roussel sont trop espacées pour qu'on puisse contrôler sérieusement les nourrices mercenaires.

Le rôle de la stérélisation du lait dans le rachitisme. — On a prétendu, il y a une douzaine d'années, que la stérilisation du lait modifiait défavorablement sa valeur nutritive et que les enfants élevés au lait stérilisé devenaient très souvent rachitiques. On opposait donc le lait cuit au lait cru qui aurait conservé ses enzymes, ses ferments vivants et qui aurait ainsi un grand avantage sur le lait modifié par la chaleur. Nous avons dit plus haut ce qu'il faut penser des préjugés répandus sur la valeur nutritive du lait de vache cru, tout au moins pour les nourrissons dans les premiers mois de la vie. Bien loin que ce lait cru pur soit supérieur au lait cuit, il produit au contraire des troubles dyspeptiques et même des manifestations rachitiques que l'on évite en se servant des laits surchauffés à 108° et des laits surchauffés et homogénéisés. Après avoir manié pendant plus de 20 ans, à la Goutte de Lait de Belleville, à l'Institut de puériculture des Enfants-Assistés, des quantités énormes (plus d'un million de litres) de lait stérilisé industriellement à 108° (Gallia) et plus tard de lait Lepelletier, je puis affirmer que la stérilisation parfaite du lait, c'est-à-dire la surchauffe, ne détermine pas le rachitisme. Sans doute, le rachitisme, bénin en général, apparaît chez les enfants des mères peu soigneuses ou indociles, donnant malgré nous des bouillies prématurément ou des quantités excessives de lait. Mais lorsque les mères suivent bien nos instructions pour les rations quantitatives, spécialement dans la classe aisée, le rachitisme n'apparaît pas chez ces nourrissons ; tout au plus ont-ils un peu de ressaut costal, mais ils n'ont aucune déformation des membres, ils ont une taille à peu près normale : 71 centimètres en moyenne à un an au lieu de 72 centimètres chez les enfants au sein. Ils marchent à 13 ou 14 mois ; ils n'ont pas d'ectasie abdominale et leur développement ultérieur dans la deuxième année, s'effectue bien. Après une expérience aussi prolongée sur plus de 20.000 enfants, nous sommes en droit de dénier un rôle quelconque à la stérilisation du lait dans le rachitisme.

La *suralimentation* avec du lait de bonne qualité en même temps qu'elle détermine des troubles gastro-intestinaux, peut produire aussi le rachitisme ; il est probable que les rachitiques florides rentrent dans cette catégotie.

Mais c'est surtout la privation complète de lait qui est la cause principale des formes moyennes et graves du rachitisme avec hypotrophie. Les bouillies à l'eau préparées avec du pain (panade), les soupes au pain, les bouillies faites sans lait avec des farines de conserve, des farines lactées, ou même des farines ordinaires, sont très rachitisantes.

On voit des familles entières rachitisées par ces aliments défectueux. Lorsque le rachitisme se montre chez les jumeaux, il existe souvent au même degré et avec la même topographie, car l'alimentation est identique pour les deux enfants : la plupart des nourrissons rachitiques ont eu, ou ont encore des troubles gastro-intestinaux par suite de fautes hygiéniques commises.

Voici une observation très concluante établissant le rôle de l'alimentation dans le rachitisme chez les jumeaux. Celui qui a reçu le sein maternel est indemne.

Rachitisme et *hypotrophie* chez l'un des jumeaux.
Hypotropie simple chez l'autre.

1° Albert M. âgé de 35 mois ; poids 11 kg. 800, taille 80 cm. 5.

Cet enfant présente des stigmates de rachitisme très nets : au poignet les épiphyses radiales sont fortement tuméfiées, les deux tibias sont assez fortement incurvés. Pas de déformations thoraciques. Dentition à peu près normale.

Il a reçu le sein jusqu'à 18 mois par sa mère, mais à partir de 8 mois l'enfant a reçu des panades à l'eau pour compléter l'allaitement. Il préfère d'ailleurs les soupes et les panades et à partir de 18 mois il a refusé de boire du lait après avoir cessé de téter.

2° Ferdinand M. l'autre jumeau, 35 mois, né le premier ; poids : 9 kg. 350, taille : 78 cm. 5.

Hypotrophie simple ; il a des membres grêles, une musculature faible, des os menus. Mais il ne présente aucune déformation rachitique des membres ni du thorax.

Cet enfant a toujours été plus délicat que l'autre. Jusqu'à 18 mois il refusait tout autre aliment que le sein de sa mère. Depuis cette époque, il prend beaucoup plus volontiers que son frère le lait (en moyenne un litre) et les bouillies au lait, il n'aime pas la soupe au pain ni la panade à l'eau.

Ces deux enfants font partie d'une famille de réfugiés du Pas-de-Calais.

La mère a eu sept enfants, tous nourris au sein, et n'en a perdu qu'un, d'ailleurs âgé de plus de un an.

Voici d'autre part la photographie de deux jumeaux alimentés de la même manière et présentant des déformations thoraciques légères mais identiques.

LES CAUSES PRÉDISPOSANTES

Il n'est pas douteux que l'hérédité intervienne pour favoriser l'éclosion de la maladie ; cette force ne perd jamais ses droits, mais le rachitisme héréditaire est rare.

Les conditions de salubrité défectueuse pour le logement semblent prédisposer au rachitisme. Cette maladie est bien plus commune dans les villes que dans les campagnes, sans doute parce que l'allaitement artificiel y est aussi plus répandu et que le lait apporté dans les villes est plus souvent altéré ou sophistiqué. Dans les nations où les femmes nourrissent toutes, elles-mêmes, leurs enfants au sein, en Chine, en Indo-Chine, en Hindoustan, etc., etc..., cette maladie est à peu près inconnue.

Il n'est pas rare de voir survenir le rachitisme chez des nourrissons, après qu'ils ont souffert de la coqueluche, d'une broncho-pneumonie ou d'une autre maladie à durée un peu longue. Quel lien y a-t-il entre les deux processus morbides ? Il est difficile de le préciser. Peut-être la maladie aiguë a-t-elle produit des troubles digestifs qui ont entravé l'alimentation, et là encore le rachitisme serait indirectement d'origine digestive.

On a avancé sans preuves bien positives jusqu'à présent, que la tuberculose intervenait fréquemment pour produire le rachitisme. Cette opinion émise par Poncet (de Lyon), a été adoptée par M. Marfan. On peut objecter à cette hypothèse que rien n'est plus commun que l'hypotrophie, c'est-à-dire le retard de croissance pondérale et staturale, en connexion avec la tuberculose du nourrisson. Or, cette variété d'hypotrophie est généralement simple, pure et ne se complique pas de lésions apparentes ni de déformations osseuses.

...Nous avons fait un grand nombre d'autopsies d'hypotrophiques avec des

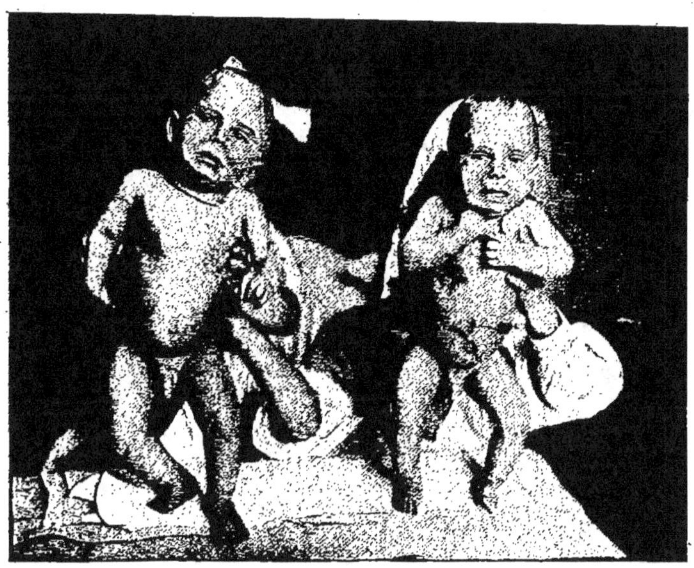

Fig. 81.

Enfants jumeaux de 18 mois hypotrophiques et rachitiques.
Ils présentent tous deux un affaissement symétrique des côtes avec chapelet costal.

lésions tuberculeuses ganglio-pulmonaires, tubercules cérébraux, ou abdominaux, sans observer aucune lésion apparente du squelette qui rappelle le rachitisme.

Pathogénie. — Les théories imaginées pour expliquer la production du rachitisme sont multiples et ont varié suivant les doctrines médicales régnantes. Nous les signalerons sommairement, car elles n'ont pas grande importance dans la pratique.

On a fait intervenir l'insuffisance des sels calcaires dans l'alimentation, ou l'assimilation de ces sels calcaires. D'après Voit, l'utilisation des sels de chaux ne serait que de 1/10 dans les aliments non lactés, tandis qu'elle serait de 3/5 avec le lait de femme. On a voulu faire jouer aussi un rôle à l'acide lactique venant de l'intestin qui joindrait son action à l'acide carbonique pour expliquer la déminéralisation du squelette.

On a soutenu aussi que les lésions rachitiques étaient de nature infectieuse, que certains microbes étaient capables de le produire ; les recherches dans cette direction n'ont pas encore donné de résultat positif.

Il est bien vraisemblable que les lésions osseuses ont une origine toxique et résultent de l'action de substances élaborées dans le tube digestif aux dépens des aliments autres que le lait, et en particulier des féculents donnés prématurément aux enfants.

Les médecins anglais ont même prétendu que l'amidon était la substance rachitigène par excellence pour le nourrisson. Mais il faut reconnaître que l'on ne parvient pas à reproduire chez les animaux le rachitisme expérimental, en les privant de lait. Il est aisé dans ces circonstances de produire de l'hypotro-

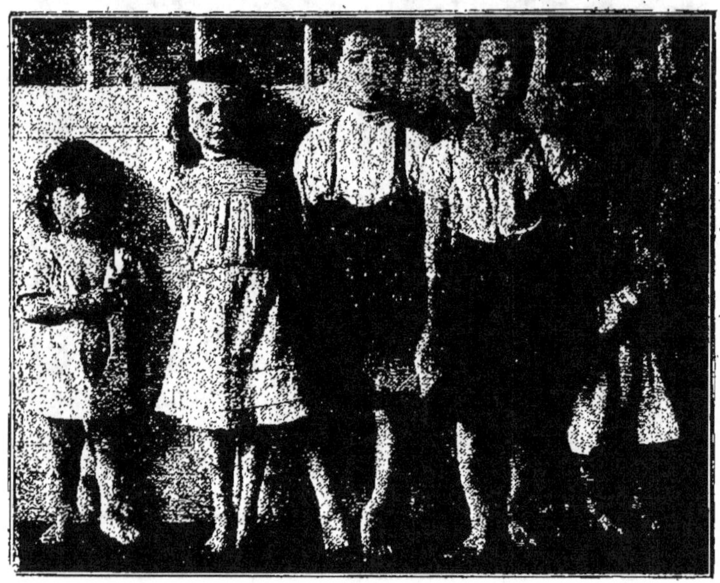

Fig. 82.
Une famille d'enfants rachitiques élevés à la panade par la mère.
La seule enfant, sans déformations des jambes, (2ᵉ à gauche) a été élevée par une nourrice.

phie, nous y avons réussi dans des expériences réitérées avec MM. Lassablière, Robert, Cailliau, sur des jeunes chiens et des jeunes chats, mais nous n'avons pas observé sur ces animaux dont la croissance était très retardée, les déformations osseuses du rachitisme, ni les lésions macroscopiques à la coupe au niveau des épiphyses ; les os étaient mous, mais comme chez de jeunes animaux de la taille de nos hypotrophiques.

On n'a pas réussi non plus à produire de rachitisme expérimental en injectant sous la peau des animaux des substances toxiques à dose répétée et faible ; ces substances étaient des extraits de matière fécale.

Charrin et Leplay en procédant de cette manière ont produit de l'atrophie très marquée chez de jeunes lapins qui restaient nains, relativement aux témoins ; mais il s'agissait, comme dans nos propres expériences, de lésions d'atrophie, de retard dans le développement du squelette, mais non de lésions offrant les caractères habituels du rachitisme.

Évolution du rachitisme et pronostic. — Il y a une différence fondamentale entre l'évolution du rachitisme léger, consistant en nouures dans les épiphyses costales et radiales, et le grand rachitisme avec déformations permanentes du thorax et des leviers des membres. Le rachitisme léger, et en particulier le rachitisme de sevrage, gêne à peine la croissance et disparaît en quelques mois, si l'on fait prédominer le lait dans l'alimentation de l'enfant. Il en est tout autrement si déjà le thorax est déformé, si par contre-coup les fonctions respiratoires sont déjà troublées, si les os des membres inférieurs surtout présentent des incurvations plus ou moins fortes, allant jusqu'à des difformités très graves. Arrivé à ce degré, le processus ne rétrograde que lentement et difficilement. Les enfants sont très exposés à des complications broncho-pulmonaires. S'ils survivent, on peut être obligé de recourir à des interventions opératoires ou à des appareils spéciaux pour remédier aux difformités. Les contre-coups éloignés du rachitisme du premier âge du côté du rachis et du bassin, peuvent être très redoutables : produire des scolioses, causer la dystocie, etc.

Prophylaxie et traitement. — Nous ne reviendrons pas sur la nécessité absolue de nourrir les enfants exclusivement au sein ou avec du bon lait jusque vers l'époque de la dentition.

Si exceptionnellement, le rachitisme se déclare chez un nourrisson au sein qui tète du mauvais lait, qui a des selles vertes, etc., il faudra pratiquer l'allaitement mixte qui suffira généralement à contrebalancer les effets fâcheux de l'allaitement exclusif au sein. En peu de temps, on voit par l'addition de bon lait substitué au lait défectueux de la mère, les selles se régulariser, reprendre une consistance et une coloration normales, etc. S'il était reconnu que le lait de la mère fût vraiment nocif à l'enfant, même en petite quantité, ce qui est très rare, il faudrait recourir à l'élevage artificiel avec du lait de vache surchauffé à 108° de préférence ; la surchauffe favorise, on le sait, la digestibilité de la caséine et son utilisation.

Si le nourrisson est élevé artificiellement, il faudra éviter de le suralimenter ; la suralimentation détermine assez souvent le rachitisme sans déformation apparente avec polysarcie, ce que l'on nomme le rachitisme floride ; les altérations osseuses disparaissent assez vite, si plus tard l'enfant reçoit une ration convenable et si, au moment du sevrage, on ne lui donne que peu de féculents.

On ne saurait trop se pénétrer de cette idée que c'est l'introduction prématurée des féculents dans l'alimentation infantile, des farines lactées, ou de conserve, des soupes et surtout des panades, qui sont les agents les plus dangereux dans la détermination du rachitisme.

Lorsque le rachitisme est constitué, même s'il y a déjà des déformations des membres, c'est encore le lait qui constituera la base du traitement ; c'est seulement en régularisant les processus nutritifs avec le lait qu'on arrêtera les manifestations du rachitisme dans le squelette. Pour éviter les déformations dans les os des membres inférieurs, ou pour empêcher qu'elles ne s'accentuent, on ne permettra à l'enfant ni de se dresser sur ses jambes, ni de marcher même à quatre pattes ; c'est dans cette dernière position que les os des bras s'infléchissent. L'enfant sera donc gardé dans son berceau, dans une petite voiture ou fixé sur sa petite chaise.

Il recevra un litre de bon lait chaque jour et on lui donnera des bouillies

claires faites le matin à la farine d'avoine, ou à la farine de riz s'il y a du relâchement d'intestin; on pourra donner aussi dans le cours de la deuxième année,
de la purée de pommes de terre au lait, avec deux à trois cuillerées à soupe de
jus de viande de bœuf fraîche, des bouillies au tapioca, à la farine de froment,
de maïs et au lait, etc.

On fera vivre l'enfant au grand air, à la campagne ou au bord de la mer, si
possible, pour stimuler sa nutrition ; on lui donnera des bains salés chauds
ou des bains à l'écorce de chêne ; on employait jadis les bains de lie de vin.

Les médicaments conseillés contre le rachitisme sont innombrables, c'est la
meilleure preuve qu'aucun d'eux n'a de valeur constante. L'huile de morue a
été recommandée par Trousseau.

Kassowitz a vanté l'action du phosphore incorporé dans l'huile et spécialement dans l'huile de morue, suivant cette formule :

<pre>
        Huile de foie de morue .... 100 gr. »
        Phosphore ....   0 gr. 01
</pre>

Une cuillerée à café par jour correspondrait à un demi-milligramme de phosphore environ.

Ce médicament est très toxique à haute dose, et peu maniable par conséquent
dans la clientèle populaire. Un médecin philanthrope de Belleville, à Paris, le
Dr Métivier, a été poursuivi à tort devant les tribunaux pour des accidents
mortels survenus à un nourrisson après l'emploi de ce médicament.

Un grand nombre de préparations de phosphate de chaux ont été utilisées :
le chlorhydro-phosphate, le lacto-phosphate, le glycéro-phosphate, les hypophosphites, etc.

On prescrit le sirop de chlorhydro-phosphate ou de lacto-phophate du
Codex, à la dose de une à deux cuillerées à soupe par jour. Chaque cuillerée à
soupe contient environ 0 gr. 25 de phosphate de chaux. Or, un litre de bon lait
de vache renferme jusqu'à 3 et 4 gr. de phosphate de chaux intimement uni
aux albuminoïdes et par conséquent sous une forme très assimilable. Un
litre de bon lait équivaut donc à 12 ou 16 cuillerées à soupe de sirop de phosphate
de chaux du Codex, soit près d'un quart de litre de sirop.

Les « Gouttes de Lait » dans lesquelles on distribue aux femmes du peuple
pour l'élevage artificiel du bon lait gratuitement, ou à prix réduit, sont donc
extrêmement utiles, soit pour la prophylaxie, soit pour le traitement du rachitisme. Il serait bien préférable de favoriser et de développer ces établissements,
plutôt que de construire des *sanatoria marins* dispendieux où l'on traite pendant des années des enfants rachitiques dont les membres et le rachis sont
déformés faute d'avoir reçu l'aliment essentiel qui leur était nécessaire : le
lait.

Nous avons obtenu en 1913 à l'infirmerie des Enfants-Assistés, chez une petite
négresse âgée de cinq ans, très déformée, un accroissement de taille de 12 centimètres en douze mois, par l'emploi régulier du corps thyroïde et par l'alimentation lactée prédominante : la croissance annuelle à cet âge n'est que de
7 centimètres en moyenne.

MALADIES CONGÉNITALES DIVERSES

FISTULES CONGÉNITALES DE LA TÊTE ET DU COU

Le développement des fentes branchiales dans la région cervicale peut être incomplet et donner lieu à des fistules. Elles sont le siège fréquent de lésions inflammatoires tardives, qui induisent souvent en erreur et laissent croire à une origine ganglionnaire ou dermique, si on ne se souvient des conditions qui président à leur apparition.

On en observe ainsi au niveau du pavillon de l'oreille, soit à l'extrémité antérieure de l'hélix, soit au lobule ; leur transformation kystique est fréquente. Elles peuvent coexister avec des malformations plus profondes de l'oreille, comportant un pronostic fonctionnel grave.

Elles siègent également dans la région sus-hyoïdienne, soit à la partie inférieure de la zone parotidienne sur le bord antérieur du muscle sterno-mastoïdien (Lannelongue), au-dessus du cartilage thyroïde du côté gauche, communiquant parfois avec le conduit auditif externe.

Dans la région sous-hyoïdienne, elles se montrent tantôt uniques, tantôt bilatérales et symétriques, sur le bord antérieur du sterno-mastoïdien jusqu'à la fourchette sternale. Leur orifice d'entrée est recouvert par un opercule ou occupe le sommet d'un petit mamelon. Un stylet introduit dans l'intérieur de ces trajets fistuleux aboutit en haut en arrière et en dedans jusqu'en un point profond qui peut répondre à la paroi pharyngienne.

Ces fistules sont tapissées d'un épithélium pavimenteux au voisinage de l'orifice, cylindrique dans les parties profondes.

Certaines fistules s'observent dans la région médiane du cou au devant du cricoïde, du thyroïde ; elles reconnaissent une pathogénie autre que les fistules latérales par malformation évolutive des fentes branchiales. Entre les extrémités internes de ces fentes, la région médiane du cou se développe en une masse mésoblastique qui fournit la base de la langue, l'épiglotte et le corps thyroïde. Entre le corps thyroïde et le forum lingual, un canal dit thyrioglosse décrit par His, peut persister après la naissance ; il est le point de départ des fistules médianes du cou.

Il faut distinguer des fistules congénitales du cou les fistules accidentelles comme la suivante :

Fistule lactée cervicale chez un nourrisson (1).

Julia M..., 4 mois, envoyée aux Enfants-Malades par le Dr Borst de Plancher-les-Mines, présente depuis trois jours un écoulement de lait par l'ouverture persistante d'un abcès sur le côté gauche du larynx. Ce phénomène survint à la suite du développement d'un abcès ganglionnaire de a région sus-hyoïdienne droite. D'autres ganglions apparurent et un nouvel abcès s'ouvrit près du larynx, du côté gauche. Je fis donner le biberon devant moi, et vis le petit cloaque se remplir de lait dès les premières gorgées et même le lait déborder sur la peau du cou. L'orifice cutané de la fistule, situé en avant du sterno-mastoïdien, mesure 1 cm. et demi de hauteur sur 1 cm. de largeur.

Le cathétérisme du trajet fistuleux ne peut conduire sur l'orifice interne, dont je ne puis préciser le siège, mais qui doit être près du larynx, car il arrive souvent que l'enfant est prise de toux quand elle commence d'avaler, comme si le lait s'engageait aussi un peu dans le vestibule laryngien.

Les soins d'asepsie de la peau ne permirent pas d'obtenir la fermeture du trajet et on tenta d'alimenter l'enfant par une sonde œsophagienne introduite par le nez.

La friabilité des tissus n'a pas permis à MM. Félizet et Villemin de tenter la suture de la fistule.

L'état général de l'enfant s'aggrava par la suite. Une broncho-pneumonie survint avec plusieurs accès de suffocation et enleva la malade. Les parents, ayant emporté l'enfant, l'autopsie ne put être faite.

C'est donc là un fait rare, mais bien évident de fistule œsophago-cutanée acquise.

Fibrochondromes congénitaux. — A ces fistules branchiales de la tête et du cou peuvent s'associer des fibrochondromes congénitaux, voire même des néoplasmes. Ils siègent principalement au niveau du pavillon de l'oreille, ou sur une ligne allant du tragus à la commissure labiale, c'est-à-dire sur le trajet de la fente maxillaire ou encore à la partie inférieure du cou, un peu au-dessous de l'articulation sterno-claviculaire.

L'observation suivante due à mon interne M. Eschbach concerne un enfant soigné par nous à la Goutte de Lait de Belleville et qui présentait des malformations congénitales multiples de la tête et du cou.

Gabrielle X..., 4 mois, née à terme, 4 kg., présente 5 fistules : une dans l'angle interne de l'orbite droit, deux symétriques dans les pavillons de l'oreille, deux dans la région cervicale avec fibro-chondromes dans leur voisinage.

La fistule orbitaire, complètement fermée, est représentée par une petite tache située au fond d'une dépression en forme de rigole regardant vers le bas. Elle siège exactement dans le sillon orbito-palpébral inférieur, un peu au-dessous de l'angle interne de l'œil, à 2 ou 3 mm. de la caroncule lacrymale.

Les fistules auriculaires, bilatérales et symétriques, par où s'écoule un liquide séro-muqueux, siègent au même niveau sur la portion ascendante de l'hélix, à un demi-centimètre au-dessus du tragus.

Au cou, les fistules et les fibro-chondromes de leur voisinage diffèrent sensiblement sur les deux faces latérales :

A droite : une petite fistule s'ouvre au sommet d'un mamelon, situé exactement sur le bord antérieur du sterno-cléido-masdoïdien, à peu de distance du sternum, dans la région sous-thyroïdienne latérale. Par cette fistule s'échappe un liquide clair et visqueux.

Au même niveau, mais un peu en arrière, existe sur la face superficielle du sterno-cléido-mastoïdien une saillie allongée d'avant en arrière, longue de 1 cm. environ, et recouverte par la peau normale ; cette saillie a une consistance cartilagineuse, est mobile sous la peau, bascule, mais adhère aux plans profonds par sa base. Elle a aujourd'hui le même volume qu'elle avait au moment de la naissance.

A gauche : en un point analogue, mais sensiblement plus haut, en avant du bord antérieur du sterno-cléido-mastoïdien, existe une autre fistule semblable à la précédente, ouverte au fond d'une légère dépression et laissant écouler un peu de liquide.

(1) *Bulletin de la Société de Pédiâtrie*, 1905.

En arrière de cette fistule, à un degré légèrement plus élevé encore, on trouve aussi sur la face externe du muscle, une petite nodosité ; elle est beaucoup moins développée que du côté opposé, car elle n'est pas apparente, mais elle se sent très bien au toucher et se perçoit sous forme d'un relief allongé dans le même sens, et présentant la même consistance cartilagineuse que de l'autre côté.

Kystes congénitaux de la tête et du cou. — La région cranienne, la face, le cou sont parfois le siège de formations kystiques qui reconnaissent pour origine les fentes branchiales. Ils ont les caractères des kystes dermoïdes et peuvent prendre un développement exagéré.

Ceux du crâne ont pour points d'élection : la région de la glabelle et du dos du nez, la fontanelle antérieure, l'inion. Il faut éviter de les confondre avec des méningocèles, dont ils se distinguent par l'absence de battements pulsatiles et par leur irréductibilité. Ceux de l'inion sont graves par leur développement endocranien.

A la face, les kystes de la peau du sourcil sont bien connus ; ils glissent facilement sous la peau, mais adhèrent intimement à l'os ce qui les distingue des kystes séreux ordinaires et des kystes sébacés. Ils sont très malléables ; leur contenu est constitué par des débris épidermiques, de la graisse, voire même des poils.

Des caractères analogues s'observent dans les kystes de l'angle interne de l'œil, appelés encore par Verneuil kystes prélacrymaux.

Au cou, il en existe également ; on les rencontre en arrière du pavillon de l'oreille, dans le sillon auriculo-temporal ; à la région sus-hyoïdienne, ils forment des tumeurs qui font relief sur le plancher buccal et simulent des grenouillettes.

Agénésies auriculaires. — Les malformations de l'oreille externe sont fréquentes ; en dehors d'anomalies banales, telles que l'absence d'enroulement de l'hélix, l'anastomose de l'hélix et de l'anthélix, l'absence de lobule, etc..., il est des malformations beaucoup plus marquées. Ainsi note-t-on parfois une atrophie du pavillon réduit à quelques nodules cartilagineux, le conduit auditif manque, le nerf facial fait également défaut (paralysie faciale congénitale). Launois et Le Marc' Hadour, Apert, etc., en ont signalé plusieurs cas. Tous les degrés s'observent : la malformation est habituellement unilatérale, plus fréquemment à gauche ; on observe à un premier degré un simple ratatinement du pavillon ; une forme plus intense se caractérise par la présence de deux rudiments, un, supérieur, cartilagineux, fait de petits nodules durs, un inférieur mou, en forme de demi-anneau circonscrivant un orifice borgne où peut pénétrer un stylet. La peau est normale au voisinage et les cheveux bien implantés.

La gravité de cette anomalie ne réside pas seulement dans son caractère inesthétique, mais dans l'association de malformations profondes de l'oreille : absence de conduit auditif osseux et cartilagineux, agénésie du temporal, réduction de la caisse du tympan, absence de certain osselets, petit volume du nerf auditif. L'oreille interne est en général respectée.

Le maxillaire inférieur, le maxillaire supérieur lui-même sont partiellement atrophiés. L'examen rhinoscopique montre l'absence de l'orifice tubaire de la trompe d'Eustache.

Launois et Le Marc'Hadour ont bien montré que ces agénésies de l'oreille sont en rapport avec un trouble de développement, portant non seulement sur la première fente branchiale, mais sur tout le « métamère » auquel elle répond, comme l'atteste l'atrophie non seulement du conduit auditif externe, de la caisse, de la trompe, mais aussi du maxillaire supérieur. Il s'agit là très probablement d'une compression subie par cette région pendant la vie intra-utérine.

Dacryocystite congénitale. — La dacryocystite congénitale est le plus souvent confondue avec une ophtalmie purulente ou avec une conjonctivite catarrhale qui ne guérit pas. Mais la sécrétion est dans la très grande majorité des cas unilatérale et c'est ce qui doit mettre l'attention en éveil. Quand on procède à l'aide d'un peu de coton, mouillé au nettoyage du coin de l'œil, on voit reparaître la sécrétion aussitôt après, si on presse contre la commissure interne des paupières ou sur la racine du nez à côté d'elle, on voit le pus épais sourdre des points lacrymaux.

On note souvent que ces enfants présentent un écoulement nasal permanent.

Cette dacryocystite peut guérir spontanément, mais elle peut être rebelle et persistante.

Le traitement consistera d'abord en des soins d'hygiène locale, surtout en des massages qui videront quotidiennement la poche du pus accumulé. On sera obligé parfois de procéder au cathétérisme du sac, car il peut y avoir occlusion du canal.

ABSENCE CONGÉNITALE DES MUSCLES PECTORAUX

Cette anomalie, exceptionnelle, porte sur les deux pectoraux ou sur un seul, ou sur une partie de ses faisceaux. Elle a été surtout bien étudiée en France par Ledouble (de Tours), dans son Traité des anomalies musculaires.

L'observation suivante en est un exemple.

Absence congénitale des deux muscles pectoraux droits chez un garçon de 5 ans 1/2.

Les parents ne constatèrent la difformité qu'à l'âge de deux ans. L'enfant observé aux Enfants-Assistés présentait un affaissement thoracique notable du côté droit ; la palpation ne laissait sentir aucune masse musculaire, la peau étant accolée directement aux côtes et aux espaces intercostaux. L'examen électrique confirma l'absence des pectoraux. Malgré cette malformation, les mouvements du bras sont normaux, même ceux d'embrassement, grâce à la suppléance par les deltoïdes bien constitués. Mais dans l'horizontalité des bras, apparaît un grand repli cutané triangulaire, s'étendant du mamelon à la partie moyenne du bras et dont le bord libre est constitué par une bride fibreuse partant du 3e cartilage costal pour aboutir au bord interne de l'humérus jusqu'à l'épitrochlée. La hauteur de ce repli fermant le creux axillaire, est de 9 cm. environ. Ledouble estime que cette bride fibreuse, qui soulève le bord libre du repli cutané, correspond à un faisceau spécial du pectoral décrit sous le nom de sterno-costo-épitrochléen.

La percussion et l'auscultation du thorax ne révèlent rien d'anormal. L'affaissement de l'hémithorax tient à la déficience de la traction musculaire exercée normalement par les pectoraux sur les côtes. (*Obs. résumée*).

DYSTROPHIES OSSEUSES DU THORAX

I. — LE THORAX EN ENTONNOIR

A l'examen d'un nouveau-né de constitution normale, on note que l'extrémité inférieure du sternum est le centre d'une dépression peu accusée, qui s'accentue dans l'inspiration forcée, au moment des cris, et à laquelle participent plus ou moins les cartilages costaux adjacents.

Chez les nouveau-nés débiles, cette dépression sterno-chondrale présente parfois les caractères d'une véritabe malformation et mérite la dénomination de «thorax en entonnoir». On peut constater des degrés variables, mais tandis que les formes légères s'atténuent et disparaissent en quelques semaines, dans d'autres cas, cette anomalie persiste. Elle est rarement isolée; on note en général l'association d'autres stigmates organiques de dégénérescence.

Il y a lieu, dès lors, de distinguer cette dernière variété congénitale et définitive du thorax en entonnoir, de la variété acquise telle qu'elle s'observe au cours d'affections apparaissant plus ou moins tardivement et troublant le développement du squelette ; rachitisme, obstruction lymphatique du pharynx, affections chroniques de l'appareil respiratoire.

Étude clinique. — Nous avons pu étudier à l'hospice des Enfants-Assistés, divers exemples de cette malformation. L'autopsie nous a permis dans deux cas d'en analyser les caractères anatomiques.

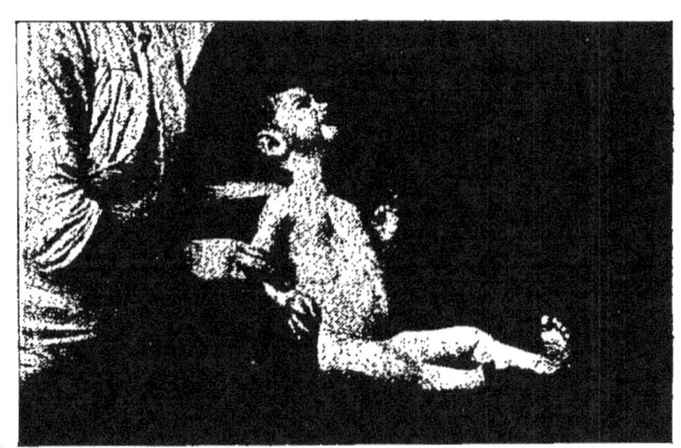

Fig. 83. — Thorax en entonnoir avec malformations multiples des mains et des pieds. Nourrisson de six mois.

OBS. I. — P... (Charies), 16 jours. Poids : 2 kg. 300 ; taille : 47 cm.

Cet enfant présente une dépression portant sur la moitié inférieure du sternum et les cartilages costaux. Sa limite supérieure est peu accusée, elle répond environ à une ligne unissant les 3e côtes ; la limite externe, émoussée également, oblique en bas et en dehors, passe en dedans des articulations chondro-costales et s'étend environ jusqu'à la 9e côte. Le centre de la dépression répond à la base de l'appendice xyphoïde.

Nous avons pu suivre cet enfant pendant les semaines après son admission dans le service ; la déformation a diminué progressivement à mesure que l'enfant s'accroissait au sein d'une bonne nourrice. C'est là un exemple de la forme transitoire de cette déformation.

OBS. II. — G... (Georges), 15 jours. Poids : 2 kg. 600 ; taille : 48 cm.

Cet enfant présente une dépression profonde et permanente, portant sur la moitié inférieure du sternum ; le centre répond à la base de l'appendice xyphoïde ; la limite supérieure est peu précise ; la limite externe, au contraire, très accusée, angulaire, est représentée par une ligne oblique en bas et en dehors, passant en dedans des articulations chondrocostales et s'étendant de la 3e à la 8e côte.

Dans les grandes inspirations qui précèdent les cris, cette dépression s'exagère considérablement, le sternum violemment tiré en arrière entraîne avec lui les cartilages costaux, la coudure angulaire externe s'accentue notablement.

Cet enfant ne présente aucune autre malformation. Peu de jours après son admission, la température s'élève, l'enfant meurt de broncho-pneumonie.

L'autopsie nous a montré que cette déformation « en entonnoir » persistait après la mort. On note une gracilité très marquée des pièces du thorax ; les cartilages costaux sont d'une flexibilité anormale ; à l'examen par la face interne et par comparaison avec un thorax d'enfant sain, il est facile de préciser la limite externe de la dépression et la coudure angulaire des cartilages à ce niveau, tandis que dans le thorax normal, les cartilages résistants se continuent suivant une courbure douce et régulière avec les côtes. La traction exercée sur les piliers du diaphragme attire l'extrémité inférieure du sternum en arrière et en bas ; dans ce mouvement on voit la coudure chondrale s'accuser notablement reproduisant la malformation constatée pendant la vie.

Obs. III. — Enfant J. E..., 1 mois. Poids : 1 kg. 280 ; taille : 38 cm.

Autopsie. — Cet enfant que nous avons vu pour la première fois sur la table d'autopsie présentait, comme on voit, par la pesée et la mensuration, les caractères de la grande débilité congénitale.

Le sternum et les cartilages costaux forment une gouttière que délimite une coudure angulaire suivant une ligne oblique en bas et en dehors, s'étendant du 5e au 9e cartilage.

Elle persiste lors de la résection des côtes pratiquée dans la ligne axillaire, qui ouvre la cavité pleurale, mais nous sommes frappé de la voir s'effacer en partie au moment de l'ouverture de la cavité abdominale ; le sternum n'étant plus retenu par la traction des muscles droits, se relève spontanément, les cartilages costaux redressent leur courbure parasternale, mais la coudure externe apparaît encore à l'examen de la face pleurale du plastron sterno-chondral ainsi sectionné. Dans ce cas encore la traction exercée sur les piliers du diaphragme séparés de leurs insertions vertébrales, reproduit la déformation notée avant l'autopsie.

De ces différentes observations, il est permis de conclure que le thorax en entonnoir est une malformation caractérisée par une dépression du sternum dans ses deux tiers inférieurs, à laquelle participent les cartilages costaux. La limite supérieure répond en général à une ligne horizontale réunissant les quatrièmes côtes ; la limite inférieure peu précise se confond avec la voussure épigastrique sur la ligne médiane, latéralement avec la voussure normalement créée par la masse hépatique soulevant les côtes inférieures. La limite externe est la plus précise et passe par la région des articulations chondro-costales, parfois en dehors d'elles. Le centre répond en général au niveau de l'insertion des faisceaux du diaphragme sur le sternum. Cette déformation est sujette à des variations d'intensité. Nos observations nous montrent que les formes légères relèvent de la débilité congénitale. Elles disparaissent sous l'influence d'un accroissement normal.

La pathogénie en est éclairée par nos recherches nécropsiques. En effet, la malformation porte sur la partie la moins résistante, la plus flexible de la cage thoracique ; la dépressibilité des cartilages est accrue du fait de leur extrême gracilité ; d'autre part, on peut voir que leur longueur augmente à mesure qu'ils sont plus bas situés ; le sternum est solidement fixé dans sa partie

supérieure par ses articulátions claviculaires et par des cartilages très courts
faisant suite.aux côtes les plus courtes ; mais il n'est que très faiblement maintenu, dans ses autres segments, par des arcs cartilagineux d'autant plus longs
qu'ils sont eux-mêmes plus inférieurs ; la masse des viscères abdominaux et
principalement du foie soutient les dernières paires chondrocostales, mais
du 4e au 9e cartilage, il est « une zone de moindre résistance ». C'est précisément
à ce niveau que la malformation chondro-sternale se manifeste sous l'influence de la pression atmosphé-
rique et probablement aussi par
l'actiou tonique des piliers du
diaphragme.

Il est désormais aisé de comprendre que du jour où le squelette a retrouvé une constitution
normale, la malformation disparaît. Mais si une dystrophie permanente entrave le développement, la dysostose chondro-costale se constitue.

D'autres facteurs étiologiques
que la simple débilité congénitale peuvent être incriminés.
Leur rôle est prouvé par la coexistence signalée dans plusieurs
observations, de stigmates divers
de dégénérescence : syndactylie,
microdactylie, doigts supplémentaires, luxation de la hanche,
rétrécissement pulmonaire avec
cyanose. L'hérédo-syphilis a été
mise en cause.

On a relevé la coexistence fréquente de troubles psychiques,

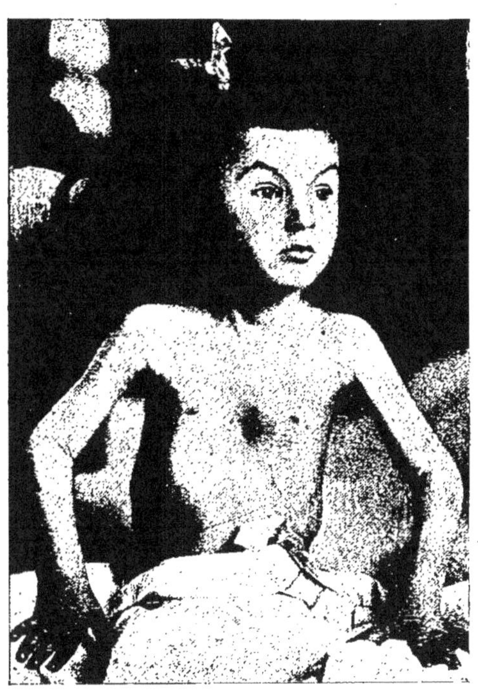

Fig. 84. — Thorax en entonnoir
chez une fille de huit ans, atteinte d'imbécillité.

imbécillité, aliénation mentale avec le thorax en entonnoir, et je reproduis la
photographie d'une fille de huit ans atteinte de débilité mentale chez laquelle
la syphilis était probable. J'ai pu suivre cette enfant en 1904 à l'hôpital
des Enfants-Malades. Cette dystrophie du thorax a été relevée aussi dans
certaines myopathies. Elle est parfois familiale et héréditaire et se rencontre
plus souvent dans certaines régions du centre de la France.

Diagnostic. — Il faut distinguer du thorax en entonnoir congénital les diverses
malformations acquises de caractère très semblable, mais qui ne surviennent que
plus tardivement et relèvent des affections diverses troublant le développement du squelette.

Dans le rachitisme, cette déformation thoracique est bien connue, au même titre que les diverses altérations décrites sous le nom de thorax en gouttière, thorax en carène.

Les autres manifestations de la maladie et leur apparition après la deuxième année ne laisseront pas suspecter une origine congénitale.

Certaines affections respiratoires peuvent entraver le développement thoracique et entraîner une déformation en entonnoir du plastron sterno-costal ; l'hypertrophie exubérante du tissu lymphoïde du pharynx a été fréquemment incriminée.

Thorax en entonnoir causé par une affection des voies respiratoires.

Le 7 octobre 1916, on nous amène à l'hospice des Enfants-Assistés l'enfant X. présentant à l'examen un thorax en entonnoir.

Bien conformé à la naissance, ayant actuellement (âge 12 ans et demi) 157 cm. de taille et 62 cm. de circonférence thoracique, la mère nous dit que l'enfant a eu une broncho-pneumonie à l'âge de 14 mois. Depuis cette époque, l'enfant souffre d'une bronchite à répétition accompagnée d'accès nocturnes d'asthme.

C'est vers 2 ans et demi que l'entonnoir a débuté et cette déformation va en s'accentuant depuis.

La dépression infundibuliforme commence au niveau du 4e cartilage costal et à la partie inférieure du sternum ; l'appendice xiphoïde s'enfonce complètement d'avant en arrière.

La partie droite de l'entonnoir, à droite de la ligne médiane, est plus déprimée qu'à gauche où la paroi thoracique est soutenue par le cœur.

La dépression maxima atteint 3 cm. et demi.

L'auscultation et la percussion ne permettent de constater qu'une légère diminution à droite du murmure vésiculaire.

Les battements du cœur sont bien frappés. A la radioscopie, on ne remarque pas d'opacité particulière du parenchyme pulmonaire.

Pas de déviation du cœur.

A part cette malformation, il n'y a qu'une légère incurvation du rachis sans scoliose. Les fonctions psycho-nerveuses paraissent normales.

Toutefois l'enfant est lent dans ses mouvements et a un peu d'oppression quand il court.

Aucune difformité ou déformation digitales.

Il semble bien certain que, dans ce cas, le thorax en entonnoir ne soit pas dû à une malformation congénitale du squelette thoracique. Il serait plutôt en rapport avec une bronchite à répétition et avec des troubles respiratoires tenaces.

Peut-être existait-il une débilité prédisposante du squelette thoracique ?

Barlow a décrit dans le scorbut infantile une malformation qu'il faut savoir distinguer du thorax en entonnoir, et qui se caractérise par un ressaut en dépression portant sur les symphyses des cartilages costaux, comme si le plastron sterno-chondral était un peu enfoncé, mais la déformation est peu apparente.

Quant à l'évolution, il y a lieu d'admettre que le thorax en entonnoir congénital est, soit une malformation passagère qui disparaît à mesure que s'atténuent les autres stigmates de la débilité congénitale, soit une malformation plus profonde, permanente, définitive et susceptible à ce titre de troubler la dynamique cardio-pulmonaire quand elle acquiert un degré extrême.

Traitement. — Il consiste dans l'allaitement au sein pour le cas où la déformation est associée à la débilité congénitale ; d'ailleurs le lait de vache est lui aussi très riche en phosphates utilisables par l'organisme pour l'ossification.

II. — AFFAISSEMENT THORACIQUE BILATÉRAL

A côté de la malformation du thorax en entonnoir, il en est d'autres où la dépression porte de chaque côté du sternum prédominante sur les côtes, déterminant de profondes gouttières transversales.

L'observation suivante en montre un cas spécialement accusé.

L... Robert, né le 15 janvier 1908, taille : 114 cm., à 9 ans.

Antécédents héréditaires et collatéraux: Père, âgé de 34 ans, actuellement bien portant ; ne commença à marcher qu'à 3 ans et fut délicat de santé, jusqu'à l'âge de 7 ans. Souffrit d'une pleurésie, mais postérieurement à la naissance du petit malade.

Mère, âgée de 28 ans, bien portante, n'a pas eu de fausses-couches.

Sœur de 8 ans, née à terme, nourrie au sein, bien constituée, se développant normalement, mais sujette aux bronchites fréquentes.

Tante (côté maternel), morte à 21 ans de tuberculose pulmonaire.

Oncle (côté maternel), atteint d'une pleurésie à l'âge de 21 ans. A partir de ce moment resta faible, souffrant de fréquentes hémoptysies. Cependant, il serait actuellement en bonne santé, et est mobilisé.

Antécédents personnels : L'enfant est né à terme et fut nourri au biberon, sa mère n'ayant pas assez de lait.

Agé de 2 mois, il fut atteint de convulsions qui durèrent 6 semaines, à raison de plusieurs crises par jour durant, chacune, 5 à 10 minutes. Jusqu'à ce que l'enfant fût âgé de 18 mois, ses parents ne remarquèrent rien d'anormal dans sa constitution ; on s'est aperçu qu'il avait de la peine à se tenir debout, qu'il se laissait aller, quand sa mère le tenait dans ses bras et que, quand on essayait de l'asseoir

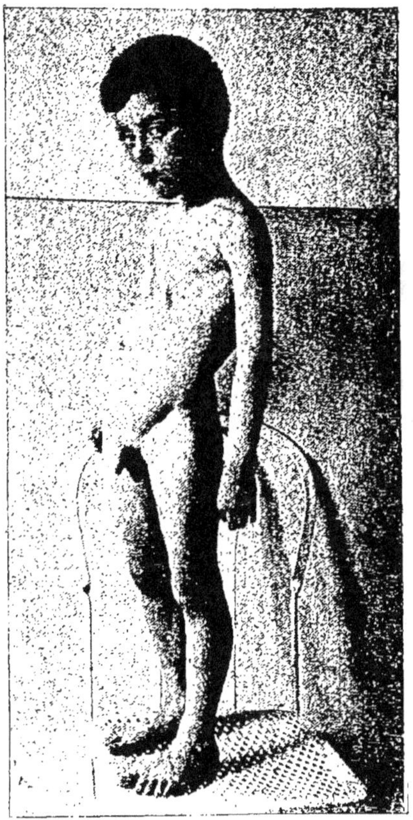

Fig. 85. — L. Robert. Gouttières latérales du thorax avec cyphore, sans déformations rachitiques des membres (9 ans).

sur une chaise, il se courbait fortement en avant, se pliant presque en deux. En outre, il restait étroit d'épaules et très faible.

Un médecin, consulté, reconnut une déviation de la colonne vertébrale et fit étendre l'enfant pendant une année sur une planche. A la suite de ce traitement, le malade se tenait un peu mieux ; à l'âge de 3 ans il commença à marcher.

A part une rougeole à l'âge de 4 ans, il n'eut aucune maladie ; il *n'était, en particulier, pas prédisposé aux bronchites.*

L'état de faiblesse persista ; la course, les longues promenades, le fatiguent vite et l'essoufflent ; dès qu'il est un peu las, il traîne les jambes.

Intelligence assez vive, mais ne sait ni lire ni écrire.

Au dire de la mère, l'enfant est très nerveux.

État actuel : En 1917 nous le voyons avec des téguments pâles, muqueuses bien colorées. Tête de volume et de forme normaux. Voile du palais ogival. Ganglions cervicaux et axillaires un peu tuméfiées. Membres non déformés ; articulations ni élargies, ni épaissies.

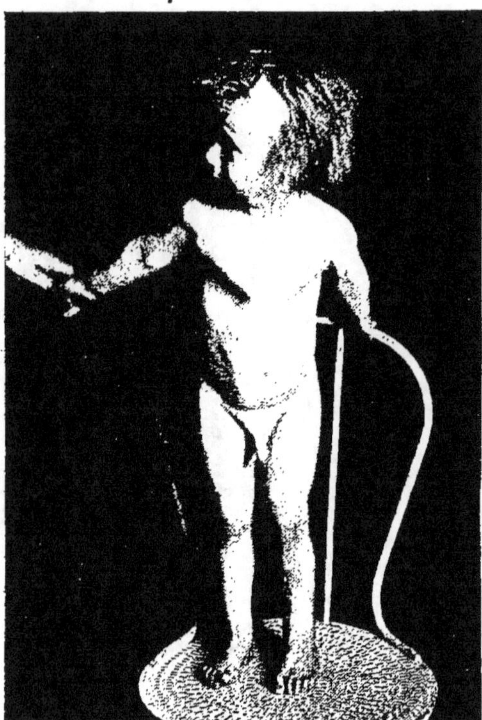

Fig. 86. — Affaissement bilatéral du thorax avec proéminence du sternum sans déformations rachitiques du squelette des membres chez un garçon de deux ans.

Largeur d'épaules sensiblement normale.

Clavicules non déformées.

Le *sternum* (manubrium et corps) fait saillie en avant et cette disposition est exagérée, en apparence du moins, par un *enfoncement antéro-postérieur* considérable que présentent les côtes (à partir de la cinquième paire) dans leur 1/3 antérieur.

L'*appendice xiphoïde* a une direction antéro-postérieure très oblique, plongeant sous le thorax.

Abdomen non tendu, mais paraïssant gros et balloné en comparaison du thorax déprimé latéralement ; en outre, l'enfant est atteint d'une légère *cyphose dorso-lombaire*, qui, portant le ventre en avant, le fait paraître plus proéminent qu'il ne l'est en réalité.

Cœur. Pointe dans le 5e espace intercostal ; bruits normaux de rythme.

Pouls, 77 par minute, égal aux 2 radiales.

Poumons. Légère submatité du sommet droit, vibrations normales. Signe de d'Espine positif.

Ces dysostoses thoraciques, singulières et très variées peuvent dépendre du rachitisme ; mais dans les cas de ce genre, elles doivent en être distinguées, puisqu'on ne rencontre aucun autre vestige de rachitisme sur le squelette. Nous reproduisons la photographie d'une enfant de 2 ans, non rachitique, observée par nous, à l'institut de Puériculture, et offrant des gouttières latérales très prononcées sur le thorax, analogues à celles du garçon que nous avons décrites plus haut.

MALFORMATIONS CONGÉNITALES DES MEMBRES

Développement des membres. — Chez l'homme, dès la fin de la troisième ou au commencement de la quatrième semaine de la vie embryonnaire, les membres apparaissent à l'union des faces ventrale et dorsale du tronc sous la forme de deux petits bourgeons arrondis. Ces bourgeons s'allongent tout en s'aplatissant. Des sillons apparaissent ensuite séparant les divers segments des membres :

5ᵉ semaine. — Le sillon de séparation de la palette palmaire ou plantaire et du reste du membre.

5ᵉ-6ᵉ semaine. — Le bourrelet digital borde cette palette et donne naissance au pouce.

6ᵉ-7ᵉ semaine. — Le bourrelet digital se creuse de sillons dont les plus profonds séparent le pouce de l'index et l'annulaire du médius.

7ᵉ semaine. — Le sillon carpien apparaît.

8ᵉ semaine. — Les jointures des coudes et du genoux se dessinent.

Les doigts sont jusqu'alors réunis par une membrane, prenant ainsi l'aspect palmé. Mais par suite de leur accroissement plus rapide, la segmentation totale est complète à neuf semaines. Ces diverses phases embryonnaires expliquent les formes multiples de syndactylie.

Dans la suite, la morphologie se précise ; le carpe et le métacarpe, trop courts par rapport aux doigts, acquièrent leurs proportions définitives. Les membres inférieurs s'allongent et subissent la rotation en sens inverse de celle des membres supérieurs qui portent le genou en avant, tandis que le coude se tourne en arrière.

Malformations des membres. — Ces malformations se caractérisent soit par excès, soit par défaut de développement.

Malformations par défaut. — Elles seront totales ou partielles. Absence totale d'un ou de plusieurs membres. Ectromélie.

Elle porte soit sur les quatre membres, soit plus souvent sur les deux membres supérieurs ou les deux membres inférieurs, rarement sur un seul membre.

Hypertrophie congénitale simple du membre inférieur gauche chez un enfant de 20 mois (1).

Petite fille bien développée, née de père et mère bien conformés.

Dès la naissance, on s'aperçut que la jambe gauche était plus longue et plus forte que la droite, mais comme les mouvements s'effectuaient bien, on ne s'en préoccupa que médiolement jusqu'à l'âge de 16 mois, où elle commença à marcher ; on vit alors qu'il y avait une claudication très accusée et les parents vinrent nous consulter à ce sujet.

L'hypertrophie porte régulièrement sur tous les segments du membre inférieur gauche, la peau est absolument saine, les masses musculaires, les saillies osseuses ont une conformation tellement normale, qu'on se demande d'abord si la jambe droite ne serait pas atrophiée par comparaison avec la gauche. Mais en comparant les proportions des membres inférieurs avec celles des membres supérieurs et du tronc, il est bien évident que la jambe gauche est trop développée pour le volume du corps et que la jambe droite est de grandeur ordinaire.

Voici quelques mensurations comparatives :

Longueur du membre inférieur droit : 31 cm. ;

Longueur du membre inférieur gauche : 34 cm.

Cette longueur a été mesurée depuis l'épine iliaque antérieure et supérieure jusqu'à l'extrémité inférieure de la malléole externe. L'augmentation en longueur portait aussi bien sur le

____

(1) VARIOT. *Bulletin de la Société de Pédiâtrie,* 14 mai 1901.

fémur que sur le péroné ; l'articulation du genou était un peu abaissée à gauche par comparaison avec le côté droit. La circonférence de la cuisse droite au tiers moyen était de
21 cm., celle de la cuisse gauche, de 24 cm. La circonférence de la jambe au tiers supérieur
était : à droite de 17 cm., à gauche de 19 cm., Le pied gauche était aussi plus long et plus
large que le droit.

Il est digne de remarque que l'hypertrophie est uniformément répartie sur tous les
segments du membre inférieur sans modification de leur morphologie et de leurs proportions réciproques. A part la claudication due à l'allongement du membre, il n'y avait
aucun trouble fonctionnel, ni trophique du membre.

Cette affection, rare d'ailleurs, diffère de l'éléphantiasis par le fait qu'elle
s'accompagne d'un allongement et d'une augmentation de volume du squelette et que la peau et le tissu cellulaire sous-cutané sont indemnes. Mais il
est des cas, assez rares d'ailleurs, où l'hypertrophie congénitale s'accompagne
d'un certain degré d'éléphantiasis et n'intéresse que les parties molles à l'exclusion du squelette.

ABSENCE D'UN SEGMENT DE MEMBRE.

Absence du segment terminal. Hémimélie. — Tout le segment terminal
manque ou est à l'état rudimentaire, le membre se terminant par un moignon
pourvu d'un rudiment de main ou de pied. L'hémimélie est dite transversale.

Elle peut être partielle et longitudinale et se caractérise par l'absence ou
l'atrophie d'un « rayon » longitudinal d'un membre, c'est-à-dire d'un système
formé par l'un des os de l'avant-bras ou de la jambe, continué par les os correspondants du carpe ou du tarse, du métacarpe ou du métatarse, des doigts ou
des orteils.

Absence du segment basilaire ou proximal, phocomélie. — La phocomélie
porte sur les deux membres supérieurs ou les deux membres inférieurs, elle
peut être unilatérale : la main ou le pied sont directement appendus au tronc.

Nous avons observé à la nourricerie Parrot, à l'hospice des Enfants-Assistés, une petite
fille, Lucienne Ch..., née le 26 février 1910, âgée aujourd'hui de 3 mois, et qui présente des
difformités congénitales caractérisées par l'hémimélie thoracique et par une malformation
inférieure se rapprochant de la phocomélie abdominale. Elle mesure 44 cm. 5 et pèse 3 kg. 570.
Les membres supérieurs se réduisent à deux moignons très mobiles sur la ceinture scapulaire
passivement et activement ; ils ont pour charpente à droite une diaphyse osseuse de 6 cm. et
demi, terminée en cône, à gauche elle atteint 8 cm. de long, présente à son extrémité la forme
ébauchée de l'épiphyse humérale. A l'extrémité des moignons, des deux côtés, deux cicatrices
ombiliquées, l'une terminale, l'autre antérieure à 2 cm. plus haut (1).

Le tronc est normal, bien conformé, sans aucune déformation thoracique.

Le bassin, large de 12 cm. 1/2 au niveau des crêtes iliaques, permet à peine de reconnaître
les tubérosités ischiatiques.

Quant aux membres inférieurs, longs de 11 cm. à droite, 14 cm. à gauche, ils ont une
forme indéfinissable : sur deux masses épaisses et courtes de 5 cm. 1/2 à droite, de 7 cm. à
gauche, se fixent deux segments jambiers ayant à peu près les mêmes dimensions, mais
très grêles par rapport aux volumineuses masses pseudo-crurales ; les pieds se réduisent à
deux petites formations tournées en dehors et renversées en arrière, couchées sur elles-
mêmes au niveau de l'union tarsométatarsienne (aspect talus valgus des deux côtés). Le

(1) Communication à la Société d'Anthropologie de Paris, le 19 mai 1910.

squelette de ces membres, se réduit à une diaphyse commune aux deux segments et prolongée en haut d'une masse épiphysaire informe, où l'on ne peut reconnaître la conformation de la tête fémorale, mais les mouvements de flexion, d'extension et de rotation se produisent dans une étendue de 45° environ. L'abduction est impossible et même douloureuse. Il est impossible actuellement par la radiographie de fixer les connexions de l'extrémité supérieure de cette diaphyse unique. Le squelette du pied se réduit à un calcanéum et à un métatarsien pour le pied droit avec deux orteils, dont l'un squelettisé et l'autre flaccide. A gauche, un calcanéum, deux métatarsiens, trois orteils.

Nous sommes donc en présence d'un enfant présentant les malformations supérieures de l'hémimélie, les malformations inférieures rentrant dans le type de la phocomélie.

Ces divers types de malformations peuvent donc se recontrer chez le même sujet : l'observation suivante concerne un nourrisson frappé d'hémimélie thoracique et de phocomélie abdominale (1).

Le 9 décembre 1916, entre dans le service du D⁽ʳ⁾ Variot à l'hospice des Enfants-Assistés au pavillon Parrot, l'enfant P... (Suzanne), âgée de 10 mois. Taille : 52 cm. ; poids : 7 kg. 120.

Cette enfant présente plusieurs malformations portant uniquement sur les membres

La tête, avec une circonférence crânienne de 44 cm, les diamètres bipariétal et fronto-occipital de 145 mm. et 122 mm., ne présentent rien d'anormal. L'enfant semble avoir l'intelligence bien éveillée pour son âge.

Le thorax, dont le périmètre est de 42 cm., ainsi que l'abdomen paraissent normaux également.

Quant aux membres, on remarque qu'à la racine du membre supérieur gauche, se trouve un moignon très court, avec une cicatrice déprimée, semblant correspondre à une amputation congénitale.

A la palpation, on y sent un petit segment d'humérus de quelques centimètres. Ce segment de membre est mobile dans l'articulation scapulo-humérale.

Au membre supérieur droit, l'humérus paraît d'une longueur normale. Par contre, l'avant-bras est très raccourci.

Quoiqu'un bourrelet adipeux très épais rende la palpation des os difficile, on peut se rendre compte que l'articulation du coude fonctionne très bien.

A la main il n'existe que trois doigts : le pouce, l'annulaire et l'auriculaire ; les autres doigts avec leurs métacarpiens manquent.

La longueur totale du membre supérieur droit est de 22 cm.

Les membres inférieurs présentent une difformité consistant dans un recroquevillement des deux cuisses sur le bassin.

Il semble que les deux fémurs soient extrêmement raccourcis ou absents ; toute la région est recouverte d'un épais panicule adipeux.

Le squelette de la jambe peut être senti en avant à travers la peau.

Sur la face externe des jambes, on aperçoit des cicatrices ombiliquées au fond desquelles on croit sentir une crête osseuse.

La région fessière extérieurement semble à peu près normale.

Les pieds sont en valgus prononcé et la plante regarde en dehors des deux côtés — il n'y a que quatre orteils à chaque — les deux derniers étant soudés des deux côtés.

En résumé : les membres inférieurs présentent, tant par leur raccourcissement extrême que par le renversement en dehors des pieds, les caractères de la phocomélie.

Cette enfant, après un séjour de 2 mois à la nourricerie, a été emportée par une broncho-pneumonie.

On peut rapprocher de cette observation un cas dû à Dumas et cité par Geoffroy Saint-Hilaire dans lequel les deux membres abdominaux étaient seuls affectés de phocomélie.

---

(1) On trouvera tous les détails anatomiques de cette observation dans les bulletins de la Société d'Anthopologie de 1915 et *la dissection des muscles* en particulier. Présentation par M. VARIOT et M⁽ˡˡᵉ⁾ BENCKO.

« Entre le bassin et le pied existait de chaque côté un os plus long d'un quart que le dernier segment du membre, et paraissant représenter à la fois les 2 os de la jambe soudés entre eux et soudés aussi supérieurement avec un rudiment de fémur ».

Les muscles n'ont pas été décrits par Dumas, mais ce qui rend très curieuse cette observation, c'est qu'elle a pour sujet un homme qui avait exercé, malgré l'extrême brièveté de ses jambes, la profession de sauteur et montré constamment beaucoup de souplesse et d'agilité.

Nous avons isolé les diverses pièces du squelette d'un côté en le débarrassant des muscles et tendons, mais en respectant les ligaments fibreux. On a pu constater ainsi que l'extrémité supérieure de l'os unique de la jambe, correspondant au tibia, était recourbée en crosse et que sur la terminaison de cette crosse osseuse, s'inséraient les faisceaux fibreux, qui, d'autre part, allaient se fixer sur l'os coxal.

En sectionnant, au couteau, ce faisceau fibreux, on distingue un îlot cartilagineux de la grosseur d'un noyau de cerise enveloppé par le tissu fibreux.

On a sectionné, au couteau, le tibia, qui est fortement incurvé et qui offre en avant une crête saillante ; on a sectionné aussi la crosse qui prolonge en arrière, à l'angle obtus, la région du plateau tibial.

Cette section permet de voir à la partie supérieure du tibia une zone cartilagineuse, semblant correspondre à l'épiphyse supérieure, et sur la crosse une autre bande cartilagineuse avec un noyau ossifié au-dessous, qui paraît être l'épiphyse inférieure du fémur.

Il n'y a aucun vestige de l'articulation du genou ni de la rotule.

Le rudiment de fémur est terminé par un bout mousse où s'insèrent les faisceaux fibreux allant à l'os coxal.

Le péroné manque entièrement, mais il existe une membrane fibreuse partant du bord externe du tibia, et sur laquelle s'insèrent les muscles de la jambe, qui ont une apparence normale. Cette membrane est renforcée en dehors et forme un cordon fibreux, résistant, qui part de la tubérosité externe du tibia pour aboutir à la partie postérieure du calcaneum :

Ce cordon fibreux est le seul organe qui rappelle le péroné.

Reste à signaler que l'os coxal ne présente pas de trace de la cavité cotyloïde.

Dans un autre cas de phocomélie abdominale, que j'ai fait disséquer, les lésions du squelette étaient semblables à celles relatées dans l'observation ci-dessus : le fémur manquait aussi représenté par un court fragment osseux soudé à l'extrémité supérieure du tibia.

APERÇU SUR LES DIVERS TYPES DE MALFORMATIONS DES MEMBRES

On peut rencontrer très exceptionnellement des malformations des membres se traduisant par une atrophie soit totale, soit partielle de la diaphyse avec absence de développement de l'épiphyse articulaire adjacente.

L'absence congénitale du péroné est la plus fréquente. Cet os est remplacé par un cordon fibreux, continu avec le ligament interrosseux, maintenu à son extrémité supérieure par le tendon du biceps, se renflant à son extrémité inférieure en un noyau osseux qui représente la malléole externe. On note en même temps l'absence du cuboïde, du scaphoïde, des 2 ou 3 derniers orteils. Le tibia est incurvé en avant ; l'angle ainsi formé porte un sillon cicatriciel adhérent au squelette ; le pied est en équinisme.

Courbures congénitales de la jambe. — Il existe des courbures congénitales des diaphyses avec aplatissement, soudure des deux os. Il faut éviter de confondre cette malformation avec celle, au premier abord très semblable, observée dans certains cas de rachitisme partiel, mais où on ne note pas les mêmes altérations diaphysaires. De plus les courbures congénitales présentent une cicatrice linéaire au niveau de leur sommet. On note parfois une pseudarthrose.

Hémimélies radiale et cubitale avec absence du radius et du cubitus. — Le radius et le cubitus peuvent manquer, être remplacés par des cordons fibreux. Les segments correspondants de la main ne sont pas développés ; il en résulte une main bote radiale ou cubitale.

Main bote congénitale. — C'est une malformation assez fréquente, qui se caractérise par une déviation permanente de la main sur l'avant-bras, soit du côté radial ou cubital, soit du côté palmaire ou dorsal. Elle peut se limiter à une attitude vicieuse plus ou moins fixe, mais le plus souvent il y a association de malformations squelettiques : absence congénitale du radius ou plus rarement du cubitus.

Ectrodactylie. — On désigne ainsi l'absence congénitale des doigts, totale ou partielle. Les types les plus fréquents sont l'absence des 2e, 3e, 4e doigts, le pouce et l'auriculaire formant « la pince de homard » ou le « pied fourchu ».

A ces malformations par défaut, on peut opposer les malformations par excès.

Un membre peut être simplement hypertrophié dans sa totalité. (Voir éléphantiasis congénital) : ou seulement dans un de ces segments. En général la malformation se limite aux doigts ou aux orteils.

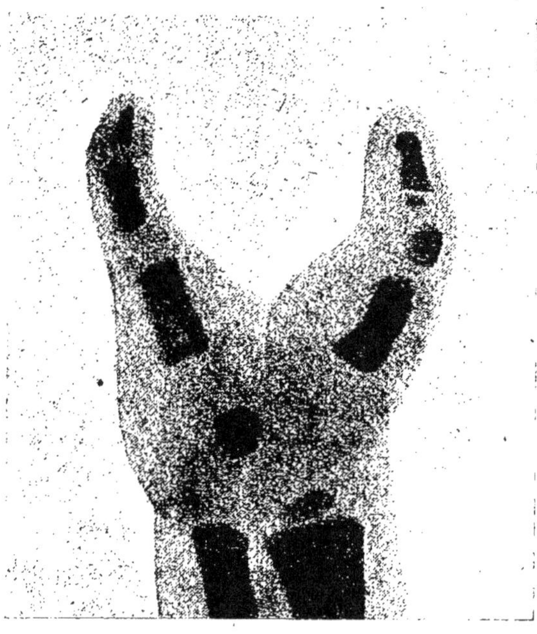

Fig. 87. — Main bifide. Enfant de 2 ans.

L'excès de nombre est plus fréquent que l'excès de volume. La polydactylie est la variété la plus connue. Elle se borne habituellement à un seul doigt, mais on a signalé des mains ou des pieds munis de douze ou quatorze doigts. Ils sont annexés à un ou deux métacarpiens, possèdent chacun leur tendon et sont bien utilisés par les sujets. Dans d'autres cas, on rencontre des doigts surnuméraires en dehors de la rangée, véritables appendices plus ou moins développés. On n'y trouve pas le plus souvent de squelette, mais un nodule osseux ou cartilagineux.

Syndactylie. — La syndactylie est le fusionnement des doigts par leurs bords. Elle représente une persistance de l'aspect palmé propre aux premiers temps de la vie embryonnaire. Elle se fait soit par une membrane lâche, soit par fusion des enveloppes cutanées des deux doigts voisins ; les squelettes sont très rapprochés, ou fusionnés, les ongles parfois au contact direct.

Amputations congénitales. Sillons congénitaux. — On note des cas assez rares d'ailleurs, où un membre est creusé d'un sillon circulaire total ou partiel, pouvant aller jusqu'à l'os, atrophiant les muscles, mais respectant les vaisseaux et les nerfs et entraînant de l'œdème chronique. Il peut y avoir plusieurs sillons, on les trouve surtout au-dessus de l'articulation tibio-tarsienne.

A un degré plus accusé, la section du membre est complète. A ce niveau siège soit une surface bourgeonnante, soit une dépression cicatricielle.

On a décrit ces sillons sous le nom d'aïnhum congénital, par anologie avec l'aïnhum, affection portant sur la race nègre, déterminant un sillon profond à la base des orteils dont il amène la chute.

Pathogénie. — Les malformations congénitales des membres ne reconnaissent pas toutes la même pathogénie. Les unes présentent un caractère héréditaire et familial, les autres sont essentiellement individuelles et ne se transmettent pas. A la première catégorie appartiennent surtout les cas de polydactylie et d'ectrodactylie ; à la seconde les malformations caractérisées par l'absence de développement d'un membre ou d'un segment de membre.

Plusieurs théories cherchent à expliquer ces faits, aucune n'est entièrement satisfaisante. L'hypothèse de l'amputation congénitale par des brides amniotiques ou de la production des difformités par des compressions mécaniques pendant les premières phases du développement, ne suffit pas à expliquer les troubles associés, souvent très multiples, du modelage de l'embryon. Il s'agit peut-être d'une modification *totius substantiae*, sous des influences toxiques ou morbides.

Voici une observation montrant combien peuvent être multiples les malformations congénitales sur un enfant, recueillie dans mon service par mon Interne M. Petit.

Malformations multiples chez un enfant atrophique.

Camille E..., née le 29 août 1911, entre le 4 mars 1912 à la nourricerie Parrot. Son poids est de 3 kg. 600. Sa taille de 55 cm. 2. Périmètre sus-ombilical 39. C'est donc une enfant très retardée dans son accroissement pondéral et statural. Elle présente des malformations multiples au niveau du crâne et du squelette des membres.

Crâne. — Légère asymétrie. Craniotabes postérieur bilatéral symétrique.

Membres supérieurs. — *A gauche :* Main-bote avec déviation palmaire et inclinaison du côté radial (Main-bote, radio-palmaire). Le pouce est absent, et ainsi qu'il est de règle le radius manque. L'extrémité inférieure du cubitus fait saillie sous les téguments et on en fait facilement le tour au palper. Les 4 autres doigts sont normaux. Notons cependant une légère incurvation de l'index.

A droite : L'avant-bras est normal. Le pouce existe mais les autres doigts sont à l'état de moignons. L'index forme un moignon très court, de volume arrondi : à sa base sillon peu marqué. Les trois autres doigts sont fusionnés dans un moignon irrégulier, présentant des excroissances latérales, charnues, sessiles. Dans ce moignon on devine encore trois doigts. Le médius est séparé des deux autres, intimement fusionnés, par un sillon très court.

Membres inférieurs. — *A droite :* Pied au premier abord normal, mais à un examen attentif on s'aperçoit que les deuxième et troisième orteils sont soudés à leur base.

A gauche, le deuxième orteil présente deux sillons très nets. Le troisième porte une ébauche de sillon. Les quatrième et cinquième orteils sont soudés ensemble. Le gros orteil est raccourci : absence de la phalangette. Dans l'ensemble, les orteils sont rudimentaires et atrophiés.

Les membres, à droite comme à gauche, n'offrent pas d'inégalité de développement.

Aucun phénomène morbide par ailleurs. La radioscopie montre un thorax court. Dans le poumon droit, existe une ombre légère transversale, scissurale. Le ventre renferme beaucoup de gaz. Aérocolie.

En RÉSUMÉ. — *Malformations multiples :* Craniotabes, main-bote gauche radio-palmaire avec absence du pouce et du radius. Amputations congénitales et sillons des doigts de la main droite et des orteils du pied gauche, syndactylie.

La théorie des brides et des adhérences de l'amnios est généralement invoquée pour expliquer les faits d'amputations et de sillons congénitaux des doigts ou des orteils. Elle nous paraît, dans notre cas, insuffisante à rendre compte de la variété des malformations rencontrées. S'agirait-il ici de lésions du système nerveux central? La répartition des malformations sur les deux parties du corps, l'absence de paralysies, de rétractions musculo-tendineuses, d'atrophies segmentaires des membres, ne sont pas en faveur de cette opinion. Il convient peut-être de faire appel à la théorie de Dareste, étroitesse du capuchon amniotique, qui exerce sur les extrémités une compression pouvant déterminer une attitude vicieuse et parfois l'atrophie de certains éléments anatomiques. Mais le modelage de l'embryon peut avoir été troublé par des toxines circulant dans le sang de la mère, sous une influence morbide. Quant au craniotabes postérieur que présente l'enfant et qui n'est pas lié ici au rachitisme dont elle n'offre aucun stigmate, il peut s'expliquer par un retard de l'ossification chez une atrophique vraisemblablement hypoalimentée.

SCOLIOSE CONGÉNITALE

Cette malformation, relativement jfréquente, puisqu'on en a pu grouper plus de cent observations (Mouchet et Rouget) ne se manifeste guère avant le deuxième décennaire de la vie. Jusque-là, elle passe le plus souvent inaperçue.

La lésion consiste dans la fusion plus ou moins étendue d'une moitié d'une vertèbre lombaire et de l'adhérence de l'autre moitié avec les vertèbres adjacentes. Il n'y a pas de signes cliniques précis propres à la scoliose congénitale. Cependant Hoffa signale deux particularités : la brusquerie de l'inflexion au sommet de la courbure et le fait que les apophyses épineuses au lieu d'être tournées vers la concavité le sont vers la convexité. On a signalé parfois l'association de spina bifida antérieur, caractérisé par une interruption dans la continuité des corps vertébraux, ou la présence fréquente d'une hypertrichose très marquée.

L'évolution est fatalement progressive. C'est surtout par la radiographie que le diagnostic sera posé et qu'on pourra éliminer le mal de Pott et la scoliose simple.

LIPOMES SYMÉTRIQUES DE LA PLANTE DES PIEDS CHEZ LE NOURRISSON. HÉRÉDITÉ MATERNELLE (1).

G., né en avril 1912, 18 mois, poids : 12 kg. 700, taille : 76 cm., bien constitué. A partir du moment où il a commencé à marcher, 13 mois, sa mère a remarqué pour la première fois des saillies à la plante des pieds.

(1) *Société de Pédiâtrie*, octobre 1913 par MM. VARIOT et MONOD.

Il s'agit de deux petites tumeurs sessiles, occupant une position exactement symétrique de chaque côté. Elles siègent à la voûte plantaire, au niveau de l'articulation astragalo-scaphoïdienne, débordant légèrement le bord interne du pied. Ovoïdes, mesurant 2 cm. en longueur, 1 cm. en hauteur, forment sous la peau une saillie légère, visible surtout dans la position debout. La peau est fine, lisse, non adhérente à la tumeur, qui donne la sensation de fausse fluctuation propre aux lipômes. La ponction ne ramène d'ailleurs aucun liquide. L'examen radiographique montre l'intégrité du squelette. A l'examen général de l'enfant rien d'anormal.

La mère de cet enfant présente également des lipômes symétriques de la plante des pieds exactement semblables, seulement plus volumineux et parfois fort douloureux. — Cette femme ne s'est aperçue de leur présence, qu'au cours de sa troisième grossesse. Le repos imposé par les couches amena la diminution des douleurs, qui ne réapparaissent que de façon intermittente sous l'influence d'un travail prolongé.

M. Veau chirurgien de l'hospice à qui nous avons montré notre petit malade nous a dit avoir observé un cas identique.

Nous n'avons pas trouvé dans la littérature médicale d'observation semblable.

Nous pensons qu'il s'agit là d'une malformation congénitale qui n'est peut-être pas exceptionnelle, bien que non signalée.

Voici un autre cas recueilli dans mon service en 1915.

Lipomes congénitaux symétriques de la voûte plantaire.

Le 26 mai 1916, l'enfant N..., de sexe masculin, taille 84 cm., âgé de 21 mois, nous est présenté à la consultation de l'Institut de Puériculture par ses parents, qui l'avaient d'abord amené à l'hôpital de Perpétuel-Secours à Levallois.

A l'examen, l'enfant paraît conformé normalement et bien développé pour son âge.

Cependant, il n'a commencé à marcher qu'à 17 mois et la mère n'aurait marché qu'à cet âge aussi.

Ces derniers temps seulement, la mère s'est aperçue que l'enfant présentait au niveau de la voûte plantaire deux petites saillies anormales.

Ces saillies ovoïdes correspondent à l'articulation astragalo-scaphoïdienne. Elles sont allongées d'avant en arrière, molles et fluctuantes, ayant la consistance des lipomes. Elles sont recouvertes par une peau tout à fait saine.

La description de ces lipomes congénitaux symétriques, faite dans la communication de MM. Variot et Monod à la Société de Pédiâtrie, s'applique à peu près exactement à ce cas nouveau, mais ni le père, ni la mère ne présentent de difformités semblables à la voûte plantaire.

ÉLÉPHANTIASIS CONGÉNITAL

L'éléphantiasis congénital est une affection caractérisée par une augmentation considérable de l'épaisseur de la peau et du tissu cellulaire sous-cutané, intéressant une région quelconque, en général vaste, mais bien limitée de l'individu. Elle est la seule variété d'éléphantiasis constatée chez le nourrisson.

Étiologie. — Moncorvo a insisté tout spécialement sur sa fréquence surtout dans les régions tropicales ; sur 62 cas, il en relève 50 chez les blancs, 11 chez les métis, 1 chez les noirs : 12 cas étaient nettement congénitaux, un concernait un enfant de 15 jours, 4 des enfants entre 4 mois et 2 ans.

Plusieurs observations montrent la transmission héréditaire à travers cinq et six générations, et l'association à d'autres malformations fœtales (anencéphalie, vices de conformation du cœur), syndactylie, nævi pigmentaires ou vasculaires). Il est à présumer que ces cas se rapprochent de ceux classés par Meige sous le nom de trophœdème chronique et dont Lannelongue avait établi déjà les rapports avec l'éléphantiasis congénital.

Moncorvo oppose à cette conception la théorie infectieuse et fait jouer un rôle essentiel ou streptocoque. Il rapporte plusieurs cas avec confirmation bactériologique qui appuie son interprétation.

Cet éléphantiasis doit être distingué de celui bien connu dans les pays chauds où l'oblitération lymphatique est due à la filariose.

Anatomie pathologique. — L'examen histologique montre les lésions de la lymphangite chronique hypertrophiante : œdème par stase, parois vasculaires épaissies, dilatation veineuse, augmentation du calibre des lymphatiques.

Étude clinique. — Nous donnons ici la description d'un cas d'éléphantiasis congénital que nous avons observé avec le Dr Subert chez un enfant de 3 ans 1/2 (1).

Madeleine R..., 3 ans et demi, née à terme, avec un éléphantiasis bien caractérisé du bras gauche.

Ni antécédents héréditaires pathologiques, ni malformation congénitale d'aucune espèce dans la famille.

On relève dans le cours de la dernière grossesse de la mère une chute au 6e mois, sans complications et une amygdalite assez intense. La grossesse fut pénible, compliquée de leucorrhée et de métrorrhagies.

Dès la première toilette, on s'aperçut de l'hypertrophie considérable du bras gauche, qui n'a cessé d'augmenter depuis.

Au dixième mois, la tuméfaction s'étendait depuis la racine du membres jusqu'aux troisièmes phalanges des doigts exclusivement. En haut, elle était limitée par un sillon très net, les plis de flexion normaux étaient exagérés, les dernières phalanges respectées, les ongles aplatis, un peu déchaussés.

La peau adhérente, tendue, lisse, dure, élastique, ne contenait aucun noyau fibreux, ni élevure papillaire ; la pression n'y produisait aucun godet d'œdème. Il n'y avait pas de nævus pigmentaire ni vasculaire.

Les mesures comparatives des deux bras donnèrent les résultats suivants :

	A droite	A gauche
Au niveau de l'articulation de l'épaule.	16 cm. 5	18 cm.
Au milieu du bras	13 cm.	15 cm. 5
Au pli du coude	13 cm. 4	15 cm. 5
Aux quatre derniers métacarpiens	11 cm.	15 cm. 8

De plus, l'enfant présente les signes d'une malformation cardiaque, révélée, bien qu'il n'y ait pas de cyanose, par une dyspnée anormale à la suite d'une coqueluche.

On a porté le diagnostic de maladie de Roger compliquant un éléphantiasis congenital.

(1) Eléphantiasis congénital, par le Dr SUBERT. (Thèse de Paris, 1896).

Depuis lors, la compression douce, mais constante du bras, fut pratiquée, pendant un an, mais elle resta sans effet. L'électrothérapie n'eut pas plus de succès

Le Dr Variot, consulté à cette époque, conseilla le traitement thyroïdien, mais ce traitement dut être interrompu bientôt, en raison de l'apparition d'une varicelle, puis d'oreillons.

Aujourd'hui, sans qu'on puisse en déterminer la raison, la peau est plus souple, moins tendue. Les sillons sont moins marqués. La main conserve le même degré de tuméfaction.

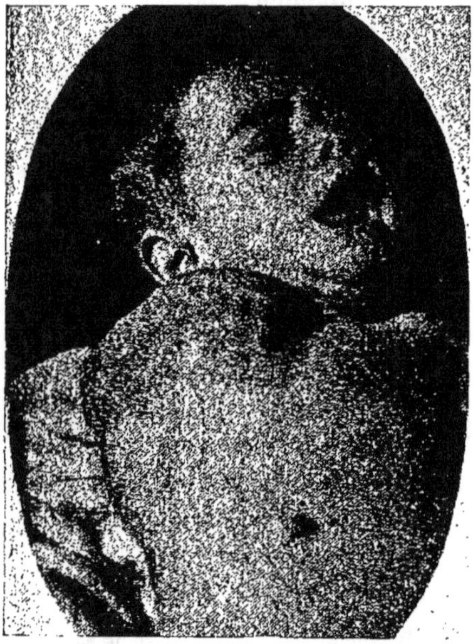

La peau, de couleur normale et fortement épaissie, est de consistance mollasse et lipomateuse.

Les mensurations, comparées à celles d'il y a trois ans, montrent que la tuméfaction a plutôt diminué, au niveau de l'épaule, est restée stationnaire à la main, mais a augmenté proportionnellement à l'avant-bras.

La longueur des segments des membres supérieurs est accrue à gauche par rapport à droite, de l'épaisseur des téguments, qui recouvrent les points de repère d'où est partie la mesure.

La température est la même aux deux bras; la sensibilité n'est pas diminuée. La motilité est respectée; mais le membre plus lourd oblige l'enfant à s'incliner du côté sain pour rétablir l'équilibre.

Les pouls radiaux sont égaux. Pas de tuméfaction sur le trajet des troncs nerveux. Examen d'urine négatif. Pas de nævus. Pas de stigmates rachitiques ou névropathiques.

L'examen radiologique montre que les os ne prennent pas part à l'augmentation de volume du membre.

L'examen du cœur confirme le diagnostic de maladie de Roger.

Fig. 88. — Tumeur éléphantiasique de la région sous-claviculaire droite, chez un nourrisson normalement constitué de six mois.

Cette observation est fort intéressante en elle-même ; elle montre de plus l'association à l'éléphantiasis d'une malformation congénitale du cœur.

Elle représente la forme la plus habituelle de l'affection, la forme fibreuse, dont la localisation au membre inférieur est la plus fréquente, mais qui peut siéger en un autre point du corps. On est en droit d'admettre que la macroglossie, congénitale est une variété anatomo-clinique de cette affection.

On a décrit d'autres formes plus rares, telles que l'éléphantiasis kystique, observé surtout dant les cas tératologiques et qui se caractérise par des tumeurs bien limitées, siégeant surtout au tronc, à la racine des membres et constituées par des kystes multiples. Ces kystes peuvent pénétrer dans l'épaisseur du tissu musculaire ou s'ouvrir à la peau donnant lieu à d'abondantes lymphorragies.

L'éléphantiasis congénital télangectasique, se reconnaît à l'association de dilatatations lymphatiques volumineuses, de nævi, d'angiomes diffus, d'ectasies veineuses. Nous avons eu l'occasion d'observer plusieurs fois en diverses régions du tronc, des tumeurs molles, plus ou moins étendues, dont la consistance rappelait celle de l'éléphantiasis congénital. Nous reproduisons la photographie d'un nourrisson qui présentait une vaste tumeur sous claviculaire, dont il n'était pas incommodé. On a tenté sans succès le traitement par les rayons X. Cette tumeur, à la radiographie, ne déformait nullement le squelette.

Diagnostic. — Le diagnostic s'impose dans la majorité des cas par le volume même du membre, la consistance des tissus, les sillons profonds, etc...

Il faut cependant savoir distinguer l'éléphantiasis congénital de l'hypertrophie congénitale simple du membre. Ce diagnostic est aisé.

Pronostic. — Abandonné à lui-même, l'éliphantiasis congénital augmente de volume et ne tend pas à la régression. Il expose la peau aux infections, aux eczématisations secondaires, à l'érysipèle.

Traitement. — On prescrira la compression douce et continue par la bande élastique de caoutchouc, le massage, l'électrisation, l'iodure de potassium.

SPINA BIFIDA

Définition. — On donne le nom de spina bifida à une affection congénitale, caractérisée par une fissure des arcs vertébraux ou même par leur absence complète sur une certaine étendue, permettant ainsi la hernie de la moelle et de ses enveloppes, accompagnée ou non d'une quantité variable de liquide.

Historique. — Affection décrite pour la première fois en 1672 par le chirurgien hollandais Tulp, elle a fait l'objet de nombreux travaux depuis, de la part de Geoffroy Saint-Hilaire, Cruveilhier, Lannelongue, Piqué, Monod, Kirmisson, Sainton, Ardouin, etc.

Anatomie pathologique. — Rare à la région dorsale, le spina bifida siège surtout sur la partie lombaire de la colonne vertébrale. Quelquefois il réside franchement sur les dernières vertèbres sacrées, comme dans un cas que nous relatons plus loin.

Par exception, le spina bifida se présente à la région cervicale et la plupart du temps sous forme de spina latent et à peine décélable à l'inspection.

« La fissure spinale présente des variétés sans nombre, suivant l'étendue de la division, suivant le nombre des vertèbres qu'elle affecte, enfin suivant qu'elle est ou non compliquée de tumeur dorsale, d'absence de la moelle épinière, d'état rudimentaire du crâne, etc. La division peut consister dans une simple fissure de l'apophyse épineuse ; plus souvent il y a écartement latéral des deux moitiés séparées, et absence d'une portion plus ou moins considérable de quelques-unes des vertèbres anormales (1). » S'il y a tumeur, son volume est très variable et va du volume d'une cerise à celui d'une tête d'enfant, né à terme.

(1) Geoffroy Saint-Hilaire. *Histoire des Anomalies*, Paris, 1836, Tom I, p.615.

Quelquefois pédiculée, plus souvent sessile, la tumeur repose sur une base large, légèrement rétrécie par un sillon circulaire. La surface de la tumeur est généralement irrégulière, sillonnée de plis et plusieurs auteurs ont comparé la tumeur à une tomate, d'autant plus que très souvent une dépression en ombilic, trahit à l'extérieur le point d'insertion de la moelle ou de son enveloppe.

La peau qui recouvre cette tumeur est mince, presque transparente et s'érode facilement, offrant ainsi une porte d'entrée permanente à l'infection. Lorsqu'il y a absence de tumeur, les téguments sont souvent normaux, assez épais, et l'on a signalé une hypertrichose, marquée surtout pour les spinas latents.

L'examen de la cavité révèle presque toujours un revêtement interne et excessivement mince, formé par l'arachnoïde et la dure-mère.

Dans plusieurs cas il fut impossible, même histologiquement de trouver des traces de cette dernière.

Quant à l'orifice de communication, généralement arrondi, mais souvent ovalaire, il dépend du nombre des arcs vertébraux qui ont subi un arrêt de développement. Si la cavité est remplie de liquide et si, en même temps, il existe une communication facile avec le canal rachidien, ce liquide est limpide comme l'eau de roche et a la composition du liquide céphalo-rachidien.

Sur le vivant, chez les jeunes enfants, il est très facile dans ces cas de se rendre compte de cette communication en pressant vivement la tumeur de la main gauche. La main droite placée sur la fontanelle perçoit très nettement le choc du liquide refoulé.

Les éléments nerveux herniés varient suivant la localisation de l'affection. Située au-dessus de la terminaison médullaire, la poche ne contient souvent qu'une partie de la moelle, qui rentre de nouveau dans le canal rachidien pour s'y terminer de façon normale. Par contre les spina de la région lombo-sacré, voient fréquemment la moelle se terminer et s'épuiser à la peau de la tumeur.

Pathogénie.— Plusieurs auteurs (Bellanger, Lafitte, Charles Monod), frappés de voir de gros troncs nerveux se terminer à la peau et constatant que sur 11 cas, où ces nerfs furent sectionnés, il n'y eut qu'un seul cas de paralysie (Bellanger), se sont demandés si la partie herniée ne serait pas une hypertrophie médullaire localisée, d'origine embryonnaire, puisque physiologiquement la moelle conserve sa continuité.

Quoi qu'il en soit la cause première du spina bifida reste obscure.

L'arrêt du développement des arcs vertébraux nous semble n'avoir que la valeur d'un effet, dont la cause n'a pas encore été complètement élucidée. Recklinghausen a donné de la myéloméningocèle l'interprétation suivante : « La myéloméningocèle résulte de la non-réunion des ébauches latérales de la colonne vertébrale. Si l'absence de la réunion a lieu le plus souvent du côté dorsal, cela tient à ce que la soudure des deux moitiés des vertèbres se produit le plus tardivement, en ce point. »

Cruveilhier, pour expliquer certaines malformations de la moelle, a émis l'idée d'une adhérence amniotique ; Lebedeff d'une cyphose intra-utérine déterminant une ouverture vertébrale, par excès de courbure rachidienne.

Toutes ces hypothèses demandent confirmation et, dans l'état actuel de nos connaissances, nous ne saurions accorder droit de préséance à aucune d'entre elles.

Disons pour terminer que l'on rencontre fréquemment d'autres malformations nerveuses, telles que le pied bot, la main bote, l'exomphale.

Diagnostic.— Sessiles ou pédiculées, à l'aspect lisse, si elles contiennent du liquide, irrégulières, sillonnées, déprimées en ombilic, si elles contiennent des parties solides, les tumeurs révélatrices du spina bifida renseignent par la vue, et le palper sur la nature de l'affection.

Les malformations concomitantes les plus communes sont la déformation, l'absence des ongles, la clino-syn, ou polydactylie, la scoliose, le pied bot, la main bote, les paralysies partielles ou complètes des membres inférieurs.

Le spina latent offre des difficultés de diagnostic, parce que les signes antérieurs en sont peu accusés ou font défaut. D'après Ardouin, on peut les résumer ainsi : « Pas de tumeur, quelquefois simple hypertrichose, la vascularisation de la peau, dépression ombiliquée ou cicatrice, souvent série de tubercules osseux sous-cutanés répondant aux lames, troubles fonctionnels analogues à ceux du spina vulgaire. »

Pronostic. — La gravité du pronostic des fissures spinales réside presque toujours dans la fragilité de la paroi de la tumeur, ainsi que dans son peu de résistance à l'infection.

Si les sujets atteints de cette malformation succombent généralement dans les premiers mois de la vie, c'est que la rupture et l'ulcération des tissus ouvrent largement la voie aux accidents microbiens.

L'encéphalite les convulsions, la méningite cérébro-spinale, en effet, terminent l'existence des porteurs de spina, si l'épuisement consécutif à l'écoulement incessant du liquide céphalo-rachidien ne les fait pas mourir avant l'apparition des infections secondaires.

Quelques rares observations de guérison sont signalées.

Dans ces cas, la croissance de la colonne osseuse rétrécit peu à peu l'orifice communiquant et extériorise progressivement la tumeur.

Mais ces exceptions sont trop peu fréquentes pour pouvoir modifier le pronostic du spina qui restera toujours grave.

Traitement. —Avant l'ère pastorienne, le traitement visait presque toujours la protection de la tumeur contre les pressions, les chocs, les ulcérations.

L'intervention chirurgicale tentée par Trocobridge en Angleterre, puis dans d'autres pays, donna d'abord des résultats trop peu encourageants pour inciter les chirurgiens à marcher dans cette voie.

La médication modificatrice par injections, ponctions, ligatures ou incisions, n'a donné que peu de succès.

Aussi faut-il en venir à l'excision pour voir se multiplier aujourd'hui les communications de cure radicale par opération sanglante.

Les opérations bien faites ne comptent, d'après T. Piéchaud, que 30 p. 100 d'insuccès, mais bien entendu, seulement dans les cas où le sujet présenta une résistance suffisante, pour que l'intervention sanglante puisse être considérée comme indiquée. On a signalé des cas d'hydrocéphalie consécutifs à la cure chirurgicale du spina bifida.

Voici deux cas dans lesquels nous avons pu constater à l'autopsie les lésions du spina bifida.

Obs. I. — Andrée J..., âgée de 29 jours, poids 2 kg. 300, taille : 48 cm. 8 (1916).

Enfant abandonnée, placée à la nourricerie Parrot. Aucun renseignement sur les parents. Débilité très apparente.

A l'examen, l'enfant présente à la région sacrée une petite tumeur non fluctante, de la grosseur d'une noix, mais de forme ovalaire, d'où s'écoule un pus épais et jaune. L'enfant a plusieurs accès de convulsions par jour. Pendant ces accès, les membres supérieurs sont fortement raidis, l'avant-bras, en flexion sur le bras, mais par contre les membres inférieurs restent flasques et sans aucun mouvement.

Si entre deux attaques, on explore la sensibilité, ou si l'on pince fortement les jambes, on obtient à peine une légère ébauche de mouvement.

A l'autopsie, on constate la continuation de la moelle jusqu'à la 2e vertèbre sacrée et quelques nerfs partant à angle droit de la moelle. Absence complète de la queue de cheval.

Le canal s'ouvre au niveau de la 2e vertèbre sacrée pour donner passage au cordon médullaire qui va se terminer à la peau, constituant ainsi le contenu de la petite tumeur.

Obs. II. — Jacques L.... âgé de 3 mois et 2 jours, taille 59 cm. 2, poids 4 kg.. 588 (1916), présente un spina bifida de la région lombo-sacrée, tumeur comparable, par son volume et sa forme à une tomate de moyenne grosseur, présentant une dépression ombiliquée.

La peau de la tumeur, très mince et presque transparente, est érodée. La tumeur elle même est fluctuante, assez dépressible et il est facile de démontrer sa communication avec le canal rachidien en refoulant le liquide tumoral, dont le choc en retour est nettement perçu à la fontanelle.

Comme malformation concomitante, l'enfant présente une innocclusion de la suture métopique, et l'absence d'ossification a déterminé une déformation cranienne en trigone.

Atteint de varicelle, l'enfaut meurt. A l'autopsie, on trouve une collection purulente de la grosseur d'un œuf de pigeon dans le lobe frontal droit ainsi que des plaques de pachy-méningite disséminées, décélant ainsi une infection ayant pris son origine dans les érosions de la tumeur. Sur la colonne vertébrale on constate l'absence presque totale d'arcs osseux des deux dernières vertèbres lombaires et des trois premières vertèbres sacrées. La moelle fait hernie au niveau de la troisième lombaire et s'insère à la peau de la tumeur, créant ainsi la dépression en ombilic mentionnée plus haut.

TROUBLES ET AFFECTIONS
PROPRES AUX NOUVEAU-NÉS .

Nous allons passer sommairement en revue les troubles locaux et généraux, et les affections qui atteignent le nouveau-né, soit immédiatement après la naissance, soit dant les premiers jours qui la suivent.

ASPHYXIE DES NOUVEAU-NÉS

Mort apparente

Il arrive parfois que l'enfant en venant au monde ne crie pas, reste inerte, sans mouvements respiratoires ; les téguments sont tantôt blancs, tantôt violacés. Il peut suffire alors d'introduire un doigt dans le pharynx pour provoquer une excitation réflexe qui éveille l'inspiration. On pratique également des frictions sur le dos avec de l'alcool, on recourra à la sinapisation. Mais l'état peut être plus grave, l'enfant est dit en état d'asphyxie, ou de mort apparente. Le cœur bat très faiblement, les inspirations sont très espacées. Quand cet état s'atténue, les bruits du cœur deviennent plus perceptibles, la peau se colore. Alors les premiers mouvements inspiratoires se manifestent ; un petit grognement inspiratoire se fait entendre, en même temps que les membres remuent légèrement ; l'inspiration devient plus profonde, puis c'est le cri d'abord sourd, enfin le cri violent qui annonce le retour à la vie. Mais ce temps d'asphyxie peut durer un quart d'heure, une demi-heure parfois.

Dans d'autres cas, les efforts restent vains ; les bruits du cœur ne se font pas entendre, la respiration cesse définitivement, quelques mouvements convulsifs partiels, oculaires principalement, surviennent et l'enfant meurt.

A côté des cas d'asphyxie bleue, il faut signaler l'asphyxie blanche plus grave où l'enfant reste pâle, tout à fait inerte. Ici la cause semble due à des lésions traumatiques ou hémorragiques, les battements cardiaques sont très affaiblis ou suspendus, la mort peut survenir quoi qu'on fasse. A l'autopsie, on trouve habituellement de la congestion hémorragique, des ecchymoses dans l'appareil respiratoire, des mucosités dans la trachée et les grosses bronches, de l'atélectasie pulmonaire.

A l'ouverture du crâne, on trouve parfois des hémorragies méningées qui ont pu être constatées avant la mort par la ponction lombaire.

Le *traitement* doit être immédiat et énergique. On ne doit abandonner l'enfant qu'en toute certitude de mort.

Le traitement consistera en frictions cutanées avec des linges chauds, flagellation, bains sinapisés. On pratiquera la respiration artificielle et les tractions rhythmées de la langue suivant la méthode de Laborde.

Les accoucheurs recourent surtout au procédé qui consiste à faire exécuter au nouveau-né une sorte de culbute, qui entraîne de grands mouvements de flexion et de déflexion du tronc et favorise ainsi la pénétration de l'air dans le thorax. Mais le plus sûr est de recourir à l'insufflation trachéale avec le tube laryngien de Ribemont-Dessaigues, muni d'une poire en caoutchouc, d'un calibre calculé pour la quantité d'air que peuvent admettre les poumons d'un nouveau-né.

Le tube, d'une courbure combinée pour suivre la forme de l'arrière-bouche, se termine par un bout arrondi percé d'un orifice latéral. L'introduction du tube dans le larynx se fait comme dans le tubage de l'enfant atteint de croup. Il faut avoir soin d'aspirer les mucosités trachéales ou laryngées avant d'insuffler de l'air. Cette insufflation devra être très douce.

Dans les cas d'asphyxie blanche, par lésion cérébrale, le traitement reste souvent sans effet. Delmas (de Montpellier) recommande les inhalations et les injections d'oxygène. On a obtenu des résultats encourageants par la ponction lombaire qui décomprime les centres nerveux. Il est intéressant de signaler le procédé de Fetch qui combat l'asphyxie du nouveau-né par l'aération du placenta. On pratique dans ces cas la délivrance artificielle ; l'enfant est plongé dans un bain d'eau chaude, le placenta tenu de telle façon que la surface maternelle est à l'extérieur, c'est-à-dire exposée à l'air, en même temps qu'à l'aide de l'eau chaude, on nettoie cette surface des caillots qui la recouvrent.

Cette méthode a donné à son auteur des résultats satisfaisants. L'asphyxie des nouveau-nés est un accident grave ; elle entraîne la mort dans un tiers des cas environ, quoi qu'on fasse.

HÉMORRAGIES VULVAIRES DES NOUVEAU-NÉS

Il n'est pas rare de voir chez les filles nouveau-nées, trois à cinq jours après la naissance, une hémorragie vulvaire s'accompagnant quelquefois de rougeur et de tuméfaction des grandes et petites lèvres. Le devoir du médecin est de rassurer les mères, car c'est un incident généralement sans importance, ne nécessitant aucun traitement. L'hémorragie ne dure souvent que quelques heures, un ou deux jours au maximum, et la perte de sang est minime.

Si elle est plus abondante, ou ne se tarit pas, on donnera à l'enfant des lavements chauds, ou l'on pratiquera avec précautions des injections vaginales chaudes à 45° ou 48°.

Le mécanisme de ces hémorragies vulvaires n'est pas complètement élucidé. Dans les rares autopsies qui ont été pratiquées, les auteurs (Billard), ont noté une légère augmentation de volume de l'utérus, avec congestion et desquamation de la muqueuse et présence de sang dans sa cavité ; dans un cas on a relevé la rupture récente d'un follicule de Graaf.

On a pensé d'abord que ces hémorragies étaient conditionnées par des troubles de la circulation pelvienne, chez des enfants présentant des malformations cardiaques ou respirant mal. Cette pathogénie est abandonnée aujourd'hui. Jacquet, Rondeau, Renaut, admettent généralement que ces hémorragies font partie d'une crise génitale contemporaine du début de la vie extra-utérine, et se manifestant en outre par de la mammite avec sécrétion de lait, par l'apparition d'un fin duvet sur la peau et par de la miliaire sébacée surtout faciale. La sécrétion interne du placenta jouerait le principal rôle dans le développement de ces phénomènes.

A côté des hémorragies vulvaires primitives, il faut signaler celles qui sont associées à d'autres hémorragies : hématémèses, mælena, hématuries, hémorragies ombilicales, purpura, etc. Elles ne sont dans ce cas qu'un symptôme de la septicémie hémorragique qui comporte un pronostic très grave.

HÉMORRAGIES OMBILICALES DU NOUVEAU-NÉ

Les omphalorragies sont rares chez le nouveau-né ; on doit les diviser en deux catégories :

Les *hémorragies primitives* qui surviennent de bonne heure, avant la chute du cordon et sont dues à des troubles locaux de la circulation ombilicale ;

Les *hémorragies secondaires* qui surviennent seulement après la chute du cordon et sont de nature infectieuse.

I. — Hémorragies de cause locale

Étude clinique. — L'omphalorragie peut se produire immédiatement après la naissance ; on s'en aperçoit alors facilement si l'enfant n'est pas encore emmaillotté.

Le sang s'écoule par l'extrémité de la tige funiculaire sectionnée, soit goutte à goutte, soit en nappe, soit en jet, suivant que l'écoulement se fait par la veine ou par les artères ombilicales. De plus l'enfant respire mal ou ne respire pas du tout ; il pâlit si l'hémorragie est abondante.

D'autres fois, l'hémorragie se produit alors que l'enfant est déjà dans son berceau. Dans ces cas elle est plus grave, car elle peut passer inaperçue. L'attention est attirée par la pâleur de l'enfant qui ne crie pas, respire mal et reste inerte. Si l'enfant est mal surveillé, c'est seulement au moment du change qu'on s'en apercevra ; on trouve ses langes imbibés de sang qui s'écoule par la tige funiculaire ; il est rare que ce soit du sang rouge jaillissant des artères. Souvent alors l'hémorragie est déjà notable (80 à 100 grammes).

Parfois l'hémorragie ne survient que le deuxième ou le troisième jour et se produit au niveau de la ligature qui a sectionné les vaisseaux.

Le *pronostic* de ces hémorragies primitives est assez favorable si l'on s'en aperçoit à temps. Il est en général facile d'arrêter l'écoulement sanguin en acti-avnt la respiration ou en mettant une nouvelle ligature.

Pathogénie. — Normalement, l'hémorragie ombilicale ne doit pas se produire, même en l'absence de ligature du cordon. Dès la naissance, sous l'influence du vide thoracique produit par les premières inspirations, le sang abandonne la voie ombilico-placentaire, pour suivre la voie nouvelle de la circulation pulmonaire. De plus la tension de l'aorte abdominale, déjà basse chez le nouveau-né, est encore diminuée du fait de l'attraction respiratoire ; aussi les fibres musculaires des artères ombilicales, rétractées après section du cordon, résistent-elles facilement au faible choc artériel.

Deux facteurs interviennent donc dans la production de ces hémorragies : 1° inocclusion des vaisseaux ombilicaux ; 2° *gêne dans la circulation pulmonaire*, résultant soit d'un obstacle circulatoire (malformation du cœur ou des vaisseaux, bandage abdominal trop serré) ; soit le plus souvent d'une *insuffisance respiratoire* (asphyxie, débilité).

Sous ces influences, le sang tend à reprendre la voie des artères ombilicales et à stagner dans les veines, surtout dans la veine ombilicale encore béante.

Traitement. — Chez les nouveau-nés respirant mal, les débiles, les asphyxiques, il faudra faire une ligature soigneuse du cordon, et veiller à ce que les vêtements ne soient pas trop serrés.

Si l'hémorragie se produit, il faudra mettre sur le cordon une ligature très serrée, accompagnée au besoin d'une pince pour être plus sûr de la striction. Mais il importe surtout d'*activer les fonctions respiratoires* au moyen de bains, de frictions, de la respiration artificielle.

S'il s'agit d'un prématuré débile, on le réchauffera en l'entourant de ouate, de boules d'eau chaude et en le mettant dans une couveuse.

II. — HÉMORRAGIES OMBILICALES DE CAUSE GÉNÉRALE

Étude clinique. — Plus fréquentes et plus dangereuses que les précédentes, elles sont aussi plus tardives et ne s'observent guère qu'après la chute du cordon, vers la fin de la première semaine.

L'hémorragie est d'abord assez discrète : c'est en changeant l'enfant qu'on observe des taches de sang sur les langes et qu'on constate des caillots autour de l'ombilic. La plaie ombilicale nettoyée, l'écoulement se reproduit lent, continu, en nappe, s'arrêtant facilement par la compression, mais reparaissant dès qu'on desserre. Le sang d'abord d'aspect normal devient de plus en plus pâle, fluide et difficilement coagulable. Souvent on voit l'hémorragie s'arrêter pendant quelques heures pour reprendre ensuite.

Ces hémorragies ombilicales tardives existent rarement seules, sauf en cas d'artérite ou de phlébite ombilicales localisées. Presque toujours elles ne sont qu'une des manifestations de l'infection générale de l'organisme se traduisant par des pétéchies, des ecchymoses, des hémorragies gastro-intestinales, des hématuries. On peut aussi observer de l'ictère, des œdèmes, de la cyanose de la face et des extrémités.

L'examen du sang montre au début une polyglobulie considérable, pouvant atteindre 6 et 8 millions, mais qui diminue assez vite pour tomber à 3, 2 millions et même moins. On constate aussi une leucocytose abondante, polynucléaire au début, mononucléaire ensuite.

L'état général est très mauvais, et la mort survient habituellement au bout de trois ou quatre jours, dans la somnolence ou les convulsions.

Le pronostic de ces hémorragies ombilicales tardives est donc très grave. La mortalité oscille entre 80 et 90 pour 100.

Étiologie et pathogénie. — Les hémorragies ombilicales tardives ne sont qu'un symptôme de l'infection générale de l'organisme. Il n'y a pas de microbe spécifique de l'infection hémorragique ; tous les agents des septicémies (streptocoque, staphylocoques, coli-bacille, paratyphique de Gartner, bacille de Friedlander (Lequeux) peuvent être en cause, surtout lorsqu'ils trouvent un terrain prédisposé : prématurés, débiles, enfants nés de mères surmenées, glycosuriques, albuminuriques, alcooliques, ou saturnines. La porte d'entrée de l'infection peut être la plaie ombilicale, les excoriations cutanées, le tube digestif ; l'infection peut être aussi d'origine maternelle, se transmettant au fœtus à travers le placenta.

Fréquemment la *syphilis* est en cause ; elle agit soit en favorisant le développement des infections secondaires, soit en donnant naissance à de l'artérite et à de la phlébite ombilicale, à des lésions hépatiques, à des altérations sanguines.

L'hémophilie a été invoquée par quelques auteurs; mais il faut remarquer que les enfants qui survivent ne saignent pas plus tard.

Anatomie pathologique. — A l'examen nécropsique, on trouve des viscères pâles, pouvant présenter des foyers hémorragiques plus ou moins nombreux et d'abondance variable.

Le foie est l'organe le plus profondément altéré ; il présente soit « une altération lente se traduisant par de l'infiltration leucocytaire, souvent formidable et par de la sclérose, soit une altération aiguë qui se traduit par des lésions de dégénérescence cellulaire » (Lequeux).

La rate est volumineuse ; on y trouve en abondance des déchets cellulaires et des granulations pigmentaires. Le rein est gros et congestionné. Il n'est pas rare de rencontrer des épanchements hémorragiques dans les séreuses, notamment dans les méninges.

Traitement. — Lorsque le sang s'écoule par le cordon encore adhérent et en voie de putréfaction, il faut faire une ligature serrée au ras de la peau, sectionner le cordon et appliquer un pansement compressif.

L'hémorragie qui se produit au niveau de la plaie ombilicale après la chute du cordon, est plus difficile à arrêter. Le moyen le plus simple est la compression du point qui saigne, à l'aide d'un tampon d'ouate imbibée ou non de solutions hémostatiques (eau de Pagliari, perchlorure de fer dilué) qu'on fixe sur l'ombilic au moyen d'un bandage serré ; mais l'hémorragie se reproduit dès que la compression cesse.

On a préconisé la *ligature en masse du cordon*, au moyen de deux épingles en croix qui traversent l'ombilic, et autour desquelles on jette une suture entortillée (Dubois), ou bien la ligature sous-péritonéale ou péritonéale des vaisseaux ombilicaux. Mais ces procédés échouent en général et l'hémorragie se reproduit par toutes les effractions thérapeutiques faites à la peau.

On pourra essayer le chlorure de calcium à l'intérieur à la dose de 0 gr. 05, les injections de sérum gélatiné.

Le traitement général ne devra pas être négligé, l'enfant sera réchauffé ; on lui fera des injections sous-cutanées de sérum artificiel (20 cc. chaque fois) d'éther, d'huile camphrée. Contre l'infection on aura recours aux sérum antitoxiques.

Il faudra penser à la syphilis et instituer sant hésiter le traitement mercuriel, s'il y a lieu.

Le *traitement prophylactique* est important ; il consiste à éviter l'infection de la plaie ombilicale, en faisant une asepsie rigoureuse, car l'ombilic est la porte d'entrée de la plupart des infections du nouveau-né.

AUTRES AFFECTIONS DE L'OMBILIC CHEZ LE NOUVEAU-NÉ.

Dans les quatre ou cinq jours qui suivent la naissance, on voit du côté de l'ombilic les phénomènes suivants : .

Le cordon sectionné se flétrit, se momifie ; à l'union de l'amnios et de la peau apparaît un liséré rouge ; c'est le premier phénomène de la séparation du cordon ; dès le deuxième jour l'amnios est sectionné. Plus profondément il se produit une infiltration leucocytaire particulièrement dense autour des vaisseaux, qui atteint son maximum vers le 5e ou le 6e jour, et aboutit à la séparation de la gélatine de Wharton. Autour de ce sillon d'élimination il se fait un exsudat plus ou moins abondant, mais constant, qui doit être normalement stérile.

Le cordon tombe spontanément lorsque le sillon est complet (vers le 5e ou 7e jour). Il en résulte une petite plaie légèrement suintante ; l'épidermisation est complète vers le 12e ou 15e jour.

Au lieu de cette évolution normale, on peut observer divers accidents dont la cause est habituellement une *infection de la plaie ombilicale.*

Les infections ombilicales, fréquentes autrefois, sont exceptionnelles aujourd'hui. On les observe surtout chez les prématurés, les débiles, les enfants nés de parents syphilitiques, et porteurs eux-mêmes de lésions syphilitiques.

Les causes d'infection sont nombreuses : pansements septiques du cordon ou de la plaie ombilicale, usage de bains malpropres, infection puerpérale de la mère.

Divers microbes pathogènes ont été trouvés au niveau de l'ombilic : streptocoques, staphylocoques, staphylocoques pyogènes blancs, bactérium coli.

La pénétration des microbes peut se faire par plusieurs voies :

1° *Par le cordon*, qui peut se putréfier, devenir un excellent milieu de culture, l'infection se propageant à la plaie ombilicale et aux vaisseaux ombilicaux.

2° *Par la plaie ombilicale*, l'absorption microbienne se faisant par les lymphatiques superficiels, ou par les lymphatiques profonds et les vaisseaux sanguins.

3° *Par les vaisseaux ombilicaux*, entraînant la production de *phlébite* et d'*artérite ombilicale*, ou le développement d'une septicémie mortelle.

Étude clinique. — Les infections ombilicales se présentent sous diverses formes que nous décrirons séparément : nous laisserons de côté le tétanos et l'érysipèle péri-ombilical qui ont déjà été étudiés.

1° *Infection du cordon.* — Elle est exceptionnelle aujourd'hui. Au lieu de se momifier et de se détacher, sous l'influence de phénomènes de nécrose aseptique, le cordon reste en partie ou en totalité mollasse, grisâtre, humide. Il répand une odeur infecte, et ne tombe que vers le 10e ou le 12e jours ou même plus tard. On observe presque toujours un peu de fièvre, la température oscillant entre 38° et 39°.

Peu grave en elle-même, cette complication peut s'accompagner de lymphangite, de phlébite.

Le *traitement* consiste simplement à sectionner le cordon putréfié presque au ras de l'ombilic, et à appliquer sur la plaie des compresses imbibées d'eau oxygénée, fréquemment renouvelées.

2° *Lymphangite.* — On peut observer parfois autour de l'ombilic de la rougeur limitée, sans retentissement sur l'état général, et traduisant l'existence de lymphangite superficielle. Cette rougeur diminue et disparaît sous l'influence de pansements légèrement antiseptiques et la cicatrisation de la plaie ombilicale se poursuit normalement. Nous avons vu assez souvent, à la suite des ligatures faites au caoutchouc, un œdème, sans rougeur, descendant jusqu'au pubis et durant plusieurs jours.

3° *Phlegmon de l'ombilic.* — Dans certains cas, exceptionnels aujourd'hui, l'infection est plus profonde et on voit se développer un phlegmon, caractérisé par du gonflement et de la rougeur de l'ombilic et des parties voisines. Parfois peu étendu, d'autres fois, envahissant toute la paroi et pouvant provoquer une péritonite aiguë ou une septicémie généralement mortelles.

Il est rare que ce phlegmon se termine par la résolution ; il aboutit habituellement à la suppuration. On observe en même temps de la fièvre, de l'agitation.

Son *traitement* est celui de tous les phlegmons : pansements humides et incision.

4° *Gangrène de l'ombilic.* — Fréquente autrefois dans les maternités, cette affection a à peu près disparu aujourd'hui. Elle s'observait à la suite soit de putréfaction du cordon, soit d'inflammation de la région péri-ombilicale, entraînant la production de thromboses, dues vraisemblablement à des microbes anaérobies.

La peau rougit, s'œdématie, se recouvre de phlyctènes roussâtres qui, en se rompant, découvrent une partie mortifiée plus ou moins étendue, entourée d'une zone enflammée.

L'état général est grave ; le nouveau-né a la peau sèche, de la diarrhée, le ventre ballonné. Son pouls est incomptable, et il meurt généralement avec du muguet en 36 ou 48 heures par septicémie ou péritonite.

Parfois cependant, l'escarre ne s'étend pas, s'élimine, et la guérison peut survenir.

Le traitement consiste en cautérisation, en applications d'antiseptiques ; mais il est la plupart du temps impuissant à arrêter la progression de la gangrène. Les pansements à l'onguent napolitain m'ont paru efficaces.

5º *Ulcération simple du fond de l'ombilic.* — Quelquefois, après la chute du cordon, on aperçoit au fond de la cupule ombilicale une *érosion*, une *ulcération*, sécrétant un pus séro-sanguinolent, qui peut se concréter en une fausse membrane superficielle.

Peu grave en elle-même, cette ulcération guérit assez vite à la suite d'attouchements à la teinture d'iode ou à l'eau oxygénée, ou d'applications de poudre d'aristol ou d'ectogan (peroxyde de zinc), ou de cautérisations.

Si l'ulcération reste atone, tenace, il faudra penser à la *syphilis* et instituer un traitement en conséquence.

6º *Granulome et fongus de l'ombilic.* — Le *granulome* est un bourgeon charnu du volume d'un petit pois environ, relié à l'ombilic par un pédicule mince et recouvert par les lèvres de la dépression ombilicale.

Le *fongus* est de même nature, mais plus volumineux, atteignant parfois le volume d'une fraise.

Ces tumeurs inflammatoires donnent lieu à un suintement purulent, fétide, saignant avec la plus grande facilité, et à leur niveau, il n'y a aucune tendance à l'épidermisation.

Le traitement consiste à sectionner le pédicule au ras de l'ombilic et à cautériser au nitrate d'argent.

7º *Infection des vaisseaux ombilicaux.* — L'*artérite* et la *phlébite ombilicales* n'ont pour ainsi dire pas d'histoire clinique. Elles peuvent s'observer dans les diverses infections que nous venons de décrire, ou être primitives et exister sans infection apparente de la plaie ombilicale. Ce qui domine, ce sont les symptômes généraux : fièvre, perte de poids, vomissements, diarrhée, ictère. La mort survient fatalement du 4e au 8e jour.

L'*artérite* est plus fréquente que la *phlébite*. Les artères se présentent sous forme de cordons durs, s'étendant jusqu'à la vessie. Le tissu conjonctif périvasculaire est très infiltré ; à l'intérieur les vaisseaux sont thrombosés.

Les lésions de la veine sont de même nature que celles des artères, et peuvent s'étendre jusqu'à la veine porte.

On peut trouver des foyers infectieux dans les différents viscères : foie, poumons, rate, rein, etc.

Prophylaxie. — Les accidents que nous venons de décrire sont dus à des *infections* du cordon ou de la plaie ombilicale. La prophylaxie consistera simplement à observer les règles de l'*asepsie* la plus minutieuse, dans la section du cordon et dans les pansements consécutifs. Les pansements humides ou avec les corps gras doivent être abandonnés. Le pansement sec aseptique est le seul à employer.

Si la mère présente des accidents puerpéraux, il faut éloigner l'enfant.

MELÆNA DES NOUVEAU-NÉS

Le melæna des nouveau-nés est connu depuis fort longtemps.

Billard l'avait observé et le rattachait à l'état normal de congestion de l'intestin « exalté par un obstacle à l'établissement de la circulation, tel que l'état apoplectique, le volume exagéré du foie et de la rate ».

Rilliet publia une observation de melæna extrêmement grave, survenu successivement chez deux jumeaux avec guérison.

Parrot décrivit longuement les caractères des ulcérations de la muqueuse gastrique et intestinale.

Les travaux de Nocard et Leclainche sur le microbe de la septicémie hémorragique des animaux suscitèrent des recherches bactériologiques nombreuses.

Le rôle de la syphilis fut très étudié par Boissard et Bard.

Enfin Lequeux a consacré à l'étude des hémorragies des nouveau-nés des travaux très documentés.

Étiologie. — Le melæna des nouveau-nés est une affection rare ; la statistique n'atteint guère 0,16 à 0,18 %.

Il faut distinguer le melæna dit *spuria* qui n'est qu'une évacuation de sang dégluti, du melæna proprement dit, *melæna vera*, affection très grave.

Il est à remarquer que la plupart des enfants atteints, sont des débiles dont les ascendants présentent des tares diverses : mal de Bright, éclampsie, syphilis, alcoolisme, saturnisme, etc...

On a trouvé dans le sang des microbes divers : streptocoque, colibacille, pneumobacille, etc., sans qu'aucun d'eux n'ait un caractère de spécificité.

Le rôle de la syphilis affirmé par les uns est contesté par d'autres.

Lequeux n'a pu incriminer l'hémophilie dans aucune de ses observations.

Anatomie pathologique. — A l'autopsie des enfants ayant succombé à ces hémorragies, on trouve l'intestin rempli de sang soit pur, soit ayant l'aspect d'un liquide sirupeux, soit mélangé de grumeaux. Il varie du rouge, au noir foncé.

La congestion parfois légère présente tous les degrés, depuis la simple dilatation vasculaire jusqu'aux grandes ecchymoses sous-muqueuses.

Les ulcérations s'observent très fréquemment ; il faut les chercher dans la région juxta-pylorique au voisinage de l'ampoule de Vater. Elles sont soit arrondies ; plus ou moins régulières, de 5 à 10 millimètres de diamètre, soit taillées en coup d'ongle et peuvent intéresser toutes les tuniques de l'intestin. Du côté séreux, on note de longues traînées ecchymotiques.

A ces lésions intestinales, s'ajoutent des lésions hépatiques graves. Ce sont soit des lésions interstitielles ayant les caractères de l'hépatite syphilitique, soit des lésions aiguës de la cellule, avec des réactions inflammatoires notables dans les espaces-portes, allant jusqu'à l'hémorragie très abondante. Des désordres semblables sont observés dans le parenchyme rénal.

La rate est augmentée de volume et présente les caractères de l'évolution myéloïde.

La polyglobulie du sang circulant est intense dans les premières heures, mais une hypoglobulie très marquée lui succède ; alors apparaissent des hématies nucléées.

Une leucocytose notable s'observe parallèlement, avec polynucléose d'autant plus élevée que le cas est plus grave.

Enfin le sérum est hémolysé ; la coagulation et la rétraction du caillot sont très ralentis.

Pathogénie. — La pathogénie reste encore très obscure ; l'expérimentation n'a pu encore confirmer les hypothèses.

Lequeux fait jouer un rôle important aux lésions du foie, lésions très fréquemment syphilitiques, aboutissant à l'incoagulabilité du sang, mais le mécanisme des ulcérations gastriques et intestinales reste obscur.

Symptomatologie. — Le melæna des nouveau-nés survient habituellement entre le 5e et le 10e jour qui suivent la naissance. Bien que se montrant surtout chez des sujets débiles, il ne s'annonce pas par des signes avertisseurs. Habituellement les hématémèses ouvrent la scène, tantôt sous forme de sang pur en abondance, tantôt avec l'aspect de sang digéré, marc de café. Quelques heures après, le melæna apparaît soit pur, soit mélangé aux matières ; vomissements et hémorragies intestinales se répètent plusieurs fois par jour. Les accidents peuvent s'arrêter et la guérison survenir rapidement, mais ailleurs l'état s'aggrave ; en peu de temps, l'enfant présente tous les signes d'une anémie profonde. D'autres hémorragies se succèdent, pulmonaires, ombilicales, parfois même sur de récentes scarifications de vaccine. Rien ne les arrête. C'est un suintement continu.

L'état général est rapidement très mauvais. L'enfant se cyanose, les tissus ont la teinte observée dans l'ictère grave. Le foie et la rate sont augmentés de volume. La respiration, le pouls s'accélèrent, les extrémités se refrodissent et l'enfant succombe, soit en hypothermie, soit au contraire en hyperthermie. Le pronostic est le plus souvent très sévère. Néanmoins les accidents peuvent s'arrêter rapidement, et même dans des cas d'hémorragies très abondantes.

Diagnostic. — Le diagnostic, en présence d'hématémèses et d'hémorragies graves, s'impose. On éliminera vite les cas de déglutition de sang provenant par exemple de crevasses du mamelon de la nourrice. On ne s'attardera pas non plus à suspecter une hémorragie par invagination intestinale.

Traitement. — On luttera autant qu'il est possible contre l'hémorragie par l'ingestion de cuillerées à café de lait glacé. On recommandera la médication anticoagulante de préférence aux vaso-constricteurs : le chlorure de calcium sera prescrit à 1 p. 50 dont on pourra donner 4 à 5 cuillerées à café par jour. Le sérum gélatiné stérilisé à 120° est très recommandé. On soutiendra les forces du petit malade par des injections de sérum, et l'on évitera la tendance au refroidissement, en l'enveloppant dans du coton ou en le mettant en couveuse. Quand les accidents diminueront, on alimentera le malade progressivement.

OPHTALMIE DES NOUVEAU-NÉS

L'ophtalmie des nouveau-nés est une inflammation de la conjonctive oculaire, due habituellement au gonocoque et survenant dans les premiers jours qui suivent la naissance. Méconnue et non traitée, elle peut avoir des conséquences fort graves et entraîner la cécité.

Étiologie. — Presque toujours le contage se fait pendant la période d'expulsion, lorsque le fœtus traverse un vagin contenant du mucus riche en *gonocoques*. Ceux-ci déposés sur le bord des paupières, envahissent la conjonctive après la naissance, lorsque l'enfant ouvre les yeux. Beaucoup plus rarement l'infection est due à d'autres microbes, au streptocoque notamment.

L'enfant peut naître porteur d'une ophtalmie, mais c'est exceptionnel, l'infection s'est alors produite, *in utero ;* par suite d'une rupture prématurée des membranes, le liquide amniotique s'est infecté et a infecté le fœtus.

On observe aussi des ophtalmies qui se produisent après les 7e ou 8e jours, qui suivent l'accouchement. Il ne s'agit pas là de contagion obstétricale ; l'inoculation de la conjonctive s'est faite accidentellement par les doigts de la sage-femme ou de la garde, des linges contaminés, l'eau du bain ; l'ophtalmie peut aussi être secondaire à une galactophorite, à une infection puerpérale de la mère ; l'enfant peut s'infecter lui-même en transportant à ses yeux le pus d'une tourniole. Dans ces cas les germes pathogènes sont bien différents. On trouve des gonocoques (rarement), du streptocoque, du staphylocoque, du pneumocoque, le bacille de Wecks, seuls ou associés. Signalons aussi pour mémoire les ophtalmies diphtéroïdes (bacille de Lœffler et streptocoque).

Fréquentes autrefois, et survenant même dans les maternités sous forme de véritables épidémies, les ophtalmies des nouveau-nés sont beaucoup plus rares aujourd'hui, grâce aux mesures prophylactiques que l'on prend avant l'accouchement et immédiatement après la naissance.

Symptômes. — L'ophtalmie du nouveau-né se déclare du 2e au 5e jour, habituellement le 3e jour.

Au début on observe une coloration rosée assez accentuée des bords palpébraux, avec gonflement des paupières, surtout de la paupière supérieure. Si on écarte les paupières, on voit sourdre un liquide jaune citrin caractéristique de l'ophtalmie gonococcique au début. On constate que la conjonctive est rouge, vascularisée, œdématiée ; on peut apercevoir quelques filaments de muco-pus dans les culs-de-sac.

Le deuxième et le troisième jour le gonflement des paupières augmente ; l'œil reste fermé et par la fente palpébrale il s'écoule un liquide non plus citrin, mais séro-purulent, qui peut jaillir avec force si l'on écarte les paupières. Les jours suivants le pus devient crémeux, jaune-verdâtre, et se reproduit rapidement malgré les lavages.

L'évolution dépend du traitement.

Dans les cas bien traités dès le début, les phénomènes rétrocèdent au bout de huit à quinze jours, la tuméfaction des paupières cède, la muqueuse conjonctivale se décongestionne, la suppuration diminue puis disparaît. Il peut persister cependant, durant quelques semaines, un peu d'accollement des paupières le matin et une légère sécrétion fluide, trouble qui finit par disparaître.

Si l'ophtalmie est particulièrement intense, ou si le traitement a été nul ou insuffisant, on peut observer des *complications très graves : ulcère de la cornée*, pouvant aboutir à la *perforation* de la cornée et à la *fonte purulente* de l'œil.

Les ulcérations de la cornée peuvent se cicatriser et se recouvrir d'un épithélium jaune d'abord, puis blanc nacré (*leucome*) pouvant gêner considérablement la vision.

La perforation est *centrale* ou *marginale*, et sa cicatrisation entraîne la production de *synéchies antérieures*, de *leucomes adhérents*, déformant l'iris et aplatissant la cornée, de *staphylomes*. Parfois la vision est complètement perdue. Enfin si la perforation est très large, le contenu de l'œil est expulsé ; le globe oculaire s'atrophie et se transforme en un moignon informe.

Unilatérale au début, l'ophtalmie peut devenir bilatérale, si l'on ne prend pas de précautions suffisantes pour éviter la contagion de l'autre œil.

L'état général reste satisfaisant si l'inflammation reste localisée à la conjonctive. Dans les formes sérieuses avec complications cornéennes, les enfants ont de la fièvre, de l'agitation, de la diarrhée, et diminuent de poids.

Signalons que l'on a observé, chez des enfants plus âgés, quelques cas de *rhumatisme blennorragique* survenus au cours de cette ophtalmie (Richardière).

L'ophtalmie due à des microbes autres que le gonocoque, et qui survient huit à dix jours après la naissance, a une allure moins grave et n'entraîne presque jamais de complications cornéennes.

Diagnostic. — Le diagnostic est facile. L'instillation préventive de nitrate d'argent peut provoquer du gonflement des paupières, avec un écoulement séreux parfois abondant ; mais ces phénomènes cèdent rapidement en un ou deux jours.

Le diagnostic sera toujours confirmé par la recherche du gonocoque.

Pronostic. — Le pronostic de l'ophtalmie gonococcique du nouveau-né est grave au point de vue fonctionnel ; il dépend de l'intensité de la maladie, du traitement et des atteintes de la cornée. Un grand nombre des aveugles doivent leur cécité à cette affection.

L ophtalmie non gonococcique comporte, en général, un pronostic bénin.

Traitement. — En raison de la gravité de l'ophtalmie purulente des nouveau-nés, on conçoit que les *mesures prophylactiques* soient particulièrement importantes.

1° *Prophylaxie.* — Depuis l'emploi de la *méthode de Crédé* qui s'est montrée toute-puissante, l'ophtalmie purulente a presque complètement disparu dans les maternités, et sa proportion est tombée de 10 à 15 p. 100 à 2 et 0,5 p. 100. Voici en quoi consiste cette méthode :

a) Avant l'accouchement, le vagin de toute femme enceinte suspecte sera désinfecté par des irrigations bi-quotidiennes avec 2 litres d'une solution de permanganate à 1 p. 2.000.

b) Aussitôt après la naissance, avant même la ligature du cordon, le nouveau-né étant maintenu immobile, on essuie d'un seul coup ses paupières avec un tampon d'ouate imbibé d'une solution antiseptique (cyanure de mercure à 0 gr. 50 p. 2.000 en solution boratée) ; puis on entr'ouvre les paupières et on laisse tomber dans chaque œil III ou IV gouttes d'une solution de *nitrate d'argent* à 1 p. 200 (Crédé) ou à 1 p. 150 (Budin). Au lieu de nitrate d'argent on peut employer le jus de citron, le protargol à 1 p. 10.

Ces mesures prophylactiques immédiates seront complétées par les suivantes : les soins de toilette donnés à l'enfant précéderont ceux de la mère ; la garde se lavera toujours les mains avant de toucher à l'enfant ; l'enfant ne sera porté dans le lit de la mère que pendant les tétées.

2° *Traitement curatif.* — Lorsque l'ophtalmie est déclarée, il faut isoler l'enfant, prévenir l'entourage du danger de la contagion, détruire par le feu tous les objets ayant servi au pansement, et si l'ophtalmie est unilatérale, protéger l'œil sain par un pansement occlusif.

S'il n'y a pas de complications cornéennes, le seul traitement rationnel consiste en des *lavages* qu'on pratiquera toutes les deux ou trois heures, en se servant soit d'un tampon d'ouate hydrophile imbibé de solution antiseptique, soit du releveur-laveur de Lagrange qui permet d'exécuter facilement de grands lavages et de bien nettoyer les culs-de-sac.

On aura recours aux solutions antiseptiques suivantes : permanganate de potasse à 1 p. 4.000, 3.000, ou 2.000 ; cyanure de mercure à 1 p. 3.000 ; borate de soude à 10 p. 1.000.

Dans les cas plus sérieux, on instillera dans la conjonctive, deux ou trois fois par jour, quelques gouttes d'un des collyres suivants : nitrate d'argent à 1. p. 200, protargol à 1 p. 10, argyrol à 2 p. 10.

Dans le cas de complications cornéennes, on instillera quelques gouttes d'un collyre à l'ésérine à 0 gr. 05 p. 10. S'il se forme des abcès de la cornée et si du pus s'accumule dans la chambre antérieure, il faudra l'évacuer en pratiquant une paracentèse de la cornée. La panophtalmite exige l'ablation immédiate de l'œil. Dans certains cas, on a pratiqué l'excision complète du sac conjonctival.

Les staphylomes, les leucomes adhérents relèvent d'interventions spéciales telles que l'iridotomie ou l'iridectomie.

HÉMATOME DU STERNO-CLÉIDO MASTOÏDIEN

Cette lésion toute locale, et bénigne dans son évolution, du muscle sterno-mastoïdien, est loin d'être rare chez le nouveau-né, elle inquiète beaucoup les mères et le médecin pourra tout au moins les rassurer, s'il ne peut intervenir efficacement pour activer la guérison.

Signalé d'abord par les accoucheurs, cet épanchement de sang dans la gaine du muscle sterno-mastoïdien a été bien étudié par Hénoch, et plus tard en France par Lannois, Blachez et Planteau, etc. L'hématome siège plus souvent à droite et en général à la partie moyenne du muscle et dans son chef sternal.

On admet que la déchirure musculaire est due à des tiraillements qui ont lieu pendant les manœuvres obstétricales et très habituellement à la suite des présentations du siège. Cependant l'accident apparaît quelquefois après un accouchement facile, comme le prouve le fait suivant que nous avons publié en 1898 dans le *Journal de Clinique et de Thérapeutique Infantiles*, après l'avoir observé à la goutte de lait de Belleville.

Il s'agissait d'une petite fille née depuis dix jours. Pendant les huit premiers jours, elle tétait bien des deux côtés, mais depuis 48 heures, elle refuse de prendre le sein gauche et pousse des cris lorsqu'on lui fait tourner la tête de ce côté. L'accouchement avait été très rapide, n'avait pas duré une demi-heure. L'enfant s'était présentée par la tête, aucune manœuvre d'extraction n'avait été nécessaire, la sage-femme arriva trop tard. Le poids de l'enfant était de 3 kg. La mère a eu cinq autres enfants; aucun de ses accouchements n'a été laborieux. Nous vérifions tout ce que la mère nous a raconté sur la gêne des mouvements de la tête du nourrisson, qui ne prend qu'avec peine le sein gauche ; elle est obligée de se tourner et de se pencher du côté de l'enfant. En palpant la région cervicale, on constate une tumeur fusiforme, légèrement renflée à sa partie moyenne, qui siège sur le trajet du muscle sterno-cléido-mastoïdien gauche. La partie inférieure du muscle jusqu'aux insertions claviculaires, semble spécialement atteinte.

La consistance de la tumeur est d'une dureté ligneuse avec de légères aspérités. La peau est parfaitement mobile à sa surface. La tumeur est plus saillante lorsqu'on imprime à la tête des mouvements de rotation du côté opposé. On conseilla quelques frictions avec du baume Opodeldoch et une cravate d'ouate, et on rassura la mère sur les suites de l'affection. Pendant six mois l'enfant nous a été rapportée régulièrement tous les quinze jours, et nous avons pu suivre les phases régressives de la tumeur, qui est restée à peu près stationnaire pendant un mois et demi. Au bout de ce temps, les troubles fonctionnels ont partiellement cédé, mais il persista une masse fusiforme, très dure qui diminua lentement. Après six mois, la palpation du muscle donne encore la sensation d'un cordon très ferme, mais il ne reste plus de tumeur à proprement parler. L'enfant est considérée par sa mère comme guérie. L'allaitement au sein a été continué et le développement s'est effectué normalement d'après les pesées que nous avons faites. Malgré sa durée, cette lésion, on le voit, a été bénigne.

Notre maître Damaschino a observé une fillette de dix ans, qui conservait encore une tumeur grosse comme une lentille, de consistance cartilagineuse dans le muscle sterno-cléido-mastoïdien droit.

D'après les constatations anatomiques, faites par divers auteurs et en particulier par Wapler, les fibres musculaires sont rompues par l'extravasat sanguin ; il y a une myosite dégénérative et un processus de prolifération scléreuse interstitielle qui explique la lenteur de réparation du muscle. On a signalé des lésions préexistantes, intra-utérines du muscle, qui pouvaient prédisposer à la rupture des fibres à la naissance.

Presque toujours l'hématome siège à la partie moyenne du muscle ; habituellement à droite, il est quelquefois double.

Exceptionnellement il occupe la partie inférieure et même le tendon sternal comme dans l'observation suivante recueillie par M. Sédillot, interne dans notre service de l'hospice des Enfants-Assistés.

B... (Jean), né le 30 mars 1912, entré le 15 avril à la nourricerie Parrot. Poids : 3 kg. 760 ; taille : 52 cm. 6.

L'enfant présente un peu au-dessus et à gauche du sternum, une tumeur de la grosseur d'une petite noix. Elle est de consistance assez dure, donne la sensation d'une masse cartilagineuse, ou d'un kyste très rénitent. Elle est un peu ovoïde, et forme une proéminence extérieure. à grand axe dirigé en haut et à gauche ; elle est un peu pédiculée. La peau est mobile sur la tumeur et ne présente pas de réaction inflammatoire. Les limites de la tumeur sont plus nettes latéralement qu'en haut et en bas. Elle est indépendante du sternum en bas. Le premier diagnostic auquel on pensa, fut celui de kyste congénital du cou, de la région sus-claviculaire.

30 avril. — La tumeur a sensiblement diminué, et sa consistance a changé. Elle est plus dure, sa surface légèrement bosselée par place, le contour moins régulier. M. Jalaguier, chirurgien de l'hospice, porte le diagnostic d'hématome tendineux du chef sternal du sterno-mastoïdien.

14 mai. — L'hématome n'est plus que du volume d'un haricot, dont il a aussi à peu près la forme, Il est toujours très dur.

On peut le déplacer légèrement à droite ou à gauche ; mais si on porte la tête de l'enfant en extension, et inclinaison vers l'épaule droite, la petite tumeur ne subit pas de déplacement en haut, et ne s'éloigne pas de sa position par rapport au sternum.

21 mai. — L'enfant quitte la nourricerie Parrot et est envoyé à la campagne ; la petite masse a toujours tendance à se résorber.

Ce fait présente un caractère tout à fait exceptionnel, car les hématomes du sterno-mastoïdien, après des accouchements laborieux, siègent presque toujours dans la partie charnue du muscle. La localisation de l'hématome superposé au tendon sternal n'est pas signalée par les classiques.

Diagnostic. — Il est généralement aisé pour le médecin qui a déjà constaté cette lésion. Les adénites, très précoces de la région du cou, sont rares et ont une autre évolution. Les kystes congénitaux ont comme caractère essentiel leur adhérence aux parties profondes, tandis que l'hématome est bien mobile latéralement. Les gommes spécifiques dans cette région sont absolument exceptionnelles.

Pronostic. — Bénin le plus souvent. Les troubles fonctionnels temporaires dans les mouvements de rotation de la tête cèdent après quelques semaines. La persistance d'un torticolis permanent a cependant été relevée par quelques auteurs.

CÉPHALÉMATOME

Définition. — Le céphalématome est une tumeur constituée par un épanchement de sang qui se fait entre le périoste et la table externe des os du crâne, le plus souvent du pariétal.

Étude clinique. — C'est une affection assez rare, plus fréquente chez les primipares, les statistiques donnent une proportion moyenne de un cas sur 250 à 300 accouchements.

Le céphalématome n'apparaît pas aussitôt après l'accouchement ; c'est seulement dans les deux ou trois jours qui suivent la naissance, que l'on voit se développer sur un des pariétaux, ou sur les deux, plus rarement sur l'occipital, une tumeur d'abord peu saillante, qui augmente progressivement de volume pendant toute la première semaine et atteint la grosseur d'un œuf de poule. Cette tumeur est saillante, arrondie, presque hémi-sphérique ; à son niveau les téguments ne présentent rien d'anormal. Molle au début et fluctuante, elle devient bientôt dure, tendue, rénitente. Sa palpation n'est pas douloureuse : elle est irréductible, et n'augmente pas de volume sous l'influence des cris de l'enfant.

Les bords nets et réguliers ne tardent pas à s'épaissir, à s'indurer, à former un bourrelet dur, de deux à quatre millimètres, qui limite une portion centrale, beaucoup plus molle. Parfois au niveau du bourrelet, le doigt provoque une crépitation parcheminée.

La tumeur n'empiète jamais sur les sutures ; elle peut être double ou triple, les sutures sont toujours perceptibles.

La tumeur reste stationnaire pendant une quinzaine de jours, puis commence à se résorber, elle durcit et finit par disparaître vers le 2e ou 3e mois. L'épaississement périosté s'efface aussi, mais plus lentement.

Diagnostic. — Le diagnostic est facile.

La *bosse séro-sanguine* existe dès la naissance, n'a pas le même siège, ne se limite pas strictement à un os, est pâteuse, n'est pas limitée par un bourrelet, et disparaît assez rapidement.

Le *kyste dermoïde* siège au niveau des fontanelles, surtout de la fontanelle antérieure.

Le *méningocèle* siège au niveau des sutures et des fontanelles, est réductible et n'a pas de bourrelet induré.

Le *pronostic* est bénin, à moins que le céphalématome ne soit associé à une hémorragie entre le crâne et la dure-mère.

Pathogénie et anatomie pathologique. — Le céphalématome siège le plus souvent sur le pariétal droit, au niveau de son angle postéro-supérieur ; mais il peut être double ou même triple, auquel cas ce sont les pariétaux et l'occipital qui en sont le siège exceptionnel.

Il se développe entre le périoste et l'os, et sa pathogénie est encore obscure. Certaines dispositions anatomiques que présentent les os du crâne à la naissance, et sur lesquelles ont insisté Cruveilhier, Nœgeli, Broca, paraissent conditionner cette localisation. Du sommet de la bosse pariétale, par où commence l'ossification du pariétal, partent des stries osseuses, radiées vers la périphérie, et disposées en deux plans formant les tables externe et interne, cette première étant plus avancée dans son ossification que la table externe. Au cours de l'accouchement, par suite d'un mécanisme spontané ou accidentel, les stries de la table externe, fragiles, pourraient, dit-on, se rompre et déchirer des vaisseaux.

Il se fait un épanchement sanguin qui décolle peu à peu le périoste du centre vers la périphérie. Il n'y aurait donc pas seulement rupture vasculaire, mais aussi fracture osseuse

Une lésion analogue de la table interne peut entraîner la formation d'un hématome entre la dure-mère et l'os, dans la zone décollable de Gérard-Marchant : c'est le céphalématome interne compliquant le céphalématome externe.

Ce redressement des pariétaux avec rupture de la table externe serait dû à un traumatisme cranien au cours d'un accouchement laborieux (bassin étroit, présentation de la face, version, application de forceps). Mais le céphalématome a été observé aussi à la suite d'accouchements spontanés, et pendant lesquels la période d'expulsion n'avait pas été très considérable. Les uns incriminent les mouvements de rotation de la tête dans l'excavation, les mouvements de va-et-vient de la tête, qui lors de la période d'expulsion, descend à chaque contraction utérine plus profondément sur le périnée pour remonter ensuite.

Nous croyons devoir reproduire ici une note anatomo-pathologique que nous avons présentée en 1919 à la Société de Pédiâtrie, avec le Dr Bouquier, sur les lésions observées à l'autopsie de deux cas de céphalématome. Nous avons rencontré une dysostose spécial des pariétaux, mais nous n'avons pas vérifié les fractures de la table externe admises par la plupart des accoucheurs.

Dans le premier cas, il s'agit d'un enfant né le 26 décembre 1916 et entré à la Nourricerie Parrot, le 3 janvier 1917. Son poids était de 2.950 gr. sa taille de 50 cent., décédé le 24 janvier, le poids était tombé à 2.400 gr. Il présentait un céphalématome typique du pariétal droit, qui fut ponctionné et traité par la compression.

A l'autopsie, le péricrâne était encore légèrement soulevé par la collection sanguine. Le diploé, dans la partie centrale du pariétal droit, est très aminci. Au contraire les radiations osseuses parties du point d'ossification sont très visibles sur le pariétal sain et l'os plus épais. Mais ce qui est remarquable, c'est que non seulement la lame du pariétal est amincie, mais qu'elle présente de *nombreux pertuis* qui ressemblent à des trous faits par la pointe d'une aiguille, et surtout nombreux à la partie antéro-supérieure, dans une zone de un centimètre carré environ.

Le second cas dont nous venons de faire l'autopsie existait chez un enfant, né le 19 mars 1919 et mort le 11 avril, pesant 2.550 gr. et mesurant 53 cent.

Nous avons retrouvé, dans le pariétal droit, de petits pertuis très semblables à ceux que l'on voit sur la pièce sèche du premier cas. On voit notamment trois pertuis assez gros qui traversent la lame du pariétal encore teintée de sang au point d'où semblait partir l'hémorragie. Il existait en effet, sur la face externe de l'os, un caillot très adhérent qui n'a pu être enlevé qu'en raclant l'os avec un scalpel et dont la trace est nettement visible.

On ne retrouve pas dans les deux pariétaux sur lesquels siégeaient les céphalématomes, les fissures ou les fêlures de la table externe, qui ont été mentionnées par certains auteurs. Il est difficile de ne pas établir un rapport direct entre la présence de ces pertuis si visibles, surtout dans la zone d'origine de l'hémorragie et l'épanchement du sang ; ces pertuis correspondent sans doute à des espaces médullaires contenant des vaisseaux sanguins qui donnent naissance à l'hémorragie.

Ce trouble de l'ossification qui paraît être préexistant, permettrait un déchirement plus facile des vaisseaux sanguins dilatés, lors des décollements du péricrâne par les froissements, pendant le travail. C'est là une dysostose spéciale, non signalée encore qui semble être une des causes importantes du céphalématome. Avec mon interne M. Lautuéjoul, nous avons retrouvé la même dysostose sur les deux pariétaux, dans un cas de céphalématome double (1).

Traitement. — Abandonné à lui-même le céphalématome se résorbe lentement et laisse à sa place une zone indurée qui persiste longtemps. Nous avons obtenu des succès nombreux et rapides en ponctionnant la tumeur avec un trocart pour évacuer le sang, puis en exerçant une forte compression sur le crâne avec de l'ouate et une bande de crêpe Velpeau.

(1) *Société de Pédiâtrie*, 1920.

GÉNÉRALITÉS
SUR L'ART DE FORMULER [1]

Hippocrate attira l'attention sur le passage des médicaments dans le lait. Il cite, en particulier, la possibilité de purger un enfant, en faisant absorber du suc de concombre sauvage à sa nourrice.

M. Labourdette propose l'usage de laits médicamenteux fournis par des animaux à la nourriture desquels on mélange des composés variés : chlorure de sodium, sublimé corrosif, iodures, composés arsenicaux, etc... Beaucoup de médicaments sont éliminés, partiellement au moins, par la glande mammaire, mais cette élimination ne présente pas assez de régularité, elle est trop sujette aux influences individuelles, pour que la médecine ait pu en tirer un parti intéressant. La thérapeutique infantile s'adresse aujourd'hui directement à l'arsenal pharmaceutique, tout comme la thérapeutique des adultes.

Avant de réunir dans des tableaux les doses qu'il est bon d'adopter ou de ne pas dépasser dans la pratique courante, pour les enfants de 1 mois à 2 ans, nous rappellerons brièvement les notions relatives à l'art de formuler.

ART DE FORMULER

L'art de formuler est l'application des connaissances acquises en chimie, en physique, en pharmacie, en histoire naturelle et en thérapeutique, à l'emploi des médicaments.

Une formule ou, dans un sens plus étendu, une prescription magistrale, est un écrit par lequel le médecin indique les moyens de traiter une maladie.

On nomme médicament, ou remède, toute substance utilisée dans un but thérapeutique. Il est *simple*, s'il est constitué par une seule substance : belladone, digitale, quinquina ; il est *composé*, s'il résulte du mélange de deux ou d'un plus grand nombre de substances : sirop de Raifort composé, sirop de rhubarbe composé, etc. On donne parfois le nom de médicaments polypharmaques, à ceux dont la préparation comporte l'emploi d'un très grand nombre de drogues simples : électuaire diascordium, thériaque.

(1) Ce chapitre de pharmacologie infantile est dû entièrement à la collaboration de M. Pierre LAVIALLE.

Médicaments galéniques. — Les médicaments galéniques sont les préparations pharmaceutiques proprement dites. Leur composition chimique est parfois bien déterminée : sirop de chlorhydrate de morphine, sirop de codéine, teinture d'iode, etc. Dans d'autres cas, à côté de corps actifs dont le titrage est codifié, existent simultanément de nombreux corps inactifs ou peu actifs, dont la nature chimique et les propriétés pharmacodynamiques sont peu connues.

Médicaments chimiques. — Leur nature est bien établie. Ce sont de véritables espèces chimiques, présentant des constantes bien connues et fixes. Leur activité pharmacodynamique reste toujours la même. La pharmacie les livre à l'état de pureté absolue.

Médicaments officinaux. — De ce nombre sont les médicaments qui peuvent se conserver longtemps sans altération. On les trouve ordinairement tout préparés dans les pharmacies. Tels sont : teintures, alcoolatures, sirops, vins, extraits, eaux distillées.

Médicaments magistraux. — A ce groupe appartiennent les médicaments de composition très variée, prescrits par le médecin pour le traitement de cas particuliers. Leur préparation précédant immédiatement l'emploi, ils portent aussi le nom de médicaments extemporanés.

Il existe des médicaments magistraux ou extemporanés, que le médecin ne formule pas ordinairement. Ce sont ceux dont l'emploi est très courant, et dont la formule est insérée au Codex : Looch blanc, potion anti-émétique de Rivière, apozème blanc de Sydenham.

Médication. — L'application des médicaments a reçu le nom de médication. La médication est dite :

Interne, lorsque le médicament est administré par la voie digestive ;

Intraveineuse, lorsque le médicament est injecté dans les veines ;

Intramusculaire, lorsque le médicament est injecté dans les muscles ;

Intrarachidienne, lorsque le médicament est injecté dans le canal rachidien ;

Externe, lorsque le médicament est destiné à agir sur les téguments ou sur l'organisme entier après absorption par la peau.

Formule ou ordonnance. — Une formule de médicament magistral comporte habituellement :

1° *Base.* — Une substance médicamenteuse plus ou moins active : c'est la base.

2° *Adjuvant ou auxiliaire.* — Parfois une autre substance active qui joint ses propriétés à celles de la base : c'est l'*adjuvant* ou *auxiliaire.*

3° *Correctif.* — Un ou plusieurs produits destinés à masquer la saveur ou l'odeur désagréable de la base : c'est le *correctif.*

4° *Véhicule ou excipient.* — Un ou plusieurs corps qui servent de support à l'agent principal ou base. C'est le corps employé qui donne au mélange sa forme pharmaceutique. Il peut être sec : poudres, sucre ; ou mou : extraits, conserves, graisses ; ou liquide : hydrolés, hydrolats, huiles. Ces corps sont des véhicules ou *excipients*.

5° *Intermède*. — On donne le nom d'*intermède* à la substance propre à unir deux ou un plus grand nombre de substances (le plus souvent la base et l'excipient), qui ne formeraient pas sans elle un mélange homogène. Les excipients les plus employés sont : gommes, mucilages, jaune d'œuf, etc.

L'adjuvant, le correctif et l'intermède ne sont pas indispensables à la rédaction d'une bonne formule.

Inscription. Souscription. Instruction. — Une prescription magistrale considérée dans son ensemble comprend trois parties : l'inscription, la souscription et l'instruction.

Inscription. — *L'inscription*, est l'indication des noms et doses des substances qui doivent faire partie du médicament. Elle doit être aussi lisible que possible, et être précédée du nom générique du médicament prescrit : potion, collutoire, lavement, etc.

Les doses de substances vénéneuses doivent figurer en toutes lettres, et non en chiffres seulement.

La rédaction doit être faite en français ou en latin. Le latin peut utilement, dans certains cas, dissimuler au malade et à son entourage la nature exacte des médicaments. La nature des médicaments peut aussi être voilée dans les cas où le médecin le juge à propos, par des dénominations généralement ignorées du public : liqueur de Pearson, liqueur de Boudin, etc.

Les substances prescrites doivent être désignées par leurs noms scientifiques de préférence aux noms vulgaires qui, se rapportant parfois à des substances différentes, deviennent une source d'erreurs. Exemple : *précipité jaune*, désigne pour certains l'oxyde jaune de mercure ; pour d'autres, le sous-sulfate mercurique.

Une ligne de l'inscription ne doit renfermer qu'un seul nom de substance médicamenteuse, suivi de la dose exprimée en grammes, décigrammes, centigrammes, milligrammes.

L'emploi des abréviations doit être aussi restreint que possible. Quand plusieurs substances sont prescrites aux mêmes doses, on les réunit souvent par une accolade, et on n'écrit le poids qu'une seule fois, en le faisant précéder de l'abréviatif $\overline{aa}$ qui signifie : de chaque.

L'inscription des médicaments doit se faire autant que possible dans l'ordre suivant : base, adjuvant, intermède, excipient, correctif. Pourtant aucune règle fixe ne peut être établie sur ce point, car un sircp peut, suivant sa nature, constituer simplement le correctif ou, à la fois, la base et le correctif.

Le médecin ne doit pas prescrire les médicaments altérables en trop grande quantité à la fois. Il est bon, en particulier, de renouveler toutes les vingt-quatre heures : la plupart des potions, les émulsions, les tisanes, etc.

Souscription. — La souscription a trait au détail de la préparation. F. S. A. (*Fiat secundum artem*) signifie : qu'il soit fait selon l'art. Dans la plupart des cas, en effet, le médecin n'a pas à indiquer au pharmacien la manière d'opérer.

Mais lorsque les propriétés thérapeutiques dépendent en partie ou en totalité du mode opératoire, il est indispensable que le médecin indique la manière d'opérer. Les cas sont nombreux où le mode opératoire change notablement, avec la composition, les propriétés médicinales des médicaments composés.

Instruction. — L'inscription et la souscription concernent exclusivement le pharmacien. L'instruction concerne surtout le malade et lui indique comment le médicament doit être employé. Elle doit toujours être écrite en langue vulgaire, afin d'être bien comprise. Il est très utile de dire si le médicament est destiné à l'usage interne ou à l'usage externe.

MODÈLE D'UNE FORMULE

Potion émulsive avec :

Huile de ricin...................	5 gram.	....	*Base.*
Poudre de gomme arabique.........	5 —	....	*Intermède.*
Sirop de fleur d'oranger...........	15 —	....	*Correctif.*
Eau distillée.....................	45 —	....	*Véhicule.*
F. S. A.			*Souscription*
Administrer par cuillerées le matin, une heure avant la tétée			*Instruction.*

Lieu et date,   Signature très lisible.

CHOIX DES MÉDICAMENTS

Le médecin dispose des substances innombrables, simples ou composées, de la matière médicale. Le Codex donne les caractères des drogues simples et composées ayant une existence légale. A cet égard, l'édition de la *Pharmacopée française* de 1908, dans sa préface, indique ce qu'il faut entendre par médicaments ayant une existence légale : « Le Codex doit être considéré comme constitué par l'ensemble de toutes ses éditions ; il suffit, en conséquence, qu'un médicament ait été inscrit dans une quelconque des éditions du formulaire légal, pour qu'il conserve une existence légale, sa formule ayant été publiée.

« Il en est autrement quand une formule est modifiée ; seule, la formule inscrite dans la nouvelle édition devient officielle. »

Le choix des médicaments doit porter en tout premier lieu, sur la *base* et éventuellement sur l'*adjuvant*. Ce choix sera guidé par le diagnostic établi et par les connaissances acquises en pharmacodynamie.

Le choix du véhicule ne doit pas être fait sans discernement. S'il n'a pas, lui-même, d'influence thérapeutique positive, il peut faciliter l'administration de la base, en favoriser l'absorption, en modérer ou activer les effets. On tiendra compte de la solubilité ou de l'insolubilité de la base dans les divers véhicules, de façon à donner à l'action thérapeutique la modalité désirable.

L'eau, l'alcool, l'éther, le vin, le vinaigre, la bière, le lait, les huiles fixes et volatiles, la glycérine, le chloroforme, l'acétone, etc., sont les véhicules les plus utilisés.

Si la préparation comporte l'emploi d'un intermède, son choix sera étroitement lié à la nature de la base et de l'adjuvant : gommes, jaune d'œuf, etc.

ASSOCIATION DES MÉDICAMENTS

L'union de deux ou d'un plus grand nombre de médicaments simples ou composés, minéraux ou organiques, chimiquement définis on non définis, prend le nom d'association médicamenteuse.

Les buts de ces associations sont ordinairement les suivants :

1º Augmenter l'activité ;

2º Diminuer où même prévenir une action trop irritante ;

3º Obtenir à la fois les effets de plusieurs médicaments ;

4º Obtenir les effets qu'aucune substance médicamenteuse simple ne pourrait produire . Exemple : *électuaires, médicaments très complexes des anciennes pharmacopées, potion de Rivière*, etc.

INCOMPATIBILITÉS MÉDICAMENTEUSES

Les incompatibilités médicamenteuses sont de trois ordres : incompatibilités physiques, incompatibilités chimiques, incompatibilités physiologiques.

On dit qu'il y a incompatibilité chimique entre deux substances actives, ou entre une substance médicamenteuse active et une substance médicamenteuse sans activité bien déterminée, lorsque du mélange des deux substances peut résulter par action réciproque, un produit inactif, toxique, ou à tendance thérapeutique différente. Les incompatibilités chimiques sont de beaucoup les plus nombreuses.

Les incompatibilités sont d'ordre physiologique, lorsque les substances, sans réagir l'une sur l'autre, troublent l'action médicamenteuse cherchée. Exemple : pepsine et bicarbonate de soude.

L'étude des incompatibilités médicamenteuses embrasse en réalité la chimie tout entière. Ce sujet présente une importance très grande. Il a fait l'objet d'un grand nombre de recherches, et nous renvoyons le praticien aux formulaires proprement dits qui donnent, avec les propriétés particulières de chaque médicament, la liste des corps qui ne doivent pas lui être associés.

POSOLOGIE.

Fixer les doses des agents thérapeutiques est l'un des points les plus importants de l'art de formuler. Nombreux sont les praticiens peu familiarisés avec le dosage des médicaments. La prescription est souvent considérée par eux comme dangereuse, par les erreurs qu'elle peut entraîner. Cette documentation incomplète et cette crainte, restreignent considérablement l'emploi judicieux des bons médicaments, et motivent les ordonnances mal rédigées dans lesquelles la base est *inscrite* à une dose exagérée ou à une dose qui la laisse sensiblement inactive.

C'est, à peu près exclusivement, de cette demi-connaissance des indications thérapeutiques, que sont nées les innombrables préparations banales qu'on trouve couramment préparées d'avance dans les officines. Le médecin les prescrit de plus en plus, non pas tant parce qu'il en connaît la composition (elle est le plus souvent secrète en tout ou en partie) que parce qu'il trouve en elles une assez grande sécurité.

Les praticiens ne doivent pas perdre de vue, cependant, qu'il est de leur devoir : 1° de connaître dans tous leurs détails la composition et les propriétés des médicaments qu'ils prescrivent ; 2° de ménager les ressources des malades ; 3° de conserver ou de prendre l'habitude de formuler pour éviter le suicide professionnel : l'habitude de se soigner sans le secours du médecin se répand, malheureusement, de plus en plus.

Bien qu'aucun travail complet et décisif n'ait été publié sur la sensibilité relative des enfants du premier âge aux diverses substances médicamenteuses ou préparations, il est certain cependant que la réaction des enfants aux médicaments est sans rapport rigoureux avec la masse du corps. Le nourrisson, en particulier, est extrêmement sensible à l'opium et à ses alcaloïdes, et il supporte au contraire des doses relativement élevées de calomel, d'iodures et de sels de quinine. En un mot, 1 kilo de nourrisson est plus sensible à l'opium et à ses dérivés qu'un kilo d'adulte ; 1 kilo de nourrisson présente autant de tolérance qu'un kilo d'adulte à l'égard des iodures et des sels de quinine. Il s'ensuit que le poids ne peut servir de base sûre à l'établissement des doses maxima des substances héroïques.

Aucun auteur français, d'ailleurs, ne donne de précisions en ce qui concerne les doses à prescrire pour les divers mois de la première année. *Gaubius* (1739) admet, pour les enfants au-dessous d'un an, 1/10 à 1/12 de la dose de l'adulte. Hufeland conseille, pour les nourrissons de :

15 jours	= 1/40 de la dose pour adulte.			
1 mois	= 3/40.	»	»	
2 mois	= 4/40.	»	«	
3 mois	= 5/40.	»	»	
5 mois	= 6/40.	»	»	
7 mois	= 7/40.	»	»	
9 mois	= 8/40.	»	»	
11 mois	= 9/40.	»	»	
12 mois	= 10/40.	»	»	
2 ans	= 13/40.	»	»	

Hoebrechts calcule la dose à administrer aux enfants, comme suit :

$$\text{Dose pour adulte} \times \text{âge (en mois ou années).}$$
$$\overline{\text{240 (mois) ou 20 (années).}}$$

Il est aisé de constater, en comparant les doses fixées par les trois auteurs précités, qu'aucun accord ne règne. Un enfant de 1 an peut recevoir : pour GAUBIUS, 1/12 de la dose de l'adulte ; pour HUFELAND, 1/4 ; pour HOEBRECHTS, 1/20.

L'examen des autres formulaires nous laisse dans la même indécision et nous permet de constater de très grands écarts dans les chiffres adoptés.

Après une étude serrée des avantages et des inconvénients présentés par la posologie basée sur le poids ou sur l'âge, et en raison de la sensibilité particulière des enfants du premier âge à l'égard de beaucoup de substances vénéneuses, nous nous sommes décidé à fixer les doses maxima en fonction de l'âge. Ceci, en attendant l'expérimentation physiologique et thérapeutique rigoureuse de chaque médicament pris isolément, qui peut seule conduire à des chiffres ayant une valeur indiscutable.

Les tableaux qui suivent seront, croyons-nous, un guide utile pour le médecin. Les doses de médicaments qui y sont enregistrées représentent, pour le premier tableau riche en substances vénéneuses, celles qu'il est utile de ne pas dépasser, du moins au début d'un traitement, pour les enfants de 1 mois à 2 ans. Ces doses peuvent être dépassées, dans certains cas, après une étude de la sensibilité particulière de l'enfant, ou à la suite d'accoutumance. Les corps ou préparations peu usités ou inusités ne figurent dans ces tableaux que pour permettre aux praticiens d'en faire un essai judicieux dans certains cas spéciaux.

Le deuxième tableau indique les doses des médicaments usuels peu toxiques ou non toxiques, dont l'efficacité est établie par l'expérience.

Bien que le rein de l'enfant soit d'une grande perméabilité, on devra tenir compte, comme pour l'adulte, des phénomènes d'accumulation des corps, et de l'affinité élective des divers organes à l'égard des poisons variés.

Quant à la forme pharmaceutique à adopter, elle sera choisie par le médecin et variera suivant les circonstances : potion, lavement, suppositoire, collutoire, pommade, liniment, etc.

Nous ne faisons pas mention des sérums et vaccins dont les indications sont connues de tous, et dont la posologie peut varier beaucoup sans graves inconvénients.

DOSES MAXIMA (pour enfants de 0 à 2 ans)

DÉSIGNATION	1 mois		2 mois		4 mois		6 mois	
	pour une dose	pour 24 heures	pour une dose	pour 24 heures	pour une dose	pour 24 heures	pour une dose	pour 24 heures
Acétanilide	0,0012	0,006	0,0024	0,0120	0,0048	0,024	0,0072	0,036
Acétyl salicylique (acide) (Aspirine)	0,004	0,024	0,008	0,048	0,016	0,096	0,024	0,144
Alcoolature d'aconit (feuille)	0,004	0,02	0,008	0,04	0,016	0,08	0,024	0,12
Antipyrine	0,016	0,032	0,033	0,066	0,064	0,128	0,096	0,192
Apomorphine et chlorhydrate	0,00006	0,00006	0,00012	0,00012	0,00024	0,00024	0,00036	0,0003
Argent (azotate d')	0,00012	0,0006	0,00024	0,0012	0,00048	0,0024	0,00072	0,0036
Arsénieux (anhydride)	0,00002	0,00006	0,00004	0,00012	0,00008	0,00024	0,00012	0,0003
Atrophine (sulfate d')	0,000004	0,000008	0,000008	0,000016	0,000016	0,000032	0,000024	0,000048
Bromoforme	0,002	0,006	0,004	0,012	0,008	0,024	0,012	0,036
Caféine	0,002	0,008	0,004	0,016	0,008	0,032	0,012	0,048
Calomel	0,004	0,004	0,008	0,008	0,016	0,016	0,024	0,024
Chloral (hydrate de)	0,016	0,048	0,033	0,099	0,064	0,192	0,096	0,288
Chloroforme	0,002	0,012	0,004	0,024	0,008	0,048	0,012	0,072
Cocaïne (chlorhydrate de)	0,0002	0,0006	0,0004	0,0012	0,0008	0,0024	0,0012	0,0036
Codéine	0,0002	0,0008	0,0004	0,0016	0,0008	0,0032	0,0012	0,0048
Codéine (phosphate de)	0,0003	0,0012	0,0006	0,0024	0,0012	0,0048	0,0018	0,0072
Créosote	0,002	0,006	0,004	0,012	0,008	0,024	0,012	0,036
Cyanhydrique (acide) dissous à 2 pour 100	0,0004	0,002	0,0008	0,004	0,0016	0,008	0,0024	0,012
Diéthyl sulfone diméthyl méthane (sulfonal)	0,008	0,008	0,016	0,016	0,032	0,032	0,048	0,048
Diéthyl sulfone éthyl méthyl méthane (trional)	0,008	0,008	0,016	0,016	0,032	0,032	0,048	0,048
Digitaline cristallisée	0,0000012	0,000004	0,0000024	0,000008	0,0000048	0,000016	0,0000072	0,000024
Diméthyl aminoantipyrine (Pyramidon)	0,004	0,012	0,008	0,024	0,016	0,048	0,024	0,072
Eau distillée de Laurier-cerise à 0 gr. 10 p. 100	0,008	0,04	0,016	0,08	0,032	0,16	0,048	0,24
Émétique	0,0008	0,0024	0,0016	0,0048	0,0032	0,0096	0,0048	0,0144
Ergotinine	0,000004	0,000008	0,000008	0,000016	0,000016	0,000032	0,000024	0,000048
Extrait alcoolique d'aconit	0,00012	0,0004	0,00024	0,0008	0,00048	0,0016	0,00072	0,0024
Extrait alcoolique de belladone	0,00012	0,0004	0,00024	0,0008	0,00048	0,0016	0,00072	0,0024
Extrait alcoolique de digitale	0,0002	0,0008	0,0004	0,0016	0,0008	0,0032	0,0012	0,0048
Extrait alcoolique de jusquiame	0,0004	0,0012	0,0008	0,0024	0,0016	0,0048	0,0024	0,0072
Extrait alcoolique de noix vomique, contenant 16 gr. d'alcaloïdes pour 100	0,00016	0,0004	0,00032	0,0008	0,00064	0,0016	0,00096	0,0024
Extrait alcoolique de Scille	0,0008	0,002	0,0016	0,004	0,0032	0,008	0,0048	0,012
Extrait aqueux d'ergot de seigle	0,004	0,024	0,008	0,048	0,016	0,096	0,024	0,144
Extrait aqueux d'opium	0,0004	0,0012	0,0008	0,0024	0,0016	0,0048	0,0024	0,0072
Extrait fluide d'ergot de seigle	0,004	0,024	0,008	0,048	0,016	0,096	0,024	0,144
Fer (arséniate de)	0,0022	0,0006	0,0004	0,0012	0,0008	0,0024	0,0012	0,0036
Gaïacol	0,002	0,006	0,004	0,012	0,008	0,024	0,012	0,036
Gaïacol (carbonate de)	0,002	0,008	0,004	0,016	0,008	0,032	0,012	0,048
Huile de Croton	0,0002	0,0004	0,0004	0,0008	0,0008	0,0016	0,0012	0,0024
Huile de foie de morue phosphorée au vingt-millième	0,08	0,16	0,16	0,32	0,32	0,64	0,48	0,96
Iodoforme	0,0008	0,004	0,0016	0,008	0,0032	0,016	0,0048	0,024
Laudanum de Sydenham	0,008	0,024	0,016	0,048	0,032	0,096	0,048	0,144
Mercure (benzoate de)	0,00004	0,0002	0,00008	0,0004	0,00016	0,0008	0,00024	0,0012
Mercure (bichlorure de)	0,00008	0,00024	0,00016	0,00048	0,00032	0,00096	0,00048	0,0014
Mercure (biiodure de)	0,00008	0,00032	0,00016	0,00064	0,00032	0,0012	0,00048	0,0019
Mercure (protochlorure de)	0,004	0,004	0,008	0,008	0,016	0,016	0,024	0,024
Mercure (protooïdure de)	0,0002	0,0008	0,0004	0,0016	0,0008	0,0032	0,0012	0,0048
Méthylarsinate de sodium (Arrhénal)	0,0008	0,0008	0,0016	0,0016	0,0032	0,0032	0,0048	0,0048
Morphine (chlorhydrate de)	0,00008	0,00032	0,00016	0,00048	0,00032	0,00096	0,00048	0,0019

8 mois		10 mois		12 mois		18 mois		24 mois		FORMES PHARMACEUTIQUES ET REMARQUES
pour une dose	pour 24 heures	pour une dose	pour 24 heures	pour une dose	pour 24 heures	pour une dose	pour 24 heures	pour une dose	pour 24 heures	
0009	0,049	0,0123	0,061	0,015	0,075	0,0225	0,11	0,030	0,15	Poudre ou potion. Peu usité.
038	0,198	0,041	0,246	0,050	0,30	0,075	0,45	0,10	0,60	Poudre ou potion.
032	0,16	0,040	0,20	0,050	0,25	0,075	0,37	0,10	0,50	Potion.
132	0,264	0,164	0,328	0,20	0,40	0,30	0,60	0,40	0,80	Solution ou potion simple.
00048	0,00048	0,00060	0,00060	0,00075	0,00075	0,0011	0,0011	0,0015	0,0015	Inj. hypod. (peu usité).
00096	0,0048	0,00120	0,0060	0,0015	0,0075	0,0022	0,011	0,0030	0,015	Solution ou lavement.
00016	0,00048	0,00020	0,00060	0,00025	0,00075	0,00037	0,0011	0,0005	0,0015	Employer avec réserve.
000032	0,000064	0,00004	0,00008	0,000050	0,00010	0,000075	0,00015	0,0001	0,0002	Peu usité.
016	0,049	0,020	0,061	0,025	0,075	0,037	0,11	0,050	0,15	Pot. alcoolisée. L'emp. sous forme de soluté officinal.
016	0,064	0,020	0,080	0,025	0,10	0,037	0,15	0,050	0,20	Pot. avec Benzoate de soude.
032	0,032	0,040	0,040	0,050	0,050	0,075	0,075	0,10	0,10	Mélangé au lactose, ou dans un looch huileux.
132	0,396	0,164	0,492	0,20	0,60	0,30	0,90	0,40	1,20	Solution ou potion.
016	0,099	0,020	0,123	0,025	0,15	0,037	0,225	0,05	0,30	Le donner sous forme d'eau chloroformée.
0016	0,0048	0,0020	0,006	0,0025	0,0075	0,0037	0,011	0,005	0,015	Solution. Inject. hyp. Empl. avec réserve.
0016	0,0064	0,0020	0,0080	0,0025	0,010	0,0037	0,015	0,005	0,02	La donner sous forme de sirop de codéine.
024	0,0099	0,0030	0,0123	0,0037	0,0150	0,0055	0,022	0,0075	0,03	Peu usité.
016	0,049	0,020	0,061	0,025	0,075	0,037	0,11	0,05	0,15	Potion.
0032	0,016	0,0040	0,020	0,0050	0,025	0,0075	0,037	0,01	0.05	Inusité. Le donner sous forme d'eau de Laurier-cerise.
064	0,064	0,080	0,080	0,10	0,10	0,15	0,15	0,20	0,20	Peu usité.
064	0,064	0,080	0,080	0,10	0,10	0,15	0,15	0,20	0,20	Peu usité.
000096	0,000032	0,000012	0,000040	0,000015	0,00005	0,000022	0,0007	0,00003	0,0001	La donner sous forme de solution officinale.
032	0,099	0,040	0,123	0,05	0,15	0,075	0,225	0,10	0,30	Poudre ou potion simple.
064	0,32	0,080	0,40	0,10	0,50	0,15	0,75	0,20	1,00	Potion.
0064	0,0192	0,008	0,024	0,01	0,03	0,015	0,045	0,02	0,06	Solution (peu usité).
000032	0,000064	0,000040	0,000080	0,00005	0,0001	0,000075	0,00015	0,0001	0,0002	Peu usité.
00096	0,0032	0,00120	0,0040	0,0015	0,005	0,0022	0,0075	0,003	0,01	Peu usité.
00096	0,0032	0,00120	0,0040	0,0015	0,005	0,0022	0,0075	0,003	0,01	Peu usité.
0016	0,0064	0,0020	0,0080	0,0025	0,01	0,0037	0,015	0,005	0,02	Peu usité.
0032	0,0099	0,0040	0,012	0,005	0,015	0,0075	0,022	0,01	0,03	Peu usité.
00128	0,0032	0,0016	0,004	0,002	0,005	0,003	0,0075	0,004	0,01	Peu usité.
0064	0,016	0,008	0,020	0,01	0,025	0,015	0,037	0,02	0,05	Peu usité.
032	0,198	0,040	0,296	0,05	0,30	0,07	0,40	0,10	0,60	Peu usité.
0032	0,0099	0,004	0,012	0,005	0,015	0,0075	0,022	0,01	0,03	Employer avec réserve.
032	0,198	0,040	0,246	0,05	0,30	0,075	0,45	0,10	0,60	Peu usité.
0016	0,0048	0,0020	0,006	0,0025	0,0075	0,0037	0,011	0,005	0,015	Employer avec réserve.
016	0,049	0,020	0,061	0,025	0,075	0,037	0,11	0,05	0,15	Peu usité.
016	0,064	0,020	0,080	0,025	0,10	0,037	0,15	0,05	0,20	Potion simple.
0016	0,0032	0,0020	0,0040	0,0025	0,005	0,0037	0,0075	0,005	0,01	Peu usité.
64	1,28	0,80	1,60	1	2	1,50	3	2	4	Peu usité.
0064	0,032	0,0080	0,040	0,01	0,05	0,015	0,075	0,02	0,10	Peu usité.
064	0,198	0,080	0,240	0,10	0,30	0,15	0,45	0,20	0,60	Employer avec réserve.
00032	0,0016	0,0004	0,0020	0,0005	0,0025	0,00075	0,0037	0,001	0,005-	Solution. Inj. hypodermiq.
00064	0,0019	0,0008	0,0024	0,001	0,003	0,0015	0,0045	0,002	0,006	S'emploie à l'état de liqueur de Van Swieten.
0064	0,0026	0,0008	0,0032	0,001	0,004	0,0015	0,006	0,002	0,008	Sirop de Gibert. Solution dans l'iodure de potassium pour inj. hypoderm.
032	0,032	0,040	0,040	0,05	0,05	0,075	0,075	0,10	0,10	Mélangé au lactose, ou dans un looch huileux.
0016	0,0064	0,0020	0,008	0,0025	0,010	0,0037	0,015	0,005	0,02	Peu usité.
0064	0,0064	0,008	0,008	0,01	0,01	0,015	0,015	0,02	0,02	Solution ou inject. hypod.
0064	0,0026	0,0008	0,0032	0,001	0,004	0,0015	0,006	0,002	0,008	Solution ou inject. hypod.

DOSES MAXIMA (pour enfants de 0 à 2 ans

DÉSIGNATION	1 mois		2 mois		4 mois		6 mois	
	pour une dose	pour 24 heures	pour une dose	pour 24 heures	pour une dose	pour 24 heures	pour une dose	pour 24 heures
Naphtol B	0,004	0,012	0,008	0,024	0,016	0,048	0,024	0,072
Pelletiérine (sulfate de), en solution tannique	0,0016		0,0032		0,0064		0,0096	
Phénacétine	0,004	0,012	0,008	0,024	0,016	0,048	0,024	0,072
Phénol	0,0004	0,0012	0,0008	0,0024	0,0016	0,0048	0,0024	0,0072
Phényle (salicylate de) (Salol)	0,004	0,024	0,008	0,048	0,016	0,096	0,024	0,144
Phosphore	0,000004	0,000008	0,000008	0,000016	0,000016	0,000032	0,000024	0,000048
Phosphure de zinc	0,000032	0,000064	0,000048	0,000096	0,000096	0,00019	0,00019	0,00038
Podophylline	0,0002	0,0008	0,0004	0,0016	0,0008	0,0032	0,0012	0,0048
Potassium (chlorate de)	0,004	0,016	0,008	0,033	0,016	0,064	0,024	0,096
Poudre d'aconit (racine)	0,0004	0,0012	0,0008	0,0024	0,0016	0,0048	0,0024	0,0072
Poudre d'agaric	0,002	0,006	0,004	0,012	0,008	0,024	0,012	0,036
Poudre de belladone (feuille)	0,0006	0,002	0,0012	0,004	0,0032	0,008	0,0036	0,012
Poudre de digitale	0,0008	0,004	0,0016	0,008	0,0032	0,016	0,0048	0,024
Poudre d'ergot de seigle	0,004	0,016	0,008	0,033	0,016	0,064	0,024	0,096
Poudre de fèvre de St-Ignace	0,0004	0,0012	0,0008	0,0024	0,0016	0,0048	0,0024	0,0072
Poudre de gomme-gutte	0,001	0,002	0,002	0,004	0,004	0,008	0,006	0,012
Poudre d'Ipécacuanha	0,002	0,008	0,016	0,016	0,032	0,032	0,048	0,048
Poud. d'ipécacuanha composée (Poud. de Dover)	0,004	0,016	0,008	0,033	0,016	0,064	0,024	0,096
Poudre de jusquiame	0,0008	0,0024	0,0016	0,0048	0,0032	0,0096	0,0048	0,0144
Poudre de noix vomique	0,0004	0,0012	0,0008	0,0024	0,0016	0,0048	0,0024	0,0072
Poudre d'opium	0,0008	0,0024	0,0016	0,0048	0,0032	0,0096	0,0048	0,0144
Poudre de scille	0,001	0,004	0,002	0,008	0,004	0,016	0,006	0,024
Poudre de stramoine	0,001	0,004	0,002	0,008	0,004	0,016	0,006	0,024
Résorcine	0,005	0,02	0,010	0,04	0,020	0,08	0,030	0,12
Quassine	0,000015	0,000045	0,000030	0,000090	0,000060	0,00018	0,000090	0,00027
Salicylate de sodium	0,008	0,048	0,016	0,099	0,032	0,192	0,048	0,288
Salicylique (acide)	0,004	0,016	0,008	0,033	0,016	0,064	0,024	0,096
Salol	0,004	0,024	0,008	0,048	0,016	0,096	0,024	0,144
Santonine	0,0004	0,0012	0,008	0,0024	0,0016	0,0048	0,0024	0,0072
Sodium (arséniate de)	0,00004	0,00008	0,00009	0,00016	0,00016	0,00032	0,00024	0,00048
Sodium (cacodylate de)	0,0008	0,0008	0,0016	0,0016	0,0032	0,0032	0,0048	0,0048
Sodium (chlorate de)	0,004	0,024	0,008	0,048	0,016	0,096	0,024	0,144
Soluté d'arsénite de potasse (Liqueur de Fowler)	0,002	0,006	0,004	0,012	0,008	0,024	0,012	0,036
Soluté officinal de Bromoforme	0,02	0,06	0,04	0,12	0,08	0,24	0,12	0,36
Soluté de chlorure mercurique (Liqueur de Van Swieten)	0,08	0,24	0,16	0,48	0,32	0,96	0,48	1,44
Soluté de digitaline cristallisée, au millième	0,0012	0,004	0,0024	0,008	0,0048	0,016	0,0072	0,024
Spartéine (sulfate de)	0,0002	0,001	0,0004	0,002	0,0008	0,004	0,0012	0,006
Strychnine (sulfate de)	0,00002	0,00006	0,00004	0,00012	0,00008	0,00024	0,00012	0,00036
Sulfonal	0,008	0,008	0,016	0,016	0,032	0,032	0,048	0,048
Teinture d'aconit (racine), au dixième	0,002	0,006	0,004	0,012	0,008	0,024	0,012	0,036
Teinture de belladone, au dixième	0,004	0,016	0,008	0,032	0,016	0,064	0,024	0,096
Teinture de colchique, au dixième	0,006	0,024	0,012	0,048	0,024	0,096	0,036	0,144
Teinture de digitale, au dixième	0,006	0,02	0,012	0,04	0,024	0,08	0,036	0,12
Teinture de fèves de St-Ignace composée (Gouttes amères de Baumé)	0,001	0,007	0,002	0,014	0,004	0,028	0,006	0,042
Teinture d'iode, au dixième	0,001	0,004	0,002	0,008	0,004	0,016	0,006	0,024
Teinture de jaborandi	0,06	0,06	0,12	0,12	0,24	0,24	0,36	0,36
Teinture de jusquiame, au dixième	0,004	0,016	0,008	0,032	0,016	0,064	0,024	0,096
Teinture de lobélie, au dixième	0,006	0,02	0,012	0,04	0,024	0,08	0,036	0,12
Teinture de noix vomique, au dixième	0,004	0,020	0,008	0,04	0,016	0,08	0,024	0,12
Teinture d'opium, au dixième	0,008	0,024	0,016	0,048	0,032	0,096	0,048	0,144
Teinture de scille	0,006	0,02	0,012	0,04	0,024	0,08	0,036	0,12
Teinture de strophantus, au dixième	0,0006	0,0024	0,0012	0,0048	0,0024	0,0096	0,0036	0,0144
Théobromine	0,004	0,016	0,008	0,032	0,016	0,064	0,024	0,096
Thymol	0,002	0,016	0,004	0,032	0,008	0,064	0,012	0,096
Trional	0,008	0,008	0,016	0,016	0,032	0,032	0,048	0,048
Zinc (valérianate de)	0,0004	0,002	0,0008	0,004	0,0016	0,008	0,0024	0,012

8 mois		10 mois		12 mois		18 mois		24 mois		FORMES PHARMACEUTIQUES ET REMARQUES
pour une dose	pour 24 heures	pour une dose	pour 24 heures	pour une dose	pour 24 heures	pour une dose	pour 24 heures	pour une dose	pour 24 heures	
0,032	0,039	0,040	0,123	0,05	0,15	0,075	0,225	0,10	0,30	Peu usité.
0,0128		0,016		0,02	0,02	0,03	0,03	0,04	0,04	Potion (peu usitée).
0,032	0,099	0,040	0,123	0,05	0,15	0,07	0,22	0,10	0,30	Poudre ou potion simple.
0,0032	0,0099	0,004	0,012	0,005	0,015	0,007	0,022	0,01	0,03	Solution (peu usitée).
0,032	0,198	0,040	0,246	0,05	0,30	0,075	0,45	0,10	0,60	Poudre ou potion simple.
0,000032	0,000064	0,00004	0,00008	0,00005	0,0001	0,000075	0,00015	0,0001	0,0002	Employer avec réserve.
0,00026	0,00052	0,00032	0,00064	0,0004	0,0008	0,0006	0,0012	0,0008	0,0016	Employer avec réserve.
0,0016	0,0064	0,0020	0,0080	0,0025	0,010	0,0037	0,015	0,005	0,02	Pot. gom., ou tablettes, ou biscuits. Rarement employé
0,032	0,132	0,040	0,164	0,05	0,20	0,075	0,30	0,10	0,40	Solution ou collutoire.
0,0032	0,0099	0,0040	0,012	0,005	0,015	0,0075	0,022	0,01	0,03	Peu usité.
0,016	0,049	0,020	0,061	0,025	0,075	0,037	0,11	0,050	0,150	Poudre ou potion.
0,0048	0,016	0,0060	0,020	0,0075	0,025	0,011	0,037	0,015	0,050	Peu usitée.
0,0064	0,032	0,0080	0,040	0,01	0,05	0,015	0,075	0,02	0,10	Infusion ou poudre.
0,032	0,132	0,040	0,164	0,05	0,20	0,075	0,30	0,10	0,40	Peu usitée.
0,0032	0,0099	0,0040	0,012	0,005	0,015	0,0075	0,022	0,01	0,03	Peu utilisée.
0,008	0,016	0,01	0,020	0,012	0,024	0,018	0,036	0,025	0,05	Peu utilisée.
0,064	0,064	0,080	0,080	0,10	0,10	0,15	0,15	0,20	0,20	Poud. ou mél. au sirop d'ipéca. Doses plus fortes c.vom.
0,032	0,132	0,040	0,164	0,05	0,20	0,075	0,30	0,10	0,40	Poudre ou potion gommeuse.
0,0064	0,0192	0,008	0,024	0,01	0,03	0,015	0,045	0,02	0,06	Peu usitée.
0,0032	0,0099	0,0040	0,012	0,005	0,015	0,0075	0,022	0,01	0,03	Peu usitée.
0,0064	0,0192	0,008	0,024	0,01	0,03	0,015	0,045	0,02	0,06	Employer avec réserve.
0,008	0,032	0,010	0,040	0,012	0,05	0,018	0,075	0,025	0,10	Employer avec réserve.
0,008	0,032	0,010	0,040	0,012	0,05	0,018	0,075	0,025	0,10	Poud. ou pot. gom. Peu usitée
0,040	0,16	0,050	0,20	0,06	0,25	0,09	0,37	0,12	0,50	Peu usitée.
0,00012	0,00036	0,00015	0,00045	0,0002	0,0006	0,0003	0,0009	0,0004	0,0012	Peu employée.
0,064	0,384	0,080	0,480	0,10	0,60	0,15	0,90	0,20	1,20	Solution ou potion simple.
0,032	0,132	0,040	0,164	0,05	0,20	0,075	0,30	0,10	0,40	Peu usité.
0,023	0,198	0,041	0,246	0,05	0,30	0,075	0,45	0,10	0,60	Poudre ou potion simple.
0,0032	0,0099	0,0040	0,012	0,005	0,015	0,0075	0,022	0,01	0,03	Mélangée au lactose ou tablettes.
0,00032	0,00064	0,00040	0,00080	0,0005	0,001	0,00075	0,0015	0,001	0,002	Solution.
0,0064	0,0064	0,0080	0,0080	0,01	0,01	0,015	0,015	0,02	0,02	Solution ou inject. hypod.
0,033	0,198	0,041	0,246	0,05	0,30	0,075	0,45	0,10	0,60	Solution (peu usitée).
0,016	0,049	0,020	0,060	0,025	0,075	0,037	0,11	0,05	0,15	Potion.
0,16	0,48	0,20	0,60	0,25	0,75	0,37	1,12	0,50	1,50	Pot. gomm. ou alcoolisée.
0,64	1,92	0,80	2,40	1	3	1,50	4,50	2	6	Solution simple.
0,0096	0,032	0,0120	0,040	0,015	0,05	0,022	0,075	0,03	0,10	Potion.
0,0016	0,008	0,0020	0,010	0,0025	0,012	0,0037	0,018	0,005	0,025	Potion.
0,00016	0,00048	0,00020	0,00060	0,00025	0,00075	0,00037	0,0011	0,0005	0,0015	Solution (peu usitée).
0,064	0,064	0,080	0,080	0,10	0,10	0,15	0,15	0,20	0,20	Peu usité.
0,016	0,048	0,020	0,060	0,025	0,075	0,032	0,11	0,05	0,15	Potion.
0,032	0,128	0,040	0,160	0,05	0,20	0,075	0,30	0,10	0,40	Potion.
0,048	0,198	0,060	0,246	0,075	0,30	0,11	0,45	0,15	0,60	Peu usitée.
0,048	0,16	0,060	0,20	0,075	0,25	0,11	0,37	0,15	0,50	Potion.
0,008	0,056	0,010	0,070	0,012	0,087	0,018	0,132	0,025	0,175	Potion (peu usitée).
0,008	0,032	0,010	0,040	0,012	0,050	0,018	0,075	0,025	0,10	Peu usitée à l'intérieur.
0,48	0,48	0,60	0,60	0,75	0,75	0,12	0,12	1,50	1,50	Peu usitée.
0,032	0,128	0,040	0,160	0,05	0,20	0,075	0,30	0,10	0,40	Potion (peu usitée).
0,048	0,16	0,060	0,20	0,075	0,25	0,12	0,37	0,15	0,50	Potion.
0,032	0,16	0,040	0,20	0,05	0,25	0,075	0,37	0,10	0,50	Potion.
0,064	0,198	0,080	0,240	0,10	0,30	0,015	0,45	0,20	0,60	Employer avec réserve.
0,048	0,16	0,06	0,20	0,075	0,25	0,11	0,37	0,15	0,50	Employer avec réserve.
0,0048	0,0198	0,0060	0,024	0,0075	0,03	0,11	0,045	0,015	0,06	Potion (peu usitée).
0,032	0,128	0,040	0,160	0,050	0,20	0,075	0,30	0,10	0,40	Poudre ou suspension.
0,016	0,128	0,020	0,160	0,025	0,20	0,037	0,30	0,05	0,40	Poudre mélangée au lactose, ou potion simple.
0,064	0,064	0,080	0,080	0,1	0,1	0,15	0,15	0,20	0,20	Peu usité.
0,0032	0,016	0,0040	0,020	0,005	0,025	0,0075	0,037	0,010	0,05	Poudre ou potion.

Médicaments à l'usage des enfants, ne figurant pas au tableau des doses maxima.

DÉSIGNATION	DOSES HABITUELLEMENT PRESCRITES PAR 24 HEURES			FORMES PHARMACEUTIQUES ET REMARQUES
	A 1 MOIS	A 12 MOIS	A 24 MOIS	
Æthone	I à V gouttes	V à X gouttes	X à XX gout.	Gouttes ou potion.
Acétate d'ammoniaque	0,05 à 0,20	0,40 à 0,60	1 à 2	Potion.
Aniodol (solution à 1/100)	I à IV gouttes	V à X gouttes	X à XXX gout.	Potion ou gouttes.
Antimoine (oxyde blanc)	0,02 à 0,05	0,20	0,50	Potion gommeuse.
Antipyrine (amygdalate) : *Tussol*	0,005 à 0,01	0,05 à 0,10	0,10 à 0,25	Potion simple.
Aristochine	0,005 à 0,01	0,05 à 0,10	0,10 à 0,25	Poudre ou potion.
Atoxyl	0,005 à 0,01	0,01 à 0,03	0,02 à 0,07	Injection hypodermique ou intramusculaire.
Hectine	0,001 à 0,002	0,01 à 0,02	0,02 à 0,04	Injection hypodermique.
606	0,015 à 0,020	0,05 à 0,10	0,05 à 0,10	Injection hypodermique ou intraveineuse.
Asa fetida (teinture d')	0,05 à 0,10	0,15 à 0,25	0,25 à 0,50	Potion.
Aspirine	0,01 à 0,05	0,10 à 0,20	0,20 à 0,40	Poudre ou potion gommeuse.
Belladone (sir p de)	0,10 à 0,25	1 à 1,50	2 à 3	Potion.
Benzoïque (acide)	0,02 à 0,10	0,20 à 0,30	0,30 à 0,50	Potion.
Benzonaphtol	0,05 à 0,10	0,10 à 0,20	0,10 à 0,40	Poudre ou potion gommeuse.
Benzoate de soude	0,05 à 0,20	0,10 à 0,25	0,25 à 0,50	Potion.
Bétol	0,05 à 0,20	0,10 à 0,20	0,20 à 0,50	Poudre ou potion simple.
Bismuth (sous-nitrate de)	0,05 à 0,20	0,10 à 0,25	0,20 à 0,50	Potion gommeuse.
Bismuth (salicylate de)	0,02 à 0,05	0,05 à 0,10	0,10 à 0,20	Potion simple ou poudre.
Bromure d'ammonium	0,05 à 0,10	0,20 à 0,60	0,60 à 1	Potion.
Bromure de calcium	0,05 à 0,10	0,20 à 0,60	0,60 à 1	Potion.
Bromure de potassium	0,05 à 0,10	0,20 à 0,60	0,60 à 1	Potion.
Bromure de sodium	0,05 à 0,10	0,20 à 0,60	0,60 à 1	Potion.
Camphre	0,001 à 0,002	0,005 à 0,01	0,01 à 0,05	Potion gommeuse.
Camphre (bromure de)	0,001 à 0,005	0,01 à 0,10	0,10 à 0,25	Potion gommeuse.
Cannelle (teinture de)	0,05 à 0,25	0,50 à 0,75	1 à 1,50	Potion.
Castoréum (teinture de)	I à III gouttes	II à V gouttes	IV à X gouttes	Potion.
Charbon (poudre de)	»	»	»	Poudre ou potion.
Chaux (eau de)	par 2 grammes	par 5 grammes	par 5 gram.	Par cuillerées.
Chloroforme	»	I à II gouttes	II à IV gout.	Préférer l'eau chloroformée.
Citrate de soude (solution à 1/100)	2 à 5	5 à 10	10 à 15	Solution.
Codéine (sirop de)	0,20	2	4	Potion.
Coquelicot (sirop de)	»	2 à 5	5 à 10	Potion.
Cryogénine	0,005 à 0,01	0,05 à 0,10	0,10 à 0,20	Poudre ou potion simple.
Dionine	0,0001	0,001	0,002	Employer avec réserve.
Drosera (teinture de)	I à III gouttes	V à X gouttes	X à XX gout.	Potion.
Ether (sirop d')	0,50 à 1	3	7	Potion ou sirop.
Eucalyptus (sirop d')	5 à 10	10 à 20	20 à 30	Potion ou sirop.
Euquinine	0,01 à 0,03	0,10 à 0,15	0,15 à 0,30	Potion gommeuse ou poudre.
Fluoroformée (eau saturée)	»	I à V gouttes apr. chaque quinte	V à XX gout. apr. chaque quinte	Potion.
Grindélia (teinture de)	V à X gouttes	XX à XXX gout.	XX à L gout.	Potion.
Iodures alcalins	0,01 à 0,05	0,15 à 0,30	0,50 à 1	Potion.
Iodure d'arsenic	0,0001	0,001	0,002	Employer avec réserve.
Ipéca (sirop d')	5	10 à 20	20 à 50	Sirop ou potion.
Kermès	»	0,01	0,01 à 0,02	Potion gommeuse.
Lactique (acide)	0,05 à 0,25	0,50 à 1	1 à 2	Potion.
Magnésie calcinée	0,05 à 0,25	0,25 à 0,75	0,50 à 1,50	Poudre ou potion gommeuse.

Médicaments à l'usage des enfants, ne figurant pas au tableau des doses maxima.

(Suite)

DÉSIGNATION	DOSES HABITUELLEMENT PRESCRITES PAR 24 HEURES			FORMES PHARMACEUTIQUES ET REMARQUES
	A 1 MOIS	A 12 MOIS	A 24 MOIS	
Magnésie (carbonate de)..	0,05 à 0,25	0,25 à 0,75	0,50 à 1,50	Poudre ou potion gommeuse.
Magnésie (citrate de)	»	«	2 à 5	Solution.
Magnésie (sulfate de)....	»	»	2 à 5	Solution.
Manne	2 à 5	5 à 10	10 à 15	(En larmes) Solution.
Mercure (onguent napolitain)	0,25 à 0,50	0,50 à 1	1 à 1,50	Pour applications externes.
Mercure (huile grise)	0,015	0,06	0,09 à 0,12	En injection hypoderm.
Mercure (benzoate de)...	0,0002 à 0,0005	0,001 à 0,002	0,001 à 0,004	Potion ou injection intramusculaire.
Méthacétine	»	0,02 à 0,03	0,04 à 0,06	Poudre ou potion.
Mousse de Corse........	»	1	2	Infusion.
Musc (teinture de).......	0,05 à 0,10	0,15 à 0,30	0,30 à 0,60	Potion.
Nerprum (sirop de)	»	1	2	Sirop ou potion.
Opium (sirop d')	0,40 à 0,80	5 à 10	10 à 20	Potion.
Opium (sirop d') (Diacode)	1,60 à 3,20	20 à 40	40 à 80	Potion.
Opium (teinture camphrée d') (Elixir parégorique)	II à V gouttes	XXV à L g^{ttes}	L à C gouttes	Potion.
Phénacétine	»	0,10	0,20	Poudre ou potion.
Phénolphtaléine	0,01 à 0,02	0,02 à 0,05	0,04 à 0,10	Potion ou tablettes.
Phosphite (hypoph. de Ca)	»	»	0,05 à 0,20	Potion.
Polygala (sirop de)	1 à 5	5 à 10	10 à 20	Potion.
Quinquina (sirop de)	»	»	10 à 20	Sirop ou potion.
Quinine (carbonate de)...	»	0,05 à 0,10	0,10 à 0,20	Poud. ou pot. gommeuse
Quinine (bromhydrate de).	»	0,05 à 0,10	0,10 à 0,20	Id.
Quinine (chlorhydrate de)	»	0,05 à 0,10	0,10 à 0,20	Id.
Quinine (formiate de) ...	»	0,05 à 0,10	0,10 à 0,20	Id.
Quinine (sulfate de).....	»	0,05 à 0,10	0,10 à 0,20	Id.
Raifort (sirop de)	»	»	15 à 30	Sirop.
Ratanhia (sirop de)......	»	10	20	Potion.
Rhubarbe (sirop composé de)	2 à 5	5 à 15	15 à 25	Sirop.
Ricin (huile de).........	»	1 à 3	3 à 5	Huile ou émulsion.
Scammonée (poudre de)..	»	»	0,10	Poudre ou suspension.
Semen contra	»	0,50	1	Infusion ou semen contra couvert.
Sené (sirop de)	»	2 à 5	5 à 10	Sirop préparé comme le sirop de Capillaire du Codex 1908.
Soude (bicarbonate de)..	»	0,10 à 0,25	0,20 à 0,50	Solution ou potion.
Soude (phosphate de)....	»	»	2 à 5	Solution ou potion.
Soude (sulfate de).......	»	»	2 à 5	Solution.
Tamarin (pulpe de)	»	1 à 2	2 à 4	Délayée dans l'eau.
Tannalbine.............	»	0,10 à 0,20	0,20 à 0,40	Poudre ou suspension.
Tannigène	»	0,10 à 0,20	0,20 à 0,40	Poudre ou suspension.
Tannin	»	0 10 à 0,20	0,20 à 0,40	Poudre, solution ou potion.
Tannoforme	»	0,10 à ,020	0,20 à 0,40	Poudre ou suspension.
Terpine	»	0,05 à 0,10	0,10 à 0,20	Potion gommeuse.
Thiocol	»	0,25 à 0,50	0,50 à 1	Solution ou potion.
Valériane (sirop de).....	»	3 à 5	6 à 10	Sirop ou potion.
Valérianate d'ammoniaq.	»	0,01	0,02	Potion.
Vanille (teinture de).....	»	IV gouttes	V à X gouttes	Potion.

TABLE DES MATIÈRES

I

TABLE DES CHAPITRES

TRAITÉ PRATIQUE
DES MALADIES DES ENFANTS
DU PREMIER AGE

PAR

LE Dr G. VARIOT

Médecin de l'Hospice des Enfants-Assistés
et de l'Hôpital Notre-Dame du Perpétuel Secours.
Chef des services de l'Institut de Puériculture
Président-fondateur du Dispensaire Goutte de lait de Belleville.

AVEC LA COLLABORATION DE MM.

le Dr PIRONNEAU
Ancien Interne des Hôpitaux.

EMILE GRANDJEAN
Interne à l'Hospice des Enfants-Assistés.

FORMULAIRE DE THÉRAPEUTIQUE INFANTILE

Par M. PIERRE LAVIALLE
Docteur ès-sciences
Professeur à la Faculté de Pharmacie de Strasbourg.

Avec 88 figures dans le texte

PARIS

LIBRAIRIE OCTAVE DOIN

GASTON DOIN, ÉDITEUR

8, PLACE DE L'ODÉON, 8

—

1921

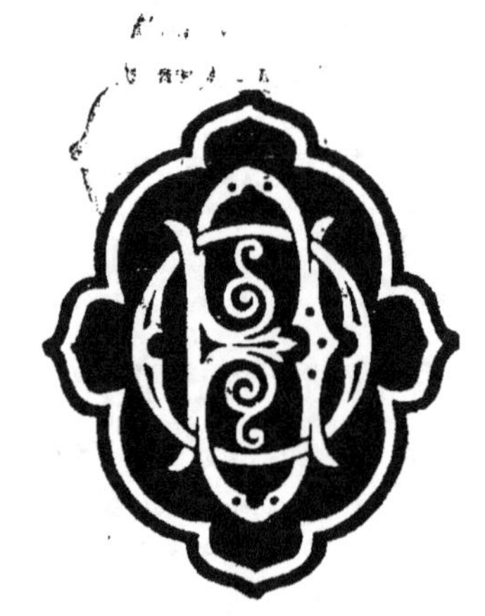